作者简介

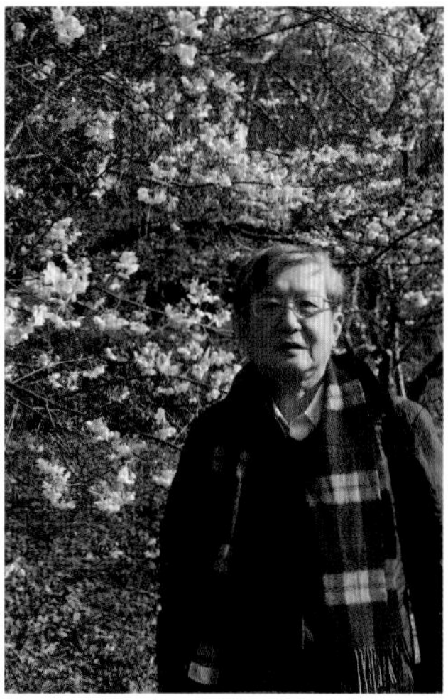

陆寿康，1946 年 8 月出生于上海。北京中医药大学教授，主任医师，中国中医科学院研究员。1969 年毕业于上海中医药大学中医系，1981 年毕业于中国中医科学院，为首届中医硕士研究生。先后从师于上海程门雪、裘沛然和北京董德懋等名家，深受北京施今墨、上海丁甘仁两大中医流派学术思想熏陶。从事中医临床、研究、教学工作 50 余年，学验俱富，针药并治，学有建树。代表著作有《中医症状治疗学》《中医临床家施今墨》《中国针灸技术方法》《针刺手法一百种》《本草药对与方药纵横》等。主编全国中医药高等院校统编规划教材《刺法灸法学》（2003，2007），获评 2006 年北京市高等教育精品教材。在日本、美国出版学术著作，发表专业论文。参与《全国中医图书联合目录》《中国大百科全书》《近代中医珍本集》等的研究编写工作，获得中华人民共和国国家科学技术委员会、国家新闻出版署、国家中医药管理局等颁发的科技成果奖与荣誉奖章，多次受邀赴德国、荷兰、西班牙、新加坡、韩国讲学和临床。

寿而康医学丛书

中医症状治疗学

（增订本）

陆寿康　编著

中国健康传媒集团
中国医药科技出版社

内 容 提 要

本书是以310个临床常见症状和体征为目，系统介绍其辨证要点、证治方药、医家经验（部分有医案）、简易效方、外治法、预防护理等内容的中医治疗学专著。其中，证治方药一项，就含有临床表现、病因病机、治法、方剂（药物、方义、加减）和变通法等多方面内容。本书广集博采，内容丰富，中西合参，古今汇通，详述临床证治常规，突出说明方药变化应用实际情况，反映现代中医药治疗发展水平。

本书是全科中医临床重要参考书，适合广大中医师和中医药院校师生阅读使用。

图书在版编目（CIP）数据

中医症状治疗学/陆寿康编著．—增订本．—北京：中国医药科技出版社，2023.12

（寿而康医学丛书）

ISBN 978-7-5214-4405-6

Ⅰ.①中… Ⅱ.①陆… Ⅲ.①中医治疗学 Ⅳ.①R242

中国国家版本馆CIP数据核字（2023）第221683号

美术编辑 陈君杞

版式设计 友全图文

出版 **中国健康传媒集团**｜中国医药科技出版社

地址 北京市海淀区文慧园北路甲22号

邮编 100082

电话 发行：010-62227427 邮购：010-62236938

网址 www.cmstp.com

规格 787×1092mm $^{1}/_{16}$

印张 78

字数 1797千字

版次 2023年12月第1版

印次 2023年12月第1次印刷

印刷 三河市万龙印装有限公司

经销 全国各地新华书店

书号 ISBN 978-7-5214-4405-6

定价 368.00元

序言

论辨证论治

辨证论治是中医医生以疾病证候概念，运用科学理论、业务经验、诊疗技术、人文规范和个人素养的临床操作体系。重视个体化的诊治，堪称临床诊治的最高层次。这一操作体系，是在长期实践中形成的。中医学何以选择了辨证论治？推原其故，与民族的思维方式、哲学观念和中医学理论结构三者至为关要。而辨证论治有自身系统的理论与方法论特征，不仅是理论结合实践的过程，还能从中展示学术素养与境界。

一、辨证理路的推本溯因

从中医和西医两种医学而论，中医重辨证而西医重辨病，中医学何以选择了辨证论治？中医学何以形成辨证的理路？一是中医理论是辨证的；二是受《周易》理论观念和思维方式的影响，传统的逻辑思维方式是辩证；三是任其所宜的方法论及几千年不间断的历史传承，历代积累的临床经验所致。

1. 国人的传统思维方式是天人合一的阴阳明辨思维。其中，辨证是其重要方面，尤其远古时代受到当时知识、技术等因素的制约所形成的思维逻辑影响，重视明辨。例如：《礼记·中庸》中讲："博学之，审问之，慎思之，明辨之，笃行之。"《墨辨·公孟篇》说："人之所得于病者多方，有得之寒暑，有得之劳苦。"在这种情势下所形成的中医学的理论本身是辨证的。如中医论咳嗽，讲五脏六腑皆令人咳；论痹证，风寒湿三气及五脏都可为痹；论中风，五脏受邪皆可致中风；论失眠，五脏皆可发为不寐，等等。中医学的理论是辨证的，临床也应当从辨证以求之才行。例如对于肺风粉刺（痤疮），可依据肺主皮毛从肺风论治，用《医宗金鉴》枇杷清肺饮治疗；也可依据肺与大肠相表里用承气汤类方，甚至单用大黄一味为治；也可从毒热用五味消毒饮、牛黄清心丸或《万病回春》清上防风汤治疗；还可以从血分用凉血四物汤论治，更可以从汗下清利多种途径用防风通圣散治疗。

2.《周易》的变易观念（或称动态观）是中国科技乃至先民思维的特点。《周易》讲变易、简易、不易；《老子》讲"道可道，非常道"；《孟子》谓："观水有术，必观其澜"，讲求"活处观理"。由是中医以改变的、动态的观念审视疾病，又据《周易》天、地、人之三才观，认为疾病也有因时、因地、因人之异，以此提出了“三因制宜”的理论，这也是引发辨证思维的理路之一。

3. 恩格斯说：“一切存在的基本形式是空间和时间。”与西方科学重视空间，以空间统摄时间相比，东方科学重视时间，以时间统摄空间。《素问》两次提到“神转不回，回则不转”，认识到时间和生命的不可逆性。中医理论以重四时、讲节律见长，故尔重视疾病的时间特性，在《脉经》和《伤寒论》中就把空间表现的“证”和时间节奏的“候”结合，提出了“证候”的概念：“百病根源，各以类相从，声色证候，靡不赅备。”而证候又有恒有变，因时有别，临床上则在不同时间有不同的治法用药。

据以上几点，中医学在长期实践中，便逐渐形成了辨证论治的理路，并不断向纵深发展，延续至今。

二、辨证论治的演进历程

中医临床依凭关于病症的概念模式，来组织知识、经验和技术，构建临床操作体系。最早为随机治疗，进一步则为对症治疗，后来演为辨证论治。“辨证论治”，尽管只有四字，却历经了几千年的时间，很多医家意蕴升华的提炼，才得以形成。辨证论治的发展过程经历了：《内经》的多元体式；汉代张仲景《伤寒杂病论》的“平脉辨证”；之后，金元医家们又在临证中找关键点，创立据病机理法的病机辨证。清朝末年以降，又有多切入点的病证结合辨证模式。对辨证论治的概括，最早是张仲景的“平脉辨证”，到南宋有陈无择《三因极一病证方论》的“因病以辨证，随证以施治”10个字。到明代有徐春圃在《古今医统》的“因病施治”，周之千在《慎斋遗书》的“辨证施治”和张介宾在《景岳全书》的“诊病施治”或“因证施治”。清代徐灵胎在《伤寒类方》用了“见证施治”一语。后来清代陈惠民在《证治要义》和章虚谷《医门棒喝》中，用了“辨证论治”。直到现代，才确立“辨证论治”成为中医药习用规范的名词术语，方铸成今日之名言隽语。

（一）《伤寒杂病论》对《内经》范式的升华

《内经》中有如《灵枢·口问》中的“中气不足”“厥逆”等证候称谓和论述，但绝大多数疾患的认知单元是风、咳、喘、痛、痿、痹、疝、呕、泻、肿、满、伏梁、癥瘕、耳鸣、偏枯、鼓胀等病象的症状体征，在辨识的时候从脏腑、从经络，或从病因系统以“辨”之，体现了整体性思维范式。此整体的总框架是阴阳五行，与阴阳五行天人相应的是五脏、六腑、十二经络，在病因上与之相应的是五运六气之变的太过、不及。此阴阳五行框架显然具有预构特征，如有阴则必有阳，有虚则有实。对具体症状或体征疾患的治疗，首先得以它所属的系统（脏腑、经络或病因）辨识而后为治。以此说《内经》的辨证论治思维是整体观唯象的辨证思维。

汉张仲景之《伤寒杂病论》一书，创“证候”一词，并分条论治，每条下皆列证候和治法，把诸证分伤寒和杂病两大体系，以六经辨证统概证候，其分条和治杂病的艺术，是对《周礼·考工记》思路的发展。据书中有“平脉辨证”之语，可把张仲景之辨证范式称为平脉辨证范式。

张仲景最早用证候一词概括同时出现的症状、体征和脉象。证候在《伤寒例》中凡两见：有“录其证候”和“此以前是伤寒热病证候也”等语。同篇中也有“病证”和“证”的称谓，但皆是以证候为规范。以至王叔和在《脉经·序》中强调“声色证候，靡不赅备。”证候是有组群特征的症状体征的概括，脉也包括在内。仲景又认为切脉之脉，是“效象形容”（《平脉法》），脉为医家的判据，将脉列于证之前而称“脉证”。因此，又可将仲景以脉证为核心的辨证论治称为平脉辨证思维。至此，辨证论治思考的单元是组群特征的证候，而非单一的症状体征了。以六经为纲领，垂方法，立津梁。治病必求于本，本于阴阳。六经之三阴三阳以与天地阴阳一体的意义“易六位而成章”，在热病堪为病位、病期、病势。在杂病也可以阴阳多少而审视病情。诚如《灵枢·卫气》所言：“能知六经标本者，可以无惑于天下。”

《伤寒杂病论》是分条阐释独立证候治法经验的书。每条都是独立的经验，也堪为一则案例。仲景重视这些条案，在《脉经·张仲景论脉第一》（卷五）教导弟子：“为子条记，传于贤人。”以六经为纲之下，又有以条列出的经验/案例为目的著作有极大的实用性。

对《周礼·考工记》工程技艺思维方法，《考工记》是《周礼·冬官》亡佚后，以相类的书替补者，也是先秦著作，系以条文的方式传授制造器械（如弓剑、服装等）和工程施工（如建室、挖护城河等）的营造法式和技巧方面的书。张仲景把这些工程控制的思维用于临床，例如方剂运用的迭加，利水及止泻时的分流，斟酌药量进退的负反馈误差调节思想，以及程序控制的“套路”思维等，不仅治疗了很多难治病，还把辨证论治演为一种艺术。

（二）金元医家开创了病机辨证思维

金元医家河间、易水的两派四家，都精研五运六气并有所发挥。特别是刘完素，深入研讨《素问·至真要大论》的“病机十九条”，把要点的176字充廓为277字，又立“诸涩枯涸，干劲皴揭，皆属于燥”的一条，吸收了王冰注文的思想，著《素问玄机原病式》，把病机发展成病机学说，使辨病机的理念运用于辨证论治。这种辨证论治的理路，可概称为病机辨证。特别是到明代的张介宾，尤为强调分析病机时，要“有者求之，无者求之；盛者责之，虚者责之”16字的运用，使之更为充实。病机辨证是对平脉辨证的提升。

“病机”二字，除在《素问·至真要大论》中有两次出现外，在《神农本草经·序录》中有“先察其源，先候病机”之语。此语在唐孙思邈《备急千金要方·序例·诊候》精简为“候其病机”。宋代理学家关于《易·系辞》中“几”的发挥也启发了刘完素。《易·系辞下》“知几（机）其神乎！几者动之微，吉之先见者也。”宋代张载在《正蒙·坤化》释道：“机者，象见而未形也。”刘完素据此引导下，加以吸收继承，提出了“根机于内”的病机学思想，不仅五脏病机根于内，风、寒、暑、湿、燥、火也有“根机于内”，这是他对病机十九条的突破，拓宽了辨证论治的思路。例如卒中，宋以前以外风立论，用小续命汤之类；金元以后才转向于“根机于内”的内风，用地黄饮子等。金元以后，学者们又对各种具体病的病机深入研究，把仅从五运六气为发病、征兆、枢机的病机概念，发展为包括病因、发病、机理的病机概念了。病机辨证有以下进步：一是“根机于内”，更重视发病学的内在规律性。病机辨证更重视疾病本质。二是病机辨证使方证对应的“有是证，用是方”的思路，进一步朝向病机，而且在选方时可以如明代王应震所述：“见痰休治痰，见血休治血，无汗不发汗，有热莫攻热，喘生休耗气，精遗不涩泄，明得个中趣，方是医中杰。”扩大了方剂用途，也使辨证论治更具艺术性。三是通过病机，联结了有关理论，增扩了治病能力。例如气化学说以升降出入开合为气机，李东垣以补中益气汤治目疾，以益气聪明汤治耳聋等，都是提升中气之功，而朱丹溪则创提壶揭盖治水湿。这些，在丰富治法的同时，也深湛了对病机的认识。

（三）辨证论治的病证结合

近代以来，随着西医学的发展和西医学的病名被中医临床使用，特别是先后经历了中西医汇通学派和中西医结合的学术思潮之后，中医临床使用西医学的病名，已经比较普遍了。一方面，西医学病名已经普及为卫生常识；另一方面，随着不断发现新的疾病，西医学的病名已达40000余种之多。中医学对新病的辨证论治，如艾滋病、严重急性呼吸综合征等也无须再自行命名了。这样，在引进西医学病名同时辨证论治的实践中，逐渐蕴发了辨病与辨证相结合。朱良春先生在1962年《中医杂志》率先发表《辨证与辨病相结合的重要性及其关系的探讨》以后，既导夫先路，又唤发医者临床思维方式的变换，由是而得到许多临床医生的赞同。几十年来，辨病与辨证相结合在运用中不断发展，又有多种结合的模式，例如：有者在辨病确定病名作为诊断依据的同时，据三因制宜而辨得证候论治；也有者，辨病后辨证分型；还有者，辨识病名后分期论治；还有辨识病名后，或守方或据不同治法为治，等等。但共同的一点，是病证结合的思维方式。

三、辨证论治的特征

（一）从“证”切入

辨证论治探讨对象的概念单元是“证”，是从解决病证之治的问题出发，而非以推理论证为主旨。最早在张仲景《伤寒论·伤寒例》和王叔和《脉经·序》中称“证候”。后来又据《伤寒论》“观其脉证”和《素问·至真要大论》”病有远近，证有中外”等语，而又用“证”字。证是疾病的信息、证据、状态的表述，是医生通过“望”“闻”“问”“切”的传统方式及用现代的手段所采集到的信息。医生依据这些“证”，“不求病之命名，但求证之切当”，再进一步地断病施治。可见，辨证论治时“证”之重要性。

（二）“辨”为核心

辨证论治的理路是多元的。历代医家为辨证论治创立了多种辨证方法，主要有六经辨证、卫气营血辨证、三焦辨证、脏腑辨证、经络辨证、病因辨证、八纲辨证、气血湿痰辨证等，从不同方面体现了诊治疾病的规律性认识，也展示了中医学理论的丰富性。不同的

“辨”的方法，既有其针对性、特异性，又可以互通为用。如辨治外感的六经、卫气营血、三焦辨证等方法也可以辨治杂病。近年来随着中西医结合的开展，又提出了微观辨证和影像学辨证等辨证方式，这些都丰富了辨证论治体系。

（三）重个体差异

辨证论治以运用规范为基本思维方式，但在具体辨证时非常重视个体差异，这与西医认为“特殊是普遍中的案例”，重视共性与普适性讲辨病的思维方式相异其趣。辨证论治还强调疾病是发展的，病人在不同时间气化不同，即《素问·五常政大论》所谓“无代化，无违时”。如同是外感，则因人、因季节之异而用药不同。辨证论治注意到即便在相同的病证中，症状与体征的出现是随机的，即“证随人见”，“病无定证”，因此治疗要“有是证，用是方”，“治随证转”而不能一方到底。《素问·方盛衰论》以此要求辨证时应该“知丑知善，知病知不病，知高知下，知坐知起，知行知止”，揆度奇恒而全面地审视病情，这是把人体疾病视为非线性系统的思维方式。

（四）重理、法、方、药的程式与套路的运用

辨证论治融辨识病证和治疗为一个体系，而不把“论”与“治”分开，辨证候，识病因，酌轻重，旨在于确定与优选治法。辨证的理、法落实于方、药，方与药又是医生辨证时的思维物化。辨证论治作为临床的操作体系，其过程是有确定程式的。先搜集病情资料，继以运用医学理论辨识病证，然后立法、处方、议药，可概括为理、法、方、药的程式。辨证论治过程并非简单地一次完成，有主次从略和先后缓急之分，有时根据前次治疗的效果再调整下次的处方用药，这是控制论的负反馈误差调节。由几种治法治方依序组合运用是为套路，套路的运用常使一些难治病证逐一而解。例如《伤寒论》100条：“伤寒阳脉涩，阴脉弦，法当腹中急痛，先与小建中汤，不差者小柴胡汤主之。”对此腹中急痛，小建中汤为第一方案，不效以用小柴胡汤。又如疮疡外科治皮肤溃疡久不愈合者，常用煨脓长肉的治法，其套路是：先重用黄芪以托里透表，继以桂附等温燥药促使化热化燥，由阴转阳，再重用人参、党参促进创口肌肉生长。此三步依序运用，共奏溃疡愈合之功。

（五）重发挥医家的创造性

疾病是复杂多变的，中医治病的手段虽多却远非尽善，而且辨证论治在思维方式上，不能适从于非此即彼和用正常值判断的二值思维，对疾病过程的每一环节和具体症状体征，都应作具体、全面、辩证地分析，把医学理论和医家经验紧密结合起来，辨证论治时非常重视发挥医生的创造性，师古而不泥古，灵活运用理论与治法，在医学理论不敷于用时，甚至可以援用哲学理论，“通经至用”“杂合而治”。有些临床家取法弈道、模拟兵法、善取物性、因势利导，在临证中创造出丰富多彩的治疗案例。辨证论治由此而重视医生的悟性，以“医者意也”为医家名言，因而更大地发挥医家的创造性。

辨证论治既是临床疗效的关键，也是医生能力和水平的体现。从理论运用而言，辨证论治有三种境界。

第一境界是“法式检押，对号入座”。《灵枢·逆顺肥瘦》言：“圣人之为道者，上合于天，下合于地，中合于人，必有明法，以起度数，法式检押，乃后可传焉。”“法式检押”即按一定的尺度标准，把临床病象与之对号。例如，《伤寒论》首条言，“太阳之为病，脉浮，头项强痛而恶寒。”如病人脉证与此条相附，即可判断为太阳病。从思维科学而论，这是模式思维方法。临床辨证素以经典著作、名家论述、教材讲义、医疗规范乃至对名家验案为效法的模式去辨证的，这也是最基本的辨证方法。其中也包括“套路”的模仿。套路运用体现了系统思维，如用为规范，仍属“法式检押、对号入座”的层次。

第二境界是“圆通活法，技巧妙用”，乃是常规的活学活用。在充分运用理论解析病情的基础上，以其非规范化的理性判断而活用治法和方药。这就突破了“有是证，用是方”的理念，在契合理论的前提下，活用治法与方剂。临床称此为圆通活法或法无定法。圆通活法开发了治法和方剂药物的功用。例如模拟《伤寒论》用五苓散治霍乱之法，把五苓散用于治小儿顽固泄泻，以收利小便实大便之功。又如治疗痤疮，可灵活选择多种方法，可以调其血分用四物汤，也可根据肺主皮毛用治咳的枇杷清肺饮，也可根据肺与大肠相表里用小承气汤，更有依据“诸痛痒疮皆属于心”而用牛黄清心丸为治者，皆可获效。圆通活法、技巧妙用，也可用诸于套路，其套路的程式与要素比之法式检押更有创意。

第三境界是“技艺突破，创立新学”，包括理论、方法等，属最高境界了。《素问·天元纪大论》言道：“神用无方谓之圣”。达到此等境界的人，在辨证论治时，能动地发挥悟性，压缩辨证论治的思维程序，捕捉病证的要害而识病机，察脉证之真，但见一证而突破四诊合参，或如王应震所言“见痰休治痰”，或运用套路引病邪入彀中而除之。《老子》说：“治之于未乱”，《淮南子》也说：“良医者，常治无病之病。”《内经》多处讲“上工治未病”，以治未发。治萌芽，防传变为上工。清代温病学家戴北山提出被近人所称为的“超前截断”，也属于此类。在临证中，“不治之治，见症求本”者亦属上工。如有的医生，教病人心理调整和养颐锻炼，不用药物而获用药之效。文史学家司马迁言道“略协古今之变”“厥协六经异传”，作为医生，能够在临证中总结、综合古今辨证论治理论而有所创新，当是最可贵的。

如果说“法式检押，对号入座”是必然王国的界域，那么，能够达到“圆通活法，技巧妙用”者，已步入自由王国的界域了。而“技艺突破，创立新学”，则已登入创新王国的门庭了。

从当代社会对中医的医疗需求而论，传统的辨证论治已不能适应疾病的发展、病家的高要求以及对疾病的新认知，特别是不能适应医学工程学日新月异的进步。这些都要求传统的辨证论治必须不断发展，从而光大门庭。

附言

我与寿康真是有缘。1978年我们一同考研，复试时同住一室。而后一同被录取为首届中医研究生，二人又被分到一室一组，共同学习、居住了一年。寿康治学严谨，精读经典，见解独到。我们经常聊侃至深夜，我获益匪浅。而且他是一谦谦君子，处事有度，礼貌待人，使人乐于与之相处。研究生毕业后，我们又一同分配到《中医杂志》工作。经过多次调动后，又都曾在北京针灸骨伤学院工作。以后他在北京中医药大学，我在中国中医科学院中医基础理论研究所上班。家庭住址又奇迹般的在同一栋楼、同一单元、同一楼层，对门守望，真是胜过同舟共济之修。

我仰慕寿康的人品和治学之高格，他的大作以我之浅笔为序，是我的荣幸，也深感不足。我期待这一大作早日面世，相信其中的深蕴神机有待我与众位读者细细体验。这将又是一缘。

孟庆云

2022年10月19日于中国中医科学院

目录

第一章 总论

第一节　症状与体征的中医临床意义

症状是近今医学诊断学的术语，一般是指病人主观不适、不正常的感觉，或一些较为明显的病态改变。前者如心悸、胸闷、头痛、呼吸困难等，后者如颈部肿块、下肢浮肿。一般来说，症状主要通过病人诉述和仔细询问获得。医师通过对病人的检查，如中医之望诊、闻诊、切诊，西医之望诊、触诊、叩诊、听诊等，而获得的客观临床表现，则称为体征。如脉滑、舌红、面色萎黄是中医辨证不可或缺的临床征象，而肝脾肿大、心脏杂音、肺部啰音等则为西医疾病诊断的重要依据。症状和体征是判断疾病、进行辨证的主要依据。在疾病发展过程中，各个具有内在联系的一组症状和体征，可称为证候，反映了病理过程和机体状态，其临床意义较症状为深刻。

一、症字和證字含义的互通

从文字学及中医文献考证，證、证、症等字的含义有互通之义。在医学上，均是指疾病征象、特征和诊断依据等。

（一）“證”字的含义

“證”字最早的解释，是《说文解字》的“告也，从言，登声”，而对“证”字的解释是“谏”。至清代段玉裁《说文解字注》，证字条下注云：“今俗以证为證字。”可见證是包括“证”的含义在内的规范字，而且其含义已经不断引申。在《中华大字典》（1915）中，證的含义共8项，即告、验、谏、则、候、质、病、六徵等。而“证”的含义仅两项，即谏也，人名（《唐书·宗室表》之司农卿证）。因此应该说，“證”是历代中医用以表述疾病状态的规范字。

“證”字在医书中，常引申为疾病征象。如《素问·至真要大论》：“气有高下，病有远近，證有中外，治有轻重。”《难经·十六难》：“是其病，有内外證。”均将症状称为“證”，亦即疾病征象。在张仲景《伤寒论》中多次使用“證”字，如《辨阳明病脉证并治》“阳明病外證云何？答曰：身热，汗出，不恶寒，反恶热也”。“外證”即显露于外的临床征象。《辨太阳病脉证并治中》：“伤寒中风有柴胡證，但见一證便是，不必悉具。”其中，“柴胡證”即适合小柴胡汤治疗的疾病征象和證候表现，也就是“方证”；而“一證”，则是指若干疾病征象之一种，是为小柴胡汤证候中的一个具体症状，如寒热往来，或胸胁苦满等。较为突出的是《辨太阳病脉证并治上》“观其脉證，知犯何逆，随證治之”一条，“观其脉證”的證，主要是疾病征象和临床症状；而“随證治之”的“證”，一般认为是诊断结论和治疗依据。

（二）“症”字的含义

“症”字首见于宋代《文溪集》，“症候转危，景象愈蹙”，不过此处并非指疾病，而是譬喻当时环境。最早以“症”指示疾病者，是明万历谢肇淛《五杂俎·物部》，“人有阴症寒疾者”。但此二人皆非医家。明代以来，中医文献开始出现用“症”字代替“證”字使用的倾向，如《症治答难》（1544）、《脉症治方》（1564）、《诸症辨疑录》（1644）、《杂症仁端录》（1644）等。下迄清代，用“症”命名的医书为数甚多，如《杂症纂要》（1668）、《痧症全书》（1686）、《辨症玉函》（1687）、《方症会要》（1756）等。以《辨症玉函》为例，书名用了“症”字，在章节目录上也概用了“症”字。如阴症阳症辨，虚症实症辨，吐症、泻症、脱症、汗症、厥症等。在正文中也大量用“症”字代替“證”字。如“大约身热而烦躁者阳症也，身静而安静喜睡者阴症也。”（阴症阳症辨）

故《辞海》云：“症，證俗字，病征也”，“證，病證也，俗作症字”。两字可以相互替代。从字义说，当时医者认为“症”“證”两字含义相同，皆指疾病征象。至于“症状”一词为现代用词，中西医皆有之。现今症（状）只表示构成病和证的异常征象。可见“症”字的产生和应用，与“證”有直接关系，是“證”的俗字，可以替换。

（三）“候”字和“證候”的含义

候，《说文解字》云：“伺望也”，指在路旁等待，观望宾客的到来。段玉裁《说文解字注》：“凡覼伺皆曰候，因之以时为候”，有观察的现象和对现象观察的过程两方面的含义。因而在医著中也作为临床疾病征象解释，如病候、證候、症候等。从这方面说，症与候、證与候意义相同，两者合用也是这个意思。如《素问・五常政大论》：“三气之纪愿闻其候”，这里的“候”即五运六气变化的征象表现。《灵枢・水胀》有水气、肤胀、鼓胀、肠覃、石瘕诸病之外候鉴别，如“鼓胀何如？……腹胀身皆大，大与肤胀等也，色苍黄，腹筋起，此其候也。”这里的“候”是为临床征象。又如《灵枢・痈疽》：“疽者，上之皮夭以坚，如牛领之皮；痈者，其皮上薄以泽，此其候也。”义同。“候”作疾病征象解时，有医者诊察所见之义，或有随时变化之义，但可与“證”字互通。

将證与候结合起来构成一词，较早见于晋代王叔和《脉经》序“声色證候”一语。南梁陶弘景《补阙肘后百一方》自序中又有“具论诸病證候”之句，其中證、候的含义均接近《说文解字》原义，即包括病人告诉的和医者观察到的病理状态及变化征象。1947 年编撰的《辞海》：“證者谓之体内病状发现于外，如事物之有对證也。候者，病之转变随乎时期……旧说七日为一候是也。合言之则曰證候”。说明了證候的医学意义。当證和候两字合用时，依然保持分用时的基本含义，表示疾病征象。稍有不同的是，證候这个语词，实现了患者（或家人）诉述和医者诊察所见的有机统一，亦即症状和体征的组合征象是为證候。目今所称的證候，是在疾病过程中各个具有内在联系的一组症状和体征，不是某个单一症状或体征，以便将證候和症状区别开来。在《内经》中虽无證候之词，但凡象、候、色脉、病能（态），以及《伤寒论》“脉證”等，均是后世證候的描述。而“證候”与“症候”亦表述了相同含义。故《辞海》云：“證候谓病状也，亦作症候。”

从上述證、症、候、證候、症候，乃至病症、病證、病状、病形以及现今通用的证候和症状诸词（字），都是在一定时期内可以替换使用的同义词，它们之间没有本质差异。诚如秦伯未先生《中医临床备要》所云：“目前中医所用的證、证和症，实际上是一个字和一个意义，正写应作證，简写可作证，也可俗写作症。有认为证指证候，症指症状，把它们区别起来是没有根据的，而且在探讨文献时会发现错觉。至于证的字义，在医学上只是代表临床表现。一般对单独的证称为症状，由几个症状综合成一个病证时称为证候。”诚哉斯言，录之备考。

二、症状与体征的中医临床意义

症状是辨病、辨证的主要依据，病的本质一般规定着病的表现和证的变动。任何“病”都有其一定的临床症状与体征，任何“证”也都有其相关的症状与体征。因而“症状”是临床工作者通过综合分析，赖以判断病与证的重要资料。中医的症状、证候及其变化，始终是临床诊断的主要依据，贯穿于辨证论治的全过程，有时甚至以其作为疾病的病名，并作为临床取得疗效的标准。

四诊是中医全面系统收集临床症状与体征的诊察方法。陈修园《医医偶录》：“望者看形色也，闻者听声音也，问者访病情也，切者诊六脉也。四事不可缺一，而唯望、问为最要。”“惟细问情由则先知病之来历，细问近状则又知病之浅深。而望其部位之色，望其唇舌之色，望其大小便之色，病情已得八九矣。而再切其脉，合诸所问、所望果相符否？稍有疑义，则默思其故，两两相应，即可定断。”既说明了四诊合参的原则，又突出反映了望诊、问诊在临床上的实用价值。

（一）外部征象的临床意义

中医在临床上，十分重视外部征象的观察及其鉴别诊断，其诊察方法以望诊为主，兼用其他（如闻、切）。外部征象的变化不仅能反映全身情况和证候性质，有的还是疾病鉴别诊断的特征性指标，在眼、咽喉、皮肤、疮疡等科病症的诊疗过程中，尤需辨别其局部征象的形、色、气、质。

眼科病症首须辨别内外障。凡胞睑、两眦、白睛、黑睛部位之目病统称为外障，凡瞳神病总称内障。外障外部征象明显，如肿胀、湿烂、红赤、多眵、胬肉、翳膜等，大多属实证。而内障两目外部端好，有视力视觉等变化。因此外障常以局部征象辨析，而且用以命名，如针眼、眼丹、抱轮红赤、白睛混赤、白睛溢血、漏睛、血翳包睛等。以黑睛生翳为例，凡黑睛呈现灰白混浊而形成翳障，影响视力者统称黑睛生翳。又根据情况不同，分为新翳（动翳）和宿翳（静翳）两种。新翳为翳之初起，色呈灰白或鹅黄，表面污浊粗糙，基底不净，边缘模糊，有发展变化趋势。宿翳常为新翳迁延不愈所致，为黑睛遗留之瘢痕，表面光滑，边缘清楚，基底洁净，翳面不再扩大发展，病变相对静止者。黑睛宿翳（静翳），是指黑睛新翳或黑睛外伤后遗留的瘢痕，无红赤疼痛，翳面不继续扩大，病变相对静止。其表面光滑，边缘清晰，基底洁净。由于瘢痕大小、厚薄、形态、色泽不同而有不同的病名。如翳薄如淡，须在集光下始见者为冰瑕翳；翳色灰白如浮云、蝉翅，自然光线下亦较显者为云翳；翳厚如白瓷，一望即见者为厚翳；翳色白，中央带青黑，或有细赤脉牵绊，翳膜且与黄仁粘连者为斑脂翳等。

外科疾患最显著的特征就是在于局部病灶的存在，一般都有着比较明显的外在表现，主要包括红肿、热痛、成脓、溃疡、结节、肿块以及皮肤部位的各种损害等。由于局部病灶存在的直观性，提供了对临床辨证有特定意义的客观依据。在临床上，如外科疮疡须从其形质辨痈、疽、疔、疖。红肿高大，根盘紧束，伴有焮热疼痛者为痈，属阳证。漫肿无头，肤色不变，不热少痛者为疽，属阴证。初起如粟如米，根脚坚硬较深，麻木或发痒，顶白而痛者为疔。疖起于浅表，形小而圆，红肿热痛不甚，容易化脓，脓溃即愈。如结合其脓液的形质、色泽和气味，可辨证候寒热虚实。如脓稠厚者为气盛，淡薄者为气虚；脓色黄白质稠，色泽鲜明，为气血充足；如黄浊质稠，色泽不净，为气火有余属顺证；如黄白质稀，色泽洁净，气血虽虚，未为败象；如脓色绿黑稀薄，为蓄毒日久，有损筋伤骨之征。如先出黄白稠厚脓液，次出黄稠滋水，是将敛佳象；若脓由稠厚转为稀薄，体质渐衰，为一时难敛。如脓成日久不泄，一旦溃破，脓质如水直流，其色不晦，其气不臭，未为败象；若脓稀似粉浆污水，或夹有败絮状物质，且色晦腥臭者，为气血衰竭，此属败象。

在口腔、咽喉病症也常以局部征象辨析。如口糜呈片状表浅糜烂，发病急；口疮呈点状较深的溃疡，发病相对较缓。依据上述征象，则口糜可与口疮相鉴别。鹅口疮需与咽白喉区别，鹅口疮之白屑斑片为洁白色，多附于口腔前部黏膜，可向后延至咽喉，但白膜松浮，容易剥离；咽白喉之白膜为灰白色，多附咽喉部，亦可蔓延至舌根、上腭，但白膜致密，紧附黏膜，不易剥离，两者容易分辨。急性乳蛾以扁桃体肿大为特点，可以和喉痹、喉关痈、咽白喉相鉴别。喉痹以咽部漫肿为主；喉关痈红肿突出，在舌腭弓、软腭明显；咽白喉以咽喉白腐形成假膜，坚韧而厚、不易拭去为特征，均与乳蛾有别。慢性乳蛾，扁桃体肥大，咽部不适而疼痛，应与慢性喉痹（虚火）相区别。虚火喉痹一般无扁桃体肿大，喉底红肿或如帘珠状突起。

在内、妇等科病症中，外部征象在辨证上也有至关重要的意义。如鼓胀在临床上，分为气、血、水三证。腹部膨隆，嗳气或矢气则舒，腹部按之空空然，叩之如鼓，是为“气鼓”，多属肝郁气滞；腹部胀满膨大，或状如蛙腹，按之如囊裹水，常伴下肢浮肿，是为“水鼓”，多属阳气不振，水湿内停；脘腹坚满，青筋暴露，胁下积块痛如针刺，面颈部赤红血缕，是为“血鼓”，多属肝脾血瘀水停。妊娠浮肿的辨证，重在分清水肿与气肿。皮薄色白而光亮，按之凹陷，即时不易恢复，为水肿，或称子肿。皮厚而色不变，肿胀仅局限于下肢腿足，按之即起，为气肿，或称子气。妇女月经不调常以其月经的量、色、质与全身症状判定，进行治疗。一般以量多、色紫、质稠为实热；量少、色红、质黏为虚热；量多、色淡、质稀为气虚；量或多或少，色或红或紫，兼胸胁、乳房胀痛者为肝郁化火。

（二）症状对证候辨析的意义

每一个症状对不同的证候可有不同的诊断意义。《医原·问证求病论》：“病藏于中者也，证形于外者也。工于问者，非徒问其证，殆欲即其证见，以求其病因耳。”以问诊为主而取得的全身症状或内脏症状，尤其重视整体系统的分析，具体表现为对于症状发生的缓急、动态趋向、诱发原因、缓解和加剧方法、发作时间等的表现，以及病程长短、全身一般情况，药物治疗对脉症变化的影响。一般而言，一个症状很难作出证候诊断，必须综合其他症状和体征，才能对证候辨析有意义。

1. 症状的发生部位 由于受邪的脏腑经络不同，头痛的部位亦有所不同，如太阳头痛位于枕项，阳明头痛位于额、眉，少阳头痛位于头颞，厥阴头痛位于巅顶。根据头痛的发作程度、性质、部位及其他兼症表现，鉴别自无困难。痤疮需辨皮损部位、患者体质及皮损性质。如皮损发生于前额与胃有关，在口周与脾有关，在面颊两侧与肝有关，发于胸部与任脉有关，发于背部与督脉有关。疮疡之证，在上部者多属风温风热，在下部者多属湿火、湿热，在中部者多属气郁、火郁。同样是动悸，虽均可因水饮引起，但因发于心下和脐下部位不同，心下悸偏于心胃，脐下悸偏于肾和膀胱。

2. 症状的发作时间 日晡潮热，一般认为系下午 3 ~ 5 时。午后为阳中之阴，日常气温较高，阳明之气旺于申、酉。邪热传里，阳明燥热，所致阳道实、阴道虚，是形成日晡潮热的内在病理因素。又有阴血津液不足，温邪留伏阴分，痰热壅肺，湿热阻遏所致病变等日晡潮热表现。又，肝郁腰痛特点是清晨发作，令人于床上辗转反侧，起床或活动后疼痛即止。《张氏医通》中说："肝气不条达，睡至黎明，觉则腰痛，晓起则止。"黎明腰痛为腰部气郁，于黎明之时为升发的气机攻冲所致，可辨为子盗母气。肝气旺于晨，有清晨之时发病规律者，可从肝论治。再根据主症的相关脏腑分析其与肝的生克乘侮关系，求其病机所在。如将清晨腹泻辨为肝木犯土；清晨鼻流清涕辨为肝气犯肺，清晨心悸辨为肝火冲心。又如患者所患的皮肤风团于每日上午 7 ~ 9 点（辰时）多发，辰时为足阳明胃经所主，此时胃腑气血正盛，可以辨证为胃经的病症。

3. 症状的诱发原因 比如气候变化、居住环境、饮食冷热、情志喜怒等，在西医学看来，对疾病的诊断没有特殊意义，不是疾病诊断的特异性指标。中医学却认为这些是辨证以及某些疾病诊断的重要依据，如湿阻、着痹等病就必有天气潮湿的因素，气候干燥多导致外燥证，情志喜怒不调可致肝郁，饮食冷热可影响脾胃等。《素问·经脉别论》："惊而夺精，汗出于心；持重远行，汗出于肾；疾走恐惧，汗出于肝；摇体劳苦，汗出于脾。"又说明了自汗出与五脏功能失调有关，有不同相关诱因。

4. 症状的动态趋向 症状的动态趋向对证候和病症的顺逆变化和预后判断有重要的决定意义。如斑疹布点稀少，色红、身热，先从胸腹出现，然后延及四肢，同时热退神清，是邪气透泄的佳兆，是轻证、顺证。若布点稠密，色现深红或紫黑，并且斑疹先从四肢出现，然后内延胸腹，同时高热不退，神识昏迷，为正不胜邪，邪气内陷，是重证、逆证。斑疹色黑而晦滞焦枯的，较危重。麻疹，疹出红活稀少，继而疹密融合，疹色暗红，疹点凸起触之碍手，皮疹自耳后、颜面开始，布发胸、背、腹、四肢，渐及手心，足心，以至鼻准见疹，为顺。皮疹密集，疹色紫暗，或疹出不齐，或疹出骤没，为逆。

5. 症状性状的辨别与区分 如仔细区分疼痛的性质，有胀痛、刺痛、闷痛、隐痛、空痛、酸痛、灼痛、冷痛、喜按、拒按等，而这些对辨别病情的寒、热、虚、实、气滞、血瘀性质等，都具有重要意义。外感头痛，多表现为掣痛、灼痛、胀痛、重痛，痛无休止，以风邪为主要病因，又多夹寒、热、湿诸邪。内伤头痛，起病较慢，疼痛较轻，表现为隐痛、空痛、昏痛，痛势悠悠，时作时止，因气虚、血虚、肾虚所致者。《素问·脉要精微论》从阴阳盛衰立论，分析梦境说："阴盛则梦涉大水恐惧，阳盛则梦大火燔灼，阴阳俱盛则梦相杀毁伤。上盛则梦飞，下盛则梦坠……肝气盛则梦怒，肺气盛则梦哭。"可见其阴阳盛衰情况及五脏归属。又如自觉手足心发热提示阴虚内热；气下坠感、呵欠，是气虚清阳下陷的指征；耳暴鸣按之尤甚者属实，经常耳鸣按之减轻者属虚。对中医辨证来说，均是重要的佐证。

6. 全身一般情况和禀赋阴阳 患者全身一般情况，常可说明禀赋阴阳。如饮食二便情况，程芝田《医法心传·诊病须察阴脏阳脏论》："素系阴脏者，一切饮食必喜热物，偶食生冷腹中即觉凝滞不爽，大便一日一度，决不坚燥，甚则稀溏，食不消化。若系阳脏者，一切饮食必喜寒冷，偶食辛热之物，口中便觉干燥，甚则口疮咽痛，大便数日一次，必然坚硬，甚则燥结。"阳脏者阴必虚，阴虚者多火；阴脏者阳必虚，阳虚者多寒故也。"至于平脏之人，或寒饮或热食俱不妨事，即大便一日一度、不坚不溏。"此诊病用药第一要紧关头，临证时能如此体会，常可提示证候寒热和患者虚实。病人之所喜者，必其所不足也；病人之所恶者，必其所有余。在临床上，要"数问其情，以从其意"（《素问·移精变气论》），重视这一中医问诊的重要方法，以便更好搜集症状现象，掌握患者全身情况和禀赋阴阳等。

三、主要症状的识别和分析

《医学源流论》卷上《病证不同论》："凡病之总者，谓之病；而一病必有数症。如太阳伤风，是病也；其恶风、身热、自汗、头痛是症也，合之而成其为太阳病。此乃太阳病之本症也。若太阳病而又兼泄泻、不寐、心烦、痞闷，则又为太阳病之兼症矣。如疟，病也；往来寒热、呕吐、畏风、口苦，是症也，合之而成为疟。此乃疟之本症也。若疟而兼头痛、胀满、嗽逆、便闭，则又为疟疾之兼症矣。"本症可称为主症或主证，是构成病或证的主要部分。在临床上，不论是方剂辨证还是脏腑辨证，一般均从主症出发来进行，可见主症和主证在辨证论治过程中的重要意义。

（一）主症识别

在辨证过程中，较主要的一个环节是主要症状和主要证候的识别和分析。主要症状简称主症，是指疾病证候中的主要症状与体征，也是病理本质的外在表现。每一病症都有其特定的主症。主症可以是一个症状（体征），如发热、腹痛、胁下痞块等；也可以是 2～3 个相关症状（或体征）共同组成，如心下痞、呕吐，恶寒、发热、头痛，后者常又称为主证。主症往往反映了证候变化的主要方面，是辨证必备的重要依据。在复杂疑难病证过程中，主症是对其他一切症状起决定影响作用的症状。凡随主症的产生而产生，随主症的转变而转变的，都属次要症状。主症可以是全身症状，也可以是局部症状，一般是特别严重影响健康或特别令病人痛苦的症状，通常为病案中的主诉，但亦不尽然。

主症是病证本质的客观表现，是对病证诊断起决定作用的症状，因而不等于病人的主诉，而是必须通过医生分析思考以后才能确定。因为有时可能病人自认为很重要的痛苦，或者首先所讲的是一些次要症状，其实并不一定是病证所反映的主症。特别要注意的是，某些病人因疾病痛苦折磨，全身多感不适。主诉症状不能重点突出，甚至主要病情无法表达出来；也有的扩大病情，主诉症状不够真实的。对待这样的情况，必须对病人所有的症状（包括体征）进行细致的观察、分析，取得真实的而不是虚假的症状，才能作为断定一个证候的可靠依据。

（二）抓主症进行系统问诊

临床上，决定主症后就要围绕主症这一中心，进行相关内容的询问和思考。问的时候，要注重询问的方法和目的。一般的方法是诊察和辨证相结合，如此可以减少盲目和防止遗漏。其中可以包括以下几个方面：①主症的性质，如疼痛的性质有钝痛、灼痛、持续痛、阵发痛；发热有间歇热、稽留热、骤起骤退等。②主症的部位，如上腹部、右季肋部、腰部及心前区的疼痛等，常代表不同的病症。③主症发生的时间，起病的年月，症状出现的时间，如咳嗽咯痰的时间、上腹部疼痛与饮食的关系等，都有诊断的意义。④主症的轻重程度，可含有病人的主观感觉，如发热有高热、低热，疼痛有轻微、剧烈不同程度等。⑤主症发生的病因或诱因，发病以前或发病当时的情况，如气候环境、生活条件、饮食起居和精神情绪等的变化，及其与主症发作的关系。⑥主症的伴随症状，如发热可伴汗出、恶风，疼痛时可伴呕吐、晕厥等症状。⑦主症发生的缓解方法，如呼吸困难的病人要坐起或采取前倾体位，胃痛患者得食而缓解。⑧主症发生的情况、疾病的发展及治疗经过，症状发生是进行性的，还是间歇性的；症状发生的演变情况，恶化或好转；症状的性质有无改变，询问就医治疗用前药处方的情况，使用时间及疗效。其他还有发病后及现阶段食欲、睡眠、体重增减及二便情况等。

抓准主症进行诊断和治疗，是临床思维的一般方法。如主症为咳嗽，临床时首先应当详细询问咳嗽产生的原因（或诱因），咳嗽的程度、时间、特征；其次应了解咳嗽的伴随症状，如有无吐痰以及痰的质、量、色、气，有无气喘、胸痛、喉痒等症；再次是询问全身的表现，如有无恶寒、发热、汗出，饮食、二便等情况，以及有关病史等；然后根据需要，进行必要的检查，如望舌、切脉等。只有充分掌握了病人的病情资料，才能进行综合分析，正确地诊断和鉴别。

又如主症为腹痛，首先应询问腹痛的发生时间、发生的原因，疼痛的具体部位、性状、程度、喜恶等；其次询问与主症密切相关的情况，如有无恶心呕吐，有无腹胀腹泻，饮食如何等；然后询问全身其他病情，如有无恶寒发热，有无汗出，小便如何等；最后是进行舌脉等检查。由此可见，在临床上，应该以主症为中心开展问诊，而不是机械地按“十问”的顺序进行。

（三）以主症为中心进行辨证

在四诊过程中，以主症为中心收集病情资料，可使病情资料系统条理、重点突出、主次分明。到了辨证的阶段，仍应以主症为中心进行。

以主症为中心进行辨证，通过主症的辨析常可确定病变位置。如以新起小便淋漓涩痛为主者，病位在膀胱；痞满、吞酸，病位在胃；胁下痞块，病位在肝等。有时主症对明确病性亦有特殊意义，如潮热多提示阳热亢盛或阴液亏虚，自汗多属阳气亏虚，盗汗常为阴虚内热者，等等。可见将主症搞清楚，可以得到一个证候的初步印象。

以主症为中心进行辨证，要注意结合其他症状，即要以多数症状作为辨证依据。因为不同的症状，都是从不同侧面反映证的属性。虽然主症能反映证候的本质，但是进一步综合其他症状，则能更全面揭示证的本质。如咳嗽、痰稀色白可为风寒束肺证、寒邪客肺证、饮停于肺证的主症，但若结合有恶寒发热、头身疼痛等则可辨为风寒束肺证；若结合有气喘、形寒肢凉、脉迟等则可辨为寒邪客肺证；结合咳痰量多呈泡沫状、胸闷、心悸、倚息不能平卧、苔白滑等则辨为饮停于肺证。

又如突然发热多为外感，外感多有怕冷，如果问得病人有怕冷的症状，主症的初步印象便为感冒风寒。再看兼症，有喉痒、鼻塞、咳嗽等，便可确认感冒风寒束肺。假如突然怕冷发热，伴有呕吐、腹泻等兼症，便要考虑肠胃受寒或饮食损伤等原因。肠胃受寒的兼症，应有呕吐清水，下利清谷，胃痛，腹痛，肠鸣，舌苔薄白，口不渴等。而伤食的兼症，应有呕吐酸腐，泻下臭秽，胸腹胀满，吐泻后反见轻松，口腻、舌苔厚腻等。

再比如外感发热咳嗽，以发热为主症；热退咳嗽不止，就要以咳嗽为主症。倘然误以兼症当作主症，只要辨证正确，一般也能得出同样的结论。如外感发热咳嗽，不以发热为主症，而以咳嗽为主症，在辨咳嗽时见到喉痒、咯痰薄白，辨兼症时发现寒热、头胀、鼻塞、脉浮滑数、舌苔薄白等，其最后结论自然会诊断是外感，治法着重解表，同时也能认识到应以发热为主症。当然这不等于说辨证时任意抓一症状为主症，而是说在不同的看法上可能提出不同的主症。关键在于辨证是全面的，而不是把症状孤立起来，同样能得出一致的诊断结果。

所以具体断定一个证候，在掌握主症，有了初步印象之后，还要看患者所有症状是否与主症相对应。如有些症状与主症联系不上，不能丝丝入扣，就要仔细审察是否属于兼夹症状，或者是判断上有错误，须重新考虑。对每个证候，都必须分析哪些症状是可以作为辨证依据的主症，哪些症状是伴随主症而来的兼症。这样，才有可能抓住主症，而不致因有其他兼症引起判断上的错误。因此辨证必须经过细致的观察，分析过程，决不能草率从事。

（四）分清证的主次，注意证的转化

在复合、兼夹证等复杂证候中，应辨明其起主要作用的证候，即主证。辨主证仍要以主症为中心，通过抓主症而得。也可从病因病机进行比较，分析什么证最能反映其病理本质，且对病情发展起关键作用，那么它就是主证。

每个病证都是由表现不同的、数量不等的症状群构成，不同的症状群反映着不同的身体状况。某一类相关的症状越多，越能代表病证的主要矛盾。如主诉为恶寒，那么相关症状的多寡将决定病人的病证性质。恶寒而伴有头痛，鼻塞流涕，周身痛，脉浮紧，时有腹痛便泄，这是外感风寒累及肠胃；恶寒而伴有腹痛泄泻，乏力、心慌气短，手足不温，食欲不振，口和不渴，且流涕，头微痛，脉稍紧，这是脾胃虚寒而复感风寒。不分清外感与内伤及孰重孰轻，显然无法恰当地选方用药。

又如有一胁痛患者，证候比较复杂，既有胁肋胀痛、头晕目眩、情绪不宁等肝气郁结表现，又有纳呆、腹满、便溏等脾虚表现，且每因情志不舒时而诱发或加重以上诸症。若按发病原因及病理机制分析，应辨肝气郁结为主证，而脾虚证则为兼证。

主证并不是始终不变的，在诸如体质、药物、情志、饮食、调护等一定条件作用下便可以转化。如胃脘痛者，病情急性期见胃脘灼痛、吞酸嘈杂、烦躁易怒、脉弦等，辨为肝胃不和证；经过疏肝和胃药物治疗及饮食调护等后，患者胃脘灼痛、吞酸嘈杂二症消失，却出现纳食不馨、腹胀便溏、倦怠肢软、脉由弦转细，则为脾虚证。可见主证已由实转虚。

（五）主要症状、体征作为观察证候转变的标准

疾病到了重要关头，更要抓住主要症状、体征作为观察证候转变的标准。

任何病在其转折关头，必然有一两个症状（或体征）首先出现，其他症状、体征都是随着这种有预兆性症状、体征的产生而产生的。这种有预兆性的症状和体征，都可以视为主症和主证。前人已经摸索出一些有预兆性的症状和体征作为断定某些病证转变的标准，如外感伤寒后期，随人身阴阳消长不同或转为阳证，或陷入阴证，转阳则先见发热，入阴则先见肢厥，这就可以“热”与“厥”两症作为主症。温病在确定“卫、气、营、血”四个发展阶段的前提下，当病变深入一层，首先舌苔舌质就发生变化，如舌苔黄白相间为热在气分；舌现绛色为热入血分，其他症状都是随着舌苔的变化而变化的，故温病在发展过程中，也就常以这种舌诊变化为主症。

第二节　辨证论治的过程和方式

中医临床的重要特点之一是辨证论治。所谓辨证之证，就是人体外部征象，即人体生理病理表现于体表的征象。在临床辨证的思维过程中，开始医生对病人的外显征象进行分析、综合、推理、归类、鉴别，接着在头脑中不断地与辨证理论中规定的各种典型证候形象（脏证、腑证、寒证、热证，和方证、药证等）进行对照比较，最后作出有关病情的判断和结论。临床辨证思维过程，在相当大的程度上，是一个动态图像的识别过程。从某一角度说，辨证论治是围绕主症和兼症内在联系和变化动态进行的临床思辨过程和实践活动，包括了取证、求证和验证三方面。取证即是对临床征象的全面诊察，求证即是依据这些临床征象辨证求因，验证即是选方用药治疗，并以其有否改善作为证治效验的唯一标准。而不论那一方面都离不开症状和体征的表现。如果完整的证是包括病症、病因、病位、病势、病体等在内的，对疾病过程某一阶段机体状态的中医诊断，那么辨证论治就是证、治、效一体相关的个体化、动态的临床医疗干预过程，且都离不开症状和体征的表现。因此可以说，正确认识和改变症状和体征是中医临床实践的主要目标之一。

一、脏腑辨证和方剂辨证

辨证论治，目前仍然是中医临床最常用的诊疗过程和方式。其特点是对同一证候或疾病，因人、因时、因地制宜，既注意局部，又重视整体；既注意祛邪，又重视扶正。按这种形式去治疗处理中医传统病症及西医的各种疾病，包括经多种理化实验检查均无阳性结果的疾病，多能获得良好的效果。中医辨证论治的过程和方式，主要有脏腑辨证和方剂辨证两种。

（一）以脏腑辨证为主

中医证候包括证候病机和与其密切相关的症候群两部分，具有抽象和具体的双重特性。完整的证候，应该包括病因、病位、病性、病势、病体五个方面和层次，其确定和综合结果就决定了证，也就是辨证的过程。病因，病证发生发展原因的症状和体征，先辨外感和内伤，再辨包括风、火、湿、燥、寒、毒等原因。病位，是能够确定证候病理变化的脏腑经络系统的症状和体征，而其中应以五脏为中心。病性，是能够确定证候性质和类别的症状和体征，诊断疾病的寒、热、虚、实。病势，是能够确定病证发生发展过程中某种突出状态和趋向，是证候的特殊表现形式。病体即病人体质，体质证候具有相对稳定性，可决定证治的灵活性，是中医个体化治疗的基础。目前中医临床经常运用脏腑辨证，实际上已包括八纲、气血、病因等在内。对于内伤杂病来说，用这种脏腑辨证为主的辨证方法，远较六经、卫气营血等辨证方法为合适。

以《素问·至真要大论》“病机十九条”等原文为依据，方药中先生在《辨证论治七讲》中，倡导以脏腑辨证定病位，结合八纲、病因辨证定病性为主要形式的“辨证论治七步法”。第一步，脏腑经络辨证定病位；第二步，阴、阳、气、血、表、里、虚、实、风、火、湿、燥、寒、毒定病性；第三步，定位与定性合参；第四步，必先五胜，以确定是何脏腑何病性起主导作用；第五步，各司其属，即在治疗上作相应归属，确定相应治法；第六步，治病求本，确定治疗重点；第七步，发于机先，从五脏有余或不足时所胜、所不胜的相关他脏（如肝和脾、肺，脾和肾、肝等）进行兼治。兹举例说明之。

患者1976年12月开始阴道出现不规则出血，1977年3月7日某医院诊断为子宫肌瘤，于3月8日手术。手术中出血甚多，曾失血3000ml，手术后小便点滴俱无，出现恶心呕吐。曾用西药强利尿剂呋塞米及甘露醇等，28小时后仍小便点滴俱无。检查血CO_2结合力为33～36Vol%。诊断为急性肾衰竭，酸中毒。于3月9日下午请急会诊，会诊时患者急性病容，恶心呕吐，小便点滴俱无，脉沉细无力而数，舌胖嫩，色稍青紫，苔薄白而润稍黏，汁多。当时按照辨证论治七步分析，患者主要症状为小便点滴俱无，恶心呕吐，根据中医理论，脾胃主运化，司受纳，肾主水，患者恶心呕吐症状应定位在脾胃，其小便不通则应定位在肾、膀胱。因此第一步患者病位应定位在脾、肾。患者为52岁女性，肾气衰败之龄，术前有阴道不规则出血，手术中有大量失血史，当前体征上脉沉细无力而数，舌胖嫩，舌稍青紫苔薄白而黏不干，且汗出淋漓，根据中医理论，这些表现不但有气血两虚而且有血瘀之象，因此第二步定位为气血两虚合并血瘀。上述情况两者合参，因此第三步即可明确定为病在脾肾，证属气血两虚合并血瘀。分析患者发病过程，术前有不规则子宫出血，手术中有大失血经过，术后先有小便点滴俱无，恶心呕吐系继发于小便不通之后，整个过程均明显提示原发病在肾，继发病在脾，血虚在先，气虚在后，因此第四步可以肯定其病主要在于肾阴虚竭，其总的辨证则应为脾肾虚衰，肾病及脾，证属气阴两虚合并血瘀。既已肯定其为肾病及脾，气阴两虚合并血瘀，因此第五步在治疗上补肾阴，益肾气，和胃降逆，活血化瘀均应考虑。但由于其为肾病及脾，原发在肾，因此第六步自亦应以补肾为主，和胃降逆，活血化瘀为辅，把重点放在补肾气，滋肾阴上，止吐，利尿，活血化瘀属次要。考虑肾的同时，从理论上还必须同时考虑脾和心，因此在第七步补肾的同时，还应同时助脾和胃及养心的治疗。基于上述分析，以参芪地黄汤、生脉散为主方治疗。处方：东北人参15克（另煎兑入），党参24克，黄芪30克，麦冬12克，五味子9克，细生地30克，苍术、白术各12克，白芍15克，牡丹皮12克，茯苓30克，泽泻12克，淡竹茹12克，川牛膝、怀牛膝各15克，川芎9克，红花9克。

这种方法对各种简单和复杂疑难病症，无明确相应主方者的辨证论治，是比较合适的证治过程和方式。

（二）以方剂辨证为主

1. 病（证）与用方相应者乃服之　方剂辨证又叫方证对（相）应。方剂辨证的基础是主症（证）与相应主方的高度一致性，即所谓方证相应。《伤寒论》317条：“病（证）皆与方相应者，乃服之。”直接揭示了这种辨证的取效关键。其中的主症和证候是处方的依据，方剂又是检验证候诊断是否正确的手段。这种辨证论治，以具有针对性较强、适应主症（证）明确、疗效突出的方剂（如仲景方）应用为宜。一般而言，用此辨证者都有较丰富的临床实践经验。在临床上，常以所见特异性的主要脉症为据，选择对证的最佳主方，从而取得理想疗效。在辨证论治的过程中，一般不需作直接的病机（包括病因、病位、病势、病性）辨析，实际上病机辨析已经潜在于主症辨析之中。一般而言，每个经方都有一个相对固定的适应范围，经方和适应范围的结合可称为方证，每个方证都有一相对固定的证候群（症状群），其中又有主症、次证（兼症）、或然症之分别。如桂枝汤证中，发热、恶风、汗出为主症，鼻鸣、干呕为次症。在方证中或出现或不出现的症状，就是所谓的或然症，如喘用厚朴、杏仁，腹痛用芍药，随症治之，灵活加减，包含了对症用药和特效用药的意义。

2. 见证用方不拘因　对此种辨证方法，《医断》有明确的说明：“故先生以见证为治本，不拘因也，即仲景之法也。今举一二而征焉。中风头痛发热汗出者，下利后头痛发热汗出者，皆桂枝汤主之。伤寒寒热往来、胸胁苦满，中风寒热往来、胸胁苦满，或疟，或腹痛，或热入血室，有前证，则皆小柴胡汤主之。伤寒大烦渴，中热大烦渴，皆白虎汤主之。是虽异其因而方则同矣，可见仲景从证（症）不拘因也。”中医对病机的认识主要是通过投方施治、依据疗效进行推理而间接获得的。如真武汤治之得愈者是阳虚水饮证，四逆散治之得愈者是阳气郁结证，这便是中医认识疾病本质的最主要的，同时也是决定性的方法。历代医生在长期的临床实践中，通过这样的方法，逐渐认识到众多病症的本质病理以及反映其本质病理的脉症，也就是主症。如小柴胡汤证的“柴胡七症”、麻黄汤证的“麻黄八症”等。因此以相应方剂为该证候的名称（如桂枝汤证、小柴胡汤证、白虎汤证等），指导临床辨证，实施针对性的治疗，这是方剂辨证的常法。

3. 直接选方和间接排除 方证对（相）应论治是在面对病证时，首先在脑海中罗列出与之相关的常用方，而后运用直接选方法或间接排除法，选择最佳处方。是以方统证、从源溯流的思维过程，是以较为成熟的临床经验为基础的直觉判断。

（1）直接选方法：当今不少老中医采用此法，如刘渡舟先生将苓桂术甘汤的适应证，概括为水脉是脉沉弦或沉紧，水舌是舌胖大、质淡嫩、苔水滑欲滴，水色是面黧黑或见水斑，水气上冲症是心悸、胸满、眩晕等。赵绍琴教授将升降散主症，概括为舌红起刺、脉弦细滑、心烦急躁、心中愦愦然、莫名所苦等。只要见到上述特征性表现，均可径投该方。可见方剂具体明确的使用指征，是方证对应的思维直觉判断的基础。

（2）间接排除法：再如咳嗽常用方有很多，临证需要问患者大便情况。如大便比平常偏稀，次数增多，可选含有干姜、五味子等兼有涩肠止泻作用的类方，如干姜甘草汤，真武汤加干姜、细辛、五味子，小柴胡汤去参枣加干姜、五味子，四逆散加干姜、五味子，小青龙汤等。如大便比平常偏干，甚而数日不大便，则多选含有苏子、杏仁等润肠通便药的类方，如杏苏二陈汤、苏子降气汤、清燥救肺汤、桑杏汤、杏苏散、补肺阿胶汤等。是为间接排除法。

4. 方证和药证 以症状体征为治疗目标，有是证用是方，无是证则去是药。如见“头痛发热汗出恶风，桂枝汤主之”；兼“项背强几几”则为桂枝加葛根汤证；“下之后，脉促胸满”则为桂枝去芍药汤证，多一个症状则加一味药，少一个症状则减一味药。可见在方剂辨证过程中，方药和症状体征之间有高度契合对应的关系。在某些病中一些症状、体征是确诊某病的特征症状，直接抓住该特征症状，而针对用方，就是专方专药的由来。如黄疸用茵陈，热利下重用白头翁，百合病用百合，是“一病必有主方，一病必有主药”。（徐灵胎）

方证是运用方剂的依据和凭证，是方证对应思维的基本诊断单元，又是一个治疗学概念，具有诊断和治疗的统一性。如临证见“头痛发热，身痛腰痛，骨节疼痛，恶风无汗而喘”的麻黄汤证，即可投以麻黄汤；又如不论何经，吐、利、手足厥冷、烦躁头痛，均是使用吴茱萸汤的方证。方证的使用依据是客观明确而具体的，能够反映疾病本质属性。而药证则是运用药物的依据和凭证。如项背强几几而兼大便偏稀的，是葛根证；心下悸、头晕是茯苓证；心下支结、恶心呕吐、嗳气下利是人参大枣证；咳嗽痰不黄，兼见大便偏稀，次数增多，舌淡嫩水滑，为干姜五味子证等。由于方由每一味药组成，因此辨药证是辨方证的基础。

（三）“抓主症”的方法

1. 抓主症　“抓主症”者，就是抓住疾病发展过程中的1～3个主要症状，就能定方、定药甚至定量进行治疗。这个主症是存在于证候的始终，并决定疾病本质的症状，而不一定是最为痛苦、最需要解决的症状。抓主症的方法，应以主诉为线索，有目的和选择地诊察，随时综合分析，进行临床思维。也就是说，围绕着患者的主诉，通过四诊方法有目的、有选择地收集有辨析意义的临床资料，并且随时与自己记忆中的主症系统进行对照分析、分析检验，以判断二者是否吻合。在这种诊察和检合过程中，充分考虑各种病证的可能性，而绝不是拘泥、刻板的。一旦收集到的脉症已经符合某个病症的主症，就当立即立断，迅速处治。《伤寒论》“但见一症便是，不必悉具”是一个具有普遍意义的原则，也是抓主症方法的一条重要原则。临床抓主症时，不可强求全部症状的出现。兹以刘渡舟先生的一个临床典型病例，来说明抓主症方法。

患者张某，女，40岁，1991年12月18日初诊。患者主诉上腹部痞满不舒。这是一个常见症状，在很多病证皆可出现。首先考虑是半夏泻心汤证一类的寒热错杂痞，故进一步询问呕恶、肠鸣、下利等症。当这些症状呈阴性时，转而又询问冲气、胸闷、心悸、头晕诸症，以判断是否属于水气上冲病证。患者回答头目眩晕，胸闷胁胀，但并无心悸、气冲感觉。从现有的症状来看，少阳胆气不舒之柴胡证的可能性很大、故又追问口苦这一少阳病的特异性症状，并联想到太阳表气不开的合并病变，进一步询问项背强痛、四肢疼痛或麻木两大症状。诊察结果表明这些症状都是阳性的。于是抓住心下痞结、口苦头眩、胸闷胁胀而肢麻的主症，确定张某所患为太少两病的柴胡桂枝汤证，处以柴胡桂枝汤，7剂。1周后患者来述，服药1剂而通体轻快，7剂服尽而诸症大减。这一案例清楚地反映出抓主症的完整程序。

主症大多是具有特异性的，但也有两两相似者，需要细心辨析，辨别疑似。要求在抓主症时要细心，要多考虑几种可能性，避免因其主症相似而误诊。如一孙姓老妪，四肢逆冷，心下悸，小便不利，身体振振然动摇。辨为阳虚水泛的真武汤证，投真武汤，初服疗效尚可，续服不唯不效，反增烦躁。真武汤这一阳气虚衰，水饮泛滥，必见舌苔水滑，神疲乏力；今患者性情急躁，舌红脉弦，当为阳郁之证。遂改投四逆散疏气解郁，诸症大减。

2.“抓主症”的广泛应用　本法不仅可用于方证高度对应的仲景方，也可用于运用娴熟精当的后世方和自拟经验方。不仅可用于内科杂病，也可用于外科皮肤病等。如印会河先生认为肺痿的主症，是咳吐白沫、不爽和口燥者，而其中主要是吐白沫。见此主症，则不论是肺炎、气管炎、支气管哮喘，还是肺气肿、肺心病，均可用清燥救肺汤。明确指出凡外感热病或内伤杂病，只要见到咳喘吐白沫不爽者，皆可用该方治之。并指出吐白沫的特点，一是中间不带痰块，二是胶黏难出，三是必同时伴有口燥咽干，四是白沫之泡小于粟粒、轻如飞絮、结如棉球，有时粘在唇边，都吐不出来。白沫与泡沫痰吐出甚爽、水泡痰落地成水，一燥一湿，一虚一实，不可混为一谈。对肺痈，抓的主症，是咳喘吐脓血，或痰腥，或痰臭，或呼吸咳嗽引胸作痛，及胸痛不能偏一侧睡（但见一症便是，不必悉具），可用千金苇茎汤、桔梗汤加味。又如支气管哮喘，先根据中医辨证分为冷哮和热哮，冷哮主要以阴寒症状为主，热哮主要以阳热症状为主。冷哮又据其主症分型选方，痰多清稀、咳吐水泡痰甚爽，倚息不能平卧者，用小青龙汤加石膏等；喉间哮鸣音重，但咳嗽痰不甚多，痰出不爽者，用射干麻黄汤加减。热哮见喘哮不能平卧痰少或无痰，喉间有痰鸣音者，用麻杏石甘汤；咳吐痰黄白相间者，用白果定喘汤；咳喘咽干口燥、咳吐白沫不爽者，用清燥救肺汤加减。

又如面部红斑，多见于过敏性皮炎、脂溢性皮炎、激素依赖性皮炎等，如仅以皮肤干燥脱屑，断为血虚风燥，以养血润燥方药效果并不佳。如抓主症，进行方证相对辨析，选方治疗可提高疗效。如既见面部红斑、有热冲面、面部烘热，又见舌淡苔润滑或水滑等水饮内停之象，即可用苓甘五味姜辛加大黄汤。女性有盆腔瘀血征象，或月经不调、经色暗、血块多、少腹压痛等，或肤色偏黑、干燥者，可用桂枝茯苓丸。见阳明实热面赤者，可用调胃承气汤。体质偏实不虚的慢性皮肤病，皮肤黑褐或黄褐色，或枯燥如涩纸状，丘疹性湿疹无分泌物，偏于干燥，痒甚，溃疡反复发作，脐旁有抵抗压痛，为血虚和热毒兼夹，可用温清饮（四物汤和黄连解毒汤）。颜面发疹，隆起不甚，用指抚摸有些粗糙，略带赤色而干燥，很少作痒有糠状皮屑脱落，可用黄连阿胶汤等。

二、辨病和辨证相结合

（一）西医辨病和中医辨证结合

辨病是西医之长，辨证是中医之长，取西医辨病之长与中医辨证之长相结合，古为今用，洋为中用，具有时代特点。黄星垣先生称之为双重诊断的辨证论治。

1. 西医诊断，中医辨证分型 先对疾病做出西医明确诊断，以弥补中医在诊断、疗效标准方面的不足。在此基础上，用中医的辨证思维进行临床分型，确定治则治法，而后组方选药。此法自20世纪70年代提出后，为目前中医学界所公认和广泛使用。如溃疡病常可分为气滞型、虚寒型、血瘀型等，各型都有针对性的治法和方药，如此就比单按西医辨病用止酸解痉药为好。再如溃疡病、慢性胆囊炎同具气滞证型，由于认清了病的不同，在疏肝理气的同时，溃疡病方中应加入止酸药，而慢性胆囊炎应加入利胆药，因此其临床疗效也比单纯中医辨证为好。当然对辨证分型，应体现辨证论治的精神，要注意在治疗过程中疾病本身的变化，如再结合其他因素（如中西药、饮食情志等）的影响，按定型定方用药有时不合适，为了适应病情变化，有时也会变更处方和改变用药。

2. 舍证从病和舍病从证 应按照疾病当前阶段的主次矛盾来决定。如急性肾盂肾炎（西医诊断）为下焦湿热证（中医辨证）者，理应清热利湿，即使在湿热症状不明显时，也不能停用之。即便造成寒药碍胃，也应参用健脾理气药治标，或加用西药以减少胃肠道副作用。待尿常规阴性（菌尿消失）后1~2周才能停药，以便彻底对抗尿路细菌感染。菌尿是反映疾病的主要矛盾，而尿路刺激症状仅仅是表象，此时则应当舍证从病进行治疗。又如大叶性肺炎为肺热证者，可用鱼腥草、金荞麦等清肺热药有效。但个别病人虽然肺部啰音消失，白细胞及分类计数正常，而体温却持续不退，从中医辨证分析，舌质转红、苔转少是久热而气阴两亏者，则应舍病从证，用益气养阴扶正中药（如青蒿鳖甲汤等），以改善整体的体温调节障碍状态。

3. 中西医结合治疗的形式 其一，分阶段结合，如对哮喘根据“发作时治肺，未发时治肾”的原则，发作时可用平喘西药治标，巩固疗效和平时预防则可用中药治本。其二，以中医理论指导结合，如根据肾阳虚证的共性，用补肾方药治疗支气管哮喘、功能性子宫出血、红斑性狼疮等病，所谓异病同治者。其三，以西医病理指导结合，如肺脓疡以 X 线片所见指导用药，炎症发热而脓腔液平，用大量桔梗祛痰排脓；脓痰咳出而热退、脓腔液平消失，则用千金苇茎汤等破散脓腔、清除肺热；X 线片见炎症消失但脓腔未闭者，则在清肺热祛瘀血方中加用黄精、白及补肺扶正，有助于脓腔闭合。其四，处方意义中的中西医结合，如百日咳根据中西医结合精神进行处方，选用黄精、射干、百部抗菌，天冬、麦冬补肺阴扶正，百部、紫菀、枳实镇咳排痰治标，较单纯润肺止咳为佳。其五，药物应用的中西医结合，如急性肠梗阻伴呕吐不能服药者，可以大承气汤加用阿托品；冠心病用复方丹参注射液，可于右旋糖酐中静脉滴注等，则在给药途径加以改变，较口服丹参片效佳。

4. 肿瘤辨法论治 辨法论治是在辨证论治和辨病论治基础上，提出的中西医结合治疗恶性肿瘤的思路和方法，具有一定的代表性，故予以介绍。

（1）针对肿瘤手术后出现的血瘀证，可用桃红四物汤、补阳还五汤、血府逐瘀汤等；对血瘀引起的疼痛，则可加大活血药用量，并配以行气药，方以复元活血汤加减。术后如有气血亏损者，可用十全大补汤，对术后恢复及辅助放化疗有益。因此提倡于术后 1 周前开始，在扶正基础上配伍行气活血，以起到未病先防的功效，并减少其手术损伤。

（2）化疗药大多容易败坏胃气而见消化道反应，从而影响化疗的疗效，故化疗患者以脾胃虚弱为多。再者气虚血弱，气虚不能运血，血行阻滞又会引起舌青紫、疼痛等血瘀证候表现。故在化疗前 1 周，可在补脾益气（如六君子汤、补中益气汤、参苓白术散等）的基础上加以行血活血，如当归、赤白芍、川芎、地龙、鸡血藤、郁金等，但不宜过于峻猛。化疗的另一反应是骨髓抑制，如见肝肾阴亏者可配熟地、女贞子、枸杞子、菟丝子、龟甲胶、鹿角胶等；其间若频繁出现骨髓抑制，则可长期服用六味地黄丸、左归丸等。

（3）从临床表现来看，放射线多属热邪，易耗气伤阴、气津两伤，又可造成脉中血液黏滞而造成血瘀。活血化瘀药可减轻放疗副反应，增强放疗敏感性，方用桃红四物汤加减，同时辅以黄芪、人参、麦冬、石斛等滋阴生津补气。放射线反应多属热证，热毒侵入可见发热、汗出、神昏等，局部表现为放射线炎症，可用金银花、玄参、大青叶、板蓝根、黄连、黄芩、生地、牡丹皮等清热解毒凉血。

（二）中医辨证和中医辨病结合

实际上，在《伤寒论》《金匮要略》中，就提倡“辨病脉证并治”，并以其为章节题目进行叙述。诚然，这就是当今学者所说的“中医辨证和中医辨病结合”。如岳美中：“《伤寒》与《金匮》一治外感，一治内伤，按证候用药是《伤寒》，按病用药是《金匮》。”：“中医治病必须辨证论治与专方专药相结合。”（《岳美中医话集》）专方专药即指中医辨病。姜春华《姜春华论医集》：“除掉以西医辨病为主体外，还要根据中医辨病的思维去辨病，同时也根据中医辨证精神去辨证。”以下举两个具有一定代表性的实际案例，来加以说明。

1. 先辨西医的病，再辨中医的病，而后辨中医的证 子宫内膜异位症指子宫内层的内膜组织生长在子宫内膜层外，若生长在子宫肌层则为子宫腺肌症。其主要见症为经行腹痛、慢性下腹痛、性交痛、腹中包块结节、固定不移，经色暗、血块多，舌暗紫等。许润三认为，根据中医临床和西医病理分析，本病都可从血瘀立论，但概以活血化瘀显然是远远不够的。如从中医病名，本病还可分属于痛经、月经不调、癥瘕、不孕等范畴，而相同疾病的患者常可有不同的组合。故强调病证结合应该作为诊疗的起点，如此在血瘀共同病机的基础上，针对同一证，立同一法，施用同一方。如以痛经为主诉的年轻患者，多兼肝气郁滞，治以理气活血、化瘀止痛；如接近绝经的痛经患者，多兼肾虚，治以补肾活血、化瘀止痛。如年轻患者因月经不调、不孕，可根据“肾主生殖”理论，分清肾阴肾阳的不足，采用补肾阴或肾阳，并配合以活血调经助孕。如见巧克力囊肿、子宫肌腺瘤为癥瘕者，可根据患者的体质，用益气破血化瘀，散结消癥。同时要根据患者的年龄、体质、月经、症状及异位病灶的情况，因人而异，选方用药。对体质好、月经规律，以痛经为主的年轻患者，以活血化瘀止痛为主，用抵当汤加莪术、三七等，但必加生黄芪等补气扶正。月经提前量多、形体消瘦有癥瘕的年轻患者，以消羸丸加味清热止血、软坚散结，可抑制子宫内膜增生，调整月经，减少出血，软化结节。如癥瘕患者体胖，属虚寒体质，则选用桂枝茯苓丸温通化瘀，并加莪术、三棱。对慢性盆腔疼痛、不孕者，常选用四逆散加活血化瘀。若患者接近绝经年龄，则以知柏地黄丸与上几方合用，认为知柏地黄丸能抑制卵巢功能，促进早日绝经。因本病为顽固瘀血为患，化瘀选用抵当汤、下瘀血汤的水蛭、土鳖虫等，也是方证对应的一个重要方面。

2. 症证病结合论治模式 仝小林将对症治疗、辨证论治、辨病论治三者相结合，即以症为靶、以证为向、以病为参。对症治疗，直接针对患者的最痛苦症状，根据本草记载、医家经验、现代药理研究，选用以主症为靶的单味药、药对、方剂为君药，其针对性强，易于操作。如对急症病人要求发现致命、特异症状（休克引起之厥脱），选取有急救效果的药物（可选用大剂量参附汤加山茱萸回阳救逆），进行针对性治疗。又如复杂的慢性病，主症往往是疾病的主要病机、主要病理的外在反映。针对主症论治，可起到截断病势、缩短病程的作用。如呕吐用小半夏汤，周围性发绀用当归四逆汤，快速性心律失常之心悸用黄连，各种心脏病引起的胸闷胸痛用丹参，发热用石膏、柴胡，水肿用黄芪、茯苓等。除中医四诊所得的显症外，还应辨隐症（如血常尿常规、血生化、X 线、胃肠镜等检查结果），以便在“无症可辨”时，可结合西医辨病进行针对性治疗。如血脂异常用生山楂、红曲等降脂；高血糖导致的口干，可用大量天花粉等降糖而缓解口干。继而以辨证为配伍方向，加入整方（如糖尿病燥热证，用瓜蒌牡蛎散合白虎汤等），更加适合患者病情。在辨症、辨病基础上的中医辨证，是对疾病的立体化认识和整体化把握，不仅要辨别证候，还应辨体质、年龄、遗传因素等，同时要审因论治，辨其病因病机，可指导论治用药。在许多疾病同时存时，应首先中医辨证、确定汤证，而后再针对各病进行靶点治疗，在主方中加相关药物。最后参考西医诊断，对疾病发展及预后做出评价，制定治疗方向及计划。辨西医的病，可直接提示治疗主要方向，提高治疗特异性。如同样是气阴两虚，对肺纤维化即以活血通络为主兼以益气养阴，对糖尿病则以降低血糖为根本，兼以益气养阴。针对疾病病理特点，实现靶点治疗，其特异性强，可提高疗效。

（三）微观辨证和宏观辨证结合

1. 微观辨证 微观辨证和宏观辨证结合，是辨病与辨证相结合的又一个重要方面，可以促进辨证论治提高到一个新的水平。黄星垣称之为试探证候的辨证论治。所谓微观辨证，即是在临床上收集辨证资料的过程中，结合西医学的检测结果的分析，用中医证候辨析诊断来概括，并得到临床验证的辨证方法。简言之，即使用西医理化检测的微观指标来认识与辨别证候。在临床上可用于“无证可辨”（有病而无证），证候不太明显（有若干症状而未能构成证），证候复杂以致辨证困难等情况。在亚健康人群中，虽有这样那样的症状，但按西医看是“无病可认”，未达到疾病的诊断标准。但在中医看来，却是“有证可辨”，也“有药可治”。其中一部分是处于疾病的前期或存在着隐匿性病变，或者还有一些患者病后按目前已知的实验指标看都已恢复正常，但总有一些症状缠绵不去。对此结合微观辨证所获得的认识而进行论治，常可收到西药所不及的效果，并可揭示许多已知结构的未知功能。

中医对哮喘的治疗理论是“发时治肺，未发治肾”，说明传统中医通过以方药测证，已预见到补肾方药将对哮喘可起的预防发作的作用。以中医对哮喘的辨证过程来看，从外象推证，可有各种证之分；以方药测证，哮喘在不发作时也有隐性肾虚的特点。通过内分泌微观研究，哮喘即使无肾虚证的外象，也有类似于肾阳虚证的隐潜性变化——肾上腺皮质功能偏低，这是初步的辨证微观化；再以方药测证，发现疗效的取得也是由于对细胞免疫（Ts）与体液免疫（IgE）的有效调控之故，这样在微观辨证上又增加了新的认识。当然，微观辨证并不能取代宏观辨证，而是弥补宏观辨证用肉眼来观察事物方法之不足，因此可以发展宏观辨证范畴，提高宏观辨证的水平。

又如某些肾病引起的肾积水，中医从外观及宏观上辨证，很难由此诊断得出。而当采用静脉肾盂造影、核素肾图确诊为肾积水者，有的会有面色晄白、虚浮、腰胀痛、怕冷、夜尿多、大便溏薄等肾阳虚症状，当然并非每个病人都有上述症状，而且并非都具有典型肾阳虚症状，只是在输尿管结石患者身上，在微观地测知肾积水形成之后，多数由阴虚之热象转为阳虚之寒象。因此可采用温肾利水法治疗输尿管结石嵌顿性肾积水，获得满意的疗效。这是将微观辨证和宏观的辨证论治相结合的结果。实际上对无症状疾病的辨证论治，也应属于微观辨证的具体应用，这是20世纪80年代以来才开始尝试的一种新的辨证论治形式。其内容见第十八章文末，在此不再详述。

2. 胃镜的镜下病理征象 对于胃镜的镜下病理征象，如运用中医八纲、气血津液等中医传统辨证方法，来帮助临床辨证，指导选方用药，常可提高疗效。可作为微观辨证和辨病结合的成功实例，在此予以介绍。

如胃镜病理组织形态学征象见有充血渗出，实证多伴见糜烂者，常用清热利湿药，如黄连、黄芩、蒲公英、白花蛇舌草、地丁草；虚证则用健脾益气药，如党参、黄芪、白术、甘草等。见有疣状、息肉样隆起，可加清热散结药如连翘、天葵子，和活血化瘀药如丹参、三七、赤芍；如有出血则用止血护膜药，如白及、三七等。见有皱裂肥大者，可选用健脾益气药、温化痰湿药（桂枝）和制酸中药。见胆汁反流性征象，在用疏肝利胆药的同时，可选用清热利湿药改善黏膜炎症；还可用胃肠动力中药加速胃肠蠕动，以利于胆汁排泄。如见有分泌物呈痰浊样，多用健脾化痰药。潴留食糜，胃蠕动缓慢、黏膜脱垂，可用补中益气升清药，如黄芪、升麻、柴胡；幽门开放不畅，逆蠕动增多，短期使用降逆胃气药，如旋覆花、赭石。胃黏膜脱垂症，胃镜下常见胃窦部炎症、胃蠕动增强，辨证以肝气犯胃居多，故切忌因见脱垂即用益气升清药。幽门松弛、蠕动无力、功能性幽门关闭障碍，常在健脾益气药改善胃排空节律紊乱的基础上，加用胃肠动力中药治其标。胃内分泌物呈大量清稀水样，胃张力缺乏，苓桂术甘汤加用胃肠动力药。胃十二指肠糜烂、溃疡可用制酸中药；分泌物缺乏者，用鸡内金、山楂、乌梅。胃黏膜萎缩、肠上皮化生、上皮不典型增生者，则根据胃黏膜、分泌物、蠕动度等不同改变，脾虚用健脾益气药，血瘀用活血化瘀药，湿热用清热利湿药，虚热用养阴清润药，肝郁用疏肝解郁药。十二指肠白点症，则可选用善消油腻肉食之山楂。黄色瘤（斑），则在健脾方药中加用郁金活血化痰。而病理检查示 HP 阳性者，则选用可有效抗菌的清热利湿、活血化瘀药。

三、中医方药的调适性治疗

王冰注《素问·上古天真论》云："调谓调适。"所谓调，就是调适、调和、调节、调整；适即适中、适合、适当、适应之意。适还有到达的意思。用"适"字来说明治疗的过程和目标，较其他的用字更为贴切。如《素问·至真要大论》云："适事为故"。也就是王冰注"量病证候，适事用之。"《灵枢·经水》："视其寒温盛衰而调之，是谓因适而为之真也。"其意和《素问》同，即因病证寒温盛衰而论治，遣方用药（或选穴刺灸）进行调度，力求与之相适，这就是中医治法方药的性质和原理。故从王冰意，将中医方药治法的调度称为调适。

中医方药治疗，说到底是根据人体患病后所反映的症状，以适应证状、证候和调节机体抗病能力为主的一种通治方法。其主要特点，一是重视患者的生理功能的促进和调节，其治疗适应整体，照顾全身整体反应状态的改善，而不是直接针对病源。二是个体化治疗方案，主要表现在辨证治疗和随症治疗两方面。

西医治疗的对象着眼于人所患的病，而中医治疗对象更注重于患病的人。中医临床在思维方法上，注重把握人体的整体，强调正不胜邪是导致疾病发生的重要因素，在治疗方法上讲究扶正祛邪，而尤以阴阳平衡、五脏功能和谐，形成机体内稳态为要。中医的整体观、辨证观，从本质上就是针对人体异常状态，进行综合调适，使之趋于“阴平阳秘、精神乃治”的平衡和谐状态。中医认为人是以五脏为中心的有机整体，并在时间和空间的过程中，始终要保持一个相对平衡的状态。中医治病，即运用中药四气五味、药物归经等特性，从整体把握，从证着手，以调整其因患病而失衡的状态，使之达到新的平衡状态，这就是《素问》多次强调的“以平为期”，通过调整阴阳、表里、心身、正邪，达到内外环境和谐、健康平衡。

（一）中医治疗八法及其运用

清程钟龄《医学心悟》：“论病之源以内伤、外感四字尽之，论病之情则以寒、热、虚、实、表、里、阴、阳八字统之，而论治之方则汗、吐、下、和、消、清、温、补八法尽之。”实际上八法可分为两大类，汗、吐、下、和为一组，是因势利导；温、清、补、消为一组，是常态调适。在临床上需掌握中医八法的治疗分寸尺度，适其至所，进止有度，否则过犹不及。如用之不当、太过或不及，皆能伤正。蒲辅周先生提出：“汗而勿伤，下而勿损，温而勿燥，寒而勿凝，消而勿伐，补而勿滞，和而勿泛，吐而勿缓。”从另一方面说明，中医方药治疗应以机体正气盛衰状态为调适对象，以平衡阴阳为治疗目标，适事为故，中病即止，勿伤正气。一般而言，虚而不实用补，以人为主，治人不治病，扶正为急；实而不虚用攻，以病为主，治病不治人，祛邪为急。虚实同见，宜攻补兼施，既攻其实又补其虚，应根据病情的标本虚实，先后多少，轻重缓急，具体斟酌，恰当选择攻与补。或是攻补兼施，或是先攻后补，或是先补后攻。同时要注意补中兼通，攻而不伐。补而不通可致气壅留邪，又使药力难达病所；过用攻坚之品，反耗伤正气。如病有三分虚、一分实，虚多实少时，可先治其实、后治其虚，即是其中一例。

1. 汗、吐、下、和　邪在皮表者，汗而发之，是汗法；其高者因而越之，是吐法；其下者引而竭之，其实者散而泻之，是下法。其法均出自《素问·阴阳应象大论》。仲景《伤寒论》则立出具体方药条例，在表则汗之，在上则吐之，在里则下之，不表不里则和之。（《岳美中医话集》）对此四法必须顺应病势、病位而施，是为因势利导之法。用汗、吐、下三法，尤其要注意此际病情的缓急之势，和病证的演变发展趋势，即所谓因势利导。因势者顺应病势，利导者给病邪以出路。兹以汗法主表、下法主里为述。

汗法即解表法，根据药性分辛温解表和辛凉解表两类，用于因外感风寒或风热引起的表实证。汗法用于表证之可汗者，及急性风水和麻疹、水痘当透发者，给病邪以发汗解表，从毛孔而出。除需注意可汗之人和可汗的时机外，更需注意发汗适度。《伤寒论》：“温复令微似汗，不可令如水淋漓。”张景岳将汗法称为散法，药性轻重等次分为麻桂峻散，柴葛凉散，羌活苍术走经去湿，升麻川芎举陷上行，各有适应范围。其中除风邪兼夹寒、热、湿之外，还有药性趋向和病势趋向间的关系。尚需注意发汗时间和环境，如寒冬以麻桂温散，夏暑以香豉清透等。并结合病人体质等情况，有补气、温阳、滋阴、化饮、清里等合法。

下法又称泻下、攻下，一般用于里实证，有通便、泻热、除结、消水、逐瘀等作用。一般是给里实病邪以泻下，从大便而出。泻热除结用于阳明实热，有三承气汤，而以热结微甚为凭，为顺应病势缓急而设，缓则用小承气，急则用大承气，仲景更有急下存阴，泻阳明、救少阴之说。如结合大、小陷胸汤丸和十枣汤等方证，可见下法当有寒温、峻缓不同，作用部位上下深浅、攻逐实邪性质不同等区别。下法尤其要中病即止，切忌过量，以免损伤正气。故吴又可《温疫论》有间日一下、连下三四日、下二日间一日，宽缓之间用他方等区分，并云："至投承气某日应多与，某日应少与，其间不得法亦足以误事。"此外，还可结合病人体质或实邪性质等情况，有补气、温阳、滋阴等合法，和攻下、润下、逐水、逐瘀等方法。

2. 温、清、消、补 寒者热之为温法，热者寒之为清法，坚者削之、结者散之是为消法，均源于《素问·至真要大论》。《素问·五常政大论》："虚者补之。"《素问·阴阳应象大论》："形不足温之以气，精不足补之以味。"是为补法。分别将寒热虚实病证，调适至机体平衡常态，故四法是为一组。如果也用一个成语来说明，谓矫枉过正以示警诫，说明用时不可过头。兹以消法主实、补法主虚为例述之。

消法源于《素问·至真要大论》。消法有消散、破削之义，包括活血化瘀、软坚散结、消食导滞、化痰除湿、利水消肿等在内，针对瘀、食、痰、湿、水诸内生实邪而设，以渐消缓散见长，而不伤正气为要。以目前应用广泛的活血化瘀为例，其药力有轻重层次，一般可分和血、活血、散血、破血四级，根据病情轻重缓急，分别适用于不同的瘀血病证。用时要注意病程、病位、病因，中病即止，不可过之，所谓矫枉而不过正也。对病位的头面、胸膈、脐腹、下腹、四肢等，王清任诸方分列通窍活血汤、血府逐瘀汤、膈下逐瘀汤、少腹逐瘀汤、身痛逐瘀汤而用，即明其义。对病因，如王清任解毒逐瘀汤，即针对热毒而又血瘀者，活血化瘀与清热解毒药合用。故可根据病体强弱、病症特点，配合补气、行气、温散、清热、通下等法应用。

补法，根据补的对象，补法有五脏之补、气血阴阳之补，根据药力、药性又有平补、峻补、温补、清补，根据方法不同又有药补、食补、神补等。因此相对治邪实的其他治法，补法实际上应为针对正虚的一大类治法。历代名家重视补法，但认为补法决不可妄用、过用。如孙思邈《备急千金要方》："人体平和唯好将息，勿妄服补药，药势偏有所助，令人脏气不平，易受外患。"王冰注《素问·五常政大论》："无毒之药性虽平和，就而多用之，则气有偏胜。"缪仲淳："凡有益于阳虚者必不利乎阴，有益于阴虚者必不利乎阳。"此外，还有外邪、实痛者不可补之例。而长期虚损者尤其要缓调平补，慢慢调理，缓中补虚，不可过急，以免虚不受补，事与愿违。用补时，常需添加行气开胃药，切忌呆补、蛮补，以免影响脾胃功能，如归脾汤用木香，一贯煎用川楝子等。

以上种种，都说明了中医治疗八法的调适性质。

（二）调适阴阳五行（脏）的治疗方法

1. 调适阴阳治疗 陈修园《医医偶录·表里虚实寒热篇》："良医之救人也，不过能辨此阴阳而已；庸医之杀人也，不过错认此阴阳而已。”中医辨证首重八纲，特别对重危疑难病证，更须把握阴阳虚实的证治，方能力挽狂澜。在临床上治常易，治变难，阴阳离决、虚实夹杂重证治之更难。此时往往补泻掣肘，动辄得咎，必须认真辨证，始不致贻误病情。

兹举程门雪先生治疗慢惊风重危病证来说明。患儿高热神昏，形体羸瘦，面色枯悴青白，两目露睛无光，汗出如洗，角弓反张，四肢厥冷，手足抽搐，喘鸣气促，二便失禁，口唇开裂出血，舌质光红如镜。败象尽露，属慢惊风危候。病儿口唇焦裂出血，舌质光红如镜，下焦阴竭，前医用育阴息风不效；汗出如洗，四肢厥冷，二便失禁，元阳暴脱，前医用温阳固脱无益。可见其显然不是单纯用阳虚或阴虚可以解释，应属脾肾阳竭、肝肾阴伤，阴阳不相维系而将离决之际者，故拟《福幼编》理中地黄汤。方中地黄、当归、枸杞子、山茱萸补阴滋肾，附子、肉桂、炮姜、党参益气回阳，从阴阳互根来调适治疗。所谓阴阳互为根本，孤阴不生，独阳不长，而其真元在肾，五脏之阴非肾不滋，五脏之阳非肾不发，从肾治疗阴阳维系。《景岳全书·新方八略》：“故善补阳者必于阴中求阳，则阳得阴助而生化无穷；善补阴者必于阳中求阴，则阴得阳升而泉源不竭。”右归丸扶阳以配阴，左归丸育阴以涵阳，理中地黄汤功能回阳护阴，均体现了上述旨意，故用之一剂知，多剂已，俾病情有逐渐向愈之机。

急危重症应调适阴阳，在现存最早的医案中就有记述。如《史记·扁鹊仓公列传》中扁鹊治虢太子尸厥，“上为绝阳之络，下有破阴之纽，皆五脏厥中之时暴作”。用阴阳辨证后，“使弟子子阳厉针砥石，以取外三阳五会（即百会穴），有间太子苏（醒），乃使子豹为五方之熨，以八减之剂和煮之，更熨两胁下。太子起坐，更适阴阳，但复汤二旬而复故。”五脏阴阳离决危象，先后用药物、针灸、按摩、吹熨等内外治法，综合治疗，多路调适阴阳，从而抢救成功而使病复苏。

此外，对于慢性病久虚及肾者，在调适阴阳时，同样要以阴阳互根理论为基础。如艾迪生病，多属中医黑疸范畴，主要是元气损伤，肾中精血两亏，肾阴及阳，命门火衰所致。当治以补肾为主，或以温阳，或用滋阴。阳药如附片、肉桂、肉苁蓉、巴戟天、锁阳、覆盆子、益智仁、胡芦巴、补骨脂、杜仲、菟丝子、狗脊、鹿茸、鹿角片等，阴药如生地、熟地、白芍、牡蛎、龟甲、麦冬、五味子、山药等。总之本病须调适阴阳，阴中求阳，阳中求阴。诚如喻嘉言《医门法律》：“新病者补偏救弊，宜用其偏；久病者扶元养正，宜用其平。”新病寒者热之，热者寒之；久病阴中求阳，阳中求阴，即其调适治疗宗旨。

2. 调适五脏治疗 五脏辨证论治源于《内经》。《内经》以五行说构建人体五脏模型，认为五者密不可分，其中任何一脏的病变，都会影响到其他四脏的功能失衡。而五脏间生克承制关系的正常与否，是五脏功能活动协调的根本保证。故以五脏定病位，以五行言变化，以阴阳论平衡，而为五脏辨证。如《素问》有五脏咳、五脏痹、五脏痿等。并言其调适之法，在于五脏功能平衡。《素问·五运行大论》：“木得金而伐，水得火而灭，土得木而达，金得火而缺，水得火而绝。”而后《难经》有“虚则补其母，实则泻其子”，立培土生金、扶土抑木等法。又有“东方实西方虚，泻南方补北方”，是隔二、隔三治法。可见肺病，虚则可以补脾，实则可以泻肾，有的也可以抑肝健脾，或泻心补肾。《金匮》以脏腑分证论内伤杂病为其特色。“见肝之病，知肝传脾，当先实脾”，以“治未病”。故对肝病，可用实脾法，也可用抑肝法，当然也可抑肝和健脾同用。诸此均为五脏病的多路调适性治疗。

调适五脏法不仅可用于常见病、多发病治疗，而对于各种难治病、危重病也有指导作用。如就艾滋病而言，有人认为，当以整体调理五脏功能为本，兼以对症治疗。药物按功能分为五类，即健脾胃、促运化，益肾气、固先天，调肝气、消瘀阻，通肺气、促宣降，滋心阴、养神志，只要五脏生克制化平衡，则艾滋病毒无可乘之机。又如银屑病，病在外而源于内，故从五脏出发论治。早期外感风热，呈现点滴状红斑者，多从肺治；皮损泛发鲜红斑片，血热明显者，多从心治；病程日久，皮损呈暗红斑块浸润者，多从肝治；久治不愈，皮损淡红斑、鳞屑干燥者，多从脾治；皮损反复发作暗红干燥，年龄在40岁以上者，多从肾治。他如鼻衄分经论治，鼻前段出血，清肺泄热；鼻底出血，清胃泻火；鼻甲渗血，责之心脾；鼻道出血，求之肝肾。角膜病分层辨治，表层病变其治在肺，中层病变治在肝脾，内层病变治在心肾。对此本书在相关部分有所叙述。可见不论古今，从五脏辨证论治有临床实际指导意义。

脾胃为后天之本，气血生化之源，升降之枢纽。《素问·玉机真脏论》：“五脏者皆禀气于胃，胃者五脏之本。”“脾脉者土也，孤脏以灌四傍也”，胃者五脏之本，脾旺四季不受邪。脾病常影响他脏，诸如肝脾不和、心脾两亏、脾肾俱虚、脾虚及肺等。同样道理，心肺肝肾病也常累及中焦。故在五脏病经久不愈时，常可从中焦脾胃调适。正如周慎斋《慎斋遗书》云：“治病不愈，必寻到脾胃之中而愈。”实为有识之言。董德懋先生治一再生障碍性贫血患者，多次输血，并长期住院使用各种中西药物。病久而五脏虚损症状并见，头晕目眩，唇甲苍白，心悸失眠，性欲消失，四肢浮肿，汗出畏寒，气短胸闷，两胁疼痛。辨证抓住其虚不受补，胃纳日减，腹痛腹泻，苔白厚腻，脉缓细滑等征象，是属寒湿困脾之证。故用治脾以安五脏之法，方用平胃散合正气散化裁，并加入附子、干姜、吴茱萸，温中燥湿，醒脾开胃，使其胃纳日增而血象改善。见初步得效后，继以六君子合当归补血汤，健脾和胃、益气生血，以开气血生化之源，使五脏精血得旺。刻刻顾护脾胃，进补先予开胃，方药平稳，实寓深意。

（三）方药的针对性和遣药组方模式

1. 方药主要针对病因、病位和症状　病因是致病的根源，病位是发病的所在。处方的目的为了治病，就必须从病因、病位着眼选方用药。症状是病症的具体表现，经过治疗后多数随着病因的消失而消失。故临床上根据症状来辨证施治，在处方时又不能受症状的拘束。但是既有症状的存在，而且病症常随症状的轻重和增减而变易，因此应该适当予以兼顾。故临床处方的组成要针对病因、病位、症状三个方面。重要的环节在于症状的治疗不能离开病因和病位，因为病因、病位是本，症状是标，也就是“治病必求于本”。处方用药不能离开治疗的方针和范围。如患者恶寒，喉痒，咳嗽，痰多稀白，脉象浮滑，舌苔白腻。诊断为风寒咳嗽，肺气宣化失职，处方常用杏苏散，就是针对病因、病位、症状三个方面制定的。方中紫苏、前胡疏风散寒，针对病因；杏仁、桔梗、枳壳、甘草宣肺，针对病位；半夏、陈皮、茯苓化痰止咳，针对症状。针对病因、病位和症状三方面，方药配伍也应互相呼应。如前胡祛风寒，又能降气化痰；杏仁宣肺，又能顺气止咳。引用成方在分析组成药物的作用后，要根据适应证进行加减，使方药与具体见证更为贴切。如胸无满闷可减枳壳，痰浊不多可减半夏、茯苓；又如牛蒡子、象贝宣肺化痰，胖大海润喉止痰等，俱可酌情加入。在疏风散寒宣肺这一治法范畴内，只要符合于此法的方剂均可选用。如不用杏苏散，风寒甚者可以改用三拗汤或华盖散，均切合于病因和病位，并能兼顾症状。而用于外感风热的银翘散或桑菊饮，虽能宣化上焦，但与风寒病因不符，故不相适宜。在兼顾症状方面，也要从根本上考虑，标本结合，而不能等同于一般的对症疗法。如外感咳嗽目的在于疏邪，使外邪得解，肺气清肃，咳嗽自然消失，不可用镇咳药。

2. 遣药组方的五种模式　一是针对病因从本治疗，为临床最多用者，《伤寒论》方大多属此。如同为太阳表证，伤寒用麻黄汤，中风用桂枝汤，外有风寒、内有水饮用小青龙汤。又如大补阴丸、丹溪咳血方同治咳血，大补阴丸治肝肾阴虚、相火刑金者，故用熟地、龟甲滋肾阴，知母、黄柏泻相火；丹溪咳血方用于肝火犯肺者，故用青黛、栀子清肝泻火，瓜蒌、海蛤粉、诃子清热化痰。两方均未止咳止血，乃针对病因治本之法。二是针对关键病理环节入手。如半夏厚朴汤治梅核气，用半夏、茯苓化痰，厚朴、苏叶行气，针对痰气交阻而治。洁古芍药汤治湿热痢疾，用当归、芍药行血，行血则便脓自除，用木香、槟榔调气，调气则后重自除。以调和气血为主，辅以清热利湿，是针对关键病理环节从本治疗。三是在病因难明，或主症明显而又易危及生命时，可针对主症进行治疗，如定喘汤从主症定喘，十灰散从主症出血出发，可有效改善症状，控制病情。四是结合脏腑病理特点入手，用方药调适，如张锡纯镇肝熄风汤中用麦芽、茵陈、川楝子，龙胆泻肝汤用当归、生地、柴胡，均为顺应肝脏体用特性而设。五是辨证和辨病结合的制方思路，如天麻钩藤饮方中既有天麻、钩藤平肝潜阳，又有益母草、杜仲降压，其组成体现了中西医结合思路，故可用于肝阳上亢的高血压等。

（四）难治病当大方复法，反激逆从，相反相成

大方、重方为七方内容，大方指药味多或剂量大的药方，而重方自成无己《伤寒明理论》称为复方。刘河间：“有二三方相合之为复方者。”张仲景针对错综复杂疾病，常用大方复法治疗。大方如《伤寒论》麻黄升麻汤治阴阳错杂、表里混淆之证（《医宗金鉴》注），用麻黄、桂枝、升麻、石膏、知母、黄芩、芍药、玉竹、天冬、当归，攻、补、温、清同方。《金匮》侯氏黑散治中风正虚邪实、寒热夹杂者，用散风（菊花、防风、麻黄、桂枝）、温经（附子、桂心、干姜）、清热（石膏、黄芩）、补虚（归、芍、参、术）、化痰（桔梗、白矾）等法合方。是《寓意草》提出“治（中风）杂合之病必须用杂合之药”

的代表性处方。该方针对风、火、痰、虚、气、血的复杂病机，有息风、祛风、搜风等综合功效。

他如《金匮》薯蓣丸用山药为君调理脾胃，内有四君、四物气血双补，并有桂枝、防风、白蔹、柴胡、大豆黄卷等动药，升阳达表、祛除风气，杏仁、桔梗升降气机，使全方补中有行，补而不滞，是治虚劳诸不足风气百疾的大方。岳美中先生盛赞其平补功效，认为薯蓣丸不寒不热。不攻不泻，不湿不燥，故适于老人虚损，可常服无弊。《太平惠民和剂局方》牛黄清心丸即此方加牛黄、羚羊角、冰片、麝香，可治中风。(《岳美中老中医治疗老年病经验》)

后世大方殊多，如《太平惠民和剂局方》五积散能散寒、食、气、血、痰之积，寓平胃散、二陈汤、四物汤、麻黄汤等方药。《医方集解》："一方统治多病，唯活法者变而通之"。东垣清燥汤以补中益气、四苓、二妙、生脉合方，加黄连、神曲、地黄等，补气、祛风、利湿、清热、养阴同用治痿。陈自明人参荆芥散，用荆芥、防风以散风，柴胡、枳壳以理气，当归、川芎、桂心以调血，地黄、鳖甲以滋阴，人参、白术、甘草补气，酸枣仁以养肝，羚羊角以平肝，治妇人血风劳，均为大方复法之样板方剂。

今世有提倡用大方者，如恽铁樵："凡聚四五十味药浑和之，使之正负相消、宽猛相济，别出一总和之效方。"曹仁伯："每遇病机丛杂，治此碍彼，或与一方中变化而损益之，或和数方而融贯之。"施今墨先生常用大方复法，其抗老强身之"保护脏腑正方"，即用左归、还少丹、大补元煎、柏子养心丸、二至丸、三黄丸、四逆散等先贤效方损益化裁，集补肾益精、气血双补、养心安神、补血养肝、健脾益气诸法于一体，而又佐以清热泻火、理气活血等制约之法，故可制成丸剂长期服用。又如他自制的皮肤病血毒丸、气管炎丸、强心丸、高血压速降丸等，均为复方多法、动静相济、寒温合化之剂，故目前仍是临床常用的有效成药。他治低热，分外邪内陷不出、阴虚血少两型，前者用提拔伏陷之邪、搜剔热积、和气血、通肠胃同治，而清解并举、和调共图，即是其例。(见第二章低热)

更有裘沛然先生认为多法兼备："其处方即寓有巧思，而配伍又极其精密，这是中医处方学上一个造诣很深的境界。"他大力提倡用大方复治法，如痢疾危症各法无效时，用党参、熟地、当归、白术、黄连、车前子、泽泻、黄芩、干姜、附子、大黄、芒硝、黄芪、防风、羌活、乌梅、诃子等大方复治，竟取速效。又如他治慢性肾炎，常以清热解毒、温补肾阳、培补脾气、滋阴凉血、祛湿利尿、辛温解表、酸涩收敛等七法配合，大方复治而效。(参第十八章蛋白尿，此略)

复方多法，寒热温凉气血补泻集于一方，同类相聚或相反相成而配，是大方的特点。而多环节、多层次、多靶点对机体进行多路调适，发挥综合效能，则是大方的作用所在。而病、证、症相参，中西医结合是运用大方的临床基本思路。运用大方可用于多脏器、多组织疾病，适应因环境、情志、生活习惯变化引起现代疾病谱改变，而呈现多样化复杂化的现实需要。如有人以固摄与宣泄反向调适治疗，使机体功能归于平复，称为纵擒宣摄法，用以治疗病理态势相反的难治病，也应属于大方复治范畴。如慢性溃疡性结肠炎，在同时存在有大便溏泻和大便不畅症状时，当予枳实、槟榔、制大黄通腑导滞，白术、肉豆蔻、乌梅、赤石脂涩肠止泻并用；肾病综合征用泽泻、车前子、白茅根、益母草利水消肿，山茱萸、金樱子、沙苑子、芡实固摄脾肾精气以消除蛋白尿；慢性阻塞性肺病缓解期，用熟地、山茱萸、蛤蚧、肉桂、沉香固摄肾精为主，紫菀、款冬、杏仁宣肃肺气为次等。

再如仲景方中常以相反相成的配伍，综合调适，针对复杂病机证候者。如半夏泻心汤用黄连、黄芩、半夏、干姜，附子泻心汤用大黄、附子等，均为寒热同用；柴胡干姜汤用干姜、天花粉，竹叶石膏汤用麦冬、半夏，均为润燥互济；甘遂半夏汤用甘遂、半夏、芍药、甘草，缓急共用；猪苓汤用阿胶、猪苓等，滋利共治；大柴胡汤用柴胡、大黄、半夏、枳实并用，升降并施；牡蛎泽泻散用牡蛎、泽泻，小青龙汤用五味子、细辛，敛散并举等。至于阴阳并补如肾气丸，攻补兼施如十枣汤（甘遂、大枣等），例子更多。周仲英先生常用相反相成的配伍，如温清并用、补泻兼施、升降相合、敛散相伍、化瘀止血共投等，治疗疑难病有效，可见此法有现实指导意义。裘沛然先生则根据张璐对《千金方》的研究，将此称为“反激逆从”，特别指出这是疑难病治疗八法之一，认为孙思邈制方具“反激逆从”的特色，如“大黄同姜桂任补益之用，人参协硝黄佐克敌之功”等。他常用黄连配荜茇，黄芪配羌活，乌梅、诃子配大黄，生地配细辛，石膏配白薇，浮萍配五味子，龙胆草配肉桂，黄芩配熟地，土茯苓配巴戟天等，在临床上也屡试不爽。

（五）适事为故，进行处方用药剂量的调适

1. 证候轻重和处方用药 对相同病机、不同轻重程度的病症，可在方药组成和用量大小上进行调适性治疗。其中尤其应当注意病位浅深层次与病证轻重程度的关系。一般而言，病位浅病轻，用药宜轻；病位深病重，用药宜重。病证轻重程度差别显著的，可用不同的方剂治疗；而差别不显著的，则以服药多少分别处治。总之，证候浅深轻重层次是决定用药轻重的重要根据。

同一证候具有不同轻重程度的层次，主要通过治疗用药剂量的不同和服药周期长短等来调适变化。如《伤寒论》25、23、35 条对桂枝汤、桂枝二麻黄一汤、桂枝麻黄各半汤、麻黄汤证的描述，说明风寒表实证候由轻而重的症状变化，可分别用不同的方药治疗，而其组成又不外在甘草、桂枝、麻黄等进行变化，或变方，或合方，加以不断地调适。

对阳明热结证治，证重势急者治用大承气汤峻下，次之用小承气汤和下，再次之用调胃承气汤缓下。对三承气汤，《伤寒论》通过药物剂量的调整，使其功效各有侧重。调胃承气汤以通腑清热见长，小承气汤泻下导滞，大承气汤泻下清热、攻积导滞，均为寒下方剂，而适应证却因轻、中、重程度各有区别。（见《伤寒论》207、208 条）故吴谦《医宗金鉴》：“然必审（痞满燥结）四证之轻重，（大黄、芒硝、枳实、厚朴）四药之多少，适其宜始可与之。邪重剂轻则邪气不服，邪轻剂重则正气转伤，不可不慎也。”

再如《伤寒论》的半夏泻心汤、生姜泻心汤、甘草泻心汤的半夏、黄连、黄芩、人参、大枣剂量相同，而方中仅干姜、甘草、生姜剂量有所不同，使各方在主治证候上有所侧重。此外，如患者体质强者剂量大，体质弱者剂量小；患者服药取效者不必尽剂，无效者继服甚而增量；患者病情重者多用汤剂，轻者多用丸剂。在《伤寒论》中，都是为了适应证候和调节机体功能。

2. 处方用药与证候病机的对应量 一是中药味数的七方规律，其中以大、小、奇、偶、复为主。王冰注：处方选择药味的多少，必须遵循“所治为主，适大小为制”的原则，即“量病轻重”，制大方小方。如证候病机构成复杂，处方药味则应该较多，可用大方、复方、偶方；证候病机构成简单，处方药味则应该较少，可用小方、单方、奇方。证候病机构成的主导因素较少而病势急（如厥脱危象）者，需要单刀直入，可用小方、单方（如独参汤、参附汤），以针对主要病机而扭转病变趋势。证候病机构成的主导因素较多而病势急（如神昏厥脱发热出血同见的危象），则需要综合处治，可用大方、复方（如安宫牛黄丸、紫雪丹、至宝丹等），药味多而组成复杂，方能扭转病变趋势。

二是处方药量的梯度比例关系，体现在中药之间的君臣佐使关系上。《素问・至真要大论》：“主病之谓君，佐君之谓臣，应臣之谓使。”君药味数少而分量重，臣药味数稍多而分量稍轻，佐使数可出入而分量更轻。可见本人所著《大小剂量成方论》（《本草药对与方药纵横》总论第五节）

《素问・五常政大论》云：“大毒治病十去其六，常毒治病十去其七，小毒治病十去其八，无毒治病十去其九。谷肉果菜食养尽之，无使过之，伤其正也。”《素问・至真要大论》：“治有轻重，适其致所。”王冰注云：“令药气至病所为故，勿太过与不及。”都说明处方用药有轻有重，药物性质（大毒、常毒、小毒、无毒）有强有弱，要根据病情和证候的轻重，来决定方之大小、药之多少、用之缓急和用药的疗程等，一切以药力达到病所为准。

君臣佐使用药轻重比例，也必须遵循这一原则，要根据证候病机构成的要素及其关系，来决定处方药量的梯度比例关系。如证候病机构成的要素值和关系值的差异性大则药量梯度大，差异性小则药量梯度小。如此在处方各药用量上，根据具体病情证候病机的需要，既可有大有小，又可基本一致。对此一般可从中药性能、量效关系、中药配伍（七情和君臣佐使等）三方面来考虑。《景景医话》：“（君臣佐使）用药分量之轻重，当视其病以为准。即古方流传其分量，仍赖用之者增损其间，乃和病机。同一方也，有见此证则以此药为君，见他证则以他药为君者。”如同样是桂枝、芍药、甘草、生姜、大枣五味药，桂枝加桂汤治奔豚，以桂枝为君药量大；桂枝加芍药汤治里急腹痛，以芍药为君药量大等。

第三节 治法处方的灵活变通

《医学源流论》卷上《病同人异论》：“天下有同此一病，而治此则效，治彼不效，且不惟不效，而反有大害者，何也？则以病同而人异也。”“故医者必细审其人之种种不同，而后轻重、缓急、大小、先后之法，因之而定。”中医在临床治疗上强调个体化差异，常因病、因证、因人、因时而异，其用方选药每有变化，灵活变通，于下分别述之。

一、因病分期用方有序

根据病机不同阶段的变化特点，进行分期，在每一期再根据病因病机侧重点不同，而分期治疗，用方有规律性的前后顺序，适于病程较长或病理变化具有明显阶段性的病症，具有较强的治疗针对性。

（一）外感高热或出疹的时行病症

外感高热除应分证治疗之外，如温热病有卫分、气分、营分、血分四个病期证候表现，尤应重视病期治疗。卫分证恶寒高热汗出，咽痛口渴，头痛，咳嗽，宜辛凉解表，清热疏风；气分证高热大汗，烦渴，喘促，可见谵语、神昏，宜清气泄热或通里攻下；营血分证，高热神昏谵语，常见皮肤斑疹，抽搐、痉厥，舌质红绛，以清营凉血为主。

麻疹具有皮疹按序透发的规律，如经疹前、出疹、疹没三期，皮疹能如期透发或没收，临床无合并症者，是属顺证。在治疗上，麻为阳毒，以透为顺、以清为要，宜以清热透疹为基本法则。疹前期治以宣肺透疹，使麻毒由表而出；疹出期，热炽肺胃，当清热解毒，佐以透疹，使热得清、毒得解；疹没期肺胃阴伤，以虚为主，治当甘寒以养肺胃。

小儿顿咳分为三期。初咳期，邪郁肺卫，见有表证，以宣肺化痰，疏风散邪为主；痉咳期，继则化热化火，痰火胶结，重在涤痰降逆，并予清热化痰或温化痰浊；恢复期为邪衰正虚，肺脾不足，气阴两虚，宜健脾益气，或润肺养阴。

（二）具有明显阶段性的外科病症

瘰疬病程进展缓慢，需结合患者体质和病症变化分期，治以消、托、补三法。初起结核如豆粒，一个或数个不等，生于一侧或双侧，不红不痛，按之坚实，推之能动，多无全身症状。由肝郁脾虚，气郁痰凝所致，治以疏肝解郁、化痰散结，用开郁汤加减。中期则结核增大，皮核粘连，时融合成块，推之不动，渐感疼痛。如皮色渐成暗红，按之微热及波动感，则已成脓，可伴轻微发热，全身乏力等。是阴虚火旺，热胜肉腐、化成脓疡者，治以清热解毒、托里排脓，用程氏透脓汤合消瘰丸加减。后期脓疡切开或溃后，脓水清稀，夹有败絮状物，疮口呈潜行性空腔，疮面肉色灰白，周边皮色紫暗，形成窦道，发生气血不足表现，治以补气养血，用香贝养荣汤加减，或八珍汤加消瘰丸等，益气养血、消肿散结。外治用药也有相应改变，体现了消、托、补三期治的原则。

项背痈肿属有头疽范畴，西医称为痈。好发于项后、背部等皮肤坚韧、肌肉丰厚处，以中、老年人多见。其发生过程，有肿痛成形、蕴脓溃破、收口疮敛的变化分期。也当治以消、托、补三法，但总以清热解毒为治，并需结合患者体质和病症变化分期，灵活应用消肿散结、调补气血、养阴益气等药。

（三）病程较长的病症因患者邪正变化而有用药分期

腹部积聚包块，其病程大体可分为初、中、末三期。一般初期正气未至大虚，邪气虽实而不甚，表现为积块较小，质地较软，虽有胀痛不适，而一般情况尚较好，治宜行气活血，软坚消积为主。中期正气渐衰而邪气渐甚，邪盛正虚，表现为积块增大，质地较硬，持续疼痛，舌质紫暗或有瘀点、瘀斑，并且饮食日少，倦怠乏力，面色渐黯，形体逐渐消瘦等证，治宜攻补兼施。末期正气大虚，而邪气实甚，表现为积块较大，质地坚硬，疼痛剧烈，舌质青紫或淡紫，有瘀点、瘀斑，并有饮食大减，神疲乏力，面色萎黄或黧黑，明显消瘦等衰弱表现，治宜扶正培本为主，酌加理气、化瘀、消积之品，切忌攻伐太过。同时应视病人具体情况，在不同阶段里，或以攻为主，以补为辅；或以补为主，以攻为辅；或先攻后补，或先补后攻；或二攻一补，或二补一攻；或寓攻于补，或寓补于攻等。

方约之《丹溪心法附余》主张治崩漏，“初用止血以塞其流，中用清热凉血以澄其源，末用补血以还其旧。”后世均以此为治疗法则。初期用止血以塞其流，乃“急则治其标”的原则，应根据病情之缓急，出血时间之长短，采取相应的治法。中期用清热凉血以澄其源，崩漏下血量减少或出血缓和以后，澄源求因是治本的主要措施。崩漏一证热证多而寒证少，虚证多而实证少，故此时清热凉血、补气摄血不可偏废，应着重肝、脾、肾三脏的调治。末期用补血以还其旧，调整和巩固月经周期，防其复发为目的。

二、因证候变化而用方变通

（一）因病症缓急变化而用方变通

在同一病症不同阶段的发展过程中，可因其缓急变化而出现不同的证候，用方也随之变化。一般情况是，急则治其标，缓则治其本，这也是中医临床的一个重要治则。较有代表性的如哮、喘等有明显病程阶段变化的病症，及有明显变证者。

如冷哮因寒痰阻肺所致者，可用射干麻黄汤加减。外有风寒、内有寒饮者，也可用小青龙汤代之，较上方祛风散寒作用为胜，是急则治其标。哮喘渐平后，可用苏子降气汤降气平喘。继用六君子汤加肉桂、五味子、苏子、款冬花等健脾化痰调理，是缓则治其本。热哮因痰热壅肺所致者，用白果定喘汤加减。如肺热内壅、表寒外侵，见恶寒、发热、烦渴，脉浮数者，用越婢加半夏汤更为合适；哮喘痰黄、发热烦渴者，也可用麻杏石甘汤加地龙、苏子、黄芩、知母清热宣肺。服上述诸方哮喘渐平，气急难续，痰少质黏，口干，舌红，为热久伤阴之象，可用沙参麦冬汤加味，养阴清热，平喘止咳。因阳气暴脱所致者，可用麻黄附子细辛汤合四逆加人参汤加减。若喘甚可加黑锡丹调服，以平喘固脱、镇摄纳气。上方取效后可用参赭镇气汤，药用人参、山茱萸、山药、代赭石、龙骨、牡蛎、芡实、白芍、苏子，益气固脱、平喘镇摄，药味平和，适合调理用。

鼓胀肝肾阴虚者，每有清浊相干，水湿内停，瘀热互结。肝肾阴虚为主者，症情缓，阴虚重于湿热，用六味地黄丸合猪苓汤加减滋补肝肾，凉血清热，利水消肿。阴虚夹有湿热，湿热重于阴虚，症情急，当先以清利湿热治其标，可酌情采用茵陈蒿汤、茵陈四苓散清利退黄，待湿热得化后，再图治阴虚之本。若肝肾阴竭而易致大出血、昏迷之变证，则属瘀热互结，热迫血溢，尤其须用犀角地黄汤加味凉血止血、清热化瘀。若见肝昏迷、抽搐、狂躁，口臭、尿少，舌红、苔黄，可用安宫牛黄丸合羚角钩藤汤、龙胆泻肝汤（《医宗金鉴》）等，清肝泻火，镇痉息风，开窍醒脑。

（二）因证候轻重的程度而变方

证候轻重的程度有异，选方用药应该有所不同。如同是外感风寒，就有葱豉汤、荆防败毒散和麻黄汤之不同。同是外感风热，就有桑菊饮和银翘散的区别。这些用药的差异正是取决于证候轻重的程度，而这种程度的区别正是量化指标的体现。

又如肝郁化热证，其表现特点既有气滞，又有郁热。临床以头晕、胸闷、内热口干、脉弦、苔薄、舌质红为主证，一般系情志所伤、肝郁气滞而成。由于病程有新久，体质禀赋有差异，因而症状上各不尽同，在临床上常分为轻、中、重三种类型。轻型，以气滞为主兼有郁热，以胸闷胁胀为主，用四逆散合四磨饮加黄芩、山栀等，理气为主，清热为辅。中型，以头晕胸闷、内热口干为主，郁热较甚，用丹栀逍遥散或清肝汤，以理气清热为主。重型，肝火上炎，尤以头痛胸闷、心烦口干、性情急躁为主，应以龙胆泻肝汤合珍珠母丸二方加减，清泄肝火为主，辅以理气解郁。

如血瘀证可有轻、中、重三级，有相应的舌诊标准：轻度，色泽轻度加深，呈淡暗或淡红色；中度，色泽中度加深，呈青紫或暗黑色；重度，色泽重度加深，呈紫黑色。在临床上，可作为活血化瘀方药变化的依据。

（三）因主症不同而变方

同为肝郁化热，可用丹栀逍遥散或龙胆泻肝汤，如主症不同，则方剂有所改变。如面部发作性、灼热样疼痛，肝郁化火者，可用清肝汤（《类证治裁》）加味，药用丹皮、山栀、夏枯草、菊花、连翘、龙胆草、当归、白芍、川芎、柴胡，清泄肝胆，通络止痛。若白睛混赤，或黑睛生翳，胞睑红肿，畏光流泪，涩痛难睁，口渴咽干，溲黄便干，脉数，属肺肝热盛者，可用新制柴连汤（《眼科纂要》）加减，药用龙胆草、山栀、黄连、黄芩、赤芍、木通、防风、荆芥、桑白皮、车前子等，清肝泻火，退翳明目。崩漏或经间期出血，肝郁瘀热者用平肝开郁止血汤（《傅青主女科》）加减，药用白芍、柴胡、牡丹皮、生地、赤芍、当归、三七、白术、黑芥穗等，清肝解郁，凉血清热，化瘀止血。如见瘰疬初起，气滞痰凝（硬结期）因肝气郁结，气郁生痰而成，用开郁汤（《外科秘录》）加减，疏肝解郁，化痰散结。

（四）因兼症变化而方药加减变化

因兼症变化，而方药随证加减，正是为了切中病症实质。如胃脘胀痛，胀甚于痛，因肝郁犯胃者，用柴胡疏肝散（《景岳全书》）合香苏散（《太平惠民和剂局方》）加减。引及脐腹作痛者，加乌药、木香；引及两胁者，加郁金、降香；引及胸背者，加瓜蒌、薤白。有痰滞、食积者，加半夏、神曲化痰消食；兼火郁口苦吞酸、嘈杂不舒，舌红者，加炒山栀、黄连清热泻火；兼寒湿呕吐清稀者，加吴茱萸、干姜、姜半夏温中；疼痛较剧者，加延胡索、川楝子理气止痛。寒加乌药、高良姜，热加山栀、黄连，痰加半夏、陈皮，湿加蔻仁、厚朴等。

又如妇女围绝经期综合征阴阳两虚之证，为肾精虚损、肾气匮乏，阴阳失调，冲任不足，用二仙汤（仙茅、淫羊藿、巴戟天、当归、知母、黄柏）加减，补肾阴，温肾阳，调冲任。阳虚甚者，知、柏用量减少，加鹿角霜、菟丝子、锁阳温阳；阴虚甚者，知母、黄柏加量，并加生地、百合、白芍养阴。汗出恶风或畏寒者，加桂枝、白芍、生姜、红枣调和营卫；气短者加党参、麦冬、五味子补气；心胸烦热加炒山栀、黄连清热。

（五）因两脏兼夹证候变化而变化方药

内伤病症常同多脏同病而有主次先后不同，如肝郁脾虚，就可有肝郁为主、脾虚为次，脾虚为主、肝郁为次，肝郁和脾虚并重三种证候表现。肝郁为主、脾虚为次，相应用四逆散加白术、茯苓，以疏肝为主；脾虚为主、肝郁为次，以柴芍六君子汤健脾为主，和四逆散合四君子汤加减，疏肝健脾并重，其治法方药有所变化。又如归芍地黄汤治肝肾阴虚的证候，头晕、目眩、耳鸣、腰酸，午后潮热、手心灼热多汗，舌红无苔，可用上方变通出入。在两脏证候有主次区别时，其方药配伍也要有所变通。如肝肾并重则用熟地、山茱萸、枸杞子、女贞子补肾，当归、白芍、首乌、阿胶养肝，两组药作用并重。如滋肾为主佐以养肝，则用熟地、山茱萸、枸杞子、女贞子为主，而当归、白芍为次；补肝为主兼予滋肾，则用当归、白芍、首乌、阿胶为主熟地、山茱萸为次。如此在成方的基础上可以适当地加减，即可应对具体证候。

再如健忘症心肾不交者，用心肾两交汤（《辨证录》）加减，补肾水，清心火，通心肾。药用熟地、山茱萸、黄连、麦冬、党参、当归、五味子、酸枣仁、白芥子、石菖蒲、肉桂等。如见肾阴不足为主者，用六味地黄丸加麦冬、五味子、石菖蒲、远志、龙骨、酸枣仁，滋肾养阴、安养心神。如见肝气郁结、心肾不交者，用通郁汤（《辨证录》）加减，即柴胡、白芍、当归、白术、茯神（逍遥散）疏肝，党参、熟地、玄参、麦冬、石菖蒲滋肾养心。

妇女围绝经期综合征肾虚肝郁者用滋水清肝饮。若以眩晕耳鸣为主者，可用杞菊地黄汤（《医级》）加减。若以肝郁化火症状为主者，胸胁、乳房、少腹胀痛，心烦口苦，情志抑郁，心情烦躁，先用丹栀逍遥散。

虚喘若肺脾两虚，肺气虚则短气不足以息，脾气虚则纳呆食少、腹胀便溏，可用参苓白术散合生脉散，培土生金，健脾补肺。若兼见咳呛痰少质黏，烦热，面红，咽干口渴，舌红苔剥，脉象虚细而数，以肺气阴两伤之证为主者，可用沙参麦冬汤合生脉散，养阴补肺。均是其例。

三、因人为先而制宜，重视个体治疗

中医重视个体性治疗，其实质是“因人为先”和“因人制宜”，即根据具体患者的年龄、性别、体质状况施以不同的治法。其中以体质状况为根本，故《景岳全书》：“当辨因人、因证之别。盖人者本也，证者标也。证随人变，成败所由。故因人为先，因证次之。”《临证指南医案》：“凡论病先论体质，形、色、脉象，以病乃外加于身也。”华岫云：“治法总宜辨体质阴阳，斯可知寒热虚实之治。”《医原·女科论》：“欲诊其人之病，须先辨其人之气血阴阳。”而程芝田《医法心传》更提出诊病须察阴脏、阳脏之禀赋本性，以决定治法处方，认为“诊病用药第一要紧关头，临证时能如此体会，虽不中不远矣。”中医临床将判别体质状况为辨证前提和重要依据，体质调控方法（治疗用药、饮食宜忌、养生保健等）成为辨证论治重要组成部分及延伸，是个体性治疗的内在依据。

（一）“证”随体质而化，有同病异治之法

体质与疾病证候有着密切的关系，体质的特异性往往决定着对某些致病因素的易感性和发病后病变类型的倾向性，故对疾病的证候类型产生影响。如阳虚、痰湿体质易感受寒湿之邪，阴虚、阳盛体质易感受湿热之邪。《医宗金鉴》所说：“人感邪气虽一，因其形脏（指体质）不同，或从寒化，或从热化，或从虚化，或从实化，故多偏不齐也。”同一种致病因素由于体质不同，常常邪随体化，也会表现出不同的疾病证候，如外感病中的少阴寒化证、少阴热化证等。《医门棒喝》说：“六气之邪有阴阳不同，其伤人也，又随人身之阴阳强弱变化而为病。”说明即使感受不同的致病因素，由于体质相同，邪随体化，有时也会表现出相同的疾病证候，如阳盛体质之人，无论春夏秋冬，感受寒邪或热邪，大多表现为风热表证。

在治疗时，可根据患者体质，结合具体证候，而采取同病异治之法。如在相同的环境、相同的时令，同感风寒而致咳嗽，除具有咳嗽、咯痰、寒热等共同症状外，阳热偏亢之体则出现咳黄黏痰、口渴、咽痛、苔薄黄、脉浮数等症；在阴寒偏盛之体，则会见咳痰清稀、口不渴、苔薄白、脉浮等症；素体脾虚湿困之人，则会见咳痰量多、胸痞肢重等症。故在治疗时，除疏风祛寒外，治法当有清热、温散、健脾化湿之不同。此为“证”随体质而化，而有同病异治之法。

（二）根据不同的体质状况施以不同的治法

体质状况与生活环境或饮食习惯等有一定关系，据此可适当调整治法，变通方药。

诚如《医宗必读》：“大抵富贵之人多劳心，贫贱之人多劳力；劳心则中虚而筋柔骨脆，劳力者中实而骨劲筋强，膏粱自奉者脏腑恒娇，藜藿苟充者脏腑恒固。故富贵之疾宜于补正，贫贱之疾利于攻邪。”《医学求是》所说：“膏粱之体表虚里实，藜藿之体表实里虚。”治疗时，应根据不同的体质状况施以不同的治法。故“膏粱之体，遇外感病宜用轻清解表，不得过用猛烈；若治内伤，宜寓扫除之法，脏腑禀脆，峻攻固所不宜，而乱投滋补尤其误事。藜藿之体，遇外感病发表宜重宜猛，若用轻清，因循贻误；内伤病消导攻伐之品极宜慎用，遇宜补者，投以补剂，其效尤速。”

一般而言，肥人多湿痰阳虚，瘦人多郁热阴虚，即古医籍所谓的“金水之人”“木火之人”，其治法用方有所不同。如《张氏医通·诸气》云：“肥人心下痞闷，内有湿痰”，“瘦人心下痞闷，乃郁热在中焦”，“老人虚人……脾胃虚弱，转运不及。不可过用香剂。”《医学正传·眩运》：“大抵人肥白而作眩者，治宜清痰降火为先，而兼补气之药。人黑瘦而作眩者，治宜滋阴降火为要，而带抑肝之剂。”都是考虑患者体质特点，再根据证候表现遣方立药。

对高脂血症无明显临床表现者，可根据其体质、饮食嗜好、性格特点、发病原因、舌苔脉象及西医学的认识等加以综合判断，选择有效方药。如形体肥胖，因饮食不节、少劳多逸等因素所致者，平时喜食膏粱厚味，夜间睡眠打鼾，颜面油垢较多之人，往往多痰湿，可治以健脾利湿、祛痰化浊之法。而形体消瘦，平时喜食辛辣煎炙食品，或先天禀赋异常而有家族史者，常为肝肾阴虚型。此类病人形体不肥反而偏瘦，多为内源性高脂血症，并伴高血压者居多，治当以滋补肝肾之法。

（三）因年龄老幼用药变通

小儿生机旺盛而气血未充，脏腑柔嫩，为稚阴稚阳之体，易于感触邪气而致病。感病之后，易于传变，易寒易热、易虚易实，病情变化较快，用药时必须做到治疗快、用药准、剂量适宜，要争取时间，及时治疗，否则容易造成疾病的发展。在祛邪同时不忘扶正，时时以保护原气为主。故治小儿病，忌投峻攻，少用补益，用药量宜轻，中病即止。小儿体属“稚阴稚阳”，病理特点之一为变化迅速、易虚易实，由于小儿脏腑娇嫩，形气未充，用药稍有不当，极易损害脏腑功能，并可促使病情剧变。故吴鞠通在《温病条辨·解儿难》中特别提出：“其用药也，稍呆则滞，稍重则伤，稍不对证则莫知其乡，捉风捕影，转救转剧，转去转远。”小儿机体柔弱，对药物的反应较成人灵敏，应用时须根据患儿个体特点与疾病的轻重而区别对待，特别是大苦、大寒、大辛、大热和有毒、攻伐之品，应用时更须审慎，也须中病即止。

老年人大多肾气已衰、中气虚乏，生机减退，气血亏虚，既易受邪致病，而既病之后，又多见虚证或虚中夹实，因此治病用药尤须审慎。徐灵胎《慎疾刍言》说：“能长年者必有独盛之处，阳独盛者当补其阴，阴独盛者当益其阳。然阴盛者十之一二，阳盛者十之八九。”“故治老人者，断勿用辛热之药，竭及阴气，助其亢阳。”人之衰老，肾精先枯，累及诸脏，此时全仗脾胃运化、吸收，使五脏滋荣、元气得继，方能却病延年，即所谓“后天养先天”。故治疗老年病的关键，是调养后天之本而首重脾胃，注重调其阴阳升降之机，促进脾胃功能康复，保持大小便通畅。用药宜平和，谨防伤胃，补勿过偏，使用补方多小其剂，或伍以理气和胃药以防呆滞；攻勿太过，清热慎用苦寒，通下贵乎变通，发表、消导又宜酌情伍以扶正之品。

（四）妇女以血为本用药不同

男子以惜精为主，女子以养血为上。沈金鳌《妇科玉尺》说：“男子之为道也以精，妇女之为道也以血”，“盖以男子之病，多由伤精；女子之病，多由伤血”。中医学中又有肾藏精、肝藏血的理论，故又有“男子以肾为先天，女子以肝为先天”之论。

妇女以血为本，有月经、带下、胎育、产后之病症。月经周期可分为四个不同阶段，行经期以泻心化瘀为主，经后期以补肾扶正为主，经间期以健脾祛湿为主，经前期以疏肝理气为主。也有行经期、经间期以调血活血为主，经后期以滋阴养血为主，经前期以补阳助阳为主。根据不同病症，在不同阶段采取不同治法，来调整月经周期。

王肯堂《证治准绳·女科治法通论》说：“妇人童幼，天癸未行之间皆属少阴；天癸既行，皆属厥阴；天癸既绝，乃属太阴经也。”这是对女性在不同年龄具有不同的体质状态，故妇女病应该采用不同治法，如童幼从肾治，成年从肝治，经绝后从脾治等。如崩漏一证可发于不同年龄阶段的妇女，结合各年龄段妇女的生理特点，进行合理药物治疗，是临床治疗本症的又一重要方面。青春期患者“肾精未充，肾气未实”，围绝经期患者“肾气衰惫，天癸将竭”，故治宜重视补肾。而育龄期患者常表现为“气血不足”或“气滞血瘀”，故宜以疏肝理气，益气养血，并配合活血化瘀之剂。

妊娠期间由于胎儿生长发育的需要，母体各系统产生了一系列适应性变化。在中医妇科学中有“胎前宜凉，产后宜温”之说。故《丹溪心法》认为“产前当清热养血”，“产后无得令虚，当大补气血为先。”

四、因时制宜和择时用药

（一）因四时而用药制宜

四时季节气候变化，可影响人体疾病阴阳盛衰变化，发生证候寒热之变。一般而言，同一疾病在春夏易于热化，在秋冬易于寒化。故《素问·六元正纪大论》说：“用寒远寒，用凉远凉，用温远温，用热远热。”春温夏热，元气外泄，阴精不足，药宜养阴，慎用温热药；秋凉冬寒，腠理致密，阳气潜藏，药宜养阳，慎用寒凉药。此药之因时制用。

使用同一方可随时令而加减。如羌活愈风汤治中风，春加柴胡、半夏、人参枢转少阳，夏加石膏、知母清热泻火，长夏加防己、白术、茯苓健脾祛湿，秋加厚朴、杏仁、桂枝宣肺降逆，冬加附子、官桂补阳散寒。同一季节，不同病症加相同时药，如春用补中益气汤升发阳气，夏用三黄丸加寒药以顺时令，长夏用生脉散益气清暑等，均为常用的因时制宜方法。又如用三黄丸，可因四时季节不同，而大黄、黄连、黄芩三药用量各异者。

治疗时病除据表里、寒热、虚实、六经分别辨证处理外，常结合四季时令分为六气，指导用方。如治痢疾需掌握季节时令，夏季以暑为主，审察暑、湿孰轻孰重，暑重选用香薷饮、黄连香薷饮合六一散，若脾胃虚弱者宜六和汤加减；湿重选用藿香正气散合六一散，白术改用苍术，或选用《温病条辨·中焦篇》的5个加减正气散，用之多效。秋季以燥为主，而初秋亦往往阴雨连绵，故需审察湿与燥孰轻孰重，如湿重宜对金饮子合六一散；燥为小寒之气，必有寒热，宜活人败毒散加减；如有伏暑兼夹，应采治暑之方。

主动利用疾病随季节而变化的特点，避开疾病易发生或易加重的季节，而选其不发病或病势趋于和缓的季节进行治疗，即通常所说“冬病夏治”“夏病冬治”。又如阳虚之体欲扶阳在春夏服药，阴虚之人养阴在秋冬服药。内科病症如有明显的发作季节时，也可因四时而用药制宜，权变用方。如哮喘可根据其具体发作季节而用药。如发于秋季者，因为秋季内应肺金，对此类哮喘患者可治在肺。如“二麻四仁汤”（炙麻黄、麻黄根、桃仁、杏仁、郁李仁、白果仁）加减，此方集宣肺、肃肺、敛肺、润肺于一体，肺肠同治，通腑化痰。若在春季多发者，则治重在肝。因春令多升发之气，而内应肝木。患者发作多有明显的诱因，临床表现常伴有胸胁隐痛，干哮无痰，咽干口渴，舌红少苔，脉弦细。治以柔肝肃肺，方选过敏煎（柴胡、防风、乌梅、五味子、甘草）加减。如夏季发作，肺蕴痰热者应以化痰泻火，气虚阴伤治当补益气阴、清化痰热。

自汗如与时令气候环境变化因素时，当注意诸此因素的调摄与治疗。暑季见自汗、短气、烦渴当以清暑益气法，用人参白虎汤、竹叶石膏汤、清暑益气汤；雨季见自汗、疲乏、口腻、胸闷、纳呆，则从除湿调中着手，用平胃、二陈、五苓散等。又，咳嗽之症也常和气候、时令等有关，在治疗上可以兼顾之。如春季治宜兼降，夏季治宜兼凉，秋季治宜清润，冬季治兼温散。

（二）择时用药

择时用药，是在天人相应思想指导下，着眼于人体阴阳消长的昼夜变化节律，选择合理的服药时间，从而提高药物疗效的方法。一般以年、季、月、日、时辰作为时间标准，依据辨证要求选取给药的时间，其效应性主要体现在以下四点。

1. 权衡给药周期 人体病理存在着节律。《灵枢·顺气一日分为四时》："夫百病者，多以旦慧昼安，夕加夜甚。"许多疾病都呈现出周期性，如周期性发热、出血、腹泻、皮疹或周期性哮喘、周期性精神病等，利用其周期特点择时给药治疗，常能收事半功倍之效。再者，根据疾病的虚实可按月亮盈亏的不同时段用药。其一为上弦调经，以温养补益为主；其二为月望逐瘀，以活血通络为法；其三为下弦安胎，以固摄安保为重；其四为朔时止带，以除湿健脾为则，可增强调治妇科病的疗效。

2. 调节给药频率 指调节两次以上给药的间隔时间，使之更加切合病情的轻重缓急。根据不同的方剂治疗不同疾病而采取不同频率的服药法；有日一服（十枣汤），有日二服（大、小承气汤），大部分是日三服，还有半日三服等。下病、危重病宜量大而顿服（大承气汤、独参汤）；上病、表浅之疾宜量小而代茶频服（桑菊饮、普济消毒饮）。如病症急则不拘时限；病愈则停后服。

3. 特定时间给药 首先根据患者的生活习惯，如饮食、睡眠等因人制宜，按时投药，以适应病人的喜恶，达到最佳服药效果。其次，病前给药。许多疾病只有在发病前给药才有效，如治疟剂宜在疟疾发作之前 2 小时服用。《石室秘录》论日间发寒热之治"此等症必须从天未明而先截之。"安神剂则应在睡前服。其三，特定处方须特时给药。治湿脚气之鸡鸣散，于凌晨服用。攻逐水饮的十枣汤，于平旦时空腹温服，若下利后病不除者，须待第 2 日的相同时间才能再服药。治肝肾阴虚的二至丸，于临卧时服等。

4. 顺应趋势给药 人体的疾病也有相应的时序变化规律，往往呈现出年、季、月、日、时辰的变化形式。依据不同时辰，气血有趋向于外与趋向于内之异，可借此用药而使药力作用于疾病所在部位。旦时阳气初生，在表的疾病宜在清晨用药，李东垣认为"午前为阳之分，当发汗；午后阴之分，不当发汗。"益气升阳药（如补中益气汤）也宜于午前服用。午后暮夜则阳气内藏，肝、胆、肾等脏的病变宜在午后暮夜服用。阳虚当扶阳，应夜半子时与早晨卯时服补阳药；阴虚之体欲益阴，应午时与酉时服益阴药。调阴阳失调应首选桂枝汤加减，卯酉时服药。治阴阳更替失调疾病，可选小柴胡汤加减，以夜半子时与午时服药为宜。再如治外感高热，用麻黄汤、荆防败毒散等宜在 9 ~ 15 时阳气正盛服用（巳时到未时）最佳。治积滞高热，用枳实导滞散或香连化滞丸加减，宜在 7 ~ 11 时服用（辰时至巳时）最佳，此时为气血流注脾胃的时间，药随气血流注脾胃。

择时服药有三大临床意义。一是择时服药顺应人体有节奏的生理变化，能充分利用体内积极的抗病因素，从而增强药力、提高疗效。二是能预防和减少药物的不良影响，如服药时间不当，可扰乱人体生理节律，产生或加大药物的不良作用。三是能诱导紊乱的人体节律复常。

第二章 寒热与汗

一问寒热二问汗，寒热和出汗异常是重要的全身症状，在临床上常相互并见。如大热大汗，恶寒无汗，潮热盗汗，恶风微汗等，故合为一门述之。

第一节　寒　热

寒热在临床上是重要的全身症状，是问诊的主要内容。询问病人的寒和热的不同表现，可为确定病证的寒热、表里、虚实提供依据。在临床上，热的不同表现可有高热、低热、潮热和五心烦热等，寒的不同表现有畏寒、恶寒、寒战等，寒热并见者有恶寒发热、寒热往来等，而身热肢冷是热病中同时出现发热和肢冷的情况。对寒热真假的辨证极为重要，将在本书“手足厥冷”中一并介绍。

一、高热

口腔温度超过39℃以上者，称为高热。高热为临床急症之一，有内伤、外感两类，需予分别。外感高热，发病急，病程短，热势重，常呈持续性，可见恶寒、身痛、头痛、脉浮等表证，或见有烦躁、口渴、谵语、抽搐、昏迷，多由六淫外邪或瘟疫、热毒所致，呈实热证者为多，属中医热病范畴。内伤高热，发病慢，病程长，热势缓，常呈间歇性发作，一般无表证，可见头晕、神倦、乏力、潮热、心烦，以及相关脏腑兼证，多由阴阳气血虚弱或因瘀血、湿热等所致，呈虚热证者为多，亦有虚实夹杂者。尽管内伤高热体温较高，但其临床分证与低热无异，故予此不再复述，可参见本书“低热”证治。以下仅介绍外感高热。

（一）辨证要点

1. 重视审因论治　外感高热可分为风寒、温热、疫疠、疟邪瘴毒四类。一般而言，风寒之邪由表入里，受于皮毛，可见恶寒身痛、高热无汗等。温热之邪常由口鼻传受，常见烦渴、汗出、咽痛，或可急剧逆传而呈昏迷谵语等。疫疠病邪每呈流行扩散，最易传染。疟邪瘴毒，寒战壮热，休作有时，临床容易鉴别。

2. 重视辨别病期　如温热病有卫分、气分、营分、血分4个病期证候表现。卫分证，恶寒高热汗出，咽痛口渴，头痛，咳嗽；气分证，高热大汗，烦渴，喘促，可见谵语、神昏；营分证、血分证，高热神昏谵语，皮肤斑疹，抽搐痉厥，舌红绛。

3. 辨热型　高热不退，汗出烦渴，为温热病气分证；高热伴烦躁神昏、谵语、斑疹，为温热病气营两燔。寒热往来，寒时不热，热时不寒，一日数次，发无定时，见于少阳病证；寒战高热，休作有时，骨节疼痛，为疟邪瘴毒引起高热。日晡潮热，热势至夜加重，腹胀痛拒按，大便不通，见于阳明腑实。新感高热，体温虽高，而热势表浅平缓；伏气高热，体温不甚高而热势深重，来势急骤。

（二）证治方药

1. 风寒所致高热

（1）风寒束表

【临床表现】恶寒，高热，无汗，头痛，肢体疼痛，鼻塞流涕，咳嗽。脉浮，舌苔薄白。

【病因病机】风寒束表，肌腠闭遏，正邪相争，营卫不和，故恶寒高热而无汗。

【治法】祛风散寒，解表发汗。

【方剂】葱豉汤（《肘后方》）合荆防败毒散（《摄生众妙方》）。

药物：豆豉 10 克，葱白头 2 ~ 3 个，羌活 15 ~ 30 克，荆芥 10 克，防风 10 克，前胡 10 克，桔梗 5 ~ 10 克，甘草 5 ~ 10 克。

方义：豆豉、葱白发汗解表，羌活、荆芥、防风疏风散寒，桔梗、前胡宣肺止咳，甘草和中。

加减：咳嗽胸闷加杏仁、枳壳、半夏、茯苓，宣肺止咳化痰；身痛重者加独活、桑枝，祛风通络；夹湿见头重、脘痞、纳呆、苔腻，加苍术、厚朴燥温；头痛甚者，加川芎、白芷祛风止痛。

【变通法】如风寒束表，恶寒无汗甚可用麻黄汤（《伤寒论》）辛温解表；风寒湿邪侵袭肌表，则用羌活胜湿汤（《内外伤辨惑论》）加大豆黄卷、苍术，祛风胜湿。

（2）风寒未解，传化为热

【临床表现】高热，恶寒，无汗，头痛，身痛，目痛，鼻干，口渴烦躁，咽痛。舌苔薄白而干，脉数。

【病因病机】风寒表证未解，入里化热传于三阳，三阳（太阳、阳明、少阳）合病。

【治法】疏风、散寒、清热。

【方剂】柴葛解肌汤（《伤寒六书》）加减。

药物：柴胡 20 ~ 60 克，葛根 10 ~ 15 克，羌活 15 ~ 30 克，生石膏 30 ~ 60 克（先煎），黄芩 10 ~ 20 克，白芍 10 克，桔梗 10 克，甘草 10 克。

方义：羌活、葛根、柴胡疏风散寒解表，分解太阳、阳明、少阳之热。黄芩、石膏清热治里，寓表里双解之义。桔梗、甘草利咽止痛，芍药、甘草缓急止痛。

加减：咳嗽有痰加杏仁、前胡、半夏、枳壳，宣肺止咳化痰；头痛、身痛甚者加白芷、川芎祛风止痛；高热烦渴者加知母清热除烦，即合白虎汤（《伤寒论》）。

【变通法】如见外有风寒无汗身痛，内有热盛烦渴便秘，亦可用防风通圣散（《黄帝素问宣明论方》），用麻黄、防风、荆芥疏风解表，大黄、芒硝、石膏、滑石、山栀清热治里，为表里双解之剂。与上方相比较，本方偏于治里，通里泄热之功为甚，而解表透泄之力较上方为逊。

（3）邪传少阳

【临床表现】寒热往来，一日数次，发无定时，胸胁苦满，咽干口苦，心烦喜呕，不欲饮食。舌苔薄白而干，脉弦。

【病因病机】邪传少阳，少阳居半表半里，外与阳争为寒，内与阴争为热。

【治法】和解少阳，达邪清热。

【方剂】小柴胡汤（《伤寒论》）加减。

药物：柴胡20～60克，黄芩10～20克，半夏10～20克，党参10～15克，甘草6～10克，大枣5个，生姜5片。

方义：柴胡和解少阳，黄芩清泄里热，半夏、生姜和胃止呕，党参、甘草健脾和中，姜、枣调和营卫。

加减：高热烦渴去党参，加石膏、知母，合白虎汤（《伤寒论》）用，清热作用加强。腹满便秘去党参，加芍药、大黄、枳实通里攻下，即大柴胡汤（《伤寒论》）。恶寒、汗出、头痛、身痛，表证显著者，加桂枝、白芍解表，去党参，即柴胡桂枝汤（《伤寒论》）。如咳嗽胸痛、痰少或无痰而有肺热者，去姜、枣、参，加芦根、杏仁、冬瓜子、金荞麦，即合千金苇茎汤（《备急千金要方》）清肺热。

2. 温热所致高热

（1）邪热在卫

【临床表现】高热，微恶风寒，汗出，口渴，头痛，咽喉痛，咳嗽。舌边尖红，苔薄黄，脉浮数。

【病因病机】温热上受，袭肺侵卫，营卫不和而高热，微恶风寒而汗出，肺气不宣则咽喉痛、咳嗽。

【治法】辛凉解表，疏风清热。

【方剂】桑菊饮（《温病条辨》）合银翘散（《温病条辨》）加减。

药物：金银花10～30克，连翘15～30克，薄荷5～10克（后下），清水豆卷10～12克，牛蒡子6～10克，芦根15～30克，桑叶10克，菊花10克，杏仁10克，桔梗3～6克，生甘草5克。

方义：金银花、连翘清热，清水豆卷透表，桑叶、菊花疏风，牛蒡子、桔梗利咽，杏仁宣肺止咳，芦根清热生津。

加减：咳嗽痰多，加浙贝母、前胡、瓜蒌皮宣肺止咳；口渴者加天花粉生津，小便短赤者加竹叶、木通清利；呕逆者加竹茹、茯苓和胃；无汗者加荆芥，有汗者去薄荷。鼻衄去清水豆卷，加白茅根、炒山栀、侧柏炭止血；项肿、咽痛，加马勃、玄参，或加板蓝根、黄芩清热。胸闷加藿香、郁金理气。

【变通法】二三日病犹在肺，热渐入里，伤津耗液者，加生地、麦冬保津液。再不退，加知母、黄芩、山栀苦寒之品，与麦冬、生地甘寒之品，合化阴气，而治热淫所胜。此乃《温病条辨》成法。

（2）热盛气分

【临床表现】高热，汗出，烦渴欲饮，面红气粗。舌红苔黄，脉洪大而数。

【病因病机】热邪入里，阳明气分热盛。

【治法】清气泄热。

【方剂】白虎汤（《伤寒论》）加减。

药物：生石膏30～60克（先煎），知母15～30克，甘草10克，粳米15～30克。

方义：石膏清气泄热，达热出表；知母清热养阴除烦，甘草、粳米和胃。

加减：汗出过多，舌红而干，脉洪大而按之无力者，加参须，甚而加人参益气生津，即白虎加人参汤（《伤寒论》）加减。若高热烦渴汗多，兼见脘痞身重，苔黄而滑，暑热夹湿者，白虎汤加苍术燥湿。若小便短赤，加竹叶、木通、碧玉散清利；口渴甚加天花粉、麦冬生津；热毒重加金银花、连翘、大青叶、板蓝根清热解毒。

【变通法】高热烦渴，胸脘痞闷，烦躁欲呕，小便短赤，舌苔滑，微黄，为暑温弥漫三焦。用三石汤（《温病条辨》）清气泄热，通利三焦。药如生石膏、滑石、寒水石、金银花、杏仁、竹茹、通草。若高热烦渴，咳嗽气喘，胸闷疼痛，痰黄黏稠或咯痰不畅，舌红苔黄，脉数，用麻杏石甘汤（《伤寒论》）清热宣肺，药如麻黄、石膏、杏仁、甘草；若上证兼便秘脉实，则用宣白承气汤（《温病条辨》），用石膏、大黄、瓜蒌、杏仁清热通里，达肺与大肠之邪。

（3）热结肠胃

【临床表现】日晡潮热，热势较盛，手足汗出，脘腹痞闷，脐腹胀痛，大便秘结不通，甚而神昏谵语。舌苔干黄起刺，脉沉实而数。

【病因病机】热结肠胃，阳明腑实。日晡为阳明盛时，故有定时潮热；肠胃热结，故脐腹胀痛，大便秘结不通。

【治法】通腑泻热。

【方剂】大承气汤（《伤寒论》）加减。

药物：生大黄 10～15 克（后下），玄明粉 10 克（冲服），厚朴 10 克，枳实 6～10 克。

方义：大黄攻里泄热、荡涤肠胃，玄明粉软坚润燥，枳实、厚朴破结除满，理气止痛。

加减：热邪较重者，加黄芩、黄连，即合三黄泻心汤（《金匮要略》）用。若高热便秘，小便淋沥涩痛，用导赤承气汤（《温病条辨》）泻热通腑利水，药如大黄、玄明粉、黄柏、生地、赤芍。如神昏谵语者，安宫牛黄丸 1 粒化服，生大黄 10～15 克水煎，清热开窍，即牛黄承气汤（《温病条辨》）。

【变通法】若高热持续，胸膈灼热，口渴烦躁，大便秘结，小便短赤，苔黄、脉数者，阳明热结，热灼心胸，为上中二焦病，用凉膈散（《太平惠民和剂局方》），药如大黄、芒硝、山栀、黄芩、竹叶等，清热泻火，以下为清。

（4）湿热交阻

【临床表现】身热不扬，午后转盛，头重，胸闷，泛恶，汗出不彻，渴不欲饮，肢体倦怠，小便短赤，大便溏薄。舌苔黄腻，脉濡数。

【病因病机】湿遏热伏，三焦气机不畅。湿遏故头重，胸闷，泛恶，汗出不彻；热伏而身热不扬，午后转盛。

【治法】宣气化湿，清热达邪。

【方剂】三仁汤（《温病条辨》）合薏苡仁竹叶散（《温病条辨》）。

药物：清水豆卷 10～15 克，白蔻仁 3～6 克，杏仁 10 克，薏苡仁 10～15 克，滑石

15～30 克，竹叶 10～15 克，连翘 10～15 克，茯苓 10～30 克。

方义：清水豆卷、连翘宣透泄热；蔻仁理气燥湿和中，杏仁宣肺通气开上，薏苡仁渗湿健脾导下；竹叶、滑石、茯苓清利湿热。

加减：胸闷泛恶、纳呆苔腻，加藿香、佩兰宣化透表；脘痞、腹胀，加半夏、厚朴理气；热盛烦躁，加青蒿、黄芩清热。

【变通法】若湿温初起，邪在气分，无汗或有汗，咽痛颊肿，疟痢，黄疸，时疫，小便赤，大便秘，或泻而不畅，苔腻色黄白，可用甘露消毒丹（《温热经纬》）清热化浊、解毒利湿，药如藿香、蔻仁、连翘、黄芩、贝母、射干、薄荷、茵陈、滑石、石菖蒲。

（5）热灼营阴

【临床表现】高热烦躁，神昏谵语，渴不多饮，斑疹隐隐。舌质红绛，脉数。

【病因病机】热入营分，扰及心神。热扰心神而烦躁，神昏谵语；热入营分而斑疹隐隐，舌质红绛。

【治法】清营解毒，泄热护心。

【方剂】清营汤（《温病条辨》）加减。

药物：水牛角 30 克（镑，先煎），鲜生地 15～30 克，玄参 10～15 克，麦冬 15～30 克，金银花 15～30 克，连翘 10～15 克，竹叶 10～15 克。

方义：水牛角代犀角清营解毒，生地、玄参、麦冬养阴增液；金银花、连翘、竹叶清热宣透，“入营犹可透热转气”（《外感温热篇》）。

加减：高热烦躁加生石膏、知母，气营两清，且可化斑。若皮肤红疹，加牡丹皮、赤芍，凉血清热透疹。神昏谵语，加服安宫牛黄丸或紫雪丹，开窍醒脑。

【变通法】若热灼营血，高热口渴，神昏谵语，衄血、咯血，大便下血，皮肤斑疹紫色，舌质深绛者，用犀角地黄汤（《备急千金要方》）合紫雪丹（《太平惠民和剂局方》），清营凉血，镇痉开窍。若高热神昏痉厥，四肢抽搐，则上方加羚羊角、钩藤息风止痉，即合羚角钩藤汤（《重订通俗伤寒论》）。

3. 温疫疠气所致高热

（1）湿热疫毒

【临床表现】初起先憎寒后发热，日后但高热持续而无憎寒，日晡益甚，头痛如劈，身痛如被杖，或项痛连及腰背，或胁痛、口苦、呕恶、耳聋，或眉棱目眶疼痛、鼻干。舌苔白如积粉，脉数。

【病因病机】疫毒秽浊，湿遏热伏，达于膜原，表里阻隔。

【治法】达原清热，化湿清热。

【方剂】达原饮（《温疫论》）加减。

药物：槟榔 10 克，厚朴 6～10 克，草果 6～10 克，白芍 10～15 克，黄芩 10～15 克，知母 10～15 克，甘草 6～10 克。

方义：槟榔、厚朴、草果辟秽化湿，攻邪达原；白芍、知母、黄芩清热敛阴；甘草和中。

加减：项痛连及腰背，邪热溢于太阳，加羌活；目痛、眉棱骨痛、鼻干，邪热溢于阳明，加葛根；胁痛、耳聋、口苦、呕恶，邪热溢于少阳，加柴胡。若见寒热往来，加柴胡、半夏，即合小柴胡汤（《伤寒论》）。胸满痞闷，舌苔厚腻，加瓜蒌子、枳实通利气机；头痛剧烈者，加石膏、柴胡、川芎。湿重者加大槟榔、厚朴、草果剂量，并加苍术，燥湿辟秽。高热加柴胡、青蒿退热。

【变通法】服药后，如病邪不从汗解，舌根先黄，渐至中部，用达原饮合三阳引经药，温病下不嫌早，再加大黄通泄热毒。如高热烦渴汗多，脉洪数，可用白虎汤（《伤寒论》）。

（2）温热疫毒

【临床表现】高热，来热急暴，头痛如劈，身痛如被杖，面红目赤，口大渴，心中闷乱，甚则昏迷不知人事，躁狂谵语，吐衄发斑。舌质红绛，舌苔黄，脉洪数。

【病因病机】热毒火疫之邪充斥，内外气血两燔。

【治法】清瘟败毒，凉血护阴。

【方剂】清瘟败毒饮（《疫疹一得》）。

药物：生石膏 60 克（先煎），生地 15 ~ 30 克，犀角① 10 克（磨汁兑服），黄连 10 克，山栀 10 克，黄芩 15 ~ 30 克，知母 10 ~ 15 克，赤芍 15 ~ 30 克，玄参 10 ~ 15 克，连翘 10 ~ 15 克，牡丹皮 10 ~ 15 克，桔梗 10 克，竹叶 10 克，甘草 10 克。

方义：石膏、知母清气分热，犀角、地黄、玄参、牡丹皮、赤芍清营凉血，黄芩、黄连、山栀、连翘解毒清热，竹叶除烦清心，桔梗载药上行，甘草调中。

加减：生石膏尤需重用，大剂可用 200 ~ 300 克，中剂可用 100 ~ 150 克，小剂亦需用 60 克。若大便秘结则加生大黄泻热通下，昏迷谵妄加服安宫牛黄丸或紫雪丹醒脑开窍，四肢抽搐者加羚羊角、钩藤息风解痉。

4. 疟邪瘴毒所致高热

【临床表现】寒战高热，休作有时，骨节疼痛，时有呕吐，甚则烦躁闷乱，神昏谵语。舌红苔腻，脉弦数。

【病因病机】疟邪夹痰或瘴毒内舍膜原之间，入而与阴争则寒战，出而与阳争则高热。

【治法】截疟化痰，驱瘴解毒。

【方剂】截疟七宝饮（《杨氏家藏方》）加减。

药物：常山 6 ~ 10 克，草果 6 ~ 10 克，槟榔 10 克，厚朴 6 ~ 10 克，法半夏 10 ~ 15 克，青皮 6 克，陈皮 6 克，甘草 6 ~ 10 克。

方义：常山、槟榔、草果截疟驱瘴，厚朴、半夏、青皮、陈皮燥湿化痰，甘草和中。

加减：寒多热少为牝疟，加柴胡、桂枝、干姜，即合柴胡桂姜汤（《伤寒论》）用。瘴

---

① 犀角：现为国家禁用品，可用代用品水牛角而重用。本书为保留原貌，不予删改。

疟热多寒少，去厚朴，加桂枝、生石膏、知母，即合白虎桂枝汤（《伤寒论》）用。苔腻湿重，易呕恶者，加苍术、藿香，即合平胃散（《太平惠民和剂局方》）用，可缓解常山、草果副反应。神昏谵语加紫雪丹3克，分2次调服。

【变通法】可用截疟常山饮（《丹溪心法》）代之，即上方去半夏、厚朴、青皮、陈皮，加穿山甲①、知母、乌梅，其理气燥湿作用不足，而清热作用较好。

（三）医案

1. 许学士治乡人邱生，病伤寒发热，头痛烦渴，脉虽浮数而无力，尺以下迟而弱。许曰：虽麻黄证而尺迟弱，仲景曰尺中迟者营气不足未可发汗。用建中汤加当归、黄芪。次日脉尚尔，其家索发汗药，言几不逊。许忍之，只用建中调营而已。至五日尺部方应，遂投麻黄汤二服，发狂须臾，稍定略睡，已得汗矣。信乎医者当察其表里虚实，待其时日，若不循次第，取效暂时，亏损五脏，以促寿限，何足贵也。

按：许叔微《伤寒九十论》载90个经方医案，此乃其中一案。可参原书。脉在证先，凭脉辨证，何其要也。此案之可贵，在最后几句。

2. 芮子玉病伤寒，乃阴隔阳证，面赤足蜷，躁扰不得眠而下利。论者有主温、主寒之不一，愈不能决。吕元膺以紫雪匮理中丸进，徐以冰渍甘草干姜汤饮之愈。且告之曰：下利足蜷，四逆证也。苟用常法则上焦之热弥甚，今以紫雪折之，徐引辛甘以温里，此热因寒用也。

按：真寒而下利足蜷，假热而面赤躁扰，是真寒假热，热因寒用，故外以紫雪以清，内藏理中以温，与热药冷服义同。紫雪匮理中丸，此今之套丸制剂法。

3. 王海藏治侯辅之病，脉极沉细，内寒外热。肩背胸胁斑出十数点，语言狂乱，非热乎？王曰：非也。阳为阴逼，上入于肺，传之皮毛故斑出。神不守舍故错语如狂，非谵语也。肌表虽热，以手按执须臾，冷透如冰。与姜、附等药二十余两，乃大汗而愈。后因再发，脉又沉迟，三四日不大便。与理中丸，三日内约半斤，其疾全愈。其狂非阳狂之狂，乃失神之狂，阴也。

按：内寒外热案。

4. 慎柔和尚治薛理还仆，远行忍饥，又相殴脱力，时五月初，遂发热谵语。服过补中益气及五苓散数剂不效。慎柔诊之，六脉俱无，乍有则甚细，其外证则面赤谵语口碎。一医曰：阳病见阴脉，证在死例。慎柔曰：当以阳虚从脉舍证治之，用附子理中汤，冷服二帖。脉稍见。四帖则脉有神而口碎愈矣。六帖则脉如常，但谵语未已。慎柔曰：脉气已完复而谵语不休者，胃有燥粪，以猪胆汁导之，果下燥结，谵语遂平。（以上均引自《古今医案按》卷一《伤寒》）

5. 泰和二年四月，民多疫病，初觉憎寒、壮热、体重，次传头面肿甚，目不能开，上

---

① 穿山甲：自穿山甲被列入国家一级保护动物，现已禁用，可用代用品如猪甲等。本书为保留原貌，不予删改。

喘，咽喉不利，舌干口燥。俗云大头伤寒，染之多不救。张县丞患此，医以大承气汤加板蓝根下之，稍缓。次日其病如故，下之又缓，终莫能愈，渐至危笃。请东垣视之，乃曰：身半之上天之气也。邪热客于心肺之间，上攻头面而为肿，以承气泻胃是诛伐无过，殊不知适其病所为故。遂用连、芩各七钱，苦寒泻心、肺之火；元参二钱，连翘、板蓝根、马勃、鼠粘子各一钱，苦辛平清火散肿消毒；僵蚕七分清痰利膈，甘草二钱以缓之；桔梗三分以载之，则诸药浮二不沉；升麻七分升气于右，柴胡五分升气于左。清阳升于高巅，则浊邪不得复居其位。经曰：邪之所凑，其气必虚。用人参二钱以补虚，再佐陈皮二钱以利其壅滞之气。名普济消毒饮子。若大便秘者加大黄共为细末，半用汤调，时时服之。半用蜜丸噙化。且施其方，全活甚众。(《古今医案按》卷二《大头瘟》)

按：如方剂学习配合原书方案，将会提高学生的活用精思能力。本案体现东垣制方治病活法，绝非一个补中益气汤，一个补土派就可框定眼目。

6. 吴佩衡案例 1

杨某，男，31 岁。1973 年 3 月初诊。病已廿日。始因微感风寒，身热头痛，连进某医方药十余剂，每剂皆以苦寒凉下，并重加犀角、羚羊角、黄连等，愈进愈剧，犹不自反，殆至危在旦夕，始延吴诊视。斯时病者目赤，唇肿而焦，赤足露身，烦躁不眠，神昏谵语，身热似火，渴喜滚汤水饮，小便短赤，大便数日未解，食物不进，脉浮虚欲散。此乃风寒误治之变证，外虽呈一派热象，是为假热，内则寒冷已极，是为真寒。设若确系阳证，内热熏蒸，应见大渴饮冷，岂有尚喜滚饮乎？况脉来虚浮欲散，是为元阳有将脱之兆，苦寒凉下，不可再服，惟有大剂回阳收纳，或可挽回生机。病象如此，甚为危笃，急宜破阴回阳，收敛浮越，拟白通汤加上肉桂主之。处方：附片 60 克（开水先煮透），干姜 60 克，上肉桂 10 克（研末，泡水兑入），葱白 4 茎。拟方之后，病家畏惧姜、附，是晚无人主持，未敢煎服。次晨又急来延诊，吴仍执前方不变。并告以先用上肉桂泡水试服之，若能耐受，则照方煎服，舍此别无良法。病家乃以上肉桂水与之服。服后，旋即呕吐涎痰碗许，人事稍清，自云心内爽快，遂进上方。服 1 剂，病情有减，即出现恶寒肢冷之象，午后再诊，身热约退一二，已不作烦躁谵语之状，且得入寐片刻，乃以四逆汤加上肉桂主之。处方：附片 100 克（开水先煎透），干姜 36 克，甘草 12 克，上肉桂 10 克（研末，泡水兑入）。服后身热退去四五，脉象略有神，小便色赤而长，能略进稀粥。再剂则热退七八，大便始通，色黑而硬。惟咳嗽多痰，痰中带有血色。病家另延数医诊视，皆云热证，处方总不离苦寒凉下之法。由于先前所误之鉴，又未敢轻试。其后因病者吃梨一个，当晚忽然发狂打人，身热大作，有如前状。又急邀吴诊治，始言吃梨之事。视之舌白苔滑，仍喜滚饮。此阳神尚虚，阴寒未净，急需扶阳犹恐不及，反与滋阴清凉之水果，又增里寒，病遂加重。即告以禁食生酸水果冷物及清凉苦寒之药为幸。仍主以大剂回阳祛寒之剂治之。照第二方加倍分量，并加茯苓 30 克、半夏 16 克、北细辛 4 克，早晚各服一剂，共连服六剂。三日后再诊，身热已不作，咳嗽已止，饮食增加，小便淡黄而长，大便转黄而溏。又照方去半夏、细辛，加砂仁、白术、北黄芪，每日一剂，连服十余剂诸病俱愈，其

后体健胜于前。(《著名中医学家的学术经验》)

7. 吴佩衡案例 2

马某，男，30 岁。1920 年 3 月初诊。患瘟疫已七八日，诊视见其张目仰卧，烦躁谵语，头汗如洗，问其所苦，不能答。脉象沉伏欲绝，四肢厥冷，遍身肤冷，唇焦齿枯，舌干苔黑，起刺如铁钉，口臭气粗，以手试之，则觉口气蒸手，小便短赤点滴，大便燥结已数日未通。查其前服之方，羌活、紫苏、荆芥、薄荷、山楂、神曲、枳实、厚朴、栀子、黄连、升麻、麻黄及葛根，诸药连服四剂。辛散发表过甚，真阴被劫，疫邪内壅，与阳明燥气相合，复感少阴君火，热化太过，逼其真阴外越，遂成此热深厥深、阳极似阴之证。苟不急为扑火，待至真阴灼尽，必殆无救。拟方：大黄 26 克（泡水兑入），生石膏 30 克，枳实 15 克，厚朴 15 克，芒硝 10 克，知母 12 克，生地 60 克，黄连 10 克。服一剂，病情如故。服二剂，大便始通，连下恶臭酱黑粪便，臭不可当，其后口津略生。又照原方再服第三剂，大便始渐黄而溏，舌苔稍润，惟舌中部黑苔钉刺仍硬。然唇齿已不枯焦，略识人事，始知其证，索饮而渴，能进食稀粥少许，照前方去枳实、厚朴，加天冬、麦冬各 15 克，沙参 20 克，生地 12 克，甘草 6 克，将大黄分量减半。连进四剂后，人事清醒，津液回生，苔皮渐退而唇舌已润。唯仍喜冷饮，继以生脉散加味，养阴生津而清余热。处方：人参 15 克，寸麦冬 15 克，当归 10 克，生地 15 克，杭白芍 15 克，五味子 3 克，生石膏 10 克，黄连 5 克，甘草 6 克，连进三剂而愈。(《吴佩衡医案》)

按：以上二案均为危重病案。例 1 一派热象表现，若目赤唇肿，赤足露身，烦躁不眠，神昏谵语，身热似火，小便短赤，大便数日未解等。从一般辨证而言，当属热证无疑。然患者有渴喜滚烫水饮，脉象浮虚，且病起于感受风寒之后，又服用大量苦寒之品而罔效。吴老根据多年经验，分析此证属于由内真寒外假热的阳极似阴证，其临床表现是由于阴寒已极，元阳欲脱，浮越于外，故见内真寒、外假热一派表现。选用白通汤加肉桂一派温热之品，前后十余剂而痊愈。例 2 虽有脉象沉伏、遍身肤冷、四肢厥逆等阴寒之象，然患者舌干苔黑、口臭气粗、口气蒸手、小便短赤、大便燥结数日未通、唇焦齿枯等，又属里热炽盛之象。吴老根据患者系病瘟疫而大量服用辛散解表所致的发病过程，以及里热炽盛的表现，分析病机属热化太过，逼其真阳外越的阳极似阴证，故以大承气汤与白虎汤合方，二剂而大便得下，病有转机，再服数剂而愈。在临床思维过程中，首先注意从总体上进行阴阳辨析，进行综合分析判断，注意不被假象所惑，而求阴阳之机，然后遣方用药，方能动乎辄效，不致犯“虚虚实实”之戒。

(四) 医家经验

1. 董建华治温病心营发热经验

(1) 营热发疹，透热有次：邪热内郁或湿热郁蒸，内迫营分，外发肌肤，则可见皮肤红疹及发热、咳嗽、胸闷、舌红等症。邪初入营，其疹色红润，稀疏均匀，发热多在一周以内者，一般病情较轻，治以清宣透热。叶天士云：“乍入营分犹可开达”，即示轻清宣气以透营热之大法。临床上常用金银花、连翘清热解毒透表，牛蒡子、葛根、僵蚕辛凉散热透疹，淡豆豉宣气透热。特别指出，豆豉之“透”不一定就局限在具有外邪的情况下才能应用，近人常用《肘后方》之黑膏方（生地、豆豉）加味治疗邪初入营，有透邪而不伤阴、养阴而不留邪之长。常用此种方法治疗伏气温病，往往取得良好效果。若邪既入营，发热在一周以上，多见灼热或神志异常，舌红少苔或无苔等，则病情较重，治当凉营清透，常在上药基础上加生地、玄参、麦冬等清养之品，或加服安宫牛黄丸、至宝丹等清心开窍药。若兼恶风寒，则用桑叶、薄荷、牛蒡子、桔梗等轻清透泄之品，以利营热外透。若暑温夹湿，蕴结气分，熏灼入营而发疹者，则治以清化并行。《明医杂著》有“治暑之法，清心利小便最好”的治疗经验，认为对于暑湿发疹患者，虽病已入营，亦不可盲目用清热凉血之品，而当以清暑化湿为先。清暑如黄芩、青蒿、金银花、竹叶、连翘等，配滑石、荷叶梗、清豆卷、藿香、佩兰、芦根等芳化渗湿，即所谓“渗湿于热下”之意，湿去热孤，热有出路，故其效甚速。

（2）伏热出营，凉营清透：春温又称“伏气温病”，常因冬伤于寒，伏寒化热，从内出外，至春而发。其中有发于营与发于气之别。发于营者，起病即见心烦躁扰，甚或时有谵语，灼热夜甚，咽喉干燥，舌质红绛无苔等症，为邪热耗损营阴，病情较邪发于气分者重。如病情好转，则可转出气分；如进一步发展，则可深入血分。故春温治疗以凉营清透为大法。病偏重在营者，以凉营养阴配以清透之品。凉营药如生地、玄参、麦冬等，清透常用淡豆豉、连翘、黄芩、栀子、竹叶等，兼表邪则佐桑叶、薄荷、葛根。从长期的临床观察中发现，伏热出营证多见于营阴素虚而受邪较重的患者，故治疗在清养营阴同时，尤其重视清气透热，使伏热有外透之机，因而每获佳效。（中医杂志，1988，9：18～19）

2. 仝小林治疗疑难性高热经验

（1）辨汗出和舌脉：高热之汗有虚实表里之分。汗出不止，汗质清爽，头痛恶风为表虚证；大汗不止，汗质黄黏，但恶热不恶寒为里实证；汗白而清，汗出不断，不恶风寒，汗越出体越虚，热不随汗而泄，为气不敛阴的里虚证。辨舌质可定津伤阴伤。舌质不瘦，红不甚干，苔不甚少，大渴引饮为肺胃津伤，可用甘寒养阴，并大量快速补充水分；舌干裂而红绛，甚或舌卷萎缩，少苔或光苔为肝肾阴伤，补液不必过快，加用咸寒育阴药。高热尽退，脉静身凉则与调补药；若热虽退而脉不静，仍小数或滑数，必乘胜追击，除热务尽，不可骤与调补药。

（2）辨体质而定舌脉之取舍：慢性病合并外感高热时，长期的病理损害使患者形成较为特殊而相对恒定的病理体质，加之病理产物的存在，因而表现为较为固定的舌质、舌苔、脉象、面色、形体，与无内伤的外感高热在表象上完全不同。如尿毒症晚期合并高热时舌仍较淡，苔仍较厚，脉仍较弱，此时必须综合分析，去伪存真，可舍舌脉而从证。

（3）新感外邪与伏气温病：新感外邪宜按六经或卫气营血用常规手法，伏气温病必须直捣其穴，先安未受邪之地，用截断疗法发于机先。

1）结合辨病分新感、伏气：时令病初起（如流行性出血热、小儿病毒性肝炎、流行性脑脊髓膜炎、流行性感冒）的高热多为新感；慢性病（如慢性胆囊炎、胰腺炎、肾盂肾炎）反复发作引起的高热，多为伏气。新感则由外邪袭人而作，循经渐深；伏气则可有内伤（如饮食、劳倦等）诱发而作，发有定位，由内而外。

2）外感之邪不同，各有所袭：风寒之邪，先犯肌表，而多从督脉、太阳经起病，尤其是背部、后头部至鼻颚、鼻鞍，周身怕冷，恶风恶寒，旋即高热蜂起，但舌不甚小，苔不甚干，此可按伤寒手法，以麻黄汤或柴胡桂枝汤治之；风热之邪，先犯咽喉，咽痛咽干口燥，恶寒轻，发热重，舌开始即显红色、苔干，此可按温病手法，以桑苏饮、银翘散治之；另有一种，发病之初即有咽痛、咽干、咳嗽，但同时又有头痛、身痛、恶寒发热，可用升降散合川芎茶调散治之。

3）伏气温病的病机特点：伏气温病发于气营，波及前后左右。故找到病源后即可直捣其穴。如慢性胆囊炎急性发作，可不必虑其初起有恶寒之症，直接用大柴胡汤类，清肝利胆通腑泄热；如慢性肾盂肾炎急性发作，属湿热下注者，亦不必虑其初起有无剧烈寒战，可用八正散清热利湿；如红斑狼疮热毒型，可用清瘟败毒饮大剂清热解毒。

（4）因势利导，给邪出路：清热形式多种，有热随汗解，有热随溲泄，有热随便出，亦可偶见温毒上发，热从上窍而解。对于体实者无论是表实发汗，还是里实透汗，不要惧怕汗出太多。此时汗出得越透越好，但应注意要大量补充水分。汗出到位的标志是：脉静身凉，精神清爽。对于体虚者的外感高热，病邪来势凶猛，仍宜大剂短程，因势利导，顿挫热势，切莫杯水车薪，药难胜病。邪聚中焦，胸膈痞塞，高热持续不退，或邪正相搏，汗后热又复，清热热不退时，当通腑泄热，开畅中焦。此时即使没有痞满燥实，仍可通下。

老年温病重在顾护阴液。老年肝肾素亏，细胞内液不足，津液匮乏，一旦高热，则阴伤立现。尤其是糖尿病、高血压、中风、冠心病、肿瘤以及慢性消耗性疾病的老年患者，津液可以速补，而阴液不能骤生。所以老年温病自始至终要顾护阴津，热在气分即要早用养阴药。

（5）用药体会：重用生石膏、生地黄。高热时体内积热太多，散发不出，生石膏以清泻郁热、打开玄府，自然汗出热解。亦可仿效张锡纯石膏配阿司匹林之意，加服对乙酰氨基酚等解热镇痛药辅之。生石膏一般用60～120克，甚至300克，且不用先煎。有是证即可用是药，关键在于中病即止。在应用麻杏石甘汤合升降散治恶寒不甚、高热为主的病证时，麻黄用至6～9克，生石膏为其5～6倍，一般用量30～60克。在气营两燔，热毒转重时，生石膏可配大剂量生地30～60克，甚或120克，两清气营，气分阶段即可用以防伤阴。气分热重时亦可用三石汤（滑石、生石膏、寒水石）以清泄内热。

大黄既可导热下行，又可化瘀止血、凉营凉血，用时不要拘于痞满燥实，只要有热需从肠道排泄即可，给邪以出路。若大便干欲使大便快下，则大黄宜后下，服药后4～6小时大便即可排出；若要使大便在服药后6～8小时排出，则大黄需与其他药同煎。

安宫牛黄丸清热开窍，主治高热烦躁神昏，痰热蒙蔽清窍。对脑出血、脑血栓形成等中枢性高热患者宜尽早用之，应用指标为高热、脑水肿、神昏抽搐，但不必拘泥于是否昏迷。每次1～2丸，日2次，连用不超过3天。昏迷患者用温水化开后胃管注入。小儿可酌

情减量。（中医杂志，2008，3：211－212）

3. 刘方柏用达原饮治高热经验

（1）达原饮方义：达原饮由槟榔、厚朴、草果、知母、芍药、黄芩、甘草组成。全方以长于攻下破结、令邪速溃之槟榔，配合气味浓烈、辟秽宣透而又长于专治瘴疠寒疟之草果，辛温除满、燥湿化浊之厚朴为主药。三药联合形成强而有力的攻逐之势，直捣病邪盘踞之巢穴，以击溃病邪，逐其溃散。三药本已各具辛宣苦利功能，合而用之，其攻逐推荡作用更是陡增。而温邪极易生热损阴，当防三药燥烈，配以白芍敛阴，知母滋阴，加黄芩清湿热，又以甘草调和。这样，该方就成了前三味药除病，后四味调和，攻逐而不伤正的方剂。用此方时有两点需要加以重视：一是"非热重湿轻者莫用苦寒"，说明方用重在祛湿，而治湿必先行气。湿在上焦化肺气，湿碍中焦运脾气，湿阻下焦化膀胱气，此方浓烈之宣透通达全皆针对。二是此方针对邪势鸱张，观"凡疫邪游溢诸经当随经引用，以助升泄"的一个"溢"字，表明此方功用是泄浊毒之溢满，挫疫邪之洪峰。

（2）达原饮加减：可据病情随时加减，如温病下不嫌早，可加大黄泄里热毒邪；温邪化燥伤阴，加石膏；胸满痞闷，舌苔厚腻，加瓜蒌子、枳实通利气机；头痛剧烈者，加石膏、柴胡、川芎；舌黄、脉洪数、大汗、多渴，加白虎汤。二是温疫病涉三焦，当出现某经症状时即加用某经药。如犯太阳出现腰背项痛，加羌活；犯少阳出现胁痛耳聋，往来寒热，呕吐口苦，加柴胡；犯阳明出现目痛、眉棱骨痛、眼眶痛、鼻干不眠，加藁本。三是剂量加减，吴又可特别强调用药剂量"务在临时斟酌，所定分两大略而已，不可执滞"。如湿重者加大槟榔、厚朴、草果用量。槟榔可用至 15～20 克，厚朴用 30 克，草果去壳后 15～20 克。若舌干便秘，白芍可用 30～60 克。四是掌握温疫与宿疾关系以论治。由于达原饮是攻逐方，具有救治性质，因而遣用是受时机限制的。即当用之时即遣用，中病后不可久用。因而在使用时，纵然因疫而诱发了宿疾，也不可畏用。这是因为"因疫而发旧病，治法无论某经某病，但治其疫而旧病自愈"。上述四种加减法，吴又可均已提及。此外，在临床应用此方时，加入苍术、青蒿、柴胡三药，可使达原饮的退热效果大大增强。凡舌非干燥者，均加苍术 15 克；凡发热者，不论发热程度，一律加用青蒿 30 克、柴胡 20 克。

（3）达原饮主治：多用治温疫引起的憎寒壮热，日发二三次，常定时而作。胸闷呕恶，头痛烦躁，脉数，舌质红而苔厚腻者。近年来，据该方所主之气机闭阻、开阖失司、邪浊交阻、正邪胶着的病机，和多湿热为患、凝滞为痰的特点，多数医者已不完全遵守只在温疫初起阶段使用的限定，且不受限于原方所治症状，甚至完全突破温疫范围。除广泛用治流感、伤寒、疟疾、病毒性脑炎、传染性单核细胞增多症、结核性胸膜炎等传染性疾病外，对胆囊炎、胆石症、肝炎、内伤杂病等也以用治。在临床只要长期高烧不退，又可以排除火毒、热入营血或阴虚火旺者，使用该方加味每获奇效。应用指征：①憎寒壮热，每日数发，胸闷呕恶，头身疼痛；②不明原因持续发烧，久治不退，而能明确排除火毒、热入营血或阴虚火旺者；③舌苔白厚浊腻或白如积粉铺盖，舌边质红。禁忌：①身体虚羸

者；②温病热入营血者；③火毒为患或阴虚火旺者；④久患泄泻不止或虚弱性疾病者。（中国中医药报，2022.8.29）

（五）预防护理

高热患者应卧床休息，多饮水，给予清淡营养饮食。要密切观察高热患者的生命指征变化，及时处理，以防止病情逆变。对时疫高热患者要加以隔离治疗。

（六）评述

1. 倡用清热解毒之品 高热为临床急症，一般以外感实热者多见，由六淫、疫毒、瘴疟袭人为患。治疗高热急症，当审标本、察传变，尤其是温热所致高热，尤当辨析卫、气、营、血的临床表现，及时处治。高热常伴昏迷抽搐，故宜兼用开窍醒脑、息风解痉之法。同时，还需分辨其表、里证候及病因分治，目前常以表里双解、寒温统治，倡用清热解毒，以及早“扭转截断”温热病程。

2. 中西医结合治疗 在辨证基础上结合辨病，采用中西医结合治疗，是高热急症的临床常规。以辨病而言，各病有各病的临床特点和处方用药法则，甚而有一定的专病专方，如流行性脑膜炎用清瘟败毒饮，乙型脑炎高热用三石汤或白虎汤加石菖蒲、滑石，疟疾用柴胡白虎汤加青蒿，急性肺炎高热用麻杏石甘汤，急性胆道感染高热用大柴胡汤加味。类此均可互参借鉴，但更重要的是以高热的各种兼症和病势为重要辨别对象，审因论治，因发知受。

二、低热

体温上升达37.4～38℃（舌下测温）并除外生理性原因者，称为低热。若持续1个月以上者为慢性低热。生理性原因，有高温作业者、孕妇或女性排卵期等情况。病理性原因，包括功能性低热和器质性低热两类。前者多见于青年女性，由自主神经功能紊乱所致。小儿及部分成年人每于炎夏发生低热，入秋可自行恢复正常，反复多年者也属功能性低热。在临床上只有排除器质病变，才能诊断为“功能性低热”。器质性低热，多为结核病、慢性局灶性感染、慢性肝炎、甲状腺功能亢进症、风湿病及结缔组织病、肿瘤等所致。

在中医证治过程中，低热大多属于“内伤发热”，但也有因暑邪伤人引起的低热。低热发作有定时，犹如潮汛，可称“潮热”。低热以正虚为主者，则可称为“虚热”。低热的病因，一为阴、阳、气、血及五脏虚弱，一为暑、湿、气郁、瘀血、火郁等邪久恋而致。虽可分为虚、实两类，实际上大多虚实互见，相互兼夹。或以正虚为主，余邪不盛；或以余邪留恋为主，正虚不甚。低热的发生，与气候环境、工作劳累、情志郁结、心神烦扰等有关，常呈慢性病程，时发时止，或发有定时。

（一）辨证要点

低热经久不退，发于夏季，入秋则退，口渴多尿，可见于小儿夏季热；若头重肢困、脘痞纳呆，苔白腻，为暑湿。午后潮热，五心烦热，舌红脉细数为阴虚。低热与劳累因素有关，时作时止，面色无华为气虚或血虚。低热起伏与情绪郁结因素有关，多为郁证。低热有汗，关节酸痛，心悸咽痛，为风湿。

（二）证治方药

1. 阴虚

【临床表现】午后潮热，形体消瘦，五心烦热，颧红咽干，盗汗骨蒸。舌干红，脉细数。若兼见腰酸膝软，遗精阳痿，女性月经不调者，为肾阴虚；兼见干咳、咯血、气短、声低者，为肺阴虚；兼见心悸怔忡，失眠健忘者，为心阴虚；兼见胁痛、目干涩、头晕、肢麻者，为肝阴虚；兼见腹胀、便溏、纳呆、乏力者，为脾阴虚。

【病因病机】阴液不足，虚热内生，五脏功能失调。

【治法】滋阴补虚退热为主，若见某脏阴虚，可调该脏功能，补该脏之阴。

【方剂】青蒿鳖甲汤（《温病条辨》）合清骨散（《证治准绳》）。

药物：青蒿10～30克，鳖甲15～30克（先煎），知母6～10克，地骨皮10～15克，银柴胡10克，秦艽10克，丹皮6～10克，胡黄连3～6克。

方义：方中用鳖甲滋阴退热，青蒿清热透络，秦艽、银柴胡解肌退热，地骨皮、知母、丹皮、胡黄连泻火退热，以为滋阴清热之治。

加减：阴虚内热甚者加生地、石斛滋阴清热；兼血虚加白芍、当归养血补虚。

【变通法】在五脏阴虚证突出时，可予滋阴补脏法代之。如心阴虚用天王补心丹（《摄生秘剖》），肝阴虚用滋水清肝饮（《医醇賸义》），肾阴虚用六味地黄丸（《小儿药证直诀》）、大补阴丸（《丹溪心法》），肺阴虚用百合固金汤（《医方集解》），脾阴虚用六神散（《三因极一病证方论》）加味。若低热显著则加主方药物。

2. 气虚

【临床表现】午后低热，时作时止，劳累后尤甚，但患者无热感，疲乏无力，声低气短，自汗，面色苍白、虚浮，饮食无味。脉虚、濡、细、豁大无力，舌质淡。

【病因病机】阳气不足，气浮不敛，阴火内生。

【治法】补中益气，甘温除热。

【方剂】补中益气汤（《脾胃论》）加减。

药物：黄芪10～15克，党参10克，白术10克，当归10克，陈皮5克，升麻3～5克，柴胡3～5克，甘草3～5克。

方义：方中用黄芪、党参、白术、甘草补中健脾，陈皮和胃，当归和血，升麻、柴胡升阳退内热，以为甘温除热之剂。

加减：饮食无味，脘腹痞胀者，加神曲、谷麦芽、焦山楂、砂仁理气开胃；舌苔微黄，热甚者，加黄连、黄柏清热；舌红无苔，兼夹阴虚者，加麦冬、五味子养阴。

【变通法】上症若见畏风怕冷，自汗，脉虚弦或浮缓，可用黄芪建中汤（《金匮要略》）或桂枝汤（《伤寒论》）加黄芪，调和营卫。

3. 血虚

【临床表现】稍劳即热，时作时止，头面烘热而不红，面色萎黄、无华，眩晕心悸，肢体麻木，女子月经量少色淡或闭经。舌质淡，脉虚细或芤。

【病因病机】营血亏损，气失血恋，虚热外现。

【治法】养血益气退热。

【方剂】归脾汤（《济生方》）合圣愈汤（《医宗金鉴》）。

药物：黄芪10~15克，党参10~15克，炙甘草5~10克，白术10克，当归10克，白芍10克，熟地10克，酸枣仁10克，广木香5克，龙眼肉10克，茯神10~20克。

方义：用黄芪、党参、白术、茯苓、甘草益气健脾，当归、白芍、熟地养血补虚，酸枣仁、龙眼肉养心安神，木香理气佐诸药而不致黏腻呆胃。

加减：低热甚者加银柴胡、地骨皮、鳖甲、青蒿清退虚热，出血未止者加阿胶、仙鹤草、茜草止血，饮食无味加谷麦芽、神曲开胃。

【变通法】若失血者用当归补血汤（《内外伤辨惑论》）加牡蛎、龙骨、赤石脂益气养血，或四物汤（《太平惠民和剂局方》）加炮姜。

4. 气郁

【临床表现】低热时起时伏，情绪激动更明显，或时热时寒，心烦易怒，胁胀脘痞。舌苔白或微黄，脉弦细时数。

【病因病机】肝气不疏，郁结不畅，久而化火。

【治法】疏肝解郁清热。

【方剂】丹栀逍遥散（《内科摘要》）合甘麦大枣汤（《金匮要略》）。

药物：牡丹皮5~10克，山栀5~10克，柴胡10克，白术10克，当归10克，白芍10克，茯苓15克，薄荷3克（后下），生姜1片，甘草5~10克，小麦30克，大枣5个。

方义：用柴胡疏肝解郁，兼以退热；当归、白芍和血，白术、茯苓健脾；牡丹皮、山栀清热，甘草和中，生姜、薄荷调和升降，合以疏肝解郁清热。甘麦大枣汤养心除烦。

加减：热甚加白薇、石斛养阴，乳胀加川楝子、橘叶，胁痛加延胡索、川郁金理气，心神恍惚加小麦、大枣、远志、酸枣仁安神。

【变通法】若兼痰浊、湿热，苔白腻、薄黄腻，脉弦滑数者，合用越鞠丸（《丹溪心法》）解郁。

5. 血瘀

【临床表现】晚间低热，或发无定时，身体某部热感明显或有刺痛，面色晦暗，肌肤不泽，口干不欲饮。舌有瘀点（斑），脉细涩或结代，或脉象无定。

【病因病机】瘀血内阻，营卫不和，郁而化热。

【治法】活血化瘀。

【方剂】血府逐瘀汤（《医林改错》）。

药物：柴胡10克，枳壳5克，白芍10克，桃仁10克，红花5克，当归10~15克，川芎3~5克，生地10~15克，牛膝10克，桔梗5克，甘草5克

方义：用柴胡、枳壳理气，当归、川芎、白芍、生地（即四物汤）和血，桃仁、红花祛瘀，牛膝、桔梗一降一升，是行气活血之剂。

加减：热重加连翘、牡丹皮清热，痛甚加蒲黄、五灵脂化瘀，便秘加制大黄、全瓜蒌通腑。

【变通法】少腹满、便秘者用桃仁承气汤（《伤寒论》）通腑逐瘀。

6. 营卫不和

【临床表现】低热时发时止，畏风怕冷，汗出不甚，易感冒，身体酸楚不适。舌苔薄白，脉浮缓。

【病因病机】营卫不和故低热时发时止，卫气不固而畏风怕冷。

【治法】调和营卫，益气固表。

【方剂】桂枝汤（《伤寒论》）。

药物：桂枝 6～10 克，白芍 6～10 克，甘草 5 克，生姜 2 片，大枣 5 枚。

方义：桂枝、白芍调和营卫，甘草、姜、枣和中。

加减：怕冷畏寒加淡附子温阳，汗出、易感加黄芪、浮小麦固表，血虚加当归养血，口苦加黄芩清热。

【变通法】需长期调理时，可用玉屏风散（《世医得效方》）作丸剂调治。

7. 风湿

【临床表现】低热有汗，关节酸痛，咽痛，心悸，胸闷。舌红苔黄，脉数。

【病因病机】风湿久踞而化热，邪正相争而低热，气血不通故关节痛。

【治法】祛风化湿，清退血热。

【方剂】桂枝芍药知母汤（《金匮要略》）加减。

药物：桂枝 10～20 克，赤芍、白芍各 10 克，知母 10 克，苍术、白术各 10 克，防风 10 克，防己 10 克，秦艽 10～20 克，青蒿 10～30 克。

方义：桂枝、芍药调和营卫，宣痹通络；知母、秦艽、青蒿清退血热，苍术、白术化湿，防风、防己祛风止痛。

加减：关节痛甚加地龙、片姜黄、海风藤祛风通络，血虚加当归、川芎养血，热重加石斛、生地养阴清热，湿热重加薏苡仁、黄柏利湿清热。

【变通法】若关节肿痛红热，苔黄腻，口苦，为湿热痹者，用薏仁竹叶散、宣痹汤，热甚用加减木防己汤（均《温病条辨》方）。

8. 暑湿

【临床表现】低热发于 5～8 月，头昏沉重，肢体困倦，胸闷脘痞，食不知味，口不渴或喜热饮，口甜，便溏，热不为汗衰。苔白黏腻，脉濡数。

【病因病机】暑湿相搏，表里壅遏，三焦不通。

【治法】芳香化湿，清暑退热，宣通三焦。

【方剂】三仁汤（《温病条辨》）加藿香、佩兰。

药物：薏苡仁 10～15 克，砂仁 3～5 克（打），白蔻仁 3～5 克（打），厚朴 3～5 克，半夏 10 克，通草 6 克，竹叶 6～10 克，六一散（包）10 克，藿香 10 克，佩兰（后下）

10 克。

方义：杏仁宣肺，蔻仁和中，薏苡仁渗湿，厚朴、半夏除湿，通草、竹叶、六一散清利暑湿，藿香、佩兰芳香化湿。

加减：热重加大豆黄卷、山栀清热，湿重加猪苓、茯苓利湿。

【变通法】若暑热口渴自汗，心烦口干，脉数舌红者，用清络饮（《温病条辨》）加减。

9. 疰夏（夏季热）

【临床表现】低热经久不退，发于夏季，入秋则退。或早热暮凉，或暮热早凉，烦躁，脘痞纳呆或腹胀便溏。面色虚浮白嫩，无力，易感冒，口渴欲饮，多尿，汗闭或少汗。脉虚数，舌淡或红。本证多见于小儿脾肺气虚，称为小儿夏季热（可同参本书第17章），也可见于成人疰夏（以女性为多）。

【病因病机】暑热伤及气阴，气虚不足、卫气不固而无力，易感冒；暑邪伤阴，津液亏乏而口渴欲饮，多尿，汗闭或少汗。

【治法】清暑益气或清暑养阴。

【方剂】

（1）气虚用李东垣清暑益气汤（《脾胃论》）加减

药物：黄芪10克，白术10克，党参10克，麦冬10克，五味子5克，陈皮5克，银柴胡10克，升麻5克，黄柏3～5克，甘草5克。

方义：李东垣方用黄芪、白术、党参、甘草健脾益气，银柴胡、黄柏清热，麦冬、五味子养阴。

（2）阴虚用王孟英清暑益气汤（《温热经纬》）

药物：西洋参5克，石斛10～15克，麦冬10克，黄连3克，陈皮5克，竹叶6～10克，荷叶10克，知母6～10克，西瓜翠衣30克，粳米10～15克。

方义：王孟英方用西瓜翠衣清暑热，知母、黄连清热，竹叶、荷叶利湿，麦冬、石斛养阴，西洋参益气养阴，陈皮、粳米和胃。

加减：脘痞纳呆加砂仁、蔻仁燥湿理气，腹胀便溏加扁豆、薏苡仁健脾渗湿。

【变通法】有热而不为所苦，中午热甚，气短明显者，可用生脉散（《内外伤辨惑论》）加升陷汤（《医学衷中参西录》）。

（三）医案

1. 薛立斋治沈大尹，不时发热，日饮冰水数碗，寒药二剂，热渴益甚，形体日瘦，尺脉洪而数，时或无力。王太仆曰：热之不热，责其无火；寒之不寒，责其无水。又云：倏（忽然）热往来，是无火也。时作时止，是无水也。法当补肾，用加减八味丸，不月而愈。

2. 虞常德治一妇，年四十余，夜间发热，早晨退，五心烦热无休止时。半年后，虞诊六脉皆数，伏而且牢，浮取全不应，与东垣升阳散火汤四服，热减大半，胸中觉清快胜前，再与二帖，热悉退。后以四物加知母、黄柏，少佐炒干姜，服二十余帖，愈。（均引

自《古今医案按》卷二《火》)

3. 予二十岁时，因感冒咳嗽既久且犯戒，遂病骨蒸发热，肤如火燎，每日吐痰碗许。暑日烦渴，寝食几废，六脉浮洪，遍服柴胡、麦冬、荆沥诸药，月余益剧，皆以为必死矣。先君（李言闻）偶思李东垣治肺热如火燎，烦躁引饮而昼盛者，气分热也。宜一味黄芩汤，以泻肺经气分之火。遂按方用片芩一两，水二钟煎一钟，顿服。次日，身热尽退而痰嗽皆愈。(《本草纲目》卷十三)

4. 夜热早凉，热在上午，此东垣所谓劳倦伤脾之证也。上午热属气虚，用补中益气汤补气升阳。补中益气汤加神曲、茯苓。

诒按：论证立方，如开门见山，心目俱朗。(《柳选环溪草堂医案·内伤杂病》)

(四) 医家经验

1. 施今墨经验 施氏将低热经久不退者分为两类。

(1) 外邪内陷不出：热无定型，发无定时，检查无异常发现，用抗生素、退热剂无效或旋退复发。由感冒误治或延误治疗而成，为风寒外袭，内有燥火所致。治用清解并举、和调共图。①提拔伏陷之邪：秦艽、荆芥、防风、柴胡、葛根、细辛、常山等，药用十分中之二分。②搜剔热积：山栀、黄芩、黄柏、知母、丹皮、赤芍、青蒿、地骨皮、板蓝根、羚羊角、紫雪丹，药用十分中四分。③和气血、通肠胃，益气养阴：党参、茯苓、白术、甘草、厚朴、枳实、陈皮、神曲、川芎、芍药、鳖甲、穿山甲、地龙、麦冬、石斛、玉竹、首乌等。可先取其中合适药味作汤剂暂试数剂，以作探治；然后选上药合度者配比，制成蜜丸每重 6 克，日 3 次，每次 1 丸。

(2) 阴虚血少：下午低热，体温不高，经久不退，为阴血虚亏而成，或先天偏胜，或久病年老者，但必须排除慢性感染。①养阴：生地、熟地、天冬、麦冬、黄精、山茱萸、楮实子、天烛子、龟甲、鳖甲等；②养血生津：龟甲、黄明胶、黑豆、芝麻、西洋参、玄参、石斛、五味子、芍药、鸡血藤、丹参等；③清解三焦湿热：丹皮、栀子、黄连、黄芩、知母、白薇、青蒿、地骨皮、白茅根、芦根、金银花、连翘、莲心、赤茯苓、车前子、泽泻、滑石、甘草。用法及制剂配比原则同上。(《中医临床家施今墨》)

2. 蒲辅周经验 蒲氏认为“肝为罢极之本”“阳气者烦劳则张”为内伤低热治疗的理论基础。该症患者常不注意劳逸结合，过劳而伤及中气，脾阳内陷、虚热内生；或精神过度紧张，肝脾不和。他将低热分为气虚、血虚两类，又有火郁一种。

(1) 气虚：用补中益气汤甘温除热，重则用当归补血汤合甘麦大枣汤加党参，汗多加浮小麦。若疲乏嗜睡，体重，关节痛，口苦，食不知味，大便不调，脉细弦数，为脾胃虚弱兼夹湿热，用升阳益胃汤制成散剂，分包煎服。

(2) 火郁：长期低热，口苦，头晕，或热如火燎，扪之灼手，为脾胃虚弱，过食冷物，阳气抑郁；或先有外感，治以凉遏、误补，热郁于内。脾阳抑郁宜用升阳散火汤(《脾胃论》)，外邪郁闭则用火郁汤，胸胁胀满加用越鞠丸。

(3) 血虚：用圣愈汤加地骨皮，纳呆加神曲、荷叶。若胁下疼，烦热口苦，脉弦细，

用丹栀逍遥散加香附、神曲、荷叶，胁痛加川芎、郁金，胁下有块加片姜黄。(《蒲辅周医疗经验》)

3. 傅宗翰辨病治疗经验 傅氏治本症重视辨证和辨病相结合。

(1) 心肌炎：低热为主者，用清宫汤（《温病条辨》）加玳瑁，心动过速加琥珀、贝齿。

(2) 风湿热：以低热、关节痛为主者，用越婢汤、三妙丸，酌加秦艽、菝葜；后期低热、乏力、自汗、血沉不降者，上方加麦冬、玉竹、石斛、知母、生地，汗多加黄芪、稆豆皮。

(3) 风湿性心脏病：低热，面白，心悸气短，用归脾汤加银柴胡、玉竹。有心悸、心痛、脉涩数者，用桃红四物汤；阴虚则参阴虚内热治法，用清骨散、青蒿鳖甲汤等。

(4) 结核病：在辨别阴虚、气虚基础上，选用龟甲、鳖甲、青蒿、白薇、功劳叶、黄芩等。

(5) 甲亢症低热：可在疏肝清热方（如丹栀逍遥散）中，加用夏枯草、胡黄连、黄药子、乌梅。

(6) 慢性支气管感染：炎症控制后低热不退，百合固金汤加功劳叶、鹿衔草。

(7) 慢性胆囊炎：用蒿芩清胆汤加茵陈蒿、蒲公英、玉米须等。

(8) 慢性肾盂肾炎后期：有低热者，六味地黄汤加柴胡、蒲公英、五味子、萆薢。

(9) 慢性口腔炎：有热者用清胃散加大青叶、板蓝根；久病反复而清热法无效者，用甘露饮加肉桂，或知柏地黄汤加附子。

(10) 慢性肝炎以低热者为主者，选用鳖甲、白薇、平地木、垂盆草。

(11) 夏季热：口渴尿多用葛根、沙参、石斛、花粉、青蒿、乌梅、木瓜；低热而项后、脊背热，四肢不温，便溏，苔白者，用异功散加葛根、桂心、山药、莲子肉。

(12) 热病愈后低热稽留：用何人饮（《景岳全书》）或雷丰二甲搜邪法（《时病论》），即穿山甲、鳖甲、人参、首乌、木贼草。(南京中医院编《傅宗翰医术集锦》)

(五) 预防护理

要注意饮食营养，逐步提高免疫力，改善体质。本症患者与气候炎热有关者，夏季要注意避暑。气郁型要注意情绪变化，还要配合心理治疗。

(六) 评述

1. 低热的证候类型 证候类型虽多，但仍可分为虚热、实热两类，在临床上各型常相互兼夹、虚实互见。气虚低热与外界气候关系不大，与劳累因素有关，较少有阴虚之证。阴虚者常见于结核病、甲亢症，血虚者可见于贫血、出血及血液病，气郁者常呈功能性低热表现。因局灶性感染引起者，应用抗生素无效或不敏感，多属虚证，宜用补剂治疗有效。如用抗生素局部炎症消退或细菌培养阴性，热仍不退者，也属虚证，常以扶正补虚为主，兼以祛邪（湿、热、火等），则可达到退热作用。

2. 需持久治疗 低热病程缠绵，时作时止。在中药达到退热效果后，仍须继续巩固治疗，其总疗程一般1~2个月。除疰夏、暑热较易见效之外，其余各型需持久治疗，以改善体质。功能性低热（包括夏季热）单用方药治疗即可，器质性低热尚需针对原发病因，应用西药进行对抗性治疗，如结核病抗痨，肿瘤化疗等。

3. 以胃气为本　本症患者脾胃不调者为多，治疗应以胃气为本。药量要小，宁可再剂，勿用重剂。可1周服5剂，服服停停。一般较少用苦寒药，以免损伤脾胃，且化燥伤阴。在确诊后之处方只要合度不可随意更改，在治疗过程中，若因服药不便，可用丸、散剂缓调。

三、潮热

潮热是指发热定时，盛衰起伏如潮水之汛而言，是发热的一种热型，可见于各科临床。本症有虚有实，都属里证，但潮热未作时有热能退清和热不能退清等不同，一般实热证不能退清，虚热证大多能退清。

实证的潮热，大多内有湿、痰、瘀、燥屎之邪等，为阳实之热，多见于急性病证；而虚证的潮热则因阴血亏损，属水亏之火，多见于慢性病证。

（一）辨证要点

阴虚内热，多表现午后或夜间潮热。温热病后余邪留伏阴分，多见入夜潮热，夜热早凉，热退无汗。午后潮热，日晡尤甚，初扪不觉，稍久则觉灼手，伴胸闷身重，为湿热蕴遏。日晡潮热，伴谵语、便秘、腹部胀满，为阳明腑实证。

（二）证治方药

1. 阳明潮热

【临床表现】日晡潮热，常伴谵语，大便秘结，腹部胀满，按之作痛。舌苔黄厚而燥，脉沉实有力。

【病因病机】邪热入里与肠中糟粕搏结，形成阳明腑实证。

【治法】通腑泄热。

【方剂】大承气汤（《伤寒论》）加减。

药物：生大黄10克（后下），元明粉10克（冲服），厚朴10克，枳壳10克。

方义：大黄泻热荡积，元明粉软坚润燥，厚朴宽中下气，枳实破气导滞，四药配合，相辅相成，共奏攻下热结之效。

加减：潮热甚者加黄芩、黄连清热，腹部胀满者加木香理气除胀。

【变通法】可用调胃承气汤（《伤寒论》）加减，即生大黄、元明粉、甘草。若津液损伤，舌干无津，燥屎不行，下之不通，可用增液承气汤（《温病条辨》），药用生地、玄参、麦冬、大黄、元明粉、甘草，养阴增液，通便泄热。

2. 风湿潮热

【临床表现】一身尽痛，关节红肿，日晡发热，心烦口渴。舌苔白或白滑，脉浮滑数。

【病因病机】风湿在表，相搏而化燥化热，常波及阳明，至日晡发热明显增剧。

【治法】清热祛湿。

【方剂】桂枝芍药知母汤（《金匮要略》）加减。

药物：桂枝10克，赤芍、白芍各10克，知母10克，秦艽10克，牡丹皮12克，桑枝15克，薏苡仁15克，苍术10克，甘草6克。

方义：桂枝、秦艽祛风通络，薏苡仁、苍术祛湿，赤芍、白芍、牡丹皮凉血退热，桑枝通络，甘草调中。

加减：恶寒无汗者加麻黄发汗，去秦艽、牡丹皮。

【变通法】根据化热伤阴的程度，恶寒无汗一身尽痛，日晡发热，若未化热者，用麻杏薏甘汤或麻黄加术汤（均为《金匮要略》方）祛风胜湿，药用麻黄、桂枝、杏仁、薏苡仁、苍术、甘草等。

3. 阴虚潮热

【临床表现】午后潮热，夜甚昼轻，手足心热，颧红盗汗，形体消瘦。舌红少苔，脉象细数。

【病因病机】阴液不足，虚热内蒸，故午后潮热。

【治法】滋阴清热。

【方剂】清骨散（《证治准绳》）加减。

药物：银柴胡10克，青蒿10～30克，秦艽10～30克，胡黄连10克，鳖甲10克，地骨皮10克，知母10克，甘草6克。

方义：青蒿、秦艽、银柴胡清热除蒸，鳖甲、知母、地骨皮滋阴清热，胡黄连清泄退热，甘草和中。

加减：血虚甚者，加当归、白芍、生地养血滋阴；兼气虚者，加太子参、黄精补气益阴；兼有咳嗽，加麦冬、沙参润肺止咳；盗汗者，可加稆豆衣、浮小麦补虚止汗。

【变通法】肺痨骨蒸潮热，伴见呛咳咯血者，可用秦艽鳖甲散（《卫生宝鉴》）加减，地骨皮、柴胡、知母、当归、秦艽、鳖甲等，以滋阴降火。温病后期潮热，夜热早凉，可取青蒿鳖甲汤（《温病条辨》），药用青蒿、鳖甲、生地、知母、丹皮等，育阴搜邪。

4. 湿热潮热

【临床表现】病人自觉身热，按肌肤多无热感，每至午后潮热，胸脘痞闷，不饥不渴，面淡身重，小便不利。舌苔腻，脉濡。

【病因病机】热为湿遏，气机不宣，三焦不通。

【治法】芳香透气，宣化湿热。

【方剂】三仁汤（《温病条辨》）合藿朴夏苓汤（《医原》）加减。

药物：藿香10克，佩兰10克，杏仁10克，薏苡仁15克，白蔻仁6克，黄连6克，厚朴6克，法半夏12克，竹叶10克，木通6克，生姜2片。

方义：藿香、佩兰芳香化湿，杏仁、薏苡仁、白蔻仁宣通三焦，厚朴、半夏降逆理气，黄连清化湿热，木通、竹叶清利，生姜和胃。

加减：小便不利者加茯苓、车前子利水，胸脘痞闷者加桔梗、枳壳宽胸。

【变通法】热重于湿者，可用甘露消毒丹（《温热经纬》）加减，药用藿香、厚朴、白蔻仁、石菖蒲、连翘、黄芩、滑石、木通、茵陈蒿等，清热化湿。

5. 瘀血潮热

【临床表现】午后潮热，面色黧黑，肌肤甲错，咽干口燥而不欲饮，甚或头晕目涩，腹中包块刺痛。舌暗紫或有瘀点瘀斑，脉沉涩。

【病因病机】瘀入阴血，络脉不利，气血不通，营卫不和。

【治法】活血化瘀。

【方剂】血府逐瘀汤（《医林改错》）加减。

药物：柴胡 10 克，枳实 6 克，白芍 10 ~ 15 克，当归 10 ~ 15 克，川芎 6 克，生地 10 ~ 15 克，桃仁 10 ~ 15 克，红花 6 克，甘草，牛膝 10 ~ 15 克，桔梗 6 克。

方义：柴胡、枳实疏肝理气，白芍、当归、川芎、生地和血养血，桃仁、红花活血化瘀，牛膝、桔梗一降一升、调理气机，甘草调中。

加减：瘀热甚加连翘、丹皮，瘀结重加大黄、丹皮。

【变通法】热与血结、蓄于下焦所致的潮热，烦躁如狂，宜桃仁承气汤（《伤寒论》）清热逐瘀。如久瘀致成的干血痨，阴血亏涸，瘀症深结的虚实夹杂者，除用大黄䗪虫丸类祛瘀剂外，还得滋补其阴血，才不致顾此失彼。

6. 产后潮热

【临床表现】产后恶露淋漓不尽，少腹坚痛，日晡烦躁发热，甚或便秘。舌暗紫，脉沉涩。

【病因病机】恶露不去，瘀热内结，热传阳明，故日晡烦躁发热。

【治法】逐瘀泻热。

【方剂】桃仁承气汤（《伤寒论》）合生化汤（《傅青主女科》）加减。

药物：当归尾 10 克，赤芍 10 克，桃仁 10 克，生大黄 10 克（后下），丹皮 10 克，益母草 30 克，红花 6 克，木香 6 克，黄芩 10 ~ 15 克，生甘草 6 克。

方义：当归尾、赤芍、桃仁、红花活血化瘀，益母草祛恶露，木香理气机，生大黄攻下逐瘀，黄芩清热，甘草调中。

加减：便秘者加麻仁通便润肠，腹痛甚者加川楝子、延胡索理气活血。

【变通法】瘀不甚者，可单用生化汤（《傅青主女科》）加减。

7. 气虚潮热

【临床表现】上午或下午潮热，而以上午潮热为多，面色㿠白，气短自汗，身倦少气。舌质淡嫩，脉象虚大。

【病因病机】脾气不足，不能化生气血，阳气不得内守而浮越于外，故发生潮热。

【治法】补中益气。

【方剂】补中益气汤（《脾胃论》）加减。

药物：黄芪10～15克，党参10克，白术10克，当归10克，陈皮5克，升麻3～5克，柴胡6克，甘草3～6克。

方义：方中用黄芪、党参、白术、甘草补中健脾，陈皮和胃，当归和血，升麻、柴胡升阳退内热，以为甘温除热之剂。

加减：阳虚明显者，加附子、干姜温振阳气；阴液不足者，加麦冬、白芍滋阴养液。

【变通法】若暑季气虚潮热，可用李东垣清暑益气汤（《脾胃论》）加减，补中益气，清暑利湿。方见“低热”。

（三）预防护理

多饮水，保持大便通畅。密切观察潮热发生的时间，以帮助辨证。

（四）评述

1. 潮热发在日晡 一般认为系下午3～5时。午后为阳中之阴，日常气温较高，阳明之气旺于申、酉。邪热传里，阳明燥热过盛，太阴营阴不足，所致阳道实、阴道虚是形成日晡潮热的内在病理因素。后世医家通过不断的临床实践，又发现阴血津液不足，温邪留伏阴分，痰热壅肺，湿热阻遏所致病变，都有一个旺于阴分的潮热表现，从而使其含义更趋扩大。

2. 治宜切中病机为要 阳明燥结宜通下攻里，阴虚火旺宜滋阴降火，湿遏热伏宜芳化透泄，瘀血阻络宜活血化瘀，总以切中病机为要。

四、五心烦热

五心烦热，是指手足心及心胸自觉灼热，烦躁不安的临床症状。有的体温高，有的体温并不高，是一种虚烦灼热的感觉，可由内伤、外感病症所致。故内伤所致者，应予滋阴、补血；外感引起者，则当透泄升发。

（一）辨证要点

外感则多见于发热退后，五心烦热，口干烦渴，是余邪未清所致。内伤主要是阴血虚亏，多见于虚劳病中，常伴阴虚或血虚之象。此外，心胸烦热，急躁懊侬，头汗出而身无汗，可因火郁不达而致。

（二）证治方药

1. 阴虚

【临床表现】心胸烦热，手足心热，午后尤甚，喜冷恶热。可伴潮热盗汗，两颧潮红，腰膝酸软，咳嗽气短，失眠烦躁。舌质红少苔或无苔，脉细数。

【病因病机】阴虚生内热，内热炽盛耗伤阴液，手、足心和心胸在里属阴，故烦热难忍。多见于肺劳等虚损病中。

【治法】滋阴清热。

【方剂】大补阴丸（《丹溪心法》）合清骨散（《证治准绳》）加减。

药物：生地、熟地各15克，牡丹皮10克，地骨皮10～15克，炙鳖甲15克（先煎），炙龟甲 15 克（先煎），知母 15 克，黄柏 6 克，白薇 10 ~ 15 克。

方义：龟甲、鳖甲、生地、熟地滋阴，知母、黄柏、牡丹皮凉血泻火，白薇、地骨皮清退虚热。

加减：阴虚口干、咳嗽气短，加麦冬、沙参、五味子养阴补肺；潮热者加黄连、青蒿、秦艽退热；腰膝酸软，肾阴虚甚者加山茱萸、玄参滋阴补肾。

【变通法】若见五心烦热，头面烘热，午后潮热，以肾阴虚火所致者，可用六味地黄汤（《小儿药证直诀》）加地骨皮、白薇、鳖甲滋肾阴、清虚热。

2. 血虚

【临床表现】心胸烦热，手足心热，稍劳则甚。可伴头晕目眩，时有烘热，面色无华，四肢酸楚，心悸怔忡，失眠健忘，不耐劳累。舌质淡，脉虚细无力。

【病因病机】脾虚不能生血，肝虚无以藏血，阴血虚甚而阳气浮越于外，故五心烦热。多见于慢性失血症中。

【治法】养血清热。

【方剂】补肝汤（《医宗金鉴》）加减。

药物：生地、熟地各 15 克，当归 10 克，赤芍、白芍各 15 克，川芎 6 克，酸枣仁 10 ~ 15 克，木瓜 10 克，牡丹皮 10 克，地骨皮 15 克。

方义：熟地、当归、白芍、川芎为四物汤，是养血和血之主方。酸枣仁、木瓜补肝舒筋，生地、赤芍、牡丹皮、地骨皮凉血清热。

加减：口干咽燥者加麦冬、沙参、石斛养阴，四肢酸楚加鸡血藤、首乌补血。气虚而易疲乏者，则加黄芪、党参益气以生血。

【变通法】血虚热盛，心胸烦热甚者，可用四物汤（《太平惠民和剂局方》）合黄连解毒汤（《外台秘要》），一以养血，一以清热，是标本并举者。

3. 火郁不达

【临床表现】心胸烦热，急躁懊侬，莫名所苦，手足心热，四肢亦热。头汗出而身无汗，口苦，大便秘结，小便黄。舌红少津，脉沉弦而数。

【病因病机】外邪未解，过用寒凉；内伤生冷，阳气不布。火郁于内，不得宣达，气机不利。

【治法】升阳散火。

【方剂】升阳散火汤（《脾胃论》）加减。

药物：升麻 6 ~ 10 克，葛根 10 克，白芍 10 克，防风 10 克，柴胡 10 克，羌活 10 克，甘草 5 克。

方义：升麻、葛根、柴胡、防风、羌活均辛散发越之品，可升阳泄越，透达内热，是“火郁发之”者。用白芍、甘草缓急和营，以佐诸阳药。

加减：烦热口苦、热甚者，少佐黄连、黄芩、山栀清热；热甚阴伤，口干咽燥则加沙参、麦冬养阴；若脾气不足，加党参、白术益气健脾。

【变通法】用火郁汤（《兰室秘藏》），药用升麻、葛根、柴胡、防风、白芍、甘草，亦火郁宣发之剂。如外感邪留、火郁不达，咽痛口苦，五心烦热，便秘尿赤，可用升降散（《寒温条辨》）加减，药如姜黄、大黄、蝉蜕、僵蚕均研末，酒、蜜和匀冲服，可宣通三焦、发越阳气。

4. 阳明余热

【临床表现】外感发热退后，胸中烦热，呕恶纳呆，汗出，口干烦渴，时手足心热，小便黄少。舌红苔薄黄而干，脉虚数。

【病因病机】外感阳明热盛，热未退而邪未清，胃热盛而气阴伤，致生本证。

【治法】清泻阳明，养阴益胃。

【方剂】竹叶石膏汤（《伤寒论》）加减。

药物：竹叶10克，生石膏30克（先煎），麦冬15～30克，党参10～15克，法半夏10克，生甘草10克，粳米一小撮。

方义：竹叶清心除烦，石膏清胃泻火，麦冬益胃养阴，党参益气补脾，半夏、甘草、粳米调中和胃。

加减：小便黄少，尿时灼热，可加生地、木通，即合导赤散（《小儿药证直诀》）以加强养阴清利之作用。若心中懊侬不安，可加山栀、豆豉，即合栀子豉汤（《伤寒论》）以除虚烦。

【变通法】可用白虎汤（《伤寒论》）合麦门冬汤（《金匮要略》）加减。

（三）预防护理

同低热。

（四）评述

五心烦热属阴血虚亏者多，是阴虚内热的主要临床表现之一，故以滋阴清热为主治大法。但亦有例外者，如火郁不达、阳明余热，即需升阳散火、清胃养阴，故亟须审因辨治，不可一概以阴虚论治。又，临床上有仅手足心热而心胸不烦者，有心胸烦热而手足不热者，总以证候为主，不可刻舟求剑、胶柱鼓瑟。又，《金匮要略·血痹虚劳病脉证并治篇》："虚劳里急，悸、衄、腹中痛，四肢酸痛，手足烦热，咽干口燥，小建中汤主之。"用甘温之药治虚劳烦热，亦可资临证备要。

五、恶风

恶风是病人一种怕风的感觉，具有遇风则怕冷战栗，避风则缓的特点，是风邪袭表、卫气失和的一种表现。

（一）辨证要点

恶风与恶寒性质相近，但程度不同。恶风者乃遇风则冷；恶寒者则受寒始冷。但临床所见，二者常相兼出现，恶寒者皆恶风，恶风者也多兼有恶寒。在内伤疾病中，恶风需与畏寒鉴别。畏寒乃阳虚导致肢体怕冷的感觉。

（二）证治方药

1. 风邪袭表

【临床表现】恶风，发热，头痛，自汗出，或鼻鸣干呕，或皮肤瘙痒、水肿。舌苔薄白，脉浮缓。

【病因病机】风邪袭于肌表，卫气抗邪，邪正相争，风性开泄，卫外不固。

【治法】疏风解表，调和营卫。

【方剂】桂枝汤（《伤寒论》）加减。

药物：桂枝 10 克，白芍 10 克，甘草 6 克，生姜 3 片，大枣 5 枚。

方义：桂枝、白芍调和营卫，疏风解表；生姜、大枣和胃，甘草调和诸药。

加减：气虚者加黄芪、党参益气。皮肤瘙痒加麻黄、连翘、赤小豆等，加强祛风止痒作用。

【变通法】上症若见畏风怕冷，自汗，胃脘冷痛者也可用黄芪建中汤（《金匮要略》），药用桂枝、白芍、甘草、生姜、大枣、黄芪等，益气温中，调和营卫。如汗出恶风，身重脉浮，风湿在表，可用防己黄芪汤（《金匮要略》）加减，利水益气固表，药用防己、黄芪、桂枝、甘草。如骨节烦痛，汗出恶风或身肿者，可用甘草附子汤（《金匮要略》）加减，风湿在表而已入里，当温里固表，药用甘草、附子、白术、桂枝等。

2. 卫气亏虚

【临床表现】恶风，自汗出，容易感冒。舌质淡，脉浮无力。

【病因病机】卫气亏虚故恶风而容易感冒，腠理不固故自汗出。

【治法】益气固表。

【方剂】玉屏风散（《世医得效方》）加减。

药物：黄芪 15 克，防风 10 克，白术 10 克。

方义：黄芪益气固表，白术健脾化湿，防风疏风解表。

加减：血虚者加当归、白芍养血，阳虚者加附子、干姜温阳。

【变通法】上证可合桂枝汤（《伤寒论》）用，若脾气不足者，宜合用补中益气汤（《脾胃论》）加减，药用黄芪、党参、白术、当归、陈皮、升麻、柴胡、甘草等，为甘温之剂。

（三）评述

恶风总属表卫不固，故常兼汗出之症。外感者用桂枝汤调和营卫，内伤者宜补中益气汤益气升阳，而玉屏风散系其间调理中和之剂。

《内外伤辨惑论》卷上："其内伤与饮食不节、劳役所伤，然亦恶风……与伤风、伤寒俱不同矣，况鼻流清涕，头痛自汗，间而有之。鼻中气短，少气不足以息，语则气短而怯弱，妨食或食不下或不饮食，三者互有之。"录之备存。

六、恶寒

恶寒是指病人感觉怕冷，虽加衣覆被、近火取暖不能解其寒的一种症状。

本症首见于《内经》。古代医籍又因恶寒的程度不同列有不同的名称，仅有恶寒而无躯体颤振者，《内经》称为身寒、外寒等，《伤寒论》称之为啬啬恶寒。自觉恶寒，且躯体颤振者，《内经》称振寒、寒栗等，《诸病源候论》则称为寒战或战寒，《太平圣惠方》称为寒战，《素问玄机原病式》称为战栗。本条仅讨论恶寒之症，寒战另有专条论述。

（一）辨证要点

1. 恶寒与畏寒、恶风不同　恶寒者不受风吹即有怕冷的感觉，虽居室内，甚加衣覆被、近火取暖仍觉全身发冷；畏寒是指居于室内或添加衣被、近火取暖，怕冷的感觉可以缓解。恶风者乃遇风吹始觉怕冷。但须注意，恶寒、畏寒者皆恶风，恶风者也多兼恶寒。

2. 恶风、恶寒和寒战有程度的不同　“轻则恶风，重则寒战。”一般来说，恶风、恶寒、寒战在外感病中常见，而畏寒则多见于内伤杂病中。

（二）证治方药

1. 风寒束表

【临床表现】恶寒，无汗而喘，头痛，身体拘急，骨节疼痛。舌苔薄白，脉浮紧。

【病因病机】风寒侵袭肌表而恶寒，腠理闭塞而无汗。

【治法】发散风寒。

【方剂】麻黄汤（《伤寒论》）加减。

药物：麻黄 6 克，桂枝 4 克，杏仁 9 克，甘草 3 克。

方义：麻黄、桂枝发汗解表，麻黄、杏仁宣肺平喘，甘草和中。

加减：病较轻浅，鼻塞身重、咳嗽气短，去桂枝；寒热较重、周身疼痛、不汗出而烦躁，加石膏、生姜、大枣，即大青龙汤（《伤寒论》）。

【变通法】恶寒重，倦卧、肢冷，脉沉者为太阳少阴合病，用麻黄附子细辛汤（《伤寒论》）加减，温阳散寒。

2. 寒邪客肺

【临床表现】恶寒，周身酸重，目眩心悸，胸胁支满痞闷，咳嗽气喘，胸闷，吐白痰量多。苔白滑，脉弦紧或弦滑。

【病因病机】寒邪客肺，肺气失宣，引动饮邪。

【治法】温肺散寒，化饮平喘。

【方剂】小青龙汤（《伤寒论》）加减。

药物：麻黄 6 ~ 10 克，桂枝 10 克，白芍 10 克，半夏 10 ~ 15，干姜 3 ~ 6 克，五味子 6 克，细辛 3 克，甘草 6 克。

方义：麻黄、桂枝温肺散寒，桂枝、白芍调和营卫，半夏化痰和胃，干姜、五味子、细辛化饮止咳，甘草和中。

加减：见渴者加石膏，见咳者加杏仁，畏寒甚加附子。

【变通法】咳嗽气喘，喉中有水鸡声者，可用射干麻黄汤（《金匮要略》）加减，射干、麻黄、干姜、五味子、细辛、紫菀、款冬花等，化饮止咳平喘。

3. 疮疡初起

【临床表现】恶寒身热，疮疡局部红肿热痛。舌苔薄白或黄，脉弦数。

【病因病机】外感热毒，营卫不和，邪正相争。

【治法】发散解毒消肿。

【方剂】仙方活命饮（《外科发挥》）加减。

药物：白芷 6 克，贝母 6 克，防风 6 克，赤芍 6 克，当归尾 6 克，炒皂角刺 6 克，制乳香 6 克，制没药 6 克，金银花 15 克，天花粉 6 克，甘草 6 克。

方义：金银花清热解毒，白芷、防风散风消肿，赤芍、当归、乳香、没药散瘀止痛，天花粉、贝母散结，皂角刺溃坚，甘草和中。

加减：大便秘结者加大黄通下；气虚者加黄芪、党参益气。恶寒甚者加荆芥、羌活疏解。

【变通法】热毒甚者可用五味消毒饮（《医宗金鉴》）加减。

4. 寒疟恶寒

【临床表现】恶寒不发热，或寒多热少，休作有时，胸胁苦满，神疲肢倦。舌淡苔腻，脉弦迟。

【病因病机】素体阳虚，疟从寒化，而但寒不热，或寒多热少。

【治法】温阳止疟。

【方剂】柴胡桂枝干姜汤（《伤寒论》）加减。

药物：柴胡 10 克，桂枝 10 克，干姜 6 克，天花粉 12 克，黄芩 9 克，牡蛎 20 克（先煎），甘草 3 克。

方义：柴胡、黄芩和解少阳，桂枝、干姜温中，天花粉生津止渴，甘草和中。

加减：舌苔白、口不渴而无热者，去天花粉、黄芩；面白、自汗、肢冷而寒重者，加附子温散。

【变通法】可用柴胡桂枝汤（《伤寒论》）加减，药用柴胡、桂枝、白芍、半夏、黄芩、党参等。

（三）评述

恶寒者必有表证，所谓“有一分恶寒即有一分表证”者，故解表之药不可少。即便用清热之剂，亦须配合如白芷、防风、荆芥、羌活等。

七、寒战

寒战即恶寒战栗，表现为怕冷的同时全身不自主地颤抖。本症在《内经》和《伤寒论》中均称为“寒栗”，金代刘完素《素问玄机原病式》中称为“战栗”，明代王肯堂

《证治准绳·寒热门》则称为“振寒”，后世多称为“寒战”。

（一）辨证要点

寒战一症，有表、里、寒、热、虚、实之分。寒战之后，继见发热者，多为阳气来复，正气尚盛的表现；若寒战之后，不发热，或战汗后四肢厥冷，脉微欲绝，则为阳虚内寒或阳微欲脱之证，必须引起足够的重视。

（二）证治方药

1. 风寒束表

【临床表现】寒战壮热，头项强痛，肢体酸痛，咳嗽有痰，胸膈痞满。舌苔白腻，脉浮、重取无力。

【病因病机】风寒束表，正邪交争，故寒战壮热。

【治法】解表散寒祛风。

【方剂】败毒散（《小儿药证直诀》）加减。

药物：柴胡10克，前胡10克，川芎10克，枳壳10克，羌活10克，茯苓10克，桔梗10克，党参10克，甘草6克。

方义：羌活解表散寒，川芎祛风，柴胡退热，前胡宣肺，茯苓、枳壳、桔梗宽胸，党参益气，甘草调中。

加减：气虚乏力重，党参易为人参，加重甘草用量。咳嗽有痰，加杏仁宣肺。

【变通法】外寒里热者用大青龙汤（《伤寒论》）加减，药用麻黄、桂枝、炙甘草、杏仁、生石膏、生姜、大枣。寒战壮热，头目昏眩，目赤睛痛，胸膈痞闷，大便秘结，小便赤涩，表里同病者可用防风通圣散（《黄帝素问宣明论方》）表里双解，药用生石膏、黄芩、桔梗、防风、荆芥、连翘、麻黄、薄荷、川芎、当归、白芍、白术、炒栀子、酒大黄、芒硝、甘草、滑石等。

2. 疮毒

【临床表现】疮疡痈肿局部红肿热痛，寒战身热，烦渴。舌红苔黄，脉数。

【病因病机】疮毒侵袭初起，正邪相争，故呈现寒战壮热。

【治法】清热解毒，消疮散肿。

【方剂】五味消毒饮（《医宗金鉴》）加减。

药物：金银花30克，野菊花20克，蒲公英20克，紫花地丁20克，紫背天葵20克，黄连5克，黄芩10克。

方义：金银花、野菊花、蒲公英、紫花地丁、紫背天葵、黄连、黄芩大队清热解毒，可以消疮散肿。

加减：局部肿痛明显，加服犀黄丸解毒消肿；口燥咽干、小便黄者，加栀子、黄柏清热泻火。

【变通法】可用仙方活命饮（《外科发挥》）加减。

3. 疟疾

【临床表现】寒战壮热，发作有定时，头痛如裂，面赤舌红，烦渴引饮。舌苔薄白，脉弦。

【病因病机】疟不离少阳，正邪相争，故呈现寒战壮热，发作有定时之少阳证表现。

【治法】和解截疟。

【方剂】小柴胡汤（《伤寒论》）加减。

药物：柴胡12克，黄芩10克，半夏10克，党参5克，甘草5克，生姜10克，大枣5枚，醋常山5克，草果仁10克，马鞭草10克，青蒿10克。

方义：柴胡、黄芩和解少阳，半夏、生姜和胃止呕，党参、大枣、甘草健脾益气，常山、草果、马鞭草、青蒿为截疟之品。

加减：湿热明显，湿重于热者，去党参、甘草，加厚朴、青皮、苍术化湿理气；热重于湿，去草果、生姜、党参，加赤茯苓、碧玉散、淡竹茹清热化湿。

【变通法】可用截疟七宝饮（《杨氏家藏方》）加减，药用常山、草果、青皮、陈皮、厚朴等，也是截疟之剂。

4. 阳虚

【临床表现】恶寒寒战，四肢逆冷，得暖则缓。舌质淡，舌苔白，脉沉迟。

【病因病机】阴盛则恶寒寒战，阳虚则四肢逆冷。

【治法】回阳救逆。

【方剂】四逆汤（《伤寒论》）加减。

药物：炙甘草6克，干姜10克，生附子10克（先煎）。

方义：附子回阳救逆，炙甘草、干姜健脾温中。

加减：大便溏稀、腹痛，加白术、吴茱萸温中；烦躁，加茯苓、人参益气。

【变通法】可用通脉四逆汤（《伤寒论》）加减。

（三）评述

秦伯未《中医临证备要》认为“振寒”与“寒战”不同，“其区别是从内发出者为寒战，仅是形体耸动者为振寒。振寒多由阳虚不能卫外，常伴有腹痛泄泻，四肢沉重，小便不利等证。”可资论证参考。

战汗寒战，在外感热病过程中，战汗为邪正剧烈交争所致。正胜邪却者，汗出而解，战汗之后脉静安卧，乃病渐痊愈之象。若正不胜邪，则可出现两种情况，其一为正气外脱，出现脉象急疾、躁扰不安，肢冷汗出，当急投回阳益气之品，方选参附汤加味；其二为邪盛正气相对不足，不能一次战汗而解，须停一二日，待正气渐复，再作战汗而痊愈。

八、畏寒

畏寒又称形寒，是病人自觉全身怕冷，但加衣被近火取暖，可以缓解的一种症状。

本症在古代文献中有时与恶寒混称，不加区分。近代学者明确将其分开，将虽加衣被取暖不能缓解者称为恶寒，多属外感；将其取暖后能缓解者称为畏寒，多为内伤阳气不足所致。

（一）辨证要点

分清其邪正虚实，如畏寒伴有面色苍白，蜷卧，少气乏力，病程久体虚弱，脉迟而弱、舌质淡等症，即为正气不足之里虚寒证。如伴有脘腹或其他局部冷痛较剧，痛而拒按，得温则减者，为兼有邪气入里之实寒证。

（二）证治方药

1. 心阳虚

【临床表现】畏寒肢冷，面色晦暗，精神不振，心悸气短，心胸憋闷或疼痛。舌质紫暗而胖嫩，脉细弱或结代。

【病因病机】心阳不足而畏寒肢冷，心悸气短；血脉痹阻故面色晦暗，心胸憋闷或疼痛。

【治法】温阳通脉。

【方剂】桂枝加附子汤（《伤寒论》）加减。

药物：桂枝 10 ~ 15 克，白芍 10 ~ 15 克，附子 10 克，甘草 10 克，生姜 6 克，大枣 5 枚。

方义：附子、桂枝温通心阳，白芍、甘草缓急复脉，生姜、大枣和胃调中。

加减：心胸憋闷、疼痛加红花、丹参、葛根活血。

【变通法】如兼见阴血虚者，可用炙甘草汤（《伤寒论》）加减，有温阳复脉、滋阴养血功能，药用桂枝、地黄、麦冬、党参、阿胶、甘草、生姜、大枣等。心阳不足甚者见有下肢水肿，可用真武汤（《伤寒论》）加减，药用白芍、附子、甘草、茯苓、白术、生姜等，温阳利水。

2. 脾阳虚

【临床表现】畏寒肢冷，面色㿠白，精神不振，纳减腹胀，口淡不渴，脘腹冷痛，喜温喜按，大便稀溏甚至完谷不化。舌淡苔白，脉沉细。

【病因病机】中阳虚寒，阳气不足以温而畏寒肢冷，面色㿠白；脾运无权故大便稀溏，甚至完谷不化。

【治法】温运脾阳。

【方剂】理中汤（《伤寒论》）加减。

药物：党参 15 克，白术 15 克，干姜 6 ~ 10 克，甘草 6 ~ 10 克。

方义：党参、白术补益脾气，干姜温中散寒，甘草和胃调中。

加减：畏寒肢冷甚者加附子，脘腹冷痛者加肉桂、吴茱萸，纳减腹胀者加砂蔻仁。

【变通法】若脘腹局部冷痛剧烈者，可用大建中汤（《金匮要略》）加减，药用川椒、干姜、党参、饴糖等，温中止痛为主。如脘腹胀闷，口腻纳呆，泛恶欲吐，口淡不渴，腹痛便溏，身重困重，舌质淡胖，苔白腻，脉濡缓，寒湿甚者上方合平胃散（《太平惠民和剂局方》）加减，药用苍术、厚朴、陈皮等，温运脾阳，燥湿除满。

3. 肾阳虚

【临床表现】畏寒肢冷，面色苍白或黧黑，精神萎靡，腰膝酸冷，小便清长频数，耳鸣目眩，男子阳痿滑精、早泄，女子白带清稀或胎动易滑、宫寒不孕等。舌淡，两尺脉沉细弱。

【病因病机】肾阳不振，阳气不足以温而畏寒肢冷，面色苍白；下元亏损故腰膝酸冷，小便清长频数。

【治法】温补肾阳。

【方剂】右归丸（《景岳全书》）加减。

药物：熟地 10～15 克，附子 6～10 克，肉桂 3～6 克，鹿角片 10 克，山茱萸 10～15 克，杞子 10～15 克，山药 10～15 克，杜仲 10～15 克，菟丝子 10～15 克，当归 10～15 克。

方义：附子、肉桂温阳，熟地、山药、山茱萸补肾，鹿角片通督，当归、杞子补肝，杜仲、菟丝子壮阳。

加减：腰膝酸冷加桑寄生、川断。

【变通法】可用肾气丸（《金匮要略》）加减。

（三）评述

畏寒一症，临床辨析时，要根据临床表现分清病变脏腑，才能采取针对性治疗。畏寒兼心悸气短者为心阳虚，宜温通心阳；兼便溏、脘腹冷痛者为脾阳虚，宜温运脾阳；兼腰膝酸冷，有男妇科肾虚症状者为肾阳虚，宜温补肾阳。可见兼症在辨证论治中的重要性。

九、恶寒发热

恶寒发热是指恶寒与发热同时并作的症状。六经辨证中的太阳病，卫气营血辨证中的卫分证，三焦辨证中的上焦证均可见此，为外感表证的主症。《景岳全书》又称“憎寒发热”“畏寒发热”，名异而实同。以外感热病为多，但亦可见于内伤脏腑、气血不足的证候。

（一）辨证要点

寒多热少，无汗，骨节酸痛为风寒。热多寒少，汗出，口微渴，咽痛为风热。身热不扬，头胀如裹，苔白腻为湿郁。

（二）证治方药

1. 风寒束表

【临床表现】恶寒发热，但寒多热少，并常伴头痛，无汗，鼻塞流涕，骨节酸痛。舌苔薄白，脉浮。

【病因病机】风寒之邪从皮毛口鼻侵入，寒属阴邪，其气凝闭，卫外之阳被郁，故恶寒发热而寒多热少。可见于各种急性热病的初期阶段，尤其多见于流行性感冒。

【治法】辛温散表，发散风寒。

【方剂】荆防败毒散（《摄生众妙方》）加减。

药物：荆芥10克，防风10克，羌活10克，独活10克，川芎6克，柴胡10克，前胡10克，桔梗10克，枳壳6克，茯苓10克，甘草6克，薄荷6克，生姜6克。

方义：荆芥、防风、生姜辛温解表、发散风寒，羌活、独活祛风散寒以治骨痛，川芎活血祛风能止头痛。柴胡解肌清热，薄荷疏风泄热，前胡、桔梗宣肺止咳，枳壳宽中理气，茯苓、甘草和中化湿以调脾胃。

加减：鼻塞流涕加苍耳子、辛夷通鼻，咳嗽加杏仁、白前宣肺止咳。

【变通法】如风寒较重，肺气不宣，兼见咳喘，脉浮紧者，宜用麻黄汤（《伤寒论》）解表散寒，宣肺平喘。若风寒束表，营卫不和，兼见畏风、自汗、脉浮缓，宜用桂枝汤（《伤寒论》）解肌发表，调和营卫。

2. 风热客表

【临床表现】恶寒发热，但热多寒少，并常伴时时畏风，头痛且胀，少汗或汗出不畅，口微渴，咳嗽，咽痛。舌苔薄黄，脉浮数。

【病因病机】风热外邪客于肌表，卫气被遏，故恶寒发热，热多寒少。多见于流行性感冒、上呼吸道感染和肺炎初期阶段等。

【治法】辛凉解表，疏泄风热。

【方剂】桑菊饮（《温病条辨》）加减。

药物：桑叶10克，菊花10克，杏仁10克，连翘10克，薄荷10克，桔梗10克，甘草6克，芦根30克。

方义：桑叶、菊花、薄荷疏风泄热，杏仁、桔梗、甘草宣肺利咽，连翘清热解毒，芦根清热润肺，生津益胃。

加减：口渴加花粉，头痛加川芎。

【变通法】如感受风热较重者，宜用银翘散（《温病条辨》）辛凉透表，清泄风热。

3. 暑伤卫表

【临床表现】恶寒发热，见于夏令气候炎热时，但恶寒少、发热多，兼有头胀，胸闷汗出，口渴，小便短赤。舌苔黄腻，脉濡数。

【病因病机】暑邪客于肌表，卫气被阻，故恶寒发热。多见于夏季感冒、中暑等。

【治法】解表祛暑，清热化湿。

【方剂】新加香薷饮（《温病条辨》）加减。

药物：金银花10克，连翘10克，香薷10克，厚朴6克，鲜扁豆花10克。

方义：香薷、厚朴祛暑化湿，金银花、连翘、鲜扁豆花清解暑热。

加减：如暑热盛者，可加滑石、栀子、荷叶清暑泄热；若湿邪甚者，去金银花、连翘，鲜扁豆花易扁豆，加藿香、佩兰、紫苏、白芷解暑化湿。

【变通法】可用香薷饮（《太平惠民和剂局方》）加减。

4. 湿郁肌表

【临床表现】恶寒发热，但身热不扬，兼有头胀如裹，骨节疼重。舌苔白腻，脉濡。

【病因病机】感受雾露湿气或淋雨涉水，邪从外入，肌表受伤，卫气失疏，故恶寒发热。可见于夏季各种急性热病的初期阶段，尤其多见于夏季感冒。

【治法】解表祛湿。

【方剂】羌活胜湿汤（《内外伤辨惑论》）加减。

药物：羌活10克，独活10克，藁本10克，防风10克，蔓荆子10克，川芎6克，甘草6克。

方义：羌活、独活祛风化湿，防风、藁本解肌散寒湿，蔓荆子、川芎疏风以清头目，甘草和中。

加减：若湿邪内阻脾胃，胸脘痞闷，恶心呕吐，口腻味淡，可加厚朴、苍术、半夏燥湿健脾，理气和中。

【变通法】湿郁肌表而有化热者，可用九味羌活汤（《此事难知》）加减，解表祛湿清热，药用羌活、防风、苍术、细辛、白芷、生地、黄芩、甘草等。

5. 脾气虚弱

【临床表现】恶寒发热，但发热多于恶寒，兼有面色㿠白，自汗，倦怠无力，大便溏泄。舌淡嫩，脉虚大无力。

【病因病机】脾气虚弱，阳气浮越，故恶寒发热，热多于寒。可见于血液病变、慢性虚弱病证等。

【治法】补脾益气。

【方剂】补中益气汤（《脾胃论》）加减。

药物：黄芪10克，人参10克，白术10克，当归10克，陈皮6克，升麻6克，柴胡6克，甘草6克。

方义：黄芪、人参、甘草甘温益气，升麻、柴胡升发清阳，白术健脾化湿，当归养血和血，陈皮理气和中。

加减：如兼阳气不足，四肢不温者，可加附子、肉桂温振阳气。

【变通法】如兼见风寒者可用升阳益胃汤（《脾胃论》）加减，药用黄芪、人参、甘草、羌活、独活、防风、柴胡、白术、陈皮等。

（三）医家经验

王少华用“求汗于血”法经验　外感风寒，恶寒发热无汗，病见脉微、沉细无力，尺脉弱而无力，为血弱正虚之体，皆不可用一般汗法，而宜用“求汗于血”法。“求汗于血”一法，原为体质虚弱而有表邪者设。药取辛散甘补之品，可望正胜邪却。补血药以归、地相配为宜。补气药首取黄芪，生用可走表，更取小量以作引经。若黄芪与辛散药为伍，易鼓舞表阳以助发汗达邪之力。阴血不足不宜强汗，如非寒冬节令，应尽量避免用麻黄、细辛等峻猛药，即用亦以小量为准。对辛散药以柴胡、生姜、豆豉、荆防等为宜。并视正虚与邪实的病情而决定其比例为辛三、甘七或辛七、甘三。服药后宜遵桂枝汤法，稍饮热稀粥，调和胃气，免于伤正。（中医杂志，1985，10：740－741）

（四）预防护理

避风寒，适寒温，正气存内，邪不可干。

（五）评述

《伤寒论·辨太阳病脉证并治上》："病有发热恶寒者发于阳也，无热恶寒者发于阴也"，对本症的病机特点作了概括，是临床辨证的重要依据。

恶寒发热应属表证，治疗总需解表散邪，但病邪有风寒、温热、暑湿的不同，临床辨证，应予辨别。

十、寒热往来

寒热往来，是指一阵冷一阵热，交替发作，一天一次或一天数次，有时能身热退净，有时身热不能退净。此症多见于外感时病，内伤为患的比较少见。

（一）辨证要点

1. 寒热往来 寒热往来伴胸胁苦满，常兼目眩、口苦、咽干，为邪居半表半里之少阳发热。若反复发作，发有定时，发作时先恶寒、继则高热，最后遍体汗出，为疟疾。

2. 寒热往来与恶寒发热不同 寒热往来是寒热交替出现，即发热时无恶寒，恶寒时无发热。而后者恶寒与发热同时出现，当加以区别。

（二）证治方药

1. 邪居半表半里

【临床表现】寒热往来，胸胁苦满，常兼目眩、口苦、咽干，恶心呕吐，饮食少思。舌苔薄白或微黄，脉弦滑。

【病因病机】因外邪侵袭，势欲传里，但未入里，邪居半表半里之间，故寒热往来。多见于各种急性热病的初期或中期阶段。

【治法】和解表里。

【方剂】小柴胡汤（《伤寒论》）加减。

药物：柴胡20～30克，黄芩10～20克，党参10克，法半夏10～15克，甘草6～10克，生姜4片，大枣5枚。

方义：柴胡透达外邪，黄芩清泄里热，半夏、生姜和胃降逆，党参、甘草、大枣扶助正气，辅佐柴胡透达外邪。

加减：如邪热炽盛，心烦，口干，去参、枣，加瓜蒌、黄连清泄里热；兼有咳嗽，亦去参、枣，加桔梗、橘红宣肺化痰；外邪未全部传入半表半里，夹有表证者，可加桂枝祛除表邪；胁下或胃脘作痛，大便秘结，去参、甘，加大黄、枳实、芍药，以解半表半里之邪，泻脏腑里积之热。

【变通法】外感疟邪寒热往来，反复发作，发有定时，多见隔日发作一次，亦有三日一发者。发作时，先恶寒，继则高热，最后遍体汗出，热退身和。舌红苔薄白或黄腻，脉弦。当祛邪截疟，可用截疟七宝饮（《杨氏家藏方》）加减，药用常山、厚朴、青皮、陈皮、甘草、槟榔、草果等。如虚人反复发作者，用何人饮（《景岳全书》）加减，药用何首乌、党参、当归、陈皮、生姜等。

2. 邪热入侵血室

【临床表现】寒热往来，常见于妇女月经适来或适断之时，兼有心烦不安，甚则入暮谵语，但昼日神志清晰。舌苔薄黄，脉弦数。

【病因病机】妇女月经适行或适断之时，外邪乘虚内陷血室，瘀热互结，故寒热往来。

【治法】和血祛瘀，清热安胞。

【方剂】丹栀逍遥散（《内科摘要》）加减。

药物：柴胡 10 克，当归 10 克，白芍 15 克，白术 10 克，茯苓 15 克，牡丹皮 6 克，栀子 10 克，薄荷 3 ~6 克，煨姜 3 ~6 克。

方义：柴胡、栀子清热散邪，牡丹皮、当归祛瘀和血，白芍养血柔肝，白术、茯苓、甘草健脾益气。薄荷散结，与柴胡配合能疏泄肝气，又可清解风热外邪。煨姜温中。

加减：若月经适来中断，小腹疼痛，乃为瘀热停滞，可加赤芍、泽兰、桃仁祛瘀活血；如肝气郁结，致月经不调，经前寒热往来，胸胁胀闷，头痛目眩，可去牡丹皮、栀子疏肝解郁。

【变通法】可用小柴胡汤合桂枝汤（《伤寒论》）加减。

（三）医案

1. 一人病伤寒，心烦喜呕，往来寒热。医以小柴胡汤与之。不除，许曰：脉洪大而实，热结在里，小柴胡汤安能除之，仲景曰伤寒十余日，热结在里，复往来寒热者，与大柴胡汤。三服而病除。(《古今医案按》卷一《伤寒》)

2. 虞天民治二男子，年皆逾四十五，各得痎疟三年矣，俱发于寅申巳亥时，一人昼发于巳而退于申，一人夜发于亥而退于寅。虞曰：昼发者乃阴中之阳，宜补气解邪。与小柴胡汤倍加柴胡、人参，加白术、川芎、葛根、陈皮、青皮、苍术。夜发者为阴病，宜补血疏肝，用小柴胡汤合四物汤加青皮。各与十帖，俱加姜枣煎，于未发前二时服，每日一帖，同日得大汗。

按：二证为同中有异，用药熨贴。发时不爽，得间而入，每日一服，均依时而服。

3. 中翰金淳还乃郎，八月间患疟发于辰戌丑未，而子午卯酉每增小寒热，直至初夏。张石顽诊其六脉如丝，面青唇白，乃与六君子汤加桂、附，四服不应。每服加至人参至一两，桂、附各三钱。又四服而辰戌丑未之寒热顿止，子午卯酉之寒热更甚。此中土有权而邪并至阴也。仍与前药四服而色荣，食进，寒热悉除。后与独参汤送八味丸调理而安。(以上两案引自《古今医案按》卷三《疟》)

按：以上二案同看对比，即知用药轻重各有妙处。

（四）预防护理

疟疾寒战时衣被不宜过热，发热是不宜吹风。多饮开水，忌生冷油腻。

（五）评述

《伤寒论·辨太阳病脉证并治下》：“妇人中风，七八日续得寒热，发作有时，经水适断者，此为热入血室，其血必结，故使如疟状，发作有时，小柴胡汤主之。”《伤寒论·辨太阳病脉证并治中》：“伤寒五六日中风，往来寒热，胸胁苦满，默默不欲饮食，心烦喜呕，小柴胡汤主之。”可见小柴胡汤是本症的专用方，从此方加减，是为正途。

第二节　汗

出汗是人体维持正常生命活动不可缺少的生理功能。出汗异常在中医文献中，称为汗症。全身性出汗异常，如盗汗、自汗、无汗；局限性出汗异常，如头汗、手汗、足汗、心胸汗出、腋汗、半身汗出、半边头汗、阴汗等。还有病情危重时的脱汗，汗出伴有色泽的黄汗、血汗等。汗为心之液，与血同源。汗出于腠理皮毛，与肺卫之气宣发相关。肾为水脏主五液，故汗又为肾所主。因此，出汗异常主要当责于心、肺、肾之功能失调。以下就全身性出汗异常及半身汗出、脱汗、黄汗等的证治内容进行介绍。其他局限性出汗异常，可参见有关部分。

一、盗汗

盗汗是以入睡后汗出异常，醒后汗出即止为特征的症状。在《素问·六元正纪大论》中，盗汗称为“寝汗”。临证所见，来诊之盗汗病人较自汗为多。可有一睡即盗汗出，或入睡至半夜后盗汗出，或刚闭目不久即盗汗出，其轻重程度不同。反复的夜间盗汗易影响患者情绪，加重忧郁、惊恐、心悸、失眠等症，又可进一步促使盗汗症状加重。

盗汗可作为主症或兼症，见于虚劳、劳瘵、失血、崩漏、房劳及某些慢性消耗病过程中，治疗要注意分清其主次病因，采取多种治疗措施和心理疗法，力求尽快使出汗减少。在临床上，盗汗以阴虚、血虚为主要证候。《丹溪心法》：“盗汗属血虚、阴虚”。明代虞抟《医学正传·汗证》：“盗汗者，寐中而通身如浴，觉来方知，属阴虚，营血之所主也……盗汗宜补阴降火”。在临床上盗汗亦各有阴阳之证，不得谓盗汗必属阴虚，应当据兼症而辨治。

（一）辨证要点

1. 盗汗有虚　盗汗频作，手足心热，两颧潮红，心烦失眠，舌红脉细数为阴虚。汗液黏滞，汗出不爽，以上半身为多，头重脘闷纳呆，舌苔腻，见于暑湿阴雨时节者为湿热。顽固而久治无效，心胸闷满或疼痛，夜寐多梦鬼怪为瘀血。

2. 虚证盗汗有轻重　盗汗以阴虚为主要证候。轻度盗汗仅及于血，为血虚；中度盗汗而无火热者，则为阴虚；重度盗汗则常伴低热、烘热、五心潮热为阴虚火旺。除根据汗液量及发作程度之外，还应结合脉舌、病因及兼症进行综合分析。

（二）证治方药

1. 血虚

【临床表现】夜间盗汗，汗量一般不多。可无明显失血症状，或仅有一般慢性失血症状，而热象不重。偶有口咽干燥，或有心悸失眠，气短神疲，面色无华。舌淡，脉虚细。

【病因病机】阴血不足，夜则营阴不能随卫气归阴，汗液外泄。

【治法】养血安神敛汗。

【方剂】四物汤（《太平惠民和剂局方》）合甘麦大枣汤（《金匮要略》）。

药物：当归10～12克，白芍10～15克，川芎5～9克，熟地（或生地）15～20克，炙甘草6～12克，淮小麦15～30克，浮小麦15～50克，大枣5～10枚

方义：药用当归、白芍、川芎、熟地养血，甘草、小麦、大枣安神缓急。方内用浮小麦，合大枣、白芍、甘草有敛汗作用。

加减：血虚有热，舌红脉数者，加白薇、地骨皮清退虚热；兼有气虚乏力者，加黄芪、党参益气；心神不安、失眠心悸者，加酸枣仁、柏子仁安神。汗出多者，加龙骨、牡蛎敛汗。

【变通法】气血两虚者可用归脾汤（《济生方》）加减。

2. 阴虚

【临床表现】盗汗频作，汗量较多；可入睡后不久即出汗，或醒后即汗止；亦可在入睡出汗、醒后汗止以后，再次入睡出汗，多次反复，以致影响睡眠。有明显烘热感，热作汗出，口干咽燥，心烦失眠。舌质红，脉细弦或带数。

【病因病机】阴血津液耗伤，营血不主于内，卫气不固于外，汗液外泄。

【治法】养阴敛汗。

【方剂】白芍汤（《杂病源流犀烛》）合百合地黄汤（《金匮要略》）。

药物：白芍15～30克，酸枣仁12克，乌梅5～10克，百合10～15克，生地10～15克。

方义：白芍、酸枣仁、乌梅酸甘化阴而敛汗，百合、地黄养心安神而清心。

加减：汗出量多加龙骨、牡蛎、淮小麦、浮小麦敛汗；肝肾阴虚，头晕目眩者，加制首乌、山茱萸补养肝肾；兼有明显烘热者，加白薇、地骨皮清退虚热。

【变通法】汗出量多者，可用五味子汤（《证治准绳》），药用五味子、五倍子、龙骨、牡蛎、山茱萸、制首乌、炙远志、地骨皮等，补肝肾、宁心神、益阴血、敛汗液。热病后期致阴虚盗汗者，用三甲复脉汤（《温病条辨》）加减，药用生牡蛎、生鳖甲、炙龟甲、白芍、生地、麦冬、阿胶、麻仁、甘草等，育阴敛阳。

3. 阴虚火旺

【临床表现】盗汗夜发，汗量多，在睡眠过程中多次发作，汗湿衣衫，汗味偏咸，每伴有皮肤灼热，头晕烘热，心烦，手足心热，两颧潮红，口干舌燥。舌干红少津，脉细数。

【病因病机】阴虚生内热，热甚则逼汗外泄。

【治法】养阴清热敛汗。

【方剂】当归六黄汤（《兰室秘藏》）加减。

药物：生黄芪 15 ~ 30 克，生地、熟地各 10 ~ 15 克，当归 10 克，黄芩 10 ~ 20 克，黄连 5 ~ 10 克，黄柏 5 ~ 10 克。

方义：黄芪益气、固表敛汗，黄芩、黄连、黄柏清泻三焦之火热，生地、熟地、当归养阴血而清内热，共取敛汗养阴作用。

加减：虚热甚者加玄参、石斛、麦冬、山茱萸养阴清热；上焦火盛，鼻衄、咯血、痰黄，加重黄芩用量，清上焦热；中焦火盛，口渴喜饮，口疮口臭，心烦者，加重黄连用量，清中焦热；下焦火盛，尿黄尿赤尿痛，便秘，加重黄柏用量，清下焦热；三焦火盛加用山栀清三焦热，或加用当归龙荟丸吞服。

【变通法】若见口渴善饮，头汗多，脉洪大，烦躁甚，具有阳明热证者，可投白虎加人参汤（《伤寒论》）数剂后，再用当归六黄汤调理；若见口干渴，大便秘结，小便黄，具有三焦实火证者，用当归龙荟丸（《黄帝素问宣明论方》）数剂后，再用当归六黄汤善后。

4. 虚劳

【临床表现】

（1）大病后，无故遍身出汗，兼有阴虚、阳虚、血虚、气虚（诸症见血虚盗汗、阴虚盗汗、气虚自汗、阳虚自汗）之证。

（2）遗精、梦交或房劳后，盗汗淋漓，症状增剧，兼有目眩昏花，心烦烘热，腰胯小腹隐痛。舌尖红，苔薄干，脉细弱或虚弦。

【病因病机】气血阴阳虚弱，五脏功能失调，阳不外固，阴失内密，汗液外泄。

【治法】据阴、阳、气、血虚亏之证，分别以益气、扶阳、养血、滋阴治法。大病后虚汗者，宜补气为主，益阴、摄阳为辅。房劳后虚汗者，宜补肾清心敛汗为主。

【方剂】

（1）摄阳汤（《辨证录》）合敛汗汤（《辨证录》）

药物：党参 15 ~ 20 克（或用白参 10 克），黄芪 15 ~ 30 克，白芍 12 克，麦冬 12 克，五味子 10 克，山茱萸 15 ~ 24 克，熟地 15 ~ 30 克，桑叶 10 ~ 30 克。

方义：黄芪、党参益气助阳，健脾扶正；白芍、熟地、山茱萸滋阴补肾，养血和肝；人参、麦冬、五味子益气养阴敛肝。原敛汗汤中用黄芪、麦冬、五味子、桑叶，其中桑叶一味止汗作用较佳，用于诸补益药中有清热凉血的反佐作用。

加减：若阳气不足者用红参代党参补益阳气，阴血不足者加沙参、玄参、丹参补益阴血。

（2）四参汤（《辨证录》）加减

药物：玄参 12 克，麦冬 12 克，生地 12 克，天冬 12 克，党参 12 克，沙参 12 克，丹参 10 克，五味子 6 ~ 10 克，茯苓 12 ~ 30 克，黄连 5 ~ 10 克。

方义：用人参（党参）益气，沙参清心，丹参养心，玄参养阴，合天冬、麦冬、五味子、茯苓、黄连则清热敛汗、养心安神作用尤佳。该方补气血阴阳而无壅塞之弊，宁心补肾而无伤胃之虞。不仅可用于房劳后虚汗，且可用于心脏病有虚热盗汗者。

加减：失眠而心肾不交者加肉桂、酸枣仁交通心肾，肾虚证甚者加熟地、山茱萸补肾。

【变通法】

（1）用大剂生脉散（《内外伤辨惑论》）合六味地黄汤（《小儿药证直诀》）加参、芪代之。

（2）用生脉散合天王补心丹（《摄生秘剖》）加味代之。

5. 湿热郁阻

【临床表现】夜间盗汗，汗液黏滞，汗出不爽，以上半身为多，或时有午后潮热；伴口腻、口苦，肢倦乏力，头重如裹，脘闷纳呆，胸腹痞满，或见小便少、口苦。舌苔腻或白或黄，脉濡缓或带数。

【病因病机】本症常见于暑湿阴雨连绵时，或环境潮湿，或饮食厚味、嗜食生冷烟酒者。湿热蕴蒸，逼汗外泄。

【治法】化湿清热，通利三焦。

【方剂】三仁汤（《温病条辨》）合平胃散（《太平惠民和剂局方》）。

药物：杏仁 10 克，蔻仁 3 ~5 克，薏苡仁 15 ~30 克，竹叶 10 克，通草 10 克，法半夏 10 克，厚朴 6 克，滑石 10 ~15 克，苍术 10 ~15 克。

方义：杏仁、蔻仁、薏苡仁分别宣通三焦气机，竹叶、滑石、通草利水清热，半夏、厚朴苦温除湿，苍术、厚朴除湿和中。

加减：口腻口淡加藿香、佩兰芳化湿浊，口苦加黄芩、黄连清热，小便少者加猪苓、茯苓淡渗，脾虚者加白术、甘草健脾。

【变通法】亦可用藿朴夏苓汤（《医原》）及甘露消毒丹（《温热经纬》）代之。

6. 瘀血痹阻

【临床表现】盗汗或自汗，有烘热感，可全身汗出，亦可心胸、头面局部汗出。皮肤干涩，或肌肤甲错，面色晦暗无泽，或有黄、黑斑块，两目下暗。舌暗淡有瘀点（斑），脉弦细或细涩。

【病因病机】血瘀阻络，气血不通，汗液疏泄失司。

【治法】活血化瘀通络。

【方剂】血府逐瘀汤（《医林改错》）加减。

药物：柴胡 10 克，枳壳 10 克，白芍 10 克，当归 10 克，生地 10 克，川芎 5 克，桃仁 10 克，红花 5 克，牛膝 10 克，桔梗 5 克，甘草 5 克。

方义：方中用柴胡、枳壳疏肝理气，桃仁、红花、当归、川芎、赤芍、生地活血化瘀，牛膝、桔梗引药上下升降，甘草和中。

加减：有热者加丹皮、丹参凉血，兼寒者加桂枝、吴茱萸温散。

【变通法】若以头面、颈项汗出为主者，可用通窍活血汤（《医林改错》）；以少腹、外阴汗出为主者，用少腹逐瘀汤（《医林改错》）。

（三）医案

海藏治一子，盗汗凡七年矣，诸治不效。与凉膈散、三黄丸，三日而已。盖肾主五液，化为五湿，相火迫肾，肾水上行，乘心之虚而入手少阴，心火炎上而迫肺，欺其不胜已也。皮毛以是而开，理元府不闭而为汗出也。出于睡中者为盗汗，以其觉则无之。先以凉膈泄胸中之火，相火退。次以三黄丸泻心火以助阴，则肾水还本脏，玄府闭汗为之止矣。（《古今医案按》卷十《幼科·汗》）

（四）医家经验

1. 石坚如治伤湿汗证经验 石氏对伤湿外盛、湿困三焦、产后多汗等，与风温、风湿、阳虚、气虚、亡阴、阴虚有疑似之象时，每以身困肢楚，头昏重裹，面色淡黄，胸闷脘痞，纳呆，泛恶，口黏，渴不欲饮，尿少而黄，苔腻（浊），脉缓、濡、细、软（或略数）等症，断为“伤湿”所致的盗汗、自汗、大汗。并以“湿胜则阳微”，“湿之微者依然外无痛楚，内不烦忧，但觉倦怠嗜卧，脉证缓弱，一如虚损”（《六因条辨》），“热兼湿必有浊苔”（《温热经纬》），“凭验舌以投剂为临证之要诀”（薛生白），“午后身热状若阴虚”用三仁汤治湿温（《温病条辨》）等先贤经验为据。用苍术为君，认为湿证之无汗得之有汗，湿证之汗出得之止汗，并辅以藿香、佩兰、厚朴、杏仁、薏苡仁、蔻仁、竹叶、通草等，据证选择，增减用量，不用一味止汗药而应手取效。（中医杂志，1983，6：420）

2. 何传毅治顽固性自汗、盗汗经验 无论自汗、盗汗，只要汗出日久，见有阳气不足，汗出味淡，汗后气短、形寒尤甚，舌苔薄白，脉细弱等，经用黄芪、人参、白术、附子治疗无效时，可用参苏饮（人参、苏叶、半夏、茯苓、陈皮、葛根、前胡、木香、枳壳、桔梗、甘草）。对顽固性自汗、盗汗，经他法治疗无效，可用王清任《医林改错》活血化瘀法。对心胸部汗出，或汗出异常而又有心胸不适（闷满、疼痛），夜寐多梦鬼怪荒诞或刀光剑血等，应首选血府逐瘀汤。兼气虚加黄芪，阳虚加附子。凡头面汗出久治无效，规律明显者，则用通窍活血汤。汗出异常，偏于腋、胁、阴部，且有热象者用膈下逐瘀汤。对汗出异常偏于下半身（包括阴汗），或兼有寒象者，久治不效者可用少腹逐瘀汤。（《出汗异常》）

（五）易简效验方

1. 霜桑叶12克研末，白开水冲服；或霜桑叶30克，每日1剂，水煎服。

2. 莲子、黑枣各7个，浮小麦、黑料豆15克，每日1剂，水煎服，连药汁与枣、豆、莲子均食完。

（六）外治法

1. 五倍子、白矾等量。

用法：取适量以温水调湿填脐中，隔日取去。治自汗、盗汗。

2. 五倍子、朱砂。

用法：以10∶1比例，每次取6克调湿敷脐中。可治阴虚火旺（如肺结核）之盗汗。

3. 郁金（以醋磨汁）。

用法：唾津调涂乳头，治小儿自汗、盗汗。

（七）预防护理

要注意擦干汗液，更换衣服，注意避风。其他汗症同此。

（八）评述

1. 盗汗、自汗分阴阳　盗汗以夜间汗出异常为特征，阳病发于晨，阴病发于夜。故宋以后医籍分盗汗、自汗，而析为阴虚盗汗、阳虚自汗之例。实际上，阴虚亦可有自汗，阳虚亦可有盗汗，甚而有白昼、夜间均汗出之阴阳两虚证候。在临床上若见此证，当参自汗之阳虚、气虚例治盗汗之阳虚、气虚；或参盗汗之阴虚例治自汗之阴虚。

2. 来诊者以盗汗为多　盗汗特征显著，入睡出汗，醒后汗止，其症状的发觉与观察远较自汗为周详，若连续反复发生而有规律者则更易为患者（或家人）所重视，主诉亦当清晰明确。同时，较严重的盗汗，常与久病、产后、手术、失血相伴随，证候应更典型。所以来诊者以盗汗为多。

3. 实证盗汗　除湿热郁阻所致盗汗之外，尚有瘀血盗汗、伤食盗汗、暑热盗汗之证。王清任云："血瘀亦令人自汗、盗汗"（《医林改错》），在用补气、滋阴、固表、降火剂无效时，可改用血府逐瘀汤。小儿伤食盗汗，每有胃肠积滞与消化不良症状，或以消导和胃，或以健脾消积，自可据虚、实分证。暑季天气炎热，见口渴，小便少，睡时盗汗、气短乏力时则当从暑伤气阴着手，热甚时用白虎加人参汤，气虚则用《脾胃论》清暑益气汤，阴虚为重则用王孟英清暑益气汤。

二、自汗

自汗，指人体不因劳动、气候炎热，服用发汗药物等因素而全身性汗出过多，异于平常的症状。《三因极一病证方论》："无问昏醒，浸浸自出者，名曰自汗。"可见宋以前文献所述的"自汗"，只要是全身性汗出异常，都谓自汗。而宋以后，则以为清醒时汗出异常为自汗，睡眠时汗出异常为盗汗。《素问·经脉别论》："惊而夺精，汗出于心；持重远行，汗出于肾；疾走恐惧，汗出于肝；摇体劳苦，汗出于脾。"《丹溪心法·自汗》："自汗：自汗属气虚、阳虚、血虚、湿、痰。自汗之证，未有不由心、肾俱虚而得之者。"说明自汗与五脏功能失调有关。

对于伤风、中暑、伤寒、温病、柔痉等病，有明显自汗兼症，须治愈原发病则自汗则已，于兹不予赘述。对内伤杂病或无明显病变引起的"自汗"，则可依据以下证候进行治疗。

（一）辨证要点

自汗症，表里虚实皆有之。气虚、阳虚、血虚属于虚证，湿郁、痰壅属于实证。如自汗而量较多，汗液不黏腻，恶风畏冷，四肢不温为阳虚。失血、产后突然自汗，兼有心悸失眠，面色无华为血虚。汗液黏滞不爽，每逢雨季多见，舌苔腻为湿阻。自汗呈阵发性，常有痰饮、咳喘等兼症者为痰湿。

（二）证治方药

1. 气虚

【临床表现】自汗而出，时觉汗出有恶风感，避风则虽汗出而不恶风，常在出汗后感到疲乏，或同时伴有短气现象。舌苔可正常，脉缓或无力。

【病因病机】肺气不足，营卫不和，表卫不固，汗液外泄。

【治法】益气固表，调和营卫。

【方剂】桂枝加黄芪汤（《金匮要略》）。

药物：黄芪10～15克，桂枝6～10克，白芍6～10克，甘草6克，生姜3片，大枣5～10枚。

方义：桂枝、白芍调和营卫，黄芪益气固表，甘草、生姜、大枣调和胃气。

加减：脉弱迟，症情较重者，可加芍药至15克、生姜5～10片，党参15克，即新加汤（《伤寒论》）；若易经常感冒者，主方加防风、白术，即桂枝汤（《伤寒论》）合玉屏风散（《世医得效方》）。

【变通法】气虚自汗症重时，可用补中益气汤（《脾胃论》）脾肺同治，益气升阳，亦可在方中再加麻黄根、五味子以敛汗，标本兼治。

2. 阳虚

【临床表现】自汗而出，量较多，尤以上半身为甚，汗液不黏腻，汗味偏淡。平时恶风畏冷，四肢不温，汗后畏冷尤为明显。或伴面色不华（苍白、萎黄），汗后神疲，稍劳即感疲乏；纳食欠香，或进食则汗出。舌苔薄白而润，脉濡细或大而无力。

【病因病机】阳气虚弱，表卫不固，腠理不密，汗液外泄。

【治法】益气温阳，固表止汗。

【方剂】黄芪附子汤（《济生方》）加味。

药物：生黄芪15～30克，淡附子10克，生姜3～5片，大枣10枚。

方义：用黄芪益气固表，附子温阳扶卫，生姜、大枣调和营卫。

加减：脾气虚、气短疲乏者，加党参益气；阴津不足者加沙参、玄参养阴。

【变通法】本症可用桂枝加附子汤（《伤寒论》）；若见阳虚自汗而夹内热，舌淡润而有浮黄薄苔，可用桂枝汤合二加龙牡汤（《外台秘要》）出入。即桂枝、白芍、甘草、姜、枣、龙骨、牡蛎、白薇、黄芩、附子，用桂枝、附子温阳固表，龙骨、牡蛎、芍药敛汗益阴，白薇、黄芩清热，是治寒、热、虚、实兼有之症。

3. 血虚

【临床表现】失血、产后或外科手术后，突然发生自汗，汗量可多可少，常与夜间盗汗并见。出血量少者，可不兼他他；出血量多者，兼有头晕目眩，心悸失眠，面色无华，口唇色淡。舌质淡，脉虚细或虚大中空。

【病因病机】血虚而气虚，表卫失固，汗液外泄。

【治法】养血益气，止汗。

【方剂】当归补血汤（《内外伤辨惑论》）或圣愈汤（《兰室秘藏》）。

药物：①生黄芪30克，当归10克；②党参10～15克，黄芪10～15克，当归10克，白芍10克，川芎3～5克，生地10克。

方义：当归补血汤对无热象者有效，方用黄芪益气，当归养血，气益而血生。圣愈汤对一般气血两虚者有效，用黄芪、党参益气，四物汤养血。

加减：可加浮小麦、煅牡蛎、五味子、白薇以敛汗。

【变通法】若血虚而兼阴虚有内热者，盗汗症较自汗为重，可改用当归六黄汤（《兰室秘藏》）。

4. 痰湿

【临床表现】自汗呈阵发性，汗出发作时较多，缓解时较少。常有痰饮咳喘等兼症，如咳嗽、胸闷、短气、喘息，气逆痰壅而汗出，气平痰少则汗收。伴见头晕、恶心、痞闷、纳呆，腹胀或小便不利。舌质胖润，舌苔腻，脉滑。

【病因病机】痰湿壅阻于内，肺气宣肃失司，表卫失固，汗液外泄。

【治法】化痰除湿，理气降逆。

【方剂】抚芎汤（《丹溪心法》）合二陈汤（《太平惠民和剂局方》）加减。

药物：法半夏10～12克，陈皮6克，茯苓15～20克，炙甘草5～10克，白术15克，川芎10克。

方义：半夏、陈皮和胃，白术、茯苓、甘草健脾，予以调脾胃、健中州而治痰，此治汗且治痰，治痰必降气。方中用川芎以活血和血，收“气血同治，痰瘀同化”之效。

加减：胸闷痞满加枳壳、桔梗，恶心呕吐加竹茹、生姜、大枣，气郁胸胁胀闷加香附，纳呆腹胀加苍术、厚朴，脾气虚则加党参。

【变通法】以脾虚痰湿而自汗者，可用六君子汤（《证治准绳》）加五味子、浮小麦、龙骨、牡蛎。

5. 湿邪阻遏

【临床表现】自汗而出，汗液黏滞不爽，似潮似湿，汗出稍久可伴有臭汗味。气候阴寒潮湿则自汗增，温燥风凉则自汗减。每逢雨季多见。伴恶风，声音重浊，头重身沉，倦怠乏力，胸闷纳呆，关节酸痛，口腻。舌苔腻，脉濡。

【病因病机】湿邪阻遏，表卫阳气不和，致自汗而出，汗液黏滞不爽。

【治法】除湿通阳。

【方剂】羌活胜湿汤（《内外伤辨惑论》）加味。

药物：羌活、独活各10克，藁本10克，川芎10克，防风10克，蔓荆子10克，甘草6克。

方义：羌活、独活、防风、藁本、蔓荆子、川芎，均为辛散风药，用风药胜湿，辛药通阳，为治湿郁自汗之正法。

加减：胸闷纳呆加半夏、陈皮和胃，腹满加苍术、厚朴除满，关节酸痛、身体酸楚加木防己、川桂枝宣痹止痛，小便不利加茯苓、猪苓、泽泻、白术（即四苓散）利水。若兼气虚者，可合补中益气汤同用，即东垣治法，可详见《古今医案按》卷四，兼郁证则合越鞠丸（川芎、香附、苍术、神曲、山栀）。

【变通法】舌苔薄黄而润，小便不通，湿邪化热者，用黄芩滑石汤（《温病条辨》）利湿清热。即黄芩、滑石、茯苓、大腹皮、白蔻仁、猪苓、通草。舌苔薄白而润，小便不通而自汗，口渴不欲饮，湿邪郁阻，太阳经脉不利，用五苓散（《伤寒论》），有热加石膏、滑石、寒水石。

（三）易简效验方

1. 浮小麦30克，糯稻根15克，每日1剂，水煎服。适用于自汗所有证型。

2. 黄芪30克，甘草5克，或补中益气丸，日2次，每次10克。适于气虚自汗。

3. 桑叶30~60克，每日1剂，水煎服。

4. 倍子9克、广郁金30克，研细末，每15克蜜调成药饼2块，贴两乳头上，纱布固定，日1次。

（四）预防护理

同盗汗。

（五）评述

1. 低热患者兼见自汗、盗汗 常从阴血虚亏、气阴两虚治疗，或用清骨散、青蒿鳖甲汤滋阴清热，或用补中益气汤合生脉散甘温除热、益气养阴。

2. 因人而宜 如小儿自汗，以脾胃积滞、脾虚肝旺为多见，则当分别以保和丸或六神散加减。妇女自汗，如见肝郁症状，经水不调，乳房胀痛，则用丹栀逍遥散；而因围绝经期肾虚肝旺而自汗，可用补肾抑肝法，如地黄丸合逍遥散化裁。

3. 自汗若有原发病因 自汗若有原发病因者必先治病，稍加止汗、敛汗之品即可，如肺结核、慢性肝病、自主神经功能紊乱症、慢性肺气肿等。

4. 自汗与气候环境因素有关 当注意诸此因素的调摄与治疗。若暑季见自汗、短气、烦渴，当以清暑益气，用人参白虎汤、竹叶石膏汤、清暑益气汤；若雨季见自汗、疲乏、口腻、胸闷、纳呆，则除湿调中，用平胃散、二陈汤、五苓散等。

三、黄汗

指汗出带有黄色，能染黄衣衫的症状。见于《金匮要略·水气病脉证并治》篇："黄汗之为病，身体肿（重），发热汗出而渴，状如风水，汗沾衣，色正黄如柏汁。"因湿邪郁遏玄府，阳气不通，久郁可化热所致，立桂枝加黄芪汤和黄芪芍药桂枝苦酒汤两方，总以宣通阳气、调和营卫治疗。仲景立"黄汗"之名于"水气"篇，与一般的水肿相鉴别，又独立于"黄疸"之外。而后世医家却将黄汗与黄疸混同一类，如清代秦皇士《症因脉治·

黄疸》："黄汗之症，眼白黄，面皮黄，汗出染衣如黄柏汁。"与仲景不同。需要说明的是，本症在病因病机及某些症状上虽类"黄疸"，但其面目不黄仅汗出色黄，当予鉴别。

（一）辨证要点

两胁、腋下黄汗，阴痒，烦躁易怒，胸胁不适为肝经郁热。全身黄汗黏腻，身目不黄，时作时止，身重头沉，脘痞腹胀，苔黄腻为湿热蕴结。

（二）证治方药

1. 表卫不固，湿热内蕴

【临床表现】久病体虚、年老患者，头项、背、胁下汗出色黄，动则尤甚。面色萎黄，食欲不振，下肢轻度浮肿，神疲乏力，易感冒，小便少或黄或清。舌淡苔白腻或微黄腻，脉濡细或带数。

【病因病机】久病体弱，脾气不运。脾不运则湿内生，久而化热；气不足则卫不固，腠理失疏，致湿热外泄于表而成黄汗。

【治法】益气固表，利湿清热。

【方剂】加味玉屏风散（《医宗金鉴》）加减。

药物：生黄芪15克，白术10～15克，防风10克，茵陈蒿30克，生石膏30克（先煎），滑石30克（包）。

方义：原方无滑石。用生黄芪、白术、防风固表益气，茵陈蒿、石膏清利湿热，加滑石则利湿从小便而去，所谓"汗尿同源"，小便多则汗少，汗多则小便少者。

加减：食欲不振、大便溏，脾胃不和甚者，去石膏、滑石，加猪苓、茯苓、党参、泽泻益气利湿；口苦尿黄热甚者，加竹叶、通草、车前子、黄柏、山栀清热利湿。

【变通法】如无热象，可用玉屏风散合五苓散（《伤寒论》）。

2. 营卫不和，玄府壅闭

【临床表现】汗出如黄柏汁，身热不著，或不发热，恶风，下肢因重，皮下有蚁行感，口渴不欲饮，小便不利。舌薄白，脉沉紧或濡缓。

【病因病机】大多有外感发热而遇雨淋，汗出洗冷水浴史。营卫不和，腠理郁闭，经气不通而为黄汗。

【治法】调和营卫，益气通阳。

【方剂】黄芪芍药桂枝苦酒汤（《金匮要略》）。

药物：黄芪20～30克，桂枝10克，白芍10克，米醋半杯。

方义：黄芪益气止汗，通阳固表；桂枝、白芍调和营卫；醋、水同煎，以泄营分郁热。加减：亦可用陈酒半杯代米醋。

【变通法】如黄汗色淡量少，汗出不透且腰以上有汗、腰以下无汗，身体腰髋沉重，下肢冷，小便不利者，可用桂枝加黄芪汤（《金匮要略》）。

3. 湿热蕴结

【临床表现】全身汗出，汗液黏腻沾手，色黄如柏汁，身目不黄，汗出遇热则甚，时作时止。身体困重，头沉如裹，胸闷、脘痞、腹胀、胁痛、口渴，小便黄少，大便干。舌苔黄腻，脉弦、滑、数。

【病因病机】湿热蕴结，气化失常，腠理疏泄失常。本型常因嗜食辛辣烟酒，或有肝病史。

【治法】清热利湿，宣通气化。

【方剂】甘露消毒丹（《温热经纬》）加减。

药物：藿香10克，厚朴5~10克，白蔻仁3~5克，石菖蒲10克，连翘10克，黄芩10~15克，滑石15~30（包），木通10克，射干10克，茵陈蒿15~30克，贝母5克，甘草5克。

方义：藿香、石菖蒲芳香化湿，厚朴、白蔻仁苦温燥湿，滑石、木通淡渗利湿，以宣通三焦气化。黄芩、连翘、茵陈、射干清热利湿，用贝母润燥反佐，甘草调和诸药。

加减：胸闷加杏仁、枳壳宽胸，头重加荷叶、苍术祛湿，胁痛加郁金、姜黄理气，尿少加薏苡仁、竹叶除湿，口渴热重加生石膏清热。

【变通法】湿重而热不甚者用茵陈五苓散（《金匮要略》）。

4. 肝经郁热

【临床表现】两胁、腋下或外阴汗出发黄，沾染衣裤，妇女月经不调，或痛经，男子性情烦躁而易怒。或有阴痒，或有狐臭。胸胁不适，口苦目眩咽干，小便黄少。舌红苔黄，脉弦数或滑数。

【病因病机】情志不舒，肝气郁结，久而化为火热，胆液外泄于腋、胁、外阴等肝经所过之处。本型可有肝病史。

【治法】疏肝清热。

【方剂】丹栀逍遥散（《内科摘要》）加减。

药物：柴胡10克，丹皮6~10克，山栀6~10克，当归10克，白芍10克，茯苓15克，白术10克，甘草5克，薄荷5克。

加减：阴痒加白鲜皮、蛇床子、苦参清热除湿；狐臭局部用加味三仙丹（见腋汗）。胁痛加川楝子、延胡索理气；如见小便黄少者，加滑石、竹叶、通草清利。

方义：丹皮、山栀清热泻肝，茯苓、白术调中健脾，当归、白芍和血养肝，柴胡疏肝，薄荷解郁，以助肝气。

【变通法】如黄汗甚大便干，合茵陈五苓散（《金匮要略》）用。

（三）医家经验

李小白经验 黄汗与水湿有关，治以渗湿利水，湿去则汗必止。应以五苓散为渗湿利水主方。方中泽泻，实热证应重用，虚寒证应少用；桂枝则无论寒、热皆可用；茯苓、猪苓渗湿利水；白术健脾对脾虚者尤宜。若湿热相合为病，可重用茵陈蒿，加龙胆草、车前子、滑石。若属肝经郁热，丹栀逍遥散合五苓散。若伴脾肺气虚，合玉屏风散、平胃散。若有阴虚夹湿，合当归六黄汤，重用归、地，少用猪茯苓、泽泻。（中医杂志，1998，10：

588－589）

（四）易简效验方

加味苍术白虎汤 生石膏（先煎）、茵陈各 30 克，知母、苍术、白术、防风、黄芪、黄柏、六一散（包）各 10 克，每日 1 剂，水煎服。适于湿热内蕴者。

（五）外治法

1. 塞鼻法

处方：瓜蒂、赤小豆、秫米等量研末成小丸。症重者，药丸如大豆大；症轻者，药丸如小豆大。

用法：纳入两鼻孔中，觉痛缩鼻顷刻，鼻流黄水或水自口中吐出。

2. 药扑法

处方：六一散 30 克，枯矾 6 克，冰片 1 克。

用法：分别研细和匀，纱布包扑患处，日 1～2 次。

（六）评述

黄汗一症以湿邪郁闭玄府为主，或用桂枝、黄芪走表宣泄，或用猪苓、茯苓、白术、泽泻入里渗利。故五苓散、桂枝汤为适宜之方。如表卫不固则用四君子汤、玉屏风散，重在健脾；如湿热蕴结则用甘露消毒丹、三仁汤类，宜予宣通三焦。总以脾、胃中焦升降功能为主，而表里分泄、上下分消，则湿邪去，黄汗止而小便通。有些患者有肝经郁热、肝阴不足者，或予疏肝清热，或予养阴清热，亦因据证虚实而施治。虚证宜持久缓治，实证可迅速取效，亦症情与体质之故。

四、脱汗

脱汗又名绝汗，是阴阳离决、生命垂危时出现的症状。以汗出淋漓不止，如珠如油为特征。《素问·诊要经终篇》："太阳之脉，其终也，戴眼，反折，瘛疭，其色白，绝汗乃出，出则死。"《灵枢·经脉》："六阳气绝，则阴与阳相离，离则腠理发泄，绝汗乃出，故旦占夕死，夕占旦死。"说明阴阳离绝是绝汗的主要病机。清代何梦瑶《医碥》则称绝汗为"脱汗"。清代林珮琴《类证治裁》将脱证分为上脱（亡阳）、下脱（亡阴）和上下俱脱，述之精当。《临证指南医案·脱》云："脱之者，惟阳气骤越，阴阳相离，汗出如油，六脉垂绝，一时急迫之症，方名为脱。"可见绝汗（脱汗）为危重症，须紧急抢救。

（一）辨证要点

汗出清冷，四肢厥冷，面色苍白。舌淡润，脉微细欲绝为亡阳。汗出热黏，手足尚温，面如红妆，舌干红为亡阴。

（二）证治方药

1. 阴脱（亡阴）

【临床表现】汗出不止，热而黏稠，或汗出如油，呼吸气粗，喘促不已或短气不足以息，见于大热、大泻、失血病症中，面如红妆，唇干红，手足尚温。舌干红，脉虚芤或数疾。

【病因病机】高热大汗、大泻、大失血，阴液外泄下脱。

【治法】益气救阴，固脱止汗。

【方剂】生脉散（《内外伤辨惑论》）加龙骨、牡蛎。

药物：红参9克（另煎兑冲），麦冬15～30克，五味子10克，龙骨30克，牡蛎30克。

方义：红参益气固脱，麦冬养阴液，五味子敛精气，加龙骨、牡蛎则固脱救逆效果更好。

加减：病症急而汗出如油者，加大量山茱萸、白芍敛阴。若兼阳脱症状，加附子固阳。

【变通法】来复汤（《医学衷中参西录》），用山茱萸、龙骨、牡蛎、白芍、人参、甘草。

2. 阳脱（亡阳）

【临床表现】大汗淋漓，汗出如珠，清稀冷澈，呼吸微弱，气不接续，神志不清，四肢厥冷，面色苍白。舌淡、暗而润，脉微细欲绝。

【病因病机】阳气暴脱，阴不相附，阴阳欲绝。

【治法】回阳益气，救逆固脱。

【方剂】四逆加人参汤（《伤寒论》）。

药物：人参（红参或白参）10～15克（另煎兑冲），附子10～15克（先煎30分钟），干姜10克，甘草10克。

方义：人参益气固脱，附子、干姜、甘草回阳救逆。

加减：可加龙骨、牡蛎敛汗。

【变通法】参附龙牡汤（经验方），药用人参、附子、龙骨、牡蛎、山茱萸等回阳益气救逆。

（三）预防护理

需急症抢救，专人监护，密切观察病情发展。

（四）评述

《类证治裁》卷二《脱症论治》："上脱者，喘促不续，汗多亡阳，神气乱，魂魄离，即脱阳也；下脱者，血崩不止，大下亡阴，交合频，精大泄，即脱阴也。上下俱脱者，类中眩仆，鼻声鼾，绝汗出，遗尿失禁，即阴阳俱脱也。"

可见"脱汗"之见于亡阴、亡阳证，见汗出淋漓不止，是阴不附阳、阳不依阴之危症。故急宜益气、救阴、回阳、固脱。若上下阴阳俱脱，则以阳脱为要，先救其阳，后救其阴。

五、半身汗出

半身汗出又称汗出偏沮，以人体左侧或右侧出汗异常症状为特征。《素问·生气通天论》："汗出偏沮，使人偏枯。"多发于中风偏瘫患者。

本症常与中风瘫痪同见，应先治瘫痪，待其好转后则半身汗出自然缓解。诚然，亦有半身出汗而不瘫者，则当据证治之。

（一）辨证要点

面色无华，气短乏力，头晕目眩，肢体麻木，舌淡为气血亏虚。汗出偏于半侧，见于中风偏瘫过程中，瘫侧无汗，健侧有汗，舌暗晦，大多为气虚血瘀。

（二）证治方药

1. 气血亏虚

【临床表现】汗出偏于身半之侧，气短乏力，头晕目眩，肢体麻木，面色无华。舌淡暗，脉虚细或沉弦。也有见于偏瘫（瘫侧无汗、健侧有汗）者。

【病因病机】气血亏虚，血脉失养，汗出偏沮。

【治法】益气养血，化痰通络。

【方剂】人参养荣汤（《太平惠民和剂局方》）加减。

药物：生黄芪30克，党参10克，白术10克，茯苓15克，甘草5克，当归10克，川芎10克，赤芍、白芍各10～15克，熟地10克，桂枝10克，五味子5克，远志3克，陈皮5克，生姜3片，红枣5枚。

方义：黄芪、党参、白术、茯苓、甘草益气健脾，当归、川芎、赤芍、白芍、熟地养血和荣。肉桂改为桂枝，合白芍、黄芪、生姜、甘草，即黄芪桂枝五物汤，通络益气之剂。方内陈皮和胃，五味子、远志养心，以助药力。

加减：口腻、痰多、舌苔腻者，去熟地、当归，加法半夏、南星化痰；见偏瘫者加地龙、钩藤、鸡血藤、首乌藤通络；见眩晕肢麻，加天麻、钩藤、潼蒺藜、牛膝、桑枝息风。

【变通法】如见形寒肢冷、四肢不温之阳气不足，又有半身汗出之气血不充者，可用大建中汤（《太平惠民和剂局方》）加减，药用当归、白芍、川芎、熟地、黄芪、人参、茯苓、麦冬、白术、苁蓉、肉肉桂、附子、半夏、姜、枣等，补益气血。

2. 气虚血瘀

【临床表现】汗出偏于半侧，发生于中风偏瘫过程中，常见瘫侧无汗，健侧有汗。或兼有瘫侧肢筋脉拘急，肌肉萎缩。或伴口眼㖞斜，语言不利。舌暗晦，有瘀点（斑），脉弦。

【病因病机】气虚而无力推动血行，血络痹阻不通。

【治法】益气活血，化瘀通络。

【方剂】补阳还五汤（《医林改错》）加减。

药物：生黄芪30～60克，桃仁10克，红花5克，当归10～15克，赤芍10～15克，川芎10克，地龙10克。

方义：用大剂黄芪益气通脉，桃仁、红花、当归、赤芍、川芎活血化瘀，地龙通络息风。

加减：筋脉拘急者加钩藤、伸筋草通络，语言不利者加石菖蒲、生蒲黄通窍。

【变通法】若无显著气虚之象，亦有用桃红四物汤（《医宗金鉴》）加祛风药治疗者。

（三）预防护理

可参“半身不遂”相关内容。

（四）评述

《张氏医通》卷九：“夏月止半身汗出，皆气血不充，内挟寒饮所致，偏枯及夭之兆也。大剂十全大补、人参养荣、大建中辈，加行经豁痰药治之。若元气稍充，即间用小续命汤一剂以开发其表，或防己黄芪汤加川芎以散其湿。此证虽属血虚，慎不可用四物阴药，以其闭滞经络也。”对本症述之周详，录之备存。

除张潞所述之外，本症以气血不能运行全身为要点。虚则补气养血，实则理气活血，虚实相兼者或用益气活血法，或用疏肝通络法。对于因营卫不和，经气不畅，非中风偏瘫引起者，且无显著兼症或无明显邪实正虚者，亦可用桂枝汤、小柴胡汤合方，调和营卫、和解少阳则“阴阳自和”，上焦得通，津液得下，胃气因和，全身汗出而解。亦有用柴胡龙牡汤、丹栀逍遥散、奔豚汤治疗，或用桂枝汤合四逆散而取效者。半身汗出、半身不汗出，主要见于中风偏瘫，故称为偏沮、偏枯。用补气养血或益气活血，促使经脉气血通畅而达到治疗目的。对于上半身汗出、下半身无汗，或下半身汗出、上半身无汗，如见于截瘫患者，则以治瘫为主，在临证时常可从瘀血阻痹、湿邪郁遏着眼，予以通络活血或宣痹除湿。

六、无汗

患者全身或某些部位终年无汗，除因外感热病和烧伤、瘫痪引起者，称为无汗。全身性无汗，可伴全身发热，疲乏无力，动则尤甚。局限性无汗，常有皮肤干燥、粗糙。汗为心之液，以阳气为运用，以阴精为材料。汗为阴津所化，由阳气温煦而发于腠理。故无汗之症，可由阴亏、阳虚、寒闭腠理所致，间有先天精乏者。

（一）辨证要点

除先天之外，突然发生，病程短，身寒无汗，脉浮紧为外感风寒。病程长，灼热瘙痒，口干，大便干结，脉细数为津亏；形寒怯冷，神疲乏力，脉沉细为阳虚。

（二）证治方药

1. 寒闭腠理

【临床表现】无汗突然发生，病程短，身寒，皮肤起粟如鸡皮状，或有痒感。舌苔薄，脉浮紧。

【病因病机】风寒束表，闭塞腠理，开合不利，营卫不和，致成无汗。

【治法】散寒祛风，调和营卫。

【方剂】麻桂各半汤（《伤寒论》）加减。

药物：麻黄3～6克，桂枝3～6克，白芍10克，杏仁10克，甘草6克，姜2片，大枣 5 枚。

方义：麻黄、桂枝发汗散寒，桂枝、白芍调和营卫，杏仁、麻黄宣肺透表，甘草、姜、枣和胃。

加减：皮肤有痒感者，加蝉蜕、荆芥祛风止痒。

【变通法】症状重者，可用麻黄汤（《伤寒论》）加减。

2. 阳气不足

【临床表现】无汗，面色㿠白，形寒怯冷，腰脊冷痛，神疲乏力。舌淡，脉虚细或沉细。

【病因病机】阳气不足，无以温煦，汗不得发于腠理。

【治法】助阳益气。

【方剂】再造散（《伤寒六书》）加减。

药物：黄芪 15 ~ 30 克，桂枝 10 克，白芍 10 克，党参 15 克，淡附子 6 ~ 10 克。

方义：黄芪、党参益气，桂枝、白芍调和营卫，淡附子温阳。

加减：腰脊冷痛，神疲乏力者，加鹿角片、巴戟天补阳温肾。

【变通法】肾阳虚者可用右归丸（《景岳全书》）加减。

3. 阴津虚亏

【临床表现】无汗，皮肤灼热瘙痒，口干欲饮，大便干结，食欲不振，形瘦神疲。舌红无苔，脉细数。

【病因病机】胃阴不足，阴津虚亏，汗无源以生，肌肤失于濡养，致成无汗。

【治法】养阴益胃。

【方剂】叶氏养胃汤（《临证指南医案》）加减。

药物：沙参 15 ~ 30 克，麦冬 15 克，石斛 15 克，玉竹 15 克，桑叶 15 克，扁豆 10 克。

方义：沙参、麦冬、石斛、玉竹养阴益胃，以充汗源。桑叶疏风发汗，扁豆健脾和胃。

加减：阴津虚亏加生地，以增强养阴作用。

【变通法】心悸失眠，心阴虚者可用天王补心丹（《摄生秘剖》）加减。

4. 先天肾亏

【临床表现】自幼无汗，皮肤干燥粗糙，毛发稀少，指甲变形缺损。舌红有裂纹，脉虚细而数。

【病因病机】先天不足，肾精亏乏，汗无源以生，肌肤失于濡养，致成无汗。

【治法】滋肾养精。

【方剂】复方参地汤（《中医外科学》）加减。

药物：党参 15 克，生地 15 克，山茱萸 10 克，山药 15 克，菟丝子 10 克，枸杞子 10 克，女贞子 10 克，首乌 10 克。

方义：生地、山茱萸、山药滋肾养阴，菟丝子、枸杞子、女贞子、首乌补益肝肾，党参健脾益气。

加减：肾阳虚者加巴戟天、淫羊藿温补肾阳。

【变通法】肾阴虚者可用左归丸（《景岳全书》）加减。

（三）医案

张景岳曰：余尝治一衰翁，年逾七旬，陡患伤寒。初起即用温补调理，至十日之外，正气将复。忽而作战，自旦至晨不能得汗，寒栗危甚。告急于余，余用六味回阳饮，入人参一两，姜、附各三钱，使之煎服。下咽少顷即大汗如浴，时将及午而浸汗不收，身冷如脱，鼻息几无。复以告余，余令以前药复煎与之。告者曰：先服此药已大汗不堪，今又服此，尚堪再汗乎？余笑谓曰：此中有神，非尔所知也。急令再进，遂汗收神复，不旬日而起矣。呜呼！发汗用此，而收汗又用此，无怪乎人疑之也。而不知汗之出与汗之收，皆元气为之枢机耳。人能知阖关之权，其放与收有所以主之者，则无惑矣。（《古今医案按》卷四《汗》）

按：此四逆加人参汤、六味回阳饮（以前方加熟地、当归）之方治。“汗之出与汗之收，皆元气为之枢机”，是此案之眼目。

（四）评述

汗之有无多少和元气盛衰相关。至于无汗者，寒闭腠理者宜散寒祛风，阳气虚乏者宜助阳益气，阴津不足者宜养阴增液，先天精亏者宜滋肾养精。

第三章 神志

心主神明，脑为元神之府。神是生命活动的根本，包括神、魂、魄、意、志、思、虑、智，是精神、意识、运动、感觉、言语功能的总体概括，为行为、性格、心理等状态所反映。在临床上，神志主要表现为精神、睡眠、情感等方面，兹分两节述之。

第一节　精　神

本节内容包括意识障碍，有昏迷、晕厥，智力障碍有老年痴呆，精神障碍有狂躁、抑郁、惊恐。诸如健忘为记忆力减退；烦躁既有情感障碍，又有行为症状；失语为言语障碍，癫痫是一种较有代表性的神志病症，于此一并予以分述。

一、昏迷

昏迷是意识障碍的危急症状，以意识昏糊、不省人事为临床特征。又称神昏、昏愦、昏瞀等。心主神志（明），脑主元神。昏迷是属于脑、心的病症，其病因可分虚、实。实证以热和痰为主，虚证常由于阳脱和阴竭。实证又称闭证，虚证又称脱证，但也有内闭外脱、虚实相兼者。实证宜达邪开窍，常用清热、豁痰、通腑、息风等法，以祛除其病因为主。虚证则宜救逆固脱，如救阴敛阳、回阳救逆等，以扶助正气、平复阴阳逆乱为主。

（一）辨证要点

1. 辨昏迷特点　根据昏迷的不同表现及特点，可概括为昏迷而躁扰谵语，昏迷而发狂，昏迷而时醒和昏迷不省四类。结合病机分析，躁扰谵语者较轻，昏迷不省者较重；昏而发狂者多属瘀热，昏而时醒者病势较为缠绵。

2. 辨外感内伤　热陷心营、腑实燥结之神昏，多属温热病的逆传变证；热毒熏蒸和肝阳风痰之神昏，多属内伤杂病演变发展之急候；湿热上蒸之神昏，既可发于外感，也可见于内伤杂病之变证。不论外感、内伤之神昏，其病必犯心、脑，闭塞清窍或致神明失守。

3. 昏迷有虚有实　凡昏迷发作急骤，伴高热、谵语、面赤、痰多、抽搐，脉滑、弦数者，多属实证。凡在危重病后期，昏迷伴见面色苍白、四肢厥冷、大汗淋漓，脉微细欲绝者，多属虚证。

4. 辨主症和兼症　昏迷而躁扰谵语者，多为痰热内阻或阳明腑实；昏迷而发狂，多属瘀热、实火；昏迷时清时昧，为湿热、痰浊蒙蔽心包。昏迷不省人事，病情复杂。一般而言，躁扰谵语较轻，昏迷不省最重。若结合昏迷的其他兼症，常可作出明确诊断，如兼见偏瘫者为中风，兼见黄疸者为急黄，兼见喘促者为喘证等。

5. 昏迷和厥逆　厥逆可见昏迷但必兼四肢逆冷；昏迷主要为意识障碍，包括昏愦迷蒙，烦躁谵语，或伴有四肢抽搐等。

（二）证治方药

1. 热陷心营

【临床表现】高热，神昏，谵语，烦躁，面赤唇红，或昏愦不语，或斑疹吐衄，或四肢抽搐，或舌强不语，大便秘结，小便短赤。舌质红绛，苔少或苔黄干，脉数。

【病因病机】温热疫毒之邪或逆传心包，或顺传营血，扰及心神，神识昏乱。

【治法】清心营，开窍闭。

【方剂】清宫汤（《温病条辨》）合紫雪丹（《太平惠民和剂局方》）。

药物：水牛角30克（先煎，镑），玄参15克，连翘心15克，竹叶卷心10克，连心麦冬10~15克，莲子心5~10克，金银花15~30克，紫雪丹6克（分2次调入）。

方义：水牛角代犀角，清营凉血，护心解毒；玄参、莲子、麦冬养阴清心，竹叶、连翘、金银花泻热清心。紫雪丹清热解毒，凉血清营，开窍醒脑。

加减：痰浊夹热，昏愦不语加石菖蒲、郁金、天竺黄、胆南星豁痰化浊。热入营血，斑疹吐衄者，加牡丹皮、赤芍、紫草、白茅根凉血解毒。四肢抽搐，肝风上扰者加羚羊角、钩藤、石决明，平肝息风。高热不退加石膏、知母、山栀、黄连，清热泻火。

【变通法】或用清营汤（《温病条辨》）调服安宫牛黄丸，清营汤比清宫汤多丹参、黄连、金银花三味，凉血清营作用更胜。

2. 湿热痰浊

【临床表现】身热不扬，时昏时清，时而谵语，或喉中有痰声辘辘，或胸闷恶心，烦躁不宁，口气秽浊。舌苔白滑垢腻或黄滑垢腻，脉濡数或滑数。

【病因病机】湿热痰浊郁阻气分，上蒙心神脑窍。

【治法】清热化湿，宣通气机，豁痰开窍。

【方剂】菖蒲郁金汤（《温病全书》）合三仁汤（《温病条辨》）。

药物：石菖蒲10~15克，郁金10~15克，丹皮10克，连翘10~15克，山栀10克，竹叶10克，竹沥30克（冲服），滑石10克（包），通草10克，玉枢丹10粒（研末调服），薏苡仁10~15克，杏仁10克，白蔻仁5克。

方义：菖蒲、郁金、竹沥清热豁痰，丹皮、山栀、连翘清热解毒，竹叶、滑石、通草淡渗利湿，薏苡仁、杏仁、蔻仁宣通三焦气机，玉枢丹辟秽化浊兼有开窍之功。

加减：痰浊甚而喉中辘辘，加天竺黄、胆南星豁痰开窍。

【变通法】若无玉枢丹，可用至宝丹（《太平惠民和剂局方》）或苏合香丸（《太平惠民和剂局方》）代之。

3. 腑实燥结

【临床表现】高热日晡为甚，神昏，躁扰谵语，大便秘结，腹部胀满，或发痉撮空，循衣摸床，或四肢厥冷，口干舌燥。舌红，舌苔老黄带黑或干裂起刺，脉沉实或滑数有力。

【病因病机】阳明腑实，热结肠胃，上冲心包，神识不清。

【治法】通腑泻热开窍。

【方剂】调胃承气汤（《伤寒论》）送服安宫牛黄丸（《温病条辨》）。

药物：生大黄15克（后下），玄明粉10克（冲服），生甘草10克，安宫牛黄丸2粒研末（分次调冲）。

方义：生大黄、玄明粉、甘草为调胃承气汤，通腑泄热，釜底抽薪。安宫牛黄丸清热解毒，开窍醒脑。

加减：湿热结聚，发痉谵妄，加竹叶、芦根清热利湿、生津护心。见高热神昏，夜甚昼轻，甚则入夜发狂，为瘀热互结，加桃仁、红花、琥珀化瘀通窍。若见心胸烦热，加山栀、连翘、黄芩、竹叶清心凉膈，即合凉膈散（《太平惠民和剂局方》）同用。

【变通法】上方亦可去玄明粉、甘草，用生大黄研末10克调服安宫牛黄丸1粒，即牛黄承气汤（《温病条辨》），亦为通腑开窍之方，而取效尤捷。

4. 热毒熏蒸

【临床表现】高热，昏迷，谵语，烦躁，全身黄疸，吐衄便血，两手震颤，或腹胀如鼓。舌质绛，舌苔黄，脉弦数而细。

【病因病机】湿热邪毒燔灼，逼乱心神则昏迷谵语，扰及肝胆则黄疸、震颤，伤及营血则吐衄便血。是为急黄之证。

【治法】凉血解毒，开窍醒脑。

【方剂】犀角地黄汤（《备急千金要方》）合安宫牛黄丸（《温病条辨》）。

药物：水牛角30克（镑，先煎），鲜生地30克，赤白芍10～15克，丹皮10～15克，连翘10～15克，生蒲黄10包（研末分冲），荷叶10克，安宫牛黄丸2粒（分2次化服）。

方义：水牛角代犀角，凉血解毒、清热护心；鲜生地清热养阴，丹皮、赤芍凉血；连翘、荷叶清心解毒；蒲黄与犀角地黄汤同用，有祛瘀清心之功。又，《证治准绳·女科》取生地、荷叶、丹皮煎汤，调生蒲黄末，治狂言谵语，故加入合用而增药力。

加减：黄疸加茵陈蒿、山栀、生大黄（后下），清热利湿退黄，即与茵陈蒿汤（《金匮要略》）合用。衄血加白茅根、茜草，凉血止血治衄；便血加侧柏叶、地榆炭，收敛止血治便血。

【变通法】亦可用千金犀角散（《备急千金要方》），即犀角、黄连、山栀、茵陈蒿、升麻，加入生地、丹皮、玄参、连翘，送服安宫牛黄丸。

5. 肝阳风痰

【临床表现】突然眩晕跌仆，昏迷不省人事，喉间痰涎上涌，辘辘有声，喘息气粗，牙关紧闭，两手握固。若四肢逆冷，静而不烦，面唇苍白，冷汗淋漓，舌苔白滑，脉沉，为阴闭（寒闭）。若面赤唇红，烦渴谵语，二便秘结，舌红苔黄，脉弦滑数，为阳闭（热闭）。

【病因病机】肝风骤起，痰浊闭阻，心神逆乱。阴闭以寒湿痰浊为主，阳闭则为风阳上扰、痰火炽盛。

【治法】豁痰开窍，醒脑启闭。

【方剂】涤痰汤（《济生方》）为主，阴闭用苏合香丸（《太平惠民和剂局方》），阳闭用至宝丹（《太平惠民和剂局方》）。

药物：石菖蒲10～15克，制南星10克，制半夏10～15克，橘红5～10克，茯苓10～15克，枳实5～10克，苏合香丸或至宝丹1粒水调溶化冲入。

方义：半夏、橘红、茯苓为二陈汤（《太平惠民和剂局方》）之药物组成，是化痰的主方；石菖蒲、南星豁痰开窍，竹茹、枳实理气降逆。原方有人参，因症急属实，故去之。

苏合香丸温通开窍，醒脑启闭，为温开之剂，适于寒湿痰浊之阴闭。至宝丹清热开窍，醒脑开窍，为凉开之剂，适于热毒痰火之阳闭。

加减：阴闭用制南星，阳闭用胆南星。若痰热甚者，加竹沥、天竺黄、黄连，清热豁痰；若四肢抽搐，筋脉拘挛，加羚羊角、钩藤，平肝息风。

【变通法】若因肝阳上亢，风阳痰浊，心神内闭，见眩晕头痛，昏迷跌仆，呕吐，抽搐，痰声辘辘，牙关紧闭，二便秘结，两手握固，肢体瘫痪，舌强失语，舌红苔黄，脉弦滑数者，为中风昏迷，可用羚羊角钩藤汤（《通俗伤寒论》）为主方，合涤痰汤用，送服安宫牛黄丸。以平肝潜阳，息风解痉，醒脑开窍为治。

6. 卒冒秽浊

【临床表现】卒然闷乱欲吐，昏迷不知人事，牙关紧闭，不语或妄语，腹部胀满，面色青紫，四肢逆冷。舌淡暗、青紫，脉沉伏或乍大乍小。

【病因病机】触冒瘴疠秽浊之气，清窍蒙蔽，心神失用。

【治法】辟秽化浊开窍。

【方剂】芳香辟秽汤（验方）送服诸葛行军散（《霍乱论》）。

药物：藿香10克，佩兰10克，白蔻仁10克，白芥子10克，郁金10克，石菖蒲10克，杏仁10克，薏苡仁10～15克，厚朴5～10克，滑石10～15克（包），诸葛行军散1克（分服）。

方义：杏仁、薏苡仁、白蔻仁宣通三焦气机，藿香、佩兰芳香化浊辟秽，白芥子、郁金、石菖蒲理气化浊开窍，厚朴除满消胀，滑石利湿。诸葛行军散原治霍乱痧胀、山岚瘴疠及暑热秽浊诸邪直干包络，头痛昏晕，不省人事。方用牛黄、麝香、冰片、珍珠、雄黄、火硝、飞金、硼砂，其辟秽解毒、化浊开窍之功专宏。

加减：若无行军散时，可用苏合香丸代之。也有用十滴水、藿香正气水灌服治疗取效者。

【变通法】如有痰热，可用菖蒲郁金汤（《温病全书》），药用石菖蒲、郁金、山栀、连翘、菊花、滑石、竹叶、丹皮、竹沥、姜汁、玉枢丹等，清热化痰、化浊开窍。

7. 正衰虚脱

【临床表现】神志昏迷，目合口干，鼻鼾息微，两手撒开，汗出，二便失禁，是为脱证表现。若汗多而黏，面红唇干，四肢温，舌干红，脉虚大者，为亡阴。若汗出而冷，面色苍白，口唇灰紫，四肢逆冷，舌淡白，脉微细欲绝，为亡阳。

【病因病机】正气衰微，阴阳欲脱，不相交接。若邪热销烁，失血脱水，劫阴耗液，阴竭亡失者，为亡阴重证。若阳气衰微，气竭欲脱，心神迷失者，为亡阳。

【治法】救逆固脱，扶正补虚。亡阴用救阴敛阳法，亡阳用回阳益气法。

【方剂】

（1）亡阴用生脉散（《内外伤辨惑论》）加味

药物：人参10～20克（另煎兑服），麦冬15～30克，五味子10克，龙骨15～30克，牡蛎15～30克。

方义：人参益气，麦冬、五味子救阴，合为固脱救阴之专方，需浓煎频服。加龙骨、牡蛎敛阳涩汗。专方大剂，一般不可过多加减。

（2）亡阳用参附汤（《世医得效方》）加味

药物：人参10～20克（另煎兑服），淡附子10～20克（先煎、久煎），龙骨15～30克，牡蛎15～30克。

方义：人参益气，附子回阳，龙骨、牡蛎敛阳固涩。专方大剂，一般不作过多加减。若阴寒甚、四肢逆冷者可加干姜、甘草，即合四逆汤（《伤寒论》）用，加强其散寒温阳作用。

【变通法】亡阴脱证，若因温病热盛而致者，亦可用救逆汤（《温病条辨》），药用甘草、地黄、白芍、麦冬、阿胶、龙骨、牡蛎、人参，扶正敛阴，滋液复脉。亦有用全真一气汤（《冯氏锦囊秘集》）的，药用人参、麦冬、五味子、熟地、白术、附子、牛膝，在生脉散基础加强了补肾温阳药力，是敛阴、回阳同治之法。亡阳脱证，亦可用回阳救急汤（《伤寒六书》），药用附子、干姜、人参、肉桂、白术、茯苓、陈皮、半夏、五味子，即四逆汤、六君子汤复合而成，用治吐泻而致的亡阳证较为合适。回阳救急汤中原有麝香，可用至宝丹代之开窍醒脑。若内闭、外脱，神志昏迷甚者，一般加用开窍药，如安宫牛黄丸、苏合香丸等，前者用于热闭，后者用于寒闭。

（三）医家经验

1. 秦伯未治疗一氧化碳中毒 一氧化碳中毒的严重患者，经西医抢救后，血内已无一氧化碳存在，但仍持续昏迷，邀中医诊治。当时临床表现：昏迷不醒，身热肤燥无汗，呼吸急促，面红如妆，口唇红如点朱，牙关紧闭，肢体强直，二便不通，脉象细疾有力，舌质红绛，苔黄干糙。辨证为热邪充斥三焦，营血受到燔灼。从短时间内即现神昏等来探讨，接近于叶天士所说“温邪上受，首先犯肺，逆传心包”的证候。故采取叶天士的“入血乃恐耗血动血，直须凉血散血”的温病治疗方针。再结合具体症状，以清营汤、沙参麦冬汤和玉女煎等加减，用鲜生地、鲜石斛、沙参、玄参、麦冬、石膏、赤芍、丹皮、犀角、竹叶、青黛等，取其入心兼入肝、肺两经，清解血分邪热，并有滋肾作用，防止体力衰竭及病情进一步发展。浓煎鼻饲送下，多在两剂后逐渐清醒。醒后大多感觉头痛，周身疼痛，口舌干燥引饮，小便微通而短赤，乃除去犀角、赤芍、石膏、青黛，加入益元散、菊花、忍冬藤等，又仿五汁饮意，用橘子水或梨、芦根煎汤频饮。若清醒后不能言语，或大汗出，或咳呛痰黏，或两目动作不灵活，或四肢阵发性抽搐，可随证加入菖蒲、远志、酸枣仁、浮小麦、川贝母、钩藤、真珠母等。（《谦斋医学讲稿》）

2. 董建华治疗温病心营证昏迷经验 温邪内陷，蒙闭心包，心窍气机不运，失其灵通之性，则神昏谵语或昏睡不语，心营热盛见舌质红绛。治当宣闭开窍，清心凉营。常用清宫汤合安宫牛黄丸、紫雪丹、至宝丹。三者乃于清热解毒药中荟萃诸香，宣通气机，调整升降，使闭痼深伏之邪热温毒从内透达，俾邪秽消，气机利，则神明复。由于邪入心包的途径不同，常配合不同的方药清热透邪，宣通气机，以利开窍。如邪从卫分陷入，予银翘散合菖蒲、郁金或安宫牛黄丸；若从气分酿成，则据邪热壅闭的具体情况分别加以施治，开泄气热，以利开窍。对于临床上出现的神识昏蒙，似清非清或时清时昧，舌苔黄腻等湿热郁蒸或夹痰蒙闭心包证，首先强调要化湿，使湿去而热无所附，用药常为芳香开透之品，如石菖蒲、灯心草、郁金芳香宣窍，藿香、佩兰、杏仁、荷叶、大豆卷等宣化湿邪，通草、薏苡仁、滑石导热下行。若秽浊郁闭甚加服玉枢丹化浊开闭；神昏较甚，躁狂者加服神犀丹；若神昏而出白痦者则合薏苡竹叶散；痦疹相兼则可加葛根、僵蚕、金银花等透泄之品。苔腻而口干加芦根，腻而恶心呕逆加竹茹、姜汁。认为湿热神昏虽病已涉及心营，但不可即投清心凉营之剂，而忽视化湿透热，否则必然导致热为湿困，黏腻固着，湿不去而热不清，病必缠绵加深。故指出，“入营犹可透转热气”的治疗原则，对温热病与湿热病同样具有指导意义。（中医杂志，1988，9：19－20）

（四）易简效验方

1. 清开灵注射液　本品由安宫牛黄丸改制而成，每次20～40ml，溶于100～200ml等渗葡萄糖注射液内静滴，每日1～2次。适用于温病、肝性脑病、肺性脑病等昏迷。

2. 醒脑静注射液　每次10～20ml溶于等渗葡萄糖注射液500ml内静滴，适用于温病、肝性脑病、肺性脑病等昏迷。

（五）预防护理

昏迷病人要专人看护，以防止不必要的意外。保持口腔清洁，吸氧，吸痰。加强营养，保证病人有足够的营养和水分，保持二便通畅。保持病室空气和环境清洁。密切观察病情变化，发现危象及时抢救。

（六）评述

1. 重视其兼症的鉴别和比较　神志昏迷是由多种疾病发展演变而成的急危证候，只辨昏迷一症较难获得正确辨证。故应重视其兼症的鉴别和比较，作为诊断不同类型昏迷的重要依据。兹将昏迷相关证型的临床表现及病机，列表于次（表3－1）。

表3－1　昏迷临床比较表

分证	神昏特点	兼症	舌脉	累及脏腑	病机
热陷心营	神昏谵语，或昏迷不醒，呼之不应	高热，斑疹衄血，抽搐时作，或角弓反张	舌质红绛，苔黄少津，脉滑数或细数	心脑	热毒内陷，逆传心包，闭塞清窍
湿热痰浊	神志呆痴，时昏时醒	痰涎壅盛，身热不扬，口气秽浊	苔腻而厚，脉濡数或滑数	心肺	湿热痰浊壅阻，蒙蔽心窍
腑实燥结	神昏谵语，躁扰不宁	日晡潮热，腹满便秘	苔黄而燥，或起芒刺，脉实有力	心胃大肠	大肠积滞，邪热扰心
正衰虚脱	神志昏迷，四肢厥冷	汗出，二便失禁，目合口干，鼻鼾息微，两手撒开	舌淡白，脉微细欲绝	心肾	正气衰微，阴阳欲脱，不相交接
热毒熏蒸	神昏谵语，或昏迷不省，或昏而时醒	黄疸日深，斑疹衄血，或腹胀如鼓	舌绛，苔黄，脉弦数	心、肝、胆	热毒上蒸，上扰神明，内陷肝胆

续表

分证	神昏特点	兼症	舌脉	累及脏腑	病机
肝阳风痰	突然昏倒，不省人事	肢体偏瘫，鼾声时作，牙关紧闭，两手握固	舌红苔黄而少津，脉弦滑而数	肝、心	肝阳上亢，引动肝风，夹痰蒙蔽清窍

2. 识别导致神昏的主症 在昏迷的不同证候中，识别导致神昏的主症，对指导选方用药十分重要。在感受温热邪毒所致的神昏，高热乃是主症，高热一退，神昏即解；喘促痰蒙之神昏，则痰涎壅盛为其主症，痰浊一去，则神昏必去。在上述昏迷诸证中，神昏为标，导致神昏之病因病机为本。治神志昏迷之要，应着重祛除其导致神昏的主要病因，如此才能达到治本目的，而缓解其标急之危。如腑实燥结引起的昏迷，其主要病机为邪热与胃肠糟粕相结，导致实热上扰于心。若以攻积通腑下结为本为先，使腑气得通，则神昏必解。

3. 采用综合急救措施 昏迷是温病、中毒、厥证、中风、痰证、瘀证等发展演变的变证，病多危急险恶。因此临证应详审病机，标本同治，采用综合急救措施，方能收到良好的急救效果。神志昏迷多属实证，或虚实兼杂之急症，因此救治这些急症，大多采用清热解毒、益气固脱、镇肝息风、涤痰开窍、活血化瘀等治法综合运用。

二、晕厥

晕厥，以突然性、发作性、一过性的意识障碍为临床特征，由阴阳失调、气血逆乱所引起，常见卒然昏仆、不省人事，并伴血压下降，四肢逆冷。晕厥乃危急之候，在临床上可分为虚、实两类。实证由气血逆乱、阴阳不相续接引起，或为气血上逆，或为痰浊内闭，或为暑邪直中等。根据其临床表现，气逆则降气，血郁则通络，痰闭则豁痰，中暑则解暑。虚证由气随血脱、血随气虚所致，若不急治可引起阴阳欲脱之证，故常以厥脱并称。气虚、血脱则均以益气固脱、回阳救逆为治，所谓“有形之血不能速生，无形之气所当急固”。若配合针灸，或用中西医综合治疗，自当苏醒。

（一）辨证要点

1. 辨虚实两类 突然晕厥，声高息促，牙关紧闭，握拳，痰涎壅盛，脉象有力为实证。突然晕厥，面色苍白，声低息微，口开手撒，汗出肢冷，舌淡，脉沉细微弱为虚证。

2. 晕厥与昏迷 昏迷在发病之前，多有严重病症，一旦意识障碍，恢复不易，时间较长。眩晕则有自身和周围景观旋转感，且无意识障碍，均易与晕厥相区分。中风亦有意识障碍突然发生的临床表现，是为中脏腑之证，然其清醒后可伴有偏瘫、失语、面瘫等后遗症，与晕厥清醒后一如常人不同。

（二）证治方药

1. 气逆

【临床表现】形体壮实，多由情志异常、精神刺激而诱发。突然意识障碍，昏仆不知人事，口噤拳握，面色苍白，呼吸气粗，或四肢厥冷。舌苔薄白，脉沉伏或沉弦。

【病因病机】肝郁不疏，气机上逆，壅阻心胸，神志不醒。

【治法】降气通窍。

【方剂】先用苏合香丸（《太平惠民和剂局方》）或玉枢丹（《霍乱论》）开窍醒神，亦可用针灸治疗，醒后再用五磨饮子（《济生方》）加减。

药物：沉香粉3~6克（分冲），乌药10~15克，槟榔10克，枳壳10~15克，木香10克。

方义：枳壳、乌药、木香理气，沉香、槟榔降逆。

加减：肝阳偏亢，头晕头痛，面红目赤者，加石决明、钩藤、磁石平肝潜阳。痰浊壅阻，喉中痰声辘辘者，加胆南星、化橘红、半夏、竹沥涤痰泄浊。

【变通法】醒后时时啼哭，哭笑无常者，上方加茯神、远志、酸枣仁、石菖蒲、龙齿、龟甲，安神定志，即合枕中丹（《备急千金要方》）用。或合甘麦大枣汤（《金匮要略》）养心定志。患者平素多肝气郁结之证，宜选用逍遥散（《太平惠民和剂局方》）、越鞠丸（《丹溪心法》）、柴胡疏肝散（《景岳全书》）等方，疏肝解郁。

2. 血郁

【临床表现】多因恼怒急躁而发，平素常有头晕头痛等证。突然意识障碍，昏仆不知人事，四肢温和，牙关紧闭，面红唇紫。舌质暗红，脉沉弦。

【病因病机】暴怒伤肝，血随气升，郁阻清空，神志不醒。

【治法】通瘀降气，平肝潜阳。

【方剂】羚角钩藤汤（《重订通俗伤寒论》）合通瘀煎（《景岳全书》）加减。

药物：羚羊角粉3克（分冲），钩藤15~30克（后下），石决明30克（先煎），菊花10克，生地15克，当归15克，赤芍15克，红花10克，葱白3枚，姜3片，麝香1克（分冲）。

方义：当归、赤芍、生地、红花化瘀通络，羚羊角、钩藤、石决明、菊花平肝潜阳，麝香醒脑开窍，葱白、姜辛温助诸药上行，以启闭醒脑。

加减：气逆者可加代赭石、旋覆花降气，气郁者加香附、乌药、木香理气。

【变通法】痰瘀互结者，可用通窍活血汤（《医林改错》）合导痰汤（《济生方》）加减，化瘀涤痰。药如桃仁、南星、枳实、半夏、红花、赤芍、川芎、当归、麝香等。

3. 气虚

【临床表现】发病前有明显的惊恐刺激、疼痛诱因，或饥饿，或站立过久等，平素可见神疲乏力，头晕气短，易汗。突然晕厥，面色苍白，呼吸微弱，汗出肢冷。舌质淡，脉沉细、微弱。

【病因病机】元气素虚，加之诸种因素诱发，一时气机不相顺接，清阳不升，血不供脑。

【治法】益气回阳。

【方剂】参附汤（《世医得效方》）合保元汤（《博爱心鉴》）加减。

药物：红参10克（另煎兑服），淡附子10~15克（先煎），生黄芪30克，肉桂6~10克，生甘草10克。

方义：红参大补元气，黄芪益气升阳，附子、肉桂回阳固脱，甘草调和诸药。

加减：汗出淋漓加生龙骨、生牡蛎固脱敛汗。

【变通法】用参附龙牡汤（经验方）合升陷汤（《医学衷中参西录》）加减，益气升陷、固脱救逆。药如人参、黄芪、附子、龙骨、牡蛎、柴胡、升麻、甘草。

4. 血脱

【临床表现】失血过多，突然昏厥，面色苍白，口唇无华，四肢震颤，目陷口张，呼吸微弱，自汗肢冷。舌质淡，脉芤或沉细无力。

【病因病机】失血过多，气随血脱，无以供养脑海。

【治法】益气固脱。

【方剂】独参汤（《景岳全书》）。

药物：红参15~30克，水煎频频饮服。

方义：红参一味，大补元气。即“有形之血不能速生，无形之气所当急固”。

加减：可加山茱萸、五味子敛阴固脱。

【变通法】急性出血过多者，宜先止血输血。若症情稳定后，可用当归补血汤（《内外伤辨惑论》）益气生血。

5. 痰闭

【临床表现】素有咳喘、哮症，剧烈咳嗽后突然晕厥，喉中痰声辘辘，呼吸气粗，鼾声如雷。舌苔白腻，脉沉滑。

【病因病机】痰随气升，气道闭阻，元神无主。

【治法】豁痰启闭。

【方剂】先用白金丸（《本事方》），后用导痰汤（《济生方》）。

药物：法半夏10~15克，橘红10克，制南星10克，枳实10克，茯苓15克，苏子10克，白芥子6克，白金丸5~10克（研末吞服）。

方义：白金丸由白矾、郁金组成，启闭豁痰。半夏、橘红、茯苓和胃化痰，南星、枳实豁痰理气，白芥子、苏子降逆化痰。

加减：痰浊化热，口干便秘，苔黄，脉滑数者，去白芥子、南星，加全瓜蒌、黄芩、竹茹清热化痰。

【变通法】可用温胆汤（《备急千金要方》）等加减。

6. 暑厥

【临床表现】头晕头痛，胸闷发热，面色潮红，继而突然晕厥，不省人事，或有谵妄。舌干而红，脉数。

【病因病机】夏暑炎热，热毒直中，气机郁闭，心神蒙蔽，气阴受损。

【治法】解暑清热，益气养阴。

【方剂】白虎加人参汤（《伤寒论》）合生脉散（《内外伤辨惑论》）加减。

药物：石膏 30～60 克（先煎），知母 15 克，党参 30 克，麦冬 15 克，五味子 10 克，甘草 10 克。又，紫雪丹 1.5～3 克水调，灌服。

方义：石膏、知母清暑退热，党参益气，麦冬、五味子养阴敛气，甘草调中。紫雪丹清热开窍。

加减：小便短少，心胸烦闷者，加竹叶、木通、生地，清心除烦。气阴两虚，用西洋参代党参，另煎兑服，益气养阴。四肢抽搐，眩晕恶心，加羚羊角、钩藤、桑叶、菊花、石决明、代赭石平肝息风。

【变通法】暑伤气阴，津液耗伤，口干舌红，汗多烦渴，发热倦怠，短气，脉虚，用王孟英清暑益气汤（《温热经纬》）加减，药如西洋参、石斛、麦冬、黄连、竹叶、知母、西瓜翠衣、荷梗等，清暑养阴，益气生津。若阳气虚脱，卒然晕厥，汗出肢冷，心悸，脉疾，急灸百会、关元，并用参附龙牡汤（经验方）益气回阳固脱。

（三）医家经验

施志明治疗咳嗽－晕厥综合征经验

咳嗽－晕厥综合征发病机制为气血逆乱，阴阳失调。临床可分为虚证和实证两大类，实者以痰、瘀、肝火发病为多见，虚证以脾肾阳虚、肺肾阴虚为主要表现。

1. 痰湿内盛型 患者嗜食酒酪甘肥，形体肥胖，咳嗽痰多色白，或咳嗽黏稠，咳痰不畅，苔薄腻体胖，脉滑或弦滑。这类病人胸壁较厚，因而咳嗽时胸腔不易扩张，胸腔内压力易升高所致。临床上此类病人较为多见。治宜健脾化痰开窍法，常用六君子汤合温胆汤加减，药以党参、白术、茯苓、半夏、胆南星、陈皮、枳实、竹茹、百部、川贝、石菖蒲、远志等。

2. 肝火犯肺型 患者平素性情急躁，情志不舒，或偶值悲伤惊恐吓，情绪刺激太过，患者常伴有两胁不适或隐痛，心烦，口苦，或痰中带血，或咯血，苔薄黄，脉弦。此类病人常以情绪波动为诱发，在阵咳中晕倒，少数病人发作时伴有抽搐，须臾而苏醒，很少留后遗症。治宜清肝泻肺、调畅气机，常以丹栀逍遥散合泻白散治之，药以柴胡、香附、白芍、丹皮、山栀、桑白皮、黄芩、地骨皮、黛蛤散、磁石等。

3. 痰瘀互结型 患者咳嗽，胸痛，疼痛固定呈刺痛，咳吐黏痰，咳痰不畅，或胸部青筋显露，偶痰中带血，血色暗红，面色黯黑，苔薄质暗，脉弦滑。此类病人在上腔静脉综合征患者中极为常见。往往在阵咳中突然昏倒，不省人事，昏厥发作后面色更为黯黑，尤以两眼眶为甚。治宜活血化瘀、化痰止咳法，常以血府逐瘀汤合二陈汤出入，投以柴胡、赤白芍、当归、丹参、牛膝、陈皮、半夏、葱白、参三七、竹茹、石菖蒲等。

4. 肺肾阴虚型 患者病程日久，形体消瘦，干咳少痰，痰中带血，头晕，腰酸，耳鸣，苔少舌红，脉沉细。此类病人在肺结核或晚期肺癌患者中可见到。患者常在阵咳中突然晕厥，由于此类病人全身情况较差，平时常伴有头晕、眼花等症状，且多数患者为卧床者，因此发作时症状与体质虚弱之证相混淆，易于误诊或漏诊。治宜养阴生津、补肾益脑，常以八仙长寿丸出入，投以生熟地、女贞子、山茱萸、天冬、麦冬、当归、枸杞、北沙参、百合、白茅根、五味子、百部、山海螺等。

5. 脾肾阳虚型 患者形寒肢冷，咳痰清稀，色白呈泡沫样，重者动则气急，或下肢浮肿，纳差，便溏或大便不成形，苔薄质淡，体胖，脉沉细。此类病人在肺气肿、肺心病患者中较为多见，往往在咳吐痰液的阵咳声中突然晕倒。治宜温肾健脾法为主，常用黑锡丹、肾气丸出入，投以熟附块、肉桂、熟地、山茱萸、山药、茯苓、陈皮、半夏、沉香粉、石菖蒲、远志等。(《常见综合征中医治疗》)

（四）易简效验方

柴胡、升麻、淡附片、炙甘草、人参各6克，黄芪45克，当归、白芍、熟地、白术、茯苓、陈皮各12克，五味子15克，远志、石菖蒲、肉桂各10克，生姜3片，大枣10枚。水煎服，日1剂。用于排尿性晕厥。(徐集民经验方)

（五）预后护理

绝对卧床休息，采用头低脚高位。神志烦躁者要专人看护，以防止意外发生。保持口腔清洁，吸氧，吸痰。加强营养，保证病人有足够的营养和水分，保持二便通畅。保持病室空气和环境清洁。密切观察病情变化，发现危象及时抢救。

（六）评述

1. 晕厥古有气、血、痰、食、色、蛔之分 食厥为暴饮食而致，色厥为性交时晕厥，蛔厥则蛔虫上扰、腹痛剧烈而致厥者，可按其原发病因治疗。目前中医所治的晕厥，大多为血管抑制性晕厥、精神性晕厥，对低血压、低血糖及脑源性、心源性晕厥，应积极予以西医支持抢救，待清醒后再用中药调理。

2. 晕厥的预后转归 一是由晕厥转化为虚脱，血压急骤下降，神情淡漠或烦躁，昏迷持续不醒，四肢厥冷，脉微细欲脱，是阴阳欲脱之兆。二是正气来复，神志清醒，是治疗得当，症情较轻者。三是证候转化，如失血致厥，久而气随血脱；气血郁闭之厥，可由实而虚，成为内闭外脱之证。

又，近年来各种中药注射液和抢救药物研制成功，如参附注射液、生脉注射液、清开灵、醒脑静等，可在中西医结合抢救时选择应用。

三、痴呆

痴呆，是在意识清醒状态下，大脑皮层高级功能全面持久的损害。表现为智能低下，记忆力、判断力、理解力、定向力、计算力减退，且伴有思维缓慢，贫乏简单，情绪不稳定和表情迟钝，严重者可丧失生活自理能力。

痴呆的病位主要在脑。脑为元神之府、清灵之脏，主智能、思维、认知、情感、语言、行为等功能。脑为髓之海，与肾气相通。若年高体虚，髓海空虚，神机失用；或气滞、血瘀、痰浊痹阻脑部血络，均可引起痴呆。在五脏之中，痴呆与心、肾、脾、肝功能失调相关。心主神明，肝主疏泄，脾主运化，肾主藏精。若其功能失调，日久可造成阴阳失调，气血不通，影响脑神之用，引起痴呆。

痴呆主要可分为虚、实两类。虚证以髓海不足、脾肾亏损为主，实证又分瘀血阻络、痰浊蒙窍等。一般来说，大多病人常呈现本虚标实、上实下虚之证，本虚以阴精、阳气亏虚，标实为气滞、血瘀、痰浊闭阻，而呈现智能低下、神机失用的痴呆症状。因此，经常采用补虚、泻实兼施的治疗方法，以提高临床疗效。

（一）辨证要点

1. 辨得病新久 幼年起病多与先天禀赋不足有关；老年起病多为脾肾两虚痰瘀交阻。久病多难治，新病多因情志变化或外伤、中毒等引起，多可逐步恢复。

2. 痴呆与癫证、健忘 癫证以精神失常为主，表现为沉默寡言，情感淡漠，语无伦次等；健忘虽有记忆力减退，但并不伴有智能、判断、理解的障碍，可以予以区别。同时，也应该注意，重症痴呆患者亦可出现癫证精神失常的症状，而有的健忘症状又是痴呆早期的临床表现。

（二）证治方药

1. 髓海不足

【临床表现】智能低下，记忆力减退，神情呆滞，反应迟钝，词不达意，生活难以自理。头晕耳鸣，懈惰嗜卧，腰酸腿软，步履艰难。舌质暗淡，苔薄白，脉沉细虚弱。

【病因病机】肾精亏虚，髓海空虚，脑神失养，神机不用。

【治法】补肾填精，益髓养脑。

【方剂】河车大造丸（《扶寿精方》）、七福饮（《景岳全书》）、龟鹿二仙膏（《医便》）合方加减。

药物：河车粉6克（分冲），鹿角胶10克（烊冲），龟甲胶10克（烊冲），枸杞子10克，杜仲10克，党参10～15克，白术10～15克，当归10～15克，熟地15克，酸枣仁10～15克，远志6～10克，石菖蒲10克。

方义：鹿角胶通补督脉，龟甲胶滋填任脉，河车大补精血，三药合用为补肾填精、益髓养脑的主要药物。熟地、当归补肾养肝，党参、白术益气健脾，酸枣仁、远志、石菖蒲养心安神，枸杞子、杜仲补益肝肾。

加减：若形寒肢冷、舌淡，阳虚者，可加入巴戟天、淫羊藿、肉苁蓉、淡附子以温肾壮阳。若心烦、眩晕、舌红，阴虚者，加生地、山茱萸、知母、黄柏等以滋阴降火。夹瘀者加生蒲黄、土鳖虫、桃仁、红花、川芎活血化瘀，夹痰者加半夏、南星、天竺黄、枳实以涤痰泄浊。

【变通法】上方可制成丸剂缓图。若阴阳两虚者，可用左归丸、右归丸（《景岳全书》）合用，阴阳同调。若气阴两虚者，则用六味地黄丸（《小儿药证直诀》）加人参、黄芪，益气养阴。若心肾不交，言行不经，用知柏地黄丸（《医宗金鉴》）、交泰丸（《韩氏医通》）加减，交通心肾，滋阴降火。

2. 脾肾亏损

【临床表现】表情呆板，行动迟缓，记忆力、计算力、判断力减退，终日沉默寡言，即语亦口齿含糊、词不达意，生活无法自理。腰膝酸软，肌肉萎缩，纳呆食少，气短乏力，四肢不温，便溏泄泻。舌淡白而胖大，或舌红瘦少苔，脉沉细虚弱，两尺尤甚。

【病因病机】年老体弱或久病日虚，脾虚不能运化水谷，肾虚无以藏精充髓，致髓海空虚、脑神失用。

【治法】补肾健脾，益气生精。

【方剂】还少丹（《医方集解》录方）加减。

药物：熟地10克，山茱萸10克，山药10克，茯苓15克，石菖蒲10克，五味子10克，炙远志6~10克，肉苁蓉10克，巴戟天10克，杜仲10克，牛膝10克，枸杞子10克，党参10克，白术10克。

方义：熟地、山茱萸、枸杞子滋肾养阴，肉苁蓉、巴戟天、杜仲、牛膝温肾壮阳，党参、白术、茯苓、山药健脾益气，石菖蒲、远志、五味子养心安神。

加减：舌苔白腻，痰多纳少，头晕泛恶者，去苁蓉、巴戟天、山茱萸，加半夏、南星、竹茹、陈皮和胃化痰。舌红心烦，阴虚者，去苁蓉、巴戟天、杜仲，加麦冬、天冬、石斛、玉竹养阴清热。气短乏力，四肢不温，阳气不足者，加黄芪、黄精、桂枝益气助阳。

【变通法】若因中风引起痴呆，半身不遂，舌强语謇，可用地黄饮子（《黄帝素问宣明论方》）滋肾通窍，夹瘀血则再合桃红四物汤（《医宗金鉴》）活血化瘀。

3. 痰浊蒙窍

【临床表现】智力减退，表情淡漠，行动迟钝，呆如木鸡，或终日无语，或喃喃自语，或哭笑无常，不思饮食，胸闷脘痞，口流涎沫，头重如裹。舌淡苔白腻，脉弦滑。

【病因病机】脾虚日久，水谷不为精微，痰湿阴浊之邪内生，上蒙脑神清窍，致使神机不用。

【治法】涤痰泄浊，健脾化湿。

【方剂】洗心汤（《辨证录》）合涤痰汤（《济生方》）加减。

药物：法半夏10~15克，陈皮10克，制南星10克，枳实10克，石菖蒲10克，茯神15克，郁金10克，党参10克，白术10克，炙远志6~10克，酸枣仁10~15克，白芥子6克。

方义：半夏、陈皮、制南星化痰泄浊，党参、白术、茯神益气健脾，白芥子、郁金、枳实、石菖蒲理气通窍、解郁化痰，酸枣仁、远志、茯神养心安神。

加减：若舌苔黄腻，口渴心烦，哭笑无常，躁动不安，大便秘结，小便黄少，属痰湿化火，宜去党参、白术、茯神、白芥子、制南星、酸枣仁，加全瓜蒌、黄连、黄芩、胆南星、竹沥、天竺黄，清热豁痰。若痰火重，躁狂无知，再加礞石滚痰丸吞服，通便泄热，涤痰开窍。夹瘀血者加蒲黄、赤芍、川芎、红花、桃仁、丹参，活血化瘀。

【变通法】痰瘀互结者，可用癫狂梦醒汤（《医林改错》）理气降逆，化痰活血。肝郁化火，痴呆狂躁，言语颠倒，歌笑不休，用转呆汤（《辨证录》）加减，药用柴胡、当归、白芍、党参、半夏、酸枣仁、石菖蒲、神曲、茯神、柏子仁、花粉、麦冬、丹参，疏肝解郁，健脾化痰，养心安神。若肝阳上亢、肝风内动，痰浊蒙窍者，可用资寿解语丹（《杂病源流犀烛》）合半夏白术天麻汤（《医学心悟》）加减，药用羚羊角、天麻、羌活、竹沥、白术、半夏、钩藤、石菖蒲、陈皮、茯苓，化痰息风、通窍醒脑。

4. 瘀血阻络

【临床表现】智能减退，神情淡漠，反应迟钝，思维离奇，行为古怪，善忘善恐，或沉默寡言，或狂言错语。肌肤甲错，目下晦暗，面色黧黑，口干不欲饮。舌紫暗有瘀点（斑），脉涩。

【病因病机】或因外伤，或因产伤，或因中风，瘀血闭阻脑部络脉，神机失用。

【治法】通窍活血，化瘀醒脑。

【方剂】通窍活血汤（《医林改错》）加减。

药物：桃仁 10～15 克，红花 10 克，川芎 10 克，赤芍 15 克，当归 15 克，石菖蒲 10 克，生蒲黄 10 克，麝香 1 克（冲），郁金 10 克，葱白 2 根，姜 5 片。

方义：桃仁、红花、生蒲黄、当归、赤芍、川芎活血化瘀，麝香醒脑开窍，石菖蒲、郁金通窍理气，葱白、姜辛香通窍、行药上行。

加减：气虚者加生黄芪、葛根、党参、升麻，即合益气聪明汤（《医学发明》）用，益气化瘀。瘀阻日久者，加生水蛭、蜈蚣、僵蚕、地龙等虫蚁，搜剔通络。肾虚者加补骨脂、巴戟天、熟地补肾，血虚者加首乌、枸杞子、墨旱莲、女贞子养血，肝阳上亢者加天麻、钩藤、石决明、菊花平肝潜阳。

【变通法】气虚血瘀者，可用补阳还五汤（《医林改错》）加水蛭、地龙，益气活血通络开窍。痰瘀气郁者，可用癫狂梦醒汤（同上）加减，降逆理气，化痰活血。

（三）医家经验

1. 颜德馨治疗老年性痴呆经验 颜氏认为老年性痴呆症的病因病机与瘀血密切相关。在治疗上宜疏通脉道、祛除瘀血，俾气血畅通，脑得其养。

（1）气虚血瘀：见有表情痴呆，沉默寡言，顾前忘后，口齿含糊，言不达意，伴有神萎气短，食少纳呆，口涎外溢，四肢不温，舌胖色紫，苔薄白，脉细弱。治以益气升阳、活血开窍，方以益气聪明汤合桃红四物汤加减。药用黄芪、党参、白术、升麻、葛根、川芎、赤芍、红花、蔓荆子。若气血虚弱，头晕失聪者加天麻、酸枣仁。

（2）气滞血瘀：见有表情呆滞，妄思离奇，语言謇涩，或情绪躁扰，恼怒多言，行为古怪，伴有颜面晦暗，肌肤甲错，胸胁胀闷，入夜乱梦纷纭，舌紫，苔薄白，脉弦细或涩。治以行气活血，祛瘀开窍，方以癫狂梦醒汤化裁。药用赤芍、桃仁、柴胡、香附、半夏、苏子、木通、青皮、生甘草。若瘀蒙心窍，昼日嗜睡，入夜难眠者，加远志、丹参。

（3）髓空血瘀：见有表情呆板，双目无神，懈惰思卧，记忆衰退，思维丧失，脑转耳鸣，腰膝酸软，四肢震颤，步履不稳，舌嫩而淡紫，苔薄白，脉沉细而弱。治以补肾填精，活血化瘀，方用颜氏醒脑益智汤。药用人参、熟地、龟甲、枸杞子、益智仁、远志、丹参、红花、桃仁。若肾虚不摄，二便自遗者，加补骨脂、桑螵蛸。

（4）痰瘀交阻：见有表情迟钝，呆如木鸡，或易烦易怒，喃喃自语，哭笑无常，伴头重且病，徘徊不眠，口流黏沫，胸脘痞满，不知饥饱，舌紫红，苔白腻或黄腻，脉弦滑或滑数，治以活血化瘀，豁痰开窍，方用黄连温胆汤合通窍活血汤出入。药用黄连、枳实、半夏、茯苓、川芎、赤芍、红花、桃仁、甘草。痰瘀化热，躁狂无知者，加礞石化痰丸或生大黄、钩藤。

同时，常加入行之有效的中药药对，以求事半功倍之效。如石菖蒲、蒲黄祛瘀浊以通脑络，醒心脑以复神明；水蛭配通天草（荸荠之苗）可剔除脑络新久瘀血，使瘀化络通，脑窍复开。(中医杂志，1995，9：527－528)

2. 谢海洲治疗老年性痴呆经验

（1）肝气郁结，心神失养：精神恍惚，情绪低落，记忆减退，唉声叹气，悲伤欲哭，胸闷烦躁，虚烦不眠，舌淡暗，脉弦细。疏肝理气，宁心安神，用逍遥散合甘麦大枣汤加减。

（2）脾失健运，痰浊上蒙：神呆目滞，精神抑郁，智力减退，喃喃自语，口吐涎沫，喜卧少动，胸闷纳呆，舌胖苔白腻脉沉滑。健脾利湿，豁痰开窍，用涤痰汤合菖蒲郁金汤。脾虚即以黄芪党参、白术、甘草补脾益气。痰浊盛用竹沥白矾等，发狂用礞石、生铁落。

（3）气虚血瘀，痰瘀交结：反复中风或患病久延，表情淡漠思滞，口眼㖞斜，语言謇涩，半身不遂，舌暗红苔厚腻，脉弦滑。化痰瘀，散结聚，通闭窍，用资寿解语汤合四虫丸加减。对神志散乱，睡眠不安，梦呓哭笑者，酌加琥珀、远志、莲子心、淡竹叶等以清心醒脑；语言障碍、迟缓不利者，加石菖蒲、广郁金以通窍解语；神情淡漠、行为呆滞、记忆障碍者，加苏合香丸；痰浊动风、肢体颤抖、行动困难者，加天麻、生牡蛎、白蒺藜等息风之品；有中风病史，颜面晦暗，肌肤甲错，乱梦纷纭，舌暗瘀紫者，可加茺蔚子、丹参、桃仁、红花、鸡血藤等增强化瘀通脉之功。

（4）心脾两虚：精神神志异常，心神不宁，烦躁健忘，思维紊乱，心悸怔忡，失眠多梦，纳呆便溏，倦怠乏力，舌淡，脉细弱。健脾养心，宁神定志，用归脾汤合天王补心丹。烦躁易怒加磁石、龙骨、牡蛎、栀子。

（5）心肾失交：神情呆滞，智力减退，眩晕心悸耳鸣，失眠多梦，舌尖红脉细数。滋阴补阳，交通心肾，安肾醒脑，地黄饮子加减。有中风史加川芎、牛膝，痰湿加苍术、天麻、牛膝，血瘀加川芎、丹参、赤芍。

（6）肝肾亏虚：神呆思饨，双目无神，沉默寡言，思维迟钝，记忆锐减，眩晕腰酸，步履艰难，懈怠思卧，小便频数或失禁，舌淡苔白或少并苔，脉沉细无力。滋补肝肾，益精填髓，增智荣脑，用经验方三黑饮（黑桑椹、黑大豆、黑芝麻各30克）合五子衍宗丸或右归丸或左归丸。

用药特点：①善用芳香走窜、醒脑开窍药，如冰片、麝香、石菖蒲、广郁金等，还选用苏合香丸、牛黄清心丸、十香返生丸等成药配合应用，芳香走串通达，用之得当可取速效，但易伤正气，不宜长期应用。②活用辛香气雄、味薄升散祛风药：如羌活、防风、藁本、白芷、升麻、柴胡、苍耳子、辛夷花等，常取一二味以助气升阳，味少量轻而寓意深刻。一则升阳达巅，行经入脑；二则醒脾助肾，以促化源；三则阳升气旺，可化痰瘀。③常用虫药：拟四虫饮（全蝎、地龙各10克，水蛭、土鳖虫各6克）为基础方，以祛除痰瘀交结之患。虫药入络搜剔，涤痰瘀逐，对脑络瘀阻尤能建功。在祛邪化浊的同时，还十分注重顾护胃气，常于方中加入青皮、陈皮、生麦芽、谷芽，以促进药食运化而勿使壅滞。（中医杂志，2006，4：258－259）

（四）易简效验方

健脑散：红人参15克，土鳖虫、当归、枸杞子各20克，制马钱子、川芎各15克，地龙、制乳没、炙全蝎各12克，紫河车、鸡内金各24克，血竭、甘草各9克，研细末。每早晚各服4.5克，连用2～3个月。用于脑震荡后遗症、老年性痴呆。（朱良春经验方）

（五）预防护理

加强优生教育，注意孕期卫生和幼儿卫生，防止各种可能造成不利于胎儿的有害因素。注意防止头部外伤及药物中毒。轻症者要合理安排生活，使其智力有所提高。重症者要注意患者生活的细心照顾，以免再次造成不必要损伤。同时，要配合合理的精神调摄、智能训练、行为医疗，以求患者得以康复。

（六）评述

1. 痴呆分先天与后天两种　先天性痴呆多由围生期而得，自幼发病，属小儿脑发育不全，另列专章介绍（小儿智力低下）。后天性痴呆以老年性痴呆和血管性痴呆为多见，是本篇所述内容。其病因，老年性痴呆以年老体弱、气血虚衰，阴阳失调，脑神失用为主。血管性痴呆以肝阳上亢、肝风内动，肝肾阴虚，兼夹痰瘀互结为主。

2. 治需补虚、祛邪同用　在临床上，虚证以补肾益精为主，培补奇经，通督养脑以治；实证则宜化痰、祛瘀、平肝、息风。痴呆多为长期病程引起者，故以虚实互兼者为多，故需补虚、祛邪同用，合理选方遣药。在补肾养脑药应用中，奇经药不可少，如鹿角、龟甲、巴戟天、河车、枸杞子、山茱萸。在化痰活血药中，尤须配水蛭、蜈蚣、土鳖虫、地龙、全蝎、菖蒲、麝香通络、醒脑、搜风。

四、抑郁

以情绪低落抑郁为主要临床特征，症状持续2周以上，且常伴有兴趣丧失、精力减退、行为迟钝，自轻自责、思绪缓慢，消极自杀、失眠或嗜睡、食欲不振、性欲减退，其中之四项者，称为抑郁症。应排除器质性病变引起者。

抑郁症状，属中医的郁证和癫证范畴。元代朱丹溪倡六郁之论，即气、湿、热、痰、血、食六种郁，并论其相互转化的病机。明代张景岳云：“自古言郁者，但知解郁顺气，通作实邪论治。兹予举辨其三证，一曰怒郁，二曰思郁，三曰忧郁。”将情志之抑郁提到和六郁同样的高度，丰富了郁证证治内容。《灵枢·癫狂》：“癫疾始生，先不乐，头重痛，视举目赤，甚作极已而烦心。”说明癫的临床特点是情绪低落，抑郁不乐，为阴盛阳虚所致。李梴《医学入门·癫狂》：“癫者异常也，平日能言，癫则沉默；平日不言，癫则呻吟，甚则僵卧直视，心常不乐。”说明其情绪、行为与正常状态不同。《临证指南医案》：“癫由积忧积郁，病在心、脾、包络。”为气郁痰迷、心血不足所致。临床可分为虚、实两大类，但更多的是本虚标实之证。

（一）辨证要点

1. 辨虚实 本症实证以肝气郁结、痰结气郁为主；重则为心肝火旺、瘀血阻滞两证。虚证则以气血不足、心脾两虚为多。临床上往往虚实兼见，本虚标实。

2. 辨病情轻重 初起精神抑郁，喜怒无常，自语而语无伦次，症情尚轻，尚可治愈；久而神情呆滞，思维混乱，表情淡漠，意志减退，则症情日甚，病深难复。

3. 癫证与郁证 在临床上两者表现相似，均有情绪抑郁之症。但郁者则神志清楚，有自制能力，不会自伤或伤及他人；癫者神志混乱不清，失去自我控制能力，可能会自伤或伤及他人。

4. 痴呆与狂躁 痴呆则以智力低下为突出表现，有记忆、思维、情感、语言、行为多方面的功能障碍，但部分症状可以自制；狂躁则以情绪亢奋、易于激惹为表现，躁狂动乱，喜怒无常，奔走呼号，打人骂人，气力倍人，容易鉴别。值得指出的是，狂躁与抑郁常可以出现在同一病人的发病不同时期，有的可相互转化，或由癫转狂，或由狂转癫等。

（二）证治方药

1. 肝气郁结

【临床表现】情绪不稳，抑郁不舒，多愁善虑，叹息不已，心中虚烦难解，或烦躁易怒，难以入睡，入睡多梦易惊。胸闷胁胀，痛无定处，脘痞嗳气，食欲不振，妇女月经不调。舌苔薄，脉弦或带数。

【病因病机】郁怒伤肝，肝气郁结，肝血不足，魂不守舍，心火不降，心神不安。

【治法】疏肝理气，养血安神。

【方剂】逍遥散（《太平惠民和剂局方》）合酸枣仁汤（《金匮要略》）加减。

药物：柴胡6～10克，当归10克，白芍10克，白术10克，酸枣仁15～30克，知母10克，川芎10克，茯神15～30克，炙甘草6～10克。

方义：川芎、当归、白芍养血补肝，柴胡疏肝条达，酸枣仁、茯神安神，白术、甘草健脾和中，知母清热除烦。

加减：胸闷胁胀，痛无定处加郁金、青皮理气。肝气犯胃，脘痞嗳气，食欲不振，加香附、紫苏梗、旋覆花、半夏理气和胃。心中虚烦、懊侬不已者，加山栀、豆豉、枳实清热除烦。肝郁夹痰者，加半夏、夏枯草，化痰疏肝并用。

【变通法】肝气犯胃，胸闷胁胀，脘痞嗳气者，可用柴胡疏肝散（《景岳全书》）合香苏散（《太平惠民和剂局方》））加减，药用柴胡、白芍、枳实、甘草、香附、紫苏梗、川芎、橘皮等，疏肝和胃。肝郁化火，口苦，烦躁，失眠，左关脉弦数，用丹栀逍遥散（《内科摘要》）加减，药用丹皮、山栀、白芍、柴胡、酸枣仁、柏子仁、当归、茯神、丹参等，清肝泄热，养血安神。肝郁气逆、痰凝气滞，胸胁胀痛，咽喉梗阻，情绪不宁，可用越鞠丸（《丹溪心法》）合四逆散（《伤寒论》）、二陈汤（《太平惠民和剂局方》）等用，解郁疏肝、化痰理气，药如香附、川芎、神曲、苍术、山栀、柴胡、白芍、半夏、陈皮、桔梗、甘草等。若症情相对稳定时，可用沈氏达郁汤（《沈氏尊生书》）合越鞠丸（《丹溪心法》）加减，药如升麻、柴胡、香附、川芎、橘叶、蒺藜、桑白皮、石菖蒲、苍术、神曲等，理气安神达郁。

2. 痰结气郁

【临床表现】精神抑郁，表情淡漠，兴趣索然，沉默寡言，或喃喃自语，多疑多虑，心中憺憺不安，如人将捕之，恐惧不安，不能独自睡眠，易于惊醒，醒后心悸怔忡。食欲不振，胸闷善叹息，思绪缓慢，甚则喜怒无常，秽浊不分，神志混乱不清。舌苔白腻，脉弦滑。

【病因病机】心气不足，神气失守；胆虚无主，决断不能，故神魂不安。肝气郁结，脾失健运，痰结气郁，神窍蒙蔽。

【治法】理气解郁，涤痰通窍。

【方剂】顺气导痰汤（经验方）加减。

药物：枳实 10 克，制南星 10 克，半夏 10 克，橘红 10 克，郁金 10 克，香附 10 ~ 15 克，木香 6 克，茯苓 15 克，石菖蒲 10 克，甘草 6 克。

方义：枳实、木香、郁金、香附理气解郁，半夏、陈皮、制南星、石菖蒲、茯苓、甘草涤痰通窍。

加减：若胸闷泛恶，口中黏腻，舌苔白腻，痰湿重者加竹茹、生姜和胃化痰。若心中憺憺不安，恐惧不能自主者，加龙骨、牡蛎、磁石等，重镇安神。若精神呆滞、思维迟钝，加白金丸 10 克（吞服）豁痰通窍。若失眠易惊，烦躁不安，舌红苔黄，痰郁化热者，加黄连、麦冬、酸枣仁清心安神。若面暗、舌紫，情感紊乱，语无伦次，为瘀痰互结，加桃仁、红花、丹参活血化瘀。

【变通法】痰热重，口苦烦躁，舌苔薄黄腻，脉滑数者，用黄连温胆汤（《六因条辨》）加减。病久脾虚，痰气互结者，用涤痰汤（《济生方》）合六君子汤（《医学正传》），药如党参、白术、半夏、陈皮、茯苓、胆南星、枳实、石菖蒲、竹茹、甘草等，健脾化痰为治。若躁狂、抑郁交替出现，则宜据证主次轻重，间以清热降痰、滋阴降火，或间以理气解郁、化痰醒神。

3. 瘀血阻滞

【临床表现】精神抑郁，自杀观念或行为，烦躁不安，思想联想缓慢，运动迟缓。胸中窒闷，胸胁疼痛，身体某部有发冷后发热感。夜不能寐，将卧又起，彻夜不宁。舌暗青紫，或有瘀点（斑），脉沉、涩。

【病因病机】瘀血阻滞，络脉不通，心血瘀阻，心神不安甚而错乱。

【治法】活血化瘀。

【方剂】血府逐瘀汤（《医林改错》）加减。

药物：柴胡10克，枳实10克，赤芍10～15克，当归10～15克，生地10～15克，川芎6～10克，桃仁10克，红花6～10克，牛膝10克，桔梗6克，甘草6～10克。

方义：柴胡、枳实、赤芍、甘草疏肝理气，桃仁、红花、生地、川芎、赤芍、当归活血化瘀，牛膝、桔梗一升一降，调利气机。

加减：胸胁疼痛者，加香附、郁金、旋覆花、延胡索，理气活血。失眠夜不能寐者，加酸枣仁、茯神安神。见肝火者，加牡丹皮、山栀、龙胆草清热泻肝。

【变通法】若痰气互结，瘀血阻窍者，用癫狂梦醒汤（《医林改错》）加减，药如香附、木通、赤芍、半夏、大腹皮、青皮、陈皮、桑白皮、苏子、桃仁、柴胡、甘草，理气解郁、化瘀通窍。也可用温胆汤（《备急千金要方》）合桃红四物汤（《医宗金鉴》）化痰活血。

4. 心肝火旺

【临床表现】精神抑郁，急躁易怒，心情懊侬，烦闷躁扰，坐卧不安，难以入睡。胸胁满闷，口干苦，大便秘结，小便黄。舌红苔黄，脉弦数。

【病因病机】肝火上炎，扰乱心神，神魂不安，致生诸症。

【治法】清泻心肝之火，除烦安神。

【方剂】龙胆泻肝汤（《医宗金鉴》）合栀子豉汤（《伤寒论》））加减。

药物：龙胆草10克，黄芩15克，木通10克，山栀10克，生地15克，竹叶10克，甘草6克，莲心10克，柴胡6克，淡豆豉10克。

方义：龙胆草、黄芩泻肝，山栀、莲心、竹叶清心，柴胡疏肝，木通、甘草清利，生地养阴，豆豉除烦。

加减：小便黄短涩，加六一散、车前子清利。胸胁满闷者，加枳实、香附、郁金理气。大便秘结加大黄通下，口苦心烦加黄连清心。

【变通法】如形体肥胖、胸闷纳呆，神情忧虑，脉滑者，为痰热扰心所致，可用黄连温胆汤（《六因条辨》）加酸枣仁、竹叶，清热化痰。若心火偏旺者，可用黄连阿胶鸡子黄汤（《伤寒论》）加减，清心火、安心神。

5. 心脾两虚

【临床表现】精神抑郁低落，自轻自贱，委屈莫名，神情恍惚，魂梦颠倒，易受惊恐，善悲欲哭，时作傻笑，言语无序，思维混乱，意志锐减，行为迟钝，不思食饮，四肢无力，面色苍白无华，口唇淡暗。舌淡，脉沉细无力。

【病因病机】癫证日久，气血不足，心神失养，脾虚不运。

【治法】健脾益气，养心安神。

【方剂】养心汤（《证治准绳》）合安神定志丸（《医学心悟》）加减。

药物：党参10～15克，茯苓15克，黄芪10～15克，川芎6克，当归10～15克，炙远志6～10克，柏子仁10～12克，酸枣仁15克，五味子6～10克，半夏曲10克，龙齿15克，石菖蒲6～10克，炙甘草6克。

方义：党参、黄芪、甘草健脾益气，当归、川芎养血，柏子仁、酸枣仁、茯苓、五味子养心安神，龙齿、石菖蒲、远志、半夏化痰安神。

加减：若神情恍惚，易受惊恐，加牡蛎、磁石、铁落重镇安神。若善悲欲哭，时作傻笑，加小麦、大枣、百合、地黄，即合甘麦大枣汤、百合地黄汤（均为《金匮要略》方），养脏润燥。若脾肾阳虚，行为迟钝，反应呆滞，嗜卧肢冷，面色苍白，加肉桂、补骨脂、菟丝子、淫羊藿补肾温阳。

【变通法】心脾两虚，痰气互结，本虚标实者，可用归脾汤（《济生方》）合温胆汤（《备急千金要方》）加减，补益心脾，化痰解郁，标本兼顾。本证不求速效，在症情稳定后，可选用养心汤、归脾汤、越鞠丸、温胆汤等合方，制丸缓调。

（三）医案

一妇无故悲泣不已，或谓之有祟，祈禳请祷不应。许学士曰：《金匮》云，妇人脏躁，喜悲伤欲哭，象如神灵所作，数欠伸者，甘麦大枣汤主之。用其方十四帖而愈。盖悲属肺，经云，在脏属肺，在志为悲。又曰，精气并于肺则悲也。此方补脾而能治肺病者，虚则补母之义也。(《古今医案按》卷五《悲》)

按：甘麦大枣汤健脾养心，培土生金，小方而治大病，食疗而疗脏躁。

（四）医家经验

1. 李辅仁治疗老年抑郁症经验　本病的发生往往有脏腑疾病、气血不调的内在基础，又有情志刺激的外在原因。两者相互影响，互为因果，其病在心脾肝胃，而以气机不调、血行不畅为基本病理机制。在临床上可分为两个证候类型。

（1）心肝火旺，瘀血阻滞：素体禀赋多属阴不足、阳有余，或性格急躁，或诸病缠身，阴虚阳亢。烦躁易怒，焦虑不安，头晕头痛，口干口苦，失眠梦多，记忆低下，疑病恐病，舌偏红或暗、脉弦。治以清心活血，平肝潜阳。药用天麻、钩藤各15克，丹参、葛根、茯苓、酸枣仁各20克，远志、牛膝、菖蒲、川芎、知母各10克，珍珠母30克。由天麻钩藤饮、安神定志丸、酸枣仁汤合方化裁组成。胸闷胸痛加佛手、郁金，多饮多食加天冬、麦冬，烦热汗出加浮小麦、五味子，咳痰加前胡、橘红，便干加瓜蒌，夜尿频多加菟丝子、益智仁。

（2）肝郁痰阻，心脾两虚：素体禀赋多属痰湿偏盛，脾胃不足，或性格内向，多思多虑，或多年患病，气血虚弱。郁闷悲观，表情淡漠，行动迟缓，寡言不语，纳呆消瘦，嗳气叹息，健忘失眠，甚至有自杀欲念或行动，舌淡、暗，苔腻，脉沉、弦。治以疏肝解郁，健脾养心，从归脾汤、二陈汤化裁组成。药用生黄芪、天麻、白术各15克，当归、紫苏梗、半夏、陈皮、香附、石菖蒲各10克，远志12克，夜交藤、茯苓各20克，焦三仙30

克。心慌气短加五味子、柏子仁，头晕耳鸣加葛根、川芎，脘腹胀满加青皮、木香，呕呃嗳气加竹茹、砂仁，便溏加苍术、薏苡仁，便结者用生白术或加火麻仁、枳实，乏力肢软加大黄芪用量或加薏苡仁、狗脊，下肢浮肿加猪苓、泽泻。（中医杂志，2000，4：208－209）

2. 雍履平安脏达郁法

（1）内源性抑郁症宜安脏达郁，兼心脑共调：内源性抑郁症有单相和双相两类，双相为抑郁与狂躁交替表现，单相以抑郁为主。夕轻晨重，情绪低落，说话少，语调低沉，动作少，思维迟钝，兴趣少，并伴失眠、厌食、性淡漠及躯体不适。严重者可有自卑、厌倦、厌世、罪恶妄想、木僵、幻听、自杀行为等，为抑郁性精神病。可从“神郁”论治，安脏药用太子参、熟地、当归、白术、炙甘草，达郁药用升麻、柴胡、川芎、香附、桑白皮、橘叶、白蒺藜，通窍醒脑药用细辛、白芷、甘松、石菖蒲、土鳖虫、全蝎。在安脏达郁同时，尤须注重醒脑通窍，心脑共调。

（2）反应性抑郁症宜安脏达郁，佐敛精益肾：反应性抑郁症多因超强精神打击而急性发作，也有少数因长期罹难、绝望而慢性发病者。症见不食不睡，沉默寡言，悲悲戚戚，愁容满面，或忧念丛生，精神恍惚。认为其似怒郁、忧郁之类，始因肝气逆乱，后又中气受伤，继而由肝及肾，肾精受损。故用药不仅要安神达郁，还要用龙骨、牡蛎、五味子、益智仁、鹿角霜、鹿角胶、鸡内金之类敛精益肾。

（3）心因性抑郁症宜安脏达郁，兼通气健脾：本症较多见，较反应性抑郁症为轻。工作生活挫折，加上自身心理和性格缺乏适应能力，从而终日不乐，心情抑郁，消极悲观，头昏头痛，失眠健忘，胸闷气短，心悸不宁，食不甘味，全身乏力。此乃思郁，思则气结，结于心而伤于脾，气闭塞而不行。治宜在安神达郁基础上，用郁金、木香、砂仁、沉香、远志、石菖蒲、山药、黄精、白芍、茯神、柏子仁之品，通气养脾。

（4）围绝经期抑郁症宜安神达郁，佐滋补肝肾：本症男女之比为1∶3，常有围绝经期综合征前驱症状，进而表现为焦虑与忧郁，坐立不安，搓手顿足，恐惧紧张，惶惶不可终日，甚伴冲动自杀、幻觉、嫉妒、罪恶妄想或被害妄想。此乃精衰血少所致。故治宜安神达郁，尤须以龟甲、鹿角胶、河车、淫羊藿、沙苑子、石斛、女贞子之类滋补肝肾。（中医杂志，2000，3：143－144）

3. 张志远治郁证经验

（1）肝气郁结：郁证初起以肝气郁结证多见。症见情志不畅，焦虑担忧，情绪不宁，口苦咽干，胁肋胀痛，心前区刺痛，月经不调等。若肝郁乘土，可见不思饮食、脘痞纳呆、腹痛便秘。可用四逆散并加少量酒大黄疏肝解郁，枳壳40克，北柴胡20克，白芍15克，炙甘草6克，酒大黄3克，日1剂，连用14天。女子月经不调或经前乳房胀痛时易出现郁证，焦虑烦躁、易怒抑郁、梦多、易悲伤，情绪不稳、不能自控。上方加味组成舒情汤，枳壳18克，北柴胡、白芍各12克、炙甘草6克，酒大黄3克，香附、甘松、郁金、川楝子各9克，日1剂，连用7～15天。

（2）肝郁化火：肝郁日久化火，可见烦躁易怒，精神恍惚，口干口渴，耳鸣目赤，或巅顶疼痛，眩晕欲仆，肢体麻木，肌肉震颤等。用飞龙汤以清热泻火、平肝息风、重镇安神，适于因外界刺激或过度兴奋，见焦虑不安，呼吸急促，心悸胸闷，头晕汗出，甚至自觉有濒死感者。药物组成：钩藤10克（后下），栀子12克，柏子仁、合欢花、代赭石（先煎）各15克，珍珠母、龙骨、磁石各20克（均先煎），炒酸枣仁15g，茯神20克，朱砂0.3克（水飞极细，冲服），琥珀0.5克（冲服），全蝎6克，日1剂，连用10～15天。精神恍惚明显，茯神加至30～40克；心悸易惊明显，增加龙骨用量，并加入大剂量炙甘草，二药各40～60克；烦躁明显，珍珠母加至30～40克；头痛、目赤、耳鸣较重者，龙骨、代赭石各加至30克。

（3）痰气郁结：肝气郁结，聚湿成痰，与气相结，见咽中有异物感，郁郁寡欢，胸部满闷，胁肋胀满，喜叹息。治以化痰散结祛湿，用小开心汤以化痰祛湿、理气散结。组成：清半夏、陈皮、黄连、茯神、石菖蒲、郁金各15克，竹茹9克，枳壳、甘松、北柴胡、香附各10克，酒大黄、夜交藤各6克，日1剂，连用10～20天。适于神经衰弱、自主神经功能紊乱或女性围绝经期综合征伴有焦虑、多愁善感、失眠多梦、头晕目眩者。厌食者加麦芽，头目不清、语言謇涩者加胆南星，喜叹息或呃逆、嗳气者加代赭石、旋覆花、小剂量沉香（1.5克）。

（4）心肾阴虚：郁证日久伤及心肾，舌红口干、烦躁、坐卧不宁、心悸失眠、头晕耳鸣、腰膝酸软、五心烦热。以清热滋阴为治法，予黄连阿胶汤，黄阿胶（烊化）各12克，白芍10克，黄芩6克，鸡子黄1枚（后下），日1剂，连用7～14天。若以心火亢盛为主，烦躁口干明显者，重用黄连15克、黄芩12克；若以心肾阴虚为主，头晕耳鸣、腰膝酸软明显者，重用阿胶、白芍各15克。此外，围绝经期妇女因内分泌失调多出现阴道干涩、灼热，伴有焦虑、烦躁、易怒、多梦、阵发性汗出等症状，可予共济汤。方以黄连阿胶汤加酒大黄3克、丹参6克、合欢花9克、珍珠母、石决明各30克，日1剂，连用15～30天。（中医杂志，2022，19：1820）

4. 张怀亮从少阳论治抑郁症

抑郁症病位在少阳，是由于相火输布失常所致。治疗应以疏达郁滞为中心，恢复少阳转枢之功。宣畅少阳首选小柴胡汤，和解枢机，通达表里则五脏安和，气血通畅。故可用小柴胡汤为主方，并据病情随证加减。

（1）少阳郁遏，胆火上炎：表现为头痛头晕、失眠多梦、焦虑、嘈杂吞酸、懒动嗜卧、易激惹、心烦多怒，同时多伴有耳鸣、口苦咽干、胸胁苦满，舌红苔黄，脉弦等。以清泻少阳、透郁达邪为治法，方选小柴胡汤加牡丹皮、郁金、栀子、百合。兼有嘈杂吞酸加左金丸清肝和胃。伴胆怯易惊、虚烦不宁、苔黄腻，脉弦滑或数，痰火互结扰乱心神，上方加温胆汤清胆化痰。

（2）少阳郁遏，相火失宣：心境低落、心情沮丧、思维迟钝、记忆减退、疲乏无力、清晨乃至上午加重，手足冷，胸胁苦满，口苦，脉弦等。以开宣枢机、透郁达邪、宁心安神为治法，选小柴胡汤加安神定志丸（茯苓、茯神、人参、远志、菖蒲、龙齿、朱砂）。

（3）少阳不枢，心阳受损：神疲乏力、情绪低落、胸闷胸痛、胁肋不舒、两目昏花、听力下降、纳差、失眠多梦、善悲易恐、畏寒肢冷，女性闭经，男性阳痿，舌淡，脉迟弱等。以温助相火、疏肝解郁、豁痰开窍、养脑醒神为治法，方选小柴胡汤去黄芩，加桂枝甘草汤。随证加茯苓、远志、石菖蒲，可重用人参等。（中医杂志，2008，9：781－784）

（五）易简效验方

核桃仁50克，黑芝麻50克，小茴香粉15克，冰糖30克，蜂蜜适量，香油适量，牛奶适量。先将原方前三味药压碎，与后四味相合，再加适量水，搅匀，放在瓷盆内，上笼蒸之，用文火蒸一小时左右，如滋膏即可。每次食用10克（一小汤匙），每日3次，直接食用，或用白开水化开服用亦可。15天左右为1个疗程。失眠，加酸枣仁粉30克；心烦，加朱砂5克；郁闷不语，加石菖蒲30克；语无伦次，加羚羊角粉30克；若是喃喃自语者，可加小麦30克，大枣10枚。养心安神，补肾健脑，解郁润燥。用于脏躁、神经衰弱、抑郁症等。对女性患者更为适宜。（郭绍汾经验方）

（六）预防护理

要关心病人，正确对待病人的各种病态表现。应注意调节情志活动，加强精神调摄和心理安慰。

（七）评述

抑郁症是以一种精神状态低落和生理活力降低的疾病，主要表现为心境低落，兴趣和愉快感丧失，劳累感增加和活动减少的精力降低。

1. 抑郁症发作与季节时令有关　以情感障碍的单相型及双相型为主，排除神经症型抑郁、围绝经期抑郁、反应性抑郁、躯体疾患引起之抑郁及精神分裂症，共116例，对有明确时间记录的抑郁发作186次进行统计。结果为5月和10月有两个发作高峰，基本处在春分、秋分前后，认为此时是自然阴阳之气交相胜负之时，人之阴阳必然亦随之剧烈变化，从而说明自然界的变化，可能对人的抑郁情绪有较大影响。（中医杂志，1997，7：440－442）

2. 癫即抑郁　包括现今之抑郁症、抑郁性神经症和精神分裂症之抑郁相，以及心因性、围绝经期、反应性抑郁症在内。轻则为郁，重则为癫，两者在本症病情发展变化过程中可互相转化。只要符合以上临床表现，即可参照中医证治方药进行治疗。又，运用循证医学系统评价逍遥散治疗抑郁症的疗效，发现逍遥散的疗效与抗抑郁药疗效相当，若两者联合应用则效果可能更好。（中医杂志，2010，6：500－505）

3. 经方应用　柴胡剂乃治疗抑郁症主要方群，如小柴胡汤、柴胡加龙骨牡蛎汤、四逆散、逍遥散等。只要抓住抑郁、心烦失眠、忧愁的状态，脉不尚虚弱，由明显的情志刺激引起者便可用。半夏剂是调理神志抑郁病重要方群，如半夏厚朴汤不仅治疗梅核气，还可治情绪焦虑抑郁由七情变化导致的疾病。半夏剂患者体型较胖，属于痰湿型，舌苔厚腻，舌面两旁有两条白线“半夏线”，有恶心倾向，易晕车、恐高。而柴胡剂的患者体型偏瘦，腹部肌肉偏紧张，腹诊时较为敏感，常有不自觉地躲避动作。半夏剂和柴胡剂也可合用，如柴胡温胆汤。其次是麻黄剂。诸气膹郁，皆属于肺。如屡用疏肝解郁无效，可考虑加麻黄 6 克。适用于麻黄的抑郁症者，一般是无汗体质，皮肤致密，体能并不虚弱。但心功能不好，经常悸动、失眠的老人、瘦人，麻黄使用要谨慎。此外是附子剂，用于抑郁症表现属阴证者。如体质较好的，可以用麻黄来兴奋；如脉弱、消瘦、对一切事物都丧失了兴趣，则用附子剂。少阴病主要表现是"但欲寐"，即情绪低落，对事物缺少兴趣，脉微细，其相应主方应是麻黄附子甘草汤。

五、狂躁

以情绪高涨或易激惹为主要临床特征，症状持续至少 1 周，且常伴有言语增多，联想加快，注意力不能集中，夸大倾向，自我感觉良好，活动增多，行为轻率，性欲亢进，睡眠减少其中之三项者，称为狂躁症，应排除器质性精神障碍。

狂躁症状中医称为狂，《灵枢·癫狂》："狂始发，少卧，不饥，自高贤也，自辨智也，自尊贵也，善骂詈，日夜不休。"说明其言语增多，活动增多，情绪高涨而有夸大倾向的临床特征。《难经·二十二难》："重阳者狂"，为阳盛阴虚所致。《医学入门·癫狂》："狂者凶狂也，轻则自高自是，好歌好舞，甚则弃衣而走，逾垣上屋，又甚则披发大叫，不避水火，且好杀人。"说明其情绪、行为、人格障碍，与常人不同。其病位在心脑，而与肝胃有关。在临床上，狂躁发作时属实，缓解则为虚。实证以痰火上扰为主，泻火涤痰、醒脑开窍为主；虚证由阴虚火旺引起，养阴降火、定志安神为治。

（一）辨证要点

1. 辨清虚实两者的主次先后 初起表现为情感高涨，狂暴无知，便秘尿黄，舌苔黄腻，脉弦滑数，为痰火实邪扰乱神明。久则见焦虑烦躁，失眠神疲，舌红绛少苔或无苔，脉细数，是阴虚火旺表现。

2. 辨癫与狂 狂躁为阳盛阴虚，情绪亢奋，躁乱多动；抑郁为阴盛阳虚，情绪低落，行为迟钝，容易区分。但狂躁与抑郁有时亦可出现在同一病人发病的不同时期，且有相互转化者，需在临床上予以重视。

（二）证治方药

1. 痰火上扰

【临床表现】发作前先有性情急躁，头痛失眠，面红目赤，两目怒视。突然发生情感高涨，狂乱躁动，骂詈号叫，不避亲疏，逾垣上屋，气力超常，或毁物伤人，或哭笑无常，终日不休。渴喜冷饮，不食不眠，大便秘结，小便黄。舌红绛，苔黄腻，脉弦滑数。

【病因病机】五志化火，痰随火升，上扰清窍，脑神昏乱。

【治法】清心泻肝，涤痰降火。

【方剂】三黄泻心肠（《金匮要略》）合涤痰汤（《济生方》）加减。

药物：生大黄 10～15 克（后下），黄连 10 克，黄芩 10～15 克，法半夏 10～15 克，陈皮6~10克，制南星10克，枳实10克，石菖蒲10克，茯苓15克。

方义：大黄通下泄热，是釜底抽薪之法，俾痰火自大便而泄，心、肝、胃之火则降。黄连、黄芩清上焦之热，半夏、陈皮、茯苓化痰和胃，南星、枳实、石菖蒲涤痰理气。

加减：痰火炽盛，大便秘结，可加礞石滚痰丸（王隐君《养生主论》方）10克，送服，日2次。礞石滚痰丸由礞石、大黄、朴硝、沉香、黄芩组成，涤痰泻火、醒脑通窍，是治狂躁之良剂。

【变通法】若症精稳定后，可用生铁落饮（《医学心悟》）加减，药用生铁落重镇安神，石菖蒲、远志、陈皮、胆南星、贝母涤痰泄浊，天冬、麦冬、茯苓、茯神、丹参、玄参养心安神。

2. 阴虚火旺

【临床表现】狂躁日久，症情渐缓，精神疲惫，时而躁动不安、妄言妄为，但叱之能止。烦躁失眠，多言善惊，情绪焦虑，紧张惊恐。面红，五心烦热，形瘦，口干，便干。舌红绛少苔或无苔，脉弦细数。

【病因病机】狂躁日久，痰火伤及气阴，气不足则神疲，阴液伤则火盛，上扰心神而不安。

【治法】滋阴降火，安神定志。

【方剂】服蛮煎（《景岳全书》）加减。

药物：生地15克，麦冬15克，赤芍15克，石斛15克，丹皮10克，茯神30克，知母10克，石菖蒲10克，木通10克，竹叶10克，陈皮6克，生甘草6克。

方义：生地、麦冬、石斛滋阴清热，赤芍、丹皮、知母凉血降火、茯神、石菖蒲安神，木通、竹叶清心清热，陈皮理气，甘草调中。

加减：痰多者加胆南星、贝母、远志化痰，热盛者加生石膏清热，大便干结者暂加大黄、玄明粉通下泄热，气虚神困可加党参、五味子益气。

【变通法】惊狂失志多言多笑，心经有热、水不制火者，亦可用二阴煎（《景岳全书》）加减，药用生地、麦冬、酸枣仁、玄参、黄连、茯苓、木通、灯心、竹叶等，亦清心火、补阴液之剂。

3. 痰瘀互阻

【临床表现】情绪躁扰不安，多言妄言，恼怒多疑，登高而歌，弃衣而走，或伴幻觉，或伴妄想。或可有沉默寡言、呆滞抑郁的症状与狂躁症状交替呈现。面色暗滞，胸胁胀满，心胸有重压感，脘腹胀满，多梦，头痛，心烦，或妇女痛经、月经紫暗量少。舌质紫暗有瘀点（斑），舌苔白腻，脉弦。

【病因病机】气滞血瘀，痰瘀互阻，脑络闭阻，神志不安。

【治法】豁痰化瘀，醒脑通络。

【方剂】癫狂梦醒汤（《医林改错》）加减。

药物：桃仁10~15克，红花10克，赤芍15克，川芎10克，香附10克，青皮、陈皮各6克，大腹皮10克，柴胡10克，桑白皮10克，苏子10克，法半夏10～15克，木通10克，甘草6克。

方义：桃仁、红花、赤芍、川芎活血化瘀，香附、柴胡、桑白皮、苏子、大腹皮、青皮、理气降逆，半夏、陈皮和胃化痰，木通、甘草渗利清火。

加减：有热者加黄连、黄芩清热，有痰者加南星、枳实化痰。瘀血甚则加丹参、蒲黄化瘀，或加服大黄䗪虫丸（《金匮要略》）化瘀通络。

【变通法】若小便不自利，少腹硬满，大便秘结，下焦蓄血而发狂者，可用桃核承气汤（《伤寒论》）加减，药用桃仁、赤芍、大黄、桂枝、芒硝等通下逐瘀。

（三）医案

情志郁勃，心肝受病，神思不安，时狂时静，时疑时怯，心邪传肺，则心悸不寐而咳嗽，肝邪传胆则目定而振栗，其实皆郁火为患也。拟清心安神壮胆为主，平肝和脾佐之。川连，茯神，菖蒲，龙骨，远志，北沙参，酸枣仁，胆星，川贝，铁落，石决明，猪胆一个（川芎五分研纳之，以线扎好入煎）。

诒按：清心化痰、凉肝镇怯，立方周到熨贴，尤妙在川芎一味入猪胆内，可以疏木郁、壮胆气，开后人无数法门也。（《柳选环溪草堂医案·神志》）

（四）医家经验

宋孝志应用防己地黄汤经验 宋孝志教授熟谙经典，对防己地黄汤独有卓见，善于应用，且屡有效验。《金匮要略》本方原治"病如狂状妄行，独语不休，无寒热，其脉浮"。其中，"病如狂状妄行"提示此"狂状""妄行"并非真正的狂证，而"独语不休"则是癫证特征。因此其主治应以癫证为主要特征，兼见狂证表现。"无寒热"说明非风邪外感。"其脉浮"提示本证病机，"浮则为风""浮则为虚"。故临床时应以"癫""如狂"为主证，其脉仅供参考。其症状特点为：沉默痴呆，语无伦次，多疑善虑，彻夜难寐，多动易怒，甚或躁扰不宁，狂妄打骂。西医之躁狂抑郁症、精神分裂症、围绝经期精神病及某些器质性精神病，只要有此特点，均可选用本方化裁。

癫狂以情志不遂，肝气郁滞，痰火内生，暗耗阴精，心肾不交为其病因病机。其标为肝气郁，其本为肾阴亏。故以大剂生地为主药，滋肾水、清郁热；辅以桂枝通心阳，交通心肾、平调阴阳以治本。防风"搜肝气"而不伤阴，合生地涵木、桂枝平肝，以调达肝气；合防己除湿利尿，断痰湿之生路，共为佐药以治标。甘草调和诸药、补中益气，为使药。"诸药以酒生渍取清汁，归之于阳以散邪；热蒸（生地）取浓汁，归之于阴以养血"（《中国医学大辞典》）。共奏交通心肾、养阴清热、舒肝祛痰之功，为癫狂专剂。疏肝而避香燥，平肝而弃重镇，滋水以涵木，养阴以平肝。惟补阴独重，祛邪剂轻，故痰涎壅盛者，防己力所不逮；郁火独亢时，桂枝有所不宜。治当活用。

习惯用量：生地30～60克（可增至90克），防风9克，防己9～12克，桂枝9克，甘草6克。舌苔腻加清半夏、秫米各12克，祛痰安神；痰涎多加炒竹茹9克、礞石15克，祛痰开郁；夜寐不实者，加茯神9克、柏子仁12克、炒酸枣仁12克或合欢皮9克，开郁安神；易急躁者，加龙胆草6克，以清肝热；心中烦热者加黄连3克，清解心热；口干，脉细数者，加石斛9克，顾护阴液；若狂躁明显者当去桂枝，加煅龙齿15克、琥珀粉3g克（分冲）、茯苓12克，平肝宁心。采用加酒水煎法，以白酒或黄酒10~20ml，兑入煎好的药液中，分2次、睡前（中午、晚上）温服。忌茶、咖啡及辛辣炙煿之品，停服西药。本方安眠效果肯定，故常用于神经衰弱尤其是彻夜不寐者。也有用于各型痹证的。

杨某，女，42岁，干部，1986年9月5日初诊。患者1年前由于精神抑郁，而昼夜不寐，妄想纷纭，多疑善虑，心悸易怒，坐卧不宁，喃喃自语，食纳不馨，大便秘结、3~4日1行。诊躁狂抑郁症，服中西药物无明显疗效。诊见神情冷漠，反应迟钝，语言颠倒，时时咯痰稀白。舌质淡红体瘦，舌苔中根白腻，脉象细滑。辨证：心肾不交，气郁痰阻，日久有化热之象。立法：交通心肾，豁痰开郁，兼清邪热。拟防己地黄汤加味：生地45克、防风9克、汉防己12克、生甘草6克、桂枝9克、炒竹茹6克、青礞石15克，黄酒20ml（分2次兑服），3剂。

二诊：服头煎药后30分钟即思睡，午间安寐3小时，每天睡眠达10小时。服药3剂，效果明显。目前：面有笑容，举止稍安，应答切题，纳香便调，偶咯痰亦少，仍易怒、妄想，舌苔薄净，脉象细滑。痰郁渐解，心肾已交，心肝郁火偏盛，原方去青礞石、炒竹茹，加龙胆草6克、黄连3克，7剂。

三诊：精神恢复正常，举止言谈、音容笑貌已如常人，并能做日常家务，偶有急躁亦能控制，惟有时心悸、舌尖偏红、苔薄白，脉细滑。邪气已减，心气失敛，原方去龙胆草及黄酒，生地减为30克，加茯苓9克、远志6克、五味子6克，嘱连服2~3个月。此后，随防1年，病情无反复。（北京中医药大学学报，1996，6：15）

（五）易简效验方

1. 生石膏60克（先煎），生大黄10克（后下），生铁落30克（先煎），礞石30克（先煎），代赭石30克（先煎），玄明粉10克（冲），黄芩12克，黄连6克，黄柏7克，郁金9克，龙骨30克（先煎），每日1剂，水煎服。适于痰火炽盛者。

2. 苦参30克研细末，水泛为丸如梧子大，每服10克，日2次服。适于狂躁发作者。

3. 地龙20条，苦参15克，水煎服。适于阳明火起发狂。（《辨证录》）

4. 桃仁、柴胡、酒大黄、赤芍、丹皮、丹参、香附各15克，龙骨、牡蛎各30克，红花、半夏、黄芩、青皮、陈皮各9克，生甘草3克，每日1剂，水煎服。适于瘀血阻络者。

5. 生大黄9克，桃仁10~15克，生水蛭1~3克（研末冲），每日1剂，水煎服。适于瘀血阻络者。

6. 豁痰定狂汤：生龙齿、生牡蛎、石决明、珍珠母、礞石各30克，代赭石15~30克，龙胆草、天竺黄、九节菖蒲、旋覆花、黄芩、大黄各9克，沉香5克，清半夏、陈皮、郁金各10克，甘遂、朱砂1.5克（二味同研细，早空腹时用药汁一次送服）。每日1剂，水煎服。以服药后上吐痰涎、下便黏液为度。（王季儒经验方）

（六）预防护理

对打人、骂人、毁物、自伤的重症病人，要加强防护，避免意外。对有自杀、杀人企图或行为者，必须密切观察专人看护。他同抑郁，可互参之。

（七）评述

1. 狂躁的证治 急性发作，大多为痰火炽盛、扰乱心脑者，治以清心涤痰、通下降火，大多有顿挫病情之效。但泻心汤方药峻猛，不宜久服。可用生铁落饮、温胆汤化裁出入，有重镇安神、化痰清火之功。若病情迁延，日久必伤阴液，每致阴虚火旺，用二阴煎、服蛮煎滋阴降火，但需长期坚持服用。

2. 精神疗法和行为医疗 精神和行为疗法是精神病症治疗的重要方法，在药物治疗时应考虑配合。

3. 中病即止 有人主张用攻下、涌吐法治疗狂躁，但此类药必须掌握“中病即止”，否则损伤正气，反易误事。

六、惊恐

惊为心中惊惕，无故恐慌不安而不能自控的症状。恐是指未遇恐惧之事，而产生强烈恐惧感，惶惶不可终日，如人将捕之的症状。两症有互通之处，均为情感障碍，故合而论之。因两症常与心悸怔忡并见。故《类证治裁·怔忡惊恐论治》“怔忡伤心神，惊伤胆液，恐伤肾精，三者心胆肝肾病。恐甚于惊，惊久则为怔忡。而心胆之虚，无不由肾精之虚也。”将三症鉴别，说明了三者的关系，符合临床实际。

（一）辨证要点

1. 辨心胆肝肾 胆怯多疑，恐惧不安如人将捕之为胆。夜寐易惊醒，心情忧郁，唉声叹气，遇事数谋寡断为肝。心中惊惕不安，夜寐多梦，心悸怔忡为心。善恐健忘，腰膝酸软，头脑发空为肾。

2. 怔忡和惊恐 怔忡为心动不安，无所见闻而惊恐，而胸间惕惕自动。惊者神气失守，由见闻夺气，骇出暂时。恐者胆怯鼓栗，如人将捕之，历久而惧，难以自释。

（二）证治方药

1. 心胆虚寒

【临床表现】素性胆怯多疑，心中惊惕不安，精神不振，面色无华，形体瘦削，频频嗳气，善太息，头昏肉瞤。舌淡胖苔白，脉缓结而涩。

【病因病机】胆虚寒滞，心神失司，痰气交阻，肝胆清气不升，以致惊惕不安。

【治法】温胆和胃，养心安神。

【方剂】温胆汤（《备急千金要方》）加减。

药物：胆南星 10 克，制半夏 10 克，茯神 10 克，陈皮 6 ~ 10 克，枳实 10 克，竹茹 10 克，五味子 10 克，莲子 10 克，酸枣仁 10 克。

方义：胆南星、半夏化痰温胆，枳实、陈皮、竹茹和胃理气，莲子、五味子、茯神、酸枣仁养心安神。

加减：痰气互凝者，加郁金、石菖蒲、远志化痰理气；气血不足者，加人参、肉桂、熟地、枸杞子，补气养血。

【变通法】如见痰火者，用黄连温胆汤（《六因条辨》）加减。痰涎着于包络之间，神不得归，控涎丹（《三因极一病证方论》）加辰砂、远志。目睛不转，不能言，短气自汗，卧不安，或眠多异梦，随即惊觉，温胆汤加酸枣仁。卧多惊魇，口中有声，温胆汤下远志丸（《证治准绳》）。

2. 肝郁气滞

【临床表现】时时惊恐，夜间尤甚，心慌少寐，寐则常被惊醒，神态迟钝，心情忧郁，唉声叹气，胸脘满闷，头晕脑胀，纳呆，妇女经来量少、少腹急痛。舌质暗苔少，脉弦微数。

【病因病机】肝郁气滞，气滞不疏，清阳受遏，惊恐不安。

【治法】疏肝理气，和胃安神。

【方剂】柴胡疏肝散（《景岳全书》）加减。

药物：柴胡10克，白芍10克，香附10克，枳壳10克，桔梗10克，苏叶10克，陈皮10克，当归10克，茯神10克。

方义：柴胡、香附、枳壳疏肝理气，白芍、当归和血养肝，枳壳、桔梗宽胸，苏叶、陈皮和胃。

加减：痰气互凝，胸脘满闷者，加胆南星、郁金、石菖蒲、远志，化痰理气；心神不安，夜寐易被惊醒者，加珍珠母、生龙骨、生牡蛎、夜交藤，镇惊安神。

【变通法】肝郁血虚者，可用逍遥散《太平惠民和剂局方》）加减。

3. 心气血虚

【临床表现】夜寐多恶梦且易惊醒，心悸怔忡加重，自汗或手足心有汗，头晕头痛，精神委靡，面色㿠白，胸闷气短，手指麻木。舌淡苔白，脉细弱。

【病因病机】禀赋不足，素体虚弱，或久病失养，致气血亏虚。心主血而藏神，气血两虚，心失所养。心气不足则易惊恐，心血不足则心悸怔忡。

【治法】养心血，补心气。

【方剂】养心汤（《证治准绳》）加减。

药物：黄芪10克，党参10克，茯神10克，当归10克，川芎10克，法半夏10克，柏子仁10克，酸枣仁10克，五味子10克。

方义：黄芪、党参补心气，当归、川芎养心血，柏子仁、酸枣仁、五味子、茯神安心神，半夏和胃化痰。

加减：痰气互凝者，加胆南星、郁金、石菖蒲、远志，化痰理气；督阳不足者，加鹿角霜、紫石英温阳补督；肝阳上亢者，加天麻、石决明，平肝潜阳。

【变通法】触事善恐，面色无华，身倦乏力，气短自汗，心悸怔忡，舌淡苔白，脉弱。

用远志丸（《证治准绳》）合八珍汤（《正体类要》），药用远志、石菖蒲、党参、茯神、当归、川芎、熟地、白芍、甘草、龙齿、茯苓，补益气血，安养心神。心气虚而惊恐，振悸不宁，败血冲心，笑哭如狂者，可用龙齿清魂散（《张氏医通》），药用龙齿、远志、人参、当归身、茯神、麦冬、桂心、炙甘草、延胡索、细辛等。

4. 肾精不足

【临床表现】心悸善恐，腰膝酸软，头脑发空，健忘，或遗精盗汗，虚烦不眠，或形寒肢冷，疲惫乏力。舌淡苔白，或舌红少苔，脉沉细弱或细数。

【病因病机】肾藏精，恐为肾志，若久病精亏，或房劳过度，精气内夺，则见善恐。

【治法】补肾益精，安神镇惊。

【方剂】六味地黄汤（《小儿药证直诀》）合枕中丹（《备急千金要方》）加减。

药物：熟地10克，山茱萸10克，山药10克，茯神10克，远志10克，枸杞子10克，五味子6～10克，龟甲15克（先煎），龙齿15克（先煎），石菖蒲10克，酸枣仁10克。

方义：熟地、山茱萸、山药补肾滋阴，龟甲、枸杞子、五味子滋阴益精，酸枣仁、茯神、远志养心安神，龙齿、石菖蒲通窍镇惊。

加减：如舌淡苔白，脉沉细弱，偏阳虚者加鹿角、肉桂、巴戟天温阳补肾。

【变通法】肾阳虚而恐者，用肾气丸（《金匮要略》）加减，温阳补肾。

5. 肝胆不足

【临床表现】恐惧虚怯而面色变，提心吊胆如人将捕之，惊悸不眠，梦多争讼，头晕目眩，遇事数谋寡断，两胁不舒。舌淡红苔薄白，脉虚弦或虚弱。

【病因病机】肝藏血舍魂，胆附于肝，若素体虚弱，或久病肾亏，精不化气，胆虚风袭，肝胆不足，则肝不藏魂，胆失决断。

【治法】补益肝胆。

【方剂】补胆防风汤（《张氏医通》）加减。

药物：防风10克，人参10克，细辛3克，炙甘草10克，茯神10克，独活10克，前胡10克，川芎10克，酸枣仁10克，生姜3片，红枣5枚。

方义：独活、防风疏泄肝风，升阳达郁。党参、茯神、甘草益心气，川芎、酸枣仁养肝血，细辛、前胡理肺气以助肝气之平，生姜、红枣和胃气以助胆气之壮。

加减：心烦加山栀、豆豉除烦清心，眩晕头胀加石决明、珍珠母镇肝安神。

【变通法】肝虚风动，不能藏魂，卧则魂散飞扬不收，梦魂飞扬，离地而飞，常兼惊悸多魇不寐。可用独活汤（《本事方》）补肝祛风，药用独活、羌活、柴胡、细辛、茯苓、人参、五味子、半夏、沙参、酸枣仁、炙甘草、姜、乌梅等。后用珍珠母丸（《本事方》）治肝虚惊悸不寐，药用珍珠母、龙齿、沉香、人参、茯苓、炒酸枣仁、柏子仁、当归身、熟地黄，共为细末，炼白蜜丸如梧子大，朱砂为衣，每服五七十丸，临卧薄荷汤送下。头晕目眩而恐，脉弦而无力，为胆虚脾弱，用六君子汤（《医学正传》）加柴胡、防风、当归健脾和胃，化痰温胆，此《张氏医通》心法。

（三）医案

1. 一富家子弟因忧畏官事，忽患恶闻响声，鞋履作声亦即惊怖，有事则彼此耳语而已。饮食自若，举动无差。王令服滚痰丸二次。即能起坐应酬。再以豁痰汤、分心气饮，间服之而愈。分心气饮者，乃二陈汤加紫苏、羌活、桑白皮、肉桂、青皮、大腹皮、木通、赤芍也。（《古今医案按》卷五《惊》）

按：大黄、黄芩、礞石通下逐痰之剂，治惊怖、恐慌，是怪病多痰者。又，惊者平之，平者，平平常常之谓。可参张子和《儒门事亲》案。

2. 嘉善朱怀瘖兄患癫狂，用清痰清火药而愈。越三年复发，消痰清火不应，用天王补心丹而愈。越二年又发，进以前二法，皆不应，用归脾汤而愈。越一年又发。发时口中哼哼叫号，手足牵掣搐掉，如线提傀儡，卧则跳起如鱼跃，或角弓反张，其喊声闻于屋外，而心却明白，但以颤掉之故，口欲语时已将唇舌嚼坏。如此光景半刻即止。止则神识昏懂、语言谬妄。又半刻而发如前矣。一吴医用参、茸、桂、地、远志、茯苓、龙齿、青铅等，然月不效。叶天士曰：因叩其掣掉作则心明，掣掉止则神昏之故，曰：操持太过，谋虑不决，肝阴胆汁两耗，阳跷阴跷脉空风动，非虚寒也。用白芍、山茱萸各一钱五分，白石英、淮小麦、南枣肉各三钱，炙甘草五分。病人见其方殊不信，旁人亦以药太轻淡，并两帖为一帖，服十帖，病减半，二十帖病全瘳矣。（《古今医案按》卷六《癫狂》）

按：此病今或为癔病，但其方甘麦大枣汤加山茱萸、白芍、白石英，以甘以缓急为主而治肝胆病，颇具见识。

（四）预防护理

配合心理治疗，加强对病人的心理安慰。

（五）评述

惊证系本虚标实、虚实夹杂之候，故调脏气以治本，祛痰瘀以治标，标本兼顾。至于胆寒者用温胆汤，肝郁者用疏肝散，心虚者用养心汤，以及随证加用石决明、天麻、龙骨、牡蛎、夜交藤等，乃取其调脏气、定神志，邪去正安，惊证自平，病人康复。《类证治裁·怔忡惊恐论治》："惊症有二，有因病而惊者，当察客邪，而兼治其标。有因惊而病者，宜安养心神，滋培肝胆，专扶元气为主。""而恐为肾志，属水本脏，因旁及他经，故治法亦别焉。恐由于肾伤者，补精髓。由于肝胆虚者，养阴血。由于心包络者，镇其神。治在阳明胃者，壮其气，因肾中阳虚而善恐者，八味丸"。可资师法。

七、失语

失语是指病人的语言交流能力受损或丧失。《金匮要略》中"口不能言"，即失语。失语与失音有别，前者是病人丧失语言交流能力；后者是以患者声音嘶哑为特征，重者声哑不出。以下主要以中风失语论述。《冯氏锦囊秘录》则认为，中风不语因当从言语特征进行分类，其中指出："中风不语之证有六：有失音不语者，有舌强不语者，有神昏不语者，有口噤不语者，有舌纵语涩者，有舌麻言謇者。"可见古人已对中风后言语障碍，按其症状特性有所分别。

中风不语急性期以风痰为多，慢性期以虚者为主。前者用涤痰汤豁痰开窍，后者则用地黄饮子滋肾益智。

（一）辨证要点

1. 辨舌喑和语涩 可根据症状特性，将中风后言语障碍分为两类。第一类为语音形成的失调或障碍，主要表现为发音不准，吐字不清，语调及速率节奏等异常，常伴有舌强、舌缓、舌体短缩或口噤不开等症状。可称为舌喑，急性期多属肝风，慢性期多以脾、肾不调为主。第二类为语言交流中的表达和理解方面的功能失调，主要表现为言语謇涩不畅，答非所问，言语多误等。可称为语涩，急性期责之心、肝，慢性期多以心为主。两者在病位上有所不同。

2. 辨失音（喉喑）和舌喑 外风不语由外邪所致，病位在上、在表，以发音不能为特征，多伴咽喉部疼痛，而舌体转动灵活自如，且不伴肢体功能障碍。其病情轻，病程短。属于咽喉声带的急性病变，可称为喉喑、失音，与中风之不语为舌喑者不同。

3. 一过性失语 因突然剧烈的情志因素刺激，肝气郁结，气机逆乱而不能言语，其症状奇特，或时轻时重，多具暗示性，尤多见于性格内向者妇女，相当于西医学中的癔病性失语。一过性失语属肝气郁滞引起，症状呈一过性，用疏肝理气解郁方药或针刺治疗，大多易于恢复。

4. 辨脉和辨舌 脉沉细弦为寒痰、郁痰，脉滑数为热痰，脉细数为阴虚燥热，脉濡缓为湿痰，脉虚大为气阴俱虚或肝肾俱亏。舌红绛为阴虚热盛，舌淡水滑多涎为寒痰，舌苔干黄为热。又，流涎不断为寒，无口涎流出者为热。

（二）证治方药

1. 肝气郁结

【临床表现】精神抑郁，表情愁苦，突然失语，为一过性，移时即恢复。或心烦易怒，胸胁胀痛，食少纳呆，妇女乳房胀痛，月经不调。舌苔薄白，脉弦。

【病因病机】情志不悦，或精神创伤，肝失疏泄，甚而上逆，气机逆乱，蒙蔽清窍，神明失司。以中年女性为多，病情较轻。

【治法】疏肝理气解郁。

【方剂】柴胡疏肝汤（《景岳全书》）合香苏散（《太平惠民和剂局方》）加减。

药物：柴胡 10 克，白芍 10 克，枳实 10 克，甘草 6 克，香附 10 克，陈皮 6 ~ 10 克，苏叶 10 克，桔梗 6 克。

方义：柴胡、香附、枳实疏肝解郁，陈皮、苏叶和胃理气，桔梗、枳实宽胸，甘草、桔梗利咽，白芍、甘草缓急。

加减：痰盛者加石菖蒲、制南星化痰通窍，血瘀者加丹参、川芎、红花化瘀活血。

【变通法】可用逍遥散（《太平惠民和剂局方》）合半夏厚朴汤（《金匮要略》）加减，疏肝理气，化痰降逆。

2. 风痰闭窍

【临床表现】突然昏仆，不省人事，失语，喉中痰鸣，口角流涎，或口眼㖞斜，或半身不遂。舌体歪斜，舌苔白腻，脉弦滑。

【病因病机】素体肝阴不足，阴虚阳亢，阳亢化风，加之脾胃内伤，脾虚痰盛，或肝阳亢盛，风痰上壅清窍而致失语。不易恢复，为中风之中脏腑，病情较严重。

【治法】豁痰开窍。

【方剂】涤痰汤（《济生方》）加减。

药物：制南星10克，法半夏10克，化橘红10克，石菖蒲10克，枳实10克，党参10克，竹茹10克，茯苓10克，甘草6克。

方义：制南星、半夏、橘红、石菖蒲豁痰开窍，枳实理气，党参益气，竹茹、甘草、茯苓和胃健脾。

加减：昏迷不省人事者，加安宫牛黄丸（《温病条辨》）或牛黄清心丸（《太平惠民和剂局方》）清心开窍。喉中痰鸣，口角流涎者，加竹沥、僵蚕涤痰祛风。痰热加天竺黄、竹沥清化痰热。舌体、口眼㖞斜，四肢抽搐者，加羚羊角、钩藤、全蝎、天麻、僵蚕、白附子息风搜络，即合牵正散（《杨氏家藏方》）用。

【变通法】如肝阳上亢，风痰阻络，可用羚角钩藤汤（《重订通俗伤寒论》）合牵正散加减，药用羚羊角粉、钩藤、石决明、菊花、竹茹、石菖蒲、天麻、全蝎、僵蚕等，平肝息风。上述诸证缓解后舌强失语者，可用神仙解语丹（《医学心悟》）加减，药用石菖蒲、炙远志、天麻、羌活、制南星、白附子、全蝎、僵蚕。诸证缓解后舌强失语者，也可用资寿解语汤（《奇效良方》）加减，药用羚羊角、钩藤、羌活、全蝎、天麻、僵蚕、酸枣仁、附子、竹沥、姜汁、防风等，均为平肝息风、通窍解语之剂。

3. 瘀血阻络

【临床表现】失语舌强，头痛如锥刺，或半身不遂，口眼㖞斜，面色晦暗。舌质紫暗瘀斑，脉涩。

【病因病机】多由头部外伤后，瘀血内停；中风病气血瘀滞，络脉痹阻所致。

【治法】活血化瘀。

【方剂】补阳还五汤（《医林改错》）加减。

药物：黄芪30～45克，桃仁15克，红花10克，石菖蒲10克，蒲黄10克，当归10克，生地15克，川芎10克，赤芍15克，地龙10～15克，僵蚕10克。

方义：黄芪益气以助血运，桃仁、红花、生地、当归、川芎、赤芍活血化瘀。石菖蒲、蒲黄通窍解语，地龙、僵蚕搜风通络。

加减：半身不遂、口眼㖞斜，加全蝎、蜈蚣搜风通络；痰多流涎，加制南星、半夏、橘红豁痰开窍。

【变通法】可用通窍活血汤（《医林改错》）加减。

4. 肾精不足

【临床表现】失语舌强，面赤如妆，半身瘫痪，二便失禁，发白齿落，动作迟缓。舌质淡，脉沉细虚，两尺大而无根。

【病因病机】先天不足，后天失养；或亡血亡液，阴精亏损；或恣意纵欲，耗竭肾精。肾精不足，髓海空虚，神明失养，清窍失养。

【治法】滋补肾精，益智填髓。

【方剂】地黄饮子（《黄帝素问宣明论方》）加减。

药物：熟地15克，山茱萸15克，石菖蒲15克，石斛15克，麦冬15克，五味子10克，炙远志10克，肉苁蓉10克，巴戟天10克，牛膝15克。

方义：熟地、山茱萸补肾阴，肉苁蓉、巴戟天、牛膝温肾阳，石菖蒲、远志通窍安神，石斛、麦冬、五味子养心阴。

加减：阳虚形寒者，加附子、肉桂温阳；瘀血阻络者加蒲黄、红花化瘀。

【变通法】阴虚燥热，手足蠕动，舌强失语，口无流涎，舌嫩红或红绛无苔，脉弦大者，可用三甲复脉汤（《温病条辨》）加减。药用鳖甲、龟甲、牡蛎、玄参、石菖蒲、生地、熟地、白芍、麦冬、甘草等，育阴息风通窍。

（三）医案

怒则气上，痰即随之，忽然语言謇涩，口角流涎，月余不愈，所谓中气中痰也。然痰气为标，阳虚为本，所以脉息迟弦，小水甚多，肢麻无力，法宜扶阳为主，运中化痰佐之。六君子汤加川附子、白芍、麦冬、竹油、蝎梢。

诒按：立方虚实兼到，所谓看似寻常最奇特也，勿以平易忽之。（《柳选继志堂医案·中风》）

（四）预防护理

对精神抑郁的突然一过性失语，要注意言语劝慰。要有耐心地加强中风失语症患者的语言训练，增进言语交流，以逐步提高其对语言的感知、辨识、理解、接受和组织运用言语进行表达等能力。

（五）评述

失语症是指神经系统高级部位大脑半球发生器质性损伤，从而引起言语交流过程中，言语的感知、辨识、理解、接受和组织运用言语进行表达等功能的失调现象。构音障碍是指由于脑干及其支配言语肌肉系统的神经纤维束或核团受损或病变引起的言语障碍。

八、癫痫

癫痫又称痫证、癫疾，俗称羊痫风。是以突然仆倒，昏不如人，口吐涎沫，两目上视，肢体抽搐，或口中如作猪羊叫声等神志失常为主要临床表现的一种发作性的病症。《素问·奇病论》不仅提出了癫疾的病名，还指出其发病与先天因素有关。宋代严用和《济生方·癫痫论治》将痫证按五脏分类。《丹溪心法》指出："痫证有五……无非痰涎壅塞，迷闷孔窍”，对痰浊与痫证的发病关系作了探讨。在《证治汇补·痫病》中，又提出了阳痫和阴痫的分证方法。

（一）辨证要点

1. 辨阴痫和阳痫 突然发作，昏仆吐涎，吼叫声高，神志不清，两目上视，四肢抽搐，舌红苔黄腻，脉弦滑数者，为阳痫偏于实热。痫病频发，神思恍惚，失神呆滞，不言不语，两目发直，肢体动，舌淡脉沉迟者，为阴痫偏于虚寒。

2. 确定病性 来热急骤，神昏卒倒，不省人事，口噤牙紧，颈项强直，四肢抽搐者，病性属风；发作时口吐涎沫，气粗痰鸣，呆木不知，发作后或有情志错乱，幻听，错觉，或有梦游者，病性属痰；有卒倒啼叫，面赤身热，口流血沫，平素或发作后有大便秘结，口臭苔黄者，病性属热；发作时面色潮红、紫红，继则青紫，口唇紫绀，或有颅脑外伤、产伤等病史者，病性属瘀。

3. 辨病情轻重 一是病发持续时间之长短，一般持续时间长则病重，短则病轻；二是发作间隔时间之久暂，即间隔时间短暂则病重，间隔时间长久则病轻。其临床表现的轻重与痰浊之浅深和正气之盛衰密切相关。

4. 痫与中风 痫之典型发作与中风均有突然仆倒，昏不知人等，但痫病有反复发作史，发时口吐涎沫，两目上视，四肢抽搐，或作怪叫声，可自行苏醒，无半身不遂、口舌歪斜等症。中风则仆地无声，昏迷持续时间长，醒后常有半身不遂等后遗症。

5. 痫与晕厥、痉证 晕厥除见突然仆倒、昏不知人外，还有面色苍白、四肢厥冷，或见口噤、握拳、手指拘急，而无口吐涎沫、两目上视、四肢抽搐和病作怪叫之见症。临床上不难区别。痫与痉两者都具有四肢抽搐等症状，但痫仅见发作之时，兼有口吐涎沫、发作怪叫，醒后如常人。而痉证多见持续发作，伴有角弓反张、身体强直，经治疗恢复后可仍有原发疾病的存在。

（二）证治方药

1. 风痰闭阻

【临床表现】发病前常有眩晕，头昏，胸闷，乏力，痰多，心情不悦。发作呈多样性，或见突然跌倒，神志不清，抽搐吐涎，或伴尖叫与二便失禁，或短暂神志不清，双目发呆，茫然所失，谈话中断，持物落地，或精神恍惚而无抽搐。舌红苔白腻，脉弦滑有力。

【病因病机】痰浊素盛，肝阳化风，痰随风动，风痰闭阻，上干清窍。

【治法】涤痰息风，开窍定痫。

【方剂】定痫丸（《医学心悟》）加减。

药物：天麻 10 克，川贝母 10 克，胆南星 10 克，姜半夏 10 克，竹沥 10 克（兑入），石菖蒲 10 克，琥珀（研末冲服），茯神 10 克，远志 10 克，茯苓 10 克，陈皮 10 克，丹参 15 克，全蝎 3 ~ 6 克，僵蚕 3 ~ 6 克（后二味研末，装胶囊，分吞）。

方义：天麻、全蝎、僵蚕平肝息风定痉，川贝母、胆南星、姜半夏、竹沥、石菖蒲涤痰开窍降逆，琥珀、茯神、远志镇心安神定痫，茯苓、陈皮健脾和胃化痰，丹参活血化瘀通络。

加减：眩晕、目斜视者，加生龙骨、生牡蛎、磁石、珍珠母重镇安神。

【变通法】阴痫者，可用五生丸（验方）温阳除痰、顺气定痫，药用生南星、生半夏、生川乌、白附子、黑豆等量，姜汁糊丸。用二陈汤（《太平惠民和剂局方》）或温胆汤（《备急千金要方》）加减，半夏、胆南星、枳实、竹茹、橘红、茯苓、炙甘草水煎后，用药汁冲服上述丸药。

2. 痰火扰神

【临床表现】发作时昏仆抽搐，吐涎，或有吼叫，平时急躁易怒，心烦失眠，咯痰不爽，口苦咽干，便秘溲黄，病发后症情加重，彻夜难眠，目赤。舌红苔黄腻，脉弦滑数。

【病因病机】痰浊蕴结，气郁化火，痰火内盛，上扰脑神。

【治法】清热泻火，化痰开窍。

【方剂】龙胆泻肝汤（《医宗金鉴》）合涤痰汤（《济生方》）加减。

药物：龙胆草10克，青黛3~5克（包），大黄6~10克，黄芩10克，栀子10克，姜半夏10克，胆南星10克，木香6克，枳实10克，茯苓10克，橘红10克，石菖蒲10克。

方义：龙胆草、青黛入肝经而泻肝火，大黄、黄芩、栀子泻上中下三焦之火；半夏、胆南星、茯苓、橘红化痰，木香、枳实理气涤痰，石菖蒲通心窍。

加减：肝火动风而四肢抽搐、角弓反张者，加天麻、石决明、钩藤、地龙、全蝎，平肝息风定痉。

【变通法】阳痫者，可用清热镇惊汤（《医宗金鉴》）加减，清热泻火，化痰息风定痫，药用柴胡、薄荷、麦冬、栀子、黄连、龙胆草、茯神、钩藤、甘草、木通、灯芯、竹叶、朱砂末（调服）。

3. 瘀阻脑络

【临床表现】平素头晕头痛，痛有定处，常伴单侧肢体抽搐，或一侧面部抽动，颜面口唇青紫。舌质暗红或有瘀斑，舌苔薄白，脉涩或弦。多继发于颅脑外伤、产伤、颅内感染性疾患后，或先天脑发育不全。

【病因病机】瘀血阻窍，脑络闭塞，脑神失养而风动。

【治法】活血化瘀，息风通络。

【方剂】通窍活血汤（《医林改错》）加减。

药物：赤芍15~30克，川芎10克，桃仁10克，红花10克，石菖蒲10克，葱白5根，地龙10克，僵蚕10克，全蝎10克。

方义：赤芍、川芎、桃仁、红花活血化瘀，石菖蒲、葱白通阳开窍，地龙、僵蚕、全蝎息风定痫。

加减：痰湿偏盛者，加半夏、胆南星、竹茹、枳实化痰理气。

【变通法】痰气壅阻、瘀血阻络者，可用癫狂梦醒汤（《医林改错》）加减，理气化痰活血，醒脑通络。药用桃仁、红花、赤芍、川芎、香附、柴胡、桑白皮、苏子、大腹皮、青皮、半夏、陈皮、木通、甘草等。

4. 心脾两虚

【临床表现】反复发痫，神疲乏力，心悸气短，失眠多梦，面色苍白，体瘦纳呆，大便溏薄。舌质淡，苔白腻，脉沉细而弱。

【病因病机】痫发日久，耗伤气血，心脾两伤，心神失养。

【治法】补益气血，健脾宁心。

【方剂】六君子汤（《医学正传》）合归脾汤（《济生方》）加减。

药物：党参10克，茯苓15克，白术10克，甘草6~10克，陈皮6~10克，姜半夏10克，当归10克，丹参10克，熟地10克，酸枣仁10克，远志6~10克，五味子6~10克。

方义：党参、茯苓、白术、甘草健脾益气，陈皮、半夏理气化痰，当归、丹参、熟地养血和血，酸枣仁、远志、五味子养心安神。

加减：痰浊盛而恶心呕吐痰涎者，加胆南星、姜竹茹、石菖蒲、旋覆花化痰降浊；便溏者，加薏苡仁、炒扁豆、炮姜等健脾止泻；夜游者，加生龙骨、生牡蛎、生铁落等镇心安神。

【变通法】有因惊怖所触而发痫者，其发时吐舌急叫，面色乍白乍红，痫止时惕惕不安如人将捕之状，脉象虚弦。治用镇惊安神法，可服金箔镇心丸，每次一至二丸。或兼用平补镇心丹（《太平惠民和剂局方》）加减，补心安神，药用龙齿、远志、人参、茯神、酸枣仁、柏子仁、当归、石菖蒲、生地、肉桂、山药、五味子、麦冬、朱砂等。气血虚者，也可用定振丸（《证治准绳》），药用天麻、全蝎、细辛、生熟地、当归、川芎、白芍、防风、白术、黄芪、秦艽、威灵仙等，补养气血，息风止痫。在休止期投以补养气血之品，对防止痫证的频发具有一定的作用。

5. 心肾亏虚

【临床表现】痫病频发，神思恍惚，心悸健忘失眠，头晕目眩，两目干涩，腰膝酸软。舌红少苔，脉虚细。

【病因病机】痫病日久，心肾精血亏虚，髓海不足，脑失所养。

【治法】补益心肾，潜阳安神。

【方剂】左归丸（《景岳全书》）合三甲复脉汤（《温病条辨》）加减。

药物：熟地黄10克，山药10克，山茱萸10克，菟丝子10克，枸杞子10克，鹿角胶10克（烊冲），龟甲胶10克（烊冲），川牛膝10克，白芍15~30克，生牡蛎10克，鳖甲10克，甘草6~10克。

方义：熟地黄、山药、山茱萸、菟丝子、枸杞子补益肝肾，鹿角胶、龟甲胶峻补精血，川牛膝补肾强腰，生牡蛎、鳖甲滋阴潜阳，白芍、甘草和肝缓急。

加减：神思恍惚，持续时间长者，加阿胶补益心血；心中烦热者，加山栀、莲子心清心除烦；大便干燥者，加玄参、当归、火麻仁润肠通便。

【变通法】心阴不足，心神不安者，可用天王补心丹（《摄生秘剖》）合甘麦大枣汤（《金匮要略》）加减，养心阴安心神。肝肾阴虚为主者，可用大补元煎（《景岳全书》）加减，滋补肝肾。

（三）医案

立斋治一小儿患痫，吐痰困倦，半晌而甦。诸药不效。年至十三而频发。用肥厚紫河车生研烂，入当归、人参末捣丸，每服二钱，日进三五服，乳送下，一月渐愈。又佐以八珍汤全愈。（《名医类案》卷十《幼科·痫》）

（四）医家经验

1. 梁剑波经验

（1）大发作：先宜豁痰宣窍，息风定痫，用验方乌沉益智散：制川乌、沉香、益智仁各20克，天麻、白附子、防风、法半夏各30克，羌活、独活各25克，当归、僵蚕、甘草各15克，雄黄精、冰片各3克，全蝎10克，蜈蚣6条。上药共为细末，磁瓶收贮。每发作时以生姜汤送服9~12克。本方亦可酌情减量改作煎剂，并可用于痫证持续发作。俟患者醒后，还须根据病因症状分别给予治疗。如惊忧积气，心受风邪，发作时牙关紧闭，涎潮昏仆，醒后精神若痴，宜镇惊开窍，息风定痫。用惊气丸（《本事方》）加减：附子、木香、天麻、僵蚕、白花蛇各15克，橘红、麻黄、全蝎、苏子、制南星各10克，朱砂5克。为极细末，入麝香、冰片各1克和匀，炼蜜为丸如龙眼大，每取1丸，薄荷汤下。本方并治惊痫风痫。如属肝火上逆，肝风夹痰，蒙蔽心窍，发作时惊叫，声如猪羊，手足颤动，面色潮红，痰声辘辘，舌质红，脉洪数或弦滑数者，宜清火平肝，消痰定痫。予验方凉肝丸：胆星、钩藤、黄连、滑石、川贝、青黛、生铁落、僵蚕、天麻、丹参、甘草各20克，羚羊角5克，桑叶30克。共为极细末，姜汁、竹沥水打糊为绿豆大小丸，朱砂为衣，每次服5克，清茶送服，日服3次。

（2）小发作：治宜杜绝其生痰之源，健脾息风养络。痰盛者用温胆汤加石菖蒲、全蝎、钩藤；脾虚者用六君子汤加胆星、木香、黄连、丹参。小发作得到控制后亦不要停药，可予以验方断痫良方：人参10克，远志6克，石菖蒲6克，茯苓12克，钩藤12克，胆星10克，炒酸枣仁12克，黄连3克，川木瓜12克，僵蚕10克，甘草5克。每日1剂，直至病情完全控制。本方意在益气安神，涤痰息风，以巩固疗效。小儿痫证临床上有表现为肌肉惊惕、手足多动、面红烦躁、睡觉露睛等症，认为多是火盛动风所致，与小儿“肝常有余”“心火亢盛”的生理特点有关。可予凉肝镇惊、泻心解痉的龙胆镇惊汤：龙胆草、山栀、钩藤、天竺黄、郁金各10克，生地12克，莲子心6克，水牛角15克，龙齿12克（上两药先煎），远志、生甘草各5克。每日1剂，煎煮2次，兑合分2次温服。

（3）局限性发作：患者常口唇或手足局部抖动，脑电图检查常有轻度异常，治标时可予严用和乌药顺气散化裁：白芷10克，川芎5克，炙麻黄5克，姜炭3克，橘红3克，枳壳5克，桔梗10克，僵蚕10克，钩藤10克，姜、枣为引。本方意在行气温运，祛风止痉。若小儿出现腹痛、呕吐者，可加白芍12克，广木香6克，延胡索10克。俟发作控制后，可改用养心汤、天王补心汤化裁，以防止因发作频繁损及胞络心营，导致意识丧失。

（4）精神运动性发作：患者以发作性运动障碍并伴有精神异常为特点，发则昏仆抽搐，或神志恍惚，幻视幻听，平素性情固执，或神疲思睡，夜间游走等。必须疏畅气机，豁痰开窍。先与乌沉益智散，待病情缓解后，再与定痫丸或清心温胆汤：陈皮5克，法半夏12克，茯苓12克，枳实10克，竹茹10克，黄连10克，麦冬10克，石菖蒲10克，远志6克，香附10克，地龙10克，珍珠母30克（先煎），甘草5克。每天1剂，坚持连服30～50剂，顽疾可愈。

（5）发作后的调整：痫病经发作期治疗后，须防间歇期再发。患者在控制病情之后，仍须坚持服药6～12个月以上。小儿为纯阳之体，多见食欲不佳，面色无华，心烦吵闹，宜健脾益气，和胃化浊，兼以清心凉肝，方选参苓白术散或六君子汤加黄连、川贝、钩藤、白芍等。成人多有记忆力减退，失眠多梦，腰酸便干，可予滋阴宁神汤（川芎、当归、白芍、熟地、人参、茯苓、紫河车、远志、熟酸枣仁、山茱萸、黄连、甘草、牡蛎），或左归丸等以滋养肝肾，益阴安神。妇人多见月经不调，或经期病发作者，则与丹栀逍遥散加地骨皮、丹参、胆星、石决明。此外，还有发作控制后手足颤震者，属肝虚风动，可以验方定震丸（川芎、当归、熟地、白芍、天麻、秦艽、全蝎、细辛、防风、白术、黄芪、威灵仙各15克，共为细末，炼蜜为丸），每服6克，日2次。本方还可治老人手足震颤。（中医杂志，1992，9：531－532）

2. 李寿山经验

治此病先分阴阳。阳痫多呈大发作症，成年人居多。急则治标，以清热息风，涤痰定痫。如发作较频，发病前头痛眩晕，舌红脉大者，常用风引汤加减：桂枝10克，大黄7.5克，干姜7.5克，生龙骨、生牡蛎各25克，生石膏30克，寒水石15克，滑石粉15克，紫石英30克，赤石脂20克，丹参25克，钩藤30克，全蝎5克，蜈蚣2条另研分服。水煎服，一日一剂。待症状缓解、发病次数减少后，继服验方止痫丹（郁金、胆南星、清半夏、血竭、乌蛇、全蝎、蜈蚣各15克，朱砂5克，明矾、皂角各7.5克，冰片3克，麝香0.2克，牛黄0.2克。共研细末）。成人每服3克，早晚各一次，儿童酌减。阴痫多呈小发作症，少年患者居多。治以镇肝息风，安神定痫。如发作较频，发病前惊恐烦躁，舌淡脉细者，常用柴胡加龙骨牡蛎汤加减：柴胡15克，生龙骨、生牡蛎各25克，清半夏15克，茯苓20克，黄芩、酒大黄、桂枝各10克，灵磁石50克，丹参30克，生姜10克，大枣5枚。水煎服，一日一剂。待发病次数、症状缓解后，继服五味止痫散（全蝎、僵蚕、蝉蜕、丹参、蜈蚣各等份，研细末）每次3克，早晚各一次，儿童酌减。

勿论阳痫或阴痫，若因囊虫致病者，则合服化虫丸（槟榔60克，雷丸、干漆各30克，郁金25克，枯矾20克，白芥子15克。共研末，炼蜜为丸，每丸5克重）早晚各服1丸。因脑部外伤发病者，则用血府逐瘀汤加减治之。常服抗癫痫西药的患者，用中药治疗的同时，不能立即停药，停药会引起频发或大发作，宜渐减量而后停药，或服维持量。（中医杂志，1988，2：87－88）

3. 龚文德经验

（1）癫痫本虚当以脑髓受损而耗及肾精为基点，辨治癫痫本虚应注重真阴真阳的偏损，分别予峻补真阴或扶阳济阴为本，并辅以益气升阳、活血祛瘀法，更助益髓补脑之功，如此既能控制癫痫抽搐，又能缓以治本。如见形瘦、神萎迟钝，舌红光无苔，脉弦细数等症，为真阴亏损、虚风内动者，故拟大定风珠峻补真阴、镇潜息风最切机宜。如属阴损及阳，虚风内动、肾气不固者，平时形气怯弱，大发作时面色苍白、肢冷汗多、小便失禁，脉细缓弱，舌淡嫩无苔。其治宜移山参、熟地、山茱萸、龟甲、鹿角、巴戟、苁蓉、菟丝子、益智仁、龙骨、牡蛎等扶阳济阴、镇潜固涩。辅以炙黄芪、炙升麻益气升阳，丹参、土鳖虫活血祛瘀。

（2）短暂的精神和运动异常，或自主神经性的情志变动，当予复虚之法。如真阴耗损，心肾失交、心火扰神，则狂躁妄言、虚烦不宁，舌红无苔，脉细数者，宜滋益心肾、降火宁神，予百合地黄汤合黄连阿胶鸡子黄汤加琥珀、朱灯心。倘真阴不能滋养心肝阴血，神魂失舍则失神，伴吸吮、点头、原地就圈奔跑，或梦游症、恐惧、惊悸、幻觉，脉象细弱，舌淡少苔者，宜滋补心肝阴血、敛魂安神，予酸枣仁汤合甘麦大枣汤加当归、熟地、山茱萸、五味子、白芍、龙骨、生牡蛎等。因真阳不能上通心阳，心神浮越，也可表现为失神小发作，或梦游症、狂躁妄言，脉浮大重按则无力，舌淡胖少苔者，宜滋补心肝阴血、敛魂安神，予桂枝甘草龙骨牡蛎汤加五味子、云母石等。若心阳不振，水气凌心，则心悸、恐惧，伴尿意迫急，脉滑，舌淡呈水滑苔者，宜通阳利水，开泄心气，予苓桂术甘汤加石菖蒲、远志。若真阴不足，阴不潜阳，则头晕、头痛、烦躁易怒，面赤潮热，脉象弦细数，舌红光无苔或少苔者，宜育阴潜阳，予大补阴汤加龙骨、牡蛎、五味子、白蒺藜、石决明、天麻等。对治疗癫痫精神运动型病症，确具临床疗效。

（3）癫痫因脑髓受损，肾精不足，又易导致木失条达而转向标实，以气痰作祟为其病理特点，宜顺气涤痰。如肝气犯脾而腹痛剧作，痛则欲泻，面色青紫，脉弦，舌淡苔薄者，宜疏肝健脾、敛汗缓急，予痛泻要方加乌梅等。因肝气犯胃，夹饮上逆则胃痛，头痛，呕吐涎沫、脉象弦滑、苔白腻者，拟疏肝和胃、降逆散饮，宜香苏饮合吴茱萸汤及小半夏加茯苓汤。若气火上逆则头痛如裂伴呕吐、心烦易怒、面赤，脉弦数，舌偏红苔黄者，宜清泄气火，平肝降逆，予山栀、黄芩、炒柴胡、黄连、薄荷、白蒺藜、石决明、吴茱萸等。上述疏泄降逆方药对调整自主神经功能紊乱，制止导向癫痫大发作的倾向确具重要意义。若肝气郁逆、阳气不展、筋挛动风致全身肢体阵挛、抽搐、面唇青紫、肢冷、脉伏者，宜疏泄解郁平肝息风，予柴胡疏肝散加薄荷、木瓜、白蒺藜、钩藤、全蝎等。更有气逆动风、大发作频繁势烈者，拟顺气降逆法，尤显出奇制胜之妙。由于木郁土滞，脾失健运而酿生痰饮、痰浊，甚则痰郁化火，从而随气之郁逆作患。如气痰郁闭心胆，神失守舍，则心悸、胆怯、恐惧、幻觉、梦游而兼种种无意识动作，痰多苔腻，脉滑，多表现于精神运动型患者。宜清泄少阳三焦气机、涤心胆郁闭之痰，痰净则神自安宁，予温胆汤加石菖蒲、远志。如狂躁妄言，烦躁不安，痰黄黏、舌偏红苔黄腻，脉滑数者，此系痰火郁闭心胆，拟上方加黄连、黄芩、山栀、大黄、胆星、竹沥等泻火涤痰，泄闭宁神。用清泄涤痰治精神运动型发作者，往往别具一功。气盛痰壅，逆则动风，风痰相搏，全身性肢体阵挛、抽搐，甚至陷入癫痫持续状态时，特别宜以涤痰为先，并借助降气破气、活血消瘀法，因势利导。倘属风痰火相搏者，涤痰则宜协同清泄通腑法。（中医杂志，1997，2：79－81）

4. 赵锡武经验

一般癫痫或用西药苯妥英钠治疗好转，而停药后又复发或不能控制或不能根治，常有发作性抽搐或伴有头痛头晕者，宜用潜阳和肝，通便祛痰法治疗。用柴胡龙骨牡蛎汤加减：柴胡20g，生龙骨20g，生牡蛎20g，半夏12g，茯苓12g，芍药10g，炙甘草10g，黄芩10g，桂枝10g，大黄10g，生姜10g，丹参30g，大枣（劈）10枚。若发作时痰量较多，先用礞石滚痰丸，早晚各服9克，连服2日以下其痰，第3日开始再用以上通治方。

平时或发作后，除有稀痰外，发病时气憋，心下逆满为其特征，宜先化饮祛痰，用小青龙汤亦可获愈。药用：麻黄6g，细辛6g，半夏12g，桂枝10g，白芍10g，甘草10g，五味子10g，干姜10g。发病多年不愈或多日发作1次，如有痰或饮等症，先对症治疗。因久病多虚，则宜缓治其本，用治本方久服即可获效。药用：升麻120g，贝母60g，田螺盖（焙干）60g，鲫鱼（焙干）1条。共为细末，炼蜜为丸，每丸6g，早晚各服1丸。

频发型癫痫，发作较频，甚则每日数次，常伴头痛头晕者，宜先用风引汤加减。药用：生龙骨20g，生牡蛎20g，生石膏20g，赤石脂20g，紫石英30g，滑石12g，寒水石12g，地黄12g，干姜10g，桂枝10g，甘草10g，大黄6g，全蝎3g。待症状减轻时再用通用方。如经服药半月以上发作1次，或停服西药而病情不加重者，改用本方。

脑囊虫性癫痫，症见头痛较甚，脸部出现白斑，舌尖有红点，像覆盆子舌（又谓杨梅舌），治宜驱虫，头痛甚者，选用人参败毒散加雄黄或送乌梅丸30g，或化虫丸3g，日服2次。化虫丸方：雄黄30g，枯矾30g，干漆30g，鹤虱60g，槟榔60g，雷丸20g，百部90g。共为细末，水泛为丸。(《赵锡武医疗经验》)

（五）易简效验方

1. 定痫镇痛汤　生铁落60克（先煎），丹参、白芍各15克，生南星12克，石菖蒲、炙地龙各9克，炙远志、甘草各6克。水煎服，日1剂。同时服用蝎蜈片（蜈蚣、全蝎等份制成，每片0.3克）或星蜈片（蜈蚣3份、生南星1份制成），日2次，每次4～5片。如癫痫反复发作而见神疲面萎，可加党参12克、黄芪12克益气。如用河车粉3～6克吞服，则可益肾培元。兼见失眠、心慌、多疑、忧郁等症，可配合甘麦大枣汤。妇女在月经期发作频繁，可加入淫羊藿、肉苁蓉各12克以调和冲任。如病由外伤引起，或有难产史，可加入川芎9克、红花6克，活血化瘀。还可用于三叉神经痛、偏头痛等。(胡建华经验方)

2. 痫宝丹　白花蛇头（其他蛇头亦可）3具，玳瑁20克，郁金25克，天竺黄30克，天麻15克，沉香10克，胆南星5克，白芍5克，清半夏10克，全蝎10克，蜈蚣5条，僵蚕15克，牛黄0.15克，麝香0.3克，琥珀5克，西红花5克，动物脑（以猴、羊脑为优，牛、马、猪脑多不用）一具，上药焙干共为细末。安脑养心，镇静安神，燮理阴阳。每服10克，日2次，儿童药量酌减。(任继学经验方)

3. 化痫汤　广陈皮8克，云茯苓20克，焦远志9克，粉甘草6克，姜竹茹8克，炒枳壳8克，天竺黄4克，焦白术9克，姜半夏9克，胆南星6克，白僵蚕10克，石菖蒲8克。水煎，每日1剂，分2次温服。病情较轻者，一般单服化痫汤即可。(赵心波经验方)

4. 化痫散 白僵蚕20克，淡全蝎20克，青礞石20克，侧柏叶20克，草红花30克，天竺黄10克，姜半夏20克，石决明30克，广地龙20克，明天麻20克，羚羊粉3克，麝香2克。共研细面，麝香、羚羊角粉另入，兑匀，装入胶囊，分90次服，每日3次，温开水送。病情较为严重者，可两方交替服用，一天服汤剂，一天服散剂。若病情特重者，当两方同时服用。（赵心波经验方）

5. 王氏癫痫丸 巴豆霜5克，杏仁20克，赤石脂50克，代赭石50克。取巴豆去外壳，巴豆仁挤压去油，待油尽取渣制成巴豆霜，再加入杏仁、赤石脂、代赭石，共为细末，蜜丸如小豆粒大小。成人每服3粒，每日3次，饭后服。如服药过程中无不良反应，则可逐渐增量，最多每次不得超过5粒。儿童酌减。孕妇禁忌。发作频繁，间歇时间短，以1个月为1疗程；发作次数少、间歇时间长，以2个月为1疗程。豁痰顺气，息风开窍，镇静定痫。

6. 加味甘麦大枣汤 炙甘草20g，远志、小麦、柏子仁各60克，磁石、煅龙骨、煅牡蛎、桂圆、莲子各100克。养心宁神，补益心脾，可将上药10剂，文火浓煎2次，得药汁800~1000ml，放入冰糖、蜂蜜各250克，成为糖浆每次1调羹，开水冲服，早晚各1次。可放置冰箱内，或存放于阴凉处，每5天将该药隔水蒸煮1次，以防霉变。一般连续服用6个月到1年。治心脾不足、胆怯善惊的小儿癫痫，因惊恐而发作。（江育仁经验方）

7. 风引汤加味 生龙骨、生牡蛎、生赭石、降香、钩藤各60克，紫石英、寒水石、白石脂、赤石脂、生石膏、滑石粉各45克，桂枝、干姜、大黄、甘草各15克。共为极细末，每次服5克，日2~3次。小儿3岁以内服0.5~1克，5~10岁酌加至2克。须连服1~3个月，不可间断。治各种痫症。

8. 抵当汤 水蛭10克，土鳖虫、桃仁各12克，大黄4克。治外伤性痫症，印会和善用之。

（六）预防护理

加强孕妇保健，避免胎气受损，以防因之而患痫病。加强患者护理观察发作期的神志改变等，对昏迷抽搐者要防止意外损伤。休止期患者不宜驾车骑车等，要防止外伤发生。

（七）评述

1. 癫痫的病变部位在脑 癫痫以卒暴昏仆和四肢抽搐为主症，应属内风证。其病因病机总不离惊恐、积痰、火郁和先天因素几个方面，而其中尤以积痰为主要。治疗原则宜分标本虚实。频繁发作时以治标为主，着重清泻肝火，豁痰息风，开窍定痫。休止期时则补虚以治其本，宜益气养血，健脾化痰，滋补肝肾，宁心安神。关于治疗方法，历代医家多主张癫痫发作时，先行针刺以醒神定痫。若频繁发作时，则于醒后急予汤药调治，着重治标；神志转清，抽搐停止，处于发作间期可配制丸药常服，调和气血，息风除痰，以防痫证再发。

2. 根据脑电图诊断辨治 脑电图是诊断痫病的主要实验室检查方法，对痫病发作类型确定具有重要作用。有人认为实证多以尖、棘、快波单一出现或混杂出现为主，西医分型多属强直－阵挛性发作等，治疗采取抑制兴奋的攻实祛邪法可效，如平肝潜阳、豁痰息风、泻火通实、吐泻导痰等。虚证以单独慢波或以慢波为主，反映皮层功能低下，患儿常出现一派虚象，用补虚扶正为主（如用六味地黄丸加味），可以取效。虚实夹杂证临床既可见风火痰瘀实象，又兼肝脾肾等虚损，脑电图以尖慢波、棘慢波、多棘慢波或此类波与实证波及虚证波混杂交替出现，治宜攻补兼施、扶正祛邪。（中医杂志，2006，9：661）

3. 痫病之痰 痫病之痰异于一般痰邪，具有深遏潜伏、胶固难化、随风气而聚散的特点，非一般祛痰与化痰药物所能涤除。辛温开破法，采用大辛大热的川乌、半夏、南星、白附子等，具有振奋阳气、推动气化作用，以开气机之闭塞，破痰邪之积聚，捣沉痼之胶结，从而促进顽痰消散，痫病缓解。虫类药如全蝎、蜈蚣、地龙、僵蚕、蝉蜕等（另取研粉吞服效果尤佳），具有良好减轻和控制发作的效果，对各类证候均可在辨证处方中加用，因此虫类药物入络搜风，止痉化痰，非草木药所能代替。

4. 特殊型癫痫的治疗 中医治疗特殊型癫痫，可根据其脑电图异常改变，服抗癫痫西药有效，有突发性和反复发作的特点，排除其他疾病者，进行辨证论治。如腹型癫痫称为天钓，中阳虚寒者，可用黄芪建中汤；头痛型癫痫属风痰阻络，可用川芎、全蝎、僵蚕、菊花、细辛、胆星、半夏等，祛风化痰；呃逆型癫痫，有情志郁结者，可用柴胡桂枝汤疏肝理气；肢痛型癫痫抽搐拘急者，属营血不足，可用芍药甘草汤加减。

5. 应用补益法 一般主张发作期以治标为主，间歇期以治本为主。在临床上因其发作时间短暂，在治疗上无须分发作期以攻邪为主，间歇期以补虚为主，而是只要显露虚象，即可并用补益法。但因癫痫发病常与痰瘀有关，故进补时须避免滋腻之品。补虚药物与息风豁痰药物同用，对小儿的智力提高具有一定的作用。沈芊绿："痫证必经年峻补，才保无虞"。长期用药可提高患者体质。

6. 注意服药时间 部分癫痫患者常治疗癫痫还要注意服中药时间，一般一日两次，每次间隔 6～10 小时为宜。如发作时间有规律，或固定在晚间睡梦中发作，则上午不必服药，可以安排在傍晚及寝前各服一次。这样根据不同情况，规定不同时间服药，则有利于药效的充分发挥。

九、健忘

又名喜忘、善忘、多忘等，即记忆力减退的临床症状。常可伴心悸怔忡，失眠烦躁等。病位在脑，以心、脾、肾精气虚损为多，亦有痰瘀闭阻脑窍所致者。清代林珮琴《类证治裁·健忘》："人之神宅于心，心之精依于肾，而脑为元神之府、精髓之海，实记忆所凭也。"主张"治健忘者必交其心肾，使心之神明下通于肾，肾之精明上通于脑，精能生气，气能生神，神定气清，自鲜健忘矣。"在临床上，健忘以虚证为多，治宜养心、补肾、健脾，同时要注意疏肝解郁和化痰活血法的配合应用。对于实证由痰浊蒙窍、瘀血阻络引起者，尤应以化痰通窍、活血通络为主。健忘之症可见于痴呆、郁证中。

（一）辨证要点

1. 辨虚实 健忘以虚证为多，见精神不振，四肢无力，心悸怔忡，腰腿酸软，头晕耳鸣，舌淡或舌红少苔等。也有实证，可见语言迟缓，神思欠敏，面色晦暗，舌质暗紫或舌苔白腻等。

2. 健忘与痴呆、郁证 健忘尚轻，其理解、认知、判断、智力未减退；痴呆除记忆力减退之外，以智力减退为主。郁证尚有精神不振、情感障碍，与健忘有较大区别。

（二）证治方药

1. 心脾两虚

【临床表现】遇事善忘，精神不振，四肢无力，心悸怔忡，失眠，气短懒言，纳呆食少，面色无华。舌质淡，苔薄白，脉细弱。

【病因病机】心脾不足，神志失藏，记忆力减退。

【治法】益心血，补脾气，安心神。

【方剂】归脾汤（《济生方》）合枕中丹（《备急千金要方》）加减。

药物：炙黄芪 10～15 克，党参 10～15 克，白术 10 克，茯神 15～30 克，酸枣仁 15 克，炙远志 6 克，龙骨 10 克（先煎），石菖蒲 10 克，当归 10 克，龙眼肉 10 克，木香 6 克，炙甘草 6 克。

方义：黄芪、党参、白术、甘草补脾益气，当归、酸枣仁、龙眼肉补益心血，茯神、酸枣仁、龙骨、石菖蒲安养心神，木香理气。

加减：脑鸣头晕，加升麻、葛根升提清阳；腰酸膝软，加牛膝、熟地补肾益精；心悸怔忡者，加仙鹤草、卧蛋草养血安神；失眠加重酸枣仁、茯神用量，以加强安神作用。

【变通法】年老体衰、心气不足，可用养心汤（《证治准绳》）加减，药用黄芪、当归、川芎、茯神、半夏、柏子仁、酸枣仁、远志、五味子、党参、肉桂，其养心安神作用更佳。若中气下陷、清阳不升者，可用益气聪明汤（《东垣试效方》）为主，升阳益气。

2. 心肾不交

【临床表现】遇事善忘，腰腿酸软，头晕耳鸣，五心烦热，男子阳痿早泄，妇女月经不调，心烦失眠，面时烘热。舌质红少苔，脉细数。

【病因病机】心肾不交，心火上炎不能下通于肾，肾水内虚不能上通于脑，脑海空虚而健忘。

【治法】心肾两交汤（《辨证录》）加减。

【方剂】补肾水，清心火，通心肾。

药物：熟地 10 克，山茱萸 10 克，麦冬 10 克，黄连 6 克，肉桂 3 克（后下），党参 10 克，当归 10 克，五味子 10 克，酸枣仁 15 克，白芥子 3～6 克，石菖蒲 10 克。

方义：熟地、山茱萸补肾滋阴，黄连、麦冬清心养阴，党参、当归益气补血，五味子、酸枣仁养心安神，白芥子、石菖蒲通窍涤痰。黄连、肉桂即《韩氏医通》之交泰丸，有交通心肾作用。

加减：心烦失眠者加柏子仁、远志、首乌藤等养心安神。情志不遂者，加柴胡、香附理气解郁。

【变通法】肾阴不足者，用六味地黄丸（《小儿药证直诀》）加麦冬、五味子、石菖蒲、远志、龙骨、酸枣仁，滋肾养阴、安养心神。肝气郁结、心肾不交者，用通郁汤（《辨证录》）加减，即柴胡、白芍、当归、白术、茯神（逍遥散）疏肝，党参、熟地、玄参、麦冬、石菖蒲滋肾养心。

3. 髓海空虚

【临床表现】年老体衰，形体衰惫，遇事善忘，神志恍惚，气短乏力，呵欠连连，腰膝酸软，夜尿频多，或嗜睡多卧，或失眠少寐。舌质淡，脉沉细无力。

【病因病机】年老之人，阴阳俱损，肾精不足，髓海空虚；肾阳衰微，命门虚亏。肾虚髓亏，不足无以养脑，引起健忘诸症。

【治法】补肾填精，益髓养脑，平调阴阳。

【方剂】河车大造丸（《扶寿精方》）合龟鹿二仙膏（《医便》）加减。

药物：河车粉6克（分冲），鹿角片10克（先煎），龟甲15克（先煎），熟地10克，山茱萸10克，牛膝15克，杜仲10克，巴戟天10克，天冬、麦冬各10克，五味子10克，党参10克，酸枣仁15克，炙远志6克，石菖蒲10克。

方义：河车大补精血，鹿角、龟甲通补任督，三味合用为补肾填精、益髓养脑之主药。熟地、山茱萸滋肾补阴，牛膝、杜仲、巴戟天温肾补阳，是平调阴阳的配伍方法。天冬、麦冬、党参益气养阴，酸枣仁、远志、石菖蒲、五味子养心安神。

加减：若气虚者加黄精、黄芪益气，血虚者加当归、白芍养血，夹痰浊者加白芥子、半夏、制南星涤痰泄浊，有瘀阻者加丹参、葛根、红花活血化瘀。

【变通法】阴阳两虚者，可用神交汤（《辨证录》）加减，药用山药、巴戟天、麦冬、人参、柏子仁、芡实、玄参、丹参、菟丝子、茯神等，平调阴阳，益心补肾。亦可用地黄饮子（《黄帝素问宣明论方》）加减，药用熟地、山茱萸、石斛、麦冬、五味子、苁蓉、肉桂、附子、石菖蒲、远志、茯神，亦属平调阴阳之剂。

4. 痰瘀阻络

【临床表现】遇事善忘，语言迟缓，神思欠敏，表情呆滞，或烦躁失眠，或沉默多寐，胸胁胀满或如有重物压迫，面色晦暗或无华，纳少泛恶，口吐涎沫。舌质暗，紫有瘀点（斑），舌苔白腻或水滑，脉弦滑或沉涩。

【病因病机】痰瘀互阻，脑部络脉闭阻，元神失用，健忘迟钝。本证可向痴呆转化。

【治法】涤痰泄浊，活血通络。

【方剂】涤痰汤（《济生方》）合通窍活血汤（《医林改错》）加减。

药物：制南星10克，法半夏15克，陈皮10克，枳实10克，茯苓15克，当归15克，桃仁10克，红花10克，赤芍15克，川芎10克，石菖蒲10克，生蒲黄10克。

方义：南星、枳实、陈皮、半夏、茯苓、石菖蒲涤痰泄浊，当归、赤芍、川芎、桃仁、红花活血化瘀。

加减：可加入麝香、葱白、姜、酒芳香通窍，引药上行。若肾虚者加熟地、山茱萸、玄参补肾，心神不宁者加酸枣仁、远志、五味子、龙骨安神养心，肝阳上亢者加龟甲、龙骨、牡蛎、石决明、天麻、牛膝平肝潜阳。

【变通法】痰瘀痹阻、心气不足者，可用寿星丸（《杂病源流犀烛》）加减。药用黄芪、党参、白术、当归、生地、白芍、肉桂、陈皮、五味子、远志、南星、琥珀、朱砂，益气养血、化痰通络，实乃人参养荣汤基础上加味组成。

（三）易简效验方

强记汤 熟地、麦冬、生酸枣仁各30克，远志6克。水煎服。用于年老肾虚健忘者。（《辨证录》）

（四）预防护理

保持精神愉快，生活要有规律，注意劳逸结合，保持足够睡眠，少吃刺激性食物，远烟酒。

（五）评述

张璐《张氏医通·健忘》："因病而健忘者，精血亏少或为痰饮瘀血而致，是可以药治之。"林珮琴《类证治裁·健忘》："小儿善忘者，脑未满也；老人健忘者，脑渐空也。"可见，健忘一症必须结合患者年龄、病史及临床表现，进行分证论治。一般而言，健忘多见于神经衰弱和脑动脉硬化症，前者以心脾两虚、心肾不交为多，后者大多为髓海空虚、痰瘀阻络者。因此，还要结合具体疾病情况加以治疗。

第二节 睡 眠

睡眠是大脑和躯体功能得以休息的主要状态。《灵枢·口问》："阳气尽，阴气盛则目瞑；阴气尽，阳气盛则寤。"这种以阴阳盛衰主导睡眠和醒觉的机制，是由阳气出入运动来决定的。如阴盛阳衰则嗜睡，阴虚阳盛则失眠。睡眠失调包括失眠、嗜睡、多梦、鼾眠等，睡中异常有梦游、梦交、梦惊、梦魇、遗尿等。其治以调阴阳，和五脏为主，而化痰祛瘀是其变法。梦惊（夜惊）、遗尿主要见于小儿，可参本书第十七章。其他均可参以下内容。

一、失眠

失眠又称不寐、不得眠、目不瞑，以经常不能获得正常睡眠为临床表现，有不易入睡、睡而易醒、早醒不再能睡，甚而彻夜不眠等轻重不同程度的情况发生。患者一般从上床就寝起至开始入睡的时间超过30分钟，一夜之间总的睡眠时间与总的就寝时间之比低于85%。睡眠后白天身心疲惫，精神不振，从而影响正常生活、学习、工作及身心健康。临床所见之失眠有：入睡不能；睡眠时间短，醒即不能再睡；时睡时醒，极易觉醒；似睡非睡，乱梦纷纭等四种情况，其轻重程度有所不同。

《灵枢·邪客》认为“卫气行于阳，不得入于阴，”阳气盛、阴气虚而“目不瞑”，当“补其而足，泻其有余，调其虚实，以通其道而去其邪”。《景岳全书》卷十八《不寐》将不寐概括为有邪、无邪两类。“神安则寐，神不安则不寐。其所以不安者，一由邪气之扰，一由营气不足耳。有邪者多实证，无邪者多虚证。”因而，失眠之症多由阴阳失调、阳不交阴所致，可分为正虚、邪实两类。西医学认为失眠之症多属大脑皮层功能障碍的结果，患失眠之症多为脑力劳动者，此其明证。至于治法，调阴阳，理气血，治脏腑，和营卫，治病求本，要在辨证论治，不用安眠类药物，而取得长期稳定的疗效。

（一）辨证要点

虚证可涉及心、肝、脾、肾、胆、胃等，实证则以痰浊、火热、瘀血为因。如兼见神疲乏力，食少纳呆，腹胀便溏为脾胃病变；心情急躁，心悸怔忡，五心烦热为心火旺而心阴虚者。伴健忘耳鸣，腰膝酸软为肾虚。心情抑郁，恐惧不安，易于惊醒为心胆虚怯。情绪抑郁，虚烦难解为肝郁。心胸懊憹，烦闷躁扰为火；苔水滑或白腻，脉滑为痰；如久病不愈，舌暗青紫可从瘀血论治。

（二）证治方药

1. 心脾两虚

【临床表现】患者不易入睡，多梦易醒，或乍寐乍醒。心悸怔忡，神疲乏力，食少纳呆，腹胀便溏，头晕目眩，面色萎黄。舌淡嫩，脉沉细，虚弱。

【病因病机】脾气不足，气血无生化之源，心血失养，神气失归附之舍。心神不安，故而失眠。

【治法】补益心脾，宁心安神。

【方剂】归脾汤（《济生方》）加减。

药物：炙黄芪 10～15 克，党参 10～15 克，炒白术 10 克，龙眼肉 10 克，炒酸枣仁 15 克，当归 10 克，炙远志 10 克，木香 6 克，炙甘草 6～10 克，茯神 15 克。

方义：黄芪、党参、白术、甘草健脾益气，龙眼肉、酸枣仁、当归养血安神，远志、茯神宁心定志，木香理气醒脾，使诸药不致呆腻。

加减：食少纳呆加陈皮、砂仁、蔻仁和胃醒脾，腹胀便溏加山药、薏苡仁、扁豆健脾利湿。失眠甚者加重酸枣仁剂量，或用 15～30 克研末装胶囊吞服，日 2～3 次。或加五味子、合欢皮、柏子仁养心安神，或加龙齿、牡蛎、琥珀末镇静安神。兼见肾虚者加熟地、山药补肾。兼见痰湿者重用白术，加半夏、石菖蒲、陈皮、苍术等化痰湿。

【变通法】亦可用养心汤（《证治准绳》）加减，药如黄芪、党参、肉桂、五味子、半夏、柏子仁、酸枣仁、远志、当归、川芎等，益气养血、宁心安神。若脾虚便溏者，可用寿脾煎（《景岳全书》）加减，药用党参、干姜、山药、白术、酸枣仁、远志、莲子肉、甘草等，健脾益气，养心安神。若气血虚亏，面色无华，大便溏者，亦可用茯神散（《证治准绳》），以四物汤养血和血，党参、茯苓、红枣健脾益气，茯神、远志安神，桔梗调和气机。

2. 心阴亏虚

【临床表现】患者不易入睡，多梦易醒，或乍寐乍醒。心情急躁，心悸怔忡，口干咽燥，或口舌生疮，夜寐盗汗，五心烦热，小便黄。舌红少苔，脉细数。

【病因病机】心阴不足，心火上炎，心神失养，火热扰动，致成失眠。

【治法】养心清热，安神宁心。

【方剂】天王补心丹（《摄生秘剖》）加减。

药物：生地 10～15 克，玄参 10～15 克，麦冬 10～15 克，天冬 10 克，茯神 15 克，丹参 10～15 克，远志 6 克，党参 10 克，五味子 10 克，酸枣仁 15 克，柏子仁 10～15 克，桔梗 6 克，甘草 6 克。

方义：生地、麦冬、玄参养阴清热，五味子、酸枣仁、远志、柏子仁、丹参、茯神宁心安神，党参、天冬、生地益气养阴，桔梗引药上行，甘草和中。

加减：心火偏旺，五心烦热等，加黄连、竹叶清心除烦；若心烦懊侬不安，加山栀、豆豉清解虚烦。

【变通法】心火偏旺者可用二阴煎（《景岳全书》）加减，药如生地、麦冬、玄参、枣仁、黄连、灯心草、茯苓、木通、甘草，亦清心降火之剂。

3. 心肾不交

【临床表现】失眠不易入睡，寐而多梦，甚而彻夜不眠。心烦口苦，头晕目眩，五心烦热，健忘耳鸣，烘热盗汗，腰膝酸软，男子遗精，妇女月经不调。舌红少苔，脉细数。

【病因病机】肾水亏虚于下，心火亢炎于上，心肾不得交通，阴阳失调而致失眠。

【治法】滋肾清心，交通心肾。

【方剂】黄连阿胶鸡子黄汤（《伤寒论》）合交泰丸（《韩氏医通》）加减。

药物：黄连 6～10 克，黄芩 10～15 克，白芍 10～15 克，生地 15 克，肉桂 3～5 克（后下），阿胶 10 克（烊冲），鸡子黄 1～2 枚（冲）。

方义：黄连、黄芩清心降火，生地、白芍、阿胶养阴补血，鸡子黄调和阴阳，黄连、肉桂交通心肾。

加减：若心烦烘热盗汗，甚而彻夜不寐者，加朱砂 0.6 克（研末另吞），炒酸枣仁 30 克，加强安神镇静作用。

【变通法】若以肾阴不足为主者，可用六味地黄汤（《小儿药证直诀》）合交泰丸，补肾阴为法。若以心火偏旺为主者，则可用上方，或用天王补心丹、朱砂安神丸（《内外伤辨惑论》）合方，养心阴，除心火，安心神。如人心惊而夜不眠者，阳不入阴为心肾不交，惊恐为肾气不入于心，不眠为心气不归于肾，用陈士铎《石室秘录》治心方，补心益肾，药用人参、茯苓、茯神、远志、生酸枣仁、熟地、山茱萸、当归、石菖蒲、黄连、肉桂、白芥子、麦冬、砂仁。如肾水虚寒、元阳上浮，烦躁失眠，畏寒怵惕或盗汗，用二加龙牡汤（《外台秘要》），药用白芍、附子、龙骨、牡蛎、甘草等调整阴阳。

4. 心胆虚怯

【临床表现】入睡难，恐惧胆小，不能独自睡眠，入睡困难，睡而不实，易于惊醒，醒后心悸怔忡。心中憺憺不安，如人将捕之，善叹息，心情抑郁，头重身倦，神疲乏力，气短自汗。大便黏滞不爽，或见面生痤疮，头发易出油，黑眼圈。舌体胖大，舌质淡，苔水滑或白腻有齿痕，脉沉弦或沉滑，寸、关大于尺脉。

【病因病机】心气不足，神气失守；胆虚无主，决断不能。故神魂不安，致成失眠。

【治法】益气养心，温胆安神。

【方剂】十味温胆汤（经验方）加减。

药物：党参10克，炙远志6克，法半夏10～15克，陈皮6～15克，五味子10克，酸枣仁15克，麦冬10克，茯神15～30克，石菖蒲10克，枳实10克，龙骨10～15克（先煎），甘草6克。

方义：法半夏、陈皮、枳实和胃理气、温胆化痰，五味子、酸枣仁、茯神、远志安神宁心，党参、麦冬益气养阴，龙骨重镇安神，甘草调中，石菖蒲化痰通窍。

加减：若心中憺憺不安，恐惧不能自主者，加珍珠母、牡蛎、磁石等，加强重镇安神药力。若胸闷泛恶，口中黏腻，舌苔白腻，见痰湿之证，加竹茹、生姜和胃化痰。

【变通法】痰热重，口苦烦躁，舌苔薄黄腻，脉滑数者，用黄连温胆汤（《六因条辨》）加减。若彻夜不眠，证情重者，用高枕无忧散（《杂病广要》）加减，药用竹茹、半夏、陈皮、茯苓、枳实、党参、石膏、麦冬、龙眼肉、酸枣仁、甘草，清心除烦，温胆安神。

5. 肝郁血虚

【临床表现】难以入睡，入睡多梦易惊。心中虚烦难解，情绪抑郁不舒，或烦躁易怒，胸闷胁胀，叹息不已。舌苔薄，脉弦或带数。

【病因病机】郁怒伤肝，肝气郁结，肝血不藏，魂不守舍，心火不降，虚烦难解，致成失眠。

【治法】疏肝养血安神。

【方剂】酸枣仁汤（《金匮要略》）合逍遥散（《太平惠民和剂局方》）加减。

药物：酸枣仁15～30克，知母10克，川芎10克，茯神15～30克，炙甘草6～10克，柴胡6～10克，当归10克，白芍10克，白术10克，薄荷6克（后入）。

方义：酸枣仁养肝血、安神魂，知母清热除烦，川芎、当归、白芍养血补肝，柴胡、薄荷、疏肝条达，茯神安神，白术、甘草健脾和中。

加减：心中虚烦、懊侬不已者，加山栀、豆豉、枳实清热除烦。肝郁夹痰者，加半夏、夏枯草，化痰疏肝并用。或在酸枣仁汤中加防风8克，以条达肝气。

【变通法】肝郁化火，口苦烦躁失眠，左关脉弦数，用丹栀逍遥散（《内科摘要》）加减，药用牡丹皮、山栀、白芍、柴胡、酸枣仁、柏子仁、当归、茯神、丹参等，清肝泄热，养血安神。

6. 胃气不和

【临床表现】睡卧不安，辗转反侧，胸脘痞满，不思饮食，嗳腐吞酸，泛恶呕吐，腹胀，大便异臭或便秘。舌苔厚腻，脉滑。

【病因病机】饮食不节，宿食停滞，胃失和降，浊气上逆，胃不和则卧不安。

【治法】和胃化滞，安神宁心。

【方剂】平胃散（《太平惠民和剂局方》）、保和丸（《丹溪心法》）合半夏秫米汤（《素问》）加减。

药物：苍术10克，厚朴6克，茯苓10~15克，陈皮6克，法半夏10~15克，枳实6克，神曲10克，莱菔子10克，山楂10克。

方义：神曲、莱菔子、山楂消导化滞，苍术、厚朴化湿，半夏、陈皮和胃，枳实理气降浊，茯苓宁心安神。

加减：若心烦口苦者，可加黄连、山栀清热除烦。

【变通法】食积较轻或症情已缓时，可用二陈汤、平胃散（均为《太平惠民和剂局方》）加减，和胃燥湿。

7. 火热上扰

【临床表现】外感热病后，坐卧不安，难以入睡，心胸懊侬，烦闷躁扰，嘈杂似饥，口干苦。舌红苔黄，脉数。

【病因病机】热邪已退，余热未清，扰于胸膈，心神不安，致生失眠。

【治法】清热泻火，除烦安神。

【方剂】栀子豉汤（《伤寒论》）合竹叶石膏汤（《伤寒论》）加减。

药物：山栀10克，淡豆豉10克，竹叶10~15克，生石膏15~30克（先煎），麦冬10~15克，法半夏10~15克，党参10克，甘草6~10克，粳米一撮。

方义：山栀、豆豉清心除烦、散郁宣透，竹叶、石膏清胃泻火，麦冬、党参益气养阴，半夏和胃降逆，甘草、粳米和中。

加减：胸闷憋气者加枳实理气，大便秘结加大黄通下，口苦心烦加黄连清心。

【变通法】若心火偏旺者，可用黄连阿胶鸡子黄汤（《伤寒论》）加减，清心火、安心神。

8. 瘀血阻滞

【临床表现】夜不能寐，将卧又起，彻夜不宁，胸中窒闷，心悸，烦躁不安。舌暗，青紫或有瘀点（斑），脉沉、涩。

【病因病机】瘀血阻滞，络脉不通，心血瘀阻，心神不安。

【治法】活血化瘀。

【方剂】血府逐瘀汤（《医林改错》）加减。

药物：柴胡10克，枳实10克，赤芍10~15克，当归10~15克，生地10~15克，川芎6~10克，桃仁10克，红花6~10克，牛膝10克，桔梗6克，甘草6~10克。

方义：柴胡、枳实、赤芍、甘草疏肝理气，桃仁、红花、生地、川芎、赤芍、当归活血化瘀，牛膝、桔梗一升一降，调利气机。

加减：失眠夜不能寐者，加酸枣仁、茯神安神。

【变通法】痰瘀互结者，可用温胆汤（《备急千金要方》）合桃红四物汤（《医宗金鉴》）化痰活血。

（三）医案

1. 汪石山治一女，年十五，病心悸，常若有人捕之，欲避而无所。其母抱之于怀，数婢护之于外，犹恐恐然不能安寐。医者以为病心，用安神丸、镇心丸、四物汤，不效。汪诊之，脉皆细弱而缓，曰：此胆病也，用温胆汤，服之而安。（《古今医案按》卷六《不寐》）

按：若有人捕之，欲避而无所，是胆病着眼点，可参《素问》。

2. 心脉宜大者反小，肾脉宜沉者反浮，浮则为伤，小则为虚。想是读书功课，心肾不交，失其封藏之职。夫心肾即婴儿、宅女，欲得交者须得黄婆为之媒合，黄属中央，脾土所主，舍补中宫之外皆属杜然，归脾汤。

诒按：借丹诀以谈医理，原一贯也。此案说理颇精，惜未能指列病状。（《柳选继志堂医案·内伤杂病》）

3. 余读书于城东之三道河，有友人李君香泉年四十许，未博一衿。素嗜茶，自早至晚约饮茶数十碗。见炉鼎热沸则喜形于色。久之面乏血色，食量减少。每至秋初，则彻夜不寐，天明益渴。一日由家至塾，携丸药来，朝夕服之。又常蓄熟枣仁一囊，不时咀嚼。余问何故？则谓医家云，枣仁能安神，苦不寐，故常嚼之。问服何药？则因不寐请医士习天主教者，名王凝泰，令服人参归脾丸，谓是读书劳心，心血亏损所致。余曰，药效否？香泉曰，并不见效，然尚无害。余请一诊，则脉多弦急。告香泉曰，此水停不寐，非血虚不寐也。就枕则心头颤动、胸胁闷胀，小便不利，时时发渴，乃有余证，宜逐水则寐自安。若以归脾丸补之，久而水气上蒸，恐增头昏呕吐，年老恐成水肿。香泉曰，是是。急请一治。余以茯苓导水汤（《医宗金鉴》：木香、木瓜、槟榔、大腹皮、白术、茯苓、猪苓、泽泻、桑皮、砂仁、苏叶、陈皮各等份）付之，二更许，小便五六次，启衾而卧，则沉沉作梦语曰，好爽快。须臾转侧至明始觉，则遗尿满席，被幞如泥，而饮自此少，食自此进。命常服六君丸以健脾胃。（《醉草堂医案》）

（四）医家经验

1. 施今墨治疗失眠经验

（1）心肾不交者：多属心火独炎于上而不下降，肾水亏乏于下而不能上升。心肾不协调，阴阳相暌隔，故不能成寐。凡心肾不交者，宜用酸枣仁汤或枕中丹及《理虚元鉴》之养心固本汤，以交其心肾。

（2）血不上荣者：心主血脉，心血不足，脑失营养，亦不能睡眠。宜用八珍汤加朱砂安神丸、磁朱丸，以安其心神。若系虚寒，则宜用《证治准绳》之远志饮子或十四友丸以补之。

(3) 脑肾不足者：因脑为髓海，而肾生骨髓，脑与肾密切相关，“劳伤肾”，用脑过度则伤肾气，肾亏则脑不足，遂不得安睡。若为肾水亏，则用六味、杞菊、麦味地黄汤或丸以滋肾水，参以酸枣仁、龙骨、牡蛎等以收敛之。若是梦遗及虚怯者，则十全大补汤或丸、三才封髓丹及还少丹之属，皆可用之。

(4) 心火亢盛者：心主神明，心火偏亢，阴阳不调，气不得宁故不寐。心火亢盛者，心烦不眠，宜以黄连阿胶鸡子黄汤为主，加龙骨、牡蛎以敛其阴。

(5) 心阴虚者：阴主津主血，津少血亏无以养心，心虚则神不守舍，难于入寐，或忽寐忽醒也。治以生津养血为先，用天冬、麦冬、生地、熟地、女贞子、墨旱莲、玄参、阿胶、花粉、石斛等味，以滋其源，参以安神之品，则津回神安。绮石老人有言：“专补肾水，不知补肺滋其源”，此治本之旨也。

(6) 阳虚不眠者：阳虚而阳不入阴故不眠。张景岳说：“阳有所归，神安而寐……阳为阴抑，则神索不安，是以不寐”。阳虚不眠者，以益气为先。气属阳，益气即所以补阳。宜用参、芪、术、怀山药、石莲肉以固其气，亦即绮石老人：“阳虚之所当悉，统于脾也”之意。

(7) 胃不和者：有胃热不眠和胃实不眠者，多系痰火为患，宜用半夏、茯苓、川连、枳实、石菖蒲以导痰化滞。王肯堂之治失眠以理痰气为第一义，盖即指此。胃虚不眠者，宜以秫米半夏汤合异功散或归脾汤。

(8) 胆受邪而精神不宁者：胆热则肝阳亢盛，上扰清窍故不寐；胆寒则致肝虚，血不归于肝则难成眠；胆虚则易惊，精神无所主，入睡不易。胆热不眠者，宜用温胆汤去姜，仿陈修园之意以清胆中之火，甚以加胆草以折其势，火退则已。胆寒不眠者，胆虚不眠者，用千金温胆汤。

(9) 肝郁不舒者：肝为五志七情所扰所致。以肝性条达宜舒展，若精神过度紧张，情志抑郁皆能引起肝郁不舒，以致调节失常，不能安卧，遂成失眠。余治失眠症中，此一类型最为多见，原因复杂，隐晦变幻，不易究诘。宜采用炙甘草汤、诸复脉汤、柴胡加龙骨牡蛎汤或逍遥散、十味温胆汤之类。其有因肝虚所致，可用《本事方》真珠母丸。

此外有多梦卧不安者，以桂枝甘草龙骨牡蛎汤与栀豉汤合用，多有效；或栀豉汤、朱砂安神丸加琥珀末。栀豉汤本系治虚烦之法，但多梦不安者，加此二味亦颇有效。又有教师、演员职业者讲演过多，伤津伤气而致失眠，以柏子养心丸、天王补心丹治之。又有胆胃俱病失眠者，治胃无效，治胆亦无效，胆胃合治方能奏效。更有一种久患失眠而阳痿者，则须用鹿茸、淫羊藿、补骨脂、巴戟天等药以助阳，睡眠即安。此即张景岳所谓：“阳为阴抑，宜养阴中之阳”之意。(《中医临床家施今墨》)

2. 钱彦方治疗顽固性失眠经验 顽固性失眠临床有其特征表现：①病程长，失眠持续在3个月以上；②采用常规治法难以奏效；③彻底不得眠，夜睡累计不超过两小时；④伴有精神萎靡，怔忡健忘，内脏功能紊乱，严重影响工作生活。

（1）营卫失和，阴阳不济：失眠最基本的病机就是营卫循环出入的乖逆，阴亏内、阳浮外，心神失守，夜不成眠；失眠的继续又可加重营卫、阴阳的乖逆，心神难藏，导致顽固性失眠。本类型相当于西医学的自主神经功能紊乱。其表现多有情绪不舒史，病程长，夜不得眠，或眠而时醒，辗转反侧，或卧不闭目，多梦纷纭，易惊醒，伴头痛而胀，胸腹之气上冲头部，四肢倦怠，畏寒恶风，舌淡红，脉缓。其治疗宜调和营卫、潜心安神，用桂枝加龙骨牡蛎汤化裁。

（2）气阴两虚、心肾不济：大多是病久失治、误治，病情缠绵不愈，心肾两虚，阴虚火旺，心肾不交，或心胆气虚。多见于老年慢性支气管炎、肺气肿、心力衰竭、肺结核、甲亢、糖尿病等。其表现特点为难以入寐，端坐难卧，每入寐精神振作，白昼萎靡，心烦意乱，伴见心悸、胸闷、倦怠、多梦，或面红赤、口干、健忘，脉细。治重在益气养阴、交通心肾，当用生脉饮合黄连阿胶汤化裁。

（3）痰热扰神：失眠日久不解，噩梦，心烦，头重，惊悸不宁，痰多胸闷，口苦耳鸣，厌食嗳气，恶心，大便不爽，舌红、苔黄腻，脉滑数。其治疗当清热化痰、和中静神法，方用黄连温胆汤加减。若夹瘀者，舌暗或瘀斑，脉沉涩，加郁金、丹参、红花、合欢皮；若火盛者，头胀，昼困夜兴，脉滑数，可加夏枯草、龙胆草、栀子、生龙牡等。

（4）瘀血阻滞：夜不能闭目，闭目若惊，将卧即起，入暮兴奋不已，伴有头胀痛、固定不移，目眩健忘，或言謇语涩，肢体麻木活动不灵，或胸闷刺痛，心悸，舌紫或有瘀斑、舌下脉络纡曲青紫。治宜活血化瘀、通络宁神，用通窍逐瘀汤或血府逐瘀汤加减。若阴虚者加麦冬、五味子、黄精、炒酸枣仁，若阳虚者加桂枝、茴香、巴戟天，若气虚者加党参、白术、黄芪、夜交藤，若气滞者加郁金、香附、川楝子、合欢皮，若瘀血重者加莪术、益母草、合欢皮。（中医杂志，1998，11：658－659）

3. 薛钜夫按方证治失眠经验

（1）逍遥散与归脾汤合方：主证是情绪问题与失眠问题兼重，既入睡慢而且又容易醒。临床上兼证较多，如记忆力下降，强迫思维，办事效率低，重温伤害记忆、自我怀疑、情绪郁闷不舒，女性月经不调。典型的情绪特征是特别爱着急、爱发怒。大便偏稀不成形。有这种“悲愤”的情绪特征，加甘草、麦芽、百合。爱发怒，生气后脸色发青，气色不好，加佛手、玫瑰花。夜里盗汗，加麦冬、五味子；体寒怕冷，手脚发凉，去薄荷，加桂枝；血瘀加丹参15～30克，胃不和者加半夏曲。又，焦虑、不安、烦躁、失眠等，可服食疗方百合开心汤：鲜百合一块（或干百合30克），2片藕，3片苹果（带有酸味的苹果更好），煮水喝。对于肝胃同病的病人，如检查有浅表性胃炎者，常常选用逍遥散与归脾汤以固护脾胃为主，也常合归芪建中汤。

（2）十味温胆汤：竹茹、枳实、半夏、陈皮、茯苓、远志、石菖蒲、炒酸枣仁、五味子、炙甘草。主症是入睡难和胆小害怕。或有黑眼圈，大便黏解着不爽；或女子痤疮，头发易出油。淡胖舌，舌体偏大，边有齿痕，苔白腻。脉象弦滑，寸关大于尺脉。我们在临床总结发现，经常吃谷维素和罗拉等镇静药的患者，体内痰湿都比较重。十味温胆汤有明显解除焦虑和改善失眠作用。口干而不想喝水、爱晕车，加桂枝、白术。如总做稀奇古怪的梦加夏枯草，与方中半夏组成对药可治乱梦。对忐忑不安的乱梦，还可加秫米。睡眠时惊悸，心慌、心跳，加生龙牡。躺下不踏实，翻来覆去睡不着觉，心烦意乱加栀子、豆豉。口干、口苦加柴胡、黄芩。

（3）柴桂安神汤：柴胡桂枝汤加栀子豉汤，再加茯苓、远志、石菖蒲、酸枣仁。本方兼具小柴胡汤肝郁不舒，桂枝汤脾胃不和，柴胡桂枝汤支节烦痛、身体烦重等方证表现。失眠而支节烦痛，尤其是颈背肩板硬酸痛，睡不着时烦躁来回翻身为其特点。若病人有胃痛，恶心反酸，多考虑为肝胆郁滞、肝火横逆犯胃，则用柴桂安神汤为宜。若病人强迫纠结心理较突出，有担心害怕感，易惊恐易紧张，或多思虑，胡思乱想，或多梦乱梦，可合柴胡加龙牡汤。如果患者兼有乳腺增生、甲状腺结节等疾病，更佐证了肝郁气滞的辨证，柴胡加龙用柴胡龙牡汤疏肝理气兼有软坚散结之效，更加对证。（《国医薛钜夫》）

（五）易简效验方

1. 炒酸枣仁 15～30 克，捣碎，每日 1 剂，水煎，睡前顿服。

2. 法半夏、夏枯草各 10 克，每日 1 剂，水煎服。（《冷庐医话》）

3. 僵蚕、远志各 10 克，姜黄、蝉蜕各 6 克，合欢皮 15 克，天竺黄 3 克，每日 1 剂，水煎服。适于痰气交阻、气郁化火之顽固性失眠。

4. 百合 30 克，苏叶 10 克，每日 1 剂，水煎服。适于金不制木、肝不藏魂者。（《侣山堂条辨》）

5. 肝胆两益汤：白芍 30 克，远志 15 克，炒酸枣仁 30 克，每日 1 剂，水煎服。适于胆虚失眠。（《辨证录》）

6. 潜阳宁神煎：附子 4.5～9 克，磁石 15～30 克，生龙骨、牡蛎各 30 克，制远志 6 克，酸枣仁、夜交藤、合欢皮、茯神、北秫米各 12 克，制半夏 9 克。每日 1 剂，水煎服。适于阳浮于上、上盛下虚者。上以潜阳，下以温肾。（陈苏生经验方）

7. 柴胡 15 克，白芍、丹皮、山栀各 10 克，甘草、肉桂各 1.5 克，每日 1 剂，水煎服。适于肝郁化火者。

8. 郁李仁 10～15 克，每日 1 剂，水煎服。治疗因惊而失眠者。

9. 苦参 15～30 克，黄连 5 克，茯苓 15 克，甘草 4 克（或红枣 7 枚）。用于肝郁化火或心火偏旺者。脾胃气弱者忌用。

（六）外治法

1. 药敷法

处方：炒酸枣仁 10 克，朱砂 20 克。

用法：酸枣仁研成细末，与朱砂混和研匀，以 30% 二甲基亚砜调成软膏状，每次取黄豆大一团，置于肤疾宁贴膏中心，贴于患者双侧内关及膻中穴，严重者加贴双侧涌泉穴。1～2 日换药 1 次，3 次为 1 疗程。

2. 药枕法

处方：白菊花 100 克，磁石 100 克，合欢花 100 克，夜交藤 100 克，朱灯心 30 克（剪断），石菖蒲 60 克，丁香 30 克，远志 60 克，茯神 60 克，白檀香 20 克，冰片 10 克（后和入），多梦加生龙骨100克，生牡蛎60克。

用法：共研细末，装入50厘米×40厘米的布袋中，当睡枕用。

3. 洗足法

处方：取磁石30克，菊花、黄芩、夜交藤各15克。

用法：水煎2次，去渣，加适量开水，每晚洗足15分钟后入睡。

（七）预防护理

注重情志调摄，配合心理治疗，讲究睡眠环境和方法。要力求克服过度的紧张、兴奋、焦虑、抑郁、惊恐、愤怒情绪，保持身心放松和精神舒畅状态，顺其自然地进行睡眠。要建立良好的作息生活制度，适当活动，劳逸结合。晚餐清淡忌浓茶等，不宜过饱。睡前避免从事紧张兴奋的活动，养成定时就寝习惯。睡眠环境要安静，光线宜柔和，床褥要舒适。

（八）评述

1. 安神药的选用配伍　如阳亢上逆者宜用珍珠母、磁石、龙骨、牡蛎等重镇降逆；血虚阴亏者宜用酸枣仁、柏子仁、夜交藤、女贞子、合欢皮养血安神。再如火热上扰，可用黄连、山栀、竹叶、石膏、连翘、木通清热泄火；而痰浊内阻，则选石菖蒲、远志、半夏、陈皮、枳实、茯苓和胃化痰。同时，根据阴阳气血脏腑功能失调的表现，选择主方。

2. 失眠以心肝两脏为主　心主神，肝藏魂，神魂不安，是失眠的主要病机。心神不安，以阴血亏损为主，养心阴、和心血，配合健脾、益肾之剂，如归脾汤、天王补心丹、六味地黄汤等。肝魂不藏，以气郁、阳亢为主，疏肝气、平肝阳，配合养血和肝、镇肝清火，如逍遥散、珍珠母丸、酸枣仁汤等，可随宜选用。

3. 寤寐与四脏　石寿棠《医原》："邵子曰：人之神寐则栖肾，寤则栖心。将寐在脾，熟寐在肾，将寤在肝，正寤在心。"将寤寐过程分为将寐（入睡）、熟寐（深度睡眠）、将寤（觉醒）、正寤（清醒）四个阶段，分别配属脾、肾、肝、心四脏。故将寐之时阳潜阴生，入睡困难尤重从脾胃论治。熟寐之时阳尽间阴，睡眠浅表不实应从肾治。卯初阴尽而寤，如春气升发，早醒则当责之阴不敛阳，治重在调肝。正寤而清醒，阳气正盛，故醒而不爽多见心气不振。

4. 治疗原发病　失眠是神经衰弱最常见之症状，病人最为苦恼。临床所见之失眠，大多属于神经衰弱。引起神经系统功能障碍的各种疾病，如高血压病、糖尿病、肝病、心脏病等都可以有长期的睡眠失常，必须在治疗原发病的基础上再兼治失眠，方可奏效。

二、嗜睡

嗜睡又名多寐、嗜卧、善眠、多卧等，是指不分昼夜，时时欲睡，呼之能醒、醒后复睡的临床表现。嗜睡以阳虚阴盛为主要病机，《灵枢·口问》："阳气尽，阴气盛，则目瞑"；《灵枢·大惑论》："卫气……留于阴也久，其气不清则欲瞑，故多卧。"即指出了多卧嗜睡的病机所在。《杂病源流犀烛·不寐多寐源流》："多寐，心脾病也。一由心神昏浊，不能自主；一由心火虚衰，不能生土而健运。"可见嗜睡病位在于心脾，在临床上又与肾阳虚衰有关。

（一）辨证要点

主要以本虚、标实来区分。本虚主要是心、脾、肾之阳气不足，标实则为痰、湿、瘀血闭阻脉络，故心神蒙蔽，多寐嗜睡。如形体肥胖，鼾声如雷，口多痰涎为痰浊内阻；身重头重，纳呆呕恶，胸闷脘痞，口中黏腻为湿困。有头部外伤史。舌暗紫者，为瘀血阻络。精神萎靡，四肢不温，形寒怯冷，舌淡为阳虚。

（二）证治方药

1. 脾气虚弱

【临床表现】精神萎靡，嗜睡多卧，饭后尤甚。肢体困重，四肢无力，少气懒言，脘痞腹胀，纳少便溏，面色萎黄。舌淡苔白，脉虚细而沉。

【病因病机】脾虚失于健运，水谷精微无以上承，心神失常，故嗜睡多卧。

【治法】健脾益气，养心醒神。

【方剂】香砂六君子汤（《时方歌括》）加减。

药物：木香6克，砂仁3～6克（后下、打），党参10～15克，茯苓10～15克，白术10～15克，生甘草6克，法半夏10克，陈皮6～10克。

方义：党参、白术、茯苓、甘草健脾益气，半夏、陈皮和胃化痰，木香、砂仁理气醒脾。

加减：纳呆，大便夹有不消化食物者，加焦神曲、谷麦芽消导；脾虚便溏者，加山药、扁豆、薏苡仁健脾利湿。倦怠嗜卧者，加石菖蒲、麻黄通窍醒神。

【变通法】若中气下陷，气短、脱肛者，用补中益气汤（《脾胃论》）加减，益气升阳。若暑湿伤气，长夏倦怠嗜睡者，用清暑益气汤（同上）加减，清暑益气。

2. 脾阳虚寒

【临床表现】精神萎靡，嗜睡多卧，饭后尤甚。四肢不温，形寒怯冷，腹中冷痛，喜温喜按，便溏。舌淡胖有齿痕，苔白滑，脉沉缓或沉迟。

【病因病机】脾阳不足，寒从中生，阳虚阴盛，心神失养，故嗜睡多梦。

【治法】温中散寒。

【方剂】附子理中丸（《太平惠民和剂局方》）加减。

药物：淡附子5～10克，干姜6克，白术10～15克，党参10～15克，茯苓15克，石菖蒲10克，郁金10克，生甘草6克。

方义：附子、干姜温中散寒，党参、白术、茯苓、甘草益气健脾，石菖蒲、郁金通窍醒神。

加减：大便泄泻日久者，加补骨脂、吴茱萸、五味子、肉豆蔻（煨）温补脾肾，敛肠止泻。

【变通法】若见腰膝酸软，夜尿频多，可用金匮肾气丸（《金匮要略》）补肾益气。若见心气不足，中气虚陷者，可用人参益气汤（《杂病源流犀烛》）益心气、健脾气，药用黄芪、党参、肉桂、升麻、防风、地黄、川芎、五味子、甘草等。

3. 湿困脾胃

【临床表现】倦怠身重，头重如裹，嗜睡多卧，纳呆呕恶，胸闷脘痞，头晕目眩，小便少，口中黏腻。舌淡胖有齿痕，苔白厚腻，脉濡。

【病因病机】内湿素盛，中阳受困，清浊相干，气机失司。

【治法】燥湿健脾。

【方剂】胃苓汤（《太平惠民和剂局方》）加减。

药物：苍术、白术各10克，厚朴6~10克，茯苓15克，陈皮6~10克，猪苓10~15克，泽泻10~15克，桂枝6~10克，石菖蒲10克，麻黄3克。

方义：苍术、厚朴燥湿，茯苓、白术、猪苓、泽泻利湿，陈皮和胃，石菖蒲、麻黄醒神通窍。

加减：纳呆气滞者加枳壳、砂仁理气。

【变通法】若无小便少者，用平胃散（《太平惠民和剂局方》）合二陈汤（同上）加减。亦可用藿朴夏苓汤（《医原》）芳化渗湿，药用杏仁、薏苡仁、蔻仁、藿香、厚朴、半夏、茯苓等，其化湿作用佳。

4. 痰浊内阻

【临床表现】形体肥胖，倦怠多卧，嗜睡时作，鼾声如雷，口多痰涎，肢重眩晕，胸闷呕恶。舌苔白厚腻或水滑，脉滑。

【病因病机】脾运不健，痰湿内生，阴浊久居，清阳不升，心神受蒙。

【治法】涤痰泄浊。

【方剂】涤痰汤（《济生方》）加减。

药物：法半夏10~15克，陈皮10克，茯苓10~15克，生甘草6克，竹叶10克，石菖蒲10克，郁金10克，炙麻黄3~6克，杏仁10克，枳实6克。

方义：半夏、陈皮、茯苓、甘草和胃化痰，石菖蒲、郁金涤痰通窍，竹叶和胃降逆，枳实理气宽胸，麻黄醒神，合杏仁则宣肺降逆。

加减：痰浊甚者加制南星、远志涤痰，气虚者加党参、白术健脾益气，口苦烦躁有热者加黄连、黄芩、山栀清热除烦。

【变通法】可用导痰汤（《济生方》）或温胆汤（《备急千金要方》），均涤痰醒神之剂。若精神昏愦，昼夜耽眠，口苦，舌苔黄滑，脉弦滑数，痰热所致者用蒿芩清胆汤（《通俗伤寒论》）清热化痰。

5. 瘀血阻络

【临床表现】头部沉重或有刺痛，嗜睡多卧，面色灰暗，肌肤不泽，但欲嗽水不欲咽，有头部外伤史。舌暗紫有瘀点（斑），脉沉涩。

【病因病机】瘀血阻滞，络脉不畅，心神失养，故嗜睡多卧。

【治法】化瘀通络。

【方剂】血府逐瘀汤（《医林改错》）加减。

药物：柴胡10克，桃仁10克，赤芍10~15克，红花6克，川芎10克，生地10~15克，当归10~15克，牛膝10~15克，桔梗6克，石菖蒲10克，郁金10克，生甘草6克，枳壳6克。

方义：桃仁、红花、赤芍、川芎、生地、当归活血化瘀，柴胡、枳壳、赤芍、甘草理气疏肝。牛膝、桔梗一升一降，通利气机；石菖蒲，郁金，通窍醒神。

加减：气滞甚者加青皮、陈皮理气，瘀血甚者加乳香、没药化瘀。

【变通法】若兼见阳虚者，上方合附子理中汤（《太平惠民和剂局方》）温阳化瘀。若痰瘀互阻者，上方合温胆汤（《备急千金要方》）化痰活血同用。

6. 髓海空虚

【临床表现】头脑昏沉，嗜睡多卧，耳鸣目眩，健忘前言，腰膝酸软，夜间尿频。舌质淡，脉沉细弱。

【病因病机】肾精不足，髓海空虚，无以养脑，心神不充。

【治法】补肾填髓。

【方剂】左归丸（《景岳全书》）加减。

药物：鹿角片10克，龟甲10克，熟地10~15克，山药15克，山茱萸10克，枸杞子10克，菟丝子10克，牛膝10克，杜仲10克。

方义：鹿角片、龟甲通补任督，益肾填髓。熟地、山药、山茱萸补肾益精，枸杞子、菟丝子、牛膝、杜仲强腰固肾。

加减：健忘者可加益智仁、石菖蒲、远志，通窍醒神、养脑益智。

【变通法】若肾阳不足者可用右归丸（《景岳全书》）加减，补肾温阳。

7. 气血不足

【临床表现】嗜睡时作，精神不振，四肢无力，少气懒言，头晕目眩，面色无华，心悸怔忡。舌质淡苔薄，脉虚细。

【病因病机】心脾两虚，气血不足，神机失养，嗜睡多卧。

【治法】益气养血。

【方剂】人参养荣汤（《太平惠民和剂局方》）加减。

药物：党参10克，黄芪10~15克，白术10克，茯神15克，熟地10克，白芍10克，陈皮6克，五味子10克，炙远志6克，桂枝6克，当归10克，炙甘草6克，石菖蒲10克。

方义：黄芪、党参、白术、甘草益气健脾，茯神、五味子、远志、石菖蒲宁心醒神，当归、白芍、熟地养血和血，桂枝、甘草温阳。

加减：有痰者去熟地、白芍、当归，加半夏、陈皮、郁金化痰。

【变通法】可用人参益气汤（《杂病源流犀烛》）加减，该方益气升阳、养血补心。

（三）易简效验方

1. 醒神汤　熟地30克，菟丝子、白术、山药、茯苓、石菖蒲、郁金各15克，鹿角胶

(烊化)、淡附子、桂枝、陈皮各10克，肉豆蔻、升麻各6克。用于脾肾虚者，并随证加减。

2. 加味补中益气汤 黄芪50克，茯苓20克，党参、白术、当归、砂仁、陈皮各15克，柴胡、石菖蒲、甘草各10克，升麻6克。用于中气虚者，并随证加减。

（四）预防护理

嗜睡者睡眠常不能自我控制，工作或外出时应注意避免发生危险，且需注意选择清淡饮食，节制肥甘厚味及烟、酒、茶叶，以免助湿生痰。

（五）评述

嗜睡最常见的是发作性睡病，为一病因不明的慢性中枢系统功能障碍性疾病。以白天过度嗜睡，和异常快速眼球运动，睡眠障碍（猝倒、睡眠瘫痪和入睡前幻觉）为特征。部分发病与遗传因素有关，其神经系统检查及脑电图检查均正常。西医主要使用加强醒觉及抑制快速眼球运动睡眠的药物。

嗜睡实证者为痰、湿、瘀血阻络，可分别用化痰、燥湿、祛瘀之法，治疗效佳，预后良好。老年髓海不足者，可用补肾填髓方药，但效果较差，需坚持长期治疗。

三、多梦

多梦是指经常从睡眠中醒来，自觉多梦、乱梦纷纭，甚则整夜均在梦境之中，其睡眠质量不高，得不到很好的休息，白天头昏神疲的一种临床表现。若偶见梦多，则不属病态。多梦可作为失眠的兼症，且常伴有梦魇、梦交、梦语、梦惊等情况。《素问·脉要精微论》从阴阳盛衰立论，《灵枢·淫邪发梦》篇以五脏六腑气机失调论述，对各种梦境内容分证，有一定临床价值。《吴医汇讲》："《内经》梦事虽分脏腑阴阳，大要总系心肝两脏为主。何也？未有神魂静而梦寐颠倒者也。"

（一）辨证要点

在临床上，多梦可从脏腑虚损、阴阳失调和痰湿郁热三方面探讨其病因。以心肝为主，而及脾、肾。同时可按梦境内容分证，如肝气盛则梦怒，肺气盛则梦哭。上盛则梦飞，下盛则梦坠。阴盛则梦涉大水，阳盛则梦大火燔灼。血瘀则梦相杀毁伤、刀光血影等。

（二）证治方药

1. 心肝血虚

【临床表现】夜梦纷纭，睡眠不宁，心悸怔忡，惊惕健忘，头晕目眩，肢体麻木，面色无华。舌质淡，脉细弱。

【病因病机】心肝血虚，不能养脏，神魂失守，故夜梦纷纭。

【治法】补养心肝，安神宁魂。

【方剂】补肝汤（《医宗金鉴》）加减。

药物：熟地10克，当归10克，白芍10克，川芎6克，酸枣仁15克，柏子仁10克，茯神5克，炙甘草10克，小麦30克，夜交藤15克。

方义：熟地、当归、白芍、川芎为四物汤，养血和血，以安心肝。酸枣仁、柏子仁、茯神、夜交藤，养血宁心，安神宁魂。甘草和中，小麦缓肝，寓甘麦大枣汤之意。

加减：若心烦口干者加麦冬、黄连养阴清热，若肢体麻木者加重白芍用量，酌加木瓜，柔肝舒筋。

【变通法】症轻者可用四物汤（《太平惠民和剂局方》）合安神定志丸（《医学心悟》），药用党参、茯神、石菖蒲、远志、当归、白芍、地黄、川芎，亦养心补肝之剂。

2. 心胆气虚

【临床表现】夜梦纷纭，易于惊醒，胆怯善恐，心悸怔忡，胸闷气短，情绪抑郁。舌质淡，苔薄白，脉沉细。

【病因病机】心胆气虚，神不守舍，决断无力，故神魂不宁，夜梦纷纭。

【治法】益气养心，镇惊安神。

【方剂】平补镇心丹（《太平惠民和剂局方》）合枕中丹（《备急千金要方》）加减。

药物：党参10克，麦冬10克，五味子6克，炙远志6克，茯苓10克，茯神15克，肉桂3～5克（后下），山药15克，天冬10克，生地10克，龙齿15克（先煎），石菖蒲10克，炙龟甲15克（先煎）。

方义：党参、五味子、茯苓、山药益气，远志、茯神、石菖蒲安神，龙齿、龟甲镇惊潜阳，生地、麦冬、天冬补益心阴。

加减：失眠易惊者加酸枣仁、柏子仁安神宁心。

【变通法】若上症兼见口干咽燥、心烦、舌红，为心阴不足者，可用天王补心丹（《摄生秘剖》）加减，养心益阴。

3. 心肾不交

【临床表现】夜梦纷纭，失眠心烦，梦遗滑泄，潮热盗汗，腰膝酸软，口干咽燥，手足心热，小便黄。舌红，脉细数。

【病因病机】肾阴不足，不能上承；心火偏旺，无以下交。心肾不交，神魂失守，乱梦纷纭。

【治法】清心火，补肾水。

【方剂】黄连阿胶鸡子黄汤（《伤寒论》）加减。

药物：黄连5～10克，黄芩10克，白芍10～15克，生地10～15克，阿胶10～15克（烊冲），鸡子黄2枚（分冲），龟甲15克（先煎），生牡蛎15克（先煎）。

方义：黄连、黄芩清心除烦，龟甲、生地补阴益肾，白芍、阿胶养血，鸡子黄补肾通心、调和阴阳，龟甲、牡蛎潜阳镇惊。

加减：可加酸枣仁、茯神、小麦、炙甘草安神宁心。

【变通法】可用交泰丸（《韩氏医通》）合朱砂安神丸（《兰室秘藏》）加减。

4. 心脾两虚

【临床表现】夜梦纷纭，睡眠易醒，心悸怔忡，失眠健忘，纳呆腹胀，便溏不实，面色无华，神疲乏力。舌质淡，脉虚细。

【病因病机】脾气亏虚，心血不足，血不养神，意志散乱，故多梦失眠。

【治法】补益心脾，安神宁心。

【方剂】归脾汤（《济生方》）加减。

药物：黄芪10～15克，党参10～15克，白术10克，当归10克，炙远志6克，茯神15克，酸枣仁15克，木香6克，炙甘草6克，龙眼肉10克。

方义：黄芪、党参、白术、炙甘草健脾益气，当归、龙眼肉、酸枣仁养心补血，远志、茯神安神宁心，木香理气醒脾。

加减：口干咽燥，心烦者加麦冬、黄连清心除烦；腰膝酸软，肾虚者加杜仲、川断补肾。

【变通法】若中气下陷，清阳不升者，可用补中益气汤（《脾胃论》）加酸枣仁、石菖蒲、远志、益气健脾升阳。

5. 肝气郁结

【临床表现】夜寐多梦，情志抑郁，多疑善哭，心烦易怒，胸闷叹息，两胁胀痛，头晕目眩。舌苔薄白，脉弦细。

【病因病机】情志不遂，肝气郁结，魂不安宁，夜寐多梦。

【治法】疏肝理气，解郁安神。

【方剂】逍遥散（《太平惠民和剂局方》）加减。

药物：柴胡10克，当归10克，白芍10克，白术10克，茯神15克，甘草6克，薄荷6克（后下），香附10克，郁金10克。

方义：柴胡、香附、郁金疏肝解郁，白术、茯神健脾益气，当归、白芍和血柔肝，甘草调中，薄荷散郁。

加减：失眠易醒者加合欢皮、夜交藤安神，肝郁痰凝者加半夏、夏枯草疏肝化痰。

【变通法】因郁而失眠多梦者，可用酸枣仁汤（《金匮要略》）合越鞠丸（《丹溪心法》）加减，前方补肝安神，后方解郁除烦。

6. 痰浊阻滞

【临床表现】梦多昏沉，夜寐不宁，能事易惊，眩晕呕恶，心悸胸闷，纳呆身倦，形体肥胖。舌苔白腻，脉滑。

【病因病机】中虚不运，痰浊内生，蕴结上扰，心神不安。

【治法】化痰泄浊，养心安神。

【方剂】十味温胆汤（经验方）加减。

药物：党参10克，法半夏10～15克，陈皮6～10克，茯苓10～15克，竹茹10克，酸枣仁15克，五味子6～10克，炙远志6克，枳实6～10克，石菖蒲10克。

方义：半夏、陈皮和胃化痰，枳实理气降逆，竹茹清热和胃，酸枣仁、五味子、远志、石菖蒲安神，党参、茯苓益气养心。

加减：阴虚者加生地、麦冬养阴，痰浊者加南星、天竺黄化痰。

【变通法】若痰热扰心者用黄连温胆汤（《六因条辨》）加减，清热化痰。

（三）医家经验

何传毅治梦经验

（1）梦悲哭：妇人患此为多，天癸将绝或已绝者尤易梦哭。常见口干舌红，形体消瘦，精神恍惚，呵欠太息，烦躁不安，肢麻抽搐，脉多弦急，系阴液不足，脏躁为患。方以甘麦大枣汤加味，药用甘草、小麦、炒酸枣仁、百合、白芍、天冬、生地、紫石英，不寐甚加鸡子黄 1 枚（冲），夜发抽搐加吴茱萸、蝉蜕，便秘加阿胶、蜂蜜。

（2）梦堕：每卧梦堕山谷、水中，心动悸，易惊起，恐畏不除，头眩耳鸣，腰酸。若梦遗或带下如崩后，梦堕益甚。系肝肾同病，阴虚为主。惊恐过度，肝肾益伤，梦堕必剧。方以龟鹿二仙膏加味，药用鹿角片、炙龟甲、党参、枸杞子、黄精。或用远志丸加味，药以肉苁蓉、远志、石菖蒲、续断、龙骨、黄精。

（3）梦飞：每卧则梦魂飞扬，离地而飞，常兼惊悸多魔，或醒后冷汗一身，语言低怯，遇恼怒梦飞益剧，闻声则惊醒不寐。系肺肝同病，虚实错杂。方以许叔微真珠母丸加减，药用珍珠母、龙齿、当归、熟地、山茱萸、酸枣仁、柏子仁、朱茯神、朱麦冬。若有热象及胸胁满闷较显者，可用《辨证录》濯枝汤加味，药用山栀、白芍、当归、柴胡、半夏、炒酸枣仁、朱远志、飞朱砂（1.5 克吞）、琥珀末（1.5 克吞）。（上海中医药杂志，1982，10：36－38）

（四）预防护理

同失眠。

（五）评述

梦是以象征性语言来表达潜意识的心理活动，在睡眠过程中发生。梦境多变，或情晰或朦胧，或恐怖凄惨，或欣喜欢愉，丰富多彩，光怪陆离，不可尽述。《杂病源流犀烛·不寐多寐源流》：“梦者，神与魂魄病也。”本症以脏腑虚损为本，责在心肝，而及脾、肾诸脏。治疗以养心安神为主，而佐以疏肝、健脾、益肾等。

四、鼾眠

鼾眠又称鼾睡，是指在睡眠过程中，因气道不畅，经常发生鼾声响亮、时断时续的症状。患者几乎每天睡觉均打鼾，甚或卧则打鼾，鼾声如雷，或如拽锯，时断时续而不规律。《诸病源候论·咽喉心胸病诸候》：“鼾眠者，眠里喉咽间有声也，人喉咙气上下也。”一般认为肺窍不利，鼻咽部闭阻引起呼吸不畅，是产生鼾眠的直接原因。除宣肺通窍、利咽清热之外，还可据证化痰、祛瘀，调理阴阳，健脾化湿。

（一）辨证要点

鼻咽不利，鼾声必作者，多责之于肺。形体肥胖，常见消化症状，多责之于脾胃。有外伤史，可为瘀血阻络者。鼾睡声洪，气粗痰鸣，心烦口干，痰黄黏，易汗等为痰热。鼾声沉闷，呼吸气促，白昼嗜卧，食后尤甚等为脾虚。

（二）证治方药

1. 肺窍闭阻

【临床表现】夜寐不安，卧则打鼾，声响如雷，断续而不规则。鼻塞流涕，鼻痒喷嚏，或咽喉不利，乳蛾肿大。咳嗽憋气，胸闷不畅。舌苔薄白或白腻，脉浮滑或弦滑。

【病因病机】鼻窍不利或咽喉堵塞，气道不畅，肺窍闭阻，卧则鼾声大作。

【治法】宣肺通鼻利咽。

【方剂】

（1）鼻塞鼻痒者用苍耳子散（《济生方》）加减。

药物：苍耳子10克，辛夷10克，白芷10克，桔梗10克，薄荷6~10克（后下），杏仁10克，前胡10克，石菖蒲10克，生甘草6克。

方义：苍耳子、辛夷、白芷通利鼻窍，杏仁、前胡宣肺止咳，桔梗、石菖蒲通窍，桔梗、甘草利咽，薄荷疏风清热。

（2）咽喉不利为主者，用清咽汤（《疫喉浅论》）加减。

药物：荆芥穗10克，防风10克，桔梗10克，牛蒡子10克，僵蚕6~10克，杏仁10克，生甘草6~10克。

方义：荆芥、防风疏风散邪，桔梗、牛蒡子、生甘草利咽通窍，僵蚕化痰消肿，前胡、杏仁宣肺止咳。

加减：胸闷加枳壳降逆理气，痰多加半夏、陈皮化痰和胃。乳蛾肿痛加玄参、牡蛎、海蛤壳、射干，散结消肿、利咽止痛。

【变通法】上述两方在鼻咽均不利时，可合方或交替应用。

2. 痰热闭肺

【临床表现】夜卧不安，鼾睡声洪，喉间气粗痰鸣。胸闷憋气，心烦口干，痰黄而黏不易咯出，易汗出，鼻息灼热，便秘尿黄。舌红苔黄腻，脉滑数。

【病因病机】多见于形体肥胖者，肥人多痰湿，久则化为火热，痰热蕴结不解，闭阻肺系，气道不通，故眠则鼾声大作。

【治法】清热化痰通窍。

【方剂】清气化痰汤（《医方考》）合千金苇茎汤（《备急千金要方》）加减。

药物：全瓜蒌15克（打），黄芩10~15克，杏仁10~15克（打），陈皮6~10克，茯苓15克，胆南星10克，法半夏10~15克，枳实6克，冬瓜仁15克，芦根15~30克，桔梗10克，生甘草6~10克。

方义：瓜蒌、黄芩、胆南星清热化痰，半夏、陈皮、茯苓和胃化痰，冬瓜仁、杏仁、芦根清肺、枳实、桔梗宽胸理气，生甘草调中。

加减：咳嗽气憋，咽喉不利者，加射干、象贝母利咽化痰，降逆止咳。大便秘结者加大黄通腑泄热，尿黄加六一散清利泻火；痰多黏稠黄厚、不易咯出者，加竹沥、黄连，清热化痰作用更强。

【变通法】症重者用礞石滚痰丸（《丹溪心法附余》引王隐君方）加减，药用礞石、大黄、沉香、黄芩，加黄连、石菖蒲、半夏、胆南星等，清热化痰，降逆通腑。

3. 瘀血阻滞

【临床表现】鼾声大作，胸闷如塞，夜寐多梦，白昼烦躁。头痛或头晕、头重，口渴但欲嗽水不欲咽。舌质暗紫或有瘀点（斑），脉细、涩。

【病因病机】本证常见于头部外伤后，瘀血阻滞，气血不畅，气道不通而致。

【治法】活血化瘀通窍。

【方剂】通窍活血汤（《医林改错》）加减。

药物：麝香0.5～1克（分冲），赤芍15克，川芎10克，桃仁15克，红花10克，石菖蒲10克，郁金10克，葱白5克，姜5克，水酒煎服。

方义：麝香通络开窍，芳香走窜，赤芍、川芎、桃仁、红花活血化瘀，石菖蒲、郁金化痰醒脑，葱白、姜、酒引药上行。

加减：头晕目眩、风痰上逆者，加天麻、半夏息风化痰。头痛如锥、固定不移，瘀血症重者，加全蝎、僵蚕、地龙息风通络化瘀。

【变通法】如夜寐多梦，胸塞如有重压，心中烦热者，可用血府逐瘀汤（《医林改错》）加减，亦活血化瘀之方。

4. 阴阳失调

【临床表现】夜寐不安，辗转反侧，鼾声如雷。心悸易惊，或伴失眠，或伴嗜睡，胸闷胁胀，自汗盗汗，烦躁不安。舌苔薄白，脉虚细。

【病因病机】阴阳失调，气血不和，水火不能交通，故气道不通，睡眠不安。

【治法】调和阴阳，镇潜安神。

【方剂】桂枝加龙骨牡蛎汤（《金匮要略》）加减。

药物：桂枝10克，白芍10克，甘草6～10克，生龙骨15～30克（先煎），生牡蛎15～30克（先煎），生姜5克，大枣5枚。

方义：桂枝、白芍和营卫、调阴阳，龙骨、牡蛎镇潜安神，甘草调中，姜、枣和胃。

加减：失眠、心悸易惊者，加酸枣仁、远志、小麦、茯神养心安神。嗜睡者，加石菖蒲、郁金通窍化痰、醒神宁神。

【变通法】若胸胁苦满、一身尽重、辗转反侧者，可用柴胡加龙骨牡蛎汤（《伤寒论》）加减，药用柴胡、半夏、黄芩、桂枝、龙骨、牡蛎、甘草等，和解少阳、协理阴阳。

5. 脾虚湿困

【临床表现】鼾声沉闷，呼吸气促，夜寐不实。精神萎靡，白昼嗜卧，食后尤甚，纳呆胸闷，脘痞，腹胀便溏，气短乏力，面色无华，形体肥胖。舌淡胖边有齿痕，舌苔白腻，脉虚缓。

【病因病机】素体脾虚，痰湿内生，上犯肺系，气道不通而致。

【治法】健脾化湿，祛痰通窍。

【方剂】六君子汤（《医学正传》）加减。

药物：法半夏 10～15 克，陈皮 6～10 克，茯苓 15～30 克，苍术、白术各 10 克，石菖蒲 10 克，郁金 10 克，党参 10～15 克，生甘草 6～10 克。

方义：党参、白术、茯苓、甘草健脾益气，半夏、陈皮和胃化痰，苍术、白术燥湿，菖蒲郁金通窍醒脑。

加减：胸闷憋气者加枳壳、桔梗、杏仁宽胸理气，腹胀便溏者加薏苡仁、砂仁、豆蔻仁利湿醒脾。

【变通法】若湿困为主，胸闷脘痞腹胀，小便少，舌苔白腻者，可用三仁汤（《温病条辨》）加减，通利三焦，化湿通窍。

（三）医案

寐中常坐起而不自知，日间静则瞌睡。此浊痰迷闭清阳，阳气郁而不宣也。胆星、川贝、茯苓、陈皮、枳实、半夏、党参、远志、石菖蒲。

再诊：体湿多痰之人，湿热蒸痰阻塞肺胃，喉中气粗呼吸如喘，卧寐之中常欲坐起，仍然鼾睡而不自知。所以坐起之故，盖痰阻气郁，蒙闭清阳，阳气郁极则欲伸，故寐中欲左起也。病属痰与火为患。兹拟煎方开其肺痹，另用丸药化其痰火，痰火一退，清阳得伸，病自愈也。射干、橘红、冬瓜子、杏仁、桔梗、象贝、竹沥、姜汁、葶苈子、苏子、枇杷叶。另，黑丑去头末三钱，莱菔子炒三钱，槟榔炒三钱，大黄酒炒三钱，研末，蜜丸作十二粒，每午后一丸，临卧一丸，噙化咽下。（《柳选环溪草堂医案·痰火》）

（四）易简效验方

1. 藿菖平胆汤 藿香 10 克，白芷 10 克，石菖蒲 10 克，竹茹 10 克，法半夏 10 克，枳壳 10 克，厚朴 10 克，茯苓 10 克，苍术 10 克，杏仁 10 克，白豆蔻 5 克，通草 5 克，薏苡仁 30 克，丹参 30 克，每日 1 剂，水煎服。适于脾虚湿热、痰浊壅滞者。

2. 六黄醒神汤 生地黄 10 克，熟地黄 10 克，黄芩 10 克，黄连 10 克，黄柏 10 克，黄芪 10 克，当归 10 克，苍术 10 克，白芷 10 克，竹茹 10 克，石菖蒲 15 克，每日 1 剂，水煎服。适于阴虚湿热、痰蒙心窍者。

3. 加味血府逐瘀汤 石菖蒲 15 克，白芷 15 克，全瓜蒌 10 克，竹茹 10 克，当归 10 克，生地黄 10 克，红花 10 克，川牛膝 10 克，桃仁 12 克，柴胡 3 克，甘草 5 克，川芎 5 克，桔梗 5 克，日 1 剂，水煎服。适于痰湿内阻、气滞血瘀者。

4. 清鼾灵 苎麻根 10 克，牛蒡子 10 克，生甘草 6 克，每日 1 剂，水煎服。

（五）预防护理

少食肥甘，戒除烟酒，加强锻炼，减轻体重。及时治疗睡眠呼吸暂停综合征。鼾眠时要及时唤醒或更换睡眠姿势，制止发作。对老年、高血压、心肺功能不良的鼾眠患者要加强监护，防止意外。

（六）评述

1. 鼾眠证治 肺窍闭阻，气道不畅，鼻咽不利，鼾声必作者，多责之于肺，治以宣肺通窍，利咽通鼻。若痰湿内生，形体肥胖，常见消化症状，多责之于脾胃，或化痰和胃，或健脾利湿。有外伤史，见瘀血阻络是为变证，可用通窍化瘀法。若阴阳失调，水火不济，可用桂枝龙牡汤或柴胡牡蛎汤以协调阴阳。

2. 睡眠呼吸暂停综合征 该征俗称憋气型打鼾，以患者在一夜睡眠中发生30次以上，每次10～90秒钟的呼吸暂停而命名，可导致睡眠障碍，夜间失眠或白天嗜睡。睡眠鼾声响亮而不规则是其发作的显著标志，每一次呼吸暂停过后均会出现打鼾。且常伴有焦虑、抑郁、注意力不集中，肥胖、多汗等。

部分鼾眠病人有甲状腺功能减退症、肢端肥大症以及下颌、颜面或上呼吸道畸形，可有家族史。

五、梦游

梦游又称夜游、梦行、睡行等，睡眠中不由自主地起床活动，不易被别人唤醒，醒后对自己睡中的行为一无所知，其醒后的精神、行为并无异常的临床表现。

梦游的表现轻重不一，多种多样。轻者仅不由自主地坐起，作一些刻板的动作，然后卧床继续睡眠，一般只是起床在室内活动行走；严重者可见跑步、跳跃、穿衣、吃饭、扫地、担水、上街、骑车等各种活动，然后上床睡觉，或随处睡卧。梦游者一般睁眼或半睁眼，表情迷惘，动作笨拙，步态蹒跚，偶有自伤或伤人情况发生。梦游一般多持续数分钟，个别可持续半小时至1小时左右。

梦游症多发生于6～12岁儿童，少数可延续至成年。男性多于女性。《灵枢·淫邪发梦》篇："厥气……客于膀胱，则梦游行。"列为十五不足之一，主张补之。《金匮要略·五脏风寒积聚病脉证并治》："邪哭使魂魄不安……心气虚者，其人则畏，梦远行而精神离散，魂魄妄行。"心藏神，肺藏魄，肝藏魂，故梦游之症主要涉及心、肺、肝三脏，是神、魂、魄的功能活动的发生障碍。本症之发生，与先天不足、七情郁结，劳倦过度，饮食不节有关。正虚多为阴阳失调、营血不足、气阴两虚，以调阴阳、和营血、益气阴为治。邪实则因痰浊、火热、瘀血引起，可分别予以清热泻火、化痰泄浊、活血化痰。而梦游总属神之病变，故安神宁心、镇摄魂魄之药尤不可少。

（一）辨证要点

要辨诱因和兼症。每于思虑过度后发作，精神恍惚，惊悸等为心气不足。因精神紧张而发作，心悸健忘，烦热腰酸等为心肾不交。发作每与情绪因素有关，叹息抑郁，多疑易泣为肝气郁结。伴肥胖嗜卧，苔滑、脉滑为痰浊。伴胸闷沉重刺痛，舌有瘀点为瘀血。

（二）证治方药

1. 气阴两虚

【临床表现】梦游每于劳思过度或思虑忧郁后发作，平时精神恍惚，不易集中，或常悲伤欲哭，或不欲饮食，沉默少言，心悸易惊，不能自主，夜寐多梦，烦躁不安，可伴盗汗、口苦、小便黄。舌红少苔，脉虚细而数。

【病因病机】心气不足以主神明，肺阴虚亏而内热生，魂魄不安，心神不宁，故梦游行。

【治法】益气养阴，宁心安神。

【方剂】甘麦大枣汤、百合地黄汤（《金匮要略》）合方加减。

药物：小麦15～30克，大枣5～10枚，炙甘草6～10克，茯神15克，百合10～15克，生地黄10～12克，生龙骨10～15克（先煎），珍珠母10～15克（先煎），酸枣仁10～15克。

方义：小麦、酸枣仁、茯神、炙甘草益气养心，百合、生地养阴润肺，龙骨、珍珠母镇摄安神，大枣补脾养心以资化源。

加减：小便黄、口苦者加灯心草、黄连、竹叶清心泻火；烦躁不安者，加知母清热除烦；血虚而心悸怔忡者，加当归、白芍养血；夜寐多梦、易惊不安者，加石菖蒲、远志安神定志。

【变通法】心阴不足，心气虚亏，心悸怔忡，夜梦游行者，可用天王补心丹（《摄生秘剖》）养心安神、滋阴清热。

2. 心肾不交

【临床表现】梦游自幼年而延续至成人，因工作繁忙、精神紧张而发作频繁，日趋严重。形体消瘦，五心烦热，两颧潮红，心悸健忘，盗汗、失眠、眩晕耳鸣，腰膝酸软，或有男子梦遗，妇女月经不调，口干夜甚。舌红少苔，脉细数。

【病因病机】肾阴虚亏，肾水不能上济于心；心火偏亢，心火不能下交于肾。心肾不交，水火不能既济，故睡眠不安，神魂离宪而梦游夜行。

【治法】补肾阴，清心火，交通心肾。

【方剂】黄连阿胶鸡子黄汤（《伤寒论》）、交泰丸（《韩氏医通》）合六味地黄汤（《小儿药证直诀》）加减。

药物：黄连6～10克，黄芩10克，生地、熟地各10～12克，山茱萸10克，泽泻10～15克，茯神15～30克，白芍10～15克，肉桂3～5克（后下），牡丹皮6～10克。

方义：黄连、黄芩清心胸之火，生地、熟地、山茱萸滋肾清热，黄连、肉桂交通心肾，牡丹皮清肝凉血，茯神安神养心，白芍敛阴和肝，泽泻清淡泄热。

加减：症情严重，夜游躁动，加磁石、石决明、珍珠母镇摄安神。口干盗汗，眩晕耳鸣，心惊，阴虚甚者，加麦冬、天冬、玄参养阴清热。心悸失眠健忘者，加酸枣仁、当归、远志、柏子仁养血安神。

【变通法】夜寐多梦，梦游，心肝血虚、魂魄不安，用珍珠母丸（《本事方》）合朱砂安神丸（《内外伤辨惑论》）加减，药如黄连、生地、当归、朱砂、熟地、党参、酸枣仁、柏子仁、龙齿、珍珠母、石决明等，养心安神、清热镇肝。

3. 肝气郁结

【临床表现】梦游发作每与情绪因素有关，胸闷胁胀，叹息抑郁，急躁易怒，多疑易泣，纳呆腹胀，妇女乳胀，月经不调，男子阳痿，性欲淡漠。舌苔薄，脉沉弦。

【病因病机】七情郁结，肝失疏泄，魂失所养而不安，致生梦游夜行。

【治法】疏肝解郁。

【方剂】柴胡疏肝散（《景岳全书》）合越鞠丸（《丹溪心法》）加减。

药物：柴胡 10～12 克，枳实 6～10 克，白芍 10～15 克，当归 10～15 克，香附 10 克，神曲 10 克，川芎 6 克，陈皮 6 克，甘草 6 克。

方义：柴胡、枳实、香附、疏肝理气解郁，当归、白芍、川芎和血养肝补虚，神曲、陈皮、甘草和胃安中。

加减：舌苔白腻，腹胀纳呆者，加苍术、白术燥湿健脾；口苦心烦、急躁易怒者，加丹皮、山栀清肝泻火。

【变通法】可用逍遥散（《太平惠民和剂局方》）加减，疏肝和血解郁。

4. 肝火扰心

【临床表现】梦游躁动，夜寐易惊，多虑易恐，口苦烦躁，胸胁胀痛，面红头痛，耳鸣，便干尿黄。舌红苔黄，脉弦数。

【病因病机】惊恐思虑，肝郁蕴热，肝火上扰，心神不安，神魂失守，致成梦游。

【治法】清肝泻火。

【方剂】泻青丸（《小儿药证直诀》）加减。

药物：羌活 10 克，防风 10 克，当归 10 克，川芎 6 克，熟大黄 5 克，山栀 6 克，龙胆草 6～10 克，生龙齿 10 克，琥珀末 0.5～1 克（分冲）。

方义：龙胆草、山栀、熟大黄清肝泻火，当归、川芎和肝调营，羌活、防风搜风散火，龙齿、琥珀镇摄安神。

加减：小便黄、口苦、心烦者加竹叶、莲心、木通清心泻火；大便干结者，熟大黄改成生大黄用以通下泄热。多虑惊恐者，加石菖蒲、炙远志、龟甲、石决明、磁石，加强镇摄魂魄，宁心安神作用。

【变通法】上方亦可用龙胆泻肝汤（《医宗金鉴》）加减，清肝泻火。若梦游、心烦、失眠、躁动、口渴、面赤，以心火旺为主者，可用朱砂安神丸（《内伤外辨惑论》）加减，药用生地、黄连、当归、朱砂、磁石、龙齿等，镇摄魂魄，安神定志，清心泻火。

5. 痰浊阻滞

【临床表现】梦游夜行，胸闷呕恶，头晕沉重，食欲不振，惊悸不宁，咳吐痰涎，体倦嗜卧，形体肥胖。舌淡胖，苔滑腻，脉滑。

【病因病机】肥人多痰，脾失健运，痰湿内生，阻滞脉络，清阳不升，神魂不宁，致发梦游。

【治法】化痰泄浊。

【方剂】温胆汤（《备急千金要方》）加减。

药物：法半夏 10～15 克，陈皮 10 克，枳实 6～10 克，茯神 15 克，石菖蒲 10 克，竹茹10克，炙远志6克，生龙齿15克（先煎）。

方义：半夏、陈皮、竹茹和胃化痰，石菖蒲、远志、茯神通安神宁志，枳实理气，龙齿镇摄安神。

加减：口苦心烦者加黄连清心火，惊悸不宁者加酸枣仁、麦冬、小麦宁心安神，痰多可加制南星、天竺黄导痰泄浊。

【变通法】心脾不足痰阻者用涤痰汤（《济生方》）加减，即温胆汤加人参、菖蒲、胆南星等，养心通窍、化痰和胃。

6. 瘀血阻滞

【临床表现】梦游夜行，烦躁动乱，胸闷沉重而刺痛，睡梦纷纭，易于惊醒，口干但欲嗽水不欲咽。舌暗紫有瘀点（斑），脉沉涩。

【病因病机】可因外伤而起，瘀血不去，新血不生，心神失养，而致梦游。

【治法】活血化瘀。

【方剂】血府逐瘀汤（《医林改错》）加减。

药物：柴胡10克，枳壳10克，赤芍10～15克，桃仁10克，红花6克，当归10～15克，生地10～15克，川芎6～10克，桔梗6～10克，牛膝10克，生甘草6～10克。

方义：柴胡、枳壳理气疏肝，桃仁、红花、当归、赤芍、生地、川芎活血化瘀，桔梗、牛膝一升一降可通利气机，甘草调中。

加减：心烦躁动者加珍珠母、黄连、生铁落，重镇安神、清心除烦。胸闷沉重者加石菖蒲、生蒲黄活血通络。

【变通法】若见梦游、胸胁苦满，一身尽重，惊悸烦躁，失眠多梦，寒热往来，口苦耳鸣，脉弦，为少阳邪气留连、阴阳不和所致者，可用柴胡加龙骨牡蛎汤（《伤寒论》）加减，药用柴胡、半夏、黄芩、桂枝、党参、大黄、甘草、姜、枣，和解少阳、协理阴阳。

（三）易简效验方

1. 柴胡、当归、白芍、柏子仁、酸枣仁各10克，龙齿、石菖蒲各6克，合欢皮、夜交藤各12克，每日1剂，水煎服。气郁痰结加法半夏、竹茹各6克，阴虚火旺加知母、丹皮各4克，惊恐不安加珍珠母15克，朱砂2克。

2. 小麦15～30克，大枣3枚，甘草10克，菖蒲、生龙骨、茯苓各12克，法半夏10克，炙远志6克，每日1剂，水煎服。

3. 生铁落100克（先煎），小麦30克，炙甘草9克，大枣15克，白芍15克，每日1剂，水煎服。

（四）预防护理

合理安排睡眠，保持良好心态。睡前不宜进食过饱。重度发作时，要加以保护以免意外。平时要对病人进行言语诱导和心理安慰。适合镇静类音乐曲目治疗。积极治疗原发病如脑外伤、癫痫和癔病等。

（五）评述

梦游症属睡眠障碍的一种，不少有家族倾向，且多发于6～12岁儿童。儿童患者常伴夜惊。此际精、气、神尚未发育成熟，魂、魄未安定，故精神易散、魂魄妄行，发生梦游。目今独生子女较多，由家庭环境压力，七情郁结、惊恐恼怒者亦不少。小儿脾常不足，肝常有余，由先天、后天因素造成儿童梦游症者，常可从心、肝、脾着和养心，安神、疏肝解郁、清心泻肝，健脾化痰。若迁延至成人，精神兼症和睡眠障碍尤为显著，患者常伴精神疾患如神经症、精神分裂症等，每见心肾不交、痰瘀阻滞、气阴两虚等证，此时宜据证补肾清心、化痰活血。

六、梦魇

梦魇又称魇、卒魇、魇寐、魇不寤等，是指在睡眠中梦境内容恐怖可怕，出现胸部不适，如有重物压迫，欲醒不能，无法动抬，惊醒后常因梦境强烈而伴有严重焦虑恐惧的状态，相当于梦中焦虑发作。在临床上，梦魇之因不外虚实两端。在治疗上，重在扶助脏腑正气，以摄神魂，涉及心、肝、肺、脾诸脏；而痰热、血瘀等病邪侵袭滞留者，亦当镇摄魂魄，兼以化痰、清热、泻火、祛瘀等法，以标本兼顾之。

（一）辨证要点

心虚则精神衰弱，心悸健忘；胆怯则终日恐惧，如人将捕之。性情急躁，胸闷脘痞，呕恶痰涎，苔黄厚腻为痰热扰心。头部外伤或年高久病，面唇青紫，舌暗紫等可为血脉瘀阻。

（二）证治方药

1. 心虚胆怯

【临床表现】梦寐惊魇，心悸怔忡，终日惕惕恐惧，如人将捕之，心情苦闷不乐，健忘，气短，胸闷，自汗，面色无汗。舌质淡，脉细弦无力。

【病因病机】心主神明，胆主决断，心胆气虚，决断无主，心神不安，魂魄外游，故成梦魇。

【治法】益气镇惊，宁心定志。

【方剂】大定心汤（《备急千金要方》）加减。

药物：党参10克，茯神15克，茯苓15克，炙远志6～10克，龙骨15克（先煎），当归10克，白芍10克，白术10克，肉桂3～6克（后下），防风10克，独活10克，珍珠母15克（先煎）。

方义：党参、茯苓、白术益气，当归、白芍养血，龙骨、珍珠母镇惊，肉桂通阳温肾，远志、茯神安神。独活、防风辛散通达，擅治多梦惊惕之症，有壮胆补肝作用。

加减：心悸怔忡自汗者，肉桂可改为桂枝，通阳、宁心、定惊。

【变通法】若症情尚轻者，可用温胆汤（《备急千金要方》）合甘麦大枣汤（《金匮要略》）加减，亦温胆宁心之剂。

2. 心阴不足

【临床表现】梦魇惊惕，心悸怔忡，失眠多梦，心烦口干，手足心热、盗汗、便秘。舌红少苔，脉细数。

【病因病机】心阴不足，内热滋生，扰于心神，神魂不安，发为梦魇。

【治法】滋阴清热，宁心安神。

【方剂】天王补心丹（《摄生秘剖》）合磁朱丸（《备急千金要方》）加减。

药物：党参10克，玄参10克，丹参10克，生地15克，柏子仁10克，酸枣仁10克，麦冬15克，五味子6克，茯神15克，龙骨15克，牡蛎15克，磁石15克（后三味打、先煎）。

方义：生地、玄参、丹参滋阴清热，麦冬、党参、五味子养阴益气，柏子仁、酸枣仁、茯神安神宁心，龙骨、牡蛎、磁石镇魂摄魄。

加减：五心烦热，口干咽燥者，加黄连、山栀清心除烦。

【变通法】若无内热征象，以心血不足为主者可用归脾汤（《济生方》）加石菖蒲、龙骨、磁石，养血益气。

3. 阴虚阳亢

【临床表现】梦魇失眠，甚而交睫则魇，神志不宁，时而惊悸，头晕目眩，耳鸣如蝉，面红目赤，烦躁易怒，腰膝酸软，头重足轻，咽干口燥。舌红，脉弦细数。

【病因病机】阴血不足，肝阳上亢，心火上炎，神魂飞荡，发生梦魇。

【治法】滋阴养血，平肝潜阳。

【方剂】珍珠母丸（《普济本事方》）合朱砂安神丸（《内外伤辨惑论》）加减。

药物：珍珠母30克（先煎），龙齿30克（先煎），生地、熟地各15克，当归10~15克，酸枣仁15克，柏子仁15克，茯神15克，黄连6~10克，知母10克。

方义：珍珠母、龙齿平肝潜阳，摄魂安神，生地、黄连、知母养阴清热，当归、熟地和血补阴，酸枣仁、柏子仁、茯神宁心安神。

加减：肝阳上亢，眩晕耳鸣者加石决明、磁石平肝。

【变通法】可用天麻钩藤饮（《杂病证治新义》）合酸枣仁汤（《金匮要略》）加减，前者平肝潜阳，后者安神除烦。

4. 痰热扰心

【临床表现】梦魇反复发作，胸闷脘痞，呕恶痰涎，性情急躁，言语错乱，惊悸不安，头痛失眠，口苦，便秘。舌红苔黄厚腻，脉弦滑数。

【病因病机】气机郁滞，痰浊内生，积热扰心，神魂不安。

【治法】清热降逆，通腑逐痰。

【方剂】礞石滚痰丸（《丹溪心法附余》引王隐君方）。

药物：礞石滚痰丸（礞石、大黄、黄芩、沉香）15克，空心开水送下，日2次。

方义：礞石逐痰，沉香降逆，大黄、黄芩清热通腑。

【变通法】症情缓解或不显者，用黄连温胆汤（《六因条辨》）加减。

5. 气血凝滞

【临床表现】梦魇频作，噩梦纷纭，古怪离奇，头部疼痛如针刺，胸痛胸闷如有重压，心情烦乱，心悸健忘，面唇青紫，肢体麻木，肌肤甲错。舌暗紫或有瘀点（斑），脉细、涩。

【病因病机】头部外伤或年高久病，血脉瘀阻，气滞不通，心脉痹阻，心神失养。

【治法】活血化瘀，理气解郁。

【方剂】血府逐瘀汤（《医林改错》）加减。

药物：柴胡10克，枳壳10克，赤芍15克，生地15克，当归10克，川芎10克，桃仁10克，红花6克，牛膝10克，桔梗6克，生甘草6克。

方义：柴胡、枳壳、赤芍、甘草理气解郁，桃仁、红花、当归、川芎、生地、赤芍活血化瘀，牛膝、桔梗一升一降，调理气机。

加减：恶梦纷纭者加生山楂、鬼箭羽活血化瘀。

【变通法】癫狂错乱，噩梦纷纭，气滞血瘀者可用癫狂梦醒汤（《医林改错》）加减。

（三）预防护理

睡眠宜侧卧，最好不要仰卧。中老年经常发作者要及时体检，防止心脑疾患。在梦魇形成和慢性化过程中，常可发现心理因素存在，梦中焦虑发作往往与精神创伤或长期心理压抑有关，故必须重视心理治疗。

（四）评述

《杂病源流犀烛·不寐多寐源流》："梦而魇则更甚者，或由心实，则梦惊忧奇怪之事而魇；或由心虚，则梦恍惚幽昧之事而魇。"（梦魇）"有神气不宁，每卧则魂魄飞扬，觉身在床而神魂离体，惊悸多魇，通夕不寐者，此名离魂症，由肝藏魂，肝虚邪袭，魂无所归，故飞扬离体也。"

可见本症以心、肝为患者为多。虚则心气不足、胆气虚怯，或心阴不足、肝血虚损，治以益气、养阴、和血、宁心。实则心火上炎，肝阳上亢，或痰热、瘀血所致，则应清心泻火、平肝潜阳、化痰泄热、活血化瘀。

七、梦交

梦交又称性梦，是梦中性交的现象。未婚20岁左右青年，偶然发生性梦，反映其性需求，是属正常生理状态。若性梦频繁，梦中有性欲要求，与人交合，醒来后精神恍惚，影响工作学习，则为病态。

《灵枢·淫邪发梦》篇："厥气……客于阴器，则梦接内。"即指梦中与人交合的症状。《金匮要略·血痹虚劳病脉证并治》提出"女子梦交"的名称，并与"男子失精"并称，主张用桂枝加龙骨牡蛎汤治疗。一般而言，七情郁结，欲念思虑，脏腑气弱，神不守舍是梦交的主要病因，但也有湿热、瘀血等引起者。

（一）辨证要点

见少腹拘急，目眩发落，腰膝酸软，性欲减退为阴阳两虚。见夜寐不安，烦躁易怒，胸胁胀痛，口干苦，善叹息为肝郁化火。见精神恍惚，多疑善惊，悲伤叹息，心悸气短者为心气不足。性欲亢进，带下色黄量多，烦躁易怒等为湿热。胸中似物重压，烦热不解，月经色暗量少等为瘀血引起。

（二）证治方药

1. 心气不足

【临床表现】梦交时作，精神恍惚，多疑善惊，悲伤叹息，心悸气短，动则尤甚，疲乏无力，失眠多梦。舌质淡嫩，脉细虚无力或有结代。

【病因病机】心气不足，神失守舍，心神不宁，梦交时作。

【治法】益气养心，安神定志。

【方剂】妙香散（《医方集解》引王荆公方）加减。

药物：黄芪10克，山药10～15克，党参10克，茯神15克，炙远志6～10克，木香5克，桔梗5克，甘草5克，龙齿10～15克（先煎），琥珀末1克（分冲），酸枣仁10～15克。

方义：黄芪、党参、山药益气，茯神、酸枣仁、远志养心，龙齿、琥珀定志安神，木香理气，桔梗引药上行，甘草调中。

加减：若见腰膝酸软、头晕目眩，有肾虚见证者加山茱萸、熟地补肾。若见多疑善惊、悲伤叹息者，加小麦、大枣、石菖蒲，加重甘草用量，即合安神定志丸（《医学心悟》）、甘麦大枣汤（《金匮要略》），用以增强安神益心作用。若心悸气短明显，加麦冬、五味子养阴敛气，即合生脉散（《内外伤辨惑论》）用。

【变通法】气阴两虚，上症兼有自汗、盗汗、口干渴、舌红，脉细数者，可用天王补心丹（《摄生秘剖》）加减，益气养阴、宁心安神。

2. 心脾两虚

【临床表现】梦交时作，心悸怔忡，多梦遗忘，神疲乏力，气短懒言，纳呆腹胀，带下清稀，月经量多、色淡质稀，面色无华。舌质淡，脉虚细。

【病因病机】脾气虚弱，气血无生化之源，心血不足，心神失养，发为梦交。

【治法】补益心脾，养心安神。

【方剂】归脾汤（《济生方》）加减。

药物：黄芪10～15克，党参10克，当归10～12克，白术10克，茯神15克，酸枣仁15克，龙眼肉10克，木香5克，炙甘草5克，炙远志6～10克，龙齿15克（先煎），琥珀末1克（分冲）。

方义：黄芪、党参、白术、甘草益气健脾，当归、酸枣仁、龙眼肉、远志、茯神养心安神，木香理气，龙齿、琥珀定志安神。

加减：腰膝酸软、头晕目眩，兼有肾虚兼症者，加熟地、山茱萸、山药补肾。纳少腹胀者加砂仁、蔻仁、陈皮理气和胃。

【变通法】可用甘麦大枣汤（《金匮要略》）、加味定志丸（《杂病源流犀烛》）合方加减，药用甘草、小麦、酸枣仁、茯神、远志、石菖蒲、琥珀、党参、龙齿、当归，亦健脾养心之剂。

3. 心肾不交

【临床表现】梦交频作，心悸易惊，失眠健忘，潮热盗汗，五心烦热，眩晕耳鸣，腰膝酸软，精神不振，形体消瘦，口干咽燥，自汗盗汗，便干尿黄。舌质红而干，少苔，脉细数。

【病因病机】肾阴不足，心火偏旺，水火不能既济，心肾无以交通。肾精不固，心神不安，发为梦交。

【治法】补肾水，清心火，交通心肾。

【方剂】黄连清心饮《医学从众录》）合知柏地黄汤（《医宗金鉴》）加减。

药物：黄连10克，生地15克，熟地15克，茯神15克，莲子心5克，酸枣仁15克，知母10克，黄柏6克，山茱萸10～15克，肉桂2克（后下）。

方义：熟地、山茱萸补肾阴，生地、黄连、莲子心泻心火，知母、黄柏清泻相火，黄连、肉桂交通心肾，酸枣仁、茯神养心安神。

加减：潮热盗汗、五心烦热者加地骨皮、炙鳖甲滋阴清退虚热。气虚而神疲乏力者，加黄芪、党参益气健脾。阴中不断出水样液体者，加石莲肉、金樱子固摄敛阴。

【变通法】可用清心莲子饮（《太平惠民和剂局方》）合六味地黄丸（《小儿药证直诀》）加减。药如黄芪、党参、茯苓、石莲肉、地骨皮、麦冬、黄芩、生地、熟地、山茱萸、山药、牡丹皮等，亦清心补肾之法。

4. 湿热下注

【临床表现】梦交时作，性欲亢进，带下色黄量多，外阴瘙痒，烦躁易怒，手足心热，小便黄。舌红，苔黄腻，脉弦滑数。

【病因病机】湿热蕴结，阻滞下焦，扰动精室，心神失守，发生梦交。

【治法】清利湿热。

【方剂】四妙丸（经验方）合固经丸（《妇人大全良方》）加减。

药物：苍术10克，黄柏6～10克，川牛膝10克，薏苡仁15克，赤芍10～12克，龟甲10～15克（先煎），黄芩10～15克，椿根皮10克，茯苓15克，龙骨15克（先煎），牡蛎15克（先煎）。

方义：苍术、薏苡仁、茯苓利湿，黄柏、黄芩清热，龟甲、龙骨、牡蛎镇静安神、收摄敛阴，椿根皮清利湿热而止带，川牛膝活血通络而引药下行，赤芍凉血清热。

加减：肝火重，口苦心烦者，加龙胆草、山栀清肝泻火。湿邪甚，带下量多、外阴瘙痒者，加车前子、泽泻利湿。

【变通法】可用龙胆泻肝汤（《医宗金鉴》）加减，清利湿热。

5. 瘀血阻滞

【临床表现】夜寐多梦，梦则交接，胸中似物重压，时而烦热不解，月经不调，色紫黑而量少，或有血块，少腹痛，甚而闭经。舌暗紫有瘀点（斑），脉细涩。

【病因病机】瘀血内阻，气血不通，心神受扰，神不守舍。

【治法】活血化瘀。

【方剂】血府逐瘀汤（《医林改错》）加减。

药物：桃仁10克，红花6克，生地10～15克，川芎6～10克，赤芍10～15克，当归10～15克，牛膝10克，桔梗10克，枳壳6～10克，柴胡10克，生甘草6克。

方义：桃仁、红花、生地、川芎、赤芍、当归活血化瘀，柴胡、枳壳、赤芍、甘草疏肝理气，牛膝、桔梗一升一降，调利气机。

加减：胸胁胀闷，如有物重压，加旋覆花、茜草，活血通络。

【变通法】若少腹血瘀为主者，可用少腹逐瘀汤（《医林改错》）加减。

6. 肝郁化火

【临床表现】梦交频作，夜寐不安，烦躁易怒，胸胁胀痛，头晕目眩，耳鸣，口干苦，善叹息，月经不调。舌红苔薄黄，脉弦数。

【病因病机】情志不遂，肝气郁结，久郁化火，神魂不守，发生梦交。

【治法】疏肝解郁，清热泻火。

【方剂】丹栀逍遥散（《内科摘要》）加减。

药物：丹皮10克，山栀10克，柴胡10克，白术10克，白芍10克，当归10克，茯苓15克，甘草6克。

加减：若心肝火旺者，加黄连、龙胆草清心泻肝。

【变通法】肝火旺者，可用龙胆泻肝汤（《医宗金鉴》）加减，清肝泻火。

7. 阴阳两虚

【临床表现】梦交时作，精神不振，面黄肌瘦，头晕心悸，神疲乏力，少腹拘急，目眩发落，自汗盗汗，腰膝酸软，阴中冷，白带清稀，月经色淡量少，性欲减退。舌淡苔薄，脉沉细弱。

【病因病机】先天不足，后天失养，阴阳两虚，互不维系，神志不宁，致生梦交。

【治法】调和阴阳。

【方剂】桂枝加龙骨牡蛎汤（《金匮要略》）加减。

药物：桂枝10克，白芍10克，炙甘草10克，生姜5片，枣10枚，生龙骨15克（先煎），生牡蛎15克（先煎）。

方义：桂枝通阳，白芍敛阴，龙骨、牡蛎潜镇安神，甘草、姜、枣和胃。

加减：心神不宁者加石菖蒲、远志、茯神养心安神，腰膝酸软者加川断、杜仲补肾。阳虚形寒加附子，阴虚内热加白薇、黄芩。

【变通法】烦热汗出，少腹冷痛拘急者，可用二加龙牡汤（《小品方》），即白芍、附子、白薇、龙骨、牡蛎、甘草，温阳敛阴。

（三）医家经验

何传毅治梦交经验

患者每卧则梦房事。患者素有手淫、房事过度或虚阳易动史者为多。男子常阳举频繁、遗精早泄，女子有带下之苦。常兼头晕目眩，眼皮沉重，短气疲惫，心悸善恐。见闻则精出带泄，小腹空虚隐痛，胫膝酸软，腰酸如折。或茎中痛，尿余沥，尿后黏液或带下流溢，或更见两胯坠痛，跨步艰迈。脉多弦动不静，舌多薄红。此证多系心肾同病，阴阳失调，虚实错杂。若思虑无穷，所欲不遂，房事过劳，败精瘀浊留恋，致遗泄、带下、茎中痛或会阴坠痛，少腹不适益甚。主治以桂枝加龙骨牡蛎汤加减，药用桂枝、白芍、甘草、龙骨、牡蛎、生姜、大枣、远志、苁蓉、石菖蒲、续断。若上下俱病，阴阳两虚、证情复杂之梦交宜用桂枝加龙骨牡蛎汤，或合远志汤以交通心肾。若证情已久，虚实错杂，有败精瘀浊内阻之茎痛，或会阴坠滞、尿余沥、尿后黏液流出或尿时带溢之梦交，用叶天士攻浊通窍法，效果明显。男子遗泄、女子带下久不愈者，可试用加减虎杖散。药用虎杖、五灵脂、黑白丑、土牛膝、血余炭、穿山甲、冰片（3克冲服）。（上海中医药杂志，1982，10：36－38）

（四）预防护理

睡前不喝兴奋性饮料，衣裤不宜穿得太紧，青少年要正确引导，戒除手淫。加强对梦交病人的心理治疗，应善于疏导，解除顾虑，避免其发生恐惧羞愧情绪。

（五）评述

梦交一症有虚有实，虚证责在心、脾、肾，因气血阴精不足而补之；实证责在肝，以疏肝为主，酌配清利、活血诸药。

第四章 头面颈项

头为诸阳之会，面为诸阳经所过，颈项两侧又为手足三阳经所及之处。三者均居人体上部，是属于阳。病患多风、火、热，有一定相关性，故合于一章而分节述之。

第一节　头

头为诸阳之会，手、足三阳经均上行于头、面，足厥阴经上会于巅顶。由于受邪的脏腑经络不同，头部病症的部位也有所不同。根据头部症状的发生部位和程度、性质，结合其他兼症表现，鉴别自无困难。巅顶之上，唯风可到，故头部诸症以风气为先，如头痛、偏头痛、脑鸣、眩晕等。又，风气通于肝，若肝阳上亢、肝火上炎，也是头部诸症的主要病机。

一、头痛

头痛一般指头颅上半部（即眉目以上至枕下部）范围内，患者自觉头部疼痛的临床症状。面部疼痛不属此范围。头痛可单独出现，也见于多种疾病的过程中。若慢性反复性发作的剧烈头痛，则称为头风。头为清窍、元神之府，凡风、寒、热、湿、痰、瘀、毒诸邪上扰，清浊相干，气血不通，不通则痛。其中以风邪为主，所谓巅顶之上唯风可到，内风上扰、外风侵袭均可导致头痛。

在临床上，头痛主要分为外感与内伤两类。外感头痛以风邪为主要病因，又多夹寒、热、湿诸邪。内伤头痛可因气虚、血虚、肾虚所致者为虚，因肝阳、痰浊、瘀血所致者为实。

（一）辨证要点

1. 辨外感内伤　外感头痛起病较急，头痛较剧，多表现为掣痛、灼痛、胀痛、重痛，痛无休止，常伴有外邪束表或犯肺的症状。内伤头痛起病较慢，疼痛较轻，表现为隐痛、空痛、昏痛，痛势悠悠，时作时止，遇劳加重；若因肝阳、痰浊、瘀血所致者，则分别表现为头部昏胀、沉重、锥刺状，又各有其证可见。

2. 分经辨证　由于受邪的脏腑经络不同，头痛的部位亦有所不同，如太阳头痛位于枕项，阳明头痛位于额、眉，少阳头痛位于头颞，厥阴头痛位于巅顶。根据头痛的发作程度、性质、部位及其他兼症表现，鉴别自无困难。

（二）证治方药

1. 风寒外袭

【临床表现】头痛连及项背，有拘急收引感。可伴恶风畏寒，遇寒、受风加剧；或头部怕冷，喜戴帽裹巾以御寒。舌苔薄，脉浮、紧。

【病因病机】风寒外袭，风邪上犯，寒主收引，气血凝滞，络脉不通，不通则痛。

【治法】祛风散寒止痛。

【方剂】川芎茶调散（《太平惠民和剂局方》）加减。

药物：川芎 10 克，荆芥 10 克，防风 10 克，羌活 10 克，白芷 10 克，蔓荆子 10 克，甘草 6 克。

方义：川芎祛风活血，上行头目，是头痛常用药。羌活、防风、荆芥、白芷、蔓荆子祛风散寒而止痛，甘草缓急调中。

加减：痛及项背加葛根；牵及前额、眉棱骨，重用白芷；位于两颞，重用川芎，加柴胡、白芍；痛在头顶，连于目系，加吴茱萸，皆为引经药。夹湿者，头部沉重而苔腻，加苍术化湿；头部冷，或因寒而作，加细辛散寒。

【变通法】若寒邪入于厥阴经，巅顶冷痛，干呕，吐涎沫，四肢不温，舌淡，脉沉紧，用吴茱萸汤合当归四逆汤（《伤寒论》）加减，祛风散寒、降逆止痛，药用吴茱萸、川芎、细辛、藁本、半夏、生姜、当归、肉桂、桂枝。寒邪客于少阴经，头痛连脑，足寒背冷，脉沉弦，用麻黄附子细辛汤（《伤寒论》）加川芎、白芷，温经散寒止痛。厥阴用吴茱萸、藁本，少阴用附子、细辛，是引经药物。

2. 风热郁火

【临床表现】头痛胀裂，发热恶风，心烦口渴，或伴齿痛，或伴咽痛，大便干结，小便黄。舌红苔薄，脉浮数。

【病因病机】外有风热，内生郁火，上扰清空，正邪相争，气滞不通，不通则痛。

【治法】疏风清热。

【方剂】桑菊饮（《温病条辨》）加减。

药物：桑叶 10 克，菊花 10 克，薄荷 6 克（后下），连翘 10 克，川芎 10 克，苦丁茶 6～10 克，山栀 10 克。

方义：桑叶、菊花、薄荷疏风，连翘、山栀、苦丁茶泄火清热，川芎祛风止痛。

加减：咽痛加牛蒡子、黄芩利咽，目赤加龙胆草、夏枯草泻肝，齿痛加石膏、细辛清胃。

【变通法】若无发热恶风者，可用芎芷石膏汤（《医宗金鉴》），药用川芎、白芷、石膏、菊花、羌活、藁本，其疏解表邪之力不足，而祛风清热药物加强。若头痛如雷鸣，头面肿痛红赤，名雷头风，为风热湿毒上冲，用清震汤（《素问病机气宜保命集》）合普济消毒饮（《医方集解》录李东垣方）加减，疏风清热、除湿解毒，药用升麻、苍术、荷叶、柴胡、黄芩、牛蒡子、黄连、甘草、桔梗、薄荷、板蓝根、马勃、玄参等。

3. 风湿上蒙

【临床表现】头重如裹或有沉压感，四肢肌肉困重酸胀，胸闷纳呆，泛恶脘痞。舌苔白腻，脉濡。

【病因病机】外感风湿，上蒙清窍，内困脾胃，湿性重浊故头重肢困。

【治法】祛风除湿。

【方剂】羌活胜湿汤（《内外伤辨惑论》）合平胃散（《太平惠民和剂局方》）加减。

药物：羌活 10～15 克，独活 10 克，川芎 10 克，蔓荆子 10 克，藁本 10 克，防风 10 克，甘草 6 克，苍术 10 克，厚朴 6 克，陈皮 6 克。

方义：羌活、独活、防风、藁本、蔓荆子、川芎祛风除湿止头痛，苍术，厚朴、陈皮、甘草燥湿健脾调中焦。

加减：呕恶者加半夏、茯苓、生姜，降逆止呕；胸闷脘痞者，加杏仁、白蔻仁、藿香芳香化浊，宽胸和胃；肢体酸胀沉重，加桑枝、片姜黄通络除痹。

【变通法】风湿久而化热，偏正头痛不愈，见心烦、口苦、苔薄黄腻者，可用清空膏（《兰室秘藏》）加减，药用羌活、防风、川芎、黄连、黄芩、柴胡、甘草，祛风、除湿、清热三法并用。又，眉棱骨痛因风湿热所致者，可用选奇汤，药用羌活、防风、黄芩、甘草，如加白芷引经效果更佳。

4. 暑湿外袭

【临床表现】头痛昏蒙、重胀，发热心烦，胸闷脘痞，口渴不欲饮，泛恶纳呆，口腻不爽。舌苔腻，脉濡或濡数。

【病因病机】暑必夹湿，暑湿外袭肌表，上扰清窍，内困脾胃，而成此证。

【治法】祛暑利湿。

【方剂】黄连香薷饮（《类证活人书》）加减。

药物：香薷10克，厚朴6克，黄连3~5克，羌活10克，藿香10克，郁金10克，佩兰10克，六一散10克（包）。

方义：香薷祛暑解表，羌活除湿祛风，厚朴燥湿理气，藿香、佩兰芳香化湿，六一散利湿清暑，黄连清心泄热，郁金理气宽胸。

加减：如脘痞腹胀，苔腻厚浊，湿盛者加苍术、陈皮燥湿和中。发热心烦者加石膏、寒水石清热解暑。

【变通法】如见发热恶风，头重如裹，肢体困重，为暑湿所致之表证，可用藿香正气散（《太平惠民和剂局方》）解表祛风，清暑利湿。

5. 肝阳上亢

【临床表现】头部胀痛或掣痛，两侧为甚，时伴昏晕，目眩耳鸣，心烦口苦，或兼胸胁痛，因情绪因素诱发加重。舌质红，脉弦。

【病因病机】肝阳上亢，风阳上扰，清空痹阻，络脉不通。

【治法】平肝潜阳，息风止痛。

【方剂】天麻钩藤饮（《杂病证治新义》）加减。

药物：天麻10克，钩藤10~15克，石决明20~30克（先煎），珍珠母20~30克（先煎），桑叶10克，菊花10克，白蒺藜10克，川芎10克，白芍10~15克，牛膝10~15克。

方义：天麻、钩藤、白蒺藜平肝息风，石决明、珍珠母镇逆潜阳，川芎、白芍和血活血，桑叶、菊花疏风清热，牛膝引药下行。

加减：心烦口苦，目赤便秘，兼见心肝火旺者，加山栀、牡丹皮、龙胆草、夏枯草，清心泻肝。腰酸腿软，目眩耳鸣，兼肾阴虚者，加生地、枸杞子、山茱萸，滋肾养阴。伴见高血压者，加益母草、杜仲等有降压作用。大便干结者，加决明子、生大黄通便泄热。

若头痛剧烈，抽掣不定者，加地龙、僵蚕、全蝎息风通络。

【变通法】若头痛差后，可用杞菊地黄丸（《医级》）加减，补益肝肾，清肝泄热调理。

6. 肝火上逆

【临床表现】头痛如劈，掣痛灼热，目赤口苦，心烦易怒，胸胁胀痛，面红咽干，大便干结，小便黄。舌红苔黄，脉弦数。

【病因病机】肝经郁火循经上逆，扰于头脑，清空痹阻，络脉不通。

【治法】清肝泻火。

【方剂】龙胆泻肝汤（《医宗金鉴》）加减。

药物：龙胆草 6～10 克，黄芩 10 克，山栀 10 克，柴胡 3～5 克，车前子 10 克（包），夏枯草 10～15 克，赤芍 10～15 克，川芎 6～10 克，甘草 6 克。

方义：龙胆草、黄芩、山栀、夏枯草清泻肝火，赤芍、川芎和血活血，车前子利水泄热，柴胡疏肝理气为引经之品。

加减：大便干结加大黄、瓜蒌通便，小便黄加竹叶、木通清利，头痛灼热加连翘、丹皮降火，掣痛者加地龙、僵蚕息风。

【变通法】头痛差后，可用丹栀逍遥散（《内科摘要》）加减，用疏肝和血清热之品调理。

7. 痰浊中阻

【临床表现】形体肥胖，头痛昏重，喉中多痰，头晕目眩，胸脘痞闷，纳呆呕恶。舌苔白腻，脉滑。

【病因病机】脾失健运，痰湿内生，清浊相干，上蒙清窍，络脉不通。

【治法】化痰降逆。

【方剂】半夏白术天麻汤（《医学心悟》）加减。

药物：法半夏 10 克，天麻 10 克，苍白术各 10 克，陈皮 6～10 克，茯苓 15 克，泽泻 15 克，车前子 10 克（包），蔓荆子 10 克，白蒺藜 10 克。

方义：半夏、陈皮、苍术燥湿化痰，白术，茯苓、泽泻健脾渗湿，天麻息风化痰，白蒺藜、蔓荆子祛风止痛。

加减：胸脘满闷，纳呆苔腻，加厚朴、枳壳降逆和中。口苦心烦，苔黄，痰已化热加黄连、竹茹清热化痰。

【变通法】若脾气下陷，清阳不升，浊阴不降，既有食少纳呆、腹胀便溏、神疲乏力，又有头重昏痛、呕恶痰涎者，可用李东垣半夏白术天麻汤（《脾胃论》）加减升清降浊、益气健脾。药用半夏、陈皮、苍术、麦芽、神曲、黄芪、人参、白术、茯苓、天麻、生姜等，是标本兼施之法。

8. 瘀血络阻

【临床表现】头痛经久不愈，或有头部外伤史，反复发作，痛处固定，如锥刺状。舌暗紫有瘀点（斑），脉弦、涩。

【病因病机】久病入络，外伤络损，瘀血痹阻，络脉不通则痛。

【治法】活血化瘀，通络止痛。

【方剂】通窍活血汤（《医林改错》）加减。

药物：川芎 10～15 克，当归 15～20 克，赤芍 15～20 克，桃仁 10～15 克，红花 10 克，葱白 5 克，细辛 3～5 克，七厘散 5～10 克（分次调冲）。

方义：川芎、当归、赤芍、桃仁、红花活血化瘀，葱白、细辛温通血络。七厘散芳香通窍，活血止痛。

加减：夹痰浊者加白附子、制南星、白僵蚕化痰通络祛风。兼寒湿者，加羌活、独活、桂枝散寒祛湿。久痛且剧，反复发作者宜加全蝎、蜈蚣、地龙、僵蚕、土鳖虫等息风通络、虫蚁搜剔之品，但要注意其腥味碍胃、性峻伤正的弊端，可用小量研末装入胶囊服用，或配合扶正、和胃之品。

【变通法】气虚血瘀而头痛者，用补阳还五汤（《医林改错》）益气活血。颅脑外伤或脑肿瘤引起者，也可参用易简效验方 7～9 三方。

9. 气虚

【临床表现】头痛昏晕，痛势绵绵，时发时止，遇劳加重，倦怠无力，纳呆口淡。脉虚，舌淡。

【病因病机】脾气不足，清阳不升，浊阴不降，清窍不利。

【治法】健脾益气，升阳泄浊。

【方剂】益气聪明汤（《医学发明》）加减。

药物：黄芪 15～30 克，党参 10～15 克，白术 10～15 克，蔓荆子 10 克，白芍 10～15 克，川芎 6～10 克，葛根 10～15 克，升麻 3～6 克，甘草 3～6 克。

方义：黄芪、党参、白术、甘草健脾益气，升麻、葛根升阳，蔓荆子祛风止痛，白芍、川芎和血通络。

加减：兼郁热者酌加黄柏、知母清热，兼痰湿者加苍术、半夏化痰湿。

【变通法】亦可用补中益气汤（《脾胃论》）代之。

10. 血虚

【临床表现】头痛隐隐，时有昏晕，面色无华，心悸失眠，倦怠乏力。舌质淡，脉虚弱。

【病因病机】血虚无以涵养脑髓，充养心神，络脉空虚而头痛隐隐。

【治法】和血养血。

【方剂】加味四物汤（《金匮翼》）加减。

药物：当归 10～15 克，川芎 6～10 克，白芍 10～15 克，熟地 10 克，蔓荆子 10 克，菊花 10 克，黄芪 15～20 克，甘草 6 克。

方义：当归、白芍、熟地养血，川芎、菊花、蔓荆子祛风止痛，黄芪益气生血，甘草和中。

加减：心悸失眠加酸枣仁、远志养血安神，面色无华、贫血者加阿胶、首乌养血补血。

【变通法】肝血虚，头痛肢麻者，可用补肝散（《证治准绳》引滑伯仁方），用当归、川芎、熟地、山茱萸、黄芪、木瓜、酸枣仁、独活、五味子、山药等，为补益肝肾、调补气血之剂。

11. 肾虚

【临床表现】头脑空痛，眩晕耳鸣，腰膝酸软，健忘记忆力减退，男子遗精阳痿，妇女月经不调。舌红或淡，脉沉细两尺部尤甚。

【病因病机】肾虚而髓海不充，精亏而不能养脑。

【治法】补肾益精，养脑填髓。

【方剂】大补元煎（《景岳全书》）加减。

药物：熟地10～15克，山药15～20克，山茱萸10～15克，枸杞子10～15克，党参10～15克，杜仲10～15克，当归10～15克，甘草6～10克。

方义：熟地、山药、山茱萸、枸杞子、杜仲补肾，党参、当归益气养血，甘草调中。

加减：若四肢不温、形寒舌淡，阳虚者去山茱萸、枸杞子，加附子、肉桂温肾阳。若五心烦热，舌红少苔，阴虚者去杜仲、党参，加墨旱莲、女贞子、白芍补肝肾。

【变通法】若肾虚浊阴上逆，头痛不可忍，为肾厥头痛，是为变症，用玉真丸（《本事方》），药用硫黄、硝石、石膏、半夏，是温降之变法。

（三）医案

俞子容治一妇人年逾五旬，病头痛历年浸久。有治以风者，有治以痰者，皆罔效。脉之左寸沉迟而芤。曰：此气血俱虚也。用当归60克，附子10克，一剂报效。再剂其病如失。（《名医类案》卷六《首风门》）

按：近贤章次公常用当归、附子治顽固性头痛，或出于此。

罗谦甫治柏参谋，六十一岁。初患头昏闷微痛，医作伤寒治，汗后其痛弥笃。再汗之，不堪其痛矣。医易用药，大都相近，甚至痛不能卧，且恶风寒，不喜饮食。罗诊之，六脉弦细而微，气短促，懒言语，《内经》云：春气者病在头。今年高气弱，清气不能上升头面，故昏闷耳。且此证本无表邪，汗之过多，则清扬之气愈亏不能上荣，亦不得外固，所以头痛楚而恶风寒，气短促而憎饮食。以黄芪一钱五分，人参一钱，炙甘草七分，白术、陈皮、归、芍各五分，升、柴各三分，细辛、川芎、蔓荆子各二分，名曰顺气和中汤，食后进之，一饮而病减，再饮而病却。（《古今医案按》卷七《头痛》）按：实际上是补中益气汤加细辛、川芎、蔓荆子祛风止痛药。

头痛偏左，耳重听，目不明，脉寸大尺小，风火在上，故为清解。

羚羊角　生地　甘草　菊花　丹皮　石决明　连翘　薄荷。

诒按：此内风而兼外感者，故清散兼施。（《柳选静香楼医案·头痛》）

（四）医家经验

1. 张伯臾治风阳头痛（蛛网膜下腔出血）经验 蛛网膜下腔出血以卒然而作剧烈头痛为特点，属风阳头痛，多因肝肾阴亏、肝阳化风、上扰清空而致。初起总属风阳暴张、络脉损伤，故折其风阳瓶张之势为首要，以防病情速变，常予羚角钩藤汤，以羚羊角、钩藤、桑叶、菊花为主凉肝息风定痉必用之，余药则可据症加减。同时，因秉性素质之异，其兼症亦各有所别，治疗用药也应有所不同。阴液耗伤明显者，以三甲复脉汤或大定风珠育阴而镇潜；风阳化火者可合犀角地黄汤清火而又凉血止血；痰烛上蒙或痰火上扰者，温胆汤、涤痰汤；便秘更入生大黄泄痰泻火；有神昏之变可合至宝之类；兼有气血亏虚，可参入归脾汤之意养心而益气血；痰湿盛者可用十味温胆汤扶正而涤痰。止血之法在于息风阳、清风火、凉血热，风平阳潜热清则血自止，若多用止血之品，易致留瘀。对夹瘀阻脑络者，也不可投以活血破血之峻品，宜和血活血用三七丹参之类，以防再次出血之变。本病后期风阳既息，当益肝肾、调气血以善后。（《张伯臾医案》）

2. 谢海洲治颅脑外伤后遗症

（1）化瘀通络汤：苏木、赤芍、豨莶草各10克，刘寄奴、鬼箭羽、泽兰各10克，川芎、石菖蒲、土鳖虫各5克，鸡血藤30克。用于初期有瘀血者，症见头痛而痛处不移，痛如锥刺，或头痛夜重，病程尚短，舌暗有瘀点（斑）。化瘀通络。痰瘀阻窍语言不能加蒲黄、羚羊角、麝香，重用石菖蒲；风痰阻络加僵蚕、地龙、竹沥、胆星、天麻、钩藤，痰浊中阻加二陈汤、泽泻、白术、荷叶，风阻上扰加升麻、钩藤、石决明、珍珠母，气血不足加黄芪、当归，心神不宁加夜交藤、莲心、合欢皮、酸枣仁、茯神，髓海空虚加黑芝麻、黑桑椹、胡桃肉。

（2）补肾荣脑汤：当归、枸杞子、补骨脂各10克，黑芝麻20克，桑椹30克，胡桃肉、制首乌、女贞子、龙眼肉、生地、熟地各15克。用于上症瘀血已消，头晕、头痛、头沉，记忆力减退者。补肾荣脑。津伤口干加天花粉、天冬、麦冬，肾阳虚加肉桂、附子，记忆力差重用桑椹、芝麻、胡桃肉、龙眼肉。（《名医名方录（第一辑）》）

3. 陈宝田治疗慢性头痛经验 慢性头痛多瘀、多风、多湿、多虚，常由四者杂合而成。其中瘀血内阻和风邪侵袭，贯穿于病程始终，故活血祛风为其法中之法，可选用桃红四物汤加祛风药组成基本方治疗。药用川芎15～20克，当归10克，桃仁10克，红花10克，生地10克，防风10克，羌活10克，独活6克，鸡血藤30克。

因慢性头痛多瘀，若以瘀血内阻为独立表现者，宜用基本方加重活血化瘀药量，川芎尤需重用至30克甚而30克以上。风寒者用基本方合麻黄附子细辛汤加减，活血祛风散寒；风热者可用基本方加柴胡、黄芩、生石膏等。湿邪头痛，形体肥胖，苔白腻，脉濡滑，多在阴雨天发作或加重，需分痰湿和水湿。若痰湿中阻，兼胸脘满闷，恶心呕吐痰涎，用基本方合吴茱萸汤或二陈汤加减。水湿内停者兼见小便不利，水肿身重，以女性多见，治用基本方合五苓散。慢性头痛属虚者，多由气虚和阴虚。气虚血瘀者，用基本方加黄芪30克。肝肾阴虚者，则用基本方加龙骨、牡蛎、钩藤、菟丝子，白芍改用30克。（中医杂

志，1998，6：330－331）

4. 裘沛然治颅脑外伤后遗症与血管性头痛经验

（1）颅脑外伤后遗症：用黄芪、白术、附子，益气温阳治头晕；羌活、藁本、白芷祛风止痛，专治头痛；全蝎、地龙、土鳖虫、当归、红花活血通络，半夏、南星化痰，也可加龙骨、牡蛎、珍珠母重镇潜阳，枸杞子、酸枣仁养肝等。可在汤剂有效基础上，选药作散剂缓调。他用白术、附子治头晕出自近效术附汤。

（2）血管性头痛：当归、白芍、川芎和血通络，黄芪、白术、附子益气温阳，枸杞子、酸枣仁养肝，全蝎、蜈蚣搜络息风，龙骨、牡蛎、珍珠母重镇潜阳。或加桂枝、细辛温通；龙胆草、黄柏苦寒泻肝，佐诸热药。可在汤剂有效基础上，作散剂缓调。（《裘沛然选集》）

（五）易简效验方

1. 淡附子、全当归、生黄芪各30克，川芎、枸杞子、天麻、藁本、炙全蝎、制半夏、炒酸枣仁、茯苓、白术克18克，蜈蚣10条。研细末，每服3克，日3次，饭后用开水冲服。治顽固性头痛（章次公经验方）。

2. 生石膏20克，石决明15克（二味先煎半小时），白附子6克，全蝎、川芎各5克，僵蚕、红花各10克，天麻9克，制南星、细辛各4克，吴茱萸、甘草各3克。水煎后兑入鲜姜汁3～5滴服。治血管神经性头痛（孟澍江经验方）。

3. 制川草乌各6克，白芷18克，僵蚕18克，生甘草9克，研细末分6包。每日1包，饭后清茶调服。适于风寒、寒湿所致头痛。

4. 全蝎、僵蚕、地龙、蜈蚣等份研末装胶囊。每次2～3克，日2次。用于顽固性头痛。

5. 制南星、荆芥等份为末，姜汁糊丸如梧桐子大。每服5～10克，日2次。用于风痰头痛。

6. 生半夏5～10克（先煎半小时），生姜2片，茯苓15克，陈皮、胆南星10克。每日1剂，水煎服。用于痰浊头痛。

7. 苏气汤：没药、乳香、大黄各3克，山羊血（冲服）1.5克，苏叶、荆芥、牡丹皮各9克，当归、白芍、羊踯躅各15克，桃仁14粒，水煎服。（《辨证录》）用于高空坠下史而不省人事，骨断筋伤。也可缓解脑部原发性或继发性肿瘤患者出现昏迷、头痛、头晕。

8. 夺命丹：当归尾、大黄、桃仁各90克，血竭、儿茶、朱砂各15克，土鳖虫45克，乳香、没药、骨碎补各30克，煅自然铜60克，麝香1.5克。（《伤科补要》）除朱砂外，余药共同打为粉末，以黄明胶制成丸剂，以朱砂为衣。每丸3克，每次服用1丸。用于脑部内外伤所致脑瘀肿、昏迷、头痛、头晕、呕吐等为主要用药指证，也用于脑原发性或继发性肿瘤，因肿瘤过大所致瘀肿或水肿的患者身上亦可见。

9. 颅内消瘀汤：人工麝香（冲服）、川芎、血竭各6克，丹参15克，赤芍、桃仁、红花、乳香、没药、三棱、香附、土鳖虫各9克，水煎服。活血行气止痛，用于治疗颅内外伤所致的头部刺痛瘀肿，或昏迷不醒，恶心。或颅内原发性或继发性肿瘤患者见上述症状者。(《中医骨伤科学》) 脑外伤急症用汤方见效迅速。肿瘤患者和脑卒中后遗症疗程较长，长期服用汤药不便，以上三方时均可按照原方制成丸剂，每次服用3~10克。

10. 生地18~30克，北沙参15克，麦冬、枸杞子、柴胡、川楝子各12克，当归、白芍各9克，牛膝、车前子各15克，牡蛎、石决明（打，先煎）各30克，钩藤（后下）12克，僵蚕9克。主治产后血压高，自觉头痛，眩晕，活动加重。(姚寓晨经验方)

(六) 外治法

1. 处方：取鲜薄荷叶适量，捣烂如泥膏状，制成蚕豆大药团数枚。

用法：用手指轻压药团贴于太阳、阳白、印堂穴上。每次选用2~3个穴位，每日敷贴1~2次，每次4~6个小时。

疗程：一般3次即可。本方适用于外感头痛。

2. 处方：川芎7克，白附子4克，葱白0.5克。

用法：将上药共捣烂如泥，贴两侧太阳穴。

疗程：隔日1次。一般3次即可。适用于血管神经性头痛。

3. 处方：生乌头（草乌、川乌即可)、生南星、生白附子各等份。

用法：上药共研细末。每次取药末32克，加连须葱白7棵、生姜15克，切碎捣如泥，入药末和匀，用纱布包好蒸热，包在疼痛部位。

疗程：每日1次，7次为1疗程。每份药物可反复使用1周。本方有祛风化痰、活络止痛的功效，对偏头痛有较好的止痛效果。

(七) 预防护理

头痛剧烈的要卧床休息，光线不要太强，环境要清静。患者应禁烟酒。因外邪者，宜避风寒。因痰湿者饮食要清淡，勿进肥甘之品。

(八) 评述

1. 头痛西医辨病 头痛可分为血管性头痛、紧张性头痛（肌肉收缩性头痛)、颅内高压性头痛（如脑瘤引起)、颅内低压性头痛（由腰椎穿刺等引起)、外伤性头痛和耳目牙鼻病引起的头痛。目前中医治疗的头痛的范围，主要包括血管性头痛、紧张性头痛、外伤性头痛和部分耳目牙鼻病引起的头痛。

2. 血管性头痛 可分为偏头痛型和非偏头痛型两类。前者以女性多见，常起于青春期，呈周期性发作，并不恒定于一侧，中年后渐减，清晨或白天发病，有典型的临床表现。(本书将另述) 后者无性别、年龄及发作时间差别，但以中老年及肥胖者居多，头痛呈弥漫、深在两侧性钝痛与跳痛，常为头部震动或强烈摇动所加剧，可由高血压、脑供血不足等引起。紧张性头痛位于两侧额、枕或颞部，呈束箍样痛，或头部沉重、受压、闷胀，以日夜持续疼痛为特点，由焦虑、紧张或疲劳等身心因素所致，颈项、头部肌肉收缩，相应动脉扩张所致。

3. 内伤头痛可结合辨病治疗 在临床上较多的内伤头痛，常以络脉阻滞和内风扰动为主要病机，宜用活血化瘀、通络息风方药。但血管性头痛属头风范畴，偏头痛型者可用活血息风为主，但应加虫类息风药。非偏头痛型者需辨因择方选药，如高血压用镇肝熄风汤、天麻钩藤饮，脑供血不足用归脾汤、补中益气汤。紧张性头痛有明显的身心因素，可从肝郁、胆虚、心神不安论治。疏肝用逍遥散、柴胡疏肝散，胆虚用温胆汤，补养心神用天王补心丹等，再配以活血息风。

4. 头痛的治疗方法 外感头痛必须以祛风止痛为主，而分别施以散寒、清热、泻火、除湿之品，又应根据其发作部位，取用引经之品。内伤头痛则宜审因分别用药，虚者予以益气、养血、补肾，而实者又应分别平肝息风、清肝泻火、化痰泄浊、祛瘀通络。值得指出的是，不少顽固性头痛常呈本虚标实、久病入络证候，故当采用补泻兼施之法，同时应适当投以搜风解痉、通络定痛的虫类药。

5. 头痛用川芎 如《普济方》芷芎散治头风，用白芷、川芎配方。《太平圣惠方》治风火头痛，用菊花、川芎配方。《烟霞圣效方》必胜散治偏正头痛，用雄黄、川芎各等份为末，含水嗅之。《济生续方》芎乌散治气厥头痛，用乌药、川芎配方。《女科指掌》芎附散治风冷头痛而诸药不效者，用附子（醋炙）、川芎配方。《云岐子保命集》治伤寒热病后头痛不止，石膏、川芎配方水煎服。以古医书川芎药对方为依据，可见其治寒、热、气、血之头痛皆可，唯配伍不同而已。

二、偏头痛

偏头痛是一组常见的头痛类型，以反复发生的偏侧或双侧头痛为特征，为发作性神经—血管功能障碍。典型偏头痛，常在青春期发病，多有家族史，头痛前有典型视觉先兆（闪光幻觉），开始为一侧眶上、眶后或额颞部的钝痛，因而具搏动性，后呈持续性剧烈疼痛，常伴面色苍白、恶心呕吐，头痛可单侧或双侧。通常持续 1 天，常为睡眠所终止。普通型偏头痛，无典型先兆，有家族史，头痛时间持续较长，常呈双侧性头痛，最为常见。若发生于青少年女性，与月经期有关，先兆为双眼黑蒙等，常呈枕部搏动性头痛，伴恶心呕吐，头痛发作后恢复完全，称为基底动脉型偏头痛，此外尚有丛集性、偏瘫型、腹型等。

中医文献所指的“偏头痛”，是偏于一侧的局部顽固性发作性头痛，如《济生方》的“偏头风”，《儒门事亲》的“额角上痛”，《兰室秘藏》的“头半边痛”和《名医类案》首风门的“偏头痛”“头角痛”。根据临床需要，不如直接将相关类型归于目今临床诊断的西医病名“偏头痛”进行中医治疗，更加实际。

（一）辨证要点

1. 辨肝经气血逆乱 偏头痛的发作多与足厥阴肝经气血逆乱有关。究其病因，有浊阴内侵、血虚感寒、郁怒伤肝、五志化火等数种。病证可据气、血、寒、热、虚、实等纲而分辨如肝寒血凝、肝火上炎等。若病程迁延，反复发作，又常呈气滞血瘀、寒热错杂等，或呈阴虚阳亢，但总与肝经风木功能紊乱有关。

2. 辨寒热气血 遇阴冷或雨天发作，面色苍白，四肢不温，呕吐清涎，舌质淡者为寒。视物不清，两目闪光，心烦易怒，便秘尿黄，舌红者为热。经久反复发作，有家族史，发作时常呈持续性，剧烈头痛而呈搏动性，舌质暗紫为瘀血。

（二）证治方药

1. 肝寒血凝

【临床表现】单侧或双侧头痛，遇阴冷气候或下雨天而发作，伴有搏动感。面色苍白或无华，四肢不温或逆冷，发作前则伴有恶心呕吐、吐出清涎。舌质淡润，苔薄白，脉沉弦或微细。

【病因病机】寒性收引，肝脉凝滞，气血闭阻，络脉不通。

【治法】温通肝经，散寒止痛。

【方剂】当归四逆汤（《伤寒论》）加减。

药物：全当归10～30克，桂枝10克，白芍15～30克，细辛3～5克，通草10克，生姜6～10克，大枣5～10枚，炙甘草5～10克。

方义：当归、白芍和血调营，桂枝、细辛温通散寒，生姜、大枣和胃，甘草缓急止痛，调和诸药。

加减：恶心呕吐，吐清涎，头痛引及头顶部者，加吴茱萸、法半夏温肝降气，即合吴茱萸汤（《伤寒论》）用；若呕吐酸苦水，口苦心烦者，加吴茱萸、黄连温肝清胃，即合左金丸（《丹溪心法》）用。寒则痛甚，剧痛不止，四肢逆冷者加淡附子、干姜温阳散寒，即合四逆汤（《伤寒论》）用。

【变通法】若见头痛以巅顶为明显，呕吐涎沫，舌淡，脉弦者，可直接用吴茱萸汤（《伤寒论》）合小半夏汤（《金匮要略》）。用上述主方效验后，宜续予主方加川芎、地黄等养血药，即当归四逆汤合四物汤（《太平惠民和剂局方》），以巩固疗效。

2. 肝火上炎

【临床表现】头痛如裂，伴头胀头晕，视物不清，两目闪光。面红目赤，口苦心烦，易怒，失眠多梦，胸胁乳房胀痛，大便秘结，小便黄。舌质红，苔黄，脉弦数。

【病因病机】情志不遂，饮食偏嗜辛辣燥热或酒、茶、咖啡等，肝气失于疏泄条达，素体偏于火热内盛，郁而化热，肝火上炎，上扰清空。

【治法】清泄肝火，兼以缓肝止痛。

【方剂】龙胆泻肝汤（《医宗金鉴》）为主加减。

药物：龙胆草6～10克，栀子10克，黄芩10克，柴胡5～10克，当归10～15克，生地黄10～15克，泽泻10～15克，车前子10～15克，生甘草10克。

方义：龙胆草、栀子、黄芩清肝泻火，当归、生地养血和营；泽泻、车前子利小便，使热由下泻；柴胡疏肝，甘草缓急。

加减：大便秘结者加生大黄，或全瓜蒌、草决明通便泻火；小便黄、舌淡红者加木通、竹叶清利，即合导赤散（《小儿药证直诀》）用。视物不清、闪光者，加石决明、草决明、菊花平肝明目；心烦失眠者，加黄连、知母清热安神。

【变通法】若伴见肝风内动，眩晕耳鸣，步态不稳，或同时伴有高血压者，可改用天麻钩藤饮（《杂病证治新义》）或镇肝熄风汤（《医学衷中参西录》）酌加清泄肝火之药物，清肝息风。肝郁化热者，可用芷园方（见后）。

3. 气滞血瘀

【临床表现】偏头痛反复发作若干年，常有家族史或从青春期即发作呈周期性，发作时常呈持续性，停止后间隔若干月之后再出现。头痛剧烈，呈搏动性、剧烈性，甚则可有锥刺样头痛发生，疼痛或可固定不移，但也有转移、弥漫的，大多发生于单侧。妇女可见月经不调，经色暗紫有血块，或痛经。舌质暗、紫、或有瘀点（斑），舌下静脉青紫，脉沉、涩、弦、结代不一。

【病因病机】久痛入络，气病及血，气滞血瘀，不通则痛。

【治法】理气活血，化瘀止痛。

【方剂】血府逐瘀汤（《医林改错》）加减。

药物：桃仁 10~15 克，红花 6~10 克，当归 15~20 克，赤芍、白芍各 10~15 克，川芎 10 克，生地 10~15 克，柴胡 6~10 克，枳壳 6~10 克，生甘草 10 克，牛膝 10~15 克，桔梗 5~10 克。

方义：桃仁、红花、当归、赤白芍、川芎，即桃红四物汤，活血化瘀；柴胡、枳壳、甘草、芍药即四逆散，疏肝理气；牛膝、桔梗一降一升，调和气机升降。

加减：若伴口苦、呕吐苦水，舌红者，加黄连、吴茱萸清胃，即合左金丸（《丹溪心法》）用；见面红胁胀，加连翘、牡丹皮清肝泻火；见四肢不温、舌淡者，加吴茱萸、肉桂，或加桂枝、细辛温通散寒。

【变通法】本方亦可用通窍活血汤（《医林改错》）更替。若呈气虚血瘀者，可用补阳还五汤（《医林改错》）。也可用《辨证录》救脑汤（见后）。

4. 寒热错杂

【临床表现】头痛反复发作，恶心欲吐，时吐涎沫，时吐酸苦，面色潮红，口干烦渴，脘腹胀满，肢冷或不温，肠鸣便溏。舌质淡，脉沉弦或弦细。

【病因病机】厥阴经气逆乱，浊气上逆，扰于清空而头痛、呕恶。寒热错杂，上热下寒为病，上热则吐酸、烦渴、面红，下寒则肢冷、肠鸣、便溏。

【治法】清上温下，缓肝止痛。

【方剂】乌梅丸（《伤寒论》）加减。

药物；乌梅 15~30 克，桂枝 10 克，细辛 3 克，川椒 5 克，淡附子（先煎 15~20 分钟）5~10 克，全当归 10~15 克，党参 10 克，黄连 5~10 克，黄柏 5~10 克。

方义：用乌梅酸敛缓肝为主药，桂枝、附子、川椒、细辛温通，黄连、黄柏清泄，党参、当归益气养血。

加减：若见腹痛者加白芍、甘草缓急止痛，即合芍药甘草汤（《伤寒论》）用；若呕吐甚者，合吴茱萸汤（《伤寒论》）温肝和胃。

【变通法】如头痛差后，可用半夏泻心汤或黄连汤（《伤寒论》）加减，清胃温中调理，药用党参、半夏、干姜、桂枝、黄连、黄芩等。

5. 阴虚阳亢

【临床表现】头部胀痛，时剧时缓，或左或右，寐则痛止，寤则痛发。伴目眩闪光，视物不清，口干咽燥，心烦易怒，耳鸣胁痛，腰膝酸软，疲乏无力。脉弦细或细数，舌质红。

【病因病机】肝肾阴虚，肝阳上亢，阴阳不调，气血不和。

【治法】滋阴潜阳。

【方剂】滋阴潜阳方（张梦侬《临证会要》）。

药物：制首乌 10～15 克，女贞子 10～15 克，杭白芍 15 克，杭菊花 10 克，川石斛 10 克，苦丁茶 10 克，制龟甲 30 克，制鳖甲 30 克，磁石 30 克，珍珠母 30 克，桑椹 10 克

方义：首乌、女贞子、桑椹补肝肾，鳖甲、龟甲、磁石、珍珠母平肝阳，白芍、菊花、苦丁茶、石斛敛阴增液、柔肝息风。

加减：头痛偏右兼气虚者加玉竹、沙参、黄芪、甘草补气养阴；偏左兼血虚者加生地、当归、阿胶养血通络。

【变通法】若以肝阳上亢为甚者，可用天麻钩藤饮（《杂病证治新义》）合三甲复脉汤（《温病条辨》），以肝肾阴虚为主者亦可用之，但必须加用养血缓肝止痛药，如川芎、当归等。

（三）医家经验

1. 茹十眉经验　本病多由寒邪外受，脉络瘀阻，或夹痰、化热而致。治法以疏散风寒、活血化瘀为主，佐以化痰通络，清热舒郁。主方用丹参 15 克、川芎 9 克、白芷 9 克、地龙 12 克、天麻 10 克、蜈蚣 9 克、全蝎 9 克（后 2 味研细末，分 3 次一日吞服）。寒盛加细辛 3 克、羌活 9 克，化火加菊花 10 克、生石膏 30 克，化痰加陈胆星、陈皮各 9 克，瘀滞加桃仁、红花各 10 克，血虚加当归 10 克，白芍 12 克等。（《袖珍中医处方》）

2. 邹忆怀治偏头痛经验

（1）肝风夹瘀：头痛或左或右，反复发作，疼痛剧烈，持续数小时至数日，或恶心、呕吐、眩晕，舌质黯红或紫黯，或舌上有瘀斑、瘀点，苔薄白，脉弦。平肝息风，化瘀通络。川芎定痛饮（王永炎经验方）加减。川芎、川萆薢、川牛膝、钩藤、菊花、白蒺藜、生薏苡仁、白豆蔻、白芷、半夏、赤芍等。伴头晕者加入天麻、生石决明；若发作疼痛剧烈且血瘀之象较重者，加桃仁、红花、延胡索等；若头目昏沉、四肢困重者，常加荷叶、佩兰。

（2）寒凝血瘀：头痛如刺，经久不愈，固定不移，畏寒肢冷，恶心、呕吐清水痰涎，舌质紫黯，或有瘀斑、瘀点，苔薄白，脉沉细或细涩。散寒通络，化瘀止痛。吴茱萸汤加减方，在《辨证录》救脑汤基础上组成，为川芎、白芷、吴茱萸、薄荷等。恶心呕吐较重时加生姜、桂枝；焦虑、失眠加合欢皮、川楝子。

（四）易简效验方

1. 散偏汤　川芎30克，白芷10克，白芍15克，白芥子9克，香附6克，柴胡3克，郁李仁3克，甘草3克，每日1剂，水煎服。水煎服。可用于本症典型发作时。（《验方新编》）

2. 头风神方　土茯苓120克，金银花10克，蔓荆子、防风、天麻各3克，玄参2.4克，辛夷、川芎各1.5克，黑豆49立，灯心草20根，芽茶15克。可用于本症典型发作时。（《医学广笔记》）

3. 全蝎、地龙、僵蚕各30克，研细末，每次3～5克，日服2次。可用于本症剧烈疼痛，或配合辨证汤药应用。

4. 治偏正头痛方　桑叶、菊花、连翘、夏枯草、荷叶各15克，黄芩、薄荷（后下）、苦丁茶、藁本、白芷各10克，鲜白茅根30克。（《止园医话》）水煎，每日1剂，分2次服用。清利头目，治肝郁化热者。

5. 救脑汤　当归、川芎各30克，细辛3克，蔓荆子6克，辛夷花10克，水煎服。治头痛连脑，双目赤红，如破如裂之真头痛。（《辨证录》）

6. 全蝎20克，天麻、紫河车各15克，共研细末，分作20包，每服1包，日2次。服1～2次后即可奏效。痛定后每日或间日服1包，以巩固疗效。（朱良春经验方）

（五）预防护理

同头痛。

（六）评述

1. 通则不痛　偏头痛的中医治疗法则，宜从“通”字着眼，所谓“不通则痛”“通则不痛”。不论是理气、活血、散寒、泄热，均宜加用通络止痛之品，如细辛、白芷、川芎、全蝎、僵蚕等。若根据病证分部应用引经报使，太阳用羌活，厥阴用藁本、吴茱萸，阳明用白芷，少阳用柴胡，其剂量不可大。川芎、全蝎两味为偏头痛要药。头痛用川芎，活血通络、祛风止痛，善上行头目，是治疗头痛有效之品。全蝎归肝经，祛风解痉，披风剔络，对“久痛入络”“络脉闭阻”之证有确实的缓解效果。

2. 以肝经（脏）病证为主　偏头痛以实证为多，以肝经（脏）病证为主。肝气郁结、肝血瘀闭、肝经寒凝、肝火上炎均以实证为临床表现，实际对每一患者而言，纯寒纯热之证并不多见。常可在病程中由于病体、诱因及气候、环境、生活起居、饮食偏颇，而在某一阶段（时程）内出现相应证候。若从厥阴风木之脏气特性分析，其寒热从化、证情错杂者更是其病本所在。所以临床上常用温寒暖肝之吴茱萸、肉桂、细辛、附子，和泄热泻肝之连翘、牡丹皮、黄连、龙胆草同用，可根据病证情况配比出入。

3. 注意和血养肝　在治疗中，需注意和血养肝药与柔肝息风药的应用。缘肝为阴脏主藏血，体阴而用阳。偏头痛多见血热、血寒、血虚、血瘀之证，用川芎、当归、芍药、地黄以和血，养肝之体，治病之本。又肝火、肝风、肝阳之标实见症，常有肝阴、肝血不足的另一面，此时用柔肝息风药物首乌、女贞子、墨旱莲、枸杞子、白芍、鳖甲之味配伍，则可敛降肝气、肝阳、肝风之升逆，标本兼顾。乌梅、白芍酸敛而缓急止痛者，可补肝阴、敛肝气，亦当配比使用。

三、脑鸣

脑鸣是自觉头脑中有音声鸣响的症状。《名医类案》称头响，《杂病源流犀烛》称头脑鸣响。《证治准绳》认为，脑鸣是“雷头风”的主症，言头痛起核块或有脑中雷鸣之声，临床少见。

（一）辨证要点

实证多属肝火或瘀血，烦躁易怒、失眠多梦是为肝火，有头部外伤史而舌紫暗为瘀血。虚证责之脾、肾，腰膝酸软、头昏眼花质在肾，要分阴阳；少气懒言，纳少便溏质在脾，是中气不足、升降失司。

（二）证治方药

1. 肾髓亏乏

【临床表现】脑鸣，面色潮红，腰膝酸软，头昏眼花，盗汗。舌红苔少，脉细或数。

【病因病机】肝肾阴虚，精髓亏空，虚火上炎，发为脑鸣。

【治法】滋肾阴，填精髓，降虚火。

【方剂】六味地黄汤（《小儿药证直诀》）加减。

药物：生地黄10克，熟地黄10克，山茱萸10克，山药12克，牡丹皮10克，女贞子15克，枸杞子15克，制首乌12克，炙龟甲12克，鹿角霜6克。

方义：熟地黄、山茱萸、山药滋补肾阴，枸杞子、制首乌、女贞子补肝养阴，生地黄、丹皮清热降火。炙龟甲通任脉，鹿角霜通督脉，合用有充填精髓作用。

加减：可加菖蒲、龙骨通窍，即合孔圣枕中丹（《备急千金要方》）。

【变通法】可用大补阴丸（《丹溪心法》）加减。

2. 肾阳亏虚

【临床表现】脑鸣，剧时头中如击雷，静时如中空冥冥不绝。腰膝酸软，四肢欠温，下半身有冷感，小便清长，少腹冷。舌淡胖，苔薄白，脉沉无力。

【病因病机】肾阳亏虚，命门火衰，脑与周身失于肾之温养。

【治法】温阳补肾养脑。

【方剂】右归丸（《景岳全书》）加减。

药物：淡附子6~10克，龙眼肉10克，党参15克，肉桂10克，鹿角霜12克，熟地10~15克，山茱萸10克，枸杞子10克，牛膝10克，益智仁10克，炙远志10克，杜仲10克。

方义：附子、肉桂温阳，鹿角霜通督养脑，熟地、山茱萸、枸杞子补肾滋阴，龙眼肉补心养血，党参健脾益气，益智仁、远志通脑安神，牛膝、杜仲温润补肾。

加减：兼瘀者加丹参、红花化瘀。

【变通法】可用肾气丸（《金匮要略》）加减。

3. 肝郁化火

【临床表现】脑鸣，烦躁，心烦易怒，失眠多梦，尿黄，大便燥结难解。舌红苔少或黄腻，脉弦数。

【病因病机】七情失常，肝气失于疏泄，郁而化火；或暴怒气逆，肝胆火盛，尤易汲伤肾阴，上扰清窍。

【治法】疏解肝郁，泻火宁神。

【方剂】龙胆泻肝汤（《医宗金鉴》）加减。

药物：龙胆草 6 克，黄芩 6 克，山栀 10 克，泽泻 10 克，车前子 10 克，当归 10 克，生地黄 10 克，柴胡 10 克，磁石 30 克。

方义：龙胆草、黄芩、栀子泻肝降火，当归、生地养血和肝，泽泻、车前子利湿泄热，柴胡疏解肝郁，磁石重镇安神。

加减：肝火甚者加连翘、牡丹皮清肝降火。

【变通法】可用泻青丸（《小儿药证直诀》）加减。

4. 气血瘀阻

【临床表现】头部胀痛，脑中作声，失眠烦躁，消瘦乏力，有头部外伤史。舌紫暗，脉细或涩。

【病因病机】气血瘀滞，脉络痹阻，经气受阻，不能流注于脑，脑髓失养。

【治法】活血化瘀。

【方剂】通窍逐瘀汤（《医林改错》）加减。

药物：桃仁 10 克，红花 6 ~ 10 克，当归 10 ~ 15 克，赤芍 10 ~ 15 克，葱白 6 克，炮山甲 10 克，石菖蒲 10 克，木通 10 克，水酒各半煎。

方义：桃仁、红花、当归、赤芍活血化瘀，炮山甲通经攻逐，石菖蒲、木通通窍，葱白、酒引药上行。

加减：气虚加黄芪益气，络瘀加地龙。

【变通法】气虚血瘀可用补阳还五汤（《医林改错》）加减。

5. 气虚下陷

【临床表现】脑中鸣叫时作，四肢困倦，少气懒言，纳少便溏，恶心欲呕。舌淡虚胖边有齿印，脉虚细缓。

【病因病机】脾虚气弱，清阳不振，清气不升，浊阴不降。

【治法】益气健脾，升清降浊。

【方剂】益气聪明汤《医学发明》）加减。

药物：黄芪 30 克，党参 10 克，升麻 6 克，葛根 6 克，蔓荆子 6 克，黄柏 6 克，白芍 10 ~ 15 克，茯神 15 克，远志 10 克，郁金 10 克。

方义：黄芪、党参益气健脾，茯神、远志、郁金通窍安神，升麻、葛根升清气，黄柏泄浊热，白芍养血。

加减：如脾胃虚者，去黄柏，加炒白术、肉桂健脾温阳。

【变通法】可用补中益气汤（《脾胃论》）加减。

（三）预防护理

有因颅脑肿瘤而作脑鸣者，是为脑鸣重症，要加以重视和排除。他同耳鸣。

（四）评述

在临床中，常遇到无实质性病变且不明原因的脑鸣，主诉或如虫鸣、或如蝉叫、或如雷轰，经年不止，影响生活。实证多属肝火或瘀血，用泻肝或化瘀治之；虚证责之脾、肾，则宜益气升阳或补肾养脑治疗。古代鲜有单论脑鸣者，常将耳鸣、脑鸣并论，如《名医类案·首风》云：“头响耳鸣，项疼目眩，……气挟肝火。”二者可同时并见，但又有区别。《证治要诀·眩晕》：“头上有鸟雀啾啾之声，……此头脑挟风所为也。”《临证指南医案·肝风》：“心悸荡漾，头中鸣，七八年中频发不止，起居饮食如常。此肝胆内风自动，宜镇静之品”。可资参考。

四、眩晕

眩晕又称眩冒、眩运。眩，即目眩，指视物昏花、模糊不清；晕，即头晕，是自身或周围景物旋转。二者常同时并见，故统称为眩晕，指以头晕目眩为主要临床症状者。其症有轻重程度的不同，轻者头晕目眩，头重脚轻，无旋转感，视物模糊，闭目即止，或称假性眩晕；重者如坐车船，天旋地转，不能站立，或伴有恶心、呕吐，称为真性眩晕或旋转性眩晕。

《内经》认为眩晕属肝所主，《素问·至真要大论》：“诸风掉眩，皆属于肝”。又有“髓海不足则脑转耳鸣，胫酸眩冒”（《灵枢·海论》），“上虚则眩”（《灵枢·卫气》）等论述。后世各家或主以痰饮（张仲景），或主以风火（刘河间），或主以“无虚不作眩”（张景岳）。

眩晕的病因主要有情志、饮食、体虚、年高、外伤等方面。大体可分为虚、实两大类。属虚者，为阴虚而阳亢风动，血虚而脑失所养，精亏则髓海不足。属实者，如痰湿中阻、瘀血痹阻、火热炎上者。在临床上，眩晕以头目症状为主，本在肝、脾、肾三脏功能失调，而痰湿、水饮、瘀血、火热则为其标实表现。不少患者常呈标实本虚、上实下虚，亟须认真辨析其主次轻重，予以分别治疗。

又，《医学正传·眩运》：“大抵人肥白而作眩者，治宜清痰降火为先，而兼补气之药。人黑瘦而作眩者，治宜滋阴降火为要，而带抑肝之剂。”“眩运者中风之渐也。”说明了治疗除因证分治外，还需结合体质，并指出眩晕与中风的关系。

（一）辨证要点

1. 辨虚实 凡发作性、病程短、眩晕重，视物旋转，恶心呕吐，脉弦滑多为实证。病程长、反复或持续发作，遇劳则作，体弱，脉沉细弱多为虚证。

2. 辨舌脉 舌红少苔，脉弦有力为肝阳上亢；滑数或弦细数。舌苔厚腻、脉滑为痰湿中阻。舌暗紫有瘀点，脉涩为瘀血。舌淡，脉虚细为气血不足；舌红少苔，脉虚细数为肾阴虚；舌淡胖，脉沉细迟而尺弱为肾阳虚等。

（二）证治方药

1. 肝阳上亢

【临床表现】头晕目眩，头部胀痛，心烦易怒，失眠多梦。或兼面红目赤，口苦，便干尿黄；或兼腰膝酸软，健忘耳鸣，遗精早泄，月经不调；甚或眩晕欲仆，恶心呕吐，肢麻手颤，语言不利，步履不正，头重脚轻。舌红，苔黄或少苔，脉弦滑数或弦细数。

【病因病机】肝阳上亢，上冒巅顶，发为眩晕。兼肝火者面红目赤等，呈一派实热证。兼阴虚者腰酸健忘，呈一派虚热证。若肝阳上亢，极而化风，又可引起中风先兆，亟须重视。

【治法】平肝潜阳，凉肝息风。

【方剂】天麻钩藤饮（《杂病证治新义》）加减。

药物：天麻 10～15 克，钩藤 10～15 克（后下），石决明 15～30 克（先煎），牛膝 15～30 克，杜仲 15 克，黄芩 10 克，山栀 10 克，白芍 10～15 克，生地 10～15 克。

方义：天麻、钩藤、石决明平肝潜阳，牛膝、杜仲补益肝肾，山栀、黄芩清热，生地、白芍、养阴和血，合而为平肝潜阳、凉肝息风之剂。

加减：肝火盛者，加夏枯草、丹皮、桑叶、连翘以凉肝清火。肝肾阴虚者，加生地、玄参、枸杞子、菊花滋阴清热。痰热者去生地、白芍、杜仲，加胆南星、石菖蒲、旋覆花、鲜竹沥清热化痰。目赤便秘，加大黄、玄明粉通便泄热。肢麻者加豨莶草、鸡血藤、桑枝祛风通络，手颤者加羚羊角粉、全蝎息风止颤。

【变通法】若肝阳上亢，极而风动，引起中风者先兆者，用镇肝熄风汤（《医学衷中参西录》）加减，镇逆平冲、潜阳息风，药用赭石、石决明、龙骨、牡蛎、龟甲、白芍、天冬、玄参、天麻、钩藤、石决明等。若肝肾阴亏，腰酸膝软，肢麻肉瞤，眩晕耳鸣，舌红脉细弦，可用叶天士滋阴和阳法，药如熟地、白芍、枸杞子、茯神、菊花、桑叶、石斛、五味子、牛膝、萸肉、磁石、龟甲等。

2. 痰湿中阻

【临床表现】头晕目眩，如坐舟车，旋转不定，闭目亦然。或头重如蒙，肢体困倦，胸闷脘痞，呕恶痰涎，心下逆满，心悸怔忡，口中黏腻，或口苦咽干，耳鸣闭塞。舌苔白腻、水滑或上罩黄色，脉滑。

【病因病机】饮食肥甘或素体形丰腴，痰湿内生，浊阴中阻，上逆清窍，发为眩晕。

【治法】化痰利湿，和胃泄浊。

【方剂】半夏白术天麻汤（《医学心悟》）合泽泻白术汤（《金匮要略》）加减。

药物：法半夏 10～15 克，苍术、白术 10～15 克，天麻 10～15 克，陈皮 10 克，茯苓 15 克，泽泻 15～30 克，甘草 6 克，生姜 5～10 克，大枣 5 枚。

方义：半夏、陈皮、茯苓、甘草化痰和胃，苍术、白术、泽泻燥湿利湿，天麻息风定眩，姜、枣和胃。

加减：脾气虚者加党参益气健脾，即与六君子汤（《医学正传》）合用。呕恶频作者，加旋覆花、代赭石、竹茹降逆止呕。口中黏腻、头重肢困，加藿香、佩兰、蔻仁芳化泄浊。耳鸣闭塞加磁石、石菖蒲、木通，益聪通窍。心下逆满、心悸怔忡为痰饮所作者，加桂枝即合苓桂术甘汤（《金匮要略》），用以温阳化饮。若兼肝风者，则加天麻、钩藤、石决明息风平肝。

【变通法】若痰郁日久，化热上扰，伴心烦口苦、惊悸失眠，苔黄腻，脉弦滑数，可用黄连温胆汤（《六因条辨》）加桑叶、菊花、白蒺藜，清热化痰。若水饮上逆，阴盛阳虚，眩晕心悸，形寒肢冷，身瞤动，振振欲僻地，用真武汤（《伤寒论》）温肾化饮。若脾气虚弱，清阳不升，浊阴不降引起者，可用李东垣半夏白术天麻汤（《脾胃论》）加减，药用黄芪、党参、白术、苍术、茯苓、泽泻、干姜、黄柏、神曲、陈皮、半夏、天麻、麦芽，健脾益气，和胃化痰，燥湿息风，与《医学心悟》同名方有较大区别。

3. 瘀血阻络

【临床表现】有头部外伤史，头晕头痛，目眩耳鸣，失眠多梦，心悸健忘，精神不振，胸胁胀满，或有面额灰滞晦暗，唇甲紫，或但欲嗽水不欲咽。舌暗紫有瘀点（斑），脉弦、涩。

【病因病机】头部外伤，瘀血阻络，气血不通，脑失所养。

【治法】活血化瘀，通络定眩。

【方剂】血府逐瘀汤（《医林改错》）加减。

药物：桃仁 10～15 克，红花 6～10 克，川芎 10～15 克，生地 10～15 克，赤芍 15 克，当归 15 克，柴胡 6～10 克，枳壳 10 克，牛膝 15 克，桔梗 6～10 克，甘草 6～10 克，石菖蒲 10 克，蒲黄 10 克。

方义：桃仁、红花、生地、川芎、赤芍、当归即桃红四物汤，活血化瘀；柴胡、赤芍、枳壳、甘草，即四逆散理气疏肝。牛膝、桔梗一升一降，以助气血运行。原方加石菖蒲、蒲黄通络化瘀。

加减：头痛加白芷、羌活祛风止痛，目糊加杞子、菊花养肝明目，久病入络者加全蝎、地龙搜风通络，久病肾虚者则合六味地黄丸（《小儿药证直诀》）用以补肾。

【变通法】可用通窍活血汤（《医林改错》）加减。若气虚血瘀者，则用补阳还五汤（同上）加减，益气化瘀。

4. 中气虚陷

【临床表现】头晕目眩，可因体位变化或头颈旋转而增剧。少气懒言，目糊耳鸣，神疲乏力，脑有空虚感。舌淡，脉虚。

【病因病机】脾胃属中焦，司升降清浊。中气虚陷，清阳不升，上窍为之利，故目糊、头晕、眩冒、耳鸣。

【治法】补中益气，升清定眩。

【方剂】益气聪明汤（《东垣试效方》）加减。

药物：生黄芪30克，党参15克，白术15克，葛根15克，升麻6～10克，白芍10～15克，黄柏3克，蔓荆子10克，甘草6克。

方义：黄芪、党参、白术益气健脾，升麻、葛根、蔓荆子升阳祛风，黄柏清热反佐，甘草和胃调中。

加减：兼夹瘀血者，加丹参、川芎活血化瘀；兼夹痰湿者，加泽泻、茯苓、石菖蒲化痰通窍；血虚者，加当归、黄精、首乌、墨旱莲养血；如久病入络，可加地龙、全蝎搜风通络。

【变通法】可用补中益气汤（《脾胃论》）加减。

5. 气血两虚

【临床表现】头晕目眩，动则加剧，劳累则发。面色苍白，唇甲无华，发色不泽，神疲乏力，心悸怔忡，失眠健忘，纳少，脘痞腹胀。舌淡，脉虚细。

【病因病机】心脾两虚，气血无生化之源，脑失所养，发为眩晕。本证可有慢性失血史。

【治法】益气养血，补益心脾。

【方剂】归脾汤（《济生方》）加减。

药物：炙黄芪15～30克，当归10～15克，党参10～15克，白术10克，茯神15克，炙远志10克，龙眼肉10克，酸枣仁10克，木香6克，熟地10～15克，白芍10～15克，甘草6～10克。

方义：党参、黄芪、白术、甘草益气健脾，龙眼肉、酸枣仁、当归养血补心，白芍、熟地和血补血，木香理气，茯神、远志安神。

加减：血虚者加阿胶、河车补血；若大便溏，去熟地、当归以免呆滞，加山药、薏苡仁健脾；若肾虚腰酸，加杜仲、桑寄生、续断补肾。

【变通法】急性出血者可用圣愈汤（《东垣十书》）或当归补血汤（《兰室秘藏》），益气生血。若因慢性出血而致眩晕血虚者，可用四物汤（《太平惠民和剂局方》）加枸杞子、苁蓉、玉竹、牛膝、玄参、天麻、细辛等，补血滋肾，乃《血证论》成法。

6. 肾精不足

【临床表现】眩晕经久不愈，精神萎靡，腰膝酸软，失眠多梦，目涩视力减退，耳鸣齿摇，男子遗精阳痿，妇女月经不调。颧红烦热，口干咽燥，舌红少苔，脉细数，为阴虚；形寒肢冷，面色苍白，舌淡、脉沉迟，为阳虚。

【病因病机】肾精不足，髓海空虚，脑失所养。

【治法】补肾填精，养脑定眩。

【方剂】河车大造丸（《医方集解》采录方）加减。

药物：河车粉6～10克（分冲），党参15克，熟地15～30克，杜仲15克，天冬15克，龟甲12克，茯神15克，牛膝10～15克，麦冬15克，山茱萸15克，黄柏6克，菟丝子10克，枸杞子10克，砂仁6克（后下）。

方义：河车、龟甲、杜仲、牛膝、枸杞子、菟丝子、熟地、山茱萸，大队补肾益精；党参、茯神益气，天冬、麦冬养阴，砂仁理气，黄柏反佐。

加减：若眩晕较甚者，加龙骨、牡蛎、鳖甲、磁石以潜阳；若肾精亏虚者，可加五味子、覆盆子益肾补精，即合五子衍宗丸（《证治准绳》）用。

【变通法】肾阴不足用左归丸（《景岳全书》）加减补肾阴，肾阳虚衰用右归丸（《景岳全书》）加减补肾阳。

（三）医案

肝为风脏而主筋，心为火脏而主脉。心包络与三焦相为表里，俱藏相火，心包主里，三焦统领一身之络。此病起于病后，心中嘈热，胸前跳跃，继而气攻，脊背如火之灼，或大或小，或长或短，皆在经络脊脉之中。良由病后络脉空虚，相火内风走串入络，非清不足以清火，非镇不足以定风，然而络脉空虚，使非堵截其空隙之处，又恐风火去而复入，故清火、息风、填窍三法必相须为用也。第此证实属罕见，医者意也，以意会之可耳。仿仲景法。羚羊角、寒水石、滑石、紫石英、龙骨、石决明、生石膏、磁石、赤石脂、牡蛎、大黄、甘草各三钱。上药研末，每服一钱，一日三服，用大生地一两、百合一两，煎汤调服。

诒按：《金匮》中风门有侯氏黑散、风引汤二方，其用意以填窍为主，喻西昌论之详矣。读者取喻氏之论观之，即此方之意。(《柳选环溪草堂医案·内风》)

（四）医家经验

1. 张菊人治疗眩晕四法　张氏治疗眩晕表现为肝肾阴虚、肝阳上亢者，用清上引下、清上实下、清上填下、育阴潜阳四法。本“上实下虚”之病机，以平肝息风、清热泻火、清热凉血之药清上，治其上实；滋阴养血、重镇潜阳之药滋补，治其下虚。引下、实下、填下乃为下虚而设，即“欲去上实，必先补下虚”，为滋阴潜阳法不同程度的运用。

（1）清上引下法：眩晕初起以肝阳上亢为主，兼见头胀痛，每因恼怒加重，烦热面赤、口苦、失眠多梦，舌红苔黄，脉弦数。药用桑叶、菊花、石决明平肝息风，栀子、夏枯草、苦丁茶清热泻火，同用以清上平肝。再用生地、白芍、丹皮、沙苑子引下，兼顾其下虚。

（2）清上实下法：头晕眼花，烦躁易怒，口渴寐差，面红耳鸣，腰膝酸软，四肢发麻，舌红苔少，脉弦细带数。上实下虚俱盛，属阴虚阳亢者，宜清上引下法中加入龟甲、牡蛎滋阴潜阳。

（3）清上填下法：肾阴不足，水不涵木，肝阳偏亢，气血逆乱，以致上实下虚，痰热内扰。症见眩晕欲仆，头痛耳鸣，舌强语謇，口眼㖞斜，手足重滞，半身不遂，舌红苔黄微腻，脉弦滑数。此时内风欲起，将由眩晕进而为类中。药用桑叶、菊花、钩藤、天麻、生地、白芍、丹皮、沙苑子、龙骨、牡蛎、龟甲、珍珠母、橘红、天竺黄，清上填下，豁痰息风。阴虚阳亢、痰热内扰者，可以黄连温胆汤配合上方化裁。

（4）育阴潜阳法：肝肾阴伤，水不涵木，虚风内动。症见头晕耳鸣，心悸神疲，手颤汗出，筋惕肉瞤，口燥咽干，舌红绛少苔或光剥，脉虚细而数。用三甲复脉汤滋阴潜镇，去麻仁之滑泄，加鸡子黄、淡菜、海参等息风和阳滋阴，非虚风内动者不可妄投。（中医杂志，1984，11：819－821）

2. 李辅仁治疗脑动脉硬化所致椎基底动脉供血不足症经验

（1）肝肾阴虚，肝阳上亢：眩晕头痛，耳鸣，失眠，烦躁易怒，行走不稳，肢体麻木。甚至卒然倒仆，旋即苏醒。舌红少苔或黄苔欠润，脉沉弦或弦细。治以滋补肝肾，平肝息风。天麻、钩藤、牛膝、枸杞子、菊花、山茱萸、牡丹皮、泽泻各10克，生地、茯苓、女贞子、川芎、赤芍、白芍各15克。该方川芎量大，取其走窜头面，行气活血，与牛膝及平肝药相伍，可升清降浊，无助火升阳之弊。阳亢不甚、肝肾不足加狗脊、黄精，阳亢明显加珍珠母、知母，夹瘀加丹参、红花，夹痰减生地，加陈皮、半夏。失眠多梦加酸枣仁、远志，记忆力减退加石菖蒲、远志，夜尿频多加菟丝子、益智仁，口干便结加瓜蒌、石斛，视物昏渺加决明子、木贼草，卒然昏仆、旋即则醒者加羚羊角粉，血压忽高忽低者加葛根、丹参。

（2）气血不足，清阳不升：头晕乏力，耳鸣耳聋，心悸气短，视物昏蒙，健忘不寐，腰膝酸软，手足麻木，纳少腹胀，甚而眼前黑蒙，卒然昏倒。舌质偏淡，苔白或腻，脉沉无力。治以补气养血，升清降浊。黄芪、茯苓、川芎各20克，白术、熟地、当归各15克，天麻、陈皮、厚朴、枸杞子各10克，升麻、木香各5克，甘草3克。用天麻以助熟地、当归养血柔肝，助川芎、当归等通经除痹，可镇静安神，息风定惊。夹痰减熟地，陈皮改橘红，加半夏；腰膝酸软，困倦嗜卧，黄芪加量，加狗脊；血压偏低加葛根；下肢浮肿加泽泻。眼前黑蒙、卒然晕倒，升麻加大其量，另加少量羚羊角粉。（中医杂志，1999，1：12－13）

3. 罗致强治疗颈性眩晕经验　颈椎病患者常出现眩晕之症，称为颈性眩晕。其以肝、脾、肾之虚损为本，以风、寒、湿、痰、瘀阻滞经络为标。除眩晕外，常伴颈僵、肢麻等不适。详审眩晕性质、程度及伴发症状，可明确其病型加以治疗。若眩晕不剧而头痛，颈僵，头、颈、肩活动不利，多属颈型或神经根型，应以祛风活血通络，佐以补益肝肾。若眩晕且空，头痛不甚，头重如蒙，痰多，或视物旋转甚或晕厥，乏力神疲、耳鸣、呕恶者，多属椎动脉型，应以补益肝肾、益气除痰，佐以息风通络。若眩晕不剧，兼见眼花、耳鸣、手麻、心悸多属交感神经型，治以补肾健脾、活血通络。

在临床上，常以祛风活血为治。药用全蝎、当归、川芎、甘草各6克，葛根、白芍各30克，威灵仙9克，钩藤15克。以主方为基础，据证加减，进行治疗。如肾虚者加川断、牛膝、杜仲各15克，熟地、补肾脂各21克，补肾调气血。阴精不足则用生地、熟地、桑椹、女贞子、墨旱莲等，阳气不足则用苁蓉、菟丝子、仙茅、淫羊藿等。若脾虚者加茯苓、半枫荷各30克，茵陈、泽泻各15克，草豆蔻9克，温中散寒，化湿通络；痰浊盛加党参、石菖蒲、郁金、僵蚕化痰开窍；脾胃虚弱、气血两虚可先用归脾汤。肝郁化火兼肝血不足者，主方加菊花9克、麦芽30克，合欢皮15克，玫瑰花10克，木瓜15克养血平肝、祛风通络。肝火轻者用菊花、桑叶、竹叶、薄荷，重者加夏枯草、黄芩、山栀。若肝风内动酌加熟地、天冬、龙骨、天麻等，滋肾养血、平肝息风。外治法可用煎剂药渣加白醋60克湿敷颈椎患处15～20分钟；然后再将药渣加姜、盐各9克，水1500毫升，煮开后局部外洗，对缓解颈部不适有效。（中医杂志，2003，6：418－419）

（五）易简效验方

1. 生赭石24克，山药、牛膝各30克，生龙骨、生牡蛎、生地各18克，白芍15克，柏子仁12克，每日1剂，水煎服。大便不实去赭石，加莲子肉9克；畏凉者，以熟地易生地。适于高血压引起的眩晕。

2. 北沙参、玉竹、枸杞、茯苓、玄参、桑椹、山茱萸、黑豆衣各10克，炙甘草5克，钩藤、石决明各15克，每日1剂，水煎服。用于肝肾阴亏、肝阳上亢所致的眩晕。

3. 独活30克，鸡蛋3枚，加水500毫升文火煮，煮沸15分钟后剥去蛋壳，再煮15分钟。每日1剂，早、午、晚前各服1枚鸡蛋，连用3天，用于耳源性眩晕。

4. 法半夏、茯苓各15克，厚朴12克，紫苏梗、菊花、白蒺藜、蔓荆子各10克，每日1剂，水煎服。用于痰气交阻者。

5. 柴陈泽泻汤：柴胡10克，法半夏10克，黄芩6～10克，党参12～15克，甘草3～5克，大枣10克，生姜6～10克，陈皮10克，茯苓15克，白术10～15克，天麻粉10克（吞服），钩藤12克，菊花10克。治真性眩晕，发作时风、火、痰、虚相因为患。（江尔逊经验方）

6. 五味子合剂：五味子、酸枣仁、山药、当归各10克、桂圆肉（去核）7个，水煎服。用于梅尼埃病。随症加减。（干祖望经验方）

（六）预防护理

应避免和消除能导致眩晕发生的饮食不节、劳倦过度、情志失调等因素。发病时要及时治疗，注意休息。保持饮食清淡和情绪稳定，避免突然的体位改变和头颈部活动，以防症状加重。

（七）评述

1. 眩晕从肝论治　眩晕症状表现主要在头目，巅顶之上唯风可到。若见一时性、发作性，症状明显急剧，且有风、阳、痰、火之证者，常从肝论治，以息风、潜阳、泻火、化痰为治，同时要加入降逆之品。若症状轻微，但隐隐迁延，头昏眼花而无旋转感者，大多属于虚证，可从心、脾、肝、肾之虚亏出发，以养心、健脾、柔肝、补肾为治，同时要注意痰、瘀、风、阳的夹杂，注意治标药的配伍。

2. 眩晕乃类中之渐　眩晕尤其在血压高、形体胖、肝阳上亢、肝肾阴亏者应予以充分重视，若见血压急剧升高，眩晕头痛，四肢麻木，手足震颤，甚而卒仆者，当警惕有发生中风的可能。需密切观察血压、精神、呼吸、四肢肌力和感觉的变化，以防不测。

3. 虚、实的转化　眩晕病程较长，其间常见虚、实证候之间的转化，多表现为本虚标实之证。如肝阳上亢每见肝肾阴虚，痰湿中阻又兼心脾两虚，有的瘀血阻络可有痰湿、肾虚的表现。因此，要认真判断各种证候类型的兼夹证候，及虚、实证候的转化，才能随证加减药物，收到较好的临床效果。

4. 眩晕必据证分治　值得指出的是，中医药治疗眩晕必须据证分治，不可仅根据西医诊断去限定医生的辨证论治。如高血压病未必仅是肝阳上亢，亦有中气下陷、清浊相干者；脑外伤后遗症引起者亦未必全是瘀血阻络，不少人可出现肾精亏虚、气血两虚之证。因此要因发知受，审因分治，不可刻舟求剑，胶柱鼓瑟。

5. 眩晕的西医分类　眩晕通常无意识障碍，但较为剧烈者偶也有瞬间意识丧失。眩晕西医诊断可分为耳性（周围性）、脑性（中枢性）和其他原因引起者。耳性眩晕，包括梅尼埃综合征、迷路炎、内耳药物中毒、前庭神经元炎、晕动病等；脑性眩晕，包括椎基底动脉供血不足、脑动脉硬化、高血压脑病、癫痫、颅内占位性病变和颅内感染性病变所致致者等。其他原因所致的眩晕，如低血压、高血压、中等度贫血和头部外伤后引起者等。中医药所治的眩晕，应该包括由梅尼埃综合征、椎基底动脉供血不足（尤其是颈椎病引起者）、脑动脉粥样硬化、高血压、贫血、低血压、头部外伤后遗症等病引起者。

五、头汗

头汗俗称蒸笼头，是指头部（包括头顶、额、项、面）的出汗异常。凡外感六淫、内伤脏腑，均可引起头面汗出异常症状。头汗有自幼即患者，亦有因其他疾病引起的。以头汗为主者，兼症可较少，病程常较长。病人可明显觉察，他人亦易察觉。头顶部汗出者，轻度汗自头皮渗出，遇风或干布擦拭可安；中度汗液点滴而下，反复不已；重型汗自头顶、额、项顺流而下，头如蒸笼揭盖，似水汽蒸腾状。额汗，以额部汗珠渗出，顺面颊、眉心滴下。项后汗多，则明显感觉汗液从后项顺流而下，颈背衣衫皆湿。头顶汗、额汗、项汗，多见于全身汗出较少或不显著者。头汗颇剧而全身汗亦甚多者，一般比较少。

（一）辨证要点

阳明经热者，头汗出以额、面部为多。营卫不和者，头汗出以项背部为多。伴烘热心烦，口干舌燥为阴虚火旺。伴胸胁满闷，口苦心烦为肝胆湿热。

（二）证治方药

1. 阴虚火旺

【临床表现】头部汗出，汗液较多，伴烘热心烦，口苦，口干舌燥。舌红，脉细数。

【病因病机】阴虚生内热，热盛逼汗外泄。

【治法】养阴清热敛汗。

【方剂】当归六黄汤（《兰室秘藏》）加减。

药物：生黄芪 15～30 克，生地、熟地各 10～15 克，当归 10 克，黄连 5 克，黄芪 10～12 克，黄柏 5 克。

方义：黄芪益气挟卫固表敛汗，黄芩、黄连、黄柏清泻三焦之火热，生地、熟地、当归养阴血而清内热，共取敛汗养阴作用。

加减：虚热甚者，加玄参、石斛、麦冬、山茱萸养阴清热；上焦火盛，鼻衄、咯血、痰黄，加重黄芩用量至15～30克；中焦火盛，口渴喜饮，口疮口臭，心烦者，加重黄连用量至10克；下焦火盛，尿黄，尿赤，尿痛，便秘，黄柏可用至10～12克；三焦火盛加用山栀10～12克，或加用当归龙荟丸（《黄帝素问宣明论方》）吞服。

【变通法】若见口渴善饮，汗多，脉洪大，烦躁甚，具有阳明热证者，可投白虎加人参汤（《伤寒论》）数剂后，再用当归六黄汤调理；若见口干渴，大便秘结，小便黄，具有三焦实火证者，用当归龙荟丸（《黄帝素问宣明论方》）数剂后，再用当归六黄汤善后。

2. 阳明经热

【临床表现】头、额、面部蒸蒸汗出，伴口渴喜饮。舌苔干薄黄，脉洪大。

【病因病机】每于气候炎热、环境闷热或食辛辣热物时作。阳明经行于额、面，阳明经热盛，逼汗外泄于外。

【治法】清解阳明之热。

【方剂】白虎加人参汤（《伤寒论》）。

药物：生石膏20～30克（先煎），知母10～15克，党参10～12克，生甘草5克，粳米1撮。

方义：石膏清热，知母泻火，甘草、粳米和中，党参益气健脾。

加减：口干咽燥者加麦冬、石斛养阴生津。

【变通法】若热不甚而见气短、口干、咽燥，舌红少津，阴伤较重者，可用竹叶石膏汤（《伤寒论》）。若以烦渴口苦、便秘尿黄、脉数舌红者，亦可用泻心汤（《金匮要略》）加味。

3. 肝胆湿热

【临床表现】头汗量多，汗出不止，伴胸胁满闷，口苦心烦，咽干目眩，面赤烘热。舌红苔黄，脉弦数。

【病因病机】肝经上行于头。湿热蕴蒸，循肝经上逆于头面，逼汗外泄。

【治法】清热泄肝，除湿止汗。

【方剂】龙胆泻肝汤（《医宗金鉴》）加减。

药物：龙胆草5～10克，生地10克，制大黄3～5克，车前子10克（包），柴胡5～10克，木通10克，炒山栀5～10克，当归10克，泽泻10克，生甘草5～10克。

方义：龙胆草清肝泄热，山栀清三焦热，泽泻、车前子、木通利湿清热，大黄通便泻火，生地、当归和血，甘草和中。

加减：小便黄者加竹叶、茯苓清利，大便干者制大黄改用生大黄5～10克（后下）通下，头汗多时加桑叶15～30克有止汗作用。

【变通法】大便秘结者用当归龙荟丸（《黄帝素问宣明论方》）代之。

4. 营卫不和

【临床表现】头汗出，以项背部为多，恶风，肢不温。苔薄，脉缓。

【病因病机】营卫不和，腠理不固。

【治法】调和营卫。

【方剂】桂枝加龙骨牡蛎汤（《伤寒论》）加减。

药物：桂枝6～10克，白芍10～12克，甘草6克，生姜3片，枣5～10枚，龙骨30克，牡蛎30克。

方义：桂枝、芍药调和营卫，龙骨、牡蛎敛汗镇逆，甘草、姜、枣和中。

加减：卧起不安，面部油腻满布者，加蜀漆；阳虚心胸闷心悸，畏冷肢不温，去芍药加淡附子、茯神温阳。

【变通法】亦可用玉屏风散（《世医得效方》）加浮小麦、桑叶代之，固卫止汗。若仅见颈项出汗，可用桂枝加葛根汤（《金匮要略》）加减，调和营卫。

（三）医家经验

刘炳凡治头汗、脱影

（1）头汗、脱影的病因病机：头汗、脱影与自汗、盗汗是有所区别的。二者多出现与寒冷季节，时令不能潜其阳而头汗，不能制其热而脱影。在治疗上，欲治其汗，当利其尿，使湿热有下渗之机。欲实其表，必先疏其风，使卫气行固密之职。

（2）头汗：在进食饮汤或见辛辣食品时，满头汗出如雨。冬令寒冷时节，也头面蒸蒸，热气腾腾，俗称蒸笼头。方用白术、泽泻各12克，茯苓、白芍、鹿衔草各10克，牡蛎15克，桑叶20克（烘干，研细），水煎分服。

（3）脱影症：夜卧遍身出汗，次晨被面垫褥皆湿如水渍，仰卧、侧卧、俯卧都留下一个人影，俗称脱影症。方用黄芪20克，白术、泽泻各10克，防风5克，牡蛎15克，桑叶20克（烘干，研细），水煎服。（《中医临床家刘炳凡》）

（四）预防护理

及时擦干头汗，以防外感。本症以热为主，故须忌辛辣刺激饮食。

（五）评述

头汗之症，除用上述证治方之外，尚可从和解少阳、疏肝泄热治疗。清代林珮琴《类证治裁·汗症论治》：“伤寒胁痛，耳聋，寒热口苦，头汗齐项而还，属少阳。”唐容川《血证论·出汗》：“汗者气分之水也，血虚则气热，故蒸发其水而出为汗。但头汗出，身不得汗者，乃阳气内郁，冒而上为汗。以小柴胡汤解其郁，则通身得汗而愈。”用小柴胡汤治头汗经久不已，而全身出汗反少者有效。又云：“蒸蒸汗出者乃血虚气盛，沸溢为汗，宜用白虎汤加当归、蒲黄、蝉蜕治之。”录存之以供参考。

六、半边头汗

半边头汗，以头面半边汗出异常，而另半边却丝毫无汗为特征。该症曾见于近代医著《眼科奇书》（又名《眼科宜书》），认为该症可伴眼目翳障，由大病后同房受寒，寒邪痹阻，经脉不通所致。亦有原因不明，无眼目翳障史的病例报道。

（一）证治方药

【临床表现】以头额眉间正中，沿鼻梁中部及鼻唇沟，直至颈部正中为分界线，一侧头面部出汗，另一侧却无汗。有汗侧颜面潮红湿润，无汗侧皮肤干涩暗淡。且可伴见眼睑下垂及目生翳障史。有的还伴有偏头痛（无汗侧）。饮食、行动则一侧出汗，另一侧无汗。脉弦，舌淡暗苔白润。

【病因病机】寒邪阻络，玄府不通，半侧头面腠理不得开泄，而半边头汗、半边头无汗。

【治法】散寒，通络，温经。

【方剂】《眼科奇书》经验方。

药物：川芎（酒炒）15克，当归15克，淡附子6克，秦艽6克，蔓荆子6克，天麻5克，桂枝5克，升麻5克，炙甘草5克，生姜1块。

方义：重用川芎、当归活血通络，秦艽、蔓荆子、天麻、升麻祛风通络，附子、桂枝温经，合而为治本症之经验专用方。

加减：如兼偏头痛者，可加吴茱萸、白芍温肝和血。

【变通法】在内服药同时，可用外治“包头风药”。如有肾虚证，在本症缓解后续进熟益巴戟汤（《眼科奇书》），熟地6克、巴戟天15克、益智仁12克，如兼有气虚则再加党参、白术、黄芪各15克。

（二）外治法

包头风药（《眼科奇书》）

处方：川乌、草乌、香附、桂心各等份，研末。

用法：酒炒，包熨头面部两侧，直至两侧出汗为度。

（三）预防护理

及时擦干头汗，以防外感。本症以寒为主，故尤其要避寒。

（四）评述

本症常伴眼睑下垂、目生翳障及偏头痛等症，当断为血络瘀痹、玄府不通所致。治疗的着眼点，应该在无汗头面部一侧，除内服汤药之外，于该侧针刺或温药热熨，以予通络活血，则可使两侧头面同时出汗。亦有据脉证用通窍活血汤（《医林改错》），通络活血而治愈本症者。

七、脱发

头发脱落，无真菌感染引起者，属于本症。《内经》称为发堕，《诸病源候论》分为须发秃落和鬼舐头两候，同时另列白秃、赤秃所致脱发，以资区别。《外科正宗》对片状脱发称为油风，认为由“血虚不能随气荣养肌肤”所致，相当于斑秃。而脂溢性脱发古称为蛀发癣。

（一）辨证要点

油风即斑秃，以青壮年居多，皮损呈一块或数块近圆形脱发，成片脱落，边界清晰，严重者可引起眉毛、胡须、腋毛、阴毛脱落，此时称全秃。斑秃一般由血热生风、瘀血阻络、气血不荣、肝肾不足所致。

脂溢性脱发称为蛀发癣，以青壮年男性为多，起于前额两侧，渐及头顶区域，均匀性脱发，有的油腻，有的焦枯，鳞屑多，自觉瘙痒，可分为血热风燥、湿热上蒸两类进行治疗。

（二）证治方药

1. 油风（斑秃）

（1）血热生风

【临床表现】突然脱发，进展快，大片头发脱落，或伴头部瘙痒、烘热，心烦急躁。舌红，脉细数。

【病因病机】忧思恼怒，血热内生，风燥不荣，头发脱落。

【治法】清热凉血。

【方剂】乌发丸（《朱仁康临床经验集》）加减。

药物：生地10～15克，侧柏叶10克，牡丹皮10克，当归10～15克，蝉蜕6克，赤芍各10～15克，桑叶10～15克。

方义：生地、丹皮、赤芍、当归凉血清热，侧柏叶凉血生发，蝉蜕、桑叶疏风清热。

加减：兼血虚者加女贞子、墨旱莲、桑椹、黑芝麻、制首乌养血。

【变通法】可用凉血四物汤（《医宗金鉴》）加减，即四物汤加黄芩、红花等。

（2）瘀血阻络

【临床表现】脱发前先有头痛或头皮刺痛，继而呈斑块状脱发，日久渐可全秃。夜寐噩梦，烦热失眠。舌暗红、紫或有瘀点（斑），脉沉涩。或久治不愈，他法无效者。

【病因病机】久病入络，瘀血闭阻，气血阻滞，毛发脱落不生。

【治法】化瘀通络。

【方剂】桃红四物汤（《医宗金鉴》）加减。

药物：桃仁10克，红花10克，赤芍15克，当归15克，生地15克，川芎10克，白芷6克，桑叶10克，菊花10克，蔓荆子6克。

方义：桃仁、红花、赤芍、生地、当归、川芎系桃红四物汤，乃活血化瘀之方。酌加白芷、蔓荆子、桑叶、菊花祛风清热，可助头发生长。

加减：失眠多梦加酸枣仁、柏子仁、远志、石菖蒲安神，烦热加丹皮、地骨皮凉血。

【变通法】可用通窍活血汤（《医林改错》）加减。

（3）气血不荣

【临床表现】脱发渐进性加重，头皮光亮松软，脱发区有散在性残存头发，但抚之即脱落。面色无华，心悸怔忡，眩晕，倦怠。舌淡苔薄，脉虚细。

【病因病机】病后、产后、疮后，气血不足，无以荣华毛发所致。

【治法】益气养血。

【方剂】八珍汤（《正体类要》）加减。

药物：当归10克，熟地10克，白芍10克，川芎6克，白术10克，党参15克，茯苓15克，甘草6克，黄精15克，首乌15克。

方义：当归、熟地、白芍、川芎养血，党参、茯苓、白术、甘草益气，黄精、首乌补精血而生华发。

加减：气虚加黄芪益气，血虚加女贞子、墨旱莲养血。

【变通法】失眠眩晕、心悸怔忡者，可用人参养营汤（《太平惠民和剂局方》）加减，有养心安神作用。

（4）肝肾不足

【临床表现】平素头发焦黄、花白，发病时头发大片而均匀脱落，甚而致眉、腋、阴毛脱落。面色苍白，肢冷形寒，腰酸膝软。舌淡，脉沉细无力。

【病因病机】四旬以上，阴气自半，肝肾不足，精血不荣，毛发脱落。

【治法】滋肝补肾。

【方剂】七宝美髯丹（《医方集解》录方）合二至丸（《证治准绳》）加减。

药物：何首乌15克，枸杞子15克，菟丝子10克，当归15克，补骨脂10克，牛膝10克，女贞子10克，墨旱莲10克。

方义：枸杞子、菟丝子、牛膝补肾益精，女贞子、墨旱莲、当归养血和血，何首乌、补骨脂补益精血而促使头发生长。

加减：可加胡桃肉、芝麻等补益生发药物。

【变通法】肾虚者用六味地黄丸（《小儿药证直诀》）加减。

2. 蛀发癣（脂溢性脱发）

（1）血热风燥

【临床表现】头发枯干焦黑，均匀稀疏脱落，头皮白屑，多而瘙痒，头部烘热。舌红苔黄，脉数。

【病因病机】禀赋血热，风性而燥，耗伤阴血，毛发脱落。

【治法】凉血清热祛风。

【方剂】凉血消风散（《朱仁康临床经验集》）加减。

药物：生地10克，当归10克，牡丹皮10克，赤芍10克，白蒺藜10克，荆芥10克，苦参10克，蝉蜕6克，桑叶10克，菊花10克。

方义：生地、赤芍、牡丹皮凉血清热，荆芥、蝉蜕、桑叶、菊花祛风清热，当归养血，蒺藜息风，苦参清热。

加减：瘙痒甚风胜者，加羌活、白附子祛风；头发油腻湿胜者加茯苓、六一散利湿。

【变通法】桑菊饮（《温病条辨》）合四物汤（《太平惠民和剂局方》）加减。

（2）湿热上蒸

【临床表现】头发脱落稀疏，头皮脂溢过多，鳞屑细腻橘黄色，头发粘连，头皮瘙痒。舌红苔黄腻，脉濡数。

【病因病机】平素嗜食肥甘油腻食物，湿热内生，熏蒸于上，毛发脱落。

【治法】清热化湿。

【方剂】祛湿健发汤（《赵炳南临床经验集》）加减。

药物：苍术、白术各 10～12 克，泽泻 10～15 克，猪苓 10～15 克，茯苓 10～15 克，茵陈蒿 15 克，苦参 10 克，薏苡仁 15 克，白鲜皮 15 克。

方义：白术、薏苡仁、泽泻、猪苓、茯苓淡渗利湿，苦参、茵陈、白鲜皮清热燥湿，苍术苦温燥湿。

加减：头皮瘙痒加羌活、白蒺藜祛风止痒，头皮潮湿加蚕沙、滑石化浊利湿。

【变通法】若热不重而兼脾虚者可用朱仁康祛湿健脾汤（《朱仁康临床经验集》），即茯苓、白术、泽泻、六一散、猪苓、党参、黄芪、羌活、萆薢、川芎等，有益气健脾、利湿生发作用。如头发松软油腻，脱发呈渐进性加重，头面多汗，口苦虚烦，舌红苔黄腻，脉滑数者，湿热重者可用龙胆泻肝汤（《医宗金鉴》）清利湿热为治。

（三）医案

丹溪治一女子十七八岁，发尽落，饮食起居如常，脉微弦而涩，轻重皆同。此厚味成热，湿痰在膈间。复因多食酸梅以致湿热之痰随上升之气至于头，熏蒸发根之血，渐成枯槁，遂一时脱落。治须补血升散，乃用防风通圣散去硝，惟大黄酒炒三次，兼以四物汤合作小剂与之。月余，诊其脉知湿热渐解，乃停药，淡味二年，发长如初。（《古今医案按》卷七《发脱眉落》）

按：脱发不仅是肾虚、血热，也有湿热、痰湿等所致者。湿热壅盛用防风通圣散，痰湿用温胆汤，血瘀用血府逐瘀汤，不可不知。

（四）医家经验

1. 赵炳南治疗方

（1）脂溢性脱发用祛湿健发汤：炒白术 15 克，泽泻 10 克，猪苓 15 克，萆薢 15 克，车前子 10 克，川芎 10 克，赤石脂 12 克，白鲜皮 15 克，桑椹 10 克，干生地 12 克，熟地 12 克，首乌藤 15 克。健脾祛湿，滋阴肾，乌须健发。认为阴虚湿盛为本病之根源，治宜健脾祛湿，滋阴固肾以治其本。方中炒白术、泽泻、猪苓、茯苓块、萆薢、车前子健脾祛湿利水而不伤其阴；生熟地、桑椹、首乌藤补肾养血，以助生发；川芎活血，且能引药上行；白鲜皮除湿散风止痒，以治其标；赤石脂能收敛，旨在减少油脂的分泌。诸药协同，使之湿从下走，阴血不充，皮毛腠理密固，标本兼顾。

（2）斑秃、脱发用苣胜子汤：苣胜子 10 克，黑芝麻 10 克，桑椹 10 克，川芎 10 克，菟丝子 12 克，首乌 12 克，酒当归 10 克，炒白术 15 克，木瓜 6 克，白芍 12 克，甘草 10 克。养阴补血，乌须生发。以苣胜子、黑芝麻为主要药。苣胜子味甘平，能养肝血益肾补阴；黑芝麻养血补肝肾，固精生须黑发；桑椹、菟丝子、何首乌、木瓜补肝肾，乌须黑发。另取八珍汤中的川芎、炒白术、当归、白芍、甘草益气补血。本方以补虚扶正为主，故适应于肝肾阴血虚亏而引起的脱发。(《赵炳南临床经验集》)

2. 周鸣歧治疗各型脱发方

（1）生熟地、侧柏叶各15克，当归、黑芝麻各20克，首乌25克，水煎服。

风盛血燥去熟地，重用生地30克，加牡丹皮、蝉蜕、川芎各10克，蛇床子15克，苦参、白鲜皮各20克；气滞血瘀加桃仁、红花、赤芍、川芎各10克，鸡血藤20克；皮肤瘙痒加苦参9克，白鲜皮、地肤子各12克。局部配合生发酊外搽。

（2）生发酊：红花60克，干姜90克，当归、赤芍、生地、侧柏叶各100克，切碎放入75%酒精3000毫升，浸泡20天备用。每天外搽局部3~4次。(《中国中医秘方大全》)

3. 陈潮祖乌须生发饮 熟地、鹿角胶、枸杞子各20克，黄芪、制首乌各30克，当归、麻黄、干姜各6克，白芥子10克，三七粉、肉桂各3克。实则阳和汤与当归补血汤之变方，填精补髓、滋阴养血为主。精亏较甚者，鹿角胶增至40克，另加紫河车粉15克，黄狗肾20克；血虚甚者，制首乌增至50克，另加桑椹30克、阿胶25克；气虚甚者，黄芪增至50克，另加红参、升麻各15克；痰滞甚者，去熟地黄，增麻黄至10克，白芥子至20克，另加桔梗10克；血瘀甚者，三七粉增至6克，另加桃仁15克、红花10克；肝郁气滞者，加柴胡、川芎各10克，刺蒺藜20克。治脱发、发白。(《陈潮祖临证精华》)

（五）外治法

1. 药洗法

处方：苍耳子60克，桑叶10克，苦参20克，明矾3克。

用法：水煎取汁外洗。

疗程：一般每日1~2次，7~10日为1个疗程。适于脂溢性脱发。

2. 药涂法

（1）处方：艾叶、菊花、薄荷、防风、藿香、甘松、蔓荆子、荆芥、藁本各10克。

用法：水煎取汁外涂。

疗程：一般每日1~2次，7~10日为1个疗程。适于斑秃血热生风者。

（2）处方：川椒、白芷、川芎、蔓荆子、附子、零陵香各7.5g。

用法：白酒250~500毫升，浸泡7~10天，过滤取汁，备用。

疗程：每日涂1~2次。7~10日为1个疗程。

3. 药掺法

处方：滑石、川芎、王不留行、白芷、细辛、防风、羌活、独活等份研末。

用法：每取10~15克，掺于头发中，用手如梳头状将药物梳理均匀，然后用梳子梳理去除药末。

疗程：一般每日1~2次，7~10日为1个疗程。适于脂溢性脱发，有燥湿祛风止痒效果。

（六）预防护理

斑秃者要增加营养，饮食要多样化，不要偏食。怡养情志，保持心情舒畅。不要用碱性过强的肥皂洗发，理发后尽可能少用电吹风和染发。脂溢性脱发少食肥甘，忌食发物，以5~7天洗1次发为宜，不要过勤。

（七）评述

有虚有实，虚宜补气血、滋肝肾，实宜清血热、化瘀血。脂溢性脱发以热证为多，或血热，或湿热，当凉血、利湿、清热，且加祛风止痒药物。若内外兼治，针药并投，并注意摄生，每可提高疗效。

八、发白

发白又称白发，指头发部分或全部变白。初生或生后不久即有白发，称先天白发。少年以后出现白发者，称后天白发。凡青中年早生白发，可用药物治疗。发为血之余，肝藏血，肾藏精，可从血热和肾虚分治，而又必补血养精。白驳风患处头发变白，老年白发属正常生理，两者均不属此论。

（一）辨证要点

青少年白发多属血热者，可伴烦躁焦虑，口干咽燥等。中年白发早生以精血不足为患，可伴头晕目眩，耳鸣腰酸等肾虚证。

（二）证治方药

1. 血热内蕴

【临床表现】青少年白发早生，常有家属病史，烦躁焦虑，口干咽燥，手足心热，失眠健忘，小便黄。舌质红，脉弦数。

【病因病机】惊恐思虑，或禀赋偏胜所致，血热内蕴，发失所养。

【治法】清热凉血。

【方剂】四物汤（《太平惠民和剂局方》）合二至丸（《证治准绳》）加减。

药物：生地12克，牡丹皮9克，赤芍6克，当归9克，女贞子6克，墨旱莲12克，川芎3克，侧柏叶6克，黑豆衣6克，黑芝麻9克，冬桑叶12克。水煎服，日1剂。或10剂为一料，均研细末，蜜丸如梧桐子大，每服10克，日2次。

方义：生地、赤芍、川芎、当归、牡丹皮清热凉血，墨旱莲、黑豆衣、黑芝麻、女贞子补益肝肾，侧柏叶、桑叶凉血清热同用为乌发之剂。

加减：烦躁焦虑、心火旺者可加黄连、山栀清火，失眠健忘可加酸枣仁、柏子仁安神。

【变通法】若因情志不遂，肝气郁结，久而化火，叹息胸闷，两胁不舒，白发早生，用丹栀逍遥散（《内科摘要》）加生地、首乌、女贞子、墨旱莲，疏肝清热，补益肝肾。

2. 精血不足

【临床表现】中年白发早生，或久病体虚，白发自两鬓生出，渐至花白，甚而全部白发，头晕目眩，耳鸣腰酸。舌暗红，脉细弱。

【病因病机】发为血之余，肝藏血，肾藏精。肝肾亏虚，精血不足，发失所养。

【治法】滋补肝肾。

【方剂】七宝美髯丹（《医方集解》录方）加减。

药物：制首乌9克，菟丝子6克，枸杞子9克，当归12克，墨旱莲9克，女贞子9克，熟地9克，桑椹9克，补骨脂9克，水煎服，日1剂。或10剂为一料，均研细末，蜜丸如梧桐子大，每服10克，日2次。

方义：菟丝子、枸杞子、熟地、补骨脂、桑椹滋补肝肾，墨旱莲、女贞子、当归、首乌养血乌发。

加减：可加黑大豆、黑芝麻等乌发药物，增强药力。

【变通法】可用首乌延寿丹（《世补斋医书》）加减，除补益药外，又有清热凉血作用。药如首乌、豨莶草、菟丝子、杜仲、牛膝、女贞子、桑叶、金银花、生地、桑椹、墨旱莲、金樱等。适用于肝肾不足兼有血热者。

（三）易简效验方

1. 桑叶240克，黑芝麻120克，研末水泛为丸。每次服5～10克，日2～3次。

2. 首乌、墨旱莲、桑椹、黑大豆各15～30克，生地、熟地、当归、补骨脂、女贞子、菟丝子、枸杞子各15克，黑芝麻30克（打），每日1剂，水煎服。适于血虚者。

3. 生地15克，牡丹皮、赤芍、当归、黄芩、女贞子各10克，首乌、墨旱莲各15克，每日1剂，水煎服。适于血热者。

4. 草还丹：花椒、苍术各4份，酒熟地、山药各3份，盐茴香、茯苓各2份，川乌、甘草各1份，共研末过筛，炼蜜为丸，每丸9克。每次1丸，日服3次，少许白酒送下，再饮温开水，而后以干食物压之。服足1个月。（《验方新编》）

5. 枸杞子、菟丝子、生地黄、熟地黄、山茱萸、潞党参、菊花、白芍、天冬、白蔻仁、龙眼肉、车前子、肉苁蓉、苍术、制首乌、巴戟、麦冬、杜仲、玉竹各30克，酸枣仁60克，小茴香、甘草各15克。以白酒2千克，将药浸泡1月后，用干净纱布滤出，然后将所剩药渣，再加水煮熬30分钟，又用纱布滤去药渣，将药水用微火浓缩至150毫升左右，倒入酒浸出的药液内，加蜂糖1公斤，冰糖2千克熬成糖浆，瓷缸收藏。填精益髓，健脾养心，温阳补肾。用于阴阳、气血、脏腑亏虚之证。每次服10克，每日服2～3次，饭前服，用菜送服也可。此方常服一年左右，可使白发转青，气力健旺，延年益寿。（李仲愚经验方）

（四）预防护理

嘱患者配合头皮按摩、梳头以通畅局部血液循环。常服黑色食物如黑芝麻、黑大豆、黑枣、黑米等，也有一定帮助。白发、脱发可用桑叶、黑芝麻煮水洗头。若能坚持，白发可变黑、脱发可复生。《备急千金要方》："为医者当晓病源，知其所犯，以食治之，食疗不愈，然后命药。"在等闲处发机巧，于平凡中现神奇，这才是明医大家的境界。

（五）评述

白发总属血虚、血热，四物汤、二至丸为其主方，热加牡丹皮、赤芍、桑叶，虚加菟丝子、枸杞子、桑椹等，首乌为必用之品。

九、头皮发际疖肿

头皮和发际区生疖，局部红肿热痛，是为本症范畴。头皮发际疖肿，包括热疖、暑疖、发际疮、蝼蛄疖等，根据其发病季节、部位、形态而命名。本病可因暑热、湿热、热毒蕴结头皮肌肤而成。

（一）辨证要点

发于夏秋之交，疖肿易化脓，溃后即已，病位浅表局限，为暑热浸淫所致。局部灼热痒痛，伴发热烦渴，尿黄便干，为热毒蕴结。亦有正气不足、邪毒久居，致成此起彼伏，脓毒旁窜流走头皮之下，为蝼蛄疖。

（二）证治方药

1. 暑热浸淫

【临床表现】发于夏秋之交，以幼儿及初产妇多见。单发或多发，局部皮肤潮红，继则肿痛结块，灼热疼痛，根浅局限，有黄白色脓液，自行溃破。亦有结块肿痛无头，呈硬性结节，顶端纯圆，皮色红，成脓溃破，流出脓液。可伴发热烦渴，口干，尿黄，便干。舌红苔白腻或黄腻，脉数。

【病因病机】暑季炎热，汗出浸润，肌肤郁蒸，气血不畅所致。本症属热疖、暑疖。

【治法】清热祛暑，解毒利湿。

【方剂】清暑汤（《外科全生集》）加减。

药物：金银花 15 克，连翘 15 克，赤芍 15 克，天花粉 10 克，车前子 10 克（包），六一散 10 克（包），竹叶 10 克，泽泻 10 克。

方义：金银花、连翘清热解毒，赤芍凉血活血，天花粉消肿散结，车前子、六一散、竹叶、泽泻祛暑利湿。

加减：发热烦渴者，加野菊花、蒲公英、地丁草，加强清热作用。脓成未溃，加皂角刺、芙蓉叶消肿溃坚。

【变通法】若疖肿此起彼落，神疲乏力，气短懒言，口干渴，舌红苔少，脉虚细数，为气阴不足、暑热久恋者，可用王孟英清暑益气汤（《温热经纬》）加减，药如金银花、连翘、黄连、沙参、石斛、知母、竹叶、六一散、荷梗等，益气养阴、清暑解毒。

2. 热毒蕴结

【临床表现】项后发际见多个红丘疹，顶端有脓头，或有丘疹性脓头，周围肉赤红晕，局部灼热、痒痛，或此愈彼起。可伴发热烦渴，尿黄便干。舌红苔黄，脉数。

【病因病机】内蕴湿热，外感热毒，肌肤郁蒸，气血不畅而致。本证属发际疮。

【治法】清热解毒，消肿溃坚。

【方剂】五味消毒饮（《医宗金鉴》）合仙方活命饮（《医宗金鉴》）加减。

药物：防风 10 克，白芷 10 克，桔梗 10 克，天花粉 10 克，浙贝 10 克，牛蒡子 10 克，金银花 15 克，当归 10 克，赤芍 10 克，连翘 15 克，野菊花 10 克，地丁草 15 克。

方义：金银花、连翘、野菊花、地丁草清热解毒，牛蒡子、白芷、防风消肿止痛，浙贝、天花粉溃坚软坚，当归、赤芍活血凉血，桔梗排脓。

加减：红肿热痛加蒲公英、草河车清热解毒，发热烦渴加石膏、知母清解阳明之热。项后皮疹此起彼落，时有丘疹性脓疮，脓溢结痂者，加蜂房、土贝母解毒软坚。

【变通法】用五味消毒饮（《医宗金鉴》）合黄连解毒汤（《外台秘要》），清热解毒，而无消肿溃坚组成。

3. 脓毒旁窜

【临床表现】疖形如豆，根脚硬坚，肿势局限，溃破出脓而坚硬不退，一处未愈，他处复生，疖肿相连，疮不敛口。或疖肿如梅李，相连三五枚，溃破脓出而不易愈合，脓窦串通如蝼蛄窜穴。头痛发热，烦躁口渴。舌红苔黄，脉数。

【病因病机】可因暑疖溃脓不畅，或风热外感蕴结，久延不去，气血亏损，脓毒旁窜，流走头皮之下。本证为蝼蛄疖。

【治法】清热解毒，托毒排脓。

【方剂】五神汤（《外科真诠》）合透脓散（《外科正室》）加减。

药物：生黄芪 15 克，当归 15 克，赤芍 15 克，川芎 10 克，皂角刺 10 克，升麻 6 克，金银花 15 克，连翘 15 克，地丁草 15 克，浙贝母 10 克，蜈蚣 1 条。

方义：黄芪益气托毒，皂角刺溃脓软坚，浙贝母消肿散结，蜈蚣搜络穿透，金银花、连翘、地丁清热解毒，当归、赤芍、川芎和营活血，升麻引经托毒。

加减：若脓溃不消而坚硬者，加牛蒡子、夏枯草软坚散结；若热毒伤阴而口渴舌红者，加石斛、玄参清热养阴。

【变通法】病情迁延，疖肿不愈，或作结块而久不化脓，或已溃破而脓液稀薄，或疮口日久不敛，神疲面萎，气短懒言，舌淡脉虚，是正虚毒聚者，用香贝养荣汤（《医宗金鉴》），药用香附、贝母、当归、赤芍、川芎、党参、白术、茯苓、青皮、陈皮、白芷、金银花、连翘、玄参、夏枯草、草河车等，益气养血，托毒透脓，散结消肿。

（三）易简效验方

1. 仙遗地黄汤　土茯苓 15 克，生地黄 12 克，地丁草 15 克，白鲜皮 10 克，苦参 10 克，紫草 6 克，白芷 6 克，牡丹皮 6 克，板蓝根 12 克，金银花 12 克，连翘 12 克，黄芩 8 克，泽泻 9 克，每日 1 剂，水煎服。适于多发性疖肿。

2. 消疖汤　昆布 9 克，海藻 9 克，蒲公英 15 克，紫花地丁 15 克，白茅根 15 克，赤芍 10 克，黄芪 10 克，每日 1 剂，水煎服。主治小儿多发性疖肿。

3. 僵蚕方　僵蚕（研粉）10 克，温开水送取，每日 2 次。若直接吞服有恶心呕吐者，则将僵蚕粉装入胶囊服用。

4. 银蒲消疖汤　金银花 60 克，蒲公英 15 克，紫花地丁 15 克，当归 15 克，赤芍 9 克，白矾 6 克，甘草 6 克，每日 1 剂，水煎服。主治多发性疖肿。

（四）外治法

1. 药敷法

（1）处方：初起小者用千捶膏盖贴或三黄洗剂外搽；大者用金黄散或玉露散，以金银花露或菊花露调成糊状敷于患处，或紫金锭水调外敷；也可用鲜野菊花叶、蒲公英、芙蓉叶、龙葵、败酱草、丝瓜叶取其一种，洗净捣烂敷于患处，或煎后每日外洗2次。

疗程：每天1~2次，3~5日为1疗程。

（2）天花粉30克焙干，研细末。

用法：植物油调成糊状，外敷患处，日1次。

疗程：5~7日为1疗程。适用于蝼蛄疖脓未成。

（3）处方：乌梅肉捣烂，再和黄蜜捣如膏。

用法：外贴患处，日1次。

疗程：5~7日为1疗程。适用蝼蛄疖溃后胬肉外翻与不平。

（4）处方：黄芩、黄连、大黄各10克，蛇床子、寒水石各6克，黄丹1.5克，白矾3克，轻粉、白芷各少许，木香少许。

用法：共研细末，麻油调涂。

疗程：每天1~2次，3~5日为1疗程。治暑疖。

（5）处方：冰片、红辣椒、芝麻油、生白矾、黄蜡各适量。剪去辣椒柄蒂，除净籽瓤，椒尖向下，纳入等量冰片、白矾、黄蜡粗粉，余1/5~1/3空隙，灌入适量麻油，用镊子镊住尖辣椒中部，点燃椒尖部，徐徐滴油于小酒杯或空万金油盒内（其他干净小容器亦可），立即使用或冷凝密封备用。

用法：用时以净毛笔或其他用具蘸热油（若是备用药，加热至溶化为度）涂点疖肿，每日1~2次。

疗程：5~7日为1疗程。用治发际疮。

2. 手术法

（1）脓成宜切开排脓，掺九一丹、太乙膏盖贴；深者可用药线引流。脓尽用生肌散掺白玉膏收口。

（2）蝼蛄疖宜作十字形切开，如遇出血，可用棉垫加多头带缚扎以压迫止血。若有死骨，待松动时用镊子钳出。可配合垫棉法，使皮肉粘连而愈合。

3. 药洗法

处方：柏矾洗方：川黄柏30克，明矾10克，徐长卿30克，野菊花30克，地肤子30克。

用法：将上药加水1000ml，煎至400ml，过滤去渣，用时洗局部。

疗程：每天1~2次，3~5日为1疗程。用治小儿暑疖。

（五）预防护理

平素不能偏嗜肥甘厚味及辛辣食品，少食膏粱厚味和动发食物，发病时以清淡饮食为主。注意个人卫生，勤洗头项；衣物宜柔软，勤洗勤换；患处禁止搔抓。发际疮除治疗外，应注意头部卫生及皮肤清洁，多汗时宜用粉剂保持干燥，勤于洗涤。当发生头皮疖肿时，切勿自行挤压。

（六）评述

暑热浸淫者宜清暑利湿，热毒蕴结者宜消肿溃坚，而脓毒旁窜之蝼蛄疖者尤宜托毒排脓，清热解毒药不可少。

第二节　面

心主血脉，其荣在面。十二经脉血气皆上走于面，故面部色泽反映脏腑气血变化。火炎风盛、气血不足、气滞血瘀均可致面部皮肤粉刺、黄褐斑等。又，面居人体上部，为诸阳经所过，故风、火上扰则颜面红肿、疼痛、痉挛、瘫痪。

一、颜面红肿

颜面红肿、灼热疼痛，突然发生，伴全身症状者，名曰抱头火丹，亦中于天行热毒而发，由风毒血热所致，好发于单侧鼻翼、面颊、耳部等处，进展迅速，病程1~2周。如不彻底治愈，常易复发，宜凉血解毒为治。

（一）辨证要点

1. 辨顺逆　初起见发热恶寒、口渴欲饮，舌红苔黄为风热顺证。如见高热神昏，谵妄痉厥，舌绛为热毒内陷逆证。

2. 抱头火丹和痄腮、发颐　均由温毒所致，但又有不同，需予鉴别。前者呈颜面红肿、灼热疼痛，相当于西医之颜面丹毒。后者呈腮部（颌颐）肿胀疼痛，腮腺管开口处红肿，相当于西医之流行性腮腺炎、化脓性腮腺炎。

（二）证治方药

1. 风热毒蕴

【临床表现】起病急骤，颜面红斑，皮肤光亮，轮廓鲜明，压之即退，离手复原，迅即蔓延扩大，鲜红肿痛灼热。发热恶寒，口渴欲饮，烦躁，大便干，小便黄。舌红苔黄，脉数。

【病因病机】阳明经脉行于颜面，风热毒邪侵袭，循经蕴结而致。

【治法】清热解毒，祛风凉血。

【方剂】银翘散（《温病条辨》）加减。

药物：金银花30克，连翘15克，牛蒡子10克，山栀10克，牡丹皮10克，赤芍15克，板蓝根15克，生石膏15克（先煎），竹叶10克。

方义：金银花、连翘、板蓝根、山栀清热解毒，牛蒡子疏风消肿，牡丹皮、赤芍凉血清热，石膏清阳阳实火，竹叶泄热除烦。

加减：发热重者生石膏增至30～60克，加知母、甘草，即合白虎汤（《伤寒论》）用。大便秘结加生大黄、黄芩、黄连，用三黄泻心汤（《金匮要略》）。

【变通法】可用加减普济消毒饮（《温病条辨》）加减治之，药用金银花、连翘、玄参、僵蚕、桔梗、板蓝根、牛蒡子、荆芥穗、薄荷、桔梗、甘草等，凉血作用不足，而有疏风、散结作用，为吴氏治温毒大头瘟之正方。

2. 热毒内陷

【临床表现】颜面红肿热痛，肿热蔓延，色赤如丹，出现水疱，眼睑、耳翼、口唇肿胀。高热神昏，谵妄痉厥，恶心呕吐。舌绛苔黄，脉数。

【病因病机】热毒内陷，入于营血，上扰神明。

【治法】清营凉血，解毒开窍。

【方剂】清营汤（《温病条辨》）加安宫牛黄丸（《温病条辨》）。

药物：水牛角20克（先煎），鲜生地30克，玄参15克，麦冬15克，牡丹皮10克，赤芍15克，金银花15克，连翘15克，黄连10克，安宫牛黄丸1粒（化服）。

方义：水牛角、鲜生地、牡丹皮、赤芍清营凉血，金银花、连翘、黄连清热解毒。生地、玄参、麦冬增液护阴，安宫牛黄丸醒脑开窍。

加减：若起水疱者，可加龙胆草、车前子、竹叶、木通清热利湿。

【变通法】用清宫汤（《温病条辨》）亦可，药用犀角（水牛角代）、玄参、麦冬、竹叶、连翘、莲心等，缺如凉血解毒药物。

（三）易简效验方

1. 金银花12克，连翘10克，牛蒡子10克，蒲公英12克，玄参12克，黄芩10克，野菊花10克，丹皮10克，赤芍10克，板蓝根15克，僵蚕10克，甘草3克，每日1剂，水煎服。

2. 紫草油：紫草30克，黄连3克，冰片0.3克。茶油500克，上药浸泡5天，慢火煮后过滤备用。日2～3次，棉签蘸涂患处。

（四）外治法

处方：①紫金锭；②如意金毒散；③大黄、马牙硝各20克，研末。

用法：水调涂敷局部红肿处。

（五）预防护理

多饮水，卧床休息。高热者要注意降温，昏迷者要密切观察病情变化，进行抢救。

（六）评述

抱头火丹名大头瘟，为温毒之一，呈颜面红肿热痛，局部光亮紧张或引起水疱，不高出皮面，向外蔓延时中央红色逐渐消退，是丹毒发于头面者。轻者用银翘散，较重者用加减普济消毒饮，清热解毒即可。若见神昏痉厥，热入营血，则用清营汤、安宫牛黄丸，清营凉血，解毒开窍。

二、腮腺肿大

腮腺位于耳前及耳下区而不易被触及。正常情况下，腮腺所在下颌骨的下颌支后缘与胸锁乳突肌前缘之间，应有一凹陷存在。此凹陷变浅或消失，说明腮腺开始肿大。肿大明显时，可见耳垂附近区向外隆起。腮腺肿大有急性和慢性之分。急性腮腺肿大主要有痄腮和发颐两种，痄腮相当于流行性腮腺炎，发颐相当于急性化脓性腮腺炎。慢性腮腺肿大主要有慢性化脓性腮腺炎等。

（一）辨证要点

痄腮和发颐 痄腮发于两侧，见于小儿，常有流行病史。轻者仅局部肿胀不适，咀嚼不利；重者伴全身症状，可引起睾丸炎症。发颐发于单侧，见于中老年，多有急性热病史，可引起局部化脓，伴有全身症状。因两者均为风热毒邪引起，治疗又有相似处，故合而述之。

（二）证治方药

1. 痄腮

（1）风热上犯

【临床表现】腮腺酸痛，继之肿胀疼痛，边缘不清，咀嚼不便。伴微恶寒发热，头痛，轻咳，口渴，咽痛。舌苔薄白微黄，脉浮数。

【病因病机】风热时邪侵袭，上犯颐颔腮腺，发为痄腮。

【治法】疏风清热，解毒消肿。

【方剂】银翘散（《温病条辨》）加减。

药物：金银花 15 克，连翘 15 克，牛蒡子 10 克，桔梗 6 克，马勃 6 克，僵蚕 10 克，薄荷 6 克（后下），生甘草 10 克。

方义：金银花、连翘清热解毒，马勃、僵蚕散结消肿，牛蒡子、薄荷疏风清热，桔梗、甘草利咽止痛。

加减：肿胀痛热甚者加大青叶、板蓝根清热解毒。口渴者加芦根、花粉清热生津。

【变通法】若发热甚者，用加减普济消毒饮（《温病条辨》），药用金银花、连翘、牛蒡子、薄荷、僵蚕、玄参、桔梗、甘草、荆芥等。

（2）热毒炽盛

【临床表现】两腮漫肿，灼热疼痛，坚硬拒按。高热，头痛，烦渴，呕吐，咽喉红肿，便秘或腹泻，尿黄。苔黄，脉数。

【病因病机】热毒炽盛于里，犯于气分，是为实热证。

【治法】清热解毒，消肿散结。

【方剂】加减普济消毒饮（《温病条辨》）加减。

药物：金银花 15 克，连翘 15 克，紫草 10 克，大青叶 15 克，牛蒡子 10 克，僵蚕 10 克，黄芩 15 克，黄连 10 克，玄参 15 克，桔梗 10 克，甘草 10 克。

方义：金银花、连翘、黄连、黄芩清热解毒，紫草、玄参凉血解毒，牛蒡子、僵蚕、桔梗、甘草消肿散结。

加减：便秘者加全瓜蒌、生大黄通便泻火，高热烦渴者加石膏、知母清阳明热，腹泻加葛根、黄连清利肠热，呕吐加藿香、佩兰、竹茹化湿和胃。

【变通法】可用普济消毒饮（《东垣十书》），方内有黄芩、黄连、玄参、连翘、板蓝根、马勃、牛蒡子、薄荷、僵蚕、升麻、柴胡。升麻、柴胡有引经入阳明、少阳作用，且能祛风退热。经吴鞠通加减，加入金银花、银翘等清热解毒作用更强。又，如见高热头痛，项强，呕吐，嗜睡、昏迷、抽搐，舌绛，为热毒内陷心包、热盛动风者，可用上方加紫雪丹清热开窍，羚羊角、钩藤、全蝎息风定痉。

2. 发颐

（1）热毒蕴结

【临床表现】颐颔之间疼痛，轻微肿胀，张口不利，检查腮腺开口处红肿，压迫局部有黏液分泌。伴轻度发热、口渴纳呆。舌质红，舌苔薄黄，脉浮数。

【病因病机】风邪热毒蕴结侵袭，犯于颐颔腮腺，引起发颐。

【治法】疏风清热解毒。

【方剂】仙方活命饮（《外科发挥》）加减。

药物：金银花 30 克，连翘 15 克，赤芍 15 克，白芷 10 克，当归 10 克，贝母 10 克，天花粉 15 克，皂角刺 10 克，柴胡 10 克，甘草 10 克。

方义：金银花、连翘清热解毒，赤芍、当归和血凉血，白芷、柴胡疏风，甘草调中，贝母、花粉、皂角刺消肿散结，

加减：肿胀痛热甚者加大青叶、板蓝根清热解毒，口渴者加芦根、天花粉清热生津。

【变通法】若发热甚者，用加减普济消毒饮（《温病条辨》），药用金银花、连翘、牛蒡子、薄荷、僵蚕、玄参、桔梗、甘草、荆芥。

（2）毒盛酿脓

【临床表现】腮腺开口处肿胀渐增，疼痛加剧或有跳痛感，触痛明显，肤色焮红灼热，张口困难，肿热可波及同侧眼睑水肿，时有脓液自腮腺开口自动流出。口臭异常，高热，口渴，小便短赤，便秘。舌质红，舌苔黄腻，脉弦数。

【病因病机】热毒极盛，伤及气血，肉腐生脓。

【治法】清热解毒，托毒透脓。

【方剂】透脓散（《外科正宗》）合五味消毒汤（《医宗金鉴》）加减。

药物：生黄芪 20 克，当归 10 克，生地 10 克，金银花 15 克，蒲公英 15 克，赤芍 10 克，地丁 15 克，野菊花 10 克，川芎 10 克，皂角刺 10 克。

方义：金银花、蒲公英、地丁、野菊花清热解毒，赤芍、川芎、生地、当归和血凉血，生黄芪益气托毒，皂角刺透脓溃坚。

加减：便秘者加全瓜蒌、生大黄通便泻火，高热烦渴者加石膏、知母清阳明热。

【变通法】如气血不足者，可用托里透脓散（《医宗金鉴》）加减，补气养血，托毒透脓。

（3）热毒内陷

【临床表现】颐颌部肿胀、疼痛、焮红灼热。肿热蔓延至咽部，痰涌气粗，汤水难咽，壮热口渴，烦躁不安，甚至神昏谵语。舌质红绛，苔少而干，脉细数。

【病因病机】热毒内陷，入于营血，扰乱心神。

【治法】清营解毒，泄热护阴。

【方剂】清营汤（《温病条辨》）加减。

药物：生地30克，玄参15克，金银花15克，黄连10克，麦冬15克，丹参15克，大血藤30克，生黄芪15克，皂角刺10克。

方义：生地、玄参、麦冬养阴清热，金银花、黄连、大血藤清热解毒，生黄芪、皂角刺托毒透脓，丹参凉血化瘀。

加减：神昏谵语者加服安宫牛黄丸（《温病条辨》），醒脑开窍。

【变通法】也可用犀角地黄汤（《备急千金要方》）加减，凉血解毒。

（4）余毒未清

【临床表现】病程较长，腮腺开口处常溢出或挤压出脓性分泌物，张口时颐颌疼痛、明显压痛，疼痛部位可触及条索状物。神疲乏力，纳呆腹胀，口干口臭。舌质红，舌苔薄黄或腻，脉弦滑。

【病因病机】急性发颐未愈，余毒未清，或脾胃湿热蕴结，上蒸腮腺颐颌，而成慢性者，久病热伤气阴。

【治法】益气养阴，清胃泻火。

【方剂】清胃散（《兰室秘藏》）合清心莲子饮（《太平惠民和剂局方》）加减。

药物：生黄芪15克，麦冬10克，黄芩15克，黄连10克，牡丹皮10克，生地15克，赤芍10克，茯苓10克，白术10克，升麻10克。

方义：生黄芪、茯苓、白术益气健脾，麦冬、生地养阴清热，黄芩、黄连清胃泻火，牡丹皮、赤芍凉血，升麻入阳明而解毒。

加减：腮腺区肿痛加广郁金、丹参消肿止痛，胃纳差加陈皮、炒谷麦芽开胃增食。

【变通法】如以湿热蕴结为主者，分泌物多，小便黄少，舌苔黄腻，可用甘露消毒丹（《温热经纬》）加减，清热利湿。

（三）医家经验

1. 张荣显治疗小儿流行性腮腺炎经验

处方：金银花20克，连翘12克，大青叶10克，板蓝根15克，黄连10克，黄芩10克，薄荷5克，生石膏15克，夏枯草10克，玄参10克，僵蚕5克，重楼10克，每日1剂。水煎，分3次服。

加减：热盛加栀子10克，龙胆草5克；淋巴结肿大加天花粉、赤芍、蒲公英、川楝子各10克，肿而坚硬加昆布、海藻各10克，土贝母5克；恶心呕吐加陈皮6克，竹茹、藿香各10克；易感风寒加荆芥5克，苏叶、淡豆豉各10克；低热加青蒿、地骨皮、知母各10克；便干加熟大黄6克；咽痛加锦灯笼、桔梗、山豆根各6克；睾丸肿痛，坚久不消加茴香橘核丸3克，日3次；抽搐加全蝎3克，蝉蜕6克，钩藤10克。肿痛明显加用金黄膏外敷，日2次。高烧不退，加紫雪散或小儿牛黄散等。(《中国中医秘方大全》)

2. 胡北平治疗慢性化脓性腮腺炎经验

(1) 藿香15克，佩兰15克，制半夏9克，黄芩9克，六一散12克（包），制苍术9克，泽泻12克，板蓝根20克，蒲公英15克，茵陈15克，野菊花9克，赤芍9克，夏枯草12克，炙僵蚕9克，水煎服。清热利湿，主治湿热型慢性化脓性腮腺炎。发作时腮腺区如有肿胀压痛加荆芥、防风、桑叶各9克，清水豆卷12克；苔薄腻者去苍术，加陈皮6克；大便干燥加瓜蒌仁12克，杏仁9克。

(2) 熟牛蒡12克，荆芥9克，连翘12克，山栀9克，丹皮12克，黄芩6克，白蔻仁3克（后下），藿香12克，佩兰12克，薄荷3克（后下），夏枯草15克，玄参9克，石菖蒲9克，炙僵蚕9克，赤芍9克。本方祛风化痰，清热利湿，主治风邪痰热型慢性化脓性腮腺炎。恶寒发热加清水豆卷12克，桑叶9克；咽痛加苦桔梗6克，赤芍9克；咳痰黏稠加陈皮6克，象贝母9克。

(3) 黄芪9克，炒党参9克，炒白术9克，荆芥9克，防风9克，蔓荆子9克，炙僵蚕9克，夏枯草15克，板蓝根20克，赤苓12克，猪苓12克，生甘草3克，水煎服。本方健脾益气，化痰软坚，主治气虚型慢性化脓性腮腺炎。腮腺区肿胀加广郁金、赤芍、丹皮、丹参各9克；发热头痛加桑叶9克，清水豆卷12克；咽痛加薄荷6克（后下），熟牛蒡12克；胃纳差加陈皮6克，炒谷麦芽各12克。

(4) 生地12克，知母9克，玄参9克，天花粉15克，石斛12克，太子参30克，黄芪12克，杞子9克，黄芩9克，赤苓12克，猪苓12克，生甘草3克，水煎服。本方益气养阴，主治气阴两虚型慢性化脓性腮腺炎。腮腺区肿胀加桑叶、炙僵蚕、熟牛蒡各10克；口内有咸味加煅牡蛎30克（先煎），陈皮6克；大便溏薄加炒白术12克；大便干燥加瓜蒌仁12克。(《中国中医秘方大全》)

（四）易简效验方

1. 白花败酱草，1～3岁15～20克，4～15岁20～40克，16岁以上40～60克。每日1剂，水煎服。主治流行性腮腺炎。

2. 腮腺炎膏：皂角刺、乳香、没药、赤芍、连翘、栀子、生大黄、大青叶、板蓝根各等量，五灵脂为各药量的5倍。上药研成细末，用炼好的蜂蜜调成膏状。药膏冷却后摊在纱布上，摊药范围略大于腮肿范围，敷于腮肿部位，每30～36小时换1次药。主治流行性腮腺炎。高热者，可配牛蒡子、金银花、大青叶、板蓝根、赤芍、夏枯草、重楼、生石膏，浓煎频服，1日1剂，剂量视年龄酌情选择。主治流行性腮腺炎。

（五）外治法

1. 发颐

（1）初起，金黄膏或玉露膏外敷，1~2日调换1次。

（2）脓成，及早切开排脓。

（3）溃后，先用八二丹药线引流，外敷金黄膏；口腔黏膜出脓处，用青吹口散外搽，每天4~5次。脓尽改用生肌散、红油膏外敷。

2. 痄腮

（1）用茶水调金黄散外涂，或用白菜帮、鲜马齿苋洗净捣烂，调金黄散外敷，或雄黄膏外敷。

（2）赤小豆30克研末，水调外敷。

（3）蚯蚓白糖方：活蚯蚓与等量白糖搅拌，约半小时后，得出似蜂蜜状的浸出液，过滤后备用。或加入2~3倍凡士林，加热调合成软膏，外敷。1日6次，或更多次。

（4）双黄散：黄连10克，大黄10克，吴茱萸10克，胆南星7克，共碾成细末，用冷水调敷患者双足心（翌晨去掉）。连敷3晚。

（六）预防护理

急性期给予流质或半流质饮食，避免酸性饮食及辛辣刺激。热病后、大手术后，注意保持口腔清洁。保持大便通畅。

（七）评述

1. 急性腮腺肿大　痄腮和发颐主要表现为急性腮腺肿大。痄腮为天行时邪所致，以风热温毒为表现，故宜疏风清热，解毒消肿，以加减普济消毒饮为主。发颐有局部化脓，故宜分未成脓和已成脓的病期治疗。未成脓用仙方活命饮、加减普济消毒饮，疏风清热解毒。已成脓则用透脓散合五味消毒汤，清热解毒，托毒透脓，实乃痈肿之治。如迁延不愈，则成慢性者。

2. 慢性腮腺肿大　慢性化脓性腮腺炎主要表现为慢性腮腺肿大，可有急性发作史，也可无急性发作。可发于单侧或双侧，常反复发作，表现为腮腺导管口处常溢出或挤压出脓性分泌物，张口时局部疼痛、明显压痛，疼痛部位可触及条索状物，常因细菌逆行感染引起。一般可分为湿热蕴结、脾虚痰结、气阴两虚等证，也有余毒未清、气阴两虚兼见者。在临床上，宜分证治疗，如清胃散、甘露消毒丹、清心莲子饮、河间甘露饮等，而其中清热利湿、化痰散结之品不可少。可参医家经验有关内容。

三、面肌瘫痪

以一侧性面部肌肉瘫痪，口眼㖞斜为临床症状者，称为面瘫，又称口㖞、口僻、㖞僻，相当于面神经麻痹，临床可分为周围性面瘫和中枢性面瘫两种。药物治疗以祛风通络为主。若由外风引起者，常夹寒、热，可配散寒、清热之药，并主以解肌缓急之品。若由内风所致者，常有痰湿、肝风兼证，则宜息风化痰，并主以平肝潜阳药物。且可配合药物外治或针灸治疗，一般不难康复。

（一）辨证要点

1. 周围性面瘫　突然发生，有受风史，耳痛耳鸣，患侧面部表情消失，目不能闭合而流泪，口角歪斜牵向健侧，鼻唇沟变浅而歪斜，不能鼓颊吹气，容易流涎，且不能皱额蹙眉、额纹变浅或消失。主要由风邪袭络所致，久而可引起络脉痹阻、痰瘀互结，使症情迁延加重。

2. 中枢性面瘫　见于中风病程中，常有长期高血压病史，头痛、眩晕，甚而昏迷，见半身不遂，舌强语謇，口角歪斜，鼻唇沟变浅等症状，但不影响皱额、闭目等动作。由肝风内动、风痰入络引起，久而可有气虚血瘀之证。

（二）证治方药

1. 风痰入络

【临床表现】形体肥胖，平素眩晕，突然口角歪斜牵向健侧，影响咀嚼。伴舌强语謇，言语不利，半身不遂，影响运动。舌淡胖有齿痕，亦可见舌歪，苔白腻、水滑，脉弦滑。

【病因病机】肝风内动，痰湿内生，风痰上扰，面部络脉闭阻。

【治法】息风化痰，通络缓急。

【方剂】导痰汤（《济生方》）合牵正散（《杨氏家藏方》）加减。

药物：法半夏 10～15 克，制南星 10～15 克，化橘红 10 克，石菖蒲 10 克，茯苓 15 克，枳实 6 克，全蝎 5 克，僵蚕 10 克，白附子 10 克，钩藤 10～15 克（后下），天麻 10～15 克。

方义：全蝎、僵蚕、白附子祛风通络，天麻、钩藤平肝息风，半夏、制南星、枳实、茯苓、橘红化痰理气，石菖蒲通窍启闭。

加减：若见头痛、眩晕甚者，加石决明、菊花、白蒺藜息风；项强不适者，加葛根、白芍和血解肌。夹有瘀血者，加桃仁、红花、蒲黄化瘀活血；血虚则加当归、白芍、川芎和血养血。

【变通法】若风阳上扰，痰浊闭阻，见眩晕面赤、昏蒙甚而不知人事者，可用牵正散合羚羊角钩藤汤（《通俗伤寒论》）、天麻钩藤饮（《杂病证治新义》）加减，平肝息风，化痰通络，药如羚羊角、钩藤、菊花、贝母、天麻、石决明、牛膝、全蝎、僵蚕、半夏、石菖蒲等。

2. 风邪袭络

【临床表现】触冒风邪，突然发生耳内或乳突部疼痛，流涎、流泪，口歪向健侧，目不能闭合，不能皱额、蹙眉，鼻唇沟变浅或歪斜。可伴恶风、发热、头痛、鼻塞，颈项部肌肉僵硬。舌苔薄，脉浮。

【病因病机】风邪乘虚袭于面部，面部络脉闭阻，气血运行不畅。

【治法】祛风通络。

【方剂】牵正散（《杨氏家藏方》）合葛根汤（《伤寒论》）加减。

药物：全蝎5克，僵蚕10克，白附子10克，白芷10克，葛根15～30克，麻黄3～6克，桂枝6～10克，白芍10克，甘草3～6克，姜3片，枣5枚。

方义：全蝎、僵蚕、白附子三味为牵正散，祛风通络，是面瘫常用方。若见风寒表证，用麻黄、桂枝解表散寒，葛根、白芍缓急通络，甘草调中，桂枝、白芍、姜、枣调和营卫。葛根、白芷引经入阳明。

加减：若汗出去麻黄，加羌活、防风、荆芥疏风。

【变通法】若寒已化热，面部灼热紧张，发热心烦，咽痛口渴，脉数者，去麻黄、桂枝、姜、枣，加桑叶、菊花、柴胡、黄芩、连翘、牛蒡子、蝉蜕，即合桑菊饮（《温病条辨》）、紫葛解肌汤（《伤寒六书》），以清热疏风、通络解肌为主。

3. 痰瘀互结

【临床表现】多见顽固性面瘫，病程在2个月以上不能恢复者。口眼㖞斜，面肌麻木，面色晦滞，眶周灰暗黧黑，喉间痰声辘辘作响，咯痰而量多。舌胖色暗有瘀点（斑），苔白腻而厚，脉弦滑或弦涩。

【病因病机】病久络脉闭阻，痰瘀互结，气血不通。

【治法】祛风化痰，活血化瘀。

【方剂】牵正散（《杨氏家藏方》）合通窍活血汤（《医林改错》）加减。

药物：白附子10克，僵蚕10克，全蝎5克，桃仁10～15克，红花10克，川芎10克，赤芍10～15克，姜5片，葱白3枚，水蛭粉3克（分冲），胆南星10克，法半夏10～15克，石菖蒲10克，蒲黄10克，黄酒30毫升同煎。

方义：白附子、僵蚕、全蝎祛风通络，桃仁、红花、川芎、赤芍活血化瘀，水蛭破瘀通痹，胆南星、半夏化痰泄浊。石菖蒲、蒲黄配伍，一以化痰通窍，一以活血通络。姜、葱白、黄酒三味，助诸药上行头面，增强其化痰祛瘀作用。本方性峻，不可用于虚证。

加减：瘀血甚者，加炮山甲、鬼箭羽破瘀穿透；痰湿重者，加白芥子、猪牙皂豁痰通络。

【变通法】若气虚血瘀者，不可用上方，宜用补阳还五汤（《医林改错》），补气祛瘀，药用生黄芪、当归、赤白芍、地黄、川芎、桃仁、红花、地龙、牛膝、全蝎、僵蚕。

4. 气血两虚

【临床表现】病久不愈，口眼㖞斜，面肌松弛麻木。面色无华，神疲乏力，短气懒言，心悸怔忡，肢体麻木。舌淡，脉虚。

【病因病机】久病必虚，气血不足以荣养面部，致面瘫日久不愈。

【治法】益气养血，舒筋通络。

【方剂】十全大补汤（《太平惠民和剂局方》）合牵正散（《杨氏家藏方》）加减。

药物：生黄芪15克，党参10克，白术10克，茯苓15克，白芍15克，木瓜10克，葛根15克，蝉蜕6克，全蝎5克，僵蚕10克，当归10克，川芎6克，甘草10克。

方义：黄芪、党参、白术、茯苓益气健脾，白芍、当归、川芎养血和营，白芍、葛根、木瓜、甘草舒筋缓急，蝉蜕、全蝎、僵蚕祛风通络。

加减：有瘀血者加丹参、蒲黄化瘀，见痰湿者加石菖蒲、胆南星化痰。

【变通法】可用当归补血汤（《内外伤辨惑论》）益气养血，合牵正散祛风通络，药如黄氏、当归、白芍、全蝎、僵蚕等。

（三）易简效验方

1. 蜈蚣、全蝎、僵蚕，比例为1∶2∶3，焙干研末。每服2~3克，日2~3次。用于风邪入络，面瘫初起。

2. 黄芪100克，当归15克，白附子、僵蚕、全蝎各10克，每日1剂，水煎滤汁，加白酒10毫升服。适于气虚血瘀者。

3. 白附子、僵蚕、钩藤、蝉蜕、海风藤、防风各30克，川芎27克，制马钱子9克为末，炼蜜为丸，每丸重6克。日3次，每次1丸。适于风痰阻络者。

4. 肉桂末2~6克（冲），附子、麻黄各4克，川芎6克，党参、白芍、杏仁、防风、茯苓、防己、白附子各10克，甘草5克，细辛、蜈蚣各3克，地龙15克，每日1剂，水煎服。另取药渣趁热用纱布包裹热敷患处，烫时可上下移动之。日敷3~5次。适于风寒袭络者。

5. 羌活、防风、白附子、半夏各4.5克，松节、甘草、胆南星、木瓜各3克，秦艽6克，僵蚕9克，黄酒30克（分兑），每日1剂，水煎去渣兑入黄酒服用。或将上药量加大10倍，松节煎煮10分钟，余药研末，以松节水泛为丸，日3次，每次6克，温开水兑黄酒送服。适于风痰入络、风寒袭络。

（四）外治法

1. 药敷法

（1）处方：马钱子100克，松香450克，蜂蜡135克，花生油150ml，制成膏药。

用法：用时稍加热烘软，剪成2片，1片贴翳风穴，一片取患侧耳前方（下关至颊车连线区域）。

疗程：每3~5天换1次。3次为1疗程。适于面瘫急性期。

（2）处方：蓖麻子适量捣烂。

用法：外敷面部，左侧贴右，右侧贴左。

疗程：每3~5天换1次。3次为1疗程。适于面瘫急性期。

2. 握药法

处方：陈巴豆（1~2年内药效最佳）10~12克。

用法：去壳后将巴豆肉捣烂如泥状，按患者手心捏成饼状，置于患侧手心处，外敷固定。24小时后将巴豆饼上下翻转，再敷24小时。一般敷处发痒、发热、发水泡，甚而沿手臂上行至颈项胀痛、灼热、麻辣，为正常反应。如反应过大可去之。

（五）预防护理

眼目不能闭合者，要戴眼镜加以保护，以免眼目受损。避风寒，饮食宜清淡。

（六）评述

1. 面瘫用通络药 初起宜祛风通络，外风兼以祛邪，内风兼以平肝。若久则痰瘀互结，必予化痰活血，兼及气血不足者，尤宜益气生血为治。病在颜面为阳明经过之处，故初宜用葛根、白芷引经入于阳明，久则可以黄芪、葛根益气通络。其中，黄芪、葛根用量宜大，伍以白芍、当归和血缓急则尤宜。全蝎、僵蚕、蜈蚣、蝉蜕诸虫类药搜风通络，可酌情加入，若腥味难以入口时，可用散剂装胶囊吞服。又，白附子辛温善散，为祛风通络主药，主治面瘫、破伤风，但对阴虚有火者忌用。

2. 针灸治疗原则 面瘫初起尽量远端取穴，避免刺激患侧，即使用亦宜少取、轻刺，不留针或少留针。后期虚证面部穴可浅、轻刺激，久留针，不主张用透穴法。只有在确系实证，体强证实时，才能进行面部深刺透穴。否则常事与愿违，引起面肌痉挛等后遗症。

四、面肌抽搐

以阵发性、不规则的一侧面部肌肉不自主抽搐为特征者，称为面肌痉挛。

本症呈一侧面部肌肉阵发性抽搐，起初多为眼轮匝肌，逐渐扩散至一侧面部、眼睑和口角，痉挛范围不超过面神经支配区。少数可伴面部轻微疼痛。后期可有肌无力、肌萎缩。面肌痉挛为面部经筋拘急，有风邪袭络和虚风内动两大类，可分别予以祛风通络和养血息风治之。

（一）辨证要点

继发于面瘫久治不愈之后，喉中痰鸣，口角流涎，舌苔腻，脉弦滑，为风痰入络。因情志不遂、劳累后发生，见眩晕耳鸣等，为血虚风动。

（二）证治方药

1. 风痰入络

【临床表现】喉中痰鸣，颜面痉挛，继发于面瘫久治不愈之后，患侧面肌麻木，有蚁行感，伴眩晕，口角流涎。舌胖大、苔腻，脉弦滑。

【病因病机】风痰久居，入于络脉，经筋失养，拘急抽搐。

【治法】祛痰息风。

【方剂】导痰汤（《济生方》）合牵正散（《杨氏家藏方》）加减。

药物：法半夏10～12克，陈皮6～10克，制南星10克，全蝎6克，僵蚕6克，茯苓10克，石菖蒲10克，白芍10～15克，生甘草6～10克。

方义：半夏、陈皮、茯苓、南星化痰祛湿，全蝎、僵蚕息风通络定痉，白芍、甘草缓急，石菖蒲泄浊通窍。

加减：面肌麻木有蚁行感，加生蒲黄、葛根活血通络；痰涎壅盛眩晕，舌体麻木加天竺黄、钩藤息风化痰。

【变通法】气虚而有风痰入络者，可用六君子汤（《医学正传》）加南星、皂角、僵蚕、石菖蒲、全蝎等，益气化痰，祛风通络。

2. 血虚风动

【临床表现】颜面一侧肌肉抽搐，多发于中年以后妇女，时发时止，无明显诱因，或可因情志不遂、劳累疲乏之后发生。眩晕，目糊，耳鸣。舌淡或红，脉弦细或小滑。

【病因病机】肝血不足，无以养筋，面部筋脉拘急而致。

【治法】养血缓肝。

【方剂】补肝汤（《医宗金鉴》）合甘麦大枣汤（《金匮要略》）加减。

药物：当归 10 克，白芍 15 ~ 30 克，川芎 6 ~ 10 克，熟地 10 克，酸枣仁 10 克，木瓜 15 克，甘草 10 克，小麦 30 克。

方义：当归、白芍、川芎、熟地养肝血，白芍、木瓜、小麦、甘草、酸枣仁缓肝急。

加减：颜面抽搐发作较频者，加全蝎、僵蚕、钩藤息风定痉。耳鸣者加蝉蜕、磁石，目糊者加枸杞子、石斛。

【变通法】若有明显情绪诱因者，可用逍遥散（《太平惠民和剂局方》）加减，疏肝解郁、养血息风。见肝风、肝火者，可用羚角钩藤汤（《重订通俗伤寒论》）、天麻钩藤饮（《杂病证治新义》），平肝息风，定痉潜阳。

（三）医家经验

朱广仁等治疗原发性面肌痉挛症经验

（1）外风夹痰型：外风诱发面肌痉挛，多兼头痛鼻塞、恶风、肢体疼楚，苔薄白腻，脉浮滑。治以散风祛痰，活络止痉。方用秦艽、防风、白芷、白附子、僵蚕、白花蛇肉。痉挛甚者加蜈蚣，气虚者加黄芪。针刺取穴攒竹、四白、地仓、颊车、合谷、足三里。针健侧 3 ~ 5 次后，改针患侧 1 次。健侧和患侧按以上规定交替针刺。

（2）风阳夹痰型：面肌痉挛，常兼眩晕、头痛、耳鸣、肢麻震颤，舌红苔腻，脉弦细而滑。治以育阴平肝，祛痰息风解痉。方用生地、熟地、枸杞、白芍、钩藤、白附子、僵蚕、生龟甲、生龙齿、生牡蛎、地龙、全蝎。痉挛加蜈蚣。针刺取穴百会、四白、承泣、地仓、颊车、行间。

（3）胆火痰扰型：面肌痉挛，眩晕头痛、耳鸣、口苦呕恶、烦躁、小便热赤、大便秘结，舌红苔黄腻，脉弦数。治以清泄胆火，祛痰止痉。方用龙胆草、黛蛤散、柴胡、郁金、竹茹、胆南星、僵蚕、全蝎。痰火者加天竺黄，痉挛者加蜈蚣，便燥结者加瓜蒌仁。针刺取穴瞳子髎、上关（客主人）、下关、颊车、足临泣、丰隆。各型患者每日服汤剂 1 剂，隔日针刺 1 次。（中医杂志，1988，9：37）

（四）预防护理

要防止精神紧张、疲劳、面部随意运动、用眼过度等诱因。对情绪多变的，要循循诱导，怡养情志，以配合治疗。

（五）评述

面肌痉挛的诱发因素为膝状神经节受到病理性刺激（面神经损伤），精神紧张、疲劳、面部随意运动、用眼过度等。面瘫久治不愈引起本症，为倒错现象。多见于中年以后女性，不少有明显情绪诱因，故缓肝急、养肝血、息肝风之药不可少。

五、颜面疼痛

颜面疼痛是指包括目眶、额部、鼻颎、人中沟、上下颌、口唇、面颊部等处的发作性疼痛，有时亦可为持续性疼痛。凡耳后、枕项、头顶、颞部等处发生的疼痛不列于此。有时与牙痛、目痛、头痛、痄腮、鼻痛等需加以鉴别。

《素问·刺热篇》有“两颔痛”“颊痛”的记载，明代王肯堂《证治准绳》、清代张璐《张氏医通》等书均有对“面痛”证治的叙述和介绍。如王肯堂云：“面痛皆属火……暴痛多实，久痛多虚。高者抑之，郁者开之，血热者凉血，气虚者补气，不可专以苦寒泻火为事。”（《证治准绳·杂病》）后世医家多宗此说，而又有所发展。值得注意的是，本症发作因其剧烈性、反复性、顽固性、突发性、单侧性，且发生于头面局部，故文献中常与“偏头痛”“偏头风”混称，至今仍有以“偏头风”称之者。

（一）辨证要点

本症发作多为实证，有风、寒、火（热）、痰、瘀诸因，而症状发生部位可定于阳明、少阳、厥阴。如剧痛难忍，遇寒冷而作，发作无定时，舌淡苔白，脉弦为寒。面部灼热潮红，便干尿黄，脉数，舌红苔黄为热。病程经久，面痛持续时间长，疼痛如针刺刀割，舌质暗红青紫者为瘀血。

（二）证治方药

1. 风寒夹痰

【临床表现】颜面部发作性抽掣样疼痛，剧痛难忍，以遇风、寒冷而诱发。疼痛时面色苍白，时作时止，发作无定时。可伴有眩晕、头重、面虚浮等。舌质淡，苔白滑或白腻，脉弦、紧。

【病因病机】风寒侵袭、脉络收引，血凝不通。或素体痰湿，复受寒邪，风痰阻络所致。

【治法】祛风散寒，涤痰通络。

【方剂】羌活胜湿汤（《内外伤辨惑论》）合川芎茶调散（《太平惠民和剂局方》）加减。

药物：羌活、独活各10克，防风10克，蔓荆子10~15克，白芷10克，藁本10克，细辛3~10克，川芎10~20克，荆芥10克，薄荷3克，甘草10克。

方义：川芎祛风通络，羌活、独活、防风、蔓荆子、白芷、藁本、细辛均为祛风散寒止痛之药，荆芥、薄荷有解郁发散作用，甘草调中，是为佐使。

加减：疼痛剧烈，面部掣抽难忍者加全蝎、蜈蚣息风搜络。眶上痛为主加重白芷至15克，面颊痛（面神经Ⅱ支）为主者加葛根10~15克，均有祛风止痛之品，而有引经作用。形寒畏风者加桂枝、白芍，调和营卫；素体痰湿，头重眩晕者，加僵蚕、法半夏化痰通络；寒邪化热者加桑叶、菊花清热疏风。

【变通法】如有寒邪化热，口干心烦等症兼夹，可改用九味羌活汤（《此事难知》）；如风寒夹痰，亦可用葛根汤（《金匮要略》）合牵正散（《杨氏家藏方》）。

2. 风火上炎

【临床表现】面部发作性、烧灼样或刀割样疼痛，以颊、颌部为多，可因碰撞鼻、唇触痛点诱发。

【病因病机】风邪夹火热上冲头面，气血逆乱，脉络闭阻。

【治法】泻火清热，祛风通络。

【方剂】白虎汤（《伤寒论》）合大黄黄连泻心汤（《金匮要略》）加减。

药物：生石膏 20～30 克（先煎），肥知母 10～15 克，甘草 10 克，生地黄 10～15 克，僵蚕 10 克，钩藤 10～15 克（后下），全蝎 10 克，蜈蚣 2 条，黄连 5～10 克，黄芩 10 克，细辛 3～5 克。

方义：面痛发作部位以阳明经为主，用石膏、知母、黄连、黄芩清泄阳明火热；生地黄、细辛寒热并用，养阴清热，合通络止痛，是头面疼痛久病要药。蜈蚣、全蝎、僵蚕三味，搜风通络，对"久痛入络"有效。用钩藤既可解痉，又可息风。

加减：大便秘结，口臭，苔干黄厚者，加炒大黄，即用大黄黄连泻心汤（《金匮要略》）合方泻火；口干心烦，舌红者，加麦冬养阴、牛膝引下，即合玉女煎（《景岳全书》）法；若见持续性疼痛不已，加蜂房、地龙息风搜络。

【变通法】可用凉膈散（《太平惠民和剂局方》）泻火清热，并合祛风通络药。

3. 肝郁化火

【临床表现】面部发作性、灼热样疼痛，以颊、颌部为多。目赤口苦，心烦易怒，胸胁胀痛，大便秘结，小便黄。脉弦数，苔黄舌红。

【病因病机】情志不遂，肝郁化火；湿热内盛，蕴结肝胆。

【治法】清泄肝胆，通络止痛。

【方剂】清肝汤（《类证治裁》）加味。

药物：白芍 20～30 克，当归 10～15 克，川芎 10 克，山栀 10 克，柴胡 10 克，牡丹皮 10 克，夏枯草 10 克，菊花 10 克，连翘 10 克，龙胆草 5～10 克，苦丁茶 10 克（冲）。

方义：方中用牡丹皮、山栀、夏枯草、菊花、连翘、龙胆草清泄肝胆，当归、白芍、川芎和血通络，柴胡引经，苦丁茶为治肝火、肝阳之头面部疼痛经验药物。

加减：大便秘结加生大黄、全瓜蒌通便泻火；小便黄，心烦加淡竹叶、车前子、木通 10 克，即合导赤散（《小儿药证直诀》）法，利水泄热；口干心烦舌红绛者，加生地黄、石斛养阴；目赤流泪者，加密蒙花、木贼草清热祛风。

【变通法】若肝胆火重，湿热内盛，见面部带状疱疹而后疼痛剧烈，有发热、口渴等，主方改用龙胆泻肝汤（《医宗金鉴》）加味，同时吞犀黄丸，泻肝解毒。若肝郁化火，症情不显，见情志不遂，经前引起面痛，有乳胀、少腹痛、月经不调之女性患者，主方可用丹栀逍遥散（《内科摘要》）加减，疏肝泻火。

4. 气滞血瘀

【临床表现】病程经久，反复不已。颜面疼痛，持续时间较长，疼痛如针刺刀割。面色晦暗灰滞不清，目眶暗黑，肌肤粗糙。舌质暗红或青紫，或有瘀斑、瘀点，脉沉细、涩细、结代不一。

【病因病机】久痛入络，气滞血瘀，络脉闭阻不通。

【治法】活血化瘀，通络止痛。

【方剂】通窍活血汤（《医林改错》）加减。

药物：赤芍10~20克，川芎10克，当归10~20克，桃仁10~15克，红花5~10克，葱白3枚，姜3片，蜈蚣2条，全蝎5~10克，七厘散10克（冲）。

方义：赤芍、川芎、当归、桃仁、红花活血化瘀通络，蜈蚣、全蝎搜风剔络，姜、葱白引药上行、辛香通络。原方有麝香，今用七厘散代之，对气滞血瘀疼痛更佳，且无香窜太过之弊。

加减：面痛甚者加白芷、葛根、细辛祛风止痛；面部抽搐加钩藤、羚羊角粉息风；面目暗滞甚者，加大黄䗪虫丸10克，日2次（吞服或包煎）。

【变通法】亦可用血府逐瘀汤（《医林改错》）加减。

（三）医家经验

1. 赵锡武治三叉神经痛经验　自外入者，风火循经之邪；自内发者，气血痰郁之阻塞，皆能为痛。或蔽覆其清阳，或瘀塞其经络，因之与正气相搏，邪聚则脉满，若邪气稽留则脉亦满，而血气乱故久痛。本病总属厥阴、少阳、阳明，胃肠燥热，肝胆风火，三经之邪壅闭经络，使脉满肿胀迫及神经则剧痛突然发作。风火之邪其性动，故时作自止。方以生石膏24克、葛根18克、黄芩9克，清阳明；柴胡12克合黄芩，以清肝胆；荆芥穗9克、钩藤12克、薄荷9克、苍耳子12克、蔓荆子12克，以祛风散火；全蝎6克、蜈蚣3条，止痉挛；赤芍12克、甘草9克，活血消肿止痛。目痛甚加桑叶、菊花，牙痛甚加细辛、生地、牛膝。（《赵锡武医疗经验》）

2. 茹十眉治三叉神经痛经验　三叉神经痛多由风寒之邪乘虚入侵，经脉凝涩，不通则痛。病因与偏头痛相似，但所犯之经脉不同。治法宜散寒通络，活血行气。个别由肝火上炎，气血充塞而致者，治以凉血泻火。主方用羌活10克，细辛3克，川芎9克，天麻10克，白芷9克，僵蚕10克，制草乌、川草乌各6克。疼痛甚加全蝎1.5克研末，分2次吞服；面肌抽搐加地龙10克，久痛入络加红花9克、赤芍12克；肝火上炎，去羌活、细辛、白芷，加龙胆草、山栀各9克，生地15克。祛风散寒如防风、荆芥、桂枝、白附子，行气活血如鸡血藤、乳香、没药、毛冬青、木通，凉血泻火如山羊角、玄参、黄芩等，均可选用。（《中医袖珍处方》）

（四）易简效验方

1. 川芎20~30克，荆芥、防风、全蝎各10~12克，地龙15~25克，细辛3~6克。水煎服。寒重加荜茇、淡附子，热重加生石膏、黄连、黄芩，瘀血加赤芍、丹参、五灵

脂，阴虚加生地、天麻、龟甲等。（蒋森经验方）

2. 全蝎、僵蚕、白附子各 10 克，苔黄热重加龙胆草，外风诱发者加白芷，病情长、抽制痛加蜈蚣，等份研末分 10 包。每次 1 包，日 1 ~ 2 次，饭后吞服。

3. 蓝根僵蚕丸：板蓝根 600 克，僵蚕 60 克，共为细末水泛为丸。每日 2 次，每次 10 克吞服。用于风热者。（许姜泽经验方）

4. 白芍 30 ~ 50 克，甘草 10 克，川芎 30 克，牛膝 30 克，柴胡 10 克，僵蚕 10 克。因风热而诱发伏邪者，加姜黄、生大黄；因湿热内蕴者，加白蔻、杏仁、薏苡仁、黄芩等；因风寒诱发者则加附子、细辛等。（于鹄忱经验方）

（五）预防护理

本病常易复发，故应在缓解时注意摄生，不食膏粱厚味，不嗜烟酒，以免火热痰湿上攻而发作。

（六）评述

颜面疼痛，在临床上常以三叉神经痛为主治病症，可分为原发性与继发性两种。原发性者机制不明，但不伴神经破坏症状如感觉减退等；继发性可由肿瘤、蛛网膜炎、多发性硬化等引起，呈持续性疼痛，伴有神经功能破坏症状。中医治疗以原发性为主，一般以实证、热证为多，故清热泻火、祛风通络是常法，且以虫药搜风剔络。若配以针灸治疗，缓解自无困难。

六、颜面粉刺

以颜面、胸背等处生丘疹如刺，可挤出白色碎米样粉汁为主要临床表现者，名曰粉刺。又名痤，如《素问·生气通天论》："汗出见湿，乃生痤疿"；"劳汗当风，寒薄为皶，郁乃痤。"《诸病源候论》称为面疱。《医宗金鉴·外科心法要诀·肺风粉刺》称颜面粉刺为肺风粉刺，"此症由肺经风热而成，每发于面鼻，起碎疙瘩，形如黍屑，色赤肿痛，破出白粉汁。"

粉刺好发于青春发育期，易反复发生，每在饮食不节、妇女月经前后加重。相当于西医之痤疮。素体血热内盛，外壅颜面胸背为其内因，若饮食辛辣鱼腥，外感风热火毒则易诱发。且日久不已，则气滞、血瘀、痰凝互结，使症情加重，反复发作。

（一）辨证要点

痤疮需辨皮损部位及皮损性质。如皮损发生于前额与胃有关，在口周与脾有关，在面颊两侧与肝有关，发于胸部与任脉有关，发于背部与督脉有关。黑头粉刺为湿重于热，白头粉刺为热重于湿。结节通常为血瘀气滞；囊肿则属痰湿血瘀互结。

（二）证治方药

1. 肺胃郁热

【临床表现】颜面丘疹与毛囊相一致，形为粟米，可挤出白粉色油状物，多发于鼻周围，部分疮顶可见黑头，肤色油滑光亮。口干渴，便秘，尿黄。舌红苔薄黄或厚腻，脉滑数。此为丘疹性痤疮。

【病因病机】素有血热，复受风邪，肺经郁热，熏蒸颜面而成。

【治法】疏风清肺。

【方剂】枇杷清肺饮（《医宗金鉴》）加减。

药物：枇杷叶10克（去毛，包），桑白皮10克，黄芩15克，黄连15克，连翘10克，赤芍10克，牡丹皮6克，防风10克，白芷6克，白蒺藜10克。

方义：白蒺藜、防风、白芷疏风，黄芩、桑白皮、枇杷叶清肺，黄连、连翘解毒，赤芍、牡丹皮凉血。

加减：口渴者加生石膏、知母清热，便秘加生大黄通便，脓疮加地丁草、野菊花清热解毒，经前加重加益母草、当归调经，兼见血热者加凌霄花、红花、生地凉血。

【变通法】可用清上防风汤（方药见医家经验）加减。若兼有脾胃湿热者，可合泻黄散（《小儿药证直诀》），藿香、防风、石膏、山栀、甘草除湿泻热。若兼有血热者，可合清胃散（《兰室秘藏》），生地、牡丹皮、赤芍、升麻、黄连凉血。

2. 肠胃湿热

【临床表现】颜面散在毛囊性丘疹，红肿热痛或脓疮，如粟米大小，挤出白粉色油状物质，间有黑头，口周较多，亦可见于前胸、后背，面部皮肤油腻。胸闷脘痞，多食或纳呆，口臭、便秘，心烦，尿黄。舌红苔黄腻，脉滑数。

【病因病机】阳明经循于口周、颜面。饮食肥甘，助湿化热，湿热互结，循阳明经熏蒸于面，致成粉刺。

【治法】清热利湿。

【方剂】甘露消毒丹（《温热经纬》）加减。

药物：藿香10克，厚朴6克，苍术10克，石菖蒲10克，佩兰10克，连翘15克，黄芩15克，六一散10克（包），薏苡仁30克，茵陈蒿30克。

方义：藿香、佩兰、石菖蒲芳化泄浊，苍术、厚朴燥湿调中，连翘、黄芩清热解毒，薏苡仁、六一散利湿，茵陈蒿清热利湿，是治疗此类痤疮的经验用药。

加减：热盛加山栀、黄柏，脓疮加金银花、野菊花、蒲公英。

【变通法】可用芩连平胃散（《医宗金鉴》）加减，亦可用三仁汤（《温病条辨》）加减，也是清热利湿之剂。

3. 血热瘀滞

【临床表现】颜面两颊散在潮红色丘疹，如米粒大小，以口、鼻周围及两眉间为多，面部潮红，遇热及情绪激动尤甚。手足心热，男子患者面色晦暗或紫红，妇女月经色红而鲜、先期量多，皮疹经前加重。舌红，脉细数或滑数。

【病因病机】气郁化热，伏于营血，发于颜面，久则成瘀。

【治法】清热凉血，活血化瘀。

【方剂】桃红四物汤（《医宗金鉴》）合凉血五花汤（《赵炳南临床经验集》）加减。

药物：红花 10 克，凌霄花 10 克，野菊花 10 克，桃仁 10 克，赤芍 15 克，牡丹皮 10 克，当归 15 克，川芎 10 克，生地 15 克。

方义：桃仁、红花、当归、川芎活血，赤芍、牡丹皮、生地、凌霄花凉血，野菊花、蒲公英清热解毒。

加减：脓疮加金银花、连翘解毒，月经不调加益母草、茜草调经，兼湿热者加茵陈蒿、薏苡仁、冬瓜仁清利排脓。

【变通法】经前加重、先期量多，可与清经散（《傅青主女科》）等交替用。月经前痤疮，皮疹多发于面颊两侧，甚至连及颈项等，以炎性丘疹、脓疱为主，伴有乳胀不适、心烦易怒，脉弦数，舌质红、苔薄黄。治拟疏肝清解法，方选丹栀逍遥散（《内科摘要》）加减。如常伴有痛经或夹瘀块，舌淡红、苔少，脉细涩者，兼见宫寒者，治拟温宫化瘀、调理冲任法，方选益母胜金丹合二仙汤（经验方）加减，药用仙茅、淫羊藿、乌药、香附、黄柏、地黄、益母草、延胡索、当归、金银花、白花蛇舌草等。

4. 痰瘀互结

【临床表现】面颊胸背粟米样皮疹反复发作，经久不消，并发生黄豆、蚕豆大的结节、囊肿，高突不平，色紫红，扪之柔软，挤之有脓血或黄色胶样物，破溃后遗留瘢痕。舌暗红或有瘀斑，苔黄腻，脉弦滑。为聚合性痤疮和痤疮愈后遗留色素沉着或瘢痕者。

【病因病机】病久入络，气血瘀滞，湿痰内生，蕴结不解。

【治法】祛瘀化痰，凉血清热。

【方剂】解毒活血汤（《医林改错》）合二陈汤（《太平惠民和剂局方》）加减。

药物：连翘 10 克，红花 6 克，桃仁 10 克，葛根 10 克，赤芍 15 克，当归 15 克，生地 15 克，升麻 3 克，夏枯草 15 克，半夏 10 克，贝母 10 克，陈皮 6 克。

方义：半夏、陈皮、贝母化痰，桃仁、红花活血化瘀。升麻、葛根引经入阳明，且能透发。当归、赤芍、生地和血清热，夏枯草、连翘解毒散结。

加减：结节、囊肿加皂角刺、土贝母、黄药子散结消肿，血热加牡丹皮、紫草凉血，皮肤油腻有湿热者加茵陈蒿、虎杖清热利湿。脓疮挤出有黄色胶样物，加蒲公英、金银花、野菊花清热解毒。

【变通法】可用血府逐瘀汤（《医林改错》、二陈汤（《太平惠民和剂局方》）加夏枯草、海藻、玄参、贝母，活血化瘀，燥湿化痰。

5. 毒热蕴结

【临床表现】面部散在米粒大丘疹，丘疹顶端常有小脓疮，或周围潮红，自觉疼痛，脓疮此起彼伏，反复不断，脓疮消退后留有凹陷瘢痕，形如橘皮。口干渴，大便秘，小便黄，可伴发热。舌红苔黄干，脉数。为脓疱性痤疮。

【病因病机】火热毒邪蕴结，久而不去，熏蒸颜面，发为脓疮。

【治法】泻火解毒。

【方剂】五味解毒饮（《医宗金鉴》）合黄连解毒汤（《外台秘要》）加减。

药物：野菊花15克，蒲公英30克，地丁草15克，金银花30克，黄连10克，黄芩15克，山栀10克，黄柏10克，防风10克，白芷10克，升麻3克。

方义：防风、白芷、升麻引经且能疏风消肿、解毒散结。他药大队集合，泻火解毒，为治痈肿疮毒阳热证之良药。

加减：湿重加茵陈蒿、薏苡仁、冬瓜子利湿，血热加赤芍、牡丹皮凉血。

【变通法】风热外壅，火毒内蕴，可用防风通圣散（《黄帝素问宣明论方》）去麻黄、白术，药用防风、荆芥、连翘、当归、川芎、白芍、大黄、山栀、黄芩、石膏、滑石、甘草、芒硝，为表里双解之剂。上中两焦热盛，则用凉膈散（《太平惠民和剂局方》），用生大黄、芒硝、竹叶、杏仁、连翘、山栀等。一为重剂，一为轻剂，可酌情选用。脓疱性痤疮、结节性痤疮，皮疹以脓疱和结节为主，舌质红、苔薄黄，脉细数。治拟解毒散结，也可用痤疮平（经验方）。

（三）医家经验

1. 徐宜厚治疗痤疮经验 从病因而论，粉刺以肺经湿热郁滞为多，脓疱则因偏食辛辣、甘腻之物致使热毒炽盛，循经上壅于面、胸而成。湿热体质，体型肥瘦均见，多数恣食甘肥厚味，面部皮肤油腻，润而有光，皮疹以脓疱、结节为主，伴口干微苦，大便时溏时结，尿赤，舌涎多，舌质红、苔厚腻而黄。燥热体质，见于形弱体瘦，面部皮肤潮红，皮疹以丘疹、粉刺为主，自觉口燥咽干，烦热，舌形瘦、舌涎少、舌质红、苔黄或微干。

在临证时尚应以辨大便与月经为主。鉴于本病病位多在肺胃，属阳证、热证居多。肺热移于大肠，或胃火偏盛，灼伤阴液则大肠失润，故见便秘，但其便秘又须辨明是阳明燥热便秘还是阴亏便结，其治法迥然不同。生育期妇女应细究经产，因这段时期的妇女出现痤疮，多伴见月经不调、痛经、乳胀、附件炎等复杂痼疾，辨证之中除注意热、瘀之外，尚须重视一个郁字。总之，从脏腑、经络而论，大凡月经不调兼有乳胀者，治从肝；兼有腹痛，治从肾或从冲任入手。

在痤疮的各个不同阶段均可配合湿敷除痤法，不仅有利于皮疹的恢复而且还会给收缩毛孔与嫩面带来好处，常用药物如下：①清热解毒类：槐花、蒲公英、山豆根、草河车、大青叶等；②消肿散结类：芒硝、马齿苋、芫花、凌霄花、陈皮等；③减轻皮脂类：芦荟、地榆、虎杖、山楂、荷叶；④减轻色素沉着类：僵蚕、杏仁、天冬、冬瓜仁、白蔹、食醋、白扁豆衣等。按需要取上药若干，加水用小火煮沸取药汁，临睡前用纱布6~8层，蘸药汁呈饱和度，湿敷在面部（留出眼、鼻、口孔），持续30分钟。每日1次，长期坚持，消痤嫩面效果尤佳。

面膜洁肤法，用白蔹、杏仁、菟丝子、白及、穿心莲各40克，白芷10克，冰片、薄荷各3克，将上药混合烘干打碎，过筛100目2次，密封备用。用法：①用洗面奶清洗面部，有脓疱者按常规无菌操作切开排脓。②将中药粉20克左右，用水适量加热煮成糊状，待温度降至38℃左右时将药均匀地涂于面部，使之形成一层厚约0.05厘米左右的药膜，再敷上一层厚约0.5~1厘米的石膏膜，30~40分钟后取下。③洗净面部，外涂收缩水。

通过中药对皮肤的直接渗透作用，促使痤疮消失，粗大毛孔也会逐渐吸缩或恢复，使之皮肤更具有明亮光泽和滋润之外观。（中医杂志，1998，2：80－81）

2. 于天星经验　痤疮舌红苔黄，便干尿黄，面部粉刺有明显炎症反应，红痛痒而油脂多者，仿玉女煎加茵陈、白头翁。气血不足，脉虚舌淡，月经不调，面色萎黄，神疲，用八珍汤加益母草，或当归补血汤加白芷、防风、茵陈、白头翁。如难于区分实虚，用四物汤、白蒺藜、茵陈、白头翁；湿热内蕴用三仁汤、甘露消毒丹；有便干、口渴、尿黄，实结者用防风通圣散。痤疮灵用白蒺藜、防风、白芍等组成。茵陈、白头翁抑制厌氧棒状杆菌，可消除毛囊内细菌感染。有月经不调，血热、肝郁用丹栀逍遥散。清上防风汤用黄连、黄芩、防风、山栀、白芷、连翘、荆芥、川芎、桔梗、枳壳、薄荷，治肺胃郁热者。如有瘀血用桂枝茯苓丸。（《海外医话》）

3. 庄国康经验

（1）肺胃蕴热：多见于青少年期发病者，好发于颜面、前额，皮损以丘疹为主，黑头粉刺、白头粉刺，颜面光亮，兼见口干渴，大便秘结，小便黄，舌红、苔薄黄，脉滑。相当于西医分型第1期。由肺胃蕴热熏蒸头面所致，疾病初期，皮损较表浅。治疗用药当以轻清为主，临床常以清肺降火、泻胃除热。方用七叶汤化裁，选用枇杷叶、桑叶、侧柏叶、荷叶、竹叶、大青叶等。炎症明显加金银花、连翘、重楼以清热解毒；便秘加玄明粉、大黄以通便；皮脂多加白花蛇舌草、生山楂以化瘀祛脂；热盛加寒水石、生石膏以清热。

（2）热毒夹瘀：多见于青年期发病者，分布在颜面、胸背，以脓疱、炎性丘疹为主者，局部有疼痛，相当于西医分型第2期。热毒较重已入里，壅遏气血形成瘀证。故治疗须重用清热解毒药物，佐以活血化瘀之品。方用三黄石膏汤或五味消毒饮化裁，选用黄芩、黄柏、黄连、栀子清泻三焦湿热，石膏、野菊花、金银花、蒲公英、紫花地丁等清透肺胃热毒，佐以当归尾、桃仁、红花活血通络。

（3）痰瘀互结：经久不愈，皮损以炎性结节、囊肿为主者，伴有凹凸不平瘢痕和色素沉着，相当于西医分型第3～4期。病程长且以结节囊肿为主者，多为热瘀互结阻滞经络，当以化痰清热、活血化瘀。用药重在化痰开瘀通络，则热自清。选用全瓜蒌、胆南星、陈皮、半夏、昆布、生牡蛎等软坚化痰，三棱、莪术、桃仁、红花等通络逐瘀。

（4）脾虚湿热：皮疹主要分布在口周、下颌，多为炎性丘疹、脓疱，常伴有口臭、口渴喜冷饮，牙龈增生，舌红苔黄厚腻，脉滑数。治以健脾清热利湿，方用四君子汤加黄芩、黄连、金银花、连翘等。若有结节、囊肿者，加活血祛痰剂。（中医杂志，2001，4：210）

（四）易简效验方

1. 白草枇杷饮：白花蛇舌草50～60克，生枇杷叶9～15克，当归、生栀子、黄柏各9克，白芷6克，桑白皮12克，黄连3～5克，生甘草3克，每日1剂，水煎服。适用于囊肿、结节为主要损害者。

2. 痤疮平：金银花、蒲公英各15克，虎杖、山楂各12克，炒枳壳、酒大黄各10克，每日1剂，水煎服。适用于炎性丘疹、丘疱疹和脓疱为主要损害者。

3. 粉刺汤：丹参、牡丹皮、黄芩、野菊花、土贝母、白花蛇舌草、牛蒡子、生槐花、桑白皮各10克，金银花、土茯苓、白蒺藜各15克，每日1剂，水煎服。1个月为1疗程。可配合倒面膜（外治法）。

4. 丹参30~60克，甘草30克，土大黄30克，大黄3~15克，每日1剂，水煎服。湿热去大黄，加薏苡仁30克，茯苓15克，藿香、佩兰各9克；热重加槐花、牡丹皮各9克。脓疮型加鱼腥草30克，大青叶、重楼、蒲公英各15克；痒甚加地肤子、白鲜皮各30克，苦参9克。瘢痕型加当归、牡蛎、野菊花、皂角刺、马勃各10克。

5. 凉血清肺饮：生石膏、白花蛇舌草各30克，生地、生山楂、虎杖各15克，玄参、寒水石、桑白皮、石斛各12克，黄芩9克，甘草3克。皮疹糜烂及伴油腻性脱屑加茵陈、生薏苡仁各15克；鼻翼潮红加制大黄9克、苦参15克；皮损结节囊肿，加益母草15克、莪术12克；大便干结加全瓜蒌12克、枳实9克。用于痤疮、脂溢性脱发、酒糟鼻。（顾伯华经验方）

（五）外治法

1. 药涂法

（1）处方：三黄洗剂。

用法：外涂局部。适宜于以丘疹、丘疮和少许脓疱皮损为主的阶段。

（2）处方：黑布膏。

用法：外敷或外贴。适用于以结节、囊肿、疤痕为主的阶段。

（3）处方：硫黄、浙贝母、煅石膏、枯矾各10克，冰片3克，研细末。

用法：稀蜜水调搽，日1~2次。适用于油脂较多者。

（4）处方：山慈菇，研细末，温开水调成糊状。

用法：夜间临睡时涂敷患处，晨起洗去。适用于结节、囊肿者。

（5）处方：皂角、透骨草各30克。

用法：水煎取汁，湿敷患处，日2次，1次30分钟。适用于脓疱、结节者。

（6）处方：云母粉、杏仁各等份，研细末。

用法：牛乳调成糊状，夜间临睡涂搽，晨起洗去。适用于炎性丘疹和脓疱为主者。

（7）处方：白矾，研细末。

用法：白酒调成糊状，外涂，日1~2次。适用于以炎性丘疹和脓疱为主者。

疗程：以上每日1或2次，5~7日为1疗程。

2. 倒面膜法 患者平卧，清洁皮肤，面部抹油按摩，再用克痤霜（牡丹皮、野菊花、金银花、白芷、大黄各10克，碎末，提炼，脱色，制成水包油型面霜）作面部按摩，然后将医用石膏300~400克以水调浆自鼻根向下均匀摊开成面膜具型。15~20分肿去膜。

疗程：每周1次，4次为1疗程。

（六）预防护理

患者经常用温水、硫黄皂洗脸，皮脂较多时可每日洗3~4次。不用冷水洗面，以防毛孔收缩，皮脂堵塞，粉刺加重。忌食辛辣刺激性食物，如辣椒、酒类；少食油腻、甜食，多食新鲜蔬菜、水果，保持大便通畅。不要滥用化妆品，有些粉质化妆品会堵塞毛孔，造成皮脂淤积而成粉刺。禁止用手挤压粉刺，以免炎症扩散，愈后遗留凹陷性瘢痕。

（七）评述

1. 痤疮皮损性质　痤疮初起为针尖大小毛囊性丘疹，或为白头粉刺、黑头粉刺，可挤出白色或淡黄色脂栓，因感染而成红色小丘疹，顶端出现小脓疮。愈后可留色素沉着或轻度凹陷性瘢痕。严重者称聚合性痤疮，感染部位深，出现紫红色结节、脓肿、囊肿，甚而溃破形成窦道、瘢痕，或呈橘皮样改变。

2. 痤疮以实热为主　痤疮多为实热证，或湿热蕴蒸，或血热内盛，或风热外侵，内外合邪循肺胃两经而达于颜面，轻则为红色丘疹、白头和黑头粉刺，重则为结节、脓疮等皮损。在治疗上当予以凉血、祛风、清热，甚而祛瘀、化痰、泻火、解毒之品，并注意内外同治，防治摄生。

七、颜面黄褐斑

面部皮肤浅褐色、褐色或浅黑色斑，表面光滑无鳞屑，形状不规则，多呈蝶翼状；色斑对称分布于额、眉、面颊、鼻、上唇、口周、颏等处，即为本症，一般无自觉症状。《外科正宗》称为“黧黑斑”，后世又有黄褐斑、肝斑、蝴蝶斑等名。妇女妊娠期间面部可生褐斑，分娩后多可自行消退者称妊娠斑，不属病态。

本症多发于女性，常出现于妇女妊娠期、哺乳期、月经期或服避孕药的时期，因此推断其发生原因与内分泌功能紊乱有关。又其限于面部曝光部位，常见于夏季日晒后诱发加重，说明与日常照射有关。

（一）辨证要点

本症的发生，与肝郁、肾虚、气滞、血瘀有关。如胸闷乳胀，烦躁易怒，月经不调，经前皮损颜色加深，经色紫暗为肝郁。颜面灰黑或黧黑斑片，形状不规则，头晕耳鸣，腰酸形瘦，月经不调或不孕为肾虚。面浮无华，腹胀便溏，月经量少色淡为脾虚。颜面色晦暗灰滞，色素沉着，月经紫暗有血块为血瘀。

（二）证治方药

1. 肝郁气滞

【临床表现】颜面浅褐色或深褐色斑片，轮廓易辨，边缘不整，呈地图或蝴蝶状，皮损程度与情绪变化、月经周期有关。胸闷乳胀，烦躁易怒，脘闷嗳气，纳食不佳，口咽干燥；或月经不调，经前皮损颜色加深，经色紫暗，或有痛经。舌红苔薄黄，脉弦、弦滑、弦数。

【病因病机】情志失调，肝气不疏，气滞血郁，面色不荣而生斑。

【治法】疏肝气，和肝血，清肝热。

【方剂】丹栀逍遥散（《内科摘要》）加减。

药物：柴胡10克，当归10～15克，白芍10～15克，生地10～15克，牡丹皮10克，丹参15～20克，山栀16～10克，茯苓15克，白术10克，香附10克，甘草5克。

方义：柴胡、香附理气疏肝，当归、白芍、生地和血养肝，牡丹皮、丹参、山栀清热凉血，茯苓、白术、甘草和胃健脾。

加减：月经不调加益母草调经，斑色深暗加凌霄花活血，食欲不佳加苍术、神曲燥湿和胃，痛经加川楝子、延胡索理气止痛，乳房胀痛加橘核、荔核、八月札、川楝子疏肝，面部斑块宜加白芷引经。

【变通法】如见褐斑色深，头胀目赤，胸胁胀痛，口苦心烦，尿黄便干，肝火偏旺者，可暂用龙胆泻肝汤（《兰室秘藏》），或用温清饮（即四物汤、黄连解毒汤合方）数剂，待改善全身症状后，仍用本方加减。

2. 肝肾阴虚

【临床表现】颜面灰黑或黧黑斑片，形状不规则，轮廓鲜明。伴头晕耳鸣，两目干涩，健忘失眠，五心烦热，腰腿酸软，形体消瘦，月经不调或不孕。舌红苔少，脉细数。

【病因病机】肝肾不足，水不涵木，阴虚火旺，精血虚亏，血不养肤。

【治法】补益肝肾，养阴清热，和血润肤。

【方药】知柏地黄汤（《医宗金鉴》）合四物汤（《太平惠民和剂局方》）、二至丸（《证治准绳》）加减。

药物：知母10克，黄柏5～8克，牡丹皮6～10克，生地10～15克，当归10～15克，白芍10克，墨旱莲15克，女贞子15克，白芷6克。

方义：生地、墨旱莲、女贞子补肾养肝，知母、黄柏、牡丹皮清热凉血，当归、白芍和血，白芷引经上行。

加减：月经不调加益母草调经，腰膝酸软加桑寄生、鸡血藤补肾和血，健忘失眠加酸枣仁、炙远志安神，心烦失眠加黄连、肉桂交通心肾。

【变通法】如见月经量少、延期甚而闭经，又兼形寒怯冷、四肢不温者，系肾阳不足、精血虚亏，可用四物汤（《太平惠民和剂局方》）、二仙汤（经验方）、五子衍宗丸（《证治准绳》）等方合治，即四二五方（刘奉五经验方）。

3. 脾虚湿盛

【临床表现】颜面斑色浅暗、黄褐，伴见四肢沉重，面浮无华，心悸气短，纳差腹胀，月经延期、量少、色淡，白带清稀而多，大便溏。舌质淡润而胖，边有齿印，脉缓弱或濡。

【病因病机】脾虚失于健运，水湿内蕴，气血不调，肌肤失养。

【治法】健脾利湿，佐以调气和血。

【方剂】参苓白术散（《太平惠民和剂局方》）加减。

药物：党参10～15克，白术10～15克，茯苓15～30克，甘草5克，木香3～5克，砂仁3克，陈皮5克，薏苡仁15～30克，冬瓜皮15～30克，白扁豆10～15克，当归10～15克。

方义：党参、白术、茯苓、甘草健脾，薏苡仁、冬瓜皮、白扁豆利湿，木香、砂仁、陈皮调气，当归和血。

加减：月经延期、量少、色淡者，加益母草、阿胶养血调经；白带多加山药、芡实、车前子健脾利湿止带；纳差腹胀者，加平胃散（《太平惠民和剂局方》）理气燥湿或谷芽、麦芽、神曲、鸡内金开胃增食；下肢有浮肿者，加泽泻、猪苓利水消肿。

【变通法】可用扁鹊三豆饮（经验方）合六君子汤（《医学正传》）加减，药用党参、白术、茯苓、甘草、半夏、陈皮、黑大豆、白扁豆、绿豆、薏苡仁、冬瓜皮等，亦健脾利湿之剂。

4. 瘀血阻络

【临床表现】颜面深褐色，晦暗灰滞，眶周、面颊、口周色素沉着。伴有月经紫暗、血块，量少或多，痛经，不孕，或有癥瘕。舌暗、紫、青或瘀斑、瘀点，脉弦或涩。

【病因病机】气滞血瘀，瘀血阻络，络脉闭阻，血不养肤。

【治法】疏肝理气，活血通络。

【方剂】血府逐瘀汤（《医林改错》）加减。

药物：柴胡10克，枳壳5～10克，赤芍、白芍各10～12克，川芎6～10克，生地10克，当归10～20克，桃仁10克，红花5～10克，牛膝10～15克，桔梗5～10克，生甘草5～10克。

方义：用柴胡、枳壳理气疏肝，赤芍、白芍、川芎、生地、当归、桃仁、红花活血通络，牛膝、桔梗调气机之升降，甘草调中。

加减：有寒凝者加吴茱萸、肉桂温散，有血热者加牡丹皮、丹参凉血，胸胁胀痛加旋覆花、青葱、茜草疏肝通络，痛经、乳房胀痛者加川楝子、延胡索理气止痛。

【变通法】或用通窍活血汤（《医林改错》）易之。

（三）医家经验

1. 冯宪章经验

（1）消斑美白方：冬瓜子、白芍、夏枯草各30克，生石膏、白茯苓、当归、丹参、枸杞、生牡蛎各20克，炒杏仁、白芷、僵蚕、蝉蜕、玉竹、郁金、菊花、甘草各10克，细辛8克，珍珠粉1克（冲服）。共奏健脾补肾，疏肝理气，活血化瘀，消斑增白之效。

（2）随症加减：若皮损在上额，加黄连、麦冬、石菖蒲，养心理气；在下颌，加知母、泽泻，清泻肾火；在左颊，加蒺藜、牡丹皮，疏肝清热祛风；在右颊，加桑白皮清肃肺金；皮损在鼻，加苍术、陈皮，运脾畅中；皮损眼眶周围区，加吴茱萸、枸杞，补益肝肾；在鼻唇区，加生石膏、玉竹、麦冬，清胃滋阴。

（3）重视调理：体现在三个方面。如生活调理方面，要起居有节，防止过度日晒；切忌房事过度，久伤阴精则水不能制火。饮食调理方面，宜荤淡适宜，忌食辛辣煎炸饮酒。

精神调理方面，平时要保持心情舒畅，避免暴怒伤肝、忧虑伤脾、惊恐伤肾情况发生。(《冯宪章论治皮肤病》)

2. 乐秀珍经验 对妇女月经期出现面部色素沉着（色黄褐或灰黑）者，常见月经量多，经后可明显减退，下次经行又反复出现，认为由血热营亏，阴血不足，肾水亏乏，肺金内热，子病及母所致。如为血虚内热，口干咽燥，头晕乏力，大便不实，用黑大豆、赤小豆、绿豆各15克，金银花、生地各12克，牡丹皮9克，甘草6克，清热凉血。月经量多时生地、牡丹皮炒炭用，并加熟军炭9克。肾虚肺热，见头晕耳鸣，腰酸乏力，口干咽燥，干咳少痰，用桑白皮、地骨皮、女贞子、墨旱莲、菟丝子、白蒺藜、黑大豆各12克，桔梗9克，甘草6克，清肺热，补肝肾。(《妇科名医证治精华》)

3. 姚石安经验 临床常见面部黄褐斑伴有月经后期，色暗紫，量少有血块，头晕耳鸣，腰酸、胸闷嗳气，情绪不稳，性功能障碍等症状。将这些患者分为阳虚血瘀与阴虚血瘀。前者畏寒肢冷，形体肥胖，神疲气短，面色色素较深呈片状分布，用鹿角片、桂枝、桃仁、红花、僵蚕、白芷、柴胡各10克，巴戟天、菟丝子各15克，淫羊藿12克。后者见口干，五心烦热，形疲夜眠不宁，面部色素深褐色呈斑点状分布，用丹参20克，生地、玄参各15克，牡丹皮、白蒺藜各12克，三棱、莪术各18克，僵蚕、白芷各10克。每周5剂，6周为1疗程。(中医杂志，1997，7：438)

(四) 易简效验方

1. 逍遥丸、六味地黄丸各10克，日2次。连服3个月。适用肾虚肝郁者。

2. 血府逐瘀浓缩胶囊，每次5~10粒，日2次。连服3个月。适于瘀血阻络者。

3. 黑大豆、白扁豆、绿豆各15克，同米煮粥，日服1次。

4. 冬瓜皮30~60克，水煮服，日1次。

5. 美白七白汤：白芷、白术、白附子、白及、白蔹、白芍、白茯苓各10克，水煎服。可与辨证方合用。

6. 玫瑰祛斑汤：柴胡12克，玫瑰花、白芷、川芎、干地黄、泽兰各15克，菟丝子30克，红花6克，当归、赤芍、桃仁、桔梗、牛膝、枳壳各10克。由血府逐瘀汤加玫瑰花、白芷、菟丝子、泽兰而成，主治血瘀质患者面部黄褐斑。兼有子宫肌瘤、乳腺增者，加炮甲粉3克（分冲）、王不留行20克、生麦芽30克、通草10克；兼失眠多梦加珍珠粉0.3克；血虚加熟地20克、阿胶珠10克；心烦易怒加夏枯草10克、百合15克；冲任失调加淫羊藿、女贞子、四物汤等；兼湿热者，加白花蛇舌草、千金苇茎汤等。(王琦经验方)

(五) 预后护理

在治疗过程中，要保持情绪稳定，心情愉快，多食蔬菜、豆类、水果，保持大便通畅，避免日光直接照射。

(六) 评述

黄褐斑的成因与内分泌功能紊乱、自主神经功能失调及面部皮肤微循环障碍有一定关系。临床上以阴虚火旺、肝郁气津、血络痹阻夹杂者为多。本症之证候类型，常兼夹相见，用补肾活血、疏肝理气，可达到治疗效果。有临床报道证实，采用补肾阴、疏肝郁、活血络的方药合剂，制成成药长期服用有较好疗效。

黄褐斑采用内服药物治疗，常随着月经不调、心烦、乳房胀痛等内分泌失调症状改善，局部色斑才能随之减轻与消失。因此要求在治疗中只能缓图，不可急于求成。一般而言，色斑骤起，疗程较短，边缘清晰者，以瘀郁新病为主者，用药易于见效，疗程宜在2个月左右。若病程日久，褐斑渐成，面如蒙尘，则以虚为主，短期难以取效，疗程应在3个月以上方效。

第三节　颈　项

前为颈，后为项。任脉行于前，督脉行于后，颈项两侧为手足诸阳经所过。颈部瘰疬生于两侧，以为少阳风火、肝郁痰凝。瘿瘤生于颈前，主要病因是气滞血瘀、痰凝火郁。后项及背为太阳经，故多痈肿，是火热为患。颈项部前屈后伸、运动自如，如外伤、劳损、感寒，久则颈项肌肉强硬、肩臂麻木，是为气血痹阻，经脉不通，痰瘀交阻所致。

一、颈侧瘰疬

颈侧耳后皮里膜外发现结节肿块，或左或右，或两侧均有。其结核成串，如绿豆，如银杏，大小不等，累累如串珠状，大者为瘰，小者为疬，故名瘰疬。瘰疬之名，出自《灵枢·寒热》篇，又有称为痰核、气疬的，如溃破后常此愈彼起，经久不愈，又称为鼠疮、鼠瘘。瘰疬多见于体弱儿童及青年，病程进展缓慢。瘰疬由肝郁脾虚，气郁痰凝所致；日久阴虚火旺，热胜肉腐，化成脓疡；溃后脓水淋漓，创口难愈，则可发生气血不足表现。

（一）辨证要点

初起为气滞痰凝（硬结期），结核如豆粒，生于一侧或双侧，不红不痛，按之坚实，推之能动。中期为热盛成脓（脓肿期），结核增大，皮核粘连，如皮色渐成暗红、按之微热及波动感，则已成脓。后期为气血两虚（破溃期），切开或溃后脓水清稀，夹有败絮状物，疮口呈潜行性空腔，形成窦道。

（二）证治方药

1. 气滞痰凝（硬结期）

【临床表现】瘰疬初起，颈部淋巴结肿大，大小不等，呈球形、椭圆形，光滑、活动，边界清晰，质中等硬度，有的成串珠状排列，肤色不变，无疼痛。胸胁胀痛，不思饮食，情志抑郁。舌苔薄，脉弦滑。

【病因病机】肝气郁结，气郁生痰，痰凝成块，结于颈侧而成。

【治法】疏肝解郁，化痰散结。

【方剂】开郁汤（《外科秘录》）加减。

药物：柴胡6~10克，当归15克，赤芍、白芍各10~12克，白芥子6~10克，茯苓

15克，郁金12克，香附10克，天葵子10克，白术10~12克，甘草6克。

方义：本方乃逍遥散去姜、薄荷，用柴胡、郁金、香附疏肝解郁，茯苓、甘草、白术健脾益气，当归、赤芍、白芍和血养血，天葵子、白芥子化痰散结。

加减：可加入浙贝母、生牡蛎、玄参消瘰散结。热者加连翘、夏枯草，清肝泻火、解郁散结。气滞加川楝子、青皮理气，肿块坚硬加猫爪草、黄药子散结，阴虚盗汗低热者加地骨皮、生地养阴清热，不思饮食者加砂仁、蔻仁、神曲和胃消导。

【变通法】肝郁化火可用丹栀逍遥散（《内科摘要》）合消瘰丸（《医学心悟》）加减。

2. 热盛成脓（脓肿期）

【临床表现】颈部淋巴结核增大，相邻者互相融合成团块，与皮肤粘连，推之不动，渐感疼痛。如皮色渐转暗红，皮肤温度增高。按之微有波动感者，为脓肿已成。或潮热，或壮热，汗出，口苦咽干，精神萎靡。舌红，苔薄黄，脉数。

【病因病机】热毒痰火蕴结，肉腐成脓，耗伤气血。

【治法】清热解毒，托里排脓。

【方剂】程氏透脓汤（《医学心悟》）合消瘰丸（《医学心悟》）加减。

药物：玄参30克，浙贝母10克，夏枯草15克，连翘15克，金银花30克，桔梗10克，生黄芪30克，白芷10克，牛蒡子10克，当归15克，炮甲片10克（先煎），皂角刺10克，赤芍、白芍各10克。

方义：金银花、连翘、夏枯草清热解毒，牛蒡子、浙贝母消肿散结，桔梗、白芷、皂角刺溃坚排脓，黄芪益气托毒，当归、赤芍、白芍、玄参益气和血、养阴清热。

加减：毒热盛者加蒲公英、地丁草清热解毒。

【变通法】亦可用托里透脓汤（《外科正宗》），即党参、黄芪、当归、白术、白芷、皂角刺、青皮，益气托毒透脓。若兼见气阴两虚，午后低热盗汗，上方合清骨散（《证治准绳》），药用秦艽、鳖甲、地骨皮、青蒿、银柴胡、知母、胡黄连，清解虚热。

3. 气血两虚（破溃期）

【临床表现】病程日久，局部脓肿破溃，脓汁清稀，夹有败絮状物，肉芽苍白，不易收口，或此愈彼溃，形成鼠疮。伴形体羸瘦，疲乏无力，面色无华，骨蒸潮热，盗汗纳呆。舌淡或红，脉虚细或细数。

【病因病机】脓溃疮久不敛，气血耗伤而虚，甚而伤及阴液。

【治法】补气养血。

【方剂】香贝养荣汤（《医宗金鉴》）加减。

药物：香附10克，浙贝母10克，黄芪30克，党参15克，白术10克，茯苓15克，当归10克，白芍10克，熟地10克，川芎6克，桔梗10克，白芷10克。

方义：黄芪、党参、白术、茯苓健脾益气，当归、白芍、熟地、川芎养血和营，桔梗、白芷、香附、浙贝母透脓散结。

加减：见阴虚潮热者去川芎、当归，加玄参、牡丹皮、青蒿、生地、鳖甲，以养阴清热。余毒未净，热毒又起，此起彼落，加连翘、夏枯草、金银花、蒲公英清热解毒。

【变通法】八珍汤（《正体类要》）加玄参、浙贝母、金银花、夏枯草等，益气养血，消肿散结。

（三）医家经验

1. 李孔定治疗瘰疬经验

（1）泽漆消瘰汤：鲜泽漆40克，土茯苓、黄精、夏枯草各30克，连翘、山楂、枳壳各15克，甘草3克。水煎取汁，每服150～200ml，日3次，饭前服，2日1剂。

瘰疬重症加蜈蚣2条、马桑根（马桑科植物马桑的根）20克。纳呆加山药30克，鸡矢藤、山当归（伞形科植物杏叶防风的全草）各15克。五心烦热，失眠盗汗，加牡蛎30克，五味子10克，麦冬、沙参各15克。咳嗽甚，加百部、浙贝母、杏仁各10克。瘰疬已破溃，加黄芪40克，女贞子、制首乌各15克。也可将泽漆收膏，他药研末，炼蜜为丸，每服10克，1日3次，饭前开水送服。

（2）食疗外治：瘰疬未溃，可用川乌、草乌等量研末，蜂蜜调敷患处，纱布固定，1日1换。1个月为1疗程。若已破溃，则不宜外敷。每日进食2个鸡蛋。此外，芋头、山药、土豆、百合、慈菇等，可煮粥常食。瘰疬已破溃，可用黄芪、制首乌各30克炖猪蹄，吃肉喝汤，每日或隔日1次。（中医杂志，1992，12：727－728）

2. 徐学春强调因人制宜　小儿患者强调崇尚脾胃。因其喂养不当，脾运失健，痰湿浊聚引起者，应以羊乳、党参、白术、茯苓、莲子、山药、芋奶、红枣为主调理脾胃，昆布、海藻、玄参、大贝母、煅牡蛎化痰散结为辅，浓煎用白糖收膏，为消疬膏服用。而妇女患者每因七情而诱发，应重在疏肝。用疏肝理气汤（青皮、香附、枳壳、柴胡、郁金、绿萼梅、当归、白芍、丹参、白术、茯苓、甘草等）。同时进行心理疏导，强调治神。（《中医外科临床研究》）

（四）外治法

初期，外敷冲和膏，或阳和解凝膏掺黑退膏，5～7日一换。中期，外敷冲和膏。如脓已成，改用千捶膏。脓成熟宜切开排脓，创口宜大，或作十字切口，以充分引流。后期，已溃者先用五五丹或七三丹，次用八二丹药线引流，成药棉嵌入疮口，外敷红油膏或冲和膏。肉芽鲜红，脓腐已尽时，改用生肌散、白玉膏。创面肉芽高突，先用千金散，待胬肉平整后改用生肌散、白玉膏。如有空腔或窦道时，可用千金散药线，亦可用扩疮或挂线手术。

疮口小或窦道形成时，焙干守宫粉撒入，脱腐生肌，再用拔火罐法吸出脓液及坏死组织。瘰疬日久不消，核小而表浅，体质尚好，用白降丹粉与糯米饭捣和，捏成黄豆大小片状，贴敷核表面，外盖贴太乙膏。3日换药1次，2～3次可将核拔出。

（五）易简效验方

1. 小金丹（片），每次4片，日2次。儿童减半，婴儿1/3量。

2. 醒消丸，每次6克，日2次。儿童减半，婴儿1/3量。

3. 夏枯草膏，每次15克，日2次。儿童减半，婴儿1/3量。

4. 猫爪草30克，水煎分服。

5. 一嗅灵：麝香2克，煅珍珠1粒，鸡爪皮（烘干）5个，蜈蚣3条，轻粉1.5克，壁虎半条，上药共为细末，以大枣3枚研泥调匀，装瓶，石蜡密封瓶口备用。同时，取以上药量的一半，用鼻嗅1~3小时，10日1次。用药7日内禁食盐、碱、油等，1个月内禁房事。孕妇及肝功能损害患者禁用。通经活络，清火化痰，理气活血，解毒散结，排脓祛腐，生肌敛疮。瘰疬溃后，若脓腔流黄水、并夹有絮状物的，可用金银花、甘草等份，加冰片适量研末，撒于疮面；若脓水清稀，冰片改为琥珀。

6. 大黄、雄黄各15.6克，黄连6.2克，巴豆10粒（不去油），共研细末。黑枣250克煮去皮核，捣泥，晒略干，和药末为丸如枣核大。择晴天制之，以便一日晒干。以药一枚塞鼻中，病在左则塞左侧，在右则塞右侧，如两边皆有则先塞一侧，或间日轮换。切戒房事，连用100日，重证也可愈。如觉辣味难忍，或出汗太多而觉难受者，则塞数日、停数日也可。药在鼻中，渐渐融化，听之可也。用时宜先静坐片刻，排除杂念，然后塞药，静卧一二小时。不论未溃已溃，连续用之，均有疗效。已溃者需适当配合外科处理。体虚者辅以补正之品。

7. 柴胡牛黄汤：柴胡10克，白芍15克，七叶一枝花10克，牛黄3克（冲服），麝香200毫克（冲服），每日1剂，水煎服。气虚者加党参、白术，午后潮热者加牡蛎、玄参。

（六）预防护理

保持心情舒畅，情绪稳定，避免过劳，注意劳逸结合，积极治疗肺结核。瘰疬患者应饮食清淡而富营养，戒烟酒，忌食辛辣及公鸡、鹅肉、鲤鱼、春笋、芫荽、魔芋等发物。

（七）评述

瘰疬相当于颈淋巴结核，是结核病的一种表现，常伴发于肺结核患者。病情严重时，要配合抗痨西药治疗。本病需与颈淋巴结炎等相鉴别。后者起病迅速，初起触之疼痛，很少化脓，有邻近组织器官炎症诱发，容易区分。其治疗可分为初、中、后三期分治，即硬结期用解郁散结，脓肿期用清热排脓，破溃期用益气养血，同时用外治法，以提高疗效。若形成窦道者，需用腐蚀药，必要时作扩创手术。

二、颈部瘿肿（甲状腺肿大）

颈前喉结两侧甲状腺肿大，中医文献称为“侠瘿”（《灵枢·经脉》）。瘿、婴通借，婴有缠绕的意思，侠瘿即肿块在颈婴喉之义。其特点是：发于结喉两侧甲状腺部，或为漫肿，或为结块，或为灼痛，多数皮色不变，大多可随吞咽动作上下移动。瘿瘤的主要病因是气滞血瘀、痰凝火郁和冲任失调、肾虚肝旺、阴虚痰凝等，根据不同的情况可以分证治疗。包括西医之单纯性甲状腺肿、甲状腺腺瘤、甲状腺囊肿、甲状腺癌、甲状腺炎及甲状腺功能亢进症等。

《三因极一病证方论·瘿瘤证治》：“坚硬不可移者曰石瘿，皮色不变者曰肉瘿，筋脉露结者曰筋瘿，赤脉交结者曰血瘿，随喜怒消胀者曰气瘿。”临床常见有气瘿（甲状腺肿）、肉瘿（腺瘤或囊肿）和石瘿（甲状腺癌）。

（一）辨证要点

1. 辨局部肿块　颈部弥漫性肿大，或肿块光滑，质软不痛，随吞咽动作上下移动，为气滞痰郁之气瘿或肉瘿。颈前肿块坚硬如石，表面凹凸不平，与周围组织粘连，吞咽时肿块活动受限，推之活动度差，时而胀痛，为痰毒瘀阻之石瘿。

2. 辨瘿瘤和瘰疬、发颐　瘰疬发于颈侧、颔下、耳后，质硬而累累相连，相当于颈淋巴结核；发颐则发于颐下腮腺，红肿热痛，相当于急性化脓性腮腺炎。临床应予以鉴别。

（二）证治方药

1. 气滞痰凝

【临床表现】颈部弥漫性肿大，或光滑肿块，皮色如常，质软不痛，随吞咽动作上下移动。伴情志不畅，胸闷胁胀，妇女月经不调。舌苔薄，脉弦滑。

【病因病机】肝郁不疏，气滞不畅，水湿内生，凝聚为痰，发为颈部瘿肿。本证相当于气瘿、肉瘿。

【治法】解郁化痰，软坚散结。

【方剂】四海舒郁丸（《疡医大全》）合柴胡疏肝汤（《景岳全书》）加减。

药物：海藻30克，昆布30克，海蛤15克，夏枯草15克，黄药子15～30克，牡蛎15克，法半夏10克，香附10克，赤芍、白芍各15克，木香10克，柴胡10克，陈皮6克，甘草6克。

方义：柴胡、赤芍、白芍、香附、木香、陈皮理气解郁，海藻、昆布、黄药子、半夏、夏枯草、牡蛎化痰软坚，散结消瘿。

加减：胸闷憋气明显者加瓜蒌、郁金宽胸理气；疲乏便溏加茯苓、白术健脾；局部肿硬明显有瘀血者，加乳香、没药、三棱、莪术、红花活血化瘀；月经不调加川芎、当归、益母草调经。

【变通法】气滞痰凝，肝郁化火者，见心烦易怒，口苦，烘热，用丹栀逍遥散（《内科摘要》）合四海舒郁丸。颈前肿块质硬光滑亦可用海藻玉壶汤（《外科正宗》）加减，药用海藻、昆布、当归、川芎、半夏、陈皮、青皮、海带、贝母、连翘、甘草等，该方软坚散结、化痰理气作用较好，和四海舒郁丸均是瘿瘤常规方剂。

2. 痰毒瘀阻

【临床表现】颈前甲状腺肿块坚硬如石，表面凹凸不平，与周围组织粘连，吞咽时肿块活动受限，推之活动度差，时而胀痛。伴局部皮肤青筋显露，声音嘶哑，颈部两侧瘰疬丛生，心悸易惊，神疲乏力，颜面浮肿。舌质紫暗，苔薄黄，脉弦数。

【病因病机】气郁痰凝日久，瘀毒内聚成块。本证相当于石瘿、瘿痈（急性、亚急性甲状腺炎）。

【治法】解毒化痰，化瘀散结。

【方剂】消肿溃坚汤（经验方）加减。

药物：龙胆草10克，黄药子10克，夏枯草30克，蜂房30克，赤芍、白芍各10克，莪术15克，土贝母20克，威灵仙30克，生甘草10克。

方义：黄药子、威灵仙、蜂房解毒化痰，夏枯草、土贝母散结消肿，赤芍、白芍、莪术和血化瘀，龙胆草清热泻火，生甘草和中。

加减：声音嘶哑、吞咽疼痛加射干、桔梗、青果利咽开音，热毒重者加山慈菇、山豆根、连翘、金银花、板蓝根清热解毒。

【变通法】如热毒瘀阻日久伤阴，用加减普济消毒饮（《温病条辨》）合增液汤（《温病条辨》）加减解毒养阴，药用金银花、连翘、板蓝根、山慈菇、甘草、桔梗、牛蒡子、黄连、黄芩、玄参、麦冬、生地、威灵仙、黄药子、夏枯草、薏苡仁等，大剂投之。

3. 气血两虚

【临床表现】颈前甲状腺肿块，皮色不变，光滑柔韧，随吞咽而上下移动，或肿块坚硬如石，推之不移。神疲乏力，面色无华，头晕自汗，心悸失眠，月经不调，闭经。舌淡，脉虚细。

【病因病机】病程日久，气郁痰凝，瘀毒内聚成块，正虚邪恋，气血不足。可见于肉瘿、石瘿后期。

【治法】益气养血，佐以软坚解郁。

【方剂】香贝养荣汤（《医宗金鉴》）合四海舒郁汤（《疡医大全》）加减。

药物：香附10克，浙贝母10克，海藻15克，昆布15克，夏枯草15克，山慈菇10克，党参10克，白术10克，茯苓15克，陈皮6克，当归10克，白芍10克，熟地10克，甘草6克。

方义：香附、贝母、夏枯草解郁软坚，海藻、昆布、山慈菇消积化瘿，党参、黄芪、白术、甘草益气，当归、白芍、熟地养血，陈皮理气和胃。

加减：石瘿者可加黄药子、威灵仙解毒化痰，肉瘿者可加莪术、三棱活血化瘀。

【变通法】可用八珍汤（《正体类要》）合四海舒郁汤（《疡医大全》）加减。

4. 气阴两虚

【临床表现】甲状腺肿大，两目突出。两手颤动，头晕目眩，急躁易怒，多汗消瘦，疲乏无力，盗汗短气，失眠，烘热，腰酸。舌红，脉细数。

【病因病机】脾气不足，肾阴亏虚，虚火上炎，肝风内动，气阴不足，平衡失调。相当于甲状腺功能亢进症。

【治法】益脾气，养肾阴，息虚风。

【方剂】生脉散（《内外伤辨惑论》）、三甲复脉汤（《温病条辨》）、六味地黄汤（《小儿药证直诀》）加减。

药物：黄芪15克，党参15克，牡丹皮10克，生地30克，玄参15克，麦冬15克，炙甘草15克，生骨、牡蛎各15克，龟甲15克，山茱萸10克，白芍15克，茯神15克，淮小麦 30 克，炙远志 6 克，石菖蒲 10 克，五味子 10 克。

方义：生地、玄参、麦冬滋阴清热，龙骨、牡蛎、龟甲育阴潜阳息风，黄芪、党参补脾气，石菖蒲、远志、茯神、五味子、小麦安心神，白芍缓肝急，牡丹皮清肝火，山茱萸补肾阴。

加减：心烦失眠加莲心、酸枣仁、柏子仁安心神，五心烦热加百合、白薇养阴清热，两手颤抖加钩藤、潼蒺藜息风，两目突出、干涩加生石决明、菊花、女贞子、石斛养阴明目。

【变通法】以心阴不足为主者，用天王补心丹（《摄生秘剖》），养阴补心；以气阴两虚、虚火上炎明显者，用当归六黄汤（《兰室秘藏》）合百合地黄汤（《金匮要略》）益气养阴；肝阴不足用一贯煎（《柳洲医话》）合四物汤（《太平惠民和剂局方》）补肝阴、和肝血。肾阴虚、肝火旺者用滋水清肝饮（《医宗己任编》），滋阴补肾，疏肝泻火。若消谷善饥、形体消瘦、汗多，以阳明胃热为主者，用玉女煎（《景岳全书》）清胃火、养肾阴。

5. 肾虚痰凝

【临床表现】颈部甲状腺弥漫性肿大，或有肿块、结节，随吞咽动作上下移动。面目虚肿，表面迟钝，皮肤粗糙，记忆力下降，神疲嗜睡，尿频数。舌淡，脉沉细。

【病因病机】冲任失调，肾气不足，痰凝积聚。可见于气瘿、肉瘿和桥本氏甲状腺炎等。

【治法】补肾化痰，软坚硬结。

【方剂】阳和汤（《外科全生集》）合四海解郁汤（《疡医大全》）加减。

药物：熟地 15～20 克，山茱萸 10 克，肉苁蓉 10 克，杜仲 10 克，鹿角片 10～15 克，肉桂 3～6 克，白芥子 6 克，海藻 30 克，昆布 30 克，香附 15 克，贝母 10 克，夏枯草 15 克。

方义：熟地、山茱萸补肾，鹿角、肉桂助阳，肉苁蓉、杜仲补肾阳，香附、贝母、夏枯草、海藻、昆布化痰软坚。

加减：结节肿块可加山慈菇、莪术散结化瘀，阳虚者加补骨脂、益智仁、肉苁蓉、杜仲补肾益智。

【变通法】可用右归饮（《景岳全书》）加减。

（三）医家经验

1. 伍锐敏针药并用治甲亢症经验

（1）气阴两虚、痰气交凝：心悸不宁，自汗乏力，五心烦热，气短胸闷，少寐多梦，口干烦热，舌红少苔，脉沉细数或细弱无力，或脉结代，或兼甲状腺肿大者。党参、麦冬、五味子、沙参、丹参各 120 克，龟甲、鳖甲、牡蛎各 200 克，首乌、夏枯草、土贝母各 160 克，龙眼肉 150 克。研末水泛为丸如梧桐子大，每次服 6 克，日 3 次。也可将以上药物每味药剂量缩小 10 倍，水煎服，日 1 剂。

（2）阴虚胃热：燥热自汗，多食易饥，消瘦，体乏无力，烦渴多饮，舌红少津或有裂纹，脉弦细数，或兼甲状腺肿大者。知母、玉竹、生地、麦冬各200克，生石膏500克，龟甲、鳖甲各250克，首乌、夏枯草各160克，丹参120克。服法同1方。

（3）肝郁血虚、虚风内动：主证为焦躁不安，多疑易怒，失眠多梦，头晕目眩，眼干目胀，舌手抖，舌红苔黄，脉弦细数，或兼甲状腺肿大者。当归、沙参、赤芍、白芍、川楝子、郁金、龟甲、鳖甲、麦冬、龙骨、牡蛎各200克，柴胡、香附各120克，首乌150克，夏枯草180克、玳瑁30克。

（4）针刺主穴为内关、合谷、曲池、三阴交，分为两组交替用，每日或隔日1次。配穴有心俞、肝俞、脾俞、胃俞、足三里。中等刺激为宜，留针30分钟。（中医杂志，1984，12：932－933）

2. 陈如泉诊治结节性甲状腺病经验 结节性甲状腺病基本属于中医的瘿病范畴，本病的发生发展，大多遵循气滞、痰凝、血瘀、正虚4个病理环节。临证时，颈部肿块质地是辨证的重要依据。气滞为主者，颈肿时大时小，质地柔软；痰凝为主者，质韧或稍硬，多不疼痛，活动良好；血瘀为主者，质地坚硬，压之疼痛，活动度差。同时，再结合病程、症状、舌象、脉象，辨别四者孰轻孰重，是否兼夹发病。

其发病都是一个慢性过程，初多不为患者察觉，至求医之时，一般已成疾日久，病理改变主要以痰凝血瘀为主。故而患者大多颈肿难消，肿块坚硬而韧，或有疼痛不适，口黏多痰，舌质暗或有瘀斑、苔薄少津或白腻，脉涩或濡。因此多以消痰活血为大法，结合具体病机，参以疏肝理气、清热解毒、扶正祛邪等法，疗效尤佳。基础方为瓜蒌皮15克，浙贝母10克，夏枯草15克，牡蛎20克，茯苓15克，赤芍10克，王不留行15克，郁金10克，柴胡12克等。可在基础方上辨证用药。在临床应用时，要注意病人的具体情况。对于活血药，月经期（尤其量多者）及妊娠期妇女不能用，体质虚弱者及老年人要减少用量，体质强盛者若结节较大、质地较硬、时间较长，尤应加大用量。气滞重者加用制香附、青皮等，有阴虚者加用玄参、鳖甲等。

瘿病病位居上，且久病气血周流不畅，故普通药物难达病所，此时加用虫类药物，如蜣螂虫、红娘虫、蜈蚣等，一可入络引经，一可活血消肿，能大大增加疗效。另外，本病初期，以气、血、痰瘀滞为主，邪郁日久则可从热化火，若火郁甚者则宜清热解毒，药用白花蛇舌草、板蓝根、重楼、白头翁、山慈菇、野荞麦根等。临床观察也证实用健脾化痰、活血化瘀配合清热类药物，可明显提高结节性甲状腺疾病的治疗效果。

喜用鬼箭羽、石见穿和猫爪草，慎用海藻、昆布、黄药子等药。化瘀消肿之中药可配成膏剂外敷，内外合治以求良效。（中医杂志，2002，8：574）

3. 唐汉钧治桥本氏甲状腺炎经验 桥本氏甲状腺炎是一种自身免疫性疾病，甲状腺弥漫性肿大，质韧如橡皮，也可呈结节性肿大。甲状腺功能开始升高，呈甲亢表现；以后可以降低，呈甲低表现。归属于瘿瘤范畴。运用扶正消瘿法取得显效。颈前为足太阴脾经和足厥阴肝经循行部位，故本病于肝脾二脏关系最为密切。脾虚肝郁痰瘀凝滞为其病机，脾虚肝郁为本，痰瘀凝滞为标。湿邪感人多留恋不去，易于痰瘀聚犯颈部。故预防感冒咽炎发生也很重要。扶正以益气健脾为主，常用黄芪、太子参、白术、茯苓、陈皮、姜半夏等益气健脾化痰，同时用柴胡、郁金、香附、绿萼梅、八月札以疏肝理气。消瘿以化痰软坚、清热解毒为主，用浙贝母、玄参、海藻等化痰软坚散结，鬼针草、板蓝根、金银花、黄芩清热解毒泻火，桃仁活血。如甲状腺炎症明显则以清热解毒消肿散结治标为主，佐以健脾益气。病情缓和，则以健脾益气滋阴降火治本为主，佐以清热解毒祛邪。兼有甲亢，加生地、麦冬、沙参、玉竹等养阴清热；甲亢伴手颤加天麻、石决明、钩藤、磁石平肝。兼有甲减者加淫羊藿、肉苁蓉、巴戟天、首乌、白芍等调补肝肾。甲状腺功能正常者，以健脾疏肝、消瘿化痰为主，适当配合灵芝草、淫羊藿、首乌、黄精、山萸、蚕茧等平补肝肾，同时选用生地、玄参、天冬、枸子、莲子、丹参、白芍、玉竹等坚五脏之阴，以加强疗效。（中医杂志，2007，9：789）

4. 祝谌予治甲状腺病经验

（1）治甲状腺肿大经验：甲状腺肿大病机系肝郁日久，气机不畅，津液凝聚成痰，痰气交阻结于颈部而成。气滞可致血瘀，湿痰与瘀血互结则可形成甲状腺结节，质地坚硬。治疗原则为理气化痰，软坚散结，活血化瘀。处方：橘核 10 克，荔枝核 15 克，鳖甲 10 克，皂角刺 10 克，柴胡 10 克，丹参 30 克，生薏苡仁 30 克，生牡蛎 30 克（先下），夏枯草 15 克，浙贝母 10 克，陈皮 10 克，每日 1 剂，水煎服。如服汤药不便，可配制软坚消瘿方药如下：琥珀 30 克，生山楂 30 克，橘核 60 克，荔枝核 60 克，生牡蛎 90 克，生薏苡仁 60 克，皂角刺 30 克，夏枯草 30 克，乌梅 30 克，龟甲 60 克，昆布 60 克，制乳香、没药各 15 克，三棱 30 克，陈皮 70 克，鳖甲 30 克（原用穿山甲）。诸药共研为细末，炼蜜为丸，每丸重 10 克，每饭后服 1 丸。

（2）治甲状腺功能亢进症（甲亢）经验：常用李东垣《兰室秘藏》当归六黄汤加味，滋阴降火，固表止汗。方药组成：当归 10～15 克，生黄芪 30 克，生地、熟地各 10 克，黄芩 10 克，黄连 5 克，黄柏 10 克。若甲状腺肿大加夏枯草、乌梅软坚消肿；瘤体较硬加三棱、莪术破血散结；心悸或心动过速加北沙参、麦冬、五味子益气养心安神；失眠多梦加白蒺藜、首乌藤安神养血；怕热多汗加生牡蛎、五味子敛阴止汗；手指震颤加白头翁、钩藤，平肝息风。

（3）治甲状腺功能减退症（甲减）分型论治

1）阳气虚衰，脾阳不运：症见面色苍白，精神萎靡，表情呆滞，头昏嗜睡，畏寒肢冷，纳差腹胀，便溏尿清，舌淡胖，苔白腻，脉沉细。治宜补中益气，温阳健脾。方用补中益气汤，重用当归 15～20 克，再加淫羊藿、川断、菟丝子、狗脊、肉苁蓉等。

2）阳气虚衰，肾阳不足：症见面目虚浮，周身水肿，畏寒肢冷，心悸怔忡，神疲气短，腰膝无力，男子阳痿，女子闭经，舌淡胖有齿痕，脉细弱。治宜温补肾阳，化气利水，方用桂附地黄汤合真武汤，酌加鹿茸、仙茅、淫羊藿、巴戟天、菟丝子、川断、狗脊等。

3）瘀血内阻，冲任失调：症见皮肤粗糙或肌肤甲错，毛发干枯不润，或肢体麻木不仁，皮肤黯黑，女子闭经或经少，舌质紫黯，舌下静脉怒张，脉涩。治宜活血化瘀，通经利水。方用血府逐瘀汤去牛膝，加益母草、泽兰、丹参、鸡血藤、川断、女贞子等。(《国医薛钜夫》)

(四) 易简效验方

1. 穿山甲、重楼、法半夏、半支莲、桔梗、浙贝母、黄药子、山慈菇、夏枯草各10克，海藻、王不留行、昆布各12克，牡蛎20克，每日1剂，水煎服。适于痰瘀郁火者。

2. 熟地、玄参、牡蛎各30克，山药、山茱萸、夏枯草各15克，牡丹皮、泽泻、浙贝母、僵蚕各12克，每日1剂，水煎服。阴虚热甚加鳖甲，气郁加柴胡，血虚加首乌。适于阴虚火旺者。

3. 黄药子15~30克，每日1剂，水煎服。适于气瘿。

4. 柴胡、郁金、香附、八月札、夏枯草、海藻、莪术、黄药子、芋奶丸（分吞）各9克，瓜蒌15克，牡蛎30克，海浮石12克，每日1剂，水煎服。主治甲状腺囊肿、腺瘤。伴甲亢症状，加生地、玄参、黄芩、知母、石膏、龙骨、珍珠母，去柴胡、香附、海藻、莪术；青年期甲状腺肿大，月经不调，围绝经期甲状腺肿大，加仙茅、淫羊藿、益母草、当归、川芎；急性甲状腺炎加大青叶、紫草、金银花、连翘、象贝、僵蚕，去柴胡、香附、郁金、八月札；久治不愈，肿块较硬，加丹参、三棱、石见穿、婆婆针、蛇六谷。

5. 青蒿6克，黄芩6克，牡丹皮6克，连翘9克，板蓝根15克，夏枯草15克，玄参15克，桔梗4.5克，浙贝9克，每日1剂，水煎服。疏肝利胆，清热止痛散结。主治亚急性甲状腺炎肝胆蕴热型。

6. 柴胡5克，赤芍9克，白芍9克，枳壳5克，竹茹15克，海浮石12克，制半夏4.5克，牡蛎30克，海藻30克，昆布15克，每日1剂，水煎服。疏肝泄热，化痰软坚。主治亚急性甲状腺炎肝热痰湿型。

7. 钩藤9克，牡丹皮9克，黄药子9克，夏枯草9克，海藻9克，昆布9克，地丁草12克，每日1剂，水煎服。适于肝热痰湿型慢性淋巴性甲状腺炎。如肾阴虚者可用六味地黄汤化裁，肾阳虚者可用附桂八味汤化裁。

8. 黄芪30~45克，白芍12克，生地15克，香附12克，夏枯草30克，首乌20克。脾虚去生地，加山药、白术、神曲；心火旺加黄连3克，肝火旺加龙胆草5~10克。益气养阴法，适于甲亢气阴两虚者。若眼球突出可加用夏枯草、猫儿眼睛草、车前草，化湿清火消痰，必要时加白芥子。亦可用杞菊地黄丸加化痰利水剂。继发性心脏病，见心动过速、早搏、脉结代等，可加陈香橼、枸橘李各15克理气，亦可用远志、佛手、郁金。早搏当重用滋阴，如黄精、首乌、生地、熟地各12克。大便过多轻则白术12克，重则诃子12克，或去首乌、地黄，用白芍、山药。(夏少农经验方)

9. 内消瘰疬丸：夏枯草、连翘、玄参、生地、当归、大青盐、天花粉、白蔹、海藻、海蛤壳、枳壳、桔梗、浙贝、薄荷、大黄、玄明粉、甘草各10克，水煎服。也可研末水丸服用。治甲状腺结节、甲状腺肿大、乳腺结节、乳腺增生、颈部淋巴结肿大等，属于气

滞、痰凝、血瘀者。（顾世澄《疡医大全》）

（五）预防护理

要保持心情舒畅，勿郁怒动气。气瘿者要经常吃海带或其他海产植物。甲状腺癌（石瘿）一旦确诊，宜早期手术，以求根治。多发性结节的肉瘿内服药治疗3个月而症状未改善者，或伴甲亢，或结节迅速增大变硬有恶变倾向者，亦应及早手术。

（六）评述

1. 甲状腺肿大　中医所称的瘿，绝大多数可见甲状腺肿大。甲状腺重量超过35克（正常人平均为20～25克）时，望诊可发现腺体外形，有时尚可察其结节，是为甲状腺肿大。一般来说，甲状腺应随吞咽动作上下移动，但较大的甲状腺肿块等固着于甲状腺周围组织时，也可不移动。甲状腺肿大有地方性甲状腺肿、甲亢、甲状腺瘤、甲状腺炎等。

2. 甲状腺功能状况　瘿瘤治疗应先了解甲状腺功能状况。气瘿要用含碘食物。合并甲亢者少用含碘中药，以益气养阴治本，佐软坚散结；甲减应加强含碘药，并以温肾阳为主，助以软坚散结。亚急性甲状腺炎中医称为瘿痈，因其出现发热、头痛、口苦、咽痛、颈前疼痛等，认为属肝胆病证，分为肝热痰湿型和肝胆蕴热型治疗（方见易简效验方）。

3. 含碘中药的应用　如海藻、昆布、黄药子等，有一定的适应证，一是单纯性甲状腺肿或地方性甲状腺肿之弥漫性甲状腺肿大；二是甲状腺腺瘤、结节性甲状腺肿或甲状腺癌，有局灶性甲状腺肿而无明显甲亢表现者；三是甲亢伴有甲状腺肿大，认为除缺碘外，一般不主张用海藻玉壶汤。或待其阳亢症状缓解，以阴虚或气阴两虚为主时，可用以软坚消瘿。

三、项背痈肿

项背痈肿属有头疽范畴，西医称为痈，好发于项后、背部等皮肤坚韧、肌肉丰厚处，以中、老年人多见。发于项后督脉经处者称脑疽，太阳经处者称偏脑疽，发于背部者称发背。按局部症状可分为四候，每候约7天左右。《疡科心得集·辨脑疽对口论》："对口、发背必以候数为期，七日成形，二候成脓，三候脱腐，四候生肌。"基本说明了项背痈肿的发生过程，有肿痛成形、蕴脓溃破、收口疮敛的变化分期。

（一）辨证要点

初起局部肿块色红高肿、灼热疼痛，根脚坚硬，中央有脓头而尚未溃破者，为热毒。如局部红肿灼热疼痛，根脚收束，脓出稠厚，成脓溃破者，为热盛肉腐。老人而有消渴病史者，疮色紫暗、肿热平塌，溃后脓稀为阴虚火毒。如疮面肿胀木痛，腐肉不化，新皮难生，脓水清稀，疮色灰暗不敛为气虚毒滞。

（二）证治方药

1. 热毒凝结

【临床表现】相当于痈的初起，脓液稠黄。伴恶寒发热，头痛，口渴喜饮，纳呆，大便秘结，小便黄。舌红，苔黄或薄黄，脉数。

【病因病机】痈肿初起，热毒凝结，气血阻滞，营卫不和，成脓将溃。

【治法】清热解毒，消肿散结。

【方剂】仙方活命饮（《外科发挥》）加减。

药物：金银花30克，连翘15克，当归10克，赤芍15克，防风10克，白芷10克，全瓜蒌15克，炮甲片10克（先煎），皂角刺10克，甘草10克。

方义：金银花、连翘清热解毒，当归、赤芍和营通络，防风、白芷疏风消肿，瓜蒌、甲片、皂角刺溃坚散结，甘草调中。

加减：高热烦渴者加生石膏、大青叶清热，大便秘结加生大黄通便泻火。

【变通法】若热毒重者可用金银花解毒汤（《疡科心得集》）加减，即金银花、连翘、地丁、黄连、牡丹皮、夏枯草等。亦可用五味消毒饮（《医宗金鉴》）合黄连解毒汤（《外台秘要》）。

2. 热盛肉腐

【临床表现】局部增大，红肿高突，灼热疼痛，根脚收束，脓出稠厚或脓栓处腐烂，状如蜂窝。高热，胸闷呕恶，腹胀纳呆。舌质红，苔白腻或黄腻，脉数。

【病因病机】脓成溃破，热盛肉腐，伤及气血。

【治法】清热利湿，益气脱腐。

【方剂】托里透脓汤（《医宗金鉴》）加减。

药物：金银花30克，连翘15克，地丁30克，黄芪15克，当归10克，茯苓15克，薏苡仁30克，皂角刺10克，白芷10克。

方义：金银花、连翘、地丁清热解毒，黄芪、当归益气养血，茯苓、薏苡仁利湿，皂角刺溃坚透脓，白芷消肿散结。

加减：热毒盛者加蒲公英、野菊花清热解毒，脓汁稠厚加败酱草、桔梗排脓，胸闷纳呆腹胀加藿香、佩兰、厚朴利湿。

【变通法】若气血不虚者，仍可用仙方活命饮（《外科发挥》）加减。

3. 阴虚火毒

【临床表现】多见于老年人伴有消渴病史者。疮面肿胀木痛，腐肉不化，新皮难生，肉芽水肿，脓水清稀，疮色灰暗不泽。面色苍白，身倦无力。舌淡苔白腻，脉细或细数。

【病因病机】阴虚火旺，热毒愈炽，正虚邪盛，病情加剧。

【治法】养阴清热，凉血解毒。

【方剂】四妙勇安汤（《验方新编》）加减。

药物：当归15克，玄参30克，金银花30克，蒲公英15克，连翘15克，石斛15克，沙参10克，甘草10克，重楼15克，皂角刺10克，天花粉15克，牡丹皮10克，赤芍15克。

方义：玄参、石斛、沙参养阴清热，金银花、蒲公英、连翘、重楼清热解毒，皂角刺、天花粉透脓，牡丹皮、赤芍凉血。

加减：气虚加黄芪、党参益气，阴虚加麦冬、生地养阴。

【变通法】可用顾步汤（《外科真诠》）加减，药用黄芪、石斛、当归、地丁、党参、金银花、蒲公英、菊花、甘草益气养阴，清热解毒。

4. 气虚毒滞

【临床表现】疮面肿胀木痛，腐肉不化，新皮难生，肉芽水肿，脓水清稀，疮色灰暗不泽。面色苍白，身倦无力。舌淡苔白腻，脉细或细数。

【病因病机】气血不足，邪毒留滞，疮口难敛。

【治法】调补气血，扶正托毒。

【方剂】托里透毒散（《外科正宗》）加减。

药物：当归15克，党参20克，白术15克，茯苓30克，生黄芪30克，金银花30克，连翘15克，川芎10克，鸡血藤15克，生甘草10克。

方义：党参、白术、茯苓、生黄芪、生甘草补气，当归、川芎、鸡血藤和血，金银花、连翘清热解毒。

加减：热毒盛者加蒲公英、地丁、野菊花清热解毒。

【变通法】八珍汤（《正体类要》）合仙方活命饮（《外科发挥》）。

（三）医家经验

唐汉卿治疗有头疽经验

（1）热毒型：当归、丹参、黄芩、皂角刺各12克，赤芍、金银花、连翘各9克，生黄芪15克。用仙方活命饮合犀角地黄汤加减。

（2）正虚型：当归、党参、茯苓、皂角刺各12克，白术、川芎、赤芍、金银花、连翘、黄芩各9克，黄连6克，生地15克，甘草3克。用八正汤加减。

（3）阴虚型：皂角刺、麦冬、白芍、天花粉各12克，黄芪18克，生地15克，玄参9克。用知柏地黄汤加减。（《中国中医秘方大全》）

（四）易简效验方

1. 蓖麻子42个，蜂房6克，取新瓦盆1个，白麻秆1捆。将蓖麻子放在瓦盆内，用白麻秆烧火焙黄，去壳取仁；再将蜂房放入瓦盆内，仍用白麻杆烧火，将蜂房炙枯，炙至黑色，存性为度，把两药共研末，密封备用。使用时，可用米粥水调和成膏，外涂痈肿脓头，每天1~2次。

2. 鲜垂盆草30~60克，水煎服。并用鲜垂盆草60~120克洗净，捣烂加干面少许调成糊状，外敷患处。

（五）外治法

1. 药敷法　初起未溃，患部红肿，脓头尚未溃败，属火毒凝结、热盛肉腐者，用金黄膏或千捶膏外敷；阴虚火毒或气虚毒滞，用冲和膏外敷。

2. 掺药法　酿脓期，以八二丹掺疮口；如脓水稀薄而带灰绿色者，改用七三丹，外敷金黄膏。待脓腐大部脱落，疮面渐洁，改掺九一丹，外敷红油膏。若脓腐阻塞疮口，脓液蓄积，引流不畅者，可用五五丹药或八二丹药线多枚分别插入疮口，蚀脓引流。或用棉球蘸五五丹或八二丹，松松填于脓腔以祛腐。

收口期，疮面脓腐已净，新肉渐生，以生肌散掺疮口，外敷白玉膏。若疮口有空腔，皮肤与新肉一时不能粘合者，可用垫棉法加压包扎。

3. 手术扩创法 若查疮肿有明显波动感，可采用手术扩创排毒，作十字形切开，务求脓泄畅达。如大块坏死组织一时难脱，可分次祛除，以不出血为度。切开时应注意尽量保留皮肤，以减少愈合后瘢痕形成。

（六）预防护理

患病后经常保持疮周皮肤清洁，可用2%～10%黄柏溶液或生理盐水洗涤拭净，以免脓水浸淫。切忌挤压，患在项部者可用四头带包扎；若患于背，睡时宜侧卧。初起时，饮食宜清淡，忌食辛辣、鱼腥等发物；伴消渴者，及时进行治疗，并予消渴病人饮食；高热时应卧床休息，并多饮开水。

（七）评述

有头疽是发生于皮肤和皮下组织的化脓性感染，相当于西医学的痈。治以消、托、补三法，总以清热解毒为治，但需结合患者体质和病症变化分期，灵活应用消肿散结、调补气血、养阴益气等药。

四、项强肩痛

在临床上，颈项强硬、肩臂麻木疼痛症状，主要发生于颈椎病。颈椎病又称颈肩综合征，是中老年人的常见病、多发病。本病是由于颈椎增生刺激或压迫颈神经根、颈部脊髓、椎动脉或交感神经而引起的症候群。由风寒、劳损、外伤等引起，气血痹阻，经脉不通，痰瘀交阻所致。轻者头、颈、肩、臂麻木疼痛，眩晕；重者可致肢体酸软无力，甚至大小便失禁、瘫痪。病变累及椎动脉及交感神经时，则可出现头晕、心慌等相应的临床表现。在临床上西医分为颈型、神经根型、交感神经型、椎动脉型和脊髓型等，中医则可分为风寒外袭、寒湿袭经、血瘀阻络、痰瘀交阻、肝肾不足等型论治。

（一）辨证要点

颈部僵硬或拘挛，肩背上肢麻木疼痛，初起为风寒或寒湿；久则固定不移、拒绝揉按，入夜更重者为瘀血。兼见眩晕，头沉如裹，麻木困乏，重则晕厥，苔腻脉滑为痰瘀互结。

（二）证治方药

1. 风寒外袭

【临床表现】头重痛，颈项强舌苔薄白，脉浮缓或浮紧。可见于颈型或早期神经根型，后颈部可有压痛点。

【病因病机】太阳经循于颈项、肩背、上肢，如风寒外袭，经气不畅则引起本证。

【治法】祛风散寒，调和营卫。

【方剂】桂枝加葛根汤（《金匮要略》）加减。

药物：桂枝 10 克，白芍 10～15 克，甘草 6 克，生姜 9 克，大枣 12 枚，葛根 15 克。

方义：桂枝、白芍祛风散寒，调和营卫；葛根疏风解肌，舒缓颈臂强痛；甘草、白芍缓急止痛，生姜、大枣和胃调中。

加减：肩背、上肢麻木疼痛加羌活、片姜黄、天仙藤疏风解肌，舒缓颈臂。

【变通法】兼见风湿者可合用羌活胜湿汤（《内外伤辨惑论》）加减。

2. 寒湿袭经

【临床表现】头项疼痛，上肢重着麻木，不能后伸，或亦痛麻，喜热畏寒，颈部僵硬，活动受限。苔白腻，脉濡缓。可见于神经根型，后颈部可触及条索状物或压痛点。

【病因病机】风寒湿邪外袭，经气不通则疼痛，血运不畅则麻木。

【治法】祛风除湿散寒。

【方剂】薏苡仁汤（《类证治裁》）加减。

药物：薏苡仁 15～30 克，苍术 10 克，川芎 6～10 克，白芍 15～30 克，当归 10～15 克，麻黄 3 克，桂枝 6～10 克，羌活 10 克，独活 10 克，防风 10 克，制川乌 3～6 克，甘草 6 克。

方义：薏苡仁、苍术祛湿，麻黄、桂枝、羌活、独活、防风祛风湿散寒，川乌搜风胜湿、除寒开痹，川芎、当归和血止痛，白芍、甘草缓急。

加减：肩背、上肢麻木疼痛加葛根、片姜黄、天仙藤疏风解肌，舒缓颈臂。

【变通法】若寒象明显，可用麻黄加术汤（《金匮要略》）通经散寒。若有阳虚，则可用桂枝附子汤（《金匮要略》）温阳散寒。若气血不足者，麻木较明显，可用三痹汤（《医门法律》）加减，药用黄芪、当归、川芎、细辛、独活、防风等，补气养血，祛风湿散寒。

3. 血瘀阻络

【临床表现】项背四肢痛麻，其痛多为刺痛，其麻多在肢末，固定不移，拒绝揉按，入夜更重，肢体无力，并有头晕眼花，视物模糊，失眠健忘，肌肤甲错。舌质紫暗或有瘀点，脉弦。可见于神经根型或混合型，有典型的颈椎病体征。

【病因病机】久痛必瘀，络脉痹阻，经气不畅。

【治法】活血化瘀通脉。

【方剂】复元活血汤（《医学发明》）加减。

药物：大黄（酒浸）6～15 克，桃仁（酒浸）10 克，柴胡 10 克，当归 15 克，天花粉 10 克，红花 6 克，甘草 6 克。

方义：大黄、桃仁、红花、当归破血逐瘀，柴胡理气为引，天花粉润养，甘草调中。

加减：肩背、上肢麻木疼痛加葛根、片姜黄、天仙藤疏风解肌，舒缓颈臂。

【变通法】若病时稍久，可用血府逐瘀汤（《医林改错》）。上方与血府逐瘀汤均可通脉除瘀，唯方攻新瘀，血府逐瘀汤化久瘀。气虚血瘀者可用补阳还五汤（《医林改错》）益气化瘀。

4. 痰瘀交阻

【临床表现】项背四肢强痛，且有指端麻木，兼见眩晕，头沉如裹，胸胁胀闷，纳呆，恶心呕吐，咳喘有痰，肢体沉重、厥冷、麻木困乏，重则晕厥。舌苔厚腻，脉滑。本证为交感型和椎动脉型等，颈肌紧张，活动受限，在某些姿势或头部转向一侧时可诱发症状发作。

【病因病机】痰瘀交阻于项背，经络气血不通。

【治法】化痰通瘀。

【方剂】导痰汤（《济生方》）合桃红四物汤（《医宗金鉴》）。

药物：桃仁 10 克，红花 6 克，法半夏 10 ~ 12 克，陈皮 6 ~ 10 克，熟地 10 ~ 12 克，茯苓 10 ~ 15 克，白芍 10 ~ 15 克，枳实 6 克，制南星 6 ~ 10 克，当归 10 ~ 15 克，川芎 6 克。

方义：法半夏、陈皮、茯苓、枳实、制南星理气化痰，桃仁、红花、白芍、当归、熟地、川芎活血化瘀。

加减：痰象明显者加鲜竹沥、石菖蒲，项背强痛加葛根，上肢症重加片姜黄、天仙藤，下肢症显加牛膝。

【变通法】若突然昏厥，先以通关散，即猪牙皂角、细辛研末（《丹溪心法附余》）搐鼻开窍，再改用通瘀煎（《景岳全书》）加减，药用当归尾、红花、山楂、青皮、木香、香附，活血散瘀，顺气开郁。待苏醒后，可再用导痰汤合四物汤。

（三）医家经验

1. 任继学治疗颈椎病经验 治疗颈椎病时强调辨证论治，并将该病分之为五。

（1）颈项强急证：见颈项强几几，伴有头痛、肩臂、手疼痛，甚则疼痛难忍，颈肌拘急，手尖部胀麻，面色微黄而青，舌质淡红，苔薄白或白腻，脉浮弦或弦紧。治宜疏经和络，解急止痛。选用增损葛根汤加减，其中重用骨碎补以补肾、活血、止痛。《药性论》云："主骨中毒气，风血疼痛，五劳六极，口手不收，上热下冷。"《本草正》曰："疗骨中邪毒，风热疼痛"；配合川芎、苏木活血通络、祛瘀止痛；葛根、羌活、僵蚕、白芍、伸筋草祛风解肌，舒筋活络，缓急止痛。

（2）督神痹阻证：两侧疼痛，并牵引肩、臂、前臂、手及胸背疼痛，甚则麻木，手指凉冷，手掌肌无力或萎缩。伴有纳呆、腹胀、舌质红、苔白，脉多沉弦而紧。治宜益肾通络，舒筋解急。自拟益肾通督饮：鹿角霜、川芎、白芍、骨碎补、蜣螂、甘草、土鳖虫、没药、蜣螂、土鳖虫、老鹳筋（一般用量 10 ~ 15 克）破血逐瘀、通络止痛。若手麻木者加桑枝、片姜黄；头痛者加蔓荆子、白芷；身畏寒、肢冷者加附子、炮姜。

（3）髓脑瘀阻证：肌肉弛缓乏力或肌肉挛急，甚则一侧或双侧瘫痪，不知痛痒，伴心烦失眠，小便淋漓、筋惕肉润，甚或二便失禁，或便秘，舌质红赤、少苔，脉多虚濡或虚弦。治宜补肾益髓，活络化瘀。选用增损滋阴补髓汤：酒炙生地黄、龟甲胶、鹿角胶、伸筋草、土鳖虫、当归、鹿筋、枸杞、砂仁、卷柏、猪骨髓等。

（4）上虚下瘀证：头目不清，发作性眩晕，甚则晕厥，两耳或一耳堵塞感，重则耳聋，伴恶心、呕吐、步态不稳。舌红或淡红、苔薄白，脉弦滑。此证多为精髓不足，督脉失养，而表现出上虚之证，如头晕、耳鸣、耳聋，甚则昏厥等，而导致脑髓上虚之证的根源在于颈椎骨质增生病变而致气、血、津液运行失调，经脉瘀滞。故治宜通脉导滞，化瘀畅络。自拟骨碎补汤：骨碎补、葛根、川芎、天麻、土鳖虫、生蒲黄、山螃蟹、赤芍、白蒺藜、半夏、泽兰等。

（5）心神受损证：头晕痛，头项部胸部疼痛、憋闷气短，心悸不宁，肢冷、肢麻胀痛，面额及两颧红，舌淡红尖嫩赤、苔薄白，脉沉结或促代。此证因督脉瘀滞较重，致使脑髓亏损心神受扰。治宜安神通经，选用通脉安神汤：当归、川芎、骨碎补、山螃蟹、红花、生龙齿、土鳖虫、煅磁石、赤芍、紫石英等。若心悸不安，烦而少眠者加酒黄连、肉桂；肢麻胀痛加防己、血竭粉（冲）；肢厥冷者加附子、干姜、葱白。

（6）颈椎病外治法：常选用的湿敷药物有独活、秦艽、防风、艾叶、透骨草、刘寄奴、乌梢蛇、胆南星、赤芍、骨碎补、土鳖虫、桂枝、猪苓、泽泻等，水煎后用纱布浸汁敷于项部，每日 2～3 次，每次 30 分钟，适于气血瘀滞型颈椎病。自制舒筋散：三七、川芎、血竭、乳香、姜黄、没药、杜仲、天麻、白芷、花椒、麝香、乌梢蛇、骨碎补等，除麝香外，其他为细末用米醋调成糊状，摊于纱布上，将麝香搽在上面，敷于患处。干后可将药粉再用醋调成糊状再用，每剂药用 3～5 次，15 次为 1 个疗程，适用于各型颈椎病。（中医杂志，2008，10：873－874）

2. 石仰山治疗颈椎病经验　颈椎病不论虚实，总有气机不利及脉道痰瘀阻滞之现象，这种病理状态或是六淫之邪侵入，或体姿不正所为，或肾虚督脉气化失常造成等，即可能继发颈椎病，故应重视通畅气血、调达脉道在治疗颈椎病上的作用。方药常用牛蒡、僵蚕、葛根、天麻、桂枝、芍药、甘草、当归、黄芪、南星、防风、全蝎、草乌、磁石、狗脊、羌活、独活、潼白蒺藜等。用风药引导，可使人体津血畅通，故在治疗颈椎病之时，常常配伍牛蒡、僵蚕、蒺藜、防风及草乌等风药。同样，桂枝配白芍亦是他治疗颈椎病特色所在，这种配伍源于张仲景桂枝汤法。

善用药对治疗，如牛蒡配僵蚕、草乌配磁石、南星配防风等可在辨证基础上进行运用。颈椎病多兼有痰湿入络现象，对此应牢牢抓住痰湿致病之因，有针对性地采用化痰利水、通络散结之法。牛蒡、僵蚕两者配伍应用，可通行经脉，开破痰结，导其结滞，宣达气血，滑利椎脉。草乌、磁石通脉息痛，头、颈、肩臂疼痛是颈椎病的主要见症，在辨证施治的基础上，擅长运用草乌、磁石药对可解除疼痛之患。草乌、磁石配伍应用，可通利血脉，消肿息痛，其中磁石之咸凉可制约草乌之峻烈，草乌之辛烈又可制约磁石之阴寒。南星、防风祛风解痉，在治疗颈椎病时经常配伍运用，收到了良好疗效。玉真散由天南星和防风两药组成。南星既可行血祛滞，又能化痰消积；防风导气行血，畅通经脉。两药相合，行无形之气，化有形之郁，使痰瘀化散，气血流通，从而病症得解。

从病位方面而言，项背强者多用牛蒡子、葛根、僵蚕、防风，耳鸣、耳聋者多加磁石、五味子，视物不清者多投枸杞、菊花。头痛者，前额部加白芷，颞部用川芎，枕部投羌活，巅顶部添藁本。肢麻者，多以桂枝、南星、威灵仙、蜈蚣等。从病性方面来讲，气不足者，补以黄芪、党参、白术、茯苓等；血不足者，养以当归、生地、芍药、鸡血藤等；伤阴者，滋以麦冬、石斛、玄参、天花粉、百合、沙参等；阳弱者，壮以淫羊藿、巴戟肉、鹿角霜、肉苁蓉、菟丝子等；肝肾亏者，健以杜仲、狗脊、川断、熟地、山药等。夹食者，用建曲、鸡内金、山楂、保和丸消之；腑闭者以川军、厚朴、桃仁、枳壳、润肠丸等导之；肝阳上亢者加珍珠母、煅龙骨、牡蛎、菊花等；血虚神扰者加淮小麦、五味子、酸枣仁、夜交藤等；气滞者添以柴胡、香附、延胡索等；血瘀者配以全蝎、丹参、红花等；伴痰湿者化以白芥子、桃仁、苍术、泽漆、薏苡仁等；兼风寒用麻黄、桂枝、防风等祛之；有恶心者用半夏、竹茹、左金丸止之。（中医杂志，1998，1：21－23）

（四）预防护理

合理用枕，选择合适高度、硬度，保持良好睡眠体位。长期伏案者应经常作颈项部功能活动。急性期宜休息，以静为主，以动为辅。慢性期以活动锻炼为主。

（五）评述

本征是颈椎增生刺激或压迫颈神经根、颈部脊髓、椎动脉或交感神经而引起的症候群。颈型颈椎病又称局部型颈椎病，指具有头、颈、肩、臂疼痛，肌肉肿胀痉挛，有相应压痛点，X线片无椎间隙狭窄等变化，为最早期的颈椎病。神经根型为颈椎间盘退变、骨质增生等刺激颈神经根而致者，最为常见，头、颈、肩、上肢和手部疼痛，有明显的放射性疼痛和麻木，麻木尤多见于手指和前臂，或有头晕头沉、颈部发僵、酸困等，活动受限，有棘间侧偏和压痛点。交感神经型为颈椎退行性变刺激交感神经而致，见有五官（眼、鼻、耳、咽喉）症状，头痛头晕，肢体凉、紫绀、麻木等，或有心悸、心前区痛等。椎动脉型以椎动脉供血不足为主，见间歇性眩晕，和头部活动姿势相关，可有猝倒、头痛及眼部症状等。而脊髓型为各种原因直接对颈部脊髓的压迫、摩擦等引起，以下肢症状为主，见下肢麻木、发冷、疼痛，步态不稳甚而瘫痪。肝肾不足者可见于椎动脉型和脊髓型，以眩晕、晕厥、下肢麻木冷痛、步态不稳甚而瘫痪等为主，可按眩晕、晕厥、麻木、痿证等论治，详见本书有关部分，于此不予赘述。

在临床上，采用适宜的针灸、推拿治疗，常可提高疗效，缓解症状，改善体征。内治方药主要是祛风、散寒、化瘀、通络之剂，并根据相应脉症配伍应用。

第五章 眼目

《灵枢·大惑论》："五脏六腑之精气，皆上注于目而为之精。"故眼通五脏而气贯五轮。如瞳神为水轮属肾，黑睛为风轮属肝，目眦为血轮属心，胞睑为肉轮属脾，白睛为气轮属肺等。又，目系通于脑，为肝之窍，心之使，故目之神色形态变化是全身内脏功能变化之指征，为望诊之首要。凡六淫外邪、七情内伤、外伤挫撞，无不可影响眼目功能，而呈现各种不同症状。

眼科症状在五官中分析细致，其病名多而繁杂。本书仅择其要，举例说明其证治规律。

第一节　外　障

凡胞睑、两眦、白睛、黑睛部位之目病统称为外障。《证治准绳》提出目痒、疼痛、流泪、目眵、羞明、目赤、肿胀、翳膜等为外障症状，兹分述于次。眼球震颤、眼球突出、斜视、上睑下垂，因外证可见，也归此而论。

一、睑弦赤烂

睑眩赤烂，指眼睑边缘或两眦部皮肤红赤糜烂。眼睑边缘红赤糜烂，称眼弦赤烂、睑眩赤烂。若两眦部睑弦及皮肤红赤糜烂者，则称眦帷赤烂。

初起睑缘潮红，细小湿疹弥漫，溃后渐见睑缘红肿、糜烂胶结；或两眦部皮肤赤烂，眦部结膜充血，睫毛根部有痂块或糠麸样皮屑附着。日久可致睫毛脱落，睑弦变形。相当于西医之睑缘炎。

（一）辨证要点

初期多属风热，痒痛交作；继而为溃烂期，以睑缘赤烂渗水为主，由湿热引起。后期转为慢性者，局部干涩而痒，皮屑附着于睫毛根部，为血虚生风者。亦有脾虚湿甚所致而呈慢性者。

（二）证治方药

1. 风热

【临床表现】初起眼睑边缘潮红而肿，痒痛交作，以痒为主，睑缘有鳞屑黏附。舌苔薄，脉浮缓。

【病因病机】风热外袭，上犯眼目，睑缘红肿痒痛。

【治法】疏风清热。

【方剂】消风散（《太平惠民和剂局方》）加减。

药物：羌活10克，防风10克，荆芥10克，连翘10克，僵蚕10克，蝉蜕6克，黄芩10克，白蒺藜10克，地肤子10克，薄荷6克（后下）。

方义：羌活、防风、荆芥、薄荷疏风祛邪，连翘、黄芩清热解毒，僵蚕、蝉蜕宣透搜风，白蒺藜、地肤子祛风利湿而止痒。

加减：睑缘肿胀者加车前子、茯苓利湿消肿，红肿痛甚加菊花、金银花清热祛风。

【变通法】若外有风热侵袭，内有内热蕴盛者，可用消风散（《外科正宗》）加减，药如荆芥、防风、生地、当归、苦参、蝉蜕、牛蒡子、知母、石膏等，祛风凉血清热作用更好。

2. 湿热

【临床表现】睑缘红肿溃烂，渗出黄水，疼痛奇痒，怕光流泪，睫毛根部有黄痂堆积，口干苦，小便黄。舌红苔黄腻，脉弦滑数。

【病因病机】湿热壅盛，凝聚睑缘，红赤糜烂。

【治法】清热除湿。

【方剂】除湿汤（《眼科纂要》）加减。

药物：黄芩10克，黄连10克，连翘10克，六一散10克（包），车前子10克（包），荆芥10克，防风10克，木通10克，陈皮6克，甘草6克。

方义：黄芩、黄连、连翘清热解毒，六一散、车前子、木通利湿消肿，荆芥、防风祛风止痒，陈皮、甘草和胃调中。

加减：渗出黄水多者可加土茯苓、萆薢利湿清热，睑缘奇痒者加蝉蜕、白蒺藜祛风止痒。

【变通法】热毒盛者，可用龙胆泻肝汤（《医宗金鉴》）加减，清肝泄热。

3. 血虚

【临床表现】眼睑干涩而痒，睫毛根部有皮屑附着，或眼睑皮肤增厚粗糙，多见于老人或体弱者，呈慢性病程。头晕目眩，面色无华，疲乏无力。舌质淡，脉虚。

【病因病机】血虚风燥，眼睑皮肤失于濡养，故干涩而痒。

【治法】养血祛风润燥。

【方剂】养血除风汤（《张皆春眼科证治》）加减。

药物：当归10克，白芍10克，天花粉10克，川芎6克，荆芥10克，甘草6克。

方义：当归、白芍养血，川芎、荆芥祛风，天花粉润燥，甘草调中。

加减：眼睑痒甚者，加白蒺藜、蝉蜕祛风止痒。

【变通法】可用四物汤（《太平惠民和剂局方》）加祛风止痒药，如白鲜皮、白蒺藜等。

4. 脾虚

【临床表现】眼睑微红而痒，红轻烂重，糜烂胶着。或见白色鳞屑积聚睫毛周围。脘痞腹胀，食欲不振，时而便溏。舌淡苔白滑，脉濡。

【病因病机】脾虚失于健运，水湿内生，停于眼睑，久而溃烂。

【治法】健脾渗湿。

【方剂】参苓白术散（《太平惠民和剂局方》）加减。

药物：党参10克，白术各10克，车前子10克（包），扁豆10克，陈皮6克，山药10克，砂仁6克（打、后下），茯苓15克，甘草6克，地肤子10克，白鲜皮10克，薏苡仁15克。

方义：党参、白术、山药、扁豆、甘草健脾，车前子、茯苓、薏苡仁、地肤子、白鲜皮渗湿止痒，砂仁、陈皮理气和中。

加减：兼见湿热者，加苍术、黄柏，即合二妙丸（《丹溪心法》）以清热燥湿。

【变通法】湿甚者可用平胃散（《太平惠民和剂局方》）合五苓散（《伤寒论》），燥湿利湿为主。

（三）外治法

1. 药洗法

处方：千里光60克，秦皮15克，硫酸锌5克。

用法：先将前二味加水煮沸，过滤后加入硫酸锌，温洗患部，日3～4次。

2. 药涂法

（1）处方：黄连、黄柏各3克。

用法：研极细末，以香油或人乳调成浆状涂患处。日3～4次。

（2）处方：五倍子15克。

用法：研极细末，用蜂蜜调涂患处，日3～4次。

（四）预防护理

避免风沙烟尘刺激，保持眼部清洁。勿食辛辣炙热之品。屈光不正、视疲劳者应及时矫治，注意眼的劳逸结合。炎症消退后应持续治疗2～3周，以防复发。

（五）评述

眼睑弦赤烂一症，主因为风、湿、热，风以痒，湿以烂，热以赤，致局部皮肤红赤糜烂，而有痒痛者。在治疗时，急性期以祛风、利湿、清热为主；若慢性期多为血虚、脾虚而致，则需养血润肤或健脾渗湿。

二、目赤

目赤一般指白睛、眦部和抱轮部位，血络显露、颜色红赤的临床表现，其中以白睛部位为主，而眦部或抱轮赤脉显露亦常侵及白睛。

（一）辨证要点

1. 按五轮理论分辨 白睛为气轮属肺，眦部为血轮属心，抱轮部近于黑睛处可属肝、肺两脏。因此，大多数白睛红赤为肺热所致，由眦部侵及白睛而红赤者为心火，抱轮部近于黑睛处红赤者属肝火引起。

2. 根据其性质和部位分辨 白睛红赤，白睛浅层鲜红，越近白睛周边红赤越明显，血络表浅而粗，推之可移动。抱轮红赤，环抱黑睛（风轮）周围发红，颜色暗红，血络位于深层而细，推之不移动，压之不褪色。白睛混赤，白睛、抱轮之红赤同时存在者。白睛溢血，白睛浅层下见血色鲜红，状如胭脂，一般血络并不显露，不痛不痒，局部无不适表现。

（二）证治方药

1. 风热犯目

【临床表现】白睛红赤，起病急骤，眼睑肿胀，流泪不止，痛痒交作，畏光羞明。若痛轻痒重，肿重于赤，伴恶寒发热，舌苔薄白，脉浮者为风重于热。若眼部灼热疼痛，眵多黏稠，口渴尿黄，舌红苔黄，脉数者为热重于风。

【病因病机】外感风热上犯目睛，白睛红赤、肿痛。为暴风客热。

【治法】风胜于热者治以疏风清热，热重于风者治以清热解毒。

【方剂】

(1) 风胜于热者，用羌活胜风汤（《原机启微》）加减。

药物：荆芥10克，防风10克，白芷10克，羌活10克，柴胡10克，黄芩10克，薄荷6克（后下），甘草6克。

方义：荆芥、防风、羌活、白芷祛风疏解，柴胡、黄芩清热和解，薄荷疏风清热，甘草调中。

加减：目痒甚者加木贼草、白蒺藜祛风止痒，肿痛甚者加山栀、连翘清热消肿。

(2) 热胜于风者，用银翘散（《温病条辨》）加减。

药物：金银花15克，连翘15克，牛蒡子10克，野菊花10克，防风10克，荆芥10克，薄荷10克（后下），黄芩10克，生甘草6克。

方义：金银花、连翘、黄芩、野菊花清热解毒，牛蒡子、薄荷、荆芥、防风疏风消肿，甘草调中。

加减：目赤肿痛，口渴心烦者加黄连、山栀清热泻火。

【变通法】若风热俱盛，眼部焮热作痛，痒涩不适，怕热羞明，白睛、胞睑红肿，热泪不止，尿黄便干，舌红脉数者，可用驱风散热饮子（《审视瑶函》），药如羌活、防风、牛蒡子、薄荷、山栀、大黄、连翘、黄芩、赤芍、当归等，祛风清热、泻火凉血。或用菊花通圣散（《医宗金鉴》）加减，药如菊花、滑石、石膏、黄芩、黄连、羌活、防风、薄荷、连翘、山栀、川芎、赤芍、当归等，清热泻火、祛风止痛作用更胜。

2. 热毒炽盛

【临床表现】白睛红赤热痛，胞睑肿胀难开，眵泪胶黏，烦热口渴，尿黄便结。可伴发热，颌下或耳前淋巴结肿大。舌红苔黄、脉数。有较强传染性，常广泛流行。

【病因病机】热毒疫邪外袭，相互传染，白睛红赤疼痛。为天行赤眼。

【治法】清热泻火解毒。

【方剂】加减普济消毒饮（《温病条辨》）加减。

药物：金银花15克，连翘15克，黄连10克，黄芩10克，板蓝根15～30克，生大黄6～10克，玄参10～15克，赤芍10克，牡丹皮10克，桔梗10克，生甘草6克。

方义：金银花、连翘、板蓝根清热解毒，生大黄、黄芩、黄连泻火清热，赤芍、牡丹皮凉血，玄参养阴，桔梗引药上行，甘草调中。

加减：伴发热口渴加生石膏、知母清解阳明，颌下、耳前淋巴结肿大加牛蒡子、山慈菇消肿解毒。

【变通法】若白睛混赤，或黑睛生翳，胞睑红肿，畏光流泪，涩痛难睁，口渴咽干，溲黄便干，脉数，属肺肝热盛者，可用新制柴连汤（《眼科纂要》）加减，药用龙胆草、山栀、黄连、黄芩、赤芍、木通、防风、荆芥、桑白皮、车前子等，清肝泻火，退翳明目。

3. 湿热蕴蒸

【临床表现】白睛赤脉纵横，色微黄污浊，病程缠绵迁延，口苦纳呆，小便黄短，大便溏。舌红苔黄腻，脉濡数。

【病因病机】久耽嗜酒，湿热内生，上循眼目，发为白睛红赤而黄浊。为赤丝虬脉。

【治法】清热利湿。

【方剂】清脾散（《审视瑶函》）加减。

药物：山栀 10 克，黄芩 10 克，薄荷 6 克，升麻 6 克，葛花 6 ~ 10 克，茵陈蒿 10 ~ 15 克，藿香 10 克，枳壳 6 克，生石膏 15 克（先煎），苍术 10 克。

方义：山栀、黄芩、石膏清热，升麻、薄荷散郁，葛花解酒毒，茵陈、藿香、苍术利湿泄浊，枳壳理气行滞。

加减：小便黄者加滑石、车前子清利，大便溏者加薏苡仁、砂仁、蔻仁利湿。

【变通法】可用甘露消毒丹（《温热经纬》），药如滑石、茵陈、黄芩、木通、连翘、薄荷、白蔻仁、藿香等，亦清热利湿之剂。

4. 热郁血瘀

【临床表现】白睛红赤，血络粗细不等，密布其上，色紫暗，灼热沙涩，畏光流泪，视物易疲劳，长期不愈。舌红苔黄，脉弦。

【病因病机】外障眼病长期不愈，或风沙、烟火侵目，或长期用目过度，热郁血络而成瘀，为赤丝虬脉。

【治法】清热散瘀。

【方剂】退热散（《审视瑶函》）加减。

药物：黄连 6 克，黄芩 10 克，山栀 10 克，黄柏 6 ~ 10 克，生地 10 ~ 15 克，牡丹皮 6 ~ 10 克，当归 10 克，赤芍 10 克，红花 5 克。

方义：黄连、黄芩、黄柏、山栀清热泻火，牡丹皮、赤芍、红花、生地、当归凉血散瘀。

加减：若大便秘结者加制大黄、全瓜蒌，视物疲劳者加青葙子、决明子。

【变通法】用退赤散（《审视瑶函》）加减，药用桑白皮、黄芩、天花粉、赤芍、当归、牡丹皮、瓜蒌仁等，泻肺清热，凉血散瘀，作用较上方缓和。本方尚可用于白睛溢血，燥热伤肺，因暴咳而致者。

5. 阴虚火旺

【临床表现】白睛赤脉稀疏，时隐时现，时轻时重，眼内干涩灼热，视物模糊；或白睛溢血，范围较大，色暗红，伴头晕耳鸣，腰酸烦热。舌红少苔，脉细数。

【病因病机】肝肾阴虚，虚火上炎，络脉显露致成赤脉如邪，血热妄行致成白睛溢血。

【治法】滋阴降火。

【方剂】滋阴降火汤（《审视瑶函》）加减。

药物：当归 10 克，生地、熟地各 10 克，白芍 10 克，麦冬 10 克，知母 10 克，黄柏 6 克，黄芩 10 克，川芎 6 克，柴胡 6 克。

方义：当归、熟地、生地、川芎、白芍和血养阴，知母、黄柏、黄芩清热降火，柴胡疏肝为引经药，麦冬、生地养阴清热。

加减：肝肾阴虚，视物模糊者加枸杞子、菊花补肝明目。如白睛溢血，加赤芍、牡丹皮凉血清热。

【变通法】可用养阴清肺汤（《重楼玉钥》）加减，药如生地、麦冬、白芍、玄参、牡丹皮、薄荷、甘草等，养阴作用较上方好，而清热作用较逊。

6. 瘀血阻络

【临床表现】外伤引起白睛溢血，范围较大，胞睑周围青紫肿胀，局部疼痛不已。舌暗红有瘀点（斑），脉弦、涩。

【病因病机】外伤眼目，络脉损伤，血溢脉外，溢于白睛而成。

【治法】活血化瘀。

【方剂】桃红四物汤（《医宗金鉴》）加减。

药物：桃仁10克，红花6克，生地15克，当归10克，赤芍10克，川芎10克，生蒲黄10克（包），牡丹皮10克，丹参10～15克。

方义：桃仁、红花、丹参活血化瘀，蒲黄、牡丹皮凉血止血，生地、赤芍、川芎、当归和血通络。

【变通法】仅白睛红赤而无出血，可用除风益损汤（《原机启微》）加减，药如生地、白芍、川芎、当归、藁本、防风、前胡、连翘、牡丹皮，和血养血、祛风清热。

（三）医家经验

韦文贵用下法治急性外眼病

不少急性外眼病，用下法治疗常常收到满意的效果。外眼病常由实火热毒所致，临床首先考虑是否适合用下法。如兼有烦躁不宁、大便秘结，或无大便秘结而眼部属热毒交织者，只要病人体质壮实，畅泄多次，其眼部红肿疼痛、畏光羞明等症状常可立即减轻，而收到立竿见影之效，是一种十分迅速、灵验的退热方法，故名“釜底抽薪”法。

眼目虽然居于头面，但其通过经络的联系，和五脏六腑有着十分密切的关系。如胃之经脉，起于目下，入齿、环唇，循咽喉、下膈、属胃；胃肠积热，可直接通过其经脉上干目窍。泻其肠胃之热，则能直折其上炎之火势，使目赤胞肿、虬脉纵横、热泪如汤、翳膜遮睛、头痛如劈，甚或目珠灌脓等眼病急性症状，均能得以迅速控制。眼病特别是外眼病常由实火热毒所致。张子和：“目不因火则不病。”说明了眼病属实热邪毒为害者甚多。而“釜底抽薪”属寒下法，不但能清除肠内的宿食燥屎，还能荡涤实邪热毒从大便而出。

韦文贵眼科常用泻下剂：①泻火解毒汤：生大黄12克，生枳壳6克，玄明粉9克。此方可用于热盛毒深之角膜溃疡、角膜炎、巩膜炎、急性结膜炎、急性泪囊炎、睑腺炎等。②眼珠灌脓汤：生大黄12克（后下），生石膏12克（先煎），生枳壳6克，玄明粉9克，瓜蒌仁9克，金银花10克，黄芩、夏枯草、竹叶、天花粉各6克，甘草3克。本方可用于角膜溃疡而前房积脓，兼见大便燥结、小便短赤者，有清热解毒、泻火破瘀、养阴生津之功。③破赤丝红筋汤：生锦纹12克、玄明粉、枳壳、归尾各9克、红花3克、赤芍、菊花、密蒙花、生甘草各6克，清肝明目退翳。用于匍行性角膜溃疡、因炎症所致的球结膜

混合充血经久不退者。(《医话医论荟要》)

(四) 预防护理

注意个人卫生，不用脏手、脏毛巾揉擦眼部。对暴风客热和天行赤眼患者，要注意消毒其生活用品，以防感染。少食肥甘辛辣，劳逸结合，避免用力过猛和眼外伤。

(五) 评述

目赤主要见于白睛，亦可累及两眦及抱轮部位。急性者常见于暴风客热（相当于急性卡他性结膜炎）、天行赤眼（流行性出血性结膜炎），以风热外犯，热毒炽盛为主，治以疏风清热解毒法。若迁延不愈，可转为慢性，称为赤丝虬脉（相当于慢性卡他性结膜炎），则以湿热蕴结、热郁血瘀为主，治以清热利湿或清热散瘀法。若白睛浅层灰白色小泡，周围有赤脉环绕可生于黑睛边缘，则为金疳（相当于疱疹性结膜炎），以阴虚火旺者为多，用滋阴降火法；亦有风热犯肺、肺肝热甚者，可酌选银翘散或新制柴连汤等。白睛溢血以燥热伤肺、阴虚火旺者为多，方可退赤散泻热肺清热，滋阴降火汤养阴清热。若因外伤所致者，应以局部外治为主，见瘀血证者间亦可用活血化瘀汤药辅助治疗。

三、目痒

目痒是以眼睑、目眦作痒为主的临床表现，痒如虫行，或痒极难忍，甚而连及睛珠。可见其双目外观端好，不红不肿，无眵无泪，亦无翳障，视力如常。抑或眼睑微红，轻度浮肿；或眼睑皮肤粗糙；或眼睑湿烂，睑缘红赤溃烂，睑内生红赤颗粒，白睛红赤，黄浊污秽，或目灼痛、干涩。可见于时复目痒、椒疮、睑弦赤烂等。目痒的病位主要在眼睑。实证以风、热、湿邪为主，虚证由血虚生风而致。但在临床上以风邪引起者为多。目痒应与其他外眼病兼作痒者相鉴别，尤其必须与眼睑皮肤过敏相区分。

(一) 辨证要点

遇风尤甚，流泪眵稀，或睑眦皮肤微肿，为风邪。痒痛并作，眼内灼热，红赤肿甚，眼眵呈黏丝状，为风热。眵稠黄浊，泪热，或睑缘红赤湿烂，口苦尿黄，苔黄腻者，为湿热。目痒不剧，时作时止，干涩不适，眼睑皮肤粗糙，为血虚。

(二) 证治方药

1. 风邪犯目

【临床表现】双目发痒，遇风加剧，反复发作。流泪眵稀，或睑眦皮肤微有浮肿。眼睛端好，视力正常，可见睛珠痒甚，而连接眉棱骨处酸楚不适。舌苔薄白，脉浮缓。相当于过敏性结膜炎、春季卡他性结膜炎。

【病因病机】风邪上犯，外袭眼目，发为目痒。

【治法】疏风止痒。

【方剂】藁本乌蛇汤（《银海精微》）加减。

药物：藁本 10 克，川芎 6 ~ 10 克，白芍 10 克，细辛 3 克，羌活 6 ~ 10 克，防风 10 克，白蒺藜 12 克。

方义：藁本、羌活、防风、川芎、细辛祛风，白芍养血，白蒺藜止目痒。

加减：目痒甚者加荆芥、蝉蜕祛风，睑眦浮肿加车前子、茯苓利水。病程长，眼睑皮肤粗糙者加乌梢蛇、当归、桃仁，祛风止痒、活血润肤。

【变通法】可用消风散（《太平惠民和剂局方》）加减，药如荆芥、羌活、防风、川芎、僵蚕、蝉蜕、茯苓、陈皮、甘草，亦祛风止痒之剂。

2. 风热犯目

【临床表现】双目奇痒难忍，或痒如虫行，或痒痛并作，眼内灼热，微有畏光流泪，眼眵呈黏丝状但不多，或眼睑内有似椒粟状坚硬乳头颗粒，或黑睛周围环绕胶样结节。春夏季加重，秋冬季缓解。多发于青少年。舌苔薄白，脉浮数。

【病因病机】风热上犯，外袭眼目，发为目痒。

【治法】疏散风热。

【方剂】驱风散热饮子（《审视瑶函》）加减。

药物：连翘 10～15 克，牛蒡子 10 克，羌活 6～10 克，薄荷 6 克（后下），赤芍 10 克，当归 10 克，川芎 6 克，山栀 10 克，防风 10 克，白芷 10 克，制大黄 10 克，甘草 6 克。

方义：防风、白芷、羌活、牛蒡子、薄荷疏风散热，制大黄、山栀、连翘清热解毒，赤芍、当归、川芎和血养目，甘草调中。

加减：畏光流泪加木贼草，若眼眵多则加生石膏、桑白皮。

【变通法】可用银翘散（《温病条辨》）加减。

3. 湿热互结

【临床表现】双目奇痒难忍，痒如虫行，或白睛红赤、黄浊污秽，眵稠泪热，或眼睑边缘红赤湿烂，口干苦，小便黄。舌红苔黄腻，脉数。

【病因病机】湿热内盛，循经上犯眼目，发为目痒。

【治法】清热利湿。

【方剂】除湿汤（《眼科纂要》）加减。

药物：连翘 10～15 克，滑石 10～15 克（包），车前子 10～15 克，黄芩 10 克，黄连 6 克，木通 10 克，荆芥 10 克，防风 10 克，白蒺藜 10 克，地肤子 10～15 克。

方义；黄芩、黄连、连翘清热泻火，滑石、车前子、木通利湿泄热，荆芥、防风祛风，白蒺藜、地肤子止痒。

加减：热甚加制大黄、金银花清热，痒甚加蝉蜕、僵蚕祛风。

【变通法】若大便干结，目内灼热，可用凉膈散（《太平惠民和剂局方》）加地肤子、白蒺藜等，泻热通腑。

4. 血虚生风

【临床表现】双目发痒不剧，时作时止，干涩不适，眼睑皮肤粗糙、色呈褐黑。面色无华，头晕目眩，妇女月经不调或闭经，可见于围绝经期妇女。舌淡，脉弦细。

【病因病机】血虚不能养目，目失濡养而作痒。

【治法】养血祛风。

【方剂】消风养血汤（《裕氏眼科正宗》）加减。

药物：蔓荆子10克，菊花10克，白芷10克，荆芥10克，防风10克，熟地10~15克，当归10~15克，白芍10~15克，川芎6~10克，白蒺藜10克，地肤子10克。

方义：熟地、当归、白芍、川芎养血润肤，蔓荆子、菊花、白芷、荆芥、防风祛风止痒，白蒺藜、地肤子为止痒之对症药物。

加减；月经不调加柴胡、益母草、香附疏肝调经，心烦失眠加柏子仁、枣仁养心安神。

【变通法】可用桑菊饮（《温病条辨》）合四物汤（《太平惠民和剂局方》）加减。

（三）医家经验

张怀安治春季卡他性结膜炎经验

（1）风湿：睑结膜型，用祛风清热化湿汤。麻黄、羌活、防风、桑白皮、黄芩、赤芍、藿香、苦参、乌梅、生石膏、地肤子、甘草。

（2）风火：球结膜型，用清热泻肝汤。桑白皮、黄芩、柴胡、龙胆草、知母、防风、茵陈、乌梅、生石膏、草决明、甘草。

（3）风火夹湿：为混合型，用加减菊花通圣药，即荆芥、防风、羌活、细辛、菊花、蔓荆子、山栀、连翘、黄芩、石膏、大黄、白芍、当归、川芎等。局部点0.5%可的松眼药水（辽宁中医杂志，1980，11：34）

（四）易简效验方

1. 荆芥、防风、白芷、蝉蜕各10克，白蒺藜、地肤子各15克，每日1剂，水煎服。热加连翘、金银花，寒加细辛、羌活，血虚加当归、白芍、川芎。

2. 紫背浮萍30克，紫草10克，代赭石10克，每日1剂，水煎服，适于眼睑皮肤过敏者。

3. 苦参、地肤子、千里光各30克，防风15克，川芎10克，枯矾3克，水煎熏洗，日1次。

（五）预防护理

椒疮相当于滤泡性结膜炎，有一定传染性，对分泌物多者应注意隔离。养成良好卫生习惯，提倡一人一巾一盆。

（六）评述

1. 目痒之症　可见于各种外眼病，以风、热、湿为主，宜予祛风、清热、利湿为治法。若无病而痒时为眼病之先兆症状。有经治疗后，症状渐减而目痒者，是邪退正复、气血得行、目病将愈之征，宜予区别。

2. 春季卡他性角结膜炎　好发于青少年，有明显季节性，病情顽固，反复发作，有明显自限性。双目奇痒有异物感，羞明，有黏稠分泌物，结膜充血污秽，睑内扁平乳头增生。属时复症目痒，为风热、肝火、湿热所致。

四、目痛

目痛是指胞睑、白睛、黑睛、球后甚而全眼发生疼痛的临床症状，根据轻重程度和疼痛部位、性质以及伴发症状，进行辨证治疗。

（一）辨证要点

1. 辨病势急慢 急性目痛，常见胀痛、灼痛、跳痛、刺痛、抽痛，可见于五风内障、暴风客热、天行赤眼、凝脂翳、聚星障、针眼、眼丹、漏睛、火疳、黑睛翳障、血翳包睛等眼病，以风、热、毒、瘀攻冲眼目，气血逆乱，络脉闭阻不通而致者为多。慢性目痛，可见于凝脂翳及聚星障恢复期，视力疲劳和经期目痛等，以肝肾阴虚、气血虚弱、肝气郁滞引起者为多。

2. 辨虚实阴阳 阳证见于外障，涩痛、灼痛、刺痛、参痛。阴证见于内障，酸痛、胀痛、牵拽痛、眼珠深部痛。暴痛多实，就痛多虚。持续痛多实，时作时止多虚。

（二）证治方药

1. 急性目痛

（1）风热壅盛

【临床表现】起病较急，骤起眼内异物感，重则灼热刺痛，白睛红赤，眵多黏结，羞明流泪。亦可见眼睑红肿疼痛，或呈局限性硬结，形如麦粒。可伴恶寒发热，头痛。舌红苔薄，脉缓数。

【病因病机】风热毒邪侵犯，上扰眼目，发为红肿热痛。本证多见于天行赤眼、暴风寒热或针眼初期，亦可见于眼丹初期和睑弦赤烂等病。

【治法】疏风清热解毒。

【方剂】银翘散（《温病条辨》）加减。

药物：金银花 15～30 克，连翘 10～15 克，薄荷 6～10 克（后下），荆芥 10 克，野菊花 10 克，牛蒡子 10 克，防风 10 克，生甘草 6 克。

方义：金银花、连翘、野菊花清热解毒，荆芥、防风、薄荷疏风止痛，牛蒡子疏风清热、消肿散结，甘草调中。

加减：白睛红赤加赤芍、牡丹皮凉血清热，局部硬结加天花粉、白芷消肿散结。

【变通法】风胜于热，可用消风散（《外科正宗》）加减，药如荆芥、防风、羌活、薄荷、苍术、蝉蜕、菊花、蒺藜、当归等，以祛风为主，兼以清热。若风热并重，痒痛交作，用驱风散热饮子（《审视瑶函》）加减，祛风清热并重，药用连翘、山栀、大黄、赤芍、川芎、当归、羌活、薄荷、防风等。

（2）热毒炽盛

【临床表现】起病急，胞睑或眦部红肿跳痛，或眼目剧痛灼热，眼珠突出，白睛混赤，眵多黏结，发热烦渴引饮，小便黄，大便秘。舌质红，苔黄，脉数。

【病因病机】热毒炽盛，络脉不通，或化脓肉腐，或红肿热痛。本证可见于针眼、眼丹、漏睛疮之成脓期，天行赤眼、凝脂翳等。

【治法】清热解毒泻火。

【方剂】内疏黄连汤（《素问病机气宜保命集》）加减。

药物：黄连10克，黄芩10克，山栀10克，大黄10克，连翘10～15克，金银花15～30克，野菊花10克，赤芍10克，当归10克。

方义：黄连、黄芩、山栀、连翘、金银花、大黄清热解毒泻火，赤芍、当归和血凉血通络。

加减：若局部跳痛有成脓征象者，加白芷、桔梗、牛蒡子、天花粉消肿溃坚。若发热烦渴热甚者，加生石膏、知母清解阳明。

【变通法】可用五味消毒饮（《医宗金鉴》）合黄连解毒汤（《外台秘要》）加减，药如蒲公英、金银花、连翘、紫花地丁、野菊花、黄连、黄芩、山栀、黄柏等，亦大剂清热解毒者。

（3）肝火上扰

【临床表现】眼珠疼痛，抱轮红赤或白睛混赤，黑睛生翳溃陷，神水混浊，或瞳神紧小。或眼睑皮肤水疱，局部肿痛。头痛胁痛，口苦咽干，尿黄便秘。舌红苔黄，脉弦数。

【病因病机】肝火上扰眼目，络脉不通，热毒壅盛，气血不行而痛。本证可见于眼睑带疮、火疳、聚星障、混睛障、花翳白陷、凝脂翳、蟹睛、瞳神紧闭等。

【治法】清肝泻火。

【方剂】龙胆泻肝汤（《医宗金鉴》）加减。

药物：龙胆草10克，牡丹皮10克，赤芍10克，生地10克，木通10克，泽泻10克，车前子10克（包），大黄10克，黄芩10克，山栀10克，柴胡10克。

方义：龙胆草清肝泻火，大黄通泄热，黄芩，山栀清热解毒，泽泻、车前子、木通利水淡渗，生地、赤芍、牡丹皮凉血清热。

加减：眼珠疼痛甚者，加连翘、菊花、川芎、桑叶祛风清热止痛。局部皮肤小疮混浊化脓者，加板蓝根、蒲公英、僵蚕解毒消肿。

【变通法】可用新制柴连汤（《眼科纂要》），药用柴胡、黄连、黄芩、赤芍、山栀、龙胆草、木通、荆芥、防风；或还阴救苦汤（《原机启微》），药用升麻、柴胡、防风、羌活、细辛、川芎、龙胆草、生地、黄连、黄芩、黄柏、当归、红花等。两方均加为祛风、清热药同用，而后方作用尤胜。

（4）肝胆风火

【临床表现】起病急骤，情绪激动后突发眼球剧烈胀痛，瞳神较大，色淡绿，眼球胀硬，白睛混赤。可伴头痛剧烈，视力急剧，恶心呕吐。舌红苔黄，脉弦数。

【病因病机】肝胆风火上扰，玄府闭阻，神水瘀滞。本证见于绿风内障。

【治法】泻肝明目，祛风清热。

【方剂】泻青丸（《小儿药证直诀》）加减。

药物：羌活10克，防风10克，当归10克，川芎10克，生地15克，山栀10克，龙胆草10克，生大黄15克，车前子10克（包）。

方义：龙胆草、生大黄、山栀泻肝清风，当归、川芎、生地和血通络，羌活、防风祛风止痛，车前子利水淡渗。

加减：便秘者加槟榔通便且能降眼压，尿黄者加泽泻利水。头痛剧烈加蔓荆子、钩藤、白芷祛风止痛。眼压高加羚羊角平肝，呕吐恶心加代赭石、法半夏止呕。

【变通法】症情较轻，肝胆郁热用丹栀逍遥散（《内科摘要》）加减，疏肝解郁，清热泻火。

（5）瘀血阻络

【临床表现】胞睑青紫肿胀，重坠难睁，白睛红赤，赤脉密布，黑睛赤翳，眼球灼热痛或刺痛剧烈，影响视力。舌紫暗有瘀点（斑），脉弦涩。

【病因病机】外伤眼目，络脉受损，血溢脉外，瘀血阻滞。

【治法】活血化瘀，凉血止血。

【方剂】破血汤（《眼科纂要》）加减。

药物：生地15克，赤芍10克，牡丹皮10克，刘寄奴10克，红花6克，苏木10克，茅根30克。

方义：刘寄奴、苏木、红花活血化瘀，生地、赤芍、牡丹皮凉血清热，茅根清热止血。

加减：出血甚者加仙鹤草、炒蒲黄止血。

【变通法】新鲜出血时，可用生蒲黄汤（《中医眼科六经法要》）加减，药用生蒲黄、墨旱莲、丹参、荆芥炭、生地、牡丹皮、侧柏叶、棕榈炭等，凉血止血清热为治。若瘀热交阻者用归芍红花散（《审视瑶函》）加减，药用红花、赤芍、大黄、当归、山栀、黄芩、连翘等，清热凉血散瘀。

2. 慢性目痛

（1）肝气郁滞

【临床表现】头目胀痛，或球后隐痛，或视久目胀，情志抑郁，烦躁易起，胸胁胀闷，喜叹息。舌苔薄，脉弦。

【病因病机】情志抑郁，肝气不疏，眼部络脉闭阻不通。本证可见于乌风内障、青风内障、五风内障等。

【治法】疏肝解郁。

【方剂】逍遥散（《太平惠民和剂局方》）加减。

药物：柴胡10克，当归10克，白芍10~15克，茯苓15克，白术10克，甘草6克，夏枯草10克，香附10克。

方义：柴胡、香附疏肝解郁，当归、白芍和血养肝，茯苓、白术、甘草健脾益气，夏枯草解郁散结。

加减：头目胀痛者加连翘、菊花清利头目，祛风止痛。瘀血阻滞者加丹参、川芎活血化瘀，通络止痛。

【变通法】肝肾阴虚、视物昏花者，肝郁化火者用丹栀逍遥散（《内科摘要》）加减，上方加牡丹皮、山栀。

（2）肝肾阴虚

【临床表现】眼目干涩微痛，不耐久视，灼热不适。头晕目眩，腰膝酸软，五心烦热。舌红无苔，脉细。

【病因病机】肝肾阴虚，精血不能上荣于目而致。本证可见于白涩症。

【治法】补益肝肾。

【方剂】杞菊地黄丸（《医级》）加减。

药物：枸杞子10克，菊花10克，生地、熟地各10克，山茱萸10克，山药10克，女贞子10克，墨旱莲10克，茯苓10克，牡丹皮6克，泽泻10克。

方义：枸杞子、女贞子、墨旱莲补血养肝，生地、牡丹皮凉血清热，熟地、山茱萸、山药补肾滋阴，茯苓、泽泻淡渗利湿。

加减：阴津亏虚加麦冬、玄参养阴生津，血虚目糊加当归、白芍养血明目。

【变通法】若凝脂翳见眼目涩痛，羞明流泪，白睛混赤，黑睛凝脂变薄，口干，脉细，舌红，为热甚伤阴所致，用海藏地黄散（《原机启微》）加减，药如生地、熟地、玄参、当归、木通、羌活、防风、蝉蜕、木贼草等，清热养阴，退翳明目。若聚星障后期，眼内干涩隐痛，视物模糊，黑睛翳障溃陷，久不愈合，舌红脉细。可用养阴清肺汤（《重楼玉钥》）加减，药如生地、麦冬、贝母、牡丹皮、天花粉、白芍、薄荷等，养阴清热，退翳明目。

（3）气血虚弱

【临床表现】眼部隐痛，眼睫无力，时作时止，或不耐久视，视久眼球胀痛，或产后目痛。面色无华，神疲乏力，肢体麻木。舌淡，脉虚。

【病因病机】气血不足，无以上荣眼目，络脉空虚而致目痛隐隐。

【治法】益气养血。

【方剂】八珍汤（《正体类要》）加减。

药物：党参10克，白术10克，白芍10克，当归10克，川芎6克，熟地10克，茯苓10克，甘草6克，羌活6克，防风6克。

方义：党参、白术、茯苓、甘草健脾益气，当归、白芍、川芎、熟地养血明目，羌活、防风祛风通络。

加减：可加枸杞子、女贞子、决明子等养血明目。

【变通法】可用当归活血饮（《审视瑶函》）加减，药用当归、川芎、熟地、白芍、黄芪、白术、羌活、防风、甘草等，亦益气养血之剂。产后血虚，两目涩痛、昏花不明，也可用四物补肝散（《审视瑶函》）加减，药用当归、川芎、熟地、白芍、香附、夏枯草等，养肝血、疏肝郁。

（三）医案

郭鹤轩名昌年，医士也，货药于乡。甲辰夏，忽患目痛，因自知医，用黄连、山栀、菊花、薄荷之类清之，转益增剧。不得已，延余视之。观其不红至少肿，又无翳障，惟黑珠起红一点。诊其脉搏，沉数细弱，知为阴虚血热，郁于肝脏，无怪寒凉之不应也。因以杞菊地黄汤易生地而投之。一服而疼减，三服而红点除，疼全止矣。遂设席请教，乃告之曰：凡眼疾有内外之分，前人虽谓眼无火不病，然火有虚实，病有内外。如暑天酷热，天行暴肿，羞涩难开，此外症也，但用黄连、蝉蜕等洗之即可。如湿热内淫，脾胃郁火，因而攻目，必兼头晕口渴、上下眶暴肿，此内实热也。可下之。若夫不红不肿，又无翳障，断为阴虚内热无疑。君用寒凉，截其发生之源，能无增剧乎。经云："阴虚生内热。"又云："乙癸同源。"又云："壮水之主，以制阳光。"合此数者观之，其用丹溪之法必矣。若夫阴虚而寒必生翳障，转成大症，又不可同日而语矣。鹤翁乃谢不敏。(《醉花窗医案》)

按：观其不红至少肿，又无翳障，惟黑珠起红一点。病是急性，但脉搏沉数细弱，外症不红少肿，用黄连、山栀、菊花、薄荷之类清之增剧。故云阴虚内热之目痛者，用杞菊地黄汤而愈。

（四）医家经验

庞赞襄用羌活胜风汤加减治疗经验

风为百病之长，眼位至高，易受风邪侵袭。风属于肝，肝开窍于目。故风证在眼科多见。眼科风证与内科不尽相同，如眼痛头痛、多泪羞明、沙涩难睁、眼痒恶风、胞睑肿胀、白睛浮壅、视一为二等。祛风能使病邪从表而解，有疏风止痛、胜湿止痒、退翳消肿、疏郁散结功能。外感风邪是外眼病的主要病因，故祛风法多用于外眼病，如眼睑湿疹、暴风客热、火疳、黑睛生翳、瞳神紧小、眼部外伤及风牵偏视等。常用羌活胜风汤(《原机启微》)加减，药用羌活、独活、荆芥、防风、白芷、前胡、柴胡、黄芩、薄荷、白术、枳壳、桔梗、川芎、甘草，而成祛风清热、祛风散寒、祛风燥湿、祛风活血等法。(中医杂志，1987，9：655)

（五）外治法

1. 处方：如意金黄散。

用法：调敷眼部，适于风热、热毒者。

2. 处方：槟榔 30 克。

用法：煎水取汁，浸润纱布湿热敷局部。适于肝胆风火上扰者。

3. 处方：红花 15 克，大黄 30 克，研末。

用法：调敷眼部，适于瘀血阻络者。

（六）预防护理

要重视预防外伤性目痛，在容易造成眼外伤的工作环境下，要戴防护眼镜，发生眼外伤后要及时正确处理，以免造成再次损伤。高压性如青光眼引起的，可见"瞳神散大"部分。

（七）评述

目痛以急性实证为多，大多为风热上扰、热毒炽盛、肝火上扰、瘀血阻络所致，当予以祛风清热、清热解毒、清肝泻火、祛瘀活血等。西医对急性目痛可分为感染性、高压性、外伤性三种。感染性者，包括睑腺炎、结膜炎、巩膜炎、角膜炎、急性巩膜睫状体炎、急性泪囊炎、交感性眼炎等，为目痛多见者。高压性者，包括急慢性青光眼、颅内压增高等。外伤性目痛，除眼球穿通伤外，还有异物入目、酸碱物烧伤、电光性眼炎等。在临床上可以参考进行中西医结合治疗。

五、流泪

除因情志变化悲喜过剧而引起的流泪，凡泪液无制、溢出目外属本症范畴。又称泪出、泣下，《证治准绳·七窍门》分为迎风冷泪、迎风热泪、无时冷泪、无时热泪四种。若泪囊部不时溢出脓液汁或黏薄混浊泪液者，为漏睛。因外感风热，白睛红赤，流泪灼热，为暴风客热，亦作另论。以下主要就泪道阻塞和老年性溢泪引起的流泪证治进行介绍。

（一）辨证要点

分为热泪和冷泪两类：热泪因肝经风热所致，中年以上女性为多，时流热泪，迎风为甚，双目赤涩。冷泪主要由肝经虚寒为主，多见于老年人或体虚者，遇风则冷泪频流。

（二）证治方药

1. 肝经虚寒

【临床表现】老年人或体虚者，遇风则冷泪频流，干涩昏花，视物不清，面色无华，头晕耳鸣，夜尿频多，唇淡甲白，形寒肢冷。舌质淡，脉虚细、沉迟。泪道冲洗未见阻塞。

【病因病机】肝血不足而不能上荣于目，目窍空虚而寒邪入侵，致成冷泪频流，遇风加剧者。

【治法】养肝血，散寒邪。

【方剂】养血驱寒饮（《眼科金镜》）加减。

药物：独活 10 克，川芎 6 克，细辛 3 克，肉桂 3 克，当归 10 克，白芍 10 克，枸杞子 10 克，菊花 10 克。

方义：当归、白芍、枸杞子养肝补血，独活、细辛、川芎祛风散寒，肉桂温通血脉，菊花明目祛风。

加减：视物不明加蕤仁、熟地滋阴补肝，冷泪频流加木贼草、防风祛风止泪。

【变通法】若肝肾两亏，眩晕耳鸣，无时冷泪，干涩昏花，腰膝酸软者，可用肝肾双补丸（《眼科金镜》）加减，药如山茱萸、巴戟天、当归、川芎、石斛、防风、枸杞子、细辛，滋补肝肾脏为主。

2. 肝经风热

【临床表现】中年以上女性为多，时流热泪，迎风为甚，双目赤涩，目痒不适。舌红苔薄，脉弦数。泪道冲洗呈狭窄、不通。

【病因病机】肝经蕴热，复感风邪，内外合邪，风热相搏上攻于目而致。

【治法】祛风清热，平肝止泪。

【方剂】石决明散（《沈氏尊生书》）加减。

药物：石决明15~30克（先煎），白蒺藜10克，木贼草10克，决明子10克，青葙子10克，防风10克，蔓荆子10克，山栀10克，菊花10克，麦冬10克。

方义：木贼草、防风、菊花、蔓荆子祛风清热，青葙子、决明子明目止泪，山栀、麦冬清热养阴，石决明、白蒺藜平肝息风。

加减：大便秘结者加大黄通便，迎风流泪甚者加羌活祛风。

【变通法】亦可用羚羊角散（《审视瑶函》）加减，药如羚羊角、羌活、玄参、山栀、黄芩、胡黄连、细辛等，以清热息风为主，若热甚者，无时热泪，属肝火上炎者，可用加味当归饮（《眼科金镜》）加减，药如柴胡、黄芩、大黄、白芍、知母、黄柏、生地、当归、党参、甘草，清肝泻火为主。

（三）易简效验方

1. 熟地、山药、枸杞子、女贞子各12克，地骨皮、知母、蕤仁、菊花、桑叶各10克，每日1剂，水煎服。适于老年肾虚溢泪。

2. 天仙子3~6克，生甘草、红枣各10克，每日1剂，水煎服。适于泪道狭窄者。

（四）预防护理

对老年性溢泪症，要加强锻炼改善体质，泪囊部位按摩有助于改善症状。

（五）评述

冷泪用祛风散寒，热泪用清热疏风。若泪道狭窄不通者可配合泪道、泪囊扩张，并定期泪道冲洗，对泪道阻塞者宜行泪道探通术等。在泪道冲洗或探通时，手法要轻柔、准确、有力。

六、羞明

羞明又称畏光，指每遇明亮场所，眼睛痛涩、眼睑难以睁开的临床症状。可见于各种内、外障目疾，如倒睫拳毛、天行赤眼、暴风客热、聚星障、凝脂翳、瞳神紧小等，可伴有流泪、目赤、目痛、目干涩、视物昏花等症。

（一）辨证要点

暴发而怕热，兼见目赤肿痛、涩痛流泪者多实证，由风邪侵袭所致。羞明而久患，若不痛而致乃血虚。如兼见视物昏花，不任久视，无红肿热痛、无泪者，多为阴虚火旺者。

（二）证治方药

1. 风寒犯目

【临床表现】双目畏冷羞明，白睛发赤微痛，眵多如糊，眼目畏风怕寒，眼睑难睁，沙涩多泪。伴恶风寒，鼻塞流涕。舌苔薄白，脉浮紧。

【病因病机】风寒外袭，肺卫不和，而恶风寒，鼻塞流涕。肺气郁滞，眼目脉络受阻，故白睛赤痛、眼目羞明。

【治法】疏风散寒，明目通络。

【方剂】明目细辛汤（《审视瑶函》）加减。

药物：羌活6~10克，防风10克，川芎6克，麻黄3克，细辛3克，当归6~10克，红花3~5克，生地10克，桃仁6~10克。

方义：羌活、防风、麻黄、细辛祛风散寒，温经通络。当归、川芎、红花、生地、桃仁和血活血，通络明目。

加减：黑睛翳障加木贼草、白蒺藜祛风消翳，头目疼痛畏风加藁本、蔓荆子祛风止痛。

【变通法】亦可用柴胡复生汤（《审视瑶函》）加减，药用柴胡、羌活、独活、白芷、薄荷、苍术、茯苓、藁本、黄芩、白芍、川芎、蔓荆子、桔梗、甘草等，祛风散寒而无活血化瘀药组成。

2. 风热犯目

【临床表现】双目畏光羞明，眼睑、白睛红赤肿痛，热泪频频，难以睁目。常一眼先患，而后累及双眼，有传染性。舌红苔薄黄，脉细数。

【病因病机】风热毒邪侵犯于目，互相传染，为天行赤眼。

【治法】疏风清热解毒。

【方剂】驱风散热饮子（《审视瑶函》）加减。

药物：羌活6~10克，防风10克，薄荷6克（后下），山栀10克，连翘10克，野菊花10克，赤芍10克，当归10克，川芎6克，牛蒡子10克，甘草6克。

方义：羌活、防风、薄荷、牛蒡子祛风清热，山栀、连翘、野菊花清热解毒，赤芍、当归、川芎和血凉血，甘草调中缓和诸药。

加减：目赤肿痛加蒲公英、金银花清热解毒，大便秘结加生大黄通便泻火。

【变通法】热毒甚者，见发热烦渴，便秘尿黄者，用菊花通圣散（《医宗金鉴》）加减，药如菊花、石膏、滑石、黄芩、黄连、赤芍、川芎、连翘、山栀、羌活、防风、薄荷、大黄等，清热解毒作用尤胜。

3. 气虚风热

【临床表现】双目羞明畏光，眼睑难睁，眦角发紧，目赤较轻，涩痛流泪，久视昏花，恶风自汗或有微热。舌淡苔薄白，脉虚细。

【病因病机】素体虚弱或久病体虚，正气不足，风热乘虚犯目所致。

【治法】益气升阳，疏风清热。

【方剂】连翘饮子（《兰室秘藏》）加减。

药物：黄芪10克，党参10克，连翘10克，黄芩10克，羌活6克，防风10克，柴胡6克，升麻6克，当归10克，生地10克，蔓荆子10克，生甘草6克。

方义：黄芪、党参益气，升麻、柴胡助以升阳散郁。羌活、防风、蔓荆子疏风，生地、当归和血通络，连翘、黄芩清热泻火，甘草调中。

加减：白睛红赤明显者，加牡丹皮、赤芍、菊花凉血清热。

【变通法】若无风热表现，白睛无红赤者，可用助阳和血汤（《兰室秘藏》）加减，药用黄芪、防风、蔓荆子、白芷、当归、升麻、柴胡、甘草，益气升阳为主。小儿脾蕴热、肝有风邪，羞明久不愈者，可用明目饮（《活幼心书》）加减，原方为夏枯草、香附、山栀，疏肝清热。

4. 阴虚火旺

【临床表现】双目羞明，怕热较轻，白睛红赤不显，视物昏花，干涩不舒，不能久视，目喜重闭。或抱轮微红，黑睛翳障，瞳神干缺。头晕耳鸣，口干咽燥，心烦易怒，五心烦热。舌红，脉细数。

【病因病机】肝肾阴虚，虚火上炎，上扰目睛而羞明。

【治法】滋阴降火。

【方剂】滋阴地黄汤（《眼科百问》）加减。

药物：枸杞子 10 克，楮实子 10 克，熟地 10 克，牡丹皮 6 克，泽泻 10 克，茯苓 10 克，知母 10 克，黄柏 6 克，山茱萸 10 克，山药 10 克。

方义：熟地、山茱萸、山药补肾滋阴，枸杞子、楮实子益肝明目，牡丹皮、知母、黄柏清热降火，茯苓、泽泻淡渗利湿。

加减：可加菊花、白蒺藜疏风明目。

【变通法】若兼见阳气不足，四肢不温，腰膝冷痛，脉沉弱，舌淡，可用平气和衷汤（《目经大成》）加减，药用附子、肉桂、当归、地黄、枸杞子、地骨皮、天麦冬、五味子、党参、知母等，补益肝肾、滋阴温阳同用。

（三）预防护理

异物入目，宜予剔除术。倒睫拳毛轻症可予拔除，重症行倒睫矫正术。

（四）评述

羞明畏光尚可见于倒睫拳毛、异物入目、偏头痛之病程中。至若因偏头痛引起者，可见该条目之中。羞明为目疾之一症，有虚实之别。《目经大成》："暴发而怕热为有余，羞明而久患为不足，若不痛而无泪而致乃血虚……治法，暴病抑青丸，久病滋阴地黄丸，不痛无泪平气和衷汤。倘兼有他症，须对症候脉，再思而后处方。"可资师法。

七、目干涩

两目干涩不爽者，可伴见眼目灼热、痒痛，有异物感，羞明畏光，视物模糊等。可分为虚、实两证。虚证为阴血亏虚、津液耗损所致，实证因风热上扰、火热犯目引起。可见于白涩症（相当于结膜干燥症），椒疮（沙眼）等病。

（一）辨证要点

目滞涩不爽，易视物疲劳，口干咽燥，伴面色无华，头晕目眩，为虚。目干涩灼热，睑内红赤，颗粒隐隐，沙涩作痒，羞明流泪为实。

（二）证治方药

1. 阴血亏虚

【临床表现】双目干涩，羞明畏光，滞涩不爽，视物易疲劳，口干咽燥。伴面色无华，头晕目眩，五心烦热，腰膝酸软。舌淡或舌红，脉虚细或细数。

【病因病机】阴血亏虚，津液耗损，目失濡养，干涩不爽，是白涩症。

【治法】养血补阴，生津润燥。

【方剂】芎归补血汤（《原机启微》）合增液汤（《温病条辨》）加减。

药物：生地、熟地各10～15克，麦冬10～15克，玄参10～15克，当归10克，白芍10克，川芎6克，防风10克，白术10克，天冬10克。

方义：熟地、当归、川芎、白芍养血补肝，生地、麦冬、玄参、天冬生津润燥，防风祛风通络，白术健脾益气。

加减：视物易疲劳可加女贞子、枸杞子补血，涩滞不爽加菊花、薄荷疏风。

【变通法】《审视瑶函》卷三："不痛不痒，爽快不得，沙涩昏蒙，名曰白涩。"可用除风益损汤（《原机启微》），药用熟地、当归、川芎、白芍、藁本、防风、前胡等，养血除风。若腰膝酸痛、五心烦热、头晕目眩，为肝肾阴虚者，用杞菊地黄丸（《医级》）合四物汤（《太平惠民和剂局方》）加减，补益肝肾为主。亦可用四物五子丸（《审视瑶函》）加减，药如菟丝子、枸杞子、覆盆子、车前子、当归、白芍、川芎、熟地、地肤子，以养血补阴。

2. 风热犯目

【临床表现】两目干涩灼热，睑内红赤，颗粒隐隐，沙涩作痒，羞明流泪。舌红苔薄黄，脉浮数。

【病因病机】风热毒邪感染。眼目热甚故睑目内红赤，风甚则沙涩痒作。

【治法】疏风清热。

【方剂】银翘散（《温病条辨》）加减。

药物；金银花10～15克，连翘10～15克，牛蒡子10克，野菊花10克，薄荷6克（后下），荆芥10克，当归10克，赤芍10克。

方义：荆芥、薄荷、牛蒡子疏风祛邪，金银花、连翘、野菊花清热解毒，当归、赤芍和血通络。

加减：睑内红赤甚者加黄芩、山栀清热，血络显露者加牡丹皮、紫草凉血。

【变通法】若热重而沙涩痒痛，眵泪胶黏，口干喜饮，尿黄便干，脉数舌红，用通脾泻胃汤（《审视瑶函》）加减，药用石膏、知母、大黄、黄芩、山栀、防风、连翘、木通等，以清热泻火为治。

（三）易简效验方

桑白皮汤：桑白皮、黄芩、菊花、地骨皮、玄参、麦冬、茯苓、泽泻各10克。水煎服。用于老年人泪液缺乏性干眼症，可配合局部点用人工泪液治疗。

（四）外治法

1. 处方：秦皮、黄连、细辛、黄柏、青盐各10～30克。

用法：水煎去渣，温热后洗眼，日2～3次。适于白涩症。

2. 处方：桑叶、玄明粉各15克。

用法：水煎去渣，熏洗双目，日2次，适于沙眼。

（五）预防护理

避免过用眼力。要饮食清淡，少吃辛辣炙热刺激之品。对沙眼要加强防治，防其交叉感染。

（六）评述

1. 老年人干眼症 泪液的主要生理功能是在角膜表面形成泪膜，维持角膜及结膜上皮细胞的湿润，保持角膜表面的光滑，形成正常的光学面，对角膜营养代谢起重要作用。在老年人中，因泪液分泌减少而引起的水液层不足干眼症最为常见。

2. 白涩症和沙眼 一般而言，阴血亏虚、津液耗损者多见于白涩症，当治以养血滋阴、生津润燥，方用除风益损汤、芎归补血汤、杞菊地黄汤、四物五子丸、增液汤等，宜以缓图。而风热犯目、火热上扰者以沙眼为多，宜清热解毒、疏风泄热，药用银翘散、通脾泻胃汤等，且常需配合外治。

八、黑睛生翳

黑睛属风轮，为肝所主。凡黑睛呈现灰白混浊，形成翳障，影响视力者统称黑睛生翳。又根据情况不同，分为新翳（动翳）和宿翳（静翳）两种。

新翳为翳之初起，色呈灰白或鹅黄，表面污浊粗糙，基底不净，边缘模糊，有发展变化趋势。宿翳常为新翳迁延不愈所致，为黑睛遗留之瘢痕，表面光滑，边缘清楚，基底洁净，翳面不再扩大发展，病变相对静止者。以下以新翳为主加以介绍，宿翳于评述中略作介绍。

黑睛生翳多因风热邪毒入侵，肝胆火热炽盛或湿热蕴结上蒸所致，亦有阴虚亏损和气血不足者。

（一）辨证要点

初、中期翳障常有发展趋势，且伴白睛、抱轮红赤，羞明流泪等多实。后期翳障相对固定，翳面洁净，干涩不舒，兼有阴虚火旺或气血不足等虚证。若翳点数颗，或聚或散，或连缀而生，状若树枝者多属风热、火热；若翳初生而迅即白陷如碎米，如钉楔深入者，须防黑睛穿破，致成失明。如星翳乍退，眵泪胶移，翳面不洁为湿热。黄液上冲，翳如凝脂，头目剧痛，视力急剧下降为热毒壅盛。

（二）证治方药

1. 肝经风热

【临床表现】黑睛生翳初起，其色灰白，白睛混浊或抱轮红赤，头痛目痛，畏光流泪。

舌尖红，苔薄黄，脉浮数。

【病因病机】风热外邪侵目，黑睛生翳障目。

【治法】疏风清热。

【方剂】风甚者用桑菊饮合银翘散，热重者用驱风散热饮子。

（1）桑菊饮（《温病条辨》）合银翘散（《温病条辨》）加减。

药物：桑叶10克，菊花10克，薄荷6克，金银花10克，连翘10克，防风10克，牛蒡子10克，蝉蜕6克，竹叶10克，木贼草10克。

方义：桑叶、菊花薄荷疏风清热，金银花、连翘清热解毒，防风祛风止痛，牛蒡子消肿散结，蝉蜕、木贼草退翳明目，竹叶清利泄热。

加减：热重加山栀、黄芩清热，风甚加羌活、柴胡祛风。

（2）驱风散热饮子（《审视瑶函》）加减。

药物：羌活10克，防风10克，连翘10~15克，赤芍10克，当归10克，山栀10克，川芎6~10克，大黄6~10克，牛蒡子10克，薄荷6克。

方义：羌活、防风祛风，连翘、山栀清热，赤芍、当归、川芎和血通络，牛蒡子消肿散结，大黄通下泄火。

加减：热重者加金银花，风甚者加荆芥。

【变通法】若风热夹毒上攻，见头目痛甚，发热烦渴者，用新制柴连汤（《眼科纂要》）加减，药用荆芥、防风、连翘、柴胡、黄芩、山栀、黄连、龙胆草、蔓荆子、木通等，疏风散热，清热作用尤胜。

2. 肝胆火热

【临床表现】黑睛起细颗星翳，其色灰白或微黄，边缘不清，中央凹陷，并逐渐扩大加深，如地图、树枝或圆盘状，白睛混赤，黑睛混浊，胞睑红肿，羞明、流泪，口苦咽干，溲黄便干。舌红苔黄，脉弦数。

【病因病机】肝胆火热蕴毒，攻侵黑睛所致。本证为聚星障、花翳白翳、凝脂翳、混睛障等。

【治法】清肝泻火退翳。

【方剂】龙胆泻肝汤（《医宗金鉴》）加减。

药物：龙胆草10~15克，柴胡10克，黄芩10克，山栀10克，木通10克，泽泻10克，当归10克，生地10~15克，蒲公英15~30克，金银花15克。

方义：龙胆草、黄芩、山栀泻肝清热，柴胡疏肝理气，金银花、蒲公英清热解毒，当归、生地和血养阴，木通、泽泻清利泄热。

加减：便干加大黄，尿黄加竹叶、滑石。

【变通法】若肝胆火热夹有风邪，用新制柴连汤（《眼科纂要》）加减，清肝泻火祛风。

3. 热毒炽盛

【临床表现】黑睛生翳如凝脂，色带黄绿、黄液上冲遮掩瞳神，白睛混赤臃肿，泪液如汤，眵多黄绿。头目剧痛，视力急剧下降，或伴发热口渴，症情危重，便秘尿黄。舌红，苔黄，脉数。

【病因病机】黑睛受损，毒邪外侵，内有郁热，内外合邪，毒攻风轮，致黑睛溃损起翳而成。本证为凝脂翳、黄液上冲。

【治法】泻火解毒，凉血祛风。

【方剂】四顺清凉饮子（《审视瑶函》）加减。

药物：龙胆草6克，制大黄9克，生地15克，当归9克，赤芍9克，川芎3克，桑白皮9克，车前子9克，木贼草6克，黄连3克，黄芩3克，枳壳3克，柴胡3克，羌活3克，防风各3克，甘草5克。

方义：龙胆草、黄芩、黄连、大黄泻火解毒，当归、白芍、川芎、生地凉血和血，桑白皮泻肺，木贼草退翳，车前子利水，柴胡、羌活、防风祛风，枳壳理气，甘草和中。

加减：若大便秘结者用生大黄，加玄明粉、全瓜蒌通腑泄热。局部红肿，全身发热者加石膏、知母、金银花、蒲公英等清热解毒。

【变通法】症情重、热毒甚，见黄液上冲者用眼珠灌脓方（《韦文贵眼科临床经验集》），药用石膏、山栀、玄明粉、大黄、枳实、瓜蒌仁、夏枯草、金银花、黄芩、蒲公英等，清热泻火。或金银花复明汤（《中医眼科临床实践》），金银花、蒲公英、桑白皮、天花粉、黄芩、黄连、龙胆草、知母、大黄、玄明粉、木通、枳壳、蔓荆子、甘草。

4. 湿热熏蒸

【临床表现】黑睛生翳，病情反复发作，迁延不愈，多呈地图或盘圆状，翳面不洁，黄浊污晦，眵泪胶结。胸闷身重，腹胀纳呆，尿黄便溏。舌苔黄腻，脉濡数。

【病因病机】湿热蕴结，热毒上扰，侵灼黑睛而成。本证为聚星障。

【治法】清热利湿。

【方剂】甘露消毒丹（《温热经纬》）加减。

药物：藿香10克，连翘10克，蔻仁10克，滑石15克，茵陈蒿15克，黄芩10克，石菖蒲10克，木通10克，秦皮10克，薄荷6克。

方义：连翘、黄芩清热，秦皮清肝退翳，蔻仁、藿香芳化泄浊，滑石、木通淡渗，薄荷疏风，菖蒲通窍，茵陈蒿清热利湿。

加减：热重可加土茯苓、金银花、山栀、龙胆草等，以加强清热作用。

【变通法】可用三仁汤（《温病条辨》）加减，宣通三焦，化湿泄浊。

5. 血热瘀结

【临床表现】黑睛翳障，赤脉纵横，抱轮暗红，白睛混赤，视力严重下降，症情反复，迁延不愈。舌红，脉数。

【病因病机】血热盛伤目，血溢脉外，黑睛受损而致。本证见于混睛障、血翳包睛等。

【治法】凉血清热，和血化瘀。

【方剂】归芍红花汤（《审视瑶函》）加减。

药物：生地15克，当归10～15克，赤芍10～15克，红花10克，川芎6克，黄芩10克，连翘15克，山栀10克，白芷10克，防风10克。

方义：生地、赤芍、当归、川芎和血凉血，红花活血化瘀，黄芩、连翘、山栀清热，白芷、防风祛风通络。

加减：热甚便干加大黄，风盛目痛加白芷、升麻。

【变通法】可用桃红四物汤（《医宗金鉴》）加牡丹皮、连翘等，凉血化瘀。

6. 阴虚火旺

【临床表现】黑睛生翳，病至后期，翳面较洁，迁延不愈或反复发作，或翳障溃陷久不愈合，或黑睛凝脂变薄，或向外突起为旋螺，或蟹睛突出黄仁松软平塌。口干咽燥，烦躁失眠，五心烦热，头晕耳鸣。舌红，脉细数。

【病因病机】阴虚火旺，虚火上炎，攻冲黑睛生翳。本证可见于聚星障、混睛障、花翳白陷、旋螺突起、凝脂翳、蟹睛等后期。

【治法】滋阴清热降火。

【方剂】

（1）养阴清肺汤（《重楼玉钥》）加减，适于聚星障、凝脂翳、花翳白陷。

药物：生地15克，玄参15克，麦冬15克，贝母10克，知母10克，赤芍10克，牡丹皮10克，木贼草10克，蝉蜕6克。

方义：生地、玄参、麦冬养阴清热，赤芍、牡丹皮、知母凉血清热，木贼草、蝉蜕退翳明目，贝母解郁散结。

加减：阴虚津伤加沙参、石斛、天花粉养阴，火甚加黄芩、山栀、桑白皮泻火，目涩不适加草决明、谷精草明目。

（2）知柏地黄汤（《医宗金鉴》）加减。适于旋螺突起、混睛障、蟹睛等。

药物：生地、熟地10克，山药10克，泽泻10克，牡丹皮6克，茯苓10克，山茱萸10克，知母10克，黄柏6～10克，谷精草10克，白蒺藜10克。

方义：生地、牡丹皮凉血清热，知母、黄柏清降虚火，山茱萸、山药、熟地补肾，茯苓、泽泻渗湿，谷精草、白蒺藜退翳。

加减：见有眼目痛涩者加羌活、防风祛风，黑睛生翳加木贼草、蝉蜕退翳，肝气郁结加柴胡、白芍疏肝。

【变通法】可用滋阴降火汤（《审视瑶函》）加减，药用生地、熟地、麦冬、知母、黄柏、川芎、白芍、黄芩、柴胡，养阴清热降火，有和血通络成分。适于木疳、暴露赤眼生翳等。

7. 气血虚弱

【临床表现】黑睛翳薄而洁，溃陷不敛，体弱乏力，神疲纳呆，面色苍白，少气懒言。

舌淡，脉虚。

【病因病机】气血不荣于目，黑睛失养而致。本证见于星月翳蚀、正漏等。

【治法】

【方剂】当归养荣汤（《原机启微》）加减。

药物：党参 10 克，白术 10 克，当归 10 克，熟地 10 ~ 15 克，白芍 10 ~ 15 克，川芎 6 ~ 10 克，黄芪 15 克，羌活 10 克，防风 10 克，白芷 10 克，蝉蜕 6 克。

方义：黄芪、党参、白术健脾益气，羌活、防风、白芷、蝉蜕祛风通络，当归、白芍、熟地、川芎和血养血。

加减：若兼阴虚者加玄参、麦冬养阴，翳溃不敛加白敛、乌贼骨收敛，兼热加金银花、连翘清热。

【变通法】气虚下陷，脾气虚弱者可用补中益气汤（《脾胃论》）或助阳和血汤（《兰室秘藏》）加减，后方用黄芪、当归、党参、白芷、防风、蔓荆子等，益气养血明目。

（三）医家经验

1. 陆南山分型治疗角膜溃疡（炎）的经验

（1）局部凝脂肥浮型

亚 1 型：局部症状非常严重，进展迅速，热势较重，容易导致失明。据《证治准绳》记载，局部有肥、浮、脆、嫩者是凝脂翳，十之七八可成盲瞽。根据我们的体会，肥者，局部病灶区间向四周浸润扩大、肥厚。浮者，坏死组织在病灶的表面，其色白而兼黄，凝结为脂。脆者，病灶向深层进展，有接近穿破的趋势。嫩者，指病程刚开始，或病情尚未稳定。有上述症状者，必须急速治疗，否则将留下角膜白斑等后遗症。因此类眼病的特征是急与热，如继发前房积脓则更凶险。大便秘结与否，亦关系到本病的进展。便秘者症重，不秘者轻。故应“急则治其标”。以泻肝清热为主，方以四顺清凉饮或龙胆泻肝汤等加减。若伴前房积脓，用通脾泻胃汤（熟地 15 克，煅石膏 18 克，玄参 12 克，车前子、麦冬、茺蔚子各 9 克，天冬、知母各 6 克，防风、酒黄芩各 3 克）。

亚 2 型：局部症状肥、浮、脆三者比亚 1 型轻些，亦可由亚 1 型逐渐稳定而转入本型。用明目消炎饮（生石决明、鲜生地 30 克，金银花、焦山栀、夏枯草、赤芍、连翘各 9 克，牡丹皮 6 克，黄芩、生甘草各 3 克）加减。

亚 3 型：角膜表层的坏死组织可有可无，混合充血较轻。在病情进展方面较亚 1 型、亚 2 型均轻，往往见于病毒性角膜溃疡，或兼有实质层轻度混浊等。我们观察局部症状而辨证用药。方用退翳散（嫩钩藤、焦白芍、全当归各 9 克，蝉蜕 3 克，制香附 12 克，川芎 3 克）或桑菊退翳散（桑叶、钩藤、菊花、谷精草、白蒺藜各 9 克，木贼草 6 克，蝉蜕 3 克）。

（2）局部凹陷疼痛型

亚 1 型：局部以凹陷为主，病程较长，局部有不同程度充血，病变区翳成陷下（角膜下面），病情顽固而容易复发。病人体质多虚弱，应健脾、升阳、清热三者并进，方用补脾胃泻阴火升阳汤（炙黄芪12克，炙甘草4.5克，生石膏、党参各9克，苍术6克，黄芩、升麻、羌活、柴胡各3克）。

亚2型：局部症状基本与亚1型类似，但伴有虚证性疼痛，患者年老，体质较衰弱。宜调和营血，滋补健脾，方用为和养汤（熟地15克，全当归、焦白芍、焦冬术各9克，炙甘草4.5克，川芎、陈皮各3克，煅石决明24克）。

（3）角膜浅表型

亚1型：角膜病变区完全在表层，或呈散在性点状。病程较短，多流泪或兼有畏光，结膜充血中等或轻度，部分病人眼睑轻度浮肿，兼有鼻塞涕多。治以疏风解表，佐以清热退翳，方用银翘散加减。

亚2型：局部症状虽类似亚1型，如角膜表层荧光素染色呈点状阳性。但亚2型泪液减少，可导致干燥性眼结膜角膜炎或丝状角膜炎。病情顽固，不易治疗，多数患者伴口干喜饮、大便干燥。阴虚内热、津液干涸，宜养阴生津，方用养阴增液汤（生地15克，玄参12克，石斛、麦冬9克，天冬6克）加减。

（4）角膜全层型

亚1型：角膜表层、中层和后层全有病变。病变多数呈盘状和地图状，角膜实质层浸润较重，后层皱折较多。角膜后壁兼有较多的白色羊脂状沉着物。此型应属热证。当根据热势轻重，观察角膜病变浮嫩现象，以及充血程度来决定如何治疗。方用玉女煎加减，或芩连退翳散（黄芩、黄连、蝉蜕各3克，木贼草6克，嫩钩藤、茯苓、白蒺藜各9克，生石决明30克）加减。

亚2型：局部症状与亚1型基本相似，但角膜实质层水肿较轻。此型仍辨为热证。处方以芩连退翳散加减，小柴胡汤加减（如柴胡、黄芩、蝉蜕、防风、甘草各3克，制半夏6克，党参、钩藤、谷精草、木贼草各9克）。

（5）体征为主型：本类型局部症状已属稳定状态，但全身体征明显有种种不适现象，全身体征重于局部。故需要四诊合参，抓住疾病的本质进行分析。（《眼科名家陆南山学术经验集》）

2. 赵经梅对角膜病分层辨治的经验

（1）表层病变其治在肺：角膜之表层为眼球的最外层，可视为体表的一部分。肺主人身之表，白睛表层和角膜外层皆当肺所主。且表层角膜病变常出现头痛、鼻塞、涕多、脉浮等外邪束肺的症状，故不可因黑睛风轮属肝，而谓之肝经风热。该层病变最常见证型为肺经风热型和肺虚夹风型。前者属实证，可以桑菊饮、银翘散加减（桑叶、金银花、菊花、荆芥、薄荷、黄芩、甘草、蝉蜕、木贼草）。后者为虚证，宜用三参饮化裁（党参、沙参、玄参、生地、黄芩、当归、白芍、桑叶、菊花、柴胡）。

（2）中层病变治在肝脾：《灵枢·大惑论》曰："筋之精为黑眼。"角膜中层病变，按八纲辨证属实证者，以肝胆实火型为最多见，治疗着重苦寒降泄，方用《眼科捷径》紫金丹加减（龙胆草、山栀、石决明、蝉蜕、木贼草、黄芩、川连、金银花、菊花、车前子）。

又因角膜位于外眼之中央，而实质层又为中央之中层。《素问·金匮真言论》曰：“中央为土，病在脾。”中层角膜病变之属于虚证者，气虚责之于脾，阴虚责之于胃，而又以脾虚为最多见。治脾虚者常以东垣助阳活血汤加减（柴胡、防风、白芷、升麻、当归、蔓荆子、生黄芪、生甘草）。

（3）内层病变治在心肾：波及内层的角膜病变，常表现睛珠高低不平，甚不光泽，赤带抱轮而红，且有口干且苦、舌红、脉细数等。《原机启微》称谓“心火乘金水衰反制之病”。该类患者水亏火旺之象明显，宜滋肾水、清心火、化瘀热，用《审视瑶函》地黄散，生地、熟地、玄参、广牛角、甘草、黄连、木通、当归、大黄、谷精草、白蒺藜、木贼草、羌活。（中医杂志，1988，1：20－21）

（四）预防护理

应注意饮食调理，饮食要清淡，不食辛辣厚腻等物，保持大便通畅。眼部用药时动作要轻巧。注意休息，避免咳嗽、喷嚏、用力大便等增加眼部压力的动作。要积极治疗原发病，防止黑睛外伤，如有外伤必须及时处理。

（五）评述

1. 黑睛生翳常见病 是黑睛主要病变形式和临床表现，常见于聚星障（单纯疱疹病毒性角膜炎）、花翳白陷（真菌性角膜溃疡、角膜带状疱疹）、凝脂翳（匍行性角膜溃疡）、黄液上冲（单纯疱疹病毒性角膜炎）、星月翳蚀（蚕食性角膜溃疡）、混睛障（角膜基底炎）、血翳包睛（角膜血管翳）、赤膜下垂（沙眼性角膜血管翳）、蟹睛（角膜穿孔并虹膜突出）、正漏（角膜漏）、旋螺突起（角膜葡萄肿）、银星独见（浅层点状角膜炎）及宿翳（角膜瘢痕）等，眼外伤、小儿疳积等亦可引起本症。

2. 膜和翳 在外观上，膜较翳稠厚，自白睛起障一片，或白或赤，能从各方面朝黑睛中央蔓生者称为膜，其中赤丝密集为赤膜，赤丝不显为白膜，为脾肺风热、肝胆火热所致。白睛出现紫红肿胀，并侵入黑睛而出现白色翳膜者，为白膜侵睛；因患椒疮、粟疮，致黑睛上缘、四周出现赤脉密集的翳膜，为赤膜下垂。另有电光伤目、疳积上目等，需予区分。

3. 黑睛宿翳（老翳） 是指黑睛新翳或黑睛外伤后遗留的瘢痕，无红赤疼痛，翳面不继续扩大，病变相对静止。其表面光滑，边缘清晰，基底洁净。相当于角膜瘢痕。因其瘢痕大小、厚薄、形态、色泽和病程不同，而有不同名称。如翳薄如淡，须在集光下始见者为冰瑕翳；翳色灰白如浮云、蝉翅，自然光线下亦较显者为云翳；翳厚如白瓷，一望即见者为厚翳；翳色白，中央带青黑，或有细赤脉牵绊，翳膜且与黄仁粘连者为斑脂翳等。黑睛宿翳，需要缓图治之。若经治无效严重影响视力者，可行角膜移植术。

九、上睑下垂

又称睢目、侵风（《诸病源候论》），眼睑垂缓（《普济方》）、睑废（《目经大成》），现称为上胞下垂。是眼睑下垂，难以抬举的临床症状。双目或单目发病，先天发病多呈双眼发病，后天性多单眼发病。轻者半掩瞳仁，重者黑睛全遮，重闭难张，影响视觉。中医药治疗以后天性者为宜，若因颅内或眼窝肿瘤引起者需由专科治疗。

（一）辨证要点

起病较急，多见单侧，头痛目胀等，为风痰阻络。起病较缓，逐渐加重，疲乏无力，四肢痿弱，为脾气下陷。有眼部或头额部外伤引起者，多为气滞血瘀。

（二）证治方药

1. 风痰阻络

【临床表现】起病较急，多见单侧上眼睑下垂，眼球转动不灵，麻木不仁，头痛目胀等。舌淡红，苔薄腻或厚腻，脉弦滑。

【病因病机】风邪入络，痰扰眼睑，筋脉受损，无以抬举而成睑废。为麻痹性者。

【治法】祛风化痰通络。

【方剂】正容汤（《审视瑶函》）加减。

药物：羌活10克，防风10克，秦艽10克，白附子10克，僵蚕10克，胆南星10克，法半夏10克，木瓜10克，甘草6克。

方义：羌活、防风、秦艽祛风，胆南星、半夏化痰，白附子、僵蚕通络而化痰祛风，木瓜舒缓筋脉，甘草调中和胃。

加减：血虚加当归、白芍、川芎和血，头痛目胀加蔓荆子、木贼草祛风。

【变通法】兼见血虚者可用除风益损饮（《原机启微》）合玉真散（《外科正宗》）加减，药如当归、白芍、川芎、熟地、藁本、防风、南星、白附子、羌活、天麻，养血祛风、化痰通络。

2. 脾气下陷

【临床表现】起病较缓，上睑缓慢下垂，逐渐加重，影响视物。甚而瞻视需仰首提眉，久而额纹深凹。疲乏无力，四肢痿弱，精神困倦，食欲不振，面色无华。舌质淡，脉虚、沉。

【病因病机】脾胃虚弱，中气下陷，清阳不升，眼睑肌肉无力而呈睑废。为肌源性者。

【治法】补中益气。

【方剂】补中益气汤（《脾胃论》）加减。

药物：葛根30~40克，生黄芪15~30克，白术10克，党参10~15克，升麻3~6克，柴胡10克，当归10~15克，陈皮6克，甘草6克。

方义：葛根升阳举陷，黄芪、党参、白术、甘草健脾，升麻、柴胡祛风升阳，当归和血，陈皮理气。

加减：可加全蝎、僵蚕、白芍、木瓜，通络祛风、缓急舒筋。

【变通法】久病头晕目眩、气短乏力，气血不足者用人参养荣汤（《太平惠民和剂局方》）加减，补气养血。

3. 气滞血瘀

【临床表现】眼部或头额部外伤，上睑下垂，头目疼痛如锥刺。舌暗紫或有瘀点（斑），脉弦、涩。

【病因病机】外伤而血瘀阻滞，眼睑筋脉纵缓不收，致成睑废。

【治法】活血通络。

【方剂】祛瘀四物汤（《张皆春眼科证治》）加减。

药物：生地10～15克，当归10～15克，赤芍10～15克，川芎6克，益母草10～15克，刘寄奴10～15克，红花6克。

方义：生地、当归、赤芍、川芎和血通络，益母草、刘寄奴、红花通络散瘀。

加减：头目疼痛重者加蔓荆子、白蒺藜祛风止痛。

【变通法】气虚血瘀者用补阳还五汤（《医林改错》）益气活血。

（三）预防护理

肌源性者眼睑下垂，要避免过劳，注意休息。

（四）评述

眼睑下垂，难以抬举可有双目或单目发病者，前者由遗传或先天发育不全所引起，后天性者又可分为麻痹性、肌源性和外伤所致者。临床以麻痹性、肌源性者用中药和针灸治疗为宜。麻痹性眼睑下垂，多为风痰阻络，以祛风化痰通络。肌源性者眼睑下垂，多为中气下陷，用补中益气之法。

十、眼球震颤

又称辘轳转关。为非自主性、节律性眼球颤动，呈双眼同向性和一致性。可以是水平方向、垂直方向、旋转方向、斜方向，极少见前后方向者。有时两种能在同一眼并存。西医以眼球性、迷路性、中枢性、先天特发性进行分类，可用眼震电流描记法描记眼球震颤的性质、方向、频率、幅度，对临床诊断有所帮助。中医辨证，可分为胆郁痰扰、肝肾阴亏、血虚风动、先天不足，进行论治。

（一）辨证要点

眼先天发育不良者，多伴肾元亏乏等证。中枢性眼球震颤者，多伴肝肾阴亏证。迷路性眼球震颤，多见眩晕呕恶等胆郁痰扰证。先天性特发性眼球震颤，可见血虚证。

（二）证治方药

1. 先天不足

【临床表现】眼球震颤，与生俱来，面色苍白，精神不振，神疲乏力，腰膝酸软，或伴其他眼部先天病变。舌淡，脉虚细带弦。

【病因病机】先天不足，肾无亏乏，精髓不充，目无所养。多见于眼先天发育不良等。

【治法】补肾益精，固本培元。

【方剂】大补元煎（《景岳全书》）加减。

药物：党参10～15克，山药15克，熟地10～15克，山茱萸10～15克，枸杞子10克，杜仲10～15克，当归10～15克，生黄芪15克，甘草6～10克。

方义：山药、山茱萸、熟地补肾益精，黄芪、党参、甘草益气固本，熟地、当归养血，枸杞子、杜仲补肝肾而养目。

加减：可加天麻、钩藤、石决明息风平肝、定颤。

【变通法】可用左归丸（《景岳全书》）加减，补肾益精作用更佳。

2. 胆郁痰扰

【临床表现】眼球震颤，耳鸣耳聋，头晕目眩，如坐舟车，呕吐恶心，口苦咽干。舌苔薄黄腻，脉弦滑带数。

【病因病机】痰湿内生，胆胃不和，循少阳胆经上扰清窍，耳鸣目颤。多见于迷路性眼球震颤。

【治法】化痰和胃，利湿温胆。

【方剂】温胆汤（《备急千金要方》）合小柴胡汤（《伤寒论》）加减。

药物：法半夏10～15克，陈皮6～10克，茯苓15克，枳实10克，竹茹10～12克，甘草6克，柴胡10克，黄芩10克。

方义：半夏、陈皮、茯苓、甘草和胃化痰，枳实理气降逆，竹茹和胃止呕。柴胡、半夏、黄芩和解少阳，疏肝清热。胃气和则胆气舒，肝气条达则胆气以清。

加减；见呕恶甚者加生姜和胃止呕，气虚则加党参、白术健脾益气。耳鸣、眩晕加磁石、菖蒲通窍定眩。

【变通法】可用半夏白术天麻汤（《医学心悟》）加减，为化痰定眩之剂。

3. 肝肾阴亏

【临床表现】眼球震颤，头晕目眩，步履不稳，腰膝酸软，五心烦热，口干咽燥。舌红少苔，脉细数。

【病因病机】肝肾阴亏，精血不足，目失所养，致成眼球震颤。多见于中枢性眼球震颤。

【治法】滋肾养肝，定颤养目。

【方剂】杞菊地黄丸（《医级》）加减。

药物：枸杞子10～15克，菊花10克，生地、熟地各10～15克，山茱萸10～15克，山药10～15克，茯苓15克，石斛10～15克，麦冬10～15克，五味子6～10克，潼蒺藜10克，天麻10克。

方义；枸杞子、石斛养肝明目，熟地、山茱萸、山药滋肾养阴，潼蒺藜、天麻平肝息风，五味子、茯苓安神，麦冬、生地增液。

加减：眼球震颤显著者，加龟甲、羚羊角粉滋阴清热、平肝潜阳。

【变通法】可用地黄饮子（《黄帝素问宣明论方》）去附子、肉桂、巴戟天、肉苁蓉，滋阴息风。

4. 血虚生风

【临床表现】先天即有，有遗传性，眼球震颤，视物模糊，肌肉跳动，手足震颤，耳鸣眩晕，面色无华。舌质淡，脉弦细。

【病因病机】气血不足，经脉虚弱，目无所养。多见于先天性特发性眼球震颤。

【治法】益气养血。

【方剂】艾人理血汤（《目经大成》）加减。

药物：党参10克，白术10克，生黄芪15克，当归10克，白芍10～15克，熟地10～15克，阿胶10克（烊冲），艾叶10克，天麻10～15克，钩藤10克，甘草6克。

方义；党参、白术、黄芪、甘草益气健脾，当归、白芍、熟地、阿胶养血和肝，艾叶温经通脉，天麻、钩藤息风定颤。

加减：眼球震颤显著者加龟甲、羚羊角粉，滋阴平肝。

【变通法】可用八珍汤（《正体类要》）益气养血。

（三）易简效验方

1. 全蝎、僵蚕各6克，白附子、胆星各30克，研末拌匀。日3次，每次3～6克服，适于胆郁痰扰者。

2. 天麻、首乌、钩藤、石决明、珍珠母各15克，菊花、白蒺藜各10克，每日1剂，水煎服。适于肝风内动者。

（四）预防护理

寻求原发病因，进行积极治疗。

（五）评述

眼球震颤病在肝、肾为多，宜养肝滋肾，益气和血。且因肝风内动故目颤不已，治当用息风平肝定颤，以龟甲、羚羊粉、天麻、石决明、钩藤等。

眼球性者多因眼先天发育不正常或生后早期患病失明，或黄斑部中心视力障碍，使注视反射未能充分建立而致，眼球震颤为水平摆动性。迷路性者为迷路器、前庭神经前庭核及其核上联系处两侧所接受的神经冲动不平衡引起，眼球震颤为冲动性、水平性或旋转性。中枢性可能由位于脑干、小脑、脊髓等处的炎症、退行性变、外伤及肿瘤所引起，多为典型冲动性，极少为摆动性。先天性冲动性眼球震颤，眼部与神经系统无异常，有遗传性，其视力不佳系因物象震颤所致。可参考以上情况进行证治。

十一、眼球突出

是眼球突出向前移位的临床症状，即单眼突出度超过14毫米，或双眼差距超过2毫米的症状。在中医文献中，鹘眼凝睛、珠突出眶等有眼球突出的征象描述。可因风热火毒，肝郁化火、阴虚阳亢、气血瘀滞等引起本症。

（一）辨证要点

白睛红赤较重为实，白睛肿胀，眼周疼痛为风热；眼球突出呈进行性，烦躁易怒，口苦咽干为肝火。白睛红赤较轻为虚，如见目胀凝视而不能转动，头晕手颤，烦躁多汗等为阴虚。眼球突出呈间歇性，仰卧则消失，眼睑肿胀，白睛赤脉怒张，或有头目部外伤，眼睑青紫肿胀等，气血瘀滞。

（二）证治方药

1. 风热壅盛

【临床表现】眼球突出，睑裂开大，白睛红赤肿胀，眼周疼痛。发热恶寒，头痛呕恶。舌红苔薄黄，脉浮数。

【病因病机】风热外邪上攻于目，目睛肿痛突出。

【治法】疏风清热解毒。

【方剂】银翘散（《温病条辨》）合五味消毒饮（《医宗金鉴》）加减。

药物：金银花 10～15 克，连翘 10～15 克，薄荷 6 克（后下），荆芥 10 克，牛蒡子 10 克，白芷 10 克，防风 10 克，野菊花 10 克，蒲公英 15 克，紫花地丁 15 克。

方义：荆芥、防风、薄荷、白芷、牛蒡子疏风清热，消肿止痛。金银花、连翘、蒲公英、紫花地丁、野菊花清热解毒，泻火明目。

加减：白睛红赤肿胀甚者，加赤芍、牡丹皮凉血清热；发热烦渴者，加石膏、知母清阳明实热。

【变通法】若眼球突出，病起急骤，局部触之坚硬，疼痛拒按，胞睑白睛红赤，伴发热烦渴，舌红苔黄，脉洪数，为热毒炽盛、上攻于目所致者，用内疏黄连汤（《素问病机气宜保命集》）合五味消毒饮（《医宗金鉴》）加减，药用黄连、黄芩、山栀、连翘、大黄、赤芍、白芍、当归、蒲公英、紫花地丁、野菊花、金银花等，清热解毒作用尤胜。

2. 肝郁化火

【临床表现】双侧眼球突出进行性，白睛红赤，烦躁易怒，口苦咽干，胸胁胀满。舌红苔黄，脉弦数。

【病因病机】肝气郁结，日久化火，火热上攻，络脉凝滞而致目珠突出。

【治法】清热泻火疏肝。

【方剂】丹栀逍遥散（《内科摘要》）加减。

药物：牡丹皮 10 克，山栀 10 克，柴胡 10 克，赤芍、白芍各 10～15 克，茯苓 10～15 克，白术 10 克，当归 10 克，龙胆草 6～10 克，夏枯草 10～15 克。

方义：柴胡、赤芍、白芍、当归疏肝和血，牡丹皮、山栀、龙胆草、夏枯草清热泻肝，茯苓、白术健脾利湿。

【变通法】若上症见颈部瘿瘤，妇女乳房胀痛、月经不调，眼球逐渐突出，或情志抑郁不舒，或烦躁易怒，为肝郁痰凝引起，当予疏肝解郁、消痰散结，用逍遥散（《太平惠民和剂局方》）合四海舒郁丸（《疡医大全》）加减，药用柴胡、白芍、当归、茯苓、浙贝母、法半夏、茯苓、青皮、陈皮、海藻、海蛤粉、夏枯草等。

3. 阴虚阳亢

【临床表现】眼球突出，白睛红赤较轻，凝视而不能转动，目胀头晕，失眠心烦，形体消瘦，五心烦热，多汗，手颤。舌红少苔，脉细数。

【病因病机】肝肾阴虚，虚热内生，上炎头目，致目突出胀痛而头晕。

【治法】滋阴潜阳，平肝补肾。

【方剂】耳聋左慈丸（《广温热论》）加减。

药物：山茱萸 10～15 克，生地、熟地各 10～15 克，龟甲 10～15 克，山药 10～15 克，赤芍 10 克，五味子 10 克，磁石 10～15 克（先煎），石决明 10～15 克（先煎），龟甲 10～15 克（先煎），茯苓 10～15 克，泽泻 10～15 克，牡丹皮 10 克。

方义：生地、熟地、山茱萸、山药补肾滋阴，石决明、磁石、龟甲潜阳平肝，茯苓、泽泻淡渗利湿，牡丹皮、赤芍凉血清热，五味子养心安神。

加减：头昏目胀加墨旱莲、女贞子、枸杞子、菊花养肝明目。

【变通法】若肝阳上亢，头晕目眩，耳鸣头痛，目珠突出而胀痛，烦躁面赤者，用天麻钩藤饮（《杂病证治新义》）加减，平肝潜阳，明目定眩。药用天麻、钩藤、石决明、益母草、夏枯草、牛膝、山栀、黄芩、杜仲、桑寄生等。

4. 气血瘀滞

【临床表现】眼球突出呈间歇性，多在大怒、呕吐、屏气后瞬间发生，仰卧则眼球突出消失，眼睑肿胀，白睛赤脉怒张。或头目部外伤后数日，无继续出血，眼球突出，转动受限，视一为二，眼睑青紫肿胀。舌紫暗或有瘀点（斑），脉弦、涩。

【病因病机】前者见于眶内静脉曲张，目部络脉怒张，血瘀不畅，目珠突出呈间歇性。后者为局部外伤引起，目部络脉受损，血溢脉外而为瘀凝，致目珠突出多为急性发生。

【治法】活血化瘀通络。

【方剂】破血汤（《眼科纂要》）加减。

药物：刘寄奴 10～15 克，红花 10 克，生地 15 克，赤芍 10～15 克，牡丹皮 10 克，苏木 10 克，菊花 10 克，桔梗 10 克，甘草 6 克。

方义：刘寄奴、苏木、红花散瘀通络，生地、牡丹皮、赤芍凉血活血，桔梗引药上行，菊花清热明目，甘草调中。

加减：外伤所致，目珠肿胀者加制大黄、乳香、没药活血消肿。

【变通法】可用桃红四物汤（《医宗金鉴》）加减。

（三）预防护理

风热邪毒者要卧床休息，多饮水，保持大便通畅。肝郁化火者应调节情志，不要急躁生气。气滞血瘀者尽量减少低头弯腰、大怒、屏气等，发作时应取平卧位。

（四）评述

1. 西医疾病分类 西医主要分为炎症性、内分泌性、占位性病变引起者。炎症性包括眶内或眶壁相邻的急性炎症（如泪腺炎、鼻窦炎、海绵窦炎）及慢性炎症（假瘤、结核瘤、结节病、树胶肿等）；内分泌性者由垂体-甲状腺功能失调所致，可伴甲状腺功能亢进；占位性病变，为眶部肿瘤所致。此外，留有眶内壁骨折、外伤引起的急性眼球突出，或眶内静脉曲张等引起间歇性眼球突出等。中医治疗以炎症性、内分泌性者为宜。

2. 主要成因　成人双侧眼球突出主要原因是内分泌功能紊乱，其次是炎性假瘤，单侧眼球突出多见于肿瘤。儿童双侧眼球突出可由白血病、转移性神经母细胞瘤引起，单侧则见于筛窦疾患或呼吸道疾病并发眼眶蜂窝织炎。眼球突出的诊断，应注意起病之缓急，发生之单侧或双侧，有无局部外伤史及全身其他病史，同时要与高度近视、先天性青光眼、两侧眼眶（睑裂）大小不一或另一侧眼珠内陷（萎缩）致使两目不对称等引起的假性眼球突出相鉴别。

3. 中医证候　眼球突出以实证为主，可分为风热、热毒两者，有轻重之分，分别以疏风清热、清热泻火为治，适用于急慢性炎症所致者。若肝郁化火，阴虚阳亢所致者，可用疏肝泻火或滋阴潜阳法，主要适用于内分泌性眼球突出。若气滞血瘀，局部静脉曲张常可致间歇性眼球突出；局部外伤则引起急性眼球突出，则可用活血散瘀通络法。

十二、斜视

斜视又称偏视，是指双眼平视前方，一眼或双眼偏斜于一侧的临床表现。西医分为麻痹性斜视和共同性斜视两类。

（一）辨证要点

1. 风牵偏视　常有眼外伤、脑外伤或全身性相关症病史，斜视发病突然，常伴复视、眩晕，可呈代偿头位（眼性斜颈），以使其直视时在尽可能大的视野范围内不发生复视。主要由风邪袭络、风热上犯、痰湿阻络、肝风内动、瘀血阻滞等引起。即麻痹性斜视。

2. 小儿通睛　常自幼开始，合并屈光不正，屈光程度较高者为多为斜视眼，斜视眼合并弱视，则因先天不足、肾气亏耗所致。即共同性斜视。

（二）证治方药

1. 麻痹性斜视

（1）风邪袭络

【临床表现】眼球偏斜突然发生，转动受限，视一为二。恶风自汗，头痛眩晕，恶心欲呕。多发于单眼，每天晨起或午睡后发觉。可伴眼睑下垂，或口眼㖞斜。舌苔薄白，脉浮或弦。

【病因病机】外风侵袭眼目，经筋偏缓，目视偏斜。

【治法】祛风通络。

【方剂】牵正散（《杨氏家藏方》）合羌活胜风汤（《原机启微》）加减。

药物：白僵蚕10克，白附子10克，全蝎6克，荆芥10克，防风10克，羌活、独活各10克，川芎6~10克，白芍10克，甘草6克。

方义：白附子祛风化痰，僵蚕、全蝎搜通络，荆芥、防风、羌活、独活祛风散寒，川芎、白芍和血，甘草调中。

加减：若口渴心烦者，加黄芩清热。若恶风自汗加黄芪、白术健脾固表。

【变通法】用小续命汤（《备急千金要方》）加减，祛风散寒通络。药用麻黄、防风、防己、白芍、川芎、党参、肉桂、附子，有温阳通络、益气和血作用。

（2）风热上攻

【临床表现】突然眼球偏斜，或视一为二，双目发生。常继发于小儿高热、神昏、惊风之后，可见头痛发热烦渴。舌红苔薄黄，脉数。

【病因病机】风热之邪上攻头目，损伤经筋，致成偏视。

【治法】祛风清热。

【方剂】正容汤（《审视瑶函》）加减。

药物：羌活 6 克，防风 10 克，秦艽 10 克，僵蚕 10 克，地龙 10 克，白附子 10 克，黄芩 10 克，连翘 10 克，木瓜 10 克，全蝎 6 克。

方义：羌活、防风、秦艽、白附子祛风，僵蚕、地龙、全蝎搜风通络，黄芩、连翘清热，木瓜缓急舒筋。

加减：日久迁延，血虚者加当归、川芎、白芍和血养血，阴虚者加石斛、麦冬、生地养阴生津。

【变通法】若斜视见于小儿高热惊风后，可合用牛黄抱龙丸（《古今医鉴》）1 粒化服，方内有全蝎、僵蚕、琥珀、天竺黄、南星、牛黄、麝香、朱砂等，通窍息风，清热定惊作用尤胜。

（3）肝风内动

【临床表现】单侧或双侧眼目偏视，眼球斜向内或向外。平素可见眩晕头痛，手足麻木，肌肉跳动。舌红，脉弦数。

【病因病机】肝肾阴亏，风阳内动，上扰眼目，经筋偏缓发为斜视。

【治法】平肝潜阳息风。

【方剂】天麻钩藤饮（《杂病症治新义》）加减。

药物：天麻 10 ~ 15 克，钩藤 10 ~ 15 克（后下），石决明 15 ~ 30 克（先煎），僵蚕 10 克，全蝎 6 克，地龙 10 克，牛膝 10 ~ 15 克，杜仲 10 ~ 15 克。

方义：天麻、钩藤、石决明平肝潜阳，全蝎、僵蚕、地龙息风通络，牛膝、杜仲补益肝肾。

加减：阴津不足者加麦冬、枸杞、玄参、石斛养阴生津，痰湿蕴阻者加半夏、胆南星化痰通络。

【变通法】肝风夹有痰热者，可用羚角钩藤汤（《重订通俗伤寒论》）加减，凉肝息风、化痰通络，药如羚羊角粉、钩藤、桑叶、菊花、川贝、茯神、竹茹、生地、白芍、僵蚕、地龙等。若见于中风后期，偏瘫、面瘫，气虚血瘀者可用补阳还五汤（《医林改错》）益气活血。

（4）痰湿阻络

【临床表现】突然眼目偏视，向内或向外，多发于单眼，患眼眼睑下垂，眼球运动受限，或视一为二。胸闷脘痞，恶心欲呕，头晕目眩，纳呆神疲。舌苔白腻，脉弦滑。

【病因病机】脾虚不运，痰湿内生，上扰眼目，经筋受阻而偏视。

【治法】祛痰除湿通络。

【方剂】省风汤（《目经大成》）合二陈汤（《太平惠民和剂局方》）加减。

药物：制南星10克，法半夏10克，陈皮6克，茯苓15克，全蝎6克，僵蚕10克，白附子6～10克，防风10克，天麻10克，白术10克。

方义：南星、半夏、陈皮化痰和胃，茯苓、白术健脾除湿，全蝎、僵蚕、白附子搜风通络，天麻息内风，防风祛外风。

加减：脾虚加党参健脾益气，阳虚加淡附子温阳散寒。

【变通法】风痰阻络者可用正容汤（《审视瑶函》）加减，药用羌活、防风、秦艽、木瓜、僵蚕、白附子、南星、半夏等，祛风化痰通络。

（5）瘀血阻络

【临床表现】眼部或头部外伤后，眼目斜视，或向内或向外，常见于单侧。伴同侧颜面麻木或头目疼痛。舌紫暗或有瘀点（斑），脉弦、涩。小儿外伤后多兼见心神不宁，夜梦啼哭，易惊惕，指纹青紫。

【病因病机】头目外伤，络脉受损，血溢于外为瘀，经筋偏缓而成偏视。

【治法】活血化瘀通络。

【方剂】桃红四物汤（《医宗金鉴》）加减。

药物：桃仁10克，红花10克，生地10克，赤芍15克，川芎10克，当归15克，地龙10克，僵蚕10克，全蝎6克。

方义：桃仁、红花活血化瘀，生地、赤芍、川芎、当归和血通络，地龙、僵蚕、全蝎搜风止痛。

加减：头目疼痛甚者，加柴胡、细辛、羌活、防风祛风止痛。

【变通法】可用通窍活血汤（《医林改错》）合牵正散（《杨氏家藏方》）加减，亦活血化瘀通络之剂。

2. 共同性斜视

（1）先天不足

【临床表现】自婴儿起即单眼或双眼斜视，偏向鼻侧，形似斗鸡，眼球活动好，与生俱来，远近视力均差。可伴发育迟缓，智力差。舌淡或红，脉虚细。

【病因病机】眼球发育不良，先天不足，肝肾亏损，或长期侧卧斜视，经筋凝定，而成偏视。

【治法】补益肝肾。

【方剂】大补元煎（《景岳全书》）加减。

药物：熟地10克，山茱萸10克，山药10～15克，当归10克，杜仲10克，枸杞子10克，地龙10克，钩藤10克，白芍10克，木瓜10克。

方义：熟地、山茱萸、山药补益肾元，当归、白芍、熟地养血补肝，杜仲、枸杞子补益肝肾，白芍、木瓜舒筋缓急，地龙、钩藤息风通络。

加减：若气虚者加黄芪、党参健脾益气。

【变通法】若肾阳虚者用右归丸（《景岳全书》）温补肾阳，肾阴虚者用左归丸（《景岳全书》）滋补肾阴。

（2）废用筋缓

【临床表现】多继发于内障目疾或黑睛宿翳，一眼或双眼斜视，眼球活动尚好，大多为远视内斜，少数为近视外斜，具双眼屈光参差。一般屈光度较浅的眼视力较好，多能矫正；屈光度较深的眼视力差，不能矫正。舌淡或红，脉虚缓。

【病因病机】因内、外障目疾，一眼视力极差，双眼屈光参差，脉络弛缓，而至偏视。

【治法】滋补肝肾。

【方剂】杞菊地黄汤（《医级》）加减。

药物：枸杞子10～15克，菊花10克，山茱萸10克，茯苓15克，熟地10克，山药15克，女贞子10克，墨旱莲10克，白芍15克，当归10克，木瓜10克，党参10克。

方义：山茱萸、熟地、山药滋补肾阴，女贞子、墨旱莲、当归、白芍、熟地养血补肝，党参、茯苓健脾益气，木瓜、白芍缓急舒筋，枸杞子、菊花明目养肝。

加减：气虚者加黄芪、黄精、五味子益气。

【变通法】本证患者必须佩戴合适眼镜矫正视力，训练弱视眼，并进行针灸治疗，以促进视力恢复。

（三）易简效验方

1. 黄芪30克，葛根45克、丹参20克、当归、枳壳、川芎、山药、菊花各15克，柴胡、地龙、党参、甘草各10克，日1剂，水煎服。糖尿病者去川芎，加茯苓、首乌、黄精各25克；高血压者去党参，加石决明30克，牛膝、决明子、钩藤各20克。头痛头晕目胀加夏枯草、白芷、天麻各15克，蜈蚣1条，重用川芎。上睑下垂加升麻10克，重用黄芪、党参，眼球转动恢复迟缓加白花蛇5克，防风、蝉蜕各10克。

2. 全蝎、僵蚕、白附子各分为末，每日12克，分2次吞服。与上述汤剂配合，治疗麻痹性斜视。

（四）预防护理

婴幼儿时期不可让其逼近视物，仰卧时避免让头经常侧视一侧光亮处，以免久后形成斜视。通睛者应遮蔽麻痹眼，以消除复视。

（五）评述

1. 共同性斜视 应散瞳验光并酌情配镜，矫正视力及屈光参差；用各种方法如遮盖法，后像法、抑制法、光栅法等提高弱视眼视力，纠正斜视。对斜视角已稳定，或经非手术治疗后仍有偏斜，及有交替注视的患儿均应及早手术。

2. 麻痹性斜视 寻求麻痹性斜视的病因，针对病因采取综合治疗。先天性者一般应予手术。后天性者可因外伤、脑血管病、糖尿病、重症肌无力、肿瘤、感冒和高热惊厥等引起，应重视原发病的治疗。肿瘤所致者以手术为主，一般不用中医药治疗。其他病因所致者必须在中药、针灸治疗同时，配合戴镜、物理疗法等其他治疗方法，经6个月无效者则可考虑手术。

第二节 内 障

凡瞳神病总称内障。如瞳神散大、缩小、干缺、欹侧不正及变色，暴盲、青盲、视瞻昏渺、云雾移睛等均属内障范畴。现代眼科又有眼底、眼压、视野、裂隙灯等特殊检查，虽属西医诊法范畴，于今亦当结合，是为中医诊法之辅助手段，亦有助于证治方药的应用。

一、瞳神散大

瞳神又称瞳子、瞳仁、瞳人，属水轮，为肾所主，即今称之瞳孔。瞳孔异常是指瞳孔位置、形态、大小和反应异常的临床表现，包括瞳孔散大、缩小、干缺、欹侧不正、反应消失等。

瞳神散大，是指瞳神较正常开大，一般要大于6毫米。《兰室秘藏》称为瞳子散大，《银海精微》称为通瞳。主要在绿风内障、青风内障、暴盲、青盲等病中发生，亦可见于颅脑肿瘤及视络病变、情绪急剧变化后。当使用兴奋交感神经和麻痹副交感神经的药物，亦可引起药物性瞳孔散大。瞳神散大，可伴见视力下降、眼压升高、眼珠胀痛等症状，主要由肝胆风火上逆所致，亦可因阴虚火旺、肝气郁结、气滞血瘀、痰饮上逆等引起。

（一）辨证要点

眼球胀硬疼痛，抱轮红赤，视力下降，情绪急躁，胸胁胀痛为肝郁气滞。头痛目胀，瞳神隐隐绿色，黑睛雾状混浊，视力急剧下降，眼压升高为肝胆风火。视物昏蒙，视灯有虹晕，眼底或见病变，瞳神散大，时愈时发，有阴虚见症者为肝肾阴虚。外伤眼目，眼睑青紫肿痛，或血灌瞳神，或白睛溢血等为外伤瘀阻。

（二）证治方药

1. 肝胆风火

【临床表现】瞳神散大，头痛目胀，瞳神隐隐绿色，黑睛雾状混浊，视力急剧下降，眼压升高，烦躁易怒，口苦咽干，恶心欲吐，尿黄便秘。舌红苔黄，脉弦数。

【病因病机】肝胆风火上逆，循经上扰眼目，入侵瞳神而致。

【治法】凉肝息风，清热泻火。

【方剂】龙胆泻肝汤（《医宗金鉴》）加减。

药物：龙胆草10克，车前子10克（包），黄芩10～15克，制大黄10克，连翘10克，生地 10～15 克，山栀 10 克，柴胡 6～10 克，夏枯草 10～15 克，泽泻 10～15 克，槟榔 10～15 克，羚羊角粉 3～6 克（分冲），钩藤 10～15 克。

方义：龙胆草、夏枯草、黄芩、山栀、连翘清热泻肝，制大黄通腑泄热，槟榔降眼压，羚羊角、钩藤息风平肝，柴胡疏肝解郁，泽泻、车前子利湿泄热，生地养阴清热。

加减：头痛甚者加菊花、川芎、白芷、蔓荆子祛风通络，呕恶重者加代赭石、法半夏、竹茹和胃降逆。

【变通法】肝风甚、头目剧烈胀痛者可用羚羊角钩藤汤（《通俗伤寒论》）加减，平肝息风，药如羚羊角、菊花、钩藤、生地、白芍、桑叶、茯苓等。若痰热呕恶胸闷苔腻者，上方可合黄连温胆汤（《六因条辨》）加减，清热化痰。

2. 肝气郁结

【临床表现】瞳神散大，色变淡绿，眼球胀硬疼痛，抱轮红赤，视力下降。情绪急躁，胸胁胀痛，嗳气少食。舌苔薄白，舌质红，脉弦或带数。

【病因病机】情志不疏，肝气郁结，气火逆于上，犯于眼目，玄府闭阻。

【治法】疏肝解郁，和血清热。

【方剂】柴胡疏肝散（《景岳全书》）合调气汤（《审视瑶函》）加减。

药物：柴胡 6～10 克，香附 10 克，夏枯草 15 克，白芍 15 克，川芎 6～10 克，枳壳 6～10 克，知母 10 克，黄柏 6 克，生地 15 克，当归 10 克。

方义：柴胡、香附、枳壳疏肝理气，当归、川芎、生地、白芍和血养肝，夏枯草、知母、黄柏清肝泄热。

加减：见肝郁化火者加牡丹皮、连翘、山栀清肝泻火。

【变通法】亦可用丹栀逍遥散（《内科摘要》）加减。

3. 痰饮上逆

【临床表现】瞳神散大，气色混浊，眼压增高，目珠胀痛。头痛及巅顶，干呕吐涎沫，四肢不温，神疲纳呆。舌淡苔白，脉沉弦。

【病因病机】痰饮上逆，肝胃不和，眼目痛胀，呕吐纳呆。

【治法】温中化饮，降逆和胃。

【方剂】吴茱萸汤（《伤寒论》）合二陈汤（《太平惠民和剂局方》）加减。

药物：吴茱萸 6～10 克，法半夏 10～15 克，陈皮 6～10 克，茯苓 15 克，生姜 6 克，党参 10～15 克，甘草 6 克。

方义：吴茱萸温肝和胃，生姜降逆止呕。半夏、陈皮、茯苓、甘草和胃降逆，党参益气健脾。

加减：头痛甚者加白芷、川芎、蔓荆子祛风止痛。

【变通法】若痰火上逆，上症见口渴苔黄腻，脉弦滑，用清痰饮（《审视瑶函》）加减，药用山栀、石膏、黄芩、南星、枳壳、陈皮、半夏、天花粉、茯苓等。

4. 外伤瘀阻

【临床表现】外伤眼目，瞳神散大不收，或歪斜不正，眼部胀痛，视物不清，甚而血灌瞳神，眼睑青紫肿痛。或眼外伤后仅留瞳神不正，其他症状不明显。舌淡暗、青紫，脉弦、涩。

【病因病机】外伤损及脉络，血溢于外而成瘀，瘀阻眼目络脉，致成此证。

【治法】活血化瘀。

【方剂】桃红四物汤（《医宗金鉴》）加减。

药物：桃仁10克，红花10克，赤芍10~15克，川芎6~10克，当归10~15克，生地10~15克，香附10克，柴胡6克。

方义：桃仁、红花活血化瘀，赤芍、川芎、当归、生地和血通络，香附、柴胡疏肝理气。

加减：若兼见视物不清、肝肾虚亏者，加枸杞子、菟丝子、五味子、车前子补肝明目，症属初期可加荆芥、防风祛风通络。

【变通法】可用通窍活血汤（《医林改错》）加减。

5. 肝肾阴虚

【临床表现】瞳神散大，头目胀痛，视物昏蒙，视灯有虹晕，头晕耳鸣，腰膝酸软，五心烦热，口干咽燥。舌红无苔，脉弦细数。

【病因病机】肝肾阴虚，虚火上炎，眼目受扰。

【治法】滋补肝肾。

【方剂】杞菊地黄汤（《医级》）加减。

药物：枸杞子10~15克，菊花10克，熟地10~15克，山茱萸10克，山药10克，茯苓15克，泽泻10克，女贞子10克，楮实子10克。

方义：山茱萸、山药、熟地滋补肾阴，枸杞子、女贞子、楮实子养血和肝，茯苓、泽泻淡渗利湿。

加减：兼有瘀血见证者，加茺蔚子、丹参、红花活血通络。

【变通法】可用四物五子丸（《医宗金鉴》）加减，即四物汤、五子衍宗丸合方，亦补肾养肝之剂。

（三）医家经验

陈达夫治绿风、青风内障经验　眼前常见绿花，或时又发现红白色，继则头旋，或者瞳神散大，额角痛牵瞳神及鼻隔，因而昏盲、瞳神变绿者，名曰绿风，方主陈氏自制息风丸或沈氏息风汤。若不作痛者，则当以驻景丸加减治之。

陈氏息风丸药用赤芍30克，紫草30克，菊花30克，僵蚕30克，玄参30克，川芎25克，桔梗15克，北细辛15克，牛黄1.5克，麝香0.3克，羚羊角12克。研为细末，水为丸，如梧子大，日服7丸，白开水下。

沈氏息风汤药用犀角4.5克，沙参30克，黄芪15克，天花粉15克，生地12克，当归12克，麻黄6克，蛇蜕6克，钩藤15克，防风15克。此方出自《沈氏尊生书》中，原是用来治疗内症的，并未命名，借用以治疗眼病，命名沈氏息风汤。病轻者，用石决明或珍珠母30克代犀角；病重者用羚羊角粉3～4.5克代犀角，或用原方。兼恶心呕吐者，加藿香15克，草豆蔻9克；兼见瞳神干缺者，加蒲公英30克。

驻景丸加减方用菟丝子240克，楮实子240克，茺蔚子180克，枸杞60克，蕤仁60克，木瓜60克，寒水石90克，河车粉90克，生三七15克，五味子60克。研为细末，为蜜丸，每日空心服30克，用鳖血炒柴胡煎汤送下。

头旋晕，顶巅偶痛，眼前常见青花，日久不治，瞳变青色，昏蒙将失明名曰青风，方主陈氏息风丸。顶巅不痛者，则予以驻景丸加减。(《中医眼科六经法要》)

(四) 易简效验方

平肝健脾利湿汤：生石决明15克，茯苓12克，泽泻、杭菊花、楮实子各9克，猪苓、苍术、白术各6克，陈皮、桂枝各3克。高眼压及早期青光眼患者久服此方，有明显的降眼压作用，效果较为持久。中心性视网膜脉络膜炎黄斑水肿服此方30～60剂也效。对晚期青光眼效果不明显。(陆南山经验方)

(五) 预防护理

防止情志过激及抑郁，要减少其诱发因素。瞳神散大见于绿风内障、青风内障者，相当于闭角性和开角性青光眼。绿风内障如服药无效，当迅速配合手术。需早期发现青风内障，要注意休息，积极治疗，否则日久可变成青盲而失明。

(六) 评述

瞳神为先天之精气所生，后天之精气所养。精气失于敛聚，则瞳神散大。瞳神散大以急性实证为多，系眼科临床重症，应迅速治疗以收敛瞳神，恢复神光。否则病延日久，精气耗而难变，瞳神散而不聚，终成废疾。然本症有风火、痰饮、气郁、血瘀、阴虚所致者，宜据证分别论治。如肝胆风火者用龙胆泻肝汤，凉肝息风；肝气郁结者用逍遥散，疏肝解郁；外伤血瘀者用桃红四物汤，活血化瘀；痰饮上逆者用吴茱萸汤、二陈汤，温肝和胃化饮；肝肾阴虚者用杞菊地黄汤，滋补肝肾。可见本症总从肝论治，而灵活遣方选药。

二、瞳神缩小

瞳神缩小，指瞳孔小于2毫米者，瞳神缩小常伴有瞳孔失去正常的展缩功能，持续变小者。中医称为“瞳神缩小”（《证治准绳》）。相当于西医之急性巩膜睫状体炎和葡萄膜（全色素膜）炎。多伴见目痛、畏光、流泪，视力下降，白睛混赤，黄仁（虹膜）混浊不清，神水混浊，黑睛内壁渗出物黏附等，以肝胆风热、实火、湿热、瘀阻为主，亦有阴虚火旺引起的。

(一) 辨证要点

发病急而见于初期，见眼痛羞明流泪，白睛混赤，头痛口苦烦渴等为肝经风热。病程缠绵，兼见抱轮红赤反复发作，眼前有黑影飘动，胸闷脘痞等为湿热蕴结。因外伤有眼球穿通伤史，血灌瞳神，神水混浊甚或积脓，舌红绛为热迫营血。病至后期，瞳神紧小或干缺不圆，目干涩昏花，神水轻度混浊为肝肾阴虚。

（二）证治方药

1. 肝经风热

【临床表现】见于初期，发病较急，瞳神紧小，展缩失灵，眼球坠痛，羞明流热泪，白睛混赤或抱轮红赤，黑睛内壁有沉着物，神水混浊，黄仁肿胀。头痛头胀，心烦口苦，烦渴引饮，胁肋胀痛，尿黄便干。舌红苔薄黄，脉数。

【病因病机】风热之邪上犯眼目，入侵水轮，熏灼黄仁所致。

【治法】祛风清热，疏肝通络。

【方剂】新制柴连汤（《眼科纂要》）加减。

药物：柴胡10克，木通10克，黄连6克，蔓荆子10克，荆芥10克，防风10克，龙胆草10克，赤芍10克，山栀10克，木通10克，茺蔚子10～15克，甘草6克。

方义：荆芥、防风、蔓荆子祛风，黄芩、黄连、龙胆草、山栀清热，赤芍、茺蔚子通络凉血，柴胡疏肝理气，甘草调中，木通清利。

加减：目赤甚加生地、牡丹皮、紫草凉血清热，黄仁肿胀，目痛者加丹参、红花、夏枯草活血清肝。

【变通法】若肝胆火炽者，可用龙胆泻肝汤（《医宗金鉴》）加减清肝泻火，药用柴胡、黄芩、山栀、大黄、木通、龙胆草、牡丹皮、赤芍、生地、泽泻、车前子等。见血灌瞳仁色泽鲜红者，加丹参、蒲黄，大便秘结、黄液上冲加知母、石膏、玄明粉，目赤痛甚，神水混浊加茺蔚子、金银花、蒲公英。

2. 湿热蕴结

【临床表现】病程缠绵，瞳神缩小或偏缺不圆，抱轮红赤持续不退或反复发作，黄仁纹理模糊，黑睛内壁有羊脂状沉着物，视力下降，眼前有黑影飘动。头昏身重，胸闷脘痞，肢节酸楚，口干不欲饮。舌红苔黄腻，脉濡数。

【病因病机】脾胃湿热内蕴，久而上蒸眼泪，灼损黄仁，致成瞳神紧小，神水不清。

【治法】清热利湿，祛风通络。

【方剂】抑阳酒连散（《原机启微》）加减。

药物：羌活10克，独活10克，防风10克，知母10克，黄柏10克，黄芩10克，山栀10克，黄连6～10克。

方义；知母、黄柏、黄芩、山栀、黄连清热燥湿，羌活、独活、防风祛风通络。

加减：风甚加白芷、蔓荆子祛风，热甚加寒水石、生地清热。神水、神膏混浊，加苍术、防己、滑石、木通、猪苓淡渗利湿。胸闷脘痞苔腻，加薏苡仁、蔻仁、厚朴、茯苓理气燥湿。

【变通法】亦可用清肾抑阳丸（《审视瑶函》）加减，药如寒水石、黄柏、生地、知母、栀子、黄连、茯苓、决明子、当归、白芍、独活等，清热和血为主。

3. 热迫营血

【临床表现】瞳神紧小或缺损，血灌瞳神，红赤疼痛，神水混浊甚或积脓，口干烦渴，羞明流泪，头目痛剧。舌红绛，苔黄，脉数。

【病因病机】因外伤而有眼球穿通伤史，热毒侵袭，迫及营血，血溢于外，眼部络脉瘀阻。

【治法】清热解毒凉血。

【方剂】清营汤（《温病条辨》）加减。

药物：水牛角30克（镑、先煎），金银花15~30克，连翘10~15克，黄连10克，生地15克，麦冬15克，玄参15克，紫草15克，当归10克，赤芍10~15克，竹叶10克。

方义：水牛角代原方中之犀角，清营分之热毒。金银花、连翘、黄连清热解毒，紫草、赤芍凉血活血，生地、麦冬、玄参养阴清热，当归和血通络，竹叶清利泄热。

加减：若便秘者加生大黄通下，热甚烦渴加石膏、知母清热。

【变通法】待症情轻减后，可用当归散（《银海精微》）加减，药如生地、赤芍、当归、川芎、山栀、黄芩、木通、菊花、大黄、蒺藜、木通、甘草等，清热和血。

4. 肝肾阴虚

【临床表现】病至后期，反复发作难愈，瞳神紧小或干缺不圆，目干涩昏花，抱轮微红，时轻时重，黑睛内壁沉着物久不消退，神水轻度混浊。头晕耳鸣，腰膝酸软，五心烦热，口干咽燥。舌红，脉细数。

【病因病机】热甚伤阴，久而耗及肝肾阴血，精血不足，无以上荣于目，致成目睛干涩昏花，瞳神异常。

【治法】滋养肝肾，清热降火。

【方剂】知柏地黄汤（《医宗金鉴》）合二至丸（《证治准绳》）加减。

药物：知母10克，黄柏10克，生地15克，山药10克，山茱萸10克，墨旱莲15克，女贞子15克，牡丹皮10克，茯苓15克，泽泻10克。

方义：知母、黄柏清热降火，生地、牡丹皮养清热凉血，山药、山茱萸滋补肾阴，墨旱莲、女贞子养肝补血，茯苓、泽泻肉参利湿。

加减：目干涩加枸杞子、桑椹子滋养肝肾，目昏花不清者加青葙子、茺蔚子通络明目。

【变通法】阴虚热甚，瞳神干缺，口干舌红者，可用瞳缺泻肝汤（《医宗金鉴》）加减，药如生地、麦冬、玄参、知母、牡丹皮、赤芍、茺蔚子、黄芩、地骨皮等，以养阴清热为主，若症情缓和，虚火已退，可用杞菊地黄汤（《医级》）合四物汤、二至丸等，养肝滋肾为主。

（三）医家经验

1. 姚芳蔚治疗葡萄膜炎（内源性）经验 早期、急性者，如舌红苔黄，脉弦数，洪火者为实证、热证，予以清热泻火。久病、慢性者，舌红脉细数为阴虚火旺，予以滋阴降火；舌淡脉细弱为气虚或血虚，或气阴两虚，予以补气、养血，或养阴补气。对陈旧病变，为提高视力，防止复发，皆以补虚为主。在治疗用药上，考虑其气血瘀滞的病理改变，可佐以理气活血。若角膜后沉着物与眼底结节，及斑块样渗出日久不退者，则佐以软坚散结。

（1）肝经风热：急性前部炎症早期，伴头痛、口干，舌红脉浮数。用新制柴连汤加减，头痛剧加川芎、白芷，充血较著加生地、牡丹皮。

（2）肝阳火炽：急性前部炎症早期，伴头痛、咽干、口苦，大便不畅，小便赤涩，舌红苔黄，脉弦数。用龙胆泻肝汤加知母、赤芍、牡丹皮，口干烦渴加石膏，便秘加生大黄、玄明粉。

（3）脾胃热毒：本症前后及全部急性炎症之早期，头痛、口干烦渴，舌红苔黄，脉洪大。治以清热解毒，用白虎汤加金银花、连翘、赤芍、牡丹皮、生地、蒲公英、薏苡仁。

（4）风湿上扰：本症早、中期，前、后或全部急慢性炎症，伴头重、关节痛，苔薄腻，脉濡数。治以祛风燥湿，用羌独防己汤，羌活、独活、防风、防己、鸡血藤、赤芍、牡丹皮、苍术、黄芩、茺蔚子、甘草。

（5）阴虚夹热：本症中、后期，前、后或全部慢性炎症，伴头晕、口干，舌红脉细数。治以养阴清热，用瞳缺泻肝汤加减，神疲乏力加黄芪、当归，虚烦不眠加酸枣仁、夜交藤。

（6）痰湿瘀阻：本症各期，慢性炎症，头痛纳少，苔白腻，脉滑。治以祛痰化湿，用二陈汤加苍术、白术、知母、赤芍、茺蔚子、川芎、夏枯草等。（中西医结合眼科杂志，1997，3：129－131）

2. 房定亚等从络病治疗葡萄膜炎　葡萄膜炎属中医瞳神紧小、瞳神干缺范畴，发病部位络脉丰富，形成网络而营养眼睛。若内因先天阳盛，外因邪热感受，形成热毒，伤及血络，气血失运，形成眼睛葡萄膜局部血瘀、出血、水肿、渗出，甚而化脓，在证治上可从卫、气、血三层分治。不论原发还是继发，总以清热解毒、凉血止血或凉血活血为大法。病在卫，见眼部红肿疼痛，全身伴斑疹瘙痒，舌边尖红，脉浮数，以当归饮子（生地、白蒺藜、防风、荆芥，当归、白芍、川芎各15克，首乌、黄芪、甘草各8克）加减。病在气，眼部血管炎症以渗出为主，舌红苔黄脉数，常用四妙勇安汤（金银花、玄参各30克，当归20克，甘草10克）加减清其热毒。病在营血，常见眼部血管炎症多以出血为主，舌红绛，脉细数，以犀角地黄汤（水牛角30克，生地24克，赤芍12克，牡丹皮9克）清营凉血止血为治。因葡萄膜炎多同时出现渗出与出血，故四妙勇安汤与犀角地黄汤常联合用。根据症状选加石斛、槐花、黄芩、生石膏、白茅根、赤小豆、柴胡、大黄等。出血明显加槐花、黄芩、白茅根等，渗出血瘀明显加柴胡、大黄、琥珀等。（中医杂志，2009，11：977）

（四）易简效验方

1. 生地18克，玄参、麦冬、知母、赤芍、牡丹皮各9克，菊花12克，青葙子10克，每日1剂，水煎服。适于阴虚火旺之慢性虹膜睫状体炎、瞳神干缺者。

2. 生石膏30克，知母15克，金银花15克，粳米10克，甘草6克，每日1剂，水煎服。适于急慢性虹膜睫状体炎之实热证。

3. 升麻、苍术、柴胡、防风、桔梗、黄连、黄芩、黄柏、知母、连翘、生地、羌活、龙胆草各10克，川芎、当归各15克，细辛3克，藁本12克，每日1剂，水煎服。适于湿热蕴结夹有风邪之全色素膜炎，急慢性虹膜睫状体炎。

（五）预防护理

全力防止虹膜后粘连，减少并发症的发生。注意原发病治疗。避免辛辣燥热之物，保持大便通畅。

（六）评述

1. 葡萄膜炎 葡萄膜炎包括虹膜、睫状体与脉络膜的炎症，可分为前葡萄膜炎、中间葡萄膜炎、后葡萄膜炎及全葡萄膜炎。前葡萄膜炎症状明显，疼痛、畏光、流泪、视力下降；中间葡萄膜炎自觉症状不明显，自觉雾视、飞蚊症；后葡萄膜炎病人不痛而自觉眼前黑影游动，眼内闪光，视力减退。其发生炎症，在前、中部即虹膜睫状体炎（虹膜即黄仁），可出现瞳孔缩小与不圆的症状，故中医称为瞳神紧小或干缺。在后部葡萄膜炎，自觉黑影、闪光、视物昏渺，归属云雾移睛、萤星满目、视瞻昏渺。

2. 中西医治疗 葡萄膜炎是常见致盲眼病之一，其发病可能与免疫功能失调有关，是一种自身免疫性疾病，西医主要用糖皮质激素等免疫抑制剂。中药治疗对去除病因、减少或控制复发，减少或撤除激素有益。虹膜、睫状体为风轮属肝，脉络膜位于瞳神内为水轮属肾，而脉络膜富有血管又属心，故治疗多从肝（胆）、肾、心着手。本病可选用清热、活血药抑制免疫，益气、养阴药增强免疫，对重急者加用雷公藤片。局部用药扩瞳，防止虹膜后粘连。

三、暴盲（急性视力下降）

暴盲，指一眼或双眼突然视力迅速下降，甚至视力丧失的临床症状，一般属内障范畴，通常外眼端好。《证治准绳·七窍门》：“暴盲：平日素无他病，外不伤轮廓，内不损瞳神，忽然盲而不见也。”暴盲不同于青盲，青盲为视力逐渐下降，或因其他内障眼病而盲，两者可以区别。

暴盲一症，临床可分为肝郁气滞、肝火上炎、血瘀阻络、阴虚火旺、风阳上扰等各种证候类型。因发病急骤，需辨析病因，采取迅速有效的治疗措施。可见于视网膜中央动脉栓塞、视网膜中央静脉栓塞、视网膜静脉周围炎、视网膜脱离、黄斑出血、视神经乳头炎、球后视神经炎等病。

（一）辨证要点

视力急性下降，因暴怒后引起，如视神经乳头轻度充血，多见肝郁之证；如视网膜静脉怒胀或眼底出血，常见肝火之证。头目胀痛，急躁易怒，血压显著增高，眼底视网膜动脉痉挛等，可见肝阳上亢之证。视网膜反复出血或见视网膜中央静脉分支怒胀迂曲，可见阴虚火旺者。眼底见视网膜出血等，舌紫暗为血瘀。

（二）证治方药

1. 肝郁气滞

【临床表现】视力急性下降，多因暴怒后引起。情志抑郁，心烦易怒，头痛目胀，口苦咽干，胸胁胀痛。眼底检查正常或视神经乳头轻度充血。舌红，苔薄白，脉弦或弦数。

【病因病机】肝气郁滞，玄府内闭，眼目不明。

【治法】疏肝理气。

【方剂】逍遥散（《太平惠民和剂局方》）加减。

药物：柴胡10克，白芍10～15克，当归10克，茯苓15克，白术10克，薄荷6克（后下），甘草6克。

方义：柴胡疏肝理气，白芍、当归和血养肝，茯苓、白术健脾利湿，薄荷疏风，甘草调中。

加减：视力急降加石决明、草决明、夜明砂明目，情志抑郁加香附、川芎解郁，兼痰湿著加半夏、青皮、陈皮和胃化痰，气虚者加党参健脾益气。

【变通法】肝郁化火者用丹栀逍遥散（《内科摘要》）加减，疏肝解郁，清肝泻火。

2. 肝火上扰

【临床表现】视力急性下降，头痛目痛。烦躁易怒，面红目赤，胁痛口苦，小便黄，大便干。眼底检查视神经乳头水肿，或视网膜水肿充血或视网膜静脉怒胀，或眼底出血。舌红苔黄，脉弦数。

【病因病机】肝火上扰于目，络脉血热，眼目失明。

【治法】清肝泻火。

【方剂】龙胆泻肝汤（《医宗金鉴》）加减。

药物：龙胆草10克，黄芩10～15克，柴胡6～10克，山栀10克，制大黄10克，赤芍10克，车前子10克（包），泽泻10克。

方义：龙胆草、山栀、黄芩清肝泻火，生地、赤芍凉血清热，车前子、泽泻清利湿热，制大黄通腑泄热，柴胡疏肝理气为引经药。

加减：肝火甚者可加夏枯草、牡丹皮清肝凉血。眼底出血则加仙鹤草、墨旱莲、白茅根、侧柏叶等止血。

【变通法】可用清肝泻火汤（《眼科临证录》）加减，药如龙胆草、夏枯草、牡丹皮、赤芍、生地、青葙子、玄参、麦冬、黄连、黄芩、黄柏等，清热泻火、凉血养阴。

3. 风阳上扰

【临床表现】视力突然下降或一过性失明。头晕头痛，眼目胀痛，急躁易怒，头重脚轻，步履不稳，腰膝酸软。血压显著增高，眼底检查见视网膜小动脉痉挛变细，视神经乳头或视网膜水肿，沿血管周围有出血等。舌红苔黄，脉弦或数或滑。

【病因病机】肝肾阴虚，肝阳上亢，肝风内动，上扰眼目，气血逆乱而致。

【治法】平肝潜阳，息风明目。

【方剂】天麻钩藤饮（《杂病证治新义》）加减。

药物：天麻10～15克，钩藤15克，石决明15～30克（先煎），山栀10克，黄芩10～15克，牛膝10～15克，杜仲10～15克，桑寄生15克，益母草15克，墨旱莲15克。

方义：天麻、钩藤平肝息风，石决明潜阳镇逆，山栀、黄芩清热泻火，牛膝、杜仲、桑寄生补益肝肾，益母草活血通络且能降压，墨旱莲养血止血。

加减：肝火甚者加夏枯草、龙胆草清肝，肝风动者加羚羊角息风。

【变通法】可用羚角钩藤汤（《重订通俗伤寒论》）加减，药如钩藤、羚羊角、菊花、生地、川贝、竹茹、茯神、白芍、茯苓等，亦平肝息风之剂。

4. 阴虚火旺

【临床表现】视力突然下降，外观如常，眼底检查可见视网膜反复出血，色鲜红，有灰白机化条带或有新生血管；或见视网膜中央静脉分支怒张、迂曲，少量出血呈点、片状，且累及黄斑部；或见视神经乳头水肿、充血等。头晕耳鸣，腰膝酸软，潮热盗汗，口干咽痛。舌红，脉细数。

【病因病机】肾阴不足，心火上炎，上灼神珠，发为暴盲。

【治法】滋阴降火。

【方剂】知柏地黄汤（《医宗金鉴》）加减。

药物：知母10克，黄柏6～10克，牡丹皮10克，生地、熟地各10～15克，山茱萸10克，山药15克，玄参15克，麦冬15克。

方义：知母、黄柏、牡丹皮凉血降火，生地、麦冬、玄参养阴生津，熟地、山茱萸、山药滋补肾阴。

加减：眼底出血者加白茅根、阿胶、墨旱莲止血，目盲不明者加枸杞子、女贞子补肝养目。

【变通法】可用滋阴降火汤（《审视瑶函》）加减，药为生地、熟地、麦冬、当归、川芎、白芍、黄芩、知母、黄柏、柴胡、甘草等，滋阴养血，降火清肝。

5. 血瘀阻络

【临床表现】视力急剧下降甚而失明，头目剧痛。眼底检查见视网膜出血，视神经乳头充血，或玻璃体内出血，视网膜血管阻塞等。舌紫暗有瘀点（斑），脉弦、涩。

【病因病机】素有火热侵目，络脉阻滞，气滞不畅；或物伤真睛，血溢脉外，而成瘀血。瘀血阻络，清窍失养，以致暴盲。

【治法】祛瘀活血通络。

【方剂】桃红四物汤（《医宗金鉴》）加减。

药物：赤芍15克，川芎10克，桃仁10克，红花10克，地龙10克，当归15克，夏枯草15克，石决明15～30克（先煎），白蒺藜10克，生地15克。

方义：赤芍、川芎、当归、生地、桃仁、红花活血化瘀，地龙通络散瘀，石决明、白蒺藜平肝息风，夏枯草清热泻肝。

加减：新鲜出血者加白茅根、侧柏叶、牡丹皮凉血止血，陈旧性出血加花蕊石、三七活血止血，反复出血加仙鹤草、炒蒲黄收敛止血。外伤所致者加泽兰、苏木、刘寄奴破血疗伤。

【变通法】气虚血瘀用补阳还五汤（《医林改错》）加减，益气化瘀。气滞血瘀血府逐瘀汤（《医林改错》）加减，理气化瘀。

（三）医案

一妇人眼中忽有血如射而出，或缘鼻下，但血出多时即经不行，乃阴虚相火之病。遂用归尾、生地、酒芍，加柴胡、黄柏、知母、条芩、侧柏叶、木通、红花、桃仁，水煎，食前服，数剂而愈。眼衄多是肾阴虚、肝火旺。此却是倒经，由于血出多即经不行，可以问而知之。(《古今医案按》卷七《目》)

按：古今案中较少有眼衄，故附录于此。目衄而经不行，是为倒经，通经治下而上病痊，乃中医良法。

（四）医家经验

1. 祁宝玉治疗内眼出血经验 内眼出血是多种眼底病变和全身病变所引起眼内出血的总称。在古代中医眼科专著中并无明确记载，包括在云雾移睛、视瞻昏渺和暴盲等病证中。对于眼内出血者，除要根据患者主诉辨证外，还应重视眼底镜的检查所见。初步体会，如眼内出血色鲜红而量多，多为肝火旺盛热迫血行；色紫暗，且血脉虬赤者，则可为实火煎迫兼有瘀滞；出血色鲜红而量少，血脉欠饱满者，一般为阴虚火旺；出血色淡红而伴有水肿渗出，且脉细、舌淡面白者，当考虑脾虚不摄；遇出血日久而不吸收者，此为离经之血，当以血瘀论治。内眼出血切忌滥用活血化瘀之剂。使用活血化瘀治疗眼病需有以下适应证。其一，眼病疼痛，持续不止，拒按，痛有定处者；其二，不论外眼或内眼，凡血脉虬赤或青紫纡曲者；其三，眼部之癥积包块和眼底退行性改变，以及眼底病变后期视力不提高者；其四，凡离经之血久不吸收，且无再出血倾向者；或外伤手术后造成出血吸收缓慢者。(《名医特色经验精华》)

2. 张怀安从肝论治暴盲经验 暴盲与青盲的区别在于，青盲是逐渐失明，本病则是突然失明。本病具有“外不伤轮廓，内不损乎瞳神，倏然盲而不见也”的特征。凡阴阳平衡失调，脏腑功能乖乱，邪气阻塞脉络，精气不能上注于目，遂可成为暴盲。暴盲一证，须从整体观念辨证论治。若气郁则疏肝，气滞则行气，气郁化热则清其郁热；肝经实火，则直折其火；阴虚阳亢，则平肝潜阳；血瘀阻滞脉络，致成血瘀者，急用大剂破血祛瘀、疏肝行气，继用活血化瘀、调肝理气，血脉渐通，再用益气养血、补肝明目之剂。肝郁化火，火郁络脉，致血不循经，溢于络外，初起火旺者宜凉肝止血，久病阴虚者宜滋补肝肾。眼底出血所致暴盲，初起易治，反复发作难疗，调理肝肾，防止复发，尤为重要。临床治疗须根据体质的强弱、病情的轻重、眼底的改变，实行辨证与辨病相结合。在辨证的基础上，如眼底有视网膜中心动脉或静脉栓塞，加水蛭、红花、苏木、丹参活血化瘀；如有明显视网膜水肿，加车前子、茯苓、泽泻、木通利水消肿；如眼底出血新鲜者，加生地、牡丹皮、墨旱莲、栀子炭凉血止血、滋阴降火；如久病，眼底出血暗红，或有结缔组织增殖加三棱、莪术、炙鳖甲活血祛瘀，软坚散结。这样把全身症状与局部体征相结合，才能应手取效，收到事半功倍的效果。（中医杂志，1981，5：334－336）

3. 陈达夫治疗眼内出血经验 眼内出血属于手少阴心经者属阴虚内热，脉络被热邪所伤，血不循经，溢于络外，血热妄行，窜于目中。有因外伤瘀血停滞而致血溢络外，有因气虚不能摄血而引起出血，病重者影响视力，甚至失明。本病属于手少阴里热实证，出血阶段治用生蒲黄汤，药用生蒲黄 25 克，墨旱莲、藕节各 30 克，丹参 20 克，牡丹皮、生地、郁金各 15 克，荆芥炭、山栀各 10 克，川芎、甘草各 6 克。热象偏重者可加玄参、茅根、侧柏叶、茜根炭，出血多者加仙鹤草、血余炭、百草霜，肝阳上亢者加夏枯草、石决明、天麻、钩藤，心脾气虚者加人参、黄芪。如果心肝两经热邪极重，可合犀角地黄汤。对出血性眼病的治疗，在活血方中往往配合理气药如香附、枳壳、降香之属，每获显效。

眼内出血的原因复杂，活血止血法仅是配合法。一般说来，发病初起可佐以止血药，中后期瘀血久久不退则用活血化瘀之品，目的在于去瘀生新、疏通血脉以止血。活血化瘀中某些药物药性比较峻烈，用之恰当则可较快收效，若用之不当反促使出血。在眼病中，如视网膜静脉周围炎、糖尿病性视网膜病变，都以反复出血为特点，所以对这些病例应该慎重使用。此外，如外伤或葡萄膜炎引起玻璃体混浊，乃气血瘀滞所致，对这些病例运用活血化瘀法则效果较为满意。（《名医特色经验精华》）

（五）易简效验方

减味阿胶汤：炒阿胶 6 克，炒牛蒡、杏仁、糯米各 9 克，炙甘草 4.5 克。脉细微，舌质红，阴虚内热的眼底出血证。治疗视静脉周围炎有显效，能有效减少或完全停止眼底再度出血。气虚加人参、黄芪，血虚加熟地、当归，瘀血不退加藕节、蒲黄炭等。（陆南山经验方）

（六）预防护理

心情要达观，要静心养息，积极配合治疗。内眼出血期间应适当休息，有玻璃体积血者要半坐卧位，使积血下沉。

（七）评述

急性视力下降多为实证，其症最速而异。急治或可复，缓则气定而无效。宜分清病因，采取综合措施进行救治。应用眼底检查，根据具体病理改变，进行辨证治疗，对遣方选药不无裨益。又，本症病位在眼底，在治疗中结合气、血、阴、阳证候，或以疏肝理气，或以清肝泻火，或以平肝潜阳，或以养肝滋肾，或以活血通络，总与肝之气血逆乱相关。

四、青盲

目外观端好，瞳仁无障翳气色可察，唯自视不见者称为青盲。《诸病源候论·小儿杂病诸候》:“青盲者，谓眼本无异，瞳子黑白分明，直不见物耳。”《审视瑶函》:“青盲者，瞳神不大不小，无缺无损，仔细视之，瞳神内并无些小别样气色，俨然与好人一般，只是自看不见，方为此症。若少有气色，即是内障。”

青盲外观目珠及瞳神完好无损，亦无翳膜发生，一如常人，但眼底可见视神经乳头或其他眼底病变。至若瞳神内有气色之内障，则可窥见瞳神之形态、颜色有不同程度变化，可与之鉴别。又，本病可以视力日渐减退、终至失明，与“暴盲”之视力急剧下降而失明相鉴别。青盲相当于视神经萎缩。

本病多因情志郁结，肝失条达，气血郁闭；先天禀赋不足，脾肾阳虚；久病虚羸，脾气不健，精微不化；肝肾不足，精血耗损，心营亏损，神气虚耗；头部外伤或肿瘤压迫，均可导致脉络瘀塞或精津亏损，目失涵养，渐而昏渺以至失明。

（一）辨证要点

可据全身症状辨别。兼见头晕耳鸣，腰膝酸软为肝肾阴虚。兼见饮食无味，乏力便溏为脾虚。兼见面色无华，心悸怔忡，失眠健忘为心血亏虚。兼见情志不舒，胸胁满闷，口苦咽干为肝气郁结。病程经久不愈而舌暗紫者为气血瘀滞。

（二）证治方药

1. 肝肾阴虚

【临床表现】视力减退，眼底可视神经乳头褪色，色泽变淡甚则苍白，血管较细，有的视网膜亦可出现萎缩现象。兼见头晕耳鸣，腰膝酸软，咽干颧红，五心烦热，盗汗遗精。舌红，脉细数。

【病因病机】肝肾不足，精气耗损，营血亏损，神气虚耗，不能上注于目。

【治法】滋养肝肾。

【方剂】杞菊地黄汤（《医级》）合二至丸（《证治准绳》）加减。

药物：熟地15克，淮山药15克，山茱萸15克，茯苓15克，牡丹皮10克，枸杞15克，菊花10克，桑椹15克，女贞子15克，墨旱莲15克。

方义：熟地、山药、山茱萸补肾滋阴，枸杞、桑椹、女贞子、墨旱莲补肝养血，菊花、牡丹皮凉血疏风，茯苓健脾利湿。

加减：兼肝郁者，加柴胡、白芍疏肝养血；兼血瘀者，加丹参、红花活血化瘀；有虚热者加生地、玄参、麦冬养阴清热；精血亏少者加菟丝子、五味子、当归、白芍养精补血。

【变通法】阴虚内热，双目干涩，口干舌燥，可用知柏地黄丸（《医宗金鉴》）补肾阴、降虚火。精血亏少，腰膝无力，小便频数，可用明目地黄丸（《审视瑶函》）加减。上方也可用左归丸（《景岳全书》）代之。

2. 脾气虚弱

【临床表现】视力减退，眼底视神经早期萎缩，眼睑抬举无力，常欲垂闭。兼见面白神疲，饮食无味，四肢乏力，大便溏薄。舌质淡嫩，脉虚细弱。

【病因病机】久病虚羸，脾气不健，精微不化，清气不升而无所养，致成本证。

【治法】补脾益气。

【方剂】补中益气汤（《脾胃论》）加减。

药物：黄芪 15 克，党参 12 克，白术 10 克，柴胡 10 克，升麻 10 克，茯苓 15 克，炙甘草 6 克，枸杞 15 克，当归 10 克。

方义：黄芪、党参、白术、茯苓补脾益气，枸杞、当归养血明目，柴胡、升麻升发清阳，甘草和中。

加减：血虚者加墨旱莲、女贞子、首乌养血明目，兼见肝郁者加白芍、枳壳、郁金合柴胡疏肝解郁，兼血瘀者加丹参、红花活血化瘀。

【变通法】可用益气聪明汤（《医学发明》）加减，药用黄芪、蔓荆子、黄柏、白芍、升麻、葛根、党参等，健脾升阳。如饮食无味，四肢乏力，大便溏薄，可先用香砂六君子汤（《时方歌括》）健脾和胃，再用上方。

3. 心血亏虚

【临床表现】视力减退，双目干涩，眼底可见视神经萎缩，视神经乳头褪色，血管较细，或视野缩小。面色萎黄无华，眩晕心烦，心悸怔忡，失眠健忘。舌淡，脉虚弱。

【病因病机】久病虚羸，脾气不健，精微不化，气血无生化之源，目无所养。

【治法】补血养心。

【方剂】归脾汤（《济生方》）加减。

药物：黄芪 15 克，党参 12 克，白术 10 克，当归 10 克，木香 6 克，炙甘草 6 克，远志 6 克，茯神 12 克，酸枣仁 12 克，熟地 10 克，龙眼肉 15 克。

方义：黄芪、党参、白术益气健脾，熟地、龙眼肉、当归养血补心，远志、茯神、酸枣仁安神，木香理气，甘草和中。

加减：眼前有黑花者，加桑叶、芝麻养血明目；纳呆食少者，加鸡内金、神曲开胃。失眠健忘者，加柏子仁、五味子安神；大便溏薄者，去熟地、龙眼肉、当归，加扁豆、山药健脾。

【变通法】气血两虚者，可用八珍汤（《正体类要》）加减，气血双补。血虚受风或血不养睛而目睛珠痛者，可用当归养荣汤（《原机启微》）加减，药用当归、白芍、熟地、川芎、防风、羌活、白芷等，养血祛风。

4. 肝气郁结

【临床表现】视力减退，眼底可见视神经萎缩。兼见情志不舒，头晕目眩，胸胁满闷，口苦咽干。舌苔薄白，脉弦细。

【病因病机】情志郁结，肝失条达，气血郁闭，玄府不通。

【治法】疏肝解郁。

【方剂】逍遥散（《太平惠民和剂局方》）加减。

药物：柴胡 10 克，当归 10 克，白芍 12 克，白术 10 克，茯苓 15 克，炙甘草 6 克，香附 10 克，川芎 6 克，石菖蒲 6 克。

方义：柴胡、香附疏肝解郁，当归、白芍、川芎和血养血，石菖蒲通窍，白术、茯苓健脾，炙甘草和中。

加减：有热郁者加牡丹皮、栀子清热解郁，头晕目眩加菊花、枸杞明目疏风。胸胁满闷加郁金、枳壳理气。

【变通法】肝郁化火，心烦口干，口苦，尿黄者，可用丹栀逍遥散（《内科摘要》）加减。

5. 气血瘀滞

【临床表现】视力减退，视力可丧失，眼底可见视神经萎缩，视网膜血管变细，或眼外伤使视神经受损，视神经乳头苍白。舌色瘀暗，脉涩。

【病因病机】头部外伤，脉络损伤，血溢脉外，久而瘀血闭阻，玄府痹塞，目失涵养。

【治法】活血祛瘀。

【方剂】祛瘀汤（《中医眼科学》）加减。

药物：生地15克，当归尾10克，赤芍10克，川芎6克，桃仁10克，泽兰12克，丹参15克，红花6克，苏木10克，刘寄奴15克。

方义：生地、当归尾、赤芍、川芎、桃仁、红花即桃红四物汤，再加泽兰、丹参、苏木、刘寄奴，大队集合，活血祛瘀，通利玄府，疗伤明目。

加减：瘀重者可加茺蔚子、牡丹皮活血，出血者加三七、仙鹤草止血。

【变通法】可用血府逐瘀汤（《医林改错》）加减。

（三）医家经验

1. 韦文贵治疗儿童视神经萎缩经验 发于急性热病之后，风热之象未解，证见双目青盲而上视，瞳神散大，身热神烦，肢体强直或屈伸不利，或项强口噤、手足震颤，舌红苔薄黄，脉细数，指纹青紫。为风热未息、扰动肝风之象，治以息风平肝、清热解毒之法，方用钩藤息风饮（钩藤10克，金银花、连翘、生地各6克，僵蚕、全蝎、蝉蜕、薄荷各3克，石菖蒲9克）加减。热甚神昏者，佐以开窍之法，合用安宫牛黄丸或局方至宝丹。项强抽搐，寒热往来，低热不退者，为邪在少阳，热动肝风，宜和解清透息风，方用小柴胡汤加钩藤、僵蚕、全蝎。

虽发于热病后，但风热之象已解，证见双眼青盲或视瞻昏渺，瞳神散大，神烦，肢体震颤或偏瘫，时见患儿用手打头，舌红苔薄，脉弦细或细数。属余邪未尽郁于肝经，玄府郁闭、目失所养所致。治以疏肝解郁，养血明目之法，方用逍遥散验方（当归身、白芍、枸杞子各9克，焦白术、柴胡、牡丹皮、焦栀子、白菊花各6克，茯苓12克，石菖蒲10克，甘草3克）为主。肢体震颤或偏瘫是为肝肾不足，常加杜仲、怀牛膝、桑寄生、伸筋草等，亦可酌情选健步虎潜丸、石斛夜光丸、杞菊地黄丸等并用。

若无明显热病史，或病程日久，平素脾胃虚弱，证见青盲或视瞻昏渺，眼睫无力或睑废，面色萎黄，毛发不华，少气懒动，食少便溏，舌胖而淡，脉细弱或指纹色淡。是属脾虚气弱，中土不足，治以补益中气，方用补中益气汤或益气聪明汤加石菖蒲。睑废者重用党参、黄芪，目偏视选全蝎、僵蚕、伸筋草等。

热病后日久，风热已息而见双目青盲或视瞻昏渺，双眼干涩，手足震颤，步迟齿迟，智力差，脉细无力或指纹色淡，为热病伤阴，肝肾不足，治以补益肝肾养血活血，方用四物五子汤、明目地黄汤、杞菊地黄汤等加减。

头部外伤之后，昏厥或眼部出血，清醒后患儿视力减退，甚至青盲，常兼偏头痛，食欲不振，神情呆滞，肢体不灵等，为髓海受损、玄府瘀滞，目无所养之故，治以疏肝养血、补益肝肾、活血化瘀之法，方用逍遥散验方加丹参、熟地。外伤后经久不愈，兼见脑积水者，治以益肾活血利水，方用四物五子汤加丹参、牡丹皮、党参、泽泻、白蒺藜等。体弱气虚，神疲乏力者，治以益气升阳，滋阴补肾，方用补中益气汤加五味子、怀牛膝、石决明等。小儿肾气未充，脑为髓海，肾精化髓，脑与肾关系密切，肝开窍于目，辨治此类外伤疾病不可忽视补益肝肾，这是与一般外伤的治法不同之处，故临床治疗中多以补益肝肾为主（眼底有出血者除外），以活血化瘀为辅，往往取得满意的效果。（中医杂志，1981，11：810－813）

2. 庞赞襄治疗视神经萎缩经验

（1）肾虚肝郁型：除眼底情况外，见有头晕耳鸣，逆气上冲，胃纳减少，口干，便结，舌苔薄白或无苔，脉弦细尺弱或沉弦数。治宜滋阴益肾，疏肝解郁，用舒肝解郁益阴汤，药用当归、白芍、茯苓、白术、丹参、赤芍、银柴胡、熟地、山药、生地、枸杞子、焦曲、磁石、生栀子各10克，升麻、五味子、甘草各3克。水煎服。大便秘结加番泻叶10克，头目痛剧加荆芥、防风各10克。大便溏去熟地、栀子，加吴茱萸10克，干姜5克。孕妇去丹参、赤芍、磁石。

（2）肝郁损气型：此型病程较长，除眼底变化和视力障碍外，多无明显自觉症状，舌苔薄白，脉和缓或弦细。治宜益气疏肝，滋阴养血，用补气舒肝益阴汤。药用党参、黄芪、茯苓、当归、山药、枸杞、女贞子、菟丝子、石斛各10克，丹参、银柴胡、赤芍、五味子各6克，升麻、陈皮、甘草各3克。水煎服。

（3）肝郁少津型：见有情志不舒，口渴欲饮，胸胁满闷，饮食减少，舌红无苔，脉弦数。治宜疏肝解郁，破瘀生津，用舒肝解郁生津汤。药用当归、赤芍、茯苓、白术、丹参、白芍、银柴胡、麦冬、天冬各10克，生地、五味子各6克，陈皮、甘草各3克。水煎服。

（4）心脾两虚型：见有头晕目眩，心悸怔忡，短气懒言，面色黄白，体倦无力，胃纳减少，舌润无苔，脉缓细。治宜健脾益气，养血安神，用归脾汤加减。药用党参、黄芪、白术、当归、茯神、女贞子、熟地、远志、炒酸枣仁各10克，升麻、木香、银柴胡、甘草各3克。水煎服。

（5）肝家郁结型：多见于小儿患热性病后，热退而双目失明，神识清，舌质润，脉细数。治宜疏肝解郁，健脾通络，用逍遥散加减。药用当归、白芍、茯苓、白术、银柴胡各6克，升麻、五味子、甘草各3克。水煎服。有抽风症状加全蝎、钩藤各6克，大便溏加

吴茱萸、干姜各3克，神识不清加石菖蒲、莲子心各3克。（中医杂志，1989，2：68－69）

3. 陈达夫治疗视神经萎缩经验 据临床所见，本病之属虚证者颇多，但单用补益明目之品往往乏效。此乃精气亏虚而导致目中玄府衰竭自闭之故，须加入开通窍道之品，补药方才易于建功。如肝肾不足者，宜补益肝肾，兼开窍明目，方用驻景丸加减化裁，楮实子25克，菟丝子25克，枸杞子15克，茺蔚子18克，鲜猪脊髓60克（或河车粉10克），三七粉3克（冲服），木瓜15克，麝香60毫克（或全蝎2个研末，冲服）。如属脾虚气弱者，则宜补中益气，升阳利窍，常用补中益气汤或益气聪明汤加石菖蒲、全蝎之类治疗。

本病的要害在于目中玄府闭塞，神光蔽阻，其临床见证虽有虚实之分，治疗方法有补泻之别，但均需注意一个“通”字，即开通玄府窍道以畅达精气，发越神光。常用的开通药物有以下六类：芳香开窍药如麝香、冰片、石菖蒲；虫类走窜药如僵蚕、全蝎、蜈蚣；辛散宣透药如细辛、麻黄、羌活；疏肝理气药如柴胡、郁金、木瓜；活血化瘀药如红花、当归、茺蔚子；祛痰通络药如南星、白附子、远志。上述药物原则上适用于各种证型，亦可在辨证基础上酌情选用，加入各有关方中。

本病之属实证者，多由风、火、痰、瘀等闭阻目中玄府所致，治疗总以祛邪开窍为其大法。尝以柴葛解肌汤治愈视力下降10个月，兼有恶风、头痛、眼胀等三阳见证，属风邪闭窍者，为疏散三阳风邪以开目中玄府之法。至于小儿热病后视力减退，多属热气怫郁，闭塞玄府，常先用自制息风丸（赤芍、紫草、菊花、僵蚕、玄参、川芎、桔梗、细辛、牛黄、麝香、羚羊角）加减，凉肝息风开窍，继之以宁神汤（党参、茯苓、酸枣仁、柏子仁、当归、远志、黄连、麦冬、生地、甘草）加减，益气养血安神而取效。此外，如以逍遥散加减治疗肝郁青盲，血府逐瘀汤加减治疗外伤后血瘀青盲，均属此类。（中医杂志，1989，2：70－71）

（四）易简效验方

1. 和营通脉复明汤：丹参10克，牡丹皮10克，赤芍10克，白芍10克，茺蔚子10克，石决明10克，三七粉3～6克，潼蒺藜、白蒺藜各10克。每日1剂，水煎服。余毒未清者加人工牛黄，气虚者加党参、白术、枸杞等。和营通脉，开郁复明。用于玄府郁闭、目络失和者，视力下降，视神经乳头明显褪色，血管较细，苔薄质绛，脉涩。

2. 培益复明汤：生地、熟地各10克，山药15克，泽泻10克，龟甲胶10克，鹿角胶10克，制首乌10克，枸杞10克，楮实子10克，茯苓10克。每日1剂，水煎服。治宜培益肝肾，用于肝肾亏虚者。

3. 补益明目汤：党参10克，黄芪10克，丹参10克，赤芍10克，甘草3克，生地10克，枸杞10克。每日1剂，水煎服。益气养阴，以濡目络。用于气阴两虚者。

4. 和营通脉解毒复明汤：丹参10克，牡丹皮10克，赤芍10克，白芍10克，茺蔚子10克，青葙子10克，三七粉3～6克，人工牛黄1～2克，潼蒺藜、白蒺藜各10克，甘草3克。每日1剂，水煎服。解毒养脉复明。用于目系毒害致成者。多有酷嗜烟酒或药物中毒史，或病邪毒害目系以致视力明显下降。视神经乳头褪色，血管较细，苔薄质淡，脉缓。

5. 理伤益损复明汤：当归 10 克，赤芍 10 克，生地 10 克，川断 10 克，刘寄奴 10 克，仙鹤草 10 克，三七粉 3 ~ 6 克。每日 1 剂，水煎服。用于外伤目系、目系损伤而致者。

6. 柏板清相汤：板蓝根、黄柏、忍冬藤、防风、黄芪、葛根、露蜂房、生甘草各 10 克。每日 1 剂，水煎服。用于相火食气，灼烁目系，遏闭神光，由高热、各种脑炎、视神经脊髓炎、蜘蛛膜下腔出血等引起者。

（五）预防护理

慎用对视神经有毒害作用的药物。调情志，戒烟酒，做好劳动保护。

（六）评述

1. 视神经萎缩　为临床所常见致盲性内眼病。可因感染、营养不良、外伤、中毒等导致，而且也为很多眼底病及视路病与青光眼等严重眼病的后果。出现症状主要为视力逐渐减退，最后导致失明，属中医“青盲”范畴。中医称视神经为目系，目系内通于脑，受脏腑气血之濡养，并与心肝肾三经建立直接或间接之关联。因此，脏腑气血供养不足，心肝肾三经受邪，以及脑部病变等皆可影响视神经之功能而发生本症。治疗必须探求病因，从根本上解决问题，因而内治非常重要。

2. 结合眼征与体征加减用药　如病由肿瘤压迫引起，不论已经手术或无法手术，就得考虑加入清热解毒、抗肿瘤之中药。鉴于本病多与玄府闭塞、局部瘀滞有关，很多活血理气开窍药如丹参、川芎、白芷等亦应考虑加入。气血因玄府闭塞而精气无法上注于目而病，故在治疗上，必须适当佐以理气活血开窍药以通利玄府，对提高视力有一定意义。所用药物剂量可根据病情需要及体质情况而定，丹参剂量多的可用 30 ~ 40 克，川芎也可用 10 ~ 12 克。特别对本症肝郁型早期患者，尤为适宜。临床常用中药通其里，由内及外；针刺治其外，由外而内，使气通脉和，玄府开放，精微输布，目系得养而后复明。

五、云雾移睛

云雾移睛又称蝇翅飞花（《银海精微》）。《证治准绳 · 云雾移睛》：“乃玄府有伤络间精液，耗涩郁滞清纯之气，而为内障之证。”其眼目外观端好，自觉眼前黑影茫茫，视远视近如隔烟雾，或如有蛛丝飘浮，或蚊蝶飞舞等，随眼而动止。相当于玻璃体混浊，可伴不同程度的视力减退。一般而言，云雾移睛可因湿热蕴蒸、肝肾亏虚、气血不足引起，亦有因血热瘀滞而致者。

（一）辨证要点

见头痛目痛为实，兼见白睛红赤或抱轮红赤，玻璃体呈尘状、点状混浊，为湿热蕴蒸；兼见玻璃体内呈棕红色混浊，或混浊呈膜状、雪花状者，为血瘀。久视则目干涩为虚，可伴见肝肾亏虚或气血两虚诸证。

（二）证治方药

1. 湿热蕴蒸

【临床表现】眼前蛛丝飘动，蚊蝇飞舞，随眼珠动定而移止，视物模糊如隔烟雾。常见白睛红赤或抱轮红赤，玻璃体呈尘状、点状混浊。头痛目痛，畏光，心烦口苦，小便黄。舌苔白腻而浊，脉濡数或滑数。

【病因病机】湿热蕴蒸，浊邪上泛，阻塞眼目络脉，而致云雾移睛。

【治法】清热利湿。

【方剂】猪苓散（《银海精微》）加减。

药物：猪苓10克，木通10克，山栀10克，萹蓄10克，苍术10克，滑石10～15克（包），车前子10克（包）。

方义：猪苓、车前子、滑石淡渗利湿，木通、萹蓄清利，苍术苦温燥湿，山栀清热。

加减：湿热重者加大黄、苦参，加强清热作用。

【变通法】若兼见头昏目蒙，痰多胸闷，四肢困重，苔腻脉滑，为痰湿上扰者，可用温胆汤（《备急千金要方》）加胆南星、海浮石、苍白术等，化痰除湿。

2. 肝肾亏虚

【临床表现】双眼外观如常，自觉眼前黑影飞舞飘动，仰视则上，俯视则下，视物模糊如隔烟雾，久视则双目干涩不适。头晕耳鸣，腰膝酸软，遗精或月经失调。舌红，脉细数。

【病因病机】年老体弱，肝肾亏损，精血暗耗，不能上荣于目，故目视云雾。

【治法】滋养肝肾。

【方剂】杞菊地黄丸（《医级》）加减。

药物：熟地10～15克，山茱萸10克，山药15克，枸杞子10克，菟丝子10克，菊花10克，潼蒺藜10克，煅磁石15克（打、先煎），茯苓10～15克。

方义：熟地、山药、山茱萸滋补肾阴，菊花清肝明目，磁石平肝镇逆，茯苓健脾渗湿，枸杞子、菟丝子养肝补肾。

加减：可加墨旱莲、桑椹子养血补肝。

【变通法】可用明目地黄丸（《审视瑶函》）加减，药用生地、熟地、山药、山茱萸、当归、茯神、牡丹皮、泽泻、柴胡、五味子等，亦补肾养肝之剂。

3. 气血两虚

【临床表现】双眼外观端好，眼前黑影缭绕，目珠隐痛干涩，引及眉棱骨痛，久视更甚，面色无华，神疲乏力，气少懒言，心悸失眠。舌淡，脉虚细。

【病因病机】久病体弱，失血过多，气血不足以上荣眼目，致成此症。

【治法】益气养血。

【方剂】芎归补血汤（《原机启微》）加减。

药物：川芎6～10克，当归10～15克，熟地10～15克，白芍15克，白术10克，炙甘草6克，黄芪15克，防风10克，蔓荆子10克。

方义：当归、川芎、白芍、熟地养血和肝，黄芪、白术、甘草健脾益气，防风、蔓荆子祛风止痛。

加减：兼见肝肾虚亏者加枸杞子、女贞子、菟丝子、五味子，补养肝肾。

【变通法】可用人参养荣汤（《太平惠民和剂局方》）加减，益气养血。

4. 血热瘀滞

【临床表现】玻璃体内呈棕红色混浊，见于出血性混浊初期，眼前黑影如隔烟雾，或蛛丝飘浮。口干苦，心烦，口渴，目珠疼。舌红有瘀斑，脉数。

【病因病机】热伤气血，火郁脉络，血热妄行，溢于脉外。

【治法】清热凉血止血。

【方剂】清营汤（《温病条辨》）加减。

药物：生地15克，玄参15克，麦冬15克，连翘15克，茅根30克，牡丹皮15克，赤芍15克，黄连6~10克，竹叶10克，车前子15克。

方义：生地、麦冬、玄参养阴清热，牡丹皮、赤芍凉血清热，连翘、黄连清热，竹叶、车前子清利。

加减：可加小蓟、茜草、墨旱莲、侧柏叶、生蒲黄等清热凉血。

【变通法】热重者用上方合黄连解毒汤（《外台秘要》）。

5. 血瘀阻络

【临床表现】出血性混浊中、后期，玻璃体内条索状机化物，混浊呈膜状、雪花状。眼珠胀痛，头痛，视力日降。舌紫暗有瘀斑，脉弦。

【病因病机】病久入络，瘀血阻滞，气血不通。

【治法】活血化瘀，软坚散结。

【方剂】祛瘀汤（《中医眼科学》）加减。

药物：生地15克，赤芍10~15克，当归10克，川芎6克，桃仁10克，泽兰12克，丹参15克，郁金10克，昆布12克，海藻15克。

方义：桃仁、丹参、泽兰活血化瘀，生地、赤芍、当归、川芎和血通络，郁金行气，昆布、海藻软坚散结。

加减：瘀甚加三棱、莪术化瘀，气虚加黄芪益气。

【变通法】气虚血瘀用补阳还五汤（《医林改错》）加减，益气化瘀。

（三）医家经验

顾文斌治玻璃体积血经验 玻璃体积血，往往全身伴随症状不显或全无，属云雾移睛、血衄暴盲或血灌瞳神。可按发病时间和疗程长短，分期论治。

（1）初期：出血期。发病在15日以内，玻璃体腔新鲜积血。以清热凉血止血，用生地、赤芍、牡丹皮、茅根、墨旱莲、牛膝、黄芩、山栀、生蒲黄等。血热妄行加小蓟、侧柏叶，外伤加茜草、三七、阴虚火旺加龟甲、白芍、知母，肝阳亢盛加石决明、珍珠母。

（2）中期：出血静止期。发病15~60日，无新鲜出血，玻璃体腔瘀血。以活血化瘀，消痰散结，佐以行气化滞通络。用桃仁、红花、归尾、赤芍、花蕊石、路路通、延胡索、枳实、浙贝、海藻、昆布、瓜蒌等。痰瘀化火，引发五风内障者加羚羊角、夏枯草、石决明、青礞石、竹茹。

（3）后期：发病60日以上，玻璃体积血基本吸收或大部分吸收，而有机化物形成，纤维组织增生。用滋补肝肾，加以通络化痰、活血散结，用桑椹子、枸杞子、黄芪、党参、当归、菊花、路路通、昆布、夏枯草、郁金、鸡内金、茺蔚子。纤维组织增生、机化物形成为主，加瓦楞子、半夏、莪术、山楂、内金，消痰化滞散结；玻璃体腔透明加葛根、菖蒲、草决明、楮实子、密蒙花，升阳醒神、明目增视。

药物剂量主张大剂量，以加速止血促进吸收。生地、小蓟各50～90克，墨旱莲50～60克，茜草、牛膝、槐角各30克，赤芍15～20克，侧柏叶50克，茅根50～90克，牡丹皮、蒲黄、阿胶各20～30克。炎性出血以清热消炎凉血，外伤出血宜止痛消肿、活血止血，血管硬化性出血选养阴止血药，变性出血用补血止血。高血压性重用槐花、小蓟，糖尿病性重用生地、知母、玄参等。（中国中医眼科杂志，1995，3：164－165）

（四）预防护理

情志调畅，避免急躁沮丧。高度近视者应避免过用眼力和头部震动，防止视网膜脱离。出血引起的，饮食要清淡，少吃辛辣刺激食物。眼前黑影短期内增加或闪光频发者应详查眼底，防止视网膜脱离。玻璃体严重混浊药物治疗无效时，可考虑手术。多食含碘食物，促进混浊吸收。

（五）评述

1. 云雾移睛相当于玻璃体混浊　湿热蕴蒸者，多见于炎症引起者，可用清热利湿之剂；肝肾亏损、气血不足多见于变性混浊或老年体虚者，治以滋补肝肾或补气养血；血热瘀滞则为出血性混浊，治以凉血清热。至若玻璃体积血，轻则为云雾移睛，重则血衄暴盲、血灌瞳神，可分为气滞血瘀、阳亢化火、阴虚血热等。

2. 玻璃体积血的发生　视网膜血管病、虹膜睫状体炎，眼外伤或眼手术损伤或全身生病变，致视网膜、葡萄膜血管破裂，血液突破玻璃体外界膜，进入并积蓄于玻璃体腔内，从而引起该病。以突然出现程度不同的视力障碍，甚而可致暴盲为特征。少量积血仅出现飞蚊症。

3. 眼底检查　如见玻璃体内有尘状、丝状或网状混浊物飘动，多为眼内炎症患者。若玻璃体内有不少白色雪花样的点状物飘荡，或可见闪辉样结晶沉积，多见于老年患者。若玻璃体结构稀疏，排列紊乱，波动度大，多见于高度近视眼玻璃体液化者。若眼底镜检查见玻璃体内少量浮游物，裂隙灯浮游物呈黄褐色者，为玻璃体积血。大量积血者，视力突然减退，眼底不能窥见，透照法检查眼底看不到橘红色反光，瞳孔区呈瞳黑色。

六、视瞻昏渺

外眼端好，不红不肿不痛，自觉视力逐渐下降，视物昏蒙不清者，称为视瞻昏渺。《证治准绳·七窍门》："目内外别无证候，但自视昏渺，蒙昧不清也。有神劳，有血少，有元气弱，有元精亏而昏渺者，致害不一。若人五十以后而昏者，虽治不复光明。"在临床上，本症可分为肝肾不足、气血两虚、阴虚火旺、肝气郁滞、湿热内蕴等，一般以虚证为多，宜分别据证施治。

（一）辨证要点

结合眼底所见和其他兼症进行。如眼底黄斑区血管痉挛，或视神经乳头水肿等，情志抑郁或急躁，为肝气郁结。眼底见黄斑出血、变性，头晕耳鸣，腰膝酸软为肝肾不足。眼底见视神经乳头水肿等，面色无华，头晕乏力为气血两虚。眼底可见黄斑出血、视网膜静脉阻塞，头晕耳鸣，口干咽燥等为阴虚火旺。眼底黄斑区水肿混浊，头重而昏，胸闷脘痞为湿热蕴结。

（二）证治方药

1. 肝肾不足

【临床表现】视力逐渐减退，视物昏蒙不清，或视物变形，或夜盲，视野缩窄，或眼内干涩，眼底可见黄斑出血、变性、渗出水肿。头晕耳鸣，腰膝酸软，或五心烦热，口苦咽干，或四肢不温，形寒怯冷。舌红或淡，脉弦细数或沉弦。

【病因病机】肝藏血，肾藏精。肝肾不足，精血亏虚，目无以养，致成目昏视力减退。

【治法】滋养肝肾。

【方剂】十全明目汤（经验方）加减。

药物：熟地10～15克，枸杞子10～15克，覆盆子10克，楮实子10克，女贞子10克，菟丝子10克，潼蒺藜10克，决明子10克，车前子10克，桑椹子10克。

方义：熟地、菟丝子、覆盆子补肾益精，枸杞子、楮实子、女贞子、桑椹子养血补肝，潼蒺藜、决明子明目，车前子渗利。

加减：肾精虚者加山茱萸、淡苁蓉补肾，肝血亏者加当归、白芍养肝，阴虚目干用生地、玄参养阴，黄斑出血加墨旱莲、白茅根止血，渗出水肿者加苡仁、夏枯草渗利清肝。

【变通法】可用杞菊地黄汤（《医级》），即六味地黄丸加枸杞子、菊花。或用明目地黄汤（《审视瑶函》）加减，药如六味地黄丸加柴胡、五味子、当归。或用补肾磁石丸（《证治准绳》），药如磁石、菊花、石决明、苁蓉、菟丝子。或用四物五子丸（《医宗金鉴》），即四物汤、五子衍宗丸合方。均补肾益精、养肝和血之剂。

2. 肝气郁结

【临床表现】视力逐渐下降，目昏不明，视物不清。眼底见黄斑区血管痉挛，或出血或视神经乳头水肿等。情志抑郁或急躁，胸闷胁胀，口干苦，头晕。舌红苔薄，脉弦细数。

【病因病机】肝气不疏，气血不畅，玄府闭阻，久郁化火，上扰眼目，目不得养。

【治法】疏肝解郁，清肝泻火。

【方剂】丹栀逍遥散（《内科摘要》）加减。

药物：柴胡10克，当归10克，白芍10～15克，茯苓15克，白术10克，牡丹皮6～10克，山栀10克、甘草6克。

方义：柴胡疏肝理气，当归、白芍和血养肝，茯苓、白术健脾利湿，牡丹皮、山栀清肝泻火，甘草调中。

加减：目昏不明者加草决明、石决明、夜明砂明目，渗出水肿者加车前子、薏苡仁渗利，出血者加生蒲黄、白茅根、墨旱莲止血。

【变通法】若肝火旺者用凉血清肝汤（《眼科证治经验》），药疗生地、赤芍、牡丹皮、连翘、山栀、黄芩、柴胡、龙胆草等，清热泻火作用强。若气血不足用柴胡参术汤（《审视瑶函》）加减，药用四物汤加党参、白术、柴胡、青皮、香附、甘草，以益气养血为主，兼以疏肝解郁。

3. 气血两虚

【临床表现】视力减退，目昏不清。眼底可见视神经乳头水肿，或缺血性视神经病变，或黄斑出血。面色无华，头晕乏力，精神萎靡，心悸怔忡。舌淡，脉虚细。

【病因病机】气血两虚，无以上荣眼目，目昏不明。

【治法】益气养血。

【方剂】八珍汤（《正体类要》）加减。

药物：党参10~15克，白术10克，茯苓15克，炙甘草6克，熟地10克，川芎6克，白芍10克，当归10克。

方义：党参、白术、茯苓、甘草益气健脾，当归、川芎、白芍、熟地养血补肝。

加减：气虚者加黄芪益气，心悸加酸枣仁、龙眼肉养心安神。

【变通法】若黄斑出血者，可用归脾汤（《济生方》）加侧柏叶、茅根等益气养血，引血归经。若兼见肾虚者，则用大补元煎（《景岳全书》）加减，药如白术、茯苓、熟地、当归、党参、杜仲、山茱萸、山药等，补肾气、益气血。

4. 阴虚火旺

【临床表现】视力减退，眼底可见黄斑出血、视网膜静脉阻塞、视神经乳头水肿。头晕耳鸣，口干咽燥，五心烦热，腰膝酸软。舌红，脉细数。

【病因病机】肾阴亏虚，虚火内生，上扰眼目。

【治法】滋补肾阴，清泻相火。

【方剂】知柏地黄汤（《医宗金鉴》）加减。

药物：知母10克，黄柏10克，牡丹皮6~10克，生地、熟地各10克，泽泻10克，茯苓10克，山药15克，山茱萸10克。

方义：知母、黄柏清泻相火，牡丹皮、生地凉血清热，熟地、山茱萸、山药补肾滋阴，茯苓、泽泻淡渗利湿。

加减：黄斑出血加仙鹤草、侧柏叶、白茅根、墨旱莲。

【变通法】阴血亏虚者可用滋阴降火汤（《审视瑶函》），药用生地、熟地、白芍、川芎、知母、黄柏、黄芩等，以养血泻火为主。

5. 湿热蕴结

【临床表现】视力下降，目昏不清，眼底见黄斑区水肿混浊，眼前中央常出现一圆形淡灰、黄灰色阴影。体胖，嗜食肥甘，头重而昏，胸闷脘痞，呕吐恶心，食欲不振。舌苔黄腻，脉滑、濡数。

【病因病机】脾胃不和，湿热内生，上扰清窍，眼目不明。

【治法】清热利湿。

【方剂】三仁汤（《温病条辨》）加减。

药物：薏苡仁 15 克，杏仁 10 克，蔻仁 6 克（打、后下），法半夏 10 克，厚朴 10 克，滑石 10～15 克，茯苓 15 克，竹叶 10 克。

方义：薏苡仁、茯苓渗湿，滑石、竹叶清利，蔻仁醒脾，杏仁宣通，半夏、厚朴和中降逆。

加减：兼热者加山栀、连翘清热。

【变通法】湿热并重者可用甘露消毒丹（《温热经纬》）加减，清热利湿。

（三）医家经验

王德全分期治疗中心性视网膜脉络膜炎经验

（1）水肿期：发病 20 天以内，视物变形、变色，黄斑区水肿，中心凹反射消失，可有少量黄白色点状渗出。用桃红四物汤合五苓散加减，生黄芪、丹参、赤芍、当归、红花、桂枝、陈皮、茯苓、泽泻、白术，益气活血，利水消肿。

（2）渗出期：视物变形、变色减轻，黄斑区轻度水肿，中心凹不见，渗出物增多。用补阳还五汤合五苓散加减，黄芪、地龙、赤芍、川芎、桃仁、红花、薏苡仁、半夏、厚朴、枳壳、茯苓，活血化瘀，渗湿化浊。

（3）恢复期：视力稳定提高，水肿基本消失，渗出物部分吸收。用明目地黄汤加减，熟地、山药、黄芪、茯苓、女贞子、菟丝子、当归、菊花、草决明、郁金、牡蛎等，培补肝肾佐以明目散结。（1995，3：137－138）

（四）预防护理

戒烟酒，避免情绪激动及精神紧张，和过度劳累。黄斑变性者日光下应戴遮阳帽，在雪地、水面应戴滤光镜，以免眼目受光的损害。

（五）评述

视瞻昏渺者外无见症，以虚证为多，宜予补肾、疏肝、益气、养血，若兼瘀血、水湿者则用活血化瘀，渗湿化浊。患者临床上大多有视网膜、脉络膜、视神经病理改变。可见于中心性浆液性视网膜脉络膜炎、老年性黄斑变性等疾病。

第六章 耳鼻咽喉

耳、鼻、咽喉均为上窍，清气之所出。虽各有所司属，各有其特殊功能，但耳、咽有管相系，鼻、咽有腔相通，故三窍病症相关而常相互影响。目今临床则合为一科证治，称为耳鼻咽喉科。

第一节　耳

耳为肾之外窍，肾气通于耳，肾气和则耳司听觉。肾藏精而通于脑髓，髓海不足则脑转耳鸣、胫酸眩冒，故耳又主人体平衡。耳赖肾精、肾气和脑髓濡养。肾之精气充沛，髓海充沛，耳聪敏捷，平衡协和。十二经脉、经别、经筋循行于耳，耳者宗脉之所聚，而与少阳胆、三焦经尤相关联。故凡风、火、痰、湿、气、瘀上扰，肾、胆、肝、脾、肺、心功能失调，皆可造成耳之病症，如聋、鸣、肿、痛、痒等。新病多实属经，久病多虚属脏，当予分证治疗。

一、外耳红肿

外耳道红肿，弥漫性者称为耳疮，局限性者称为耳疖，均由风热侵袭、湿热蕴蒸而致。

（一）辨证要点

耳疖和耳疮：耳疖多由风热，因挖耳、污水感染等引起，耳道疼痛剧烈，局限性红肿，或有脓头。耳疮因气郁化火、湿热上蒸引起，疼痛轻，外耳道弥漫红肿，有黄色分泌物。

（二）证治方药

1. 风热

【临床表现】耳部灼热疼痛，甚而影响张口咀嚼，牵拉耳郭时疼痛加剧，外耳道局限性红肿或弥漫性红肿，有黄白色分泌物。或见发热恶风，头痛。舌尖红，苔薄白，脉浮。

【病因病机】风热湿邪侵袭外耳，气血不畅，发为红肿热痛。

【治法】疏风清热，解毒消肿。

【方剂】五味消毒饮（《医宗金鉴》）合银翘散（《温病条辨》）加减。

药物：蒲公英 15 克，连翘 15 克，野菊花 15 克，紫花地丁 15 克，菊花 10 克，金银花 30 克，桔梗 10 克，甘草 10 克，赤芍 10 克，牡丹皮 10 克，柴胡 10 克，防风 10 克。

方义：蒲公英、连翘、野菊花、紫花地丁、菊花、金银花诸药清热解毒，集合以一鼓荡之。赤芍、牡丹皮凉血，桔梗、甘草排脓。柴胡、防风疏风，柴胡且有引经作用。

加减：渗出多者加薏苡仁、苍术、茯苓、车前子利湿，大便秘者加全瓜蒌、生大黄通下。

【变通法】耳疖脓成未溃，耳疖饱满、脓头已出时，可用仙方活命饮（《外科发挥》），疏风清热，排脓溃坚。

2. 湿热

【临床表现】耳部疼痛加剧，耳后淋巴结肿大，听觉减退，外耳道红肿高突，顶部可见黄色脓头，或见外耳道红肿弥漫，有黄色渗液。舌红苔黄，脉数。

【病因病机】气郁化火，肝胆火盛，湿热火毒上蒸外耳，发为红肿热痛。

【治法】清热利湿，泻火消肿。

【方剂】龙胆泻肝汤（《医宗金鉴》）加减。

药物：龙胆草 10 克，黄芩 15 克，木通 10 克，车前子 10 克（包），连翘 15 克，制大黄 10 克，山栀 10 克，牡丹皮 10 克，赤芍 15 克，柴胡 10 克。

方义：龙胆草、连翘、山栀、黄芩、制大黄清热泻火，牡丹皮、赤芍凉血清热，木通、车前子利湿，柴胡为少阳引经药。

加减：大便秘结，制大黄改为生大黄通腑清热；红肿热痛甚者，加金银花、蒲公英清热解毒。

【变通法】若五心烦热，口干咽燥，耳道红肿，时轻时重，久久不愈，或溃破流脓不止，舌红、脉细数，为阴虚火旺者，可用知柏地黄汤（《医宗金鉴》）加减滋阴降火。

（三）外治法

选黄连膏、金黄膏、紫金锭之一种，涂于局部，或蒲公英、野菊花捣烂外敷。日 1 次。

（四）预防护理

避免挖耳、污水感染，保持外耳清洁。患者不食辛辣刺激物，保持大便通畅。

（五）评述

外耳为少阳经所过，如风热湿邪侵袭或肝胆湿热火毒上蒸，则发为局部红肿热痛。故宜予疏风清热，泻火解毒以消肿止痛。如柴胡、菊花疏风，龙胆草、连翘清热，且有引经作用，在所必用。

二、耳内流脓

耳内流脓，指耳膜穿孔、耳内流出脓液，色黄稠或清稀的临床表现。《肘后备急方》称为聤耳，后世又有脓耳、耳疳、风耳、束耳、震耳等名称，是根据脓汁色质不同而不同的称谓。本症与耳疖不同，后者有耳痛、流脓，但无耳膜穿孔，仅位于外耳。而聤耳必须有耳膜穿孔、耳内流脓，位在中耳，相当于急慢性化脓性中耳炎等。

（一）辨证要点

1. 辨脓的质量颜色 脓稀属虚，脓稠属火热。黄脓多湿热，白脓多脾虚，黑腐脓多肾虚。量多为热毒或脾虚湿盛，少为热盛或肾虚虚火等。

2. 辨虚实 实证以急性发作为主，风热犯肺、肝胆热毒所致，耳胀痛，鼓膜充血，脓黄量多。虚证以脾虚湿困、肾气不足而成，以慢性病程为主，流脓清稀不止，鼓膜淡红，多无耳痛，可见虚象。

（二）证治方药

1. 风热犯肺

【临床表现】耳内疼痛胀闷，跳痛或锥刺状痛，耳鸣呈风声或隆隆声，听力减退，鼓膜充血肿胀，向外膨隆或穿孔，流出黏稠样分泌物色黄。可伴头痛，鼻塞、流涕，咳嗽。舌苔薄黄，脉浮数或弦数。

【病因病机】风热外侵，肺气失宣，循肺络上扰耳窍而致。

【治法】疏风清热，宣肺开窍。

【方剂】苍耳子散（《济生方》）合桑菊饮（《温病条辨》）加减。

药物：苍耳子 10 克，白芷 10 克，薄荷 6 克（后下），辛夷 10 克，桑叶 10 克，菊花 10 克，桔梗 10 克，连翘 10 克。

方义：桑叶、菊花、薄荷、连翘疏风清热，苍耳子、白芷、辛夷、桔梗通窍止痛。

加减：热象重加山栀、金银花、黄芩，发热加石膏、知母清热。鼓膜红肿膨隆，脓欲外出者，加牡丹皮、僵蚕、车前草，凉血祛风利湿。

【变通法】可用辛夷清肺饮（《医宗金鉴》），用石膏、知母、黄芩、山栀、升麻、辛夷清热通窍。

2. 肝胆热毒

【临床表现】耳中跳痛，流脓血或黄脓量多，时臭味，耳鸣声响，听力减退，鼓膜充血、穿孔。发热、头痛，烦躁，口苦咽干。舌红苔黄腻，脉弦数。

【病因病机】热毒循经上扰，搏结化腐成脓，流出耳道。

【治法】清热解毒。

【方剂】清耳增听汤（耿鉴庭经验方）

药物：金莲花 6 克，菊花 10 克，连翘 10 克，龙胆草 6 克，胡黄连 6 克，栀子 6 克，骨碎补 10 克，紫草 6 克，乳香 2 克，菖蒲 6 克，荷叶 10 克。

方义：金莲花、菊花、连翘、龙胆草、胡黄连、栀子清热解毒，骨碎补、紫草、乳香、菖蒲、荷叶为通利耳窍佐使之品。

加减：脓水多加七叶一枝花（百合科）；大便欠通，证实脉实，苔厚者加生大黄；耳前后痛、并出臭脓者，加蜂房、地骨皮。耳内有脓者须配合外治法。

【变通法】湿热甚者，可用龙胆泻肝汤（《医宗金鉴》）加减，药用龙胆草、黄芩、山栀、木通、泽泻、连翘、野菊花、车前子，清利湿热、解毒泻火。耳膜穿孔小，以鼓膜红肿为主者，加牡丹皮、赤芍、僵蚕凉血消肿。脓液多而湿胜，则加茯苓、猪苓、苍术、白术化湿渗利。

3. 脾虚湿困

【临床表现】耳内流脓缠绵不止，反复发作，脓汁稀薄而量多，无臭味，耳膜穿孔多见中央性大穿孔，听力减退。倦怠乏力，纳少腹胀，便溏。舌淡润，苔白腻，脉濡。

【病因病机】脾气虚弱，湿浊停滞，清阳不升，耳窍失养。

【治法】健脾利湿，排脓。

【方剂】六君子汤（《医学正传》）合五苓散（《伤寒论》）加减。

药物：党参 10 克，白术 10 克，茯苓 15 克，猪苓 15 克，泽泻 15 克，法半夏 10 克，陈皮 6 克，生黄芪 15 克，甘草 10 克，桔梗 10 克，车前子 10 克（包），石菖蒲 10 克，木通 10 克。

方义：党参、黄芪、白术健脾益气，半夏、陈皮和胃，猪苓、茯苓、泽泻、车前子、木通利湿，黄芪益气托毒，桔梗、甘草排脓，石菖蒲通窍。

加减：脓呈黄色时，加金银花、连翘、鱼腥草、败酱草清热解毒排脓。

【变通法】可用参苓白术散（《太平惠民和剂局方》）加减，健脾利湿。若日久不愈，中气下陷，清阳不升，浊阴久居，可用补中益气汤（《脾胃论》）加菖蒲、木通等，补中益气，升阳通窍。气血不足，脓汁日久不止则用托里消毒散（《外科正宗》），即党参、黄芪、白术、茯苓、甘草、当归、白芍、金银花、白芷、皂角刺、桔梗，益气和血、托毒排脓。

4. 肾虚火旺

【临床表现】耳内流脓，量少污秽成块状，听力明显减退，耳膜穿孔多在边缘部或松弛部。头晕目眩，腰膝酸软，失眠多梦，五心烦热。舌红，脉细数。

【病因病机】耳为肾之窍，久病肾虚，阴虚火旺，耳窍失养。

【治法】滋肾降火，利湿排脓。

【方剂】知柏地黄汤（《医宗金鉴》）加减。

药物：知母 10 克，黄柏 10 克，生地 10～15 克，山茱萸 10 克，熟地 10 克，山药 15 克，牡丹皮 10 克，茯苓 15 克，泽泻 15 克，木通 10 克，车前子 10 克（包）。

方义：知母、黄柏、生地、牡丹皮降火凉血，山茱萸、山药、熟地补肾滋阴，茯苓、泽泻、木通、车前子利湿排脓。

加减：脓汁污秽有臭味时，加鱼腥草、夏枯草、连翘、金银花清热解毒。

【变通法】耳病日久，耳脓量少，气阴两虚，用六味地黄汤（《小儿药证直诀》）加黄芪、党参益气养阴。

5. 气滞血瘀

【临床表现】耳内流脓，脓血分泌物呈豆渣样，有臭味。听力减退，鼓膜呈松弛状穿孔。头晕，头痛，痛有定处，胸胁胀满。舌暗紫，脉弦、涩。

【病因病机】邪毒久居，气血不畅，气滞血瘀，浊腐不去，清窍不通。

【治法】活血化瘀，通窍祛腐。

【方剂】桃红四物汤（《医宗金鉴》）合通气散（《医林改错》）加减。

药物：桃仁 10 克，红花 10 克，川芎 10 克，当归 15 克，赤芍 15 克，木通 10 克，香附 15 克，柴胡 10 克，石菖蒲 10 克，皂角刺 10 克，炮甲片 10 克（先煎）。

方义：桃仁、红花、赤芍、川芎、当归活血化瘀，皂角刺、炮甲片透脓祛腐，木通、香附、柴胡、石菖蒲理气通窍。

加减：可加入鱼腥草、夏枯草、车前草清热利湿。

【变通法】可用通窍活血汤（《医林改错》）加减。

（三）医案

立斋治一人，年二十，耳内出水作痛，年余矣。脉洪数，尺脉为甚。属肝肾二经虚热，用加减地黄丸料，一剂而愈。又一男子每交接耳中作痛，或作痒，或出水。以银簪挖

入甚喜阴凉，此肾经虚火，用加减八味丸而愈。(《古今医案按》卷七《耳》)

按：录存此案，聊备一格，以助临床不时之需。

少阳之脉，循耳外、走耳中，是经有风火，则耳脓而鸣，治宜清散。薄荷、连翘、甘菊、芍药、黄芩、刺蒺藜、甘草、木通。

诒按：案既老当，方亦清灵。(《柳选静香楼医案·诸窍》)

(四) 医家经验

谭敬书脓耳外治四法三方

(1) 清洁法：常规的外耳道、鼓室清洁，为以下三法的第一步骤。

(2) 敛湿祛邪法：氯冰散适于鼓膜穿孔或乳突手术后脓液未净者（鼓膜穿孔小于2毫米及胆脂瘤型除外）。药用氯霉素粉10克、冰片1克，研末和匀，以喷粉器吹耳，日1次。

(3) 解毒燥湿法：用于上法无效者。七叶一枝花15克，黄连、五倍子、苦参、黄柏、大黄各10克，冰片3克，白酒400毫升浸2周去渣，以酒滴耳并浸泡30分钟后擦干，再吹以上述氯冰散，日1次。

(4) 祛腐散结法：用于鼓室肉芽、息肉、外耳道息肉。枯矾、雄黄各10克，轻粉2克，研粉和匀，先以喷粉器吹入耳内，再吹一层氯冰散，日1次，不宜久用。如肉芽、息肉较大者应先去除之。(湖南中医杂志，1990，5：11－13)

(五) 易简效验方

1. 金银花15克，夏枯草、蒲公英、连翘各12克，龙胆草、栀子、当归、僵蚕、车前草各10克，柴胡、泽泻各8克，滑石20克，甘草5克，每日1剂，水煎服。

2. 冰片半份，儿茶、硼砂、芒硝、芦荟、枯矾各1份，血竭1/3份，共研末，再取大田螺数枚，将药末适量填入螺壳内竖立2小时，倒出浸出药液，贮于瓶内备用。日3～10次外滴患耳。

3. 猪苦胆数个，将胆汁倒入消毒杯，用文火焙干压粉，加等量明矾粉，拌匀。洗净外耳道分泌物后，将之均匀喷入鼓膜穿孔处，日1次。量勿过多。用于慢性者。

(六) 外治法

1. 处方：青吹口散膏。

用法：以棉条蘸药塞入耳道。

2. 处方：黄连滴耳液（黄连、枯矾、冰片、甘油）。

用法：每次2～3滴，滴后加压耳屏，使药液深入中耳腔和咽鼓管。

3. 处方：红棉散（乌贼骨、煅龙骨、冰片、水飞黄丹等）。

用法：每次取少许吹入耳道。

每次滴、吹前，必须要先清洗耳道内积脓等。

(七) 预防护理

积极清洗耳道内积脓，使耳道干净，耳膜后的脓液能顺利流出。正确滴耳、吹耳。少食发物。耳膜穿孔未愈合前应禁止游泳。注意防止污水流入耳内。

（八）评述

1. 化脓性中耳炎　耳内流脓之症多见于西医之化脓性中耳炎。化脓性中耳炎为化脓病菌侵入鼓室所发生的中耳黏膜（甚至骨膜、骨质）化脓性炎症，分为急性与慢性两类，其特点为耳内流脓、鼓膜穿孔伴听力减退。按病理分有单纯型、骨疡型和胆脂瘤型等，单纯型可用中医药治疗，骨疡型和胆脂瘤型二者应及时手术治疗。

2. 外治法　症除中药汤剂治疗外，目前大多提倡用外治法。急性、穿孔小，多用滴剂。慢性、穿孔大，脓流不止，可用粉剂吹喷。如脓液长期刺激而形成肉芽、息肉，如妨碍脓液引流者，可将其清除之。用鸦胆子油、纯碳酸、硝酸银、三氯醋酸等烧灼，或手术摘除。

三、耳胀耳闭

以耳内胀闷堵塞感为临床特征者，为耳胀、耳闭。耳胀、耳闭属中医风聋、卒聋、气闭耳聋范畴，相当于西医之急、慢性非化脓性中耳炎。在临床上，耳胀主要由风邪外侵、肝胆湿热所致，当治以祛风、清热、利湿，并佐以宣肺、泻肝。耳闭则常由邪毒阻滞、肺脾虚亏引起，呈本虚标实之证，且常有气滞血瘀所致的临床证候类型，故应分别予以补肺、健脾、化瘀、解毒诸法，且需加用通窍益聪之品。同时，需配合针灸治疗，以提高临床疗效。

（一）辨证要点

初起以耳胀为主，耳膜内陷，鼓室或有积液，如耳内胀闷微痛不适，多在伤风鼻塞流涕后产生，常伴有风热或寒表证；如耳痛显著，鼓室局部积液明显，口苦咽干者为肝胆湿热。

耳胀失治或反复发作，则耳内堵塞压迫感甚，耳鸣，听力减退，鼓膜内陷明显混浊，是为耳闭。瘀阻窍闭，鼓膜有灰白色沉积斑块，兼有舌暗，脉弦等。肺脾气虚者，鼓室积液清稀不吸收，可伴腹胀便溏、畏风易感冒等虚象。

（二）证治方药

1. 风寒袭肺

【临床表现】耳内胀闷闭塞，听觉减退，耳鸣呈低音调，鼓膜轻度充血。鼻塞流涕，咽喉不利，发热恶寒，无汗。苔薄白，脉浮紧。

【病因病机】风寒束表，肺气不宣，鼻窍不利，延及耳窍，壅塞不通。

【治法】疏风散寒，通窍启闭。

【方剂】荆防败毒散（《摄生众妙方》）加减。

药物：川芎 10 克，柴胡 10 克，白芷 10 克，羌活 10 克，桔梗 10 克，荆芥 10 克，防风 10 克，甘草 6 克。

方义：荆芥、防风、羌活、白芷疏风散寒，柴胡、川芎引经通窍，桔梗、甘草利咽。

加减：鼻塞流涕加苍耳子通鼻，咳嗽加杏仁、前胡宣肺。

【变通法】可用川芎茶调散（《太平惠民和剂局方》），药用荆芥、川芎、防风、羌活、白芷、薄荷、细辛、甘草，亦疏风散寒之剂。

2. 风热袭肺

【临床表现】耳胀耳痛，耳鸣如刮风样，听觉减退，鼓膜充血或内陷，如中耳积液则鼓膜外凸。鼻塞流黄涕，发热恶风，咽痛。舌尖红，苔薄黄，脉浮数。

【病因病机】风热外袭，循经上乘，壅阻耳窍而为耳胀耳痛。

【治法】疏风清热通窍。

【方剂】银翘散（《温病条辨》）加减。

药物：荆芥10克，连翘10克，金银花15克，薄荷6克（后下），牛蒡子10克，桔梗10克，甘草6克，芦根30克。

方义：荆芥、牛蒡子、薄荷疏风，连翘、金银花清热，桔梗、甘草利咽，芦根生津清热。

加减：鼻塞流涕加苍耳子、白芷疏风通鼻，耳痛明显加菊花、夏枯草清肝，发热恶风加豆豉透表，中耳积液加车前子、桑白皮、黄芩清肺。

【变通法】轻者可用桑菊饮（《温病条辨》）合翘荷汤（《温病条辨》）加减，药用桑叶、菊花、薄荷、连翘、桔梗、山栀、苦丁茶、甘草，亦疏风清热通窍之剂。

3. 肝胆湿热

【临床表现】耳内胀闷压迫感，耳痛显著，耳鸣，听力减退，鼓膜充血，积液明显或呈半透明状。鼻塞，流涕黄稠，口苦，咽干，大便干，小便黄。苔黄腻，脉数。

【病因病机】素体湿热蕴结，循少阳经上扰耳窍而成耳胀耳痛。

【治法】清泄肝胆，利湿通窍。

【方剂】龙胆泻肝汤（《医宗金鉴》）加减。

药物：龙胆草10克，木通10克，车前子10克（包），黄芩15克，山栀10克，泽泻15克，柴胡10克，连翘10克，牡丹皮10克，石菖蒲10克。

方义：龙胆草、连翘、牡丹皮清泄肝胆之热，黄芩、山栀清泻肺热，泽泻、木通、车前子利湿，柴胡引经入少阳，石菖蒲通窍。

加减：中耳积液多者加薏苡仁、鱼腥草、夏枯草利湿清热，大便干者加生大黄、全瓜蒌通下泻火。

【变通法】如见表证，则用桑菊饮（《温病条辨》）合翘荷汤（《温病条辨》）加减，药用桑叶、菊花、夏枯草、荆芥、苦丁茶、薄荷、车前子、连翘、龙胆草等。

4. 脾肺气虚

【临床表现】耳内堵闷，听力减退，耳鸣呈低音调，持续不断，鼓膜内陷，鼓室积液清稀不易被吸收。病程长，易复发，畏风易感冒，气短乏力，体倦懒言，或纳呆脘痞，腹胀便溏，肢倦身重。舌淡苔白滑，脉濡细。

【病因病机】脾虚不健，肺气不足，清气不升，湿浊停留，上扰耳窍。

【治法】补肺健脾益气，利湿通窍。

【方剂】参苓白术散（《太平惠民和剂局方》）加减。

药物：党参10~15克，白术10~15克，茯苓15克，扁豆10克，陈皮6克，砂仁、蔻仁各3~6克（后下、打），山药10~15克，甘草6克，石菖蒲10克，木通10克，车前子10克（包），薏苡仁15克，柴胡10克，木通10克。

方义：党参、白术、山药、茯苓、甘草健脾益气，薏苡仁、车前子、木通、茯苓利湿，砂仁、蔻仁理气泄浊，陈皮和胃，菖蒲、木通通窍，柴胡引经。

加减：畏风、自汗，易感冒气虚者加黄芪、防风、白术，即合玉屏风散（《世医得效方》）用，益气固卫。肾虚加枸杞子、山茱萸补肾。咳嗽加五味子、桑白皮、紫菀、杏仁肃肺止咳。

【变通法】肺脾气虚，中气下陷者可用补中益气汤（《脾胃论》）益气升阳，酌加石菖蒲、香附、川芎、木通理气通窍。若脾气虚弱，肺失清肃，痰湿中阻，清窍受蒙，耳内堵闷，听力减退，咳嗽痰稠，苔腻，脉滑者，可用六君子汤（《医学心得》）加木通、车前子、石菖蒲，补气化痰，燥湿通窍。

5. 瘀阻窍闭

【临床表现】耳内堵闷感较甚，日久不愈，耳鸣，听力减退，鼓膜内陷明显混浊，有灰白色沉积斑块。舌淡暗，脉弦、涩。

【病因病机】久病入络，气滞血瘀，闭阻耳窍而为耳内堵闷。

【治法】活血通窍。

【方剂】通气散（《医林改错》）加减。

药物：柴胡10克，川芎10克，香附15克，木通10克，红花10克，赤芍15克，桃仁10克，石菖蒲10克，炮甲片15克（先煎）。

方义：桃仁、红花、川芎、赤芍活血化瘀，香附、柴胡理气疏肝，木通、石菖蒲、炮甲片通窍启闭。

加减：热加连翘、牡丹皮清热，寒加吴茱萸、桂枝温通。

【变通法】兼脾虚合补中益气汤或参苓白术散，兼肾虚合杞菊地黄汤（《医级》）或金匮肾气丸（《金匮要略》）。

（三）医家经验

干祖望“耳聋治肺”经验　临床不少耳聋并无肝、胆、肾经见证，反见鼻塞、咳嗽，或恶寒、发热等肺卫不和之状。此类耳聋即西医所称“急性耳咽管炎”或“卡他性中耳炎”，中医则认为是风邪袭肺、移病聋葱。《温热经纬·卷四》：“肺经之结穴在耳中，名曰聋葱，专主乎听。”聋葱受病亦即《诸病源候论》所称的风聋。可用三拗汤疏风宣肺治之，并加防风、薄荷、苍耳子、僵蚕疏风，菖蒲、路路通走窜为治聋要药。运用此方，一是耳聋在1周以内，发病不久；二是伴鼻塞、流涕、咳嗽、喷嚏肺经见症。（中医杂志，1985，1：15-17）

（四）易简效验方

1. 木香3克，苏梗（叶）、青皮各6克，枳壳、大腹皮、菖蒲各10克，柴胡、乌药各5克，蔓荆子15克。耳闭重加马兜铃10克。每日1剂，水煎服。用于气滞明显者。

2. 杏仁、竹叶、半夏各10克，白蔻仁、厚朴、通草各10克，滑石、薏苡仁各20克。鼻塞加麻黄、菖蒲，积液多者加泽泻、车前子、葶苈子，每日1剂，水煎服。用于湿阻明显者。

3. 麻黄6克，防风、防己各9克，杏仁、薏苡仁、桔梗、远志、木通各10克，蝉蜕5克，制南星4克，木香4克。积液清稀色黄去麻黄，加荆芥、连翘、山栀、黄芩、鱼腥草，积液黏稠加川芎、礞石、沉香、半夏。每日1剂，水煎服。用于风邪侵袭引起中耳积液者。

4. 升清流气饮：升麻、川芎、菖蒲、木香、柴胡各3克，青皮、乌药、蔓荆子各6克，苏叶、大腹皮、黄芪各10克。用于航空性中耳炎，耳痛、耳鸣、耳闭气和听力下降。虚证和老人则倍黄芪，高血压慎用升麻、蔓荆子。重则可每日2剂。（干祖望经验方）

（五）预防护理

因初起每与伤风有关，故应保持鼻腔清洁，适当用滴鼻药，使鼻腔通利、鼓管通畅。清除鼻腔内的鼻涕时，宜两侧鼻腔分别擤涕，并忌粗暴用力。有耳内胀塞感时不要自行盲目挖耳，以免损伤耳道或耳膜。

（六）评述

1. 卡他性中耳炎 急慢性非化脓性中耳炎又称卡他性中耳炎，多系鼓室内外气压不平衡引起，以鼓室积液及听力下降为主要特点。属中医耳胀、耳闭范畴。大部患者在感冒后诉说耳内闷胀或堵塞，按压耳屏可短暂松解。听力减退，体位垂直时明显，平卧时改善。耳鸣属低频，呈持续性。

2. 从肺论治 《清代名医医案精华》："肺之络会在耳中，肺受风火，久而不清，窍与络俱为之闭，所以鼻塞不闻香臭，耳聋耳鸣不闻声音也，兹当清通肺气。"近年来"耳聋治肺"又有较大进展，对耳胀、耳闭的治疗不无启迪。从肺论治本症，初期邪在肺卫，肺失宣降，宜宣肺祛邪；中期肺气壅塞，水浊不散，宜泻肺利水；末期肺气受损，清窍失养，宜补肺复元。分期论治，可提高临床疗效。

四、耳鸣耳聋

耳鸣，自觉耳内鸣响，或若蝉鸣，或若钟声，或若流水。耳聋，是指不同程度的听觉障碍，听力减退或消失。轻者听而不真为重听，重者听力消失为全聋。耳鸣、耳聋两症，临床表现虽有不同，但其证治每多相类。鸣为聋之渐，聋为鸣之甚，故历来合并论述。

（一）辨证要点

暴聋以实证为主，为外邪或痰火等；渐聋以虚证为主，主要由气虚、肾亏等引起。耳聋突发，耳鸣声响大而呈低音调，多因风、火、痰、瘀所致。虚证，听觉逐渐下降，耳鸣声响小而呈高音调，可由五脏虚损、气血不足引起。

（二）证治方药

1. 风热袭肺

【临床表现】卒然耳鸣耳聋，耳聋低音听力差，耳鸣如刮风样，伴耳胀闷堵塞、耳痛。或有发热、头痛、咽痛鼻塞流涕，咳嗽。舌苔薄，脉浮或浮数。

【病因病机】风热之邪外袭，循肺络入于耳，窍闭则鼻塞，络闭则耳鸣、耳聋。

【治法】疏风清热通窍。

【方剂】桑菊饮（《温病条辨》）加减。

药物：连翘 10 克，桑叶 10 克，菊花 10 克，川芎 6 克，苦丁茶 10 克，石菖蒲 10 克，桔梗 10 克，甘草 6 克，薄荷 6 克（后下），荆芥穗 10 克。

方义：荆芥、薄荷、桑叶、菊花清热疏风，桔梗、甘草利咽喉，川芎、白芷祛风，苦丁茶、石菖蒲是治疗头面诸窍风热之经验配伍。

加减：咳嗽加杏仁、前胡宣肺止咳，发热加金银花、大青叶清热。

【变通法】若无热象，可用川芎茶调散（《太平惠民和剂局方》）合通气散（《医林改错》）疏风通窍为治，药用川芎、荆芥、防风、羌活、白芷、石菖蒲、木通、香附、柴胡等。

2. 肝火上扰

【临床表现】卒然耳鸣、耳聋，耳鸣声响大如钟如风，耳聋症重全不能听，发展迅速。常起于郁怒之后，伴耳胀、耳闭、耳痛，口苦咽干，面红目赤，心烦易怒，胸胁胀痛，便干尿黄。舌红苔黄，脉弦数。

【病因病机】肝气不疏，郁而化火，循经上扰于耳，发为耳鸣耳聋。

【治法】清肝泻火通窍。

【方剂】当归龙荟丸（《黄帝素问宣明论方》）加减。

药物：黄连 5 克，黄芩 10 克，山栀 10 克，龙胆草 10 克，木通 10 克，芦荟 6 克，青黛 6 克，生大黄 10 克（后下），石菖蒲 10 克，当归 10 克，柴胡 6 克，甘草 6 克。

方义：龙胆草、青黛清肝，黄连、黄芩、山栀、大黄泻火，芦荟、大黄通便泄热，石菖蒲、木通通利耳窍，当归和血，柴胡疏肝，甘草调中。

加减：小便黄加竹叶、车前子清利。

【变通法】上方作丸、散更佳，可加麝香 1 克（或冰片 3 克）芳香走窜、通窍启闭。若用汤、散同进，可用龙胆泻肝汤（《医宗金鉴》）或柴胡疏肝散（《景岳全书》）煎汤送服。

3. 痰火郁结

【临床表现】两耳蝉鸣，有时闭塞如聋。胸闷脘痞，头身困重，头晕目眩，心烦易怒，喉中痰黏，咯吐不利。舌红苔黄腻，脉滑数。

【病因病机】痰火郁结，气道不痛，耳窍失聪。

【治法】化痰泻火通窍。

【方剂】黄连温胆汤（《六因条辨》）合通气散（《医林改错》）加减。

药物：法半夏10克，茯苓15克，陈胆星10克，石菖蒲10克，橘红10克，枳壳6克，黄连6克，龙胆草6克，木通10克，香附10克，柴胡10克，川芎10克。

方义：半夏、陈皮、茯苓、甘草、枳壳、胆星化痰清热，龙胆草、黄连泻心、肝之火，木通、石菖蒲通窍，柴胡、香附、川芎理气解郁。

加减：若大便秘结，痰火壅盛，可加服礞石滚痰丸（录自《丹溪心法附余》），用大黄、黄芩、礞石、沉香作丸，降火逐痰作用强。

【变通法】或用清气化痰丸（《医方考》），陈皮、半夏、胆星、黄芩、瓜蒌、茯苓。若无火热之象，则用温胆汤（《备急千金要方》）即可。

4. 瘀血阻络

【临床表现】郁怒或外伤之后，卒然耳鸣耳聋。头晕头痛，心烦急躁，面色晦暗。舌暗紫有瘀点（斑），脉弦、涩。

【病因病机】郁怒伤肝，外伤损络，气滞血瘀，耳窍络脉闭阻，失于听聪之职。

【治法】通窍活血。

【方剂】通窍活血汤（《医林改错》）加减。

药物：赤芍15克，川芎15克，桃仁12克，红花10克，葱5根，枣4枚，鲜姜30克，麝香1克（冲），黄酒500毫升煎药。

方义：麝香芳香走窜通窍，黄酒煎药协力上行，活血通窍。赤芍、川芎、桃仁、红花活血化瘀，葱、姜辛辣上行，大枣和胃。

加减：气滞加柴胡、香附、木通，痰凝加石菖蒲、陈胆星。

【变通法】可用血府逐瘀汤（《医林改错》）或复元活血汤（《医学发明》）加减，活血化瘀。

5. 中气下陷

【临床表现】耳鸣如闻蝉噪，过劳加剧，久而耳聋。面色无华，倦怠乏力，气短懒言，纳少便溏。舌淡苔薄，脉虚细。

【病因病机】脾气虚弱，中气下陷，清阳不升，浊阴不降，耳窍不利。

【治法】益气健脾，升阳通窍。

【方剂】益气聪明汤（《东垣试效方》）加减。

药物：黄芪30克，党参15克，蔓荆子10克，白芍15克，黄柏10克，石菖蒲10克，白术10克，升麻6克，葛根15克，甘草6～10克。

方义：黄芪、党参、白术益气健脾，升麻、葛根、白芍、甘草升阳透泄，黄柏泻火，菖蒲通窍，蔓荆子疏风。

加减：若心烦口苦者，加黄连、山栀泻火；心悸怔忡者，加酸枣仁、远志、茯神养心；腰膝酸软者，加山药、山茱萸补肾；口干、自汗者，加麦冬、五味子益气养阴。

【变通法】亦可用补中益气汤（《脾胃论》）合通气散（《医林改错》）加减。

6. 肾精亏损

【临床表现】耳鸣如闻蝉噪，耳聋逐渐加重，夜卧尤甚，甚而不能入睡。腰膝酸软，神疲乏力，脉沉弱无力。肾阴虚则五心烦热，口干，舌红；肾阳虚则形寒肢冷，性功能减退。舌淡。

【病因病机】肾开窍于耳。肾气不足，肾精亏损，无以充养耳窍，故致耳窍失聪。水火不交，心神不发，故入夜症剧，难以睡眠。

【治法】益肾通窍，安神宁心。

【方剂】耳聋左慈丸（《广温热论》）。

药物：熟地 15～30 克，山药 15 克，山茱萸 10～15 克，牡丹皮 10 克，茯苓 15 克，泽泻 10 克，远志 10 克，五味子 10 克，石菖蒲 10 克，川芎 10 克，磁石 30 克（先煎）。

方义：熟地、山药、山茱萸补肾，茯苓、泽泻淡渗利湿，牡丹皮泻火凉血，远志、五味子养心，石菖蒲、川芎化痰活血通窍，磁石潜阳安神。

加减：阴虚火旺者加知母、黄柏泻相火，阳虚寒盛者加附子、肉桂温肾阳。夹瘀加红化、丹参、炮甲片、葛根活血通窍，夹痰加陈胆星、僵蚕化痰益聪。

【变通法】若心肾不交，心火旺，肾水虚，耳鸣入夜重，可用六味地黄丸（《小儿药证直诀》）、交泰丸（《韩氏医通》）、枕中丹（《备急千金要方》）三方合治，药用山药、山茱萸、地黄、龟甲、龙骨、菖蒲、远志、黄连、肉桂、牡丹皮等，泻心火，安心神，养肾阴。

（三）医案

里真气衰，不能贯通外膜，至声若甕中，而蛙鸣蚊震之声不绝。前之流脓水，时令湿热气加也。今议补下镇纳收敛方法。龟胶、磁石、牛膝、牡蛎、远志、菖蒲、淡菜胶，同蜜丸。（《叶案存真》）

按：所谓“里真”者，即肾之真气也。因肾“在窍为耳”，肾气衰而不能上达贯通外膜，是以阴气乘虚，至于上窍，亦隔一膜，不能超出窍外，止于窍中，如蛙鸣蚊震之声不绝。里真气衰，外界之空气无以击动，声不能传于耳，故只闻阴气上逆之蛙鸣蚊震声。案中“前之流脓水，时令湿热气加也”二句，乃指“风热上搏清窍为蒙，湿热蒸为脓水”之证而言。今既无时令湿热之气交加，故不必议清扬肃上，须议补下镇纳收敛之法，方为正治。因补下则肾气充，自能贯通外膜；镇纳收敛，则浊阴下降，不复上触阳窍。方乃手足少阴经之药。辛、甘、酸、咸并用者，因辛甘为阳，“阳气出上窍”，故用辛甘之药以上入阳位，则清阳上升，而清窍空灵矣。因酸咸为阴，“阴味出下窍”，故用酸咸之药以下入阴位，则浊阴下降，耳不复鸣。

（四）医家经验

葛英华治疗突发性耳聋经验　《素问·厥论》中曾有“少阳之厥则暴聋”的记载。《卫生宝鉴》说：“夫卒耳聋者，由肾气虚为风邪所乘，搏于经络，随其血脉上入耳，正气与邪气相搏，故令耳卒聋。”“厥”系指气血失调，气逆而不顺，夹血上壅，耳窍为之阻塞，而为“厥聋”“卒聋”。气血不调是突发性耳聋发生的原因之一。临床观察，突发性耳聋的发生，多与肝、胆、心、三焦经脉有关。同时发现，有的患者舌质发暗，舌边、舌尖或舌下有瘀点，舌下脉络粗犷，色为青紫。微循环检查大多异常。因此认为气滞血瘀引起者较为常见，治以行气活血、化瘀通络、通利耳窍之法。静脉输注中药制剂如丹参注射液、银杏叶制剂、清开灵、葛根制剂等，口服王清任的通窍活血汤与通气散加减之汤剂。方用柴胡12克，川芎10克，制香附6克，当归10克，赤芍、白芍各10克，生地10克，枸杞子10克，石菖蒲10克，炙山甲6克，水煎服。丹参注射液30毫升静脉点滴，以养血活血。（中医杂志，1997，1：19－20）

（五）易简效验方

1. 丹参、葛根各30克，每日1剂，水煎服。适用于突发性耳聋。

2. 磁朱丸10克（包），远志10克，石菖蒲10克，龙胆草3克，每日1剂，水煎服。适用于心肝火旺者。

3. 白果仁30克，干姜6克，研细末，分四等份，每次1份，温开水送下，每日1次。适用于梅尼埃病。

4. 定喧汤：玄参90克，生地30克，贝母6克，为末，水煎服。适用于卒耳鸣如风雨声或如鼓角声。（《辨证录》）

5. 解毒闻声汤：甘草、紫草、石菖蒲、路路通、女贞子各6克，黑豆15克，磁石、荷叶、菊花、骨碎补、百合各10克，黄羊角屑3克。表情呆板者加龟甲、龙齿各10克，大便干者加火麻仁10克。用于链霉素中毒耳聋，日短者可生效。

6. 活血返聪汤：骨碎补、磁石、干地黄、山茱萸、百合、荷叶、菊花各10克，路路通、菖蒲、黄精、红花、女贞子各6克，用于老年听音失聪，头部少清朗感或略显阳亢之象者。血压高者加夏枯草、钩藤各10克；睡眠不佳加鲜金花菜叶4茎；大便干者女贞子改为10克，可再加火麻仁、全瓜蒌各10克。

7. 宁耳止蝉汤：珍珠母12克，磁石、菊花、干地黄、骨碎补、牛膝、荷叶、合欢皮各10克，紫草、苦丁茶、女贞子各6克，鲜金花菜叶4茎。耳鸣听音失聪，或睡眠不佳，偏于阴虚者。血压高和大便干的加减同上方。（以上三方均为耿鉴庭经验方）

（六）预防护理

注意寒温，避免外邪侵袭；养心安神，气定神闲，防止暴聋发生。避免劳倦，节制房事，精气充盛，以防止暴聋发生。保持耳道清洁，避免挖耳。

（七）评述

1. 西医分类 对于听觉障碍，西医分为传导性和感音性两大类。传导性者可由外耳道、鼓膜、中耳病变引起；感音性者可因急性传染病、药物中毒、内耳眩晕及某些噪音刺激引起，亦有前庭功能紊乱和小脑性运动共济失调所致者。

2. 突发性耳聋 指突然发生而原因不明的感觉神经性耳聋，是耳鼻咽喉科常见的急症之一。其症状是在短时间内（48～72小时以内）听力明显下降，多伴有耳鸣，耳堵塞感，有部分病人可出现眩晕、恶心欲呕等症。目前多数学者认为病毒感染（病毒性耳蜗炎）和急性血管阻塞是引起本病的最常见原因。实验证实血管疾病可以引起本病，其病变部位常在耳蜗毛细小动脉的远端。现代临床多从瘀血论治而取效，亦辨病和辨证结合之例。

3. 虚实之治　暴聋以实证为主，可分为风热袭肺、肝火上扰、痰火郁结、瘀血阻络等，宜用汤剂分治，荡涤风、火、痰、瘀；渐聋以证为主，主要由中气下陷、肾精亏损等引起，除用汤剂外，还可用丸散以缓调补虚益肾，益气健脾。实证服药可在饭后半小时后，使药效在上焦发挥；虚证宜择早、晚空腹时，以免补药碍滞。邪实以祛邪为大法，佐以宣通，如川芎、远志、石菖蒲、木通、蝉蜕、僵蚕，引药达邪，通窍复聪。正虚以补益为大法，需佐镇收涩，如磁石、龟甲、五味子、山茱萸等，有利引药入肾，敛摄精气。此外，耳鸣患者的体质特征以偏颇体质为主，其中又以气虚质、阳虚质以及以气虚质和阳虚质为基础兼夹其他性质为主；其发病率亦随着年龄的增长而增加，特别是在55岁以上者为主，值得加以重视。（中医杂志，2010，7：611－613）

第二节　鼻

鼻司呼吸，闻香臭。肺气通于鼻，鼻为肺之窍。鼻赖肺气宣发，气津充沛而上输于鼻，鼻窍得以濡养而功能正常。脾主升清降浊，鼻为清气之道。脾气健则升清降浊，清阳出上窍则鼻窍得通。故鼻与肺、脾互为关联，又与心、肾功能有关。

又，手、足阳明经交于鼻，手、足太阳抵鼻旁，足厥阴经循喉咙之后、上入鼻后孔颃颡，督脉循前额下行鼻柱。鼻与太阳、阳明、厥阴、督、任、阴跷、阳跷脉相联系。而其中与肺、胃两经功能尤为相关。

若风、寒、火、热、痰、湿、毒邪循经上扰，清窍壅闭；肺、脾、肝、肾、心五脏功能失调，则香臭不闻，呼吸受阻，致生鼻塞、鼻涕、鼻干、鼻衄等症。

一、鼻塞

鼻塞又称鼻室，是指鼻窍阻塞，呼吸不畅，或伴嗅觉失灵者。根据其病因、病机的不同，临床上有发作性、交替性、持续性、间隔性等不同情况。在治疗上，除药物内服之外，尤需结合吹鼻、滴鼻法通窍，直接用药易于局部渗透吸收而取效。

（一）辨证要点

1. 辨病程　急性鼻塞，多呈发作性，易起易已，常由风邪束肺所致，而伴有外感表证。慢性鼻塞，以间歇性、交替性鼻塞为主要特点，可因肺、胃热盛或肺、脾气虚引起；若日久不已可致气滞血瘀，呈持续性鼻塞。

2. 辨外证　鼻塞初起，鼻黏膜红肿，涕黄为风热；黏膜淡白水肿，涕清为风寒。鼻塞经久，鼻甲肿大暗红凹凸不平为气血瘀滞；黏膜肿胀色淡为肺脾气虚。

（二）证治方药

1. 风寒束肺

【临床表现】鼻塞呈发作性，鼻流清涕。伴发热恶寒，头痛、身痛、无汗。舌苔薄，脉浮紧。

【病因病机】外感风寒，束于肌表，犯于肺卫。肺之窍为鼻，肺气不宣，鼻窍为之不通。

【治法】疏风散寒，通利鼻窍。

【方剂】辛夷散（《医宗金鉴》）加减。

药物：辛夷 10 克，羌活 10 克，防风 10 克，白芷 10 克，细辛 3 克，川芎 6 克，升麻 3 克，木通 10 克，石菖蒲 10 克。

方义：辛夷、白芷祛风通鼻，羌活、防风疏风散寒，细辛、川芎祛风止痛，升麻引经入阳明，木通、石菖蒲为通窍药。

加减：发热恶寒者加荆芥，鼻塞重者加苍耳子。

【变通法】用川芎茶调散（《太平惠民和剂局方》）加苍耳子散（《济生方》）加减。

2. 风热犯肺

【临床表现】鼻塞重呈发作性，流黄稠涕。鼻黏膜色红充血。发热头痛，咽痛口渴，汗出。苔薄黄，脉浮数。

【病因病机】风热外袭，犯于肺卫，鼻窍不利而鼻塞流黄稠涕。

【治法】疏风清热，通利鼻窍。

【方剂】桑菊饮（《温病条辨》）合苍耳子散（《济生方》）加减。

药物：桑叶 10 克，菊花 10 克，薄荷 6 克（后下），白芷 10 克，苍耳子 10 克，辛夷花 10 克，连翘 10 克，桔梗 10 克，甘草 10 克，石菖蒲 10 克，木通 10 克。

方义：桑叶、菊花、连翘、薄荷疏风清热，白芷、苍耳子、辛夷祛风通鼻，桔梗、甘草利咽，菖蒲、木通为通窍药。

加减：发热甚者加金银花、蒲公英。

【变通法】可用翘荷汤（《温病条辨》）加减，药用连翘、薄荷、菊花、山栀、桔梗、菖蒲、苍耳子、辛夷花，亦疏风清热通鼻之剂。

以上两证为发作性急性鼻塞。

3. 肺经郁热

【临床表现】慢性鼻塞呈交替性或间隔性，鼻腔干燥，双下鼻甲肿胀、色鲜红。嗅觉减退，鼻涕黏黄而量少，头痛、咽干，咳嗽痰少、色黄质稠，难以咯出。舌红苔黄，脉数。

【病因病机】肺开窍于鼻。外感后余邪未清，久而郁热，上扰鼻窍则堵塞不利。

【治法】宣肺清热通鼻。

【方剂】桑杏汤（《温病条辨》）合苍耳子散（《济生方》）加减。

药物：桑叶 10 克，杏仁 10 克（打），桑白皮 10 克，象贝 10 克，山栀 10 克，苍耳子

10克，白芷10克，辛夷10克，薄荷6克（后下），石菖蒲10克，木通10克。

方义：桑叶、桑白皮、山栀、杏仁、象贝宣肺清热，止咳祛痰。苍耳子、白芷、辛夷、薄荷、菖蒲、木通，通利鼻窍，祛风清热。

加减：热甚涕黄加黄芩、鱼腥草、桔梗清热。咳嗽加紫菀、枇杷叶止咳。

【变通法】若郁热日久而伤阴者，可合沙参麦冬汤（《温病条辨》）以养阴生津。

4. 阳明热甚

【临床表现】慢性鼻塞呈间歇性或交替性，双下鼻甲肿胀、色深红。嗅觉差，鼻涕少而黄稠，头额痛咽痛，口干渴，大便干，小便短黄。舌红苔黄，脉滑数。

【病因病机】阳明经循于鼻。邪热循阳明经上扰，壅于鼻窍而不利。

【治法】清热泻火通窍。

【方剂】凉膈散（《太平惠民和剂局方》）加减。

药物：制大黄6~10克，竹叶10克，山栀10克，连翘10克，薄荷6克（后下），桔梗6克，木通10克，葛根10克，升麻3克，石菖蒲10克，辛夷10克，甘草、白芷各10克。

方义：山栀、连翘清热，桔梗、甘草利咽，升麻、葛根引经入阳明，辛夷、白芷通利鼻窍，木通、竹叶清利，制大黄泻下通便、清阳明热，薄荷疏风清热。

加减：大便秘结，数日一行者，用生大黄易制大黄，加玄明粉（冲），通腑泄热。

【变通法】大便秘结、口干渴而鼻塞不利者，用调胃承气汤（《伤寒论》）、白虎汤（《伤寒论》）加苍耳子、辛夷、白芷等，通便清热而泻阳明之火。

5. 肺气不足

【临床表现】慢性鼻塞呈交替性，时轻时重，双下鼻甲微肿色淡。鼻涕少色白而黏，遇寒则甚。面色㿠白，气短乏力，自汗易感冒。舌淡，脉虚细。

【病因病机】肺气不足，卫外不固，易感风寒，肺气失于清肃，鼻窍为之不利。

【治法】益气补肺通窍。

【方剂】温肺止流丹（《疡医大全》）合玉屏风散（《世医得效方》）加减。

药物：生黄芪15克，党参10克，白术10克，防风10克，桔梗10克，荆芥10克，甘草6克，升麻3克，白芷10克，藿香10克，诃子10克。

方义：黄芪、党参、白术益气健脾，培土生金；防风、荆芥、升麻、白芷祛风散寒，藿香芳化泄浊，通鼻止涕；桔梗载药上行，甘草调中，诃子敛肺。

加减：鼻流清涕，寒甚者加细辛温寒；鼻流浊涕，热甚者加黄芩清热。

【变通法】外感风寒，内有痰浊，肺气不足而鼻塞者，用参苏散（《太平惠民和剂局方》）合玉屏风散加减，用黄芪、党参、苏叶、葛根、防风、白术、茯苓、半夏、陈皮、茯苓、细辛、辛夷、苍耳子等，益气解表，化痰泄浊，通利鼻窍。

6. 脾气虚弱

【临床表现】慢性鼻塞呈间歇性或交替性，鼻黏膜肿胀色淡而暗。鼻涕白而黏、稀，时轻时重，嗅觉差，头昏头重，纳呆腹胀，体倦神疲，便溏，四肢不温。舌淡，脉濡、缓。

【病因病机】脾虚不运，升降失司，清浊相干，水湿内停，结聚鼻窍。

【治法】健脾渗湿通窍。

【方剂】参苓白术散（《太平惠民和剂局方》）加减。

药物：党参10克，白术10克，山药15克，砂仁6克（后下），车前子10克（包），陈皮6克，茯苓15克，薏苡仁15克，石菖蒲10克，苍耳子10克，藿香10克。

方义：党参、白术、山药益气健脾，砂仁、陈皮理气和胃，茯苓、车前子、薏苡仁淡渗利湿，石菖蒲、苍耳子通窍，藿香芳化泄浊。

加减：湿甚加泽泻、木通利湿，涕黄稠加黄芩、山栀清热。

【变通法】兼肺气不足者，用参苓白术散、生脉散（《内外伤辨惑论》）加黄芪、诃子等，健脾补肺。

7. 气滞血瘀

【临床表现】慢性鼻塞呈持续性，日久渐重，嗅觉迟钝，鼻甲肿胀硬实、色暗，表面凹凸不平，或呈桑椹状。鼻涕黏少，或白或黄。舌暗、紫有瘀点（斑），脉弦、涩。

【病因病机】正虚邪实，邪毒久恋，日久入络，气滞血瘀，鼻塞加剧。

【治法】和血化瘀，通利鼻窍。

【方剂】桃红四物汤（《医宗金鉴》）加减。

药物：桃仁10克，红花6克，当归10克，生地10克，赤芍10克，川芎6克。

方义：桃仁、红花、川芎活血，生地、赤芍、当归和血。

加减：肺经郁热合苍耳子散，肺气虚合温肺止流丹，脾气虚合参苓白术散。

【变通法】可用通窍活血汤（《医林改错》）加减。

（三）医家经验

干祖望鼻塞治心经验　鼻为肺之窍，但其功能与五脏相关。关于心者，一是主神明，嗅觉产生有赖神明知觉；二是主血脉，血行不畅则鼻窍血络瘀滞而致鼻塞。故提出“鼻塞治心”，用于幻嗅症及肥大性鼻炎。对于后者常用通窍活血汤或活络效灵丹活血化瘀。药用乳香、没药、当归、丹参、桃仁、红花、落得打、菖蒲、白芷等，直入心经行血化瘀。其辨证要点重在局部检查有鼻甲肿大、颜色紫暗、表面不平，对麻黄素类收缩剂不敏感者。(中医杂志，1985，1：15－17)

（四）易简效验方

1. 麻黄6～10克，辛夷10克，川芎3～6克，白芷3～6克，半夏10克，藿香10克，天胡荽10克，鱼脑石15克，满天星30克，鸭跖草30克。每日1剂，水煎服。适用于急性单纯性鼻炎。

2. 苍耳子、白芷、防风、川芎、甘草各10克，辛夷6克，鱼腥草20克，桔梗6克。风寒加细辛、桂枝、荆芥，风热加黄芩、连翘、桑皮、天花粉。每日1剂，水煎服。适用于慢性单纯性鼻炎。

3. 消肿阔鼻汤：芙蓉叶、丝瓜叶、浙贝母各10克，马勃、红花、路路通、石菖蒲各6克，苍耳子5克。中隔肥厚无热象加鹿角，痰多加陈皮、半夏，气憋加橘络、郁金，局部僵肿加山慈菇、土贝母，活血可加当归。每日1剂，水煎服。适于慢性肥厚性鼻炎。并用冰片3克、白芷30克研末，取少许吸鼻。

4. 薏苡仁15克，防风、桔梗各3克，木通、鱼腥草、地丁、赤芍各9克，细辛、薄荷各1.5克，川芎5克，蒲公英12克。鼻塞加瓜蒌、皂角刺，口苦咽干加柴胡、龙胆草、天花粉、沙参、麦冬。每日1剂，水煎服。适用于慢性鼻炎。

（五）外治法

1. 滴鼻法

处方：露蜂房90克，95%酒精回流提取活性物质，溶于注射用液中；再取辛夷90克，苍耳子、射干、藿香各45克，采用水蒸气蒸馏法制成过饱和挥发油水溶液。

用法：将上述药液混合500毫升（PH＜7）。滴鼻，每次2～3滴，日3次。

2. 吹鼻法

处方：荜茇适量研末。

用法：每次少许，吹入鼻内，日3次。

处方：西月石2克，冰片1克，马蹄粉15克（或医用淀粉）共研细末（冰片最后加入）。

用法：每次少许，吹入鼻内，日3次。

3. 下鼻甲黏膜下注射

处方：①复方丹参注射液行下鼻甲黏膜下注射，每次左右各1毫升。②5%当归液0.5毫升，0.1%红花液0.3毫升，混合后注射亦可。

疗程：每5天1次，4次为1个疗程。

（六）预防护理

及早治疗伤风感冒，以免变生成慢性鼻塞。鼻塞时不可强行擤鼻，以免因此而造成耳胀耳闭。避免粉尘长期刺激，注意饮食卫生和环境保护。戒除烟酒。应避免局部长期应用血管收缩剂（如鼻萘甲唑啉），以免引起药物性鼻炎。

（七）评述

1. 西医辨病　鼻塞可见于鼻部各种疾病，如急慢性单纯性鼻炎、过敏性鼻炎、萎缩性鼻炎、副鼻窦炎和鼻息肉等。过敏性鼻炎以鼻流清涕、喷嚏为特征，属于鼻鼽；萎缩性鼻炎以鼻腔干燥、嗅觉减退为特征，属于鼻槁；副鼻窦炎以鼻流浊涕、黏稠黄脓为特征，属于鼻渊，均予另行介绍。

以上所述者以急慢性单纯性鼻炎为主。鼻炎急性者，常伴感冒症状，系鼻黏膜急性感染性炎症，除鼻塞外，常有清涕、发热、恶寒、头痛、咽痛等表证，以外感风寒、风热治疗，并予通鼻药每有速效。鼻炎慢性者，早期为鼻腔黏膜肿胀、分泌增多，表现为交替性鼻塞、多涕等；后期为黏膜、黏膜下层、骨质局限性或弥漫性增生肥厚，表现为持续性鼻塞，黏稠涕不易擤出，可引起耳鸣、咽部不适等，常从肺脾不足、热邪壅鼻或热毒久留、气滞血瘀等方面论治。

2. “鼻塞久不愈者，必伤脾胃”（《医学入门》） 慢性鼻塞有脾虚表现者，可用健脾和胃药治疗。经过实验研究，鼻塞伤脾有其生理病理依据，主要为胃肠消化吸收功能降低，具体表现为胃液分泌减少，血清D－木糖含量下降。有人观察慢性鼻炎中医证治前后的鼻腔生理功能变化。结果显示，肺脾气虚型鼻腔纤毛运动速率和鼻腔通气功能治疗后可恢复正常，而气滞血瘀型治疗前后通气功能虽有提高，但纤毛运动速率无明显变化，且多有舌诊瘀血表现和血液黏滞性提高。可作为临床证治时参考。

二、鼻出血

鼻出血又名鼻衄，出血严重者为鼻洪，甚而口、鼻皆出血者为鼻大衄，鼻流污秽血水者为衊血。太阳病伤寒当汗而愈，亦有在鼻衄后自愈者，则称为红汗。若妇女经行前后，或正值月经期间，发生鼻出血，又称为倒经、逆经（另列条目述之）。鼻出血除局部损伤之外，实证可因肺肝胃之火热上炎所致，虚证可由阴虚火旺，或脾不统血引起。肾阳亏虚、虚阳浮越者，有时亦可导致鼻出血。《四圣心源》：“至于并无上热，而鼻衄时作，则全因土败而胃逆，未可清金而泻火也。”即是其例。

（一）辨证要点

1. 辨虚实 实证多突然发作，来势急，血色深红，伴有面鼻热感、口干渴等。虚证多时起时止，渗渗而出，出而难止，兼有阴虚或血虚之象。

2. 鼻出血与呕血、咯血 鼻出血量少可涕中夹血丝，量多可从口出。或因大量血液被咽下，片刻后呕吐而出，故应与呕血、咯血相鉴别。呕血其血由胃而来，从口而出，血色紫暗夹有食物残渣；咯血其血从气管而来，咳嗽而出，痰血相兼，或痰中带血丝，或纯血鲜红间夹泡沫。

（二）证治方药

1. 肺胃热盛

【临床表现】鼻出血，点滴而出色鲜红，量不甚多，或量多势猛，色深红色。鼻腔黏膜色鲜红深红，干燥，鼻腔前端有糜烂、渗血，或上附血痂。鼻息气热，鼻涕黄，或伴发热、口干渴，咽痛，咳嗽痰黄，大便干，小便黄。舌红苔黄，脉数。

【病因病机】肺开窍于鼻，阳明经循于鼻。若外感风热燥火，首先犯于肺，邪热循经上壅，迫血妄行可致鼻衄，其血量少点滴而出。若阳明热盛，火热炽盛，循阳明经而扰于鼻窍，则出血量多而色深红。

【治法】肺热则疏风清热，胃火则清胃泻火，均以凉血止衄为治。

【方剂】

（1）肺热者用桑菊饮（《温病条辨》）加减。

药物：桑叶15～30克，菊花10克，连翘10～15克，牡丹皮10克，赤芍10克，山栀

10克，黑荆芥10克，白茅根30克。

方义：桑叶、菊花疏风清热，大剂桑叶可止血。连翘、牡丹皮、赤芍、山栀凉血止血；荆芥疏风，炒黑可入血分而止血。白茅根是止衄之良药，有清热凉血作用，且清利导热下行自小便而泄。

（2）胃火者用清胃散（《兰室秘藏》）合白虎汤（《伤寒论》）加减。

药物：生地30克，牡丹皮10克，赤芍10克，黄连10克，炒黑升麻5克，生石膏30克（先煎），知母10克，牛膝15克，白茅根30克。

方义：石膏、知母清阳明胃热，黄连清热泻火。炒黑升麻引经入阳明，炒黑则入血分而止血。牛膝导热下行，白茅根凉血清利而导热，从小便而泄。

加减：热甚伤阴、口干渴，加沙参、麦冬养阴。出血多者加侧柏叶、墨旱莲、藕节炭止血。

【变通法】肺经燥火用翘荷汤（《温病条辨》）加减，清热润燥。胃火伤阴用玉女煎（《景岳全书》）加减，清胃热、养胃阴。若肺胃热盛、迫血上逆而鼻衄者，上述两个主方亦可合用。气火上逆，血热妄行者，可用旋覆代赭石汤（《伤寒论》）加减降逆和胃，酌加清火凉血药。

2. 肝火上炎

【临床表现】鼻出血暴发，势猛而量多、色深红，易止而反复发作。鼻腔多有喷射或搏动出血点，或见血自鼻腔后部而涌出，鼻腔黏膜血管怒张。头痛目眩，耳鸣，头晕，面红，目赤，烦躁易怒，口苦咽干，大便干，小便黄。舌红，脉弦数。

【病因病机】七情所伤，郁怒伤肝，肝郁化火，循经上逆，迫血溢出鼻窍。

【治法】清肝泻火，凉血止衄。

【方剂】龙胆泻肝汤（《医宗金鉴》）加减。

药物：龙胆草6~10克，山栀10克，黄芩10克，制大黄10克，牡丹皮10克，赤芍10克，连翘10~15克，木通10克，白茅根30克。

方义：龙胆草、连翘清肝泻火，山栀、黄芩清热，牡丹皮、赤芍凉血。制大黄通下使热自大便而泄，木通、白茅根清利使热自小便而下。

加减：出血量多者加侧柏叶、墨旱莲、藕节炭止血。心烦易怒者加黄连清心火，头痛耳鸣者加羚羊角粉、夏枯草、苦丁茶清肝火。大便秘结用生大黄，通便泻火作用较制大黄好。

【变通法】本方苦寒伤胃，不宜久用，待血止后可用丹栀逍遥散（《内科摘要》）去当归，加生地、山栀等疏肝解郁，凉血清热。若心肝火旺者，可用大黄黄连泻心汤（《金匮要略》）合上方加减，清心肝之火。

3. 阴虚火旺

【临床表现】鼻出血时发时止，血色淡红，量少，病程久。鼻黏膜色淡红而干嫩，出血部位不定，或难以查出出血点。头晕目眩耳鸣，腰膝酸软，五心烦热，口干咽燥。舌红，脉细数。

【病因病机】肝肾阴虚，水不涵木，虚火上逆，肝不藏血，鼻窍溢血。

【治法】滋阴清热，凉血止衄。

【方剂】知柏地黄汤（《医宗金鉴》）合二至丸（《证治准绳》）加减。

药物：知母10克，黄柏6克，生地、熟地10~15克，牡丹皮10克，赤芍10克，山茱萸10克，泽泻10克，茯苓15克，白茅根30克，牛膝15克，玄参15克，墨旱莲15克，女贞子10克。

方义：知母、黄柏泻虚火，生地、牡丹皮、赤芍凉血热，熟地、山茱萸滋肾阴，墨旱莲、女贞子养肝血，泽泻、茯苓淡渗，茅根清利而凉血，牛膝导火下行。

加减：病程久而血虚者加阿胶、黄精补养精血。出血者加侧柏叶、藕节炭等止血。

【变通法】出血甚而血虚者，用胶艾四物汤（《金匮要略》）加减，补血养血。

4. 脾不统血

【临床表现】鼻出血、色淡红，势缓量少。鼻黏膜色淡红，鼻甲微肿，鼻出血部位不定。面色无华，神疲乏力，气短懒言，食少便溏。舌淡，脉虚。

【病因病机】脾虚不能统血，气虚无以摄血，血不循经而离于常脉，溢出鼻窍。

【方剂】归脾汤（《济生方》）加减。

药物：生黄芪15克，党参10克，白术10克，炙甘草6~10克，茯神15克，远志6克，酸枣仁10克，墨旱莲15克，阿胶10克（另烊冲），龙眼肉10克，大枣5枚。

方义：黄芪、党参、白术、炙甘草益气健脾，阿胶、墨旱莲、龙眼肉、大枣养血止血，酸枣仁、远志安神养心。

加减：出血反复，伤及阴血，加山茱萸、五味子酸收敛阴。鼻出血甚者，可加白茅根、藕节炭、侧柏叶以止衄。

【变通法】气血亏虚者，可用异功散（《小儿药证直诀》）合胶艾四物汤（《金匮要略》）益气养血，收功善后。

5. 脾肾阳虚

【临床表现】鼻出血时出时止，量少色淡。鼻黏膜色淡红，有清稀分泌物，鼻甲肿胀，出血部位不定。面色苍白，形寒肢冷，小便清长。舌淡，脉沉。

【病因病机】脾肾阳虚，虚阳浮越，循经上炎，伤及鼻窍络脉而出血。

【治法】温阳摄血。

【方剂】黄土汤（《金匮要略》）合侧柏叶汤（《金匮要略》）加减。

药物：生地、熟地各15克，白术15克，淡附子6克，阿胶10~15克（另烊冲），山茱萸10~15克，黄芩10~15克，炮姜炭6克，侧柏叶15克，灶心黄土30~60克（先煎汤代水，煎煮他药）。

方义：黄土汤原治“先便后血”之远血证，今移治脾肾阳虚之鼻衄。用黄土、炮姜炭温中摄血，附子、白术温阳祛寒，熟地、山茱萸、阿胶补肾养血，生地、侧柏叶、黄芩凉血清热以反佐。

加减：若无灶心黄土可用赤石脂代之。

【变通法】用理中汤（《伤寒论》）合金匮肾气丸（《金匮要略》）加减，温阳益肾，健脾统血。若出血过多，阴血骤失，面色苍白，心神恍惚，不省人事，四肢逆冷，脉虚大中空，宜急投独参汤（《伤寒大全》）益气摄血、救逆扶危。

（三）医家经验

程康明治疗鼻衄分经论治的经验

（1）鼻前段出血，清肺泄热：肺开窍于鼻，阴阳之气出入其间，风热燥气上犯鼻窍，中隔前段首当其冲，初起每伴头痛多嚏流涕等上感见症，局部检查则见中隔前段黏膜充血，肿胀，继则溃疡糜烂，出血量不多，稍加压迫即可停止，常反复发作，治当清肺泄热。自拟清金止衄汤，方用桑白皮20克，黄芩10克，炒栀子10克，荆芥炭、炒薄荷各5克，连翘、牡丹皮、赤芍各10克，生地20克，玄参12克，藕节10克，白茅根15克。见便秘、溲黄者，加生大黄6克或瓜蒌仁10克。

（2）鼻底出血，清胃泻火：一般来势凶猛，血涌如泉，色红而稠，尤以下道后端为甚。同时口干烦渴，便秘溲黄，舌红苔黄，脉滑数。宜清胃泻火、凉血止血。清胃汤（《医宗金鉴》）加减，生石膏60克，黄连、黄芩、牡丹皮、赤芍、麦冬各10克，水牛角、生地黄、茜草各15克，白茅根12克，代赭石20克，生大黄6克。

（3）鼻甲渗血，责之心脾：心主血，脾统血。鼻甲居于鼻中，其黏膜下血管丰富，并含有大量血管窦。故凡各种紫癜、再生障碍性贫血、各种白血病、血友病、恶性贫血等，出现气不足以摄血，脾不足以统血，气血两亏者，两侧中下甲黏膜广泛浅表溃疡，呈筛孔状渗血，持续不断，血液稀薄，难以凝固，同时伴见面色㿠白，心悸怔忡，头昏神疲，舌嫩苔薄，脉细无力等。治当益气健脾、养血止血，归脾汤加减，党参、炙黄芪各15克，当归、白芍、白术、朱茯神各10克，生地黄、熟地黄、何首乌、仙鹤草、侧柏炭、阿胶各12克，炙甘草4克。

（4）鼻道出血，求之肝肾：鼻道出血多见于中老年水亏木旺的患者。盖厥阴之脉循喉咙之后，上入颃颡，后鼻孔与颃颡相连。故凡阴虚阳亢者，一旦阳络受损则血涌如洪，且多从鼻后下咽，吞咽不叠，同时伴见面红目赤，口苦咽干，血压偏高，舌红苔剥，脉弦细而数等症。治当滋水清肝、凉血止血，茜根散合增液汤加减，茜草根、生地黄各15克，黄芩、侧柏炭、玄参、麦冬、阿胶、女贞子、墨旱莲各12克，牡丹皮、赤芍、炒栀子各10克，羚羊角粉0.6克分2次冲服。（中医杂志，2001，10：635）

（四）易简效验方

1. 白茅根30～60克，每日1剂，水煎当茶饮。

2. 血余炭、炒茜草各12克，棕榈炭、藕节炭各18克，生地15克，仙鹤草30克，每日1剂，水煎服。

3. 大黄6克，羚羊粉（冲）0.3克，山栀、牡丹皮各9克，生地30克，赤芍12克，每日1剂，水煎服。

4. 大黄、肉桂各6克，代赭石、茅根各30克，每日1剂，水煎服。用于热盛所致者。

5. 苍玉潜龙汤：生石膏、龙骨、龟甲、茅根各30克，藕节、白芍、生地、牛膝各15克，天花粉、石斛、牡丹皮、沙参、知母、各10克，羚羊角3~6克（分冲）。每日1剂，水煎服。用于重症鼻出血，因阴虚热盛所致者。

6. 旋覆花、苏子、牡丹皮、赤芍、茜草各10克，制大黄、甘草各6克，牛膝、代赭石15克，仙鹤草30克。每日1剂，水煎服。用于肝胃热盛所致者。

7. 豢龙汤：羚羊角4克，南沙参、牡蛎各12克，茜草根、牛膝、川贝（去心）各6克，石斛10克，麦冬（青黛少许拌）、夏枯草、牡丹皮各5克，黑荆芥、薄荷炭各3克，茅根15克，藕片5大片。用于肝炎、肝硬化早期肝肺邪热上冲所致者。并对乙肝表面抗原阳性者有较好转阴效果。（施奠邦经验方）

（五）外治法

1. 药敷法

处方：大蒜去皮捣泥。

用法：敷涌泉穴，左鼻出血贴右足，右鼻出血贴左足，两侧出血贴双足。

2. 塞鼻法

（1）处方：云南白药取少许。

用法：黏附在棉片上塞入出血之鼻腔，或直接吹入鼻中。

（2）处方：马应龙痔疮膏。

用法：直接涂于糜烂处，伴有活动性出血者先局部止血后再涂药。注意涂药前，要清理鼻痂。

（3）处方：白及30克煮开过滤去渣，滤液加95%酒精，白及胶随即析出，沉淀半小时，过滤收集白及胶。将白及胶溶于蒸馏水中，煮开去掉酒精味，加入麻黄素1克溶解加入甘油300克，加蒸馏水至1000毫升。

用法：用时将止血油滴在制好的棉片上，塞入出血之鼻腔。每日更换1次，一般3~4次即效。

（六）预防护理

接诊时要安慰患者使其安定。医生止血操作时，动作要轻巧，以免加重损伤。实证者平时要多吃清热凉血之品，忌辛辣刺激。虚证忌生冷，多服滋阴养血之品。应戒除用力擤鼻挖鼻的习惯。气候干燥季节要多服清润饮料。

（七）评述

1. 见血不治血　鼻衄血从上溢，所谓“阳络伤则血外溢，血外溢则衄血”（《灵枢·百病始生》）。以肺胃热盛、肝火上炎者为实，除凉血清热外，尤需降逆。如旋覆花、代赭石、半夏降气和胃，旋覆花、茜草、赤芍和络化瘀，是治本之策。又有用三黄泻心汤釜底抽薪，理中汤温阳摄血者，是“见血不治血”之良法。

2. 外治法 目前鼻出血外治法多注重用药膜止血，如可用血余炭、血竭、三七、大黄、蒲黄、白及、五倍子、枯矾等制成药膜，外敷鼻贴膜破损、糜烂处。

不少患者鼻出血与精神因素有关，故在药物治疗同时，又当配合心理治疗。

三、鼻干

鼻腔干燥，黏膜萎缩，嗅觉障碍，可称为鼻干、鼻槁，相当于西医之萎缩性鼻炎。常伴有鼻气腥臭，鼻塞不通，鼻腔宽大等临床表现。主要由阴津不足，无以上润鼻窍，鼻窍失于濡养所致。在临床上与肺、脾、肾功能失调有关，亦有燥热、火毒、瘀血所致者。

（一）辨证要点

鼻腔干燥疼痛，鼻涕黄绿色痂皮多，气候干燥时尤其明显，伴有咽干痒、口干渴等为肺经燥热。鼻腔黏膜严重萎缩，色淡暗，鼻腔宽大，鼻涕腥臭如浆如酪而量多，伴脘痞腹胀、神疲乏力者为脾虚。

（二）证治方药

1. 燥热伤肺

【临床表现】鼻腔干燥疼痛，黏膜萎缩，嗅觉差，鼻涕黄绿色，痂皮多。气候干燥时更为明显。咽干痒，口干渴，咳嗽少痰，心胸烦热，便干尿黄。舌红而干，脉数。

【病因病机】燥热犯肺，循经上攻，津液耗损，鼻窍干燥。

【治法】清热润燥。

【方剂】清燥救肺汤（《医门法律》）加减。

药物：桑叶 10～15 克，杏仁 10 克，枇杷叶 10 克，桔梗 10 克，石膏 15～30 克（先煎），麦冬 15 克，沙参 15 克，牛蒡子 10 克，浙贝母 10 克，天花粉 10 克。

方义：桑叶、石膏清热，枇杷叶、杏仁宣肃肺气，沙参、麦冬、天花粉养阴润燥生津，桔梗、牛蒡子、浙贝、甘草利咽止咳。

加减：虚热上炎，鼻痂有血丝者，加生地、牡丹皮、赤芍、茅根、侧柏叶、墨旱莲凉血清热。阴血虚燥，鼻黏膜干燥萎缩甚者，加当归、首乌、玄参、白芍养阴和血。鼻塞加苍耳子、辛夷通利鼻窍。

【变通法】燥热伤阴者用沙参麦冬汤（《温病条辨》）合桑杏汤（《温病条辨》）加减，用沙参、麦冬、玉竹养阴润肺，生津清热；天花粉、桑叶、杏仁、枇杷叶清燥泄热，宣肺清肃。若肺胃蕴热，肺津亏损，鼻腔干燥黏膜萎缩、涕黄量少，可用清胃散（《兰室秘藏》）、泻白散（《小儿药证直诀》）加知母、玄参、茅根、天花粉，凉血清热。热盛津伤用清金散（见下文）。

2. 脾虚湿聚

【临床表现】鼻腔干燥有堵塞感，嗅觉减退或消失，鼻腔黏膜严重萎缩，色淡暗，鼻腔宽大，鼻涕腥臭，如浆如酪而量多。头重如裹，纳呆脘痞，食后腹胀，神疲乏力。舌淡，脉濡、缓。

【病因病机】脾失健运，水谷不能化为精微，荣养诸窍。清浊相干，升降失司，湿浊聚居，郁而化热，熏蒸鼻窍。

【治法】健脾益气，利湿清热。

【方剂】六神散（《三因极一病证方论》）合二妙散（《丹溪心法》）加减。

药物：山药15克，扁豆10克，党参10克，白术10克，苍术10克，薏苡仁15克，黄芩10克，黄柏6~10克，车前子10克（包），茯苓15克，甘草6克。

方义：山药、扁豆、党参、白术、甘草健脾益气，苍术、薏苡仁、茯苓、车前子利湿健脾，黄柏、黄芩清热。

加减：鼻涕腥臭而量多，加鱼腥草、败酱草、桔梗、荷梗，泄浊排脓、清热解毒。头重纳呆脘痞，加藿香、佩兰、蔻仁芳香化湿。

【变通法】可用参苓白术散（《太平惠民和剂局方》）加减。

3. 肺肾阴虚

【临床表现】鼻腔干燥有堵塞感，嗅觉差，黏膜萎缩而色暗滞，鼻痂灰暗或黄绿色。头晕耳鸣，咽喉干热灼痛，腰膝酸软，烘热盗汗，大便干。舌红少苔，脉细数而尺脉弱。

【病因病机】热盛伤阴，肺肾阴亏，津液无以上承，鼻窍失养所致。

【治法】养阴清热，补益肺肾。

【方剂】百合固金汤（《医方集解》引赵蕺庵方）加减。

药物：百合10~15克，麦冬10~15克，生地、熟地各10~15克，玄参10~15克，桔梗6~10克，生甘草6克，白芍10克，当归10~15克。

方义：百合、麦冬、生地养阴补肺，玄参、熟地补肾滋阴，桔梗、甘草利咽止痛，白芍、当归养血润燥。

加减：口干咽痛，加沙参、玉竹、石斛养阴润燥；鼻出血加牡丹皮、山栀、侧柏叶、茅根清热凉血。兼见热毒者加金银花、蒲公英清热解毒。

【变通法】以肾阴虚火为主者，用知柏地黄汤（《医宗金鉴》）合增液汤（《温病条辨》）加减，滋肾降火，生津养阴。

（三）医家经验

张守杰治疗萎缩性鼻炎经验

（1）肺肾阴虚：鼻窍干燥，咽部充血，嗅觉减退，检查鼻腔特别宽大，鼻甲缩小，鼻黏膜充血干燥，并可伴神疲乏力，手足心热等。为肺津、肾水受损，气津不足，无以上输于鼻腔所致。治以滋阴润肺，药用生地、玄参、麦冬、知母、连翘、金银花、百合、女贞子、桑椹子、龟甲、牡丹皮、杏仁、地骨皮等。

（2）肺胃热盛：鼻干，嗅觉明显减退，呼出之气闻之有恶臭，检查可见鼻甲明显缩小，鼻黏膜干燥充血，附有黄绿色痂皮，并可伴有头痛、口渴引饮、心烦、便秘等。素体内热或鼻部反复感染，肺胃火炽熏灼鼻窍所致。治以清热降火，药用金精石、寒水石、生石膏、生地、麦冬、赤芍、牡丹皮、知母、山栀、天花粉、金银花、鱼腥草等。（辽宁中医杂志，1995，10：461）。

（四）易简效验方

清金散：栀子炭、黄芩、薄荷、甘草各4克，炙枇杷叶、生地、连翘、麦冬各9克，天花粉25克，玄参、桔梗各6克，灯心草2根。水煎服。（《医宗金鉴》）清热生津润燥，适用于鼻干热盛津伤者。咽干喉痛，加山豆根、射干、金银花；肝胆郁热者，加川楝子、郁金、大青叶、炒龙胆草；大便干燥者，可加胖大海、番泻叶、大黄炭等。大黄炭不可多用，一般只用1.5克。

（五）外治法

1. 下鼻甲注射法

处方：复方丹参注射液（每毫升含丹参、降香生药1克）。

用法：注射下鼻甲，每次每侧2毫升。

疗程：隔日1次，10次为1个疗程。

2. 鼻腔冲洗法

处方：高渗3%氯化钠溶液。

用法：用以冲洗鼻腔，后用麻油或蜂蜜冰片液滴鼻。以清除鼻腔秽浊干痂，排脓润燥。

3. 熏鼻法

处方：辛夷、苁蓉、苍耳子、鱼腥草、生地、麦冬、百合各15克，金银花30克，沙参、当归各12克，知母、白芷各10克，升麻、薄荷各6克。

用法：水煎后过滤取汁。头煎成150毫升放入口杯中熏鼻，每次30分钟，日1次；二煎浓缩至100毫升放入1厘米×3厘米纱块20块，将其捏成条状塞鼻，早、晚各1次。

疗程：7天为1个疗程。

（六）预防护理

清除鼻内积涕痂皮，保持鼻窍清洁湿润。加强营养，少吃辛辣刺激物。积极防治各种急慢性鼻病，以免其变生为本症。

（七）评述

鼻干之症以燥热、阴虚两端为患。燥热伤及肺、胃，可清热润燥，补肺泻胃。阴虚则及肺、肾，则可益肺滋肾。若脾胃阴虚，则必益胃滋阴，用参苓白术散、六神煎治之。虚实两证可相互转化，实证可因治疗后热减而以阴虚为主，虚证亦可因反复感受邪毒而成虚实夹杂之证。治疗以滋阴与清热为主，清热不宜久用苦寒之品，应以甘寒或咸寒为主，以免久而化燥。又有久病入络、瘀血阻窍者，可用桃红四物汤合苍耳子散；若肝火上炎、鼻黏膜鲜红干燥，可用当归龙荟丸合增液汤加减。《片玉心书·鼻病》："鼻干者，心脾有热，上熏于肺，故津液枯竭而结，当清热生津，导赤散合抱龙丸治之。"《续名医类案·卷十七》："王执中母久病鼻干有冷气……后因灸绝骨而渐愈。"录之备存。

四、鼻流清涕

《素问玄机原病式》："鼽者，鼻出清涕也。"临床上，以阵发性突然发作的鼻塞、鼻痒、喷嚏，继而流出大量清涕为主要特点者，称为鼻鼽。以其发作快、消失快但可反复发作，持续不断，迁延日久，一般不兼外感表证，而与一般伤风感冒引起者相鉴别。

鼻鼽的发生原因，主要是肺气不足，由风寒、燥火之邪侵袭而致，日久又可致脾、肾功能失调，故持续反复、经久不已。在临床上，主要以补肺通窍为主治本，在发作频繁时宜以祛风散寒或清热疏风治标，有时当标本兼顾。若迁延日久而脾肺气虚者，当予补脾养肺，兼见肾虚则又当补肾。同时应注意通窍、止涕药物的应用。

（一）辨证要点

喷嚏声响大而呈暴发性，鼻黏膜肿胀色红，遇气候干燥炎热时加重，烦渴咽干，为肺经伏热。日久不愈，鼻黏膜呈淡白色水肿，恶风易感冒，腹胀便溏者为肺脾气虚。日久不愈，鼻黏膜水肿呈苍白、暗紫色，形寒肢冷，腰膝酸软多为肺肾虚亏。

（二）证治方药

1. 肺脾气虚

【临床表现】突然发作鼻痒、鼻酸，喷嚏频作，流涕大量清稀水样或黏白，遇寒加重。嗅觉差，鼻黏膜呈淡白色水肿，或鼻甲肿胀明显呈苍白或暗黑色。发作快，消失快，症状一消失即如常人。伴畏风、形寒、背冷，气短乏力，自汗，易感冒，纳呆腹胀便溏。舌淡苔白滑，脉虚。

【病因病机】肺气不足，脾虚失健，升降失司，清浊相干，津液不化，凝滞鼻窍而流涕、喷嚏。

【治法】健脾益肺，升清降浊。

【方剂】补中益气汤（《脾胃论》）加减。

药物：生黄芪 15 克，党参 15 克，白术 10 克，诃子 10 克，五味子 6 克，乌梅 6 克，防风 10 克，苍耳子 15 克，石菖蒲 10 克，桔梗 10 克，甘草 6 克，升麻 3 克，柴胡 3 克。

方义：黄芪、党参、白术、甘草益气健脾、培土生金，升麻、柴胡、防风升清阳，菖蒲、苍耳子通窍泄浊，诃子、乌梅敛肺止涕，桔梗载药上行。五味子、乌梅、防风、柴胡、甘草五味是为过敏煎，乃治疗过敏性病症的经验方。

加减：寒甚者加麻黄、附子、细辛散寒，血虚加当归补血。鼻涕清而量多加益智仁、乌药、山药，即合缩泉丸（《妇人大全良方》），用以温肾敛涕；亦可加乌梅、五味子酸收敛涕。鼻痒、喷嚏重者加蝉蜕、荆芥疏风，鼻塞重者加石菖蒲、辛夷、苍耳子通鼻窍。

【变通法】肺气不足，卫外不固病轻者，也可用玉屏风散（《世医得效方》）合桂枝汤（《伤寒论》）加减，黄芪、党参、白术、甘草、桂枝、白芍、防风、诃子、桔梗等补肺气、调营卫，通窍止涕。以风寒为主者，鼻痒鼻酸，流涕喷嚏急性发作，可用温肺止流丹（《疡医大全》）合苍耳子散（《济生方》）加减治标，药如诃子、鱼脑石、苍耳子、辛夷、薄荷、白芷、荆芥、细辛、桔梗、甘草、党参。通利鼻窍、祛风散寒药多，而无补肺固卫作用。若鼻涕清而量多，便溏，舌淡苔白滑，脾虚有湿者，用参苓白术散（《太平惠民和剂局方》），以健脾利湿为主。

2. 肺经伏热

【临床表现】鼻痒，喷嚏声响大而呈暴发性，频发严重，流出大量清涕，鼻黏膜肿胀色红，反复发作。遇气候干燥、炎热加重，或因暑季感热而发生者。伴口渴喜饮，心烦、咽干，手足心热，大便干，小便黄。舌尖微红，脉弦或带数。

【病因病机】郁火内伏于肺经，燥热引动而发作，鼻窍不利，喷嚏作响，涕清频作。

【治法】清热泻火。

【方剂】翘荷汤（《温病条辨》）合桑菊饮（《温病条辨》）加减。

药物：连翘10克，薄荷6克（后下），山栀6克，石菖蒲10克，桑叶10克，菊花10克，荆芥10克，蝉蜕6克，天花粉6克，辛夷10克，桔梗6克。

方义：连翘、桑叶、菊花、薄荷清热，荆芥、蝉蜕、辛夷疏风通窍，天花粉润燥，菖蒲通窍，山栀泻火，桔梗引药上行。

加减：口渴热重者加黄芩、石膏清肺胃之热，鼻塞涕多加麻黄、细辛、苍耳子通鼻止涕。兼血热者加生地、牡丹皮、赤芍凉血。

【变通法】可用辛夷清肺饮（《医宗金鉴》）加减，药如辛夷、石膏、知母、山栀、黄芩、枇杷叶、升麻、麦冬、百合等，疏风通窍之药不足，而清热药力较强。可与上方损益复合。也可用银翘散合三根汤（葛根、芦根、茅根），治急性发作期大多属于热证见舌边尖红，脉浮数，鼻炎伴咽痛咽痒。对鼻塞严重的患者，加白芷、川芎通鼻窍。如慢性反复发作，再合玉屏风散。

3. 肺肾亏虚

【临床表现】鼻流清涕，喷嚏连连，早晚较甚。鼻黏膜水肿呈苍白、暗紫色。形寒肢冷，日久不愈，神疲气短，自汗，四肢不温，腰膝酸软，小儿遗尿，成人夜尿多，小便清。舌淡、苔白，脉沉细。

【病因病机】久病及肾，肾肺亏虚，温煦无力，故喷嚏鼻涕不断。

【治法】补肾敛肺。

【方剂】缩泉丸（《妇人大全良方》）、四神丸（《证治准绳》）、金匮肾气丸（《金匮要略》）加减。

药物：益智仁10~12克，山药15克，山茱萸10克，茯苓15克，泽泻10克，肉桂3克，淡附子3克，乌药10克，诃子10克，补骨脂10克，五味子10克。

方义：肉桂、附子温阳助火，山药、山茱萸补肾，诃子、五味子、补骨脂敛肺，益智仁、乌药缩泉止涕，茯苓、泽泻淡渗利湿。

【变通法】可用天真丸（《类证治裁》）加减补肾益气。药用党参、肉苁蓉、山药、当归、黄芪、白术、天冬等，治精气不足，脑髓不固，鼻涕淋下并不腥秽，天暖稍止，遇冷尤甚者。

（三）医家经验

1. 干祖望治疗过敏性鼻炎经验 截敏汤由干老自拟，由茜草、紫草、墨旱莲、防风、柴胡、徐长卿、地龙、乌梅等组成，祛风脱敏。发作期用截敏汤祛风脱敏。缓解期或脏腑阴阳失调，全身兼夹症明显者，宜辨证配方与截敏汤化裁。营卫不和，宜截敏汤合桂枝汤；肺气虚弱，金寒不温，宜截敏汤合温肺止流丹；表虚加玉屏风散，虚寒加阳和汤；中气不足，清阳不升，截敏汤合补中益气汤；肺经郁热，加桑白皮、黄芩、龙胆草。若清涕量多，无臭味，舌不红者，从温肾固肾法如金匮肾气丸，清涕滂沱者用缩泉丸。（新中医，1992，11：2－3）

2. 吴成山治疗过敏性鼻炎经验 认为过敏性鼻炎与机体痰湿有关，可从痰治。如肺虚停饮者，用小青龙汤合玉屏风散加减（麻黄、桂枝、半夏、乌梅、干姜、白芍、五味子、防风、白术、黄芪、细辛、蝉蜕）。脾阳虚弱者用理中汤合苓桂术甘汤加减（党参、干姜、茯苓、桂枝、乌梅、蝉蜕、泽泻、升麻、甘草）。肾阳虚弱者，用金匮肾气丸化裁（熟地、山茱萸、山药、茯苓、牡丹皮、巴戟天、淫羊藿、乌梅、蝉蜕、附子、桂枝、泽泻）。（陕西中医，1996，12：544－545）

3. 徐克信从鼻黏膜变异治疗过敏性鼻炎经验

（1）鼻甲黏膜暗红或紫色：此类患者以中年女性为多，常年性发作，但春秋季节更为多见。如情绪波动可突发性发作，其症状消失或缓解也快。症见鼻痒喷嚏频作，清涕黏性分泌物量多，眼痒流泪不能自控。鼻黏膜下鼻甲失去正常红润而成暗红或紫色、黏膜肥大。可伴有喉痒、咳嗽、胸胁胀满、胸闷烦躁、头昏脑胀、腰酸背痛，或肢凉、夜尿多、少腹隐痛，经行量少、色暗或成块，舌胖暗，脉弦细。治以疏肝补肾，活血养血，祛风利窍。选用逍遥散、通窍活血汤、金匮肾气丸为主加减。

（2）鼻甲黏膜苍白及淡白色：此类患者以中青年为主，小孩也有，并可见常年发作，但以春秋更为多见。肺脾气虚，水湿上泛鼻窍，流清涕而不黏浊。受风邪、尘土、螨虫、异味刺激鼻、咽、眼黏膜及整个上呼吸道黏膜，使鼻痒连及眼、咽、耳道。喷嚏流涕，晨起更甚。鼻黏膜下鼻甲苍白或淡白或萎缩。伴有乏力，气短，身体瘦弱，皮肤干燥，或胸憋，哮喘，怕冷，舌淡胖，脉濡缓。治以培土生金，散风利窍。选用玉屏风散、八珍汤为主加减。

（3）鼻甲黏膜淡红色及粉红色：此类患者以中年人为多。鼻痒连及咽喉、耳内，喷嚏流涕连绵，鼻黏膜发生变异，逐渐形成肥大，色淡红或粉红，嗅觉迟钝。伴有疲乏食少，中脘作胀，口咽干燥，喉痒干咳，头晕耳鸣，时或颧红烦热，手足心热，舌淡红少苔，脉细。治以祛风通窍，滋阴养血，摄津固表。选用荆防败毒散、百合固金汤、六味地黄汤加减。如久病不愈加活血化瘀药。

（4）鼻黏膜下鼻甲灰暗及灰蓝色：此类患者以中老年为多，可见常年发作，但以春秋换季时发作更为多见。长期患有慢性消化道疾病，或病久体虚。过敏性鼻、咽、眼、耳痒，喷嚏流涕清稀量多。鼻黏膜下鼻甲灰暗或灰蓝色。伴有喉痒咳嗽，乏力，动则气短，胃纳欠佳，易腹泻，食后腹胀，腰酸怕冷，头晕，耳鸣，或口中异味，舌淡胖、苔薄白，脉濡缓。治以疏散风寒，温肺肾，升脾阳。选用温肺止流丹、补中益气汤、右归丸加减。

（5）鼻黏膜下鼻甲红润肿胀（充血水肿）：以中青年为多，也有少数儿童，以春夏两季发病为多见。多数患者本虚标实，肺脾亏损，素嗜肥甘，湿热内生，复感风热、风寒外袭，郁而化热，邪热循经上犯鼻窍，蒸灼鼻黏膜，或受过敏原的刺激而引发。鼻黏膜下鼻甲红润水肿，鼻痒酸胀，喷嚏流涕，涕色清中带稠量多。少部分患者伴鼻出血，怕风；如邪热经久不消，可致中鼻道息肉样变。鼻黏膜下鼻甲充血水肿。全身伴有咽干、喉痒咳嗽，胸闷憋或哮喘，腹胀，口中异味，唇舌干燥，便干，眼及皮肤痒，舌淡红而胖、苔薄腻或微黄，脉缓或浮数。治以疏散风热，清热解毒，健脾化湿。选用普济消毒饮、参苓白术散加减。

（6）鼻黏膜下鼻甲灰色水肿：一般以春秋两季多发，以中青年发病较多。其病因病机同鼻黏膜下鼻甲灰暗及灰蓝色型。其主要不同之处在于水肿，由于卫表不固，肺失温煦，气不摄津，津水不化上泛于鼻，致鼻黏膜下鼻甲水肿，外溢鼻腔而清涕自流。或肾阳不足，精气的蒸腾气化失调，又受风寒袭肺，上犯于鼻，寒凝水结，致鼻黏膜水肿。或受空气中各种污染刺激的诱发，致鼻痒、喷嚏、流涕或水肿。鼻甲黏膜灰色水肿，全身可伴有怕风、喉痒咳嗽，或哮喘、腰酸痛，舌淡胖，脉沉缓。治以散风寒，温肺肾，化水饮。选用小青龙汤、金匮肾气丸加减。（中医杂志，2000，12：714－716）

（四）易简效验方

1. 桂枝10克，白芍10克，黄芪10克，防风10克，乌梅、诃子、茜草、徐长卿、蝉蜕、地龙各6克，气虚加党参、五味子，阳虚加仙茅、荜茇。每日1剂，水煎服。

2. 党参10克，黄芪15克，白术10克，补骨脂10克，薏苡仁20克，山茱萸15克，辛夷6克，甘草6克。鼻塞甚加桂枝、细辛，喷嚏加地龙、蝉蜕，鼻涕多加五味子、诃子、乌梅，鼻息肉加泽泻、海藻、浙贝母、海浮石。每日1剂，水煎服。

3. 制附子10克，桂枝、防风、白芍、白术各15克，黄芪、茯苓各30克，生姜、甘草各6克。每日1剂，水煎服。

4. 党参、白术、茯苓、薏苡仁各15克，巴戟天、地龙、蜂房、钩藤各10克。每日1剂，水煎服。

（五）外治法

1. 处方：1%鹅不食草滴鼻液。

用法：滴鼻，日3次。

2. 处方：马蹄粉10克，西月石3克，冰片1克，研末配成。

用法：每日搐鼻3次。

3. 碧云散（鹅不食草、川芎、细辛、辛夷、青黛，研细末和匀）。

用法：少许吸入鼻孔，日3次，交替使用。

4. 处方：鹅不食草30克，苍耳子15克，白芷、黄芩各10克，烘干研末。

用法：用小纱布包成豌豆大小球，白线栓紧，放入50%酒精瓶内，用时塞入患侧鼻腔。双侧可交替用药。日1丸。

（六）预防护理

注意锻炼身体，增强体质。注意寻求诱因，如发现诱发因素，应尽量去除或避免之。起居有节，注意冷暖，防止受凉，戒除烟酒，避免和减少尘埃、花粉等刺激，避免过食生冷、鱼虾等物。因过敏而致者，应根据个人体质选择食物。

（七）评述

1. 标本同治 鼻流清涕属鼻鼽者，是慢性反复发作的鼻病，需标本同治。其治疗关键在于益肺、健脾、温肾，并据证予以疏风、散寒、清热、通窍、止涕。其中，如石菖蒲、苍耳子、辛夷之通鼻，麻黄、蝉蜕、荆芥、防风之疏风止嚏，诃子、鱼脑石、五味子、益智仁、乌梅之敛涕，在所必用。又寒饮上溢者用小青龙汤，肾气虚寒用金匮肾气汤，亦仲景方的现代应用，可资参考。

2. 痰饮论治和抗过敏 鼻鼽日久以鼻塞为主症，黏膜灰白、淡红，舌脉有瘀象可先用当归芍药汤，待鼻腔通气功能改善、呼吸通畅后，再考虑用补法。鼻流清涕慢性者用苓桂术甘汤、金匮肾气丸、真武汤及大、小青龙汤，以痰饮论治。抗过敏治疗，对本症提高疗效尤为重要，如过敏煎（银柴胡、防风、乌梅、五味子、甘草），或用蝉蜕、乌梅、荆芥、地龙、蜂房抗过敏，是治疗各种过敏性病症的现代经验，可酌情加用。均为临床变通之法。

五、鼻流浊涕

鼻内常流青黄浊涕，经年累月不止，甚而涕出腥臭者，谓鼻渊，又名脑漏。急性发作者，多因外感风热、胆腑郁火、湿热蕴蒸所致；慢性迁延者，则因肺气虚寒、脾气不足、肾阳虚衰引起。

（一）辨证要点

1. 辨鼻涕的色、质 清涕示风寒或卫外不固，黏黄涕示肺热、胆热、湿热，脓涕臭秽为邪毒浊气，黏涕如蛋白、量多不断是肺、脾、肾虚者。

2. 辨局部体征 实证眉间或颧部叩压痛明显，鼻甲红肿，中鼻道及嗅沟见分泌物引流。虚证无明显叩压痛，鼻甲淡红肿胀，中鼻道及嗅沟见分泌物引流。

3. 辨鼻鼽和鼻渊 鼻渊初发亦可先流清涕，但很快即流浊涕。又，肺气虚寒之鼻渊，涕色虽白但气腥、量多，与鼻鼽清稀涕无臭者不同。同时，鼻干之症亦有流黄浊、秽臭涕者，可参该条。

（二）证治方药

1. 风热

【临床表现】鼻流浊涕，色黄白相间，质稠而量多，鼻甲黏膜红肿。鼻塞不通，嗅觉减退。头额胀痛，咳嗽痰黄，口干咽痛。舌尖红，苔薄白或薄黄，脉浮数。

【病因病机】外感风邪，久郁为热，犯于肺卫，循经扰于鼻窍，发为鼻渊。

【治法】疏风清热，通利鼻窍。

【方剂】苍耳子散（《济生方》）加减。

药物：苍耳子 10 克，白芷 10 克，薄荷 6 克（后下），辛夷花 10 克，菊花 10 克，连翘 10 克，川芎 10 克，黄芩 10 克。

方义：菊花、薄荷、连翘、黄芩疏风清热，苍耳子、白芷、辛夷花、川芎祛风通鼻。

加减：肺热口渴咽干，加鱼腥草、知母、石膏清热；涕多而浊，加桔梗、藿香叶、佩兰泄浊；风寒束肺尚未化热者，去菊花、连翘、黄芩，加细辛、藁本、荆芥、防风，祛风散寒。

【变通法】若兼见外感风热，发热恶风，头痛咽痛，用银翘散（《温病条辨》）合上方。上述主方可煮散用，研成粗末为散，每 15 克煎服。或用鼻熏吸药气亦可。或开水送服散剂，每 5～10 克，日 2～3 次。

2. 胆热

【临床表现】鼻流浊涕，色黄质稠味臭，鼻黏膜红赤肿胀。鼻塞不通，不辨香臭，头晕头胀，口苦咽干。舌红苔黄，脉弦数。

【病因病机】胆经郁热，循经上犯，鼻窍流浊涕。

【治法】清泄胆热。

【方剂】龙胆取渊汤（经验方）加减。

药物：龙胆草 6 克，木通 6 克，夏枯草 10 克，连翘 10 克，柴胡 10 克，桔梗 10 克，藿香 10 克，辛夷花 10 克，荷叶、荷梗各 10 克，甘草 10 克。

方义：龙胆草、夏枯草、连翘清泄肝胆，柴胡疏肝引入少阳，桔梗、甘草排脓，藿香、荷叶、荷梗芳化泄浊，辛夷花通利鼻窍，木通清利。

加减：经年不已，久病入络，加僵蚕、蜂房搜络；大便秘结加生大黄通便。

【变通法】可服用奇授藿香丸（《医宗金鉴》），藿香叶、雄猪胆汁比例为 10∶3，藿香研末，与猪胆汁浓缩浸膏混合拌匀，加蜜制丸如梧桐子大，每服 10 克，日 2 次。亦可与上方合用。

3. 湿热

【临床表现】鼻涕黄浊，量多气臭，嗅觉差，鼻腔黏膜红肿高突。头胀头重，胸闷脘痞，不欲饮食，口腻黏不爽。舌红，苔黄腻，脉濡数。

【病因病机】嗜食辛辣肥厚之品，湿热内生，蕴扰鼻窍，浊秽久居而流黄浊涕。

【治法】清热化湿，芳香泄浊。

【方剂】丹溪鼻渊方（《丹溪心法》）加减。

药物：苍术 10 克，陈胆星 10 克，藿香 10 克，白芷 10 克，砂仁 6 克，山栀 10 克，黄芩 10～12 克，连翘 10～12 克，辛夷 10 克，佩兰 10 克，木通 10 克，石菖蒲 10 克。

方义：连翘、黄芩、山栀清热，苍术、藿香、佩兰、砂仁燥湿泄浊，白芷、辛夷、木通、石菖蒲通利鼻窍，陈胆星化痰清热。

加减：湿重加薏苡仁、赤小豆、冬瓜仁利湿排脓，热重加金银花、蒲公英、野菊花清热解毒。

【变通法】用甘露消毒丹（《温热经纬》）加减。同时用外治法搐鼻致涕。

4. 肺虚

【临床表现】鼻涕黏白量多而无臭味，鼻黏膜淡红肿胀，鼻塞时轻时重，日久不已，遇寒、遇风更甚，自汗恶风，易感冒。舌淡苔薄白，脉虚。

【病因病机】肺气不足，卫外不固，治节失司，鼻窍不利。

【治法】补肺益气，通窍止涕。

【方剂】温肺止流丹（《疡医大全》）合玉屏风散（《世医得效方》）加减。

药物：黄芪15克，党参10克，白术10克，防风10克，桔梗10克，甘草6克，细辛3克，菖蒲10克，五味子10克，诃子10克，鱼脑石10克（煅）。上方可研为粗末，或制丸缓图。

方义：黄芪、党参、白术益气补肺，桔梗、甘草排脓，菖蒲散寒通窍，诃子、五味子敛肺止涕，煅鱼脑石化浊止渊。

加减：鼻塞加白芷、辛夷、苍耳子通鼻。

【变通法】肺脾两虚，清阳不升，浊阴内居者，可用补中益气汤（《脾胃论》）加减，益气升阳，通利鼻窍。

5. 脾虚

【临床表现】鼻涕量多，色白黏稠无臭味，鼻腔黏膜淡红、肿胀。鼻塞而香臭难辨。面色无华，少气懒言，纳呆腹胀，大便溏薄。舌淡，苔薄白，脉缓、虚。

【病因病机】脾虚失健，升降失司，清阳不升，气不摄津，湿浊停聚，鼻窍而致。

【治法】健脾益气，升清降浊。

【方剂】益气聪明汤（《东垣试效方》）加减。

药物：生黄芪15克，党参10克，白术15克，蔓荆子10克，升麻6克，葛根10克，白芍10克，甘草6克，石菖蒲10克，白芷10克，辛夷10克，木通10克。

方义：黄芪、党参、白术、甘草健脾益气，升麻、葛根、蔓荆子升阳疏风，石菖蒲、木通、白芷、辛夷通利鼻窍，白芍、甘草缓急。

加减：湿重涕多加泽泻、茯苓、苍术、藿香化湿泄浊。

【变通法】用补中益气汤（《脾胃论》）加减。

6. 肾虚

【临床表现】病症日久，涕清而稀，或如鱼脑，遇冷、过劳加重，鼻腔黏膜色淡、肿胀，嗅觉减退，鼻塞。脑空耳鸣，腰膝酸楚，健忘目糊。阴虚则五心潮热，口干盗汗，舌红，脉细数；阳虚则形寒肢冷，夜尿多，舌淡，脉沉细。

【病因病机】鼻渊日久，虚及于肾，肾气不固，摄纳无权，精气不布，津液不摄而致。

【治法】补益肾气。

【方剂】肾阴虚用六味地黄汤（《小儿药证直诀》），肾阳虚用肾气丸（《金匮要略》）。

药物：熟地10～15克，山茱萸10～15克，山药15克，牡丹皮6克，茯苓15克，泽泻15克。

方义：熟地、山茱萸、山药补肾，牡丹皮清热，茯苓、泽泻淡渗。可长期服用上述丸药缓调补虚。

加减：阳虚加附子、肉桂，即为肾气丸。汤剂可加入龙骨、龟甲、菖蒲、远志，即合枕中丹（《备急千金要方》）以益心安神。

【变通法】若阴虚有火，湿热内蕴者，用知柏地黄丸（《医宗金鉴》）合四妙丸（经验方）加减。若涕清量多形寒怯冷，可用真武汤（《伤寒论》）温阳利水，或阳和汤（《外科全生集》）温阳补督。

（三）医案

江应宿治王晓鼻塞气不通利，浊涕稠黏，屡药不效，已经三年。宿应视，两寸浮数，曰：郁火病也。患者曰：昔医作脑寒治，子何悬绝若是耶？经曰：诸气愤郁皆属于肺。河间曰：肺热甚则出涕。故热结郁滞壅塞而气不通也，故投以升阳散火汤十数剂，病如失。（《古今医案按》卷七《鼻》）

按：升阳散火汤，升麻、葛根、羌活、独活、防风，升阳散火，火郁发之。

（四）医家经验

张赞臣治疗鼻渊经验　鼻渊在临床上因晨起受风冷而得病者不少。寒郁化火，额属阳明、络太阳，太阳有风，阳明有热，风热郁遏，邪毒羁留，致鼻膜肿胀、气道不利；湿热交蒸，浊涕不断；阳明经气不通，故鼻旁发胀；肝胆之火上逆，故有眼目发胀之症；久病伤气耗津，表卫不固，正气不充，故头常昏晕，易罹感冒。

其辨证要领有三：一辨头痛部位，前额痛属阳明经，巅顶痛属督脉经，颞部痛属少阳经，枕部痛属太阳经，眶上连眼球痛属厥阴经。二辨鼻内分泌物的性状，涕黄脓黏稠为肺火或痰热，清稀如水或如蛋白为虚寒，浓涕秽臭为邪毒甚者。三辨鼻膜色泽，淡白而水肿者为气虚、痰湿，鲜红高突为郁火，暗红而干、突起不显为血瘀或阴虚火旺。局部辨证应与全身相结合。

鼻渊治法以清泄为主。运用通窍、排脓、化湿、疏风、清热、止痛等法，佐以扶正之品。因久病每易伤正，常需通调兼施。通窍药中，如苍耳子、石菖蒲、路路通等性温燥，适于湿浊蕴肺者，对舌尖红、邪热重者不宜；荷梗适用于热证鼻塞，用于黏膜红或淡红色，不宜于色灰有湿郁者。排脓者，天花粉清热生津、消肿排脓，用于热证；白芷辛温则用于风寒。不可一见黄脓涕，就一味用山栀、黄芩清泄苦寒，久用有碍胃之弊。鼻渊日久咽后壁滤泡增生，治鼻病勿忘兼顾咽喉。头痛分经用药，前额痛选白芷、藁本，颞部痛用白芍、蒺藜，头顶或枕部痛用蔓荆子，眼眶痛加决明子、青葙子。

基本用方为辛前甘桔汤，由辛夷、防风各6克，前胡、天花粉各9克，薏苡仁12克，桔梗4.5克，生甘草3克组成，日一剂，分二汁煎服。全方药性平和，通调兼施，宜于慢性病长服。除上述之通窍、排脓、清热药之外，气虚明显者加黄芪、白术，使之补而不滞。鼻塞加细辛、藿香，分泌物清稀加杏仁、浙贝，分泌物黄稠加瓜蒌皮、冬瓜子，黏膜水肿加赤芍、牡丹皮。

外治用家传鼻渊散，适于鼻流黄粘浊涕、腥臭难闻者。由辛夷30克，薄荷叶6克，飞滑石9克，月石（风化）9克，冰片0.9克组成，共研细末，过筛后用。吹搐鼻内，日2~3次。病症控制后，可服桑麻丸清热润肠，日2次，每次5克。体虚易感冒者服玉屏风丸9克，日2次。黄脓涕增多时，加服清肝保脑丸6克，日2次。（中医杂志，1984，11：813－814）

（五）易简效验方

1. 龙胆草6克，黄芩、苍耳子、白芷、桔梗、车前子、藿香、夏枯草、菊花各10克，鱼腥草15克，薏苡仁20克，每日1剂，水煎服。用于慢性副鼻窦炎。

2. 苍耳子9~15克，黄芩、葛根各9克，桔梗、甘草各6克，蒲公英15克，车前草12克，白芷3克，每日1剂，水煎服。用于慢性副鼻窦炎。鼻息肉加牡丹皮12克、羊蹄根9克，嗅觉减退加菖蒲9克。

3. 鼻渊合剂：辛夷、薄荷、白芷、桑叶各6克，鸭跖草、苍耳子各10克，芦根30克。每日1剂，水煎服。用于慢性鼻窦炎急性发作、急性鼻窦炎。头痛严重、涕浓黄浊加菊花、夏枯草、龙胆草。鼻塞及嗅觉障碍加菖蒲、路路通。涕清白而多加诃子、石榴皮。涕中带血加茜草、赤芍。(干祖望经验方)

4. 桔梗、枳实、赤芍、白芍、桃仁、红花各10克，鼻塞加苍耳子、辛夷花，前额痛加白芷，眼眶痛加决明子、青葙子，涕黄量多而秽臭加金银花、连翘、浙贝、薏苡仁者。每日1剂，水煎服。用于顽固者。

（六）外治法

1. 处方：甜瓜蒂10枚，赤小豆30克，辛夷、鹅不食草各20克，冰片少许。研末瓶贮。

用法：每取少许搐鼻，日4~5次，始用黄涕更多，继则渐次减少。适于湿热引起者。

2. 处方：苍耳子、辛夷各15克，白芷10克，薄荷3克，细辛5克，冰片1克，研末瓶贮。

用法：每取0.3~0.5克，棉花包好塞于患侧鼻腔内。

疗程：日1~2次，10日为1疗程。适于风热者。

3. 处方：鱼脑石粉15克，冰片1克，辛夷15克，细辛5克，研末瓶贮。

用法：取少许吹鼻。

疗程：日2~3次，10日1疗程。适于虚寒者。

4. 处方：石菖蒲、薄荷、藿香、白芷各12克。

用法：放于保温杯中，开水250毫升冲泡，盖严5分钟，开盖熏鼻，每次10分钟，日2~3次。

5. 处方：黄连、辛夷各15克，冰片少许。研末瓶贮。

用法：每取少许吹鼻，日3～4次。

（七）预防护理

清除鼻内积涕，保持鼻窍清洁通畅。可让病人做低头、侧头运动，以利窦内涕液排出。注意擤鼻方法，切忌用力擤鼻。加强营养，少吃辛辣刺激物，戒烟酒。积极防治各种急性鼻渊，以免迁移变生慢性。

（八）评述

1. 鼻窦炎 鼻窦炎是一常见的鼻窦黏膜化脓性炎症，重者不仅可影响鼻窦黏膜，累及骨质，且可引起周围组织和邻近器官并发症。常继发于上呼吸道感染或急性鼻炎，治疗不当可迁延成慢性者。化脓球菌、杆菌、厌氧菌感染，解剖异常及免疫能力低下，是造成其复发及病程迁延的主要原因。根据其临床表现，相当于中医鼻渊范畴。

2. 鼻渊早期 以实热证为主，由风热、胆热、湿热引起，可分别予以祛风、清热、利湿、通窍。其中，辛夷、苍耳子香辛通鼻，适用于风邪所致者；藿香、菖蒲芳化泄浊，适用于湿热所致者；夏枯草、连翘清肝解郁，适用于胆热者。内服汤剂亦可用煮散法，以奏逐邪透窍之功。值得提出的是，寒凉药不可过用，以免损伤脾胃，导致湿浊内停、肺脾不足，病程迁延。

3. 鼻渊后期 大多为虚实夹杂，以肺脾虚弱、肾气亏损为主，而又每夹杂湿热、邪毒者，除应分证用补肺、健脾、益肾方药之外，还需根据情况选用通窍泄浊、解毒祛邪之品。同时宜内外兼施，标本兼顾，不可一味注重补益，以免闭门留寇，致使邪浊滞留不去。若在内治汤煎服不便时，也可用丸剂缓调，以便长期服用，如六味地黄丸、补中益气丸同用等。

4. 鼻渊外治法 有熏、滴、嗃等法，其用药亦有所选择。如硼砂、鱼脑石化浊止渊，鹅不食草、瓜蒂搐鼻逐毒，青黛、黄连清热泻火，薄荷、冰片芳香通窍等，可酌情应用。

又，近今有用逐瘀通窍、排脓解毒等法治疗顽固性鼻窦炎者，亦鼻渊证治之变法，在必要时可斟酌使用。

第三节 咽 喉

咽主吞咽，助呼吸、发音，与胃相通，相连肺系，为水谷饮食之通道，又是气流之隘道。故咽与肺、胃关系尤为密切。又，心、肾两经均上循于咽，故心火与肾水交通，阴津上承与咽之功能正常又有关联。

喉与肺相通，为气体出入之窍，主呼吸，发声音。喉之发声，有赖于肺金之清虚，肝木之疏泄，肾气之根本，故喉与肺、肝、肾功能相关。心、脾两经上挟喉咙，脾为声音之本，心为声音之主，可见五脏俱主喉之发声。

咽喉病症，因外而来者多属风、火、热、毒，来势急，发展快，如喉痹、喉风、喉痈、白喉、烂喉痧，症状主要包括咽喉红肿热痛、白腐、扁桃体肿大等，可能影响呼吸、饮食、发声。因内而起者多阴虚火旺、痰凝气郁，来势缓，发展慢，如梅核气、慢性喉痹、声带病变，症状为咽喉干燥、咽部异物感和失音，一般无生命之忧。

咽喉病症位于局部，故诊察必予以配合，至若咽喉黏膜、滤泡、分泌物肿块、增生，及声带水肿、息肉、肥厚，假膜形成之质地、形状，是属辨证要着，务须注意。又，吹撒噙化、蒸气吸入、含漱等外治法，擒拿、提拔之按摩法，放血、针灸等治法，有所专治，当结合应用。

一、咽喉红肿疼痛

咽喉部红肿疼痛多为急症，以实证、热证为主，主要包括喉风、喉痹、乳蛾、喉痈等。因乳蛾以扁桃体肿大为主要表现，专列条目述之。兹将其他三种咽喉病症分列，以便介绍。

急性喉痹相当于急性咽炎，以风邪壅阻、火热上扰为病因，当予疏风、清热、泻火为治。喉痈因发生部位不同，而有喉关痈、里颌痈、颌下痈、上腭痈、会厌痈等不同病名，分别相当于扁桃体周围脓肿、咽后壁脓肿、咽旁脓肿、上腭脓肿、会厌脓肿（急性会厌炎）等，多由风热结聚、火热壅滞引起，又常热盛肉腐成脓。治当清热解毒，泻火通便，排脓散瘀。急性喉风相当于急性喉头水肿。由痰火壅阻引起，宜泻火、涤痰、开窍内治，取嚏、涌吐、擒拿启闭，中西医结合抢救，综合治疗，以保持呼吸道通畅为要。

（一）辨证要点

1. 辨喉痹、喉痈、喉风　急性喉痹，咽部疼痛、黏膜红肿，扁桃体无肿大，可与急性乳蛾区别。喉痈主要以咽喉间红肿高突、化脓、疼痛剧烈为临床依据。与喉痹虽同有咽痛，但其肿痛剧烈，发病势急，且咽后壁滤泡红肿、易于化脓，可资区别。急性喉风发病急骤，咽喉肿塞，吸气困难。

2. 辨咽喉部红肿疼痛　初起，咽喉部红肿疼痛为风热表证；咽喉部淡红不肿微痛，为风寒表证。咽喉部肿胀，高肿或漫肿，色深红剧痛，发病迅速为肺胃热毒；高肿而色深红、剧痛，三五天不减为热毒壅盛，可致化脓成痈。

（二）证治方药

1. 风热

【临床表现】咽喉红肿热痛，吞咽则加重。喉痹见咽部黏膜红肿，咽部、悬雍垂、咽后壁红肿，或滤泡隆起。喉痈初起，患处红肿，触之质硬而痛，尚未酿脓。伴发热恶寒，头痛，咳嗽痰黄。舌边尖红，苔薄黄，脉浮数。

【病因病机】风热邪毒壅结，上扰咽喉而局部红肿热痛，侵袭肌表则有外感表证。

【治法】疏风清热，解毒利咽。

【方剂】

（1）疏风清热汤（《中医耳鼻咽喉科学》）加减，疏风解表，治喉痹。

药物：荆芥10克，防风10克，牛蒡子10克，金银花15克，连翘15克，黄芩15克，赤芍10克，桔梗10克，生甘草10克，浙贝母10克，天花粉10克。

方义：荆芥、防风疏风解表，金银花、连翘、黄芩清热解毒，浙贝母、牛蒡子、天花粉消肿化痰，赤芍凉血，桔梗、甘草利咽止痛。

加减：咽肿加僵蚕、山豆根消肿散结，咽部红痛加板蓝根、蒲公英清热解毒。

（2）银翘散（《温病条辨》）合五味消毒饮（《医宗金鉴》）加减，以解毒泻热为主，治喉痈初起。

药物：金银花15～30克，连翘15～30克，牛蒡子10克，桔梗10克，甘草10克，蒲公英15～30克，紫花地丁15～30克，野菊花15克，芦根30～60克（煎汤代之）。

方义：金银花、连翘、蒲公英、紫花地丁、野菊花大队集合清热解毒。牛蒡子消肿散结疏风，桔梗、甘草利咽止痛。

加减：红肿热痛可加山慈菇、山豆根、板蓝根、僵蚕解毒消肿。

【变通法】喉痹可用喉痹饮（《咽喉指掌》），药用金银花、连翘、荆芥、薄荷、芦根、牛蒡子、天花粉、僵蚕、桔梗、川贝、玄参、甘草、芦根等，实乃银翘散加味，清热解毒，消肿止痛较疏风清热汤强。急性喉痈若表里热毒俱盛，高热、便秘，用清咽利膈汤（《外科理例》），药用金银花、连翘、防风、荆芥、薄荷、黄芩、桔梗、黄连、山栀、大黄、芒硝、玄参、牛蒡子、甘草，表里双解，清热泻火作用更强。

2. 火热

【临床表现】咽部疼痛剧烈，痰涎壅盛，吞咽困难。喉痹见咽部、悬雍垂红肿，咽后壁充血、滤泡肿胀。喉痈酿脓期，局部痈肿处红肿隆起，触之稍硬，可有呼吸困难、牙关紧闭。高热烦渴，口臭，便秘，尿黄。舌红苔黄，脉洪数。

【病因病机】火热邪毒蕴蒸，壅结不解，结聚咽喉。

【治法】清热解毒，泻火通便。

【方剂】清咽利膈汤（《外科理例》）加减。

药物：金银花30克，连翘30克，黄芩15克，黄连10克，山栀15克，生大黄10～15克（后下），玄明粉10克（冲），桔梗10克，甘草10克。

方义：黄连、黄芩、山栀、金银花、连翘清热解毒，生大黄、玄明粉通下泄热，桔梗、甘草利咽止痛。

加减：高热烦渴加生石膏、知母清泻阳明。喉痈肿痛加赤芍、牡丹皮、炙乳香、炙没药凉血活血、消肿止痛。

【变通法】用加减普济消毒饮（《温病条辨》）合黄连解毒汤（《外台秘要》）。

3. 热腐成脓

【临床表现】喉痈成脓，咽喉间搏动性疼痛，痛处集中，痈肿高突光亮，四周红晕紧束，或顶点透白，按之柔软有波动感。发热，口渴，口臭。舌红苔黄厚，脉数。

【病因病机】火热邪毒炽盛，结于喉部为痈，热盛灼络，气血壅滞，肉腐而化成脓。

【治法】散瘀排脓，清热解毒。

【方剂】仙方活命饮（《外科发挥》）加减。

药物：金银花30克，连翘30克，赤芍15克，当归15克，炮甲片15克（先煎），皂角刺10克，炙乳香、没药各10克，白芷10克，防风10克，浙贝母10克，桔梗10克，生甘草10克。

方义：金银花、连翘清热解毒，当归、赤芍和血调营，山甲、皂角刺透脓溃坚，乳香、没药活血消肿，白芷、防风疏风消肿、引经入阳明，浙贝、桔梗、甘草利咽消肿。

加减：痈肿溃破，脓稠量多者，加薏苡仁、冬瓜仁、蒲公英、重楼清热解毒排脓。

【变通法】若喉痈失治误治，或年老体弱，邪毒滞留，脓溃而久不收口，或已成瘘，局部红肿不甚，脓出清稀，舌淡脉虚。治宜补益气血、托毒排脓，可用托里消毒散（《外科正宗》）加减，药如党参、白术、茯苓、甘草、川芎、当归、白芍、黄芪、金银花、皂角刺、白芷等。若喉痈后期，热毒已去，余邪未尽，邪热伤阴，见低热，口干渴、神疲乏力、舌红脉细数，可予养阴清热。方用竹叶石膏汤（《伤寒论》）合益胃汤（《温病条辨》）加减，药如竹叶、生石膏、麦冬、生地、玉竹、党参、甘草、知母等。

4. 痰火阻闭

【临床表现】喉风起病急骤，咽喉肿塞，声音嘶哑，喉中痰鸣，声如拽锯，呼吸困难，吸气时出现三凹征，甚或咳声哮吼，呼吸欲窒。高热烦躁，口干臭，便秘，尿黄。舌红，苔黄腻，脉滑数。

【病因病机】痰火交阻，壅阻咽喉，闭塞气道，致成喉中痰鸣，声如拽锯，呼吸困难。

【治法】清火涤痰。

【方剂】（1）痰盛闭阻，清气化痰汤（《医方考》）加减。

药物：全瓜蒌30克，竹沥10毫升（另冲），胆星10克，半夏15克，茯苓30克，黄芩30克，杏仁15克，枳实10克，化橘红10克。

方义：全瓜蒌、杏仁、黄芩、竹沥、胆星清热涤痰，半夏、茯苓、枳实、橘红降逆化痰。

加减：加六神丸清热解毒，通窍启闭。

（2）热盛火炽，用清瘟败毒饮（《疫疹一得》）加减，清热泻火为主。

药物：水牛角30克（先煎），生地15克，牡丹皮10克，赤芍15克，生石膏30克（先煎），知母10克，黄连10克，玄参15克，连翘15克，山栀10克，生大黄10克（后下），玄明粉10克（分冲）。

方义：水牛角清营凉血解毒，生地、牡丹皮、赤芍、玄参凉血护营，石膏、知母、黄连、连翘、山栀清热解毒，生大黄、玄明粉泻热通便。

加减：可加安宫牛黄丸醒脑开窍。

【变通法】先用擒拿开闭法，待患者能做吞咽动作时，再行内治。

（三）医家经验

1. 耿鉴庭治急症关下喉痹（急性会厌炎）经验

（1）丹栀射郁汤：牡丹花瓣6克（无花则用牡丹皮），栀子花9克（无花则用栀子），射干、郁金、枇杷叶、赤茯苓各10克，甘草4克。加水400毫升，煎至200毫升，并须服二煎。初服时难于下咽，可边漱边饮，或带勉强下咽，咽下一二口，即可顺利通过。表热者加豆豉；因伏寒而起者加紫苏、防风；兼痰喘加前胡；烦热者加竹叶，有出血者加马勃。小便少加通草或鸭跖草，小便少而心烦加莲子心，大便秘加紫草。若兼舌短，可仿转舌膏法，加石菖蒲、远志、薄荷、连翘；舌质、口唇及面色紫暗，可加紫荆皮；因酒毒而起者，加葛花、枳椇子、菊花。用于急症关下喉痹，见咽嗌疼痛，咽下困难，间有声嘶，但无哮声，咽中不太红肿，而红肿者在于关下（会厌），并见心烦溲赤，色舌红苔少，脉数大等偏火及兼郁者。

（2）凌霄贝扇通翘汤：凌霄花3克，射干、浙贝、瓜蒌、连翘各10克，木通5克，甘草4克。加水400毫升，煎至200毫升，稍凉空腹服。小便少加赤苓、鸭跖草，心烦加栀子、竹叶，大便干结加紫草，或再服蜂蜜。舌绛唇紫加紫荆皮；伴有关节痛加络石藤，而去浙贝；用于急症关下喉痹，热结太甚，汤水难下，有欲闭塞之意，大便不通，小便短少，脉显有力，舌绛而苔较厚者。

（3）丹参百合汤：丹参、百合、滑石各10克，生地12克，知母6克，炙甘草4克，鲜竹叶卷心15个。加水400毫升，煎至200毫升，稍凉徐服。咽痛未尽加磨金果榄。头目不清加城头菊，虚证明显加沙参或西洋参，肺阴伤加天麦冬，大便干加紫草或麻仁，小便少加赤苓或莲心。用于急症关下喉痹将愈，心烦气馁，溲少，恍惚少眠，舌赤脉虚，阴营不足兼有余热者。（《中医临床家耿鉴庭》）

2. 徐荷章治疗喉风、喉痈经验

（1）喉风病机不离风痰火：喉风指咽喉急症，如紧喉风、缠喉风、锁喉风、烂喉风、垫舌喉风等。因病势急，转变快，病机不离风、痰、火，风火相煽、痰盛壅闭咽喉为喉风主要成因。治以祛风、泻火、豁痰为主，自拟清肺化痰汤（炙麻黄9克，胆星9克，天竺黄9克，杏仁9克，桔梗4.5克，炒僵蚕9克，青礞石9克，橘红9克，射干6克，炒牛蒡子9克，生石膏30克，控涎丹3克分吞）。如有喉闭症状，佐入开窍药。常用内服药如炙麻黄、僵蚕、生石膏、山栀、黄芩、贝母、天竺草、瓜蒌、白芥子、葶苈子、杏仁、胆星、化橘红等，喉科吹药用熊胆通关散（白火硝15克，熊胆1.5克，西月石15克，猪牙皂3克，薄荷末1.5克，冰片少许）。忌荤腥发物。

（2）喉痈内外皆用蒲黄：喉痈需观察其成脓，如喉关痈表面光亮、按之凹陷，喉内攻痛，则已成脓；里喉痈表面高凸，按之柔软，水吞咽难下，从鼻孔喷出，则已成脓；垫舌痈舌下肿胀，舌难伸出过齿，则已成脓。初期宜疏风解毒，可用自拟双花汤（金银花12克，野菊花12克，连翘12克，浙贝9克，黑山栀9克，玄参9克，炒牛蒡子9克，赤芍9克），加炒僵蚕、蝉蜕、荆芥、防风、桔梗、生蒲黄、黄芩。未成脓时局部用三棱针点刺出血以泄热毒，并用生蒲黄末、白灵丹搽敷。成脓期可用内托消散，加减千金内托散如生蒲黄、山甲片、皂角刺、牡丹皮、赤芍、黄连、黄芩、金银花、连翘等，局部宜用白灵丹（白火硝30克，西月石10克，寒水石10克，冰片少许）外搽。脓已成宜切排放脓。喉痈不宜吃寒凉荤腥发物。（中医杂志，1998，3：146－147）

（四）擒拿法（适用于喉风）

（1）单侧擒拿法：操作时嘱患者正坐，手向一侧平举，拇指在上，小指在下，术者立于病人举手一侧的正侧面。用左手食指、中指、无名指紧按患者鱼际背部（相当合谷穴处），小指扣住腕部，拇指与患者拇指螺纹相对，并用力向前压紧，另用右手拇指按住患者锁骨上缘肩关节处（相当于肩髃穴处），食指、中指、无名指紧紧握腋窝处，并用力向外拉开。施术时，可嘱第三者立于患者前面，将药液或半流质饮食缓缓灌下。此时，因喉痛减轻，即可吞咽。此法可连续使用。

（2）双侧擒拿法：令患者坐在没有靠背的凳上，医者站在患者背后，用两手从患者腋下伸向胸前，并以食指、中指、无名指按住锁骨上缘，两肘臂压住患者胁肋，胸部紧贴患者背部。擒拿时，两手用力向左右两侧拉开（沿锁骨到肩胛），同时，两肘臂和胸部将患者胁肋及背部压紧，三方面同时用力，这样可使患者咽喉部松动，便于吞咽，助手即将药物或稀粥给患者吞服，施术时要用力得当，并密切观察病情变化。

（五）外治法

1. 喉痈

（1）吹药法：以冰硼散、麝黄散、珠黄散，任选一种，吹撒患部以消肿止痛，用于喉痈局部红肿疼痛者。或含化六神丸5～10粒，每日3～5次。

（2）切开排脓法：若脓成不溃者，可在痈肿最高处穿刺抽脓，或切开排脓（对里喉痈切开时宜采用仰卧头低位，以防脓溃流入气管而窒息等）；脓成已溃者，可吹用锡类散以化腐除脓。若喉痈肿及颈外颌下者，可敷以黄连膏、如意金黄散等消毒消肿。

（3）蒸气或超声雾化吸入法：在喉痈初中后期，可用鱼腥草注射液、银黄注射液兑薄荷冰少许，做蒸气或超声雾化吸入，每日1～2次，以清热解毒，消肿止痛。

2. 喉风

（1）吹药法：用于咽喉红肿疼痛者。应用时根据病情可选用麝香散、冰硼散、珠黄散等，用喷粉器或竹管吹撒患处，以消肿止痛开闭。

（2）雾化吸入：用于咽喉肿塞、疼痛、吞咽呼吸困难，声哑者。药物可选用清热消肿利窍之注射剂做超声雾化或蒸气吸入。常用药物如清热解毒注射液、鱼腥草注射液合庆大霉素、地塞米松等。本法有较好的消肿利窍、解危救急、缓解呼吸困难等作用，尤其对幼儿更为适宜。

（3）涌吐痰涎：用于病情危急，痰壅喉窍，痰鸣息难者。方法可用桐油4匙，温开水半杯，搅匀后以鸡翎蘸之刺激咽喉，令其呕出痰涎，以疏通气道，缓解呼吸困难。

（4）取嚏开窍：用于牙关紧闭，口噤不开，汤药难进，呼吸困难者，药用通关散或皂角粉、苦丁香粉吹入鼻内，以促发喷嚏，催开牙关，疏通气道而缓解危急。

3. 急性喉痹

（1）清开灵注射液10毫升置入雾化器中进行雾化吸入，每次30分钟，日2次。

（2）吹药法：用于咽喉红肿疼痛者，应用时根据病情可选用冰硼散、珠黄散等，用喷粉器或竹管吹撒患处，以消肿止痛开闭。

（六）预防护理

要注意口腔卫生，注意寒温适度，起居有节，以防急性喉痹发生。喉痈要密切观察病情，掌握时机抽脓及切开排脓；饮食宜软，药物需待冷后服，预防痈脓溃破，免致脓液溃破堵塞气管。急喉风病人痰液较多，当采取半卧位，减少活动，避免加重呼吸困难。

（七）评述

急性喉痹初起当用疏风清热，若见风寒亦可用荆防败毒散之类以散外邪，然后再治其喉症，不可过早骤用三黄、凉膈下之。

喉痈分三期，初则疏风清热，继则解毒泻火，后则散瘀排脓。同时需用外治法直捣病所，始能获效。但切忌过用苦寒、慎用辛温及过早温补。有人以为此病乃风火夹痰所致，为肺胃二经病。当外疏表邪，内清里热，托毒外出，不可早用下法，应循先表后里之成规，等表邪已解而阳明里热结实时，再用下法。

急喉风为喉科危症，在病情危急，呼吸极度困难而引起肢冷厥逆之脱证时，可用气管切开术。

二、扁桃体肿大

腭扁桃体位于上腭咽喉部两侧，中医称为喉核。以扁桃体肿大为主症的疾患，《医林绳墨》称为乳蛾。肿于一侧者为单蛾，肿于两侧者为双蛾。腭扁桃体肿大相当于急、慢性扁桃体炎。急性发作者以实热证为主，由风热、痰火壅阻而致，宜予疏风清热、化痰泻火、消肿止痛。慢性迁延者则多见虚热证，以肺、肾阴虚为主，可予养肺清热或滋，肾降火；间亦有痰热壅阻、脾虚湿盛引起的，则当清热、化痰、健脾利湿为主。

（一）辨证要点

1. 急性乳蛾　以扁桃体肿大为特点，可以和喉痹、喉关痈、咽白喉相鉴别。喉痹以咽部漫肿为主；喉关痈红肿突出，在舌腭弓、软腭明显；咽白喉以咽喉白腐形成假膜，坚韧而厚、不易拭去为特征，均与乳蛾有别。

2. 慢性乳蛾　扁桃体肥大，咽部不适而疼痛，应与慢性喉痹（虚火）相区别。虚火喉痹一般无扁桃体肿大，喉底红肿或如帘珠状突起。在咽部不适有异物感时，又应与梅核气相鉴别。

（二）证治方药

1. 急性乳蛾

（1）风热

【临床表现】发病初起，咽喉干燥、灼热疼痛，吞咽不利，扁桃体红肿，周围黏膜充血。伴发热微恶寒，头痛鼻塞流涕。舌苔薄白或微黄，脉浮数。

【病因病机】风热邪毒侵袭，首先犯肺，循经上犯，咽喉脉络闭阻，发为乳蛾。

【治法】疏风清热，利咽消肿。

【方剂】银翘散（《温病条辨》）加减。

药物：金银花15~30克，连翘15克，黄芩10~15克，桔梗10克，甘草10克，荆芥10克，防风10克，浙贝母10克，僵蚕10克，牛蒡子10克，芦根30~60克（煎汤代水）。

方义：荆芥、防风疏风解表，金银花、连翘、黄芩清热解毒，浙贝母、僵蚕、牛蒡子消肿散结化痰，桔梗、甘草利咽止痛，芦根清热生津。

加减：若无发热恶寒，可去荆芥、防风。大便秘结、数日一行者，加生大黄通下泄热，釜底抽薪。

【变通法】用疏风清热汤（《中医耳鼻咽喉科学》）疏风清热，方药与上相类。

（2）热毒

【临床表现】咽痛剧烈，连及耳根、颌下，吞咽困难，扁桃体鲜红肿胀明显，且有黄白色脓点。颌下淋巴结肿大，疼痛明显。伴发热口渴，面赤口臭，咳嗽黄痰，大便秘结，小便黄。舌红苔黄，脉洪数。

【病因病机】肺胃火热炽盛，热毒壅聚咽喉则扁桃体鲜红肿胀。

【治法】清热解毒，利咽消肿。

【方剂】加减普济消毒饮（《温病条辨》）加减。

药物：金银花30克，连翘30克，玄参30克，僵蚕10~15克，桔梗10~15克，板蓝根15克，马勃12克，牛蒡子15克，薄荷10克（后入），甘草10克，芦根60克（煎汤代水）。

方义：金银花、连翘、板蓝根清热解毒，牛蒡子、僵蚕、甘草、桔梗利咽消肿散结，马勃、薄荷疏风利咽清热，芦根清热生津。

加减：大便秘结加生大黄、全瓜蒌通下泄热，咽痛、颌下淋巴结肿加射干、山豆根解毒消肿，高热烦渴加生石膏、知母清泻阳明。

【变通法】清咽利膈汤（《喉症紫珍集》）加减，药用大黄、玄明粉、金银花、连翘、山栀、黄芩、牛蒡子、薄荷、荆芥、防风、玄参，方药组成与上述相类，而增通下、疏风药物，是为表里双解之剂。若见往来寒热、口苦咽干者，可用小柴胡汤（《伤寒论》）去党参，加生石膏、僵蚕、防风等，和解少阳为主。

2. 慢性乳蛾

（1）肺阴虚

【临床表现】扁桃体及舌腭弓暗红，扁桃体肥大，其上有黄白色脓点，或有乳酪样脓栓挤出。咽喉干燥，微痒微痛，梗梗不适，干咳少痰，鼻干，手足心热。舌红而干，脉细数。

【病因病机】急性乳蛾或温热病后，余邪未清，邪热伤及肺阴，津不上承，咽喉失于濡养而致。

【治法】养阴清肺生津。

【方剂】养阴清肺汤（《重楼玉钥》）加减。

药物：生地 15 克，麦冬 15 克，玄参 15 克，浙贝母 10 克，牡丹皮 10 克，赤芍 10～15 克，薄荷 6 克（后下），桔梗 10 克，甘草 6～10 克。

方义：生地、麦冬、玄参养阴清热生津，牡丹皮、赤芍凉血清热，桔梗、甘草利咽，浙贝母化痰消肿，薄荷疏风清热。

加减：咽痒干咳，加桑叶、杏仁、枇杷叶清燥止咳；扁桃体肿大明显，局部不适，加夏枯草、牛蒡子、僵蚕消肿散结。

【变通法】可用百合固金汤（《医方集解》引赵蕺庵方）加减。

（2）肾阴虚

【临床表现】扁桃体及舌腭弓暗红，扁桃体萎缩，表面不平且有瘢痕，其上有黄白色脓点，或干酪样脓栓挤出。咽中不适，痒痛灼热，午后为甚，咽部有异物感。口干烦热，眩晕腰酸。舌红少苔，脉细数。

【病因病机】乳蛾日久，由肺及肾，肾阴亏虚，虚火上炎，犯于咽喉而致。

【治法】滋肾降火，清热利咽。

【方剂】知柏地黄汤（《医宗金鉴》）加减。

药物：生地、熟地各 10～15 克，玄参 15 克，黄柏 6 克，知母 10 克，山茱萸 10 克，牡丹皮 6～10 克，茯苓 10～15 克，泽泻 10～15 克，桔梗 10 克，甘草 6 克。

方义：生地、玄参清热养阴，知母、黄柏、牡丹皮降火泄热，熟地、山茱萸补肾滋阴，茯苓、泽泻淡渗，桔梗、甘草利咽。

加减：口干咽燥者加沙参、麦冬、石斛养阴生津。咽痛甚者加西青果、柿霜、木蝴蝶润燥清热利咽。

【变通法】若虚火不甚而肾阴亏虚者，用六味地黄汤（《小儿药证直诀》）加减。

（3）痰热

【临床表现】扁桃体红肿，其上或有黄白色脓点，或有脓样物挤出，舌腭弓部红肿高突，咽部干痛，梗梗不利，口臭烦躁，渴喜饮冷，大便干，小便黄。舌红苔黄腻，脉滑数。

【病因病机】肺胃积热循经上行，热灼咽喉，阴津炼煎成痰，痰火邪毒蕴结于咽喉而致。

【治法】清热化痰，消肿利咽。

【方剂】清气化痰汤（录自《医方考》）合三黄泻心汤（《金匮要略》）加减。

药物：全瓜蒌 30 克，黄芩 15 克，胆南星 10 克，化橘红 10 克，法半夏 10～15 克，杏仁 10 克，枳实 10 克，茯苓 15 克，甘草 10 克，桔梗 10 克，制大黄 10 克，黄连 6 克。

方义：瓜蒌、胆南星清热化痰，黄连、黄芩清热泻火，大黄、瓜蒌通下泄热，半夏、陈皮、枳实、茯苓理气和胃、降逆化痰，桔梗、甘草利咽。

加减：口臭者加藿香、石膏清热泄浊，痰黄稠加冬瓜仁、薏苡仁化痰祛湿，扁桃体肿大明显者加僵蚕、山慈菇消肿散结。

【变通法】可用黄连温胆汤（《六因条辨》）加减。

（4）脾虚

【临床表现】扁桃体肥大，充血不明显，上有白点或有脓样物挤出。咽中堵塞，痰声辘辘，易咯出，纳差便溏。舌淡，脉虚、濡。

【病因病机】脾虚不健，湿痰内生，结聚于咽喉而致。

【治法】健脾益气，利湿化痰。

【方剂】参苓白术散（《太平惠民和剂局方》）加减。

药物：党参10～15克，沙参10～15克，山药10～15克，莲肉10克，茯苓10～15克，白术10克，扁豆10克，薏苡仁15克，陈皮6克，桔梗6克，甘草6克，百合10～15克。

方义：党参、茯苓、白术、山药、莲肉健脾益气，沙参、百合养阴补肺，薏苡仁、茯苓利湿化痰，陈皮、砂仁理气，桔梗、甘草利咽。

加减：血虚加当归、白芍养血，虚火加玄参、麦冬养阴，痰多清稀加半夏、南星化痰，肾阳虚加附子、熟地温肾。

【变通法】若脾虚而有湿热者，用资生丸（《先醒斋医学广笔记》），即上方加藿香、黄连、芡实、豆蔻等，健脾益气，利湿清热。若气血瘀滞，扁桃体肿大、色紫暗，触之质硬，表面不光滑，或上布血丝者，可用桃红四物汤（《医宗金鉴》）加丹参、牡蛎、橘核、荔核、土贝母、牡蛎、海藻等，活血化瘀，软坚散结。

（三）易简效验方

1. 生大黄15克，小儿酌减，开水250毫升冲泡，待温后缓慢下咽，以后每2小时冲泡1次，每日4次。用于急性实热证。

2. 白花蛇舌草10克，乌梅、橘络、红花、甘草各3克，每日1剂，泡水代茶。用于慢性者。

3. 西瓜霜含片含服，日3～4次，每次1粒。用于慢性者。

4. 玄参、麦冬、金银花各3～6克，每日1剂，泡茶饮。用于慢性者。

5. 蝉蜕、僵蚕、姜黄、生大黄（后下）、桔梗、山豆根、黄芩各10克，玄参15克，小儿减量，每日1剂，水煎服。用于急性热毒者。

（四）外治法

1. 蒸气吸入

处方：桉叶30克，薄荷20克。

用法：水煎作蒸气吸入，每次20分钟，日2次。适用于急性者。

2. 吹药法

处方：冰硼散清热解毒，消肿利咽；锡类散清热凉血、祛腐生肌。

用法：选取其一，每次用少许吹撒局部，适用于急性者。

3. 漱口法

处方：野菊花15克，薄荷、生甘草各6克。

用法：煎水漱口，适用于急性风热证。

（五）预防护理

多饮清凉饮料，不要过食辛辣肥甘之品，保持大便通畅，注意口腔卫生，积极治疗急性乳蛾，必要时可切除扁桃体。

（六）评述

扁桃腺肿大即乳蛾，急性者多风热、热毒，慢性者以肺肾阴虚为多见。急性乳蛾除宜疏风、清热、解毒之外，尤需重视通便泻热一途，而其中以凉膈散、清咽利膈汤为代表。慢性乳蛾用养阴清肺、滋肾降火一路，但间也有用清气化痰汤、参苓白术散者。同时要注重局部用药，如含漱、噙化、吹药等法。至若远端肺、胃、大肠经穴放血，可用于急性乳蛾，自有立竿见影之效。若慢性扁桃体肿大经久不消，反复发作者，可用手术切除方法根除之。

三、咽干

咽干即咽喉部干燥，又称嗌干，常与口干并见，为风火燥热侵袭，阴血津液亏损所致者。以咽干为主症的咽喉病症，常伴咽部不适、哽咽不利及异物感，主要见于慢性喉痹（相当于慢性咽炎）。慢性喉痹以咽喉干燥微痛，局部不适，咽部黏膜暗红，咽后壁淋巴滤泡突起，甚或咽部黏膜干萎为主要临床特点，可以和梅核气、慢性乳蛾相区别。

（一）辨证要点

慢性喉痹在临床上除要根据全身见症辨析之外，还需着重于咽干、咽痛及局部黏膜的形、色变化。

1. 辨咽干、咽痛　咽干，阴虚则少饮，阳虚则不欲饮，气虚时欲热饮。咽痛灼热，有异物、痰液黏着感，吭、喀作声，午后加重为阴虚，上午及劳后加重为气虚。

2. 辨局部黏膜变化　黏膜暗红、微肿、肥厚，咽后壁淋巴滤泡高突，粒小紧束如帘珠，或喉底黏膜干燥、变薄，苍白光亮为阴虚。黏膜色淡微肿，咽后壁淋巴滤泡增生，粒大扁平色淡，喉底黏膜有黏白分泌物黏着，为气虚。黏膜色淡、微肿而润，或肥厚，咽后壁淋巴滤泡色淡、大而微肿为阳虚。

（二）证治方药

1. 阴虚

【临床表现】咽喉干燥而少饮，灼热隐痛，时有痰涎、异物黏着感，但吞咽无碍，咽痒作咳，午后加重。午后颧红，手足心热。脉细数，舌红而干。

【病因病机】肺肾阴亏，虚火上炎，熏灼咽喉而咽喉干燥，咽痒作咳。

【治法】补阴养肺，生津润燥。

【方剂】养阴清肺汤（《重楼玉钥》）加减。

药物：生地15克，麦冬15克，玄参15克，浙贝母10克，牡丹皮10克，赤芍10~12克，薄荷6克，桔梗10克，甘草6克。

方义：生地、麦冬、玄参养肺清热，牡丹皮、赤芍凉血清热，桔梗、甘草利咽，浙贝化痰，薄荷疏风清热。

加减：有痰涎、异物黏着感，加半夏、陈皮化痰；咽痒作咳，加桑叶、杏仁润燥。

【变通法】若见肾阴虚者，则用六味地黄汤（《小儿药证直诀》），亦可与上方交替应用。

2. 气虚

【临床表现】咽喉微干微痒微痛，时欲温饮而不多，上午及过劳加重。面色萎黄，倦怠乏力，纳呆腹胀。舌淡，脉虚。

【病因病机】脾胃气虚，津液不布，咽喉失于润养，故咽喉微干微痒微痛，时欲温饮而不多，上午及过劳加重。

【治法】益气健脾，升清生津。

【方剂】补中益气汤（《脾胃论》）合生脉散（《内外伤辨惑论》）加减。

药物：生黄芪15克，党参10克，白术10克，当归10克，麦冬15克，五味子6克，当归10克，升麻3克，柴胡3克，甘草6克。

方义：黄芪、白术、党参健脾益气，麦冬、五味子养阴敛气，当归和血润燥，桔梗、甘草利咽，升麻、柴胡佐黄芪、白术、党参以升清阳。

加减：口干咽燥甚者加石斛、沙参、玉竹、芦根生津增液。

【变通法】气虚而见湿热、阴虚，可用清燥汤（《脾胃论》）加减，药用黄芪、党参、白术、当归、猪苓、茯苓、泽泻、麦冬、五味子、生地、当归、升麻、柴胡、黄柏、苍术、甘草等，益气健脾，升清降浊，养阴生津。

3. 阳虚

【临床表现】咽喉干燥微痛，不欲饮或欲饮热而量不多，有异物梗阻感，上午加重。面色苍白，形寒肢冷，小便清长，耳鸣目眩，大便溏。舌淡苔白滑，脉沉细。

【病因病机】阳虚而火不归原，无根之火客于咽喉，上热下寒而致。

【治法】补肾温阳，引火归原。

【方剂】金匮肾气丸（《金匮要略》）加减。

药物：淡附子3克，肉桂3克，熟地10克，山茱萸10克，牛膝15克，泽泻10克，茯苓10克。

方义：附子、肉桂温阳而引火归原，熟地、山茱萸补肾而治病本，泽泻、茯苓淡渗，牛膝引药下行。

加减：口干甚可加沙参、石斛养阴生津，形寒便溏加党参、黄芪健脾益气。

【变通法】脾肾虚者可用五福饮（《景岳全书》）加减，药用熟地、当归、党参、白术、淡附子等，补脾肾而温阳气。

（三）医家经验

干祖望治疗慢性咽炎九法

（1）伐离济坎，益水抑火：主治君火独盛、水不济抑所致者。咽中干痛而痒，并有烧灼感。伴心烦悸动，夜寐不宁，多梦纷纭。舌尖红、苔薄白，脉细数。咽后壁淋巴滤泡散在性增生，充血（红艳型），小血管扩张暴露。方选导赤散加味。

（2）疏肝活血，理气化痰：主治六郁（独重痰、气、血）所致者。咽喉有异物感，吞之不下，吐之不出，然不妨碍咽饮食物。两侧颈部有牵掣感，伴咽干或痛，胸胁不适。舌苔薄白，脉弦涩。咽后壁及两侧前后腭弓处充血（红艳型），两侧索多肥大。方选越鞠丸化裁。

（3）宣泄肺金，清肃伏邪：主治外邪袭人，失治误治，日久滞阻咽喉之证。咽干求饮，喉痒作咳，痰少质黏，频频清嗓，易患感冒等。咽后壁淋巴滤泡严重团块状增生、充血（晦暗型）。方选三拗汤加味。

（4）增液润燥，濡养咽喉：主治恣嗜无度，或热病后期失养，津液损耗，咽失濡润之证。咽干钝痛，喉痒不舒并有异物感，饮水后咽中稍舒，伴鼻干目涩，皮肤干燥。咽后壁淋巴滤泡轻度散在性增生，充血轻微，黏膜表面干而发亮。方选增液汤加味。

（5）清肺泻胃，养阴生津：主治肺胃蕴热、灼烁津液所致者。咽喉干痛，有烧灼感，“吭喀”频频，求饮喜凉，年久不愈。伴见头昏胀痛，偶或衄血，阵作咳嗽，痰黄而稠哕，口泛恶，溺黄便干等。舌苔薄白映黄，脉滑实。咽部黏膜中至重度充血（红艳型），后壁淋巴滤泡散在性增生，小血管扩张暴露（色深红）。方宗玉女煎意。

（6）醒脾升清，渗化湿浊：主治脾虚湿困、浊邪上犯、清窍蒙垢所致慢性咽炎。临床表现：咽痛且干，频频清嗓，而不思饮，见环唇干燥，或有口腔溃疡，心悸胸闷，脘痞腹胀，于天气骤变或疲劳时症状加重，常鼻、耳、喉同时发病。舌苔厚腻罩灰，脉濡滑。咽后壁淋巴滤泡团块状增生，黏膜轻度充血。方取益气聪明汤增损。

（7）培土生金，益脾润肺：主治中土衰弱、难化精微、津不上承、咽喉失养之证。临床表现：咽奇干，多饮求润，并觉喉中有异物感，频频清嗓，然咯痰爽利。伴见胸闷脘痞，气怯神疲，大便溏薄或干而不爽等。舌苔白腻，脉濡细。咽后壁淋巴滤泡团块状增生、充血（晦暗型），两侧索肥大。方选参苓白术散治本。

（8）滋水涵木，潜降利咽：主治肾阴不足、龙雷之火上炽、熏灼咽喉之证。临床表现：除咽干疼痛、喉痒作咳、常欲求水以润外，伴有头晕目眩，失寐梦多，五心烦热等症。舌红苔白，脉细数。咽后壁淋巴滤泡散在慢增生、充血（红艳型），黏膜部分萎缩，斑烂污红，小血管扩张网布。方以知柏地黄丸化裁。

（9）引火归原，温敛浮阳：主治肾阳本虚、阴霾乘袭所致慢性咽炎。临床表现：咽部干燥疼痛，有异物感，口干不喜饮。伴有面部潮红，头晕空蒙，气短神倦，汗多身凉，四末欠温，腰酸溺频，容易感冒。舌淡苔白，脉浮大而软。检查：咽部黏膜淡红或映红。方

选右归丸加减。(江苏中医杂志，1992，4：15－17)

(四) 易简效验方

1. 金银花15克，菊花12克，桔梗、麦冬、玄参各10克，木蝴蝶3克，甘草6克，胖大海3枚，每日1剂，水煎服。适于阴虚热甚者。

2. 白术、云苓、陈皮、香附、小茴香、乌药、桔梗、射干、山豆根、知母各10克，牛蒡子、半夏各12克，木香6克，甘草3克，每日1剂，水煎服。适于气郁痰凝与情志有关者。

(五) 预防护理

减少对咽部的不良刺激，彻底治疗鼻口慢性炎症，戒烟酒辛辣，少作长谈。

(六) 评述

1. 本症证治 以补虚为主，避免过用苦寒、滋腻，以免损伤脾胃。又，各证以咽后壁淋巴滤泡增生者，可结合活血化瘀、化痰散结之剂，如丹参、赤芍、郁金、川芎、浙贝、牡蛎、玄参等。肺肾阴虚可用百合固金汤，金水相生，阴复火降，药如百合、生地、熟地、麦冬、沙参、玄参、天冬、玉竹、枸杞等。

2. 慢性咽炎 当结合局部检查和主要见症，进行辨证。如慢性咽炎的主要症状为痒、堵、干、痛。痒者为风，当疏风止痒；堵者为气机不利，当疏理气机；痛者为火热毒盛，当清热解毒；干者为虚，阴虚当以滋阴降火散结，气虚当以补脾益气升阳。

四、咽喉异物感

咽喉异物感，指咽喉部如有梅核之梗阻，咯之不出，咽之不下的临床症状。《金匮要略·妇人杂病脉证并治》："妇人咽中如有炙脔，半夏厚朴汤主之。"即是此症。明《古今医鉴》称为"梅核气"。多因肝郁气滞、痰凝气滞、脾虚失运或肺阴虚热所致，各证之间又每多夹杂。临床上，咽神经症（癔球）、慢性咽炎、妇女围绝经期综合征每有这种表现。

(一) 辨证要点

梅核气咽喉异物感，不碍饮食，咽部无红肿痛等异常，多见于围绝经期妇女，多伴有肝郁痰凝气滞证。慢性喉痹咽部不适，微痛有异物感，常有"吭咯"声响；局部充血、滤泡增生，多伴肺肾阴虚见证。咽喉异物感日重，饮食难下，呼吸不顺或困难，当注意咽喉或食道有否肿瘤。

(二) 证治方药

1. 肝郁气逆

【临床表现】咽喉梗阻，如有梅核，咯之不出，咽之不下，情绪变化时易现，情绪平稳则消失或轻减，并不影响吞咽功能。胸胁不舒，嗳气，心情忧郁或烦躁易怒。舌苔薄，脉弦。

【病因病机】肝主疏泄，情志不畅则肝气失于疏泄，气逆于上，阻于咽喉部，故咽喉有异物感。

【治法】疏肝理气，降逆利咽。

【方剂】四逆散（《伤寒论》）合旋覆代赭石汤（《伤寒论》）加减。

药物：柴胡6~10克，白芍10~12克，枳壳6~10克，甘草3~6克，旋覆花10~15克（包），代赭石15~30克（先煎），制半夏10克，香附10克，桔梗6克，茯苓10~15克。

方义：柴胡、白芍、香附疏肝理气；旋覆花、代赭石、半夏、茯苓和胃降逆；枳壳、桔梗、甘草宽胸理气利咽。

加减：如舌苔腻、呕恶、食纳减少、腹胀，有痰湿者加苏梗、厚朴。化痰降逆，即合半夏厚朴汤（《金匮要略》）用。如胁胀、心烦、口苦者，加山栀、连翘清肝泄热。

【变通法】如妇女胸胁刺痛，经行不畅，舌暗或有瘀点（斑），是气郁久而致络脉阻滞者，可用旋覆花汤（《金匮要略》）加味。即旋覆花、茜草、葱、桃仁、苏梗、降香、当归、桔梗、甘草，用以疏肝通络为治。

2. 痰凝气滞

【临床表现】咽喉梗阻，时轻时重，痰黏难咯，口腻不爽，胸闷纳呆。舌苔腻，脉滑。

【病因病机】脾失健运，痰湿内生，痰气交阻于咽喉，故有咽喉异物感。

【治法】理气化痰，降逆利咽。

【方剂】半夏厚朴汤（《金匮要略》）合香附旋覆花汤（《温病条辨》）加减。

药物：法半夏10克，厚朴5~10克，茯苓15~30克，苏梗10克，旋覆花10~15克（包），香附10克，郁金10克，大贝10克，陈皮6~10克，桔梗6~10克，枳壳6克，甘草3~6克。

方义：半夏、陈皮、茯苓、甘草燥湿化痰，香附、旋覆花、苏梗、郁金理气降逆，枳壳、大贝散结，桔梗、甘草利咽。

加减：若痰黏色黄，心烦口干，舌苔黄腻，痰郁化热者，加瓜蒌、竹茹、黄连、天花粉清热化痰。如食纳不佳、脘痞腹胀，舌苔腻，湿盛者可加苍术、神曲，即合平胃散（《太平惠民和剂局方》）用。

【变通法】如肝郁气逆、痰凝气滞，胸胁胀痛，咽喉梗阻，嗳气呕恶，情绪不宁，舌苔腻，脉弦、滑，可用越鞠丸（《丹溪心法》）合四逆散（《伤寒论》）、二陈汤（《太平惠民和剂局方》）等用，解郁疏肝、化痰理气，药如香附、川芎、神曲、苍术、山栀、柴胡、白芍、半夏、陈皮、桔梗、甘草等。

3. 肺阴虚热

【临床表现】咽喉干燥微痛，局部红，如有物梗阻，干咳少痰，口干，潮热，大便干结。舌红，脉细数。

【病因病机】肺阴虚亏，津液不足，虚热内生，咽喉失于润养，而咽干微痛、如有物梗阻。

【治法】养阴清肺利咽。

【方剂】养阴清肺汤（《重楼玉钥》）加减。

药物：生地10～15克，麦冬10～15克，玄参10～15克，川贝母6～10克，牡丹皮6～10克，薄荷3～5克（后下），桔梗6～10克，甘草3～6克。

方义：生地、玄参、麦冬、牡丹皮养阴清热，桔梗、甘草利咽，薄荷疏风清热，川贝润肺止咳。

加减：咽痛欣红者，加连翘、山栀清热；口干舌燥者，加天花粉、芦根生津止渴。

【变通法】若上症兼夹胸胁不舒，心烦不宁，五心潮热，头晕目眩，口苦，情绪不畅者，为肝气郁结久而伤阴，肺阴不足内热滋生。治宜用滋水清肝饮（《医宗己任编》），原方用六味地黄汤滋水补肾，丹栀逍遥散清热疏肝。肾水充而肺阴复，肝气调而内热平。如原方去山茱萸、山药，加生地、沙参、麦冬、桔梗、甘草，则更为契合。

4. 脾虚失运

【临床表现】咽喉异物感，或干涩灼热，或时有痰涎，食纳不佳，饥不欲食，食后脘痞腹胀，大便溏薄或干结。舌苔薄腻，舌质淡，脉濡、细。

【病因病机】脾气不足，失于健运，清浊相干，咽喉不利而有异物感。

【治法】健脾益气，利咽。

【方剂】六和汤（《不居集》）加减。

药物：太子参10～15克，白术10克，茯苓10～15克，甘草5～10克，山药15克，扁豆10～15克，桔梗6～10克。

方义：太子参、白术、茯苓、甘草健脾益气，山药、扁豆补脾，桔梗、甘草利咽。

加减：咽部干涩，干咳无痰，加麦冬、百合养阴润燥。大便干结，去白术，加玄参、桃仁、杏仁润燥通便；便溏者加薏苡仁、砂仁、车前子健脾渗湿止泻；时有痰涎呕恶者，加半夏、陈皮和胃化痰。食后脘痞腹胀，加木香、砂仁理气。

【变通法】可用参苓白术散（《太平惠民和剂局方》）加玄参、麦冬，健脾益气。

（三）医家经验

姚梅龄用宣痹汤治肥厚型慢性咽炎经验

肥厚型慢性咽炎：患者常常自觉咽部有异物感，咽干，或轻度咽痛；常反复发作急性咽喉炎；病程超过半年以上。检查可发现咽部黏膜充血肥厚，咽后壁或咽侧束有呈颗粒状或片状隆起的淋巴滤泡。

主方：以《温病条辨·上焦篇》宣痹汤为基本方。组成为郁金、射干、枇杷叶、通草、香豉。因药店无香豉，故一般不采用。

加减：

（1）热偏重：症现咽干，咽痛，咳少量黄浓痰，口干欲饮，小便色黄；咽红或肿，舌质略红，脉数。可加金银花、连翘、马勃、橄榄、山豆根等。

（2）痰偏重：咽中似有物阻的感觉非常明显，咳浓痰，其色或白或灰，或舌苔厚腻。可加浙贝母、陈皮、茯苓、半夏、桔梗、甘草等。

(3) 湿邪郁闭为主：症现咽中似有物阻而昼夜无轻时，胸闷，善太息，口黏不干，咳声重浊，或晨起咯灰黑色痰，恶心干呕，舌苔厚、白腻或灰滑，咽暗红。可加藿香梗、白蔻仁、厚朴、茯苓、滑石等。

(4) 气郁为主：喉中似有物阻的感觉乍有轻重时，胸胁胀痛，善太息，或干呕，或哕，脉弦，咽红不明显。可加合欢皮、代代花、厚朴、瓜蒌壳、橘核、陈皮等。

(5) 兼阴津受伤：症现喉干夜甚，声音易嘶哑，脉细或寸脉沉，舌红或干。可加芦根、知母、天花粉、天冬、麦冬、玄参等。

(四) 易简效验方

1. 消梅十味饮：苏子（梗）12 克，香附 12 克，半夏 10 克，陈皮 10 克，厚朴 10 克，桔梗 10 克，枳壳 10 克，乌药 10 克，甘草 6 克，生姜 3 片，水煎服。治疗梅核气。（苗怀仁经验方）

2. 玄麦甘桔汤：玄参 15 克，麦冬 15 克，桔梗 10 克，甘草 5 克，每日 1 剂，水煎服。治阴虚者。

3. 六花汤：金莲花、绿萼梅、玫瑰花各 5 克，佛手花 4 克，荠菜花 10 克，木香花瓣 3 克，陈萝卜缨子 12 克。每日 1 剂，泡水饮服。适于痰凝气滞者。可加兰花、香橼花、橘络、郁金、合欢皮、萱草叶等。治因抑郁、悲哀、思虑过度而起者。（耿鉴庭经验方）

4. 三香汤：沉香 4 克，檀香 3 克，青皮 6 克，降香 7 克，郁金、射干、金橘叶各 10 克，将沉香、檀香、青皮、降香研粗末合诸药，再用 350 毫升水，加盖闷，浸泡 2 小时后煎，一沸即起，以布挤尽其汁，分 2～3 次服。二煎不用。可间 2 日用 1 剂。用于怒则气上，气阻咽喉，升多降少，自觉如物堵塞，终日欠爽，无阴虚及热象，而腿足欠温者。（耿鉴庭经验方）

5. 西青果、甘草各 15 克研细，与白糖 15 克拌匀。每次 4 克含服，日 3～4 次。

6. 莱菔子、白芥子、石菖蒲、僵蚕、桔梗、远志、竹茹各 10 克，牛膝 15 克，每日 1 剂，水煎服。用于痰凝气滞者。

7. 黛芩化痰丸：黄芩、麦冬、全瓜蒌、海浮石、山慈菇、射干、橘红各 30 克，连翘、桔梗、芒硝、炒香附、青黛 6 克，共为细末入姜汁少许，蜜丸。每服 10 克，日 2 次。用于老痰胶黏成块，凝滞咽喉者。（江苏省中医院）

8. 清咽益元丸：益元散 39 克，牛黄 1.5 克，百药煎 10 克。以甘草、桔梗煎汁为丸如芡实大阴干。每用一丸，噙化。（《赤水玄珠》）

9. 血府逐瘀汤合三子养亲汤：柴胡 10 克，当归 10 克，白芍 10 克，红花 10 克，桃仁 10 克，川牛膝 15 克，桔梗 10 克，甘草 6 克，牙皂 6 克，莱菔子 10 克，苏子 10 克，白芥子 10 克，每日 1 剂，水煎服。治病势缠绵，经久不愈，上方治之不效，舌质紫暗而有血瘀痰凝者。

10. 理气消梅汤：木香、砂仁、小茴香、枳壳各 6 克，白术、茯苓各 30 克，乌药、香附、厚朴、桔梗、牛蒡子、山豆根、射干、半夏、陈皮、甘草各 10 克，肺热咽干加麦冬、

知母，水煎服。用于脾虚而痰气交阻者。(李振华经验方)

(五) 外治法

外吹利喉丹：月石250克，人中白25克，薄荷冰15克，黄连6克，青黛9克，梅片30克，青盐15克。制法：先将月石放铁锅内加热炒熔，人中白火中煅透，青盐煅红，置阴凉处一昼夜，以去火性，然后和黄连、薄荷冰、梅片、青黛混放一起研碎，过200目细筛，制成极细药粉，贮瓶内密封备用。用时以纸筒或喉头喷雾器吹入咽喉。(苗怀仁经验方)

(六) 预防护理

咽部异物感的发生，常与情绪变化有关。尤其是癔球患者具有明显的内向性、焦虑性、情绪低落、过分关注躯体症状等表现。在药物治疗同时，应重视心理调摄和语言安慰，以增强患者信心，消除顾虑，注意饮食起居。同时要排除咽喉、食道等处的器质性病变，以免贻误病情。

(七) 评述

1. 咽部异物感的治疗，自古遵疏肝理气、和胃化痰法，如四七汤、旋覆代赭石汤等。有效与不效，必查其病源。病由颃颡而下者宜治在鼻，喉痹所致者宜治在咽喉，情志所致者宜治在肝，中焦气逆宜治在脾胃。在长期治疗过程中，应避免过用苦寒、香燥药物，以免耗气伤阴。若有痰气凝滞或脾虚失运者，甘寒滋腻的药物与证候不合，当慎用或不用。

2. 本证是气郁痰结，肝郁为先，肺失宣降为其后，痰因郁生，结因痰凝。故治此证佐以宣降肺气，实为一法。肺郁得解，上焦通调，宣降有常，可助痰结消散。施氏对药“桔梗四味”治胸膈满闷，痰气不畅，是桔梗升，杏仁降，薤白开，枳壳导。宣降肺气，利咽散结，行气导滞，宽胸除满。又加香附、半夏、旋覆花解郁散结，化痰降逆，故疗效颇佳。痰结较久，还可加生牡蛎、海浮石消痰散结。痰热者亦可加黄芩、贝母清热化痰。

五、咽痒咳嗽

因咽喉部病症而引起的咳嗽，表现为咽痒如蚁，阵发性干咳，因痒而咳，不痒不咳，很少有痰或干咳无痰，多为重感冒后遗留症或慢性咽炎，需排除下呼吸病变后方可确诊。春、秋两季为多发。本症又称喉源性咳嗽，第一次出现于1989年干祖望所编著的《中医喉科学讲义》(光明中医函授大学教材）中。

临床表现为阵发性喉头奇痒毛涩，随之即作干咳，呈连续性，甚至痉挛性。也有异物阻于咽喉感，而出现频繁清嗓动作者。自觉咳的起点在声门之上，连续不断地咳，越咳喉头越不舒服，与一般咳后即感舒服者绝对不同。同时，一经作咳，即难休止。病在咽喉，为外感失治，风热留恋，肺气失宣，渍于咽喉；脾气不足，运化无力，痰湿内生，交阻咽喉；肺肾阴亏，阴液不足，阴虚火旺，咽喉失养等所致。

(一) 辨证要点

如咽喉色泽淡白色，多为寒邪外袭者。如咽喉色泽绛红，是邪热郁火。咽喉干涩少津，伴舌红少苔，为肺阴亏损。咽喉部有痰，痰液黄稠为肺胃痰热者，痰液白稀为湿痰郁肺者，痰液呈白色泡沫为风寒夹湿。扁桃体鲜红肿胀者为风热郁火，扁桃体淡白肿胀为阳虚痰结。

（二）证治方药

1. 风邪犯肺

【临床表现】发病突然，喉头奇痒如蚁，一阵咽喉痒即一阵剧咳，剧咳时得饮则稍缓解，干咳无痰或有少量白沫痰，频咳呈连续性，可致声音嘶哑。一般无寒热及其他肺系症状。检查咽部无特殊改变，或有轻度充血，色呈鲜红。病前有感冒史，而后咽痒咳嗽不止。舌淡红，苔薄白，脉浮或无异常。

【病因病机】外感失治，表邪未解，风邪留恋，肺气失宣，溃于咽喉所致。

【治法】祛风利咽，宣肺止咳。

【方剂】喉科六味汤（《喉科秘旨》）、三拗汤（《太平惠民和剂局方》）合桔梗汤（《伤寒论》）加减。

药物：麻黄3～6克，杏仁10克，射干10克，桔梗6～10克，荆芥10克，防风10克，薄荷6克，甘草6克。

方义：荆芥、防风、薄荷、麻黄、祛风解表，麻黄、杏仁宣肺止咳，射干、桔梗、甘草利咽。

加减：干咳呈痉挛性者，加僵蚕、地龙、大贝母解痉止咳。声音嘶哑、声带充血者，荆芥需炒成炭用，并加木蝴蝶、蝉蜕启音。风胜化热者，加金银花、牛蒡子祛风散热。

【变通法】如偏风热者，可用桑菊饮（《温病条辨》）加减，药用桑叶、菊花、杏仁、牛蒡子、杏仁、桔梗、甘草等，疏风清热。如过敏性体质，异气刺激咽喉引动肺气上逆者，用脱敏汤（干祖望经验方），紫草、茜草、墨旱莲、蝉蜕、地龙、金沸草、桑白皮、荆芥炭、乌梅、诃子、甘草。

2. 脾气虚弱

【临床表现】咽部不适，有痰阻于咽喉样的异物感，常需频繁清嗓，或做吞咽动作。往往吭之不净，咔之不清，尤以讲话或疲劳后更明显。咯吐时见有透明色黏痰或无痰。食纳不佳，神疲乏力，食后脘痞腹胀，大便溏薄或干结。咽部慢性充血，后壁淋巴滤泡增生，咽黏膜上附有少量痰样分泌物，或干燥少津。舌质淡或胖有齿印，舌苔薄白或白腻，脉濡、细。

【病因病机】脾气不足，失于健运，清浊相干，痰湿内生，交阻咽喉所致。

【治法】健脾益气利咽。

【方剂】参苓白术散（《太平惠民和剂局方》）加减。

药物：党参10克，白术10克，茯苓10～15克，陈皮5克，薏苡仁10～15克，桔梗6～10克，甘草6克，山药15克，扁豆10～15克。

方义：党参、白术、茯苓、甘草健脾益气，茯苓、薏苡仁渗湿，山药、扁豆补脾，桔梗、甘草利咽。

加减：如咽部干涩少津，咳而无痰者，加麦冬、百合养阴润燥。大便干结，加玄参、桃仁、杏仁润燥通便；便溏者加砂仁、车前子渗湿止泻。痰湿甚者加半夏、竹茹和胃化痰，食后脘痞腹胀者，加木香、砂仁理气。

【变通法】可用六和汤（《不居集》）加减，药如党参、白术、茯苓、甘草、山药、扁豆、桔梗等，健脾益气。

3. 肺肾阴亏

【临床表现】喉头微痒常以咳嗽清嗓，夜间为甚，咽部不适，咽干微痛，得水则缓，咽部受刺激则作恶吭咔。咽黏膜慢性充血，色呈暗红而少津，咽反射敏感，咽后淋巴滤泡增生，甚而咽后壁黏膜萎缩。伴有头晕头痛，急躁易怒，颧红面赤，手掌灼热。舌红少苔，脉弦细数。

【病因病机】肺肾阴亏，阴液不足，阴虚火旺，上犯清窍，咽喉失养所致。

【治法】滋肾润肺，养阴降火。

【方剂】知柏八味丸（《医宗金鉴》）合沙参麦冬汤（《温病条辨》）加减。

药物：知母10克，黄柏6克，生地10克，牡丹皮6克，百合10克，沙参10克，麦冬10克，玄参10克，桔梗10克，甘草6克。

方义：知母、黄柏、牡丹皮清热降火，生地、百合、沙参、麦冬、玄参滋养肺肾之阴，桔梗、甘草利咽。

加减：肝火上逆，咳而颧红面赤者，加旋覆花、代赭石、黛蛤散清肝降气。兼脾虚便溏者，去生地、麦冬、玄参，加山药、陈皮、茯苓健脾益气。声音嘶哑者，加胖大海、马勃清咽启音。

【变通法】如肺阴不足，燥火上升，咽喉作痒干咳，咳引胸痛，黏痰带血，黏膜慢性充血，用养阴清肺汤（《重楼玉钥》）加减，药用沙参、麦冬、生地、知母、石膏、桑叶、杏仁、茅根、天竺黄、川贝等。如肝火上逆，咳而颧红面赤者，可用旋覆代赭石汤（《伤寒论》）合麦门冬汤（《金匮要略》）加减，药用旋覆花、代赭石、半夏、连翘、牡丹皮、麦冬、桔梗、甘草等，降胃清肝，利咽止咳。

（三）医家经验

李承业从肝论治喉痒咳嗽经验　喉痒咳嗽与肝脏功能失调有关，从肝论治每收良效。喉痒咳嗽是临床症状之一，由多种疾病引起，且有不同的病因。所以临证治疗时，既要做到辨证与辨病相结合，又要审因论治，选用相应的治疗方法，以提高临床疗效，避免误诊漏诊。

（1）清疏肝经风热：肝经素旺之人，易于外感风邪，内外相引而发病。症见喉痒咳嗽，干咳无痰或痰少而黏，不易咳出，口苦咽干，咽痛，发热，微恶风寒或不恶寒，鼻塞流涕，头胀头痛，舌红、苔薄白或薄黄，脉弦数。本证多起病急，病程短，易康复。方选桑菊饮、小柴胡汤加减，药用柴胡、黄芩、杏仁、薄荷、蝉蜕、桑叶、菊花、桔梗等。

（2）清泄肝胆湿热：湿浊郁而化热，蕴结肝胆循经上熏而发病。症见喉痒咳嗽，痰黄而黏，量多易咳，伴鼻流浊涕，鼻塞，头重头痛，往来寒热，口干，纳呆食少，小便短赤，舌红、苔黄腻，脉弦数。本证多先有感冒病史，病程较短。方选龙胆泻肝汤合苍耳子散，药用龙胆草、栀子、黄芩、柴胡、辛夷、防风、苍耳子、白芷、川芎、车前子、杏仁、贝母等。

（3）疏肝理气：感受外邪，日久不解；或情志不遂，则肝气郁结。症见咳痒咳嗽，痰少如絮，梗于咽喉，咳之不出，伴胸胁胀满，情志抑郁或烦躁易怒，口干口苦，症随情志而加重，舌红、苔薄白，脉弦。方选柴胡疏肝散、逍遥散、半夏厚朴汤等，药用柴胡、青皮、陈皮、香附、当归、白芍、川芎、枳壳、茯苓、半夏、厚朴、紫苏等。

（4）清肝凉血：气升火炎，血随气逆形成肝火犯肺。症见喉痒燥咳，口苦咽干，面红目赤，头目胀痛，烦躁易怒，咯血，鼻衄，舌红苔黄，脉弦数。方选黛蛤散合泻白散，药用青黛、蛤壳粉、黄芩、桑白皮、地骨皮、牡丹皮、赤芍、栀子、紫草、白及、藕节、花蕊石等。

（5）理气活血化痰：肝的疏泄功能失常，痰瘀阻滞，使肺气宣肃失常而病。症见喉痒咳嗽，呈闷咳，伴胸胁疼痛，胸闷不舒，胸痛如灼或刺痛，呼吸不畅，舌淡暗、苔白，脉弦滑。方选香附旋覆花汤、血府逐瘀汤，药用旋覆花、香附、当归、赤芍、川芎、桃仁、红花、枳壳、苏子、杏仁、半夏、薏苡仁、青皮、陈皮、瓜蒌、薤白等。

（6）养阴柔肝祛风：肝失濡养，以致疏泄太过或不及，心肺失养，或者血虚生风而发病。症见喉痒干咳，夜间加重，伴头晕乏力，失眠多梦，舌淡、苔白，脉沉细。方选补肝汤、一贯煎、过敏煎等，药用当归、川芎、熟地黄、白芍、何首乌、酸枣仁、木瓜、夜交藤、沙参、麦冬、川楝子、五味子、乌梅、甘草、防风等。

（7）镇肝息风：肝肾阴虚，水不涵木，或气郁化火，阴液被耗，以致阴不敛阳，肝风内动而发病。症见喉痒咳嗽、咽干，升火烘热，腰膝酸软，五心烦热，头晕、头胀痛，舌质红、苔白或黄，脉弦数或沉细。方选镇肝熄风汤，药用当归、白芍、生地黄、玄参、麦冬、石决明、赭石、全蝎、蜈蚣、地龙、天麻、钩藤、僵蚕等。（中医杂志，2002，8：580－581）

（四）易简效验方

1. 久嗽一服饮：紫菀15克，杏仁、法半夏、百部各12克，款冬花、苏叶、阿胶、乌梅、谷芽、生姜各10克，甘草5克。每日1剂，水煎服。痰黄稠加麦冬、黄芩、川贝，咽痒加射干、蝉蜕，咽痛去姜加板蓝根、牛蒡子。适用于外感风寒后遗者。

2. 桑射汤：金银花15克，桑叶、木蝴蝶、射干、蝉蜕、赤芍、杏仁、甘草各9克，桔梗6克。每日1剂，水煎服。风寒加防风、荆芥，风热加薄荷、菊花，肺气郁闭加麻黄、白果、苏子，胃热加竹茹、黄连、半夏、陈皮，肝火上逆加旋覆花、代赭石、降香，相火偏亢加知母、黄柏、牛膝，咽干痰黏难出加沙参、麦冬。适用于外感风热后遗者。

3. 小柴胡汤麻黄汤合方：柴胡20克，黄芩、法半夏、麻黄、桂枝、杏仁、甘草、党参、生姜、大枣各10克。柴胡、桂枝为主药，新病太阳风盛以桂枝为主，久病少阳风盛以柴胡为主，两药用量总在10～20克之间，用以祛风止痒，治疗咽痒为主症的喉源性咳嗽。（郭强中等经验方）

（五）外治法

吹喷西瓜霜最佳。

（六）预防护理

因并本症发生常和外感有关，故当注意避邪有时。又和饮食情绪有关，也须防其诱发本症。

（七）评述

1. 病位病因　本症病位在肺、脾、肾，病因为风、痰、虚。而症状发生于声门及声门以上。症状以咽痒咳嗽和咽喉异物感为主。可据证分别治以祛风利咽、健脾化痰或养阴利咽等法。

2. 有明显的时间节律性　喉原性咳嗽主要发作时间在晨起（卯时）、睡前（亥时）和夜半（丑时）3个时间段。其中，迟冷质患者主要发生在卯时，发作时以轻度咳嗽为主；晦涩质、腻滞感患者主要发作时间在亥时，燥红质者主要发生在丑时，发作时均以中度咳嗽为主；正常质及倦恍质的患者不易发生喉源性咳嗽。（中医杂志，2010，6：568）

六、失音

失音，指声音嘶哑或不扬，甚而不能发出声音而言。又称为喑、声哑、声嘎、声嘶者。明代楼英《医学纲目》提出喑有两类：“一曰舌喑，乃中风舌不转运之类，但舌本不能转运言语，而喉喑声则如故也。二曰喉喑，乃劳嗽失音之类，但喉中声嘶，而舌本则能转运言语也。”明确说明舌喑失语为中风所致（本书另列舌强、失语），喉喑病位在喉，当予区别。

张景岳《景岳全书·声喑》将失音分为两类：“音哑之病，当知虚实。实者其病在标，因窍闭而喑也；虚者其病在本，因内夺而喑也。”何梦瑶《医碥》：“盖声出于肺，喉为道路。劳病日久，火刑伤金，金伤破则不鸣也；又火盛则痰壅，痰塞肺窍，是为金实亦不鸣也。”将失音之症分为虚、实两证，对后世启迪尤大。本书将失音分为急性、慢性两大类来叙述。急性失音多由风邪、痰火所致，或有外寒内热、肝火上炎之证，相当于“金实不鸣”，宜疏风、清热、降火，并注意宣肺、清肝。慢性失音则因肺、脾、肾亏损引起，间亦有气滞血瘀者，相当于“金破不鸣”，则宜养肺、补肾、健脾，亦又用行气活血者。急性失音相当于急性喉炎、声带黏膜下出血及部分急性环勺关节炎，亦有癔症引起者。慢性失音则相当于慢性喉炎、声带小结、息肉等。

（一）辨证要点

1. 急性失音　声音嘶哑不扬，以声带充血、水肿，声门闭合不全为特点，与癔症性失音不同。后者一般无声带病变，语言不出而哭笑声如常，喉部疼痛不明显，由肝郁气逆所致，容易分辨。如急性声带水肿而不充血属风寒，轻度充血属风热、寒包热、痰火，严重充血为肝火。

2. 慢性失音　长期声音不扬、嘶哑，声带水肿、肥厚、充血、小结、息肉。又与子喑不同，子喑为妊娠期间失音，时间不会太长，待分娩后音声恢复如常。又当与喉癌区别。喉癌声音嘶哑，一般治疗不能改善，且伴痰中带血、颈部肿物，喉部溃疡或肿块，病理活检可做出明确诊断。此外，慢性失音须综合喉部检查。声带充血属热，灰白为正常或属寒，水肿呈痰湿或兼气滞血瘀。声带肥厚、息肉、小结属瘀血、痰凝，紫红、暗红以血瘀为主，色白、灰以痰凝为主。声带固定因于瘀血，松弛则属虚。

3. 辨声音　起病不久，即见语言不清，多为实证；如发生缓慢，多为咽喉赘生物所致。新病声音嘶哑，咽部红肿多为风热，淡红或不红为风寒。声嘶日久，咽干不喜饮，为肺肾亏损。语音低微，气短乏力为气虚；语言难出，呼吸气粗，喉鸣如锯，为痰涎壅盛阻塞气道之重证。

（二）证治方药

1. 急性失音

（1）风寒犯肺

【临床表现】受寒、吹风之后，突然声音不扬，甚至嘶哑失音，或发声带有鼻音。喉部检查见黏膜肿而不红，声带色白或灰，或稍有淡红色。咽部微痛，有紧塞感或异物感。咳嗽频频，咯痰色白而稀，或伴恶寒发热、头痛等表证。舌苔薄白，脉浮紧。

【病因病机】风寒外袭，肺气失宣，寒邪凝滞于喉，音声不扬嘶哑。

【治法】疏风散寒，宣肺开音。

【方剂】六味汤（《喉科秘旨》）合三拗汤（《太平惠民和剂局方》）加减。

药物：荆芥 10 克，防风 10 克，桔梗 10 克，甘草 6 克，僵蚕 6 克，麻黄 3～6 克，杏仁 10 克，细辛 3 克。

方义：荆芥、防风、细辛疏风散寒，麻黄、杏仁宣肺止咳，桔梗、甘草利咽止痛，僵蚕祛风化痰散结。

加减：声音不扬者加木蝴蝶、凤凰衣开音。

【变通法】若平素形寒肢冷，偏于阳虚体质，复感风寒者为“太阳少阴两感”者，可用麻黄附子汤细辛汤（《伤寒论》）加桂枝、生姜、桔梗、甘草、木蝴蝶，温阳解表，宣肺开音。若风寒束表，外感表证显著者可用荆防败毒散（《摄生众妙方》）加细辛，疏风解表作用佳。若寒热征象不明显，声带充血亦不明显，可用三拗汤加防风、木蝴蝶、凤凰衣、紫菀。

（2）风热犯肺

【临床表现】声音嘶哑，音调偏低，喉内灼痛。喉部检查见黏膜充血，声带色淡红或有水肿。喉痒而咳，无痰或少痰，不易咯出。或伴发热微恶寒，头痛口渴等风热表证。舌边尖红，苔薄白，脉浮数。

【病因病机】风热外袭，首先犯肺，肺失清肃，声音嘶哑。

【治法】疏风清热，利喉开音。

【方剂】桑菊饮（《温病条辨》）加减。

药物：桑叶10克，菊花10克，薄荷6克（后下），连翘10克，蝉蜕6～10克，木蝴蝶6克，僵蚕10克，桔梗10克，甘草6克。

方义：桑叶、菊花、连翘、薄荷疏风清热，蝉蜕、僵蚕、木蝴蝶、桔梗化痰疏风、开音利喉。

加减：喉内灼痛、口渴思饮，热重者加射干、浙贝母、石膏、知母清热利咽。

【变通法】可用疏风清热汤（《中医耳鼻咽喉科学》）加减，药如金银花、连翘、桑白皮、荆芥、防风、牛蒡子、黄芩、天花粉、浙贝母、赤芍、甘草、桔梗，亦疏风清热之剂。若肺胃热甚，烦躁口渴，便秘尿黄，可暂用凉膈散（《太平惠民和剂局方》）以下为清，顿挫上中两焦之热后，再用上方。

（3）寒包热

【临床表现】声音嘶哑较重，常只能发出耳语声。患者有明显受寒或饮冷史。喉中干燥，咳嗽声轻，咯痰少而色黄。喉部检查见黏膜充血，声带淡红色、水肿，声门闭合不全。恶寒无汗，发热口渴，尿黄便干。舌偏红、苔薄白或薄黄，脉浮数。

【病因病机】素体内热而后受寒，或先外感而后食寒物。则风寒袭于外，肺气失宣；内热郁于内，肺失清肃。故肺金不清，金实不鸣。

【治法】疏风散寒，清热利喉。

【方剂】麻杏石甘汤（《伤寒论》）加减。

药物：麻黄6克，杏仁10克，生石膏15～30克（先煎），桔梗10克，甘草6～10克，蝉蜕6～10克，射干10克。

方义：麻黄疏风散寒，杏仁宣肺止咳，石膏清热利咽，桔梗、甘草、蝉蜕、射干利喉散结。

加减：可加僵蚕、山豆根疏风清热利喉，或加木蝴蝶、凤凰衣开音启声。

【变通法】口渴、心烦甚，寒包火者可用大青龙汤（《伤寒论》）发汗解表、清热除烦，酌加蝉蜕、山豆根。

（4）痰火壅肺

【临床表现】声音嘶哑不严重，但比平时音量明显减轻，不能发高音调音。喉部检查见咽喉黏膜充血、肥厚，声带充血、水肿。咽喉微痛有灼热感，咯痰色黄黏稠，汗出黏腻，心胸烦热，形体胖，大便秘结，小便黄。有烟酒嗜好或平素喜食肥甘油腻之品。舌红苔黄腻，脉滑数。

【病因病机】烟酒生火，肥甘生痰，痰火内盛，肺窍不利，声音嘶哑。

【治法】清热泻火，化痰利喉。

【方剂】清咽利膈汤（《喉症紫珍集》）加减。

药物：制大黄10克，玄明粉10克（冲），玄参15克，金银花15克，连翘10克，牛蒡子10克，胖大海2～3枚（另泡），桔梗10克，甘草6克。

加减：大便不秘可去大黄、玄明粉。

方义：大黄、玄明粉通下泻火，金银花、连翘清热解毒，牛蒡子疏风利咽，胖大海清热开音，玄参清热养阴，桔梗、甘草利咽喉。

【变通法】可用凉膈散（《太平惠民和剂局方》）加减。

（5）肝火犯肺

【临床表现】声音嘶哑因于郁怒之后，音调低而音量甚小。检查咽喉黏膜充血，声带充血尤甚、呈深红色；或有声带出血，而见声带表面附有血迹。咽喉干燥灼热、疼痛，发音时加重，呛咳无痰或有少量痰血。或伴发热，面红目赤，头部胀痛，尿黄便干。舌红苔黄，脉弦数。

【病因病机】肝气郁结，久郁化火，上灼肺金，清窍不利。

【治法】清肝泻火，润肺开音。

【方剂】龙胆泻肝汤（《医宗金鉴》）加减。

药物：龙胆草3克，黄芩10克，山栀10克，木蝴蝶6克，蝉蜕6克，木通10克，麦冬15克，沙参15克，枇杷叶10克（去毛、包），桔梗10克，甘草10克，花粉10克。

方义：龙胆草、黄芩、山栀清肝泻火，沙参、麦冬养阴清肺，木蝴蝶、蝉蜕利喉开音，桔梗、甘草利咽止痛，天花粉润燥，枇杷叶、杏仁宣肃肺气。

加减：可加射干、山豆根、僵蚕、胖大海利咽清热。

【变通法】若燥热伤肺，声音嘶哑、咽喉干涩、咳呛痰少，舌干红者，可用桑杏汤（《温病条辨》）加减，药如桑叶、杏仁、沙参、浙贝母、枇杷叶、桔梗、蝉蜕、胖大海、木蝴蝶，清热润肺，而不用苦寒之药。若燥热上炎，咳呛气急，频吐黏涎，舌光红无苔，为肺胃阴伤、津液大伤，可用大剂麦门冬汤（《金匮要略》）加减养胃润肺生津，药如麦冬、沙参、半夏、白芍、石斛、天花粉、甘草，待症状缓解后，再用桑杏汤。若燥热失音因白喉引起者，宜改用养阴清肺汤（《重楼玉钥》），药如生地、麦冬、玄参、贝母、牡丹皮、薄荷、白芍、甘草。

（6）肝气郁结

【临床表现】声音突然嘶哑，甚而完全不能发音，检查无声带病变。语音不出但哭笑声如常，咽喉有异物感，咽喉不痛，抑郁寡欢，胸闷心烦。舌苔薄，脉弦、沉。

【病因病机】情志不舒，气郁不畅，肝失疏泄，肺气郁闭而失音。相当于癔症性失音。

【治法】疏肝解郁。

【方剂】柴胡疏肝散（《景岳全书》）加减。

药物：柴胡10克，白芍10～15克，枳壳6～10克，桔梗6～10克，香附10～15克，川芎10克，甘草6克。

方义：柴胡疏肝，香附、枳壳理气，白芍、川芎和血，桔梗、甘草利咽。

加减：抑郁寡欢，表情淡漠者，加百合、合欢皮、石菖蒲、郁金解郁安神。胸闷、咽堵、嗳气甚者，加旋覆花、半夏、苏叶和胃降逆。心烦失眠者，加豆豉、山栀除烦。

【变通法】气郁化火伤阴，伴眩晕咳呛、咽干便秘，舌红脉细数，可用四逆散（《伤寒论》）合一贯煎（《柳洲医话》），疏肝气、柔肝阴同用。一般而言，气郁失音多由癔症引起，可用针灸治疗而效捷。

2. 慢性失音

（1）阴虚

【临床表现】发音低沉费力，讲话不能持久，多言则疲劳，日久不愈，劳累后症状加重。声带微红而肿，边缘增厚，或声带干瘦等。咽喉干燥、焮热、微痛，咳嗽痰少，平时常觉喉痒而“吭、喀”清嗓，但吐出痰液甚少。头晕耳鸣，虚烦失眠，腰酸膝软，手足心热。舌红少苔，脉细数。

【病因病机】喉咽声门有赖津液濡养滑润，才能发声。若恣食辛辣，纵欲过劳，虚火上炎，火热伤阴，肺肾阴虚，津液不能润养声门而致失音。

【治法】滋阴润燥。

【方剂】百合固金汤（《医方集解》引赵蕺庵方）加减。

药物：百合10～15克，麦冬10～15克，生地、熟地各10克，玄参10～15克，川贝母10克，桔梗10克，甘草6克，当归10克，白芍10克，木蝴蝶6克，西青果5枚。

方义：百合、川贝母养肺润燥，生地、麦冬、玄参增液生津，当归、白芍、熟地和血养血，桔梗、木蝴蝶、西青果、生甘草利喉启音。

加减：咽喉干燥者加芦根、玉竹生津，烦热失眠者加知母、黄柏、牡丹皮降火除烦。

【变通法】若以肺胃为主阴虚者，可用沙参麦冬汤（《温病条辨》）加减，养胃补肺。阴虚火旺者，可用知柏地黄汤（《医宗金鉴》）加麦冬、五味子、地骨皮。待火降后再用上方。

（2）气虚

【临床表现】声音嘶哑病情较长，发音粗而低，不能发高音调语音。声带水肿，边缘尤为明显，咽喉黏膜不充血。喉间痰涎较多，色白而稀，易于咯出。面色无华，纳谷不馨，食则饱胀，便溏。舌淡苔白腻，脉濡、滑。

【病因病机】饮食不节，思虑过度，脾气受损而不足，清阳不升，水湿不运，浊阴不降。痰浊聚结声门，以致声带水肿而致声音不扬。

【治法】健脾化痰利湿。

【方剂】参苓白术散（《太平惠民和剂局方》）加减。

药物：党参10～15克，薏苡仁15克，山药15克，扁豆10克，桔梗10克，砂仁3克（打），茯苓15克，陈皮6克，法半夏10克，白术10～15克，诃子10克（打），甘草10g。

方义：党参、白术、茯苓、山药、甘草健脾益气，薏苡仁、扁豆、砂仁燥湿理气，半夏、陈皮和胃化痰，诃子、桔梗利喉启音。

加减：若见口渴饥不欲食，可加入石斛、葛根、百合、莲子肉，养阴和胃，生津增食。若见神倦乏力，汗出多汗，加麦冬、五味子，即合生脉散（《内外伤辨惑论》）益气养阴。若痰湿重者，可加泽泻、猪苓淡渗利湿，或加冬瓜皮、桑白皮泻肺利水。兼阴虚者加沙参、麦冬、石斛、百合，去砂仁、半夏、陈皮，养阴生津。

【变通法】若中气下陷，气短疲乏显著，语声低微，可用补中益气汤（《脾胃论》）加诃子、桔梗、石菖蒲，益气升阳为主。若见声带肿胀、小结，喉中痰多，则用六君子汤（《医学正传》）加海藻、昆布、海蛤粉、白芥子，益气健脾、化痰软坚、散结开音，标本兼顾。如声带发音时每见长梭形或长三角形裂隙，松弛无力，发音有气漏感，气短声怯，不耐久言，为肝肾亏损、气血不足，用振痿汤（干祖望经验方），补益气血、滋养肝肾，黄芪、当归、党参、枸杞、熟地、金樱子、芡实、仙茅、淫羊藿、菟丝子等。

（3）瘀血

【临床表现】声带长期嘶哑，持续不愈，声时短。喉部微痛甚而刺痛，痛处固定不移，口咽干燥但不欲饮，或饮水时作呛。喉部检查可有声带水肿、肥厚、小结、息肉等。或有胸胁胀满，或全身症状不显。舌暗红有瘀点（斑），脉弦、涩。

【病因病机】急性失音治疗不当，邪毒稽留，壅阻喉部络脉；或虚火伤阴，血脉虚枯，流行不畅，以致瘀血阻滞于声门，发音不能。

【治法】活血化瘀，利喉散结。

【方剂】会厌逐瘀汤（《医林改错》）合消瘰丸（《医学心悟》）加减。

药物：桃仁 15 克，红花 10 ~ 15 克，生地 12 克，桔梗 10 克，甘草 10 克，当归 10 克，玄参 15 克，赤芍 10 克，川芎 6 克，枳壳 6 克，浙贝母 10 克，生牡蛎 30 克（包）。

方义：桃仁、红花、当归、生地、赤芍、川芎，活血化瘀。柴胡、枳壳、赤芍、甘草，理气疏肝。桔梗、甘草利咽喉，玄参、浙贝、牡蛎散结滞。

加减：喉部痛甚，去当归、川芎，加射干、山豆根、木蝴蝶清利喉咽。兼见阴虚火旺者，加重生地、玄参用量至各 30 克，加麦冬 15 克，增液养阴。声带息肉加乌梅、僵蚕散结。

【变通法】待服药 5 ~ 10 剂略有收效而又不甚显著时，可加重剂量，或适量加入土鳖虫、穿山甲、鳖甲等药搜络逐瘀，甚而加水蛭粉冲服（每次 0.5 ~ 1 克，日 1 ~ 2 次）。虫类药久服可引起不同程度的副作用，宜加入和胃、健脾、生津、养阴药调理。亦可用丹青三甲散（干祖望经验方，见后）。如用药 1 ~ 2 个月后，患侧声带（麻痹）仍无变化，亦可用圣愈汤（《东垣十书》）加丹参、土牛膝等益气活血之剂，与活血化瘀药交替使用。必须长期治疗，方可缓调收效。

（三）医案

王惟一数年前虽有血证，而年壮力强。四月间忽患咳嗽，服发散药后痰中见血数口。继服滋阴药过多，遂声沙哑，时觉胸中气塞，迁延月余，邀张路玉诊之，脉虽沉涩而按之益力，举之应指。且体丰色泽，绝非阴虚之候。张曰：台翁之声哑是金实不鸣，非金破不鸣之比。因疏导痰汤加人中黄、泽泻专一涤痰为务。四剂后痰中见紫黑血数块，其声渐出而沙未除，更以秋石兼人中黄、枣肉丸服，经月而声音清朗。始终未尝用清肺理气、调养营血药。(《古今医案按》卷五《喑》)

按：此是喉喑，金实不鸣为实，金破不鸣为虚。

(四) 医家经验

1. 干祖望治嗓音病经验

(1) 声带充血：多为弥漫性或局限性充血，也有声带表面小血管扩张暴露者。声带充血颜色红艳者，多见于急性喉炎，疏风散邪、清热利咽，用银翘散加蝉蜕、玉蝴蝶、桑叶、菊花等。声带充血颜色晦暗者，多见于慢性喉炎，活血化瘀、清音利咽，化瘀清音汤（三棱、莪术、赤芍、川芎、丹参、鸟不宿、九香虫、枳壳、玉蝴蝶、蝉蜕、山楂)。

(2) 声带肥厚：表面布有血管纹或弥漫性充血，色红艳，后期成暗红色，属瘀滞，用化瘀清音汤。不充血，但见水肿，属痰湿互凝、脾失健运，用参苓白术散加减。表面无光泽不充血，弥漫增厚呈柱状，为气滞痰凝，用理气化痰法。用六磨汤或利金汤加减，苏子、苏梗、白芥子、陈皮、莱菔子、竹茹、郁金、半夏、天竺黄、乌药、香附、瓜蒌、僵蚕等。声带肥厚不均匀，伴隆起、充血，属瘀热。用清咽利膈汤加减。

(3) 声带闭合不严：因声带小结、息肉、肥厚等导致。声带闭合不严呈竖缝，前后同样宽窄，属肾虚，用都气丸加减，补肾纳气，熟地、山茱萸、诃子、五味子、枸杞子、菟丝子、肉苁蓉、坎脐等。声带闭合不严呈梭形缝者，气血亏损或中气不足，用补中益气汤、十补大全汤加减。呈三角形缝者，为肝肾不足，用左归饮加减，补益肝肾。

(4) 声带小结：多发生于声带前三分之一处，呈对称性，色白僵化。气滞痰凝所致，软坚散结、消肿清音，用响声丸、四海散加减，昆布、海藻、海浮石、海蛤粉、川芎、花粉、僵蚕、蝉蜕、薄荷、玉蝴蝶、诃子、川贝、郁金。

(5) 声带息肉：发无定处，多以单侧为患，基底较广，充血色红质地柔软，痰气凝滞而成，较大者宜手术，用化瘀清音汤。(辽宁中医杂志，1987，7：15－17)

2. 王永华治声带病经验 在声带疾病的诊断中采用间接喉镜、直接喉镜或纤维喉镜进行内窥检查，其变化征象可帮助辨证。

(1) 声带充血

①风热上犯：症见恶寒发热、咳嗽、音哑，伴有头痛、咽痛、全身不适、脉浮。内窥喉镜检查可见声带色淡红、水肿，假声带轻微充血光亮，活动良好。治宜疏风解表、利咽开音，药用荆芥、防风、连翘、黄芩、浙贝、牛蒡子、玄参、蝉蜕、桔梗、生甘草等。

②邪热灼盛：常见于急性喉炎重症，急性咽后壁脓肿等病。症见咽喉部红肿明显，伴有高热、口渴口臭、便秘溺赤、舌红脉数。喉镜检查：声带呈鲜红充血或有黄白色点状分泌物附着，发音时声门闭合不全，引起失音。治宜解毒利咽泄热，药用连翘、黄芩、金银花、玄参、生大黄、桔梗、甘草、板蓝根、马勃等。

③阴虚火灼：症见声音不扬、咽部不适、口干欲饮、溺黄寐差、舌红。喉镜检查：声

带充血，色暗红瘦小，活动尚可。治宜养阴清热、凉血散血。选用牡丹皮、生地、麦冬、赤白芍、丹参、茜草、玄参、木蝴蝶、胖大海、蝉蜕等。治疗中应注意饮食起居，忌食酸辛辣等刺激之物，并应注意合理用声。

（2）声带水肿：症见语言重浊、喉声嘶哑，兼有喘息气短、纳呆或时觉痰黏于喉，苔滑、脉濡。喉镜检查声带有不同程度的水肿、色白光亮，甚则附有水疱，呼吸时飘荡于声门间，影响呼吸及发音功能。若起病较急，声带水肿伴音哑，兼有恶风咳嗽、苔薄、脉浮者，治宜疏风利水。可选用荆芥、防风、僵蚕、桑叶、薄荷、泽泻、车前子等。如声带水肿伴有明显充血者，则应风热同治，以疏风清热利水为法，在上药基础上加用金银花、连翘、蝉蜕等。

（3）声带小结：症见声音嘶哑，语音低微，声音不扬。喉镜检查两侧声带边缘形成白色半透明、表面光滑的小结状突出，妨碍声门闭合。若属脾失健运、湿浊积滞者，声带小结质地常柔软透亮，色多鲜泽，不充血，呼吸时可见声带小结振动明显。治宜健脾利湿，可用生白术、生薏苡仁、生山楂、山药、茯苓、蝉蜕、木蝴蝶、胖大海、泽泻等。若痰湿阻滞，多见小结坚硬、色泽黄浊，小结饱满紧裹，基底较大，紧附声带。治宜甘淡渗湿、软坚散结，可选用生山楂、浙贝、郁金、海藻、昆布、生薏苡仁、蝉蜕、乌梅、生甘草、生牡蛎等。

（4）声带肥厚：多因脾气虚弱、痰湿停滞或心肺气虚、声带失养或慢性炎症长期刺激所致。喉镜检查声带增厚粗糙、色黄浊不泽，或边缘凹凸不平，闭合时形成裂隙而影响发声。治宜益气健脾、化痰祛湿，可选用生白术、茯苓、浙贝、姜半夏、全瓜蒌、泽泻、木蝴蝶、蝉蜕、海浮石等。本病多迁延日久，很难冀以短期收效，故应坚持治疗。

（5）声带息肉：症见音哑日久不愈，疲劳后加重，讲话费力或伴有胸闷气促、舌边紫暗。喉镜检查多见声带一侧有粟米状附生物。若息肉色白半透明者，是以痰湿阻滞为患，治宜化痰散结。声带充血、息肉暗紫者，是瘀血阻滞为患，治宜活血破瘀、散结开音，可选用归尾、红花、川芎、丹参、茜草、忍冬藤、三棱、蝉蜕、玄参、木蝴蝶、生甘草等。若声带息肉较大、病程较长、经中药治疗一段时间而效果不明显者，应进行喉镜下手术摘除，再配合中药防止复发，改善发音。

（6）声带痿软

①心肺气虚：症见语音低微、不能持久，劳累后加剧，伴有倦怠、懒言，舌质淡胖、边有齿印，脉虚无力。喉镜检查声带单侧或双侧痿软或松弛，开合不利、闭合不全，或见室带超越。治宜益气补中、佐以开音。药用黄芪、党参、白术、当归、升麻、蝉蜕、木蝴蝶、麦冬、黄精、诃子、甘草等。

②肺肾阴虚：症见声音不扬，甚则声嘶，伴有咽干、咽痛、喉燥、干咳、大便干结、舌红苔少或光剥，脉细或弦。喉镜检查声带暗红无泽、干薄瘦小或附有痂皮，假声带暗红萎缩，声门闭合无力。治宜滋阴润燥、生津开音，药用大生地、胖大海、麦冬、玄参、北沙参、黄精、茜草、凤凰衣、蝉蜕、炙甘草等。此证常见于喉癌、鼻咽癌等患者经放射治

疗后，所致气阴两亏，故治疗时还应注意适当加入抗肿瘤药物，以标本同治。（中医杂志，1985，9：681－683）

3. 倪合也治疗喉部显微手术后失音经验 喉部显微手术后失音，表现为声音嘶哑，发音不响，言语乏力，声带肿胀、瘀血或隆起，声带闭合不全等。手术前以声音嘶哑为主症，手术后治以益气开音汤。组成：党参9～15克，炙黄芪9～15克，陈皮5克，茯苓9克，桔梗5克，生甘草5克，诃子5～9克，凤凰衣5～9克。风热型加前胡9克，牛蒡子9克，蝉蜕3～6克，荆芥9克。痰热型加土牛膝根9～15克，炙僵蚕9克，象贝母9克，牛蒡子9克，杏仁9克。肺肾虚损加枸杞子9克，百合9克，熟地9克，女贞子9克。肺脾气虚加炒扁豆9克，焦白术9克。肺气虚，兼见声带充血肿胀，加前胡9克，野菊花9～15克，土牛膝根9～15克，牛蒡子9克，蝉蜕3～6克；声带瘀血或慢性充血加丹参9克，茜草9克，当归9克，桃仁9克，红花9克；声带水肿或息肉样肿胀、局限性隆起加薏苡仁9克，炙僵蚕9克，夏枯草12～18克，昆布12～18克；声带闭合不全加丹参9克，路路通9克，忍冬藤9～10克。咽喉干痛加玄参9克，石斛9克，芦根15克，天花粉9克；大便干结加火麻仁9克。（中医杂志，1992，2：103－104）

（五）易简效验方

1. 急性失音

（1）发声汤：百部、苏叶各3克，麦冬10克，玄参15克，桑白皮10克，甘草3克，贝母6克，茯苓15克，枇杷叶5片，每日1剂，水煎服。适于燥热犯肺、金实不鸣者（《辨证录》方）。

（2）胖大海5枚，甘草3克，每日1剂，开水冲泡，代茶饮。适于风热、痰火之急性失音。

（3）铁笛丸1枚，噙化咽津，日2次。适于风热、痰火或寒包火。

（4）蝉蜕18克，每日1剂，加少许冰糖，泡水饮用。适于癔症性失音。

2. 慢性失音

（1）蝉蜕6克，桑叶6克，薄荷6克，滑石30克，麦冬12克，胖大海5枚，开水浸泡代茶饮。适用于长期大声说话或引吭高歌，津气耗伤，声音嘶哑，无明显寒热征象者。

（2）诃子4枚，桔梗10克，甘草6克，捣碎，加砂糖水煎，时时细呷，一日服尽。化痰开音。适用于慢性失音（《罗氏会约医镜》）。

（3）人参2克，麦冬4克，每日1剂，沸水冲泡，焖30分钟即可饮服，日泡2～3次，饭后1～2小时饮服，最后临睡前将药渣细嚼咽下。适用于气阴两虚者。

（4）甘草300克，硼砂15克，盐15克，玄明粉30克，酸梅750克，共研细末，荸荠粉250克糊丸，每丸3克。10丸噙化咽津，2～3次。

（5）当归、丹参、赤芍各12克，夏枯草、海藻、昆布各15克，姜半夏、胖大海9克，玉蝴蝶、甘草各3克，桔梗6克，水煎服。治声带息肉。

（6）乌梅、僵蚕各250克，烘干研细末，蜜丸如梧子大。每次5克吞服，日2次。适用于声带息肉。

（7）生地 20 克，玄参 15 克，麦冬 15 克，白芍 20 克，南沙参 10 克，贝母 10 克，蝉蜕 10 克，胖大海 6 克，薄荷 6 克。水煎服。肾阴虚加熟地、枸杞子、女贞子；虚火旺盛者加知母、黄柏、牡丹皮。水煎服，适用于慢性喉炎所致的声嘶。

（8）散结悦音茶：红花 6 克，玫瑰花、橘络、木蝴蝶各 3 克，人参须 2 克，乌梅、生甘草、薄荷、绿茶各 3 克，泡水代茶含饮，2 小时 1 次，每次含饮药汁 100 毫升，每日 6 次。共治 20 天。治疗声带小结。（谢强经验方）

（9）丹青三甲散：三棱、莪术各 6 克，蝉蜕 3 克，土鳖虫、鳖甲、山甲、落得打、桃仁、红花、昆布、海藻各 10 克。声带慢性病，如声带长期水肿，室带严重肿胀增生，以致把声带全部或部分覆盖。披裂严重肿大如槌。发音长期嘶哑。各种治疗无效，并排除肿瘤。也有用肥厚性鼻炎、粘连性中耳炎、慢性扁桃体肿大、鼾症（属咽黏膜异常肥厚者）、声带息肉等，有黏膜及黏膜下组织增生，局部晦暗、质地中等或较硬等。（干祖望经验方）

（六）外治法

蒸气吸入

（1）处方：苏叶、藿香、佩兰、葱白各 10 克。

用法：水煎后趁热吸入其蒸汽。每日 3～4 次，每次 5～10 分钟。适用于风寒袭肺之急性失音。

（2）处方：鱼腥草注射液 2 毫升。

用法：加蒸馏水 10 毫升，以超声波雾化器雾化后吸入。每日 1～2 次。适用于风热、寒包热之急性失音。

（3）处方：薄荷、桑叶、芦根、菊花、玄参、生地各 15 克。

用法：水煎后趁热吸入其蒸汽。适用于肺肾阴虚之慢性失音。

（4）处方：川芎、泽兰、莪术、半夏、白芥子、乌梅、海藻各 10 克。

用法：水煎后趁热吸入其蒸汽。适用于血瘀痰凝之慢性失音。

（5）处方：红花、橘络、乌梅、生甘草、薄荷各 6 克，绿茶 3 克，水煎。

用法：离火，趁热用毛巾围包于患者口与药罐口，作蒸气吸入 10 分钟，每天 2 次；或取过滤药汁 20 毫升，置蒸气吸入器、超声雾化器中作蒸气或雾化吸入。为谢氏宣痹喉雾剂，可治疗声带小结。

（七）预防护理

在治疗同时，禁食辛辣刺激及苦寒食物。要患者注意用嗓与休息劳逸结合，避免用声过度、大声叫喊，养成心平气和的言语习惯，室内空气要温和湿润，以保护咽喉声带。

（八）评述

1. 外感和内伤　外感失音者发病急、病程短，初起多伴表证；内伤失音者病程长，发病缓，又多见内脏虚损表现。实证以邪壅肺窍为主，宜疏风、清热、宣肺；虚证以肺、肾、脾虚为主，或以滋养阴液，或以益脾利湿。但血瘀阻络病程尤长，起病亦缓，却是实证；气滞肝郁发病急，但无外感表现，亦为阵发性，需要鉴别。

2. 急慢性喉病用药原则 用药宁凉不温，宁润不燥，只有确证无需证候才能投以温补之品，切勿孟浪用事。急性者不可过用温燥，即使用亦不可过量、久用，一般2～3剂后即需调整。在临床上，勿泛用利咽开音药，如诃子、乌梅、木蝴蝶、蝉蜕、西麦果、胖大海等。此类药物仅能治标而不能治本，其中除诃子、胖大海外均为凉药，风寒、气虚均须慎用。在应用活血化瘀药时，需先用轻剂，逐步加大用量，以免伤正。在长期应用过程中可以益气养血之剂与之交替，以免偾事。同时，有出血倾向，妇女月经期、妊娠期当禁用慎用活血化瘀。

3. 慢性喉病补脾肾法 声音逐渐嘶哑，口干咽燥，不多饮，饥不欲食、食后饱胀，消瘦，低热，是属脾阴虚兼见痰湿者，可用六神煎（《慎斋遗书》）或参苓白术散加百合、石斛、葛根、莲子肉等甘淡濡润，饥不欲食则酌加乌梅、黄连等。肾阳虚者，日久声嘶，语声低微，受寒凉，多言后加重，咽干不欲饮，咳嗽痰白清稀，面白嗜睡神萎，不耐疲劳，动则喘息，四肢不温，尿清夜尿多，舌淡脉迟，声带色白、灰白、青灰，松弛，发音时声门闭合不全或轻度水肿，黏膜淡红不充血，可用肾气丸治之，也是变法。

4. 配合发声训练 慢性喉炎所致者可配合发声训练。其法为：患者取坐位或自然站立，下颌略下垂，集中注意力，全身肌肉放松，均匀呼吸，待呼吸平稳后嘱患者吸气（吸气时小腹微收），然后呼气，在呼气后接着发单音“e”或“i”音，记录发声时间。初起持续时间为10～20秒，经训练可达40～60秒。发声时音量保持适当，切勿忽高忽低，亦不可间断。训练时间为每日2次，每次3～5分钟。

第七章 口舌齿

口、舌、齿均位于口腔部，其病症在病因、病机上有相类处，且常相兼呈现，如口舌生疮。又，口中味觉异常，有淡、腻、苦、酸、甘、咸、辛等，实际是舌之味觉异常的临床表现。故口、舌、齿症状常合而论之。

第一节　口

口为脾之苗窍，足阳明胃经围绕口唇，故口唇症状以脾湿胃热所致者为多。一般而言，口部症状以实、热、里证为主。如口渴欲饮多属实证热证，口渴不欲饮为湿浊或水饮内阻所致等。口唇症状有口疮、口糜、口唇湿烂、口唇肿胀等。又，口中津液通于五脏，故脏气偏胜则口中味觉异常，有淡、腻、苦、酸、甘、咸、辛等，其症可作为五脏证治依据。

一、口淡

口淡或称舌淡，又称口不知味。是指味觉减退或迟钝不敏锐，纳谷不香的症状，常伴有食欲不振。口淡为脾气虚弱或湿困脾胃所致，亦有外感表证致脾胃之气郁滞，而致口淡无味者。若兼湿邪者，口淡可有黏腻感。

（一）辨证要点

口淡无味，多属脾虚、湿困两类证候。脾虚常伴神疲乏力、气短懒言之虚证；湿困常有身困肢楚，脘痞胸闷之实证。鉴别较为容易。

（二）证治方药

1. 湿困脾胃

【临床表现】口淡无味，有黏腻感，食欲减退，食而不香，胸闷脘痞，腹胀，恶心欲吐，小便不利，大便溏。舌苔白滑或白腻，脉濡。

【病因病机】外湿入侵或内湿偏盛，湿困脾胃，上泛于口。

【治法】芳香化湿，和胃健脾。

【方剂】藿朴夏苓汤（《医原》）加减。

药物：藿香10克，厚朴3～6克，法半夏10克，茯苓10克，白蔻仁3克（后下），薏苡仁10～15克，车前子10克（包），陈皮6克。

方义：藿香芳香化湿，厚朴、白蔻仁湿燥醒脾，茯苓、薏苡仁、车前子淡渗利湿，半夏、陈皮和胃。

加减：暑湿盛者，加竹叶、荷叶清暑利湿；小便不利者，加猪苓、泽泻淡渗利湿；口淡黏腻，时有甜味，加佩兰、石菖蒲芳香化湿。

【变通法】若外感湿邪，寒热头痛，身重肢楚，口淡乏味，脘痞腹胀者，可用藿香正气散（《太平惠民和剂局方》）加减，祛湿解表，燥湿和中。

2. 脾胃虚弱

【临床表现】口淡无味，不思饮食，或食而腹胀，神疲乏力，气短懒言，大便溏薄。舌质淡，苔薄白，脉虚缓。

【病因病机】久病失养或吐泻之后，脾气失于健运，胃气无以受纳。脾胃之气不和，则口淡不知五味。

【治法】健脾和胃。

【方剂】香砂六君子汤（《时方歌括》）加减。

药物：木香3克，砂仁3克（后下），党参10克，白术10克，茯苓10克，甘草3克，陈皮6克，法半夏10克。

方义：党参、白术、茯苓、甘草健脾益气，木香、砂仁理气醒脾，半夏、陈皮和胃调中。

加减：大便溏薄者，加薏苡仁、扁豆健脾利湿；口淡而有黏腻感，加藿香、佩兰芳香化湿。

【变通法】可用六神煎（《慎斋医书》）加减，即四君子汤加山药、扁豆，若再加入砂仁、白蔻仁醒脾开胃更好。

（三）预防护理

勤漱口，保持口腔清洁。少吃肥厚、甘腻、煎炸、海鲜、辛辣、烟酒之物，饮食多样化，多吃蔬菜水果。保持精神愉悦，劳逸结合。

（四）评述

在治疗上，脾虚用六君子汤、六神煎，湿困用藿朴夏苓汤等。又，口淡可伴黏腻感，常由湿、痰为患，可参“口腻”内容。

二、口腻

口腻又称口黏，是指口舌黏腻、滞涩不爽的感觉。口腻的症状，多伴食不知味、舌苔腻的表现。由湿邪中阻或痰湿蕴结而致。

（一）辨证要点

湿浊中阻者，口舌黏腻，或兼口甜、口淡，纳谷不香或不思饮食；痰热内扰者，口舌黏腻，或兼口苦、口干，痰黄不易咯出。

（二）证治方药

1. 湿浊中阻

【临床表现】口舌黏腻，或兼口甜、口淡，纳谷不香或不思饮食，脘痞腹胀，身重酸楚，大便溏薄，小便少。舌苔白腻、黄腻，脉濡或濡数。

【病因病机】湿性黏滞重浊，困阻中焦脾胃，致脾不运化，胃失和降。

【治法】燥湿健脾，和胃调中。

【方剂】平胃散（《太平惠民和剂局方》）加味。

药物：苍术10克，厚朴6～10克，陈皮6～10克，甘草5克，砂仁3克（后下），白蔻仁3克（后下）。

方义：苍术、厚朴苦温燥湿，砂仁、白蔻仁醒脾理气，陈皮、甘草和胃调中。

加减：小便少者加茯苓、车前子利小便；兼口甜者加藿香、佩兰化湿浊。

【变通法】舌淡、苔白，脘腹冷痛属寒湿者，上方加理中汤（《伤寒论》）。舌红、苔黄腻，口渴、口臭，小便黄属湿热者，用甘露消毒丹（《温热经纬》），方见“口苦”。

2. 痰热内扰

【临床表现】口舌黏腻，或兼口苦、口干，心烦胸闷，多疑善虑，失眠多梦，困倦乏力，痰黄不易咯出。舌红苔黄腻，脉滑数。

【病因病机】痰热内扰，胆胃不和，痰湿中阻而口腻，胆热内扰而口苦。

【治法】清化痰热，泄胆和胃。

【方剂】黄连温胆汤（《六因条辨》）加减。

药物：黄连3～6克，黄芩10克，竹茹10克，枳壳6克，法半夏10克，陈皮6克，茯苓15克，甘草3克，生姜3～6克，大枣10枚。

方义：半夏、陈皮和胃化痰，竹茹、黄芩泄胆清热，枳壳理气，黄连清心，茯苓安神，甘草、生姜、大枣调中。

加减：多梦失眠者，加酸枣仁、五味子安神。

【变通法】若不见热证表现，上方去黄连、黄芩，仅用温胆汤（《备急千金要方》）即可。

（三）医家经验

张志远用石菖蒲、佩兰化腻苔　正常舌苔是胃气充盛水液上潮，浅薄微白，不腻不燥，似有若无。厚腻的舌苔，尤其是消化系统疾患，拭之虽去，仍可再生，若兼有痰湿之邪者，则很难拂掉。在辨证基础上加入佩兰、石菖蒲，祛浊以净厚腻，恢复味觉、增进食欲，收效颇佳。佩兰疏肝郁、除陈气。《内经》谓其可去口中甜腻之味，对呕恶、时时嗳腐者用之，比藿香之味醇正，善于宣散蕴结。菖蒲有三种，都能辟浊驱秽、和中行滞，治湿邪中阻的口黏胸闷效果显著。佩兰、石菖蒲二药，辛苦配伍，可助胃运、温健脾阳，活泼气机，通过调畅内在阻通，获得化浊的效果，解除胸闷，促进食欲，恢复健康。单独使用佩兰或石菖蒲，尽管对净化舌苔有一定效果，但不理想。二味配伍，佩兰9～18克、石菖蒲6～12克，则收效甚好。一般3～6剂，多者9剂，湿浊之邪即化，气机便可展舒，厚腻的舌苔均逐渐消除。若退去缓慢，再加入苍术、厚朴、白蔻仁各6～10克辛开苦降。（《张志远医学经验集》）

（四）预防护理

同“口淡”。

（五）评述

口腻以湿、痰所致，而兼寒、热，治从脾胃中焦，苦温燥湿如半夏、陈皮、苍术、厚朴等，再配入辛香芳化醒脾之品。一般而言，口腻、口淡常是脾胃病的常见表现，通过对原发疾病的治疗，口中异味感自可缓解。因口腻与舌苔腻互通，故医家经验引张志远治腻苔的经验药对。

三、口苦

口苦又称舌苦，是自觉口舌发苦的症状。苦为胆之味，口苦作为主症，以肝、胆经气热盛，逆而上溢于口，致口味异常为病机。《素问·奇病论》："有病口苦……病名曰胆瘅。""此人者数谋虑不决，故胆虚气上溢，而口为之苦。"《素问·痿论》："肝气热则胆泄，口苦，筋膜干。"又，肝胆与脾胃功能协调，至为关切。肝气随脾气健而升，胆液随胃气和而降。口为脾之外窍，舌为心之外窍。故口苦与心、脾、肝、胆、胃功能失调，有一定关系。

（一）辨证要点

热扰少阳者，口苦咽干目眩，胸胁苦满，心烦喜呕；肝胆郁热者，口苦咽干，渴喜冷饮，胁痛胸闷，头痛头晕；胆虚气怯者，口苦口腻，神情抑郁，惊恐不安；心火上炎者，口苦口干，舌痛口疮，烦热失眠；肝郁肾虚者，口苦而涩，头晕目眩，腰膝酸软，烘热汗出。

（二）证治方药

1. 热扰少阳

【临床表现】口苦，咽干，目眩，或伴胸胁苦满，或伴脘痞纳呆，或伴心烦喜呕，默默不欲饮食。舌苔薄白或黄白相间，脉弦。

【病因病机】热扰少阳，胆液外泄，胃气上逆而溢于口，引起口苦。《伤寒论》以口苦、咽干、目眩为少阳经证，并指出"有柴胡证，但见一症便是，不必悉具"。可作为分析要点。

【治法】和解少阳，和胃泄胆。

【方剂】小柴胡汤（《伤寒论》）加减。

药物：柴胡10克，法半夏10～15克，黄芩10～15克，党参10克，甘草5克，生姜5克，大枣5～10枚。

方义：柴胡、黄芩和解少阳，疏肝泄胆，半夏、生姜和胃止呕，党参益气健脾，姜、枣、甘草和胃调中。

加减：心烦而不呕者，去半夏、党参，加炒山栀清热；胁下痞硬，去大枣，加牡蛎软坚；口渴加天花粉生津。脘痞、纳呆、呕恶，加陈皮、茯苓、竹茹和胃。

【变通法】夹痰热者，见呕吐酸苦水，干呕、呃逆，胸胁苦满，脉滑数，苔白腻者，用蒿芩清胆汤（《重订通俗伤寒论》），或用温胆汤（《备急千金要方》）加柴胡、黄芩。亦可用清胆竹茹汤（《症因脉治》），药如柴胡、黄芩、半夏、竹茹、甘草等。

2. 肝胆郁热

【临床表现】口苦咽干，渴喜冷饮，心烦易怒，胁痛胸闷，头痛头晕，目眩目赤，小便黄，大便干。舌边尖红，舌苔黄，脉弦数。

【病因病机】肝郁化火生热，迫胆液外泄，上溢于口。

【治法】疏肝解郁，清热泄胆。

【方剂】龙胆泻肝汤（《医宗金鉴》）加减。

药物：龙胆草5克，柴胡10克，黄芩10克，山栀10克，当归10克，生地10克，车前子10克（包），木通5~10克，泽泻10克。

方义：龙胆草、山栀清热泻火，柴胡、黄芩疏肝泄胆，当归、生地和血养肝，车前子、木通、泽泻利小便，使热从下而泄。

加减：口干喜冷饮者，加天花粉、麦冬生津止渴；口舌碎痛者，去龙胆草，加黄连、甘草、竹叶，以合导赤散（《小儿药证直诀》）清心泻火。

【变通法】口渴，舌红无苔，胃阴不足者，加用清化饮（《景岳全书》），药如生地、麦冬、石斛、白芍、牡丹皮、黄芩、茯苓等，养胃阴，清胃热。若再酌加上方数味，更加妥帖。

3. 胆虚气怯

【临床表现】口苦口腻，神情抑郁，惊恐不安，如人将捕之，胸闷善叹息，多疑虑。舌淡红，苔薄白或薄黄，脉沉弦或沉细。

【病因病机】肝主谋虑，胆主决断。胆虚不和，忧郁惊恐；肝气不疏，胸闷叹息，疑虑丛生。胆气不和，胆液上泄，外溢于口而致口苦等症。

【治法】清胆和胃。

【方剂】温胆汤（《备急千金要方》）加减。

药物：黄芩10~15克，法半夏10克，陈皮5~10克，竹茹10~15克，枳壳5克，生姜5克，茯苓15克，甘草5克。

方义：半夏、陈皮、茯苓、甘草和胃，黄芩、竹茹清胆，枳壳理气，生姜温散。

加减：惊恐不安者，加龙骨、牡蛎重镇平惊。胸闷叹息，多疑虑，加炙远志、石菖蒲、合欢皮、郁金；失眠心悸者，加酸枣仁、麦冬、五味子，均为安神之品。

【变通法】心胆两虚者，用十味温胆汤（经验方）；心胆痰热者，用黄连温胆汤（《六因条辨》）加黄芩。

4. 肝郁肾虚

【临床表现】口苦而涩，头晕目眩，胸胁不舒，腰膝酸软，心烦失眠，烘热汗出。舌红少苔，脉弦细或细数。

【病因病机】肝气郁结，久而化热，肾阴虚亏，阴虚火旺。

【治法】疏肝养血，滋肾养阴。

【方剂】滋水清肝饮（《医宗己任编》）加减。

药物：柴胡5~10克，当归10克，白芍10克，生地10~15克，茯神15克，山茱萸10克，山药15克，牡丹皮5~10克，泽泻10~15克，甘草5克，薄荷3克（后下）。

方义：柴胡、白芍疏肝，生地、当归和血，茯神安神，山茱萸、山药滋肾，泽泻利水渗湿，薄荷芳化解郁，甘草和中。

加减：烘热汗出，加知母、黄柏、龟甲清降相火；头晕目眩者，加墨旱莲、女贞子补益肝肾。

【变通法】肾阴虚用六味地黄丸（《小儿药证直诀》）或知柏地黄丸（《医宗金鉴》）滋阴补肾；肾阳虚用金匮肾气丸（《金匮要略》）加减。

5. 心火上炎

【临床表现】口苦口干，舌痛，口疮，心胸烦热，失眠不得卧，小便短。舌尖红起刺，或舌裂，苔剥或无苔，脉细数。

【病因病机】烦劳伤心，心火上炎，挟肝胆之气上逆，外溢于口而为口苦。

【治法】清心降火。

【方剂】黄连阿胶鸡子黄汤（《伤寒论》）加减。

药物：黄连5克，黄芩10克，白芍10克，阿胶10克（另烊冲），麦冬10克，莲子心3~5克，竹叶10克。

方义：黄连、黄芩清心泻热，白芍、麦冬、阿胶养阴血，莲子心、竹叶清心除烦利小便。

加减：舌痛、口疮者，加生地、蒲黄凉血；小便短少者，加木通、甘草、生地泻热。

【变通法】导赤散（《小儿药证直诀》）加黄连、黄芩。若妇女口苦、心烦四肢苦热，与经产有关者，可用三物黄芩汤（《备急千金要方》），即黄芩、苦参、生地清心泻火。

（三）预防护理

同“口淡”。

（四）评述

口苦之症，总因胆液上溢、胃气上逆所致，在治疗上始终以泄胆和胃为大法。泄胆热者，如黄芩、竹茹；和胃气者，如半夏、陈皮等。

口苦之症，与足少阳胆经气上逆相关。《灵枢·邪气脏腑病形》：“胆病者善太息，口苦……在足少阳之本末，亦视其脉之陷下者灸之，其寒热者取阳陵泉。”针、灸阳陵泉，对口苦之症有特效。根据今人周楣声先生临床，无论灸治少阳经或他经穴位，感传均进入右上腹，且多与胆囊区（点）位置相当，从而认为口苦属少阳胆之症，信而有征（《灸绳》）。

《景岳全书·口舌》：“口苦者未必悉由心火……盖凡以思虑劳倦，色欲过度者，多有口苦、舌燥，饮食无味之证。此其咎不在心脾，则在肝肾，心脾虚则肝胆邪溢而为苦，肝肾虚则真阴不足而为燥。”说明口苦除与肝胆热盛、心火上炎相关者，也有因肝肾不足引起者。也有临床在应用常规治疗无效时，以活血化瘀如血府逐瘀汤治口苦有效者。

四、口甘

口甘又称口甜、舌甘，是指口舌有甜味感觉的临床症状。《素问·奇病论》云：“有病口甘者……此土气之溢也，名曰脾瘅。”说明口甘之症，为脾胃不和所致。

（一）辨证要点

脾胃湿热者，肢体困重，胸脘痞闷。脾虚湿盛者，气短乏力，大便溏薄。

（二）证治方药

1. 脾胃湿热

【临床表现】口舌觉甜而黏腻，口干不欲饮，肢体困重，纳呆食少，胸脘痞闷，小便黄，大便溏或不爽。舌苔白腻或黄腻，脉濡数或滑数。

【病因病机】湿热蕴于中焦，脾胃气机失调，湿浊上泛于口，故口舌觉甜而黏腻。

【治法】清化湿热，调和脾胃。

【方剂】甘露消毒丹（《温热经纬》）加减。

药物：藿香10克，佩兰10克，白蔻仁3~5克（后下、打），石菖蒲10克，连翘10克，黄芩10克，六一散（包）10克。

方义：藿香、佩兰、石菖蒲芳香化湿，连翘、黄芩清热，白蔻仁苦温燥湿，六一散利湿清热。

加减：小便少者加车前子、竹叶利小便，大便不爽者加杏仁、薏苡仁化湿浊。

【变通法】若热甚于湿，口甜、口渴、口臭，甚而兼见口疮，消谷善饥，便干尿少者，为脾胃积热所致。可用泻黄散（《小儿药证直诀》）合清胃散（《小儿药证直诀》）加减，药如藿香、防风、石膏、山栀、黄连、牡丹皮、升麻、生地、当归等，以清脾胃湿热为主。

2. 脾虚湿盛

【临床表现】口舌觉甜，口干不欲饮或喜热饮，气短乏力，食欲减退，食后腹胀，大便溏薄。舌淡苔薄腻，脉虚细。

【病因病机】脾气不足，升降失司，水湿停滞，气化不利，湿浊上泛于口，故口舌觉甜。

【治法】健脾益气化湿。

【方剂】七味白术散（《小儿药证直诀》）加减。

药物：党参10~15克，白术10克，茯苓10~15克，藿香10克，葛根10克，木香3~5克，甘草5克。

方义：党参、白术、茯苓、甘草健脾益气，藿香化湿，葛根升阳，木香理气。

加减：大便溏薄者，加山药、扁豆、薏苡仁健脾；口甜兼口淡、口腻者，加佩兰、白蔻仁化湿。

【变通法】中气不足，气虚下陷，湿浊上泛者，用补中益气汤（《脾胃论》）去柴胡、升麻，加葛根、佩兰、藿香，补中益气，升清降浊，为《张氏医通》法。

（三）医家经验

林宗广治慢性肝病合并味觉功能减退 慢性肝病常有味觉功能减退，且合并异味感。味觉减退伴口苦，为肝胆湿热所致，可用小柴胡汤合龙胆泻肝汤加减，清化湿热。味觉减退伴随口甜，脾胃壅热者，用清胃散合黄芩、山栀等，清脾泻热；脾胃阴亏者，用益胃汤，养胃和中。味觉减退伴口淡，为脾胃虚损所致，可用香砂六君子汤加减，健脾益气。味觉减退伴口黏，为寒湿困脾，可用胃苓汤加减。（中医杂志，1997，1：55）

（四）预防护理

同“口淡”。

（五）评述

口甘除上述两种证候表现之外，尚有胃阴不足和痰火上逆之证。胃阴不足者，可见口甜、口干、神倦、乏力、便秘、舌红，用益胃汤、沙参麦冬汤均可。痰火上逆者，见口甜、嘈杂、大便黏冻不爽，便时腹痛，苔黄，脉弦滑，用礞石滚痰丸，每次2～3克，日2～3次吞服。大便黏冻不爽改善后可减半剂量，续服1周。口甜为脾经有湿、热，灸治阴陵泉、公孙、地机、商丘等足太阴经穴，可使灸感传至左上腹脾区，口甜即减轻或消失（《灸绳》）。

五、口酸

口酸，口舌时感有酸味，甚者闻之有酸气的症状。但与吞酸不同，吞酸有酸水上泛，本症则无酸水上泛。口酸与肝、脾、胃病变有关，以实证和虚实相兼者为多。

（一）辨证要点

肝经郁火者，伴精神抑郁，心烦喜怒，胸胁胀满。脾胃不和者，伴呕苦吞酸，胃痛隐隐，食欲减退等。饮食积滞者，伴嗳酸吞腐，脘痞腹胀，厌食纳呆。

（二）证治方药

1. 肝经郁火

【临床表现】口酸，甚则酸味冲鼻，精神抑郁，心烦喜怒，胸胁胀满，小便黄。舌红，苔黄，脉弦稍数。

【病因病机】酸为肝之味。肝气久郁化火，肝经郁火逆而上溢于口，可为口酸。

【治法】清肝泻火，解郁和中。

【方剂】柴胡清肝散（《证治准绳》）加减。

药物：黄芩10克，黄连5克，生地10克，川芎3～6克，当归10克，升麻3克，柴胡5克，牡丹皮5克，山栀5克。

方义：黄连、黄芩清热泻火，生地、当归、牡丹皮凉血清肝；山栀、川芎解郁泻火，若再加香附、神曲等，即越鞠丸（《丹溪心法》）；升麻为阳明经引经药（口为阳明所属），柴胡为少阳经引药，两药均有“火郁发之”作用。

加减：酸味甚者，去当归、生地，加吴茱萸、白芍泄肝。精神抑郁者，加香附、神曲解郁。

【变通法】上症见大便秘结者，用当归龙荟丸（《黄帝素问宣明论方》）。亦可用丹栀逍遥散（《内科摘要》）加左金丸（《丹溪心法》），均为清肝火之剂。

2. 脾胃不和

【临床表现】口酸，或兼呕苦吞酸，胃痛隐隐，食欲减退，食后脘痞腹胀，大便溏薄。舌苔白，脉濡、缓、弦。

【病因病机】脾气失健，胃气不和，土虚木乘，上溢于口而味酸。

【治法】调和脾胃。

【方剂】六君子汤（《医学正传》）合左金丸（《丹溪心法》）。

药物：党参 10 克，白术 10 克，茯苓 10 ~ 15 克，法半夏 10 克，陈皮 5 克，甘草 5 克，吴茱萸 3 克，黄连 3 克。

方义：党参、白术、茯苓、甘草健脾益气，半夏、陈皮和胃调中，吴茱萸、黄连止酸泄热。

加减：脘痞纳呆者加木香、砂仁理气，脘腹隐痛者加桂枝、白芍缓急止痛，大便溏薄者加扁豆、薏苡仁健脾，呕苦吞酸者加乌贼骨止酸。

【变通法】若兼寒热杂，脘痞腹胀，口酸，舌淡苔薄黄者，可用半夏泻心汤（《伤寒论》）加减，温脾清胃。

3. 饮食积滞

【临床表现】口中发酸，嗳酸吞腐，或兼口臭，脘痞腹胀，厌食纳呆，便秘或便溏，或便下不爽，矢气臭。舌苔厚腻，脉滑。

【病因病机】饮食过量或不洁，或过食肥甘、厚腻之品，饮食积滞于中焦，影响脾胃功能而致。

【治法】消食导滞，和胃健脾。

【方剂】保和丸（《丹溪心法》）合香砂枳术丸（《景岳全书》）。

药物：神曲 10 克，山楂 10 克，莱菔子 10 克，半夏 10 克，陈皮 5 克，砂仁 3 克，白术 10 克，木香 3 ~ 5 克，枳壳 3 ~ 5 克，茯苓 10 克。

方义：神曲、山楂、莱菔子消积导滞，半夏、陈皮和胃，木香、砂仁、枳壳理气，白术、茯苓健脾。

加减：便秘者，加生大黄通便导滞。

【变通法】如寒热错杂，脘痞腹胀甚者，保和丸合枳实消痞丸（《兰室秘藏》），消食导滞，和胃健脾。后方即干姜、半夏、麦芽、茯苓、白术、半夏、厚朴、枳实、黄连、甘草。

（三）预防护理

同“口淡”。

（四）评述

口酸常兼口苦，缘酸味属肝，口苦为胆热者，肝胆互为脏腑表里相合关系之故。口酸之症属肝经气逆，且常与脾胃不和相关，有时还可见于胃病之中，如溃疡病、慢性胃炎、消化不良等。在临床上，应用左金丸常与二陈汤、四君子汤复方配制，清肝泄热，和胃健脾，每有良好效果。又，《血证论》："口酸是湿热。"《三因极一病证方论》："宿食则酸。"故口酸之症也可据证用清热利湿或消食导滞法。

六、口臭

口臭是指口气秽浊难闻，如食物发酵的异味感。在临床上，口臭多为实证，由肺、胃壅热所致。口臭可伴口酸，见于食积；或伴腥味，见于肺热。且常因热积熏蒸而发为口疮、牙宣（出血）者。

（一）辨证要点

口臭口渴，口舌生疮，牙龈肿胀，大便秘结，为胃肠热盛。口臭嗳腐吞酸，脘腹胀满，不思饮食，大便臭秽或秘结为食积。口气腥臭，咳唾脓痰，痰量多色黄为痰热蕴肺。

（二）证治方药

1. 胃肠热盛

【临床表现】口臭，口渴喜冷饮，口舌生疮、糜烂，牙龈肿胀，小便黄，大便秘结。舌红苔黄，脉数有力，兼滑、弦之象。

【病因病机】素体阳盛，偏嗜辛辣厚味，或热病过程中可见本证。肠胃积热，上熏于口所致。

【治法】清胃泻火，通下导热。

【方剂】凉膈散（《太平惠民和剂局方》）加减。

药物：连翘10克，山栀10克，杏仁10克（打），薄荷3～6克（后下），生大黄6～10克（后下），竹叶10克，玄明粉3～6克（冲），甘草6克。

方义：连翘、山栀清热，大黄、玄明粉通里，杏仁润肠宽胸，薄荷芳香辟秽，竹叶利水清热，甘草和中。

加减：体弱者去大黄、玄明粉，加全瓜蒌、麻仁润肠通便；口渴喜冷饮者，加芦根、茅根清热生津。

【变通法】症状轻者，可用泻黄散（《小儿药证直诀》），或清胃散（《兰室秘藏》），清胃泻脾。

2. 饮食积滞

【临床表现】口臭，嗳腐吞酸，似有食物发酵气味，脘腹胀满，不思饮食，大便臭秽或秘结。舌苔厚腻，脉滑。

【病因病机】饮食自倍，肠胃乃伤，宿食不去，胃失和降，积热冲上于口，而致口臭。

【治法】消食导滞，清热泻火。

【方剂】枳实导滞丸（《内外伤辨惑论》）加减。

药物：白术10克，枳实10克，神曲10克，山楂10克，黄芩10克，黄连5克，莱菔子10克，制大黄5～10克。

方义：神曲、山楂、莱菔子消食导滞，黄芩、黄连清热泻火，大黄清热通便。枳实、白术为肠胃、脘腹病症常用对药，枳实理气除满，白术燥湿健脾。

加减：脘腹胀满者，加木香、槟榔除胀理气。

【变通法】保和丸（《丹溪心法》）合三黄泻心汤（《金匮要略》）加减。

3. 痰热蕴肺

【临床表现】口气腥臭，咳唾脓痰，痰量多色黄或带脓血，胸闷胸痛，口干口苦。或兼发热。舌红，苔黄，脉滑数。

【病因病机】痰热壅肺，灼伤气血。壅积为痈，腐脓败臭上溢于口而成。可见于咳嗽、咯血、肺痈者。

【治法】清热化痰，排脓辟秽。

【方剂】千金苇茎汤（《备急千金要方》）加减。

药物：芦根30~60克，桃仁10克，薏苡仁30克，冬瓜子30克，杏仁10~15克，黄芩10~15克，鱼腥草15克。

方义：黄芩、鱼腥草清肺热，桃仁、薏苡仁、冬瓜子、杏仁化痰排脓，芦根生津润燥且有清热功效。

加减：发热加金银花、连翘、蒲公英清热解毒。

【变通法】症轻者，用泻白散（《小儿药证直诀》）加减。

（三）易简效验方

1. 茵陈30克，藿香、薄荷叶各10克，煎汤含漱。

2. 连翘6克研末，清茶送服。用于食韭蒜后口臭。

3. 白牵牛子、藿香叶、稻糠灰各30克，冰片3克。研末，瓶贮备用。每日3次，适量刷牙。连刷数日，口臭可除。

（四）预防护理

同“口淡”。

（五）评述

1. 引起口臭的原因一是口腔疾病，如龋齿、牙龈炎、口腔糜烂、口腔溃疡；二是鼻病，如慢性鼻炎、鼻窦炎；三是咽喉病，如扁桃体炎、咽喉炎；四是重症患者如糖尿病酮症酸中毒患者口中的烂苹果味、尿毒症患者口中的氨水味。在日常生活中最为多见的口臭，是由脾胃等脏腑功能失调所引起的。

2. 口臭以实证为多，由脾胃蕴热所致。肠胃热盛用凉膈散、泻黄散等清胃通肠；痰热蕴肺用千金苇茎汤、泻白散清肺化痰；饮食停滞亦可引起口臭，则宜枳实导滞丸、保和丸等。间亦有例外者，如《寿世保元》：“一男子口臭，牙龈赤烂，腿膝酸软，或用黄柏等药益甚，时或口咸，此肾经虚热，以六味丸悉愈。”录存备考。在临床上，口臭可有脾热、胃热、肝胆热、肺热、脾虚、湿困、食滞、气郁、血瘀等所致者，应予认真识别。

3. 《景岳全书》：“口臭虽由胃火，而亦有非火之异……若无火脉火证而臭如馊腐，或如酸胖，及胃口吞酸，饮食嗳滞等证，亦犹阴湿留垢之臭，自与热臭者不同，是必思虑不遂及脾弱不能化食者多有之。此则一为阳证宜清胃火，一为阴证宜调补心脾。”《世医得效方》：“劳郁则口臭。”《杂病源流犀烛》：“或心劳味厚之人亦口臭，宜加减泻白散；或肺为火烁亦口臭，宜消风散。”临床当参之。

七、口疮

口疮又名口疳、口疡、口舌生疮等，指口舌黏膜溃疡，以口唇内侧、舌缘与颊黏膜为多见，常伴局部灼热疼痛。口疮的基本皮损，呈圆形或椭圆形，如米粒、黄豆大小，边界清晰整齐，溃疡表面覆有黄白薄膜，周围红晕。若口舌溃疡糜烂，则称口糜，于后另列专症介绍。

心气通于舌，脾气通于口。故口疮多由心火上炎、脾胃积热所致。若经久不已，反复发作，也可呈现阴虚火旺、脾胃虚弱之证，间有下虚上盛、虚火上浮者。口疮有常证，有变证，当结合病程、全身情况、局部病灶及既往服药史，分别虚实寒热。

（一）辨证要点

辨虚实：实证大多属热，起病急，病程短；局部皮损表面有黄白分泌物，基底红赤，疮周红肿，剧烈疼痛，渗出多而黄浊；可伴口臭，大便干结、心烦等。

虚证大多属脾虚、肾虚，起病慢，反复发作；局部表面少量灰白色分泌物，基底淡红、淡白，疮周红肿不明显，疼痛日轻夜重，渗出少而皮损浅、色淡，无口臭，可伴阴虚火旺、脾胃虚弱等证。

（二）证治方药

1. 心火上炎

【临床表现】口疮以舌尖、舌缘溃疡为主，大小不等，甚而融合成片，局部红肿、灼热、疼痛，口苦，口渴，心烦，小便短而色黄，大便秘结。舌红、尖有红刺，舌苔黄，脉数。

【病因病机】舌为心之外窍。心火上炎，上熏于舌，发为口疮。

【治法】清心泻火，消肿止痛。

【方剂】泻心汤（《金匮要略》）合导赤散（《小儿药证直诀》）加减。

药物：制大黄 3～6 克，黄连 3～10 克，黄芩 10 克，生地 10～15 克，竹叶 10 克，木通 10 克，甘草 6～10 克。

方义：黄连、黄芩清热泻火，生地养阴清热，竹叶、通草、甘草引心火从小便而泻，大黄清泻内热自大便而下。

加减：若大便秘结不通，去制大黄，可用生大黄通下泄热；见心烦、口渴甚者，加莲子心、麦冬清心除烦。

【变通法】如舌红、心烦、手足心热，心火上炎、阴血有热者，可用清胃散（《兰室秘藏》），即生地、当归、牡丹皮、升麻、甘草。妇女经前口舌生疮，心经火热久而入于血分，是口舌溃疡的常见情况，可用四物汤（《太平惠民和剂局方》）合黄连解毒汤（《外台秘要》)，养血清热，后世称为温清饮。

2. 脾胃积热

【临床表现】口舌溃疡，多发于唇、颊、上腭、牙龈等处，可溃烂成片，红肿热痛。口苦，口渴，口臭，嘈杂易饥，或流涎，小儿或有弄舌、啮齿，大便秘结。舌红苔黄，脉数。

【病因病机】脾开窍于口。脾胃积热，循经上行，熏灼口腔而致。

【治法】清胃火，泻脾热。

【方剂】

(1) 清胃火，用三黄石膏汤(《伤寒六书》)加减。

药物：大黄5~10克，黄连10克，黄芩10~15克，生石膏15~30克(先煎)，知母10~15克，甘草10克。

方义：黄连、黄芩清心肺火，石膏、知母清阳明热，大黄泻热通便，甘草解毒、和中。

(2) 清脾热，用泻黄散(《小儿药证直诀》)加减。

药物：藿香10克，防风10克，生石膏15~30克(先煎)，山栀10克，生甘草10克。

方义：石膏、山栀泻脾胃积热，藿香、防风疏散郁热，寓火郁发之义。甘草解毒、和中。

加减：若局部红肿疼痛甚者，加金银花、连翘、蒲公英、紫花地丁清热解毒；局部溃烂成片者，加生蒲黄、石菖蒲通窍敛疮；若苔腻，腹胀纳呆者，加厚朴、白蔻仁、薏苡仁理气化湿。

【变通法】脾胃积热，口唇红，舌红，手足心热，或见于经前口疮，属血热者，合清胃散(《兰室秘藏》)或温清饮。若见脾胃湿热蕴结，口疮、口臭，渴不欲饮，胸闷脘痞，纳呆腹胀，舌苔腻或白或黄者，可用甘露消毒丹(《温热经纬》)。大便秘结，口舌生疮，苔黄厚者，用凉膈散(《太平惠民和剂局方》)。症重见口腔溃疡红肿甚，见发热者，可用加减普济消毒饮(《温病条辨》)清热解毒，方用金银花、连翘、玄参、板蓝根、马勃、牛蒡子、僵蚕、荆芥穗、薄荷、桔梗、甘草。

3. 阴虚火旺

【临床表现】口舌溃疡，日久迁延，反复发作，散发量少，疼痛轻微或日轻夜重，疮周红肿稍窄。手足心热，心烦失眠，口干舌燥，腰酸腿软。舌红无苔或剥苔，脉细数。

【病因病机】肾阴不足，心火偏旺，阴虚津亏无以滋养口舌，火热上熏发为口疮。

【治法】滋肾养阴，清心降火。

【方剂】知柏地黄丸(《医宗金鉴》)加减。

药物：知母10克，黄柏5~10克，生地黄10~15克，山茱萸10克，山药10~15克，牡丹皮10克，茯苓15克，泽泻10~15克，麦冬10~15克，黄连3~5克，牛膝10~15克。

方义：知母、黄柏、黄连、牡丹皮清热泻火凉血，生地黄、麦冬养阴清热，山药、山茱萸滋肾，茯苓、泽泻健脾利湿，牛膝引热下行。

加减：口舌干燥、大便秘结者加玄参，即合增液汤（《温病条辨》），以养阴生津、润肠通便。舌尖红点（刺），心烦，尿黄者，加竹叶、木通、生甘草，即合导赤散（《小儿药证直诀》），以增清心降火，利水泄热之力。口疮久不愈合者，加五倍子、生蒲黄，敛疮生肌。

【变通法】亦可用大补阴丸（《丹溪心法》）加味。若阴虚、湿热并存，则用《太平惠民和剂局方》甘露饮，药用生地、熟地、天冬、麦冬、石斛、黄芩、茵陈、炒枳壳、枇杷叶、炙甘草，以养阴、清热、化湿，可加升麻、荷叶、五倍子、豆豉，重者加干蟾皮。

4. 脾胃虚弱

【临床表现】口舌溃疡日久迁延，反复发作，时轻时重，局部色白、痛日轻夜重，疮周围肿而不红，表面灰白，服凉药无效。食欲不振，腹胀脘痞，神疲乏力，气短懒言，四肢不温。舌淡红，苔薄白或微腻，脉虚、缓、濡。

【病因病机】久病脾虚，清阳不升，阴火上乘，熏灼于口而为疮疡。

【治法】健脾益气，佐清热泻火。

【方剂】

（1）轻则用七味白术散（《小儿药证直诀》）合葛根芩连汤（《伤寒论》）加减。

药物：党参 10 ~ 15 克，茯苓 15 ~ 20 克，白术 10 ~ 15 克，生甘草 5 ~ 10 克，木香 3 克，藿香 10 克，葛根 10 克，黄连 3 ~ 5 克，黄芩 10 克。

方义：党参、白术、茯苓、甘草健脾益气，木香理气，藿香、葛根升阳疏风，黄连、黄芩清热泻火。

（2）重则用连理汤（《症因脉治》）加减。

药物：黄连 5 克，干姜 5 克，党参 10 ~ 15 克，白术 10 ~ 15 克，甘草 5 ~ 10 克，茯苓 15 克。

方义：党参、白术、茯苓、甘草健脾益气，干姜温中散寒，黄连清热泻火。

加减：上述两方，若四肢不温、腹部冷痛者，加肉桂或附子温中；舌苔白腻，纳谷不香者，加佩兰、厚朴花、神曲开胃；大便溏薄者，加薏苡仁、扁豆、车前子化湿。

【变通法】可用升阳益胃汤（《脾胃论》）加减。药用黄芪、党参、白术、茯苓、泽泻、陈皮、羌活、防风、柴胡、独活、黄连、白芍、半夏，是补中益气汤的变方，健脾益气、祛风利湿，佐以清热。对口疮反复不愈，见慢性腹泻，有脾虚下陷表现者尤宜。若慢性口疮，口干咽燥，饥不欲食，便干，舌尖红，脉细数，呈胃阴不足者，可用益胃汤（《温病条辨》）加减，药用生地、玉竹、沙参、石斛，再加扁豆、山药、薏苡仁、黄连、竹叶等。脾胃虚弱（包括中气下陷、脾阳不足、胃阴虚弱等），待症情稳定后，须续服有效方药，或改用异功散、参苓白术散等，以资巩固，避免复发。

5. 下虚上盛

【临床表现】口舌溃疡，日久不愈，服凉药无效，溃疡而呈灰白色、大而深。腰膝酸软，四肢不温，腹部冷痛，大便溏薄或泄泻，面色苍白。舌淡胖，苔白润，脉沉弱。

【病因病机】下元虚亏，肾阳不足，阴不敛阳，虚火上浮。

【治法】温补下元，镇摄虚火。

【方剂】肾气丸（《金匮要略》）加减。

药物：淡附子 3 ~ 5 克，肉桂 3 克，熟地 10 ~ 15 克，山茱萸 10 ~ 15 克，山药 15 克，茯苓 15 克，牛膝 15 克，五味子 5 ~ 10 克，黄连 3 ~ 5 克。

方义：附子、肉桂温阳散寒，熟地、山茱萸、山药滋阴补虚，茯苓、牛膝引火下行，五味子安神收敛。黄连佐肉桂为交泰丸，有交通心肾作用，温阳、清热同用。

加减：有烘热汗出者去附子，加白芍、龙骨、牡蛎、白薇，镇上焦虚火。五更泄泻者，加干姜、吴茱萸、煨肉豆蔻；腰脊冷者，加鹿角霜、党参，均温补脾肾。口疮色白溃破不敛者，加五倍子、蒲黄、白及敛疮生肌。

【变通法】中老年妇女，兼见冲任失调者，可用二仙汤（经验方），即巴戟天、淫羊藿、仙茅、当归、知母、黄柏，调冲任，温下元，泄相火。

（三）医家经验

1. 黄少华治疗慢性口腔溃疡经验 脾胃虚损，元气不足，阴火上炎，是慢性口腔溃疡发病的关键。而阴火侵犯脾胃，脾胃升降失常，导致脾胃虚弱。而脾胃愈虚，元气愈弱，阴火愈旺，故病情缠绵不愈，反复发作。以补中益气汤为基本方加减，益气升阳，培元泻火。

（1）中气不足之阴火：患者多有慢性胃病史，症见口腔黏膜溃疡，绿豆或黄豆大小，疮色淡红、微痛，周围不红肿或微红肿，时轻时重，每遇劳倦则加重，伴少气懒言、腹胀、食者胀甚，纳少，大便稀溏，舌淡、苔薄白、边有齿痕，脉洪大沉按之虚软等。方以补中益气汤健脾补中，益气升阳。并加炮姜祛瘀生新、收敛生肌。溃烂周围发红者加栀子、牡丹皮清热凉血，溃烂周围不红者加薏苡仁、茯苓健脾渗湿。

（2）脾肾阳虚之阴火：患者多有慢性肾病或久服寒凉药物的病史，症见口腔溃疡面大而深，疮色淡红或不红，表面多覆盖灰色黏膜，痛不显，日久不愈，伴有腹胀、进冷食则腹隐痛、纳少、倦怠乏力，腰膝酸软、小便清长、夜尿频，时有腹泻等，舌质淡、苔白，脉沉细或浮大无力。治宜温补脾肾，引火归原。用补中益气汤加炮姜、熟附子、肉桂。腹泻重加用石榴皮、长命菜；夜尿频加益智仁、桑螵蛸。此型以舌质淡，脉沉细或浮大无力为辨证要点，若见舌体横裂、少津灼痛、苔黄或黄腻乃假热之象，切不可用甘寒清热、凉血滋阴药，可少佐黄连（细辛水炒），配伍肉桂，交通心肾，并合淡竹叶轻清心胃之热。

（3）脾肾阴虚之阴火：患者多有慢性肾病或糖尿病的病史，症见口腔溃疡面小而深、多发、红或淡红色、进食灼痛，多在失眠、思虑过充后复发或加重，伴消瘦、纳少、失眠、腰膝酸软、小便黄、大便秘结，舌质红、少苔，脉沉细。治宜补益脾肾，清心降火。用补中益气汤加杜仲、枸杞子、山茱萸、淡竹叶、黄连（细辛水炒）。腰痛甚加独活、桑寄生；大便秘结加柏子仁、火麻仁；失眠加用合欢皮、夜交藤。

（4）肝脾相关之阴火：患者多有慢性胃或肝病病史，症见口腔黏膜多发溃疡，疮面小，色红，进食灼痛，表面多覆盖黄白色黏膜，伴胸闷气短，倦怠乏力，心悸少寐，胁痛，口干口苦，纳差，大便干结不调，舌红、苔微黄，脉弦或沉细。用补中益气汤加薏苡仁、炮姜补脾益气升阳，又仿逍遥散意加白芍、茯苓、郁金、合欢皮，疏肝养血和阴。

（5）心脾两虚之阴火：症见口腔黏膜多发溃疡，大小不等、疮面淡红，表面多覆盖黄白色分泌物，进食灼热刺痛，思虑劳累或进食肥甘厚味加重。患者多有神疲乏力，少气懒言，胸闷气短，心悸失眠，纳少便溏，舌质淡、边有溃疡或齿痕，苔薄，脉沉细。用补中益气汤加炮姜健脾益气，酸枣仁、柏子仁、朱砂拌茯神、合欢皮、淡竹叶、生地黄滋养心阴。除口腔溃疡外，还发于眼睑、阴部者乃热毒内蕴，加用薏苡仁、半枝莲清热解毒。（中医杂志，2009，5：404）

2. 戴作善用温润清滋治虚火口疮　以温肾健脾为主，略参清滋之品，治疗虚火上炎之唇舌破烂是戴氏喉科的一大特色。唇舌破烂即口疮之属，此证可分实火、虚火两大类。若实火为患，清之泻之可矣；若虚火为祟，施治颇费周章。先生认为，唇舌破烂因于虚火者，是口腔病中最易复发和疼痛殊烈之症。病起劳倦内伤者，唇舌破烂似无皮之状，以下唇破烂为多见，严重者可犯及上嘴唇。由于唇破干痛，患者常用舌舔以温润之，每见舌光红而无苔，烂斑散发，甚则弥漫满舌。苔烂斑呈龟纹状，称之为龟纹舌，以老年失眠患者为多见。亦有唇舌呈淡红色，有麦粒大、黄豆大的溃疡，边缘红润，散见于唇内侧、舌、牙龈、腮颊黏膜等处，这一类型最易复发。妇人产后亦有罹患者，观其上下嘴唇色红，溃烂轻微，但舌色鲜红，无苔无皮，舌面肌肉暴露，呈朱砂点状，以舌尖部尤为明显，甚则腮颊黏膜亦鲜红溃烂。儿童患者可见于麻疹后期，其见证唇舌溃烂，烂斑散见，呈圆形或椭圆形，中部凹陷，上有茸茸腐物，烂斑亦可出现于软腭、咽关、两颊、牙龈、悬雍垂等处。上述患者的痛觉反应状如火灼，晨轻暮重，常伴见自觉发热、心悸、头晕、失眠和消化不良。白天口内渗淌清涎，夜间口干舌燥不思饮水。产妇证重者，可见筋惕肉瞤、怔忡、恍惚不宁等。麻疹后期并发者，常伴见发热、咳嗽、音哑、烦躁不安、拒食等。审证求因当责之脾胃虚弱、功能失调。无论是劳倦内伤，或妇女产后、麻疹后期，均可消耗阴液，使肾脏真阴受损，继而阴伤及阳，前人所谓伤及水中之火是也。而此证常见之消化不良、大便不实、口渗清涎，乃脾阳不足之征。中焦早失其枢转之职，阴升不及阳亦不能潜藏，反成虚火上炎之局。舌为心之苗，脾开窍于口，其荣在唇，虚火熏灼，久之则生溃烂。

可用家传肉桂草果仁汤：肉桂 15 克，煨草果仁、南北沙参、甘草各 5 克，天冬、柏子仁、茯苓、枸杞子、巴戟天、合欢花、陈侧柏叶、熟地各 10 克。肉桂在 3 ~ 18 克之间，一般用 15 克，这是获效关键。他有一验方，取肉桂作细粉每用 10 ~ 15 克，入小麦面粉内和匀，置锅内作薄饼状，供服用，竟取补土伏火、止痛生肌之效。口疮色泽鲜淡大抵可据，但痛势轻重尚不足为凭。盖虚火口疮一样痛势剧烈，惟晨轻暮重可视为辨证眼目。虚火能耐温补，故景岳云："大抵实能受寒，虚能受热。"（中医杂志，2007，11：1053）

（四）易简效验方

1. 导阳归肾汤：生蒲黄（包煎）9 克，大生地 9 克，败龟甲 9 克，川石斛 9 克，大麦冬9克，黑玄参9克，炒黄柏3克，肉桂粉（冲）0.6克，川黄连0.9克，生甘草3克。治疗由虚阳上越所致之口舌糜痛。以口舌糜烂碎痛，口干而不欲饮，面部升火，而下肢怕冷，心烦，少寐，脉细少力，或用它法无效者为应用标准。（邹云翔经验方）

2. 茅根、芦根各30克，每日1剂，水煎服。适于心火上炎、阴虚火旺者。

3. 生大黄10克，细辛3～5克，每日1剂，水煎服。适于脾胃积热者。

4. 牛黄解毒丸，每次1粒，日2次，吞服。适于热证、实证，见便秘尿黄者。

5. 西瓜霜含片，每次3～4片，日2次，含化。

6. 金银花、菊花各30克，每日1剂，水煎服。适于实证、热证。

7. 蚕沙60克，每日1剂，水煎代茶。

（五）外治法

1. 药敷法

（1）处方：锡类散、冰硼散、黛蛤散、西瓜霜，任选一种。

用法：外搽溃疡局部，适用于溃疡不敛。

（2）处方：珠黄散、冰麝散，任选一种。

用法：外搽局部，适用于口疮红肿疼痛。

（3）处方：云南白药。

用法：外搽局部。适用于久而不敛者。

（4）处方：黄柏散（黄柏、儿茶、枯矾等份研末）。

用法：漱口后外搽局部。适用于热证。

（5）处方：换金散（干姜、黄连等份研末）。

用法：漱口后外搽局部。适用于脾胃有热或虚实夹杂。

（6）处方：赴宴散（五倍子30克，黄柏、滑石各15克，研末）。

用法：漱口后外搽局部。

2. 含漱法

（1）处方：金银花、菊花各15～30克。

用法：水煎含漱。适用于实热证。

（2）肉桂5～10克。

用法：泡水含漱，适用于虚寒证。

（六）预防护理

勤漱口，保持口腔清洁可减轻本症程度，减少发作次数。口疮发作期用盐开水漱口。少吃肥厚、甘腻、煎炸、海鲜、辛辣、烟酒之物，饮食多样化，多吃蔬菜水果。保持精神愉悦，劳逸结合，对慢性口疮减少复发尤其重要。妇女有经行期口疮或绝经前后口疮发生时，应注重调经血，和冲任，治病求本。

（七）评述

1. 复发性口腔溃疡　口疮相当于复发性口腔溃疡、口疮性口炎及腺周口疮等。复发性口腔溃疡多继发于慢性胃病、肝病、肾病、糖尿病、白塞综合征等疾病，一般溃疡病灶基底多为淡白色或淡红色，疮面盖以黄色被膜，少数有灼痛感，进食有刺激性疼痛。范围一般为米粒至黄豆大小，大面积的溃疡少见；多因过食肥甘厚味、劳累过度、精致不舒而诱发，且反复发作，难以治愈。

2. 根据寒热虚实处治　实证用清心泻火、清胃泻脾，同时要注重清热解毒、凉血和血法的配合。虚证用益气健脾、补肾养阴、温补下元诸法，对久治不愈者，必须注重脾胃功能的调理。若能坚持治疗，可取得效果。若虚实兼夹者，大多用补泻兼施法，而又有主次侧重。

3. 尚需分别气分血分　如清胃散用生地、牡丹皮、赤芍、当归偏重凉血，泻黄散用藿香、防风、石膏又偏重于疏风散热者。口疮局部有水肿为主者，宜以利湿、燥湿、祛湿法；局部红肿灼热为主者，宜以清热、泻火、凉血、解毒法等。如疮面久而不敛，又当注重补气、养血、敛疮、生肌，对局部瘀结增厚者尚需用理气活血、化瘀散结。

4. 口疮以心、脾两经病为主　心火上炎，宜辅以竹叶、木通、车前子、甘草利水泄热，使心火从小便而去；脾胃热盛，则宜辅以大黄、芒硝、枳实、厚朴等通里攻下，使脾热自大便而下。当然，药味轻重尚需在证情相契时斟酌使用。

5. 尤须重视内外治疗的结合　内治汤药、丸散，治其本而撤其原，调节体内环境，增强免疫功能。外治含漱、掺搽法，祛腐生肌、敛疮拔毒，又直接作用于病灶，虽为治标、对症之法，但决不能忽视。

八、口糜

口糜，是指口腔黏膜（包括舌）糜烂，或泛见白色糜点，形如苔藓，或满口赤烂如米粥。《素问·气厥论》：“膀胱移热于小肠，隔肠不便，上为口糜。”说明口糜由火热上熏而致。《诸病源候论·鹅口》：“小儿初生，口里白屑起，乃至舌上生疮，如鹅口里，世上谓之鹅口……心脾热气熏发于口故也。”将口腔黏膜糜烂、表面覆盖白色凝脂状物的病症，称为鹅口（又称雪口）。历代将口糜与鹅口疮并称，于此一并介绍。

口糜与鹅口疮，可由风热、火毒、湿热上攻，心脾积热所致，其证为实。也有阴虚火旺、虚阳浮越所引起的，则为虚证。口糜可见于各种感染性口炎、药物过敏性口炎、变态反应性口炎等。鹅口疮则相当于口腔白色念珠菌感染，可见于婴幼儿及体弱久病者。

（一）辨证要点

1. 辨虚实　口腔黏膜糜烂，色泽鲜红，灼热感，伴高热、烦渴，便秘尿黄，舌红苔黄，脉数为实热。口舌糜烂色红，或上覆白屑如凝乳，伴口干舌燥，心悸烦躁，头晕耳鸣，手足灼热。舌红，脉细数为虚热。

2. 口糜与口疮　口糜呈片状表浅糜烂，局部不痛或微痛，发病急，全身症状明显，多见于婴幼儿。口疮呈点状较深的溃疡，局部疼痛，发病相对较缓，可见于成人或小儿，全身症状轻微。

3. 鹅口与咽白喉 鹅口疮之白屑斑片为洁白色，多附于口腔前部黏膜，可向后延至咽喉，但白膜松浮，容易剥离；咽白喉之白膜为灰白色，多附咽喉部，亦可蔓延至舌根、上腭，但白膜致密，紧附黏膜，不易剥离。两者容易分辨。

（二）证治方药

1. 风热上攻

【临床表现】口腔黏膜出现灼热红斑，丛集小粒状水疱，继而糜烂成片，红肿热痛。起病急，伴发热、头痛、口渴、咽痛。舌质红，苔薄黄，脉浮数。

【病因病机】风热外袭，壅于肺胃，上熏于口而致。

【治法】疏风清热解毒。

【方剂】银翘散（《温病条辨》）加减。

药物：金银花15克，连翘15克，荆芥6克，薄荷6克（后下），竹叶10克，生石膏15克（先煎），滑石15克（先煎），芦根15~30克，生甘草3~6克，桔梗10克。

方义：金银花、连翘清热解毒，荆芥、薄荷疏风解表，桔梗、甘草利咽止痛，石膏清泄胃火，滑石、竹叶利小便而导热下行，芦根清胃生津。

加减：若有高热、口渴、烦躁者，石膏用至30克，加板蓝根、大青叶清热泻火。大便秘结者，加生大黄通便泄热；水疱大而多者，加木通、车前子利湿解毒。

【变通法】若见高热便秘、烦渴、苔黄，可用加减普济消毒饮（《温病条辨》），药如金银花、连翘、玄参、桔梗、板蓝根、僵蚕、马勃、牛蒡子、荆芥、薄荷、桔梗、甘草等。亦可用凉膈散（《太平惠民和剂局方》）。前者清热解毒力宏，后者通便泄热性强。

2. 火毒上熏

【临床表现】满口红肿溃烂，形如米粥，灼热，口臭。高热、烦渴，口渴引饮，烦躁不安，便秘，小便黄。舌红，苔黄干燥，脉数。

【病因病机】热毒炽盛，火盛炎上熏灼于口，致成口糜。

【治法】清热解毒，凉血泻火。

【方剂】黄连解毒汤（《外台秘要》）合犀角地黄汤（《备急千金要方》）加减。

药物：黄连6~10克，黄芩10~15克，黄柏10克，山栀10克，水牛角15克（先煎），生地15克，牡丹皮10克，赤芍10~15克。

方义：黄连、黄芩、黄柏、山栀清热泻火，水牛角、生地、赤芍、牡丹皮凉血解毒。

加减：高热、口渴、大汗、脉洪大者，加生石膏、知母，清泄阳明之热；大便秘结者，加大黄、玄明粉，通里泄热。局部溃烂肿痛，加蒲公英、地丁草清热解毒。

【变通法】亦可用五味消毒饮（《医宗金鉴》）合三黄泻心汤（《金匮要略》），即大黄、黄连、黄芩、蒲公英、紫花地丁、野菊花、紫背天葵、金银花等。上方有凉血之品，本方以解毒见长。

局部均外掺珠黄散或锡类散。

3. 湿热熏蒸

【临床表现】口腔黏膜糜烂，蔓延满口，色泽鲜红，上覆白色腐膜。伴发热、身重，肢倦困乏，脘痞纳呆，口渴不欲饮，小便黄。舌红，苔黄腻，脉滑数或濡数。

【病因病机】湿热内阻，蕴结壅盛，上熏于口为口糜、鹅口。

【治法】清热化湿解毒。

【方剂】甘露消毒丹（《温热经纬》）加减。

药物：黄芩 15 克，连翘 12 ~ 15 克，茵陈蒿 15 克，木通 10 克，滑石 10 ~ 15 克（包），石菖蒲 10 克，射干 10 克，象贝母 10 克，藿香 10 克，佩兰 10 克。

方义：黄芩、连翘清热，木通、滑石利水，藿香、佩兰芳香化湿，茵陈蒿清热利湿，射干解毒，象贝散结，石菖蒲宣通芳化。

加减：脘痞纳呆者，加白蔻仁、薏苡仁化湿开胃；小便少而黄者，加茯苓、通草、竹叶利湿泄热。

【变通法】湿重于热，苔白腻，头身困重，可用三仁汤（《温病条辨》）；热重于湿，苔黄，高热，小便黄，可用三石汤（《温病条辨》）加减。前方用杏仁、薏苡仁、白蔻仁、竹叶、滑石、通草等，以化湿宣通为主；后方用石膏、滑石、寒水石、竹茹、金银花等，以清热泻火为主。

外用冰硼散搽掺局部，黄连、甘草煎汤漱口。

4. 心脾积热

【临床表现】口舌糜烂，灼热疼痛，或上覆白屑，状如凝乳，口干口臭，便秘尿黄。舌质红，脉滑数。

【病因病机】心气通于舌，脾气通于口。心脾积热，上熏口舌而成鹅口疮。

【治法】清心经积热，泻脾胃郁火。

【方剂】导赤散（《小儿药证直诀》）合泻黄散（《小儿药证直诀》）加减。

药物：生地 15 克，竹叶 10 克，木通 10 克，山栀 10 克，生石膏 15 克（先煎），黄芩 10 克，黄连 3 ~ 6 克，生甘草 6 克，升麻 3 克，藿香 3 ~ 6 克。

方义：生地、木通、竹叶、甘草为导赤散，清泄心火；藿香、石膏、山栀为泻黄散成分（原方尚有防风），解脾胃郁火。黄连、黄芩清热解毒，佐以小量升麻引经报使，且有火郁发之之义。

加减：热毒盛者，加蒲公英、紫花地丁清热解毒；舌红无苔，口渴阴伤者，加石斛、麦冬、天花粉养阴生津。

【变通法】见舌苔腻、腹满口糜，便秘不爽，心脾湿热者，用清胃理脾汤（《医宗金鉴》），方内用平胃散除湿，泻心汤散火。外用珠黄散或冰硼散搽掺。

5. 阴虚火旺

【临床表现】口舌糜烂色红，或上覆白屑如凝乳。口干舌燥，心悸烦躁，头晕耳鸣，手足灼热。舌质红，脉细数。常见于热病后期，或久病阴虚者。

【病因病机】肾阴不足，心火偏旺，虚火上炎，熏灼口舌，发为口舌糜烂。

【治法】滋肾阴，清心火。

【方剂】知柏地黄汤（《医宗金鉴》）合导赤散（《小儿药证直诀》）加减。

药物：知母10克，黄柏10克，生地15克，山茱萸10克，山药10克，牡丹皮10克，泽泻10克，茯苓10～15克，玄参10～15克，竹叶10克，通草10克，甘草3克。

方义：知母、黄柏泻相火，生地、竹叶、通草、甘草清心火，山茱萸、山药滋肾阴，玄参、牡丹皮凉血清热，茯苓、泽泻利水泄热。

加减：心火偏旺者，加黄连、黄芩清热泻火。

【变通法】阴虚而兼湿热，脘痞纳呆，苔腻舌红者，可用甘露饮（《太平惠民和剂局方》）加减。药如天冬、麦冬、枇杷叶、生地、黄芩、茵陈蒿、枳壳、石斛等，既养阴生津，又利湿清热，两全其美。

6. 虚阳上浮

【临床表现】口舌糜烂而色淡，多流清涎，服凉药不效反甚，纳差，乏力，头晕，怔忡，脘腹冷痛，四肢不温，便溏。舌质淡苔白，脉虚缓或沉细。

【病因病机】脾阳虚寒，阳气不足而阴火上浮，犯于上窍口舌而糜烂，但其色淡。

【治法】温阳敛阴。

【方剂】理中汤（《伤寒论》）加减。

药物：党参10克，干姜3克，茯苓10克，白术10克，甘草3克，黄连3克，黄芩10克。

方义：党参、白术、干姜、甘草为理中汤，以温脾阳为主；佐以黄连、黄芩，清泄阴火为辅；茯苓、白术利湿健脾。

加减：口舌糜烂不易收敛者，加白及、五倍子敛疮生肌。

【变通法】中气下陷，头晕乏力，少气懒言者，用升阳益胃汤（《脾胃论》），药如黄芪、党参、白术、陈皮、泽泻、茯苓、黄连、升麻、甘草等，益气升阳为主，泻热利湿为辅。若见肾阳不足，腰膝酸软，四肢不温者，可用肾气丸（《金匮要略》）加减，温肾阳为主，酌情加入麦冬、五味子、黄连、竹叶等清泄之药。

（三）外治法

1. 药掺法

（1）处方：蒲黄1克，青黛0.3克，同研。

用法：搽掺局部。

（2）处方：石膏、人中白、青黛、薄荷、黄柏、硼砂各3克，梅片1克，研为细末。

用法：少许搽掺局部。即青吹口散。

（3）处方：五倍子、煅人中白各5克，儿茶、黄柏各3克，珍珠粉0.5克，研末。

用法：少许搽掺局部。

（4）处方：冰片、硼砂各1.8克，朱砂、玄明粉各1.5克，研末。

用法：兑入蜂蜜成糊状。取少许外涂掺之。用于小儿鹅口疮。

2. 漱口法

（1）处方：野蔷薇30克，冬取根，夏取茎叶。

用法：煎水漱口。亦可研末外搽局部。适于阴虚火旺者。

（2）处方：金银花、野菊花各30克。

用法：煎水漱口。适于实证热证。

（3）处方：青果、肉桂各1～3克。

用法：泡茶，漱口。适于虚火浮越者。

3. 穴位药敷法

（1）处方：黄连、栀子、吴茱萸、肉桂，等份研末。

用法：醋调敷贴涌泉穴，每侧用10克药粉，绷带包扎，临睡用之，次晨取下。

（2）处方：细辛1.5克，研末。

用法：用醋4毫升、甘油1毫升调匀后，敷于脐部神阙穴，胶布固定。日1次。

（四）预防护理

同“口疮”。

（五）评述

实证口糜病程短，病势急，疼痛甚，但及时治疗而收效较快。虚证口糜病程长，疼痛不甚，收效亦慢。由其他疾病引起，须治原发病而后有效。

1. 口腔黏膜病　口糜相当于口腔黏膜病的糜烂性损害，或其他损害的糜烂阶段，或黏膜溃疡后由炎症渗出、坏死脱落细胞形成的假膜。除少数单纯由局部原因引起，大多与全身状况有关。有些还是全身性疾病早期或晚期的一部分表现。

2. 清心降火法　舌乳头炎、舌痛症所致的口舌糜烂，用清心降火法有效。球菌性口炎多属心脾积热，火毒上熏，可用黄连解毒汤、三黄泻心汤、犀角地黄汤等。疱疹性口炎，由心火上炎、复受风热上攻所致，可用银翘散、泻心汤、导赤散合方。多形性红斑、药物性口炎、糜烂性扁平苔藓等引起的口糜，是全身疾病在口腔的一种表现，多用清心解毒、清热利湿，凉血、滋阴、降火及补益心脾等，辨证治疗而获效。

3. 口腔白色念珠菌病　小儿鹅口疮相当于口腔白色念珠菌病，以心脾积热、湿热熏蒸为主，间亦有阴虚火旺者。一般以舌、腭、口底为多，一般1周左右即愈。若失治可延及咽、喉、食管处，导致吞咽困难、呼吸不畅，可危及生命。

九、流涎

口中流涎，又称口角流涎。在《内经》中称“涎下”，在《伤寒论》《金匮要略》中称“口吐涎”。小儿口中流涎，又名“滞颐”。

（一）辨证要点

1. 小儿流涎　流涎质稠，进食时尤多，口干苦，便结，舌苔黄者，为脾胃积热。流涎淋漓，纳呆食少，神疲乏力，腹胀便溏。舌淡者，为脾虚。

2. 老年流涎 可因肾气虚亏或风痰入络而致。肾气虚亏而致者，可伴见精神迟滞，耳目失聪，尿频或失禁等证。因风痰入络而致者，则可伴半身不遂或面瘫等证。

（二）证治方药

1. 风中经络

【临床表现】口角流涎，颜面麻木，口眼㖞斜，眼睑不能闭合。恶风寒，流泪，舌苔白，脉浮弦。

【病因病机】经络空虚，外风乘袭，经隧不利，津液失于收持。

【治法】疏风通络。

【方剂】牵正散（《杨氏家藏方》）加减。

药物：白附子 10 克，全蝎 6 克，僵蚕 6 克，蝉蜕 6 克，防风 10 克，钩藤 10 克。

方义：白附子、防风、蝉蜕疏风，全蝎、僵蚕通络，钩藤息风。

加减：恶风寒加羌活、荆芥祛风，面颊、耳后局部热痛加牛蒡子、蒲公英清热。

【变通法】有痰者可用玉真散（《外科正宗》）加减，药如白附子、防风、羌活、天麻、白芷、南星，化痰通络息风。

2. 风痰入络

【临床表现】口中流涎不止，半身麻木不遂，口眼㖞斜，舌强语謇，或神志不清，头目眩晕，喉中痰声辘辘。舌苔厚腻，脉弦滑。

【病因病机】脾虚生痰，肝阳生风，浊阴上扰，风痰入络。多见于中风、癫痫。

【治法】益气化痰，息风通络。

【方剂】六君子汤（《医学正传》）加减。

药物：党参 12 克，白术 15 克，茯苓 15 克，甘草 6 克，陈皮 10 克，法半夏 15 克，天麻 15 克，秦艽 10 克，竹沥 10 克，姜汁少许。

方义：党参、白术、茯苓、甘草健脾益气，陈皮、半夏、竹沥、姜汁化痰和胃，天麻息风，秦艽通络。

加减：舌强语謇加石菖蒲、蒲黄通窍，神志不清加苏合香丸开窍。

【变通法】夹热者，方用导痰汤（《济生方》）加减，药如茯苓、甘草、陈皮、半夏、胆南星、栀子、黄芩、黄连、竹沥，清热化痰，理气通络。

3. 脾虚不敛

【临床表现】口中流涎淋漓，纳呆食少，神疲乏力，面色㿠白，腹胀，大便溏。舌淡苔薄，脉虚弱。

【病因病机】伤于饮冷，耗伤脾胃，脾气虚寒，无以敷布津液，气虚不能摄精。年老体弱，或久病之后，脾胃虚衰，气虚不摄，脾津不敛，故涎流口角。

【治法】益气健脾，温中摄涎。

【方剂】六君子汤（《医学正传》）合甘草干姜汤（《伤寒论》）加减。

药物：党参12克，白术15克，干姜6克，茯苓15克，甘草6克，陈皮10克，法半夏15克，五味子10克，益智仁10克。

方义：党参、白术、茯苓、甘草健脾益气，陈皮、半夏和胃，干姜温中，五味子、益智仁摄涎。

加减：兼见肾虚可加山药、芡实等补肾摄涎。

【变通法】脾气虚寒，津液不摄，形寒肢冷者，可用附子理中汤（《太平惠民和剂局方》）加五味子、益智仁加减，温中益气摄津。

4. 肾虚不摄

【临床表现】口涎时下，不可收持。精神迟滞，耳目失聪，腰膝酸软，头昏头晕，夜间尿频，尿后余沥不尽或失禁。舌淡胖，有齿痕，苔滑腻，脉沉细无力。

【病因病机】年老体弱，或久病之后，肾气虚亏，津液不摄。

【治法】温肾益气摄涎。

【方剂】肾气丸（《金匮要略》）加减。

药物：熟地15克，山药15克，山茱萸10克，芡实15克，五味子10克，益智仁10克。

方义：熟地、山药、山茱萸温肾气，芡实、五味子、益智仁摄津液。

加减：精神迟滞，耳目失聪，可加菖蒲、蒲黄醒脑开窍；夜间尿频，尿后余沥加金樱子、桑螵蛸、乌药固涩。

【变通法】临床见症，脾肾两虚常有兼夹，可合六君子汤（《医学正传》）。

5. 心胃积热

【临床表现】口中流涎质稠，进食时尤多，口舌疼痛，糜烂溃疡。口干口苦，心烦不宁，大便干结，小便短赤。舌红，舌苔黄，脉滑数。

【病因病机】小儿恣食膏腴，或虫积生热，脾胃伏火，心胃火盛，上迫廉泉，津液外溢。

【治法】清心胃火。

【方剂】清热泻脾散（《医宗金鉴》）加减。

药物：山栀6克，石膏10克，黄连3克，生地10克，黄芩10克，茯苓10克，灯心草6克。

方义：黄连、山栀泻心火，石膏泻胃火，生地养阴清热，茯苓、灯心草清利泄热。

加减：口舌疼痛、糜烂溃疡加马勃、蒲黄，小便短赤加竹叶、通草。

【变通法】可用泻黄散（《小儿药证直诀》）合清胃散（《兰室秘藏》）加减。药用石膏、黄连、藿香、防风、生地、牡丹皮等。

（三）外治法

吴茱萸3克，胆南星1克，研末混匀，临睡前先洗脚净擦干，取药末1.5克，用陈米醋调成饼状，敷贴涌泉穴，男左女右，外用纱布扎紧，每次12小时。3～4次即可。一般用于小儿流涎。

（四）预防护理

培养小儿良好的卫生习惯，注意口腔卫生。积极治疗老人中风、面瘫等原发病症。

（五）评述

口为脾窍，小儿流涎可由脾胃伏火积热或脾虚不能敛津而致，前者治以清热泻火，后者治以益气健脾。年老流涎，可因肾气虚亏、津液不摄或风痰入络而致，也可见脾虚不敛者。肾气虚亏用温肾摄涎，风痰入络用化痰息风。对肾气虚亏和脾虚不敛之证，切莫见其流涎不止，即认作痰涎为患，而一味攻逐痰涎，致成虚虚之变。

第二节　舌

舌为心之窍、脾之外候，苔乃胃气熏蒸而生。心、肾、肝、脾之脉皆络于舌。故辨舌质可决五脏之虚实，视舌苔可察六淫之浅深。凡舌之形、态、神、色悉归于舌诊范畴，而舌诊是中医诊法不可或缺的重要部分。

舌之病症虽关五脏，而与心、脾、胃、肾尤其相关。如舌肿、痛、热、出血与心胃热盛相关，而裂纹、镜面、地图舌（舌剥）则常为肾、胃之阴虚津伤所致者。至若舌下肿块、舌面生疮，则每因心经热毒，气血瘀滞引起。而舌强、舌歪又每因风痰阻络者。

又，舌藏于口，故口、舌常并称之。以往医籍所及之口苦、咸、辛、酸、甘，实乃舌之味觉异常，本书虽仍列于口部症状，但读者需心识之。

一、舌肿

舌肿是以舌体肿大，甚而影响言语饮食的临床症状，又名舌胀、紫舌胀、木舌。

（一）辨证要点

辨病势：由热毒而致者，来热急骤，烦热不宁，尿赤便秘；寒湿蕴滞舌窍而致者，舌肿渐起，其色暗淡，便溏，倦怠肢肿。

（二）证治方药

1. 热毒蕴结

【临床表现】舌体肿大，来热急骤，胀大满口，饮食言语受碍，舌红赤，苔白腻或黄腻。伴烦热不宁，肌肤灼热，小溲短赤，大便秘结。脉滑数。

【病因病机】热毒上蕴，阻遏舌窍而肿胀。

【治法】清热泄毒，化浊开窍。

【方剂】凉膈散（《太平惠民和剂局方》）加减。

药物：连翘10克，栀子10克，黄连10克，生石膏30克（先下），生大黄10克（后下），木通6克，竹叶10克，芒硝6克（冲服），竹沥水20毫升（冲服）。

方义：连翘、栀子、黄连、石膏清心胃之热毒，生大黄、芒硝通里泄毒从大便而出，竹沥水冲服清热化浊开窍，木通、竹叶清利泄毒从小便而出。

加减：大便通后用制大黄、全瓜蒌，去生大黄、芒硝。舌肿加石菖蒲、蒲黄开窍通络。

【变通法】先以三棱针于舌边尖点刺放血，以挫其肿势，通利气道。

2. 寒湿内蕴

【临床表现】舌肿渐起，其色暗淡，边有齿痕，苔白或腻。食后腹胀，纳谷不馨，大便溏薄，乏力倦怠，肢体浮肿。脉沉缓。

【病因病机】寒湿中阻，上循舌窍。

【治法】温中祛寒利湿。

【方剂】理中汤（《伤寒论》）合五苓散（《伤寒论》）加减。

药物：炒白术 10 克，党参 10 克，茯苓 15 克，猪苓 15 克，干姜 10 克，炙甘草 10 克，肉桂 6 克，泽泻 10 克。

方义：炒白术、党参、干姜、甘草温中散寒，茯苓、猪苓、肉桂、泽泻祛寒利湿。

加减：舌肿加石菖蒲、蒲黄开窍通络。

【变通法】寒盛可用附子理中汤（《太平惠民和剂局方》）加石菖蒲、蒲黄。

（三）预防护理

本症常伴其他疾病，需治其原发者。注重局部清洁，舌肿露出口外者，可用冬青叶浓煎洗之。也可用锡类散外敷局部，内外同治。

（四）评述

舌肿由上中两焦热毒蕴结所致者，治以清热泄毒，化浊开窍，通里泄毒，可用凉膈散加减。如舌肿渐起，其色暗淡，见中焦寒湿之证者，宜理中汤合五苓散，温中祛寒利湿。前者尚需先以三棱针于舌边尖点刺放血，以挫其肿势，通利气道。而石菖蒲、蒲黄开窍通络，是治舌肿等症的良药。

二、舌痛

舌痛，是以舌体灼热疼痛为主的临床症状。多见于中老年妇女，常伴其他慢性病，病程长久，易于反复。因过食辛辣、厚味、油腻，或情志不遂，忧思恼怒，则脏腑积热，上攻于舌；或劳逸不调，劳伤真阴，阴虚火旺；或久病失养，阴血内耗，虚火上炎，熏蒸于舌而致。初起舌体疼痛，尖部尤甚，渐至全舌疼痛，或兼灼热，或兼麻辣感。每于劳倦过度、酗酒吸烟、进食辛辣、心情烦躁时而疼痛加剧，势如针刺、烧灼。但检查口腔，多无异常。

（一）辨证要点

舌苔黄而干，脉数有力，痛势如针刺烧灼，脉数有力为实热；舌光绛无苔而干甚则裂纹，痛势不甚，脉细数无力属虚火。

（二）证治方药

1. 脏腑积热

【临床表现】舌体疼痛，势如针刺烧灼，口臭，心烦易怒，渴喜冷饮，大便干结，小便短赤。舌质红，苔黄而干，脉象滑数或洪大有力。

【病因病机】脏腑积热，循经上攻于舌。

【治法】清热泻火。

【方剂】抽薪饮（《景岳全书》）加减。

药物：黄连10克，栀子10克，生石膏30克（先下），生大黄10克（后下），龙胆草10克，黄芩10克，生甘草10克，木通3克，厚朴10克。

方义：黄连泻心火，黄芩泻肺火，栀子泻三焦火，生石膏泻胃火，生大黄泻大肠火，龙胆草泻肝火，木通泻小肠火，生甘草调中。

加减：小便短赤加竹叶，渴喜冷饮加知母。

【变通法】舌体疼痛，势如针刺烧灼，心烦、小便短赤，可用导赤散（《小儿药证直诀》）合泻心汤（《金匮要略》）清心火。口臭，大便干结，可用调胃承气汤（《伤寒论》）合清胃散（《兰室秘藏》）泻阳明火。

2. 阴虚火旺

【临床表现】舌体疼痛，午后潮热，失眠盗汗，口干欲饮，五心烦热。舌体干痛、光绛无苔而干，甚则裂纹，脉象细数。

【病因病机】劳逸不调，肺肾阴亏，阴虚火旺，上扰于舌。

【治法】滋阴降火。

【方剂】滋阴降火汤（《杂病源流犀烛》）加减。

药物：生地、熟地各15克，天冬、麦冬各10克，白芍10克，石斛10克，天花粉10克，知母10克，黄柏10克，沙参10克，玄参12克。

方义：生地、熟地、玄参滋肾阴，天冬、麦冬、沙参养肺阴，白芍、石斛和胃阴，天花粉滋阴生津，知母、黄柏降火。

加减：口干欲饮者加芦根，小便短少加茅根。

【变通法】可用沙参麦冬汤（《温病条辨》）加增液汤（《温病条辨》）。

（三）易简效验方

1. 板蓝根600克，僵蚕60克，共为细末，水泛为丸如梧子大。每服10克，日2次。适于舌痛、口苦、口干、思冷饮，属风热者。

2. 桑叶、菊花、竹茹各3克，桑白皮、玄参、麦冬各30克，石斛、当归、金银花、甘草各10克，山豆根6克。每日1剂，水煎服。适于舌痛如火烧，阴虚有热或情志不舒者。

（四）预防护理

忌食辛辣、油腻、厚味，饮食以清淡为宜，多吃鲜嫩多汁的水果、蔬菜。养成早晚刷牙、饭后漱口的习惯。避免情绪激动，保持心情舒畅，戒除烟酒。

（五）评述

舌痛又可分为舌本（体）痛、舌根痛、舌尖痛等，可因心、脾、肝、肾之火上炎循经攻于舌部络脉而致。若舌尖红刺灼痛属心，宜予导赤散加黄连；痛在两侧，口苦易怒者属肝，宜投龙胆泻肝汤、当归龙荟丸；痛在舌中心，苔黄厚干燥，大便干结者属胃火，用泻黄散、承气汤。若舌辣痛属肺火熏灼，可用泻白散加黄芩；麻痛、头眩，痰火上攻、舌络痹阻，用清气化痰丸、礞石滚痰丸；全舌紫色而作痛，为脏腑热毒，当予三黄汤。

三、舌热

自觉舌体局部灼热者，称为舌热。相当于西医的舌灼症。常见于中老年人，好发于舌尖、舌体之处。初起舌尖或舌边处自觉发热，时作时止，久则灼热，甚至疼痛，无有休时。灼热之处，可由舌边尖波及舌体或舌根。吸烟、嗜酒、喜食辛辣热食，嚼食槟榔者，尤为多见。过度疲劳、精神刺激、饮食不适等，症状可加重。本症可分为阳明实热和阴虚内热两类，分别予以清泻阳明和养阴清热之法。

（一）辨证要点

舌感灼热，舌红苔黄，扪之无津为实热；舌热夜甚，或午后加剧，舌红少津为虚火。

（二）证治方药

1. 阳明实热

【临床表现】舌感灼热，舌红苔黄，扪之无津。腹胀，大便干结，口中臭秽，小便色黄。脉数有力。

【病因病机】阳明邪热结聚，循经上犯口舌而舌体局部灼热。

【治法】清泻阳明实热。

【方剂】白虎汤（《伤寒论》）合调胃承气汤（《伤寒论》）加减。

药物：生石膏 30 克（先下），知母 10 克，生甘草 10 克，生大黄 10 克（后下），芒硝 6 克（冲服），藿香 6 克，防风 6 克。

方义：生石膏、知母、甘草清阳明实热，生大黄、芒硝泻阳明热结，藿香、防风为引经药，且可火郁发之。

加减：小便色黄加竹叶、通草清利。

【变通法】轻者可用清胃散（《兰室秘藏》）合泻黄散（《小儿药证直诀》）。

2. 阴虚火旺

【临床表现】久病不已，或热病之后，舌热夜甚，或午后加剧，舌红少津。口干唇赤，五心烦热，大便干结。脉细数。

【病因病机】邪热久羁，伤阴耗液，虚火上炎，循经上犯口舌而舌体局部灼热。

【治法】养阴降火。

【方剂】增液汤（《温病条辨》）加减。

药物：麦冬 15 克，生地 30 克，玄参 15 克，沙参 12 克，白薇 6 克，地骨皮 10 克，芦根 15 克。

方义：麦冬、生地、玄参、沙参养阴增液，白薇、地骨皮清热降火，芦根生津润燥。

加减：有热者加黄连、黄芩清热。

【变通法】心火旺者可用黄连阿胶汤（《伤寒论》）和导赤散（《小儿药证直诀》）。

（三）预防护理

除治疗外，患者应戒除烟酒，忌食辛辣油腻，保持情怀畅达。饮食以清淡为宜。有口、舌、龈、齿等疾病者当及时治疗。

（四）评述

舌为心之苗，口为脾之窍，肾经上循于舌，胃经还唇挟口。舌热之症多与心、脾、肾、胃有关，故宜清心、胃之火，养肾、胃之阴。

四、裂纹舌

裂纹舌，初起舌体略大，舌面多有沟纹，其形纵横不一，或如“人”字、“川”字、“爻”字，或似“井”字，或如叶脉，或似脑纹，纵横交错，深浅不一，可无自觉症状。

（一）辨证要点

实热者，黄苔或黑苔，伴发热汗出烦渴；虚火者，舌质绛无苔，伴形体消瘦，五心烦热。

（二）证治方药

1. 阳明实热

【临床表现】舌见裂纹，形似龟背，黄苔或黑苔。发热汗出，烦渴引饮，大便秘结，腹胀拒按，甚则神昏谵语。脉沉实或洪数。

【病因病机】外感热病，邪热炽盛，阳明热结，热盛伤阴。

【治法】急下存阴。

【方剂】大承气汤（《伤寒论》）合白虎汤（《伤寒论》）加减。

药物：生大黄10克（后下），枳实10克，厚朴10克，生石膏30克（先下），知母10克，甘草10克，芒硝10克（冲服）。

方义：生大黄、芒硝、枳实、厚朴攻里通下，生石膏、知母、甘草泻阳明热邪。

加减：烦渴引饮加芦根、花粉清热生津。

【变通法】轻者用调胃承气汤（《伤寒论》）合白虎汤（《伤寒论》）加减。或用凉膈散（《太平惠民和剂局方》）。

2. 阴虚津亏

【临床表现】舌见裂纹，质绛无苔。形体消瘦，五心烦热，口干盗汗，脉细数。

【病因病机】久病阴液亏损，热病后期伤阴，津亏液涸，阴血灼枯。

【治法】养阴增液清热。

【方剂】增液汤（《温病条辨》）加减。

药物：生地30克，麦冬15克，玉竹10克，沙参12克，五味子10克，玄参15克，石斛10克。

方义：生地、麦冬、玄参养阴增液，玉竹、沙参、石斛生津润燥，五味子敛阴益气。

加减：烦渴引饮加芦根、天花粉清热生津。

【变通法】轻者可用益胃汤（《温病条辨》）加减。

（三）预防护理

患者应忌食辛辣厚味、油腻，饮食以清淡为宜，可常吃新鲜多汁的水果、蔬菜，戒除烟酒，少饮浓茶、咖啡，饮食不宜过凉、过热、过甜、过辣、过酸，否则舌体灼痛。

（四）评述

舌裂因阴虚津亏者，用养阴增液清热；因阳明热结者，用通腑清热法。如系与生俱来，舌质呈天然肉红色，不胖不瘪，不老不嫩，舌薄荣润，津液如常，毫无痛苦，乃先天禀赋使然，则无须治疗。

五、镜面舌

镜面舌，以舌光无苔、光滑如镜为特征，又称舌光、舌秃。表现为舌质红绛或淡红、淡白，舌苔剥落，光如镜面，扪之无津，舌干瘦小。由久病失治，邪热伤阴，汗下太过，亡失精血等引起。可分为胃阴虚、肾阴亏、气阴两虚、气血两虚等证候，亟宜审证辨治。

镜面舌是舌黏膜萎缩性改变，称为光滑舌、萎缩性舌炎，与高热、脱水、慢性贫血、烟酸缺乏有关，不少是干燥综合征的表现。

（一）辨证要点

不论内伤外感，若见此舌常示胃、肾阴虚，舌色多红或绛；阴亏气虚者，淡红而光；气血两虚者，舌淡白而光。同时应察舌体变化之色泽荣枯。如舌体浮胖娇嫩，色淡白，光滑而润，为气虚津亏，痰湿内阻。舌体瘦瘪，色鲜明光亮，为阴虚津竭，火邪内盛。舌光滑紫绛色暗，为气虚血瘀。

（二）证治方药

1. 胃阴虚

【临床表现】舌绛无苔，光剥而干。心烦口渴，知饥不食，干呕作呃，肌肤灼热，大便秘结，小溲短赤。脉象细数。

【病因病机】邪热伤阴，胃阴虚涸，舌失润养。

【治法】滋阴养胃，增液生津。

【方剂】沙参麦冬汤（《温病条辨》）加减。

药物：沙参12克，麦冬10克，生地30克，玉竹10克，石斛12克，葛根10克，甘蔗汁50毫升、鲜藕汁50毫升（冲服），水煎服。

方义：沙参、麦冬、生地、玉竹、石斛滋阴养胃，蔗汁、藕汁增液生津，葛根为阳明引经药，且能清热生津。

加减：干呕作呃加竹茹、芦根清热生津止呕。

【变通法】可用五汁饮合益胃汤（《温病条辨》）加减，养胃增液。

2. 肾阴虚

【临床表现】舌绛无苔，光滑洁净，舌瘦。咽干，面色憔悴，耳中蝉鸣，五心烦热，腰膝无力，潮热盗汗。脉象细数。

【病因病机】汗下太过，精血亡失，肾阴欲竭，水火失济。

【治法】滋阴补肾，调济水火。

【方剂】十全甘寒救补汤（《广温热论》）加减。

药物：鲜生地60克，玄参12克，天冬、麦冬各10克，沙参12克，玉竹10克，牡丹皮10克，五味子10克，地骨皮10克，山药12克，山茱萸12克。

方义：山药、山茱萸滋阴补肾，生地、玄参、天冬、麦冬、沙参、玉竹增液生津，牡丹皮、地骨皮清热凉血，五味子敛阴益气。

加减：有血热者加赤芍，心火者加黄连。

【变通法】邪热伤阴，火旺水竭，可用黄连阿胶汤（《伤寒论》）加减泻心火，后用本方补肾水。

3. 气阴两虚

【临床表现】舌淡苔净，全无津液。乏力倦怠，神情委顿，皮肤干瘪，咽干唇焦，语声低微，脉虚无力。

【病因病机】气虚则乏力倦怠，神情委顿：阴虚则舌失濡养，全无津液。

【治法】益气养阴，生津复液。

【方剂】生脉饮（《脾胃论》）加减。

药物：生地30克，人参6克（另煎），天冬、麦冬各10克，五味子10克。

方义：人参补气，天冬、麦冬、生地养阴，五味子敛阴益气。

加减：见肾虚者加熟地、山茱萸滋阴补肾。

【变通法】可用三才汤（《温病条辨》）加减，即生地、人参、天冬三味。

4. 气血两虚

【临床表现】舌淡无苔，头昏眼花，唇甲色淡，失眠倦息，语声低微，食不甘味。脉细无力。

【病因病机】脾胃功能失司，气血生化无源，舌失濡养。

【治法】健脾益胃，补气生血。

【方剂】八珍汤（《正体类要》）加减。

药物：当归15克，白芍10克，党参10克，熟地15克，茯苓12克，川芎6克，白术10克，甘草10克。

方义：当归、白芍、熟地、川芎养血，党参、茯苓、白术、甘草益气。

加减：气虚者加黄芪益气。

【变通法】十全大补汤（《医学发明》）或人参养荣汤（《太平惠民和剂局方》）加减。

（三）医案

肾水不足，君火上炎，相火下炽，心中如燔，舌光如柿，阳事已举，阴精易泄。拟清君火以制相火，益肾阴以制肝阳。所虑酷热炎蒸，恐药力无权，将亢阳为害而增剧矣。盐水炒川连、黄芩、黄柏、阿胶、生地、甘草、鸡子黄。另大黄三钱研末；将鸡子一个破头，纳大黄三分蒸熟，每日服一个。

再诊：投苦咸寒，坚阴降火，以制亢阳，心中之燔灼与舌色之光红，俱减三分之一。然上午之身热如燎者未退，幸纳食颇增，苦寒可进，再望转机为妙。川黄连、阿胶、生地、玄精石、黄芩、甘草、玄参、蛤壳、鸡子黄。

三诊：舌干红，知饥善纳，水亏阳亢，咸苦坚阴之剂虽衰其燔亢之势，而未能尽除其焰。时当炎暑，湿热与相火蒸腾，拟复入清中固下祛湿之法，仍不出咸苦之例。洋参、石膏、知母、甘草、麦冬、川连、阿胶、生地蛤壳、黄柏，猪胆汁丸，每朝三钱。

诒按：君相火燔，肾阴被灼，所谓一水不能胜二火，此证是也。仅与壮水，犹难胜任，必得苦以泄之、咸以制之，而火乃退。更得苦以坚之、咸以滋之而阴乃复。（《柳选环溪草堂医案·内伤杂病》）

（四）易简效验方

1. 生地、石斛各 18 克，天冬、麦冬各 12 克，黄连 6 克，黄柏 9 克，细辛 3 克，冰片 0.6 克，水煎取汁含漱。日 1 剂，含漱 5 ~ 6 次。适于干燥综合征引起的萎缩性舌炎。

2. 太子参、杏仁各 9 克，茯苓、白术、薏苡仁 12 克，扁豆 15 克，葛根、砂仁、陈皮各 6 克，每日 1 剂，水煎服。适于脾胃虚弱引起的萎缩性舌炎。

3. 当归、赤芍、白芍、生地各 12 克，川芎、红花、莪术各 9 克，黄芪 20 克，桃仁 6 克，每日 1 剂，水煎服。适于血虚引起的萎缩性舌炎。

（五）预防护理

同“舌裂”。

（六）评述

其本属气阴两虚，但有气虚、阴虚之偏重。在治疗上，阴虚者宜养胃或滋肾；气虚常兼阴虚或血虚，则用益气养阴或补气养血。在临床上，尚有热毒、痰湿、气郁血瘀之变证，亦需予以注意。如《辨舌指南·察舌辨证之鉴别》：“若舌中忽一块如镜，无苔而深红者，此脾胃、包络津液太亏，润溉不用也。亦有瘀血在于胃中，无病或病愈而见此苔者，宜疏消瘀积，不得徒滋津液……若包络有凝痰，命门有伏冷，则舌面时忽生一块，光平如镜。”录之备存。

六、舌剥

舌剥，以舌苔剥落似钱，或形如地图为特征。根据其程度不同，尚有剥脱苔、花剥苔、光剥苔、苔落、苔剥等别名。西医则名为地图舌。多见于身体虚弱的男性儿童，成人亦偶见。地图舌图形可经常变化，亦可长期不变。损害可周期性加重或好转。病程长久，可至数月、数年，进展缓慢。

初起舌面生有一处或多处红色斑点，边缘黄白，略微隆起，形如地图，逐渐扩大增多，或融合成片，舌苔剥脱。其边缘相互连接，呈白色弧线，常此起彼伏，形状不定。多无自觉症状，偶有痒痛。主要有胃阴亏损和气阴两亏两类证候。

（一）辨证要点

热病之后，舌质红绛，伴口干少津，干呕作呃，多为胃阴亏损；素禀体虚，地图舌而形状不定，伴少气神疲乏力，为气阴两亏。

（二）证治方药

1. 胃阴亏损

【临床表现】舌苔剥落，口干少津，纳谷不馨，食后饱胀，干呕作呃，大便干结，小溲黄。舌质红绛，脉细无力。

【病因病机】热病之后，余邪未尽，或久患脾胃失和之病，阴液亏损，胃失濡润。使津液气血不能上承于舌而致。

【治法】养阴益胃，增液生津。

【方剂】沙参麦冬汤（《温病条辨》）加减。

药物：沙参 12 克，麦冬 15 克，炙甘草 10 克，玉竹 15 克，天花粉 12 克，芦根 15 克，陈皮 6 克，生地 30 克。

方义：沙参、麦冬、玉竹、生地养阴益胃，天花粉、芦根生津清热，陈皮、甘草调中。

加减：食后饱胀加砂仁、蔻仁理气，干呕作呃加竹茹和胃。

【变通法】可用益胃汤（《温病条辨》）加减。

2. 气阴两虚

【临床表现】舌苔剥脱，形如地图，形状不定，少气懒言，神疲乏力，自汗盗汗，五心烦热，咽干口燥，大便秘结。舌质淡红，脉细数。

【病因病机】素禀胃气不足或气阴两虚，或夏令汗出耗伤气阴，津气耗伤，气阴两虚，津液气血不能上承于舌而致。

【治法】补气养阴，增液生津。

【方剂】生脉饮（《脾胃论》）加减。

药物：太子参 15 克，党参 15 克，麦冬 15 克，五味子 10 克，黄芪 15 克，白芍 10 克，天冬 10 克，葛根 6 克。

方义：太子参、党参、五味子、黄芪补气，麦冬、天冬养阴，葛根升清，白芍敛阴。

加减：阴虚加生地、石斛养阴。

【变通法】脾气阴虚者，可用六神煎（《三因极一病证方论》）加乌梅、五味子等，健脾益气、养阴生津。

（三）医案

舌为心之苗，舌上之苔剥生者久矣，是心阴不足、心阳有余也。黄连阿胶汤加大生地。

诒按：胃阴干涸者，每有此病。心阴不足之说，亦可备一法也。（《柳选继志堂医案·内伤杂病》）

（四）医家经验

鲍青治疗小儿花剥苔经验

健脾活血汤：黄精4~9克，太子参3~10克，山药10~15克，丹参5~15克，焦三仙各6~9克，乌梅5~10克，五味子3~6克。

（1）地图舌：以下药各选加1~2味。①黄芩3~6克，白蔹6~10克，白及6~10克；②生地4~6克，牡丹皮3~6克，赤芍3~10克；③肉苁蓉3~6克，菟丝子3~6克，山茱萸（或枸杞子）3~10克。

（2）剥苔：①多数舌色偏红，加石斛3~5克，红花2~6克；②少数舌色偏淡，加木香2~6克，干姜1~3克；③苔腻减黄精，加藿香6~9克，陈皮3~6克；④纳呆加白术3~10克，木瓜3~10克；便溏加茯苓6~10克，莲子3~10克；便干加枳壳3~9克，槟榔3~10克；汗多加黄芪5~10克，浮小麦6~15克。地图舌疗程为2个月，剥苔为1个月。（中医杂志，1992，4：232-233）

（五）预防护理

患儿应注意保持口腔卫生，做到早晚刷牙，饭后漱口；忌食辛辣厚味、油腻酒酪；多吃新鲜多汁的水果、蔬菜，常吃滋养胃阴的食品，如山药、红薯、胡萝卜、银耳、西瓜、梨等。有其他内脏疾患者，当同时治疗。

（六）评述

花剥苔的形成有很多因素参与，尤其是过敏因素、感染因素、哮喘史、先天体质、人工喂养与花剥苔形成最为密切相关。从而说明体质不强或过敏小儿易受外界微生物入侵或自身免疫紊乱而发生炎症反应，引起舌黏膜局部坏死、剥脱，形成花剥苔。《中医临证备要》："舌苔中剥去一块如钱，或剥去数块，或满舌花剥如地图。"《舌诊研究》："舌苔剥脱的地图舌，常见于过敏体质的小儿，常伴有湿疹、哮喘等过敏性疾病。也有因有寄生虫存在，诱发过敏而引起地图舌者。此类患儿除驱虫外，常需用补肾药以改善体质。用河车大造丸给地图舌患儿长期服用，常可使小儿哮喘减少发作或痊愈，同时地图舌也消失。"录之备存。

七、舌强

舌强是舌体强硬，活动不利，言语謇涩的临床表现。

（一）辨证要点

杂病主要见于中风，可伴半身不遂、神志昏迷等，由肝风痰阻所致。热病则以内陷心包、热盛生风为主，可见神昏、痉厥、烦躁，舌质红绛等。

（二）证治方药

1. 肝风痰阻舌络

【临床表现】舌体强硬，活动不利，言语不利，或伴舌歪。轻者伴面瘫、半身不遂，为中经络之证。重者昏迷不知人事，喉中痰鸣，口噤，气息相促，为中脏腑之证。舌苔白滑腻，脉弦、滑。

【病因病机】中风病可见此证。肝风内动，痰浊上扰，舌络阻滞而致。

【治法】平肝息风，祛痰通络。可分为几种情况立方用药。

【方剂】

（1）牵正散（《杨氏家藏方》）合转舌膏（《症因脉治》）加减。治无他症之舌强。

药物：全蝎6克，白附子10克，僵蚕10克，石菖蒲10克，桔梗6克，甘草6克。

方义：白僵蚕、全蝎息风通络，白附子、石菖蒲祛风通络，桔梗引药上行，甘草调中。

加减：痰热加连翘、山栀，便秘加大黄、玄明粉。

（2）羚角钩藤汤（《重订通俗伤寒论》）合牵正散加减。治半身不遂、面瘫中经络者。

药物：羚羊角粉3~6克（另冲），钩藤15克，石决明30克（先煎），菊花10克，竹茹10克，石菖蒲10克，天麻10~15克，全蝎6克，僵蚕10克。

方义：羚羊角、钩藤、天麻平肝息风，石决明潜阳镇逆，竹茹和胃，石菖蒲化痰，全蝎、僵蚕通络息风。

加减：有热者加黄芩、天竺黄、竹沥，血虚者加白芍、当归、川芎。

（3）涤痰汤（《济生方》）合苏合香丸（《太平惠民和剂局方》）。治神志昏迷中脏腑者。

药物：法半夏10克，陈皮10克，茯苓15克，石菖蒲10克，枳壳6克，竹茹10克，制南星10克，苏合香丸1粒（另研冲）。

方义：半夏、陈皮、南星、茯苓化痰，石菖蒲通窍，竹茹和胃，枳壳理气，苏合香丸芳香开窍豁痰。

加减：痰热加天竺黄、竹沥，抽搐加羚羊角、钩藤、全蝎。

（4）神仙解语丹（《医学心悟》）加减。用于上述诸证缓解后舌强失语者。

药物：石菖蒲10克，炙远志6克，天麻15克，羌活10克，制南星10克，白附子10克，全蝎6克，僵蚕10克。

方义：石菖蒲、远志通窍，天麻、羌活息风，南星、白附子祛风化痰，全蝎、僵蚕通络息风。

加减：见肝阳上亢加钩藤、石决明，痰多加半夏、天竺黄。

【变通法】气虚血瘀者可用补阳还五汤（《医林改错》）加牵正散，以益气化瘀为治。

2. 热盛风动

【临床表现】多见于热病极期。高热，神昏，谵语狂躁，舌强，口噤，四肢抽搐，大便秘结，小便短黄。舌红绛，苔黄干，脉数。

【病因病机】温热毒邪逆传心包，热盛而肝风内动。

【治法】清热泻火，开窍通络，息风定痉。

【方剂】

（1）牛黄承气汤（《温病条辨》）。可用于神昏舌强，大便秘结，高热烦躁者。

药物：安宫牛黄丸1粒（另调服），如大便秘结，高热烦躁，用生大黄10～15克水煎送服。

方义：安宫牛黄丸清热泻火开窍，加生大黄攻下通里、泻火泄热，釜底抽薪。

（2）羚角钩藤汤（《重订通俗伤寒论》）合牵正散，可用高热抽搐舌强者。方见上证。

（3）三甲复脉汤（《温病条辨》）加减。用于热病后期，神昏痉厥舌强者。

药物：炙鳖甲15克（先煎），炙龟甲15克，生牡蛎15克（先煎），生地30克，白芍15克，麦冬15克，炙甘草10～15克。

方义：鳖甲、龟甲、牡蛎平肝潜阳，生地、白芍、麦冬、甘草救阴复脉。

加减：四肢抽搐均可加钩藤、天麻、羚羊角息风定痉。

（三）医案

薛己治一妇人善怒，舌本强，手臂麻。薛曰：舌本属土，被木克制故也。用六君子汤加柴胡、白芍治之。

按：柴胡、白芍缓肝，六君子健脾。此方是柴芍六君子汤。

一男子舌下牵强，手大指次指不仁，或大便秘结，或皮肤赤晕。薛曰：大肠之脉散舌下，此大肠血风热。常用逍遥散加槐角、秦艽。

按：本案应为中风先兆。因其方药可取而录之。（均引自《古今医案按》卷七《舌》）

（四）预防护理

舌强若伴神昏痉厥者，要密切观察病情，以防其变化。

（五）评述

舌强每见失语，故多见于脑病之中。每遇此症，必须全力抢救，待生命指征恢复后，可用针、药齐投而效。可参“失语”专条（第三章　神志）。

八、舌衄

又名舌出血，为舌体出血之临床症状。《辨舌指南》：“凡舌上出血，名曰舌衄，多由心脾热甚，逼血妄行。”《血证论》：“舌本乃肝脉所络，舌下渗血，肝之邪热。”舌衄为舌体出血，凡舌疮、舌痈、舌疔溃破后出血不属此例。

（一）辨证要点

病势急，舌体肿痛，舌尖红绛、芒刺，面红目赤为心肝火旺。病势缓，舌红苔少，五心烦热，腰膝酸软为阴虚火旺。

（二）证治方药

1. 心肝火旺

【临床表现】病势急，舌上出血，舌体肿痛，舌尖红绛、芒刺。面红目赤，心烦易怒，口渴喜饮，小便黄，大便干。脉数。

【病因病机】舌为心之苗，肝经络舌本。心肝火旺，循经上炎，火迫血溢。

【治法】清心泻肝，凉血止血。

【方剂】泻心汤（《金匮要略》）合黄连解毒汤（《外台秘要》）加减。

药物：生大黄10克（后下），黄连10克，黄芩10克，山栀10克，黄柏10克，白茅根30克，牛膝15克，生槐米10克。

方义：大黄通腑泻火，黄连、黄芩、山栀、黄柏泻心肝、三焦之火。茅根甘淡清利，槐米苦寒凉血，善治鼻、舌衄血。牛膝引药下行。

加减：若舌衄不止，舌红绛起刺，加牡丹皮、赤芍、生地凉血清营之品。

【变通法】若见面红目赤、胁痛耳鸣、口苦易怒，以肝火旺为主者，可用龙胆泻肝汤（《医宗金鉴》）或当归龙荟丸（《黄帝素问宣明论方》）等加减，清泻肝火。

2. 阴虚火旺

【临床表现】病势缓，舌体渗血，舌红苔少，或舌瘦而红。颧红唇赤，眩晕耳鸣，口干咽燥，五心烦热，腰膝酸软。脉细数。

【病因病机】足少阴肾经上系舌本，肾阴不足，虚火上炎，灼伤舌络，血溢致衄。

【治法】滋阴降火，凉血止血。

【方剂】六味地黄汤（《小儿药证直诀》）合增液汤（《温病条辨》）加减。

药物：生熟地各15克，山茱萸10～15克，玄参15克，麦冬15克，牛膝15克，牡丹皮10克，生槐米10克，牛膝15克。

方义：生地、赤芍、牡丹皮凉血清热，熟地、山茱萸、玄参、麦冬滋阴降火，牛膝引药下行，生槐米凉血和血。

加减：血出不止者可加代赭石、茜草炭、白茅根等止血。

【变通法】以虚火旺为主，可用黄连阿胶汤鸡子黄汤（《伤寒论》）泻火为主，滋阴次之。药用黄连、黄芩、芍药、阿胶、鸡子黄等。

（三）医案

1. 张耀卿医案　李，女，36岁。素体虚弱，头晕口干，舌中与齿缝出血，早晨更甚。诊其脉虚芤。细思舌乃心之苗，齿为骨之余。此心肾两虚，浮阳上升之故。方用养阴回阳汤主之。药物：大熟地30克，当归身30克，别直参5克，熟附块8克，肉桂心3克，炙甘草3克。服上药一剂血止。

自按：此案舌中齿缝并见出血，可见心肾同病。证见头晕口干，显系血虚阴伤之候，其脉复现虚芤之象，则阳气亦告惫矣。人身阳气为阴血之引导，阴血为阳气之依归。心营肾阴俱现不足，孤阳无所依附，浮越于上，迫血妄行，致有齿、舌血溢之患。故治以养阴回阳汤补阴敛阳，引火归原。方中重用熟地、当归补养阴血；别直参补气回阳，即血脱益气之谓；附子、肉桂引火归原，甘草和中。阴平阳秘而血自止。（《内科临证录》）

2. 张洵邦医案　那某，男，30岁，哈萨克族。初诊：1964年1月4日。舌上前1/3处有一小孔，细如针尖，外覆紫色痂衣如小赤豆。凡饮食咀嚼，咳嗽及讲话稍多则血涌如泉，自小孔喷射而出，发病已11年。经乌鲁木齐、北京等地腔科检查，诊断为遗传性出血性毛细血管扩张症。中医有“舌衄”“血箭”等病证，与本病相类。舌为心之苗，心主血脉。舌上溅血，总与心火上炎有关。但昨日适感风邪，咳嗽痰少，先予治标：冬桑叶、光杏仁、嫩前胡、牛蒡子、生茜草、仙鹤草、天花粉各9克，带心连翘12克，炙枇杷叶10克。另兑炒槐花12克研细末，敷舌上出血小孔中。每日四五次。

二诊：1964年1月6日。咳嗽已罢，舌上出血如故。舌为心苗，舌本属脾，饮管食咀嚼、咳嗽讲话稍多，随即出血。病延11年，此舌衄也，由心脾郁热、迫血妄行而致。姑拟升麻汤内服，外用仍予槐花散。处方：炙升麻25克，小生地12克，生赤芍6克，寒水石30克，炙远志、小蓟炭、生茜草、侧柏叶各9克，炙枇杷叶10克。

三诊：1964年1月8日。咳嗽已止，血出略少，疡面紫痂稍见紧缩，边缘呈灰白色。炙升麻25克，小生地12克，寒水石30克，生赤芍、炙远志、小蓟炭、生茜草、侧柏叶各9克，炙枇杷叶10克，干荷叶一角。外用如前法。

四诊：1964年1月11日。舌衄血涌日渐减少，疡面之灰色圈日渐向内收敛，疡孔日渐缩小变浅，紫色痂衣已经退去，语言稍多则略有血液渗出，脉小弦带数，苔染灰腻，乃槐花色所致。处方：炙升麻、川黄连各3克，寒水石30克，小生地12克，京赤芍、炙远志、茜草炭、侧柏叶、小蓟炭各9克，干荷叶一角。外用药如前。

五诊：1964年1月16日。衄血渗出日减，连日来未见血迹。追询病史，其母及妹竟有同样疾患。处方：炙升麻3克，寒水石30克，小生地12克，水牛角25克，小川连3克，赤芍、茜草炭各9克，炒槐花10克，煅人中白45克。

六诊：1964年2月7日。曾因肛门病住院手术，出院后继续原治疗。舌衄虽减，尚未痊愈，疡面未收口。处方：水牛角25克，炙升麻3克，小生地12克，炙龟甲18克，阿胶珠、生赤芍、小蓟炭各9克，寒水石、侧柏炭各30克。外用：珍珠生肌散掺敷疡孔中。

七诊：1964年2月17日。上方使用10剂，内外异施，3日来几无衄血，疡面更见缩小，疡缘仍现苍白色。原方滋阴清热，已退心脾郁火，今当补托清理兼施，以求全璧。上方去水牛角，加黄芪15克、当归9克。此方连用半月，疡面全部愈合，停药观察，多年未复发，舌面已如常人。曾去北京医院复查，证实已痊愈。

按语：本病系遗传性出血性毛细血管扩张病，临床罕见，病因欠详。有人认为与性腺功能不足有关，通常都有遗传性，可发生在身体的任何部位，病变局部有典型的网状毛细血管扩张现象。其母及亲妹均患有此病，病损亦在口腔，故可认为其家族遗传有据。舌上非损伤性出血，中医称为舌衄，多因心脾蕴热所致。张景岳指出，舌上无故出血当责之心脾二经有火。清代余景和治常熟卢姓案，所载有类本病。本例治疗始终着眼于心脾二经，清郁热在先，理气血在后，外用槐花散止血，并以珍珠生肌散收口，前后治疗3个多月始愈，后再未发。衄血之见于鼻者为多见，亦易治；见于皮肤者亦不复少见，治疗稍难。至于舌衄，一般仅偶有少量渗血，如本病血如泉涌者所见既少，而治疗也甚困难。尤其西医以“遗传”二字名病，更给中医调治增加心理负担。既为遗传，则其根也深，其改变也不易。本案之治例可为遗传性疾病之调治增强信心。案中用方选药，寒水石、赤芍、水牛角、生地黄、川黄连，味味不远清火凉血，不离心经；而升麻、茜草、荷叶、人中白、阿胶，又从脾经入手，把定升清降浊之法；更兼用量多寡有致，合以标本内外并治所宜，故能收功。(《张氏疑难病临证经验集萃》)

（四）外治法

用炒蒲黄末，外掺舌部。或五倍子熬浓汁，纱布浸湿，塞紧口中。

（五）预防护理

患者应注意保持口腔卫生，忌食辛辣厚味、油腻酒酪，多吃新鲜水果、蔬菜。

（六）评述

除上述两证之外，间有脾不统血、阴虚阳越者。脾不统血者、中焦虚寒者，则可用理中汤温脾摄血；心脾两虚者，则用归脾汤益气摄血。至于阴虚阳越方药，已见上述张氏案例，可资备考。此外，尚需重视外治法收敛止血的应用。

第三节　齿

齿为骨之余，而肾主骨；手足阳明经络于牙龈，故齿、龈与肾、胃、大肠有关。察齿、龈可知肾与肠胃病变，在温病辨证中更有重要意义。

一般而言，齿龈病症虚则以肾脏虚亏为主，实每因肠胃火热引起。其症有痛、肿、出血、溃烂等，一般以实、热证为主，间亦有虚证者。

一、牙痛

牙痛又称齿痛，是指牙齿、齿龈疼痛的临床症状。常因风邪侵袭、胃火炽盛、阴虚火旺及虫蚀牙体等引起，见于龋齿、牙痈、齿槽风、牙咬痈等牙病，包括西医之龋齿、牙髓炎、冠周炎、根尖周炎、颌骨骨髓炎等病，均可见有牙痛。若牙龈红肿溃烂则属牙疳，另列条目述之。

（一）辨证要点

牙龈红肿痛热，得热加剧，口渴便秘尿黄为胃火。牙龈萎缩，牙根浮动，咽干口燥，手足心热为肾虚。

（二）证治方药

1. 风火上犯

【临床表现】牙痛而得热加剧，得凉缓解，牙龈肿胀，腮肿灼热，口渴心烦。舌红苔薄，或白或黄，脉浮数。

【病因病机】风火上犯，循手足阳明经而侵犯牙龈、牙齿，发为局部疼痛肿胀。

【治法】疏风清热止痛。

【方剂】银翘散（《温病条辨》）加减。

药物：金银花10～15克，连翘10～15克，薄荷6克（后下），竹叶10克，牛蒡子10克，细辛3克，升麻5克。

方义：金银花、连翘清热解毒，薄荷、牛蒡子疏风消肿。竹叶泻心火，细辛入少阴，升麻入阳明，为引经佐使之药。

加减：牙龈红肿、口渴心烦者，加生石膏、知母清阳明实火。疼痛甚者加白蒺藜、露蜂房、猪牙皂、骨碎补，以加强祛风活血、解毒止痛作用。

【变通法】可配合含漱剂，方见外治法。

2. 风寒外侵

【临床表现】牙痛呈抽掣样，受冷则加剧，得热则缓解，或有恶寒，口不渴。舌苔薄白，脉浮紧。

【病因病机】风寒外侵于齿，寒凝主收引而作痛。

【治法】祛风散寒止痛。

【方剂】麻黄附子细辛汤（《伤寒论》）加减。

药物：麻黄3～6克，淡附子5～10克，细辛3～5克，川芎6～10克，荜茇6～10克，白芷10克。

方义：麻黄祛风散寒，附子、细辛温经散寒，川芎活血定痛，荜茇温胃，白芷引经入阳明。

加减：恶寒加荆芥、防风疏风散寒。

【变通法】可用细辛散（《太平圣惠方》）研末搽患部，或水煎含漱。药用独活、细辛、川芎、荜茇、甘草温散祛寒。

3. 胃火炽盛

【临床表现】牙痛剧烈，牙龈红肿，齿缝渗血或溢脓，甚而面颊肿痛灼热，口渴喜冷饮，便秘尿黄。舌红苔黄，脉数。

【病因病机】胃火循阳明经上炎于齿，致肿痛、渗血、溢脓，为实热证。

【治法】清胃泻火。

【方剂】清胃散（《兰室秘藏》）合白虎汤（《伤寒论》）加减。

药物：生地10～15克，生石膏15～30克（先煎），知母10克，黄连6～10克，牡丹皮6～10克，升麻5～10克。

方义：石膏、知母清阳明实热，黄连泻火解毒，牡丹皮、生地凉血清热，升麻引经入阳明。

加减：若胃火甚而阴血虚者，加麦冬、玄参清热养阴；牙龈渗血加白茅根、侧柏叶凉血止血；面颊肿胀、牙龈红肿，加板蓝根、蒲公英清热解毒。上牙痛加白芷，下牙痛加大黄引经。

【变通法】阴虚而胃热者，用玉女煎（《景岳全书》）合清胃散（《兰室秘藏》），养肾阴、泻胃火。

4. 肾阴虚亏

【临床表现】牙齿隐痛，牙龈萎缩，牙根浮动，咽干口燥，手足心热，头晕耳鸣。舌红少苔，脉细数。

【病因病机】肾阴不足，虚火上炎，齿体不固，牙痛龈缩。

【治法】养阴清热，滋肾降火。

【方剂】知柏地黄汤（《医宗金鉴》）合增液汤（《温病条辨》）加减。

药物：生地15克，麦冬15克，玄参15克，熟地10克，山茱萸10克，牡丹皮6~10克，牛膝10克，骨碎补10~15克，细辛3~5克，知母10克，黄柏6克。

方义：知母、黄柏清热泻火，生地、麦冬、玄参养阴清热，熟地、山茱萸滋补肾阴，牡丹皮凉血清热，牛膝引药下行，骨碎补固齿壮骨，细辛引经入少阴。

加减：胃热重见牙龈肿痛者，加生石膏、升麻清热消肿。

【变通法】用大补阴丸（《丹溪心法》）合六味地黄汤（《小儿药证直诀》）加减，亦滋肾降火之剂。

（三）医家经验

全绍明等治疗急性根尖周炎经验

（1）化脓前期：自觉牙伸长，咀嚼痛，轻微松动，叩痛，可有持续性自发痛。舌红苔黄，脉数。用黄连解毒汤合五味消毒饮加减。黄连、蒲公英、野菊花、紫花地丁、紫背天葵各15克，黄芩、黄柏、山栀各10克，金银花30克。日2剂，分4次服用。

（2）化脓期：患牙浮出、松动，叩痛明显，剧烈持续性跳痛，局部淋巴结肿痛，全身症状明显，局部黏膜下可有脓肿形成，便秘。舌红苔黄，脉数。用黄连解毒汤合升麻石膏汤加减。黄连、当归、连翘各15克，升麻、防风、荆芥各6克，生石膏60克，薄荷3克，赤芍12克，黄芩、黄柏、山栀、大黄各10克。日2剂，分4次服，外敷如意金黄散，日1次。

（3）溃脓期：脓肿破溃，所有症状随之减轻。用仙方活命饮加减。金银花30克，赤芍、归尾各15克，乳香、没药、山甲、甘草各10克，天花粉、知母各12克，陈皮、白芷、防风各6克。日1剂，分2次服。局部外敷金黄软膏。（中医研究，1995，5：31-33）

（四）易简效验方

1. 独活、当归、川芎、荜茇各10克，细辛5克，丁香、甘草各3克，每日1剂，水煎汁含漱后再吞服，每次2~3口，日4~6次。治龋齿痛。兼表证风寒加荆防风各10克，风热加薄荷、金银花各10克，实热加大黄、玄明粉各10克，阴虚火旺加生地、黄柏各10克，痛甚加川椒3克、白芷10克。

2. 防风、升麻、骨碎补各15克，龙胆草、甘草各10克，细辛4克，黄柏12克，百合、生地各24克，磁石30克，赤芍30克。每日1剂，水煎服。便秘加番泻叶3克；发热口干加石膏60克、知母12克；气阴不足去黄柏、赤芍，龙胆草减半量，加白芍30克，麦冬12克，蜂房15克，细辛增至6~8克。

3. 大黄3克（冲），黄连3克，黄芩9克，甘草5克，生地12克。每日1剂，水煎服。适于胃火者。

4. 马鞭草30克，每日1剂，水煎服。适于牙咬痈（急性冠周炎）牙痛。

（五）外治法

1. 塞耳鼻法

（1）处方：细辛、芒硝各3克，雄黄5克，猪牙皂6克，樟冰0.3克。先将细辛、猪牙皂焙干研末过筛；另将雄黄、芒硝、樟冰研末，诸药混合后再研细末，装瓶备用。

用法：取大蒜一瓣去皮，捣成泥加药末0.5克，混匀如绿豆大丸状，以脱脂棉包裹，塞于痛侧耳内，两侧痛者两耳塞药。一般轻度牙痛5~10分钟可止，较重者20分钟可止。

（2）处方：荜茇、白芷、细辛、防风各5克，高良姜6克，黄连4.5克，焙干研末，加冰片3克、雄黄2克和匀。

用法：用脱脂棉蘸药末少许塞入牙痛侧鼻孔，嘱患者深呼气2分钟，可重复数次。

2. 含漱法

处方：细辛、良姜、地骨皮、荜茇各6克，加水400毫升煎成200毫升。

用法：每隔4小时含漱5~6口。

3. 刷牙法

处方：青盐、生石膏各15克，制补骨脂12g，花椒（去目）、白芷、细辛各5克，防风、薄荷叶、墨旱莲各8克，上药生晒，研为细末。

用法：每天清晨用牙刷蘸药末轻轻刷遍全牙，并稍含片刻（约3~5分钟），再用清水漱口。可长期使用。“若三四十岁之人，用之无间断，其牙可保至老不脱，永免牙患，有此神方，他方可废矣。”（《黄星楼内科临证识见》固齿防痛方）

（六）预防护理

早晚刷牙，饭后漱口，注重口腔卫生。儿童少吃糖，晚上吃东西后刷牙漱口。要戒烟酒，忌辛辣刺激，少吃过硬、过热、过冷、酸甜食物等。注意寒暖，预防感冒。保持大便通畅。及时治疗龋齿。

（七）评述

牙痛除药物内治汤剂煎服之外，必须配合含漱、塞药等方法。结合现代口腔医学发展，用中药制成局部充填剂治疗牙周炎、牙髓炎，亦是用药一途。至若用清热解毒、化脓排毒汤药，分期治疗根尖周炎，有一定临床启迪作用。同时，对牙齿治疗如龋洞充填、牙髓治疗、根管治疗等，是十分重要的方法。尤其是急性牙髓炎一经开髓引流减压后，常有立竿见影的止痛效果。

龋齿牙痛一般无自发性，多在遇冷热酸甜刺激时发生。急性牙髓炎的疼痛常呈自发性，遇冷热酸甜刺激时加重。急性牙周炎呈持续性跳痛，牙齿不能咀嚼，有浮起的感觉。急性智齿冠周炎呈持续性，牙龈红肿，有时伴张口困难等。

二、牙龈出血

牙龈出血又称齿衄，是指血液自牙缝或牙龈渗出，而非外伤引起的症状。多因阳明胃火炽盛、肾阴虚火上炎及脾虚不能统血三种情况引起。

（一）辨证要点

1. 辨虚实 齿龈红肿疼痛，口臭，口渴，便秘尿黄，舌红苔黄，脉数为胃火。牙龈出血反复发生，全身皮下紫癜，面色无华，神疲乏力，食少便溏，舌淡脉虚为脾虚。

2. 辨齿衄与舌衄 舌衄之血出于舌面，舌上常有如针眼样出血点，望诊可以区别。齿衄可见于牙宣、牙疳等牙病，可与全身其他出血病症（如紫癜）同见。

（二）证治方药

1. 胃火炽盛

【临床表现】牙龈出血，色鲜红而量多，齿龈红肿疼痛，或患处有脓液渗出，口臭，口渴喜冷饮，便秘尿黄。舌红苔黄，脉洪数。

【病因病机】胃肠积热，循阳明经上炽齿龈，损伤血络，引起齿衄。

【治法】清胃泻火。

【方剂】清胃散（《兰室秘藏》）合通脾泻胃汤（《血证论》）加减。

药物：生地10克，牡丹皮10克，黄连6克，黄芩10克，制大黄10克，山栀10克，生石膏15克（先煎），玄参15克，升麻6克。

方义：黄连、黄芩、山栀、制大黄清热泻火，生地、玄参养阴清热，石膏清阳明热，牡丹皮凉血清热，升麻为阳明经引经佐使药。

加减：口臭而大便秘结者，制大黄改为生大黄通腑泄热。出血量多者，加赤芍、茜草、蒲黄凉血止血。

【变通法】若日久而胃阴虚，舌红无苔，脉细数，症见五心烦热、脘痞不欲食，知饥不纳者，可用甘露饮（《太平惠民和剂局方》）加减，养胃阴、泻胃火，药如生地、天冬、麦冬、石斛、黄芩、黄连、茵陈、枇杷叶等。

2. 肾阴虚火

【临床表现】牙龈出血，色淡红而量少，牙龈萎缩，牙齿松动，牙龈微有红肿。手足心热，头晕耳鸣，腰膝酸软。舌红少苔，脉细数。

【病因病机】齿为骨之余，肾主骨。肾阴亏虚，虚火内生而上炎，灼伤血络，致成齿衄。

【治法】滋肾降火。

【方剂】知柏地黄汤（《医宗金鉴》）加减。

药物：生地15克，知母10克，黄柏6克，牡丹皮10克，熟地10克，山茱萸10克，玄参10～15克，茯苓10～15克，泽泻10～15克，牛膝10～15克。

方义：生地、牡丹皮、玄参养阴清热，熟地、山茱萸滋补肾阴，知母、黄柏清热降火，茯苓、泽泻淡渗利湿，牛膝引药下行。

加减：牙齿松动加骨碎补、补骨脂补肾固齿，齿衄加墨旱莲、阿胶、茜草、侧柏叶止血。

【变通法】胃火旺、肾阴虚者可用玉女煎（《景岳全书》）加减，滋肾阴、清胃火。

3. 脾不统血

【临床表现】牙龈出血，量多而反复发生，血色淡红，牙龈色淡。全身皮下紫癜，面色无华，神疲乏力，食少便溏。舌质淡，脉虚细。

【病因病机】脾气不足，气不统血，血溢脉外，故见齿衄、紫癜。

【治法】健脾统血。

【方剂】归脾汤（《济生方》）加减。

药物：炙黄芪10～15克，党参10～15克，白术10克，茯苓10克，酸枣仁10克，龙眼肉10克，当归10克，阿胶10克（烊冲），大枣10克，炙甘草6克，仙鹤草15～30克。

方义：黄芪、白术、党参、茯苓、甘草、大枣健脾益气，酸枣仁、龙眼肉、当归养血补心，阿胶、仙鹤草补血止血。

加减：齿龈反复不已者，加茅根、茜草、侧柏叶凉血止血。

【变通法】血止后可用八珍汤（《正体类要》）补益气血。

（三）医案

中气虚寒，得冷则泻而又火升齿衄。古人所谓胸中聚集之残火，腹内积久之沉寒也。此当温补中气，俾土厚则火自敛。四君子汤加益智仁、干姜。

诒按：议病立方，均本喻氏，近时黄坤载亦有此法。（《柳选静香楼医案·内伤杂病》）

（四）预防护理

多吃性新鲜蔬菜，少进刺激食物，戒烟酒。不要咬嚼粗糙过硬食物。保持口腔卫生。

（五）评述

牙龈出血见于牙病者，主要从胃火、肾虚治疗，胃火属实宜用清胃泻火法，肾虚属虚宜用滋肾降火法，同时加用蒲黄、侧柏叶、茜草、仙鹤草等止血药物，一般效果显著。若齿衄、紫癜同见者，则应以脾不统血、血热妄行两方面考虑，脾不统血用健脾统血药，血热妄行则应凉血清热，可参见本书“紫癜”相应内容。

三、牙龈萎缩

牙龈萎缩是指牙龈边缘向牙根方向的退缩，故常伴有牙根宣露、牙齿动摇、牙龈出血等症状。齿为骨之余，为手足阳明经所过。故牙齿萎缩之症，以胃火炽盛和肾阴亏虚为多，胃火属实，肾虚属虚，分别用清胃泻火和滋肾降火法治疗。此外，气血不足，齿失所养，亦可引起本症，则当补益气血。

（一）辨证要点

牙龈红肿疼痛，口臭，烦渴喜冷饮，舌红苔黄，脉数属实热。牙龈边缘微红肿，疼痛不甚，五心烦热，腰膝酸软。舌红，脉细属虚火。

（二）证治方药

1. 胃火炽盛

【临床表现】牙龈萎缩，红肿疼痛，牙根宣露，牙龈出血或出脓。口臭，烦躁，口渴喜冷饮，便秘。舌红，苔黄厚，脉数。

【病因病机】上下牙龈为手足阳明经所过。肠胃积热，胃火炽盛，上炎灼损牙龈，致牙龈萎缩、牙根宣露。

【治法】清胃泻火。

【方剂】清胃散（《兰室秘藏》）合泻黄散（《小儿药证直诀》）加减。

药物：生石膏15～30克（先煎），当归10克，生地10～15克，牡丹皮6～10克，升麻3克，山栀10克，防风10克，藿香10克。

方义：石膏、山栀清胃泻火，生地、牡丹皮凉血泻火。防风、升麻归经佐使，兼“火郁发之”意。藿香芳香醒脾，辟秽化浊。

加减：热甚而牙龈红肿疼痛，加知母、连翘清热；牙龈出血甚者，加白茅根、藕节炭止血。

【变通法】胃火旺而肾阴虚者，用玉女煎（《景岳全书》）加减，药如石膏、知母、生熟地、麦冬、牛膝，清胃火、滋肾阴。

2. 肾阴虚亏

【临床表现】牙龈萎缩溃烂，边缘微红肿，牙根宣露，牙齿松动，牙龈出血，疼痛不甚，日久渐重。头晕耳鸣，五心烦热，腰膝酸软。舌质红，脉细数。

【病因病机】肾主骨，齿为骨之余。肾阴不足，虚火上炎，灼损牙龈，致成本症。

【治法】滋肾降火。

【方剂】知柏地黄汤（《医宗金鉴》）加减。

药物：生熟地各10克，山茱萸10克，淮山药10～15克，牡丹皮6～10克，茯苓10～15克，泽泻10克，知母10克，黄柏6克。

方义：生熟地、山茱萸、山药滋养肾阴，牡丹皮、知母、黄柏凉血降火，茯苓、泽泻淡渗利湿。

加减：虚火甚者加玄参、麦冬养阴降火；牙龈出血加白茅根、藕节止血。

【变通法】肾阴虚、胃火旺者，用玉女煎（《景岳全书》）加减。

3. 气血两虚

【临床表现】牙龈萎缩，龈肉色淡白，牙根宣露，牙齿松动，咀嚼无力，可见牙龈溃烂、渗血。面色无华，倦怠乏力，头晕目眩。舌质淡，脉虚细。

【病因病机】气血不足，牙龈失养，龈肉萎缩而色淡。

【治法】益气补血。

【方剂】八珍汤（《正体类要》）加减。

药物：党参10～15克，茯苓15克，白术10克，当归10克，白芍10克，川芎6克，熟地10克，甘草6~10克。

方义：党参、茯苓、白术、甘草益气健脾，当归、白芍、熟地、川芎养血和血。

加减：牙龈渗血加仙鹤草、白茅根，牙龈萎缩甚者加补骨脂、鹿角胶。

【变通法】可用十全大补汤（《医学发明》）加减。

（三）易简效验方

1. 生石膏30克，熟地15克，知母、牡丹皮、牛膝、当归、麦冬、白芷各10克，黄连、甘草各6克，每日1剂，水煎服。适于肾阴虚、胃火旺之牙龈萎缩。

2. 制首乌20~30克，生石膏30~60克，菟丝子、桑寄生、牛膝、升麻各10克，白芷6~10克，每日1剂，水煎服。适于牙齿松动。牙痛加川芎、细辛，牙龈红肿加生大黄、肉桂。

3. 黄连3克，生石膏30克（先煎），牡丹皮6克，生地12克，紫草、大青叶各15克，每日1剂，水煎服。适于胃肠积热者。

4. 石斛、天冬、玄参、竹叶、板蓝根各9克，甘草、生地各12克，木通10克，每日1剂，水煎服。适于阴虚火旺者。

（四）外治法

细辛3克，白芷15克，玄参10克，金银花30克，冰片0.5克，甘草5克，煎汤含漱。

（五）预防护理

刷牙漱口，注重口腔卫生，使用含漱剂清洁口腔。戒烟酒，忌辛辣刺激等。在治疗时，尤需重视牙齿食物嵌塞、咬殆创伤、不良修复、局部炎症、全身营养不良等因素。

（六）评述

目今临床中医药治疗的牙龈萎缩、牙根宣露等，大多属西医之牙周炎，其发病因素可能与局部炎症、营养不良等有关，是发生于牙齿支持组织的一种慢性、破坏性疾病，可造成牙齿松动脱落。

第八章 身形皮肤

本章分二节，一以叙述全身躯体及形态病症，包括肥胖、消瘦、疲乏、水肿及各种形体姿态变化症状；二以介绍全身外在肌肤主要症状表现，如黄疸、斑疹、瘙痒、白斑等。因它们均可望而知之，为“三问头身”部分的内容，故合而论之。

第一节　身体形姿

望身体外形的强弱、胖瘦、体型等情况，结合病人其他具体情况，可初步判定其体质。如肥人多痰湿，易患中风；瘦人多阴虚，易患劳嗽。又如面目肢体水肿、腹鼓而青筋暴露，又是水肿、鼓胀的主要体征。以形体姿态变化症状为主者，如抽搐、震颤、拘挛、瘫痪、半身不遂、痿弱等，和肢体运动、感觉有关，类此种种大多和风邪有关，或是内风妄动，或是外风侵袭，所谓“诸风掉眩皆属于肝”，“诸暴强直皆属于风”，或称为“诸风”亦可。

一、疲乏

长期精神萎靡困倦，肢体懈怠乏力的临床表现，可称为本症。《内经》称为解㑊、怠惰等。本症的发生，可由外感和内伤诸因引起。外感者，如暑、湿、热、风诸邪外侵，可兼见低热、头痛、咽痛、身痛、关节痛等。内伤者，以脾、肝、肾三脏功能失调为主，而兼见四肢乏力，倦怠酸困，运动不利，不耐劳作，腰膝酸软，行走无力等。同时，又可引起记忆力、情绪改变和睡眠障碍，而见健忘、失眠、心烦、抑郁、多梦、嗜睡、淡漠等症，关乎心肺和气血变化。

（一）辨证要点

暑天神疲乏力，低热恶风汗出，为暑热伤气。见头重如裹，困倦多寐，纳呆便溏，口腻或口苦，小便短少而黄，为湿热内蕴。急躁易怒，情绪不宁为肝郁。气短懒言，自汗，因劳累后疲乏，为气虚。精神萎靡，四肢乏力不温，畏寒肢冷为阳虚。腰膝足跟酸痛，低热盗汗，午后潮热为阴虚。

（二）证治方药

1. 暑热伤气

【临床表现】神疲乏力，低热，微恶风汗出，咽痒或疼痛，头脑困沉，身痛肢楚，胸闷脘痞纳呆，腹胀便溏，小便短，口干咽燥。舌苔薄腻，脉浮、濡、缓，重取无力。

【病因病机】起于暑热季节，汗出伤气，热甚伤阴，气阴不足，暑热久恋，致成疲乏低热者。又，暑多夹湿，故有肢楚、头沉、胸闷、脘痞等症发生。

【治法】清暑热，养气阴。

【方剂】李东垣清暑益气汤（《脾胃论》）加减。

药物：黄芪 10 克，白术 10 克，党参 10 克，麦冬 10 克，五味子 5 克，陈皮 5 克，银柴胡 10 克，升麻 5 克，黄柏 3～5 克，甘草 5 克。

方义：方用黄芪、白术、党参、甘草健脾益气，银柴胡、黄柏清热，麦冬、五味子敛阴止汗，陈皮理气，升麻升阳。

加减：脘痞纳呆加砂仁、蔻仁燥湿理气，腹胀便溏加扁豆、薏苡仁健脾渗湿。如见发热、微恶风寒加荆芥、防风疏风，见身重肢楚者加秦艽、木瓜祛湿，热甚加金银花、连翘、桑叶、菊花疏风清热。

【变通法】有热而不为所苦，中午热甚，气短明显者，可用生脉散（《内外伤辨惑论》）加黄芪。

2. 湿热内蕴

【临床表现】神疲乏力，四肢困重，酸痛不适，头重如裹，困倦多寐，胸闷脘痞，纳呆便溏，口腻或口苦，小便短少而黄。舌苔白腻或黄腻，脉濡数。

【病因病机】湿邪久困，郁而化热，湿热内蕴，脾失健运，致成四肢困重，神疲乏力。

【治法】清热化湿。

【方剂】甘露消毒丹（《温热经纬》）加减。

药物：茵陈蒿15克，藿香10克，薏苡仁15～30克，白蔻仁3～6克，石菖蒲10克，连翘10克，黄芩10～15克，滑石15～30克（包），甘草6克。

方义：藿香、白蔻仁、石菖蒲芳香化浊，茵陈蒿、连翘、黄芩、滑石、甘草利湿清热，薏苡仁健脾利湿。

加减：湿盛而脘痞腹胀，苔腻者，加苍术、厚朴、陈皮，即合平胃散（《太平惠民和剂局方》）用。呕吐恶心者，加半夏、竹茹、茯苓和胃止呕。口粘不渴，加佩兰芳香醒脾。小便不利者，加茯苓、猪苓、泽泻、白术，利小便。

【变通法】热清湿恋者，可用三仁汤（《温病条辨》）加茵陈蒿等，宣通三焦，利湿分泄，药用杏仁、薏苡仁、白蔻仁、滑石、厚朴、竹叶、半夏、通草、茵陈蒿，而不用苦寒清热之品，祛湿务尽。

3. 脾气不足

【临床表现】神疲乏力，气短懒言，自汗，食后困倦多寐，头晕健忘，或兼发热，劳累后发生或加重，食少便溏。舌淡，脉虚细。

【病因病机】劳逸不当，内伤脾胃，脾虚失健，中气下陷，故四肢乏力、困倦多寐。

【治法】补中益气升阳。

【方剂】补中益气汤（《脾胃论》）加减。

药物：黄芪10～15克，党参10克，白术10克，当归10克，陈皮5克，升麻3～5克，柴胡3～5克，甘草3～5克。

方义：方中用黄芪、党参、白术、甘草补中健脾，陈皮和胃，当归和血，升麻、柴胡升阳退内热，以为甘温除热之剂。

加减：饮食无味，脘腹痞胀者，加神曲、谷麦芽、焦山楂、砂仁理气开胃；舌苔微黄，热甚者，加黄连、黄柏清热；气阴两虚，低热不退，过度疲劳，舌红无苔，加麦冬、五味子养阴，合党参，是为生脉散（《内外伤辨惑论》）。

【变通法】上症若见畏风怕冷，自汗，脉虚弦或浮缓，可用黄芪建中汤（《金匮要略》）或桂枝汤（《伤寒论》）加黄芪，调和营卫。

4. 心脾两虚

【临床表现】精神疲倦，四肢无力，劳则加重，心情忧郁，不耐思虑，思维混乱，注意力不集中，心悸头晕，胸闷气短，健忘多梦易醒，纳差肢麻，面色无华。舌淡，脉虚细。

【病因病机】心主血脉，脾主运化。心血不足，脾气虚亏，气血不足。

【治法】养心血，健脾气。

【方剂】归脾汤（《济生方》）加减。

药物：黄芪10~15克，党参10~15克，炙甘草5~10克，白术10克，当归10克，白芍10克，熟地10克，酸枣仁10克，广木香5克，龙眼肉10克，茯苓10~20克。

方义：用黄芪、党参、白术、茯苓、甘草益气健脾，当归、白芍、熟地养血补虚，酸枣仁、龙眼肉养心安神，木香理气佐诸药而不致黏腻呆胃。

加减：低热甚者加银柴胡、地骨皮、鳖甲清退虚热，出血未止者加阿胶、仙鹤草、茜草止血，饮食无味加谷芽、麦芽、神曲开胃。

【变通法】气血不足用圣愈汤（《兰室秘藏》）加减。

5. 肝郁脾虚

【临床表现】神疲乏力，四肢倦怠，不耐劳作，头部及周身窜痛不适，抑郁寡欢，悲伤欲哭，或急躁易怒，情绪不宁，精神萎靡，四肢乏力不温，畏寒肢冷记忆力减退，胸胁苦满，叹息，头晕，纳呆，腹胀，便溏或干稀不调，妇女月经不调、经前乳胀，或兼低热。舌苔薄，脉弦缓。

【病因病机】情绪变化过剧，伤及肝气，疏泄不得，郁而上逆横乘，犯及脾胃，致成肝郁脾虚诸象。肝郁故胸闷叹息，情绪不宁；脾虚则四肢倦怠，腹胀便溏等。

【治法】疏肝解郁，健脾和胃。

【方剂】逍遥散（《太平惠民和剂局方》）加减。

药物：牡丹皮5~10克，山栀5~10克，柴胡10克，白术10克，当归10克，白芍10克，茯苓15克，薄荷3克（后下），甘草5克。

方义：用柴胡疏肝解郁，兼以退热，当归、白芍和血，白术、茯苓健脾，牡丹皮、山栀清热，甘草和中，薄荷疏风。合以疏肝解郁，健脾和胃。

加减：低热加白薇、石斛养阴，乳胀加川楝子、橘叶理气通乳，头部及周身窜痛不适加延胡索、郁金理气止痛。悲伤欲哭，心神恍惚加小麦、大枣、远志、枣仁安神，即合甘麦大枣汤（《金匮要略》）用。

【变通法】若兼痰浊、湿热，苔白腻、薄黄腻，脉弦滑数者，合用越鞠丸（《丹溪心法》）解郁。若胸胁苦满，低热恶风，汗出，口苦，目眩，咽干，用柴胡桂枝汤（《伤寒论》），药用桂枝、柴胡、白芍、半夏、黄芩、甘草、党参、姜、枣，和解少阳、疏解太阳。若神情不安，肢体抽动，神志恍惚，脉弦有力，用柴桂龙牡汤（《伤寒论》），药用柴胡、桂枝、白芍、龙骨、牡蛎、小麦、甘草、大枣、黄芩、半夏、铁落等。若情志抑郁寡欢，悲伤欲哭，甘麦大枣汤、百合地黄汤（《金匮要略》）、四逆散（《伤寒论》）加减。药用甘草、小麦、大枣、百合、地黄、柴胡、白芍、枳实、甘草，养心缓肝、疏肝和血。若肝郁脾虚夹湿，胸闷腹胀为主，苔腻，用柴平汤（《内经拾遗方论》）加减，药用柴胡、半夏、黄芩、苍术、厚朴、陈皮、砂仁、茯苓等疏肝理气，燥湿健脾。

6. 脾肾阳虚

【临床表现】精神萎靡，四肢乏力不温，畏寒肢冷，面色苍白，腰膝冷痛，困倦嗜睡，食少便溏，遗精阳痿，月经闭止，性欲减退。舌淡胖有齿痕，苔白滑，脉沉迟无力。

【病因病机】脾虚日久而及肾，脾肾阳气不足，不能温煦四肢筋脉，致生神疲乏力、形寒肢冷诸症。

【治法】温补脾肾。

【方剂】七宝美须丹（《医方集解》引邵应节方）合理中汤（《伤寒论》）。

药物：补骨脂 10 克，菟丝子 10 克，枸杞子 10 克，制首乌 15 克，淫羊藿 10 克，干姜 6 克，党参 15 克，白术 15 克，甘草 6 克。

方义：补骨脂、淫羊藿、菟丝子补肾温阳，首乌、枸杞子滋阴养血，党参、白术、干姜、甘草健脾温中。

加减：寒重肢冷加附子、肉桂温阳，腰酸冷痛加山药、山茱萸、熟地补肾。

【变通法】阳气亏乏，精血不足者可用右归丸（《景岳全书》）合拯阳理劳汤（《医宗金鉴》）加减，药用鹿角、肉桂、五味子、龟甲、黄芪、党参、白术、当归、杜仲、牛膝、枸杞子、菟丝子、附子、熟地、山茱萸等，补阳力量更强。

7. 肝肾阴虚

【临床表现】形体虚弱，神疲乏力，腰膝足跟酸痛，低热盗汗，眩晕头痛，失眠健忘，淋巴结肿痛，午后颧红，便干，遗精早泄，月经不调。舌红少苔，脉弦细数。

【病因病机】肾藏精，肝藏血。肝肾阴虚，精血亏乏，无以养润肌体则乏力，虚火上炎则低热盗汗。

【治法】滋养肝肾，清降虚火。

【方剂】知柏地黄丸（《医宗金鉴》）合四物汤（《太平惠民和剂局方》）加减。

药物：熟地 10 克，山茱萸 10 克，山药 10 克，牡丹皮 10 克，茯苓 15 克，知母 10 克，黄柏 6 克，当归 10 克，白芍 10 克。

方义：熟地、山茱萸、山药滋养肝肾，当归、白芍和肝养血，知母、黄柏、牡丹皮清降相火，茯苓健脾利湿。

加减：低热加青蒿、白薇、银柴胡清退虚热，足跟痛加木瓜、白芍、甘草舒筋缓急，淋巴结肿加夏枯草、牡蛎散结软坚。

【变通法】可用滋水清肝饮（《医宗已任编》），即六味地黄丸、逍遥散合方，滋肾养阴、疏肝和血。

（三）预防护理

增强体质，避免外邪侵袭，避暑降温，保养气阴。防止七情过激变化和劳累过度，饮食有节，劳逸结合。

（四）评述

1. 慢性疲劳征合征（chronic fatigue syndrome，CFS） 是以持续或反复发作的疲劳乏力为主要特征的症候群，其病程至少半年，可伴有低热、头痛、睡眠紊乱及抑郁、健忘等躯体不适、情绪紊乱及认知损害等症状，好发于20～50岁，以女性多见。发病原因有病毒感染、过敏、环境变化、精神应激、遗传等因素，与病毒感染、心理社会应激因素及体质等有关，为神经－内分泌－免疫网络紊乱所致。从中医病因分析，主要为外感时邪、七情内伤、劳累过度、饮食无常、体质虚弱等。中医认为，CFS的发生主要由禀赋薄弱，体质不强，邪气乘虚而入或郁怒不畅、情志不遂，或烦劳过度，或饮食不节、过饥过饱等因素所导致，和心、肝、脾、肺、肾及气血阴阳的功能失调有关。CFS患者还可伴有慢性低热、头痛、咽痛、淋巴结肿痛、肌肉酸痛、游走性关节疼痛等症，多与湿热内阻、气机郁滞、虚火内扰等有关，可分别采用清利、解郁、降火诸法调治。作为CFS主要特征的躯体疲劳，与脾、肝、肾三脏有直接的关系。CFS常见记忆力下降、集中注意力困难等认知损害，抑郁、焦虑等情绪改变，及失眠、嗜睡等睡眠紊乱表现，为脏腑、气血功能失调的临床表现。因此用益气健脾、调畅肝气、补肾益精等法，有一定的疗效。

2. 症状性慢性疲劳

（1）原发病存在能解释的慢性疲劳，如甲减、失眠、药物不良反应等。

（2）过去或现在主要诊断为精神抑郁性精神失调或有抑郁性特征的双极情绪失调，精神分裂症等。

（3）临床诊断明确而治疗困难的一些疾病（如乙肝和丙肝的病毒带毒者）引起的慢性疲劳。

（4）病前2年至今有不良烟酒嗜好。

（5）严重肥胖。在诊断时尚需排除之。有人研究，CFS和原发性慢性疲劳的常见证候要素是一样的，只是组合形式有所区别。慢性疲劳的常见证候要素有脾虚、心虚、肝郁等。（中医杂志，2009，12：1116）

在临床上，可根据其具体临床表现进行分证论治。若见湿热蕴结者则予化湿清热，见暑湿伤气者则当清暑益气，肝郁脾虚者予疏肝健脾，脾气不足者用补中升阳，肝肾不足者则滋养肝肾精血，脾肾阳虚则应温脾补肾壮阳。

二、肥胖

形体肥胖，体重超过正常标准20%者，称为肥胖。初起轻度者可无自觉症状，中重度则伴神疲乏力、气短懒言、胸闷心悸、腹大胀满等。

中医认为，肥胖由过食肥甘、缺乏运动，禀赋痰湿内蕴或脾胃热盛而致。实证以脾胃积热、痰湿内盛为主，虚证则为脾虚不运、脾肾气虚引起，久而可致痰瘀互结，本虚标实。肥胖一症大多为本虚标实之证，且多有证候之间的转化。如痰湿内盛，日久可变生气滞血瘀、脾虚湿困等。

（一）辨证要点

疲乏嗜睡，脘痞腹胀，舌胖苔水滑为痰湿。面色紫暗，胸胁胀满，舌暗为瘀血。四肢不温，疲乏气短，下肢浮肿为脾虚。

（二）证治方药

1. 痰湿内盛

【临床表现】形体肥胖，体重超常，肢体困重，疲乏嗜睡，脘痞腹胀，头晕呕恶，胸闷痰多。舌质淡胖，舌苔白腻、水滑，脉滑。

【病因病机】先天禀赋而痰湿内盛，后天嗜食肥甘油腻，痰湿蕴结脾胃，脂浊停滞，气机不利，致成肥胖。相当于体质性肥胖或获得性肥胖。

【治法】燥湿化痰，理气泄浊。

【方剂】苍附导痰汤（《叶天士女科》）加减。

药物：苍白术各10～15克，香附10克，橘红6～10克，法半夏10～15克，茯苓30克，泽泻15克，制南星10克，枳实10克，薏苡仁30克。

方义：苍术、白术、陈皮、半夏、茯苓燥湿化痰，香附、枳实理气解郁，南星导痰泄浊，薏苡仁、泽泻利湿消肿。

加减：肢体困重、下肢肿，小便不利者，加冬瓜皮、大腹皮利水消肿。舌苔白腻而厚，胸闷痰多，加白金丸化痰理气。腹胀满便秘者，加厚朴、制大黄除满通下。

【变通法】可用二陈汤（《太平惠民和剂局方》）、平胃散（《太平惠民和剂局方》）、五苓散（《伤寒论》）加减，药用半夏、茯苓、陈皮、苍术、厚朴、泽泻、猪苓、白术、桂枝等，燥湿化痰、利水泄浊。

2. 脾虚湿困

【临床表现】形体肥胖，四肢沉重不温，神疲乏力，气短懒言，头晕目眩，下肢轻度浮肿，晨轻暮重，劳则显著。饮食如常或偏少，既往可有过度饮食史。小便不利，腹胀便溏。舌淡胖而边有齿印，苔薄白或白腻，脉濡细。

【病因病机】素体湿盛，久困脾阳，脾虚失健，清阳不升，湿浊停聚。多为获得性肥胖。

【治法】健脾利湿，升阳泄浊。

【方剂】防己黄芪汤（《金匮要略》）合调中益气汤（《脾胃论》）加减。

药物：生黄芪15～30克，党参15克，防己10～15克，茯苓15克，苍术、白术各10克，陈皮10克，法半夏10克，猪苓10～15克，泽泻15克，砂仁、蔻仁各6克（打），木香6克，升麻3克，柴胡6克。

方义：黄芪、党参、白术、茯苓健脾益气，升麻、柴胡升阳，木香、砂仁、蔻仁理气，半夏、陈皮和胃，苍术、猪苓、泽泻、防己利水泄浊。

加减：四肢不温去升麻、柴胡，加桂枝、干姜温阳；纳呆腹胀加麦芽、神曲开胃，下肢浮肿加冬瓜皮、大腹皮利水。

【变通法】如无下肢浮肿，仅见脾虚湿盛，可用六君子汤（《医学正传》）合参苓白术散（《太平惠民和剂局方》）加减，以健脾利湿为主。或肿胀明显加五苓散、五皮饮合方，利水消肿为主。

3. 脾肾阳虚

【临床表现】形体肥胖，颜面虚浮，表情淡漠，神疲乏力，反应迟钝，嗜睡懒言，胸闷心悸，形寒肢冷。舌淡胖边有齿痕，苔白滑，脉沉迟无力。

【病因病机】脾阳不振，水湿内停；肾阳不振，火不生土。多属甲状腺功能减退引起的肥胖。

【治法】温补脾肾，利水化湿。

【方剂】真武汤（《伤寒论》）合保元汤（《博爱心鉴》）加减。

药物：生黄芪15～30克，肉桂10克（后下），党参15克，干姜6克，淡附子6～10克（先煎），白术15克，茯苓15～30克，甘草6克。

方义：附子、肉桂温肾，党参、白术、茯苓、甘草补脾，干姜温脾，黄芪益气利水。

加减：肾阳虚加仙茅、淫羊藿、巴戟天温肾壮阳，尿少浮肿加猪苓、泽泻、大腹皮、冬瓜皮利水消肿。

【变通法】可用济生肾气丸（《济生方》）合理中汤（《伤寒论》）加减，补益脾肾作用增强。

4. 胃热湿阻

【临床表现】多食肥甘，形体肥胖，脘腹胀满，消谷善饥，口渴喜饮，心烦，面红口苦，大便秘结。舌红苔黄，脉弦滑。多为获得性肥胖。

【病因病机】食欲亢进，多食肥甘，湿浊内聚，郁而化热，湿热蕴结，困于脾胃。

【治法】清热利湿。

【方剂】防风通圣散（《黄帝素问宣明论方》）加减。

药物：防风10克，防己10克，制大黄10克，山栀10克，连翘10克，赤芍10克，当归10克，生石膏10～20克（先煎），滑石10～20克（先煎），甘草6～10克，木通10克，泽泻15克。

方义：制大黄、山栀、连翘、石膏清热，防己、滑石、木通、泽泻利湿，当归、赤芍和血通络，防风疏风，甘草调中。

加减：脘腹胀满，加莱菔子、山楂、谷芽、麦芽、神曲消食导滞。大便秘结用生大黄，加厚朴、枳实，通里攻下。

【变通法】肝胆湿热，胁下胀满，面赤口苦者，用龙胆泻肝汤（《医宗金鉴》）加减，清利肝胆湿热。

5. 痰瘀互阻

【临床表现】形体肥胖，面色紫暗，胸胁胀满，心烦易怒，失眠，便秘。男子阳痿，女子闭经。舌暗红有瘀点（斑），舌苔薄腻，脉沉涩。

【病因病机】久病入络，痰瘀互阻，气血不畅。本证常由痰湿内盛之证转化而来。

【治法】行气活血，化痰通络。

【方剂】桂枝茯苓丸（《金匮要略》）合苍莎导痰汤（《叶天士女科》）加减。

药物：桃仁10克，桂枝6~10克，茯苓15克，赤芍10克，牡丹皮10克，制大黄10克，法半夏10克，苍术、白术各10克，香附10克，陈皮10克，川芎10克，郁金10克。

方义：桃仁、赤芍、牡丹皮、川芎活血化瘀，半夏、陈皮、苍术、白术燥湿化痰，香附、郁金理气解郁，制大黄通腑泄热，桂枝温阳通络。

加减：气滞者加厚朴、枳实行气除满，血瘀者加虎杖、蒲黄活血化瘀。兼见胸胁胀满、口干苦、目黄便秘，加龙胆草、山栀、黄芩、连翘清肝泻火。

【变通法】气滞血瘀者，可用血府逐瘀汤（《医林改错》）加减行气活血。

（三）医家经验

薛钜夫减肥方

（1）逍遥阳和汤：逍遥散合阳和汤加减，柴胡、当归、白芍、白术、茯苓、桂枝、熟地、肉桂、白芥子、皂角刺、炮姜炭、麻黄、鹿角霜、荷叶、佛手、香橼、青皮、陈皮、生甘草。疏肝健脾，温化痰湿。可用于妇女多囊卵巢综合征之肥胖。

（2）甘露消毒丹或三仁汤：两方畅达三焦，清化湿热，但有三点不同。其一，舌质偏淡、苔白满，是三仁汤证；舌偏红、苔黄腻是甘露消毒丹证。其二，三仁汤一般不口渴，甘露消毒丹口渴；其三，三仁汤大便偏稀，甘露消毒丹大便偏干。还可加车前草、决明子、焦山楂、荷叶。

（3）归芪寿胎饮：当归、生黄芪、桂枝、白芍、熟地、川芎、牡丹皮、茺蔚子、覆盆子、菟丝子、益母草、女贞子、墨旱莲、川续断、桑寄生、炙甘草。是归芪调经方去木香加寿胎丸。用治月经量少、月经稀发后，体重逐渐增加的女性，可以调经减肥。这类肥胖主要是由于内分泌失调，月经稀发导致。治以温养气血，调补冲任，以调节内分泌功能，恢复正常的月经周期，同时有减肥作用。（《国医薛钜夫》）

（四）易简效验方

1. 皂荚（去皮、炙酥）1克，白矾0.6克，平胃散1.6克，按此比例，共为细末，水泛为丸，或装入胶囊（1克装）。每服5克，日3次。适于痰湿内盛者。

2. 清消饮：白术、荷叶各12克，泽泻、茯苓、决明子、薏苡仁、防己各15克，陈皮20克，每日1剂，水煎服。适于脾湿痰浊者。

3. 清通饮：胡黄连、香泻叶、大黄各10克，生地15克，夏枯草、决明子各12克，每日1剂，水煎服。适于脾胃实热者。

4. 清降饮：生大黄、乳香、薄荷各10克，川芎、红花各12克，每日1剂，水煎服。适于气滞血瘀者。

5. 玫瑰花、茉莉花各0.3克，代代花0.5克，川芎1.5克，荷叶、通草、三七各1克，郁李仁、火麻仁各5克，全瓜蒌、佛耳草、玉竹各12克，浓煎喷洒在荷叶上焙干泡茶，每日2包。3个月为1疗程。

6. 番泻叶1.5克，泽泻、山楂、决明子各12克，制成冲剂，分2次服。4周为1疗程。

（五）预防护理

肥胖日久每同时伴有眩晕、中风、胸痹、消渴、痛风等其他疾患。故必须积极坚持治疗，同时配合饮食节制及体育锻炼，改变不良的饮食和生活习惯。

（六）评述

西医将肥胖分为三类，一为体质性肥胖，有家族遗传倾向，自幼出现肥胖；二为获得性肥胖，多为成年后过度饮食而成；三为继发性肥胖，如库欣综合征之向心性肥胖，还有甲状腺功能减退症引起者。关于向心性肥胖，本书将于第十八章另列专篇论述。

三、消瘦

消瘦又称风消、脱形、大肉消脱、羸瘦等，是指以体重减少10%以上，肌肉瘦削、皮肤枯槁为主要表现的症状，可伴精神不振、食少乏力。多因脾胃气血亏虚或久病形气消耗等所致。人体主要依赖于脾胃化生精微和气血而得以充养。消瘦主要是由于气血津液生成不足，与病气耗夺以致形体失充所致，其症与脾、胃、肝、肾均有关，而与脾胃功能失调关系最为密切。消瘦可见于肺痨、瘿瘤、肿瘤、消渴、黑疸、小儿疳积、厌食等病之中。

（一）辨证要点

小儿消瘦，时作腹痛，嗜食异物，大便排虫为虫积；面色无华，发结如穗，神萎倦怠，食少腹胀为疳积。成人消瘦，伴口渴引饮，小便频数量多，为消渴；伴咳嗽或痰中带血，潮热盗汗等为肺痨。

（二）证治方药

1. 气血两虚

【临床表现】形体消瘦，神疲乏力，气短懒言，面色淡白或萎黄，头目眩晕，唇甲色淡，心悸失眠，纳呆厌食。舌淡苔少，脉细无力。

【病因病机】摄食过少或久病损伤中气，脾胃虚弱，气血无生化之源，形体不充。

【治法】补气养血。

【方剂】人参养荣汤（《太平惠民和剂局方》）加减。

药物：党参10克，黄芪10克，白术10克，当归10克，茯苓10克，白芍10克，熟地10克，陈皮10克，肉桂3克，五味子6克，远志6克，炙甘草6克，生姜6克，大枣5枚。

方义：党参、黄芪、白术、茯苓、炙甘草益气健脾，当归、白芍、熟地养血和肝，陈皮和胃理气，五味子、远志养心安神，肉桂温阳，姜、枣调中。

加减：烦躁失眠者加夜交藤、桂圆肉养血安神，汗多加龙骨、牡蛎敛汗。

【变通法】可用十全大补汤（《医学发明》）加减。

2. 脾胃虚弱

【临床表现】形体枯瘦，面色黄暗无华，发结如穗，精神萎靡，肢体倦怠，目无光彩，食少腹胀，大便溏薄，溺如米泔。舌淡，苔薄腻，脉细无力。

【病因病机】后天失养，思虑过度，劳倦内伤，或病后失调，损伤脾胃所致。

【治法】益气健脾。

【方剂】参苓白术散（《太平惠民和剂局方》）加减。

药物：党参10克，白术10克，茯苓10克，炙甘草10克，薏苡仁15克，山药10克，扁豆10克，莲肉10克，砂仁6克。

方义：党参、白术、茯苓、甘草、山药、扁豆、莲肉健脾益气，薏苡仁渗湿，砂仁理气。

加减：气短乏力加黄芪益气，便泻不止加肉豆蔻温中，气虚内脏下垂加黄芪、柴胡、升麻益气升阳。

【变通法】脾虚而兼见湿热者，可用资生丸（《先醒斋医学广笔记》）加减，即上方加藿香、山楂、豆蔻、陈皮、黄连、神曲、麦芽等，有消导清热化湿之功。

3. 肺肾阴虚

【临床表现】形体消瘦，咳嗽痰少，或痰中带血，咽干或声嘶，腰膝酸软，骨蒸潮热，盗汗，颧红。舌红少苔，脉细数。

【病因病机】久咳伤肺，或燥热犯肺，损伤肺津，肺阴亏损，久而及肾所致。可见于肺痨等。

【治法】滋补肺肾。

【方剂】百合固金汤（《医方集解》录方）加减。

药物：生地10克，熟地10克，麦冬10克，百合10克，白芍10克，当归10克，贝母10克，五味子6～10克，天花粉10克，甘草6克，玄参10克，桔梗6克。

方义：百合、麦冬、五味子补肺养阴，生地、熟地、玄参滋肾清热，白芍、当归和血，贝母、天花粉润燥清肺，桔梗、甘草利咽。

加减：五心烦热者加银柴胡、地骨皮清退虚热，痰中夹血或血量较多者加仙鹤草、侧柏叶止血。

【变通法】肾阴虚为主者，可用麦味地黄丸（《医级》）加减，药用麦冬、五味子、生地、山药、山茱萸、泽泻、茯苓、牡丹皮等，滋肾养阴，补肺润燥。

4. 肾阳虚亏

【临床表现】形体羸瘦，面色黧黑，足冷跗肿，耳鸣耳聋，足膝软弱，小便清长，腰脊疼痛。舌淡，苔白，脉弱。

【病因病机】肾阳不足，火不生土，运化无力，气血亏乏，形气不充。可见于黑疸。

【治法】温补肾阳。

【方剂】右归丸（《景岳全书》）加减。

药物：熟地10克，山药10克，山茱萸10克，枸杞10克，杜仲10克，肉桂3～6克，制附子3～6克，菟丝子10克，鹿角胶10克，当归10克。

方义：熟地、山药、山茱萸、枸杞补益肝肾，肉桂、制附子温阳助火，杜仲、菟丝子温补肾阳，鹿角胶、当归补精养血。

加减：下肢肿甚加车前子、茯苓利水，腰背疼痛、转侧不利加桑寄生、补骨脂补肾。

【变通法】可用十补丸（《景岳全书》）加减，药用制附子、五味子、山茱萸、山药、牡丹皮、鹿茸、熟地、肉桂、泽泻等，温补肾阳。

5. 胃燥津亏

【临床表现】消渴，形体消瘦，口燥咽干，口渴引饮，小便频数量多，或小便混浊，倦怠乏力。舌红苔少而干，脉细无力。

【病因病机】过食辛热甘肥，或燥热过盛，伤气耗津所致。

【治法】滋阴益气，润燥生津。

【方剂】玉液汤（《医学衷中参西录》）合生脉散（《内外伤辨惑论》）、增液汤（《温病条辨》）加减。

药物：黄芪30克，山药30克，玄参15克，知母10克，生地15克，党参10克，麦冬10克，葛根15克，五味子10克，天花粉10克。

方义：黄芪、党参、山药、五味子益气，葛根、天花粉、知母清热生津，生地、玄参、麦冬养阴增液。

加减：口燥咽干，口渴引饮者加石膏、黄连清胃泻火；小便频数，夜尿清长者加益智仁、乌药涩尿。

【变通法】肾阴不足、胃热亢盛，形体消瘦，口渴喜冷饮，消谷善饥，大便干结，舌红苔黄少津，脉滑数。用玉女煎（《景岳全书》），药用生石膏、知母、生地、熟地、麦冬、玄参、牛膝滋阴清胃。胃热炽盛，消谷善饥，烦渴引饮者，可用白虎加人参汤（《伤寒论》），清解胃热。如有口臭、牙齿出血、便干，可用清胃散（《兰室秘藏》）清胃泄热，药如生地、牡丹皮、黄连、生石膏、升麻、知母等。

6. 肝火炽盛

【临床表现】形体消瘦，胁痛口苦，心烦易怒，头晕目眩，小便短赤，大便燥结。舌红苔黄，脉弦数。

【病因病机】忧郁恼怒，肝郁化火，火热上炎，营阴暗耗所致。

【治法】清肝泻火。

【方剂】龙胆泻肝汤（《医宗金鉴》）加减。

药物：龙胆草6～10克，黄芩10克，栀子10克，柴胡10克，车前子10克（包），木通10克，泽泻10克，当归10克，生地黄10克，甘草6克。

方义：龙胆草、黄芩、栀子清肝泻火，车前子、木通、泽泻清热利湿，生地黄、当归养阴和血，甘草和中。

加减：心烦失眠，加夜交藤、合欢皮安神，头昏目眩者加牛膝、夏枯草、连翘清肝。

【变通法】可用泻青丸（《小儿药证直诀》）加减。

7. 虫积肠道

【临床表现】小儿面黄体瘦，胃脘嘈杂，时作腹痛，或嗜食异物，大便排虫，睡中磨牙，面部或白睛见虫斑，或腹部按之有条索状物，甚或腹部剧痛而汗出肢厥，呕吐蛔虫。舌淡红，苔黄白，脉弦。

【病因病机】饮食不洁，虫积腹中，胃中不和，脾运失司。

【治法】驱蛔杀虫，消积清热。

【方剂】肥儿丸（《太平惠民和剂局方》）加减。

药物：鹤虱 10 克，槟榔 10 克，使君子 10 克，木香 6 克，黄连 6 克，神曲 10 克，麦芽 10 克，苦楝皮 10 克。

方义：鹤虱、苦楝皮、槟榔、使君子驱蛔杀虫，神曲、麦芽消积导滞，木香理气，黄连清热。

加减：脾气虚者加党参、白术益气健脾，手足厥冷、腹痛时作者加乌梅、蜀椒、细辛安蛔止痛。

【变通法】腹部剧痛而汗出肢厥者，可用乌梅丸（《伤寒论》）加减。

（三）预防护理

注重原发病防治。

（四）评述

消瘦一症虽为形体失养，但不可一概认为虚证，治当辨证求因，区分虚实。虚则补之，以滋气血生化之源；实则祛邪以安正，而形体自充。

在临床上，应注意询问患者的有关病史和生活习性。对小儿应询问喂养史和慢性（或反复发作的）腹泻史，并注意咳嗽、盗汗、发热、颈部瘰疬等症。青年女性应注意瘿气和食郁，生育妇女在分娩后脱血可能发生血风劳。中年以后出现消瘦应注意是否为恶性肿瘤。

四、水肿

水肿，即体内水液潴留、泛滥肌肤的临床症状，可出现于头面、眼睑、四肢、腹背，甚而全身。一般可根据病程长短、证候虚实，分为阳水和阴水两大类。一般而言，阳水属实，多由外感风、热、湿、毒而生，病位在于肺、脾。阴水属虚，或因阳水迁延不愈，或因正虚阳衰而致，病位在于心、脾、肾。又可根据其发病机理临床表现，分为肺水、心水、脾水、肝水、肾水等。水肿虽分五脏，但主要与肺、脾、肾三脏相关《景岳全书》卷二十二《肿胀》：“凡水肿等证乃肺、脾、肾三脏相干之病。盖水为至阴，故其本在肾；水化于气，故其标在肺；水唯畏土，故其制在脾。”若肺气失于宣肃，脾气难以运化，肾气无力温煦，每可影液水液之通调、转输和排泄，造成水肿。因此，宣肺通阳、健脾利湿、温肾化水始终是水肿治疗的重要方法。若再结合其风、热、湿、毒之治，佐以行气、活血，则证治更加全面。

（一）辨证要点

1. 分辨表里 风水、皮水属表，有恶风、自汗、鼻塞、骨节酸楚，脉浮、苔薄白等表证。里水、正水属里，无六经形证，肿势弥漫，肢体疲乏，甚而腹胀囊肿，阴股间冷，系脾肾虚寒所致。

2. 析别阴阳 阳水病程短，发病急，肿多由面、目开始，自上而下，继及全身，肿处皮肤绷急光亮，按之凹陷即起，常有寒热外证。阴水病程长，发病缓，肿多由下肢开始，自下而上，继及全身，肿处皮肤松弛，按之凹陷不起，甚而如泥，常有阳气虚衰及脏腑气化严重失调的表现。

3. 阴阳、虚实转化 随着病情的进退，水肿的证候可以发生相应的转化。一般以由实转虚，或由实证转化为虚实兼夹者为多见。值得注意的是，水肿常有阴阳转化、虚实夹杂，从而形成复杂的局面。同时，又因五脏功能失调，心水常见心悸、怔忡，肝水则见鼓胀、癥积，肾水每有癃闭，肺水又可咳喘气逆，脾水又可腹胀纳呆等。

4. 水肿与鼓胀 鼓胀是因腹部膨胀如鼓而命名。以腹胀大，皮色苍黄，脉络暴露为特征，其肿肢体无恙，胀唯在腹；水肿则不同，其肿主要表现为面、足，甚者肿及全身。

（二）证治方药

1. 阳水

（1）风水泛滥

【临床表现】眼睑浮肿，继及四肢、全身，病势迅速，肢节酸楚，小便不利，微恶寒、咳嗽、气喘。舌苔薄，脉浮。

【病因病机】风邪袭表，肺失宣肃，通调水道不利，泛滥肌肤而为水肿。

【治法】宣肺通阳，疏风利水。

【方剂】麻黄加术汤（《金匮要略》）合五皮饮（《中藏经》）加减。

药物：麻黄6~10克，杏仁10克，桂枝10克，苍术、白术各10克，甘草6克，桑白皮10~15克，陈皮6~10克，大腹皮10~15克，茯苓皮15克，生姜皮10克。

方义：麻黄、桂枝祛风解表、通阳利水，麻黄、杏仁宣肺止咳，苍术、白术燥湿健脾。桑白皮、茯苓皮、大腹皮、生姜皮、陈皮为五皮饮，有利水消肿、理气化湿之功。

加减：若兼见发热，脉象洪数，加生石膏清热宣散，去桂枝，即越婢加术汤（《金匮要略》）。若恶寒盛，脉象浮紧，加苏叶、防风、浮萍，以增疏风散寒、利水消肿药力。如无腹满纳呆，小便不利甚者，可去陈皮、大腹皮，加泽泻、猪苓，即合五苓散（《伤寒论》）用，以利水渗湿消肿为主。

【变通法】如无恶寒、发热，见汗出恶风，表阳已虚，腠理不固，可用防己黄芪汤（《金匮要略》）加味，益气固表，通阳利水。药用黄芪、防己、白术、桂枝、茯苓、泽泻、防风、苏叶等。

（2）风热犯肺

【临床表现】眼睑、面部突然浮肿，血尿明显，发热恶风，咽喉肿痛，口干而渴，小便短赤。舌边尖微红，苔薄黄，脉浮数。

【病因病机】风热犯肺，肺气不能宣肃，水道无以通调，致成水肿。

【治法】疏风清热，利水消肿。

【方剂】银翘散（《温病条辨》）合猪苓汤（《伤寒汤》）加减。

药物：金银花15～20克，连翘10～15克，杏仁10克，桔梗6克，薄荷3～6克，荆芥穗10克，竹叶10克，甘草6克，猪苓10～15克，茯苓10～15克，泽泻10～15克，滑石10～15克，茅根30克。

方义：金银花、连翘清热，薄荷、荆芥疏风，杏仁、桔梗宣肃肺气，猪苓、泽泻、茯苓利水消肿，竹叶、滑石利水清热，甘草调中。猪苓汤原有阿胶，嫌其滋腻有妨祛邪之用，故易以茅根，既能利水清热，又能止血尿。

加减：咽喉肿痛者加蝉蜕、僵蚕解毒消肿、疏风清热；血尿甚者，加茜草炭、小蓟炭收敛止血。若见小便短赤、尿频尿痛，加瞿麦、石韦利水通淋；浮肿甚者，加苏叶、浮萍，疏风利水消肿。

【变通法】若以血尿、尿频、尿痛为主，可用八正散（《太平惠民和剂局方》）加减，清热通淋，药如瞿麦、萹蓄、小蓟、生地、竹叶、栀子、滑石、金银花、连翘、车前子、甘草等。上方有疏风清热之药，以治风热表证；此方以清热通淋为主，可用于血热里证。

以上风邪外袭两个证候，均呈现于急性肾炎初起之水肿，起病急，变化速，须予重视。

（3）湿毒浸淫

【临床表现】眼睑浮肿，延及全身，皮肤光亮，小便不利，身发疮痍，甚而溃烂，恶风发热。舌质红，苔薄黄腻，脉数。

【病因病机】肌肤疮疡，湿毒浸淫，未及清解，由皮毛内归脾肺，水液代谢失调，致生水肿。

【治法】化湿消肿，清热解毒。

【方剂】麻黄连翘赤小豆汤（《伤寒论》）合五味消毒饮（《医宗金鉴》）加减。

药物：麻黄6～10克，连翘10～15克，赤小豆15克，桑白皮10～15克，杏仁10克，车前子15克（包），金银花15克，野菊花15克，蒲公英15克，紫花地丁15克，紫背天葵15克。

方义：麻黄、杏仁、桑白皮宣肃肺气，通调水道。金银花、连翘、蒲公英、紫花地丁、紫背天葵、野菊花，清热解毒。赤小豆、车前子利水消肿。

加减：皮肤糜烂湿热盛者，加苦参、土茯苓、茯苓皮利湿清热。皮肤瘙痒风热盛者，加蝉蜕、苏叶、防风、地肤子，疏风清热、消肿止痒。见头面红肿，有血热，加牡丹皮、赤芍、紫草，凉血解毒清热。浮肿甚者，可加大剂浮萍用量，利水疏风，清热解毒。

【变通法】略。

此证气候炎热之地可见，或因接触过敏源造成，或因皮肤疮毒内侵而致。

(4) 水湿浸渍

【临床表现】全身浮肿，下肢显著，按之没指，小便不利，身体困重，肢倦乏力，胸闷腹胀，纳呆泛恶。舌苔滑腻，脉沉缓。起病较缓，病程相对较长。

【病因病机】水湿内侵，脾气不运，气不化水，泛滥肌肤。

【治法】利水渗湿，通阳运脾。

【方剂】五皮饮（《中藏经》）合胃苓汤（《丹溪心法》）加减。

药物：茯苓15～30克，桑白皮15克，大腹皮15克，生姜皮10～15克，陈皮10克，桂枝10～15克，猪苓15克，泽泻15克，苍术、白术各15克，厚朴6～10克。

方义：桑白皮、陈皮、大腹皮、生姜皮理气化湿行水；桂枝、茯苓、猪苓、白术、泽泻通阳利水渗湿；苍术、厚朴燥湿运脾。

加减：若上半身肿甚而咳嗽气喘者，加麻黄、杏仁宣肺平喘；下半身肿甚而小便不利者，加防已、黄芪通阳益气。若脘腹肿满，大便秘结，二便不通，加椒目、防已、葶苈子、制大黄，即合已椒苈黄丸（《金匮要略》），用以通腑逐水、除满消肿。若见形寒肢冷，脉沉迟，阳气渐衰者加淡附子、干姜温阳。

【变通法】如水湿浸渍，外而肌肤，内而脏腑，三焦气化不利，全身水肿而见腹满为甚者，可用中满分消丸（《兰室秘藏》）。用平胃、五苓、二陈、四君子诸方合用，燥湿理气，和胃健脾，利水通阳。热加黄连、黄芩、知母清热，寒加附子、干姜、肉桂温阳。以运化中焦为主，能上下分消。

此症可见急性肾炎以肾病综合征表现为主的患者。

(5) 湿热壅盛

【临床表现】遍身浮肿，皮肤绷急光亮，胸闷脘痞，腹部胀满，咳喘气促，烦热口渴，小便不利，大便秘结，舌红苔黄，脉沉数或濡数。

【病因病机】湿热壅盛，三焦气机受阻，气滞水停，表里俱病。

【治法】分利湿热，利水消肿。

【方剂】疏凿饮子（《济生方》）加减。

药物：羌活10克，秦艽10克，大腹皮10～15克，苍术、白术各10～15克，茯苓皮15～30克，椒目10克，木通10克，泽泻15克，赤小豆15～30克。

方义：羌活、秦艽疏风透表，使在表之水从汗而外泄；茯苓、泽泻、木通、椒目、赤小豆利水渗湿，使在里之水从小便而内泄。大腹皮理气燥湿除满，苍术、白术燥湿运脾，是调治中焦之药。

加减：若大便秘结，加大黄、槟榔通腑攻下以逐水；若小便不通，加防已、桂枝通阳利水。若烦热口渴，苔黄，热盛者加黄柏、知母清热除烦。原方有商陆，嫌其峻烈伤正，故去之。若咳嗽气促，加葶苈子、大枣泻肺利水。

【变通法】若症状轻缓，仅见面目浮肿，心烦口渴，小便短涩混浊，苔黄脉数者，可用《圣惠方》木通散合四妙散清利湿热。药如木通、泽泻、猪苓、防己、薏苡仁、知母、黄柏、牛膝、陈葫芦、茅根等，药力平和而不伤气阴。或用萆薢分清饮（《医学心悟》）加减，药用萆薢、石韦、车前子、茯苓、莲肉、黄柏，清化湿热，通利膀胱。可加金银花、连翘、蒲公英清热，猪苓、滑石利水，对湿热水肿轻症更为合适。

2. 阴水

（1）脾虚湿困

【临床表现】遍身浮肿，晨起头面为甚，动则下肢肿胀，面色萎黄无华，气短懒言，神疲乏力，大便如常，小便反多，脘痞腹胀。舌淡苔薄腻，脉濡、缓。

【病因病机】脾气虚弱，无以转运升降，清浊相干，水湿内停。

【治法】健脾益气，燥湿利水。

【方剂】防己黄芪汤（《金匮要略》）合参苓白术散（《太平惠民和剂局方》）。

药物：黄芪 15～30 克，党参 15 克，茯苓 15～30 克，防己 10～15 克，白术 15 克，桂枝 6～10 克，薏苡仁 15～30 克，扁豆 15 克，山药 15 克，砂仁 3～6 克，陈皮 6 克，甘草 6 克。

方义；黄芪、党参、白术、山药、甘草健脾益气，防己、桂枝通阳利水，薏苡仁、扁豆渗湿健脾，砂仁、陈皮理气和中。

加减：兼夹湿滞者，口腻、口淡、泛恶、纳呆、胀满，可加苍术、厚朴燥湿运脾。水肿甚者，可适当加入车前子、白茅根淡渗利水之品，但不可用峻烈药物，以免耗气。

【变通法】可用防己茯苓汤（《金匮要略》）合六君子汤代之。

此属营养不良引起的功能性水肿。肾病蛋白尿，久而影响脾运者，亦可参用本方。

（2）脾肾阳虚

【临床表现】水肿反复消长不已，面浮身肿，腰以下更甚，按之凹陷不起，小便不利而量少，形寒肢冷，神疲气短，面色苍白，四肢不温，甚而心悸胸闷、喘促气逆、腹满胀大，不得平卧。舌质淡胖，边有齿印，舌苔水滑、白腻，脉沉。

【病因病机】脾阳不振而无以制水，肾阳虚衰而无以泄水，阴寒内聚，水气内停，泛滥肌肤。

【治法】温肾实脾，助阳行水。

【方剂】真武汤（《伤寒论》）合实脾饮（《济生方》）。

药物：制附子 10 克，干姜 1～5 克，茯苓 15～30 克，白术 10～15 克，大腹皮 10 克，厚朴 5 克，草豆蔻 3～6 克，木香 6 克，泽泻 10～15 克，甘草 3～6 克。

方义：附子、干姜温肾助阳，茯苓、白术、泽泻健脾利湿，大腹皮、厚朴、草豆蔻、木香理气，阳盛则水化，气行则水行。

加减：四肢不温、形寒肢冷，小便不利者，可加肉桂、桂枝，温通阳气。神疲气短，心悸胸闷，气虚甚者，加黄芪、党参以益气。若无腹满胀大者，可去大腹皮、草豆蔻、厚朴等。若两目黧黑，腰膝冷痛，四肢逆冷，肾阳虚甚者可加鹿角片、巴戟天、仙茅、淫羊藿等温润补肾药物。若见水气凌心，心悸喘逆者，加黄芪、葶苈子益气强心利水。

【变通法】如见水肿渐消，肿热不重，可用济生肾气丸（《济生方》）加党参、黄芪，温肾健脾，缓图调治。

本证常可见慢性心力衰竭、肾病和慢性阻塞性肺疾病引起的水肿。

（3）瘀水交阻

【临床表现】水肿经久不退，肿热轻重不一，四肢或全身浮肿，以下肢为主，面目黧黑，肌肤粗糙不润，色素沉着。舌质暗紫或有瘀点（斑），脉沉涩。

【病因病机】血不利则为水。瘀血内停，气机不利，水湿潴留。

【治法】活血祛瘀，利水消肿。

【方剂】当归芍药散（《金匮要略》）合四苓散（《明医指掌》）加减。

药物：当归12克，赤芍、白芍各15克，川芎10克，泽泻15克，白术15克，茯苓15克，猪苓15克，益母草30克，丹参30克，泽兰15克。

加减：如见咳喘气促，小便不利，为血瘀水盛、肺气上逆，可加葶苈子、椒目，逐水泻肺；如见阳气虚弱，四肢不温，则加黄芪、附子，益气温阳。

【变通法】若见腹大青筋，口渴，但欲漱水不欲咽，面色黧黑，肌肤甲错，胁下癥积，久病水肿而以腹水为主者，可用上方加三棱、莪术、黑白丑等。亦可用血府逐瘀汤（《医林改错》）合五苓散（《伤寒论》），其活血化瘀效果更佳。心衰水肿和功能性水肿，也可用鸡鸣散（《朱氏集验方》），方由槟榔、吴茱萸、木瓜、桔梗、陈皮、生姜、苏叶组成。服药时间在鸡鸣丑时（凌晨1～3点）。

本证常见于慢性心衰或肝硬化引起的水肿。

（4）阴虚水溢

【临床表现】腹大脐肿，青筋暴露，肢体浮肿，反复发作，小便短涩，腰膝酸痛，五心烦热，面红口渴，或见皮肤红痕赤缕。舌质红绛，脉弦细数。

【病因病机】肾阴不足，气不化水，水湿泛滥肌肤，致成全身水肿。

【治法】滋肾利水。

【方剂】猪苓汤（《伤寒论》）合六味地黄汤（《小儿药证直诀》）。

药物：猪苓15克，茯苓15克，阿胶10克（烊冲），泽泻15克，滑石10克（包），生地、熟地各10～15克，山药15～30克，山茱萸10～15克，牡丹皮10克，赤芍10～15克，牛膝10克，车前子15克（包）。

方义：猪苓、茯苓、泽泻、滑石、车前子利水消肿，熟地、山药、山茱萸补肾，生地、牡丹皮、赤芍养阴清热凉血，阿胶养血止血，牛膝引药下行。

加减：若见头晕目眩，肢麻手颤，肾虚肝旺者，可加枸杞子、菊花、天麻、石决明息风平肝。若口渴烦热甚者，加玄参、麦冬养阴润燥清热。本方尚可加入益母草、泽兰、红花活血化瘀，对腹大青筋、皮肤赤缕有所帮助。

【变通法】可用左归丸（《景岳全书》）加利水药，滋阴利水。其补肾阴作用尤佳。

（三）医案

李时珍治一人妻，自腰以下浮肿，面目俱肿，喘急欲死。不能伏枕，大便溏泄，小便短少，脉沉而大。沉主水，大主虚，乃病后冒风所致，是名风水，用千金神秘汤加麻黄，一服喘定十之五。再以胃苓汤吞深师薷术丸，二日小便长，肿消十之七。调理数日全安。

按：神秘汤，生脉汤加二陈汤，去麦冬、茯苓，加紫苏、桑皮、桔梗、槟榔，姜3片为引。

李士材治钱赏之遍体肿急，脐突背平，法在不治。举家坚请用药。以金匮肾气丸料大剂煎服，兼进理中汤，五日不效，乃以人参一两、生附子三钱，牛膝、茯苓各五钱，水煎服。小便忽通，进食。计服人参四斤，附子、桂、姜各斤余而安。（均引自《古今医案按》卷五《肿胀》）

按：看其病因，观其论脉，大剂峻补，持续不断，足见大家风范。

陈姓，先自头面肿起，而后全身浮肿，腹部胀大，满腹青筋暴起，六脉沉弦而急，久治无效。继则耳目失于聪明，口中血块累累续出。先从鲤鱼汤治，俾症状减轻。其方用活鲤鱼大者一尾，不去鳞甲不破肚，加葱姜各一斤，水煮熟透，加醋一斤任服之。后宗《内经》病始于上而盛于下，先治其上后治其下，以开鬼门之剂，用麻黄60克、熟附子48克、甘草36克。嘱其“得汗止后服，不汗再服，以得汗为度”。取麻黄开表发汗治肺，附子温肾壮阳治肾，甘草补益中州治脾。因患者阳衰阴盛，气化无力而汗不得出，乃复师仲景桂枝汤用粥发胃家汗法之意，用鲤鱼汤与上方交替服用，鼓舞胃气而始次第汗出，腰以上肿得退。然腰以肿未得尽消，故宗洁净府之旨，取五苓散温阳化气利小便，并加人参、肉桂，方用五苓散60克、肉桂12克、辽参10克，助阳益气，俾阳气布而阴邪除，元气复而水道得通。然使肿势尽消，继以调理脾胃全功。（《吴鞠通医案·肿胀》）

按：综观全案，初用温经发汗，以治肺为主，兼顾少阴；继用温阳化气以膀胱，而亦顾及元气、肾阳；终以调补脾胃收功。初、中、末三法，层次井然，刻刻注重肾气、胃气。其方药味少，药量重，药力峻，单刀直入。在用开鬼门法而汗不出时，吴氏亦不为所惑，仍坚持守方，且化裁变通，运用得体，既有一定法度可循，复有移步换形之妙，值得后学者借鉴。

（四）医家经验

1. 赵锡武治疗充血性心力衰竭水肿经验　心力衰竭在临床上多见心肾两虚，宜以强心扶阳、温肾利水、宣痹利水之真武汤为主。由于心衰时出现的肺淤血、肝肿大、水肿等，皆提示心阳虚衰，肺气壅滞，升降失调，血瘀不畅，水不化气。必须以真武汤为主方，心肾同治，治病求本。再适当配合治水三法治标，即去菀陈莝、开鬼门、洁净府随证施治。开鬼门、洁净府、去菀陈莝。方能水消而不复肿。

开鬼门法乃宣肺、透表，使肺气得宣，营卫因和，以求上焦得通，作用部位在肺。故以真武汤为主，配合越婢汤，肺热者配麻杏石甘汤等方。

洁净府法行水利尿消肿，作用在肾。若右心衰竭，腹水、严重小便不利，五苓散加车前子（包）15克，沉香、肉桂各9克（后下）。此为真武汤加洁净府法。变通方是消水圣愈汤（桂枝汤去芍药合麻黄附子细辛汤加知母，亦可加用防己）。

《金匮要略·水气病脉证并治》有先病血、后病水名曰血分，先病水、后病血名曰水分之说。故水去其经自下，血去其水自消。其所述血分一证，其一为血气虚少，其二为阴浊壅塞。充血性心力衰竭表现可用阴浊壅塞理解认识。须在真武汤基础上佐以去菀陈莝，宜桃红四物汤去生地加藕节、苏木等药。

心力衰竭严重者，本《金匮要略》水气篇、痰饮篇两篇精神治疗。水、气、血三者关系密切，血可病水，水可病血。实践得知，气得温而化，血得温而活，水得温而利。故在强心扶阳佐洁净府主方中加肉桂、沉香温阳化水。如兼有心肺阴虚，即肺虚少气、咳嗽自汗，心血亏耗、虚烦而悸者，当于上法中配用生脉散。

心力衰竭者并见心律失常者颇多，在临床中多推崇炙甘草汤、桂枝甘草龙骨牡蛎汤、茯苓甘草汤诸方。阴虚者配用炙甘草汤加生脉散，阳虚者重用真武汤，其水气凌心烦躁不安、心动悸者，用桂枝龙骨牡蛎汤。（《赵锡武医疗经验》）

2. 邹云翔治水气病

（1）疏风宣肺法：适用于风水相搏，水湿泛滥，并出现肺卫症状者。见眼睑浮肿，继则遍及全身，恶寒发热，头痛鼻塞，咳嗽，尿少，大便不实，脉浮等。若偏于风寒者，可用净麻黄、光杏仁、防风、苏叶、荆芥穗等；偏于风热者，可用冬桑叶、炒牛蒡子、浙贝母、白茅根、炒赤芍、桔梗等；气虚者加生黄芪、炒白术；挟湿者加制苍术、生薏苡仁、茯苓、陈皮等。

（2）清肺解毒法：适用于风热蕴结，肺经热毒较盛者，症状可见发热，咽喉肿痛，面颈部浮肿，溲少而黄，伴口干食少，头昏乏力，苔黄脉数等。常用北沙参、黑玄参、金银花、连翘、川石斛、天花粉、芦根、六一散、前胡、炒牛蒡子、桔梗、薄荷、生薏苡仁、山豆根、蝉蜕、马勃；热重者可加黄芩、玉枢丹。

（3）凉营透达法：适用于疮毒为患而内攻入肾者，如皮肤疮疖之后出现面目轻度浮肿，低热持续不退，食欲不振，溲黄，脉数，苔色淡黄，舌质偏绛。常用麻黄、连翘、赤小豆、炒青蒿、牡丹皮、茯苓、炒生地、芦根、玉米须、炒赤芍、甘草、血余炭、炒牛蒡子、桔梗、玄参、金银花、荷叶、生薏苡仁、紫花地丁。

（4）降肺理气法：适用于水湿泛滥，上逆清窍，肺气不利者，主要症状为浮肿，胸闷，咳嗽，气短，心悸，不能平卧，苔白，脉弦等。治以三子养亲汤加减，常用苏子、莱菔子、白芥子、葶苈子、厚朴、香橼皮、大腹皮、陈葫芦瓢、炙麻黄、杏仁、炙甘草等。

（5）补气行水法：适用于水肿明显而肺、脾气虚者。症状可有气短纳少，身面浮肿，大便溏薄，水肿常因容易感冒而导致反复消长，脉细，苔薄白。常用党参、生黄芪、防己、防风、连皮茯苓、薏苡仁、山药、白术、扁豆、炙甘草等。

（6）温阳利水法：适用于全身浮肿，脾肾阳虚者。主症可见面部、四肢、胸腹一身悉肿，迁延不已，面色光白或黧黑，腰酸乏力，肢冷畏寒，大便不实，腹胀，气急，舌淡苔白，有齿痕，脉沉细。常用附子、桂枝、川椒目、巴戟天、胡芦巴、干姜、陈皮、炙黄芪、云茯苓、炒薏苡仁、怀山药、商陆、车前子、砂仁、苍术等。若胸水明显者，可用控涎丹对症处理。若腹水明显，腹胀难忍者，可加香橼皮、广陈皮、大腹皮之类。水肿重症，本虚标实，阳虚阴盛者，宜重用附子，附子用量可达30～60克之多，但一定要先煎1小时以上，方可去其毒性而存其温阳之效力。

（7）补肾固摄法：适用于头昏耳鸣，面部、下肢轻度浮肿、腰酸腿软，遗精滑泄，苔薄白腻，脉细。常用潼蒺藜、芡实、莲芯、煅龙骨、煅牡蛎、桑螵蛸、金樱子、炒菟丝子、怀山药、枸杞子、炒生地、杜仲、金毛狗脊、女贞子。偏于阳虚者可加鹿角霜、巴戟天等；偏于阳虚者可加炙鳖甲、阿胶等。

（8）三经同治法：适用于水肿严重，肺、脾、肾三脏俱虚，症见气短喘息，呼吸不利，纳少恶心，腹胀便溏，腰膂酸痛，尿少，脉细，苔薄，舌质偏绛。常用北沙参、麦冬、怀山药、炒白术、炒当归、连皮茯苓、生黄芪、防风、磁石、炒薏苡仁、芦根、冬虫夏草、淫羊藿。

（9）活血化瘀法：适用于水肿长期不退，并夹有瘀血症状，主要症状有全身浮肿，尿少，腹部膨大，经久不消，面色灰滞黧黑，脉细，舌质紫暗或有血瘀斑，妇女多见经闭。这类水肿，除与肺、脾、肾功能失调有关外，还和肝络瘀阻有关。常用桃仁、红花、当归、白芍、枸杞子、淡附片、益母草、炒牛膝、制苍术、土鳖虫、生黄芪、潞党参、连皮茯苓、炒薏苡仁。

（10）疏滞泄浊法：适用于水气病使用激素后尿蛋白不消，以及由于激素副作用较明显而停药者。此为人体升降出入功能紊乱，气血痰湿瘀滞经隧，阻于络脉肌腠所致。主要症状为浑身疲乏无力，轻度水肿，胃纳减少，妇女经闭，舌苔白腻，脉细。治以越鞠丸加减，常用药物如制苍术、炒薏苡仁、制香附、广郁金、合欢皮、法半夏、陈皮、炒当归、红花、川芎、桃仁、神曲、云茯苓、木香、佛手；腰痛加川续断、桑寄生、十大功劳叶；口干加川石斛、天花粉。（《邹云翔论肾病》）

3. 宋孝志用鸡鸣散治慢性心衰水肿

（1）主治证候：用鸡鸣散治风湿性心脏病引起的慢性心力衰竭，心悸，喘促不能平卧，动则更甚，口唇青紫，手足逆冷，纳呆泛恶，尿少，双足胫浮肿，舌暗，苔白或白腻，脉沉细或结代或虚数无力。属“心悸”“胸痹”“水肿”范畴。本病发生之关键是寒湿作祟：寒湿壅滞经络，循经下行致足胫浮肿，或胀痛，或掣痛；寒湿上逆，凌于心肺而心悸、喘咳不得卧。此证与其古人所述之湿脚气相比，大有相通之处。风湿性心脏病所致慢性心力衰竭是一个危重的病症，多因病人反复发作而体质极度虚弱，疾病的演变只系于厘毫之间。因此，鸡鸣散治疗本病时，必须具备以下特点：心肺瘀滞，口唇青紫，心悸喘咳；脾肾阳虚，寒湿泛滥，足胫浮肿；水寒上冲，喘促不得卧，咳吐口沫，呕恶，烦闷胸窒，苔滑腻，脉结代或沉细无力。

（2）方义：鸡鸣药散以槟榔为主药，辛以宣利五脏，苦以降气除滞，温以行气化水。

紫苏为辅药，辛温以散风除湿，通利气血。吴茱萸温经止痛，泄浊降逆，以其通利下焦。临床以超常用量而见长，多用12克以上。常破吴茱萸有毒之诫，谓："病之所用是谓药，病之不用即为毒。"陈皮开中焦之壅滞，桔梗宣上焦之气，以利气宣肺。木瓜祛湿舒筋，以酸柔肝和胃。生姜宣散湿邪。当风湿性心脏病致心力衰竭表现为寒湿壅滞，寒气上冲心肺时，鸡鸣散有上行宣散、下行导畅、疏中除壅作用。一可通畅三焦，开泄水道，逐三阴阴寒之气；二可行气消胀，健脾和胃；三可疏利血气，振奋心阳。

（3）加减：又根据病情之轻重，合并症状之不同加减。

①复感外邪：发热，恶寒，心悸，双下肢浮肿，足膝发凉，舌淡苔白，脉浮数或结代者，加桂枝、防风、炙甘草；若低热，关节烦痛，舌苔白腻，脉数紧或结代者，加羌活、萆薢。

②痰浊瘀滞：咳嗽吐黄痰，喘促，动则气喘，夜不能卧，胸中窒闷，双下肢浮肿，舌尖边红，苔黄腻，脉滑或结代者，加黄芩、半夏、生薏苡仁、瓜蒌。

③血瘀心肺：口唇青紫，颜面晦暗黑斑，手足青紫发凉，痰中带血，心动悸活动时加剧，舌暗有瘀斑，脉沉涩或结代，加益母草、丹参、茜草、三七粉。

④心阳衰惫：心悸，气短，汗出而喘，四末厥逆，舌胖苔水滑，脉微欲绝，或三五不调者，加人参、附子、浮小麦。

（4）服药时间：应遵古人鸡鸣时分服药的时间。此病在心，与肺、脾、肾相关，是阴经所主，阴寒凝重，肃杀阳气。鸡鸣时分当为阴至之末、阳至之初，病体阴邪太盛，阳气难以升发接续；此时服用鸡鸣散可祛散阴邪，启发阳气，使阴阳之气相接，达到事半功倍的效果。鸡鸣散多为辛散之品，药性温峻，若以热服遇阴寒之极，必相搏相斥，故常以冷服，使药物发挥更大作用。对呕恶心中烦乱，阴寒上冲者，常令其慢慢呷服，半小时内饮完，免遇上冲之气而出。（《北京中医药大学中医学家专集》）

（五）易简效验方

1. 干益母草（全草）90～120克，每日1剂，水煎服。主治急性肾炎。

2. 蝉蜕10克，僵蚕10克，地龙10克，白鲜皮10克，地肤子10克，荆芥10克，乌梢蛇15克，浮萍15克，防已15克，每日1剂，水煎服。主治急性肾炎。

3. 金银花2克，蝉蜕6克，玉米须20克，赤小豆20克，连翘12克，浮萍10克，白茅根30克，冬瓜皮12克，车前草15克，每日1剂，水煎服。主治急性肾炎。

4. 黑白丑各60克，红糖120克，老姜300克，大枣60克，制成丸剂，分成等份，于5～10天服完，每餐前空腹服。忌油盐3个月。主治慢性肾炎肾变期。

5. 黄芪12克，党参9克，丹参9克，益母草12克，当归9克，薏苡仁12克，每日1剂，水煎服。血浆蛋白低，水肿不退者加黑料豆丸（黑料豆、黄芪、山药、苍术）；兼湿热者加石韦、红藤、车前草、金钱草、玉米须等；伴有肾阳虚弱者加淫羊藿、苁蓉、巴戟天、锁阳等。主治肾病综合征。

6. 鲤鱼250克（1尾），黄芪30克，赤小豆30克，砂仁10克，生姜10克。以适量水煎诸药30分钟之后，将已去内脏并洗净的鲤鱼入药同煎，不得入盐，沸后以文火炖40分钟。吃鱼喝汤，每日或隔日1剂。主治肾病综合征，但慢性肾衰终末期（尿毒症）的水肿勿用。

7. 干燥玉米须50克，加水600克，煎煮20～30分钟成300～400毫升，经过滤后口服，每日1剂。主治慢性肾炎。

8. 炙黄芪15～30克，黑附块9～12克，丹参15克，桂枝6～9克，麦冬12克，茯苓12克，白术12克，葶苈子（包）30克，五味子4.5克，益母草30克，生晒参3克（另煎），每日1剂，水煎服。主治心力衰竭垂危期（应用强心剂、利尿剂无效时）。强心剂、利尿剂维持用药。

9. 炙黄芪12克，党参12克，阿胶9克（另烊），麦冬9克，丹参15克，川桂枝6克，炒枣仁15克，朱远志4.5克，白术9克，茯苓12克，炙甘草9克。每日1剂，水煎服。主治心力衰竭缓解期。强心剂、利尿剂维持用药。

10. 葶苈子30克，桑白皮30克，车前子（包）30克，泽泻15克，生黄芪30克，太子参30克，五味子10克，麦冬15克，紫丹参30克，全当归10克。每剂浓煎成200毫升，病重时每日服2剂，分4次服。病情较轻后，每日1剂，分2次服。主治充血性心力衰竭。心力衰竭缓解后可继续服用，以巩固疗效。

（六）预防护理

一般来说，新病患者正气未亏，只要治疗及时合理，适当的休息与护理，可以获得痊愈。如治疗后水肿渐消，食欲日增，精神好转，脉象和缓，是病情好转，治疗上不要急于求成，轻易改法易方，应谨守病机，稳定前进。中医历来强调水肿忌盐，孙思邈在《备急千金要方》中用赤小豆、桑白皮、鲤鱼、白术方治水肿，明确指出“鱼勿用盐”“始终一切断盐”“慎盐酱五辛”。

（七）评述

本篇所论之水肿，与西医的急、慢性肾小球肾炎，肾病综合征，充血性心力衰竭，内分泌失调以及营养障碍等疾病所出现的水肿较为相近。

1. 各种严重变证之治　水肿诸型久治不愈，或误治失治，都可发展成脾肾衰败，或湿浊蕴结不泄、气机逆乱的各种严重变证。若不及时救治，均可危及生命。临证应不失时机，力挽危局。

（1）水毒内阻，胃失和降：多由湿热壅塞及通降受阻发展而来。见神昏嗜睡，泛恶呕吐，口有尿味，不思纳食，小便短少，甚或二便不通，舌苔浊腻，脉细数。通腑泄浊，和胃降逆。用黄连温胆汤加大黄、石菖蒲。

（2）水凌心肺，阳气衰微：多由阳虚水泛发展而来。见心悸胸闷，喘促难卧，咳吐清涎，手足肿甚，舌淡胖，脉沉细数。通阳泄浊，温振心阳。用真武汤合黑锡丹。

（3）虚风扰动，神明不守：由肾精内竭、肝风内动发展而来。症见头晕头痛，步履漂浮，肢体微颤等。宜息风潜阳，补元固本。用大补元煎合羚角钩藤汤。

（4）邪毒内闭，元神涣散：本证多由各型阴水迁延不愈发展而来。症见神昏肢冷，面色晦滞，泛恶口臭，二便不通，肌衄牙宣，舌红绛，苔焦黄，脉细数。治宜清热解毒，通窍泄浊。方用安宫牛黄丸或紫雪丹口服，大黄煎液保留灌肠。

2. 攻下逐水法之用 在临床上攻下逐水法只宜用于病初体实肿甚，正气尚旺，用发汗、利水法无效而确有当下之脉症者，症见全身高度浮肿，气喘、心悸、腹水、小便不利，脉沉而有力等。使用该法，宜抓住时机，以逐水为急，使水从大小便而去，可用十枣汤治疗，但应中病即止，水肿衰其大半即应停药，以免过用伤正。俟水退后，即行调补脾胃，以善其后。

3. 活血化瘀利水法之用 对于水肿见瘀血证者，活血化瘀利水法往往是提高水肿疗效的重要环节。临证选方，对湿热瘀积之水肿，可选用三妙丸合血府逐瘀汤，以清热利湿，祛瘀利水。对寒湿瘀结之水肿，可用麻黄附子细辛汤合桃红四物汤，以散寒除湿，逐瘀消肿。气虚阳微、瘀水交阻之水肿，用附桂八味丸合桃红四物汤加黄芪，以温阳益气，通瘀利水。肝肾阴虚之水肿，方用六味地黄丸合桃红四物汤加鸡血藤、桑寄生，以滋阴养血，化瘀行水。

五、麻木

麻木症名出于《素问病机气宜保命集》，又名“不仁”。《诸病源候论》言“不仁”，“其状搔之皮肤，如隔衣是也”。

麻木是指肌肤知觉消失，不知痛痒的临床症状。麻，指皮肤、肌肉发麻，其状非痒非痛，如同虫蚁乱行其中；木，指肌肤木然，顽而不知。二者常同时并见，故合称麻木。麻木一般多发生于四肢，或手指、足趾，亦有仅见于头面部一侧或口舌等部位者。若见于四肢者，则称为四肢麻木。若见于头面、口舌，则称为头面麻木、口舌麻木。

（一）辨证要点

1. 分清新久虚实 久病多虚证，麻木患肢软弱无力；新病多实证，麻木患肢疼痛郁胀。风寒湿引起的，麻木与疼痛病见。一般而言，风湿多见于上肢部，麻木不举；寒湿多见于下肢部，腿脚麻重；瘀血则麻木有定处；湿痰瘀血合而为病则不知痛痒遇阴寒则甚，或日轻夜重。

2. 辨病情轻重 麻轻而木重，麻为木之渐，尚有一定知觉；木为麻之甚，局部失去知觉。麻多属气病，气虚为本，风痰为标；木则多为气病及血，而且多夹湿痰死血。

3. 辨发病部位 麻木在上肢者多属风湿，或气虚夹痰；在下肢者，以寒湿、湿热为多见。两脚麻木，局部灼热肿胀者，多属湿热下注。头面发麻或木然不知痛痒，多为气血亏虚，风邪乘之，常兼见口眼㖞斜的症状。指端麻木多为经脉气虚，内风夹痰。口舌麻木多属痰浊阻于络脉，周身麻木多为营分阻滞，卫气不行。

（二）证治方药

1. 风湿痹阻

【临床表现】长期渐进性肢体关节肌肉疼痛，麻木重着，遇阴天雨湿而加剧，或呈发作性剧痛，局部多喜暖恶寒。其病久入深者，往往表现为关节不利，麻木不仁，而疼痛反不剧烈，甚至不痛。舌淡，苔薄白或白腻，脉沉迟。风寒湿邪郁久化热或湿热入络而局部肿胀、灼热、疼痛、麻木者，舌质多红，舌苔黄腻，脉细数或滑数。

【病因病机】风寒邪合邪，阻闭营卫，气血不通，故疼痛、麻木、重着。病久入深，外邪与痰瘀郁结，营卫之行愈涩，故麻木疼痛兼见，或以麻木为主。

【治法】祛风通络。

【方剂】蠲痹汤（《医学心悟》）加减。

药物：羌活10克，独活10克，桂枝10克，秦艽10克，当归10克，川芎6克，木香6克，乳香6克，甘草6克。

方义：羌活、独活、桂枝、秦艽祛风，当归、川芎、木香、乳香活血通络，甘草和中。

加减：风胜者加防风祛风；偏寒者加制川乌散寒；偏湿者，加防己、薏苡仁、苍术化湿。郁久化热者，去乳香、木香，加知母、牡丹皮清热凉血；湿热入络者，加木防己、黄柏、薏苡仁、滑石清利湿热。病在上肢加海风藤、桑枝、姜黄、威灵仙；病在下肢加牛膝、续断、五加皮、木瓜。

【变通法】兼见气血不足者，可用三痹汤（《济生方》）加减，药用黄芪、续断、独活、防风、杜仲、细辛、党参、茯苓、当归、芍药、牛膝、秦艽、川芎、桂枝、甘草、生姜等，益气养血，祛风通络。肝肾虚者可用独活寄生汤（《备急千金要方》）加减，补益肝肾，祛风通络，药用独活、桑寄生、杜仲、牛膝、细辛、秦艽、茯苓、肉桂、防风、川芎、党参、甘草、当归、芍药、地黄等。

2. 营卫不和

【临床表现】四肢肌肤麻木不仁，气短乏力。舌质淡红，苔薄白，脉微涩而紧。

【病因病机】营卫不和，气血不通，故四肢肌肤麻木不仁。

【治法】调和营卫，和血通络。

【方剂】黄芪桂枝五物汤（《金匮要略》）加减。

药物：黄芪15克，芍药30克，桂枝10克，生姜12克，大枣5枚，威灵仙10克，丝瓜络9克。

方义：黄芪益气通络，芍药、桂枝调和营卫，威灵仙、丝瓜络祛风通络，生姜、大枣和胃。

加减：血虚者加当归、制首乌养血；上肢麻木加海风藤、桑枝、姜黄、威灵仙；下肢麻木加牛膝、续断、五加皮、木瓜。

【变通法】四肢麻木，手足厥冷甚或兼见疼痛，舌淡苔白，脉沉细者，可用当归四逆汤（《伤寒论》）加减，温寒通络，药如当归、桂枝、芍药、细辛、甘草、通草、大枣、木瓜、牛膝、威灵仙等。

3. 血瘀络痹

【临床表现】四肢麻木，兼有疼痛，皮色发暗。舌质暗红或有瘀点、瘀斑，脉沉涩。

【病因病机】病症日久，气血不通，瘀血痹阻，故四肢肌肤麻木疼痛。

【治法】活血化瘀。

【方剂】桃红四物汤（《医宗金鉴》）加减。

药物：生地黄 15 克，川芎 10 克，白芍 15 克，赤芍 15 克，当归 12～15 克，桃仁 6～10 克，红花 6 克，细辛 3 克。

方义：桃仁、红花活血化瘀，生地黄、川芎、白芍、赤芍养血和血，细辛通络散寒。

加减：气虚者加黄芪益气通络，疼痛者加地龙、姜黄通络止痛。上肢麻木加海风藤、桑枝、威灵仙，下肢麻木加牛膝、木瓜。

【变通法】可用身痛逐瘀汤或补阳还五汤（《医林改错》）加减，前方活血化瘀，后方益气通络。如风湿热邪久郁，经脉气血不通，湿热痰瘀互阻，则日久不愈，局部不知痛痒，遇阴寒则甚，或日轻夜重。宜用上中下痛风方（《丹溪心法》）加减，药用苍术、黄柏、制南星、桂枝、威灵仙、羌活、白芷、川芎、桃仁、红花、龙胆草、神曲、防己等，祛风清热，化湿活血。

4. 风痰阻络

【临床表现】四肢麻木，时有震颤，头眩多痰，咳嗽胸闷。舌苔白润，脉弦滑。

【病因病机】痰饮内伏，风邪引动，风痰痹阻络脉。

【治法】化痰通络。

【方剂】导痰汤（《济生方》）加减。

药物：法半夏 10 克，制南星 10 克，枳实 10 克，茯苓 15 克，橘红 10 克，甘草 6 克，生姜 6 克，防风 10 克，丝瓜络 10 克。

方义：南星、防风祛风化痰，半夏、橘红和胃化痰，枳实理气，丝瓜络通络，茯苓、甘草和中。

加减：气虚者加黄芪、白术益气健脾。

【变通法】如兼见颜面麻木者可用牵正散（《杨氏家藏方》）合导痰汤（《济生方》）加减，以加强其搜风化痰通络作用。

5. 湿热蕴阻

【临床表现】下肢麻木沉重无力，两足热感，小便短黄。舌红苔黄腻，脉滑数。

【病因病机】湿热蕴阻，络脉壅闭，伤于湿者，下先受之，故见下肢麻木。

【治法】清热燥湿。

【方剂】四妙丸（经验方）加减。

药物：黄柏 10 克，薏苡仁 15 克，苍术 15 克，怀牛膝 15 克，知母 10 克，木瓜 10 克，桑枝 10 克。

方义：薏苡仁、苍术化湿，牛膝引药下行，知母、黄柏清热，木瓜、桑枝通络舒筋。

加减：兼见痰湿者加法半夏、制南星、茯苓、橘红化痰湿；兼见血瘀者加桃仁、红花、川芎、赤芍活血化瘀。

【变通法】湿甚者，可用薏仁竹叶散合宣痹汤（均《温病条辨》）加减，药用薏苡仁、竹叶、滑石、通草、防己、蚕沙、连翘、赤小豆等，利湿为主。

6. 肝阳化风

【临床表现】四肢麻木，伴有震颤，头痛头晕，胸闷，烦躁易怒，舌红少苔，脉弦。

【病因病机】肝阳素旺，阳动生风，上扰清空，旁走四肢。

【治法】息风通络。

【方剂】天麻钩藤饮（《杂病证治新义》）加减。

药物：天麻10克，钩藤15克（后下），石决明15克（先煎），桑枝30克，地龙10克，牛膝10克，木瓜10克，桑寄生15克，黄芩10克，益母草15克，丝瓜络10克。

方义：天麻、钩藤、石决明平肝息风，桑寄生、牛膝补益肝肾，黄芩清热，桑枝祛风，丝瓜络通络，地龙息风，木瓜舒筋，益母草活血。

加减：肝肾不足者加杜仲、川断。

【变通法】如见肝热者，可用羚角钩藤汤（《重订通俗伤寒论》）加减，药用羚羊角、钩藤、桑叶、菊花、生地、白芍等，凉肝息风。

（三）外治法

1. 处方：蚕沙60～120克。

用法：蒸热布包熨患处。

2. 处方：海桐皮、桂枝、姜黄、羌活、独活、松节、路路通、刘寄奴、透骨草、红花、当归各15克。

用法：酒水各半煎用，趁热浸洗，每日1～2次。

（四）预防护理

对中年以上尤其是肥胖体型的患者，如见食指、中指或舌根麻木，应积极采取措施治疗，以预防中风的发生。中年人但觉大拇指时作麻木，或不仁；或手足少力，或肌肉微掣，是为中风先兆之一。特别是风痰阻络与肝阳化风的麻木，尤易发生中风。

（五）评述

1. 虚者补之，实者泻之　四肢麻木，临证四肢俱见麻木者不多，而以双上肢或双下肢或单侧肢体麻木者多见。虚者补之，实者泻之。补法宜补气血、建中焦为主，实证有祛风、散寒、化痰、活血、行滞、息风等。至于虚实夹杂证，则当辨别孰轻孰重，权衡缓急，辨证施治。麻木遇阴天雨湿而加剧者，应注意保暖防潮，局部可用艾条温灸，或在医生指导下采用热熨、熏洗等药物外治法。

2. 西医辨病　麻木之症，相类于西医的多种结缔组织疾病（如类风湿关节炎、结节性多动脉炎、硬皮病等）、营养障碍疾病（如脚气病等）、代谢及内分泌障碍疾病（如糖尿病、甲状腺功能减退、肢端肥大症等）以及其他疾病（如急慢性感染、肿瘤），在疾病过程中所发生的多发性神经炎之周围神经损害。麻木也是周围血管病变之一，如多发性大动脉炎、血栓闭塞性脉管炎等。高血压病引起的脑血管病变，也常以麻木作为主症或兼症。

3. 口舌麻木 多属痰火，可用止麻消痰饮。方中半夏、茯苓、陈皮、细辛化痰行气，瓜蒌、黄芩、黄连清化热痰，桔梗、枳壳调理气机升降，天麻平肝息风。气虚酌加人参，血虚加当归、白芍。

4. 颜面麻木 多属风痰阻络，常用牵正散加白芷、防风、钩藤、蜈蚣。兼血瘀者合桃红四物汤。兼用川芎、防风、薄荷、羌活煎汤，用布巾蒙头熏之，一日二三次。

六、半身不遂

半身不遂或称“偏瘫”，《内经》称为偏枯。系指左侧或右侧上下肢瘫痪，不能随意运动的症状而言。常伴有瘫痪侧面部口眼㖞斜，久则有患肢枯瘦、麻木不仁的表现，多为中风的临床表现。《金匮要略·中风历节病脉证并治》：“夫风之为病，当半身不遂。”《诸病源候论》中所记述的“风半身不随候”“风偏枯候”“偏风候”均有半身不遂之症状。后世历代文献则多于“中风”病中讨论。

（一）辨证要点

1. 辨虚实 半身不遂突发，形体丰满，流涎痰鸣，肢体麻木，或有失语面瘫，苔腻、脉弦滑者，为风痰阻络。半身不遂渐发，年高力衰伴语言不利，神情呆滞，智能低下，如癫如痴，舌红、脉细弱者为肝肾亏虚。

2. 半身不遂与痿证 痿证指四肢肌筋痿软弛缓而不能活动，多为四肢或双下肢对称性瘫痪，故与半身不遂不同。瘫痪为肢体不能活动的总称，半身不遂应包括在瘫痪范畴之内，系指一侧上下肢瘫痪。

（二）证治方药

1. 风痰阻络

【临床表现】半身不遂，口眼㖞斜，形体丰满，口角流涎，喉中痰鸣，肢体麻木，时或神志昏蒙，心烦胸闷。舌苔腻而黄，脉象弦滑。

【病因病机】风痰留窜经络，血脉为之闭阻。

【治法】化痰通络。

【方剂】导痰汤（《济生方》）加减。

药物：姜半夏 10～15 克，茯苓 15～30 克，陈皮 10 克，甘草 6～10 克，胆南星 10 克，枳实 6～10 克，天竺黄 10 克，竹沥 10 克，桑枝 15～30 克，木瓜 10 克，丝瓜络 10 克。

方义：半夏、陈皮和胃，茯苓健脾，甘草调中，胆南星、天竺黄、枳实理气，竹沥清热豁痰，桑枝、木瓜、丝瓜络通络。

加减：有热者加黄连、山栀清热，有寒者加附子、桂枝温寒，有风者加地龙、天麻、羌活祛风通络。

【变通法】如见失语者可用涤痰汤（《济生方》）加减，即上方加菖蒲、远志等通窍启音。如见面瘫可合牵正散（《杨氏家藏方》）用，即上方加僵蚕、全蝎、白附子等搜风通络。

2. 肝阳上亢

【临床表现】半身不遂，患侧僵硬拘挛，头晕且痛，目眩耳鸣，舌强语謇，口㖞，面红目赤。舌红苔黄，脉弦硬有力。

【病因病机】肝阳上亢，肝风内动，脉络瘀阻，气血不通。

【治法】平肝潜阳通络。

【方剂】天麻钩藤饮（《杂病证治新义》）加减。

药物：天麻15～30克，钩藤15～30克，石决明15～30克，牛膝15～30克，白芍15～30克，当归15克，桑寄生15～30克，山栀10克，桑枝15～30克，丝瓜络15～30克，地龙10克，僵蚕10克。

方义：天麻、钩藤、石决明平肝潜阳，地龙、僵蚕搜风通络，山栀清热，桑枝、丝瓜络舒缓筋脉，白芍、当归养血和血。

加减：肝肾虚者加杜仲、川断补益肝肾，肝阳上亢者加龙骨、牡蛎、龟甲潜阳。

【变通法】若阴血虚亏，津液被劫，风阳内动，口苦心烦，便干口渴。舌红少苔或无苔，脉弦细数者。切忌再用苦寒伤阴或温燥之品以劫阴。当予滋阴息风通络，可用羚羊角钩藤汤（《通俗伤寒论》）加减。药用羚羊角、玄参、钩藤、菊花、生地、白芍、茯苓、竹茹、川贝、丝瓜络、豨莶草、木瓜、桑寄生等。

3. 气血亏虚

【临床表现】一侧性弛缓性瘫痪，手足不温，面色㿠白，腰背酸痛，形寒神倦。舌淡，脉沉细或迟缓。

【病因病机】气血亏虚，正虚络空，风寒侵袭，筋脉失养。

【治法】补益气血，祛风通络。

【方剂】三痹汤（《妇人大全良方》）加减。

药物：黄芪15～30克，续断10～15克，独活10～15克，秦艽10～15克，防风10～15克，细辛3克，川芎10～15克，当归10～15克，熟地10～15克，白芍10～15克，桂枝10克，茯苓15～30克，杜仲10～15克，怀牛膝10～15克，党参10～15克，甘草6～10克。

方义：黄芪、党参、茯苓、甘草益气健脾，续断、杜仲、牛膝补益肝肾，川芎、当归、熟地、白芍和血养血，独活、秦艽、防风、桂枝、细辛祛风通络。

加减：血脉瘀滞者，加全蝎、地龙、红花、桃仁化瘀通络。

【变通法】可用独活寄生汤（《备急千金要方》）加减。

4. 风邪中络

【临床表现】半身不遂，口㖞流涎，言语謇涩，恶寒发热，肢体拘急，关节酸痛，肌肤麻木。舌苔白，脉弦。

【病因病机】正虚络空，风寒之邪入中经络，气血痹阻，筋脉失养。

【治法】祛风养血通络。

【方剂】大秦艽汤（《妇人大全良方》）合牵正散（《杨氏家藏方》）加减。

药物：秦艽10克，防风10克，白芷10克，细辛3克，羌活10克，独活10克，当归15克，赤芍15克，川芎10克，全蝎6克，白附子6克，僵蚕6克。

方义：秦艽、防风、白芷、细辛、羌活、独活祛风散寒，赤芍、川芎、当归和血活血，全蝎、白附子、僵蚕搜风通络。

加减：有热者加石膏、黄芩清热。

【变通法】风邪中络，可用（《古今录验》）续命汤，药用麻黄、桂枝、当归、人参、石膏、干姜、甘草、川芎、杏仁等。有热者也可用风引汤（《外台秘要》），清热重镇，药用大黄、干姜、龙骨、桂枝、甘草、牡蛎、寒水石、滑石、赤石脂、白石脂、紫石英、石膏等。

5. 气虚血瘀

【临床表现】偏枯不用，肢软乏力，患侧手足浮肿，面色萎黄少华或紫暗，语言謇涩，口眼㖞斜。舌淡紫，脉细涩无力。

【病因病机】气虚不能运血，血不能荣，气血瘀滞，脉络痹阻。

【治法】益气活血通络。

【方剂】补阳还五汤（《医林改错》）加减。

药物：黄芪30～60克，赤芍15克，川芎10克，当归15克，生地10～15克，地龙10克，桃仁10克，红花10克，丹参15～30克，桑枝15克，川牛膝15克。

方义：黄芪益气通络，赤芍、川芎、当归、生地和血活血，桃仁、红花、丹参活血化瘀，桑枝引药至上肢，川牛膝引药至下肢。

加减：口眼㖞斜加僵蚕、全蝎搜风通络，言语謇涩加石菖蒲、远志通窍启音。

【变通法】偏枯日久，加重活血通络而疗效不显其症见患侧上、下肢青紫瘀肿者，可用水蛭、虻虫、土鳖虫、乌梢蛇、石楠藤、豨莶草等，活血破瘀、搜风通络，起废治瘫。

6. 肝肾亏虚

【临床表现】半身不遂逐渐发生，病人多年高力衰，面色苍白，腰酸腿软，齿摇发脱，耳鸣健忘，眩晕目糊，语言不利，神情呆滞，智能低下，如癫如痴。舌红，脉沉细弱。

【病因病机】虚损耗伤或先天禀赋不足，肾精肝血不充，筋脉失于濡养而致。

【治法】滋补肝肾。

【方剂】地黄饮子（《黄帝素问宣明论方》）加减。

药物：熟地15克，山茱萸10～15克，石斛10～15克，麦冬10～15克，五味子10克，石菖蒲10克，远志10克，茯苓15～30克，肉苁蓉15克，巴戟天10克，僵蚕6克，全蝎6克。

方义：熟地、山茱萸滋补肝肾，肉苁蓉、巴戟天温润壮阳，石斛、麦冬、五味子养阴益气，石菖蒲、远志、茯苓通窍养心，僵蚕、全蝎搜风通络。

加减：阳虚者加桂枝、附子温阳通络，夹瘀者加地龙、红花、桃仁化瘀通络。

【变通法】失语为主者可用资寿解语汤（《杂病源流犀烛》）加减，药用羌活、天麻、羚羊角、石菖蒲、竹沥、桂枝、附子等，息风通窍。

（三）医家经验

1. 赵锡武经验　中风半身不遂为主，兼血压高者，予潜阳通络，选用风引汤（大黄、干姜、龙骨、桂枝、甘草、牡蛎、寒水石、滑石、赤石脂、白石脂、紫石英、石膏）加磁石、龟甲、鳖甲、生铁落。痰盛阳亢，血压过高也可以予天麻钩藤饮配合录验续命汤（麻黄、桂枝、当归、人参、石膏、干姜、甘草、川芎、杏仁）。便干舌燥，阳明胃热者予三化汤或调胃承气汤。半身不遂善后方，选用侯氏黑散（菊花、白术、细辛、云苓、牡蛎、桔梗、防风、人参、矾石、黄芩、当归、干姜、川芎、桂枝），宜冷服。如无大便干等热象时，血压已降，高血压症状已减，留有后遗症麻木无力，屈而不伸，臂不能举，可用强筋壮骨、通络疏络法，则用桂枝汤加黄芪、当归、杜仲、续断、天麻、冬虫夏草、淫羊藿、鸡血藤、香附、乌药、高良姜、伸筋草、山甲等以善其后，病愈后还可用侯氏黑散加六味地黄丸以巩固其疗效。若以失语为主，选用资寿解语汤、地黄饮子、河间羚角散。关于脑血栓形成，视病情再配用活血化瘀药如桃红四物汤等。关于脑软化，可选用王清任补阳还五汤。

在上述各方药中包括风药。风药对本病并不禁忌，可以调节血管功能。用热药问题，只要病证相符便可用，如附子、干姜、肉桂也有扩张血管作用。又有淡渗药如云茯苓、白术，有促进吸收作用。镇静药如龙牡、紫石英、铁落有一定降压作用，中医的用语为“降冲逆”。凉血药可以止血，活血药可以通络，对肢体功能恢复颇为有益。（《赵锡武医疗经验》）

2. 任继学经验　中风康复阶段的对策，必须根据其病机，以调气血之逆，“引经透络”为要。必宜补肾培元，填精益髓，还精补脑；益肝养血，舒筋解急。气虚而滞者，补气活血；气实而滞者，理气活血，以缓肌腠之刚柔。《此事难知》：“夫治病之道有三法焉，初、中、末也。”而中风急性期，即是初治之道，法当猛峻，所用药势当急峻。如近代治疗急性出血性中风多用丹参、川芎、水蛭、土鳖甲、蒲黄、大黄是也，以缓病之新暴，拯性命之危。28 天之后，即是中治之道，法当宽猛相济。若见邪盛正衰者，当先以祛邪为主，药用补阳还五汤加苏木、土鳖虫、豨莶草以除邪；邪去则当扶正，方用河间地黄饮子随证化裁。病至 6 个月以后，余邪未除，脑髓未复，脏气未平、经络欲通而未达，气血虽顺而有小逆。小逆不除，经络不畅，故末治之道，法当宽缓，“宽者谓药性平善，广服无毒，唯能养血气、安中”。古人多用八珍汤、十味温胆汤加减，也可用龚赵氏常服调理方（大生地、北沙参、大白芍、大麦冬、法半夏、陈皮、茯苓、生甘草、枳壳、鲜竹茹）。女贞子、羚羊角、豨莶草、人参须、当归须、橘络、丝瓜络皆可酌情加用之。筋拘者，可用滋生青阳汤（《医醇賸义》）加活络之如蒲黄、刘寄奴、五灵脂；解痉者，加全蝎、络石藤、海风藤亦可用。亏损者可用滋营养液膏（女贞子、墨旱莲、桑叶、黑芝麻、甘菊花、枸杞子、当归、白芍、熟地、黑豆、茯神、玉竹、橘红、沙苑子、炙甘草）。心脾双虚者，可用心脾双补丸（西洋参、白术、茯神、甘草、生地、丹参、酸枣仁、桂圆肉、五味子、麦冬、玄参、柏子仁、黄连、香附、川贝、桔梗、远志）。临床上慎用大活络丹、人参再造丸、醒脑再造丸之类，以免耗气动血复中之患。（《任继学经验集》）

3. 陈苏生治中风后遗症经验方 柴牡三角汤用北柴胡9～12克，生牡蛎30～40克，山羊角15～24克，水牛角15～24克，生鹿角6～9克。并可加香附、乌药以调气活血，苍术、川朴以健胃宽肠，郁金散瘀，石菖蒲开窍，夜交藤通络安神，合欢皮和血缓痛。

当脑溢血尚未完全停止前，除遵守医嘱保持安静外，如见头面潮红，意识模糊者，可加用代赭石15克，干生地15克，苎麻根9克，病重者可用广犀角6克磨汁冲服。口噤不能服药者可用鼻饲。至宝丹亦可用。当脑溢血已经停止，须防其络创复裂，加用女贞子9克，墨旱莲9克，仙鹤草15克（云南白药亦可用）。

中风后血压仍偏高，头痛头晕泛恶者，加石决明30克，代赭石15克，干地龙9克，生牛膝9克。中风后口眼㖞斜，语言謇涩，半身不遂者，可加天麻9克，僵蚕9克，决明子9克，茺蔚子9克，郁金9克，菖蒲9克，钩藤12克，全蝎4.5克。中风后痰涎壅滞，时时搐搦，咳利不爽，加陈胆星6克，天竺黄9克，郁李仁9克，瓜蒌9克，淡竹沥（冲）。大便闭结不下可加生川军9克后下，以得下为度。中风后余热不退或有感染，汗出热不解，口干舌绛加土茯苓30克，忍冬藤24克，连翘9克，白薇9克，牡丹皮9克，山栀9克，合欢皮24～30克。

北柴胡宣畅气血、推陈致新，生牡蛎潜阳软坚、消痰行水。柴、牡同用无升阳僭逆之患，有降泄疏导之功。不仅通血道，亦走水道，故以为君。山羊角代羚羊角，能平肝息风，善解脑血管神经之痉挛。水牛角代犀角，能清心止血，治神志昏沉，醒脑解毒。生鹿角不同于鹿茸和鹿角胶，它能消血肿。古人用一味生鹿角研末，醋调敷乳痈立消，故可移治脑部凝血留瘀，起潜移默消之效。五味药合而为方，对脑部气血郁滞、水液潴留有积极疏导作用。（中医杂志，1992，4：44）

（四）外治法

1. 处方：用檀香20克水煎熏患处。再用当归300克，丹参、橘枝、牛膝各100克，红花25克，葱白300克，均炒。

用法：预备纱布制袋数个装药，蒸于檀香水上，取揉，日3次。（任继学蒸偏枯法方）

2. 处方：夜合枝、桑枝、槐枝、柏枝、石榴枝各250克，羌活100克，防风250克，糯米5000毫升，细麦面3750克，黑豆2500克。共加5000毫升水浸，五枝同煎，取2500毫升，去滓，浸米豆两昼夜，蒸熟，与麦面、羌活、防风拌和。

用法：造酒外擦患处。（任继学用夜合醒酒方）

（五）预防护理

鼓励和辅导病人进行功能锻炼。不能自主运动时应帮助其被动运动，进行肢体按摩。当肢体瘫痪恢复时应加强其尽量自主运动。

（六）评述

1. 中风偏瘫为主要适应证　偏瘫是指左侧或右侧上下肢瘫痪，运动肌力减弱或消失。可伴有对侧面下部肌肉瘫痪。偏瘫大多为大脑病变和脊髓病变引起，以上运动神经元性瘫痪为主。中药、针灸等治疗偏瘫，以急性脑血管病（中风）所致的偏瘫为主要适应证，颅脑外伤、脑炎引起的偏瘫等可参考其方法施治。

2. 中风中经络　古称偏瘫为偏枯、半身不遂，是中风中经络的表现，而又有外风、类风之辨。实际上，见有寒热身痛者为外风，见有眩晕麻木者为内风，在临床上每多可外风、内风兼夹者，自可据证分治。本症尤多兼夹瘀、痰，祛瘀、化痰、息风、通络之法，又多参互选择应用。在辨析虚实方面，实证多为瘀、痰、风，虚证应在肝、肾、脾；辨气血，古有左瘫在气、右痪在血之说，不可拘泥，可以初则在气、久必入血为参考。古有风劳鼓膈四大难证，是临床难治病症。故以坚持长期治疗，用各种方法综合调理，使其康复为要。

3. 毫针针刺疗法　是目前治疗中风偏瘫的主要针灸方法。一般的针刺取穴，以患侧肢体穴为主，也有患侧穴和健侧穴交替用的。根据瘫痪病程的长短，选择应用患侧或健侧肢体穴位，分别采取不同的针刺手法，可提高本病的临床疗效。目今治疗痉挛性偏瘫，大多主张选用阴经穴位或痉挛优势侧穴位，有缓解痉挛，改善肌张力亢进作用。

七、痿证

痿，一是枯萎，痿者萎也，指肌肉萎缩；二是无力软弱，不能运动。肢体筋脉弛缓，软弱无力，不能随意运动，或伴有肌肉萎缩，甚而瘫痪者，则称为痿。临床以下肢痿弱较为常见，亦称痿躄。《素问·痿论》有皮、脉、肉、筋、骨五痿之称，并提出“治痿独取阳明”的治则。张子和《儒门事亲》：“四末之疾，动而或劲者为风，不仁或痛者为痹，弱而不用者为痿，逆而寒热者为厥，此其状未同也。”（风痹痿厥近世差互说）将四种相类部位的病症加以辨别，并提出“痿之为病，皆因客热而成”的观点。热有虚、实之分，初为温热、湿热属实热，久而阴伤内热、津液耗伤，则为虚热。

一般而言，痿证的病因以温毒感受、湿热浸淫、久病房劳、跌仆瘀阻及饮食毒伤等为主。病位虽在筋脉、肌肉，但本在五脏虚损，精津不足，气血亏耗，导致筋肉失养而成。本证以热证、虚证为多，虚实夹杂者亦不少见。痿证病在肺脾肝肾诸脏，且常相互传变，致使病程缠绵难已。辨证重在辨具体病位，审标本虚实。痿证的治疗，虚证分五脏而选方遣药，肝肾亏虚当予滋养肝肾，脾胃虚弱则应益气健脾。至于实证，多以清热而参伍润燥、利湿、化痰、散瘀等。

（一）辨证要点

1. 辨病位　痿证初起，症见发热、咳嗽、咽痛，或在热病后出现肢体痿弱，多在肺；凡见四肢痿软，食少便溏，面浮肢肿，纳呆腹胀，多在脾胃；凡以下肢痿软明显，甚则不能站立，腰脊酸软，头晕耳鸣，则病在肝肾。

2. 辨虚实 新痿多因外邪侵袭，为阳盛之证；久痿可由脾胃虚弱，肝肾亏损，以阴虚、气虚为多。起病急骤，病情发展较快，初起伴外感症状者，多为实证。起病缓慢，病程迁延，或症状进行性加重，经久不愈者，则属虚证，又常兼夹湿、热、痰、瘀，而虚中夹实。

3. 辨痹与痿 痹证后期由于肢体关节痛，畸形肿大，影响运动，肢体长期废用而致肌肉萎缩，有类痿证。但痿证一般无痛，可资区别。又，半身不遂见一侧肢体瘫痪不用，久而可患侧肢肌肉萎缩，筋脉挛急，但常伴中风失语、面瘫，故可分辨。

（二）证治方药

1. 肺热津伤

【临床表现】发病急，发热后突然两足痿弱无力或四肢全瘫，继而即肌肉消瘦、皮肤干燥，心烦口渴，咳呛少痰，咽干不利，小便短黄，大便干结。舌红苔黄，脉细数。

【病因病机】暑湿热毒犯肺，肺热伤津，水源告竭，津液无以敷布全身，润养肌肉筋脉。以冬春季为多见。

【治法】清热润燥，养阴生津。

【方剂】清燥救肺汤（《医门法律》）合白虎汤（《伤寒论》）加减。

药物：北沙参10～15克，麦冬15克，桑叶10～15克，金银花15克，连翘10克，生石膏15～30克（先煎），知母10～15克，杏仁10～15克，阿胶（烊冲），炙枇杷叶10克，前胡10克。

方义：沙参、麦冬养阴润肺，桑叶、金银花、连翘清热疏风，石膏、知母清解阳明，杏仁、前胡、枇杷叶宣肃肺气，阿胶润燥养血。

加减：烦躁不安加竹叶、莲子心清心安神，小便短黄加车前子、木通利水泄热，呛咳咽干而口渴者加芦根、花粉、石斛清热生津润肺。气阴不足，神疲汗出者加西洋参另煎兑服，益气养阴。若无发热者，可去石膏、知母；纳呆食少者，加山楂、谷麦芽增食开胃。

【变通法】若邪热未清，高热口渴汗出，脉洪大者，可用白虎汤（《伤寒论》）、增液汤（《温病条辨》）加减，药用石膏、知母、金银花、连翘、麦冬、生地等，清热养阴兼施。若身热已退，兼见纳呆口干咽燥，胃阴耗伤者，可用益胃汤（《温病条辨》）加减，养胃生津，药用石斛、麦冬、沙参、生地、玉竹、山药、扁豆、薏苡仁。若津伤气少血虚者，可用东垣麦门冬清肺饮（《内外伤辨惑论》）加减，药用黄芪、人参、当归、白芍、麦冬、五味子等，益气生津、补血。若肢体痿弱，面色无华，构音不佳，声音嘶哑，吞咽困难，甚而呼吸困难，胸闷咳嗽，为肺气虚衰，当予以保元汤（《博爱心鉴》）合清燥汤（《脾胃论》）加减，益气养肺，药用黄芪、人参、肉桂、甘草、麦冬、生地、五味子、黄柏、茯苓、当归、沙参、川贝、桔梗等。

2. 湿热浸淫

【临床表现】起病相对较缓，肢体困重而逐渐出现痿软无力，尤以两下肢或足部为甚，或兼微肿麻木，扪及微热。或见发热（双峰热），胸脘痞满，小便黄涩酸痛。舌红苔黄腻，脉数，兼濡或滑象。以夏秋季为多见。

【病因病机】湿邪伤人，多从下起，郁而化热，浸淫筋脉，筋脉弛缓，致成痿弱。

【治法】清热利湿，舒筋通络。

【方剂】三妙丸（《医学正传》）合薏苡仁竹叶散（《温病条辨》）加减。

药物：苍术10克，黄柏6~10克，牛膝10~15克，薏苡仁15~30克，滑石10~15克（包），通草10克，茯苓15克，萆薢10克，竹叶10克，木瓜10克。

方义：苍术、黄柏清热燥湿，萆薢、薏苡仁利湿除痹，木瓜、牛膝舒筋通络，竹叶、茯苓、通草、滑石淡渗利湿。

加减：胸脘痞满，纳呆，苔腻者加藿香、佩兰、厚朴化湿宣通；下肢痿弱有凉感，去黄柏，加桂枝、细辛通络散寒。肢体麻木不仁，关节运动不利者加地龙、山甲、红花活血通络。发热尿黄、口渴心烦，舌红，脉数，热重于湿者，加金银花、忍冬藤、连翘、赤小豆、蒲公英清热解毒，利湿通络。湿热伤阴，兼见两足热，心烦口干，舌红苔剥，脉细数者，上方去苍术，合沙参麦冬汤（《温病条辨》），加生地、沙参、玉竹、桑叶、天花粉等，养阴清热。

【变通法】若阴虚湿热成痿，两足奇热难受，可用虎潜丸（《丹溪心法》）合三妙丸（《医学正传》）加减，清热利湿、滋阴降火并举，药用龟甲、生地、知母、黄柏、薏苡仁、苍术、牛膝、白芍等。

3. 脾胃虚弱

【临床表现】起病缓慢，渐见肢体软弱无力，甚而肌肉痿软，眼睑下垂，纳呆食少，大便溏薄，神疲乏力，面色少华，少气懒言。舌淡苔薄白，脉虚细无力。

【病因病机】久处湿地，饮食内伤，湿困脾胃，久而脾胃虚弱，运化失健，气血生化无源，四肢肌肉筋脉失养，以致痿弱不用。

【治法】益气健脾。

【方剂】补中益气汤（《脾胃论》）合四君子汤（《太平惠民和剂局方》）加减。

药物：黄芪15~30克，白术10~15克，党参10~15克，当归10~15克，陈皮6~10克，升麻3~5克，甘草10克，柴胡6克，砂仁3~6克（打），薏苡仁10~15克，茯苓10~15克。

方义：黄芪、当归益气养血，党参、白术、茯苓、甘草健脾益气，陈皮、砂仁理气和胃，薏苡仁、茯苓淡渗利湿，升麻、柴胡助参、芪益气升阳。

加减：便溏者去当归，加山药、扁豆、莲肉健脾。纳呆食少者加谷芽、麦芽、神曲开胃增食。兼有瘀血，舌暗紫者，加丹参、赤芍、白芍、川芎、红花活血化瘀。四肢不温，形寒肢冷者加附子、肉桂温阳散寒。面色无华，唇甲苍白，气血虚甚者，加熟地、白芍，并重用黄芪、党参益气养血。如兼痰湿者加制南星、苍术、法半夏化痰燥湿。

【变通法】若气血不足，阳气亏乏，四肢不温，神疲乏力，面色苍白，形寒肢冷者，可用十全大补汤（《太平惠民和剂局方》）或拯阳理劳汤（《医宗金鉴》）加减，药用黄芪、人参、肉桂、附子、当归、白芍、熟地、五味子、川芎、白术、茯苓、陈皮、甘草等，益气养血温阳。如兼见肾阳虚，上方合肾气丸（《金匮要略》）加减，补肾助阳。

4. 肝肾亏虚

【临床表现】病起缓慢，渐见肢体痿软无力，腰膝酸软，甚而肌肉萎缩，腿胫大肉渐脱，不能行走站立。或伴眩晕耳鸣，舌咽干燥，遗尿或遗精，或妇女月经不调。舌红少苔，脉细数。

【病因病机】先天禀赋不足，或久病气血亏乏，延及精血耗损，肝肾亏虚，肌肉筋骨失养而致。

【治法】补益肝肾，滋阴清热。

【方剂】虎潜丸（《丹溪心法》）加减。

药物：龟甲15克（先煎），熟地10~15克，牛膝15克，白芍15~30克，黄柏6克，当归10~15克，狗骨15克（先煎，以之代虎骨），锁阳10克，陈皮6~10克，砂仁6克（后下，打），鸡血藤15~30克，干姜2~3克，知母10克。

方义：狗骨代虎骨强壮筋骨，龟甲通任脉以滋阴精，熟地、当归、白芍和血养肝，知母、黄柏清降相火，鸡血藤养血通络，锁阳温润助阳。陈皮、砂仁和胃理气，干姜温阳理中，以免诸阴药呆滞。

加减：气血不足，面色无华，神疲乏力者加黄芪、党参以益气生血；阴损及阳，形寒肢冷，脉沉细者，加鹿角胶、肉苁蓉、杜仲、巴戟天、补骨脂温肾壮阳。若肌肉萎缩无力，甚而瘫痪者，加制马钱子粉分次冲服（用法见后）。若关节强直，肢体拘挛者加僵蚕、蜈蚣、乌梢蛇搜风通络。

【变通法】足热面红，舌红尺弱，肾阴不足者，可用六味地黄丸（《小儿药证直诀》）加龟甲、枸杞子、牛骨髓、鹿角胶，以滋肾养阴，充髓益精。若畏寒肢冷，小便频，男子阳痿，妇女闭经，舌淡尺沉，肾阳不足者，可用鹿角胶丸（《医学正传》）合加味四斤丸（《三因极一病证方论》）加减，药用鹿角胶、肉苁蓉、菟丝子、熟地、牛膝、木瓜、天麻、当归、龟甲等，温阳补肾，通督通络。

5. 脉络瘀阻

【临床表现】四肢痿软，麻木无力，筋脉拘挛，肌肉瘦削萎缩，时而隐痛不适，舌痿不能伸缩，唇暗甲青。舌淡暗有瘀点（斑），脉细、涩。

【病因病机】气虚血亏，运行不畅，久而瘀血阻滞，脉络不通，致成肌肉痿弱，筋脉拘挛。

【治法】益气养血，活血通络。

【方剂】圣愈汤（《兰室秘藏》）合补阳还五汤（《医林改错》）加减。

药物：黄芪30克，当归10克，白芍15克，熟地10克，川芎10克，党参10~15克，地龙10克，牛膝15克，红花10克，桃仁10克，鸡血藤15~30克，僵蚕6克。

方义：黄芪、党参益气健脾，当归、白芍、熟地养血和肝，川芎、红花、桃仁活血化瘀，地龙、僵蚕搜风通络，鸡血藤、牛膝养血通络。

加减：肢体麻木者加炮甲片、木通、细辛通络，下肢痿软无力加杜仲、川断、桑寄生补益肝肾。若兼见痰湿苔腻，素体肥胖者，加制南星、法半夏、苍术化痰燥湿。若兼见阴虚内热，形瘦舌红者，加玄参、麦冬、石斛、玉竹养阴滋肾。

【变通法】若无气血不足之证，仅见瘀血闭阻者，可用身痛逐瘀汤（《医林改错》）合龙马自来丹（《医林改错》）祛瘀通络，药用地龙、制马钱子、秦艽、桃仁、红花、羌活、没药、牛膝、当归、香附、五灵脂等。

附制马钱子用法：

马钱子含番木鳖子碱，有大毒。成人用5~10毫克即可发生中毒现象，30毫克可致死亡。中毒者初有咀嚼肌及颈部肌肉抽筋感，吞咽困难，全身不安；然后伸肌与屈肌同时极度收缩而出现强直性惊厥。中毒后可用乙醚作轻度麻醉，或用巴比妥类药物静脉注射，以抑制惊厥，另用高锰酸钾洗胃。

治疗瘫痪、痿弱者，可将马钱子用水泡（冬天温水，夏天凉水）10~14天，去皮，放入煮沸的花生油内，文火煎约30分钟，至焦黄色（以手击之即碎为度）时取出，拌干滑石粉，再以清水冲洗1次，待干后粉碎，开始每日1.5克，分3次服，以后逐渐增至每日3~5克。

（三）医案

李士材治朱修之，八年痿废，累治不效。李诊之，六脉有力，饮食如常，此实热内蒸，心阳独亢，证名脉痿。用承气汤下六七行。左足便能伸缩。再用大承气汤，又下十余行，手中可以持物。更用黄连、黄芩各一斤，酒蒸大黄八两，蜜丸，日服四钱，以人参汤下，一月之内去积滞不可胜数，四肢皆能展舒。李曰：今积滞尽矣，煎三才膏与之，服尽十斤而应酬如故。

按：此案特殊，是清下攻积消滞，最后用人参、天冬、地黄之三才膏补养善后。

一人形肥色黑，素畏热而好饮，年三十余，忽病自汗如雨，四肢俱痿，且恶寒，小便短赤，大便或溏或结，饮食亦减。医作风治，用独活寄生汤、小续命汤罔效。仲夏汪石山视之，脉沉细而数，约有七至，曰：此痿证也，断不可作风治。痿有五，皆起于肺热。治痿独取阳明。今病四肢不举，胃土亏也；自汗如雨，肺金伤也。故治痿之法独取阳明而兼清肺经之热，正合东垣清燥汤，服百帖果愈。（均引自《古今医案按》卷七《痿》）

按：清燥汤是东垣治暑热湿成痿之方，组成见痹证引案。

（四）医家经验

1. 任继学论治摊缓风经验　《圣济总录》："摊则懈惰，而不能收摄；缓则弛纵，而不能制物。"明确指出："皆由气血内耗，肝肾经虚，阴阳偏废而得之，或有始因他病。"

本病多为突然发病，但又分为先兆病象和发病病象。

先兆病象：多为潜在性发病，如发热，或腹泻，或急性乳蛾，或痄腮，或缠腰火丹等，由于失治、误治，邪毒未解，流连于机体内外募原之中，待督脉及脊髓内外之正气、营卫之气失调，邪毒乘虚侵入而发病。

发病病象：起病急速，轻者呈现出四肢似瘫非瘫之象，重者四肢呈现出全瘫之象，皮肌顽麻无感觉，甚者二便失禁。

病位是以督脉与脊髓为发病之本。一年四季皆可发生，但以秋末冬初以及冬末春初多见。本病的病机主要是督脉与脊髓因感染时疫与六淫病毒为害所致。治疗本病以通督理髓，活络祛邪为法。

（1）毒伏督髓证：瘫缓四肢不遂，渐呈麻木，二便秘涩，甚者溺闭，或遗溺，大便不通，或自遗粪，颜面红，口干，心烦，头晕，腹满，皮肤干涩，肢节酸楚，舌红赤，苔淡黄，脉多沉数而滑之象。治以解毒清热，活络通督。方用益髓活解汤（任继学经验方）。酒生地、鹿角霜、七叶一枝花、赤芍药、生龟甲、金银花、连翘、天葵子、丹参、羚羊角片、炙马钱子粉（0.2 克冲服），用猪脊髓一条熬汤（去浮油），用此汤煎药服之。

（2）阴虚髓损证：病程月余，四肢瘫软，肌肉消瘦，手足心热，头晕神疲，口咽干燥，二便失畅或失禁，肢体顽麻，颜面萎黄，颧红，毛发焦，口唇红干，舌红尖赤少津，苔薄黄干，脉多虚数或沉涩之象。治以滋阴补髓，活络清热。方用养阴益髓饮（任继学经验方）。砂熟地、血竭粉（冲）、龟甲胶、黄精、豨莶草（酒洗）、山茱萸、白首乌、女贞子、肉桂心（少许）、盐黄柏、秦艽（酒洗）、炙马钱子粉（0.2 克冲），猪脊髓一条（去浮油）熬汤，用此汤煎药，亦可送服健步壮骨丸治之。

（3）阳虚髓亏证：病程长，四肢瘫缓发凉，麻木不仁，畏寒喜温，二便失常，纳呆，小腹胀，头目昏眩，颜面青白色黯，舌淡红，苔薄白，脉多沉迟无力之象。治以温阳通络，生精补髓。方用补阳生精饮（任继学经验方）。鹿茸粉（冲）、肉苁蓉、巴戟肉、当归尾、淫羊藿、红花、补骨脂、炙马钱子粉（0.2 克冲）、黄精、伸筋草、砂熟地、狗脊，猪脊髓一条熬汤（去浮油），用此汤煎药服之。

（4）湿热证：江南多见，起病隐而急，四肢先重，旋即瘫缓，微肿，麻木，身热不扬，胸闷口苦，身困沉重，心烦尿短赤，大便虽秘，粪出如溏，颜面黄而透红如秽，舌红，苔黄而腻，脉多濡数之象。治以清热利湿，通督除秽。方用清热渗湿汤（任继学经验方）。茵陈蒿、苍术、黄柏、丝瓜络、鹿角片、白蔻皮、黄豆卷、滑石、茯苓皮、藿香梗、炙马钱子粉（0.2 克冲）、栀子，猪脊髓一条熬汤（去浮油），用此汤煎药服之。壮热汗出者，送服紫雪丹治之。

此病急性期，可用穿琥宁注射液或清开灵注射液，加于5%葡萄糖注射液中，静脉滴注。还可同时口服紫金锭，1 日 2 次。

恢复期用地黄饮子治之，药用熟地、巴戟肉、山茱萸、肉苁蓉（酒洗）、炮附子、官桂、金石斛、白茯苓、石菖蒲、远志肉、麦冬、五味子，水煎服。阳虚髓亏证可用人参鹿茸丸配合治之，阴虚髓损证可用大补阴丸配合治之。

康复期可用豨莶草（酒洗）、龟甲胶、鹿角胶、砂熟地、海马、黄精、血竭、骨碎补、枸杞子、炙黄芪，共为细面，淡盐汤送服。

炙马钱子粉，每次0.2克，连服6～7天，停服4～5天后再用，病情已恢复者停用。毒伏督髓证可用醒消丸、三黄丸配合汤药治之。

药浴疗法：药用透骨草、桑枝、络石藤、忍冬藤、石楠藤、鸡血藤、鹿角霜、麻蜥蜴，水煎成1000毫升，放入浴水中，洗浴30分钟。另外治疗过程中可用推拿、按摩疗法配合治之。(《任继学经验集》)

2. 孔祥梅等治疗急性感染性多神经根神经炎经验　急性感染性多神经根神经炎又称格林—巴利综合征（GBS），属中医“痿证”范畴。在经治的66例GBS患者中，发现寒湿为其重要致病因素，并从寒湿论治。患者均有不同程度感受寒湿的病史。或淋雨劳作，或露宿受寒，或汗后入水等。病初或以恶寒发热、全身酸困、肢体麻木酸软无力为主症，或以恶寒发热、腹痛腹泻为主症，舌苔白腻，脉濡缓，至肢体痿废不用后，均有患肢不温，甚则冷痛，得热则减，虽夏暑之季也有无汗、恶寒等症，投以温阳散寒法每获良效。临床实践证明，寒湿之邪为痿证的重要致病因素。

本病好发于夏秋之季，以农民及体力劳动者为主。夏秋之季，劳作过度，汗泄热渴，气阴两耗，正气先虚于内；气候热燥，毛孔开泄，外邪易于入侵。贪凉露宿，当风而卧，淋雨劳作，汗后入水，均可使风寒湿邪乘虚侵袭机体。寒性凝固，湿性黏滞，致阳气窒塞，气血运行不畅，肢体失于温煦濡养而痿证作矣。正气内虚为其本，风寒湿邪侵袭为其标，故是正虚邪实的虚实夹杂证。

（1）气血两虚，风寒入络型：症见面色不华，头晕心悸，肢体麻木或状如蚁行，或痛觉过敏，肢体酸软无力，行走不便，恶寒无汗，舌质淡、苔薄白，脉浮涩。治以补气养血，解表散寒。方用黄芪桂枝五物汤加味。药用黄芪30克，桂枝10克，麻黄6克，白芍10克，羌活、独活各10克，鸡血藤30克，当归15克，炙甘草6克。若皮肤疼痛过甚，触之冰冷者，加制附片10克，川芎10克。

（2）寒湿痹阻型：肢体痿软不用，患肢不温，肿胀疼痛，得热则减，触之冰冷，恶寒无汗，舌质淡、苔白腻，脉沉迟。治以温阳散寒，蠲痹除湿。方用独活寄生汤加减。药用独活10克，桑寄生15克，川牛膝15克，桂枝10克，防风10克，当归15克，白芍10克，川芎10克，黄芪30克，党参15克，细辛6克，杜仲15克，茯苓15克，甘草6克，附片15克。若肿痛较甚者，加用熏洗药熏洗患肢。药用附片30克，川乌、草乌各10克，细辛20克，苍术30克，桑枝30克，寻骨风30克，鸡血藤30克。

（3）寒湿直侵督脉型：四肢痿软不用，颈项软弱不举，腰脊酸软无力困痛畏寒无汗，舌质胖淡紫暗、苔白腻，脉沉迟或结代、两尺弱。治以温补肾阳，散寒除湿。方用麻黄附子细辛汤加味。药用麻黄10克，附片15克，细辛6克，鹿角霜30克，羌活6克，淫羊藿10克，巴戟天15克，肉苁蓉10克，桂枝10克，红花6克，川芎15克，杜仲15克，人参4克，补骨脂10克。(中医杂志，1997，7：404－405)

3. 刘方柏论地黄饮子

（1）关于痿证的病因：《素问·痿论》明确为“肺热叶焦，发为痿躄”，其病位非局限于某脏某处，而是“五脏使人痿”，其治法是“独取阳明”。据此，后世医家虽将痿证分湿热、胃阴虚、肺热、肝肾阴虚、气血亏虚、血瘀等多种证型以治，而认定的病性均为热，病位多在胃。因而其治法顺理成章地选用东垣清燥汤、益胃汤、养阴清肺汤、虎潜丸、十全大补汤等方。但证之临床，用这些方治疗痿证，极难收到满意效果。迷茫之际，复研《素问·痿论》，发现这里的独取阳明的一个“取”字，具标识和引领意义。它说明不是独补脾胃，而是因为阳明除五脏六腑之海，润宗筋主束骨而利机关外，与冲脉、带脉、督脉等奇经八脉关系密切。阳明为水谷之海，而冲脉为经脉之海，在二者经气合力作用下，宗筋得养，奇经得充，痿证才能治愈。因此，应根据阳明与奇经所伤的具体情况，和其逆顺，施以调补。而临床凡病涉奇经八脉者，不仅病程已久，且多涉肾。因而从肾论治是经旨隐含的治疗大法。反观临床痿证患者，其手足痿软无力，行走站立困难，肌肉消瘦萎缩等多系精血慢性消耗而致，并无邪热久灼所致之征。从而感到张洁古等医家的“痿证无寒”说是对经典的又一误读。由此豁然醒悟，将“独取阳明”误读为独补阳明，而地黄饮子并不补阳明；将“肺热叶焦”误读为“痿证无寒”，而地黄饮子竟用桂、附，直接导致了地黄饮子在治疗痿证时被弃用。

（2）治痿首选方地黄饮子：《黄帝素问宣明论方》地黄饮子具补肾精而护肝肺、调经气而益奇经、畅气机而蠲痰浊、不避温而补下元的功效，为治痿不二选方。方中以熟地滋养肾阴为主，所以用地黄冠名。全方集熟地、巴戟天、山茱萸、肉苁蓉、五味子多种补肾填精、益奇经八脉之药于一体，突出了补益固本的立方主旨；炮附片、肉桂温肾阳而益下元，麦冬、远志、五味子补肺阴而蠲痰，石斛益胃阴；石菖蒲入心肝，“开心孔，补五脏，通九窍，明耳目，出声音”（《神农本草经》），佐少许薄荷，用其清轻上行之性，疏郁且搜浮散之邪；姜枣为引，益正和营而助药力。全方以温补下元、补益多脏、温而不燥、补而不滞为特点。除了用治肾阴虚弱，虚阳浮越之口噤舌喑的失语证外，对于以手足痿废，尤以下肢软弱、站立欠稳、承力困难、不能活动为主要临床表现者，均可作首选。在临床运用中，其应用指征为：①手足痿软，站立、行走困难，腰膝酸软；②下肢肌肉消瘦萎缩，皮肤干燥，弹性减弱而无光泽；③四肢微冷而非厥逆，麻木而感觉迟钝，不痛或轻微疼痛，而绝无抽搐；④口噤舌喑不能说话，来势不猛，神志清楚，或发音低微，语音迟缓。禁忌为：①肝阳上亢或痰火上升者；②阴虚火旺者；③脉弦大滑数者。（中国中医药报，2022. 8. 17）

（五）易简效验方

1. 张锡纯振颓汤 生黄芪、知母、牛膝、党参、白术、当归、乳香、没药、威灵仙、干姜，热加石膏，寒去知母加附子，筋骨受风加天麻。脉弦硬而大者加龙骨、牡蛎、山茱萸，筋骨痿废者加鹿角胶，手足痿者加桂枝。水煎服。

2. 张锡纯振颓丸 人参、炒白术各60克，当归、制马钱子、乳香、没药、山甲（蛤粉炒）各30克，蜈蚣（大者）5条，共研细过筛，蜜丸如梧子大，每服6克，无灰温酒送下，日再服。治痿之剧者，可兼服此丸，或单服，并治偏枯、痹、麻者。

3. 加味金刚丸　萆薢、杜仲、苁蓉、巴戟天、天麻、僵蚕、全蝎、木瓜、牛膝、乌贼骨各30克，蜈蚣50条，精制马钱子60克，蜜丸3克重，每服1～2粒，日服1～2次，或单用或与汤合用，白开水送服。若见早期马钱子中毒症状，如牙关紧闭等可即停药，并服凉水。

4. 马钱复痿汤　黄芪、白术、山药、炙甘草、当归、丹参、熟地、肉苁蓉、地龙、川牛膝、杜仲各10克，川芎、附子各6克，桑寄生30克，水煎服。马钱子粉0.15～0.5克，分2次饭后冲服。用于进行性肌营养不良症。（沙海汶经验方）

5. 柴附芥子大黄汤　柴胡、炒白芥子、葛根各15克，附子18克，麻黄5克，大黄6克，青皮、陈皮各9克，桃仁24克。平衡失调加全蝎、乌蛇；有束带感，腰背痛，重用柴胡，加乌药、木香、焦槟榔、沉香；下肢痿软无力、肌萎缩，加生鹿角、熟地、骨碎补，重用附子；排尿困难加黄芪、石韦等。水煎服，隔日1剂。用于脑脊髓蛛网膜炎。（王大经经验方）

（六）预防护理

防止外邪侵袭，避居湿地，注意精神、饮食调养，少饮酒。避免因怒悲不节，或多食膏粱厚味，或因酒精中毒而患病。提倡病人适当参加体育运动，病重者也要经常由人帮助躯干肢体活动。对瘫痪者应注意患肢保暖，保持肢体功能体位，防止肢体挛缩和关节僵硬。

（七）评述

1. 西医辨病　多发性神经炎、运动神经元病变、急性脊髓炎、多发性硬化、格林－巴利综合征、癔症性瘫痪、进行性肌营养不良、脊髓灰质炎、周期性瘫痪以及中枢神经感染并发软瘫后遗症等临床表现，与痿证相类者，可据此证治。

2. 中医辨证　痿证是指肢体痿弱无力，不能随意运动的一类病症。临床虽以肺热津伤、湿热浸淫、脾胃虚弱、肝肾亏损、瘀阻络脉等证型常见，但各种证型之间常相互关联。如感受温热及湿热致痿，迁延日久可导致肝肾亏损；肝肾亏损亦可阴损及阳，出现阳虚证候；痿证日久，影响气血正常运行，经络瘀滞，使筋脉更失其濡养，而关节不利，肌肉萎缩明显。临床治疗时要结合标本虚实传变，扶正主要是调养脏腑、补益气血阴阳，祛邪重在清利湿热与温热毒邪。在治疗过程中还要兼顾运行气血，以通利经络、濡养筋脉。

3. 标本兼顾　本病多属五脏内伤，精血受损，阴虚火旺。临床一般虚证居多，或虚实错杂，实证、寒证较少。因此，补虚要分清气虚还是阴虚，气虚治阳明，阴虚补肝肾。临证又有夹湿、夹热、夹痰、夹瘀者，治疗时还当配合利湿、清热、化痰、祛瘀等法。此外，本病常有湿热、痰湿为患，用苦寒、燥湿、辛温等药物时要注意祛邪勿伤正，时时注意护阴，补虚扶正时亦当防止恋邪助邪。痿证日久，坐卧少动，气血亏虚，运行不畅，因此，在治疗时，可酌情配合养血活血通脉之品，若元气亏损，气虚血滞成痿，又当补气化瘀。若因情欲太过而成痿者，必以调理气机为法。

4. 治痿独取阳明　临床可以从以下三方面来理解：一是不论选方用药，还是针灸取穴，都应重视补益脾胃。二是“独取阳明”尚包括清胃火、祛湿热，以调理脾胃。三是临证时要重视辨证施治。同时治痿要慎用风药。《丹溪心法·痿证》指出："痿证断不可作风治而用风药"。《景岳全书》亦指出："痿证最忌发表，亦恐伤阴。"痿证多虚，实证亦多偏热，治风之剂皆发散之品，若误用之则阴血愈燥，常酿成坏病。但近今认识外感风毒或内风也可致痿，如肌肉动为阴虚风动之象，还有主张治虚方中适当加蜈蚣、全蝎、乌蛇、龙骨等息风药。

5. 综合治疗 除内服药物外，还应配合针灸、推拿、气功等综合疗法，并应加强肢体活动，有助于提高疗效。《素问·痿论》"各补其荥而通俞，调其虚实，和其逆顺"是针刺治疗痿证的一个重要原则，为历代医家所重视。

八、抽搐

抽搐是以四肢不自主抽动，甚则项背强直、角弓反张为特征的重危症状。又称痉、瘛疭、惊厥等。《素问·至真要大论》云："诸痉项强，皆属于湿"，"诸暴强直，皆属于风"，即指此症。抽搐之症，多由风、火、痰、虚所致，与心、肝、肾有关，而以肝为主，即所谓"诸风掉眩，皆属于肝"。实证多由热盛、阳亢、浊毒、风痰所致，治宜清热、潜阳、息风、解毒、祛风、豁痰，并主以止痉之品。虚证则因阴液虚耗，或吐泻伤脾、脾肾气虚所致，治宜育阴增液或益气回阳，绝不可用解痉止搐药。小儿肝常有余而脾常不足，肾水常虚而心火易旺，故病情重危时多见四肢抽搐或手足蠕动者，称为急惊风和慢惊风，可参"小儿"相关内容。

（一）辨证要点

1. 辨虚实 外感多实，内伤多虚。抽搐以实证为主，四肢抽搐有力，高热烦躁、昏迷谵语等。虚证，手足蠕动无力，热势不甚或无发热，神疲或神识迷蒙。

2. 察兼证 如热极动风，必兼高热昏迷、舌红绛等邪热兼证；如虚风内动，必有手足蠕动，神疲乏力，头晕目眩，口干舌燥，汗出气短等气阴亏耗兼证。

3. 抽搐与震颤 头部摇动，四肢不自主颤动发抖，甚而步履蹒跚，行步不稳，持物困难者，为震颤。震颤幅度少，程度轻，发作无休止，至入夜睡时始止，与四肢抽搐呈弛纵、牵引交替有所不同。至于口眼抽动，作怪脸状，手舞足蹈，亦不同于抽搐为一慢性病程，可见于第十八章　小儿抽动－秽语综合征。

（二）证治方药

1. 热盛动风

【临床表现】四肢抽搐，项背强直，角弓反张，两目上窜，高热汗出，烦躁谵语，神志昏迷，面赤唇红，舌质红绛，苔黄而燥甚而焦黑，脉数。

【病因病机】邪热内陷，灼伤营血，引动肝风，风火相煽。

【治法】清热凉肝息风。

【方剂】羚角钩藤汤（《重订通俗伤寒论》）加减。

药物：羚羊角粉 1～3 克（调冲分服），钩藤 10～15 克（后下），生地黄 15～30 克，桑叶 10～15 克，菊花 10～15 克，竹茹 10～15 克，茯神 15 克，甘草 10～15 克。

方义：羚羊角、钩藤、桑叶、菊花凉肝息风清热，茯神、竹茹化痰宁心，白芍、生地、甘草清热养阴，缓肝解痉。

加减：四肢抽搐，项背强直者，加全蝎、蜈蚣、地龙（止痉散）等份研末，每用 3～5 克分次调冲，解痉搜风。神志昏迷者，加安宫牛黄丸或紫雪丹，醒脑开窍，清热凉肝。高热烦渴者，加生石膏、知母、板蓝根、大青叶，清热解毒。若兼痰浊壅阻，喉中痰声辘辘，加天竺黄、胆南星、鲜竹沥，清热化痰。若兼阳明腑实，便秘腹满，加生大黄、玄明粉，泻腑泄热。

【变通法】若心肝火旺、热盛动风，心胸烦热，面红目赤，大便秘，胁肋痛，四肢抽搐，亦可用凉膈散（《太平惠民和剂局方》）合龙胆泻肝汤（《医宗金鉴》），主以清心凉肝，泻火通腑，为变通之法。

2. 肝阳上亢

【临床表现】四肢抽搐，项强头痛，烦躁易怒，肢体麻木，呕吐恶心，面红目赤，便秘尿短，甚而可伴神志昏迷，或有半身不遂，舌强失语，舌质红，苔黄，脉弦滑数。

【病因病机】肝阳上亢，上扰清窍，肝风内动，筋脉拘急。

【治法】镇肝潜阳，平肝息风。

【方剂】镇肝熄风汤（《医学衷中参西录》）加减。

药物：代赭石 30 克，龙骨 30 克，牡蛎 30 克，石决明 30 克，龟甲 30 克（以上俱先煎半小时），牛膝 15 克，玄参 15 克，天冬 15 克，白芍 15～30 克，甘草 6～10 克。

方义：代赭石、龙骨、牡蛎、石决明重镇降逆，为镇肝潜阳之品。龟甲、玄参、天冬育阴潜阳，白芍、甘草缓肝止痉，牛膝引药下行，合而可平肝息风。

加减：面红目赤，心烦易怒，肝火甚者，可加龙胆草、山栀、连翘、菊花清肝泻火。大便秘结，腑热内结，加大黄、瓜蒌、杏仁通腑泄热。小便短涩，加竹叶、通草、滑石利水清热。四肢抽搐，项强头痛，肝风甚者，加羚羊角、钩藤、地龙、全蝎，平肝息风、解痉搜络。呕吐恶心，痰盛苔腻者加竹茹、胆南星、天竺黄化痰降逆。肢体麻木，甚而半身不遂者，可加地龙、僵蚕、桑枝、鸡血藤搜风通络。

【变通法】也可用天麻钩藤饮（《杂病证治新义》）加息风解痉之品，方用天麻、钩藤、全蝎、蜈蚣、石决明、牛膝、黄芩、杜仲、益母草、地龙等。

3. 浊毒上扰

【临床表现】四肢抽搐间歇性发作，神识蒙眬，烦躁不宁，嗜睡昏昧，反应迟钝，呕吐恶心，口中浊臭异味，小便不通或短涩，四肢浮肿，舌淡、暗，苔腻、腐，脉弦。

【病因病机】湿浊水毒蕴结，升降失司，痰浊邪毒上扰，蒙蔽脑窍，筋脉拘急。

【治法】泄浊解毒，豁痰降逆。

【方剂】菖蒲郁金汤（《温病全书》）合温胆汤（《备急千金要方》），送服苏合香丸（《太平惠民和剂局方》）。

药物：石菖蒲 10～15 克，郁金 10 克，牡丹皮 6～10 克，连翘 10～15 克，竹茹 10～15 克，黄连 10 克，玉枢丹 1～3 克（调服），生大黄 6～10 克（后下），法半夏 10～15 克，枳实 6～10 克，陈皮 6～10 克，茯苓 15～30 克，苏合香丸 1 粒（水化后调服）。

方义：石菖蒲、郁金豁痰理气，大黄、黄连泄浊解毒，连翘、牡丹皮凉血解毒，竹茹、半夏、枳实、陈皮、茯苓理气和中、化痰泄浊，玉枢丹解毒降逆，苏合香丸泄浊开窍、辟秽解毒。

加减：四肢抽搐甚者，加羚羊角、钩藤、白芍镇痉息风。邪毒害肾者，加山栀、黄芩、黄柏，即合黄连解毒汤（《外台秘要》）以清热解毒。水浊壅盛者，加桂枝、猪苓、白术、泽泻，即合五苓散（《伤寒论》）以利水泄浊。心肾阳虚者，加附子、白术、干姜，即合四逆汤、真武汤（《伤寒论》）以温肾强心。

【变通法】若以心肾阳虚，浊阴冲逆为主者，可用真武汤（《伤寒论》）合大黄黄连泻心汤（《金匮要略》），药用附子、大黄、肉桂、生姜、白术、茯苓、甘草、黄连，温阳泄浊。

4. 风毒内袭

【临床表现】四肢抽搐，项背拘急，角弓反张，牙关紧闭，舌强口噤，肌肉震颤，或苦笑面容，或口眼㖞斜，咀嚼无力，烦躁不安，四肢反射亢进，甚而面色青紫，呼吸急迫，大汗淋漓。舌苔腻，脉弦。

【病因病机】金创伤及皮肉，伤口未合，风毒入侵，致生痉证，为破伤风。

【治法】祛风止痉。

【方剂】玉真散（《外科正宗》）加减。

药物：制胆星 10 克，天麻 10～15 克，羌活 10～15 克，防风 10～15 克，白附子 6～10 克，白芷 10 克，钩藤 10～15 克（后下），法半夏 10 克。

方义：天麻、钩藤、白附子息风解痉，羌活、防风、白芷祛风，制南星、半夏化痰息风。

加减：热痰蕴盛，四肢抽搐，口苦苔黄，加羚羊角、天竺黄、竹沥，息风清热化痰。大便秘结者，加大黄、玄明粉，通腑解毒。四肢反射亢进，拘急不利，加木瓜、白芍、吴茱萸，舒筋缓急。

【变通法】轻者用玉真散，重者合用五虎追风散（《全恩家传方》）加味，即蝉蜕、全蝎、蜈蚣、僵蚕、白芷、南星、木瓜、吴茱萸、天麻等，其搜风通络作用更佳。

5. 阴虚动风

【临床表现】手足蠕动，甚而抽搐，身热不高，心烦不宁，神疲乏力，肢体麻木，头晕目眩，口干舌燥，汗出气短，尿短便秘。舌质红绛而少苔，脉细数。

【病因病机】温病后期，热邪伤阴，阴津虚耗，虚风内动。

【治法】滋阴息风。

【方剂】三甲复脉汤（《温病条辨》）加减。

药物：炙甘草10～15克，生地黄15～30克，白芍15～30克，麦冬15～30克，阿胶（烊冲）10克，火麻仁10克（打），龟甲15～30克，炙鳖甲15～30克，生牡蛎15～30克。

方义；生地黄、麦冬、阿胶滋阴养血，白芍、甘草柔肝息风，龟甲、鳖甲、牡蛎育阴潜阳，火麻仁润肠通便。

加减：四肢抽搐者，加羚羊角、钩藤息风清热解痉。头晕目眩，肢体麻木加首乌、鸡血藤养血通络。心烦不宁，加黄连、山栀清心除烦。汗出神疲，气短乏力甚者，加西洋参、五味子益气养阴。

【变通法】也可用大定风珠（《温病条辨》），即上方加五味子、鸡子黄代之。或用阿胶鸡子黄汤（《通俗伤寒论》），方用阿胶、白芍、生地、茯神、鸡子黄滋阴养血，络石藤、钩藤通络舒筋，石决明、牡蛎潜阳镇摄。

6. 脾肾阳虚

【临床表现】四肢抽搐无力，手足蠕动，肌肉瞤动，两目上窜，不省人事，面色无华或苍白，神疲乏力，四肢不温，食少腹胀，大便溏泻。舌质淡，脉虚细。

【病因病机】大多为小儿久病或吐泻后，脾肾阳虚，是慢惊风之证。

【治法】温阳益气。

【方剂】可保立苏汤（《医林改错》）加减。

药物：山茱萸10～15克，枸杞子10克，酸枣仁10克，当归10克，白芍10～15克，党参10～15克，黄芪10～15克，白术10～15克，胡桃肉10克，补骨脂10克，甘草6克。

方义：党参、黄芪、白术、甘草益气健脾，当归、白芍养血和血，胡桃肉、补骨脂、山茱萸、枸杞子补肾，酸枣仁养心。

加减：食少、腹胀，加砂仁、陈皮、鸡内金理气和胃；肢冷、便溏，加制附子、干姜、桂枝温阳健脾。

【变通法】慢惊风之证，亦可用理中地黄汤（《福幼篇》）加减，方中以理中汤温阳健脾，六味地黄汤滋阴补肾（仅用山茱萸、山药、熟地黄三味）。

（三）医案

钱乙治皇子病瘛疭，国医莫能疗，闻乙有异能，召之。进黄土汤而愈。以土胜水，木得其平则风自止。（《古今医案按》卷十《幼科·瘛疭》）

（四）易简效验方

1. 蝉蜕、僵蚕、防风、荆芥、胆南星、天麻、羌活、地龙各9克，全蝎、蜈蚣各3克研末。每次冲服10克。搜风通络，用于破伤风。

2. 胆南星、木瓜、吴茱萸、防风、藁本、桂枝、白蒺藜、僵蚕、天麻、蝉蜕各9克，朱砂0.3～0.6克，雄黄0.2～0.4克，全蝎3克，每日1剂，水煎服。取猪胆汁6～9克炖熟，和药汁服。搜风通络，用于破伤风。

3. 羚羊角1.5克（或用山羊角20克代），钩藤10克，金银花20克，连翘15克，生石膏30~45克，大青叶30克，薏苡仁15克，鲜芦根30克，甘草5克，每日1剂，水煎作保留灌肠。清热息风解痉，用于乙脑重症。

4. 鲜地龙100克，每日1剂，加水500毫升煎。小儿每日用量为100~200克。清热息风解痉，用于乙脑发热抽搐和后遗症。可长期服用，30天为1个疗程。

5. 桃仁、土鳖虫各6克，生大黄9克，蜂蜜（冲），每日1剂，水煎服。攻下逐瘀解毒，用于狂犬病痉挛抽搐。狂犬病患者服后必泻猪肝、鱼肠样大便，小便如苏木水样，一般服至大便、小便正常为止。

6. 安脑丸：金钱白花蛇6条（或真蕲蛇20克代之），全蝎、天麻、梅片、薄荷各10克，雄黄、麻黄各60克，独活、西黄各15克，白附子5克，生川乌6克，麝香3克。用陈酒熬膏制丸如绿豆大。一般小儿服3粒化服，病重者酌增。用于脑脊髓膜炎发热抽搐等。（恽铁樵经验方）

7. 四虫汤：炙地龙9克，炙僵蚕9克（研细粉则减为3~4克）；全蝎、蜈蚣，合用则各1~1.5克，单用一味则2~3克，小儿减量，微火烘焙，勿使焦，研细粉，分2次吞服。加天麻、钩藤为加味四虫汤，用于癫痫、帕金森综合征、抽动－秽语综合征、舞蹈病等神经系统病。又，治癫痫，则四虫加天麻、钩藤、丹参、白芍、石菖蒲、炙远志、南星、生铁落；治三叉神经痛、血管神经性头痛加川芎、红花、桃仁。（胡建华经验方）

（五）预防护理

高热惊厥应注意控制体温，有时还要配合应用物理降温等综合措施，进行抢救。要寻求原发病因，积极治疗。抽搐发作时切勿强制按压，保持呼吸道通畅，注意给氧，并随时观察病情变化和生命体征，以防其突变。

（六）评述

1. 西医疾病 抽搐发作是指以痫性发作及其他发作性骨骼肌痉挛为表现特征的症状群。抽搐发作可由脑部疾病、全身疾病及神经功能紊乱引起。如癫痫、破伤风、狂犬病、发热惊厥（多见于幼儿，抽搐发作均伴随于高热而发生）、低血钙、低血糖、低血氧、高血糖、尿毒症、肝昏迷、高血压脑病、妊娠高血压综合征、癔症性抽搐（表现为全身肌肉不规则的收缩，抽搐形式常具戏剧性，并常因外界环境的影响而诱发及变化）等。

2. 急性抽搐 常由风起、热变、痰生者。因此论治之前，需详辨风、热（火）、痰之相兼。辨明其因由何而起，孰主孰次，或相兼何证，对指导方药治疗十分重要。如热变者，必见热盛烦渴、内扰心营之兼证；痰生者，多有痰湿内盛之宿痰，或痰涎壅盛之兼证；风动而起者，病多突然而发，起于暴怒大恐之后，并见痰壅闭窍及风邪内袭经脉之兼证。

邪热内炽，热极生风之抽搐，乃邪热内陷，灼伤营阴，引动肝风，风火相煽而为抽搐，病在心肝；若温病后期，或久病劳伤，或因大汗、亡血等，致使气阴亏耗，而致筋脉失养，则可发为虚风内动；肝阳暴张，上扰清窍，或风毒内袭，直犯经脉，也可引起筋脉拘急而抽搐。辨明不同病机，对指导正确的辨证，十分重要。

3. 治病求本　因为抽搐多系其他疾病临床过程中出现的急候，属于标急之症，而导致抽搐发生之疾病，则为病之本。若只治标而不治本，则抽搐难除。如治邪热内盛，热极生风之抽搐，当以清热解毒为本、为急、为先，如此方能热解而风自愈。若只恃羚羊角、钩藤、全蝎、蜈蚣等息风之品，则较难达到热退风定的目的。

九、震颤

震颤又名颤症、颤振、振掉，是头部或肢体摇动颤抖，不能自主的症状。轻者仅有头摇或手足微颤，重者头部振摇，甚至有痉挛样扭转动作，两手或上下肢颤动不止，或兼项强、四肢拘急。《素问·至真要大论》：“诸风掉眩，皆属于肝。”“掉”含震颤之义。说明震颤一症属风象，而与肝相关。颤，摇也；振，动也。是风火相乘而动摇之象，比之抽搐其势为缓。震颤的基本病机为肝风内动，筋脉失养。其本为气、血、阴、阳亏虚，而以阴津、精血亏虚为主；标为风、火、痰、瘀为患，呈标实、本虚之象，而两者又相互影响转化。治宜潜阳息风、化痰通络，且以调补肝肾，益气补血为主，而有所侧重。

（一）辨证要点

1. 辨虚实　实证，肢体颤动粗大，程度较重，情绪紧张时颤动加重，为肝风内动；头摇不止，口苦口腻、口吐痰涎为痰热上扰。虚证，震颤日久不愈，持物不稳，伴健忘痴呆，动作笨拙，步履蹒跚等为肝肾阴虚、肝风上扰；伴精神倦怠，表情淡漠，动则气短，为气血亏虚。

2. 震颤与抽搐　震颤是一慢性疾病过程中的临床表现，以头项、手足不自主颤抖摇动为主，无发热、神昏，其动作幅度较抽搐小而频率较快。抽搐多呈持续性，时伴短阵性间歇，手足屈伸，牵引、弛纵交替，部分可兼发热、目上窜、神昏，多见于急性热病或某些慢性病急性发作。

（二）证治方药

1. 肝风内动，肝阳上亢

【临床表现】肢体颤动粗大，程度较重，不能自主，眩晕耳鸣，面赤烦躁，情绪紧张时颤动加重，或伴肢体麻木，口干苦，小便干。舌红苔黄，脉弦、滑而数。

【病因病机】肝郁化火生风，肝风内动，肝阳上亢，上扰头脑，旁及肢体。

【治法】平肝潜阳，息风清热。

【方剂】天麻钩藤饮（《杂病证治新义》）合羚角钩藤汤（《重订通俗伤寒论》）。

药物：天麻 10～15 克，钩藤 10～15 克，石决明 15～30 克，羚羊角粉 1～3 克（分冲），生龙骨 15～30 克，生牡蛎 15～30 克，生地 15～30 克，桑叶 10～15 克，菊花 10～15 克，白芍 15 克，黄芩 10 克，牛膝 10～15 克。

方义：天麻、钩藤、羚羊角平肝息风，石决明、龙骨、牡蛎潜阳镇肝，桑叶、菊花、黄芩清热息风，白芍、生地养血滋阴、缓急止颤，牛膝补益肝肾。

加减：兼有心肝之火，心烦口苦、目赤胁痛者，加龙胆草、山栀、牡丹皮清心泻肝；痰多胸闷苔腻，加茯苓、竹茹、石菖蒲化痰；阴虚内热，颧红潮热者，加玄参、麦冬、龟甲养阴清热；颤动不止，加全蝎、僵蚕、地龙，增强通络息风之功；若见腰酸软膝肢麻，加桑寄生、杜仲、川断补益肝肾。

【变通法】可用镇肝熄风汤（《医学衷中参西录》）合羚羊角钩藤汤代之。

2. 肝肾阴虚，肝风上扰

【临床表现】震颤日久不愈，幅度、程度较重，持物不稳，眩晕耳鸣，腰膝酸软，肢体麻木，心烦潮热，失眠多梦，口干。舌红少苔，脉弦细或数。老年人可伴健忘、痴呆，动作笨拙，步履蹒跚等症。

【病因病机】肝肾阴虚，水不涵木，风阳上扰，筋脉失养。

【治法】滋补肝肾，育阴息风。

【方剂】大定风珠（《温病条辨》）合羚角钩藤汤（《重订通俗伤寒论》）。

药物：龟甲15～30克，牡蛎15～30克，炙鳖甲15～30克，石决明15～30克，钩藤10～15克，羚羊角粉1～3克（分冲），生地10～15克，白芍15～30克，麦冬10～15克，阿胶10～15克（烊冲），炙甘草10克。

方义：龟甲、鳖甲、牡蛎育阴息风，石决明、羚羊角、钩藤平肝息风，生地、麦冬、白芍、阿胶养肝滋肾，白芍、甘草缓肝舒筋。

加减：肝风上扰，眩晕震颤显著，加天麻、僵蚕、全蝎息风平肝；肾阴亏虚，腰酸耳鸣，加熟地、枸杞子、玄参、山茱萸，补肾育阴；阴热内热而潮热烦躁、口干者，加牡丹皮、知母、黄柏清热泻火；肢体麻木、拘急僵直，加地龙、僵蚕，重用白芍、甘草，缓急舒筋，息风通络。

【变通法】如肝风症状不显，以阴虚为主者，可用大补阴丸（《丹溪心法》）合六味地黄丸（《小儿药证直诀》）代之。如见眩晕潮热耳鸣、阴虚内热为主者，可用滋生青阳汤（《医醇賸义》），药如天麻、菊花、桑叶、石决明、生地、白芍、牡丹皮、麦冬、石斛、磁石等，养阴清热为主。如兼健忘、痴呆，脑神失用者，可用龟鹿二仙膏合平补镇心丹（《太平惠民和剂局方》），药如龟甲、鹿角、龙齿、朱砂、酸枣仁、生地、熟地、远志、茯神、五味子、山药、党参、肉桂、天冬等，养心安神、通补脑髓；亦可加入琥珀、胆星、牛黄、天竺黄等，以加强宁神豁痰作用。

3. 痰热内扰，风阳上扰

【临床表现】头摇不止，肢麻震颤，重则手不能持物，头晕目眩，胸脘痞闷，口苦口腻，甚则口吐痰涎。舌胖大有齿痕，舌质红，苔黄腻，脉弦滑数。

【病因病机】痰热内蕴，热极生风，风阳上扰，筋脉失于制约。

【治法】清热化痰，平肝息风。

【方剂】导痰汤（《济生方》）合羚角钩藤汤（《重订通俗伤寒论》）加减。

药物：竹沥10～15克（另冲），半夏10～15克，胆南星10克，竹茹10～15克，化橘红10克，茯苓15～30克，枳实6～10克，羚羊角粉1～3克（分冲），钩藤10～15克，桑叶10～15克，菊花10～15克，白芍15～30克，川贝母6～10克，黄芩10～15克，生地黄10～15克，生甘草6～10克。

方义：竹沥、半夏、胆南星、竹茹、川贝、黄芩清热化痰，茯苓、枳实、橘红和胃理气，羚羊角、钩藤、桑叶、菊花平肝息风，生地、白芍、甘草养阴清热、缓急止颤。

加减：震颤较重，加石决明、天麻、全蝎、地龙、僵蚕，搜风通络；心烦易怒，加黄连、连翘、山栀，清心除烦；咯痰不出，神识呆滞，舌苔腻，加天竺黄、石菖蒲、郁金，化痰通窍；胸闷脘痞，大便秘结，加全瓜蒌、桃仁、杏仁，宽胸润肠。

【变通法】咳痰黏腻，喘促胸满，面浮肢肿，唇甲青紫，肢体震颤如扑翼，神识昏蒙不清，舌质红或紫，苔黄，脉弦滑，诸症严重者，用菖蒲郁金汤（《温病全书》），药如石菖蒲、郁金、连翘、竹叶、牡丹皮、竹沥、山栀，重在清热豁痰，同时可服安宫牛黄丸。若肢体震颤重者，则用催肝丸（《医碥》），药如胆南星、钩藤、黄连、青黛、僵蚕、天麻、竹叶、滑石，以清热息风为主。

4. 气血两虚，虚风内动

【临床表现】头摇肢颤，病程日久，面色无华，精神倦怠，表情淡漠，四肢乏力，动则气短，心悸健忘，头晕目眩，食少纳呆。舌淡胖，脉细弱或濡细。

【病因病机】气血两虚，血虚生风，筋脉失于制约。

【治法】益气养血，息风通络。

【方剂】人参养荣汤（《太平惠民和剂局方》）合天麻钩藤饮（《杂病证治新义》）加减。

药物：生黄芪15～30克，当归10～15克，白芍15～30克，党参10～15克，熟地黄10～15克，白术10～15克，茯苓15～30克，陈皮6～10克，五味子10克，炙远志6～10克，肉桂3～5克，天麻15克，钩藤10～15克，石决明15～30克。

方义：黄芪、党参、白术、茯苓健脾益气，当归、白芍、熟地养血和血，五味子、远志宁心安神，肉桂温阳助气，天麻、钩藤、石决明平肝息风。

加减：脾气失运，痰湿内生，咯痰苔腻者，加半夏、胆南星、天竺黄化痰；心血不足，心脉失养，心悸失眠健忘，加酸枣仁、柏子仁、龙齿养心血神；肢体麻木，加桂枝、桑枝、鸡血藤通络；头晕目眩，乏力腰酸，加桑寄生、川断、杜仲，补益肝肾，强腰增力。

【变通法】可用八珍汤（《正体类要》）合羚羊角钩藤汤（《通俗伤寒论》）代之。或用定振丸（《临证备要》），药用生熟地、当归、白芍、川芎、黄芪、防风、细辛、天麻、秦艽、全蝎、白术、威灵仙、荆芥等，益气养血，息风止颤。

5. 肾阴虚衰，髓海不足

【临床表现】头摇肢颤，持物不稳，步履蹒跚，腰膝酸软，健忘胆怯，形寒肢冷，四肢不温，或有神识痴呆。舌淡苔白，脉沉迟无力。

【病因病机】肾阳不足，髓海不足，神机失养，筋脉失于制约。

【治法】温肾助阳，填精补髓。

【方剂】地黄饮子（《黄帝素问宣明论方》）合龟鹿二仙膏（《医便》）加减。

药物：生地、熟地各10~15克，山茱萸10~15克，川石斛10~15克，麦冬10~15克，五味子10克，石菖蒲10克，茯苓15~30克，炙远志6~10克，巴戟天10~15顾，肉苁蓉10~15克，肉桂3~6克，淡附子6~10克，鹿角片10克，龟甲15~30克。

方义：地黄、山茱萸、龟甲补肾填精，鹿角、巴戟天、苁蓉温督通阳，附子、肉桂补阳生火，麦冬、石斛育阴增液，远志、五味子、茯苓、菖蒲宁心安神。

加减：头摇肢颤重者，加木瓜、白芍、甘草舒筋缓急，甚者加僵蚕、地龙、天麻息风通络。无形寒肢冷、四肢不温者，去附子。

【变通法】可用还少丹（《医方集解》录方）代之，药用熟地、枸杞子、山茱萸、肉苁蓉、巴戟天、小茴香、杜仲、山药、茯苓、楮实子、石菖蒲、远志、五味子等，方中主要成分类同，而无附子、肉桂、石斛、麦冬，长期服用，更加平和。

6. 瘀阻脑络，神机失养

【临床表现】头痛眩晕，头摇肢颤时作，肢体麻木，健忘少寐多梦，喜笑无常，时而抑郁，时而烦躁，或有神志痴呆、人格障碍表现。舌质紫或有瘀点（斑），脉弦涩。

【病因病机】久病入络，瘀血阻滞脑部络脉，神机失养，筋脉失于制约。

【治法】化瘀通络，息风止颤。

【方剂】通窍活血汤（《医林改错》）加减。

药物：赤芍、白芍各15~30克，川芎10~15克，桃仁15~30克，红花6~10克，生甘草10克，葱3~6克，姜3~6克，麝香0.1~0.3克（分冲），黄酒、水各半煎服。

方义：赤芍、川芎、桃仁、红花活血化瘀，葱、姜、酒引药上行，麝香芳香开窍，白芍、甘草缓急止颤、舒筋。

加减：震颤重者加土鳖虫、全蝎、地龙、僵蚕、羚羊角，息风通络。眩晕头痛重者，加天麻、钩藤、石决明平肝息风。气虚者加大剂黄芪益气，肢麻加桂枝、桑枝、鸡血藤养血通络。神志痴呆，用琥珀、胆星、牛黄、天竺黄，豁痰开窍。

【变通法】若气虚血瘀，用补阳还五汤（《医林改错》）加全蝎、僵蚕、地龙等，益气化瘀，息风通络。

7. 气郁瘀阻

【临床表现】平素情志不舒，受精神刺激或惊恐后，突发昏仆，肢体颤动，头摇不已，醒后觉咽喉间有物梗死，吞之不下，吐之不出。舌苔薄白腻，脉弦、滑。

【病因病机】气郁逆乱，痰气闭阻，上扰脑神，筋脉失养，神识失用。

【治法】理气化痰，缓急止颤。

【方剂】甘麦大枣汤（《金匮要略》）合半夏厚朴汤（《金匮要略》）加味。

药物：生甘草10~15克，淮小麦30~60克，大枣6~10克，龙齿10~15克，石菖蒲10~15克，半夏10~15克，厚朴5~10克，苏叶10克，茯苓15~30克，炙远志6~

10 克。

方义：甘草、小麦、大枣缓肝息风，半夏、厚朴、苏叶理气降逆化痰，龙齿、石菖蒲、茯苓、远志宁心安神。

加减：胸闷喜叹息者，加柴胡、香附、郁金理气疏肝；头摇肢颤甚者，加木瓜、白芍缓急舒筋；心烦喜怒者，加山栀、连翘、莲心清心除烦。

【变通法】头摇肢颤、情绪变化无常，可用癫狂梦醒汤（《医林改错》）加味，药用柴胡、赤芍、木通、香附、半夏、青皮、陈皮、大腹皮、桃仁、苏子、甘草等，以疏肝理气、活血通窍为主。

（三）医家经验

1. 叶景华治疗肝豆状核变性综合征经验　根据其四肢不自主震颤、构音障碍为主，以风、热、痰、火相合为病，重用清热解毒、泻火通腑之品，而不用平肝息风等虫类、贝类之含铜量高的药物。因其由过多的铜沉积于内脏组织之中，故促进铜的排泄，抑制铜在肠道内的吸收，为治疗关键。常用大黄黄连泻心汤出入。大黄可促进肠排空，减少铜吸收；黄连促进胆汁分泌，又因其含锌量高，能抑制肠道内铜吸收，促进体内铜的排泄；用半支莲配大黄，有利尿作用，增加尿铜排出。药用生大黄（后入）12 克，黄连 5 克，半支莲 30 克，半夏、陈皮、远志、制南星各 10 克，水煎服。同时，黄连粉 1 克，日 3 次吞服；生大黄 20 克煎加温水保留灌肠。（《常见综合征中医治疗》）

2. 周仲瑛治帕金森综合征经验　根据其震颤、动摇主症，为肝风内动之象，由肝肾亏虚所致。且痰瘀内生，阻滞脑络，加重了内风暗动。治疗当以培补肝肾、平肝息风、化痰通络为基本大法，仿地黄饮子为主方。药用：地黄 12～15 克，石斛 15 克，白芍 15～30 克，肉苁蓉 10～15 克，川断 15 克，白蒺藜 15 克，海藻 12 克，僵蚕 10 克，炙鳖甲 15 克，煅龙骨、牡蛎各 20 克，石决明 30 克，炮山甲 10 克。若震颤显著，加珍珠母、天麻，酌加方中鳖甲、龙牡、石决明用量，重镇息风；若肌张力高，筋僵拘挛，用木瓜及大剂白芍、甘草，柔肝解痉，亦可重用地龙、全蝎息风通络；若舌质紫暗，脉象细涩，面色晦滞，用水蛭、当归、鸡血藤、丹参、檀香、葛根、赤芍，重用祛瘀；若痰浊内盛，血脂高，用僵蚕、胆星、海藻，加荷叶、苍术；内热偏盛，舌红面赤，加白薇、功劳叶、女贞子、墨旱莲、槐花、夏枯草、黄柏，滋阴泻火；若阴精亏损，体虚显著，重用枸杞、首乌、黄精、杜仲、牛膝、桑寄生、楮实子、麦冬；阴损及阳，阳气本虚者，加巴戟天、淫羊藿、锁阳、黄芪温润之品。（中医杂志，1996，11：663－664）

3. 赵国华治帕金森综合征经验　根据其病程长短、病机变化和证候特点，分为初、中、后三期治疗。

（1）初期：发病 1 年之内。轻度震颤或强直，手部动作迟缓，上肢运动减退，表情缺乏，轻度情绪抑郁或急躁，语言平淡或且减少，乏力，头晕，偶有心悸气短，自汗盗汗，舌暗红，苔薄白、白腻，脉细数或弦滑。木郁土滞，用逍遥散、一贯煎、羚角钩藤汤，疏肝柔筋以治标；用六君子汤、归脾汤，健脾益气以治本。

（2）中期：病程 2~3 年。震颤明显，幅度小于 9 厘米，或肢体中度拘挛，上肢轮替试验病侧阳性，手部快复动作中度障碍，笨拙迟缓，出现书写过小症，路标现象，举步困难，步距小，表情呆板，中度焦虑、抑郁，说话无力，音调单调，口吃，生活需人照顾。舌暗红，夹瘀斑，舌胖，苔薄白或滑腻，脉沉细或细涩。肝肾脾亏虚，精血不足，且痰瘀阻络、风火内动。用黄连温胆汤、通窍活血汤，豁痰化瘀以治标；用左归丸、左归饮、六味地黄汤，滋补肝肾以治本。

（3）后期：病程在 3 年以上，震颤幅度大于 9 厘米，经常存在，不能自控，肢体重度拘挛呈铅管样强直或齿轮样改变，上肢轮替试验双侧阳性或强阳性，双上臂不能摆动，下肢举步困难呈慌张步态，面具脸，张口流涎，言语嘶哑，生活丧失自理能力，舌瘦质暗红，苔少或剥苔，脉细数或沉细。肝肾亏损，精血乏源。治予补益精血，用大补阴丸、虎潜丸、右归饮。

4. 任继学论治帕金森综合征经验

（1）以肾为本、以脾为根、以肝为标：帕金森综合征是一种缓慢进展的慢性老年病，一般多在 50 岁以后发病，缓慢发病，头摇、肢颤，甚则不能持物，继则行动缓慢，肢体不灵，表情淡漠，终则口角流涎，甚则痴呆等。故明王肯堂云：“颤振……此病壮年鲜，中年以后乃有之，老年尤多。”因其病程较长，随着疾病的发生发展，病机亦有所不同。他提出本病的形成应以肾为本、以脾为根、以肝为标，治宜补肾为主、健脾为法、调肝为方。

（2）补肾为主，填精益髓：肾为先天之本，肾虚髓减，髓海失充，神机失养，筋脉肢体失主而发病。对于髓海不足的患者，任继学以填精益髓为法，方用神仙延寿酒（《寿世保元》）。亦可用龟鹿二仙膏：鹿角胶 500 克，龟甲胶 250 克，枸杞子 180 克，人参 120 克（另为细末），桂圆肉 360 克，以枸杞子、桂圆肉煎膏，炼白蜜收，先将二胶酒浸烊于枸杞子、桂圆肉膏中，等待化尽，入人参末，瓷罐收贮。补肾填髓，使神机恢复，筋脉得以濡养，则诸症皆除，患者生活质量可得到明显提高。

（3）健脾为法，化痰开窍：本病患者常因脾虚痰盛而触发，脾失健运，水液代谢紊乱，津液不化，停聚为痰，郁久化热，可见肢体震颤，头摇不止症状。若不能把邪气彻底驱除于外，邪气潜伏，遇病因而发，会进一步加重病情。任继学以健脾为法，治以健脾豁痰醒神之法，予参苓白术散合二陈汤加减，亦可予化痰透脑丸（任继学自拟方）：制胆星 25 克，天竺黄 100 克，琥珀 50 克，郁金 50 克，清半夏 50 克，陈皮 50 克，远志 100 克，石花菜 100 克，沉香 50 克，海胆 50 克，煨皂角 50 克，珍珠 10 克，麝香 4 克，共为细末蜜为丸，每丸重约 6 克。每次 1 丸，日服 3 次。

（4）调肝为方，行气化瘀：肝主疏泄而藏血，具有条达气机、调节情志的功能，情志不遂则肝气郁滞，疏泄失职，则气机不畅。气为血帅，肝郁气滞，日久不解，必致瘀血内停。脉道不利，筋脉失养，则见筋脉拘急，肌肉强直，头摇肢颤。任继学以调肝为法兼活血行气，可予柴胡疏肝散合通窍活血汤：陈皮（醋炒）10 克，柴胡 15 克，香附 20 克，枳壳（麸炒）9 克，甘草（炙）10 克，赤芍 10 克，川芎 15 克，桃仁 10 克，大枣 10 克，红花9克，老葱（切碎）3根，鲜姜9克，麝香（绢包）0.15克。该方可活血化瘀，息风定颤，改善患者症状。气血不足者，予补中益气汤或四君子汤补益气血。风阳内动者以滋阴潜阳为法，治以滋生青阳汤或滋荣养液膏。此外，患者还必须注意调养。（中国中医药报，2021.8.6）

（四）易简效验方

1. 葛根棱芪汤：葛根30～100克，黄芪30～60克（以活血补气）；生地黄20～40克，玄参10～20克，天麻10～15克，钩藤20～30克（以滋补肝肾之阴）；水蛭5～10克，三棱8～15克，莪术10～20克，川芎10～20克，大黄5～50克（以通下活血化瘀）；全蝎2～6克，蜈蚣2～5条，穿山甲5～12克（以加强活血化瘀，息风活络）；枳壳或枳实6～15克（以行气）；郁金10～15克，醋柴胡10～20克（以疏肝解郁）。每日1剂，水煎服。适用于帕金森综合征。

2. 肝豆汤：大黄、姜黄、黄连各6克，泽泻、金钱草各15克，生三七1克，每日1剂，水煎服。适用于肝豆状核变性综合征。（杨任民经验方）

3. 止痉丸：全蝎、水蛭、生地、三七各30克，蝉蜕、生龙牡、制首乌各50克，酸枣仁、茯苓各60克，研细末为蜜丸。每服3克，日3次，用竹茹、夜交藤各30克煎水送服。适用于小儿舞蹈病。（邹学熹经验方）

4. 加减大定风珠：白芍、生地、玄参、麦冬、龟甲各18克，生牡蛎、生鳖甲、炙甘草各12克，阿胶9克，麻仁、五味子各6克，生鸡子黄2枚。每日1剂，水煎服。适用于老年性舞蹈病。

（五）预防护理

保持心情愉快，避免忧思郁怒，减少房事，饮食要清淡，适当参加体育活动。重症老年颤证尤须加强心理治疗，温馨的家庭环境和科学的家庭护理，对患者生活质量提高，有一定作用。

（六）评述

1. 治宜缓图　震颤大多为慢性发作，难以速效，治宜缓图，慎用攻伐之品。在临床上，属于肝风之证为多，而见阴虚、血虚、阳虚、气虚。故在治疗时应用息风、平肝、镇逆、搜络之品，同时要配合育阴、养血、温阳、益气之法。值得注意的是，风、火、痰、瘀常相兼呈现，治疗时应注意主次轻重，斟酌方药出入加减。

2. 西医辨病　帕金森综合征、肝豆状核变性、小脑病变之体位性震颤、甲亢等，凡具有此症临床表现的锥体外系病和某些代谢病，可参此症治疗。癔症亦可见震颤，常见气郁痰阻之象。

3. 分期治疗　帕金森综合征早期可以中医药为主，根据具体证候进行个体化治疗，可通过多种作用途径实现其神经保护作用。中期采取中西医结合，中药可改善非运动症状，对抗帕金森综合征西药有增效减毒作用。晚期则应采取综合多途径治疗，除中西药物治疗外，还应重视心理治疗和家庭护理。（中医杂志，2005，7：541－543）

十、拘挛

拘挛是指手足拘紧挛急，屈伸不利，不能伸直的症状，系筋脉病症。又称为拘急、筋挛、挛节，《伤寒论》有“四肢拘急”。多因失血过多，内热伤阴，大汗耗津，或因痿、痹、中风后期引起，血液枯燥，筋失所养所致者。《素问·生气通天论》说：“湿热不攘，大筋软短，小筋弛长，软短为拘，弛长为痿。”为湿热久居引起，即是本症。临床可分为寒湿袭筋、湿热伤筋、营血亏损、热盛阴亏、亡阳液脱、肝肾亏损等证辨治。拘挛多属于肝，以肝主筋，血不养筋，筋膜干则收缩拘挛。但心主血脉，肾主精，精血同源，故本症亦与心血不足、肾精亏损有关。

小儿手足拳挛，最早见于宋代《太平圣惠方》。拳挛，是指新生儿出现手或脚的蜷缩不展、拘挛畸形，可用理筋手法。中风引起的一侧上下肢痉挛性瘫痪拘挛，除用药治疗之外，目前主要用针灸治疗。

（一）辨证要点

1. 区分外感或内伤 拘挛一症的鉴别，首先在于外感风寒、温热、寒湿、湿热皆可致病；而内伤则多因阴血不足，或阳气衰微，或肝肾亏损引起，应从病因及临床证候详加辨别。

2. 拘挛与强直、抽搐、震颤 强直为肌肉坚硬，伸直而不能屈曲；抽搐为四肢伸缩相引；震颤为四肢震颤抖动，临床应加以区别。

（二）证治方药

1. 寒湿袭筋

【临床表现】四肢拘挛，不能屈伸，常见下肢多于上肢。兼或畏寒，骨节酸楚。舌苔薄白而腻，脉弦紧。

【病因病机】寒湿侵入筋脉，则筋脉拘急收引。

【治法】散寒湿，舒筋脉。

【方剂】薏苡仁汤（《备急千金要方》）加减。

药物：肉桂 5～10 克，附子 5～10 克，干姜 5～10 克，白芍 15～30 克，甘草 10 克，薏苡仁 30 克，牛膝 15 克，酸枣仁 15 克。

方义：肉桂、附子、干姜辛温散寒，白芍、酸枣仁、甘草柔肝舒筋，薏苡仁化湿通利，牛膝活血舒筋。

加减：若仅见上肢挛急，可去牛膝，酌加姜黄、羌活以利上肢筋脉。湿甚加苍术、白术、萆薢祛湿。若症情改善不速，可加木瓜、吴茱萸、紫苏，即合木瓜汤（《仁斋直指方论》）用以温寒舒筋。

【变通法】表证明显者，可用桂枝加芍药汤（《伤寒论》）加减，药用桂枝、白芍、附子、薏苡仁、甘草、生姜、大枣等，以解肌发表为主。

2. 湿热伤筋

【临床表现】四肢拘挛，难以屈伸。兼有吐泻腹中绞痛，头痛，发热，口渴，心烦。

舌苔黄腻或黄糙，脉象濡数。

【病因病机】湿热内阻，或饮食不慎，脾胃受伤，而致上吐下泻，津液消烁，筋脉失养。

【治法】清热化湿，舒筋活络。

【方剂】蚕矢汤（《霍乱论》）加减。

药物：蚕沙10克，木瓜10克，薏苡仁30克，大豆卷10克，黄连6～10克，法半夏10克，黄芩10克，山栀10克，通草10克。

方义：蚕沙祛风除湿，木瓜舒筋活络，黄连、黄芩、栀子苦寒泄热，薏苡仁渗湿舒筋，大豆卷清热利湿，通草清热利水，半夏和胃。

加减：湿热伤筋而血虚，加忍冬藤、鸡血藤、白芍等，不宜专予清化。

【变通法】如津液耗损严重，湿热渐减，宜用竹叶石膏汤（《伤寒论》）清热生津，缓急舒筋，药用竹叶、石膏、麦冬、半夏、党参、木瓜、白芍、甘草等。

3. 营血亏损

【临床表现】四肢拘挛，兼有面色少华，眩晕，神疲乏力。舌质淡，脉弦细少力。

【病因病机】肝藏血而主筋，失血过甚，或脾虚生化无源，肝血不足，筋脉失于滋养。

【治法】养血舒筋。

【方剂】四物汤（《太平惠民和剂局方》）加减。

药物：生熟地10克，芍药15克，当归10～15克，川芎6克，木瓜10克，山茱萸10克，甘草10克。

方义：当归、地黄养血，川芎活血，芍药、甘草敛阴缓急，木瓜、山茱萸补肝舒筋。

加减：气虚加黄芪、党参益气，血虚加鸡血藤、制首乌养血，如见湿邪者加萆薢、薏苡仁除湿治痹，湿热者加苍术、黄柏清利湿热。

【变通法】如气血两虚，筋脉拘挛较剧，眩晕，面色、指甲苍白，可用木瓜散（《证治准绳》）加减，补益气血、润养筋脉，药用木瓜、五加皮、党参、桑寄生、酸枣仁、当归、柏子仁、黄芪、甘草。

4. 热盛阴亏

【临床表现】热病后期，仍有低热，四肢拘挛，手足蠕动，头晕目眩，两颧潮红。舌绛苔少，脉细数。

【病因病机】热甚阴伤，津亏液耗，筋脉失于滋养而四肢拘挛，手足蠕动。

【治法】滋阴清热，舒筋缓急。

【方剂】阿胶鸡子黄汤（《温病条辨》）加减。

药物：阿胶10克（烊冲），白芍15～30克，生地15～30克，牡蛎15～30克，鸡子黄1个（烊冲），甘草10克，茯神15～30克。

方义：生地、阿胶滋阴养血，茯神养心安神，牡蛎、鸡子黄育阴潜阳，白芍、甘草舒筋缓急。

加减：汗多者加五味子、小麦敛汗，头晕目眩者加龟甲、牛膝育阴潜阳。

【变通法】可用三甲复脉汤（《温病条辨》）加减。

5. 亡阳液脱

【临床表现】四肢厥冷而拘挛，呕吐泻利，漏汗不止，形寒。舌淡苔白，脉沉微细。

【病因病机】因呕吐、泻利、漏汗不止导致亡阳液脱，亡阳则筋失温煦，液脱则脉失濡养，故筋脉收引，四肢拘挛。

【治法】回阳救逆。

【方剂】四逆汤加人参（《伤寒论》）加减。

药物：淡附子10克，干姜10克，人参10克，甘草10克，

方义：淡附子回阳救逆，干姜温中散寒，人参益气固脱，甘草调中和胃，

加减：四肢拘急加山茱萸、白芍养阴血，以阴中求阳。

【变通法】可用通脉四逆汤（《伤寒论》）加减。

6. 肝肾虚亏

【临床表现】痿证、中风后期，拘挛瘫痪。或痹证后期，四肢疼痛，关节拘挛，影响活动屈伸不利。伴见眩晕失眠，面色潮红，盗汗心烦，腰膝酸软，劳倦乏力。舌红少苔或无苔，脉细弱或见弦、数。

【病因病机】肝主筋，肾主骨。病久则肝肾亏损，精血不足，筋骨失于濡养，故筋脉收引，四肢拘挛，无以活动屈伸甚而瘫痪。

【治法】滋补肝肾，养血填精。

【方剂】地黄饮子（《黄帝素问宣明论方》）合金刚丸（《素问病机气宜保命集》）加减。

药物：熟地10～15克，山茱萸10～15克，山药10～15克，麦冬10～15克，牛膝15～20克，巴戟天10克，杜仲10～15克，肉苁蓉10克，菟丝子10克，枸杞子10克，石斛10～15克，当归15克，白芍15克，远志6～10克，石菖蒲6～10克。

方义：熟地、山茱萸、山药补肾滋阴，当归、白芍、熟地养肝和血，巴戟天、杜仲、肉苁蓉、菟丝子、牛膝温润助阳，枸杞子、石斛、麦冬养阴润燥，远志、石菖蒲安神通窍。

加减：兼见湿象，去熟地、肉苁蓉、枸杞子、石斛等阴柔之品，以免呆滞，加薏苡仁、木瓜、萆薢、苍白术除湿。气虚者加黄芪、党参益气，血虚者加鸡血藤、首乌养血。风寒痹痛者，加羌活、独活、防风等祛风散寒。见肝阳上亢之眩晕，加天麻、钩藤平肝；见肾精不足之腰膝酸软，加川断、桑寄生补筋壮骨益，甚者加鹿角、龟甲补填精髓。

【变通法】肾阳虚损，风寒所侵，自足至膝皆如从水而出，拘挛瘫痪或四肢疼痛，可用安肾丸（《张氏医通》卷十四方）加减，补肾壮阳，温散寒邪。药用肉桂、川乌、蒺藜、萆薢、山药、茯苓、石斛、补骨脂、白术、肉苁蓉等。

（三）医家经验

顾大钧治疗小儿手足拳挛经验　在应用手法理筋时，根据经络在四肢的循行走向，有步骤地滑推、揉搓、弹筋拨络、拔伸、点穴。滑推阳经能激发阳气，滑推阴经以祛逐寒

邪，揉搓四末为畅达气血，弹筋拨络以松弛筋络，拔伸患肢则拳挛得以伸展。具体操作时，术者一手握住患肢，另一手先用大拇指按照阴、阳经走向滑推。在手则先从肘部内侧，顺着阴经走向推向腕掌部，止于劳宫穴。再从手背侧顺着阳经走向推至肘后外侧，如此反复几次。然后，揉搓患部上下数次，再拿提腕部筋脉肌肉，同时，一手拉患肢肘部，一手拉指或掌，拔伸牵引 1 分钟，以舒展挛缩；在脚则先从膝部内侧逆阴经走向由上而下推至涌泉穴。然后，逆着外侧阳经走向推至阳陵泉，亦反复几次，再揉搓患部周围，拿提踝部筋脉肌肉，拔伸踝关节。以上手法结束后，视肌肤色泽红润，再分别选择足三里、阳陵泉、承山、太冲、曲池、内关、合谷等穴点压之。凡经过第一次手法理筋后，症状多可明显好转。以后隔 5 天重复 1 次，一般只需 3 ~ 5 次即愈。但由于症情有轻重之别，病程有长短之分，疗程也有所不同。

在手法理筋之后，当须外敷药物，包扎固定。外敷药应宜温通散寒之品，如《太平圣惠方》中记载用肉桂散敷于患部。针对患儿不同程度的上肢单侧或双侧内旋、内收，前臂旋前位或旋后位，手腕下垂或过度背伸拘挛；下肢双侧或单侧的足呈马蹄形内翻，或跖趾外翻等情况，根据“矫枉过正”之理，用纸板或木夹板过正固定。使屈曲者过伸固定，旋前者旋后固定，下垂者背伸固定等。反之亦然。挑选纸夹板的长短、宽窄必须“量体裁衣”因人而异。一般固定腕关节，纸板超过肘关节；固定踝关节，纸板超过膝关节。小儿皮肤娇嫩，纸板内衬药棉。外绷纱布松紧适度，以保证患儿肢体气血流通。固定后应注意观察患肢的血行情况，一般固定 3 周奏效。

大部分患儿经过手法及固定治疗 3 ~ 4 周就能纠正畸形，恢复正常。唯有少数病情复杂，畸形严重，年龄超过 1 周岁者，或体质虚弱，发育迟缓的患儿，在行上述方法之后，可配合方药治疗。

临床上应辨析是属肝肾不足、肝风内动；还是气血亏虚、筋脉欠濡；还是脾胃虚弱、四肢失养；还是风寒客脉、筋脉拘急等，分别以滋补肝肾，益气养血，健助脾胃，祛风散寒，柔肝舒筋，精心施药。（中医杂志，1984，11：815）

（四）预防护理

对中风偏瘫应早期应用合理的康复措施，以防其后遗症引起的拘急痉挛。小儿手脚拳挛患者，当及早发现和治疗为要。

（五）评述

1. 古时所载以吐利、热病所致者为多，目前临床则以中风偏瘫后遗症引起者为多，因各种原因引起的关节炎（如类风湿关节炎）引起者亦复不少，故在治疗时必须注意。

2. 中风偏瘫后遗症引起的拘急痉挛：是指肌肉或肌群断续或持续的不随意收缩，表现为肌群的肌张力增高、协调异常的特定模式。当中风偏瘫明显的痉挛出现时约在发病后 3 周，痉挛一般持续 3 个月左右，多由于误治、失治等原因使痉挛状态被永久地固定下来，直接影响了临床疗效的提高。

3. 小儿手脚拳挛：为小儿在胎受寒，寒凝筋脉，气血不达，四肢失于温养所导致，所以温经逐寒，舒展筋脉，畅达气血为其主要治疗原则。而其营养发育、肢体的肌肉力量、皮肤色泽等情况均可正常。多数患儿出生时为有经验的助产医生发觉，也有在出生1~2个月被家属发现者。

第二节 皮 肤

皮肤在一身之表，为身体的藩篱，卫气循行其间，内合于肺脏。外感诸邪，皮表首当其冲，脏腑气血病变均可通过经络反映于肌肤。故皮肤之色泽、形态异常，常是正邪盛衰和气血津液变化的反映。如黄疸以目睛、皮肤黄染和尿黄为表现，为肝失疏泄、胆汁溢泄所致者。斑多由胃热炽盛，内迫营血，外溢肌肤而成；疹多系肺热郁阻，波及营分，外窜血络所致。此外有皮肤瘙痒、风团、白斑、干燥、粗糙、渗液、疼痛等症，兹举要述之。对局部皮肤病症，将在相关部分论述。

一、黄疸

黄疸又称黄瘅，是以目睛、皮肤黄染，小便黄为主要表现的临床症状。可因外感湿热、疫毒，内伤酒食、劳倦而生。其病邪以湿为主，外感者湿从外受，内伤者湿由内生，所谓“黄家所得，从湿得之”（《金匮要略·黄疸病脉证并治》），即是此义。黄疸直接与肝胆功能失调有关，肝失疏泄，胆汁溢泄，是黄疸主要病机。而肝胆功能必有赖于脾胃升降纳化，所以黄疸常由湿困脾胃或脾虚湿蕴而成，故升降失司、清浊相干是黄疸形成的又一关键。一般而言，黄疸在临床上以阳、阴分证。阳黄以实证为主，治宜清利湿热，通利二便，又需疏肝利胆。阴黄以虚为主，治宜温化寒湿，健脾和胃。若有气滞血瘀之象，又应理气活血。

（一）辨证要点

1. 辨黄疸性质 阳黄以湿、热、毒为主，其病程短、发病急，黄色鲜明，身热、口苦、胁痛，舌苔黄腻，脉象弦数。阴黄以湿、寒、虚为主，其病程长、发病缓，黄色晦暗，疲乏、纳少、腹胀，舌质淡胖，脉象沉细。若疫毒外侵，入于营血，则成急黄，身黄如金，发热昏迷，吐衄斑疹，属阳黄范畴。如脾虚血亏，病程日久，则成虚黄，面色萎黄，食少便溏，神疲乏力，属阴黄范畴。

2. 辨病势轻重 主要以色泽变化为标志。黄疸颜色逐步加深者，病情加重；颜色逐步由深变浅者，则病情减轻。黄色鲜明，神轻气爽为顺，病轻。黄色晦暗，烦躁不宁则为逆，病重。

3. 黄疸和萎黄 黄疸主症为身黄、目黄、小便黄，发病与感受外邪、饮食劳倦或病后有关。为湿滞脾胃、肝胆失疏而胆汁外溢者。萎黄主症为肌肤萎黄不泽、目睛及小便不黄，常伴头昏倦怠、心悸少寐、纳少便溏等症状，与饥饱劳倦、食滞虫积或病后失血有关，为脾胃虚弱、气血不足而肌肤失养者。

（二）证治方药

1. 阳黄

（1）湿重于热

【临床表现】身目俱黄，黄色较为鲜明，小便短黄，头重身困，胸闷脘痞，食欲不振，厌食油腻，恶心呕吐，腹胀便溏，口黏不渴，无发热或身热不扬。舌苔黄腻而黄白相间，脉濡缓或濡数。

【病因病机】湿遏热伏，困阻中焦，胆汁不循常道而溢泄肌肤，致生黄疸。

【治法】利湿化浊，清热退黄。

【方剂】甘露消毒丹（《温热经纬》）加减。

药物：茵陈蒿30克，藿香10克，薏苡仁15～30克，白蔻仁3～6克，石菖蒲10克，连翘10克，黄芩10～15克，滑石15～30克（包），甘草6克。

方义：藿香、白蔻仁、石菖蒲芳香化浊，茵陈蒿、连翘、黄芩、滑石、甘草利湿清热退黄，薏苡仁健脾利湿。

加减：脘痞腹胀，苔腻湿盛者，加苍术、厚朴、陈皮，即合平胃散（《太平惠民和剂局方》），用以燥湿。呕吐恶心者，加半夏、竹茹、茯苓和胃止呕。口黏不渴，加佩兰芳香醒脾。小便不利者，加茯苓、猪苓、泽泻、白术，利小便而退黄疸。

【变通法】黄疸渐退，热清湿留时，可用三仁汤（《温病条辨》）加茵陈蒿等，宣通三焦，利湿分泄，药用杏仁、薏苡仁、白蔻仁、滑石、厚朴、竹叶、半夏、通草、茵陈蒿，而不用苦寒清热之品，祛湿务尽，以免复发。湿重于热，亦可用茵陈四苓散（《医学传灯》）利小便而退黄，药用茵陈蒿、猪苓、茯苓、泽泻、白术，但其宣泄化浊、利湿清热药力不足。

（2）热重于湿

【临床表现】身目俱黄，黄色鲜明如橘子，发热口渴，心烦胸闷，口干苦，胁痛腹胀，纳呆，厌油腻，恶心呕吐，小便短少色深黄，大便秘结。舌苔黄腻，脉弦数。

【病因病机】湿热熏蒸，蕴结肝胆，困遏脾胃，胆汁溢泄肌肤而成。

【治法】清热利湿，通利二便。

【方剂】茵陈蒿汤（《伤寒论》）合栀子柏皮汤（《伤寒论》）加减。

药物：茵陈蒿30～90克（煎汤代水），山栀10克，大黄10克，黄柏10克，车前子10～15克（包），滑石10～15克（包），甘草6克。

方义：茵陈蒿为清热利湿退黄的主药，山栀、黄柏清热，大黄通便泄热，车前子、滑石、甘草利小便。

加减：胁痛、发热、口苦者，可加柴胡、黄芩疏利肝胆、和解少阳。恶心呕吐，加半夏、茯苓、陈皮、竹茹和胃止呕。热盛心烦口渴，苔黄脉数者，加黄连、连翘、龙胆草清热解毒。如腹胀、便秘，加厚朴、枳实，合方中大黄，通腑攻下。上方必用大黄，以使湿热从大便而泄。药后大便不溏者，可加重大黄用量；即使大便溏，仍需继用大黄，除邪务尽。

【变通法】黄疸胁痛，发热、口苦、面红、目赤、舌红苔黄，小便黄，大便秘结，可用茵陈蒿汤合龙胆泻肝汤（《医宗金鉴》），后方用龙胆草、黄芩、山栀、柴胡、泽泻、木通、车前子、甘草等，清利肝胆湿热。若用上方热势渐退，黄疸未尽，可改用甘露消毒丹利湿清热之品，切不可过早停止治疗，以防湿邪滞留、热邪复炽。

（3）胆腑郁热

【临床表现】发热不退或寒热往来，身目发黄，黄色鲜明，右上腹牵引胁背胀痛，口苦咽干，呕吐，小便黄赤，大便秘结。舌红苔黄腻，脉弦数。

【病因病机】热邪蕴郁胆腑，胆失通降，肝失疏泄，胆汁溢泄肌肤而成黄疸。

【治法】利胆清热，疏肝退黄。

【方剂】大柴胡汤（《伤寒论》）加减。

药物：柴胡 15 克，黄芩 15 克，法半夏 10 克，赤芍、白芍各 15 克，大黄 10 克，枳实 10 克，茵陈蒿 15 ~ 30 克，甘草 6 克。

方义：茵陈蒿、大黄利胆清热，柴胡、半夏、黄芩和解退热，柴胡、枳实、赤芍、白芍、甘草疏肝理气。

加减：若胁痛牵引肩背甚而拒按者，加郁金、片姜黄、延胡索、川楝子理气利胆止痛。恶心呕吐明显，加陈皮、竹茹、茯苓和胃止呕。大便秘结，腹胀，加玄明粉、厚朴，合大黄、枳实通腑泄热。六腑以通为用，胆腑郁热、胆失通降，故通腑药不可少。若发热经久不退，加黄连、山栀、黄芩、黄柏以清热解毒。

【变通法】本证黄疸、发热退后，经常胁胀、脘痞、厌食油腻、腹满，舌苔腻，为肝胆湿热蕴郁未尽，可用小柴胡汤（《伤寒论》）合平胃散（《太平惠民和剂局方》），疏肝利胆、燥湿健脾，以之加减，常有良效。

（4）热毒炽盛

【临床表现】发病急骤，黄疸迅速加深，其色如金，高热，口气臭秽，呕吐腹胀，大便秘结，小便短少甚而不通，烦躁不安，甚而神昏谵语，吐衄斑疹或大便下血，四肢抽搐，舌质红绛。舌苔黄糙秽浊，脉弦数或疾数。

【病因病机】热毒疫邪入侵，深入营血，内陷心包，是为急黄重证。

【治法】清热解毒，清营凉血。

【方剂】千金犀角散（《备急千金要方》）合清营汤（《温病条辨》）加减。

药物：水牛角 30 克，黄连 10 克，山栀 10 克，大黄 10 克，金银花 15 克，连翘 15 克，生地 15 克，玄参 15 克，牡丹皮 10 克，赤芍 10 克，茵陈蒿 30 克。

方义：水牛角以代犀角清营凉血，黄连、山栀、大黄、金银花、连翘清热解毒，生地、玄参、牡丹皮、赤芍凉血养阴清热，茵陈蒿清热利湿退黄。

加减：神昏谵语加安宫牛黄丸醒脑开窍，高热烦躁加石膏、知母清泄热邪。

【变通法】若无神昏谵语、吐衄斑疹、四肢抽搐等热入营血之证，仅热毒炽盛于气分，而见黄疸、高热、腹痛、胁胀者，可用茵陈蒿汤、黄连解毒汤、五味消毒饮（《医宗金鉴》）合方，药用茵陈蒿、大黄、黄连、黄芩、黄柏、山栀、蒲公英、紫花地丁、野菊花等，清热解毒退黄。

2. 阴黄

（1）寒湿困脾

【临床表现】身目俱黄，黄色晦暗，或如烟熏，脘痞腹胀，纳少便溏，肢体困倦，神疲乏力，形寒身冷，口淡不渴。舌质淡胖，苔白腻或水滑，脉沉迟或濡缓。

【病因病机】寒湿中阻，脾阳不振，升降失司，清浊相干，肝胆失于疏泄。

【治法】温阳健脾，散寒除湿。

【方剂】茵陈术附汤（《医学心悟》）合茵陈四苓散（《医学传灯》）加减。

药物：茵陈蒿 15 ~20 克，白术 15 克，淡附子 10 克，干姜 6 克，肉桂 3 ~6 克，党参 10 ~15 克，甘草 6 克，茯苓 15 克，猪苓 10 克，泽泻 10 克。

方义：附子、肉桂、干姜温阳散寒，茯苓、白术、党参、甘草健脾益气，茵陈蒿、泽泻、猪苓、茯苓利湿退黄。

加减：脘腹胀满，纳呆呕恶，苔腻、水滑，湿困中焦甚者，加苍术、厚朴、半夏、陈皮，燥湿健脾，理气和胃。胁痛胀闷者，加泽兰、郁金、赤芍、柴胡，疏肝理气、活血止痛。若见胁下癥积，肤色苍黄、黧黑，舌质暗紫，瘀血阻络者，加丹参、泽兰、水红花子等活血化瘀。若脾虚及肾，脾肾阳虚，除上述表现之外，又见面色黧黑，下肢浮肿，阳痿，月经不调或闭经，腰腹冷痛，四肢不温等症，可加淫羊藿、巴戟天、补骨脂温肾助阳，并加大附子、肉桂用量。

【变通法】用上方阳虚表现改善后，仍需用四君子汤、理中汤等益气健脾、温阳散寒型，并酌配茵陈蒿退黄。寒湿之证轻者，见黄疸口不渴，神困体软，乏力，无发热，纳呆泛恶，苔白腻或水滑，脉沉迟或濡缓。也可用《医醇賸义》和中茵陈汤加减，温燥祛湿，药用茵陈蒿、白术、苍术、萆薢、薏苡仁、砂仁、木香、当归、厚朴、茯苓、车前子等，寒加附子，便秘加大黄。

（2）脾虚血亏

【临床表现】面目肌肤淡黄，甚而晦暗不泽，肢体疲倦，精神萎靡，气短懒言，脘痞腹胀，纳少便溏。舌淡苔薄，脉象虚细。

【病因病机】黄疸日久，脾气不足，气血亏损，不能上荣于面，故面目肌肤淡黄，晦暗不泽。

【治法】健脾益气养血。

【方剂】归芍六君子汤（经验方）加减。

药物：党参 10 ~15 克，黄芪 10 ~15 克，茯苓 15 克，白术 10 ~15 克，陈皮 6 克，法半夏 10 克，白芍 10 克，当归 10 克。

方义：方用党参、黄芪、茯苓、白术、甘草健脾益气，当归、白芍养血和血，半夏、陈皮和胃调中。

加减：气虚肢倦乏力重者，加重党参、黄芪用量。大便溏薄，肢体浮肿者，去当归以免润肠，加扁豆、薏苡仁、车前子渗湿利水。若形寒肢冷，见阳虚证者，加附子、肉桂温阳散寒。面色无华，头晕目眩，心悸健忘，加酸枣仁、首乌、墨旱莲、女贞子养血安神。若小便短少色黄，加茵陈蒿利湿退黄。

【变通法】可用黄芪建中汤（《金匮要略》）加减代之，此乃治虚黄正剂，有调和营卫、益气养血的作用。

（3）气滞血瘀

【临床表现】黄疸日久，黄色晦暗，面色黧黑，胁下癥积胀痛，肌肤干枯无泽，但欲漱水不欲咽，皮下有红丝赤缕（蟹爪纹）。舌质暗紫有瘀点（斑），脉弦、涩。

【病因病机】久病入络，肝气郁滞故胁痛，肝血瘀阻而致癥积。

【治法】活血化瘀，理气疏肝。

【方剂】血府逐瘀汤（《医林改错》）加减。

药物：柴胡10克，赤芍、白芍各10~15克，枳壳6~10克，甘草6克，桃仁10克，红花6克，当归10~15克，川芎6~10克，丹参15克，郁金10克，川楝子10~15克，泽兰10~15克，水红花子10克，茵陈蒿15~20克。

方义：桃仁、红花、当归、川芎、赤芍、白芍、丹参、泽兰、水红花子活血化瘀，柴胡、枳壳、川楝子、郁金理气疏肝，茵陈蒿退黄。

加减：若见鼻衄、齿衄、皮下出血时，应去桃仁、红花、泽兰、水红花子、川芎等，加牡丹皮、生地、茅根、玄参凉血止血。若有气虚神疲乏力之象，加黄芪、党参益气。

【变通法】需长期治疗时，可在辨证汤药基础上，加用活血化瘀、消症化积的丸散缓调，如《金匮要略》之大黄䗪虫丸、鳖甲煎丸等。本证也可用下瘀血汤（《金匮要略》）加减，即用大黄、桃仁、土鳖虫等化瘀消癥。

（三）医案

至元丙寅六月，时雨霖淫，人多病湿温。因劳役过度，渴饮凉茶及食冷物，遂病头痛，肢节亦痛，身体沉重，胸满不食，自以为外感内伤用通圣散二服。加身体困甚，医以百解散发其汗。越四日以小柴胡汤二服。复加烦热燥渴。又六日，以三一承气汤下之燥渴尤甚。又投以白虎加人参汤、柴胡饮子之类，病愈增。又医易用黄连解毒汤、至宝丹之类。至十七日后病势转增传变，身目俱黄，肢体沉重，背恶寒，皮肤冷，心下痞硬，按之则痛，眼涩不欲开，目睛不了了，懒言语，自汗，小便利，大便了而未了。罗谦甫诊其脉紧细按之空虚，两寸脉短不及本位。此证得之因时热而多饮冷，加以寒凉寒药过度，助水乘心，反来侮土。时值霖雨，乃寒湿相合，此为阴证发黄明矣。以茵陈附子干姜汤主之。附子、干姜辛甘大热散其中寒，故为之君；半夏、豆蔻辛热，白术、陈皮苦甘温，健脾燥湿，故为之臣；生姜辛温以散之，泽泻甘平以渗之，枳实苦微寒泄其痞满，茵陈苦微寒其气轻浮，佐姜附能去肤腠间寒湿而退其黄，故为佐使。煎服一两服前证减半，再服悉去。

又与理中汤服之，数日气得平复。(《古今医案按》卷八《黄疸》)

按：此人药误，一再汗下失治。又因天时阴雨，复感寒湿，再加饮食生冷，复伤中阳。故以寒湿阴黄，身目俱黄，肢体沉重，背恶寒，皮肤冷，心下痞硬，按之则痛，懒言语，自汗，小便利，大便了而未了，一派阴证景象，故宗仲景从寒湿求之，而用姜、附，助中阳；茵陈、泽泻利湿，半夏、陈皮、白术燥湿，故而取效。此案为阴黄立方，是以后世宗法。

(四) 医家经验

1. 孟宪益治疗重症肝炎经验

(1) 茵陈30~60克，生大黄9~12克，生山栀9~12克，川黄柏9~12克，金钱草10~30克，川黄连6~9克，淡黄芩6~9克，田基黄10~30克，虎杖根10~30克，生甘草6克，水煎服。大便不通加玄明粉(冲) 9~12克。清热为主，化湿为辅。主治重症肝炎黄疸型，热重于湿者。

(2) 茵陈30克，金钱草30克，制苍术10克，川厚朴9克，猪苓9克，泽泻9克，生薏苡仁12克，广郁金9克，板蓝根9克，陈皮6克，六一散(包) 9克，甘露消毒丹(包) 9~12克，水煎服。利湿渗湿为主，清热为辅。主治重症肝炎黄疸型，湿重于热者。

(3) 茵陈30克，金银花30克，桃仁9~12克，红花5~9克，川牛膝9~12克，当归9克，赤芍9~60克，生川军9~15克，枳实9~12克，川朴6~9克，玄明粉9~15克，丹参9~15克，水煎服。大黄䗪虫丸9克，分3次吞服。清热利湿解毒、通下祛瘀为主，凉血活血为辅；主治重症肝炎黄疸型，气滞血瘀者。

(4) 北沙参12克，大生地12克，枸杞子12克，川石斛9克，粉牡丹皮9克，川黄柏12克，红花5克，紫丹参12克，赤芍9克，白芍9克，炙知母9克，山茱萸12克，茵陈15克，生甘草3克，水煎服。滋养肝肾为主，柔肝泻火为辅。主治重症肝炎黄疸型，肝肾阴虚者。

(5) 移山参9克，淡附子9克，炒白术9克，炮姜3克，炙甘草6克，茯苓皮15克，肉桂3克，泽泻9克，青皮6克，陈皮3克，川牛膝9克，车前子(包煎) 12克，大腹皮9克，水煎服。补气健脾为主，温肾化气行水为辅。主治重症肝炎黄疸型，脾肾阳虚者。

(6) 水牛角30克，板蓝根20克，鲜生地60克，生石膏60克，川黄连9克，生栀子9克，桔梗3克，黄芩12克，知母9克，赤芍20克，玄参12克，连翘9克，牡丹皮12克，生大黄9克，竹叶心9克，生甘草3克，水煎服。参三七粉3克，每日3次冲服。泻火解毒，清营凉血。主治重症肝炎，湿热化火、迫血妄行者。

(7) 移山参12克，云茯苓10克，生白术10克，仙鹤草30克，生地30克，沙参30克，玄参30克，当归身9克，炒白芍10克，水煎服。参三七粉5克，每日3次冲服。补气健脾，养肝止血。主治重症肝炎，肝脾受损、藏统失司者。

(8) 生大黄12克，桃仁泥9克，水蛭9克，虻虫9克，水煎服。紫雪丹3克，每日3次吞服。活血化瘀，清热泻火。主治重症肝炎，热毒交结、瘀血蓄血者。

(9) 水牛角30克，大青叶20克，生石膏30克，川黄连12克，淡黄芩12克，知母10克，赤芍12克，玄参12克，鲜生地60克，牡丹皮12克，竹叶心9克，生川军12克，玄明粉（冲）12克，水煎粉。安宫牛黄丸1~2粒，每日3次吞服；羚羊角粉2克，牛黄粉2克，每日3次冲服。泻火解毒，通下醒脑。主治重症肝炎，湿热疫毒上扰心神者。

(10) 生大黄12~15克，川厚朴9克，炒枳实10克，玄明粉（冲）12克，水煎服。服药后以大便日行3~4次为度。亦可加用安宫牛黄丸、牛黄粉等。通下解毒逐秽。主治重症肝炎，胃肠热毒腐浊上冲阳明者。(《中国中医秘方大全》)

2. 王灵台论“介黄” 黄疸没有一开始就表现为阴黄的，临床上阳黄或因治疗失当或因正气的渐衰而转变为阴黄的病例则屡见不鲜。在阴黄形成的过程中，感受温疫阴毒之邪是外因，患者正气的变化贯穿始终，或治疗失当，损耗正气，或邪不胜正，正气渐衰，最终导致阳虚寒湿内生而成阴黄。阳黄、阴黄的关系是一个从阳黄到阴黄的渐进过程。而“介黄”的本质即是其演变过程中的一个特殊的病理阶段，故具有阳黄与阴黄二者的多种特征，但又不能完全归之于阳黄或阴黄。

湿重于热是“介黄”的主要证型。黄疸之病如罨曲、罨酱，湿热郁蒸乃变色。湿热中湿邪偏重者，古人常将其归入阴黄范畴，其实这正是“介黄”的证型。湿偏重者本身可以逐渐发展为阴黄，若治疗失当（如湿偏重者过用苦寒）则可加快向阴黄转化，或使黄疸加深，病情恶化，而变成重症肝炎者。临床辨别湿热偏重的体会是：一辨舌苔的白腻或黄腻，二辨口渴思热饮或思冷饮，三辨大便的稀溏或干结，四辨黄疸的轻或重。舌苔白腻、口渴思热饮者为湿偏重；舌苔黄腻、口渴思冷饮者为热偏重；如果口渴思热饮，舌苔黄白兼而厚腻者，可出现在湿热并重。黄疸较轻多为湿偏重，黄疸较重多是热偏重。大便稀溏是湿偏轻的表现，大便干结乃至不通，则是热偏重。因其湿热偏重的不同，可分别选用茵陈蒿汤或茵陈平胃散。“介黄”之治重在化湿，切忌重投寒凉，以免伐伤脾阳，闭郁湿浊，转为阴黄。

湿热兼证是“介黄”的次要证型。“介黄”的辨治当综合分析，考虑兼证中阴阳、虚实及湿、热、痰等各种因素，决不能以清热利湿退黄法统治之。如湿热与阴虚并见时，患者既有脘腹痞满，恶心呕吐，大便溏垢，舌苔厚腻或有浮黄，脉滑数之湿热症状，又有腰酸酸软、口咽干燥、五心烦热、眼球干涩、小腿转筋、爪甲枯裂，心烦失眠、便干溲赤、舌质偏红等阴虚表现。治宜清热、利湿、滋阴。根据湿热与阴虚两者轻重程度，可采用化湿养阴合治或分治之法。对湿热较重而不适于同时养阴者，当先清热祛湿，后养阴，从而为下一阶段重用养阴药促进患者黄疸和肝功能的恢复，创造有利条件。

治疗“介黄”应及早适量运用温运阳气药物，以护扶阳气而防其传变。其中，一是性温味香、善理脾胃气机之品，如厚朴、草豆蔻、木香、砂仁、草果、陈皮等，见恶心、纳差、胸闷、腹胀、苔白腻等症时，当首先考虑选用。二是性温走窜、善通阳气之味，如桂枝、细辛、附子、肉桂等。特别是桂枝一味，尤当选择使用。桂枝不仅可通阳气、使已生之湿化解，更可补中而使湿浊来源无由。以上药物均需在辨证基础上选用，特别是桂附一类尤当斟酌，药味不宜过多，并从小剂量开始，逐步增加，中病即止。

凡无明显的口干、舌红、苔黄、脉数等症，或虽有上述症状而舌面津润、饮水不多者，即可使用温运阳气药，但用量宜轻，并略加苦寒养阴药以监制之。舌苔白腻不干，无论口感及舌脉所见，温运阳气药乃必用之品。一般而言，服用温运阳气药物治疗期间，若出现黄疸逐渐消退，则视为有效。只要无明显的口干舌燥、心胸烦闷等症，即可继续使用。药后若见舌红、口燥出血等症，可视为湿邪“热化”，此时应考虑减少或暂停温运阳气类药物，转从清热解毒、疏利肝胆、凉血退黄之法治之。（中医杂志，2006，1：74－75）

3. 王瑞斌治疗慢性肝炎高胆红素血症（阴黄）的经验　阴黄和高胆红素血症，以慢性活动性肝炎（以下称慢活肝）合并胆汁淤积者较为常见，慢活肝胆汁淤积发生率为12%～20%，血清胆红素超过17μmol/L，常持续1个月以上。本病病程长、黄疸深，易演变。本病症见面目全身发黄，色黄淡，或如烟熏；兼畏寒肢冷，脘闷纳呆，口淡不渴，喜热饮，便溏腹胀，体虚乏力，或易感咳嗽，吐痰清稀，胸胁不舒，舌淡苔白腻或灰暗，脉迟缓或沉滑。实验室检查：黄疸指数均在30U以上，血清胆红素超过17μmol/L，谷－丙转氨酶、谷－草转氨酶增高，白蛋白、球蛋白的计量、比例异常，尿胆红素阳性。本病寒湿为因，胆汁淤滞为果，阴黄及高胆红素性血症为表象，病及肺、脾、肝、胆，临床务以解除肝胆淤滞为首要。治疗上以健脾化湿，宣肺疏肝，温阳通便，利胆退黄为基础。

（1）温肺疏肝法：适用于本病兼见肺气不足或虚冷。症见咳嗽、胸闷、少气、乏力，咳吐少量清稀痰涎，黄色晦暗，脘腹痞满，大便溏薄，舌质淡苔薄白，脉虚。乃阴黄日久，抵抗力下降，肺卫不固，此型临床多见或并见于其他类型。基本方用杏仁10克，苏叶10克，白术12克，党参15克，黄芪20克，陈皮15克，半夏10克，附子6克，薏苡仁15克，柴胡12克，薄荷10克，茵陈10克。

（2）健脾化湿法：适用于本病兼见脾阳不足，寒湿内生，瘀阻血脉，痰湿阻络。症见腹胀纳少，腹痛喜温喜按，大便溏薄清稀，四肢不温，或肢体困重，或周身浮肿，小便不利，舌质淡胖，苔白滑，脉沉迟无力。常用理中汤加减用白术15克，党参15克，干姜6克，附子6克，茵陈15克，苍术12克，木香12克，砂仁15克，茯苓20克，郁金15克，泽泻15克。

（3）温阳通便法：适用于脾肾阳虚而有大肠积滞或小便不利者，伴见腹部胀满，大便不畅或秘结，小便不利，下肢浮肿或有少量腹水，舌质淡胖，苔少或腐腻，脉弦细或沉迟。若以大肠积滞为主者，常用附子理中汤合小承气汤加减，用附子6克，炮姜6克，党参15克，白术30克，白芍12克，厚朴12克，枳壳15克，焦三仙各15克，大黄5～10克（以不腹泻为度）。若以小便不利为主者，常用济生肾气丸加减，用熟地12克，山药15克，牡丹皮12克，茯苓20克，泽泻15克，牛膝12克，车前子15克，炮附子5克，肉桂6克，大腹皮15克，茵陈15克。

（4）利胆退黄法：因本病病理根本为胆汁淤滞，在进行病因治疗的同时必须调理肝胆瘀滞，以恢复胆囊功能，加快胆汁排泄，故为本病必用之法，常与上述各法配合使用。药物用柴胡15克，黄芩15克，半夏12克，党参15克，郁金15克，苍术15克，虎杖12克，穿山甲15克，皂角刺15克，王不留行20克，川楝子12克，延胡索15克，赤芍15克，茵陈15克，大黄6~10克。临床酌情选取数味即可。（中医杂志，2001，7：397-398）

4. 白长川从“络瘀”论治胆汁淤积性肝病 胆汁淤积性肝病是临床常见的黄疸型肝炎，预后较差。白长川对叶天士络病学说进行拓展，认为毛细胆管属于“络脉”范畴，胆汁淤积多由胆络瘀滞所致，在临床上可采用分期论治。

（1）早期：发病之初多为湿热蕴结肝胆气分，其后或随病情进展，或因失治误治，致湿热熏蒸，伤络入血，血分瘀热。气先病为湿热壅结而滞，血后病为营血瘀结而停，由气分伤及血分。湿化痰，热生毒，血成瘀，形成湿痰、热毒、败瘀阻塞毛细胆管，导致毛细胆管扩张，肝细胞破坏、胆汁淤积入血等。病机是湿热入血，胆络瘀阻。以血府逐瘀汤合茵陈五苓散加减，祛瘀通络、清热利湿。若湿热较重，黄色鲜明，伴腹痛高热、便结尿赤、舌苔黄燥，去桂枝，加大黄、黄柏、栀子、连翘清热利湿；若热势鸱张，入络动血，出现身热夜甚、发斑出血，须加水牛角、牡丹皮凉血散血；若热闭包络，伴神昏谵语、灼热肢厥，宜芳香逐秽宣窍，配服安宫牛黄丸。善用虫类药入络搜剔、破坚除积，开久病之瘀结，多选用全蝎、土鳖虫、水蛭、穿山甲、僵蚕、蝉蜕等。病位在肝胆之络，遵叶天士“辛润通络”法，选用引肝经之品，如旋覆花、桃仁、当归、鳖甲、柴胡等。络瘀易耗肝血，不可一味逐瘀攻伐，可配养血柔润之品如当归、白芍等

（2）中期：胶结于胆络之瘀毒经治疗后渐散，血行得畅，病邪由血分转出水分，以湿浊为重要病理因素。病机是湿浊蕴结，胆络不通，治以利湿化浊通络，用茵陈五苓散合六君子汤加减。活血必兼利水，瘀血既破，可辅以茯苓、泽泻、猪苓等淡渗，利而行之；利水必先培土，辅以党参、白术、陈皮、半夏等健脾，燥而化之。此期应注重顾护阳气，因湿盛则阳微，瘀热一去，阳气亦随之耗损。若以脾阳不足为主，当加附子、炮姜、桂枝温阳通络化湿。若以湿阻阳气为主，重用茯苓、茵陈、车前子、滑石渗利走泄，或三仁汤上下分消，使气机宣通，湿化浊去。

（3）后期：胆汁的分泌、排泄是一个主动耗能的过程，历经肝细胞的摄入和分泌、毛细胆管内皮细胞的分泌和肠内皮细胞的重吸收。后期肝细胞损伤，能量供给不足，从而加重胆汁的排泄、分泌障碍，肝实质呈慢性淤胆性改变，可进展为肝纤维化及肝硬化。气畅则胆汁畅，气虚则无力推动胆汁输布。病机是胆络损伤，络虚不荣，治以补虚通络，用补中益气汤合生脉散，方中重用黄芪补虚利水。张仲景用桂枝加黄芪汤治疗“脉浮”之“诸病黄家”，提示了黄芪有退黄之功。另外，补气类中药能抑制肝脏炎症性损伤、减轻胆汁淤积性肝硬化，促进肝细胞分泌以形成胆汁流，有利于排泄。临证还善用鹿角霜、鳖甲、穿山甲等血肉有情之品，鹿角霜温通入络，鳖甲软坚入络，穿山甲破坚入络，均善补络脉之虚；兼用小剂量活血之品，如三棱、莪术等，以疏通脉络，使补虚不敛邪、通络不伤正。（中医杂志，2021，23：2037-2041）

（五）易简效验方

1. 生大黄50克，每日1剂，水煎成200毫升，1次服下。连服6天，停药1天，为1个疗程。适用于急性黄疸型肝炎。

2. 夏枯草60克，白糖30克，大枣30克，每日1剂。先将夏枯草、大枣水煎去渣，再放入白糖，加水至500～600毫升，文火煎取250～300毫升，分早晚2次空腹服下。适用于急性黄疸型肝炎。

3. 赤芍60克，葛根30克，生地15克，丹参15克，牡丹皮15克，每日1剂，水煎服。便秘加生大黄（后下）10克，玄明粉4克（冲服）。适用于胆汁淤积性肝炎。

（六）预防护理

黄疸与多种疾病有关，要针对不同病因予以预防。在饮食方面，要讲究卫生，避免不洁食物，注意饮食节制，勿过嗜辛热甘肥食物，应戒酒类饮料。对有传染性的患者，从发病之日起至少隔离30～45天，并注意餐具消毒，防止传染他人。在发病初期应卧床休息，急黄患者须绝对卧床，恢复期和转为慢性久病患者则可适当参加体育活动。保持心情愉快舒畅，有助于病情康复。进食富于营养而易消化的饮食，以补脾益肝；禁食辛热、油腻等品，防止助湿生热，碍脾运化。

（七）评述

1. 不能仅凭黄色鲜晦辨别阴黄阳黄　在临床上，有时并不能仅凭黄色之鲜晦来判断阴黄和阳黄。如肝癌、肝硬化和胆道慢性实质性病变，颜色多晦暗，但若见发热口渴、大便秘结、尿黄如茶、舌苔黄腻、脉弦滑等阳明热证，即使黄色晦暗也是阳黄证。又如黄疸型肝炎面目身黄大多鲜明如橘子色，很少出现晦暗，但若出现脘腹胀满、食欲不振、大便稀溏、舌淡苔白腻、脉沉细迟等，则是阴黄而不是阳黄。俞长荣曾称“灿灿橘子黄，并非尽阳黄”，确有见地，不可不辨。

2. 阳黄、急黄、阴黄可以相互转化　如阳黄治疗不当，病情发展，病状急剧加重，热势鸱张，侵犯营血，内蒙心窍，引动肝风，则发为急黄。如阳黄误治失治，迁延日久，脾阳损伤，湿从寒化，则可转为阴黄。如阴黄复感外邪，湿郁化热，又可呈阳黄表现，病情较为复杂。吴鞠通《温病条辨·中焦篇》认为黄疸“间有始即寒湿，从太阳寒水之化”发为阴黄者；若“其人阳气尚未十分衰败，得燥热药数贴，阳明转燥金之化而为阳证者，即从阳黄例治之”。可知阴黄转阳黄，一与患者阳气尚未十分衰败有关，一与治疗用药燥热有关。六气之邪有阴阳不同，其伤人又随人身之阴阳强弱变化而为病。都说明病邪从化与患者体质阴阳盛衰有关，与患者的精神状态、起居劳逸、饮食嗜好和发病季节等有关。从临床实践出发，指出黄疸患者在阳气未衰的前提下，通过温阳燥湿，寒湿阴黄可转化为湿热阳黄，后者可从阳黄例治之。

3. 阴黄患者的实验室指标　有人发现阴黄与阳黄患者不仅在症状、体征方面有明显区别，其实验室指标也有显著差异。初步认为阴黄是黄疸后期肝细胞处理胆红素功能降低，胆红素来源偏多，肝脏微循环异常，肝脏纤维化，机体代谢低下等多种因素引起的“综合征”。其病理特点为邪衰、正伤、胆郁与血瘀。故治宜扶正为主，并以利胆解郁、活血化瘀。

4. 黄疸的预后转归 一般说来，阳黄消退较易，但其湿重于热者消退较缓，应防其迁延转为阴黄。急黄为阳黄的重症，湿热疫毒炽盛，病情重笃，常可危及生命。阴黄病程缠绵，收效较慢，倘若湿浊瘀阻肝胆脉络，黄疸可能数月或经年不退，须耐心调治。一般黄疸应在3周左右消退，若经久不愈，气血瘀滞，则有酿成癥积、鼓胀的可能。若出现黄疸加深，或出现斑疹吐衄，神昏痉厥，应考虑热毒耗阴动血，邪犯心肝，属病情恶化之兆。

上述内容涉及西医学中肝细胞性黄疸、阻塞性黄疸和溶血性黄疸。临床常见的急慢性肝炎、肝硬化、胆囊炎、胆结石、钩端螺旋体病、蚕豆黄及某些消化系统肿瘤等疾病，凡出现黄疸者，均可参照辨证施治。

二、斑（紫癜）

皮肤表面出现红色或紫黑色片状瘀斑，圆形或椭圆形不等，或互相连接成片，不高出皮面，抚之不碍手者称为“斑”。阴阳毒、肌衄、斑疹、紫斑毒、斑痧、葡萄疫等，都是指发斑而言。除外感温热所致发斑外，元代朱丹溪还明确提出内伤发斑的概念。说：“内伤斑者胃气极虚，一身火游行于外所致。”（《丹溪心法·斑疹》）《医学入门·杂病》则将发斑分为外感、内伤、内伤兼外感三类情况进行治疗。并说：“内伤发斑，轻如蚊迹疹子者，多在手足，初起无头疼、身热，乃胃虚火游于外。”《实用中医内科学》将内科杂病中出现的发斑称为紫斑，分热盛迫血、阴虚火旺、气虚不摄三型，相当于西医的血小板减少性紫癜和过敏性紫癜，今从此说而述之。

（一）辨证要点

1. 辨急性温热病出现紫癜 急性热病出现紫癜，是属温热邪毒有外达之机的表现，但所见不宜过多。因邪入营血，斑不透露，则易致邪热内闭，故宜见；但若多见，则为邪热深重，标志着病情危重之象，故不宜过多。热病出现紫癜，其色泽、形态，对诊断疾病的顺逆轻重有一定意义。一般说，色红活荣润，斑形松浮而稀疏，无高热神昏者为顺象；若色紫黑紧束融合成片，高热神昏者则为逆证。内科杂病之紫癜也可参考。

2. 辨内科杂病之紫癜的数量颜色等 红紫为血热，红赤为胃热，紫黑者热极。色淡红、晦暗属气虚。紫癜小而少者，出血较少，病情较轻；紫癜大而多者，出血较多，病情多重。色红赤者病情较轻，斑色紫黑者病情较重。病情重者，除紫癜外，常伴有齿衄、鼻衄、甚或尿血、便血。早期起病急，病程短，紫癜颜色鲜明，以血热为多属实；起病缓而迁延不已，时发时止，病程长而反复发作，紫癜颜色较淡，因气不摄血或阴虚火旺所致者属虚。

3. 斑（紫癜）应和疹相区别 《温病学·辨斑疹篇》：“斑点大成片，一般不高出皮肤，抚之不碍手，视之斑斑如锦纹；疹如云头隐隐，或呈琐碎小粒，一般高出皮肤之上，抚之碍手，但亦有不高出皮肤，抚之无感触的。”斑和疹在温热病中多兼挟出现，故医书中每举斑以赅疹，或统称斑疹。然而斑和疹的发病机理有所不同：斑大多由于热郁阳明，胃热炽盛，内迫营血，外溢肌肤而成；疹多系肺热郁阻，波及营分，外窜血络所致。

（二）证治方药

1. 风热伤络

【临床表现】先有发热、微恶风寒，咳嗽咽痛，全身酸痛，食欲不振。后见皮肤紫癜，好发于下肢、臀部，色鲜红，可融合成片，或有痒感或有腹痛、关节痛，或伴鼻衄、齿衄。舌质红，舌苔薄，脉浮数。可见于血小板减少型紫癜急性期、慢性期急性发作，以及过敏性紫癜。

【病因病机】风热之邪侵袭，伏于血分，充斥络脉，血不循经，溢于肌肤。

【治法】疏风清热凉血。

【方剂】银翘散（《温病条辨》）加减。

药物：金银花 10～15 克，连翘 10～15 克，牛蒡子 10 克，荆芥 10 克，薄荷 3～5 克（后下），生地 10～15 克，牡丹皮 6～10 克，赤芍 10～15 克，紫草 6～10 克。

方义：荆芥、薄荷、牛蒡子疏风解表，金银花、连翘清热解毒，生地、牡丹皮、赤芍、紫草凉血止血。

加减：皮肤瘙痒加蝉蜕、浮萍、地肤子、白鲜皮祛风利湿止痒；鼻衄、齿衄加墨旱莲、白茅根，尿血加大小蓟、藕节炭，关节痛加秦艽、防己、徐长卿，腹痛加延胡索、川楝子。咳嗽咽痛加桔梗、板蓝根。

【变通法】过敏性紫癜，风湿热蕴者，用金蝉散风汤（经验方），药用防风、蝉蜕、桂枝、金银花、连翘、赤芍、薏苡仁、茵陈、猪苓、茯苓等，疏风清热利湿。

2. 血热妄行

【临床表现】发病急，出血倾向重，皮肤紫癜瘀斑密集，斑色深紫，甚而融合成片。高热烦躁，喜冷饮，衄血、尿血、便血，或尿黄便干。舌质红苔黄，脉数而有力。见于血小板减少紫癜急性期、过敏性紫癜早期。

【病因病机】热毒炽盛，蕴于血分，迫血妄行，溢于脉外，现于肌肤。

【治法】清热解毒，凉血化斑。

【方剂】犀角地黄汤（《备急千金要方》）加减。

药物：水牛角 15～30 克（镑，先煎，以之代犀角），生地 10～15 克，赤芍 10 克，牡丹皮 6～10 克，金银花 10～15 克，玄参 10～15 克，茜草 10 克，紫草 10 克。

方义：水牛角清营解毒，牡丹皮、赤芍、紫草、茜草凉血化斑，生地、玄参养阴清热，金银花、连翘清热解毒，且能透热外泄。

加减：高热烦躁加石膏、知母清解阳明，鼻衄、齿衄加茅根、仙鹤草凉血止血，便血加地榆炭、大黄炭，尿血加大蓟、小蓟。烦躁不宁加青黛、钩藤、羚羊角清肝息风，营血俱病，邪毒炽盛，神昏谵语，口咽糜烂，可加神犀丹（《温热经纬》）；若昏迷深者，须加安宫牛黄丸（《温病条辨》），清营解毒，开窍醒神。

【变通法】热毒甚者用清瘟败毒饮（《疫疹一得》）加减，药用犀角、生地黄、玄参、连翘、石膏、黄连、山栀、黄芩、赤芍、牡丹皮等，清热凉血、解毒化斑作用较上方为胜。方用石膏、生地、犀角、黄连、栀子、桔梗、黄芩、知母、赤芍、玄参、连翘、牡丹皮、竹叶、甘草。

3. 阴虚火旺

【临床表现】起病较缓，皮肤紫癜色鲜红或暗红，时作时止，五心烦热，潮热盗汗，心烦口干，两颧潮红，鼻衄、齿衄。或见有尿血、蛋白尿（过敏性紫癜）。心烦不安，手足心热，口干咽燥，或两颧发红，潮热盗汗。舌红，脉细数。见于过敏性紫癜、血小板减少性紫癜慢性型。

【病因病机】瘀热损伤，热甚伤阴，阴虚火旺，伤及血络而皮下出血。

【治法】滋阴降火，凉血止血。

【方剂】大补阴丸（《丹溪心法》）合茜根散（《景岳全书》）加减。

药物：龟甲15克（先煎），生地10~15克，知母10克，黄柏6~10克，牡丹皮6~10克，茜草10~15克，阿胶10克（烊冲），侧柏叶10~15克，玄参10~15克。

方义：龟甲滋阴清热，知母、黄柏清降相火，生地、玄参、牡丹皮养阴清热，阿胶养血止血，茜草、侧柏叶凉血止血。

加减：低热加银柴胡、地骨皮、鳖甲育阴退热，衄血加茅根、山栀清火凉血，腰膝酸软、头晕目眩加墨旱莲、女贞子、枸杞子补益肝肾，若血尿加琥珀、三七粉化瘀止血。

【变通法】如治后紫癜和出血现象基本好转，可用知柏地黄汤（《医宗金鉴》）、二至丸（《证治准绳》）加减，以滋阴降火。若脾胃不和，湿邪内阻而食欲不振、腹胀脘痞者，加用苍术、厚朴、半夏、陈皮，即合平胃散、二陈汤（《太平惠民和剂局方》）用，以和胃健脾化湿助运。

4. 气不摄血

【临床表现】紫癜反复出现，斑色较淡，面色无华，神疲乏力，纳少厌食，形体消瘦，头晕目眩，心悸短气，唇甲淡红。舌淡苔薄白，脉虚细。见于血小板减少慢性型。

【病因病机】久病不愈，反复出血，气血两虚，气不摄血。

【治法】益气摄血，补养心脾。

【方剂】归脾汤（《济生方》）加减。

药物：黄芪10克，当归6~10克，酸枣仁10克，白术10克，茯苓10克，党参10克，阿胶3~6克（烊冲），仙鹤草10克，龙眼肉10克，炙甘草3~6克，木香3克，墨旱莲10克。

方义：黄芪、党参、白术、茯苓、甘草益气健脾，阿胶、龙眼肉、当归、墨旱莲养血和血，酸枣仁养心安神，仙鹤草止血，木香理气反佐以免诸药呆滞。

加减：如紫癜较多者，可加棕榈炭、血余炭止血散瘀；出血不止加云南白药、白及、茜草炭、蒲黄炭活血凉血止血。纳呆便溏加山楂、山药、谷芽、麦芽、陈皮健脾和胃。病程反复、紫癜色暗，加丹参、桃仁、赤芍、土大黄、红花、蒲黄活血化瘀。若伴贫血者加重黄芪、当归用量以益气生血。

【变通法】若因大量出血，面色苍白，冷汗淋漓，四肢厥冷，脉微欲绝者，可用独参汤（《十药神书》）益气固脱。症情缓和后，用补中益气汤（《脾胃论》）。若伴白细胞下降，可用黄芪建中汤（《金匮要略》）加淫羊藿、补骨脂，健中温阳以生血。阴寒内盛，四肢厥冷，斑色淡红，隐而不显，称为阴斑，切勿妄投寒凉清热之剂，宜用十全大补汤（《医学发明》）补气益血，温阳祛寒。

5. 血瘀凝滞

【临床表现】病程迁延，出血反复不止，皮肤紫癜色暗。面色晦暗，腹痛剧烈，或有反复尿血、蛋白尿。舌暗红有瘀点（斑），脉细涩。

【病因病机】大量反复出血，致离经之血凝结瘀滞。

【治法】活血化瘀。

【方剂】桃红四物汤（《医宗金鉴》）加减。

药物：桃仁 6～10 克，红花 3～6 克，生地 10 克，当归 6～10 克，赤芍、白芍各 10～15 克，牡丹皮 6 克，丹参 10～15 克，益母草 15～30 克，仙鹤草 15～30 克。

方义：桃仁、红花、益母草活血化瘀，牡丹皮、丹参、赤芍活血化瘀，当归、白芍、生地和血养血，仙鹤草止血。

加减：气虚加党参、黄芪，腹痛加延胡索、生蒲黄，瘀斑久不消加三七粉、云南白药。热毒加连翘、金银花、黄连，寒凝加肉桂、炮姜。

【变通法】若血热瘀滞者，用王清任解毒活血汤（《医林改错》）加减，凉血解毒化瘀。

6. 湿热痹阻

【临床表现】皮肤紫癜色暗以关节周围多见，伴关节肿胀热痛，常见于膝、踝关节，影响运动，偶见腹痛、尿血。舌红苔黄腻，脉弦滑数。见于过敏性紫癜。

【病因病机】湿热闭阻，伤及血络而出血，闭阻关节而肿痛。

【治法】清热化湿，凉血通络。

【方剂】三妙丸（《医学正传》）加减。

药物：苍术 10～15 克，川牛膝 10～15 克，黄柏 6～10 克，薏苡仁 15～30 克，紫草 10 克，忍冬藤 15～30 克，生地 10～15 克，赤芍 10～15 克，甘草 6～10 克，桑枝 15～30 克。

方义：苍术、黄柏、薏苡仁清热化湿，紫草、赤芍、生地凉血清营，忍冬藤、桑枝清热通络，牛膝引药下行且能活血通络，芍药、甘草缓急止痛。

加减：关节肿痛加秦艽、鸡血藤、防己通络止痛，湿重肿着加竹叶、木通、萆薢、滑石利湿消肿。

【变通法】伴有高热烦躁，用玉女煎（《景岳全书》）加减，药用石膏、知母、生地、牡丹皮、牛膝、赤芍、甘草等，清热除烦，凉血养阴。

（三）医家经验

1. 焦中华治疗原发性血小板减少性紫癜经验 本病以皮肤黏膜出血或内脏出血为主要表现，本病属中医“血证”范畴。其出血的主要原因在于热盛迫血妄行，即所谓“血无火不升”，“出血总缘于热”。

（1）急则治其标：急性型由于邪毒蕴结于内，邪盛正衰，热迫血络，血受热灼，热血相搏，迫血妄行，临床发病急骤，出血倾向严重，病情凶险，恶化迅速。此时主要矛盾是热，急则治其标，急当清热解毒，凉血止血。常用自拟清热解毒汤：水牛角粉3克（冲服），羚羊粉1克（冲服），生地黄30克，竹叶9克，玄参18克，牡丹皮18克，紫草18克，金银花30克，连翘18克，黄连9克，生石膏30克，大黄炭6克，甘草6克。若皮肤紫斑严重者，可加三七粉、仙鹤草、小蓟以活血，凉血止血。邪陷心包而见神昏谵语者，可加服安宫牛黄丸醒神开窍。

（2）缓则标本兼治：慢性型起病缓慢，病程长，皮肤紫癜时轻时重，往往既有火热、瘀血，又兼有气虚、阴虚。属本虚标实证，因此主张标本兼治。慢性型以阴虚火旺者居多，以滋阴清热、凉血止血为治疗的主要原则。对久治不愈反复发作者，同时存在着脾虚气不摄血的病机，治疗时佐以益气摄血。据此自拟紫癜消散汤，生地黄30克，牡丹皮30克，仙鹤草30克，白茅根30克，茜草30克，藕节30克，女贞子30克，墨旱莲30克，生黄芪30克，炒白术15克，茯苓20克，金银花30克，陈皮12克，甘草6克，三七粉2克（冲，小儿酌减）。若出血量多，可逐渐加大生地用量，甚至可达90克。

（3）辨病位而加减变通：常根据出血部位的不同，而适当配伍引经药和止血药，使药能直达病所，以速取效。如鼻衄者配以川牛膝以引血下行；齿衄者加石斛、生石膏以滋肾阴、清胃火；吐血、齿衄者，多兼大便秘结，可配服生大黄粉冲服，急下存阴，釜底抽薪；尿血者可加入大蓟、小蓟、车前草以清膀胱之邪热；便血者可加生地榆以收敛止血；崩漏下血者可加马齿苋、益母草，清热解毒、化瘀止血；若出血日久致血虚者，可加阿胶以养血止血。

（4）选用止血药主张生用：在长期临床探索中，深感除某些以温涩为主的止血药，如炮姜、艾叶等，不妨用炭外，一般止血药，用生的比用炭的止血效果好。《妇人大全良方》四生丸，止血作用很强，足以证明先贤也有主张用生药来止血的。生地榆、生茜草、生藕节、生蒲黄等止血药，均有显著的止血作用，而地榆炭、茜草炭、藕节炭、蒲黄炭，则止血作用明显下降。

（5）止血而不留瘀：无论有无典型瘀血症状，只要出血，就存在正确地、不失时机地处理好瘀血的问题。临证时从两个方面去防治瘀血。一是止血时注意不要留瘀。紫癜消散方中一方面选用白茅根、生藕节、茜草这些凉血止血、本身就不留瘀的药物；另一方面选用既有止血又有活血祛瘀之功的中药，如赤芍、牡丹皮、三七粉等。二是采用广义的行血法则，即疏通气血，令其调达，使瘀血消散，则出血可止。例如因毒热壅盛而致瘀血者，则用清热解毒；脾虚血滞而致瘀血者，则健脾益气；阴虚血涸而致瘀血者，则用滋阴清热，这些在紫癜消散汤中都有一定体现。因此，紫癜消散汤止血寓于化瘀之中，方克有济。

（6）在治疗时不忘补脾胃之气：紫癜消散汤方中生黄芪为补气要药，配合炒白术、茯苓、陈皮、甘草健脾益气。这样一方面使患者纳食，气血旺，能行血统血；另一方面防止本方寒凉之品伤胃，适应长期服药条件。

（7）选用有升高血小板作用的药物：如茜草、仙鹤草、栀子、白茅根、生地黄、牡丹皮、阿胶、三七、何首乌、大黄、当归、白芍、丹参、黄芪、连翘、紫草等，该类药物在减轻出血和消除紫癜方面有肯定的疗效，且有升高血小板的作用。临证时应结合辨证，选用药性与辨证统一的药物，如阴虚内热则重用生地黄、牡丹皮；气血双亏，脾不摄血则选用黄芪、白芍、何首乌、当归等；火热迫血妄行者，则用水牛角、连翘、紫草等；血虚血瘀者，则用山茱萸、丹参、当归、熟地黄等，可收到较好的效果。（中医杂志，2006，8：579－580）

2. 蔡化理治疗小儿过敏性紫癜经验　根据本病风邪热毒伤络部位不同，症状、体征各异以及病情轻重缓急等，辨证分为5个类型。

（1）风邪热毒损伤皮络型：皮肤皮疹样出血性紫癜，瘙痒，多现于四肢、臀部，以两下肢为多，踝部密集，呈对称性。部分同时伴荨麻疹，甚至血管神经性水肿，有显著瘙痒，颜面、眼睑浮肿。多有不规则低热或中度热。舌质红，苔白或黄白，脉浮数。治以祛风舒络，化瘀消癜。药用鸡血藤30克，丹参20克，川芎9克，红花12克，桃仁9克，生地黄9克，赤芍9克，防风9克，独活9克，麻黄9克，地龙15克，细辛5克，牛膝12克，金银花30克，甘草9克，黄芩12克。3～6岁每日1/3～1/2剂，6～9岁每日1/2～2/3剂，6～12岁每日2/3～1剂（下同）。加适量水煎煮两遍，去渣留液，分成3份，每次1份，每日3次，饭后服。对伴有荨麻疹或血管神经性水肿，以及伴有喉头水肿并声音嘶哑者，应加用蝉蜕30克、七叶一枝花9克，并将麻黄加至12克。

（2）风邪热毒损伤脉络型：一种是皮肤紫癜伴有腹痛，大便隐血或便血。另一种先出现腹痛，大便隐血或便血，腹痛数日后才出现皮肤紫癜。治以活血化瘀，健脾利尿。药用丹参30克，莪术9克，延胡索9克，白术9克，茯苓9克，车前子20克（包煎），木香12克，大黄3克，麻黄9克，细辛5克，蝉蜕15克，地龙15克，甘草9克。凡遇腹痛剧烈患儿，药量应加大，细辛9克（煎剂）、延胡索15克、木香15克止痛效果更佳，且未见毒副作用。恶心呕吐者加姜半夏、陈皮，腹胀加白豆蔻，发热加黄芩、黄连、金银花，以控制感染。

（3）风邪热毒损伤关节型：以关节疼痛肿胀为突出表现，多侵犯大关节，膝、踝、腕、肘关节肿胀疼痛、活动受限，关节腔内有浆液性渗出，但不化脓，愈后不留有畸形。部分患儿的关节痛呈游走性。同时皮肤也出现紫癜。面色较苍白，舌质红，苔薄白或黄白，脉浮数或弦紧。治以祛风活络，化瘀蠲痹。药用独活9克，防风12克，制川乌6克，广地龙15克，麻黄9克，细辛5克，蝉蜕15克，鸡血藤30克，丹参20克，川芎9克，红花12克，牛膝9克，黄芪20克，白僵蚕3克（分3次研冲），甘草9克。伴发热时加黄芩、黄连、秦艽。有严重的关节肿胀、疼痛并活动障碍，加白花蛇（研末），日2克，分3次冲服。

尚有风邪热毒损伤脑络型和风邪热毒损伤肾络两型，略。（《中医儿科血液病诊疗经验》）

3. 周平安治疗过敏性紫癜经验

（1）急性期：起病急，近期多有发热、咽痛史，继之以四肢伸侧及胸腹、臀部可见大小不等的皮下出血点，色鲜红，部分融合成片或高出皮面，伴剧烈瘙痒，口渴心烦，舌质红、苔薄黄，脉浮数或弦数。用消斑脱敏汤：柴胡10克，黄芩10克，赤芍15克，白芍15克，防风10克，乌梅10克，地肤子15克，白鲜皮15克，生地黄15克，紫草10克，牡丹皮10克，茜草10克。以柴胡解表发散，配黄芩清里，使在表之邪从外宣，在里之邪从内撤。白芍敛阴益营，赤芍散邪行血，一散一敛。乌梅入肺养阴，清虚烦之热。防风和乌梅有抗过敏的功效。风邪为病往往兼邪同犯。该病的皮肤表现常分批出现而反复发作，其中必夹湿邪。风与湿合，其邪难去，故选地肤子走表，能外散肌肤之风而止痒，兼清湿热；白鲜皮走肌肉，入血脉，祛除蕴于肌肉血脉之湿热。过敏性紫癜病位偏于营血，加入生地黄、紫草、牡丹皮、茜草等药，活血而不留瘀，凉血而血自宁。紫草入血分，善清血分热毒。本方有收有散，有清有补，有升有降，使气血平调，营卫通和而紫癜自除。

（2）慢性期：治风者不患无以祛之，而患无以御之；不畏风之不去，而畏风之复来。慢性过敏性紫癜病情反复难愈，且劳累后加重，紫癜时隐时现，色淡暗，皮肤粗糙，干燥脱屑，伴见神疲倦怠，面色不华，舌淡胖、苔薄白，脉虚细。用化斑和营汤：生黄芪30克，金银花30克，当归30克，生甘草5克，蜈蚣1条，白芍15克，桂枝10克，防风10克，蝉蜕10克，川芎6克。前四味为验方三两三，宽猛相济，既益气养血扶正气，又清热解毒以祛邪，常用其治疗各种顽固性皮肤病。白芍与桂枝相配，和营调卫。蝉蜕以皮达皮，疏风解表。川芎亦为血中气药，化瘀行滞。散风解表药又具有疏风止痒、疏风胜湿的作用。（中医杂志，2010，2：108－109）

（四）易简效验方

1. 加减小柴胡汤：柴胡、半夏、牡丹皮、石韦各12克，马鞭草、仙鹤草、茜草各24克，黄芩、木贼草各9克，青蒿15克。适于血小板减少。用于成人女性血小板性紫癜见肝胆郁火者，皮肤瘀斑较多色深，寒热往来，齿鼻出血、尿血、月经量多等症。（孙玉桃经验方）

2. 黄芪土大黄汤：黄芪、土大黄各12克，赤芍、白芍、茜草各9克，仙鹤草15克，当归、牡丹皮各6克。出血难止加云南白药或三七粉；表气不固去当归、茜草、牡丹皮、土大黄、仙鹤草，加桂枝、姜、枣。阴虚火旺去归、牡丹皮、茜草、土大黄，加党参、茯苓、白术、龟甲、黄精、大枣。适用于血小板减少性紫癜。

3. 青黛紫草汤：青黛3克，紫草、牡丹皮、侧柏炭、黄柏、山栀、阿胶各9克，生地10克，仙鹤草、丹参各15克，甘草5克，木香3克。适用于血小板减少性紫癜血热型。

4. 丹参、大青叶各15克，紫草、赤芍、生地各10克，关节肿胀加虎杖、牛膝，皮肤瘙痒加地肤子、蝉蜕，便血加地榆炭、槐花炭、仙鹤草，尿血加大蓟、小蓟、黄柏、墨旱莲，面黄乏力、头晕心悸加党参、白术、黄芪。适用于小儿过敏性紫癜。

5. 桃仁承气汤加味：桃仁、桂枝、大黄各10克，芒硝5克（冲），炙甘草6克，益母草30克，水煎服。治过敏性紫癜见血不归经、血络瘀滞，双下肢出血点。（徐书经验方）

（五）预防护理

症重者应绝对卧床休息。一般患者要避免劳累，防止感冒。应注意饮食宜忌，切忌食用易于诱发紫癜的食品。要力求避免一切诱发紫癜的因素。

（六）评述

1. 西医辨病　过敏性紫癜，发病前有上呼吸道感染，或服食某些药物、食物诱发病史。紫癜多见于下肢和臀部，近关节伸面为多，对称性多为高出皮面的鲜红、深红色丘疹、红斑，大小不一，压之不褪色。血小板计数、出血凝血时间和血块收缩时间均正常。血小板减少性紫癜，血小板计数明显减少，出血时间延长，血块收缩不良，束臂试验阳性。面部、四肢多见，皮肤黏膜见瘀点斑，多为散在针尖样大小，颜色或红或青紫，压之不褪色。两者可予鉴别。

2. 治法有所侧重　过敏性紫癜以解毒化瘀为治则，宜活血行血，勿见血止血。虽有表证，只宜清解，不宜发汗，以免伤脾动血。血小板减少性紫癜，实热者宜清热解毒、凉血止血，虚损者宜补气摄血、滋阴凉血，急性型重在祛邪清毒，慢性型需补益脾肾，以提高血小板数量，延长血小板寿命。瘀热互结时，要用活血化瘀，如三七、丹参、牡丹皮、紫草、赤芍、川芎、白药等，活血而不伤正者。

三、疹

疹，是指丘形小粒状而高出于皮肤表面，呈界限性突起的红色皮疹而言。但亦有不高出皮肤表面，以手摸之而无感觉称为红疹者。疹，古称“胗”。《素问·至真要大论》：“少阴司天，客胜则丹胗外发。”《疫疹一得》称为“疫疹”，《疫痧草》称为“疫痧”。有的方书斑疹并论，或以斑赅疹，统称斑疹。或以大者为斑，小者为疹，从形态大小来分别斑与疹。其发生原因和辨证治疗两者相同，惟斑重、疹轻不同而已。

（一）辨证要点

1. 辨热病中的红斑与红疹（指高出于皮肤表面的红疹）　红斑多由邪热郁胃，逼迫营血所致；红疹多由邪热郁肺，内闭营分所成。胃主肌肉，肌肉藏于皮内，故斑不高出于皮肤表面；肺合皮毛，皮为肌肉之外，故疹高出于皮肤表面。红疹多由风邪内入营分、血络受伤所致，但须辨别其为邪盛或正虚而分别论治。

2. 疹和痘、疫喉痧　痘多发于小儿，初起为红色丘疹，数小时后就成米粒或豆大圆形水疱，周围红晕，疱内灌浆液，先清后浊；疹无水疱和灌浆现象。疫喉痧，咽喉肿痛，发热，全身痧点隐隐，渐致遍身猩红，融合成片，疹点间无正常皮肤，口周围苍白，舌呈杨梅状，与疹有别。

（二）证治方药

1. 热入营血

【临床表现】可在躯干或四肢出现红色或暗紫色疹点，压之不褪色，抚之不碍手，疹点之间可见正常皮肤。多伴高热不退，兼有昏迷烦躁谵语，或并发抽搐惊厥。舌质红绛，舌苔黄，脉数或细数。发生于温病过程中。

【病因病机】温热病邪内陷营血，热伤血络，外溢而发红疹。

【治法】清营凉血解毒。

【方剂】清营汤（《温病条辨》）加减。

药物：清营汤（《温病条辨》）加减。

药物：水牛角 15 ~ 30 克（镑，以之代犀角），生地 15 ~ 30 克，玄参 15 ~ 30 克，竹叶心 10 克，金银花 15 ~ 30 克，连翘 15 ~ 30 克，黄连 10 克，丹参 15 ~ 30 克，麦冬 15 ~ 30 克。

方义：水牛角、生地、丹参清营凉血，金银花、连翘清热解毒，黄连、竹叶心清心泻火，玄参、麦冬养阴生津。

加减：高热不退加石膏、知母清热，昏迷烦躁谵语加紫雪丹开窍。

【变通法】高热不退，兼有烦躁谵语，舌质红绛，可用清瘟败毒饮（《疫疹一得》）加减，清营凉血、解毒救阴，药用水牛角、生地、玄参、牡丹皮、竹叶、石膏、知母、山栀、黄芩、赤芍、连翘、黄连。

2. 风热

【临床表现】丘疹鲜红如洒于皮面，或疹色深赤而紧束有根。兼有发热，胸闷，烦躁不安，或咳嗽气促，或皮肤瘙痒。舌质红，苔薄黄，脉浮数。

【病因病机】风热之邪郁遏腠理，损及血络，外溢而发红疹。其邪浅病轻则丘疹色泽鲜红，如洒于皮面；若邪深病重则疹色深赤，紧束有根。

【治法】疏风清热，解毒透疹。

【方剂】银翘散（《温病条辨》）加减。

药物：金银花 15 ~ 30 克，连翘 15 克，大青叶 15 克，牡丹皮 10 克，玄参 15 克，生地 15 克，牛蒡子 10 克，荆芥 10 克，桔梗 10 克，薄荷 6 ~ 10 克，竹叶 10 克，甘草 6 ~ 10 克。

方义：金银花、连翘清热解毒，竹叶泄热除烦，荆芥、薄荷发散风热，牛蒡、桔梗、甘草宣肺祛痰，生地、牡丹皮、大青叶、玄参凉营泄热，与薄荷配合能透红疹。

加减：咳嗽气促加杏仁宣肺止咳，发热烦躁加石膏、知母清热除烦。

【变通法】如兼湿邪者，红疹鲜红，瘙痒异常，可用消风散（《医宗金鉴》）祛风泄热，兼以化湿。方用荆芥、防风、当归、蝉蜕、牛蒡子、胡麻仁、生地、苦参、知母、石膏、木通、苍术、甘草等。

（三）医家经验

薛伯寿诊治幼儿毒疹经验 小柴胡汤为和解少阳枢机之剂，乃和解表里之总方。小柴胡汤去人参、甘草加大黄、枳实、白芍，即为大柴胡汤。大柴胡汤为表里双解剂，可和解少阳、内泻热结。薛伯寿善用柴胡剂加减治疗多种疑难病症。其认为，外邪侵犯人体肺卫之表，若未能及时从表而解，可由表入里，影响中焦，呈现半表半里之证，出现往来寒热、不欲饮食、心烦喜呕等症；小儿脏腑娇嫩，形气未充，腠理疏薄，表卫未固，冷暖不能自调，加之任性及饮食不节，多见肝强脾弱，正如柴胡汤证“血弱气尽，腠理开，邪气因入”，故须把握少阳枢机，灵活运用柴胡剂表里双解。小儿疾病传变迅速，极易入里，而变为大柴胡汤证。

外感热病是儿童常见病，一年四季均可发生。外感病初起把握“表”与“透”为第一要义。杨栗山升降散，由僵蚕、蝉蜕、姜黄、大黄组成，可升清降浊、散风清热，主治温热、瘟疫之病。全方辛以开降，凉以清热，旨在和其阴阳、调其升降。在临证上，常用升降散调节气机，并合用经方、时方治疗外感热病与内伤杂病。薛伯寿以该方通调幼儿毒疹患儿上下内外，散其体内之温毒。《温病条辨》银翘散属辛凉平剂，主治温病初起，可芳香辟秽、清热解毒，又于辛凉中配以少量辛温，温而不燥，既利于透邪，又不背辛凉之旨，是治疗外感风热的首选方。蒲辅周认为，瘟疫之升降散，犹如四时温病之银翘散，热性传染病初起，合用升降散与银翘散可提高疗效。薛伯寿继承了蒲老的学术思想与用药经验，临床中联合应用两方治疗小儿温病。而柴胡剂、升降散、银翘散三方合用则为和、通、清三法并用。

表里双解是中医治疗温病的重要措施。《伤寒指掌·阳明经症》言“外症身热……胸满而喘，舌苔白刺，或兼微黄，脉象洪滑……为阳明半表半里之症……栀子豉汤主之”。幼儿毒疹患儿少阳阳明合病，病于半表半里之间，故所用处方当含栀子豉汤。柯韵伯云，盖阳明主里，里之半表，犹可从外透达，故以栀子豉汤宣透治之，为阳明表邪之出路耳。又云，阳明之有栀子豉汤，亦犹太阳之有桂枝汤。

薛伯寿擅长运用六经辨证结合卫气营血辨证治疗小儿温病。在患者既有六经之证，又有卫气营血分之证时，不必拘泥于单一辨证思路，见其证、辨其机、用其方，联合运用收效更佳；亦不必拘泥于条文，灵活运用经方及时方，必可提高疗效。临床中把握辨治思路，则同病可异治，异病可同治。幼儿急疹郁闭难发与幼儿毒疹辨证相同，故治法相同，均以大柴胡汤合升降散、银翘散为主加减，效果立竿见影。临证还需注意随症加减，顾护患儿胃气，如此方可取得良效。（国际中医中药杂志，2022，9：1057－1059）

（四）评述

疹发生于温病过程中，多伴高热不退、昏迷惊厥，是温热病邪内陷营血而发，当治以清营凉血解毒。如兼有发热烦躁，咳嗽气促，或皮肤瘙痒者，为风热病邪郁遏腠理，应予银翘散加凉血药，疏风清热，解毒透疹。

至于斑、疹兼兼见者，有书评述之。如《外感温热篇》：“若夹斑带疹，皆是邪之不一，各随其部而泄。然斑属血者恒多，疹属气者不少，斑疹皆是邪气外露之象，发出宜神情清爽，为外解里和之意。如斑疹出而昏者，正不胜邪，内陷为患，或胃津内涸之故。”《中医临证备要》：“温热病身热不退，发出红色小点，称为红疹，与发斑原因相同。但斑最重，疹稍轻，斑属肌肉为深，疹在血络较浅，虽然也能同时出现，不可混为一种。”

四、皮肤瘙痒

全身皮肤瘙痒难忍而无原发性皮肤损害，瘙痒呈阵发性，以夜间为甚。其瘙痒程度和持续时间可因人而异。若搔抓后可出现大量抓痕和血痂，亦可见湿疹样变，甚则呈苔藓样变及色素沉着等继发皮肤损害。相当于《诸病源候论》所述的“风瘙痒”。多见于成年人，尤其是老年人。若瘙痒见于肛门、外阴，可见于肛门瘙痒、女阴瘙痒、阴囊瘙痒等条目。本症可根据伴发症状、继发皮损及发作季节等，而分为风寒、风湿、风盛、血热、血虚等证候类型，进行治疗。

（一）辨证要点

本症初起属风，皮肤干燥呈苔藓样变属风燥，皮肤湿烂呈湿疹样变属风湿。久则入血，青壮年以血热为主，老年人以血虚为主。若久而不愈，可为瘀血阻络所致。风寒证多发于冬春季，血虚秋冬季为多，血热证好发于夏季。

（二）证治方药

1. 血热

【临床表现】见于青壮年人，好发于夏季。皮肤瘙痒，触之灼热，遇热尤甚，遇寒则轻，搔破呈条状血痕。口干心烦，情绪急躁则痒甚。舌红苔薄黄，脉数。

【病因病机】青壮年血热禀赋，过食辛热或情绪烦躁，引动风生而致身痒。

【治法】凉血清热，消风止痒。

【方剂】止痒息风汤（朱仁康经验方）加减。

药物：生地10～15克，当归10克，牡丹皮6～10克，赤芍10～15克，玄参15克，白蒺藜10克，蝉蜕6克，防风10克。

方义：生地、当归、牡丹皮、赤芍、玄参凉血清热，白蒺藜、蝉蜕、防风消风止痒。

加减：心烦口渴加知母、黄芩清热，身痒灼热加苦参、地肤子清利。

【变通法】可用四物汤（《太平惠民和剂局方》）合消风散（《医宗金鉴》）加减，药如荆芥、蝉蜕、防风、知母、石膏、生地、当归、赤芍、苦参、胡麻仁等，以祛风泄热为主。

2. 血虚

【临床表现】多见于老年人或体虚者，秋冬为多。皮肤干燥，遍布抓痕，夜间痒甚，经常搔抓处出现苔藓样变化，皮肤脱屑如糠秕状。神疲乏力，心悸失眠，面色无华。舌淡，脉虚细。

【病因病机】气血不足，血不养肤，血虚风燥。

【治法】养血润燥，消风止痒。

【方剂】养血润肤饮（《外科证治全书》）加减。

药物：当归 10 克，生地、熟地各 10 克，天麦冬各 10 克，天花粉 10 克，生黄芪 10～15 克，胡麻仁 10 克，刺蒺藜 10 克，蝉蜕 6 克。

方义：当归、熟地补血，黄芪益气，生地、天冬、麦冬养阴，天花粉、胡麻仁润燥养肤，刺蒺藜、蝉蜕祛风止痒。

加减：若病久入络加桃仁、红花祛瘀，皮肤肥厚加丹参、姜黄活血，血虚加墨旱莲、何首乌养血，痒甚加皂角刺、苍耳子祛风止痒。

【变通法】阴血亏虚者可用当归饮子（《济生方》）加减，药如当归、白芍、川芎、生地、黄芪、荆芥、防风、蒺藜、首乌，养血祛风。

3. 风盛

【临床表现】多发于春季，周身皮肤瘙痒，痒无定处，搔破出血，日久不愈，皮肤呈苔癣样变，状如牛领之皮。舌红苔薄黄，脉弦或弦数。

【病因病机】肌腠不密，风邪外侵，郁久生热。

【治法】祛风清热止痒。

【方剂】乌蛇驱风汤（朱仁康经验方）加减。

药物：羌活 6～10 克，蝉蜕 6～10 克，防风 10 克，荆芥 10 克，金银花 10 克，连翘 10 克，黄芩 10 克，乌梢蛇 6～10 克。

方义：羌活、蝉蜕、防风、荆芥祛风，金银花、连翘、黄芩清热，乌梢蛇搜络止痒。

加减：痒甚加钩藤、蒺藜祛风止痒，见血热加牡丹皮、赤芍凉血清热。

【变通法】风热者可用银翘散（《温病条辨》）加蝉蜕、防风等，清热祛风。

4. 风湿

【临床表现】多发于长夏之季，青壮年居多，皮肤瘙痒剧烈，搔抓后起水疱、丘疹、流水，皮肤湿烂，导致湿疹样变。舌苔白腻或黄腻，脉弦滑或滑数。

【病因病机】素体湿邪内蕴，复感风邪外侵，风湿相搏热郁皮肤而致。

【治法】祛风化湿，清热止痒。

【方剂】全虫方（赵炳南经验方）合二妙散（《丹溪心法》）加减。

药物：全蝎 6 克，皂角刺 10 克，白蒺藜 10 克，威灵仙 10 克，苦参 10 克，白鲜皮 10 克，黄柏 6 克，薏苡仁 15 克，赤小豆 15 克，车前子 10 克（包）。

方义：白蒺藜、威灵仙祛风，薏苡仁、赤小豆、车前子化湿，苦参、黄柏清热，皂角刺、全蝎透络解毒。

加减：发于下半身加牛膝，上半身加荆芥，局部抓破感染者加蒲公英、金银花、野菊花。

【变通法】如湿热内蕴，胸胁苦满，心烦口渴，便干尿黄，用龙胆泻肝汤（《医宗金鉴》）加减，清热化湿。

5. 风寒

【临床表现】多发于冬季，皮肤瘙痒多见于头面、前胸、颈周、双手等暴露部位，寒冷诱发或加剧，逢热或汗出减轻。舌淡红，苔薄白，脉浮缓。

【病因病机】素体阳气不足，风寒外侵肌腠，郁结不去而致痒。

【治法】祛风散寒止痒。

【方剂】麻黄桂枝各半汤（《伤寒论》）加减。

药物：麻黄3～6克，桂枝6克，白芍6～10克，荆芥10克，防风10克，生姜3片，大枣5枚，甘草6克。

方义：麻黄、桂枝祛风散寒，桂枝、白芍调和营卫，甘草调中，姜、枣和胃。加荆芥、防风以增强祛风止痒作用。

加减：气虚者加黄芪、党参益气，阳虚加附子、干姜温阳。

【变通法】若气虚不足，风寒外侵者，可用玉屏风散（《世医得效方》）合桂枝汤（《伤寒论》）加减，药如黄芪、防风、白术、桂枝、白芍、甘草等，益气固表，调和营卫。

（三）易简效验方

1. 浮萍、苍耳子、徐长卿等份研末水丸，日3次，每次5～10克。

2. 二地汤：熟地10克，生地10克，赤芍10克，当归10～12克，川芎6～9克，女贞子10克，枸杞子10克，玉竹10克，麦冬10克，生黄芪15～30克，首乌15～30克，菟丝子10克，浮萍10克，刺蒺藜15～30克，防风10克，白鲜皮15～30克，防己10克，枳壳10克，每日1剂，水煎服。用治血虚风燥者。

3. 养血祛风汤：当归9克，熟地9克，川芎6克，首乌6克，鸡血藤9克，酸枣仁9克，柏子仁9克，五味子9克，荆芥9克，防风9克，甘草6克。每日1剂，水煎3次分服。7天为1疗程，一般用2～4个疗程。用治老年性皮肤瘙痒。

（四）外治法

1. 处方：川椒、艾叶各10克，白蒺藜、皂角刺各30克。

用法：煎汤外洗。

2. 处方：桃仁、红花、杏仁、生山栀各等量研末加入适量冰片。

用法：用凡士林或蜂蜜调成糊状，取适量直接填脐上，再用敷料覆盖固定，每日换药1次。用治全身性皮肤瘙痒。

3. 处方：杏仁、桃仁、冬瓜子各20克，生核桃仁4个（捣碎）。

用法：根据患处面积，加入适量清水，煮沸后微火煮10分钟关火。把药汁晾一段时间，温度降至不烫为宜，将药汁擦洗、涂抹患处。用治湿疹。（薛钜夫经验）

（五）预防护理

患者应避免过度搔抓以免感染，避免用碱性强肥皂洗浴，忌热水。宜穿柔软棉织内衣，不宜穿毛织品。忌烟酒辛辣，多吃水果蔬菜，要保持大便通畅。本症可因精神因素、内分泌障碍、气候变化及局部摩擦引起，若因糖尿病、黄疸所致者需治原发病。

（六）评述

本症初起属风，久则入血。风证以祛风为主，按燥、湿分证，属风燥者宜加润燥祛风药，如蒺藜、蝉蜕、胡麻、天花粉；属风湿者宜加化湿清热药，如苦参、黄柏、地肤子、白鲜皮等。血分证以血热、血虚分别，以血热为主者宜凉血清热；以血虚为主者宜养血润肤。若久而不愈，瘀血阻络则用活血化瘀。

五、皮肤白斑

皮肤出现点、片状白色改变，系大小不一的局限性脱色斑，其边缘清晰，部分毛发患处亦可变白者。中医称为白驳风、白癜风等。《诸病源候论·白癜候》："白癜者，面及颈项、身体皮肉色变白，与肉色不同，亦不痒不痛，谓之白癜。此亦是风邪搏于皮肤，血气不和所生也。"由内伤七情，外感风邪，或跌打损伤，或日久曝晒，气血不和，肌肤所养所致。数目多少不一，范围大小无定。以手指、腕、臂、面、颈、胸腹、前阴为好发部位。

（一）辨证要点

汗斑（紫白癜风）多见于温热潮湿地区，由暑湿浸渍、腠理闭阻而致。好发于胸、腹、背、四肢伸侧，夏重冬轻，斑点游走成片，患处紫白相间，上有细碎白屑且伴瘙痒，可与白癜风相鉴别。

（二）证治方药

1. 血虚风燥

【临床表现】皮肤圆形白斑，逐步扩展，边缘肤色加深，中心或可有褐色斑点，日晒后灼热发红，好发于上半身或泛发全身。舌淡红，脉缓。

【病因病机】风邪外侵肌肤，气血不和，络脉不充，肌肤失养。

【治法】养血祛风。

【方剂】除驳丸（李博鉴经验方）加减。

药物：生地、熟地各90克，补骨脂60克，当归90克，川芎60克，浮萍60克，姜黄30克，何首乌90克，白鲜皮60克，蝉蜕30克，研末蜜丸，每丸10克，日服2次。

方义：生熟地、川芎、当归、何首乌养血润燥，浮萍、蝉蜕、白鲜皮祛风化湿止痒，姜黄、补骨脂为本病经验有效药物，可治皮肤白斑。

【变通法】可用二至丸（《证治准绳》）、白癜风丸（经验方）等合用加减，药如墨旱莲、女贞子、黑芝麻、首乌、生地、熟地、姜黄、白鲜皮、赤白芍、白蒺藜等，亦养血祛风之剂。

2. 肝郁肾虚

【临床表现】皮肤白斑淡红或如白瓷，可局限于一处，或泛发全身，病情进展与情绪抑郁、思虑过度或劳累、房劳有关，妇女可伴月经不调、胸胁不适，男子可伴阳痿、眩晕。舌淡红苔少，脉弦细或细弱。

【病因病机】情志不调，肝气郁结，气血失和，肌肤失养，好发于女性。若因劳累过度，房事过频，肝肾不足者，则多见于男子。亦有两者兼有者。

【治法】肝郁用疏肝解郁，肝肾虚以滋肾养肝。

【方剂】

（1）逍遥散（《太平惠民和剂局方》）加减。

药物：柴胡10克，当归10克，白芍10克，茯苓15克，白术10克，熟地10克，郁金10克，薄荷6克（后下），甘草6克，补骨脂15克，白蒺藜10克。

方义：柴胡、郁金理气疏肝，当归、白芍、熟地养肝和血，薄荷升散疏风，甘草调中，白术、茯苓健脾益气。补骨脂补肾，白蒺藜息风，是本病经验药物。

加减：月经量少者加茺蔚子、泽兰活血，月经量多者加茜草、蒲黄凉血。乳胀加王不留行、延胡索、川楝子理气。

（2）五子衍宗丸（《证治准绳》）合四物汤（《太平惠民和剂局方》）加减。

药物：五味子10克，覆盆子10克，沙苑子10克，枸杞子10克，车前子10克，蛇床子10克，生地、熟地各10克，白芍10克，当归10克，何首乌15克，补骨脂15克，白蒺藜10克。

方义：覆盆子、沙苑子、枸杞子补肾益精，车前子、蛇床子利湿，五味子安神养心，生地、熟地、白芍、当归、首乌养肝和血，补骨脂、白蒺藜为有效经验药。

加减：若有阳痿者加阳起石，遗精加龙骨、牡蛎。

【变通法】若肝郁、肾虚两者兼有，可以逍遥散、四物汤、五子衍宗丸三方合用。皮损以头面部为主，可加羌活、藁本、升麻、桔梗，胸部加瓜蒌、薤白，腹部加木香、香附、乌药，下肢加牛膝、木瓜、蚕沙，上肢加姜黄、桂枝。皮疹泛发全身加蝉蜕、浮萍、豨莶草，因外治所致加乳香、没药、苏木，伴有家族病史加服六味地黄丸等。亦病位、病因之治。

3. 瘀血阻络

【临床表现】皮肤白斑日久，或因外伤而起者，两目暗黑，肌肤不润，口渴不欲饮，胸胁刺痛。舌暗紫有瘀点（斑），脉弦、涩。

【病因病机】病久入络，外伤损络，瘀血阻滞，肌肤失养。

【治法】活血化瘀。

【方剂】桃红四物汤（《医宗金鉴》）加减。

药物：桃仁10克，红花10克，川芎10克，当归15克，赤芍15克，补骨脂15克，白蒺藜15克，姜黄10克，土鳖虫6克，白芷15克。

方义：桃仁、红花活血祛瘀，当归、赤芍、川芎和血活血，土鳖虫搜络攻逐，白蒺藜、白芷祛风增色，姜黄、补骨脂经验有效药。

加减：瘀重加丹参、泽兰、茜草活血。

【变通法】发于头面用通窍活血汤，胸部用血府逐瘀汤，四肢用身痛逐瘀汤，腹部用膈下逐瘀汤加减（均为《医林改错》方），据部位选用以活血化瘀。

4. 风湿热蕴

【临床表现】皮肤白斑呈淡褐色或粉红色，多位于颜面五官周围或颈项区域，并有夏秋进展快、冬春不扩展之趋势，日晒或遇热皮肤瘙痒加剧。舌淡红，苔薄黄微腻，脉濡数。

【病因病机】风湿久蕴化热，肌肤腠理痹阻，气血运行不畅而致。

【治法】除湿清热，祛风通络。

【方剂】胡麻丸（《外科正宗》）加减。

药物：胡麻仁 10 ~ 15 克，苍术 10 克，豨莶草 15 克，苦参 10 克，白附子 10 克，白芷 10 克，蛇蜕 6 克，防风 10 克，石菖蒲 10 克，红花 6 克。

方义：白芷、白附子、防风、蛇蜕祛风通络，苍术、苦参清热化湿，豨莶草除湿祛风，胡麻仁润燥养肤，石菖蒲通络，红花活血。

加减：皮疹泛发加浮萍、蝉蜕，发于头面加藁本、川芎，均以祛风。

【变通法】可用苍耳茎、叶、子各等量晒干研末，蜜丸代之，日 3 次，每次 3 克，亦祛风除湿解毒之剂。

5. 寒凝血络

【临床表现】皮肤白斑晦暗，多发于下半身或四肢末端，进展慢，多年或终年不愈。舌淡苔白，脉沉细。

【病因病机】寒邪久居，血络凝闭，气血不畅，肌肤失养。

【治法】散寒通络。

【方剂】神应消风散（《医宗金鉴》）合麻黄加术汤（《金匮要略》）加减。

药物：白芷 10 克，全蝎 3 克，麻黄 6 克，桂枝 6 克，杏仁 10 克，苍术 15 克，红花 6 克，路路通 10 克，姜黄 10 克，补骨脂 15 克，牛膝 10 克。

方义：麻黄、桂枝祛寒发散，白芷、苍术祛风除湿，牛膝引药下行，红花、路路通活血通络，姜黄、补骨脂经验有效药，全蝎剔络搜邪。

加减：血虚加首乌、鸡血藤养血，血瘀加丹参、泽兰化瘀。

【变通法】可用阳和汤（《外科全生集》）加减，药如麻黄、白附子、鹿角、熟地、桂枝、补骨脂、姜黄等，亦散寒通络之剂。

（三）易简效验方

1. 潼蒺藜 60 克，研细末，鲜猪肝爆炒，蘸药末食之。

2. 紫背浮萍，晒干研细末，炼蜜为丸，日 2 次，1 次 4. 5 克，温开水送下。

3. 苍耳茎、叶、子各等量，晒干研末，炼蜜为丸，日 3 次，1 次 3 克，温开水送下。以上用治白癜风。

4. 消白方Ⅱ号：党参 15 克，黄芪、茯苓、何首乌、丹参、白蒺藜各 20 克，白术、红花、当归、防风、白扁豆、山药各 10 克，砂仁 6 克。水煎服，每日 1 剂，日服 2 次，儿童用量酌减。适用于气血亏虚，风邪外袭者。

5. 滋阴通络丸：生地黄 250 克，墨旱莲、当归、黑芝麻、补骨脂、菟丝子、枸杞子、桑螵蛸各120克，何首乌、熟地黄、桑椹各50克，龙胆草、知母、丹参、赤芍、檀香、红花、路路通各60克，诸药共研细粉，炼蜜为丸重10克。成人每日4丸，早晚分服，温水送下。适用于肝肾阴虚者。

6. 白蒺藜80克，苍术50克，苦参40克，麻黄50克，白鲜皮80克，墨旱莲100克，皂角刺80克，桃仁80克，红花80克，檀香40克，片姜黄80克，生地、熟地各120克，何首乌100克，黑芝麻100克，赤芍80克，补骨脂80克，川芎80克，桑螵蛸80克，当归80克，桑椹100克，共研细末，炼蜜为丸，每次10克，日2次内服。适于风湿外侵，经脉不利者。

7. 补骨脂15克，生地30克，当归、川芎、赤芍、桃仁、红花、丹参、桔梗、怀牛膝各15克，水煎服，日1剂，随症加减。同时配合中药浸剂，补骨脂、何首乌、生姜各10克，墨旱莲15克，桂枝、当归、红花各5克，紫草15克。以高纯度米酒或优质白兰地密封避光浸泡1个月外搽。适用于气滞血瘀者。

8. 炒柴胡、白芍、香附、当归、防己、苍耳草各15克，川芎20克，刺蒺藜45克，炙何首乌、黄芪、自然铜各30克，红花、补骨脂各10克，每日1剂，水煎服。适用于肝郁气滞者。

9. 凉血地黄汤：生地30克，赤芍、丹参、当归尾、川芎、桃仁、黄芩、生地榆、荆芥、防风、豨莶草、白鲜皮、地肤子、乌梢蛇各9克，生甘草3克，每日1剂，水煎服。适用于血热者。

10. 克白灵2号，黄芪、人参叶、熟地黄、当归、川芎、肉桂、鸡血藤、补骨脂、淫羊藿等制成片剂，每片含生药30克，口服。成人每次6~8片，黄酒加热或温开水送服。适用于寒凝阳虚者。

11. 白癜风汤：酒女贞子30克，太子参、炒白术、陈皮、墨旱莲各15g，茯苓20克，防风、当归、盐补骨脂、红花、桂枝、生白芍、通草、大枣、白芷各10克，细辛3克，生甘草6克。情志抑郁，或胸胁胀痛者，加枳实、枳壳、刺蒺藜；脾胃虚弱，纳呆食少便溏者，加佩兰、藿香、砂仁；月经不调者，加川芎、香附、丹参、自然铜。肝肾阴虚，腰膝酸软，耳鸣者，加山茱萸、黄精、枸杞、桑椹；若阴虚甚肝阳上亢者，加用磁石、钩藤；肺卫不固，易感外邪者，加用玉屏风散。适于脾虚寒凝挟瘀证。（陈明岭白癜风汤）

12. 墨旱莲90克，白芷、制首乌、白蒺藜、沙苑子各60克，紫草、重楼各45克，丹参、苦参、自然铜各30克，苍术24克。研末，1次6克，日3次。（来春茂经验方）

（四）外治法

1. 处方：补骨脂180克，75%酒精400毫升。

用法：浸泡1周后，滤汁去渣备用。外涂患处，日3~5次。颜面或皮肤黏膜交界处慎用。

2. 处方：细辛6克，雄黄、白芷各3克，研细末。

用法：醋调涂。

3. 处方：姜黄30克，补骨脂50克，浸泡于白酒300毫升7天。

用法：外涂患处。

4. 处方：密陀僧30克，硫黄20克，雄黄10克，白附子6克。

用法：分别研细和匀，醋调成糊，用毛笔蘸涂患处，日1~2次。用治汗斑。

5. 处方：硫黄12克，苦楝子10克，川槿皮15克，百部20克，米醋200毫升，白酒300毫升。

用法：前四味研粗末浸泡于醋或酒1周后，去渣取液，外擦患处，日1~2次。用治汗斑。

6. 处方：乌梅、当归各30克。

用法：浸泡于75%酒精50毫升中，2周后过滤去渣外搽。

7. 处方：白蒺藜20克，补骨脂30克，乌梅30克等碾成粉末。

用法：浸泡于95%酒精100毫升中，另加氮酮50毫升，1周后过滤备用。外搽患处，每日2~3次，在皮损部位边搽边摩擦，持续1~2分钟，然后日晒1~2分钟。（以上各方除注明者外，均用治白癜风）

8. 处方：斑蝥50克，95%酒精1000毫升，浸泡2周后过滤去渣成酊剂。

用法：用斑蝥酊涂于白斑处，令其自然干燥，日2~3次，局部发疱后停止涂药。水疱发起1天后，用消毒针刺破，令其自然干燥，结痂愈合。愈合后视其色素沉着情况可再行第2次涂药。发疱3次为1个疗程，休息2周后可行第2疗程。用于局限性、面积较小的皮损效果较好。

（五）预防护理

避免滥用外涂药物，对颜面尤须慎重。适当进行日光浴，有助恢复。

（六）评述

1. 不同治法的应用　除汗斑之外，皮肤白斑临床多以白癜风为常见。该病较为顽固，应坚持治疗。一般而言，局限型、稳定期、皮损范围小者，可选用局部外治法；而泛发型、进展期、皮损大而多者可选用内服或内外合治法，中西医结合等综合疗法。从预后来看，病程短、范围小、颜面部皮损预后较好；而病程长、范畴大、进展期、节段型皮损预后较差。

2. 据病位、病因加减用药　上述诸方可制成丸、散，以便服用。用药可据病位、病因加减。如白斑发生于面部者，加升麻、柴胡或白芷，头部加羌活或川芎，项背部加葛根，腰骶部加续断，胸腹部加瓜蒌皮、郁金，上肢加姜黄，下肢加牛膝，泛发者加威灵仙。进展期者加乌梅、五味子等。肝肾阴虚者加墨旱莲、黑芝麻；血瘀明显者加水蛭、丹参等。配合局部按摩，有助于本病恢复。切忌日光暴晒和滥用外治药。多吃黑色食品（芝麻、黑豆、黑木耳、黑枣、黑米），亦有帮助。

3. 中药检测研究　用比色法对48种中药进行检测，以检定其对黑色素生物合成过程中的关键酶——酪氨酸酶的激活或抑制作用，结果有13种中药对酪氨酸酶有激活作用，其作用由大到小顺序排列通依次为墨旱莲、无花果、牡丹皮、潼蒺藜、蛇床子、补骨脂、地肤子、桃仁、白鲜皮、白术、紫草、肉桂、白芍。可为临床用中药治疗提供借鉴。

六、皮肤风团（风隐疹）

以皮肤风团为特征的病症称为风隐疹。风隐疹的病名，出自《素问·四时刺逆从论》。其来去迅速，时隐时现，不留痕迹，身体风瘙而痒，搔之隐隐而起，故名风隐疹。又名为风疹、瘾疹、风瘙瘾疹、时疫疙瘩、痦瘰、鬼风疙瘩、风疹块等。相当于西医学的荨麻疹。

其内因是禀赋不足，气血虚弱，卫气失固；其外因主要是风邪侵袭，腠理开合不利，营卫不和。此外，饮食物过敏、环境变化、情志不调等，也是本症的重要诱因。本症可发生于身体任何部位，尤以喉部为急症。任何年龄均可患病。皮损以风团为主，大小不等，形态不一，色泽或鲜红或瓷白；分布既可稀疏散在，又可相互融合似地图。发作无定时，倏现倏隐，消退后不留痕迹。伴有剧烈瘙痒。重证兼有恶心呕吐、咽喉不利、胸闷气促、腹痛腹泻等全身症状。

（一）辨证要点

1. 病程和颜色 初发者以外邪饮食引起者，多为实证；反复发作或病久不愈者多属虚实夹杂或虚证者。风团色淡或白，得暖则减，为寒盛，属气分。风团色红，遇热尤甚，为热盛，属血分。

2. 辨兼症 恶风恶寒，口不渴，为风寒。伴有脘腹不适或疼痛，或腹泻等症者，为脾胃不和。伴见头晕神疲，面色㿠白，劳累后加重，为气血两虚。有面色晦暗，或口唇青紫，为血瘀。

（二）证治方药

1. 风热相搏

【临床表现】风团呈红色，相互融合成片，状如地图，扪之有灼热感，自觉瘙痒难忍，遇热则剧，得冷则缓。伴有微热恶风，心烦口渴，咽弓充血。舌质红，苔薄黄或少苔，脉浮数。

【病因病机】风热外袭肌表，营卫不和，正邪相争，故起风团而有瘙痒灼热感。

【治法】疏风清热。

【方剂】银翘散（《温病条辨》）加减。

药物：金银花 12 克，连翘 12 克，生地 12 克，炒牛蒡子 10 克，大青叶 10 克，牡丹皮 10 克，蝉蜕 6 克，荆芥 6 克，防风 6 克，甘草 6 克。

方义：金银花、连翘、大青叶清热解毒，生地、牡丹皮凉血清热，牛蒡子、蝉蜕、荆芥、防风祛风止痒，甘草和中。

加减：瘙痒甚者，加地肤子、白鲜皮祛风止痒；灼热感甚者加苦参、赤芍凉血清热。

【变通法】如见风团色红，搔之皮肤起痕，遇热尤甚，口渴喜饮，尿黄便干，舌红苔黄、脉数者，为阳明热盛、风邪内侵引起者，宜凉血清热，祛风止痒。用消风散（《外科正宗》）加减，药如当归、生地、苦参、石膏、荆芥、防风、蝉蜕等。如发病突然，大片红色风团，甚则弥漫全身，或融合成片，状如地图，自觉瘙痒剧烈；伴壮热恶寒，口渴喜冷饮，或面红目赤，心烦不安，大便秘结，小便短赤，舌质红，苔黄或黄燥，脉洪数。为毒热燔营者，用皮炎汤（经验方）加减，清营凉血，解毒止痒。药用金银花、连翘、生地、玄参、牡丹皮、赤芍、知母、生石膏、生甘草、赤小豆等，实乃上方加泻火清营凉血药，或为白虎汤、银翘散、犀角地黄汤三方合用者。若表里同病，外寒里热，恶寒发热口渴，大便秘结不通者，可用防风通圣散（《黄帝素问宣明论方》）加减，外散风寒，内泻火热。

2. 风寒外束

【临床表现】风团色泽淡红，或者色如瓷白，风吹或接触冷水后，风团和痒感加重，得暖则减。恶风恶寒，口不渴。舌质淡红，苔薄白，脉浮紧。

【病因病机】风吹或接触冷水后，风邪外袭而起风团；腠理闭阻，营卫不和而恶风恶寒。

【治法】疏风散寒。

【方剂】麻桂各半汤（《伤寒论》）加减。

药物：炙麻黄 6 克，桂枝 6 克，炒白芍 10 克，杏仁 10 克，羌活 10 克，大枣 7 枚，生姜 3 片。

方义：麻黄、桂枝、羌活散寒祛风，桂枝、白芍调和营卫，杏仁宣肺，大枣、生姜和胃。

加减：体虚者加党参、黄芪益气，胃气不和、恶心欲吐加苏叶、半夏降逆和胃。

【变通法】皮疹多为针帽至蚕豆大，相互融合成片的风团较少，但其风团往往在汗出着风，或者表虚恶风后则诱发成批皮损，自觉瘙痒不止，发作不休，伴有恶风自汗，舌质淡红，苔薄白或少苔，脉沉细。为卫外不固者，宜祛风固表。用玉屏风散（《世医得效方》）合桂枝汤（《伤寒论》）加减，药用生黄芪、防风、白术、桂枝、白芍、连翘、赤小豆等。如外有风寒，内有寒湿，宜祛风散寒、和血化湿，可用五积散（《太平惠民和剂局方》）加减，药如麻黄、白芷、肉桂、干姜、枳壳、厚朴、苍术、川芎、茯苓、白芍、半夏、陈皮、当归、生姜等。

3. 脾胃不和

【临床表现】风团色泽淡红，或者近于肤色，形如云片。风团发作时常伴有脘腹不适或者疼痛，或者腹泻，兼有恶心呕吐，食欲不振。舌质淡红，苔薄白或少苔，脉缓或沉弱。

【病因病机】风邪直中脾胃，脾气不调则腹泻便溏，胃气不和则呕吐恶心。

【治法】健胃和脾，祛风止痒。

【方剂】香砂枳术丸（《景岳全书》）加减。

药物：制香附 10 克，砂仁（后下）6 克，木香 10 克，炒枳壳 6 克，炒白术 10 克，陈皮 6 克，荆芥 6 克，防风 6 克，甘草 6 克，大枣 5 个，生姜 3 片。

方义：香附、乌药、木香理气止痛，枳壳、白术健脾理气，砂仁、陈皮醒脾和胃，荆芥、防风祛风，姜、枣、甘草和中。

加减：腹痛甚者加白芍，合甘草缓急止痛；白芍、白术、防风、陈皮四药合用，即为治疗痛泻之痛泻要方（刘草窗方），有抑肝扶脾作用。呕吐甚者加苏叶，合香附、陈皮、甘草即为香苏散（《太平惠民和剂局方》），为理气和胃、祛风止痛之剂。

【变通法】小儿有肠寄生虫病者，皮肤风团、瘙痒发作无时，形体瘦削，面色萎黄，或者面现虫斑，或时有脐周疼痛，时有偏食和零食等不良习惯。舌质淡红，苔薄白，脉弱或濡。为虫积伤脾所致，宜健脾消积，杀虫止痒。用香砂六君子汤（《时方歌括》）加杀虫药，药如香附、砂仁、半夏、乌梅、党参、白术、陈皮、茯苓、神曲、山楂、使君子、南瓜子、甘草等。

4. 气血两虚

【临床表现】风团色泽淡红，或者与肤色相同，反复发作，迁延数月乃至数年未愈，或劳累后加重。伴有头晕，精神疲惫，面色皖白，体倦乏力，失眠。舌质淡红，苔薄白或少苔，脉细缓。

【病因病机】禀赋不足，气血虚弱，营卫不和，卫气不固，腠理疏松，风邪易侵，故风团色泽淡红而病症反复发作。

【治法】益气养血。

【方剂】八珍汤（《正体类要》）加减。

药物：党参10克，白术10克，当归10克，炒白芍10克，茯苓12克，生地、熟地各12克，柴胡6克，甘草6克，黄芩6克。

方义：党参、白术、茯苓、甘草健脾益气，当归、白芍、生地、熟地养血和肝，柴胡、黄芩和解表里。

加减：皮肤风团瘙痒加地肤子、白鲜皮祛风止痒，血虚甚者加阿胶、制首乌养血，脘痞恶心加生姜、半夏和胃。

【变通法】可用十全大补汤（《医学发明》）加祛风药。

5. 血虚风燥

【临床表现】经行身痒，或瘾疹频发，疹块累累，搔之尤甚，夜间尤甚。口干咽燥，心中烦热。月经后错，量少。舌淡红，脉虚细。病程较长者。

【病因病机】阴血不足，血虚生风。

【治法】养血润燥，祛风止痒。

【方剂】荆防四物汤（《医宗金鉴》）加减。

药物：生地10~15克，白芍10克，川芎5克，当归10克，荆芥10克，防风10克

方义：生地、白芍、当归、川芎养血，荆芥、防风祛风，合而为养血祛风之剂，亦为“治风先治血，血行风自灭”者。

加减：瘙痒甚者，加白蒺藜、白鲜皮祛风止痒；心中烦热甚者，加山栀、牡丹皮凉血

清热。

【变通法】气血不足者，可用当归饮子（《证治准绳》），即上方加黄芪、制首乌、白蒺藜、甘草。

6. 血瘀经络

【临床表现】风团色泽暗红或呈紫红，病变多数在腰围和表带压迫等部位，伴有面色晦暗，或口唇青紫，口干不欲饮。舌质紫暗或有瘀点（瘀斑），脉细涩。

【病因病机】久病入络，血脉瘀阻，营卫不调，故风团色泽暗红。

【治法】活血通络。

【方剂】通经逐瘀汤（《医林改错》）加减。

药物：桃仁 10 克，赤芍 10 克，川芎 6 克，地龙 6～10 克，皂角刺 10 克，荆芥 10 克，防风 10 克，当归 12 克，白蒺藜 12 克。

方义：桃仁、赤芍、当归、川芎活血化瘀，荆芥、防风、白蒺藜祛风止痒。地龙、皂角刺通络托毒。

加减：气滞者加乌药、香附、青皮理气，瘀热者加连翘、牡丹皮清热凉血化瘀。

【变通法】气虚血瘀者，可用助阳止痒汤（《医林改错》）加减，即黄芪、桃仁、红花、山甲、赤芍等，益气化瘀。

（三）易简效验方

1. 僵蚕 120 克，蝉蜕 60 克，大黄 240 克，姜黄 18 克。研细末，每次 6 克，用黄酒 120 毫升，蜂蜜 15 毫升混合送服，取微汗出。

2. 地肤子 30 克，每日 1 剂，加水 500 毫升，煎至 250 毫升，过滤，冲红糖趁热服之，早、晚各 1 次。服药后盖被取汗少许，效果更佳。

3. 徐长卿或路路通各 500 克，加水 6 倍，煎 60 分钟，过滤取汁；再加水 3 倍，煮法同上，共煎 3 次。将 3 次所滤药汁混合，再浓缩至 500 毫升。成人每日 20～30 毫升，加开水 10～15 毫升混合，分 2 次服之。小儿减半。

（四）预防护理

治疗前应尽量找出发病诱因，如鱼虾海味、辛辣酒类、花粉、羽毛等，均应避免食用或接触，因药物所致者，应禁服用。有寄生虫者则应驱虫治疗。注意随气温变化，自我调摄寒温而增减衣着。如对冷热刺激而发病者，又不宜过分回避，相反宜逐步接触，渐渐延长时间，以求适应。

（五）评述

一般而论，急性发作，诱因清楚，病程短者疗效较佳，预后良好。反之，若为慢性反复发作，病因不清楚，病程较长，效果缓慢或不理想，少数可迁延十余年之久。

皮肤风团主要由风邪侵袭、气血不调所致。应分表里虚实而治。急性发生者，伴见表证有风寒、风热之殊，可分别用麻黄桂枝剂或银翘散、桑菊饮等；如表里同病，外寒里寒则用五积散温里发表，外寒里热者则用防风通圣散祛风寒、泻火热。发病突然，红色风团，甚则弥漫全身，为血分毒热者，轻者用消风散，重者以白虎、银翘、犀角地黄汤三方合用，清营凉血，解毒止痒。血虚所致者，见瘾疹频发，夜间尤甚，或与月经有关，或见血虚之象，可用四物汤、当归饮子等养血祛风。反复发作，风团色泽淡红，病久或年老、体弱者，见气血不足证，可用八珍、十全等补益气血加祛风药。血瘀引起者，病久而风团色泽暗红或呈紫红，伴有瘀血证，则用通经逐瘀汤活血通络。风团色泽淡红，发作时常伴有腹痛、腹泻、恶心、呕吐者，为脾胃不和，可用香砂六君丸、香砂枳术丸等调理脾胃为主。

将子午流注理论引入慢性荨麻疹的治疗，常可收到较好疗效。如患者所患之风团于每日上午 7 ~9 点（辰时）多发，辰时为足阳明胃经所主，此时胃腑气血正盛，可以辨证加入归胃经的药物。但归胃经药物较多，如黄连、黄芩清热燥湿，山楂、神曲消食除湿，陈皮、制半夏燥湿和胃，如结合具体药物的四气五味、升降沉浮属性，选择运用则更佳。

第九章 腰背四肢

腰背为阳，四肢为诸阳之本，均为运动身躯之组织器官，凡风寒湿邪、外伤劳损都易犯此，故并于一门述之。

第一节 腰 背

腰背为督脉、阳维脉、阳跷和足太阳经所过，督脉行于脊内，足太阳经分布背部。背为阳，胸背为心肺所居，故背冷为阳虚阴盛。而脊痛为督脉病，背痛为足太阳经病。腰为肾之府，足少阴络脉贯腰脊，足少阳经过腰侧，而带脉横束于其间。经脉调则无病，经气阻滞而为痛，故诸脉皆令人腰痛。而腰酸、腰重、腰腿痛等可因寒湿、瘀血、肾虚等引起。

一、背冷

背冷，指背部自觉寒冷冰凉感而言。本症《伤寒论》称“背恶寒”。《金匮要略》名“背寒冷”。

背居阳位，为督脉和足太阳经所过，五脏六腑之俞穴皆在背，故诸脏腑之气皆与背相通。故风寒束表，痰饮内伏，阳气受阻遏；中气虚亏，阴寒内盛，阳气虚而不足，均可引起背冷。

（一）辨证要点

病程短为实，背冷喜暖，全身恶寒，脉浮为风寒束表；背冷如冰，咳嗽或喘，痰多稀薄色白为痰饮内伏。病程长为虚，背冷畏寒，时作时止，乏力倦怠为中气虚亏；背冷喜暖，肢冷蜷卧，口淡不渴为阳虚寒盛。

（二）证治方药

1. 风寒束表

【临床表现】背冷喜暖，全身恶寒，口淡不渴，面色苍白，手足不温，小便清长。舌质淡，苔白而滑润，脉浮。

【病因病机】风寒束表，首犯太阳，阳气受阻遏，无以敷布。

【治法】解表祛风散寒。

【方剂】九味羌活汤（《此事难知》）加减。

药物：羌活10克，防风10克，苍术10克，细辛3克，川芎6克，白芷10克，麻黄3～6克，炙甘草6克。

方义：羌活、防风、川芎、白芷祛风，麻黄、细辛解表散寒，苍术燥湿，甘草调中。

加减：口渴心烦加黄芩、生地清热。

【变通法】如有化热者，可用大羌活汤（《此事难知》）加减，药用羌活、独活、防风、黄芩、生地、知母、川芎、白术等，解表散寒，燥湿清热。

2. 痰饮内伏

【临床表现】背冷如冰，咳嗽或喘，痰多稀薄色白，头目眩晕，不欲饮水或喜热饮而不多，腹胀纳少，全身倦怠乏力，或四肢浮肿。舌苔白滑，脉沉滑。多发于久病体弱，年老气衰之人。

【病因病机】水湿停留，凝聚成饮，痰饮留积之处，阳气被阻遏而不能敷布，故背冷。

【治法】温化痰饮，通阳化气。

【方剂】苓桂五味姜辛汤（《金匮要略》）加减。

药物：茯苓12克，桂枝6克，白术6克，五味子6克，干姜6克，细辛3克，甘草6克，半夏6克。

方义：白术、茯苓、半夏健脾和胃，桂枝通阳，五味子、干姜、细辛温化痰饮，甘草调中。

加减：脾阳虚衰明显，四肢不温、腹痛便稀者，加黄芪、党参健脾益气；呕吐痰涎量多，脘部冷痛，加生姜、吴茱萸降逆和胃。

【变通法】脾阳虚者以健脾除饮法，可用茯苓饮（《外台秘要》）合茯苓丸（《指迷方》）。有肾阳虚者用肾气丸（《金匮要略》）合指迷茯苓丸，温肾化饮。

3. 中气虚亏

【临床表现】背冷畏寒，时作时止，乏力倦怠。舌质嫩红，苔薄白，脉虚软。

【病因病机】脾气不足，清阳不升，阳气不足以温煦于背而致。

【治法】益气升阳。

【方剂】益气升阳汤（《脾胃论》）加减。

药物：黄芪15～30克，党参10～15克，炙甘草10克，白术10克，茯苓10克，法半夏6克，白芍6克，柴胡5克，泽泻6克，防风3克。

方义：黄芪、党参、白术、甘草益气健脾，柴胡、防风升清阳，泽泻、茯苓降浊阴，半夏和胃，白芍养血。

加减：背冷畏寒甚者加附子、干姜温阳散寒。

【变通法】可用补中益气汤（《脾胃论》）加减。

4. 阳虚寒盛

【临床表现】背冷喜暖，肢冷蜷卧，口淡不渴，大便溏薄，小便清长。舌淡苔白润，脉沉迟。

【病因病机】阳气虚亏，阴寒内盛，不足以温养背部。

【治法】温阳散寒。

【方剂】附子汤（《伤寒论》）加减。

药物：淡附子12克，茯苓10克，人参5克（另煎，兑服），白术10克，白芍10克。

方义：附子温阳，人参益气，茯苓、白术健脾，白芍敛阴。

加减：背冷喜暖甚者加桂枝、干姜温阳散寒。

【变通法】可用附子理中汤（《太平惠民和剂局方》）加减。

（三）预防护理

避风寒，忌生冷，冬天要保护阳气。

(四) 评述

背冷一症，表证、里证均可出现。以其病因而言，多与外感风寒和脏腑阳气衰微有关，外感风寒予以祛风散寒，阳气衰微予以温阳益气。治疗要审症求因，辨证分析，方能收到好的疗效。

又，《丹溪心法·痰》："背心一片常为冰冷……皆痰饮所致，善治痰者，不治痰而治气，气顺则一身之津液亦随气而顺矣。"录之备存。

二、背痛

背痛，是指背部因某种原因引起疼痛的一种自觉症状。可引及肩、胸、心下、腰部。

脊背为督脉和足太阳经所过，督脉行于脊内，足太阳经分布背部。虽然同主阳气，在发病上脊痛少实证，多里证；背痛少虚证，多表证，治疗有很大区别。治脊痛不能离开肾，治背痛必须兼顾肺，此乃大法。

(一) 辨证要点

1. 辨内外虚实 背痛一症，有内外两因，虚实迥异。暴痛为外感，久痛多虚损或瘀血。风湿客于肌表，项背强痛难以转侧，恶寒头痛。气血凝滞不通而背部酸痛而入夜静止尤甚。瘀血内阻，有外伤史，背部僵硬疼痛，胸胁刺痛。肾阳虚亏，脊背部冷痛，腰膝酸冷无力等。

2. 心痛、胃痛、腰痛 胸痹心痛虽也有背痛症状，但以胸痛为主，可见胸痛彻背，背痛彻胸。

心下为胃，胃痛可引及相应的背部，但每有胃部症状。腰痛引脊上引背部，则称为腰背痛。以上症状与单纯背痛不同，应予鉴别。

(二) 证治方药

1. 风湿

【临床表现】背痛板滞牵扯颈项，项背强痛难以转侧，恶寒、头痛、身重。舌苔薄白，脉浮。

【病因病机】风湿客于肌表，首犯太阳，太阳经气不通而背部疼痛。

【治法】祛风除湿。

【方剂】羌活胜湿汤（《内外伤辨惑论》）加减。

药物：羌活10克，独活10克，藁本10克，防风10克，炙甘草6克，川芎6克，荆芥10克。

方义：羌活、独活祛风除湿，藁本、防风、荆芥解肌发表，川芎活血祛风。

加减：颈项强痛加葛根、桂枝，肩臂酸痛加片姜黄、天仙藤，身困腰重加酒洗防已，均通络止痛之药。寒甚加附子或川乌，祛除寒湿。

【变通法】外感风寒湿，内已化热者，可用九味羌活汤（《此事难知》）加减，药用羌活、防风、细辛、甘草、黄芩、生地、川芎等，祛风除湿清热。

2. 气血凝滞

【临床表现】背部酸痛，入夜尤甚，活动后减轻，多见于老年人或久病体弱者。舌暗，脉沉细或沉涩。

【病因病机】老年人或久病体弱，气血不足，络脉不通而背部酸痛，入夜静止尤甚。

【治法】益气养血活络。

【方剂】蠲痹汤（《医学心悟》）加减。

药物：羌活10克，防风10克，当归10克，川芎10克，黄芪15克，白芍10～15克，木瓜10克，炙甘草6克，海风藤10克，络石藤10克。

方义：黄芪益气，当归、川芎、白芍养血，羌活、防风、海风藤、络石藤祛风活络，白芍、木瓜、甘草缓急舒筋。

加减：痛甚者加姜黄、海桐皮、威灵仙祛风止痛，背痛日久者可加服小活络丹。

【变通法】可用三痹汤（《妇人良方大全》）加减，亦益气养血、活络除痹之剂。

3. 瘀血内阻

【临床表现】背部僵硬疼痛，胸胁刺痛，心烦。舌色紫暗或有瘀点斑，脉涩。

【病因病机】有外伤史，血络受损，瘀血内阻，气血不通。

【治法】活血化瘀，通络止痛。

【方剂】血府逐瘀汤（《医林改错》）加减。

药物：桃仁12克，红花9克，当归9克，生地黄9克，川芎6克，赤芍6克，牛膝9克，桔梗6克，柴胡3克，枳壳6克，甘草3克。

方义：桃仁、红花活血化瘀，当归、生地、川芎、赤芍养血和血，柴胡、枳壳理气，牛膝、桔梗一降一升，调畅气机，甘草调中。

加减：背痛日久者，加鸡血藤、丝瓜络、桂枝，通络止痛。

【变通法】可用身痛逐瘀汤（《医林改错》）加减。

4. 肾阳虚亏

【临床表现】脊背部冷痛，腰膝酸冷无力，畏寒怯冷，便溏溺清。舌淡，脉沉迟。

【病因病机】脊背为督脉和足太阳经所过，肾阳不足，经气不通而脊背冷痛。

【治法】温肾壮阳。

【方剂】肾气丸（《金匮要略》）加减。

药物：淡附子10克，肉桂6克，熟地黄24克，山药12克，山茱萸12克，茯苓9克，泽泻6克，桑寄生10克，狗脊10克，杜仲10克。

方义：淡附子、肉桂温肾散寒，桑寄生、狗脊、杜仲强筋壮骨，熟地黄、山药、山茱萸补肾，茯苓、泽泻渗湿。

加减：可加独活、桂枝等祛风通阳。

【变通法】脊背痛，肾阳虚用右归丸（《景岳全书》）加鹿角胶、狗脊，温肾补阳。

（三）医案

祝茹穹治一人，患心重如千斤下坠，背弯不能直，每发时疼痛难忍，眼珠直出，舌俱咬碎，无药可疗。祝曰：此必打铜锡生理，终日用力，伤于饥饱，间以欲事，或因偷情为人所惊，精不得泄，用槌则弯背，惊则心血走，不泄则肾气逆，以气裹血，渗留胞络，遂成兹证。究之果打铜匠也。乃以麻黄、羌活各一钱，茯神、香附、归尾、赤芍各八分，甘草四分，两剂发汗而心轻。再以熟大黄三钱，赤芍、槟榔、枳实、黄柏、黄芩各一钱，两剂便通而背直。服八味地黄丸一料，而用力、生理如常时矣。（《古今医案按》卷七《背痛》）

按：举此案说明职业、起居、性生活对病患证候判断的重要意义。诚然，本案方药汗、下、补三部变法，也值得大家学习。

（四）预防护理

避风寒，忌生冷，冬天要保护阳气。

（五）评述

1. 结合体质论治　《杂病广要·肩背痛》引《医学六要》："背痛，肥人多痰，年高必用人捶而痛快者属虚，除湿化痰兼补脾胃（六君子汤加木香）。醉饱后多痛欲捶，是脾不运而湿热作楚也，须节饮。瘦人多是血少阴虚，亦不禁酒及厚味而然，养血清火，四物、酒芩、连、牡丹皮。背痛须加羌活防风引经，肥人少佐附子。"

2. 脊痛以肾虚为主　以脊痛而言，督脉循行脊内，治疗应与温通督脉相结合，如用右归丸加鹿角胶、狗脊，或在温养中酌加桂枝、独活通阳。《张氏医通·脊痛脊强》："有肾气不循故道，气逆而上，致脊背痛，沉香、肉桂、茯苓、牛膝、茴香、川椒。""观书对弈久坐而致脊背痛者，补中益气汤加羌（活）、防（风）。"

三、腰痛

腰痛，是指腰部一侧或双侧疼痛而言。腰为肾之府，腰痛与肾的关系至为密切。《素问·脉要精微论》说："腰者肾之府，转摇不能，肾将惫矣。"本症的成因，虽有寒湿、湿热、瘀血、肾精亏损等方面，但肾亏为其主要因素。因病变部位属于肾之外府，而外邪侵袭经久不愈，亦能伤肾，故其本多为肾虚。

（一）辨证要点

外因为风寒湿邪气及外伤致病属实，一般起病急，腰痛明显。内因为年老久病，耗损肾气所致属虚，一般起病缓，腰痛酸软并见。实证日久，必损及肾而成虚证。此外可以病因辨证和经络辨证等为主。

（二）证治方药

1. 寒湿侵袭

【临床表现】腰部疼痛，或有冷重感，转侧不便，遇阴雨加剧，兼有身重困倦，或小便不利。舌苔白腻，脉沉紧或濡缓。

【病因病机】寒湿侵袭，腰部经络受阻，气血运行不畅，腰部疼痛，或有冷重感，转侧不利。

【治法】散寒祛湿。

【方剂】甘姜苓术汤（《金匮要略》）加减。

药物：甘草10克，干姜6～10克，茯苓15～30克，白术15～30克，桂枝10克，细辛3～5克。

方义：干姜散寒暖腰，白术、茯苓行湿健脾，甘草益气和中，桂枝、细辛散寒通络。

加减：兼见风湿者，加羌活、独活、防风祛风散寒，又为腰部引经药。肾虚者加杜仲、桑寄生、川断、牛膝等补益肝肾。

【变通法】如脾阳虚而寒湿注于腰部，见腰痛重滞冷感，面色白，纳食不馨，大便溏薄，苔白腻者，可用实脾饮（《济生方》）加减，药用附子、干姜、白术、甘草、厚朴、木香、槟榔等，温阳散寒，健脾利湿。

若日久兼肝肾虚弱，气血不足，可用独活寄生汤（《备急千金要方》）散寒湿，补肝肾，益气血，药用独活、桑寄生、秦艽、防风、细辛、当归、芍药、川芎、干地黄、杜仲、牛膝、人参、茯苓、甘草、桂心等。

2. 湿热内阻

【临床表现】腰部疼痛沉重，或痛处有发热感，小便短赤，两足酸软。舌苔黄腻，脉象濡数。

【病因病机】湿热阻于腰部，筋脉弛缓，气血运行不畅，腰部疼痛，或有沉重、热感。

【治法】清热化湿，通络和血。

【方剂】三妙丸（《医学正传》）加减。

药物：苍术10克，牛膝15克，黄柏6～10克，羌活、独活各10克，防风10克，虎杖15克，络石藤15克，泽泻15克。

方义：苍术、牛膝、黄柏清利下焦湿热，虎杖、络石藤、泽泻清热化湿，兼以通络和血，羌活、独活、防风疏风胜湿。

加减：若病久不愈、筋脉损伤者，可适加川断、木瓜，益肾强腰，濡养筋脉。

【变通法】可用宣痹汤（《温病条辨》）加减，药用防己、姜黄、海桐皮、连翘、蚕沙、薏苡仁、木瓜等，清热化湿。

3. 肾精亏损

【临床表现】腰部疼痛，绵绵不休，卧床休息后能逐渐减轻，兼有腿膝酸软，不耐远行久立。或面色苍白，手足不温，小便清利，舌质淡，脉沉细无力；或口干咽燥，面色潮红，手足心热，小便色黄。舌质红，脉细数。

【病因病机】腰为肾之府，肾主骨髓，肾精亏损，则腰府空虚，骨髓失充，故腰痛绵绵不绝，卧床休息后能逐渐减轻。

【治法】

（1）肾阳虚弱者宜温补肾阳。

（2）肾阴不足者宜滋阴补肾。

【方剂】

（1）右归丸（《景岳全书》）加减。

药物：熟地10克，山药10克，山茱萸10克，枸杞子10克，杜仲10克，菟丝子10克，附子6克，肉桂3~6克，桑寄生10克，川断10克，当归10克，鹿角胶10克（烊冲）。

方义：熟地、当归、鹿角胶填补精血，山茱萸、枸杞子补益肝肾，桑寄生、川断、杜仲、菟丝子益肾强腰，附子、肉桂温肾益火，山药健脾益气。

（2）左归饮（《景岳全书》）加减。

药物：熟地10克，山药10克，山茱萸10克，枸杞子10克，杜仲10克，茯苓10克，牛膝10克，桑寄生10克，川断10克。

方义：熟地、山茱萸、枸杞子滋补肝肾之阴，山药、茯苓健脾补气，杜仲、桑寄生、川断强腰和络。

加减：如大便溏泄，饮食减少者，去当归、枸杞子，加肉豆蔻、干姜温中止泻；阳痿滑精，小便余沥，可加巴戟天、补骨脂壮阳固精。

【变通法】可用肾气丸（《金匮要略》）温补肾阳，或用六味地黄丸（《小儿药证直诀》）滋补肾阴。

4. 瘀血阻滞

【临床表现】腰部疼痛如锥刺，轻则俯仰不利，重则不能转侧，痛处固定不移，日轻夜重，并常伴大便色黑或秘结不通。舌多紫暗，脉多涩滞。

【病因病机】瘀血阻于腰部，络脉被阻，故腰部刺痛，痛有定处，俯仰转侧不利。

【治法】活血祛瘀。

【方剂】身痛逐瘀汤（《医林改错》）加减。

药物：牛膝15克，地龙10克，秦艽10克，羌活10克，川芎10克，当归10克，香附10克，甘草6克，桃仁10克，没药6克，五灵脂10克，红花10克。

方义：当归、川芎、桃仁、红花活血化瘀，香附、没药理气行血，五灵脂、地龙通络祛瘀，牛膝强壮筋骨，秦艽、羌活祛风胜湿，甘草和中。

加减：如大便秘结，可加大黄通腑破瘀；若兼有肾虚，可加杜仲、川断补肾强腰。

【变通法】大便色黑或秘结，舌紫暗者，可用桃仁承气汤（《伤寒论》）加减，药用桃仁、大黄、桂枝、芒硝等，通腑破瘀。

5. 湿痰流注

【临床表现】腰部冷痛沉重，牵引背胁，或一块作痛，阴雨为甚，形体肥胖，动则有痰。苔白腻，脉滑。

【病因病机】痰湿素盛之体，复感外湿，内外湿邪相合，流注肾经而腰部冷痛沉重，或局部作痛，阴雨为甚。

【治法】祛湿化痰。

【方剂】导痰汤（《济生方》）加减。

药物：法半夏10克，陈皮6～10克，制南星6～10克，枳实6～10克，乌药6～10克，苍术、白术各10克，香附10克。

方义：半夏、陈皮、制南星祛湿化痰，苍术、白术燥湿健脾，香附、枳实、乌药理气止痛。

加减：有外湿者，加防己、独活祛风湿；兼有脾虚者加茯苓、党参健脾；日久不愈寒甚者，可加用干姜、肉桂温通。

【变通法】湿痰腰痛，郁而化热，可转为湿热腰痛，可用四妙丸（经验方）加减，药用苍术、牛膝、黄柏、薏苡仁、萆薢、防己、滑石等，清热化湿。

6. 肝郁气滞

【临床表现】腰痛连胁、少腹胀满，似有气走注，忽聚忽散，不能久立行走。或睡至黎明，觉则腰痛，频欲转侧，晓起即止。舌苔薄，舌质偏红，脉弦细或沉弦。

【病因病机】肝气郁结不疏，故气滞腰胁、少腹胀满疼痛，似有气走注。

【治法】疏肝理气。

【方剂】柴胡疏肝汤（《景岳全书》）合青囊散（《韩氏医通》）加减。

药物：柴胡10～15克，枳壳6克，白芍10～15克，甘草6克，香附10～15克，青皮、陈皮各6克，乌药10克。

方义：柴胡、枳壳疏肝理气，白芍、甘草缓肝止痛，香附、乌药理气而通腰胁、少腹，青皮、陈皮一以疏肝，一以和胃。

加减：如见风者，忽聚忽散者，加防风、羌活祛风。如见湿者，加苍术、白术燥湿。如见虚者，加枸杞子、当归补血。

【变通法】如寒凝气滞，腰胁、少腹胀满疼痛，似有气走注，可用天台乌药散（《医学发明》）加减，药用乌药、木香、青皮、良姜、槟榔、川楝子、小茴香等，温肝散寒。

7. 淋浊结石

【临床表现】腰痛时发时止，痛时剧烈难忍，小便黄赤混浊，挟有砂石，或尿时中断，刺痛难忍。舌色如常，脉弦。

【病因病机】淋浊湿热蕴结，结石阻于膀胱，气化不利，故腰痛时发而痛时剧烈难忍。

【治法】利水通淋，消石止痛。

【方剂】石韦散（《证治汇补》）合三金汤（经验方）加减。

药物：石韦15克，冬葵子10克，瞿麦10克，萹蓄10克，滑石20克，车前子12克（包），土牛膝10克，生鸡内金10克，金钱草30克，海金沙12克，琥珀5克（研末冲）。

方义：石韦、冬葵子、瞿麦、萹蓄、滑石、车前子利水通淋，生鸡内金、金钱草、海金沙消石，土牛膝、琥珀通窍止痛。

加减：腰痛如绞，加白芍、甘草缓急止痛。

【变通法】可用排尿石1号方（经验方），药用川楝、乌药、木通、芍药、滑石、车前子、鸡内金、金钱草、海金沙、牛膝等，通淋消石止痛。

8. 风寒外袭

【临床表现】腰痛拘急，或连脊背，或引脚踝，或见寒热，腰间觉冷，得温痛减。苔薄白，脉浮紧。

【病因病机】太阳经挟脊抵腰中，下至足膝。风寒袭经，首犯太阳，经气受阻而腰痛。

【治法】发散风寒。

【方剂】人参败毒散（《小儿药证直诀》）加减。

药物：羌活10～15克，独活10～15克，防风10克，柴胡10克，桔梗10克，枳壳10克，川芎10克，茯苓15克，甘草10克。

方义：羌活、独活、防风、柴胡祛风散寒，桔梗、枳壳一升一降调畅气机，川芎行血止痛，茯苓渗湿，甘草和中。

加减：见恶寒发热者，加荆芥、麻黄发汗解表。

【变通法】如见风热外侵，见腰痛而热，小便热赤，或身热微汗，口干而渴，咽喉红肿，脉浮数，苔薄舌边红。宜疏散风热，可用小柴胡汤（《伤寒论》）加减，药用柴胡、羌活、黄芩、续断、黑豆等。若大便闭者，可先用大柴胡汤（《伤寒论》）微下之。此为《张氏医通》成法。

（三）医案

丹溪治徐质夫年六十余，因坠马腰疼不可转侧，六脉散大，重取则弦小而长，稍坚。朱以为虽有恶血，未可驱逐，且以补接为先，遂令煎人参、苏木、黄芪、川芎、当归、陈皮、甘草，服至半月后，脉散大渐敛，食亦进，遂与熟大黄汤调下自然铜等药，一月而安。（《古今医案按》卷七《腰痛》）

按：此案以年龄、脉象为着眼点，年老瘀伤，不先攻瘀而先以人参、黄芪、当归补气血，佐以苏木、川芎活血治伤，待脉敛进食后，再以攻逐瘀血，其学问高也。

（四）医家经验

廖恬从肝治疗腰痛经验

（1）疏肝解郁：肝郁腰痛特点是清晨发作，令人于床上辗转反侧，起床或活动后疼痛即止。《张氏医通》中说：“肝气不条达，睡至黎明，觉则腰痛，晓起则止。”黎明腰痛，为腰部气郁，于黎明之时为升发的气机攻冲所致。疏解肝郁，条畅肝肾经脉气机，为治疗肝郁腰痛的方法。用柴胡疏肝散、四逆散加减治疗。

（2）补肝缓带：带脉腰痛多发于女性，偶见男性发病。症状表现为腰部如束带状疼痛。环腰疼痛如束带状，病位虽在带脉，但却与肝之阴血有关。因足厥阴肝经在腰部与带脉相连，肝脏阴血亏虚，可使带脉失养、挛急收引而疼痛。补肝养带，辛散甘缓，以治疗带脉挛急，用调肝散治疗。方用酸枣仁、当归、川芎、木瓜、牛膝、肉桂、细辛、石菖蒲、甘草等。

（3）补肝肾祛寒湿：疼痛的范围并不局限于腰部，而是涉及环跳等下肢处，通常称之为“腰胯痛”。腰痛或牵引环跳，或涉及骶骨，或连及髋关节，或致髋关节疼痛，不能行走。肝肾亏虚，寒湿侵袭厥少两经。治法宜温补肝肾、祛寒湿，用独活寄生汤等治疗。

（4）行气止痛：腰部经脉气滞血瘀，常因闪挫引起，即常见的急性腰扭伤。轻者腰部疼痛僵硬、活动受限，重则腰痛卧床，不能动弹。气滞腰痛，当从肝论治，肝气行则腰部经脉疏通，疼痛自止，通常用通气散治疗。如治之不应为瘀血，用调荣活络饮。药用木香、小茴香、香附、青皮、陈皮、枳壳、五灵脂、生地黄。（中医杂志，2000，5：277－278）

（五）易简效验方

百损丸：鸡血藤90克，补骨脂75克，骨碎补60克，杜仲、川牛膝、续断、肉苁蓉、当归、巴戟天、黑豆各30克，沉香、三七各15克，血竭、琥珀各10克。病甚者，加全蝎、土鳖、紫河车、大海马各30克；骨质增生加白芥子、鹿角霜、穿山甲、急性子各10克，威灵仙15克；骨质疏松加龟胶、鹿角胶各30克。各药研末为蜜丸，每丸重9克，早晚空腹服1丸。可治由瘀致虚、由虚致瘀、虚瘀夹杂之腰椎退行性疾病，包括骨质增生、骨质疏松、腰椎间盘突出等引起腰腿疼痛症。功专滋补肝肾、强壮筋骨，活血消瘀，续断伤，补骨髓，补消兼施，药性平和，以通为补。又治诸虚日损，久服自效。（蒲辅周经验方）

（六）预防护理

避免坐卧湿地、涉水冒雨，暑季忌生冷。及时治疗急性腰痛。慢性腰痛应保护腰部，使其不再受伤。

（七）评述

1. 西医辨病　脊椎旁软组织疾病所致的腰背痛，其中最常见者为腰肌劳损和腰肌纤维组织炎。胸腔、腹腔、腹膜后和盆腔的内脏器官疾病均可引起腰背痛，但以肾脏疾病、胰腺疾病和盆腔疾病发生腰背痛较常见。在临床上，应询问腰背痛发病的急缓，疼痛性质、部位、放射范围，与体位和运动、用力、咳嗽的关系。如女性腰骶部酸痛大多为泌尿生殖系疾病所致。腰椎间盘脱出、脊椎结核或脊椎肿瘤压迫神经根时，常出现一侧或双侧腰腿部沿坐骨神经节段分布的放射性痛；这种根性坐骨神经痛，可因咳嗽、喷嚏、用力等增加脑脊髓液压力而加剧。肾下垂时，腰痛与体位关系较密切，站立或坐久症状加剧，平卧后疼痛缓解或消失。某些脊柱疾病，当脊柱活动时疼痛加剧，例如脊椎外伤稍活动脊柱则剧痛，但腰肌纤维组织炎的腰背痛往往经活动后明显减轻。

2. 发生部位及兼症　《灵枢·阴阳系日月》谓：“腰以上为阳，腰以下者为阴。”张隐庵：“所谓经脉者，足之三阴三阳及奇经八脉，皆循腰而上……腰以上为天，腰以下为地，而带脉横束于其间，是以无病则天地交而经脉调，病则经气阻滞于其间而为痛，故诸脉皆令人腰痛也。”都说明了腰部是经脉阴阳气血流注之所，气血留滞则病腰痛，非独太阳、少阴所主的道理。腰痛在《素问·刺腰痛》中，有足太阳、少阳、阳明、厥阴、少阴诸经及任脉、带脉、阳维脉不同的针灸治疗处方。并云："腰痛上寒刺足太阳、阳明；不可以俯仰，刺足少阳；中热而喘，刺足少阴。"可见腰痛要根据其发生部位及兼症来确定其发生原因和具体证型，不可仅以肾虚、瘀血、风湿概括。

3. 腰者肾之府 《素问·脉要精微论》："腰者肾之府，转摇不能，肾将惫矣。"《素问·六元正经大论》："太阳所至为腰痛。"《灵枢·经脉》："膀胱足太阳之脉，挟脊抵腰，是动则病脊痛，腰似折。"说明腰痛主要是足少阴肾和足太阳膀胱的经络脏腑病。《张氏医通·腰痛》："诸般腰痛皆由肾虚，若兼六淫兼除其邪。如无他症而腰腿痿弱，隐隐作痛，身体疲倦，腿膝酸软者，总属肾虚，然须分寒热主治。脉细软或虚浮，力怯短气，小便清利，属阳虚火衰，肾气丸加肉苁蓉、补骨脂、巴戟天、鹿茸之类；脉大而软或细数，小便黄，属阴虚火炎，六味丸加龟甲、当归、杜仲、续断之类。"录之备存。

四、腰酸

腰部酸楚不适绵绵不已，伴有腰部轻度疼痛，称腰酸，又称腰酸痛。《张氏医通·腰痛》曰："腰痛尚有寒湿伤损之异，腰酸悉属房劳肾虚。"

（一）辨证要点

腰酸与腰软：腰软，是指腰部软弱无力的症状，一般无腰部酸痛感觉，多属于虚证，主要责之于肾虚，亦可因肝肾阴亏而内热较重者，腰酸、腰软可相兼出现。

（二）证治方药

1. 肾虚

【临床表现】轻者腰部酸楚不适，绵绵不已，遇劳加重，休息后缓解。重者尚伴有酸困而痛，腰膝无力，肢酸膝冷，足跟疼痛等。舌质淡，脉沉细。

【病因病机】腰为肾之府，肾亏精虚，则腰部酸楚无力。

【治法】温养补肾。

【方剂】青娥丸（《太平惠民和剂局方》）合金刚丸（《杂病源流犀烛》）加减。

药物：杜仲 10～15 克，补骨脂 10～15 克，胡桃肉 10 克，菟丝子 10 克，肉苁蓉 10 克，萆薢 10 克，大蒜 10 克。

方义：补骨脂、肉苁蓉益肾壮阳，胡桃肉、菟丝子补精益肾，杜仲补肾强腰，大蒜通阳舒络，萆薢祛湿除痹。

加减：寒加干姜、附子温寒，湿加白术、苍术燥湿。

【变通法】肾虚而阴阳不足者，用无比山药丸（《太平惠民和剂局方》）加减，药用山药、杜仲、补骨脂、牛膝、肉桂、骨碎补、川断、木瓜、山茱萸、菟丝子、熟地、肉苁蓉、鹿角、巴戟天等，补肾益气，壮阳滋阴。

2. 肾阴虚亏

【临床表现】腰酸膝软，头目眩晕，耳鸣耳聋，盗汗遗精，舌质红，少苔，脉细数。

【病因病机】腰为肾之外府，肾阴虚亏，腰膝酸软。

【治法】滋补肾阴。

【方剂】左归丸（《景岳全书》）加减。

药物：熟地黄10～15克，山药10～15克，山茱萸10～15克，枸杞子10～15克，杜仲10克，牛膝10～15克，菟丝子10～15克，鹿角胶10克（烊化），龟甲胶10克（烊化）。

方义：熟地、山药、山茱萸滋阴补肾，菟丝子、枸杞子平补阴阳，鹿角胶、龟甲胶通补任督，杜仲、牛膝强腰补肾。

加减：阴虚火旺，骨蒸劳热、五心烦热、口燥咽干者，加知母、黄柏降火。虚喘者，加五味子、麦冬纳气，脘闷食少者加陈皮、砂仁和胃。

【变通法】可用六味地黄丸（《小儿药证直诀》）加减。

3. 肾阳虚弱

【临床表现】腰酸腰软，下肢浮肿，畏寒肢冷，气衰神疲。舌淡，脉沉。

【病因病机】腰为肾之外府，肾阳虚亏，无以温养，故腰酸腰软而畏寒肢冷。

【治法】温补肾阳。

【方剂】右归丸（《景岳全书》）加减。

药物：熟地黄10～15克，山药10～15克，山茱萸10～15克，枸杞子10～15克，杜仲10克，牛膝10～15克，菟丝子10～15克，鹿角胶10克（烊化），龟甲胶10克（烊化），淡附子3～6克，肉桂3～6克。

方义：熟地、山药、山茱萸滋阴补肾，菟丝子、枸杞子平补阴阳，鹿角胶、龟甲胶通补任督，杜仲、牛膝强腰，附子、肉桂温补肾气。

加减：便溏者，加补骨脂、五味子、煨肉豆蔻补脾温肾；食少、腹痛者，加干姜、吴茱萸温中散寒。

【变通法】可用肾气丸（《金匮要略》）加减。

（三）预防护理

节房事，避免过度劳累。

（四）评述

腰酸除肾虚外，尚有劳损所致者，其临床表现，腰酸常固定于腰部某一部位，因劳累而加重，卧床休息后不能明显缓解，晨起症状较重，轻度活动后减轻，亦伴有轻度酸痛，但全身无其他异常表现。对此可施以导引、按摩、针灸治疗及太极拳锻炼等即可获愈。又，在妇科经带病中，经行腰痛或白带常见腰酸，为带脉病。可参见妇科相关内容。

五、腰重

腰重，首载于《金匮要略·五脏风寒积聚病脉证治》："腰中冷，如坐水中"，"腹重如带五千钱"。是指腰部沉重，如有物缠腰的感觉，甚则腰部空虚，沉重下坠，不能久立久坐等。

（一）辨证要点

病程较短，兼有体倦懒怠或腰中冷痛，多属实证，因寒湿侵袭腰部。病程较长，兼有神疲无力，头晕耳鸣，多为虚证，因肾元虚弱所致。

（二）证治方药

1. 寒湿

【临床表现】腰部沉重，病程较短，兼有体倦懒怠，或腰中冷痛。舌苔白腻，脉象沉缓。

【病因病机】寒湿侵袭腰部，阳气运行失常，湿性黏滞故腰部沉重，寒主收引而腰中冷痛。

【治法】散寒燥湿。

【方剂】甘姜苓术汤（《金匮要略》）加减。

药物：甘草10克，干姜6~10克，茯苓30克，白术15~30克。

方义：干姜散寒暖腰，白术、茯苓行湿健脾，甘草益气和中。

加减：如兼有血行不畅，可加白芍、当归、红花等活血通络。如局部冷痛，加细辛、附子温阳散寒止痛。

【变通法】若湿郁化热，腰部沉重，肢节疼痛，口苦，溲黄，可用当归拈痛汤（《医学启源》）加减，清热燥湿，兼以祛风和血。

2. 肾虚

【临床表现】腰部沉重，并有空虚感，病程较长，兼有精神疲惫，腿膝无力，头晕，耳鸣，舌形小、色淡红，脉沉细、尺部弱。

【病因病机】肾中精气不足，腰府失于充养。

【治法】补肾益精。

【方剂】青娥丸（《太平惠民和剂局方》）合金刚丸（《杂病源流犀烛》）加减。

药物：杜仲10~15克，补骨脂10~15克，胡桃肉10克，菟丝子10克，肉苁蓉10克，萆薢10克，大蒜10克。

方义：补骨脂、肉苁蓉益肾壮阳，胡桃肉、菟丝子补精益肾，杜仲补肾强腰，大蒜通阳舒络，萆薢祛湿除痹。

加减：可加牛膝、桑寄生、续断等补肾益精。

【变通法】如腰部沉重空虚甚者，宜用无比山药丸（《太平惠民和剂局方》）补肾壮阳，益精填髓。药用巴戟天、熟地黄、山茱萸、苁蓉、杜仲、五味子、菟丝子、山药、牛膝、赤石脂、茯神、泽泻。

（三）医案

祝茹穹治张修甫，腰痛重坠如负千金，惟行房时不见重，服补肾等药总不效。祝曰，腰者肾之府，肾气虚，斯病腰，然何以行房时不见重，必瘀血滞之也……以黄柏、知母、乌药、青皮、桃仁、红花、苏木、穿山甲、木通各一钱，甘草五分，姜枣煎，二剂而愈。

（《古今医案按》卷七《腰痛》）

按：其一腰痛重坠如负千金，其二惟行房时不见重，其三服补肾等药总不效，可见不是肾虚，而由瘀血阻络引起，临证自当识之。

（四）预防护理

避免坐卧湿地、涉水冒雨，暑季忌生冷。节房事，避免过度劳累。

（五）评述

腰重分虚实两证，可从病程、病体、兼症而别。病程短，体实，腰中冷痛，属实证，用温阳散寒祛湿法。病程长，体虚，兼有腰酸无力、头晕耳鸣，为虚证，用补肾益精法。

六、腰如绳束

腰部周围紧困犹如绳束之症，为带脉之为病。带脉围腰一周，故带脉为病，常见腰如绳束，并兼有腰部酸重、冷痛、无力者。带脉以约束胞胎之系，故绳束于腰之状，可见于滑胎、带下之症。

（一）辨证要点

肝血不足，见头晕目眩，月经量少色淡，下肢麻木。脾虚湿困，见面色无华，四肢不温，神疲乏力，纳少便溏，妇女带下等。

（二）证治方药

1. 肝血不足

【临床表现】腰腹如有绳束困缚，或兼腰酸膝软，头晕目眩，月经量少色淡，下肢麻木。舌淡，脉缓。

【病因病机】足厥阴肝经在腰部与带脉相连，肝脏阴血亏虚，可使带脉失养、挛急收引，气结不通而腰间如束。

【治法】调肝通带。

【方剂】调肝散（《张氏医通》）加减。

药物：法半夏10克，木瓜10克，当归10克，川芎6克，牛膝15克，酸枣仁15克，石菖蒲10克，白芍15克，甘草10克。

方义：当归、川芎、白芍、酸枣仁养血和肝、通利带脉，木瓜、白芍、甘草舒筋缓急，半夏、石菖蒲和胃化痰，牛膝引药下行。辛味横行而散带脉之结，甘味舒缓带脉之急。

加减：肾虚者可加熟地、山茱萸等补肾。

【变通法】若肝肾虚甚，腰间如带束至脐间，不痛不痒，久之饮食少进，气血枯槁，此肾经与带脉不和，房事过频所致。用《石室秘录》方峻补肾水，兼补带脉，药用熟地、山茱萸、山药、当归、白术、补骨脂、白果、白芍、车前子、杜仲。

2. 脾虚湿困

【临床表现】腰腹如有绳束困缚，带下色白或淡黄，量多质黏稠，如涕如唾，绵绵不断，无臭味。面色无华，四肢不温，神疲乏力，纳少便溏，或两足浮肿，或腰如绳束。舌质正常或淡，苔白润或薄白腻，脉缓、濡。

【病因病机】脾虚不能化水谷而输精微，水湿浊阴之邪下注，而为带脉病。

【治法】健脾除湿。

【方剂】完带汤（《傅青主女科》）加减。

药物：白术30克，山药30克，党参6～10克，白芍15克，车前子10克（包），苍术10克，甘草3～5克，陈皮3～5克，炒黑荆芥穗2克，柴胡3～6克。

方义：白术、苍术健脾燥湿，白芍、柴胡疏肝解郁；山药健脾补肾，且有固摄任带脉气的作用；党参、甘草、陈皮健脾和胃，车前子利水渗湿，荆芥穗祛风胜湿。傅青主云："此方脾、胃、肝三经同治之法，寓补于散之中，寄消于升之内。"（《傅青主女科》）

加减：小腹坠痛而有气虚下陷表现者，加生黄芪益气升阳；腹部冷痛者，加艾叶、香附温宫散寒；肾虚腰痛者加杜仲、菟丝子补肾；滑脱不固者，加乌贼骨、龙骨、牡蛎固涩；纳少便溏者，加薏苡仁、扁豆健脾利湿。

【变通法】脾虚中气下陷，小腹下坠，气短乏力，白带清稀如水者，用补中益气汤（《脾胃论》）加山药、白果、芡实、苍术。或用升阳益胃汤（同上），即用六君子汤健脾和胃，羌活、独活、柴胡、防风祛风除湿升阳，黄芪益气举陷，白芍疏肝和血，黄连清热，泽泻渗湿，是健脾益气以升阳，疏肝泄肝而木郁条达之剂。

（三）预防护理

避免坐卧湿地、涉水冒雨，暑季忌生冷。节房事，避免过度劳累。

（四）评述

带脉是各经中唯一横行于腰腹部的经脉，主要联系下腹部各脏腑器官。《广雅》："带，束也。"为腰带、束带。带脉起于季胁，环腰一周，总束诸脉，健运腰腹下肢。《儒门事亲》："冲、任、督三脉同起而异行，一源而三歧，皆络带脉。"《难经·二十九难》："带脉之为病，腹满，腰溶溶若坐水中。"秦伯未《中医临证备要》："腰部周围如绳束，多属带脉多病，宜辛散其结，甘缓其急。"环腰疼痛如束带状，病位虽在带脉，但却与肝之阴血有关。因"八脉隶于肝肾"，厥阴肝经在腰部与带脉相连，肝脏阴血亏虚，可使带脉失养、挛急收引，使经脉循行部位疼痛。故治疗一以调肝散养血补肝，通脉缓急；一以完带汤健脾除湿，治带补虚。

七、腰腿痛

腰腿牵引作痛，沿坐骨神经走行及其分布，以臀部、大小腿后、外侧和足外侧部的阵发性或持续性剧烈疼痛为临床特征，即为坐骨神经痛。本症属痹证范畴，以寒湿阻滞、血瘀痹阻为主，病在足太阳、少阳经，当以祛湿散寒、化瘀活血为主，并配合药物外治、针灸、推拿等方法治疗。

（一）辨证要点

腰腿疼痛剧烈，以夜间为甚，影响运动为寒凝血滞。病程迁延，腰腿疼痛较轻，痛有定处，多有麻木感为瘀血痹阻。

（二）证治方药

1. 寒凝血滞

【临床表现】腰腿疼痛剧烈，时有下肢拘急感。疼痛以夜间为甚，病侧下肢屈曲，影响运动，咳嗽或用力时加剧。环跳、委中、承山、昆仑穴处有明显压痛。舌淡苔白，脉浮紧。

【病因病机】寒邪侵袭足太阳、少阳经脉，血脉收引，气血运行不畅则作痛。

【治法】温经散寒，通脉活络。

【方剂】乌头汤（《金匮要略》）合仙桃丸（《普济方》）加减。

药物：制川乌、制草乌各6～10克（先煎），细辛3～6克，炙麻黄10克，赤芍、白芍各15～30克，生黄芪30克，羌活、独活各10克，川牛膝15克，五灵脂10克，红花10克，威灵仙15克。

方义：制川乌、制草乌散寒温通，麻黄、细辛温经散寒止痛，红花、五灵脂活血通络，赤芍、白芍、黄芪益气养血，赤白芍、生甘草缓急止痛，川牛膝活血引药下行，羌活、独活、威灵仙祛风除痹。

加减：兼湿者，疼痛重着，肿痛麻木，加薏苡仁、苍术、防己除湿。

【变通法】症轻者可用桂枝附子汤（《金匮要略》）合木防己汤（《金匮要略》）加减，药用木防己、桂枝、苍术、白术、细辛、淡附子、甘草等。亦可用当归四逆汤（《伤寒论》）加附子，药用当归、细辛、桂枝、赤芍、白芍、甘草、附子等，均为温经散寒之剂，但作用较上方为弱。

2. 血瘀痹阻

【临床表现】病程迁延，腰腿疼痛较轻，多作刺痛，痛有定处，尤多有麻木感，甚则痿软无力。舌暗紫或有瘀点（斑），脉涩。

【病因病机】久病入络，瘀血痹阻，脉络不通。

【治法】补气活血，化瘀通络。

【方剂】补阳还五汤（《医林改错》）加减。

药物：生黄芪30克，当归15克，赤芍、白芍15～30克，川芎10克，桃仁10克，红花10克，地龙10克，牛膝10克。

方义：黄芪益气通脉，当归、赤芍、白芍、川芎、桃仁、红花活血化瘀，地龙通络搜风，牛膝引药下行。

加减：瘀甚者加丹参、炙乳香、炙没药，即合活络效灵丹（《医学衷中参西录》）活血化瘀。痛剧加制川乌、制草乌、细辛温通散寒，麻木甚者加木瓜、薏苡仁舒筋缓急。

【变通法】可用身痛逐瘀汤（《医林改错》）加减，若便秘者用桃核承气汤（《伤寒论》）加减。病程日久，气血亏虚，肝肾不足者可用独活寄生汤（《备急千金要方》）加减，药用羌活、独活、秦艽、桂枝、细辛、川芎、赤芍、白芍、防风、川断、杜仲、牛膝、黄芪等，益气养血、祛风除湿。

（三）易简效验方

1. 骨碎补 30 克，桂枝 15 克，每日 1 剂，水煎服。主治因外伤引起的坐骨神经痛。

2. 伸筋草 20 克，鸡血藤 15 克，每日 1 剂，水煎服。主治因久卧湿凉之地而引起的坐骨神经痛。

3. 茜草 200 克，用酒泡 7 天后，每次服 20 毫升。主治以血瘀为主的坐骨神经痛。

4. 白芥子 15 克和生姜同研细末，贴敷在坐骨神经痛处。主治坐骨神经痛以疼痛为主，遇寒更甚者。

5. 独活 120 克，切碎，浸入米酒 1000 克中，7 天后服。每次服 20 毫升，一日 2 次。主治坐骨神经痛以麻木为主者。

6. 复方马钱子胶囊：制马钱子 300 克，炙麻黄、制川乌、制草乌、炒牛膝、炒苍术、制乳香、制没药、炒僵蚕、炒全蝎、炙甘草各 35 克。胶囊每粒重 0.25 克，每晚睡前服 1 次，成人 4~6 粒，白酒或黄酒为引。

7. 加味桂乌汤：桂枝 12 克，白芍 30 克，丹参 30 克，制川乌 9 克，炙甘草 9 克。每日 1 剂，水煎服。

8. 治痹方：生地 60 克，独活、怀牛膝、制川乌、威灵仙各 9 克，蚕沙、秦艽、豨莶草、五加皮各 15 克，乌蛇 6 克。每日 1 剂，水煎服。用治坐骨神经痛。（姜春华经验方）

（四）预防护理

避免坐卧湿地、涉水冒雨及外伤。及时治疗急性腰腿痛。慢性腰腿痛，应注意保养使其不再受伤害。

（五）评述

1. 坐骨神经痛的表现 坐骨神经痛以腰腿疼痛为特点，主要为沿臀部、大腿后面向腘窝部、小腿外侧直至踝部、足底部的放射痛。多呈持续性、阵发性加剧。活动时加重，休息时减轻。为减轻疼痛，病人常采取特殊体位，站立时身体略向健侧倾斜，用健侧下肢持重，病侧下肢在髋、膝关节处微屈，造成脊椎侧凸，凸向健侧。坐位时将全身重心主要依靠于健侧坐骨粗隆，患肢屈曲。卧位时向健侧卧，并将患肢屈曲。行走时患肢髋关节处轻度外展外旋，膝关节处稍屈曲，足尖足掌着地而足跟不敢着地。变动体位时，往往不能及时自如地活动。此外，有麻木症状，患肢足背外侧和小腿外侧可有轻微感觉减退；肢体无力，主要表现在大腿的伸髋、小腿的屈曲，以及足的外翻动作；牵引痛，牵拉坐骨神经可产生疼痛。通常用直腿抬高试验，即在整个下肢伸直状态下向上抬高患肢，若患者抬高不过 70°，则为阳性。跟腱反射减低或消失。膝腱反射正常。

2. 坐骨神经痛的分类 一般分为原发性和继发性两类。原发性者即坐骨神经炎，继发性者可由脊椎病变、椎骨内病变、盆腔内病变、骨关节疾患等引起。后者包括腰脊椎间盘脱出、腰脊神经根炎、妊娠时盆腔充血或胎儿压迫、盆腔炎症、硬膜外恶性肿瘤等，需做原发病因检查。中药、针灸、推拿治疗主要对坐骨神经炎、腰脊椎间盘脱出、腰脊神经根炎等有效，如有肿瘤压迫则以手术为先。不论是寒湿、瘀血为患，多以通经活络为要，“通则不痛”是疼痛急症治法大旨。

八、尾闾痛

尾闾上连腰脊，下接尾骨，尾闾部位的疼痛称尾闾痛或尾骶痛。《灵枢·骨度》称尾闾为“尾骶”。《素问·刺腰痛》称尾闾为“尻”或“尾尻”。尾闾痛与腰痛关系较为密切，因腰痛而牵掣尾闾痛，或因尾闾痛而掣及腰痛，临床则称为腰尻痛或腰骶痛。

（一）辨证要点

有明显跌仆挫伤史，起病突然，影响功能活动，疼痛剧烈，为血瘀气滞。起病较缓慢，疼痛较轻，不影响功能活动，有尾闾部酸楚不适感，为肾气亏虚。

（二）证治方药

1. 血瘀气滞

【临床表现】有明显跌仆挫伤史，起病突然，尾闾部疼痛剧烈，疼痛持续时间较长，尾部压痛明显，疼痛掣及腰部，功能活动障碍，不能俯仰转动，行走步履困难，不能平卧及翻身。多伴有大便秘结，食欲减退。舌暗或有瘀点（斑），脉弦紧。

【病因病机】跌仆挫伤，伤及尾闾，瘀血内聚。不但疼痛剧烈，而且因为挫伤时尾骨往往受到不同程度的损伤甚至骨折的缘故。

【治法】活血祛瘀止痛。

【方剂】大成汤（《仙授理伤续断秘方》）加减。

药物：苏木 10～15 克，红花 10 克，大黄 10 克，枳壳 6～10 克，厚朴 6～10 克，木通 6～10 克，当归 10～15 克，陈皮 6～10 克。

方义：苏木、红花、当归、大黄活血祛瘀，枳壳、厚朴、陈皮理气止痛，木通通经。

加减：血瘀重者加桃仁、三七活血祛瘀。

【变通法】大便秘结，疼痛剧烈严重者用桃仁承气汤（《伤寒论》）加减。急性期后，尾闾部轻度疼痛，遇劳累寒冷则加重，可用坎离砂或寒痛乐等热敷。

2. 肾气亏虚

【临床表现】尾闾部疼痛症状较轻，不影响功能活动，起病较缓慢，多有尾闾部酸楚不适感。因损伤而诱发者，症状较明显，疼痛以骶部为甚，或有遗尿。舌淡胖，脉沉细弱。

【病因病机】先天不足，骶骨未能完全闭合，常因劳累或损伤而诱发，而症状亦不甚剧。

【治法】补益肾气。

【方剂】填骨万金煎（《备急千金要方》）。

药物：石斛 10 克，附子 6～10 克，桂枝 10 克，阿胶 10 克，麦冬 10 克，党参 10 克，茯苓 10 克，当归 10 克，生地 10 克，苁蓉 10 克。

方义：附子、桂枝、苁蓉温肾，石斛、麦冬、生地、当归、阿胶补养阴血，党参、茯苓健脾益气。

加减：尾闾部疼痛可加鹿角霜、小茴香、土鳖虫温肾化瘀。

【变通法】可用右归丸（《景岳全书》）加减，补益肾阳。

（三）预防护理

避免外伤。及时治疗急性者，慢性者应注意局部不受寒，使其不再受伤害。

（四）评述

《张氏医通·脊痛脊强》："尻乃足少阴与督脉所过之处，兼属厥阴。若肾虚者，六味丸加肉桂，不愈加鹿茸。肥人属湿痰，二陈合二妙。有因死血作痛者，当归、赤芍、牡丹、桃仁、延胡索、生牛膝、穿山甲、肉桂之类清理之，不应加地龙、生附子。"

第二节　四　肢

脾主四肢肌肉，四肢为诸阳之本。凡手足三阳、三阴经脉，皆起止于四肢。有形姿变化症状如抽搐、震颤等者，今归于身形门。而因风、寒、湿、热诸邪侵袭，气滞血瘀、痰浊痹阻等引起的关节疼痛、肩痛、臂痛、足跟痛、手足肢端青紫等悉归于此。又，四肢外在暴露，尤多劳作活动，易损伤易感染，故其外症较多，如手足疔疮、下肢红肿热痛等。

一、关节疼痛

关节疼痛，是指四肢及周身一个或多个关节发生疼痛而言。《内经》称其为肢节痛、骨痛。《素问·痹论》所论述的痹证如行痹、痛痹、着痹等，均是以关节痛为主要表现的病症。其后又常根据关节疼痛部位，而有不同的名称，如手指痛、足跟痛、肩臂痛等。

痹者，闭阻不通之意。痹证是指人体感受风寒湿热之邪，导致气血经络闭阻不通，出现肢体关节疼痛、酸楚、重着、麻木，甚至关节肿大变形，肢体活动障碍等症。在临床上，极为常见。痹的病名首见于《素问·痹论》《灵枢·周痹》等，诸篇中提出了行痹、痛痹、着痹、周痹、众痹等若干种痹证，张仲景《金匮要略》又称之为历节病，巢元方《诸病源候论》又提出了风湿痹、历节风等病名，《外台秘要》又另立"白虎病"之名，《格致余论》更另立"痛风"一名，明以后还提出了"鹤膝风"一病，凡此种种皆属痹证范畴。

（一）辨证要点

1. 辨新久虚实　新病多实，痹证初起肢体疼痛发作剧烈或红肿热痛较甚者，多属实证，乃外邪侵袭而留注关节而致。如痹证日久反复发作属虚者，常为肝肾不足、气血两虚等。久病又每多虚实夹杂证，如肝肾不足夹杂风寒湿邪或痰瘀等。

2. 辨病邪性质　必须首先辨清风寒湿痹与热痹两大类。风寒湿痹病势缓，无关节红肿热痛和全身发热，阴雨天加剧；热胜者为热痹，病势急，关节红肿热痛，高热烦渴。风胜者为行痹，疼痛游走不定，一般以上肢肩背为多；寒胜者为痛痹，固定性疼痛剧烈，得温痛减，因寒而剧；湿胜者为着痹，痛而酸重麻木，一般以下肢腰膝为多。

3. 辨痰瘀特征　经久不愈则多痰瘀为患。血瘀者，关节疼痛剧烈而不可屈伸，或关节变形僵硬，舌质暗紫。痰饮者，关节疼痛沉重，疼痛不剧烈，时轻时重，舌质淡，苔白腻。

4. 痹证与痿证　痹证以肢体关节肌肉疼痛为主要特征，其发病波及全身关节肌肉；痿证是以四肢痿弱无力，不能运动，甚则肌肉萎缩为特征，一般不疼痛，其发病在四肢，尤以下肢最为多见。

（二）证治方药

1. 风邪偏胜

【临床表现】四肢关节疼痛，游走不定，不局限于一处，而以上肢、肩背为多，或兼恶寒发热，恶风汗出。舌苔薄白，脉浮。

【病因病机】风寒湿病邪杂感，风邪甚于寒湿，故见游走性关节疼痛。

【治法】以祛风为主，佐散寒胜湿。

【方剂】防风汤（《黄帝素问宣明论方》）加减。

药物：防风10克，当归10克，茯苓15克，黄芩10克，秦艽15克，葛根15克，麻黄6~10克，甘草6克。

方义：防风、秦艽疏散风邪，兼能祛寒胜湿；配葛根、麻黄以增强疏散风寒作用；伍赤茯苓加强利湿之功；风寒湿邪痹着关节，血液运行不畅，“治风先治血，血行风自灭”，故用当归行血通络；风为阳邪，善从热化，故用黄芩苦寒泄热；甘草调和诸药，兼益脾气。

加减：四肢关节疼痛剧烈者，可加桂枝、白芍、桑枝、松节以增强祛风散寒，通络止痛。若肩颈痛甚者，重用葛根；上肢痛甚者，宜加威灵仙；下肢痛甚者，宜加独活、牛膝。舌苔不黄，小便不黄者，去黄芩；口干而舌苔薄黄者，桂枝改用桑枝。治风先治血，血行风先灭，故可加入少量川芎、红花，配合当归以加强养血活血作用。

【变通法】若既见疼痛游走无定，又见局部痛势较甚者，可选用蠲痹汤（《医学心悟》）加减，药用羌活、独活、桂心、秦艽、当归、川芎、甘草、海风藤、桑枝、乳香、木香等，祛风止痛。风湿经久而化热，又有血虚者，可用大秦艽汤（《医学发明》）加减，药用秦艽、羌活、独活、白芷、细辛、防风、石膏、黄芩、当归、川芎、白芍、生地、熟地、茯苓、白术、甘草等，祛风化湿清热，养血通络。

2. 寒邪偏胜

【临床表现】关节疼痛，痛势剧烈，似同刀割、针刺，痛处固定不移，遇寒冷则痛势增剧，得热则痛势稍缓，痛处不红不热，常有冷感。舌苔白，脉弦紧。

【病因病机】由于寒邪偏胜，寒性凝滞，因而关节疼痛，固定不移。

【治法】以散寒为主，佐祛风胜湿。

【方剂】乌头汤（《金匮要略》）加减。

药物：制川乌10克，麻黄10克，白芍15~30克，黄芪15~30克，甘草10克，蜂蜜适量（冲入上药煎剂）。

方义：乌头逐寒止痛，麻黄以增强祛寒之功；用黄芪补气，白芍养血，又能制止乌、麻黄温燥之性；甘草、蜂蜜甘以缓急，又能缓解乌头之毒。乌头系大辛大热有毒之品，只能短期服用，不宜久投，用时应先煮沸0.5~1小时。

加减：四肢关节疼痛剧烈者，可加桂枝、白芍、桑枝、松节以增强祛风散寒，通络止痛。若肩颈痛甚者，加用葛根；上肢痛甚者，宜加威灵仙；下肢痛甚者，宜加独活、牛膝。

【变通法】若疼痛部位较久，局部肿胀，寒冷较甚者，还可以配服五积散（《太平惠民和剂局方》）药用麻黄、白芷、生姜、葱白、干姜、肉桂、苍术、厚朴、陈皮、甘草、半夏、茯苓、枳壳、桔梗、当归、白芍、川芎，以温散寒邪为主。如风寒湿邪留滞经络，肢体筋脉挛痛，疼痛游走不定，关节屈伸不利，脉弦者。予以祛风除湿，散寒通络，可用小活络丹（《太平惠民和剂局方》），药用制川乌、制草乌、地龙、胆南星、制乳香、制没药等。如气血虚或素来体质弱者，可服大活络丹（《卫生鸿宝》），每服1丸，日服2次，温开水送下。

3. 湿邪偏胜

【临床表现】关节疼痛且有重着酸麻感，痛处固定，患处肿胀，得热或按则缓解，或兼身体困倦，手足沉重。舌苔白腻，脉濡缓。

【病因病机】由于湿淫于内，骨节不利，故关节疼痛，且有重着酸麻感。

【治法】以祛湿为主，佐祛风散寒。

【方剂】薏苡仁汤（《类证治裁》）加减。

药物：薏苡仁15~30克，川芎6~10克，当归10~15克，麻黄6~10克，桂枝6~10克，羌活10~15克，独活10~15克，防风10~15克，制川乌6~10克，苍术10~15克，甘草6~10克，生姜10克。

方义：薏苡仁、羌活、独活、苍术祛湿止痛，麻黄、川乌、桂枝、防风、生姜祛风散寒，当归、川芎养血活血，甘草调和诸药。

加减：若病在肩颈，加用葛根；在上肢者，宜加威灵仙；在下肢者宜加牛膝。若肢体肿胀较甚，加汉防已、茯苓皮、五加皮；兼脘腹痞闷、舌苔厚白腻者，加砂仁、厚朴；肌肤麻木较甚者，加木瓜、豨莶草。

【变通法】如上证恶寒无汗，可用麻杏苡甘汤合白术附子汤（《金匮要略》）以解表除湿、散寒止痛，药用麻黄、杏仁、薏苡仁、甘草、白术、附子、生姜、大枣。如见湿郁经脉，身热身痛，胸闷脘痞，汗多自利，可用薏仁竹叶散（《温病条辨》）加减，药用薏苡仁、竹叶、滑石、蔻仁、连翘、茯苓、通草等，宣通化湿。

4. 热邪偏胜

【临床表现】关节疼痛，灼热红肿，痛不可近，得冷则舒，兼有发热、口渴心烦。舌红苔黄燥，脉洪大或滑数。

【病因病机】素体阳盛阴虚，复感外邪，风寒湿之邪久郁化热，热邪壅结于关节，故关节疼痛，灼热红肿。

【治法】以清热为主，佐祛风利湿。

【方剂】白虎加桂枝汤（《金匮要略》）加减。

药物：石膏30克（先煎），知母10～15克，粳米1撮，甘草6～10克，桂枝10克。

方义：石膏清热除烦，桂枝解肌疏表，知母清热生津，甘草、粳米和胃。

加减：热邪甚者，可加忍冬藤、连翘、金银花、桑枝清热解毒、疏通经络。若邪热化火，火逼营血，宜加生地、牡丹皮、赤芍泄热泻火、清营凉血。

【变通法】如兼见湿邪，发热口渴、身重多汗，可用白虎加苍术汤（《类证活人书》）加减，用石膏、知母、粳米、甘草、苍术清热化湿。或用加减木防己汤（《温病条辨》）加减，药用木防己、石膏、桂枝、杏仁、滑石、通草等，化湿清热。如风寒湿已有化热，关节疼痛红肿，痛不可近，口渴心烦，但恶寒发热，为寒热交杂，可用桂枝芍药知母汤（《金匮要略》）加减，以调和营卫，祛风散寒而兼清热，药用桂枝、芍药、知母、甘草、麻黄、防风、白术，寒加附子，热加石膏。如见发热口渴心烦，关节疼痛，灼热红肿剧痛，舌红绛者，可用千金犀角汤（《备急千金要方》）加减，水牛角片、羚羊角、黄芩、栀子、大黄、升麻、生地、豆豉、金银花、地龙、虎杖、秦艽等，凉血清热通络。若羚羊角一时缺药者，则可改用清痹饮（经验方），药用生地、当归、赤芍、牡丹皮、防己、秦艽、知母、黄柏、地龙、防风、瓜蒌根、桑枝、威灵仙、大黄等。

5. 湿热郁滞

【临床表现】四肢关节肌肉疼痛，其痛不休，有明显的酸楚感，局部时觉潮热，甚则红肿，伴口苦，尿黄，或兼恶寒发热。舌苔黄腻，脉弦缓或濡数。

【病因病机】湿热郁滞壅阻，经脉气血不通。

【治法】燥湿清热止痛。

【方剂】宣痹汤（《温病条辨》）合三妙散（《医学心传》）加减。

药物：苍术10克，黄柏6～10克，牛膝10～15克，汉防己10～15克，杏仁10～15克，滑石10～15克，连翘10～15克，栀子10克，薏苡仁15～30克，蚕沙10克，赤小豆15～30克。

方义：苍术、防己祛湿通络，杏仁宣肺，黄柏、连翘、山栀清热，赤小豆利湿清热，滑石、薏苡仁渗利湿热，蚕沙除湿化浊。

加减：痛甚者加萆薢、秦艽利湿祛风，片姜黄、海桐皮活络止痛。

【变通法】若湿热为痹，风邪久居，肩背沉重，肢节酸楚疼痛，可用当归拈痛汤（《医学启源》）加减，药用当归、羌活、防风、葛根、升麻、苍术、白术、党参、苦参、黄芩、茵陈、猪苓、知母、泽泻等，除湿清热祛风。

6. 气血瘀阻

【临床表现】四肢疼痛或周身疼痛，经久不愈，反复发作，关节疼痛剧烈，似同刀割、针刺，痛处固定不移，不可屈伸，或关节变形、僵硬。舌质暗紫或有瘀斑，脉涩。

【病因病机】邪居久恋，气血瘀阻，经脉不通，是为顽痹。

【治法】活血化瘀通络。

【方剂】身痛逐瘀汤（《医林改错》）加减。

药物：秦艽9克，香附9克，羌活6克，川芎6克，甘草3克，没药6克，地龙9克，炒五灵脂6克，桃仁9克，红花9克，当归9克，牛膝6克。

方义：桃仁、红花、川芎、当归、牛膝活血化瘀，五灵脂、没药逐瘀定痛，羌活、秦艽、地龙祛风通络，香附行气止痛，甘草调和诸药。

加减：四肢关节疼痛剧烈者，可加桂枝、白芍、桑枝、松节以增强祛风散寒，通络缓痛。若肩颈痛甚者加葛根，上肢痛甚加威灵仙，下肢痛甚者加独活。若关节僵硬、疼痛剧烈者，可加入虫类药，如全蝎、蜈蚣、乌梢蛇、炮山甲之类搜络。若见形体衰弱，少气乏力，脉细者，可重用黄芪补气行血。若见舌苔黄腻，小便黄者，可加入苍术、黄柏燥湿清热。

【变通法】可用桃红饮（《类证治裁》）加减，药用桃仁、红花、川芎、当归尾、威灵仙、牛膝、桂枝等，活血化瘀，祛风利湿。如风寒湿邪留滞经络，肢体筋脉挛痛，疼痛游走不定，关节屈伸不利，脉弦者。予以祛风除湿，散寒通络，可用小活络丹（《太平惠民和剂局方》），药用制川乌、制草乌、地龙、胆南星、制乳香、制没药等。如气血虚或素来体质弱者，可服大活络丹（《卫生鸿宝》），每服1丸，日服2次，温开水送下。如风湿热邪久郁，经脉气血不通，痰瘀互阻，肢节红肿疼痛，可用朱丹溪上中下通用痛风方（《丹溪心法》），药用苍术、黄柏、制南星、桂枝、威灵仙、羌活、白芷、川芎、桃仁、红花、龙胆草、神曲、防己等，祛风化湿清热，活血止痛。

7. 痰饮流注

【临床表现】四肢关节疼痛沉重，患病日久，反复发作，时轻时重。或见心悸短气，腹满肠鸣；或见浮肿，小便短少；或见咳喘痰多白色泡沫，胸脘满闷。舌苔白滑腻，脉沉、弦、滑。

【病因病机】痰饮流溢，注于四肢，故四肢关节疼痛沉重，有类痹状。

【治法】温阳化饮，通络行气。

【方剂】苓桂术甘汤（《金匮要略》）合茯苓丸（《指迷方》）加减。

药物：茯苓15克，桂枝10克，白术10～15克，法半夏10～15克，枳壳6～10克，风化硝5克（冲），羌活10克，白芥子10克，苍术10～15克。

方义：茯苓、桂枝、白术、苍术健脾通阳，半夏化痰，枳壳理气，羌活祛风，白芥子温散，风化硝软坚，合而为温阳化饮、通络行气之剂。

加减：关节疼痛沉重加防己、薏苡仁利湿除痹；浮肿、小便短少者加泽泻、猪苓利水消肿。

【变通法】兼见化热者，可用加减木防己汤（《温病条辨》）加减，药用木防己、石膏、桂枝、杏仁、滑石、通草等，化饮清热。可间歇用控涎丹（《三因极一病证方论》），泄水祛饮。咳喘痰多白色泡沫，胸脘满闷者，可用小青龙汤（《伤寒论》）加减，化饮平喘。

8. 气血虚弱

【临床表现】四肢关节冷痛、麻木，远端尤甚，日久不已，时轻时重，面白无华，神疲乏力，短气自汗。舌淡，脉虚细。

【病因病机】久痹不愈，气血虚弱，营卫不和，故四肢关节冷痛、麻木，远端尤甚。

【治法】益气养血，调和营卫。

【方剂】黄芪桂枝五物汤（《金匮要略》）合当归四逆汤（《伤寒论》）加减。

药物：黄芪30克，桂枝10克，白芍15克，当归10克，细辛3克，甘草10克，生姜10克，大枣10克，木通6克。

方义：黄芪、当归益气养血，桂枝、白芍调和营卫，细辛、木通温通经脉，白芍、甘草缓急止痛，生姜、大枣和胃。

加减：寒甚者加附子散寒，湿甚者加苍白术祛湿，血虚者加首乌、鸡血藤养血。

【变通法】若单见手足麻木而疼痛不显者，可用神效黄芪汤（《医学正传》）加减，药用豨莶草、黄芪、党参、蔓荆子、陈皮、白芍、甘草等，益气通络；也可用补中益气汤（《脾胃论》）加减。如以血虚风劳为主，气血虚弱，风湿经久，四肢身体疼痛，头晕目涩，心悸烦躁，寒热盗汗，妇女月经不调者，可用人参荆芥散（《妇人大全良方》）加减，药用人参、白术、甘草、荆芥、防风、熟地、当归、川芎、酸枣仁、羚羊角、鳖甲、肉桂等，益气养血，兼以祛风。

9. 肝肾不足

【临床表现】四肢疼痛，腰膝酸痛，屈伸不利，畏寒喜暖，心悸气短，头晕目眩，长年不愈，形体衰惫。舌质淡苔白，脉细弱。

【病因病机】痹证长年不愈，久病必虚，穷必及肾，肝肾不足，精血亏损。

【治法】补养肝肾，祛风化湿。

【方剂】独活寄生汤（《备急千金要方》）加减。

药物：独活12克，桑寄生10克，杜仲10克，牛膝10克，细辛3克，秦艽10克，茯苓10克，肉桂6克，防风10克，川芎6克，甘草6克，党参10克，当归10克，白芍10克，生地、熟地各10克。

方义：桑寄生、杜仲、牛膝、肉桂补养肝肾，独活、防风、细辛、秦艽祛风化湿，党参、茯苓、甘草益气健脾，当归、川芎、白芍、生地、熟地补血养血。凡形体衰惫者，无论其属风、属寒、属湿，治疗时均当顾其根本，补益肝肾，强健筋骨。

加减：寒甚者加附子，湿甚者加苍白术，气虚者加黄芪，血虚者加首乌、鸡血藤。

【变通法】肝肾不足，精血亏损者，可用四斤丸（《太平惠民和剂局方》）加减补养肝肾，药用鹿茸（以鹿角胶代之）、熟地、菟丝子、肉苁蓉、杜仲、牛膝、木瓜、续断、桑寄生等，若下肢冷甚者加附子，小腿痉挛再加白芍药、甘草。如若四肢腰膝冷痛久不愈者，则宜用阳和汤（《外科全生集》）加减，药用鹿角胶、熟地、肉桂、炮姜炭、麻黄、白芥子、甘草等，温肾散寒通络。如痹证长年不愈，低热盗汗，形体消瘦，头晕目眩，口干心烦，舌红苔少，脉细数，为肾阴虚者，可用六味地黄汤（《小儿药证直诀》）合增液汤（《温病条辨》）加减，滋阴补肾，清热除痹，药用生地、玄参、麦冬、山茱萸、石斛、玉竹等；低热盗汗可用黄芪鳖甲汤（《卫生宝鉴》）加减。

（三）医案

1. 韩飞霞治一都司，因哭弟成疾，饮食全绝，筋骨百节皮肤无处不痛，而腰为甚。一云肾虚宜补，或云风寒宜散，韩云：此亦危证，其脉涩，正东垣所谓非十二经中正疾，乃经络奇邪也，必多忧愁转抑而成，若痰上殆矣。补则气滞，散则气耗，乃主以清燥汤，连进三瓯，遂因睡至五鼓，无痰觉少解。脉之减十之三。遂专用清燥汤加减与之。十剂而愈。

按：清燥汤，参、芪、麦冬、五味子益气养阴、助金制木；二苓、二术、泽泻燥湿渗湿；连、柏清热，苍术、神曲散郁；更兼归、地养血，升、柴升清，苓、泽降浊，恰与经络奇邪相合而取效。

2. 薛立斋治一妇人自汗盗汗，发热甫热，体倦少食，月经不调，吐痰甚多，已二年矣，遍身作痛，天阴风雨益甚，用小续命汤而痛止。用补中益气汤、加味归脾汤三十余剂，诸证悉愈。

按：此皆郁结伤脾不能输养诸脏所致。故用二汤专主脾胃。若用寒凉降火、理气化痰，复伤生气，多致不起。

3. 祝茹穹治一人，半月前忽腿疼，两脚筋缩，脚跟缩粘至腿，寸步不能行，将一月，屡药不效。咸以此为痿痹证。祝曰：非也。察其脉左寸忽洪忽涩，迟数无定。因此人好饮冷酒，酒新则性热燥，冷饮又犯寒湿，寒热相搏遂有此病。乃以川乌二钱，去皮脐；麻黄二钱，二股梢，一股根；苍术一钱，以甘草汁拌炒；白蒺藜一钱，去刺，酒蒸熟，焙干同为末。每服一钱二分，老酒热服，盖被出汗，一服即能行东，三服愈。

按：此仿仲景乌头汤，大热大辛之剂。

4. 叶天士治嘉善周姓，体厚色苍，患痛风，膝热而足冷，痛处皆肿，夜间痛甚。发之甚时，巅顶如芒刺，根根发孔觉火炎出。遍身燥热不安，小便赤涩，口不干渴，脉沉细带数。用生黄芪五钱，生於术三钱，熟附子七分，独活五分，细辛三分，汉防已一钱五分，四剂而诸证皆痊。惟肿痛久不愈，阳痿不举。接用知、柏、虎骨、牛膝、龟甲、苁蓉，不应。改用乌头、全蝎、各一两，穿山甲、黄柏各五钱，汉防已一两五钱，麝香三钱，马料豆生用三两，茵陈汤泛丸，每服一钱，开水下而全愈。（以上均引自《古今医案按》卷八《痹》）

按：用乌头辛热通经除痹，穿山甲、全蝎攻坚搜剔，丸剂缓攻宿邪而效，亦痹证顽证妙法。

（四）医家经验

1. 朱良春治疗顽痹经验　类风湿关节炎属于“顽痹”范畴，个人曾创订“益肾蠲痹丸”治疗类风湿关节炎，取得较为显著之疗效。该丸是以温肾壮督、钻透逐邪、散瘀涤痰（地黄、当归、淫羊藿、肉苁蓉、鹿衔草、老鹳草、寻骨风、苍耳子、徐长卿）和血肉有情之虫类药（全蝎、蜈蚣、蜂房、蕲蛇、土鳖虫、僵蚕）配伍而成，共奏益肾壮督、蠲痹通络之功效。在辨证上除应侧重温肾补肾外，还要抓住阴、阳、寒、热四字，阳虚者多偏寒，应加强温阳散寒之品，可加用川乌、草乌、附片、鹿角片、肉桂、细辛等品；阴虚者多偏热，又宜养阴清热，石斛、麦冬、秦艽、青蒿、地榆、葎草、寒水石、鳖甲等均可选用，只取甘寒之剂，尽量不用苦寒之药，以免损阳伤中。长期服用激素者，重用补肾之品，可以较快地递减其激素量。类风湿关节炎延久未愈者，必须取草木药与虫类药同用，收效始佳。寒湿盛者用蕲蛇、蚕沙祛风渗湿，并配以川乌、细辛；热盛者用地龙泄热通络，并配以寒水石、葎草；夹痰者用僵蚕除风化痰，并配以胆星或白芥子；夹瘀者用土鳖虫破瘀开结，并配以桃仁、红花；关节痛甚者用全蝎或蜈蚣（研末吞服）搜风定痛，并配以延胡索或六轴子（用1～2克）；背部着痹疼痛剧烈难受者，用九香虫温阳理气，并配以葛根、秦艽；关节僵肿变形者，用蜂房、僵蚕、蜣螂虫透节散肿，并配以泽兰、白芥子；病变在腰脊者，用蕲蛇、蜂房、土鳖虫行瘀通督，并配以川断、狗脊、补骨脂等。顽痹之治疗，在辨证时需适当配伍养血活血之地黄、当归、鸡血藤等。关节肿痛僵肿时，可配合外搽，以缓其苦，常用生川乌、透骨草各300克，当归、赤芍、丹参各200克，细辛、干姜、红花各100克，用50%酒精8000毫升浸泡一周，过滤去渣，加樟脑1%，薄荷脑0.5%，甘油2%，混合外搽，日三四次。并可加适量香料。（中医杂志，1989，4：198）

2. 焦树德治疗顽痹经验　“尪痹”这一新的病名是在1981年提出的，主要指类风湿关节炎、强直性脊柱炎等具有关节变形、骨质受损的疾病（痹病）而言。以补充行痹、痛痹、着痹分类的不足。

（1）补肾祛寒治尪汤：补骨脂9～12克，熟地12～24克，川断12～18克，淫羊藿9～12克，制附片6～12克（用15克时，需先煎10～20分钟），骨碎补10～20克，桂枝9～15克，赤芍、白芍各9～12克，知母9～15克，羌活、独活各10～12克，防风10克，麻黄3～6克，苍术6～10克，威灵仙12～15克，伸筋草30克，牛膝9～15克，松节15克，炙山甲6～9克，土鳖虫6～10克，炙虎骨9～12克（另煎兑入）。因虎骨已经禁用，可加用透骨草20克，寻骨风15克，自然铜（醋淬，先煎）6～9克以代虎骨。治以补肾祛寒，化湿疏风，活瘀通络，强筋壮骨。主治尪痹肾虚寒盛证。其中包括西医学的类风湿关节炎、强直性脊柱炎、结核性关节炎、大骨节病等有肢体关节疼痛、变形、骨质损害的疾病出现肾虚寒盛证者。

（2）补肾清热治尪汤：生地15～25克，桑寄生20～30克，桑枝30克，地骨皮10～15克，酒浸黄柏12克，知母12克，川断15～18克，骨碎补15～18克，白芍12克，威灵仙12～15克，羌活、独活各9克，忍冬藤30克，络石藤20～30克，桂枝6～9克，红花9克，制乳香、没药各6克，炙山甲9克，炙虎骨（或豹骨、熊骨）12克（另煎兑入）。治以补肾清热，疏风化湿，活络散瘀，强筋壮骨。主治尪痹肾虚标热重证。尪痹病程较长，再兼体质、年龄、地域等不同，有的则可寒郁化热或从阳化热而出现热证。但这是其标，其本仍是肾虚受寒所致，故称肾虚标热证。热象轻者为轻证，热象重者为重证。本汤所治症为关节肿痛，不怕冷，夜间喜把患肢放到被外，但时间过长又会加重疼痛，或有五心烦热、低热、咽干牙痛，大便干秘，舌苔黄，舌质红，脉细数尺脉小等。

（3）补肾强督治尪汤：熟地15～20克，淫羊藿9～12克，金狗脊30～45克，制附片9～12克，鹿角胶9克（烊化），川断12～20克，骨碎补15～20克，羌活12克，独活10克，桂枝12～20克，赤芍、白芍各12克，知母12～15克，土鳖虫6～9克，防风12克，麻黄3～9克，干姜6～9克，怀牛膝12～18克，炙山甲6～9克，草乌5～9克。水煎服。治以补肾祛寒，强督助阳，活瘀通络，壮骨舒筋。主治尪痹肾督虚寒证（强直性脊柱炎）。症见腰脊疼痛，遇寒加重，脊柱僵曲，弯腰、直腿受限，甚或两髋关节疼痛，骶髋关节骨质受损，致两腿活动受限而腰腿疼痛，全身倦怠，气力不足，舌苔略白，脉沉滑或沉弦，尺脉见沉细或弱。（《方剂心得十讲》）

3. 张伯臾治痹证经验 热痹初起兼见口干、苔黄、脉浮数者，可用麻黄连翘赤小豆汤，或以浮萍代麻黄；如见高热、汗出、口渴、苔黄，予桂枝白虎汤。热重湿轻者多，清热可选赤芍、西河柳、忍冬藤、络石藤；化湿不宜过于刚燥，以薏苡仁、防己等为妥。消肿止痛可用乳香、没药；如湿不重而舌红绛者，要重用生地，为热痹要药。热痹见于阴虚之体者，易于化火，痛剧而日轻夜重，壮热烦渴，舌红绛而干，脉数，当以千金犀角散。如素有阴虚内热、肝阳偏亢之象，又见指、趾、腕、踝、肘、膝等关节（指、趾为多）微肿、微红、疼痛，日轻夜重，甚则手不可近，舌红绛，脉弦细数，兼有头晕痛便干秘等，此为肝阳化风入络，或阴虚肝风入络，以养阴清热、平肝息风，除用羚羊、生地、麦冬、芍药、牡丹皮、钩藤外，须用石决明、珍珠母镇潜，忍冬藤、络石藤、地龙等和络也可选用。但忌用发散药，免嚣风热。

善用乌头汤治风寒湿痹，自拟通痹汤治风寒湿痹：制乌头4～9克，麻黄3～6克，独活6～9克，防己15～30克，木通6克，黄芪12～18克，当归15克，甘草4.5克。风重者加桂枝、防风；寒重者加附子、鹿角片；湿重者加薏苡仁、苍术、蚕沙。兼有表证者，可据其偏胜，与麻黄汤、桂枝汤、羌活胜湿汤；发热体温高可少佐清热之品，如金银花、连翘等。如疼痛明显剧烈而日久者，参入五灵脂、乳香、没药；日久不愈，久通入络或痰瘀凝结而变形者，需加入虫类搜剔，如僵蚕、全蝎、土鳖虫、蜈蚣等。痹证日久其不痛者，病久入深，用药宜重，以复见痛感为佳。早期肿明显者可用一二味活血药，后期则可多用之。（《张伯臾医案》）

4. 张鸣鹤治关节痹证经验

（1）祛邪重于湿热毒瘀：关节病的形成，内与体质虚弱、正气不足，外与感受风寒湿热等外邪相关；是外邪引动内邪，内外合邪而发病。其中脏腑积热，湿热毒邪侵及筋骨，流注经络，着而成瘀，是形成疾病活动的病理关键。治疗首当祛邪，以清热解毒利湿、活血通络止痛为大法。热毒证主要表现为关节局部皮色发红、肿胀、积液、灼热、疼痛剧烈，且呈搏动样跳痛感，舌红苔黄腻、脉滑数，或伴高热持续不退，有慢性感染病灶，如扁桃体炎、咽炎、口腔溃疡、淋巴结炎等。化验检查多伴有红细胞沉降率、抗链球菌溶血素“O”、黏蛋白、γ球蛋白或类风湿因子阳性。若邪滞经络，形成瘀血痹，多同时兼见皮下结节红斑、色暗，或发热、口干不欲饮，舌体胖或紫暗、瘀斑，苔黄腻，脉滑数或濡数等。本证治疗强调：湿热为患，须湿热两清，分消其热，才能湿去热清毒解，从而杜绝瘀血源流。活血通络，经脉疏通，血脉周流，则湿热、邪毒无所依附，两相结合，相得益彰。清热解毒用金银花、蒲公英、地丁、蛇舌草、黄柏、板蓝根；利湿消肿，用土茯苓、薏苡仁、土贝母；活血化瘀，用桃仁、红花、土鳖虫、蜂房、全蝎。偏于上肢，土贝母、地丁；偏于下肢，土茯苓、薏苡仁；肿胀明显或下肢浮肿，加车前草、防己；慢性咽炎、扁桃体炎，加射干、玄参、山豆根。对活动期类风湿关节炎疗效尤显。

（2）病证结合：对关节病的治疗，以关节局部为辨证要点，综合整体情况，进行辨证治疗。关节病之活动期通常分为湿热毒盛、阴虚血热、瘀血内阻三型；稳定期分为卫表不固、阳虚寒盛、寒热错杂、肝肾亏损等类型。如类风湿关节炎各期用雷公藤、青风藤、土贝母、土茯苓等；手足关节肿胀疼痛用威灵仙、远志、猫眼草、露蜂房等。骨性关节炎用夏枯草、桃仁、红花、王不留行、皂角刺、穿山甲等。风湿性关节炎游走性疼痛多选用桂枝、细辛、川椒、羌活、川芎。强直性脊椎炎重用生地、熟地、葛根、土鳖虫、赤芍、白芍；牛皮癣性关节炎凉血滋阴与清热利湿配伍，据两者偏重而用量有别，药对有生地配土茯苓、牡丹皮配地肤子等。

（3）清补并施：强直性脊椎炎，其病变部位多位于骶髂关节及胸腰关节，属中医督脉循行处，临床表现主要为青年男性伴有腰背晨僵胀痛感，如“4”字试验阳性，骶髂关节有骨质疏松，关节面变窄，模糊或骨质破坏等特征改变。当累及髋关节时，多出现两髋搏动性疼痛，且有触压痛，或有股部肌肉萎缩，舌红、脉细数，红细胞沉降率明显增快等阴虚血热的表现，此时主张标本同治，滋阴清热与补肾壮督同用，滋阴清热用生地、龟甲、鳖甲；补肾壮督用补骨脂、续断、淫羊藿、仙茅、熟地等。再如牛皮癣性关节炎，多表现为关节红、肿、热、痛，伴低烧、口渴喜饮、舌质红绛而苔黄腻等阴虚湿热证，除重用生地、石斛、牡丹皮滋阴凉血外，更还须配以薏苡仁、土茯苓、白花蛇舌草，利湿消肿。

（4）软坚散结：常根据疾病性质的不同，关节或关周围增生、结节，用软坚散结方药。如治疗骨关节炎病程较久，多见于老年体弱气虚者，软坚散结与活血益气并举，重用夏枯草、威灵仙、穿山甲、皂角刺软坚散结，并用桃红、赤芍、鸡血藤活血通络，加黄芪、当归、楮实子益气生血。再如顽痹患者，关节附近多出现皮下结节，小者如豆，大者如枣。此乃湿热郁蒸，火邪煎熬津液为痰，痰浊附结于筋骨所致。治以清热利湿，软坚散结，化痰通络并施。清热利湿必用三妙或四妙；软坚散结用夏枯草、两头尖、急性子、莪术、桃仁；化痰通络常用白芥子等。对缓解临床症状，减轻病人痛苦有显效。（《古今名医临证金鉴·痹证卷》）

（五）外治法

1. 药敷法

（1）处方：生川乌30克，生草乌30克，干姜30克，肉桂30克，大葱30克。

用法：共研细末，与糯米饭共拌调匀，外敷患处。

疗程：每日换药1次，7次为1个疗程。适用于风寒湿痹。

（2）处方：白芥子30克，延胡索30克，细辛15克，甘遂15克。

用法：共研细末，加入麝香1克，姜汁适量，调匀成膏，将药膏平摊于4厘米×4厘米玻璃纸上（膏重3克），敷于患处，外以胶布膏药固定。

疗程：每日换药1次，每次敷药4～6小时，7次为1个疗程。用于瘀痰互结型。

（3）处方：生大黄30克，臭梧桐30克。

用法：共研细末，以醋调匀外敷患处。

疗程：每日换药1次，7次为1个疗程。适用于热痹。

2. 药熨法

处方：陈艾60克，羌活60克，小茴香60克，食盐100克。陈艾、羌活、小茴香共研为细末，与食盐一同炒热。

用法：用布袋分装后趁热轮换外熨患处。每次30～60分钟。

疗程：每日2次，14日为1个疗程。每剂药料可用3～4次。适用于风寒湿痹。

3. 药洗法

（1）处方：苍术30克，松叶30克，艾叶30克，桂枝30克。

用法：加水适量，煮沸后约30分钟，倒入盆内，趁热外洗患处，水凉即复加温。每次30～60分钟。

疗程：每日2次，14日为1个疗程。适用于风寒湿痹。

（2）处方：桑树枝100克，柳树枝100克，槐树枝100克，桃树枝100克，豨莶草100克，木防己100克。

用法：加水适量，煮沸后约30分钟，倒入盆内，熏洗患处，水凉即加温。每次30～40分钟。

疗程：每日1～2次，14日为1个疗程。适用于热痹。

（六）预防护理

注意防寒防湿。劳作汗出勿当风，身热汗出勿入水浴。患者应加强个体调摄，不断加强抗邪能力。

（七）评述

1. 首辨风寒与湿热 四肢关节疼痛以痹证为主。在临床上，应首辨风寒与湿热。但是风寒湿三者，每多夹杂相混，很难截然划分，故治风痹，当以疏风为主，而以散寒除湿佐之；治寒痹，当以散寒为主，而以疏风除湿佐之；治着痹，当以除湿为主，而以散寒疏风佐之。又热与湿尤多相互缠绵，亦难严格区别，故治湿热痹，应当湿热并除。正因如此，所以辨治痹证，必须首先辨清风寒湿痹与湿热痹两大类。再于风寒湿痹中察其偏风、偏寒、偏湿之别，于湿热痹中审其热胜、湿胜之差。这是痹证辨治的首要关键。

2. 涤痰通瘀药 凡久痹顽证而关节肿大屈伸不利者，多为久痛入络，痰瘀阻滞、经络不通者，治当涤痰、通瘀，而以疏通为重。然涤痰须行气，通瘀须活血，因此治法不外行气活血、涤痰通瘀。如风湿热邪久郁，经脉气血不通，痰瘀互阻，肢节红肿疼痛，可用朱丹溪上中下通用痛风方（《丹溪心法》），药用苍术、黄柏、制南星、桂枝、威灵仙、羌活、白芷、川芎、桃仁、红花、龙胆草、神曲、防己等，祛风化湿清热、行气活血、涤痰通瘀，即是其例。

3. 搜络止痛药　病情顽固者应在所取主方之中加入蜈蚣、土鳖虫、乌梢蛇、僵蚕、地龙、全蝎、蜂房、炮山甲之类，以加强剔除病邪、搜络止痛的作用。痰瘀互阻属顽痹者并非数剂药可愈，尤其是关节变形、僵硬者常宜缓图之。除上方之外，还可以配服验方五虫五藤汤（蜈蚣、全蝎、地龙、僵蚕、土鳖虫、鸡血藤、海风藤、络石藤、忍冬藤、钩藤）并送服大活络丸。据临床体验，关节掣痛剧烈的，可加用全蝎、蜈蚣、乌梢蛇搜风定痛；关节僵肿变形者，可加用蜂房、僵蚕、地龙透节消肿；腰脊强直疼痛者，可加用土鳖虫行瘀通脊。此外，麝香对于顽痹证亦具特殊的通络止痛，如《本事方》用麝香丸（麝香、全蝎、黑豆、地龙、川乌）治白虎历节诸风疼痛，游走无定，状如虫啮，昼静夜剧者。临床用之，其效颇佳。

4. 选用引经药　痹证可根据疼痛部位，选用引经药。如头部，虚者用川芎、白芷、天麻，实者用钩藤、藁本；颈肩部，风重用羌活、海风藤，热重用葛根、花粉。上肢部，重用羌活、威灵仙，寒者桂枝、天仙藤，热者桑枝、忍冬藤。下肢部，重用独活、川牛膝、千年健、钻地风，湿盛用独活、木瓜、防己，热用黄柏、地龙、茅根，瘀血用牛膝，虚用五加皮。周身疼痛加桂枝、秦艽、川椒、海风藤、络石藤、威灵仙等。对游走性关节痛，常用藤类药如青风藤、海风藤、忍冬藤、鸡血藤等，疏经通络、祛风止痛。对固定性关节痛，根据病变关节不同，用药有异。如颞颌关节痛，张口、咀嚼困难时，用白芷、细辛；颈椎关节痛，转动不灵时，重用葛根、白芍；胸腰椎痛，伴下肢麻木、重着、酸痛者，用狗脊、续断、土鳖虫、红花；膝关节痛，活动后加重者，用全蝎；下肢小关节痛，或脚跟痛者，用两头尖、皂角刺；肩关节痛，抬举活动困难者用细辛、麻黄、威灵仙；腰骶关节痛，伸筋草、赤芍、白芍；胸锁关节痛，咳嗽尤重用香附。

二、肩臂痛

肩臂痛好发于中年以后，其主证为肩关节疼痛，疼痛可放射到上臂和前臂。尤其是在肩关节外展或外旋转时疼痛加剧，严重者可使肩关节不能活动，三角肌、冈上肌等均有不同程度的萎缩。对此中医称为肩痹、漏肩风、冻结肩、五十肩等。其病位在肩部的经脉和经筋。五旬之人，正气不足，营卫渐虚，若局部感受风寒，或劳损闪挫，或习惯偏侧而卧，筋脉受到长期压迫，血脉周流不畅，血不营筋遂致气血阻滞而成肩痹。

（一）辨证要点

1. 辨疼痛性质等　病程短，肩部冷痛活动受限，遇寒痛增，头痛恶风等为外感风寒。病程缠绵，肩部困重疼痛，阴雨寒冷天气则加剧为寒湿凝滞。肩部刺痛或如锥刺，压痛点明显，为气滞血瘀。

2. 经络辨证 以肩前中府区疼痛为主、后伸疼痛加剧者属太阴经证；以肩外侧肩髃、肩髎穴处疼痛为主、三角肌压痛、外展疼痛加剧者属阳明、少阳经证；以肩后侧肩贞、臑俞穴处疼痛为主、肩内收时疼痛加剧者属太阳经证。此外还可结合患者体质状况、病程长短，进行分证论治。

（二）证治方药

1. 外感风寒

【临床表现】症见素体虚弱，动辄感冒，肩部冷痛，活动功能受限，遇寒痛增，局部按摩或热敷后则痛减，伴见头痛、恶寒或恶风。舌淡红，苔白，脉浮紧。

【病因病机】腠理不固，风寒侵袭，手三阳经脉气血痹阻，周流不畅，气血不能营养肩部筋脉。

【治法】温经散寒，益气固表。

【方剂】黄芪桂枝五物汤（《金匮要略》）合玉屏风散（《世医得效方》）加减。

药物：黄芪 15 克，桂枝 12 克，赤芍 12 克，当归 10 克，防风 10 克，白术 10 克，细辛 3～6 克，羌活 10 克，片姜黄 10 克，川芎 6 克，鸡血藤 10 克，生甘草 6 克，生姜 6 克，葱白 6 克。

方义：黄芪、防风、白术益气固表，桂枝、细辛、羌活、片姜黄温经通络散寒，赤芍、当归、川芎、鸡血藤和血通脉，赤芍、甘草缓急止痛，生姜、葱白祛风散寒。

加减：如伴颈背强急者加葛根、红花，肩痛而活动功能受限者加天仙藤、海桐皮。

【变通法】外感风寒甚者，局部有寒冷感觉，或牵及项背板滞，宜疏风散寒活络，可用防风汤（《黄帝素问宣明论方》）加减，药用防风、羌活、桂枝、秦艽、葛根、当归、杏仁、黄芩、赤苓、甘草、生姜。肩背痛不可以回顾，此手太阳经气不行，用通气防风汤（《脾胃论》），药用防风、羌活、升麻、柴胡、藁本、苍术等；如肩背痛脊强，腰似折，项似拔，此足太阳经气不行，用羌活胜湿汤（《脾胃论》）。痛剧而有拘挛现象的，用透经解挛汤（秦伯未经验方），药用防风、荆芥、羌活、白芷、当归、川芎、红花、苏木、蝉蜕、天麻、连翘、甘草和营活血。

2. 寒湿凝滞

【临床表现】肩部困重疼痛，神倦面白，每逢阴雨寒冷天气疼痛加剧，病程缠绵。舌淡，苔白厚腻，脉沉细。

【病因病机】外感风寒失治，以致寒湿留滞不去，痹阻肩部而痛。

【治法】散寒祛湿，温经通络。

【方剂】乌头汤（《金匮要略》）和当归四逆汤（《伤寒论》）加减。

药物：当归 10 克，白芍 12 克，桂枝 10 克，制川乌 10 克（先煎），麻黄 6 克，细辛 5 克，羌活 10 克，威灵仙 12 克，防风 10 克，防己 12 克。

方义：川乌、麻黄、细辛温经散寒，白芍、桂枝调和营卫，羌活、威灵仙、防风、防己祛风化湿，当归、白芍和血通络。

加减：可加片姜黄、天仙藤止痛除痹。

【变通法】体胖形寒，痰多苔白腻，寒湿痰湿阻络者可用近效术附汤（《近效方》）、导痰汤（《济生方》）合指迷茯苓丸（《指迷方》）加减，化痰通络，药用苍白术、附子、制南星、法半夏、枳实、白芥子、玄明粉、茯苓、地龙、僵蚕等。痰湿阻络化热者也可用欧阳锜自拟化痰通络方，药用法半夏、木瓜、忍冬藤、陈皮、姜黄、白芥子、络石藤、水竹节、桑枝、豨莶草等，化痰通络。如见湿热相搏，肩背沉重而痛，苔黄腻者，可用当归拈痛汤（《医学启源》）加减，药用当归、黄芩、知母、茵陈、苦参、猪苓、茯苓、葛根、防风、羌活、升麻、苍术、滑石等，清热化湿。

3. 气滞血瘀

【临床表现】肩部刺痛或如锥刺，压痛点明显，上肢不能抬举后伸，活动或轻止时均感疼痛，而静止时尤甚。舌质暗红，舌边可见瘀斑，苔白腻，脉弦涩。

【病因病机】久痛入络，气滞血瘀，经脉不通。

【治法】行气活血，舒筋通络。

【方剂】活络效灵丹（《医学衷中参西录》）合身痛逐瘀汤（《医林改错》）加减。

药物：秦艽10克，香附10克，羌活10克，川芎10克，没药5克，乳香5克，地龙10克，五灵脂10克，桃仁10克，红花10克，当归尾12克，姜黄10克。

方义：五灵脂、桃仁、红花、当归尾、川芎、没药、乳香、地龙活血通络，香附理气，姜黄、木瓜舒筋缓急，秦艽祛风。

加减：痛甚加小活络丹1粒化服。

【变通法】气虚血瘀可用补阳还五汤（《医林改错》）加减。

（三）预防护理

注意局部肌肉受损，防寒防湿，劳作汗出勿当风，身热汗出勿入水浴。患者应加强个体调摄，不断加强抗邪能力，要结合日常功能锻炼。

（四）评述

肩臂痛发生与慢性劳损有关，患者可有外伤史。主要病理系慢性退行性改变，多继发于肱二头肌腱腱鞘炎、冈上肌腱炎或肩峰下滑囊炎。某些患者与感染性病灶或内分泌功能有关。早期以剧烈疼痛为主，功能活动尚可。单侧或双侧肩部酸痛，并可向颈部和整个上肢放射，日轻夜重，患肢畏风寒，手指麻胀。肩关节呈不同程度僵直，手臂上举、前伸、外旋、后伸等动作均受限制。病情迁延日久而致患处肿胀粘连，肩部肌肉萎缩，最终关节僵直、肩臂不能举动，则以肩部功能障碍为主，疼痛反而减轻。

三、臂痛

上肢手臂为手三阳、三阴经脉所循之地。臂痛多为风寒湿搏结，或痰饮留注，或劳伤负重而致。以下仅以饮邪、风湿两证述之。

（一）辨证要点

因睡后手臂露出被外，臂痛牵及颈项肩背，恶寒恶风，多为风寒湿外邪侵袭。肥人上肢麻木沉重、疼痛酸楚，软而无力，多为饮邪留注。

（二）证治方药

1. 饮邪留注

【临床表现】手臂上肢麻木沉重，疼痛酸楚，两臂软而无力。或有咳喘肠鸣，咳吐痰涎，脘痞腹胀，舌苔滑腻，脉滑。

【病因病机】肥人喜酒、烧烤、肥甘、烟茶之类，痰湿相蕴，饮邪留注手臂而为痹。

【治法】化痰除饮。

【方剂】导痰汤（《济生方》）合苓桂术甘汤（《金匮要略》）加减。

药物：片姜黄10克，桂枝6~10克，苍术、白术10~15克，法半夏10~15克，陈皮6~10克，制南星10克，竹茹10克，枳实6克，茯苓15克，甘草6克。

方义：半夏、陈皮、茯苓、甘草、竹茹和胃化痰，枳实、制南星理气除饮，桂枝、茯苓、苍术、白术温阳化饮、健脾燥湿，片姜黄、桂枝为引经药，且能祛痹止痛。

加减：痛甚加天仙藤、海桐皮、细辛祛痹止痛。

【变通法】中脘留伏痰饮，臂痛难举，手不能移，用指迷茯苓丸（《指迷方》），白芥子、羌活、玄明粉、半夏化饮除痹。如痰湿夹热，用二陈汤（《太平惠民和剂局方》）加苍术、羌活、黄芩、黄连清热化痰。

2. 风湿相搏

【临床表现】手臂酸痛难举，无力抬肩，牵及颈项、肩背，恶寒恶风，无汗、汗出。脉浮紧，舌苔薄。

【病因病机】因睡后手臂露出被外，为风寒湿外邪侵袭，气血不和，络脉闭阻而致。

【治法】祛风散寒除湿。

【方剂】五积散（《太平惠民和剂局方》）加减。

药物：麻黄6克，桂枝6克，白芷6克，防风10克，苍术10克，厚朴6克，半夏6克，陈皮6克，羌活10克。

方义：麻黄、桂枝、白芷、防风、羌活祛风散寒除湿，苍术、厚朴燥湿，半夏、陈皮和胃。

加减：寒加肉桂、干姜散寒，血虚加当归、白芍、川芎和血。

【变通法】若气血不足者，用蠲痹汤（《沈氏尊生书》），药用黄芪、僵蚕、当归、白芍、川芎、地黄、甘草、羌活、防风等，益气养血除痹。

（三）预防护理

同“肩痛”。

（四）评述

《张氏医通·臂痛》：“以两手伸直垂前，大指居前、小指居后而定之。臂臑之前廉痛者属阳明，升麻、白芷、干葛为引经；后廉属太阳，藁本、羌活；外廉属少阳，柴胡、连翘。内廉属厥阴，柴胡、当归；内前廉属太阴，升麻、白芷、葱白；内后廉属少阴，当归、细辛。”可据此加用引经药。

四、膝痛

膝部疼痛、肿胀，影响运动的临床表现，可归于本症范畴。历代医籍多列入痹、痛风、鹤膝风、历节风等予以讨论。“膝者筋之府，屈伸不能，行则偻俯，筋将惫矣。”（《素问·脉要精微论》）故膝痛大多有肝肾不足内因。而“伤于湿者，下先受之”，膝痛常由湿邪久居，气血痹阻而致，或从寒化，或从热化而为痹痛者。又，膝部运动负重暴露，外伤、劳损、邪毒犯之，每致气滞血瘀、热毒侵袭，或肝肾不足、筋骨受损，从而形成症情较为复杂的膝痛。

在临床上，膝痛可据证分治，应用温寒、清热、祛风、化湿、活血、化痰、补肝、益肾、调气诸法内治，并常结合采用熏熨、药敷外治或针灸、推拿等法。

（一）辨证要点

膝痛剧烈持续为实。初起下肢沉重酸痛麻木，头重身困为湿热；膝关节红肿灼热，疼痛剧烈，发热烦渴为热毒。膝痛日久，痛有定处，疼痛剧烈，得热痛减为寒湿；疼痛肿胀日久不消，按之如揉面感，或觉硬韧粗涩为痰湿。

膝痛缠绵不休为虚。劳累加重，休息减轻，面色无华，心悸眩晕，气短懒言则气血两虚；久而致步态不稳，行走不利，关节变形为肝肾不足。

（二）证治方药

1. 湿热留着

【临床表现】膝部肿胀疼痛，关节积液，按之热，下肢沉重酸痛，肌肤麻木不仁，影响运动。肢体困倦，头重身困，或见发热，小便短黄，大便干结或溏。舌红苔薄黄或黄腻，脉濡数。

【病因病机】湿邪侵袭，郁久而热，湿热留着不去，气血运行不畅，经脉痹阻而为膝部肿胀疼痛。

【治法】清热化湿。

【方剂】四妙丸（经验方）合宣痹汤（《温病条辨》）加减。

药物：苍术 10 ~ 12 克，黄柏 6 ~ 10 克，薏苡仁 15 ~ 30 克，牛膝 10 ~ 15 克，防己 10 ~ 15 克，连翘 10 克，山栀 10 克，蚕沙 10 克，赤小豆皮 10 克，竹叶 10 克。

方义：苍术、黄柏清热燥湿；薏苡仁、防己利水祛湿，除痹止痛。山栀、连翘清热，赤小豆皮、竹叶利湿，牛膝引药下行而运气血，蚕沙化浊温散而通络脉。

加减：局部肿痛灼热加金银花、忍冬藤清热通络止痛，发热烦渴加石膏、知母清解阳明之热。若关节积液甚者，重用薏苡仁至 90 克，加茯苓、猪苓等以利水消肿。疼痛剧者加海桐皮、片姜黄清热通络。

【变通法】发热可用薏苡竹叶散（《温病条辨》）合加减木防己汤（《温病条辨》），药用防己、石膏、滑石、薏苡仁、竹叶、杏仁、通草、连翘、知母、桂枝，清解淡渗并用。夹杂风湿热者用当归拈痛汤（《医学启源》），药用羌活、防风、升麻、葛根、苍术、当归、党参、苦参、茵陈、知母、猪苓、泽泻等，祛风除湿清热。

2. 热毒蕴结

【临床表现】膝关节红肿灼热，疼痛剧烈如虎咬，屈伸困难，影响运动。外伤者触之灼热、按之皮软，热随痛增，日久关节积液，溃破后脓出如浆，或流黄水。发热烦渴，汗出，小便黄，大便秘。舌红苔黄，脉数有力。

【病因病机】跌仆外伤血瘀，风湿热毒侵袭，蕴结膝部，致生局部肿痛剧烈，且有发热烦渴者。

【治法】清热解毒消肿。

【方剂】五味消毒饮（《医宗金鉴》）合白虎桂枝汤（《金匮要略》）加减。

药物：连翘10～15克，金银花15～30克，野菊花10～15克，蒲公英15～30克，地丁15～30克，生石膏15～30克（先煎），知母10～15克，桂枝6～10克，生甘草10克，牛膝15克。

方义：金银花、连翘、蒲公英、地丁、野菊花大队集合清热解毒，石膏、知母、甘草清解阳明而退热，牛膝引药下行为佐使之药。

加减：痛如虎咬者，加羚羊角粉或水牛角清营息风，若烦渴舌绛加牡丹皮、赤芍、紫草凉血解毒。若膝肿红热如鹤膝者，加当归、玄参，即用四妙勇安汤（《验方新编》）和血清热消肿。有外伤血肿者，加丹参、炙乳香、炙没药，即合活络效灵丹（《医学衷中参西录》）化瘀消肿。

【变通法】若兼见湿热者加四妙散（经验方），苍术、黄柏、薏苡仁、萆薢等，清热化湿。若关节化脓积液，起病急，溃破缓，膝眼肿痛明显，发热心烦者，用仙方活命饮（《外科发挥》）加减，药用金银花、连翘、穿山甲、皂角刺、白芷、天花粉、赤芍、防风、浙贝母、陈皮、牛膝等，清热解毒，溃脓排毒。若溃破后则用十全大补汤（《太平惠民和剂局方》），补气养血，药用黄芪、党参、白术、茯苓、甘草、白芍、当归、地黄、肉桂、牛膝、金银花、乳香、没药等。上方亦可用金银花解毒汤（《疡科心得集》）代之，该方有金银花、地丁、犀角、连翘、牡丹皮、黄连、夏枯草，清热解毒亦佳。

3. 寒湿痹阻

【临床表现】膝痛日久，固着不移，痛有定处，疼痛剧烈，得热痛减，遇寒加重，局部不红不热，关节屈伸不利，形寒肢冷，下肢末梢发凉，面白，小便清长。舌淡，苔白，脉弦紧、沉迟。

【病因病机】涉水冒雨，久居寒冷潮湿之处，寒湿袭人，留着下肢膝部，收引血脉，气血闭阻不通。

【治法】温通血脉，散寒除痹。

【方剂】

（1）轻者用当归四逆加吴茰生姜汤（《伤寒论》）。

药物：当归 10～15 克，细辛 3～6 克，桂枝 10～15 克，赤芍、白芍各 15 克，甘草 10 克，吴茱萸 6～10 克，生姜 10 克，牛膝 15～30 克。

方义：当归、赤白芍和血通络，桂枝、细辛、吴茱萸、生姜温通散寒，芍药、甘草缓急止痛，牛膝引药下行。

（2）重者用乌头汤（《金匮要略》）加减。

药物：制川草乌 6～10 克（先煎），麻黄 6～10 克，赤芍、白芍 15～30 克，黄芪 15～30 克，生甘草 10 克。

方义：制川草乌散寒除痹，麻黄发散风寒，赤芍、白芍、甘草缓急止痛，黄芪益气通脉。

加减：兼风者加羌活、威灵仙，兼湿者加苍术、白术、薏苡仁。

【变通法】寒甚痛剧可用神效散（《疡医大全》）合仙桃丸（《普济方》）加减，药用制川草乌、五灵脂、威灵仙、肉桂、红花等，散寒活血，通络止痛。或加小活络丹（《太平惠民和剂局方》），方由制川草乌、地龙、乳没、南星组成。若风、寒、湿、痰夹杂者，可用五积散（《太平惠民和剂局方》），药用麻黄、桂枝、川芎、当归、白芍、肉桂、干姜、苍术、厚朴、白芷等，祛风、散寒、除痰。

4. 痰湿凝滞

【临床表现】膝关节疼痛肿胀，软组织增生，按之如揉面感，或觉硬韧粗涩，膝痛绵绵，肿胀日久不消，肢体沉重，行动乏力，不耐站立、行走。舌苔白腻，脉滑。

【病因病机】湿邪蕴结日久，痰饮留着不解，注于肌腠关节，而生诸症。

【治法】祛痰散结，利湿消肿。

【方剂】白芥子散（《证治准绳》）合木防己汤（《金匮要略》）加减。

药物：白芥子 6～10 克，桂枝 10 克，防己 10～15 克，茯苓 15～30 克，泽泻 15～30 克，法半夏 10～15 克，苍术、白术各 10～15 克，木香 6 克，炙没药 6 克，制南星 10 克，白僵蚕 10 克。

方义：白芥子、半夏、制南星、浮僵蚕祛痰散结，防己、桂枝通阳利湿除痹，茯苓、泽泻、苍术、白术化饮利水消肿，木香理气，没药散瘀。

加减：兼瘀者加红花、泽兰，兼湿者加萆薢、薏苡仁。

【变通法】寒湿痰瘀互阻者，可用上中下痛风方（《丹溪心法》）加减，药如苍术、南星、桃仁、红花、防己、白芷、羌活、桂枝、威灵仙等，散寒除湿、化痰活血。并可加服小金丹（《外科全生集》）温寒散结，方内有草乌、五灵脂、地龙、乳香、没药、木鳖子、麝香等。若兼见阳虚寒痰者，可用阳和汤（《外科全生集》）加减，药用熟地、肉桂、鹿角片、炮姜、当归、麻黄、附子、白芥子等，温阳散寒、补肾化痰。

5. 气血两虚

【临床表现】膝关节疼痛，缠绵不休，劳累加重，休息减轻，久站久行及上下台阶疼痛加重，不负重则痛缓。膝软无力，行走不稳，下肢肌肉萎弱。面色无华，心悸眩晕，神疲乏力，气短懒言。舌淡，脉虚细。

【病因病机】痹痛日久，正气耗伤，气血不足，无以润养肌肉筋骨，而膝关节疼痛，缠绵不休，劳累加重。

【治法】补气养血，祛风散寒。

【方剂】三痹汤（《医门法律》）加减。

药物：党参10～15克，黄芪15克，茯苓15克，杜仲10克，桂枝6～10克，细辛3～6克，秦艽10克，生地、熟地各10克，赤芍、白芍各10～15克，当归10～15克，川芎6～10克，牛膝10克，甘草6克。

方义：党参、黄芪、茯苓、甘草益气健脾，当归、赤芍、白芍、川芎、生地、熟地养血和肝，桂枝、秦艽、细辛祛风散寒除痹，牛膝、杜仲强壮筋骨。

加减：兼风者加羌活、独活、防风己，兼寒加附子、肉桂，兼湿加薏苡仁、苍术。

【变通法】可用独活寄生汤（《备急千金要方》）加减。

6. 肝肾不足

【临床表现】膝痛无力，关节不稳，关节变形肿大，步态摇摆，行走不便，腰膝酸软，眩晕肢麻。舌淡或红，脉沉弱或细数。

【病因病机】膝为三阴经所循，肝肾不足，精血亏耗，筋骨失养，关节不利，久而致步态不稳，行走不利，关节变形。

【治法】补益肝肾。

【方剂】

（1）阳虚用三气饮（《景岳全书》）加减。

药物：淡附子6克，肉桂3～6克，当归10～15克，枸杞子10克，熟地10克，菟丝子10克，牛膝10～15克，白芍15克，细辛3～6克。

方义：附子、肉桂温阳补肾，熟地、当归、白芍养血和血，枸杞子、菟丝子补养精血，牛膝引药下行，细辛散寒除痹。

（2）阴虚用补肝散（《医宗金鉴》）合六味地黄丸（《小儿药证直诀》）加减。

药物：木瓜10克，麦冬10克，当归10克，白芍10克，山茱萸10克，熟地10克，甘草6克。

方义：熟地、山茱萸补肾，当归、白芍和肝，木瓜、白芍酸甘化阴，白芍、甘草缓急止痛。

加减：关节变形者加僵蚕、地龙、乌梢蛇搜风通络。

【变通法】阳虚用右归丸（《景岳全书》），阴虚用左归丸（《景岳全书》），并合四斤丸（《太平惠民和剂局方》）、金刚丸（《素问病机气宜保命集》），后两方用萆薢、木瓜、天麻、牛膝、杜仲、苁蓉、菟丝子等强健筋骨。

（三）易简效验方

1. 益肾蠲痹丸：蜂房、熟地、当归、补骨脂、鹿角胶、肉苁蓉、白僵蚕、乌梢蛇、土鳖虫各90克，蜈蚣、全蝎、甘草各20克。上药共研细末，另以生地、杜仲、鸡血藤、淫羊藿、菟丝子各150克，煎取浓汁泛丸，如绿豆大，食后每服6克，每日2次。妇女经期或妊娠忌服。适于类风湿关节炎、骨性关节炎有肾虚瘀血者。

2. 苁蓉丸：熟地60克，骨碎补40克，鸡血藤40克，肉苁蓉30克，海桐皮30克，川芎30克，鹿衔草30克，莱菔子15克。上药研细末，炼蜜为丸，每丸重10克，每日3丸，连服2~3个月。适于骨性关节炎、骨质疏松等有肾虚瘀血者。

3. 白芥子散：白芥子15克，木鳖子15克，没药15克，桂枝10克，木香5克。早晚水煎服，或研末醋调外敷。适于肢体关节疼痛、麻木，滑膜及软组织增生等有瘀阻痰凝者。

4. 六藤饮：钩藤15克，鸡血藤20克，青风藤15克，海风藤15克，络石藤15克，忍冬藤30克。每日1剂，早晚水煎服。适于类风湿关节炎及各种慢性关节炎，肿痛日久，缠绵不愈者。

5. 小金丹：白胶香、制草乌、五灵脂、地龙、木鳖各150克，乳香、没药、当归各75克，麝香30克，墨炭12克。上药共研细末，用糯米粉120克，同上糊厚，捶打为丸，如芡实大，每料约250粒。每服2~5丸，一日2次，小儿酌减。适于膝关节结核、慢性滑膜炎（增生型）等。

6. 九虫丸：白僵蚕10克，乌梢蛇15克，土鳖虫15克，虻虫5克，白花蛇10克，水蛭5克，全蝎5克，蜈蚣10克，地龙15克。共研细末，以蜜合丸，每服3~5克，日2次。适于重症膝痛。

7. 二丹四物汤：牡丹皮20克，丹参20克，生地20克，白芍15克，当归15克，川芎10克。每日1剂，早晚水煎服。适于自主神经－血管性疾病之膝痛。

8. 四神煎：生黄芪、金银花、石斛各30克，川牛膝15克，远志10克。合并类风湿关节炎加当归15克，玄参、生甘草各10克。合并痛风性关节炎加土茯苓30克，威灵仙20克。瘀血加桃仁、红花、地龙各10克；痰湿加薏苡仁30克，黄柏、苍术各10克。每日1剂，早晚水煎服。用于膝骨关节炎急性期。

（四）外治法

1. 熏洗法

（1）处方：苍术、防风、牛膝、当归、羌活、地黄、红花、川椒、威灵仙、黄柏、海桐皮、伸筋草、寻骨风、木瓜、白芷、透骨草、鸡血藤各15克，乳香、没药、细辛、草乌、川乌、雷公藤各10克。

用法：加水将药淹没浸泡，煎开后慢火烧开5~10分钟后取下，趁热熏洗患膝。

疗程：每剂可用5~7日，每日2次，5剂为1个疗程。

（2）处方：伸筋草、透骨草、牛膝、威灵仙、木瓜、五加皮、川椒、海桐皮、刘寄奴各15克。

用法：加水将药淹没浸泡，煎开后慢火开3分钟取下，趁热熏洗患膝。

疗程：每剂可用5~7日，每日2次，5剂为1个疗程。

2. 膏药贴敷 将软膏类药用研成细面，或用散剂成药如活血止痛散、九分散等，加水、酒、醋或凡士林调成糊状，直接涂敷伤患处。有消肿祛瘀、舒筋活血止痛之效。

3. 熥熨疗法 选用温经散寒、行气止痛的药物，如用坎离砂加醋发热，吴茱萸炒热，蚕沙蒸热后，装入布袋内，熥熨患处。

（五）预防护理

同“肩痛”。

（六）评述

1. 伤于湿者，下先受之 膝痛实证多由湿邪久居，兼热、寒、痰、瘀者。若有虚证表现，则可从肝肾、气血论治。在治疗上，往往内外兼施、针药同投，可提高疗效。膝痛包括风湿性关节炎、类风湿关节炎、骨性关节炎、化脓性关节炎、创伤性关节炎、滑膜炎等，凡临床表现与之相类者，均可据此予以辨证论治。

2. 膝关节骨性关节炎 又称退行性关节炎、增生性关节炎。约占各类型关节炎的40%，中老年发病率更高一些。由于膝关节本身结构复杂，加上病情复杂，病程较长，因而治疗难度较大。本病按照Ahlback分类为5级。非手术疗法适用于1~2级，即早期；而手术疗法用于3~5级，多为骨磨损严重，关节变形，常合并半脱位，病情严重的晚期。而中医的各种疗法包括内治法、外治法、综合疗法，基本属于非手术疗法。

五、足跟痛

足跟痛，是指足跟部疼痛，不红不肿，不能久立多走，甚则站立艰难而言。本症是一种常见的自觉症状，由肝肾虚弱，或风湿留着，或瘀血阻滞，或脾气不足所致。足跟属足少阴肾经所主，故本症多由肝肾虚亏，复感风湿、瘀血内阻者所致。

（一）辨证要点

足跟疼痛，遇劳加剧，伴有头晕目眩，耳鸣腰酸为肝肾虚弱；伴气短少言，动则汗出为气血不足。足跟疼痛或酸痛，遇阴雨天加剧，兼四肢酸痛为风湿痹。

（二）证治方药

1. 肝肾虚弱

【临床表现】足跟疼痛，或牵引及足心，不红不肿，不能久立多行，甚则不能任地，或伴有头晕，目眩，耳鸣，腰酸。舌红，苔净或光，脉细尺弱。

【病因病机】肝血不足，肾精亏损，足跟筋骨失于滋养。

【治法】补益肝肾，强健足跟。

【方剂】左归丸（《景岳全书》）加减。

药物：熟地10~15克，山药10~15克，枸杞子10~15克，山茱萸10~15克，牛膝

10～15克，菟丝子10克，鹿角胶10克（烊冲），龟甲胶10克（烊冲）。

方义：熟地、枸杞、山茱萸、菟丝子补益肝肾，龟甲胶、鹿角胶填补精血，牛膝强壮筋骨，山药补益脾胃。

加减：可加杜仲、续断、桑寄生补益肝肾，强壮筋骨。兼见瘀血者加红花、苏木、落得打化瘀活血。兼见风湿者加独活、秦艽、防己、细辛等祛风胜湿。

【变通法】如兼肾阳不足，四肢不温，可用右归丸（《景岳全书》）加减。即上方加肉桂、附子温肾壮阳。

2. 风湿痹着

【临床表现】足跟疼痛或酸痛，遇阴雨天加剧，或兼四肢骨骱酸痛。舌苔薄白或白腻，脉濡、滑。

【病因病机】风湿痹着于足跟，气血运行受阻，络脉痹阻而致。

【治法】祛风胜湿，通络止痛。

【方剂】桑枝虎杖汤（《中医方剂手册》）合三妙丸（《医学正传》）加减。

药物：桑枝15克，虎杖根15克，金雀根15克，臭梧桐根15克，苍术10克，牛膝15克，黄柏10克。

方义：桑枝、虎杖、金雀根、臭梧桐根祛风胜湿，通络止痛而走四肢。苍术燥湿健脾，牛膝强筋健足，黄柏清热利湿。

加减：如兼足跟变形增大，疼痛剧烈，不能任地，可加威灵仙、桃仁、红花、白芥子、穿山甲、蜣螂虫之类，以化瘀活血。

【变通法】可用独活寄生汤（《备急千金要方》）加减，药用独活、桑寄生、秦艽、防己、细辛、芍药、地黄、牛膝、木瓜等，补肾活血，通络止痛。

3. 气血不足

【临床表现】足跟疼痛，遇劳加剧，伴有气短、少言，动则汗出，面色㿠白。舌质淡胖嫩，脉虚。

【病因病机】脾气虚弱，水谷精微来源不足，足跟失于滋养。

【治法】补中益气，佐温阳散寒。

【方剂】补中益气汤（《脾胃论》）加减。

药物：黄芪15克，党参10克，甘草10克，白术10～15克，当归10～15克，陈皮10～15克，升麻3～6克，柴胡3～6克，淡附子3～6克。

方义：黄芪、党参、白术、甘草甘健脾益气，升麻、柴胡升发清阳，当归养血和血，陈皮理气和中，附子温振阳气。

加减：兼见湿热者，去附子，可加苍术、黄柏、薏米仁、牛膝等，清热化湿。

【变通法】如气虚损及于血，致气血两虚，可用十全大补汤（《太平惠民和剂局方》）补益气血。

（三）预防护理

同“肩痛”。

（四）评述

足跟痛，常由跟骨骨刺、跟部滑囊炎、跟腱炎、跟骨骨折、跟垫炎等引起。行走或站立时，足跟感到疼痛，局部压痛。老年骨质疏松或骨质增生者也可见此证，与肾主骨生髓功能减退、肾气不足有关。妇女或老年，尤以产后受风引起足跟痛者为多见。据临床分证，用补肾、祛风、除湿、活血之品，又参以清热或温寒，再配用针灸、外治法，对本症常有佳效。

六、手足汗出

手掌和足跖部汗出明显异于平常的症状，称为手足汗出。患手足汗出异常者，平时全身汗出常不显著，甚至在气候较高的环境中，全身出汗也常局限在腋下、背部等较小范围。症状较轻者，仅在紧张、劳动或气温较高时手汗、足汗稍增；症状较重者，手掌湿润渗汗，甚至点滴而下，足心终日黏湿，甚而浸湿鞋袜。有的患者可致手、足心皮下有汗疮样小丘疹，瘙痒难忍，搔破后可引起感染。部分足汗病人并可有明显臭味。手汗甚者，夏季时掌心皮肤脱落，触之痛甚；冬季可皲裂干燥。若全身性发热，手汗、足汗可立即收止。

（一）辨证要点

身体沉重困乏，胸脘痞闷，不思饮食为脾胃湿滞；如见汗冷而四肢不温，便溏，喜热饮为脾胃阳虚。劳累后汗出明显增多，疲乏尤甚，面色无华为气血不足。兼见五心烦热，面部烘热，心烦易怒为阴虚火旺。

（二）证治方药

1. 脾胃湿滞

【临床表现】手足汗出，身体沉重困乏，胸脘痞闷，不思饮食，小便少。舌苔薄白而润，脉濡。

【病因病机】脾失健运，湿阻中州，郁久化热，旁溢四肢，逼汗外泄于手足。

【治法】宣通三焦，芳化利湿。

【方剂】藿朴夏苓汤（《医原》）加减。

药物：藿香6～10克，杏仁10克，薏苡仁15克，白蔻仁3克，猪苓10克，茯苓15克，厚朴3～5克，半夏5～10克，大豆黄卷10克。

方义：杏仁、薏苡仁、白蔻仁宣通三焦气机，藿香芳香化湿，半夏、厚朴苦温燥湿，茯苓、猪苓、泽泻淡渗利湿，大豆黄卷解肌清热。

加减：小便少者加滑石、生甘草、竹叶清热利湿，腹胀纳呆加苍术、陈皮理气燥湿，口苦加黄连、黄芩清热，口腻加佩兰芳化利湿。如仅手足汗出而全身汗不出，大豆黄卷改为豆豉发汗。

【变通法】亦可用连朴饮（《霍乱论》）合胃苓汤（《丹溪心法》）。

2. 脾胃阳虚

【临床表现】手足汗出如水，汗液冷，四肢不温，脘腹满闷，大便溏，喜热饮。脉沉迟，舌质淡。

【病因病机】脾胃阳虚，阴寒内盛，寒凝冷结，气机不畅，营卫不和。

【治法】温中散寒，调和营卫。

【方剂】理中汤（《伤寒论》）合桂枝汤（《伤寒论》）加减。

药物：党参10克，干姜3～6克，白术10～15克，桂枝6～10克，白芍10～15克，甘草6～10克，生姜3～5片，大枣5～10枚

方义：党参、干姜、白术、甘草温中散寒，桂枝、白芍调和营卫，姜、枣和胃。

加减：汗出量多者，加山茱萸、五味子、乌梅敛汗。

【变通法】如见神疲乏力、气短懒言，以气虚为主证者，可用补中益气汤（《脾胃论》）加减，补中益气。

3. 气血不足

【临床表现】手足汗出，劳累后汗出明显增多，疲乏尤甚，面色无华，口唇淡。舌淡红，脉虚细。

【病因病机】气血不足，无以收摄汗液，而致手足汗液外泄。

【治法】补气养血。

【方剂】十全大补汤（《太平惠民和剂局方》）加减。

药物：党参10克，肉桂3克，川芎6克，熟地10～12克，茯苓12～15克，白术10克，甘草5克，黄芪15～30克，当归10克，白芍10克。

方义：党参、白术、茯苓、甘草补气，熟地、白芍、当归、川芎养血，黄芪益气固表，肉桂温阳补肾。

加减：如见四肢不温，加桂枝温通；有失眠、健忘、心悸怔忡者，加酸枣仁、五味子安神。

【变通法】亦可用大剂当归补血汤（《内外伤辨惑论》）补气养血。

4. 阴虚火旺

【临床表现】手足汗出而多，五心烦热，面部烘热，心烦易怒，口干咽燥。舌红，脉细数。

【病因病机】肾阴亏虚，心火偏旺，水火不交，阴虚火旺，逼汗外泄于手心（心包）、足（肾）之处。

【治法】补肾清心。

【方剂】麦味地黄丸（《医级》）合交泰丸（《韩氏医通》）加减。

药物：麦冬10～15克，五味子10克，生地10～12克，山茱萸10～12克，山药10～12克，牡丹皮6～10克，茯苓15～30克，泽泻10克，黄连3～6克，肉桂3克。

方义：熟地、山茱萸、山药补肾养阴，麦冬、五味子养心安神，牡丹皮凉血清热，泽

泻、茯苓利湿淡渗。黄连、肉桂交通心肾，黄连泻心火，肉桂引火归原。

加减：心烦易怒、小便黄者，加莲心、竹叶、木通清心泻火；汗多者，加浮小麦、淮小麦安神敛汗。

【变通法】如以手心汗为主，可用天王补心丹（《摄生秘剖》）加减，养心阴为主；如以足心汗为主，可用知柏地黄汤（《医宗金鉴》）加减，补肾阴为主。

（三）医家经验

何传毅经验

（1）外洗法：麻黄、桂枝、细辛、荜茇、干姜、吴茱萸各 10 克，水煎后浸洗手足。以辛温散表、香燥温中药物制方外洗，可达到全身汗液增多，通身舒畅而手足汗减少的效果。

（2）内服法：除按上述证治方药内服之外，在手足汗出、烦躁易怒，口苦口臭，尿少便秘、脉滑苔干时，选用大柴胡汤（《伤寒论》）调气泻热通便。大便通畅时，则去大黄。如患手足汗出异常较久，用凉药、补药无效，属阴阳不和、经络不畅者，可用排气饮（《景岳全书》）加味。药如藿香、厚朴、枳壳、乌药、香附、陈皮、槟榔、泽泻（原方）加半夏、茯苓、川乌、白附子，以调气机而和阴阳，常可取效。（《出汗异常》）

（四）外治法

1. 浸洗法

处方：黄芪 15 克，葛根 30 克，白矾 10 克，荆芥 10 克，防风 10 克，煅牡蛎 30 克。

用法：水煎 20 ~ 30 分钟后将药汁倒入盆中，待水温合适时，浸洗手足，每次 10 ~ 20 分钟。每剂药可以煎 4 次，反复浸洗。日 2 ~ 4 次。

2. 搽涂法

处方：煅牡蛎 30 克，黄丹 9 克，枯矾 10 克研末。

用法：待上法用后，待手足干后，可在手足心擦抹少许。

3. 软脚散（《汤头歌诀》）

处方：防风、白芷、川芎、细辛各 10 ~ 30 克，研末。

用法：取少许撒于鞋内，二三日加粉 1 次，可治足汗。

（五）预防护理

见“盗汗”。

（六）评述

1. 气血不调、阴阳不和　手足汗出，一般全身汗出较少，为气血不调、阴阳不和所致。又因脾主四肢，故手足汗出用除湿和中或温中散寒法治疗较为有效。手心以心包经为主，足心为肾经所过，故心火旺而手汗、肾水虚为足汗，用补肾清心法治疗。若因气血不足而汗液不敛者，则应从气血双补为治。《张氏医通·汗》：“手足汗……热者二陈汤加川连、白芍，冷者理中汤加乌梅，弱者十全大补汤去芎加五味子。”周详其法。

2. 手足为阴阳经气交接处所　手背为手三阳经所过，手掌为手三阴所经及，手指系手三阴、三阳经脉交接之处。足背为足三阳经所过，足跖为足三阴经所及，足趾系足三阴、三阳经脉交接之处。脾主四肢，手足汗多责之于脾胃，如湿滞、阳虚等，可用芳化利湿或温中散寒等。手足为诸阳之本，生于脾胃。湿热熏蒸则津液旁达而手足汗出也，宜渗湿调中。同时，又有心肾水火不交而见阴虚火旺者，故可补肾清心。手足为阴阳经气交接处所，故当经气不畅时可致手足汗出。少阳为枢，为阳明胃、太阳脾之虚实寒热调节枢纽。如有类此症状者可用大小柴胡汤、柴胡疏肝散、逍遥散等方内服，以和解少阳，理气解郁为主，以疏通经气、调和阴阳为目的，往往可收到手足汗液敛止的效果。

3. 汗血同源　营血内热则汗液外泄，可从凉血活血、清热泻火治之。如唐容川《血证论·出汗》云："手足濈濈汗出者，以胃中或有瘀血、食积，四肢为中州之应，火热中结故应手足汗出也。宜玉烛散加枳壳、厚朴治之，结去而汗自止也。"玉烛散用生地、当归、川芎、白芍、大黄、朴硝、生姜，有和血、凉血、活血、清热作用。"妙在用生姜一味，宣散其气"（同上），再加枳实、厚朴，气血同调，可达气行则血行之功，使内外瘀热俱去而手足汗出自止。

4. 中医证治　手足汗出有虚有实，有寒有热，有气分证有血分证。虚者从脾胃阳虚、心肾不交、气血不足治，实者从脾胃湿滞治。气滞者予以疏肝、和胃、理气、化湿、通导，血瘀者则尤须用活血、凉血、和血之法。外用治法（包括针刺、浸洗、搽擦）往往可收到较好疗效，但在病程较长时又必须配合内服汤药，则标本兼顾，疗效自可明显提高。

七、手足厥冷

手足冷，轻者称为"手足清"，或称手足不温，一般冷不过腕、踝，仅手、足指头不温，或伴青紫。重者称为"手足厥冷"，手足冷过于腕踝关节，甚而可冷至肘、膝，后者常伴血压下降，身冷形寒，脉沉微细欲绝等，可称为"手足厥逆""手足逆冷"等。

《伤寒论·辨厥阴病脉证并治》："厥者，阴阳气不相顺接，便为厥。厥者，手足逆冷是也。"后世医家悉宗此说。《素问·厥论》："阳气衰于下则为寒厥，阴气衰于下则为热厥。"寒厥又称阴厥，阳虚阴盛所致；热厥又称阳厥，为邪热内郁引起者。

又，中医称厥有两说，一为神志昏厥，即昏迷、晕厥；二为手足厥冷，即是本症。因两者在临床上常兼见，故中医文献中常互相混同，读者自当识之。以下仅以手足厥冷证治叙述。

（一）辨证要点

辨病情轻重：病情重者，手足厥冷甚则过于腕、踝及肘、膝，面色苍白，唇青面紫，脉沉迟，甚而微细欲绝，为阳气衰微；肢冷与发热互见，舌红苔黄，热深厥深，热微厥微，是邪热内闭阳明里实。病情轻者，手足不温，指头清冷，一般不过腕、踝，见胸胁苦满等为阳气内郁；见上腹阵发性绞痛有钻顶感，腹痛缓解则肢冷转温，为虫扰胆府。

临床表现：手足厥冷不温，一般不过腕、踝。

（二）证治方药

1. 阳气衰微

【临床表现】手足厥冷，甚则过于腕、踝及肘、膝，面色苍白，唇青面紫，形寒蜷卧或脘腹冷痛，下利清谷，血压急剧下降。舌淡苔白润，脉沉迟，甚而微细欲绝。

【病因病机】阴寒内盛，阳气衰微，无以温煦于外，故手足厥冷、形寒蜷卧。为少阴四逆证者。

【治法】回阳救逆。

【方剂】四逆汤（《伤寒论》）加减。

药物：淡附子10～15克（先煎），干姜10克，甘草10克。

方义：附子回阳救逆，干姜、甘草温寒理中。

加减：阳衰阴竭，手足厥逆，下利，汗出，脉沉微，加人参益气复脉，即四逆加人参汤（《伤寒论》）。

【变通法】阴寒内盛，格阳于外，面赤，手足厥冷，脉微欲绝，可用通脉四逆汤（《伤寒论》），为真寒假热者，以通脉逐阳回阳。即上方倍干姜，加葱白。若血压下降，汗出淋漓，脉微欲绝，用参附龙牡汤（经验方）加山茱萸大剂急救回阳、益气固脱。

2. 邪热内闭

【临床表现】手足厥冷，一般多不过腕、踝关节，发热面赤，烦渴引饮，胸腹灼热，便秘尿黄。肢冷与发热互见，热深厥深，热微厥微。舌红，苔黄厚干燥或苔白而干，脉滑数。

【病因病机】热邪炽盛，热极而阳气闭阻，不能通于四肢。亦有肢冷转温，温后复冷，反复发作者，是为真热假寒、热深厥深之阳明里实证。

【治法】清热泻火。

【方剂】白虎汤（《伤寒论》）加减。

药物：生石膏30～60克（先煎），知母15～30克，生甘草6～10克，粳米一撮。

方义：石膏清解阳明，知母清热除烦，甘草、粳米和中。

加减：若身热口渴、汗多者加人参益气复阴生津，即白虎加人参汤（《伤寒论》）。

【变通法】若腹满胀痛拒按，大便秘结，四肢厥冷，苔黄燥而干甚而焦黑起刺，为阳明腑实，用大承气汤（《伤寒论》），药如大黄、玄明粉、厚朴、枳实，通腑攻下。

3. 阳气内郁

【临床表现】手足不温，指头清冷，一般不过腕、踝，胸胁苦满，或腹痛或下利。舌苔薄白，脉弦。

【病因病机】气机不通，阳郁内闭，不能通达于四肢。

【治法】理气解郁通阳。

【方剂】四逆散（《伤寒论》）加减。

药物：柴胡10～15克，枳实6～10克，白芍10～15克，生甘草6～10克。

方义：柴胡疏肝解郁，枳实理气破滞，白芍缓急和血，甘草和中。

加减：咳加五味子、干姜，悸加桂枝，小便不利加茯苓，腹痛加附子，泄利后重加薤白，此仲景四逆散方后加减成法。

【变通法】若肝气郁结，情志不遂，卒然晕厥，手足厥冷不温者，可用四磨饮子（《济生方》）理气开郁，药用槟榔、沉香、乌药、人参，可参见“晕厥”。

4. 虫扰胆府

【临床表现】手足厥冷不温，一般不过腕、踝，上腹阵发性绞痛，有钻顶感，痛可引及右肩，呕吐清水或吐蛔，面色发青，身有冷汗。若腹痛缓解则肢冷转温。舌淡苔薄润，脉沉弦。

【病因病机】蛔虫内伏，上窜攻冲，扰于胆府，气机阻滞而阳气不布于四末，致成厥冷。

【治法】温脏安蛔。

【方剂】乌梅丸（《伤寒论》）加减。

药物：乌梅10克，淡附子3克，干姜3～6克，细辛3克，肉桂3克，川椒3克，黄连3～6克，党参10克，黄柏6克，当归10克。

方义：乌梅酸以制蛔，川椒、细辛散寒止痛，干姜、肉桂、附子温脏安蛔，党参、当归和血益气，黄连、黄柏苦能下蛔。

加减：无虚者去党参、当归。痛甚加芍药。

【变通法】用醋大剂灌服，以酸制蛔亦可。

（三）医案

江篁南治一妇，忽如人将冰水泼之则手足厥冷，不知人，少顷热发则渐省，一日二三次。江诊六脉俱微，若有若无，欲绝非绝，此气虚极之证也。用人参三钱，陈皮一钱、枳壳二分。人参渐加，服至六两而愈。（《古今医案按》卷三《厥》）

按：四逆之脉而不用附子，方以人参补元气与陈皮、枳壳理逆气相配。可学此案脉法、药法。

（四）医家经验

1. 朱颜治伤寒危证　郑某，42岁，1938年7月14日患泄利数次。医予胃苓汤泄止后，遂胸腹发热，舌苔白燥，口出白沫，渴欲饮冷，溺赤，予滋阴清热，恶热反甚，自汗出欲乘风或入井，自觉脚心如焚，病延半月，始邀余视之。切脉沉涩，舌根黑腻，渴不欲饮，时自烦恶热，汗出扇之，汗干后热，余予清热化湿药，连服五剂，每日仍有五六次恶热汗出，喉间白沫极黏不能出，舌苔转白而燥，不渴。又予麦冬、沙参养阴诸药，恶热欲甚。细思久之，无乃真阳欲脱无根之火游走乎？予党参、白术、白芍、云苓、柏子仁各6克，麦冬、生牡蛎各15克，淡附片2.4克为剂，冷服探之，五剂，切脉愈细，面时戴阳，四肢逆冷汗出，头眩以热掌按头上则快，不按则欲脱，虽仍恶热而不欲扇，虚阳欲脱之象露矣。乃予东洋参、白术、白芍各6克，淡附片（先煎）、炮姜各3克，肉桂1.2克，枣仁

（炒）15克，煎服二剂，戴阳渐戢，冷汗微收，脉转细迟而思食矣。前方加黄芪、当归各6克，熟地9克，甘草2.4克，助阳摄阴，补气养血而愈。此案曾现黑苔，寒热虚实一时莫辨，今窃思之，舌苔黑色，咸谓伤寒危证，然亦有辨也，其应急下者脉必伏或实而有力，舌色必正赤，其黑苔刮之颇硬或如刺，兼之神昏谵语，或因逆而厥。如脉微细或弦硬，或浮大按之豁然而空，神识颇清，时有汗，腹中或背上自觉阵热，或面赤而不热，或渴而饮热，其舌色淡白或粉红，其黑苔在舌根似浮润而实干枯，此阴证也，切忌泄下。宜四逆、理中辈，放胆投之。当须识此，勿失病机。（中医杂志，1980，2：14－15）

2. 李统华辨治真寒假热证经验 真寒假热证为寒极似火之证。其因不外有先天不足，禀赋薄弱；或起居不慎，屡感寒邪；或劳倦伤脾，房室不节；或误服寒凉，误下误汗；或年至五旬，感寒伤阳；终致肾阳亏虚，阴寒内盛，逼阳浮越而成。该证假热的临床表现主要有面红如妆，口鼻燥热，口舌生疮，咽喉疼痛，齿龈肿痛；阴盛于内，逼阳外越，可见手足心烙，肌肤发热，但喜衣被。

对真寒假热证的辨别，应从所现于外的形色舌脉中细察，如望其口舌生疮，但疮面周围不红或微红，咯痰稀薄，口润不渴，或渴喜热饮，溺清便溏，妇女带下清稀，脉沉细或洪大无力。在该病的辨证中，尤应注意舌象。因舌象最能反映病性之寒热，据舌以甄别寒热，则爽而不谬。凡舌质淡白，舌体胖淡有齿痕，舌面湿润或津液欲滴，患者反有某些热性症状时，多为真寒假热证。若苔黄或黄腻，但舌面反而多津，且有真寒症状者，不可误认为湿热。由此，判断寒热不取决于舌苔之黄、白，而取决于舌质之红、淡，津液之多、寡。

对真寒假热的治疗，应尊崇《伤寒论》"温扶阳气"的治疗原则，施以温补心肾阳气之剂，方能使阳复阴退，疾病向愈。特别是对于沉寒痼疾或真寒假热之危急重症的治疗，温扶阳气有化险为夷之功。

在辨证与辨病中，辨证为求病之因，辨病是明病之类，二者相结合，以辨证为主，辨病为辅，方能纲举目张，施药中病。若临证舍弃辨证施治之大法，不是参西，而唯衷西，限于现代医学的理化检查而立法遣药，则方药与病证常南辕北辙，终至治不得法。（中医杂志，1998，5：266－267）

（五）预防护理

需密切观察病情变化，手足厥冷和发热、腹痛、脉舌之间的关系。病情重者要进行抢救。

（六）评述

手足厥冷尚有血虚一证，因其兼见手足青紫，见于手足肢端青紫条。

又，本症分重、轻两者。重者如阴盛阳虚之寒厥、邪热内阻之热厥，可用四逆汤回阳、白虎汤清热。而轻者如阳气郁阻、虫扰胆府之证，常为一时性手足不温、指头冷，待疼痛等缓解后，手足常可自行变温。

八、手足肢端青紫

手足肢端青紫或发绀，或苍白发凉，触之如冰，知觉减退而麻木不仁者，属于本症。本症多见于青年，好发于腕踝或肘膝关节以下。手足皮肤遇冷时常呈暗红、青紫，遇冷或受暖后色泽变化尤显。可在接触寒冷后呈一时性发作，也可持续整个冬季。常由禀赋不足，脾肾阳虚；或气血衰少，脉道不利，肌肤无以温煦而致。属中医手足厥冷范畴，而又有自身特点，故另列专条述之。相当于西医的雷诺病、肢端青紫症等。

（一）辨证要点

遇寒尤重，逢热则减，见唇甲色青、肢冷疼痛，重者为脾肾阳虚。见气短懒言、神疲乏力，轻者为气血不足。

（二）证治方药

1. 脾肾阳虚

【临床表现】手足肢端苍白冰冷，冬季遇寒尤重，肤色青紫发绀，逢热则减。唇甲色青，肢冷疼痛，面色苍白，食少纳呆。舌淡，脉沉而无力。

【病因病机】脾肾阳虚，阴寒内盛，络脉不利，肢端无气血以荣。

【治法】温阳散寒。

【方剂】理中汤（《伤寒论》）合阳和汤（《外科全生集》）加减。

药物：淡附子 10 克，干姜 6～10 克，生白术 10～15 克，党参 10～15 克，白芍 15 克，生甘草 10 克，细辛 3～5 克，熟地 10 克，鹿角片 10 克，白芥子 6 克，肉桂 3～6 克。

方义：附子、干姜、肉桂温阳散寒，白术、党参健脾益气，白芍、甘草缓急止痛，熟地、鹿角片温肾补阳，白芥子、细辛散寒通络。

加减：唇甲青紫，指端发绀，有瘀阻者加丹参、路路通、木通、川芎活血祛瘀通络。神疲乏力，面色苍白，气血不足者加黄芪、当归益气养血。肾阳虚寒加淫羊藿、仙茅温肾补阳。

【变通法】寒甚者可用四逆汤（《伤寒论》）合乌头汤（《金匮要略》）加减，药如乌头、附子、干姜、白芍、麻黄、黄芪、甘草等，温阳散寒作用更强。

2. 气血衰少

【临床表现】手足肢端苍白冰凉，肤色青紫发绀，麻木不仁，手足冷汗，指趾尖僵硬变细。面色苍白，气短懒言，神疲乏力。舌淡，脉虚细。

【病因病机】气血不足，血脉不能充盈，肢端无血以荣，故成此证。

【治法】温补气血，通络散寒。

【方剂】当归四逆汤（《伤寒论》）合当归补血汤（《内外辨惑论》）加减。

药物：当归 15 克，细辛 3～5 克，桂枝 10～15 克，白芍 15 克，甘草 10 克，生黄芪 15～30 克，生姜 10 克，大枣 6～10 枚，炮甲片 10～15 克。

方义：黄芪补气，当归、白芍养血，桂枝、细辛温通血络，姜、枣调和营卫，炮甲片搜络穿透，甘草调中。

加减：血虚者加鸡血藤，血瘀者加红花、葛根、丹参。

【变通法】气血两虚者可用人参养荣汤（《太平惠民和剂局方》）加丹参、山甲、王不留行等，益气养血通络为治。

（三）预防护理

在寒冷环境下工作生活，要注意保暖。

（四）评述

手足肢端青紫、苍白冰凉，总属寒凝血脉、瘀血阻滞而致。脾肾阳虚而致者，用理中汤温脾，附子、鹿角、熟地温肾，且用细辛、白芥子通络。气血不足引起者，则宜用黄芪、当归益气养血，桂枝、白芍和血温通。其中以桂枝、细辛、丹参、红花、葛根等活血化瘀，王不留行、路路通通脉搜络。若再效不显时，可加用蜈蚣、全蝎、地龙、土鳖虫等虫蚁搜络之品，并采用针灸、外治法则可提高疗效。

九、手足疔疮

手指、手掌、足心部因热毒侵袭，初起局部麻痒而痛，继则红肿热痛，然后成脓剧烈跳痛者，其疮面小而根脚深，可溃烂至筋骨，甚而毒邪扩散致高热、神昏等，称为手足疔疮。其内因脏腑热毒炽盛，外因手足外伤毒邪侵袭而致。

（一）辨证要点

若发于手掌部，可因心经火毒引起；发于足心部，则多由湿热火毒所致。其热毒炽盛，气血凝滞，热胜肉腐，则化脓溃破；若内陷走散，侵及营血，又可引起高热、神昏之重危症状。

（二）证治方药

1. 热毒凝结

【临床表现】手指、手掌或足心部麻木作痒，继则红肿热痛，疮面小而根脚深，疮形红活。发热烦渴，头痛身痛。舌红苔黄，脉数。

【病因病机】手足皮肤破损，毒邪入侵，热毒凝结，致成局部疔疮，呈红肿热痛。

【治法】清热解毒，消肿止痛。

【方剂】五味消毒饮（《医宗金鉴》）合黄连解毒汤（《外台秘要》）加减。

药物：金银花 15～30 克，地丁 15～30 克，野菊花 10～15 克，蒲公英 15～30 克，黄连 10 克，黄柏 6～10 克，山栀 10 克，黄芩 15 克。

方义：上药大队集合清热解毒，荡涤手足局部之热毒，以期肿痛全消。

加减：红热疼痛甚者，加紫草、赤芍、蚤休、牡丹皮凉血解毒。发于手心者，加竹叶、连翘清心泻火。

【变通法】发于足心者，宜用五味消毒饮合萆薢渗湿汤（《疡科心得集》）加减，后方用萆薢、薏苡仁、黄柏、牡丹皮、泽泻、茯苓，可清利湿热。

2. 热胜肉腐

【临床表现】局部红肿热痛，胀痛或跳痛剧烈，痛如鸡啄，肉腐为脓，中软应指，功能受限。尿黄便干，发热烦渴。溃后脓出肿痛消退。舌红苔黄，脉数。

【病因病机】热毒郁结，凝聚手足肌肤，热盛肉腐，致成脓肿。

【治法】未溃时用解毒透脓，已溃则清热解毒。

【方剂】透脓散（《医学心悟》）加减。

药物：黄芪 15～30 克，皂角刺 10 克，当归 10～15 克，赤芍 15 克，川芎 6 克，金银花 15 克，白芷 10 克，牛蒡子 10 克，连翘 15 克。

方义：黄芪益气托毒，当归、赤芍、川芎和营活血，皂角刺消散溃脓，牛蒡子、白芷消肿散结，金银花、连翘清热解毒。

加减：肿痛甚者加乳香、没药、延胡索活血止痛，热毒甚加蚤休、牡丹皮凉血解毒。

【变通法】如脓肿溃破，可继续用黄连解毒汤合五味消毒饮清热解毒。

3. 邪陷营血

【临床表现】若疔疮陷里无脓，皮色暗红，边界不清，向四周扩散，高热寒战，恶心呕吐，胸闷气促，神志昏糊，四肢抽搐，发斑衄血。舌质红绛而干，脉数。

【病因病机】疔毒走散，入于营血，内陷心包。

【治法】清营凉血解毒。

【方剂】清营汤（《温病条辨》）加减。

药物：羚羊角粉 3～6 克（分冲），玄参 15～30 克，生地 30 克，麦冬 15 克，赤芍 15 克，金银花 15 克，连翘 15 克，黄连 10 克，竹叶 10 克，牡丹皮 10 克。

方义：生地、赤芍、牡丹皮清营凉血，玄参、麦冬养阴清热，金银花、连翘、黄连、竹叶解毒泄热，羚羊角粉息风定痉。

加减：热甚加石膏、知母清热，神昏加用安宫牛黄丸开窍。

【变通法】可用金银花解毒汤（《疡科心科集》）合犀角地黄汤（《备急千金要方》）加减，药如犀角、地丁、金银花、连翘、牡丹皮、赤芍、黄连、生地，亦清营凉血之剂。

（三）易简效验方

1. 破疔散　豨莶草虫 100 条，放入研钵内，加雄黄 3 克，并研极烂，晒干后出渣，再加入银朱及辰砂各 6 克（二味份量占虫粉 2/3）、牛黄和冰片各 0.15 克，共研成极细末，瓷瓶收贮备用。用时将麻油调和药末，敷于疔疮上 10 小时，疔口即会流出黄色黏液，可捻入药线，提取脓栓，不久即可疮腐净而收敛。

2. 猪苦胆方　鲜猪苦胆 1 枚，蝎尾 1 条，蜈蚣 1 条，生乳香 1 克，生没药 1 克，冰片 0.3 克。将蝎尾、蜈蚣、乳香、没药、冰片研成细末，装入苦胆内搅匀，套在患指（趾）上，用线扎口（切勿过紧），一昼夜后取下。若 1 次不愈可再套一料。

3. 蜈蚣散　蜈蚣 1 条，雄黄 1.5 克，枯矾 1.5 克，鲜鸡蛋 1 个。将上药共研成细末，再将鲜鸡蛋一端打破，如指大小 1 孔，倾出部分内容物，将蜈蚣散从蛋孔中倒入蛋内，搅拌均匀，然后将患指插入蛋白，用小火焰沿着蛋壳围烘1小时以上。每次烘区以患指的温热感为度。每日烘治1~2次，烘治完后，用无菌或干净纱布包扎即可。

4. 复方苍耳子虫散 鲜苍耳子虫40条，铁锈粉2.4克，麝香0.6克，五倍子虫3克，朱砂2.4克，上药研碎成糊状，贮于瓶中备用。用时将上药涂于软膏或膏药上贴患处。

5. 五虎丹 水银60克，火硝180克，皂矾130克，白矾180克，食盐90克，共研末，入罐，置炭炉上溶化复胎。待冷，将罐口倒置一瓷盘内，用约15厘米宽桑皮纸搓条涂上糨糊围合盘罐口，外用煅石膏粉调糊围住不让泄气。将盘罐置装满黄沙土之大缸钵中，留罐底于沙外约2厘米。先置1~2块燃炭于罐底上文火烧1小时，继用5~6块燃炭文武火烧1.5小时，再则用燃炭武火烧1小时。灭火，取盘罐，见盘内如雪花样银汁白霜即成，装瓶备用，或制成引条备用。外用插入疮头引流化腐。

6. 野菊花根 煅存性后研末，加少量冰片混匀。用时将药末调茶油敷患处，若敷上的药能持续保存，则不必换药，也不必配合内服其他药物。

（四）外治法

1. 初期 金黄膏或玉露膏外敷。蛇眼疔也可用10%黄柏溶液湿敷。

2. 溃脓期 脓成应及早切开排脓，一般应尽可能循经直开。蛇眼疔宜沿甲旁0.2厘米挑开引流。蛇头疔宜在指掌面一侧做纵形切口，务必引流通畅，必要时可对口引流，不可在指掌面正中切开；蛇肚疔宜在手指侧面做纵形切口，切口长度不得超过上下指关节面。托盘疔应依掌横纹切开，切口应够大，保持引流通畅，手掌处显有白点者，应先剪去厚皮，再挑破脓头。注意不要因手背肿胀较手掌为甚，而误认为脓腔在手背部而妄行切开。甲下溃空者需拔甲，拔甲后敷以红油膏纱布包扎。

3. 收口期 脓尽用生肌散、白玉膏外敷。若胬肉高突，修剪胬肉后，用平胬丹或枯矾粉外敷；若已损骨，久不收口者，可用2%~10%黄柏溶液浸泡患指，每天1~2次，每次10~20分钟。有死骨存在，可用七三丹提脓祛腐，待死骨松动时用血管钳或镊子钳出死骨。筋脉受损导致手指屈伸障碍者，待伤口愈合后，用桂枝、桑枝、红花、丝瓜络、伸筋草等煎汤熏洗，并加强患指屈伸功能锻炼。

（五）预防护理

要注意劳动保护，防止手足皮肤损伤。手足疔疮患者必忌持重物或剧烈活动，以三角巾悬吊固定。生于手掌部者，宜手掌向下，使脓液容易流出。足部疔疮宜抬高患肢，尽量少行走。愈后影响手指屈伸功能者宜加强功能锻炼。

（六）评述

手足疔疮因其发生部位、形态、预后不同而有不同名称。如生于指头顶端者，肿胀形如蛇头，名蛇头疔；生于指甲缘，色紫而凸，溃后胬肉高突形如蛇眼，名蛇眼疔；脓积甲下，指甲面可见黄白脓影，名代指；发于指腹，患指红肿疼痛，形如蛇肚，名蛇肚疔；生于手掌心，肿胀高突，形如盘中托盘，名托盘疔；生于足掌中心，名足底疔、涌泉疔等。

十、下肢红肿热痛

下肢红肿疼痛，表面光亮，按之灼热，与周围组织界限清楚，可发生水疱或紫斑，由趾间皮肤破损引起者，称为流火，属丹毒范畴。

（一）辨证要点

病情重者可伴寒热头痛，烦躁渴饮等，因湿热邪毒侵袭而致。如日久不愈、反复发作，可迁延成慢性致成象皮肿，为寒湿凝滞、瘀血阻络者。

（二）证治方药

1. 湿热邪毒

【临床表现】下肢局部皮肤小片红斑，并迅至大片，色鲜红，肿痛灼热，表面光滑紧张，边界清楚，略高出皮表，压之褪色，放手即复。偶可发生水疱或紫斑（紫斑压之不退）。伴发热，周身疼痛，患侧腹股沟淋巴结肿大，口苦咽干。舌红苔黄腻，脉数。

【病因病机】多因脚气痒甚而抓破皮肤，邪毒入侵，湿热蕴结而成。

【治法】清热利湿解毒。

【方剂】五神汤（《外科真诠》）合三妙丸（《医学正传》）加减。

药物：金银花15克，紫花地丁15克，蒲公英15克，牛膝15克，茯苓15克，车前子10克，黄柏10克，苍术10克，连翘15克，牡丹皮10克，赤芍10～15克。

方义：金银花、紫花地丁、连翘、蒲公英清热解毒，牡丹皮、赤芍凉血清热，苍术苦温燥湿，车前子、茯苓淡渗利湿，黄柏清热利湿，牛膝引药下行。

加减：高热加用知母、石膏清热，局部红斑加生地清营，肿硬疼痛加桃仁、红花活血，肿胀重加防己、滑石消肿。

【变通法】若下肢局部肿痛明显，红斑灼热较轻，无发热身痛，见肢倦纳呆，苔腻脉弦、濡，湿邪偏胜者，可用萆薢渗湿汤（《疡科心得集》）合防己茯苓汤（《金匮要略》），药用萆薢、薏苡仁、苍术、防己、赤小豆、黄柏、泽泻、滑石、茯苓、当归、赤芍、牡丹皮、连翘、牛膝等，以利湿清热为治。

2. 寒湿瘀阻

【临床表现】下肢局部皮肤漫肿，木硬坚实，粗糙增厚，局部无灼热感，致成象皮肿。患肢沉重，行走不便。舌质淡胖，苔白，脉沉弦。

【病因病机】病程迁延，反复发作，寒湿久留，络脉不通，瘀血阻滞。

【治法】除湿活血通络。

【方剂】三妙丸（《医学正传》）合鸡鸣散（《证治准绳》）加减。

药物：苍术10克，黄柏10克，防己10克，牛膝15克，槟榔10克，青皮、陈皮各6克，苏叶10克，木瓜10克，红花6～10克，赤芍15克，当归15克，薏苡仁15克。

方义：槟榔、青皮、陈皮理气导浊，防己、苍术、薏苡仁利湿消肿，红花、赤芍、当归活血通络，木瓜舒筋缓急，黄柏清热，苏叶温散。

加减：若局部疼痛加乳香、没药，皮色紫暗加桂枝、桃仁，均可活血通络。

【变通法】若局部冷，漫肿木胀，皮色苍白紫暗，寒象显著者，可用阳和汤（《外科全生集》）加减，药用鹿角、麻黄、熟地、肉桂、白芥子、炮姜、川椒等，温阳散寒。

（三）外治法

皮肤红肿如丹涂脂染，选用大黄散或玉露散，任选一种，分别用植物油或冷开水或糖水调成糊状，外涂患处。若红肿渐退，但肿胀消退缓慢时，选用冲和散掺入消炎膏外敷。如局部出现坏死，按溃疡处理。

出现象皮肿时，可选用海桐皮、姜黄、汉防已、茅术、蚕沙各 12 克，加水适量，小火煎开，趁热先熏患处，待温再浸泡患处，日 2～3 次。

小儿丹毒选用寒水石 15 克、梅片 0.3 克，研细末，米醋调敷之。

（四）预防护理

足癣患者应及时治疗，严防用手挖破皮肤黏膜，以防毒染成丹。患者忌食鱼腥海味及辛辣食物，多吃蔬菜水果。不宜过劳，应加强营养，增强抗病能力，以减少复发。急性患者宜卧床休息，多饮温开水，床边隔离治疗。

（五）评述

1. 丹毒证治 急性发病者多为湿热毒邪为患，用清热解毒、凉血利湿药。慢性患者迁延致成象皮肿者，当治以利湿活血，通络散结。若治疗及时，皮损消退后，可留轻度的色素沉着和脱屑。有的患者可反复发作，成为慢性丹毒。

2. 防止慢性丹毒 湿热下注和火毒阻络二者互为因果，为本病的病因特点。治疗时和营活血与清热利湿需权衡兼顾，不可偏执一方。如仅以清热之剂强清其热，则湿遏热伏，极易引起复发。为了防止慢性丹毒的发生，在初起红肿时即应以生地、牡丹皮、赤芍凉血活血；热退瘀肿胀痛时，用当归尾、泽兰、丹参、桃仁活血化瘀；患肢浮肿用防已、茯苓皮、车前子、薏苡仁、冬瓜皮等利水除湿。如反复发作，则应以活血化瘀、和营通络法贯穿始终。

十一、下肢生疽

髋、股、胫、膝、踝等部骨及关节生疽，早期肿痛，皮色位于浅部则红热，位于深部则红热不易见，中期成脓，后期溃破，若疮口不敛易成慢性窦道者，是为本症范畴。犯于髋部者称为环跳疽、缩脚疽，相当于化脓性髋关节炎。犯于下肢股骨、胫骨等部，称为附骨疽，相当于化脓性骨髓炎。好发于青少年及儿童。

常因疮疖疔疮、有头疽或温热疫病后，余毒未清，湿热壅盛，流注窜入深里，留着骨骼关节，气血不和，血凝毒聚而成。亦可因局部外伤感染邪毒引起者。

（一）辨证要点

初起患肢持续剧烈疼痛，影响活动，伴寒战高热等，为湿热毒聚。进一步发展，患肢局部焮红、胖肿，骨胀疼痛，漫肿延展至上下，高热持续不退，为热毒炽盛。后期疮口不敛，脓流不止，久而成朽骨、窦道者，为脓毒蚀骨者。

（二）证治方药

1. 湿热毒聚

【临床表现】初起患肢持续剧烈疼痛，疼痛彻骨，影响活动，皮色不变，或按之灼热，有明显的骨压痛和患肢叩击痛。寒战高热，继而高热烦渴。舌红苔黄，脉数。

【病因病机】湿热毒邪流注下肢，留着骨骼关节，经络闭阻，气血不通。

【治法】清热解毒，化湿通络。

【方剂】仙方活命饮（《医宗金鉴》）合五神汤（《外科真诠》）加减。

药物：金银花 15 克，地丁 15 克，川牛膝 15 克，车前子 10 克（包），赤芍 10 克，防风 10 克，白芷 10 克，当归 10 克，天花粉 10 克，皂角刺 10 克，土鳖虫 10 克，黄柏 10 克。

方义：金银花、地丁清热解毒，皂角刺、土鳖虫消肿溃坚，白芷、防风消肿疏风，赤芍、当归和血通络，天花粉、浙贝母散结，牛膝引药下行，黄柏、车前子清热利湿。

加减：疼痛剧烈加炙乳香、炙没药、延胡索祛瘀止痛，高热烦渴加黄连、山栀、石膏、知母清热解毒。

【变通法】若热毒重者可用金银花解毒汤（《疡科心得集》），药如金银花、连翘、牡丹皮、赤芍、黄连、地丁、水牛角等，为清热解毒之剂，而无消肿溃坚成分。

2. 热毒炽盛

【临床表现】患肢局部焮红、胖肿，骨胀疼痛，漫肿延展至上下，高热持续不退。内已化脓者，若见于髋关节，局部按之有波动感。舌红苔黄腻，脉洪数。

【病因病机】热毒炽盛，热盛肉腐，成脓未溃。

【治法】清热解毒，和营托毒。

【方剂】仙方活命饮（《医宗金鉴》）合黄连解毒汤（《外台秘要》）加减。

药物：金银花 15 克，连翘 15 克，地丁 15 克，黄连 10 克，黄柏 10 克，黄芩 15 克，山栀 10 克，赤芍 15 克，当归 15 克，牡丹皮 10 克，牛膝 15 克，皂角刺 15 克，土鳖虫 10 克（先煎）。

方义：金银花、连翘、地丁、黄连、黄柏、山栀、黄芩大队集合，清热解毒。赤芍、当归、牡丹皮凉血和营，牛膝引药下行，土鳖虫、皂角刺消肿溃坚，促其外溃。

加减：肿痛重加乳香、没药祛瘀止痛，气血不足加黄芪、川芎益气活血。

【变通法】可用金银花解毒汤合五味消毒饮（《医宗金鉴》）加减，金银花、地丁、蒲公英、野菊花、牡丹皮、黄连、连翘等，亦清热解毒之剂。脓已成，因气血不足而未溃者可用透脓散（《外科正宗》）加减，药用黄芪、炮甲片、皂角刺、川芎、当归、赤芍、牡丹皮、金银花、连翘等。

3. 脓毒蚀骨

【临床表现】溃后脓水淋漓不尽，初起脓汁稠厚，渐转稀薄，不易收口形成窦道。见于股、胫者患肢肌肉萎缩，可触及骨骼粗大，探针检查可触及粗糙朽骨；见于髋关节者可使关节畸形强硬，影响关节活动。低热乏力，头晕神疲，气短懒言。舌淡苔薄，脉虚细。

【病因病机】气血不足则疮口不敛，热毒未净则脓流不止，毒邪蚀骨则成朽骨、窦道。

【治法】益气养血，托毒生肌。

【方剂】四物汤（《太平惠民和剂局方》）合阳和汤（《外科全生集》）加减。

药物：生黄芪30克，党参10克，鹿角片10克，白芥子10克，白芷10克，熟地15克，当归15克，白芍15克，茯苓15克，牛膝15克。

方义：黄芪、党参、茯苓益气，当归、白芍、熟地养血，白芷、白芥子温经通络，鹿角片温阳通督，牛膝引药下行。

加减：脓汁不断加金银花、地丁清热，淋漓不止加薏苡仁、苍术化湿。

【变通法】用八珍汤（《正体类要》）加减，益气养血。

（三）医家经验

1. 陈兴之治疗骨髓炎经验 养阴保津是临床治疗骨髓炎的重要原则。骨髓炎“深而恶”，属中医附骨疽、朽骨疽之类。其发病虽有急慢虚实之分，但“诸痛痒疮，皆属于火”的阳性症状先后均能出现。“诸痛痒疮，皆属于火”，脓流肉腐皆伤于阴。骨髓炎开始高热大汗，气阴先伤，转慢性后脓流肉腐、连绵不断，后期滋水淋漓，处处涉及阴津。所以治疗原则基本与温热病相仿，重在养阴保津，不但要抓住清热解毒，还要注意阴津的耗损。急性期高热烦渴、大便秘结的需“急下存阴”，兼大汗淋漓的需养阴敛汗。慢性期脓流肉腐，严重时要滋阴托毒。后期恢复阶段则根据“肾者主水、主骨”的原理，酌加滋阴补肾之品等。总之在骨髓炎治疗中自始至终要留意养阴保津。治病中还要十分注意病人的胃气。临床忌用大苦大寒，常以五味消毒饮为主方，随证加减的方药，尽可能不呆胃、不伤正。如遇脾胃功能本身不健的病人常加白术、陈皮、茯苓、砂仁等和中健脾理气之品，使病人长期服药胃气不散。

其外治以黑药膏（黑药膏方药及制用法见简易方药）为主药。凡无创口的急性骨髓炎，外治只需单敷黑药膏，隔日换一次。慢性期出现已溃创口，要分情况处理后，再敷黑药膏。一般如有死骨的先用三品条、五品条腐蚀扩创。如创口有胬肉或瘘管堵塞，将疮口消毒后撒上大提毒散，外敷黑药膏，可以平胬去腐。如创口情况良好，可撒梅石散，外敷玉红膏以助生肌止血，愈合伤口。一般在玉红膏外，再敷1~2个月黑药膏以巩固疗效。如创口虽已愈合，而皮肉红肿，可撒少量梅石散。如创口已暗黑干燥缺水，是新血不生，在内服药中要加强养阴清热解毒，再配用一些活血药。

内治以五味消毒饮为主，根据发病部位酌加引经药。急性期由于火毒炽盛，邪正相搏激烈，发病部位出现红肿疼痛、质地偏硬，这时病人往往出现高热、汗出、烦渴、便秘等实性症状。所以内治要加强清热解毒，在五味消毒饮基本方上加白花蛇舌草、草河车等，伴有阳明腑实，大便热结不通的兼用大承气汤加减，高热伴有大烦大渴的兼用白虎汤加减。兼有畏寒、怕风表证的，加少量辛散发表药，但表邪一去，发表药即撤，以防汗出太过伤其正气。如汗出伤阴严重的，还须酌加沙参、麦冬、石斛、芦根等，以助清热养阴保津。慢性期火毒缠绵不清，脓流肉腐不止，正气受损，患者往往出现日晡潮热、唇红颊赤、夜间盗汗、舌绛尖红等阴虚火旺虚热现象，此时要在五味消毒饮基础上配以养阴益血。如肠燥便秘者，兼用增液汤加减，增水行舟；低热盗汗、唇红颧赤者，酌加清骨散、青蒿鳖甲散，还要注意酌加当归、丹参、牡丹皮、赤芍等养血活血之品，以助活血生肌、扶正祛邪。恢复期由于创口愈合，热毒减轻，邪退正亦虚，仍需用五味消毒饮，以防死灰复燃之虞。但要加强滋阴补肾之效，除了加地黄、怀山药、黄精、首乌、女贞子、墨旱莲等养阴滋肾之品外，还需根据“金水相生”的原理加沙参、麦冬、玉竹、天花粉等补肺养阴药物。临床还要注意随证变化辨证用药，如补肾药还可加一些甘平或甘温药，如杜仲、川断、菟丝子、狗脊、牛膝等，气虚者也可加参、芪等品，但切忌附、桂一类辛燥热药。对需要手术而手术又有困难的骨髓炎患者，一般采用内服、外敷的疗法，常获得满意的效果。

此外，用品条处理骨髓炎瘘管、疮口的手法也当注意。具体方法是：品条要经瘘管插入脓腔内，可减少疼痛。放前先用很短的品条一段作一次探放，防止可能发生的过敏反应。放置品条要尽可能少和短；对瘘管内情况不明的，应逐步增量，次数可增多。品条放置时间一般为 7 天。如时间不足，部分组织没有完全腐蚀，取出坏死组织时容易引起大量出血，须注意。如需止痛，可在三品条中加放蜣螂。品条放妥后，贴小块玉红膏纱布，然后再外敷黑药膏，可防品条脱出。

不用药线引流。放置药线不仅会增加病人痛苦，有时还会阻碍引流，不利于创口愈合。可外敷黑药膏，缩根提毒，提毒丹阻止疮面假性愈合，提脓拔腐，二者相须为用，这对有些引流困难的疮口更有意义。(《难病辨治》)

2. 谢景龙等治疗慢性化脓性骨髓炎经验

(1) 伤筋腐骨型（Ⅰ型）：症见局部漫肿隐痛或胀痛，边缘不清，无破溃。X 线片显示骨膜增厚或剥离，骨质呈斑片状广泛破坏区，或见少量死骨或病理性骨折。为瘀热内盛者，治以清热解毒、通经活络、除血痹、填骨髓为法。早期服骨炎汤 1 号（1 号方由蒲公英、地丁草、连翘、金银花、当归、生地、赤芍、川牛膝、明矾组成），后期服骨炎汤 3 号（3 号方系在 1 号方中加川断、骨碎补），必要时配合应用少量抗生素。外敷金黄散，或用骨炎酒（将明矾、雄黄等药加入白酒 100 毫升，置有盖搪瓷罐内加热煎开），待稍凉趁热擦患处，每日 3 次。两者可交替使用。本型无须手术治疗。

(2) 溃破成瘘型（Ⅱ型）：症见患肢变粗，有窦道形成，伤口周围皮色紫暗及凹陷，脓液外流，淋漓不止，探针可触到粗糙骨面或死骨。X 线片显示骨骼外形变粗不整，骨髓腔变窄或消失，有时死骨与骨包壳重叠，不易被发现。为肉腐骨败者，治用活血化瘀、除痹通络、补肾养骨、生肌续伤法，早期服骨炎汤 2 号（2 号方系在 1 号方基础上加川芎、红花，方中当归、赤芍量加倍），手术后服骨炎汤 3 号。手术摘除死骨或剔除少量病骨，凿开死腔成杯形，开放换药。并以复方三七丹纱条（红升丹 9 克，煅石膏 21 克，血竭 6 克，象牙粉 6 克。共研细末。以 30% 药粉和 70% 凡士林比例调匀，涂在纱布上，消毒备用），和复方黄柏液纱条外敷（黄柏700克，金银花、蒲公英、地丁、连翘各500克。加水10000毫升煎40分钟，过滤去渣；在第2次药渣中，加水5000毫升，再煎30分钟，过滤去渣。合并2次滤液，加酒精适量，回收酒精，加蒸馏水至成10000毫升药液，分装消毒，浸纱布备用），两药可交替使用。

（3）坏骨结石型（Ⅲ型）：本型病程一般较长。症见患肢变粗，皮色如常，疮形凹陷，有少量稀薄液外溢，探针可触到光滑骨面、死腔或腔内含少量死骨。X线片显示骨密度增高，髓腔变窄或消失，常不易发现死骨。余毒深居者，治以活血祛瘀、除痹通络，内服骨炎汤2号。手术清除死腔或病骨，至骨面渗血为度，或钻眼引用髓腔之血以养欲死之骨。外用复方黄柏液纱条与八宝提毒散（红升丹、制乳香、制没药、儿茶各15克，轻粉、血竭各9克，冰片6克。共研细末备用），每日1次，交替使用。

（4）败骨游离型（Ⅳ型）：症见患部稍粗，皮色如常，疮口较小，有时刺痛，或见小块死骨排出，并有少量稀薄液外溢，探针可触及松动死骨。X线片显示死骨游离或嵌入软组织内。久溃不敛者一般不需要内治，外用白六四丹纱条（白降丹18克，煅石膏12克。共研细末。以30%药粉和70%凡士林比例调匀，涂在纱布上，消毒备用）托毒外泄，扩疮，取出死骨，以生肌玉红膏与八宝提毒散交替换药。

（5）皮结骨败型（Ⅴ型）：本型病例有外伤骨折感染史，在大面积瘢痕中有小窦道口，少量脓液外溢，探针有时可触到小块死骨。X线片显示骨膜增厚，局部骨质破坏，有时见到死骨或骨不愈合。治以活血化瘀、补肾养骨，内服骨炎汤4号（4号方为骨炎汤2号方和3号方合方）。局部敷以八宝提毒散，外贴生肌玉红膏，待肉芽长满后外敷蛋清散（将鸡蛋清摊于瓦上，晒干研细末备用）长皮敛口。

凡遇有窦道者，一律切开，有死骨取出，无死骨剔去一小部分病骨，至骨面渗血为度。上述所用之丹、膏、散、纱条等药，具有提脓祛腐、生肌敛疮、活血散瘀、燥湿解毒功能。开放换药，有利于充分引流，可促使肉芽从基底部长出。（中医杂志，1992，9：552－554）

（四）易简效验方

1. 黑药膏：南瓜藤（晒干，煅炭存性）150克，土楝子（煅炭存性）30克，芒硝120克，地脚粉500克，饴糖1000克，甘油150克。将上药（除饴糖、甘油外）研成细粉末，置于铜锅内加热，投入饴糖、甘油熬成，备用。同时按疮面大小或骨病变大小，将黑药膏摊在夹棉纱布上，贴于患处，隔日一换。

2. 乌白散：蜀黍炭（高粱全株煅存性）2.5克，乌蛇3.5克，乌木屑0.05克，珍珠0.05克，血余0.5克，百草霜7.5克，白花蛇1.5克。先将乌蛇用滑石粉烫至微黄，凉后粉碎；白花蛇去头、尾；将珍珠碾细水飞；以上7味药碾细过筛，调匀即可。每日晚饭后2小时服，每次1包，温开水冲服。

3. 萍鳅膏：鲜萍全草30克，活泥鳅2条。泥鳅用水养24小时，保留体表黏滑物质，洗后用冷开水浸洗1次。将萍、泥鳅一起捣烂敷患处。每日1次，2周为1个疗程。

4. 五枝膏：桑、柳、桃、榆、槐之树枝各2尺，如筷子粗，并配乳香36克、没药36克、樟丹180克，香油500毫升。将香油放入锅内熬开，放入五种树枝，待树枝炸焦，把树枝和渣捞出，再放入乳香、没药，熬枯后过滤去渣，待油熬至滴水成珠后搅入樟丹。在此过程中要不断扇风吹烟，待膏内烟扇净，凉后成膏备用。使用时无须再进行消毒处理。应用时，先将无生机的坏死组织予以剪除，有窦道引流不通畅者给予扩大。根据伤口大小，决定用膏药多少，一般将膏药涂在白布或纱布上，厚约0.15厘米，须大于创面周围1厘米，覆盖于创面上，创面若有裸露骨，亦不必将其剔除，以后视分泌物之多少，每1～3天更换1次，直至创面愈合，X线片骨质修复为止。

（五）外治法

1. 初起　金黄膏或玉露膏外敷，患肢用夹板固定，以减少疼痛和防止病理性骨折。

2. 脓成　及早切开引流。

3. 溃后　用七三丹或八二丹药线引流，红油膏或冲和膏盖贴；脓尽改用生肌散、白玉膏。

4. 窦道形成　用千金散或五五丹药线腐蚀，疮口扩大后改用八二丹药线引流，太乙膏或红油膏盖贴。若触及死骨松动者，可用镊子夹出；如无死骨存在，脓液转为黏稠液体时，即使疮口仍较深，则应及时停用药线，否则不易收口。若有空腔或疮口较深时，可用垫棉法，促使疮口愈合。

本病后期关节挛缩，肌肉萎缩，伸屈困难，或僵硬不能活动者，可予益气化瘀、通经活络，用补阳还五汤加减。脓成切开引流时以横切口为宜。也可作关节腔敏感抗生素冲洗，每日1次。

（六）预防护理

及时处理疮疖疔疮和局部外伤感染。患者要卧床休息，多饮开水，加强营养，忌辛辣鱼腥。髂窝流注愈后功能障碍者，要做适当的下肢屈伸功能锻炼。

（七）评述

下肢生疽相当于化脓菌骨髓炎。骨髓炎是化脓菌侵入骨组织（包括骨髓、骨、骨膜）之后，引起的化脓性感染。骨髓炎可分急性和慢性两种。急性化脓性骨髓炎可引起严重的局部及全身症状，甚至患败血症而危及生命；慢性骨髓炎多由急性炎症期没得到及时和正确的治疗，以致病程迁延而转成。急性化脓性骨髓炎诊断主要根据临床症状，病变骨端有深压痛和叩击痛，发病2周以后X线片出现骨骺端模糊或破坏或骨膜增生。慢性骨髓炎见患处有数个窦道，流脓不止，疮口久不愈合，X线片见有骨质破坏、死骨等。

中医治疗以内外治法结合，局部用膏、散以托毒排脓，内服方用清热解毒，和营托毒。

十二、下肢青筋突起

下肢浅静脉呈条索状突起，色红赤或青紫，形如蚯蚓，属赤脉、筋瘤范畴。

赤脉又名恶脉、脉痹、青蛇毒，相当于血栓性浅静脉炎。《肘后备急方》：“恶脉病，身中忽有赤络脉起，如蚓状。此由春冬恶风入络脉之中，其血瘀所作。”好发于下肢，亦有呈现胸胁、上肢者。

筋瘤相当于下肢静脉曲张形成的静脉团块，好发于长久站立工作者或孕妇。其临床表现为早期感觉患肢坠胀、不适和疼痛，站立时明显，行走或平卧时消失。患肢青筋逐渐显露怒张，小腿静脉盘曲如条索状、青紫色，瘤体质地柔软。抬高患肢或向远心方向挤压可缩小，但患肢下垂放手顷刻充盈回复。兹分述之。

（一）辨证要点

1. 赤脉 湿热瘀阻者，起病急，患肢肿胀、皮肤发红灼痛。瘀血痹阻者，病久不愈，患肢肿胀疼痛，皮色红紫，活动更甚，青筋显露等。

2. 筋瘤 寒湿凝滞者，局部色紫暗而喜暖，下肢轻度肿胀。瘀血痹阻者，患肢肿胀疼痛，皮色红紫，触之柔韧，活动更甚等。

（二）证治方药

1. 赤脉

（1）湿热瘀阻

【临床表现】起病急，患肢肿胀，皮肤发红灼痛，喜冷恶热，或有条索状物突起。伴恶寒发热，身重乏力，胸闷纳呆，大便不调，小便黄。舌苔黄腻，脉滑数。

【病因病机】湿热蕴毒下注，气血瘀滞不通，络脉痹阻而致。

【治法】清热化湿，凉血通络。

【方剂】四妙丸（经验方）加减。

药物：苍术10克，黄柏10克，牛膝15，薏苡仁15～30克，忍冬藤15克，泽兰10克，赤芍15克，防己10克，木瓜10克，地龙10克，赤小豆15克，牡丹皮10克。

方义：苍术、黄柏、防己、薏苡仁清热化湿，泽兰、赤芍、牡丹皮、地龙凉血通络，牛膝引药下行，忍冬藤清热通络，木瓜舒缓筋脉。

加减：湿热重者加茵陈、萆薢、苦参清热化湿，瘀阻加丹参、延胡索活血化瘀。

【变通法】若湿热重者可用茵陈赤小豆汤（经验方）加减，药如茵陈、赤小豆、苍术、黄柏、防己、泽泻、苦参、地丁、蒲公英等，清热化湿而无活血药成分。

（2）瘀血痹阻

【临床表现】病久不愈，或跌打闪挫外伤后，患肢肿胀疼痛，皮色红紫，活动更甚，青筋显露有条索状物，形如蚯蚓，其色紫红，触之柔韧或似弓弦，挤压小腿部刺痛、酸痛。舌质暗紫有瘀点（斑），脉沉、涩。

【病因病机】久病入络，或外伤损脉，脉络血溢成瘀，积聚不散，络脉痹阻而致。

【治法】活血化瘀通络。

【方剂】复元活血汤（《医学发明》）合活络效灵丹（《医学衷中参西录》）加减。

药物：当归15克，桃仁10克，红花10克，丹参30克，炙乳香10克，炙没药10克，土鳖虫10克，牛膝15克，赤芍15克，柴胡10克。

方义：桃仁、红花、丹参、乳香、没药活血化瘀，当归、赤芍和血通络，土鳖虫搜络通脉，牛膝引药下行，柴胡理气疏肝。

加减：疼痛重者加苏木、地龙、延胡索祛瘀止痛。

【变通法】瘀阻兼湿热者，用桃红四物汤（《医宗金鉴》）合三妙散（《医学正传》）加减，活血化瘀，清热化湿。

2. 筋瘤

（1）寒湿凝滞

【临床表现】下肢静脉曲张成团块，形如蚯蚓，色紫暗，喜暖，下肢轻度肿胀，形寒肢冷，口淡不渴，小便清。舌淡暗，脉沉弦。

【病因病机】骤受寒邪或涉水淋雨，寒湿侵袭，血络凝滞，瘀阻不通。

【治法】温散寒湿通络。

【方剂】当归四逆汤（《伤寒论》）合暖肝煎（《景岳全书》）加减。

药物：当归 10 ~ 15 克，桂枝 10 克，赤芍 15 克，肉桂 5 克，生姜 10 克，吴茱萸 5 克，木通 10 克，细辛 3 ~ 5 克，乌药 10 克，小茴香 6 克，茯苓 10 ~ 15 克，牛膝 15 克。

方义：吴茱萸、肉桂、茴香、乌药、细辛、生姜温散寒邪，桂枝、当归、赤芍通络和血，木通、茯苓利湿消肿，牛膝引药下行。

加减：气虚加黄芪，络阻加地龙。

【变通法】若站立、行走久而瘤体增大，气短乏力，以气虚血瘀、寒湿凝滞者，用补中益气汤（《脾胃论》）合当归四逆汤（《伤寒论》）加减。

（2）瘀血痹阻

【临床表现】下肢静脉曲张成团块，形如蚯蚓，色紫暗，患肢疼痛肿胀，皮肤萎缩褐黑。舌紫暗有瘀点（斑），脉弦、涩。

【病因病机】久行站立或外伤后，气滞血瘀，络脉痹阻。

【治法】活血化瘀通络。

【方剂】活血散瘀汤（《医宗金鉴》）加减。

药物：当归 15 克，赤芍 15 克，桃仁 10 克，制大黄 10 克，苏木 10 克，牡丹皮 10 克，枳壳 10 克，牛膝 15 克，槟榔 10 克，木瓜 15 克。

方义：当归、赤芍、桃仁、苏木、牡丹皮活血化瘀，枳壳、槟榔湿气散结，牛膝引药下行，木瓜舒筋缓急。

加减：气虚加黄芪，络阻加地龙。

【变通法】气虚血瘀者用补阳还五汤（《医林改错》）加减，益气化瘀。

（三）医家经验

奚九一治疗下肢深静脉血栓形成经验

（1）急性期：临床表现为患肢灼热、肿胀、疼痛、浅静脉充盈扩张明显；大多伴体温升高，舌质偏红、舌苔黄腻，脉象滑数有力等实热征象。证属血热邪盛。本期肢体静脉瘀血肿胀症候群呈进行性加剧，故辨证为血热鸱张，证属邪盛。由于血热壅滞络脉，以致新瘀不断发展。治当祛邪为先，用清营凉血泻瘀法，方用清营化瘀冲剂（益母草15克，紫草15克，牡丹皮12克，生大黄5克，玄明粉5克等组成）。内服每次1包，日3次冲服，保持大便日2~3次，疗程1月。上方加等量面粉，米醋调如糊，外敷患肢，每日2次。可内外并用。患者应卧床休息至少2周，过早活动需防肺栓塞。患肢平放，不必抬高，以免正气不达，血虚生热。

（2）亚急性期：临床表现为一般病程已超过1月，患肢红、热、肿、痛，肌张力增高、浅静脉扩张等症持续存在，或虽有减轻，但热肿未全去。证属血热瘀滞。本期是急性期延续，肢体静脉淤血症候群等持续不解，但无进展。血热与瘀滞并存，证属邪热未清。治疗同急性期。

（3）慢性期：临床表现为患肢肿胀，朝轻暮重，但不热，肌张力不高，小腿、足部可有皮肤营养改变、溃疡等，舌苔腻，脉象濡或滑。证属气虚血瘀湿滞。本期是肢体瘀血肿胀症候群持续存在，相对稳定半年以上无变化者。辨证关键是辨虚的性质。证属邪去正虚，陈瘀湿留。治疗以益气通脉祛湿法。方用：①益气通脉片：黄芪15克，党参15克，石斛12克，当归12克等。服法6片/次，3次/日。②利湿消肿冲剂：马鞭草15克，薏苡仁30克，茯苓皮15克，车前子12克等组成。服法每次1包，2次/日。此外，积极防治并发症，下肢静脉瓣膜功能不全，积极防治脚癣，以免湿性皮炎及溃疡发生。注意劳逸，避免久行久站。若患肢无热，张力不高，鼓励穿弹力袜，帮助静脉回流；若患肢有胀热，且张力高，不宜过早穿弹力袜，以防郁热不化。（中医杂志，2000，6：338－339）

（四）易简效验方

1. 生大黄50克，紫金锭10克加等量石粉，温水醋调敷。

2. 益母草60~100克，紫草、赤芍、牡丹皮各15克，紫花地丁、生甘草各30克，每日1剂，水煎服。

3. 红花、甘草各30克，研末，50%酒精调匀外敷患处。上方均适于赤脉。

（五）外治法

初起用朴硝100~200克开水冲溶熏洗患处，再用金黄散外敷。形成条索状后，用七厘散，茶叶水调敷。后期，用桑枝、松节各30克，当归、川芎、白芷、海桐皮、艾叶各15克，水煎熏洗，日2次。上方均适于赤脉。

（六）预防护理

对手术后的病人要多作深呼吸和咳嗽动作，活动肢体，尽早下床动作。忌食辛辣、鱼腥之味，戒烟，避免肢体受寒。赤脉患者应避免久立或久站，鼓励病人穿弹力袜行走，以阻止下肢水肿的发展。

长期站立工作或分娩后，要适当加强下肢锻炼，配合按摩，以促进气血流通，改善症状。筋瘤患者要经常用弹力护套或绷带外裹，防止外伤；并发疮疡者，需积极治疗，避免搔抓感染。

（七）评述

1. 赤脉　赤脉又称青蛇便或青蛇毒。《刘涓子鬼遗方》："青蛇便生足肚之下，结块长二三寸许，寒热大作，饮食不进，属足少阴与足太阳二经，由肾经虚损，湿热下注所致。头向上者难治，头下向者刺出恶血。"录之备存。赤脉可见于胸胁、上肢，若见于胸胁部可用柴胡清肝汤或复元活血汤加减，以疏肝理气为主，酌加清热或化瘀药。若见于上肢部，在辨证方药中酌加桑枝、姜黄、桂枝等，引药入上肢即可。

2. 筋瘤　如属筋瘤者，患肢用弹力绷带包扎，长期使用有时能使瘤体缩小或停止发展。西医认为手术是治疗筋瘤的根本办法。凡是有症状的筋瘤，无手术禁忌证者都应手术治疗，可行大静脉高位结扎和曲张静脉剥离术。

3. "股肿"　下肢深静脉血栓形成以下肢肿胀疼痛、浅静脉怒张为特征，是指血液在深静脉血管内发生异常凝固而引起静脉阻塞，血液回流不畅的疾病。《中医外科临床研究》称为"股肿"（唐汉钧，2009）。现将有关的"医家经验"附于此篇进行叙述，和相当于血栓性浅静脉炎的赤脉相鉴别。患急性血栓性深静脉炎的病人，需卧床休息 1～2 周，抬高患肢需高于心脏水平，离床 20～30 厘米，膝关节处安置稍屈曲位。

十三、臁疮（下肢慢性溃疡）

臁疮，指下肢臁骨（胫骨）内外侧部位的慢性皮肤溃疡。又称裤口疮、裙风（《证治准绳》）、烂腿（《外科证治大全》）。多见于久立、久行之人，为下肢静脉曲张（筋瘤）等的继发病症。发生于足三阴经处称为内臁，足三阳经处称为外臁。一般而言，外臁属湿热者易治，内臁属阴虚火旺者难疗。红肿焮痛者易治，黑暗漫肿者难疗。

初起小腿肿胀，色素沉着，下肢沉重，局部静脉显露曲张；继而呈局部皮肤淤血、溃烂，逐渐腐蚀成较深在的皮肤溃疡。其大小不定，呈圆形或椭圆形等，周围可见色素沉着、鳞屑、痂皮、瘙痒、渗出等皮损改变。疮面色泽紫红、暗红，日久灰暗而臭秽，终年不愈。

臁疮以湿毒下注，留注小腿，经脉气血瘀滞不畅所致，可有寒、热转化。久而每致瘀血阻络或阴虚火旺，迁延成慢性者。

（一）辨证要点

湿热下注者，初起局部红肿疼痛，继而溃破瘙痒，渗出黄水，伴发热烦渴等。寒湿凝滞者，病程日久，局部溃疡久而不敛，见下肢肿胀发凉。气滞血瘀者，病程日久，局部皮肤颜色紫暗，青筋暴露。阴虚火旺者，疮面暗红，皮肉下陷，脓水清稀，伴低热等。

（二）证治方药

1. 湿热下注

【临床表现】初起局部红肿疼痛，继而溃破、瘙痒，渗出黄水淋漓，疮面腐暗。可伴发热、烦渴，尿黄便干。舌苔黄腻，脉滑数。

【病因病机】湿热毒邪下侵，经脉气血不畅，肌肤不荣，致成局部溃疡。

【治法】清热利湿，和营解毒。

【方剂】三妙散（《医学正传》）合五神汤（《外科真诠》）加减。

药物：苍术10克，黄柏10克，牛膝10~15克，薏苡仁15~30克，金银花15克，地丁15克，车前子10克（包），赤芍10~15克，牡丹皮6~10克。

方义：苍术苦温燥湿，黄柏清热利湿，牛膝引药下行，薏苡仁、车前子淡渗利湿，金银花、地丁清热解毒，赤芍、牡丹皮凉血和营。

加减：湿甚者可加萆薢、地肤子、茯苓利湿，热重者可加连翘、土茯苓清热。

【变通法】若局部红肿热痛甚者，可用金银花解毒汤（《疡科心得集》）合三妙散，药用金银花、连翘、牡丹皮、黄连、黄柏、苍术、薏苡仁、牛膝等，清热解毒利湿。

2. 寒湿凝滞

【临床表现】下肢肿胀发凉，疮面肉色灰白，脓水淋漓而清稀，久而不敛。肢体倦怠，不思饮食。舌淡苔白腻，脉沉迟。

【病因病机】病程日久，气血不足，寒湿凝滞经脉，致成局部溃疡久而不敛者。

【治法】温散寒湿，益气养血。

【方剂】防已黄芪汤（《金匮要略》）合五苓散（《伤寒论》）加减。

药物：防已10克，黄芪15克，桂枝10克，白术10~15克，茯苓10克，泽泻10克，白芍15克，木瓜10克，当归15克。

方义：黄芪、当归益气养血，桂枝、白芍调和血通络，白术、防已、茯苓、泽泻利湿祛邪，木瓜舒筋和络。

加减：若局部渗出较多，兼见湿热者，可加苍术、黄柏、牛膝、薏苡仁等，清热利湿。

【变通法】可用桂枝加当归汤（《中医外科学》）加黄芪、防已、薏苡仁、白术等，亦益气和血、通络利湿之剂。

3. 气滞血瘀

【临床表现】病程日久，局部皮肤颜色紫暗，青筋暴露，疮面溃烂浸淫刺痛，下肢麻木沉重，行走时更甚。舌质暗紫或有瘀点（斑），脉弦、涩。

【病因病机】久病瘀血阻滞，络脉不和，肌肤无血以荣，致成本证。

【治法】活血理气，通络祛瘀。

【方剂】桃红四物汤（《医宗金鉴》）合木瓜槟榔散（《疮疡全书》）加减。

药物：桃仁10克，红花6~10克，当归15克，赤芍10克，生地10~15克，木瓜10克，槟榔10克，苏叶10克，陈皮6克。

方义：桃仁、红花活血祛瘀，赤芍、当归、生地和血通络，木瓜舒筋通络，槟榔导湿下行，苏叶、陈皮理气。

加减：兼见湿热，疮面浸淫渗出者，加苍术、黄柏、薏苡仁、土茯苓清热利湿。

【变通法】气虚血瘀者，用补阳还五汤（《医林改错》）合三妙散（《医学正传》），益气活血，清热利湿。

4. 阴虚火旺

【临床表现】下肢内侧疮面暗红或黑腐，皮肉下陷，脓水清稀，局部不痛或微痛或麻木。伴有低热，乏力，口干。舌红，脉数。

【病因病机】病程日久，肝肾阴伤，精血虚亏，湿热久恋，虚火内生。

【治法】滋阴降火，清热利湿。

【方剂】知柏地黄汤（《医宗金鉴》）合四妙丸（经验方）加减。

药物：知母10克，黄柏6～10克，生地、熟地10克，牡丹皮10克，山茱萸10克，山药10克，茯苓15克，泽泻15克，牛膝10～15克，苍术10克，薏苡仁15克。

方义：知母、黄柏、牡丹皮清热降火，苍术、茯苓、薏苡仁、泽泻利湿燥湿，山茱萸、山药、熟地滋养肝肾，牛膝引药下行。

加减：兼见湿热而局部脓水不断者，加土茯苓、赤小豆利湿清热。若局部麻木，肢体酸胀，加木瓜、白芍和血舒筋。

【变通法】可用大补阴丸（《丹溪心法》）加减。

（三）医家经验

奚九一治疗下肢静脉曲张溃疡经验　本病由于瘀血生湿，湿郁化热，热甚生风而局部静脉炎呈游走性，湿热损络则致局部溃疡。风湿热胶结不解，加之病久正虚，导致本病缠绵难愈。对于疼痛性溃疡者，溃疡疼痛剧烈，疮面有干黑坏死，可能为系统性血管炎，与此应鉴别清楚，其病机是血热夹毒致瘀，其辨病及辨证均不同，治疗方法亦异，不可混同。根据疾病发展的不同阶段，采取不同的治疗措施。

（1）急性期：为湿热风等邪盛阶段，病变呈进行性，疮面溃疡扩展，分泌物多、湿烂，疮周水疱、湿疹，溃疡周围充血，红肿灼热，游走性静脉炎发作，局部按之有条索、硬块、疼痛。湿热炽盛，兼夹风邪为患，正气尚未虚，治疗以祛邪为先，清热利湿祛风。清热解毒，不忌苦寒，以遏制病势。药用茵陈、苦参、黄芩、栀子、紫草、益母草、马齿苋、半枝莲等药，择宜而用。疮面腐物较多，疮面处理则宜拔毒去腐，清除腐烂组织，常用自制捞底膏外敷，疮周涂搽抗真菌药膏等制剂。有久病缠绵不愈而邪气仍盛者，仍按急性期论治。

（2）好转缓解期：疮面溃疡尚未愈合，但疮周红肿疼痛减退，游走性静脉炎稳定，肢体淤血症候群逐渐趋向好转，为邪退生新、正虚瘀留阶段。湿热虽减而未去，正气已虚，治疗当辨正、虚的偏重，而制定相应的治疗方法。重点在化瘀与扶正相结合，邪已渐去，故祛邪药必须中病即止，不可长期使用，否则可能伐正。药用黄芪、白术、石斛、茵陈、苦参、制大黄、桃仁、土鳖虫等药。疮面腐物不多，肉芽生长，外治药物宜祛腐生肌，常用自制疮疡膏、拔湿长皮膏等外敷疮面。

（3）恢复稳定期：溃疡疮面已愈合结痂，疮周已无炎症活动，肢体瘀血症候群稳定，静脉曲张仍旧存在。以正虚为主，根据本病的基础病变为静脉曲张，认为其正虚以气虚为主，治疗以补气为主，络脉遗留的陈瘀宿滞，药力难以尽除，活血药不宜长期应用，以免动血伤正。药物主要选用党参、黄芪、苍术、白术、茯苓皮、川牛膝、益母草等，有中气下陷症状者可加入升麻、柴胡以升提中气。

根据本病的病机主要为瘀热夹湿夹风，自制海桐皮汤，药物组成主要为海桐皮、豨莶草、威灵仙、皂荚。该方对改善皮肤色素沉着，有一定效果，经常使用，可以预防复发。对于疮周的湿疹样改变以及过敏状态，常应用地骨皮、明矾二味。该方系博采众方所得，有抗过敏作用。其他膏药制剂的应用应当分阶段施用，已如前述。外用方药组成：①捞底膏：当归、赤芍、牡丹皮、大黄、板蓝根、乳香、没药、银朱、肉桂、轻粉、冰片、铅丹等，加麻油炼制成膏，备用。②疮疡膏：苍术、白术、黄柏、生薏苡仁、地榆、炉甘石等，加麻油炼制成膏，备用。③拔湿生长膏：密陀僧、熟石膏、硼酸、铅丹、冰片等加凡士林炼制成膏，备用。（中医杂志，2002，9：663－664）

（四）易简效验方

1. 三叶汤：茶叶 15 克，艾叶 15 克，女贞子叶 15 克，皂角针 15 克，加水 250 毫升，煎至 100～150 毫升，纱布过滤，取其煎液外洗或湿敷局部溃疡面，每日 3 次。

2. 凤凰衣方：将新鲜鸡蛋洗净，用 75% 酒精消毒后，将卵壳端击破一孔排出内容物，以消毒无齿镊子轻轻取出卵膜后，立即贴于创面。先将创面消毒，若有肉芽须修除，若有感染先控制感染。使用时按创面大小剪凤凰衣平整紧贴创面。若创面大者，凤凰衣间留空隙，创面分泌物多时可在凤凰衣上剪几个小孔，表面盖消毒纱布包扎，24 小时后改暴露，1 次不愈，可隔 2～3 天换 1 次。

3. 艾叶方：艾叶一味适量。将艾叶洗净，晒干或烤干，以色黄焦存性为度，然后碾为碎末，装入瓶内备用，用时将疮口清洗后，将艾叶粉薄薄一层撒在疮口上；也可用茶油调粉外涂，并用纱布覆盖，每天换药 1 次。

（五）外治法

初期可用马齿苋 60 克，黄柏 20 克，大青叶 30 克，水煎温湿敷，日 3～4 次。局部红肿，渗液量少者，宜用金黄膏薄敷，日 1 次。亦可加少量九一丹撒布于疮面上，再盖金黄膏。后期可用七二丹麻油调后，摊贴疮面，并用绷带缠缚，每周换药 2 次，夏季可换勤些。腐肉已脱，露新肉者，用生肌散外盖生肌玉红膏，隔日一换或每周 2 次。周围有湿疹者，用青黛散调麻油盖贴。

脓腐脱尽、新肉活红时，可用东方 1 号药膏敷贴，直至疮敛。药用茅术、黄柏、防己、木瓜、延胡索、郁金、白及、煅石膏、炉甘石、麻油。

（六）预防护理

改善肢体瘀血状态为其核心内容。患足宜抬高，不宜久立久行。疮口愈合后，宜经常用弹性护套保护之，避免损伤，预防复发。

（七）评述

1. 西医辨病 临床对臁疮比较容易确诊，应明确发生臁疮的原因、性质、病情等。如结核性臁疮常有其他部位结核病史，皮损初起为红褐色丘疹，中央有坏死，溃疡较深，呈潜行性，边缘呈锯齿状，有败絮样脓水，疮周色紫，溃疡顽固，长期难愈；病程较长者可见新旧重叠的疤痕，愈合后可留凹陷性色素疤痕。臁疮恶变可为原发性皮肤癌，也可由臁疮经久不愈恶变而来，溃疡状如火山，边缘卷起，不规则，触之觉硬，呈浅灰白色，基底表面易出血。放射性臁疮往往有明显的放射线损伤史，病变常局限于放射部位。

2. 分期论治 中医治疗包括外用药和内服药。急性期为湿热风邪盛所致，清热利湿祛风以祛邪，疮面处理则宜拔毒去腐。缓解期为正虚瘀留阶段，当以化瘀、益气相结合，外治药物宜祛腐生肌。恢复稳定期则以正虚为主，治疗以补气为主。西医治疗小腿溃疡主要采取手术和局部治疗。包括大隐静脉高位结扎剥脱和曲张静脉及结扎交通支切除术，深静脉血栓后遗症采用静脉转流、股浅静脉瓣膜代替、静脉瓣环缩手术等。局部控制感染，半暴露疗法、植皮术，患肢抬高和弹力绷带的应用等。

十四、足趾紫黑溃烂

足趾紫黑甚而溃烂者，称为脱疽（《刘涓子鬼遗方》），又名脱痈（《灵枢·痈疽》）、脱骨疽、甲疽等。中医文献常以大趾脱曰脱疽，其余四趾脱曰敦疽，骨节脱落曰脱骨疽等。相当于西医之血栓闭塞性脉管炎、动脉硬化性闭塞症、糖尿病性坏疽等。血栓闭塞性脉管炎好发于男性，常见于25～45岁之间。常先一侧下肢发病，继而累及对侧，少数可累及上肢。患者常有受冷、潮湿、嗜烟、外伤等病史。中医辨证可分为寒湿阻络、瘀血凝滞、湿热毒盛、热毒伤阴和气血两虚五种证候类型，施以方药治疗。一般均可配合药物外治，严重者则需手术。

（一）辨证要点

病程初期而寒湿阻络者，肢端皮肤苍白冰凉，遇冷痛剧；病情发展而瘀血阻滞者，肢端肤色紫红，可见瘀血斑点，活动时肢体呈白色，呈持续固定性疼痛。病程极期而湿热毒盛者，疼痛剧烈，溃疡腐烂呈湿性坏疽；如热毒伤阴者，则肢端趾甲局部增厚变形，呈干性坏疽等。病程后期而气血不足者，则肌肤干燥，趾甲溃疡难愈。

（二）证治方药

1. 寒湿阻络

【临床表现】患肢末端喜暖怕冷，皮肤苍白冰凉，麻木疼痛，遇冷痛剧，步履不利，多走则疼痛加剧，小腿酸胀乏力，稍休息则疼痛缓解，趺阳脉搏动减弱或消失。舌质淡，苔薄白，脉沉迟。

【病因病机】长期感受寒冷潮湿环境，寒湿侵袭，阳气闭阻，络脉不通。

【治法】温阳散寒，活血通络。

【方剂】阳和汤（《外科全生集》）合桂枝汤（《伤寒论》）加减。

药物：麻黄3～6克，炮姜3～6克，炮山甲片10～15克（先煎），牛膝15克，桂枝10克，地龙10克，黄芪30克，鹿角片10克（先煎），淡附子10克（先煎），白芍10～15克，甘草10克。

方义：淡附子、炮姜温阳散寒，麻黄、桂枝辛温通络，山甲、地龙搜络通脉，黄芪益气通脉，鹿角温阳补督，牛膝引药下行，白芍、甘草缓急止痛。

加减：小腿酸胀者，加木瓜、吴茱萸温通舒筋。麻木疼痛者，加当归、红花、细辛和血通络。

【变通法】若症情轻者，用当归四逆加吴茱萸生姜汤（《伤寒论》）加减，药用当归、黄芪、桂枝、白芍、吴茱萸、生姜、甘草、细辛、木通等，温通血脉、益气养血。

2. 瘀血凝滞

【临床表现】患肢末端肤色紫红、暗红、青紫，足下垂时更甚，肢端可见瘀血斑点，活动时肢体呈白色或苍黄色，步态跛行，自觉麻木酸楚，呈持续性固定性疼痛，彻夜难眠。趺阳脉搏动减弱、消失。舌质紫暗有瘀点（斑），脉沉细而涩。

【病因病机】病情发展，瘀血阻滞，络脉闭阻。

【治法】活血化瘀，通络止痛。

【方剂】桃红四物汤（《医宗金鉴》）合活络效灵丹（《医学衷中参西录》）加减。

药物：丹参30克，炙乳香10克，炙没药10克，当归15～30克，赤芍15～30克，桃仁10克，红花10克，川芎10克，牛膝15克，延胡索10克，地龙10克，炮甲片15克（先煎）。

方义：丹参、桃仁、红花、川芎、赤芍、当归活血化瘀，炙乳香、炙没药、延胡索祛瘀止痛，地龙、炮甲片搜络通脉。

加减：气虚者加黄芪益气通脉，兼热加金银花、蒲公英清热解毒，兼寒者加桂枝、附子温散通阳。

【变通法】可用血府逐瘀汤（《医林改错》）加减，活血化瘀。

3. 湿热毒盛

【临床表现】足趾肤色紫暗、肿胀，渐变紫黑，浸润蔓延，溃破腐烂，流溢脓水，病损处与正常皮肤无明显界限，呈湿性坏疽。肉腐不鲜，剧痛难忍。重者腐烂向上蔓延，五趾相传，肢节坏死脱落，痛如火灼。肢端小动脉搏动消失。可伴发热口渴喜饮，小便黄，大便秘。舌红苔黄，脉弦数。

【病因病机】湿热毒邪蕴结，聚于下肢，血脉痹阻而疼痛剧烈，热盛肉腐而溃疡腐烂。

【治法】清热解毒，除湿通络。

【方剂】四妙勇安汤（《验方新编》）合五味消毒饮（《医宗金鉴》）加减。

药物：玄参15～30克，金银花15克，连翘15克，牡丹皮10克，赤芍15克，蒲公英30克，地丁15克，赤小豆15～30克，薏苡仁15～30克，当归15克，牛膝15克，白芍15克，丹参15～30克。

方义：金银花、连翘、蒲公英、地丁清热解毒，当归、牡丹皮、赤芍、丹参活血通络，赤小豆、薏苡仁清热利湿，牛膝引药下行，玄参养阴清热。

加减：热毒重者加虎杖、白花蛇舌草清热解毒，湿热甚者加黄柏、山栀清利湿热。

【变通法】若溃疡渗出糜烂，肢体沉重，小腿酸胀肿痛，舌苔腻，脉滑数，以湿热为主者，可用茵陈赤豆汤（经验方）加减，清利湿热。药用茵陈、赤小豆、金银花、薏苡仁、木瓜、牛膝、防己、连翘、地丁等。

4. 热毒伤阴

【临床表现】足趾紫黑干枯，趾甲增厚、变形，生长缓慢呈干性坏疽。患肢酸胀麻木、灼热疼痛，遇热痛甚，遇冷痛缓。皮肤干燥、脱屑，肌肉萎缩，汗毛稀少、脱落，肢端动脉搏动消失。舌红绛，苔黄，脉弦细数。

【病因病机】热毒久踞，伤及阴血，阴血不足则趾甲无以荣养，故局部增厚、变形等。

【治法】清热解毒，益气养阴。

【方剂】顾步汤（《外科真诠》）加减。

药物：黄芪15～30克，当归15克，金银花15克，野菊花10克，石斛15克，玄参15克，蒲公英15克，地丁15克，牛膝15克，白芍15克，甘草10克。

方义：金银花、野菊花、蒲公英、地丁清热解毒，黄芪、当归益气生血，玄参、石斛养阴清热，白芍、甘草缓急止痛，牛膝引药下行。

加减：气虚者加党参益气健脾，血热者加牡丹皮、赤芍凉血清热。

【变通法】若气阴不足，形体消瘦，倦怠乏力，五心烦热，舌红少苔，脉虚细者，可用黄芪鳖甲汤（《医学入门》）加减，药如黄芪、地黄、知母、赤芍、党参、鳖甲、地骨皮、麦冬等，益气养阴清热为主。

5. 气血两虚

【临床表现】足趾疮面不鲜呈灰白色，溃疡久不愈合生长缓慢，脓液少而清稀，疼痛不重，肌肤干燥，肌肉消瘦，面色苍白，气短乏力。舌淡，脉虚细无力。

【病因病机】气血不足以荣养，血脉空虚不能充盈，肌肤干燥，趾甲溃疡难愈。

【治法】益气养血，和营通络。

【方剂】人参养营汤（《太平惠民和剂局方》）加减。

药物：黄芪15～30克，党参10～15克，当归10～15克，熟地10克，白芍10～15克，川芎6～10克，茯苓10～15克，白术10克，桂枝10克，牛膝15克，甘草6克，陈皮6克。

方义：黄芪、党参、白术、茯苓、甘草益气健脾，当归、熟地、白芍、川芎和营养血，桂枝、牛膝通络引经，陈皮理气以免诸补药呆滞。

加减：血虚加鸡血藤，血瘀加丹参。

【变通法】可用八珍汤（《正体类要》）加减，益气养血。

（三）医家经验

1. 刘树农治糖尿病并发干湿性坏疽经验 用张锡纯内托生肌散（原方治疮疡溃破久而不收口）加减，生黄芪120克，甘草60克，生乳香、没药各45克，白芍60克，花粉90克，丹参45克。阴虚偏重重用花粉，加生地、知母、麦冬。热毒偏重，除用金银花、白蔹外，加蒲公英、地丁、败酱草。阳虚加桂枝、附片。血瘀偏重，加血竭、桃仁、红花、失笑散、鸡血藤。湿热，加二妙丸、龙胆草、苦参。下焦火盛肠道燥结，加大黄、麻子仁。以内治为主，辅用云南白药外敷更好。（《刘树农论内科》）

2. 尚德俊治动脉硬化性闭塞症经验

（1）肢体发凉怕冷：为寒凝阻络、经脉血瘀证，宜用温通法。

（2）患肢皮肤发绀：为病久气血不通、血脉瘀闭属瘀血重症，宜用活血破瘀。

（3）肢体疼痛、四肢不温、小便不利：肾亏不足，宜用补肾活血。

（4）5P征：表现为突然发生的肢体剧烈疼痛、厥冷、苍白、感觉消失和活动障碍，属气血骤闭、脉络瘀阻的急性动脉血瘀证，为瘀血重症、实证，宜用活血破瘀、通络止痛。

（5）肢体溃疡坏疽：瘀血停留、瘀久化热的重症、热毒证，应用清热解毒、凉血活血。如见肉芽红活、脓多质稠，说明气血尚充，血瘀易祛，毒滞易消。溃疡干枯无脓，肉芽灰淡，脓水稀少，或坏疽界限不清，疮口久不愈合，为气血不足，应用托里解毒法。（《中医外科临床研究》）

（四）易简效验方

1. 毛冬青通脉方：毛冬青根50克，丹参50克，金银花30克，玄参30克，穿心莲30克，制乳香10克，制没药10克，洋金花1克，桂枝15克，生地15克，熟地15克，附子12克，干姜12克，当归20克，甘草6～15克，罂粟壳10～15克，土茯苓15～30克，淫羊藿15～30克，每日1剂，水煎服。

2. 软坚通脉饮：海藻30克，生牡蛎30克，虎杖30克，失笑散15克，豨莶草30克，每日1剂，水煎服。心气虚者加党参、麦冬、五味子；肾阳虚者加淫羊藿、附子、肉桂；坏疽伴感染者加制大黄、黄柏、金银花。

3. 活血通脉汤：当归15克，熟地15克，络石藤15克，黄芪15克，赤芍10克，川芎15克，苏木10克，地龙10克，牛膝10克，郁金10克，制川乌10克，干姜10克，桂枝10克，制乳香6克，制没药6克，红花6克，鸡血藤30克，每日1剂，水煎服。

4. 当归六味汤：当归15克，丹参30克，赤芍12克，红花9克，玄参15克，忍冬藤30克，每日1剂，水煎服。阴虚内热加生地、麦冬、天花粉；气虚加黄芪、党参、白术、茯苓；湿热加黄柏、苍术、牛膝；疼痛严重加蜈蚣、全蝎、延胡索；若止痛效果不显加犀黄丸。

（五）外治法

未溃者，可选用冲和膏、红灵丹油膏外敷。亦可用当归 15 克，独活 30 克，桑枝 30 克，威灵仙 30 克，煎水熏洗，每日 1 次。亦可用附子、干姜、吴茱萸各等份，研末蜜调，敷于患足涌泉穴，每日换药 1 次，如发生药疹即可停用。亦可用红灵酒少许揉擦患肢足背、小腿，每次 20 分钟，每日 2 次。

已溃者，溃疡面积较小者，可用上述中药熏洗后，外敷生肌玉红膏。溃疡面积较大，坏死组织难以脱落者，可先用冰片锌氧油（冰片 2 克，氧化锌油 98 克）软化创面硬结痂皮，按疏松程度，依次清除坏死痂皮，先除软组织，后除腐骨，彻底的清创术必须待炎症完全消退后方可施行。

（六）预防护理

禁止吸烟，少食辛辣刺激。冬季户外工作注意保暖。避免外伤。加强患肢运动，但坏疽感染时禁用。

（七）评述

1. 中医辨证　在临床上，中医辨证可分为上述几种类型。寒湿阻络用阳和汤、桂枝汤或当归四逆加吴茱萸生姜汤，温阳散寒，活血通络。瘀血凝滞者用桃红四物汤合活络效灵丹，活血化瘀，通络止痛。湿热毒盛者用四妙勇安汤合五味消毒饮，清热解毒，除湿通络。热毒伤阴者用顾步汤，清热解毒，益气养阴。其中均大量使用活血通络药物，如当归、白芍、川芎、桂枝、牛膝、牡丹皮、赤芍、丹参、桃仁、红花、乳香、没药、延胡索、地龙、炮山甲等，可据其药性寒热而用。而黄芪补气通脉，金银花清热通脉，石斛、玄参养阴通脉，又可据证配伍使用。

2. 西医分期　根据血栓闭塞性脉管炎的临床发展过程，可分为以下三期。

一期：患肢末端发凉、怕冷、麻木、酸痛，间歇性跛行，每行走 500 ~ 1000 米后觉患肢小腿或足底有坠胀疼痛感而出现跛行，休息片刻后症状缓解或消失，再行走同样或较短距离时，患肢坠胀疼痛出现。患足可出现轻度肌肉萎缩，皮肤干燥，皮色变灰，皮温稍低于健侧，足背动脉搏动减弱，部分患者小腿可出现游走性红硬条索（游走性血栓性浅静脉炎）。

二期：患肢发凉、怕冷、麻木、坠胀疼痛，间歇性跛行加重，并出现静息痛，夜间痛甚，难以入寐，患者常抱膝而坐。患足肌肉明显萎缩，皮肤干燥，汗毛脱落，趾甲增厚且生长缓慢，皮肤苍白或潮红或紫红，患侧足背动脉搏动消失。

三期：二期表现进一步加重，足趾紫红肿胀、溃烂坏死，或足趾发黑，干瘪，呈干性坏疽。坏疽可先为一趾或数趾，并逐渐向上发展，合并感染时则红肿明显，患足剧烈疼痛，全身发热。经积极治疗，患足红肿可消退，坏疽局限，溃疡可愈合。若坏疽发展至足背以上，则红肿疼痛难以控制。病程日久，患者可出现疲乏无力、不欲饮食、口干、形体消瘦，甚则壮热神昏。

3. 西医辨病　本症可见于西医之血栓闭塞性脉管炎、闭塞性动脉硬化症、糖尿病性坏疽等，兹将其临床表现列表予以鉴别（表9－1）。

表9－1　三种脱疽的临床鉴别

	血栓性闭塞性脉管炎	动脉硬化性闭塞症	糖尿病性坏疽
发病年龄	20～40岁	40岁以上	40岁以上
浅静脉炎	游走性	无	无
高血压	极少	大部分有	大部分有
冠心病	无	有	可有可无
血脂	基本正常	升高	多数升高
血糖、尿糖	正常	正常	血糖高，尿糖阳性
受累血管	中、小动脉	大、中动脉	大、微血管

第十章 心肺胸胁腋乳

两乳中之上为胸，胸下两乳中间至鸠尾处为膺胸，一般统称为胸。胸属上焦，宗气所聚之处，心、肺藏于胸中，乳下两旁至肋骨尽处为胁；肋骨尽处以下为季胁。胁为肝之分野。腋下为心经所过，其病又与肝经相关。乳房位于胸前，其病多属肝、胃两经。故心、肺、胸、胁、乳、腋部病症互有关联。

第一节　心肺胸

肺主气司呼吸，为娇脏，易寒易热，六淫外邪、痰湿壅阻、肺脾肾功能失调等每致咳嗽、喘、哮之症。咳嗽是肺失宣降、肺气上逆的临床症状，喘、哮之症常有发作和缓解之特点。咯血又名咳血、嗽血，与咳嗽有密切关系，其病标在肺而本则在肾。

心主血脉而为君主之官，心包围护于外。温热、风湿等外邪入侵，情志思虑、病后失调、先天不足，每致心之病症，如心悸、胸闷、短气、心痛等。《素问》有心痹、脉痹，《金匮要略》以专篇讨论胸痹、心痛、短气，或惊悸、胸满、瘀血的关系，其义可见。

一、心痛

心痛是指膻中部位及左胸部疼痛的症状，为心脏本身病损所致。心痛主要病机为血瘀凝滞，心脉痹阻，心失所养。《素问·痹论》：“脉痹者，血凝泣而不流”，“心痹者，脉不通”，即指心脉痹阻引起心痛。有胸痹心痛、厥（真）心痛之分，其持续时间、发作程度和预后有所区别。胸痹心痛的治疗，应以通为主，通补结合。所谓通，即通其心脉，有芳香温通、宣痹通阳、活血化瘀三种，可根据寒凝、痰浊、瘀血的证候表现施用。所谓补，包括补气血和补阴阳两类，补气血重于心脾，补阴阳重于心肾。而真心痛发作期必须选用速效止痛药物，待其缓解后再用补气活血、温阳通脉等治疗方法。

（一）辨证要点

1. 辨心痛虚实　心痛发作时，常表现为寒凝、气滞、痰浊、瘀血等实证，且相互兼夹，可因劳逸不节、饮食不当、情绪不畅所致。缓解期则主要表现为心之气、血、阴、阳亏虚，而又兼及脾、肾，其本质即脏气虚衰。一般而言，心痛大多先实而后致虚，但亦有先虚而后致实，常呈现本虚、标实同见者。

2. 辨心痛性质　在临床上有闷痛、刺痛、绞痛等性质不同。闷痛可由气滞、痰浊而致，如隐隐发闷则为气阴两虚。刺痛固定不移者，常由瘀血痹阻引起。绞痛则可因寒凝或阳虚所致。

3. 辨心痛轻重、顺逆　根据心痛发作次数、持续时间和部位固定与否及其病程长短，常可判断其症之轻重缓急。一般而言，胸痹心痛持续时间较短，发作程度较轻，预后尚好。而厥（真）心痛持续时间长，程度重，预后差，常可引起心律失常、厥脱等严重后果，甚而导致死亡。若发展至真心痛，多为重症。

厥、脱的变化是判断真心痛顺、逆的关键。其中，神识的委顿、模糊，喘促的发生，汗出增多，心痛剧烈而持续不解，四肢逆冷，脉舌变化常是判断真心痛预后的重要指征。

（二）证治方药

1. 心血瘀阻

【临床表现】心胸疼痛较为剧烈，如刺如绞，痛处固定，入夜为甚，甚而心痛彻背、背痛彻心，或痛引肩背，可伴胸闷，日久不愈，止、发无常，可因情绪紧张、劳累过度引起，面色晦暗，唇甲青紫。舌质暗、紫有瘀点（斑），或舌下络脉青紫，脉弦、涩、沉，或有结代。

【病因病机】血凝不流，心脉瘀阻，心失所养，脉络不通，故为心痛。

【治法】活血化瘀，理气止痛。

【方剂】血府逐瘀汤（《医林改错》）加减。

药物：当归 10～15 克，桃仁 10 克，红花 6～10 克，赤芍 10～15 克，川芎 6～10 克，柴胡 10 克，枳壳 6～10 克，桔梗 6 克，牛膝 15 克，甘草 6～10 克，降香 6～10 克，郁金 10 克。

方义：当归、桃仁、红花、川芎、赤芍活血化瘀，柴胡、枳壳、降香、郁金理气止痛，桔梗性升、牛膝性降，以调畅气机升降。原方有地黄，嫌其阴柔呆滞，故去之。

加减：瘀血甚而疼痛剧者，可加蒲黄、五灵脂、丹参、乳香、没药等，若再不效，则用三七粉、生水蛭粉调冲，以增强其活血化瘀能力。若胸闷、疼痛并重，为气滞血瘀，可加檀香、沉香等以理气止痛；如伴形寒肢冷，四肢不温，加桂枝、肉桂、细辛、吴茱萸，即合当归四逆汤（《伤寒论》），用以温阳通脉。

【变通法】上述证候如伴见气短乏力，自汗，脉细、虚、涩，为气虚血瘀证候，当益气活血，可用补阳还五汤（《医林改错》）加保元汤（《博爱心鉴》）。药用黄芪、人参、肉桂、桃仁、红花、当归、川芎、芍药、甘草，其中可重用黄芪、人参。如见卒然心痛发作，可含化复方丹参滴丸、速效救心丸，急则治其标。

2. 寒凝心脉

【临床表现】心痛如绞，发作急骤，胸闷气促，喘息气促不得卧，因气候骤冷或受寒而发作、加重，四肢不温，面色苍白。甚而心痛彻背，背痛彻心，心悸短气，面唇指甲青紫，冷汗出。舌淡暗或青紫，舌苔薄腻或白润，脉沉迟。

【病因病机】心阳不振，复感于寒，阴寒凝滞，心脉收引而痹阻不通。

【治法】温阳散寒，通脉止痛。

【方剂】枳实薤白桂枝汤（《金匮要略》）合当归四逆汤（《伤寒论》）加减。

药物：枳实 10 克，薤白 10～15 克，细辛 3～10 克，桂枝 10～15 克，白芍 10～15 克，当归 10～15 克，炙甘草 10 克，瓜蒌 15～30 克。

方义：桂枝、细辛温阳散寒，瓜蒌、薤白宣痹通脉，当归、白芍、甘草和血缓急，枳实、白芍理气活血。

加减：如四肢不温，面色苍白，心痛甚者，阳气不足、阴寒内盛，可加淡附子、党参以温阳益气，散寒止痛。胸闷显著，喘逆盛者，加厚朴、杏仁、檀香以降逆理气、宽胸平喘。若痛引肩背者，加片姜黄活血理气通脉。脉象迟弱，心率显著减缓者，桂枝用量增大至 15 克以上，并加入淡附子温振心阳、强心通脉。

【变通法】心痛彻背，背痛彻心，痛无休止，剧痛不已，肢冷形寒，宜用乌头赤石脂丸（《金匮要略》）温阳逐寒，药用乌头、附子、干姜、川椒、细辛等。亦可急予苏合香丸或麝香保心丸，芳香温通、散寒通脉。

3. 痰浊闭阻

【临床表现】胸部憋闷窒塞，气短，咳吐痰涎，肢体沉重，形体肥胖，纳呆泛恶。舌体胖、边有齿印，舌苔白滑或厚腻，脉滑。

【病因病机】痰浊凝滞久踞，胸阳痹阻不展，心脉不通则痛。

【治法】宣痹通阳，化痰泄浊。

【方剂】瓜蒌薤白半夏汤（《金匮要略》）合温胆汤（《备急千金要方》）加减。

药物：瓜蒌 15～30 克，薤白 10 克，法半夏 10～15 克，陈皮 6～10 克，茯苓 15 克，竹茹 10～15 克，枳实 6～10 克，甘草 6 克。

方义：瓜蒌、薤白、枳实宣痹通阳，半夏、陈皮、竹茹、茯苓、甘草化痰泄浊。

加减：寒加桂枝、细辛温阳散寒，热加黄连、胆南星清热化痰。胸部窒塞憋闷甚者加石菖蒲、郁金理气宽胸，泄浊化痰。腹胀加莱菔子、厚朴理气消胀，心悸不宁加琥珀、丹参安神宁心。若兼夹瘀血者，加丹参、檀香、砂仁，即合丹参饮理气活血。本证常有痰瘀互阻表现，故于化痰泄浊的同时，宜适当加入活血化瘀药物，如丹参、桃仁、当归、红花、赤芍、益母草等，其配伍比例、用量大小，应根据痰浊、瘀血两者的轻重，有所侧重。

【变通法】若痰热闭阻，胸部痞塞，气短憋闷，纳呆脘痞，泛恶欲吐，口苦而黏腻不爽，时而烦热口渴，但不欲饮，咳痰白稠或黄浊，舌苔黄腻，脉滑数者，宜用小陷胸汤（《伤寒论》）合黄连温胆汤（《六因条辨》）加减清热化痰，药用半夏、黄连、瓜蒌、陈皮、茯苓、竹茹、枳实、石菖蒲、郁金等。若既有痰浊闭阻之实证，又有心气不足之虚证，胸闷时痛，心悸气短，乏力汗出，脉虚舌淡苔润，可用十味温胆汤（经验方），即温胆汤加人参、麦冬、酸枣仁、五味子，化痰泄浊，养心益气。冠心病心前区痛常表现在胃脘部，因此容易误诊为胃病。若胃脘部痛（嗳气后自感舒畅，疼痛亦可缓解），胸闷气短，纳差，呕恶，舌苔白，脉沉滑，痰阻中焦，气机不调，常用香砂六君子汤（《时方歌括》）加瓜蒌、薤白，时现心绞痛者则再加菖蒲、郁金，此所谓心胃同治。

4. 气滞郁结

【临床表现】心胸隐痛阵阵，时而满闷不舒，情志不遂时容易诱发或加重，喜叹息，脘痞、腹胀，忧虑多思。舌苔薄，脉沉弦。

【病因病机】情志抑郁，气机郁滞，心脉失和，而心胸隐痛或满闷不舒。

【治法】理气解郁，活血通络。

【方剂】柴胡疏肝散（《景岳全书》）加减。

药物：柴胡 10 克，枳壳 6～10 克，香附 10～15 克，陈皮 6～10 克，白芍 10 克，川芎 6～10 克，郁金 10 克，甘草 6 克。

方义：柴胡、枳壳疏肝理气，香附、郁金、陈皮理气解郁，川芎、白芍活血通络。

加减：胸闷心痛明显，夹瘀血者，加丹参、檀香、砂仁，即合丹参饮（《医宗金鉴》）

理气活血。兼夹痰多苔腻者，加半夏、苍术化痰燥湿；若口苦心烦，加山栀、牡丹皮清热泻火。

【变通法】肝郁脾虚，胸闷心痛，两胁不舒，纳呆腹胀，食少者，可用逍遥散（《太平惠民和剂局方》）疏肝健脾，理气解郁。有口苦心烦时，酌加牡丹皮、山栀，即丹栀逍遥散（《内科摘要》）。

5. 气阴两虚

【临床表现】心胸隐痛，时而发作，胸闷气短，心悸怔忡，倦怠乏力，动则喘息，声息低微。若面色苍白，四肢不温，舌淡，脉虚细为心气不足；面部时有烘热，手足心热，舌红，脉细数为心阴不足。

【病因病机】心气不足，心阴亏耗，心脉失养。

【治法】益气养阴，和血通脉。

【方剂】生脉散（《内外伤辨惑论》）合保元汤（《博爱心鉴》）加减。

药物：党参15克（或用西洋参6～10克另煎），麦冬10～15克，五味子10克，黄芪15克，肉桂3克（或用桂枝10克代之），甘草6～10克，丹参15～30克，当归10～15克。

方义：黄芪、肉桂、党参、甘草益心气、通心脉，为保元汤；党参（或西洋参）、麦冬、五味子益心阴、敛心气，为生脉散。丹参、当归和血通脉。

加减：若见烘热、口干、手足心热者，去肉桂温热，加生地、玉竹以养阴清热。若见心动悸、脉结代，加重桂枝用15克以上，增生地15克，滋阴和血，温阳通脉，寓炙甘草汤（《伤寒论》）之义。若见心悸怔忡，失眠健忘，头晕目眩者，加酸枣仁、柏子仁、川芎、远志、茯神，养心血，安心神，寓养心汤（《证治准绳》）之义。若胸闷叹息，情志不舒，加檀香、砂仁，合丹参理气活血，即为丹参饮（《医宗金鉴》）。

【变通法】若心脾两虚，心悸气短，纳少便溏，舌淡脉虚，可用归脾汤（《济生方》）为主，益脾气、养心血。

6. 心肾阴虚

【临床表现】心胸隐痛，憋闷不舒，时而灼热，头晕目眩，失眠多梦，心悸怔忡，虚烦汗出，手足心热，腰膝酸软，耳鸣，口咽干燥，大便干。舌红少苔，脉虚细数，时有歇止。

【病因病机】肾水不足，心火上炎，虚热内生，心脉失养。

【治法】滋肾养心，和血通脉。

【方剂】天王补心丹（《摄生秘剖》）合炙甘草汤（《伤寒论》）加减。

药物：党参10～15克（或西洋参6～10克煎代之），丹参15克，玄参10～15克，生地15克，茯神15～30克，酸枣仁15克，柏子仁10～15克，阿胶10克（烊冲），当归10～15克，白芍10～15克，麦冬15克，五味子6～10克，炙甘草10克。

方义：生地、玄参、麦冬滋肾养阴，党参、茯神、五味子、炙甘草益气补心，酸枣仁、柏子仁养血安神，丹参、白芍、阿胶、当归和心血、通心脉。

加减：头晕眩晕可加女贞子、墨旱莲养血定眩。心烦失眠加黄连、黄芩，清心除烦，合白芍、阿胶、甘草，即黄连阿胶汤（《伤寒论》）义，用以交通心肾。若心动悸脉有歇止，期前收缩者加苦参，为经验方药。若见高血压，肝阳上亢者可加石决明、钩藤、天麻，平肝潜阳有降血压作用。

【变通法】可用生脉散（《内外伤辨惑论》）合六味地黄丸（《小儿药证直诀》），前者养心阴，后者滋肾阴，方药平和纯正，在此基础上进行加减。

7. 心肾阳虚

【临床表现】心胸部剧烈疼痛，持续不已，四肢不温甚而厥冷，汗出淋漓，喘息不得卧，烦躁不安，或有神识模糊、不省人事，尿少水肿。舌质淡暗、青紫，脉微细欲绝或促、结、代。

【病因病机】心肾阳虚，阴寒内盛，阳气欲脱，心脉闭阻，是为真心痛之厥脱重证。

【治法】回阳固脱。

【方剂】参附汤（《校注妇人良方》）合桂枝甘草龙骨牡蛎汤（《金匮要略》）加减。

药物：别直参10～15克（另煎兑服），淡附子10～15克（先煎），桂枝10～15克，甘草10～15克，煅龙骨15克，煅牡蛎15克。

方义：人参补元气，附子温心阳，桂枝、甘草通心脉，龙骨、牡蛎固脱敛汗。

加减：汗多可重用山茱萸、黄精补肾固脱，是从阴引阳者。

【变通法】真心痛所致厥脱，阳虚有寒者，亦可用四逆加人参汤（《伤寒论》）回阳救逆；阴虚有热者，可予生脉散（用西洋参）加生地补阴救逆。在临床上，可用参附注射液静脉滴注，中西医结合抢救治疗。待抢救成功后，若见心悸、水肿、喘息，为心阳虚衰、水气冲逆之证，可用真武汤（《伤寒论》）加人参、苏木，温阳平冲、益气活血。

（三）医家经验

1. 邓铁涛对冠心病介入术后患者的辨证论治 从中医理论讲，经皮冠状动脉介入术（percutaneous coronary intervention，PCI）只是一种治标的局部疗法，不能从根本上改变冠心病的本虚标实的病机特点。术后应用中医药从整体上调整阴阳气血，使“阴平阳秘”“气血调和”，可以弥补介入治疗的不足，针对PCI术后“正虚为主，夹有邪实”的病机特点，术后的治疗也应以扶正为主，祛邪为辅。扶正即补心、脾、肾三脏之正气，临证时需观察以何脏虚损为主，补心气以人参、红参为主，心气虚重者可用高丽参；补脾气以党参、白术为主，同时加用茯苓、猪苓等健脾利湿之品；补肾气则以巴戟天、淫羊藿为主；大补元气则应重用黄芪；若患者兼有畏寒、乏力、四肢不温等阳气不足的征象则可加用附子、干姜以温补肾阳。祛邪即少佐活血、化痰、行气之品，如丹参、赤芍、当归、橘红、枳壳等温和祛邪之药。对于气虚痰瘀型的患者，则可用冠心方加减，该方在温胆汤基础上加用党参、五爪龙益气，丹参活血散瘀，易枳实为枳壳以减行气之力，易陈皮为橘红以化脾胃痰湿。

在急性心肌梗死的介入治疗前后，强调要掌握“通”和“补”的时机和度。在PCI术前患者胸痛剧烈，应以“通”法为主，诸如活血、涤痰、温阳、行气等法，同时患者多伴有冷汗出、乏力、肢冷等阳气虚脱之证，故需兼顾益气、温阳之“补”法。术后患者胸痛症状多已消失，但由于心肌顿抑和缺血再灌注损伤的存在，患者心功能低下，表现为气促、不能平卧、冷汗淋漓、四肢不温、纳差等症状，此时应重用益气、温阳法，以迅速改善患者心功能不全和休克状态。

PCI术后有20%～40%的再狭窄发生率，使得许多患者接受再次靶血管血运重建术，加重了患者的经济负担。再狭窄仍属中医“胸痹”范畴，“标实”是其重要的病机，但也要重视正气不足的内在因素。因此，气虚血瘀为PCI术后再狭窄的主要病机。通冠胶囊由黄芪、水蛭等药组成。方中重用黄芪峻补元气，益气以助血行；水蛭破血逐瘀通络，其力峻效宏，诸药益气活血、破瘀通络。临床研究证实，通冠胶囊可降低PCI术后血脂含量，抑制冠心病介入术后引起的血小板激活，改善PCI术后高凝状态，调节体内凝血－纤溶系统平衡，将PCI术后6个月的再狭窄发生率降低至13%左右。由于气虚痰瘀型也是PCI术后再狭窄的患者的重要证型，在通冠胶囊基础上可加用陈皮、法半夏，即为益气活血化痰的通冠胶囊Ⅱ号。（中医杂志，2006，7：486－487）

2. 陈可冀治疗自发型心绞痛经验　自发型心绞痛（包括变异型心绞痛）是由于冠状动脉痉挛、局部血流供应减少所致的心绞痛。与劳力型心绞痛相比，其疼痛一般持续时间较长、程度较重，不易为硝酸甘油缓解，胸痛发作与心肌耗氧量增加无明显关系。与中医的厥心痛、卒心痛等病较为相似。多表现为阳虚寒凝之证，如胸痛剧烈，常在夜间或感受寒邪时发作，平素畏寒肢冷、体乏无力、胸闷气短，舌质紫暗、脉沉弦或弦紧等。虽多以心阳虚、血脉凝滞为主，但其本则多源于元阳亏虚。可用温阳益气散寒、活血通脉止痛法，尤其注重温补心肾之阳。即使无肾阳虚症状，临证处方亦多加温补肾阳之品。用甘温辛润药如淫羊藿、补骨脂、山茱萸、菟丝子、巴戟天等，配伍黄芪、桂枝、薤白等益气温阳。不主张用姜、附等辛热之品，以防辛燥耗散伤阴。常用保元汤加减：人参6～10克（先煎兑入），生黄芪30克，桂枝8～10克，白芍30克，川芎10克，生甘草5克，淫羊藿15克，菟丝子15克。若见畏寒肢冷、腰酸腿软、小便清长、舌淡胖、脉沉迟者，属肾阳亏虚，可加熟地、附子等以阴中求阳，附子用量为熟地黄的1/3～1/4。若兼脘腹胀满、便溏、纳呆，属脾阳不足为主者，可加干姜、砂仁、香附以温运中州、理气化滞。若以胸闷为主、感寒诱发者，多为心阳不宣、气血凝滞，加瓜蒌，重用薤白、桂枝以通阳宣痹。心绞痛发作频繁、舌质紫暗或有瘀斑者，用上方冲服复方血竭散（血竭、沉香、琥珀、冰片、三七、延胡索），补虚理气、活血定痛。胃不和者，去血竭、琥珀；若为寒凝血脉、疼痛剧烈、唇甲灰暗或青紫、脉弦紧者，则加重附子、桂枝用量，同时配伍芳香温散药。待凝寒散、结滞祛，再用甘温补益之法，缓图治本。

自发性心绞痛常和情志抑郁有关，此型心绞痛症状有时并不典型，但发作却较频繁，常伴见胸闷、善太息、两胁不舒等症，疼痛多在清晨5～7时或情绪波动时发作。治当疏肝解郁、升阳解痉，用疏肝解郁汤。柴胡12克，郁金12克，香附10克，川楝子6克，陈皮12克，延胡索10克，荷叶10克，丹参12～15克，川芎10克，白芍15克。治疗肝气郁证多取李东垣风药升阳法，于疏肝之中伍用风药如荷叶、柴胡、葛根、防风、升麻。若有脘腹胀满、食欲不振、乏力便溏，为肝郁脾虚，可在上方基础上加香砂六君子汤补气运脾；兼有湿阻者，可加藿香、佩兰芳香化浊。

自发性心绞痛反复发作，有阴虚见症者并不少见。其阴虚失荣责之在肾、肝、心三脏。常表现为心烦不眠，五心烦热，潮热自汗或盗汗，舌红少苔或无苔或舌有裂纹。心绞痛多在上午发作，或起床穿衣、洗漱时发作，常伴耳鸣目涩、头晕健忘、腰酸腿软等症状。治当滋肾养肝，柔肝解痉，活血舒脉。常用一贯煎加减，药用：生地15克，沙参20克，女贞子12克，墨旱莲12克，麦冬12克，当归15克，白芍30克，炒川楝子6克，丹参20克，桂枝6克，生甘草6克。若症见心悸、怔忡、心烦少寐属心阴虚为主者，改用天王补心丹加减；因情绪激动而诱发，兼见肝气郁结症状者，加柴胡、郁金、防风疏肝解郁；冠状动脉痉挛反复发作者，加龟甲、炙鳖甲、地龙、秦艽滋阴息风解痉；兼肝阳上亢者，加天麻、钩藤、桑叶、菊花平肝潜阳；瘀血明显者，加赤芍、桃仁、红花通脉止痛。

活血化瘀应用：①活血化瘀药多辛香走窜，易伤阴耗血。邪实阻滞如寒凝、痰阻、气滞等可致血脉不利，阴血亏虚，血脉失荣亦可致血行瘀滞。故临床应用活血药治疗心绞痛时，常佐生地、当归、白芍等，以防辛香走窜伤阴。②理气活血与益气活血有所不同。益气活血时，益气药量应大，活血药量应小，以取气行血行之效；理气活血时，活血药量常应大于理气药剂量，以调理气机于轻灵之中。③疼痛反复发作，瘀血征象明显，以水蛭粉、桃仁、红花、鬼箭羽、土鳖虫等逐瘀散血药味，使血脉畅通。④久病不愈、冠状动脉痉挛为主者，伍用全蝎、地龙、白芍等，以活血通络解痉，缓解冠状动脉痉挛。（中医杂志，2001，1：16－17）

3. 颜德馨治疗急性冠脉综合征经验 急性冠脉综合征及PCI术后再狭窄。临床多具有血瘀表现，证见胸痛刺痛不休，或阵作，或疼痛如绞，舌紫，脉涩。其病程较长，反复发作，缠绵难愈，日久耗伤正气，致脏腑功能减退，亦所谓“久病多虚”。故以活血化瘀为法，首选血府逐瘀汤。方中加大柴胡、枳壳、川芎用量。此外，常加入生蒲黄。若心痛剧烈，可加血竭粉与三七粉合匀吞服，每次1.5g，日3次；或加乳香、没药、麝香粉，开导经脉，活血定痛；血瘀较轻者可用丹参饮。在临床上，可据证应用益气活血、理气活血、温阳活血三法。

（1）益气活血：适用于气虚血瘀证。证见胸痛绵绵，遇劳则尤甚，心悸气短乏力，舌淡紫，脉涩无力。治以益气活血。方选益心汤，取补气与活血同用，通补兼施。方中重用党参、黄芪益气养心为君药；辅以葛根、川芎、丹参、赤芍、山楂、降香活血通脉为臣。佐以微寒之决明子，使以石菖蒲引诸药入心而开窍通络。

（2）理气活血：适用于气滞血瘀证。常用血府逐瘀汤治之。若胸痞刺痛、口唇紫黯、瘀血内阻，以莪术配水蛭，其中莪术软坚散瘀，水蛭破血行瘀。另以苏木配降香，苏木为血中气药，性温味辛，既可活血化瘀，又有豁然通气之效，与川芎配伍引药上行，增加宽胸理气、活血化瘀之力；与降香配伍，加强调气降气作用，气行则血行。

（3）温阳活血：阳虚血瘀是本病重要病机，故制温阳活血方，温阳活血、理气化瘀。以附子为君，振奋阳气，通行经络。蒲黄、枳壳、桔梗为臣，活血化瘀、畅利血脉。当归、白芍为佐，既取“阴中求阳”之义，又取监制附子燥性之用。甘草为使，调和诸药。该法对指导治疗急性冠脉综合征及冠脉介入术后再狭窄等冠脉血管疾病，尤其是久病重病者取效甚佳。

（4）升清降浊：善用药对调气机升降，如益心汤中降上焦浊气之降香、决明子，升胸内清气以葛根、川芎；血府逐瘀汤中的桔梗、枳壳，川芎、牛膝，一升一降，上下输布，使气机升降出入协调。在健脾益气方中常加用升麻、柴胡，升其清气，使清气得复，胸中阳气复原，痹浊得散；升麻配葛根，内能清阳明腑热，外能解肌退热、升举清阳。

（四）易简效验方

1. 心绞痛通用方：全瓜蒌15克，薤白头8克，枳实9克，桂枝9克，半夏9克，桔梗4.5克，丹参30克，附片1.5～30克。无明显阳虚肢冷者，附子用3克温通血脉。肝阳上亢者可去桂枝，但还可用少量附片，并加生地15克、生石决明30克监制之。阳虚而脉迟肢冷者，加重附子用量常用15克以上（但需先煎1小时）。病人肥胖者，加川贝、胆南星化痰；有血瘀见症，则加用失笑散（15克包煎）、桃仁、红花等活血化瘀。（陈耀堂经验方）

2. 珍珠粉0.3克、参三七粉1.5克、川贝粉3克，作为一日量，分2次服，连服1个月也有效。用于心绞痛发作急骤，用一般药物少效者。（陈耀堂经验方）

3. 降香、没药各45克，三七、血竭各30克。研细末，每日3～6克，可减少复发，用于冠心病心绞痛稳定期。（张伯臾经验方）

4. 双和散：人参90克，丹参、茯神各30克，香附、石菖蒲各60克，麸炒没药、琥珀、血竭、鸡血藤、远志各15克，分别研细和匀。每服3克，日3次。无血竭改用红花。以补为主，以通为用。用于冠心病心绞痛。（蒲辅周经验方）

5. 葛红汤：葛根15克，红花、羌活、菊花、川芎、赤芍、菖蒲、郁金各10克，丹参30克。每日1剂，水煎服。活血通络。心气不足加党参、麦冬、五味子。（祝谌予经验方）

6. 升解通瘀汤：黄芪15克，知母10克，桔梗5克，升麻5克，柴胡5克，党参12克，山茱萸15克，三棱10克，益母草15克，每日1剂水煎取200毫升，分2次服。瘀血重可加莪术12克；血压升高、失眠可加生龙骨、牡蛎各30克，减少用量；气阴两虚加西洋参、麦冬、五味子各10克，五加皮2克；痰湿偏盛加半夏10克，全瓜蒌30克，薤白20克。用于大气下陷、血瘀络阻的难治性心绞痛，见胸闷胸痛、气短乏力，或兼下肢水肿，舌淡暗质嫩或舌紫，脉沉弱、左寸尤甚者。（史载祥经验方）

（五）预防护理

注意调摄精神，减轻思想负担，保持心情愉快，使病人情志舒畅。避免情绪波动，不致过于紧张、激动或思虑过度。注意气候寒温变化，重视生活起居适宜，避免阴雨寒凉等诱发因素。注意饮食调节，避免膏粱厚味，戒烟禁酒，不能过饱过劳注意劳逸结合逐步引导病人循序渐进地做适当的体育运动，并坚持之。

（六）评述

1. 病属本虚标实 心痛其病位在心，但与肺、肝、脾、肾有关。病机总属于本虚标实，发作期以标实为主，缓解期以本虚为主。本虚为阴阳气血的亏虚，标实为瘀血、寒凝、痰浊、气滞交互为患。临证多虚实夹杂，故当分清标本虚实，按虚实主次缓急兼顾论治。实证宜活血化瘀、辛温散寒、化痰泄浊、宣通心阳等法；虚证宜以补养扶正为主，用益气通脉、滋阴益肾、益气温阳等。张伯臾先生的经验是，宜温阳通阳而不宜补阳，宜益气补气而不宜滞气，宜活血行血而不宜破血，宜行气降气而不宜破气，宜化痰豁痰而不宜泻痰，宜散寒温寒而不宜逐寒。

2. 注意防治厥脱 急性心肌梗死，胸痛彻背引臂，形寒肢冷，喘息不得平卧，或汗出，脉沉者，即便血压尚未下降，用药也宜于厥脱之先。如阳虚有寒者，用参附汤、参附龙牡汤、四逆汤、四逆加人参汤等；阴虚有热者，可予生脉散（用西洋参或皮尾参）加生地。汗多可重用山茱萸、黄精固脱。真心痛属热者，每夹腑气不通，尽管病情危笃，也须通腑泄热，甚而用承气汤。对痛甚者当及时止痛，否则必致厥逆，可用乳香、没药、失笑散，痛不止可选乌头、细辛等。

3. 辨证运用活血化瘀法 活血化瘀法是治疗心痛的重要方法，但切不可不辨证施治，一味地活血化瘀。瘀血的形成，多由正气亏损，气虚、阳虚或气阴两虚而致，亦可由寒凝、痰浊、气滞发展而来。加之本病具有反复发作、病程日久的特点，属单纯血瘀实证者较少，多表现为气虚血瘀或痰瘀交阻、气滞血瘀等夹杂证候。在治疗时，应注意在活血化瘀中伍以益气、养阴、化痰、理气之品，辨证用药。

4. 健运脾胃而祛痰 痰浊不仅与本病发生直接相关，而且与其若干易患因素（如肥胖、高脂血症）相关。痰阻心胸证多见于肥胖患者，每因过食肥甘，贪杯好饮，伤及脾胃，健运失司，湿郁痰滞，留踞心胸。应着重健运脾胃，在祛痰的同时，适时应用健脾益气法以消生痰之源，痰化气行则血亦行。常选用温胆汤为基本方，痰浊阻滞明显者可酌加全瓜蒌、胆南星、石菖蒲、郁金等；气虚明显可酌加党参、黄芪、黄精，或西洋参另蒸兑服。注意补气之品用量不宜太大，多用反而补滞，不利于豁痰通脉。

5. 重视补肾固本 在临证治疗中，尤其在胸痹缓解期应重视补肾固本。常以何首乌、枸杞子、女贞子、墨旱莲、生地、当归、白芍等滋肾阴；用黄精、菟丝子、山茱萸、杜仲、桑寄生等补肾气；桂枝、淫羊藿、仙茅、补骨脂等温肾阳。

6. 难治性心绞痛 以西药规范治疗仍不能控制，冠脉造影呈弥漫病变不宜介入治疗，PCI 和冠脉搭桥术后再狭窄的心绞痛，统称为难治性心绞痛，可见瘀热凝滞、血络瘀阻、大气下陷、血瘀水停等，为寒热虚实错杂，可分别以升陷、活血、利水治之，并配用清热或温寒之品。

二、心悸

心悸，是指病人自觉心中悸动，惊慌不安，甚而不能自主，或脉见参伍不调者。一般呈发作性，每因情绪波动或劳累过度而诱发，且常伴胸闷、气短、眩晕、失眠、健忘、耳鸣等症。《金匮要略》立惊悸之名。严用和《济生方》认为惊悸为心虚、胆怯所致，怔忡为心血不足或外邪、内饮所犯。而后在临床上，心悸则常以惊悸、怔忡两者相区分。心悸之由，不外体质虚弱、精神因素、病邪入侵三种因素。体质因素，为心之阴、阳、气、血虚弱，心神失养而致；精神因素，以惊恐、忧郁、思虑，气血逆乱，心神不安引起；病邪入侵，或风湿舍心，或瘀血内阻，或水饮上犯，或痰浊内扰者。在临床上，心悸主要分为虚、实两大类。虚者为气血阴阳亏损，使心失滋养而致心悸，当分别予以益心气、补心血、养心阴、温心阳，然其证候亦可夹杂转化，故治疗常兼治之。实者为痰浊、水饮、瘀血、风湿四类，使气血运行不畅所致，可分别予以化痰泄浊、温阳化饮、祛瘀活血、祛风化湿等。

（一）辨证要点

1. 辨惊悸、怔忡　因情绪波动、惊恐劳累等外因诱发，时作时止呈阵发性，病情轻者为惊悸；终日常觉心中悸动不安，呈持续性，无明显诱因，稍劳尤甚，系内脏气血阴阳不足，病情较重者为怔忡。

2. 辨虚实病机兼夹　虚实证候之间可以相互夹杂或转化。实证日久，病邪伤正，可分别兼见气、血、阴、阳之亏损，而虚证也可因虚致实，兼见实证表现。在临床上阴虚者常兼火盛或痰热，阳虚者易夹水饮、痰湿；气血不足者又易兼气血瘀滞等。故常需分清标本虚实主次。

3. 辨脉象　细数为阴虚火旺，沉迟为阳虚内寒，沉细为气血俱虚，缓而虚大无力为元气不足，结为气血虚弱或痰瘀交阻，代为脏气虚惫，涩为瘀，弦滑为痰火等。

（二）证治方药

1. 虚证

（1）心气不足

【临床表现】心中惕惕不宁，心慌乏力，自汗气短，神情疲倦，动则悸发，静则悸缓。舌质淡红，脉虚弱，或略数，或带弦。

【病因病机】心气不足，起搏无力，血运失调，心失所养。可见于风湿性心脏病、冠心病或部分心律失常者。

【治法】补益心气。

【方剂】五味子汤（《景岳全书》）合保元汤（《博爱心鉴》）加减。

药物：黄芪 15 克，党参 15 克，麦冬 15 克，肉桂 3 克，五味子 10 克，炙甘草 10 克。

方义：黄芪、党参、甘草益气，麦冬、五味子养心，肉桂温阳。

加减：心神不安者则加茯神、远志、酸枣仁养心安神，自汗者加小麦、龙齿、牡蛎敛汗固涩。若兼水饮犯心，去肉桂，加桂枝、白术、茯苓，用以温阳化饮。若夹瘀血痹阻，加丹参、檀香、砂仁活血化瘀。

【变通法】若心气不足，兼及阴阳不足，心动悸、脉结代者，可用炙甘草汤（《伤寒论》）加减，益气温阳、养阴复脉。药用炙甘草、地黄、麦冬、桂枝、姜、党参、阿胶等，气、血、阴、阳兼顾。若心气不足，志意不定，惊悸恐怖，悲忧惨戚，喜怒无常，可用王荆公妙香散（《太平惠民和剂局方》）加减，补心安神、镇静定惊。药如黄芪、人参、茯苓、远志、桔梗、山药、木香、麝香、朱砂等，后二味可用龙齿、石菖蒲易之。若心虚胆怯，心悸惊恐不安，多梦易醒，恶闻声响，用十味温胆汤（经验方），药用党参、五味子、酸枣仁、远志、半夏、茯苓、陈皮、枳实等。

（2）心阴虚亏

【临床表现】心悸常易阵作，心烦易惊，神情敏锐，多梦失眠，五心烦热，颧红咽干，盗汗，眩晕。舌红而干，或舌尖红，脉细数。

【病因病机】心阴不足，心体失养，心火内生，心神不安。可见于阵发性心动过速、心肌炎后遗症、心脏神经症等。

【治法】滋阴宁心。

【方剂】天王补心丹（《摄生秘剖》）合朱砂安神丸（《医学发明》）加减。

药物：党参10～15克，天冬、麦冬各10～15克，生地10～15克，玄参10～15克，当归10克，丹参15克，酸枣仁10～15克，柏子仁10克，五味子10克，茯神15克，炙远志6克，炙甘草6～10克。

方义：天冬、麦冬、玄参、生地滋养心阴，当归、丹参补养心血，党参、茯神、甘草益气补心，酸枣仁、柏子仁、五味子、远志养心安神。

加减：若舌尖红、脉数，口干苦，心烦烘热，火旺者加黄连、竹叶清心除烦。若眩晕、头痛、烦躁、耳鸣，兼阴虚阳亢者加石决明、珍珠母、牡蛎平肝潜阳。

【变通法】若阴血不足，可用安神补心丸（《沈氏尊生书》）加减，养血滋阴同用，药如生地、川芎、白芍、当归、远志、麦冬、玄参、酸枣仁、茯神、白术、甘草等。若见肝肾阴亏、心阴不足者，可用酸枣仁汤（《金匮要略》）合一贯煎（《柳洲医话》）加减，滋养心、肝、肾之阴，药如酸枣仁、知母、川芎、茯神、甘草、沙参、麦冬、当归、生地、枸杞子等。

（3）心血不足

【临床表现】心悸心慌，气短胸闷，头晕目眩，健忘失眠，神疲乏力，面色无华，口唇苍白，纳呆食少。舌淡红，脉虚细无力。

【病因病机】心主血脉，心血不足，脉不充盈，血不养心。本证可见于慢性贫血及心脏官能症等。

【治法】补血养心。

【方剂】归脾汤（《济生方》）加减。

药物：炙黄芪10~15克，党参10~15克，白术10克，当归15克，茯神15克，阿胶10克（另烊冲），炙远志6克，木香6克，酸枣仁15克，龙眼肉10克，炙甘草6~10克。

方义：当归、阿胶、龙眼肉、酸枣仁养血，黄芪、党参、白术、甘草益气，茯神、远志安神，木香理气使诸药补而不滞。

加减：若大便溏薄，食后腹胀，兼脾气不足者，去当归、阿胶，加山药、扁豆健脾益气。若兼阴虚，心烦烘热，盗汗颧红，加生地、玄参、麦冬养阴清热。

【变通法】气血不足，可用人参养荣汤（《太平惠民和剂局方》）加减，即黄芪、党参、白术、远志、五味子、陈皮、茯苓、熟地、当归、白芍、肉桂等，益气养血，安神宁心。

（4）心阳虚衰

【临床表现】心悸无力，心胸空坠憋闷，气短喘息，动则尤甚。形寒肢冷，汗出，面浮足肿，唇甲发绀，便溏，小便不利。舌淡胖，苔白腻或水滑，脉沉迟或结代。

【病因病机】心阳不振，命门衰微，温煦无力，阴寒内盛，水饮不布，甚可导致瘀血阻滞。本证为心气、心阴、心血不足的进一步发展加重，属心力衰竭的严重阶段。

【治法】温阳益气。

【方剂】真武汤、桂枝甘草龙骨牡蛎汤（《伤寒论》）合参附汤（《妇人大全良方》）加减。

药物：红参10~15克（另煎冲），淡附子10~15克（先煎），白术15~30克，桂枝15克，干姜6~10克，龙骨30克（先煎），牡蛎30克（先煎），茯苓30克，生甘草10克。

方义：红参大补元气，附子、干姜、甘草温阳救逆，茯苓、白术、桂枝温阳化饮，龙骨、牡蛎固脱敛汗。

加减：气虚加黄芪益气，肿甚加葶苈子、防己利水，喘息加紫石英、鹅管石、肉桂或用黑锡丹（《太平惠民和剂局方》）温肾纳气。唇甲紫暗，舌暗紫，面色黧黑者，瘀血阻络、血行不畅，加丹参、川芎、桃仁、红花，即合王清任急救回阳汤（《医林改错》），温阳活血。

【变通法】若阴阳欲脱，汗出淋漓不止，面红戴阳，四肢逆冷，可用六味回阳汤（《景岳全书》）、生脉饮（《脾胃论》），温阳敛阴、益气固脱，药用人参、熟地、山茱萸、干姜、附子、麦冬、五味子。若心阳不振、心动过缓，一息不足三至，时时欲仆甚而晕厥，气短不续，西医称为病态窦房结综合征者，可用桂枝去芍药加麻黄附子细辛汤（《金匮要略》）加减，药用麻黄、附子、桂枝、细辛、甘草、干姜温振心阳。但只能取效一时，若需缓图则以温肾益心和营为主，用附子、肉桂、巴戟天、鹿角片、菟丝子、熟地、当归、五味子、桂枝、人参、黄芪。

2. 实证

（1）风湿舍心

【临床表现】心中动悸不安，气短憋闷喘息，常呈阵发性，动则尤甚。伴发热汗出，神疲乏力，关节酸痛，局部可有红肿灼热。舌红苔薄黄，脉洪数而疾。

【病因病机】风湿化热，逐渐深入，内舍心脏，热伤心阴。大多为急性风湿热早期。

【治法】祛风化湿，清热宣痹，养阴宁心。

【方剂】宣痹汤（《温病条辨》）合清宫汤（《温病条辨》）加减。

药物：木防己 15 克，连翘 15 克，金银花 15 克，薏苡仁 15～30 克，赤芍 15 克，秦艽 10 克，牡丹皮 10 克，防风 10 克，麦冬 15 克，生地 15 克，玄参 15 克，竹叶 10 克。

方义：木防己、防风、秦艽祛风，薏苡仁、竹叶利湿，赤芍、牡丹皮凉血，金银花、连翘清热，麦冬、生地、玄参养阴清热，合而为宣痹宁心之剂。

加减：若热盛而疼痛甚者，可加水牛角（或羚羊角）、生石膏、知母，清热宣痹。兼见湿热者加苍术、黄柏、牛膝，清热利湿。

【变通法】用防已地黄汤（《金匮要略》）合加减木防己汤（《温病条辨》），药用木防己、桂枝、石膏、生地黄、薏苡仁、防风、甘草，桂枝、地黄、石膏三味需重用，祛风清热、养阴通脉。若加金银花、连翘加强清热解毒，赤芍、牡丹皮凉血活血更佳。若至晚期，见心悸低热，颧红口干，盗汗烦热，舌红，脉细数。则用炙甘草汤（《伤寒论》）合增液汤（《温病条辨》）、生脉散（《内外伤辨惑论》）加减，养阴益气、清热为治。

（2）痰浊扰心

【临床表现】心中悸动，胸部憋闷，短气痰多，脘痞腹胀，纳呆恶心，精神不振。舌苔白腻、水滑，脉弦、滑。

【病因病机】痰浊阻滞，心脉不通，胸阳不振，浊阴内居。可见于冠心病等。

【治法】化痰泄浊，宣痹通阳。

【方剂】瓜蒌薤白桂枝汤（《金匮要略》）合温胆汤（《备急千金要方》）加减。

药物：全瓜蒌 30 克（打），薤白 10 克，法半夏 10～15 克，桂枝 10 克，枳实 6～10 克，茯苓 15 克，陈皮 10 克，竹茹 10 克，甘草 6 克，石菖蒲 10 克，郁金 10 克。

方义：瓜蒌、薤白、桂枝宣痹通阳，半夏、陈皮、竹茹、枳实、茯苓、甘草化痰泄浊，石菖蒲、郁金一以通窍泄浊，一以理气解郁，以加强上述诸药之力。

加减：若口干口苦，心烦苔黄，加黄连、黄芩清热，即黄连温胆汤（《六因条辨》）。若心神不安，烦躁失眠，则加远志、酸枣仁、竹叶、麦冬，养心清热。

【变通法】气虚夹痰可用定志丸（《太平惠民和剂局方》）合导痰汤（《济生方》）加减，亦养心化痰之剂，药如党参、茯神、远志、菖蒲、南星、枳实、半夏、陈皮、甘草等。

（3）心脉瘀阻

【临床表现】心悸怔忡，心痛时作，胸部憋闷，短气喘息，唇甲青紫。舌暗紫有瘀点（斑），脉涩、迟或有结代。

【病因病机】气滞血瘀，心脉痹阻，运行不畅，心失所养。本证多见于冠心病，亦可见于右心衰竭。

【治法】活血化瘀，通脉宁心。

【方剂】血府逐瘀汤（《医林改错》）合失笑散（《太平惠民和剂局方》）加减。

药物：桃仁 10～15 克，红花 10 克，当归 15 克，赤芍 15 克，生地 15 克，川芎 10 克，柴胡 10 克，枳壳 10 克，甘草 6 克，五灵脂 10 克，蒲黄 10 克。

方义：桃仁、红花、当归、川芎、赤芍、生地活血化瘀，柴胡、枳壳、赤芍、甘草行气解郁，蒲黄、五灵脂逐瘀通脉。

加减：夹有痰浊者，加法半夏、瓜蒌、陈皮、枳实化痰泄浊。兼气虚者加黄芪、党参益气化瘀。瘀阻心脉、心痛时作，加丹参、三七、琥珀化瘀宁心。

【变通法】心动悸、脉结代，用炙甘草汤（《伤寒论》）加活血化瘀药，如红花、赤芍、丹参、川芎、降香等。

（4）水饮凌心

【临床表现】心悸喘息，不得平卧，胸闷痞满，咳吐白沫，痰液清稀，下肢浮肿，小便不利，口渴不欲饮。舌体胖大，边有齿痕，苔白滑，脉沉伏或弦滑。

【病因病机】肾阳虚衰，心阳不振，水饮泛滥，凌心犯肺。可见于充血性心力衰竭。

【治法】温阳化饮，利水消肿。

【方剂】真武汤（《伤寒论》）合苓桂术甘汤（《金匮要略》）加减。

药物：淡附子 10～15 克（先煎），茯苓 30 克，干姜 6～10 克，桂枝 10～15 克，白术 30 克，党参 15 克，泽泻 30 克。

方义：淡附子、干姜、党参温阳益气，茯苓、白术、桂枝、泽泻化饮利水。

加减：咳逆倚息不得卧，咯白沫痰，加葶苈子、大枣泻肺化饮以舒心气。若咯血或吐粉红色泡沫痰，加山茱萸、生龙骨、生牡蛎，即合张锡纯补络补管汤（《医学衷中参西录》），并加三七粉化瘀止血。若兼夹气阴两虚，加人参、麦冬、五味子益气养阴，合生脉散（《内外伤辨惑论》）同用。气虚者，加生黄芪，人参易党参，以加强益气作用。

【变通法】如心阳衰竭、阴阳欲脱，则用参附龙牡汤（经验方）加减，益气回阳，固脱救逆。

（三）医案

心悸初从惊恐得之，后来习以为常，经年不愈，手振舌糙，脉芤带滑，不耐烦劳，此系心血本虚，痰涎袭入也。人参、玄参、丹参、枣仁、天冬、麦冬、菖蒲、茯苓神、当归、远志、五味、桔梗、半夏、生地、橘红、枳壳、柏子仁、炙草、竹茹。原注：此天王补心丹合十味温胆汤法也。心血本亏，补心丹主之；痰涎袭入，十味温胆汤主之。（《柳选继志堂医案·神志》）

（四）医家经验

1. 裘沛然用炙甘草汤治心悸经验 在裘沛然医案心悸门凡 16 案中，用《伤寒论》炙甘草汤加减者竟有 9 案，可见其喜用善用的程度。该方益气温阳、养阴复脉，气、血、阴、阳兼顾。先生常大剂量用炙甘草、桂枝、地黄、麦冬等，如炙甘草 20～30 克，桂枝 15～20 克，干地黄 24～30 克等。方中常随证加减，或加熟附块温心阳，生黄芪、红参补气，磁石、龙牡、珍珠母潜阳，丹参、西红花活血化瘀，檀香、郁金理气等。此外有据证用桂甘龙牡汤、苓桂术甘汤、归脾汤、甘麦大枣汤等为主加减者，总以心气、心阳恢复为要。较特殊的是，先生认为白芍、地黄同利血脉，可用以治阴血痹阻者。又，《外台秘要》称炙甘草汤“可益肺气之虚，润肺金之燥”，故可同时治疗午后咳嗽无痰而阴虚内热者。(《裘沛然选集》）先生有用温、血、虫、石四种药物治心悸（如阵发性心动过速）之效验方，温药如桂枝、附子，血药如蒲黄、当归、红花，虫药有五灵脂，石药有磁石、龙骨、牡蛎等。

（五）预防护理

保持心情愉快，饮食有节，起居有常。注意寒温变化，防止外邪入侵。轻症者可做适当体力劳动，以不感劳累为度。重症者则应卧床休息。应坚持长期用药，以巩固疗效。

（六）评述

1. 补虚泻实之治 心悸以心气、心阴、心阳虚衰为本，以痰瘀闭阻实者为标。初起表现心气不足者常选用补气之品，以炙甘草汤为基本方，可少佐温阳之剂，同时加用健脾渗湿之品，以资后天气血生化之源，增加益气药的效力。气虚血瘀者用补阳还五汤加生脉散为基本方，气滞血瘀者用血府逐瘀汤加生脉散为基本方，心阳不振者用真武汤加黄芪、桂枝、石菖蒲、远志为基本方。心阴虚者滋补阴血为主，如甘麦大枣汤、天王补心丹、黄连阿胶汤等酌加温通心阳之品。同时注意在辨证论治基础上，加用养血安神或重镇安神之品，以护养心神。

2. 心律失常 心悸属功能性心律失常者，多由自主神经功能失常所致，临床以快速型多见。辨证多为气阴两虚、心神不安，以益气养阴、重镇安神为法，每见效验。器质性心律失常，临床以风湿性心脏病、冠心病、病毒性心肌炎为多见。冠心病常用益气活血之法，兼有痰瘀者配以化痰祛瘀之剂。风湿性心脏病伴心律失常者，以“通”为主要治则，常以桂枝配赤芍加活血化瘀通络之品。病毒性心肌炎伴心律失常者，不可忽视“病毒”因素，在益气养阴、活血通阳基础上可加用清热解毒之剂。各种原因引起的心律失常，如心动过速、心动过缓、期前收缩、心房颤动或扑动、房室传导阻滞、病态窦房结综合征、预激综合征以及心功能不全、心肌炎、一部分神经症等，如表现以心悸为主症者，均可参照本症的临床表现进行辨证论治，同时结合辨病处治。本书第十八章专设“心律失常”，可参之。

三、短气

短气又称气短，是呼吸急促，气不接续的临床症状。以其似喘又无痰声，且不抬肩者，可与喘、哮相区别。《金匮要略》有胸痹心痛短气篇和痰饮咳嗽篇，都述及水饮内停而短气的症状表现，并说明了本症和胸痹心痛、咳嗽喘息的关系，可参看。《脾胃论》：“肺主诸气，五脏之气皆不足，而（心肺）阳道不行也。”“真气虚弱及气短肺弱，以四君子汤。”说明肺气不足、阳道不通，是短气（气短）的又一证候。

（一）辨证要点

背冷，眩晕，口渴不欲饮，有咳喘、哮病史者为水饮。少气懒言，动则气促，音低神疲，有肺痨等久病史为气虚。

（二）证治方药

1. 水饮内停

【临床表现】形体壮实，短气而气不得续，呼吸迫促，但无痰声。可兼见胸闷气塞，背冷如掌大，眩晕，心下坚筑，口渴不欲饮，有咳喘、哮病史等。舌质淡苔白滑，脉沉弦，可两侧或单侧脉见之。

【病因病机】水饮停留，阳气不化，饮邪阻于胸中，气不下行而上逆。

【治法】化饮温阳，理气降逆。

【方剂】橘枳姜汤（《金匮要略》）合茯苓杏仁甘草汤（《金匮要略》）加减。

药物：陈皮 6～10 克，枳实 6 克，生姜 10 克，茯苓 15～30 克，杏仁 10 克，甘草 6 克。

方义：陈皮、枳实理气和胃，茯苓利水化饮，生姜温中降逆，杏仁宣肺止咳，甘草调和诸药。

加减：若背冷形寒，脉沉者加桂枝，生姜改为干姜，以温阳化气。

【变通法】若有咳喘不能平卧者加麻黄、干姜、半夏、五味子、细辛，即可用小青龙汤（《伤寒论》），降逆平喘、化饮宣肺。短气有微饮，温阳化饮，用苓桂术甘汤或肾气丸。缓则治其本，此《金匮要略》成法。

2. 肺气虚弱

【临床表现】形体虚弱，短气不足以息，少气懒言，动则气促，声音低微。神疲乏力，自汗易感，面色苍白。舌淡或红，脉虚细或兼数象。有肺痨等久病史。

【病因病机】肺主诸气，肺气不足，气道不行，故致短气声微。

【治法】补肺益气。

【方剂】四君子汤（《太平惠民和剂局方》）合补肺汤（《永类钤方》）加减。

药物：生黄芪 10～15 克，党参 10～15 克，白术 10 克，茯苓 15 克，炙紫菀 10 克，五味子 6～10 克，甘草 6 克。

方义：黄芪、党参益气补虚，茯苓、白术健脾助运，紫菀润燥止咳，五味子益气敛气，甘草调和诸药。

加减：若肺气短促或不足者，倍党参益气。若腹寒、背冷者，加肉桂助阳温寒。若舌质红，脉虚细数，为气阴两虚者，用生脉散（《内外伤辨惑论》）合麦门冬汤（《金匮要略》）法，加麦冬养阴，半夏和胃。

【变通法】若久病产后，年高体衰，正气耗散者，短气不足以息，虽有痰火，亦不可作有余治。当予大剂生脉散为君，少佐陈皮，扶接元气为主。失血后虚火上逆，或发热唾痰者，见有肺肾不足者，可予生脉散加黄芪、生地补益肺肾。若短气不足以息，或有如喘，或气息将停危象。脉沉迟微弱，关前尤甚，或六脉不全，或参伍不调。是宗气虚而下陷，用升陷汤（《医学衷中参西录》），药用黄芪、知母、升麻、柴胡、甘草。虚甚者，加人参、山茱萸；寒加桂枝、干姜；瘀加丹参、三七，或合血府逐瘀汤活血；痰加瓜蒌、半夏，或合瓜蒌薤白半夏汤化痰；有水饮则加桂枝、茯苓，或合苓桂术甘汤化饮。

（三）预防护理

不要过劳，注意劳逸结合。

（四）评述

《诸病源候论·短气候》：“平人无寒热，短气不足以息者体实，实则气盛，气则气逆不通，故短气。又，肺虚则气少不足，亦令短气，则其人气微，常如少气不足以呼吸。”可见实则气盛，虚则气微，均可引起本症，当从主脉、兼症及形体盛虚区分，进行辨析。录以备存，可资师法。又，短气又称气短，《证治汇补·喘病》说：“若夫少气不足以息，呼吸不相接，出多入少，名曰气短。气短者，气微力弱，非若喘证之气粗奔迫也。”指出气短与喘的区别。

四、胸闷

胸闷，自觉胸中气塞憋闷不舒的症状，又称胸满。胸为阳位，清虚之地，心肺居之。凡气滞血瘀、水饮停留、寒热外邪侵及，阳道不通，均可引起本症。一般而言，胸闷大多不痛，其症不甚显著，可与胸痛区别。

（一）辨证要点

胸闷善太息而以呼出为畅，胁胀苦满，口苦咽干为气滞。胸闷憋气以夜间为甚，引及肩臂背部，或由外伤引起者为血瘀。渴不欲饮，背冷形寒为寒饮。

（二）证治方药

1. 寒饮内停

【临床表现】胸中憋闷，短气不足以息，或兼咳、喘，头重目眩，渴不欲饮，背冷形寒。舌苔白润，脉沉弦。

【病因病机】水饮停留，阳气不运，寒饮结于胸中，气道不利，肺气失宣。

【治法】温阳化饮，宣肺平喘。

【方剂】苓桂五味姜辛汤（《金匮要略》）加减。

药物：干姜3～6克，细辛3克，五味子6～10克，杏仁10克，茯苓15克，甘草6克，桂枝6～10克，法半夏10克。

方义：桂枝通阳化饮，干姜、细辛温散寒邪，合五味子逐饮止咳；杏仁宣肺，茯苓、甘草和中，半夏降逆化痰。

加减：见发热恶寒者，加麻黄发表散寒、止咳平喘；胸闷短气者，加陈皮、枳实、生姜理气降逆。

【变通法】外感风寒，内有伏饮，咳喘胸闷，倚息不得卧者，可用小青龙汤（《伤寒论》）加减，发散风寒，化饮平喘。如症轻而胸中憋闷短气者，可用橘枳姜汤（《金匮要略》）合茯苓杏仁甘草汤（《金匮要略》）加减，化饮温阳，理气降逆，药用陈皮、枳实、生姜、茯苓、杏仁、甘草等。如饮邪化热或痰热壅肺，见发热胸闷或痛、咳吐黄痰，苔黄脉数者，可用麻杏石甘汤（《伤寒论》）加减，清热宣肺，化痰平喘。

2. 肝气郁滞

【临床表现】胸闷不舒，善太息，以呼出为畅，伴胁胀苦满，口苦咽干，易怒心烦。舌苔薄白，脉弦。

【病因病机】情志不遂，肝气失于疏泄，逆结于胸胁，而成胸闷胁胀。

【治法】疏肝理气，宽胸解郁。

【方剂】四逆散（《伤寒论》）合香苏散（《太平惠民和剂局方》）加减。

药物：柴胡10克，枳实6克，白芍10克，香附10克，苏叶10克，杏仁10克，陈皮6克，甘草6克，橘叶10克，八月札10克。

方义：柴胡、香附、橘叶、八月札理气疏肝解郁，枳实、杏仁宽胸，苏叶、陈皮和胃降逆，白芍和血，甘草调和诸药。

加减：气逆不畅者加旋覆花、苏子降逆，血瘀不通者加茜草、红花活血。

【变通法】肝郁脾虚者可用逍遥散（《太平惠民和剂局方》）加减。

3. 心血瘀阻

【临床表现】胸闷憋气以夜间为甚，以心前区为主，如有重压感，或胸痛隐隐。引及肩臂背部，短气心悸。舌暗，脉细涩或结、代。或由外伤引起而局部肿痛，胸部憋闷。

【病因病机】心脉瘀阻不通，阳气郁闭不畅，故胸闷憋气而如有重压感。也可由外伤引起，络脉损伤，而局部肿痛、胸部憋闷。

【治法】活血化瘀，理气止痛。

【方剂】血府逐瘀汤（《医林改错》）加减。

药物：柴胡10克，当归15克，赤芍15克，川芎6克，全瓜蒌30克，桃仁15克，红花10克，生地10克，牛膝10克，桔梗10克，枳实6克，甘草6克。

方义：当归、赤芍、桃仁、红花活血化瘀，柴胡、枳实理气疏肝，全瓜蒌、桔梗、枳实散结宽胸，牛膝、桔梗一升一降、调畅气机，甘草调和诸药。

加减：胸痛加降香、丹参化瘀止痛，有外伤局部肿痛可用刘寄奴、落得打活血消肿。

【变通法】如因外伤而起者，可用复元活血汤（《医学发明》）加减，药用柴胡、香附、全瓜蒌、当归、赤芍、桃仁、山甲、红花、甘草等，活血化瘀，理气通络。

（三）预防护理

要心情愉快，防止外伤。

（四）评述

胸闷以实证为多，可据其兼证辨析病因，分证治之。或以温寒，或以清热，或以化痰，或以逐饮，或用理气，或以活血。但必须结合胸中阳位的特点，用宽胸理气药如桔梗、枳壳、陈皮、杏仁等，方为得宜。

五、胸痛

胸痛是指自觉胸部疼痛的症状而言。因心、肺同居于胸部，故心病常见心胸疼痛，称为胸痹心痛；又肝胆居于胁下，其病又多涉及胸胁，所谓胸胁苦满者。因此，广义的胸痛范围，应该包括心痛和胁痛在内。为了说明问题，特将心痛、胁痛症状除外，仅介绍以肺系病变（包括肺、气管、胸膜、胸壁在内）为主引起的胸痛（狭义胸痛）证治。一般而言，胸痛多由外邪入侵、痰瘀交阻、水饮内停所引起，以实证为主，且常伴胸闷、咳嗽、咯痰等症状，有的还有发热。

（一）辨证要点

伴发热恶寒，咳嗽咽痛为风热。咯痰黄甚而脓稠为痰热。气急喘息，引及胁部为水饮。有外伤史，部位固定，痛呈锥刺或烧灼为瘀血闭阻。

（二）证治方药

1. 风热犯肺

【临床表现】胸痛突然发作，或串痛连及胁部，或伴发热、恶寒、咳嗽、咯痰、咽痛。舌苔薄黄，脉浮数。

【病因病机】风热侵袭，首先犯肺，肺气失宣，胸络不畅。

【治法】疏风清热，宣肺宽胸。

【方剂】银翘散（《温病条辨》）加减。

药物：金银花 15～30 克，连翘 15 克，桔梗 10 克，杏仁 10～15 克，枳壳 6 克，黄芩 10～15 克，全瓜蒌 15～30 克（打），牛蒡子 10 克，芦根 30 克，甘草 10 克，荆芥穗 10 克，防风 10 克。

方义：金银花、连翘、黄芩清热，荆芥、防风、牛蒡子疏风，桔梗、枳壳、瓜蒌、杏仁宽胸理气、化痰止咳，芦根清热生津，甘草和胃调中。

加减：若无恶寒者可去荆芥、防风，发热甚者加石膏、知母清解退热，头痛加白芷、羌活、葛根祛风止痛，咳嗽加前胡、白前宣肺止咳，痰黄加鱼腥草、板蓝根清热。

【变通法】若热邪入里，寒热往来、咳嗽胸痛，喘息不畅，用小柴胡汤（《伤寒论》）合小陷胸汤（《伤寒论》）宣肺清热、宽胸止痛。

2. 痰热壅肺

【临床表现】胸痛咳嗽剧烈，喉中痰声，咯吐黄甚而脓稠腥臭。发热口渴，心烦汗出，小便黄，大便秘结，或伴喘息。舌红、苔黄，脉数滑或洪数。

【病因病机】热邪入里，耗灼津液，变生为痰，痰热壅阻，肺失宣肃，胸络不畅。

【治法】清热化痰，通络宣肺。

【方剂】麻杏石甘汤（《伤寒论》）合小陷胸汤（《伤寒论》）加减。

药物：全瓜蒌 30 克，法半夏 15 克，黄连 10 克，麻黄 10 克，杏仁 15 克，生石膏 30

克（先煎），桔梗10克，甘草10克，黄芩15克。

方义：麻黄、杏仁、石膏、甘草宣肺清热，瓜蒌、半夏宽胸通络，桔梗、甘草排脓，黄连、黄芩清热。

加减：若痰黄或呈铁锈色者，加鱼腥草、金荞麦、蒲公英、败酱草清热解毒。痰多稠脓腥臭者，加冬瓜仁、薏苡仁、桃仁、杏仁、芦根，即合苇茎汤（《备急千金要方》）清热排脓化瘀。大便秘结者加生大黄、枳实通便泻火，呼吸急促以葶苈子、苏子、白芥子泻肺平喘。

【变通法】热毒甚者，用苇茎汤（《备急千金要方》）合五味消毒饮（《医宗金鉴》）加减，药用蒲公英、地丁、金银花、连翘、野菊花、鱼腥草、冬瓜仁、桃仁、杏仁、薏苡仁、桔梗、甘草，以清热解毒、排脓通络为治。

3. 饮邪停聚

【临床表现】突然胸痛，气急喘息，不得平卧，引及胁部，转侧或咳嗽胸痛加重。肋间胀满，胸腔积液，或伴发热、咯痰黄。舌红苔薄或黄，脉弦滑。

【病因病机】水饮内停，聚结于胸，肺气失宣，胸络不畅。

【治法】逐饮泻肺，利水通阳。

【方剂】葶苈大枣泻肺汤（《金匮要略》）合五苓散（《伤寒论》）加减。

药物：葶苈子10~15克，红枣10克，白术15克，茯苓30克，泽泻15克，猪苓15克，桂枝10克，桑白皮15克，车前草15克。

方义：葶苈子逐饮，桑白皮泻肺，白术、茯苓、泽泻、猪苓、车前草利水，桂枝通阳，红枣和中。

加减：气虚者加黄芪、党参益气，阳虚者加附子、肉桂温阳。若体质强壮，积液量多可酌加控涎丹（《三因极一病证方论》）1.5克，日清晨空腹服1次，连用3~5天。有结核引起者加丹参、百部、黄芩抗痨。胁痛甚者加茜草、旋覆花、红花、降香化瘀通络。咳嗽喘息，咯痰清稀泡沫状，加干姜、细辛、半夏、五味子化饮止咳。

【变通法】症状轻者，无胸腔积液或量少者，用香附旋覆花汤（《温病条辨》）加减，化饮通络，药用香附、旋覆花、全瓜蒌、川椒目、苏子、半夏、茯苓、陈皮、白芥子等。症状重，咳嗽气逆，胸痛引胁，时有水声，脉沉弦而体强证实，可暂用十枣汤（《伤寒论》），芫花、大戟、甘遂等份研末，每服1.5~3克，大枣10枚煎汤送下，为峻下逐饮之剂。

4. 气滞血瘀

【临床表现】胸痛，部位固定，有明显触压痛，呼吸、咳嗽时疼痛加剧，或局部红肿青紫，或沿肋间引痛呈锥刺、烧灼、刀割样，可有外伤史。舌暗红或有瘀点（斑），脉弦涩。

【病因病机】外伤损络，瘀血闭阻，气血不通。

【治法】活血化瘀，通络止痛。

【方剂】复元活血汤（《医学发明》）加减。

药物：柴胡10克，当归15克，赤芍15克，丹参15～30克，全瓜蒌30克，桃仁15克，红花10克，香附10克，甘草6克。

方义：当归、赤芍、桃仁、红花、丹参活血化瘀，柴胡、香附理气通络，全瓜蒌化痰散结、宽胸止痛，芍药、甘草缓急止痛。

加减：痛甚加降香、丹参、三七化瘀止痛，局部肿痛可用乳香、没药、刘寄奴、落得打活血消肿。

【变通法】可用血府逐瘀汤（《医林改错》）加减。

（三）预防护理

同“胸闷”。

（四）评述

胸痛虽由痰热水饮、瘀血闭阻，但总属络脉不通、血行不畅者，故活血通络药常需选用。轻则用丝瓜络、旋覆花、广郁金、香附，以理气通络为主；重则用蒲黄、五灵脂、延胡索、降香、茜草、丹参，以化瘀定痛为治。又胸痛位于上焦，浊阴痰饮内踞而为痛者多见，故化饮通痹药在所必用。如瓜蒌、薤白宣痹通阳，冬瓜仁、桃仁、杏仁化痰清热，枳壳、桔梗宽胸理气，麻黄、杏仁宣肺平喘，均可选配参伍。

六、咳嗽

咳嗽是肺失宣降、肺气上逆的临床症状，又称咳逆。咳谓无痰而有声，肺气伤而不清；嗽是无声而有痰，脾湿动而为痰。在临床上，一般痰、声并见，很难截然分开，故并称为咳嗽。咳嗽可分为外感、内伤两类。外感者，因外感六淫侵袭肺系所致，其中以风、寒、热（火）、燥为主；内伤者，由脏腑功能失调引起，与肝、脾、胃、肾有关。不论邪从外入，或自内而发，均可引起肺气上逆、肺失宣肃，而发生咳嗽。一般而言，咳嗽为主症者不伴喘息，如咳嗽而呼吸困难者则作喘论之。

（一）辨证要点

1. 分辨外感内伤　一般而言，外感咳嗽，起病急，病程短，常伴肺卫表证，均属实证。内伤咳嗽，病程长，常反复发作，伴有其他脏腑见证，可表现为虚证和虚实夹杂证候。但肺虚易受邪，在天气突变或寒冷时节，尤易使咳嗽加重，此外感、内伤兼夹为病者。

2. 根据咳嗽发作时间、程度和性质等判断　咳声粗浊，为风热、痰热。晨起咳嗽，连声重浊，阵发加剧，痰出声减，为痰湿、痰热；午后黄昏咳嗽加重，或夜间有单声咳嗽，声音轻微短促，属肺燥、阴虚；夜间咳嗽较剧，持续不已，少气或伴咳喘者，为久咳致喘的虚寒证。声低气怯者属虚，洪亮有力者为实。饮食肥甘、生冷诱发加剧者属痰湿，情绪波动、郁怒引起者为气火，劳累、受凉加重者是痰湿或虚寒之证。

3. 结合痰的形色质量味等分析　如咳痰少为燥热、气火、阴虚，痰量多为湿痰、痰热、虚寒，色白而清稀属风、寒，痰黄黏稠为热，质黏为阴虚、燥热，清稀透明呈泡沫者属虚、寒。痰气腥臭或味热腥者为痰热，味甜者为痰湿，味咸者为肾虚。脓血相兼为肺痈。

（二）证治方药

1. 外感咳嗽

（1）风寒袭肺

【临床表现】咳嗽声重，咽痒，咯痰稀薄色白。鼻塞，流清涕，喷嚏，头痛，骨节酸楚，或伴恶寒发热，无汗。舌苔薄白，脉浮。

【病因病机】风寒束表，肺气失宣，肺气上逆而致咳嗽。

【治法】疏风散寒，宣肺止咳。

【方剂】三拗汤（《太平惠民和剂局方》）合杏苏散（《温病条辨》）加减。

药物：麻黄3～6克，杏仁10克，苏叶10克，前胡10克，桔梗6～10克，枳壳6克，法半夏10克，陈皮6克，茯苓10克，生姜5克，大枣5枚，甘草6克。

方义：麻黄、苏叶疏风散寒，麻黄、杏仁、前胡宣肺止咳，桔梗、枳壳宽胸理气，半夏、陈皮、茯苓、甘草化痰，姜、枣调和营卫。

加减：恶寒发热重者加荆芥、防风疏散风寒，咳嗽甚者加白前、金沸草降逆止咳，若气急者去苏叶，加苏子降逆平喘。

【变通法】若服后外证已除，咳嗽减而未全除者，可用止嗽散（《医学心悟》）加减，药用紫菀、白前、陈皮、桔梗、百部、甘草、荆芥，宣肺止咳。若外而风寒、内有伏饮，咳嗽气喘，咯吐清稀泡沫痰，用小青龙汤（《伤寒论》）加减疏风解表、化饮止咳，药用麻黄、桂枝、白芍、细辛、干姜、五味子、甘草等。若外有风寒，内有郁热，咳嗽声重音哑，痰浓不易咯出，发热恶寒、胸痛口渴，脉数舌红苔白，用麻杏石甘汤（《伤寒论》）加紫菀、前胡、桔梗、荆芥、黄芩等，清热宣肺、疏风散寒。风寒咳嗽不论久暂，均可用金沸草散（《太平惠民和剂局方》）加减，药用金沸草、麻黄、荆芥、前胡、半夏、陈皮、茯苓、姜、枣等，亦疏风宣肺之剂。若外有寒热加柴胡、黄芩，高热气喘加麻黄、生石膏，痰多稠黏加浙贝母、全瓜蒌，哮喘痰鸣加苏子、葶苈子，发热、自汗、恶风加桂枝、厚朴。

（2）风热犯肺

【临床表现】咳嗽频剧，声粗，咯痰不爽，黏稠或黄。咽痛口干，鼻流黄涕，或有音哑，或伴发热汗出恶风，头痛肢楚。舌苔薄黄，脉浮数。

【病因病机】风热犯肺，肺失清肃，肺气上逆而致咳嗽。

【治法】疏风清热，宣肃肺气。

【方剂】桑菊饮（《温病条辨》）加减。

药物：桑叶10克，菊花10克，杏仁10克，连翘10克，薄荷6～10克（后下），牛蒡子10克，前胡10克，桔梗10克，甘草6克，枇杷叶10克（去毛、包），炙紫菀10克。

方义：桑叶、菊花、薄荷、连翘疏风清热，杏仁、前胡宣肺止咳，牛蒡子、桔梗、甘草利咽止痛，枇杷叶、紫菀降逆肃肺。

加减：发热口渴甚者加知母、黄芩清热，咽喉肿痛者加射干、马勃利咽消肿。若热伤肺络，痰中带血，或有衄血者，去薄荷、牛蒡子，加茅根、藕节清热凉血。胸闷、脘痞，口腻，尿少，苔腻，夹湿者加藿香、佩兰、薏苡仁、六一散芳香泄浊利湿。若咳嗽阵发性加剧，加僵蚕、蝉蜕疏风清热，音哑者加木蝴蝶、蝉蜕启音。

【变通法】可用宣肺宁嗽汤（祝谌予经验方）加减，钩藤、薄荷、桑叶、菊花、前胡、白前、桔梗、杏仁、桑白皮、炙紫菀、甘草。咽喉肿痛加金银花、连翘，头身疼痛加荆芥、防风，痰黄加鱼腥草、黄芩。若值暑令，外感风热咳嗽，发热无汗，可用新加香薷饮（《温病条辨》）合桑菊饮加减，祛暑清热、疏风宣肺，药如香薷、金银花、桑叶、菊花、杏仁、扁豆、厚朴、连翘、桔梗、前胡、紫菀、六一散等。

（3）风燥伤肺

【临床表现】呛咳连声不已，干咳痰少而黏、不易咯出，或痰中带有血丝。咽痛而干，鼻唇干燥，或初起伴发热、头痛。舌苔薄黄而干，舌尖红，脉浮数。

【病因病机】风燥伤肺，热伤津液，肺失清肃润养，肺气上逆而致咳嗽。

【治法】疏风清燥，润肺止咳。

【方剂】桑杏汤（《温病条辨》）加减。

药物：桑叶 10 克，杏仁 10 克，沙参 10 克，浙贝母 10 克，薄荷 6 克（后下），桔梗 10 克，牛蒡子 10 克，炙紫菀 10 克，前胡 10 克，天花粉 10 克。

方义：桑叶、薄荷疏风解表，沙参、天花粉、浙贝母、杏仁润肺止咳，牛蒡子、桔梗利咽，炙紫菀、前胡宣肃肺气而止咳。

加减：干咳无痰、舌红少苔，津伤者加麦冬、芦根生津清热。发热口渴者加石膏、知母、山栀清热。痰中带血，肺络受损，加茅根、藕节凉血止血。咽痛而干，加射干、马勃、玄参、麦冬，清热利咽，养阴润燥。

【变通法】若干咳少痰，咽干舌燥，兼有恶寒发热、头痛无汗，脉浮，为风寒袭表、燥邪伤肺夹杂之证，是属凉燥者，可用杏苏散（《温病条辨》）合止嗽散（《医学心悟》）加减，药如杏仁、苏叶、荆芥、百部、紫菀、白前、前胡等，温散、润燥并用。若燥热甚，胸痛发热、咳嗽无痰，舌红脉数，可用清燥救肺汤（《医门法律》）加减，药如石膏、知母、杏仁、麦冬、枇杷叶、桑叶、牛蒡子、天花粉等，清热、润燥并用。如干咳痰黏不爽而难治，与燥咳稍异者，为肺燥而痰涩，可用润肺汤（岳美中经验方，见下）润肺利气。

（4）热邪壅肺

【临床表现】咳嗽痰黄，质黏稠而量多，或有铁锈色，或有腥臭味，胸痛，呼吸气粗甚而困难。发热口渴，面赤烦躁，咽痛，汗出，小便黄少，大便秘结。舌红苔黄，脉数。

【病因病机】邪热入里，壅阻肺气，肺失宣肃，肺气上逆而致咳嗽。

【治法】清热泻火，宣肺肃肺。

【方剂】麻杏石甘汤（《伤寒论》）合泻白散（《小儿药证直诀》）加减。

药物：生石膏 30 克（先煎），知母 10～15 克，麻黄 6～10 克，杏仁 15 克，桑白皮 15 克，黄芩 15 克，连翘 15 克，桔梗 10 克，甘草 10 克，枇杷叶 10 克（去毛、包）。

方义：石膏、知母、连翘、黄芩清热泻火，麻黄、杏仁宣肺止咳，桑白皮、枇杷叶肃肺清热，桔梗、甘草利咽止咳，且有泄浊排脓作用。

加减：大便秘结者加大黄、瓜蒌通便泻热，发热甚者加鱼腥草、金银花、金荞麦清肺解毒，烦渴口干者加芦根、天花粉清热生津，若有痰血加茅根、藕节凉血止血。

【变通法】若上、中二焦热甚，咳痰黄稠、心胸烦热，大便秘结数日未解，苔黄燥而干，脉数者，可用凉膈散（《太平惠民和剂局方》）加减，药如大黄、玄明粉、连翘、山栀、竹叶、杏仁、甘草，泻热通便，以缓解热势。

2. 内伤咳嗽

（1）痰湿壅阻

【临床表现】咳嗽反复发作，声音重浊，咯痰量多，质黏稠或成块而色白，因痰而嗽，痰出咳平。每于清晨或食后咳甚痰多，或食肥甘油腻食物诱发。胸闷脘痞，腹胀，纳呆呕恶，体倦身重。舌苔白腻，脉滑。

【病因病机】脾为生痰之源，肺为贮痰之器，脾胃不和，水谷不为津液，而痰湿内生，壅阻于肺，肺气上逆而致咳嗽。

【治法】燥湿化痰，健脾和胃。

【方剂】二陈汤（《太平惠民和剂局方》）合平胃散（《太平惠民和剂局方》）加减。

药物：法半夏 10～15 克，陈皮 10 克，苍术 10 克，厚朴 6～10 克，茯苓 15 克，甘草 6 克。

方义：半夏、陈皮、茯苓、甘草为二陈汤，和胃化痰；苍术、厚朴、陈皮、甘草为平胃散，燥湿健脾。合而为慢性痰湿咳嗽之良剂。

加减：胸闷加杏仁、枳壳、桔梗宽胸理气，脘痞腹胀加枳实、白术消痞除满，湿重苔腻者加薏苡仁、蔻仁、砂仁化湿理气。痰黏色白如沫，形寒背冷，为寒痰者，加干姜、细辛、白芥子温散。久病脾虚，神疲乏力，加党参、白术健脾益气。咳嗽痰多气逆，加苏子、莱菔子、白芥子降逆化痰。

【变通法】可用五子定喘汤（祝谌予经验方），用苏子、莱菔子、白芥子、葶苈子、杏仁，可加半夏、茯苓、前胡、旋覆花等，降气化痰、止咳平喘。若症状平稳后，用六君子汤（《医学正传》）健脾和胃化痰调理。

（2）痰热蕴滞

【临床表现】咳嗽而气息粗促，或喉中痰声辘辘，痰多质黏稠色黄，咯吐不爽，或有热腥气味，甚而痰中带血。胸闷胸痛，口干口苦，心烦喜饮。舌红苔黄，脉滑数。

【病因病机】痰热蕴阻，结滞不解，迫于肺脏，肺气上逆。

【治法】清热化痰，肃肺止咳。

【方剂】清金化痰汤（录自《医方考》）合泻白散（《小儿药证直诀》）加减。

药物：全瓜蒌 30 克，杏仁 10～15 克，枳实 10 克，胆南星 10 克，法半夏 10～15 克，陈皮 10 克，知母 10 克，黄芩 10～15 克，桑白皮 15 克，地骨皮 10～15 克，茯苓 15 克。

方义：黄芩、知母清热，桑白皮、地骨皮肃肺，枳实、胆南星、半夏、陈皮、茯苓化痰，瓜蒌、杏仁润燥止咳。

加减：痰稠色黄而腥热者，加薏苡仁、冬瓜仁、桃仁、桔梗、甘草化痰排脓。热伤肺阴，口干口渴，舌红者，加麦冬、玉竹、沙参、芦根养阴清热。痰中带血，热伤肺络，加白茅根、藕节、仙鹤草止血。

【变通法】痰热壅肺，胸闷气急，口干思饮，但饮水即呛，舌红而干，可用豁痰丸（《血证论》）加减，药用瓜蒌、杏仁、桔梗、射干、茯苓、石斛、麦冬、知母、天花粉、当归、枳壳轻清润降，水煎后加鲜竹沥一味兑服以荡涤痰热。

（3）肝火犯肺

【临床表现】咳嗽气逆，咳则连声，引及胸胁疼痛，呈阵发性，咳则面红目赤，痰少而黏，或如絮状，或痰中带血丝，甚而咯血鲜红。舌红苔薄黄，脉弦数。常因郁怒怫逆、气候炎热引发。

【病因病机】肝郁化火，逆而乘肺，肺失清肃，肺气上逆而致咳嗽不已。

【治法】清肝泻火，肃肺降逆。

【方剂】咳血方（《丹溪心法》）合泻白散（《小儿药证直诀》）加减。

药物：黛蛤散10克（包），山栀10克，海浮石10克，瓜蒌仁10克，诃子10克，杏仁10克，桑白皮15克，地骨皮15克，牡丹皮6～10克，枇杷叶10克（去毛、包）。

方义：黛蛤散、牡丹皮、山栀清肝泻火，瓜蒌仁、海浮石、桑白皮、地骨皮清肺化痰，诃子敛肺止咳，杏仁、枇杷叶宣肃肺气。

加减：痰黏难咯，加贝母、知母清热化痰，咽干口燥加沙参、麦冬润肺养阴，气逆加旋覆花、代赭石、苏子降逆，咯血、痰血加茅根、仙鹤草、连翘凉血清热。胸胁引痛者，加枳壳、桔梗、郁金宽胸理气，或旋覆花、茜草、丝瓜络通络疏肝。

【变通法】肝强肺燥、木火刑金者，可用丹栀逍遥散加桑白皮、地骨皮、沙参、麦门冬、枇杷叶等，清金制木、润肺宁嗽。肝火伤肺，肺阴虚损者，可用丹青饮（《医醇賸义》）加减，药如旋覆花、代赭石、麦冬、白蒺藜、潼蒺藜、沙参、石斛、桑叶、菊花、贝母、橘红、杏仁，是清肝镇逆、养肺止咳之良方。

（4）肺阴虚损

【临床表现】久咳不止，咳声短促，声音低哑，干咳无痰或痰少而黏，或痰中带血丝，或咯血鲜红。伴午后潮热，五心烦热，盗汗颧红，形体消瘦，口干咽燥。舌红少苔或苔剥、无苔，脉细数。

【病因病机】阴虚内热，热伤肺阴，肃降无权，肺气上逆而致咳嗽。

【治法】养阴清热，润肺止咳。

【方剂】沙参麦冬汤（《温病条辨》）合贝母瓜蒌散（《医学心悟》）加减。

药物：沙参15～30克，麦冬15～30克，玉竹15～30克，桑叶10～15克，天花粉10克，百合15克，地骨皮10～15克，川贝母10克，全瓜蒌15克，茯苓15克，杏仁15克，甘草6克。

方义：沙参、麦冬、玉竹、百合养阴润肺，桑叶、地骨皮清热凉血，天花粉、杏仁、瓜蒌、川贝润燥止咳，茯苓、甘草和胃调中。

加减：热甚者加山栀、连翘、黄芩清热，咳甚加百部、紫菀止咳。咳声连连而气促者加诃子、五味子敛肺。盗汗加浮小麦、五味子止汗，咯血加牡丹皮、白茅根、连翘、仙鹤草清热凉血止血，潮热加青蒿、鳖甲、知母清退虚热。

【变通法】咳嗽日久，咳而无力，短气不足以息，劳则加剧，伴头晕心悸，腰膝酸软，咳而遗尿，舌淡脉沉细，此肺气亏损，金不生水，而肾气不固，摄纳无权，肺肾阴虚者，此时宜用收法，可用百合固金汤（《医方集解》录赵蕺庵方）加生白果、益智仁、诃子肉、乌梅，以养肺为主，滋肾并举，收敛肺肾耗散之真气，纳气归原。若兼心阴虚，则用玄妙散（《医醇賸义》）加减，养心补肺，药如丹参、沙参、玄参、茯神、柏子仁、麦冬、桔梗、贝母、杏仁、竹叶、灯心草、夜合花。若肾阴虚甚，腰酸膝软，五心烦热，梦遗滑精，月经不调者，用麦味地黄汤（《医级》）加减，即六味地黄汤加麦冬、五味子，以补肾养肺。

（5）瘀血阻络

【临床表现】由胸背外伤而起，或咯血后，咳嗽不愈，夜间加剧，咳呛少痰，口有腥味，时有痰血，血色紫暗，胸胁刺痛而固定不移。舌紫暗有瘀点（斑），脉弦。

【病因病机】外伤络损，或血出离经，瘀血停滞，肺络闭阻，肺气上逆而致咳嗽。

【治法】活血化瘀，降气止咳。

【方剂】旋覆花汤（《金匮要略》）加减。

药物：旋覆花10克（包），茜草10克，苏子10克，杏仁10克，桃仁10克，紫菀10~15克，茯苓15克，丹参15~30克，郁金10克。

方义：丹参、桃仁、茜草活血化瘀，苏子、降香、郁金、旋覆花理气降逆，杏仁、茯苓、紫菀宣肺止咳。

加减：咳呛气逆者加枇杷叶、降香降逆肃肺，有痰则加半夏、陈皮和胃化痰。咯血可用白茅根60克煎汤代水，并选加牡丹皮、赤芍、三七、仙鹤草等，凉血化瘀止血。

【变通法】咯血紫黑，咳嗽气急，可用血府逐瘀汤（《医林改错》）加杏仁、五味子等。

（6）阳虚饮停

【临床表现】咳逆不已，甚而不得平卧，反复发作，痰多清稀，时呈泡沫状。形寒肢冷，心悸短气，头晕眩冒，肢体沉重，或有腹满肠鸣，或有喘息气促，或面浮足肿，小便不利，口不渴或渴不欲饮。舌质淡胖有齿痕，脉沉弦。

【病因病机】脾阳虚寒，运化失健，肾阳不足而温煦无力，水液内停而成饮，停聚留伏体内，上逆于肺，致成咳逆上气之证。

【治法】温阳化饮。

【方剂】苓桂术甘汤（《金匮要略》）合真武汤（《伤寒论》）加减。

药物：茯苓15~30克，桂枝10克，白术15~30克，白芍15克，淡附子6~10克，干姜6~10克，甘草6克。

方义：附子、干姜温阳散寒，桂枝通阳化气，白术、茯苓健脾化饮，附子、白芍同用能敛阴和阳。

加减：咳甚者加干姜、五味子、半夏、细辛散寒化饮止咳。小便不利、下肢浮肿加泽泻、猪苓利水消肿，即合五苓散（《伤寒论》）用。腹满肠鸣加防己、葶苈子、川椒目、制大黄，即合己椒苈黄丸（《金匮要略》）化饮除满。

【变通法】待症状稳定后，可用金匮肾气丸（《金匮要略》）合理中丸（《伤寒论》）温补脾肾，以固本缓图。

（7）肺气不足

【临床表现】咳嗽经久，咳声低微，短气懒言，痰多清稀。神疲乏力，纳呆便溏，自汗形寒，易感冒。舌苔白，舌质淡，脉虚。

【病因病机】久咳伤肺，或平素体虚，肺气不足，脾虚不运，卫外不固，痰湿内生，肺虚气逆。

【治法】补肺健脾，固本止咳。

【方剂】固本丸（西苑医院经验方）加减。

药物：黄芪10~15克，党参10~15克，白术10~15克，茯苓15克，防风10克，陈皮6克，法半夏10克，补骨脂10克，五味子10克，甘草6~10克。

方义：黄芪、党参、白术、茯苓、甘草补肺健脾，半夏、陈皮和胃化痰，黄芪、防风益气固表，补骨脂、五味子敛肺益肾。服用本方时忌食绿豆及辄加入一二味清凉药，否则药效顿减。

加减：若动则气喘、短气懒言，加紫河车粉、胡桃肉益肾纳气。咳嗽加炙紫菀、款冬花止咳平喘，脾虚便溏加山药、薏苡仁、扁豆健脾利湿，纳呆食少加砂仁、蔻仁、神曲开胃增食。形寒怯冷、易于感冒，加桂枝、白芍调和营卫。痰清稀如泡沫，有寒饮者加干姜、五味子、细辛温阳化饮。

【变通法】久咳不已，燥咳无痰，若兼乏力神疲、气短不续，属气阴两虚者，用升陷汤（《医学衷中参西录》）加沙参、麦冬、五味子、桑白皮、枇杷叶等，益气养阴、生津润肺。可用六君子汤（《医学正传》）合玉屏风散（《世医得效方》）加减，健脾补肺。如痰咸腰酸，脉尺部尤弱，用金水六君煎（《景岳全书》）加减主之，即六君子汤加熟地、当归，补肾健脾化痰。但察其脉体稍弱、胸膈无滞，或肾气不足而水泛为痰，或年逾六旬气血渐弱而咳嗽不愈者可用之

（三）医案

1. 丹溪治一人年五十余，患咳嗽恶风寒，胸痞满，口稍干，心微痛。脉浮紧而数，左大于右。盖表盛里虚。问其素食酒肉有积，后因接内，涉寒冒雨忍饥，继以饱食酒肉而

病。先用人参四钱、麻黄连根节一钱五分，与二三帖，嗽止寒除。改用厚朴、枳实、青陈皮、瓜蒌、半夏为丸，参汤送下，痞除。

按：外感、内伤兼病，外感风寒而伤肺，致成咳嗽恶风寒；内伤饮食而伤胃，致成痞满心痛有积。丹溪先治表，用人参扶正补气，麻黄宣肺解表。后治里，用人参汤送丸以养胃护脾，诸理气消痞药为丸缓消者。方以参、麻并用，药简义深，可参东垣《脾胃论》麻黄人参芍药汤案。

2. 张路玉治包山金孟珍。正月间忽咳吐清痰，咽痛。五六日后，大便下瘀污血甚多。延至十余日，张诊其脉六部皆沉弦而细，此水冷金寒之候也。遂与麻黄附子细辛汤其血顿止。又与麻黄附子甘草汤，咽痛亦可。而觉心下动悸不宁。询其受病之源，乃醉卧渴引冷饮所致。改用小青龙去麻黄加附子汤，悸即止，咳亦大减。但时吐清痰一二口，乃以桂、酒制白芍，入真武汤中与之，咳、吐俱止。尚觉背微恶寒倦怠，更与附子汤二剂而安。

按：脉六部皆沉弦而细，是肾水冷肺金寒，阳虚证候。故刻刻不离仲景心法，步步为营。（均引自《古今医案按》卷五《咳嗽》）

3. 张致和治沈方伯良臣患痰嗽，昼夜不能安寝，屡易医，或曰风，曰火，曰热，曰气，曰湿，汤药杂投，形羸食减，几至危殆。其子求治，张诊脉沉而濡，湿痰生寒，复用寒凉，脾家所苦，宜用理中汤加附子，其夜遂得贴枕，徐进调理之剂，果安。（《名医类案》）

按：痰症用附子何也？殊不知痰多者，戴原礼《证治要诀》常用附子疗治之。此证辨证关键是脉。其脉沉而濡，沉主里，濡主虚主湿。据此可知，其病机为脾虚中阳不振，运化失职，水湿凝聚而为痰。脾为生痰之源，肺为贮痰之器。若痰涎壅塞于肺，肺失肃降而上逆，则昼夜咳嗽而不得安卧。痰湿乃水寒之邪，故以风、以气论治无效。以火热治之，则必用寒凉之品，以寒治寒，必重伤脾胃之阳，致使中阳衰微，阴寒内盛。在此情况下，水益聚，痰益多，故其病濒于危殆，非大力回阳，不能力挽狂澜。故用理中汤加附子以温中散寒、补气健脾。脾阳复、正本清源则寒痰自除。

4. 阳络频伤，胸前紫塞，咳逆不爽，舌红苔黄，脉形弦数，此系瘀血内阻，郁而为热，肺胃受伤，极易成损，慎之。旋覆花、猩绛、葱管、芦根、枇杷叶、忍冬藤、苏子、桑皮、川贝、知母、郁金、三七、竹油、地骨皮。原注：前五味名瘀热汤，是先生自制之方，治瘀血内阻，化火刑金而咳，不去其瘀，病终不愈，此为先生独得之秘。诒按：合二母、泻白以清肺，佐苏、郁、三七以通痹，立方周到之至。（《柳选继志堂医案·失血》）

5. 久咳胁痛，不能左侧，病在肝，逆在肺。得之情志，难以骤驱，治法不当求肺，而当求肝。旋覆花、牡丹皮、桃仁、郁金、猩绛、甘草、牛膝、白芍。诒按：审证用药，巧力兼到。拟再加青皮、桑皮、紫苏、山栀、瓦楞子壳。（《柳选静香楼医案·肢体痛》）

6. 阴虚而兼痰浊致为咳嗽，用金水六君煎。半夏、陈皮、茯苓、炙草、当归、川贝、杏仁、紫菀、熟地砂仁拌松炒，后入，少煎一两沸。仿饮子煎法，浊药轻投，取其益阴而不腻滞痰浊也。（《柳选环溪草堂医案·咳喘》）

7. 痰饮咳嗽已久，其源实由脾肾两亏。柯氏云：脾肾为生痰之源，肺胃为贮痰之器也。近增气急，不得右卧，右卧则咳剧，肺亦伤矣。肛门漏疡，近来粪后有血，脾肾亏矣，幸胃纳尚可。议从肺脾肾三经为治。然年已六旬，宜自知爱养为要，否则虑延损证。熟地砂仁炒、五味子、炮姜、半夏、陈皮、茯苓、阿胶蒲黄炒、款冬花、冬术、归身、川贝。原注：此金水六君煎合黑地黄丸，加阿胶、款、贝三味，直补金土水之虚，上能化痰，下能止血。诒按：此等病立方最难安放平稳，似此周到熨帖，自非老手不办。（《柳选环溪草堂医案·痰饮》）

8. 久饮下虚，秋冬咳甚，气冲于夜，上逆不能安卧，形寒足冷，显然水泛而为痰沫。当从内饮治，若用肺药则谬矣。桂枝、茯苓、五味、炙草、白芍、干姜。诒按：古人云内饮治肾。据此病情，似可兼服肾气丸以摄下元。（《柳选静香楼医案·痰饮》）

9. 干咳无痰，是肝气冲肺，非肺本病。仍宜治肝，兼滋肺气可也。黄连、白芍、乌梅、甘草、归身、牡蛎、茯苓。诒按：方中少润肺之品，拟加北沙参、桑白皮，再肝之犯肺，必夹木火，栀、丹亦应用之药也。

10. 咳嗽食后则减，此中气虚所致，治宜培中下气法。人参、南枣、半夏、粳米、麦冬、炙草、枇杷叶。诒按：此证不甚多见，学者须记之。（均引自《柳选静香楼医案·咳喘》）

11. 幼稚伏邪夹积，阻滞肠胃，蒸痰化热，肺气窒痹，是以先泻而后咳，更继之以发热也。今便泄已止，而气急痰嘶，肺气阻痹尤甚，法当先治其肺，盖恐肺胀，则生惊发搐，其变端莫测耳。葶苈子三钱、莱菔子三钱、六一散三钱、枇杷叶三片。再诊：痰嘶气喘逆平其大半，热势起伏退而复作，时下多疟，须防转疟。白萝卜汁一杯、鲜薄荷汁半杯。二味煎浓去上沫，加入冰糖三钱烊化，姜汁一滴冲服。诒按：两方用药俱简可法，于小儿尤宜。（《柳选环溪草堂医案·小儿》）

12. 马脾风极重险证，危生倏忽，姑与牛黄夺命散。大黄（生切）四钱、槟榔一钱五分、黑牵牛三钱，共研末，白萝卜汁调服。诒按：此古方也，病情急重，非此亦无法可挽，或有痰热壅甚者，服越婢或麻杏石甘汤亦效。（《柳选环溪草堂医案·小儿》）

13. 伤风不醒，咳嗽恶呕，所见之痰或薄或浓或带血色。左关脉独见浮弦而数，小有寒热，此损证之根也，《千金》法治之。苏叶、党参、川连、乌梅、橘红、川贝、柴胡、杏仁、桑皮、地骨皮。诒按：此用柴前连梅汤意，《千金》法也。咳嗽由来十八般，只因邪气入于肝，即是此方歌诀。弦数独见于左关，其病专在肝。风喜伤肝，风郁于肝，久而不出，必有青黄之痰，所谓劳风者。治劳风一证必用柴前连梅汤，用之神效。（《柳选继志堂医案·咳喘》）

（四）医家经验

1. 岳美中治疗咳嗽经验

（1）止咳汤：外感咳嗽经月不瘥而引起慢性支气管炎者，切忌敛镇而强其咳，必以宣通肺气为主，肺气一宣，其咳可止。药用白前、前胡、杏仁、甘草、荆芥、防风、连翘、贝母、桔梗、芦根，此方四季可通用，寒甚加苏叶，热甚加麻黄、石膏。从桑菊饮变化而来，依证亦可酌加桑叶、菊花等味。

（2）润肺汤：干咳痰黏不爽，与燥咳稍异，也属难治。此肺燥胜而痰涩，燥则润，涩则疏，润肺利气是制方之本。若反用宣法，越宣越燥，势必干咳不止。自拟方药用沙参、马兜铃、山药、牛蒡子、桔梗、枳壳，咳而喉痒加橘红，痰多咳甚加杏仁、贝母，喘甚加新炒瓜蒌仁。除自制方外，喜用苏子降气汤和止嗽散。内伤咳嗽，在脾者用六君子汤加枳壳、苏子，或异功散加贝母、白前。在肾者可用河车大造丸，长期服用，自有效验。

（3）参蛤三七散：人参一两，蛤蚧四对，三七一两，研为细末。每服二至三分，日2次，感冒停服。服时忌绿豆及大凉之品，恐补泻相抵消。一料可吃2个月，以冬季服用为好。适于老人及体虚者，用治虚劳咳嗽。瘀血甚酌加郁金，肾虚久咳可加河车（炒炙）研粉。青壮年必真虚者，始可用之。

（4）固本丸：顽固性慢性支气管炎经年不愈，痼疾难除者用之。药用黄芪、党参、防风、茯苓、炙甘草、陈皮、半夏、补骨脂、紫河车等。方取玉屏风散补肺气、实腠理，六君子汤健脾化痰，补骨脂、河车补肾纳气治虚喘。秋冬之交、冬春之交服用为好。服用本方忌食绿豆及辄加入一二清凉药，否则药效顿减。一般应服3个月以上，制成丸剂缓图。

（5）六安煎：外感咳嗽无论四时，多因于寒邪。治嗽多治以辛温，其邪自散，用六安煎最妙。半夏、陈皮、茯苓、杏仁、甘草、白芥子（老弱不用），或加生姜，年老血衰、咳嗽费力加当归，寒气盛而邪不能解者加细辛。

（6）金水六君煎：阴虚血少或脾胃虚寒者，最易感冒致嗽。但察其脉体稍弱、胸膈无滞，或肾气不足、水泛为痰，或心嘈呕恶、饥不欲食，或年逾六旬、血气渐弱而咳嗽不能愈者，悉宜金水六君煎加减主之。若阳气虚，脉微神困、懒言多汗者必加人参。以土虚不能生金，而邪不能解，宜六君子汤补脾肺。若脾虚不能制水，水泛为痰，宜理中汤或理阴煎（熟地、干姜、当归、甘草）、八味丸。

（7）保肺汤：用治肺气肿，咳痰多白沫，兼有喘促，夜重昼轻，舌苔白，脉虚者，属本虚标实。方用党参、麦冬、贝母各12克，黄芪、山药各18克，五味子、百部、桔梗、橘红、枳壳、炙草各6克，苏子、前胡、半夏、杏仁各9克，葶苈子4.5克，红枣4枚。肾虚加枸杞子、菟丝子、青娥丸。（《岳美中医话集》）

2. 晁恩祥咳嗽变异型哮喘证治　该病以咳嗽为主要特点，并不伴有哮喘，属于亚急性或慢性咳嗽，是一种特殊类型的哮喘。大多属于风邪、寒邪、燥邪为主。

（1）病机分析：以风邪、风寒、风燥为患，咳嗽突然，善行数变，咳时来之匆匆，咳后也可骤止。但反复阵咳及咽中痒感，痒似虫行，又无法抑制，有过敏等诱因，也反映了该病风邪致病的特点。至于寒邪、燥邪，大多伴风邪出现。认为该病似以风邪犯肺，肺气失宣，气道挛急为其主证。病因虽多以风邪为患，但也有燥邪、寒、热、血瘀者。燥者，咳嗽以干咳少痰或无痰为主；寒者，受冷风刺激诱发，且往往有较少量的白痰。但有的患者尚伴有黄痰，黏稠不易咳出，故又当注意热象。病程过久，常又有气逆、血瘀之象。

（2）抓主证、辨兼证：咳嗽可分干咳、呛咳、阵咳、挛急性咳嗽、痒咳、突然咳嗽、咳而少痰、遇诱因而咳嗽；脉弦、舌苔薄白。辨兼证：①兼有痰热症者见咳嗽、有黄痰或黄白痰，多因风热感冒或风寒感冒引发，脉弦滑或滑数，舌苔薄白或舌边尖红。②兼血瘀证者，多因病发日久，咳嗽、胸痛气急，脉弦细，舌质暗，苔白腻。以上证候虽属少数但亦应注意。③兼肺肾气虚者，多发作时间过久，常年不愈，伴气急、动则气短，咳嗽重可致遗尿，脉沉少苔。④兼有气逆、气急者当见咳嗽连连，气急不能接续，有气上涌感，脉弦，舌苔薄白。

（3）以风为本的认识：咳嗽变异型哮喘的咳嗽特点为阵咳，突然发作，呛咳、挛急；并表现为咽痒，气道痒感，痒即咳而难以抑制，受风、冷之气及异味刺激诱发等，体现了风邪之突发特性，以及“风善行数变”“风为百病之长”“其性轻扬，风盛则挛急”“风邪为患可致瘙痒”等特点。因此确定了以疏风为主的治则。并针对因风邪而致气道失衡，肺气失宣，气道挛急，有似哮喘的某些表现，如过敏性表现，伴有突发喷嚏、鼻塞、咽痒、气道瘙痒感，应治以疏风宣肺、缓急解痉、止咳利咽。

（4）立法及加减变化：除基本立法外，如有风邪犯肺属风热者，常见有咽中痒有少许黏痰不易咯出，或合并含有少量黄痰，可加入清肺化痰药。或风邪犯肺，见有寒象者，出现少痰，见冷风咳嗽加重，咽中痒，常加入疏风散寒辛温之品。临床还常有阴虚肺燥，如伴有咽干、少痰、干咳，或见肠燥便干者，常又加养阴润燥之品。由于该病常见有干咳少痰或干咳剧烈，咽痒较剧，异味刺激则咳嗽更剧，又常应用缓急收敛之品或敛肺止咳等药。由于有的患者病程较长咳嗽已久，常又加些活血行瘀之品，当病情缓解好转，尚应继续服用调补肺肾药标本兼顾。

（5）用药经验：

主方：炙麻黄、蝉蜕、紫苏叶、射干、牛蒡子、炙枇杷叶、紫菀等。

①疏风散风药：荆芥、防风、葛根、炙麻黄、蝉蜕、僵蚕、地龙、全蝎。

②疏风散寒药：炙麻黄、桂枝、细辛、紫苏叶、白芷。

③宣肺止咳药：前胡、紫菀、杏仁、炙枇杷叶、款冬花。

④解痉缓急药：地龙、全蝎、五味子、白芍、紫苏子。

⑤疏风利咽药：牛蒡子、蝉蜕、青果、诃子、桔梗。

⑥养阴润燥药：麦冬、沙参、炙枇杷叶、火麻仁、梨皮、玄参。

⑦清肺化痰药：黄芩、鱼腥草、川贝母、桑白皮、瓜蒌。

⑧活血化瘀药：丹参、赤芍。

⑨调补肺肾药：太子参、黄精、山茱萸、枸杞子、肉苁蓉、五味子、冬虫夏草。（世界中医药，2006，1：37－40）

3. 崔红生论慢性咳嗽的辨病与辨证

（1）咳嗽变异型哮喘：咳嗽反复发作或持续不断，常在夜间或晨起发作或加剧，以干咳为主，时有少量白黏痰，偶伴喘息、胸闷，胁肋隐痛，咽干口渴，舌红少苔，脉弦细。

支气管激发试验或舒张试验阳性。证属肝之阴血亏虚，血燥生风，阴虚风动，内风上扰，摇钟而鸣。治宜柔肝息风，肃肺降逆，方选过敏煎加味，药如乌梅、白芍、柴胡、防风、五味子、钩藤、地龙、桑白皮、杏仁、炙甘草等。患者咳嗽发作或加剧常与情志波动有关，女性患者又与月经周期关系密切。证属肝郁气逆，木叩金鸣。治宜疏肝理气，降逆止咳。方选小柴胡汤合逍遥散化裁，药如柴胡、黄芩、清半夏、当归、白芍、薄荷、香附、枳壳、桑白皮、炙甘草等。肝郁化火，木火刑金者，上方加牡丹皮、栀子、黛蛤散清肝泻火化痰；化火伤阴明显者，上方加知母、浙贝母、沙参养阴润肺止咳。

（2）胃－食管反流性咳嗽：胃－食管反流是慢性咳嗽的常见原因，其机制不清，可能与咽、喉、气管的咳嗽受体受反流物质刺激引起的支气管收缩有关。典型反流症状表现为胸骨后烧灼感，反酸、嗳气、胸闷等；有微量误吸的胃－食管反流患者早期更易出现咳嗽症状及咽喉部不适。患者有明显的与进食相关的咳嗽，如餐后咳嗽、进食咳嗽等；患者伴有胃－食管反流症状，如反酸，嗳气，胸骨后烧灼感等。表现为干咳少痰，呛咳不已，易于夜间发作，进食后尤甚，常伴烧心反酸，两胁不舒，夜寐不安，舌淡红、苔薄白，脉弦。证属肝胃不和，肺失清肃。故本病论治当以肺为标，肝胃为本；止咳为标，降逆为本。法以疏肝和胃制酸，肃肺降逆止咳。方选加左金丸合旋覆代赭汤加减，药如柴胡、白芍、黄连、吴茱萸、旋覆花、赭石、厚朴、郁金、枳壳、紫苏子、炙枇杷叶等。

（3）鼻后滴流综合征：指由于鼻部疾病引起分泌物倒流鼻后和咽喉部，甚至反流入声门或气管，导致以咳嗽为主要表现者。常有咽喉部滴流感或咽部异物感，于仰卧位或清晨时加重，占慢性咳嗽的40%以上。临床表现为咳嗽日久，迁延不愈，咳痰稀薄色白量少，伴咽喉部滴流感，频繁清喉，或咽痒不适或鼻痒、鼻塞、流涕，气短乏力，舌质淡、苔薄白，脉细。此类患者平素易感冒，每因气候变化而诱发，证属气虚不固，营卫失和，清窍不利。治宜益气固表，调和营卫，清咽利窍。方选玉屏风散合桂枝加厚朴杏子汤加减，药如黄芪、白术、防风、桂枝、白芍、厚朴、杏仁、蝉蜕、辛夷、苍耳子等。若患者鼻塞、头痛明显者，加苏叶、白芷、细辛辛温通络；若咳痰稀薄量多者，加苍术、半夏、陈皮燥湿化痰；若伴有倦怠乏力、畏寒肢冷者，酌加党参、仙茅、淫羊藿益气温阳。若患者鼻窦炎反复发作，流黄稠浊涕明显者，加黄芩、鱼腥草、败酱草清热利湿解毒。

（4）感染后咳嗽：指各种病原体所致的呼吸道感染以后继发的咳嗽，感染得到控制后而咳嗽症状不缓解。临床上非常多见，症状顽固，迁延不愈，常伴有气道反应性增高，患者多表现为刺激性干咳或咳少量白色黏液痰，可以持续3～8周，甚至更长时间。每年多于秋季发病。症见干咳无痰或痰少而黏，伴咽干、鼻燥、喉痒、口渴，舌红少津、苔薄白或薄黄，脉浮数。治宜解表清肺，润燥止咳。方选桑杏汤加减，药如桑叶、桑白皮、杏仁、南沙参、炙枇杷叶、浙贝母、栀子、淡豆豉、薄荷、芦根等。若患者鼻塞、恶风、咽痒等症状突出者，可加苏叶、蝉蜕疏风解表；若患者病程日久，症见干咳无痰，持续不已，昼轻夜重；甚或痰中夹血，伴有口干咽燥，声音嘶哑，恶心欲吐，舌红少苔，脉细数者，乃肺胃阴伤，虚热内生，气逆于上。治宜滋养肺胃，降逆止咳。方选麦门冬汤加减，药如麦冬、姜半夏、沙参、玄参、玉竹、百合、五味子、炙枇杷叶、地骨皮等。

（5）喉源性咳嗽：因咽喉病因所造成的咳嗽，以干咳为主，或呛咳少痰，伴有咽痒如蚁行及异物梗阻之不适感，咽痒即咳，咳而无痰为其共同临床表现。症见干咳无痰或痰少则黏，咽痒即咳，伴咽喉肿痛，鼻干唇燥，舌质红、苔薄少津，脉细者，证属肺阴亏虚，虚火上炎，熏灼咽喉，痒作即咳。治宜养阴清肺，润燥止咳，方以养阴清肺汤加减，药如生地黄、麦冬、玄参、沙参、牡丹皮、知母、浙贝母、杏仁、五味子、诃子等。若症见干咳无痰，情志不畅易诱发或加剧，舌红或暗红、苔薄白（腻），脉弦者，证属肝气郁结，津聚痰凝，气机不利，上逆而咳。治宜疏肝解郁，理气降逆。方选柴胡疏肝散合半夏厚朴汤加减，药如柴胡、白芍、枳壳、厚朴、半夏、川芎、浙贝母、全瓜蒌、射干、木蝴蝶等。（中医杂志，2006，7：500－501）

4. 施今墨、祝谌予治咳药对

（1）青黛、木瓜治呛咳：青黛苦寒，清肺止咳，解毒利咽，木瓜缓急止痛，醒脾开胃，固肺化痰。二药相配，可以治疗肝火犯肺引起的呛咳。

（2）熟地、细辛治咳而尿遗：熟地补血生津，守护肾气，细辛发散风寒，温肺化饮。二药伍用，一守一散，一生津一化饮，故可使肝肾得滋养。熟地配细辛，治咳而尿遗，其效立应。若咳而腰痛，亦属此对药自有之功。

（3）钩藤、薄荷治咳而咽痒：钩藤清热平肝、镇痉息风，薄荷清热透表、清利咽喉。二药相配，可以祛风清热，利咽镇咳。尤其对于咽痒而咳者，疗效更佳。

（4）桔梗、杏仁治咳而大便半干半稀者：这组对药有两个功效，一是治疗咽痒干咳；二是治疗咳证兼见大便半干半稀者，尤其效佳。桔梗主升，杏仁主降，一升一降相伍而用，正合应肺之生理功用之性，其证应然而愈。（《国医薛钜夫》）

（五）易简效验方

1. 止咳十一味：当归、川芎、法半夏、陈皮、茯苓、甘草、桑白皮、青皮、杏仁、五味子、川贝母（吞服）各6克。用于外感咳嗽，外证已去，咳减而不止者。（余国俊经验方）

2. 顽咳方：玄参15克，白芍15克，麦冬15克，五味子6克，甘草6克，桔梗6克，仙鹤草30克，紫菀30克，桃仁10克，红花6克，葛根30克，生牡蛎30克。极少数外感咳嗽患者，服金沸草散及止咳十一味后，仍缠绵不愈，干咳无痰，舌净无苔，可继用本方。若个别患者服本方2剂后，咳嗽仍未全止者，可与清燥救肺汤交替服用，以收全功。（余国俊经验方）

3. 许叔微神术丸改方：生茅术480克洗净晒干切成小块，分作4份，各份分别用黑芝麻、补骨脂、陈皮、米泔水各120克拌炒。炒毕取净茅术研末为粉，水泛为丸如小豆大。每服3克，日2次。均于秋季制作服用，适于老年慢性支气管炎冬季发作者。病程较长者连服2年即有效。（刘树农经验方）

4. 清肺定咳汤：金荞麦、鱼腥草、白花蛇舌草各24克，苍耳子、天浆壳各15克，炙枇杷叶、化橘红各10克，甘草6克。用于痰热壅肺者。兼风热加荆芥、薄荷、连翘；肺热甚去橘红，加大青叶或生石膏；湿热去甘草，加薏苡仁、竹沥半夏；夜咳甚加当归，咽痒加僵蚕；燥咳加沙参、麦冬。（朱良春经验方）

5. 沈氏一服散：杏仁、法半夏、苏叶、阿胶、乌梅、生姜各10克，炙米壳6克。每日1剂，水煎服。（《沈氏尊生书》方）。痰黄稠加桑白皮、黄芩；大便你秘结加大黄，痰黏加旋覆花，咳而费力加麦冬、沙参，夜咳明显重用当归。治外感后遗咳嗽。

6. 变通止嗽散：白前、前胡、炙马兜铃、大力子、白芷、细辛、杏仁各9克，百部、紫菀各12克，桔梗、荆芥、甘草各4.5克。可随症加入玉蝴蝶、天竺子、川贝、干姜、黄芩等。水煎服。用于急性外感咳嗽。（裘沛然经验方）

7. 治咳嗽方：百部9克，天将壳3只，南天竹子6克，马勃3克，水煎服，每日1剂，8岁以下儿童减半，组成基本方。如新感外邪而暴咳，去天将壳、南天竹子，加前胡9克宣散止咳。如风寒者加麻黄3克，风热者加开金锁15克，牛蒡子9克；伴发热者再加鱼腥草、鸭跖草各15克。如有咽痛、喉痒、音喑者加蝉蜕9克或僵蚕9克。若外感兼湿痰偏盛，痰多而咳者，则宣散止咳化痰，常用百部9克，马勃3克，制半夏9克，陈皮6克，胆南星3克，桔梗3克。（姜春华经验方）

8. 五爪龙30克，太子参30克，白术15克，云苓15克，甘草5克，苏子10克，莱菔子10克，白芥子10克，鹅管石30克。咳嗽甚者加百部10克、紫菀10克、橘络10克。喘甚者加麻黄6克、地龙10克。兼食滞者加杧果核10克，布渣叶15克。治肺气肿、慢性支气管炎、哮喘缓解期。（邓涛经验方）

9. 梨藕白萝卜汤：梨、莲藕、白萝卜等份切好，煮水服用。不仅对感冒咳嗽有极佳的疗效，还可预防感冒咳嗽。适于小儿、孕妇、老人。（薛钜夫经验方）

（六）预防护理

咳嗽患者应忌食辛辣、香燥、肥腻、烤炸的食物，或饮食过于寒凉。注意天气变化，预防感冒。感冒是引起咳嗽反复发作或加重的重要原因，要极力防止。体虚易感者可用玉屏风散等益气固表。内伤咳嗽痰湿与饮食有关，而肝火咳嗽又与情绪有关，须嘱患者薄滋味、戒郁怒。发病如与环境有关者，也当注意。

（七）评述

1. 宣降润收治嗽四法　咳嗽多由外感风邪引起，皮毛先受是谓表证，此时当用宣法，以宣发在表在肺之邪则肺气畅达，咳嗽遂止。辛散祛风解表，配以温寒、清热，是用动药者。经用宣法邪解咳平，但亦有表证除而咳未止，痰多气急、肺胀胸满、咳嗽上涌，此时宜用降法，以使肺气得以清肃下降。若久咳耗气伤津、伤及血络，宜用润法如桑杏汤、沙参麦冬汤、清燥救肺汤等，甘润以益肺养阴，配以降火润燥，则肺气清而嗽自安。咳嗽日久，咳而无力，短气不足以息，肺气亏损，金不生水，而肾气不固者宜用收法，如百合固金汤、麦味地黄丸等用以治虚损咳嗽，是用静药者。

2. 外感和内伤很难绝对划分　在临床上，外感咳嗽反复不愈，可成内伤咳嗽，亦即伤风不醒便成劳。而内伤咳嗽又常易感受外邪，使其发作加重。故在治疗时，应权衡标本缓急，或先后分治，或标本兼顾。以上四法次序不可颠倒，但有时可因病情两法合用，而有主次之分。

3. 内伤咳嗽有虚有实 实者如为痰湿者宜和胃化痰，痰热者宜清热化痰，肝火者宜清肝泻火，瘀血者宜化瘀通络。虚证以肺、脾、肾虚为主，要分清主次轻重。一般而言，由肺至脾至肾，病情由轻而重，病在肺脾可培土生金，若及于肾脏则可补肾养阴或温肾壮阳。如形气、病气俱虚而气虚咳嗽者，尤当补其中气，而佐以温散治疗。若命门阳虚、不能纳气，则姜、桂、附之类在所必用，是治内伤阳虚咳嗽之法。老人久嗽多为元气虚而本不固，尤宜温养脾肺，或兼治标，是固本之策。

4. 咳嗽与气候、时令等有关 如春季治宜兼降，夏季治宜兼凉，秋季治宜清润，冬季治兼温散。以一日计之，清晨嗽为气动宿痰，上午嗽属胃火，午后嗽属阴虚。黄昏嗽属火浮于肺，当敛而降之；夜半嗽为阳火升动，宜滋阴潜阳。诚然，还应结合患者具体表现进行治疗，在临床上应予兼顾。喉源性咳嗽一症，治当疏风祛邪、泻热解毒等，可参第六章“咽痒咳嗽”。

5. 胆咳为病 由少阳枢机不利所致，见胸胁胀满、胸闷不适、善太息等症，若波及脾胃则见呕吐苦水、干呕。下半夜咳嗽加重或发作是其特征，以实证为多。咳嗽气逆，痰多而黄，呕吐苦水，胸胁满痛，或寒热往来，烦躁易怒，舌质红苔黄，脉弦数有力，是胆火迫肺、清肃失常。治以清热泻火、肃肺止咳，用蒿芩清胆汤加龙胆草。咳嗽痰多易于咯出，头晕目糊，耳鸣不聪，胆怯易惊，忧虑不决，或神倦失眠太息，苔薄腻或滑，脉弦滑，是胆气不足、气机逆乱。治以温胆化痰，温胆汤加减。咳嗽日久，夜间发作或加重，胁胀口苦咽干，反复低热，晨起干呕，苔薄白，脉浮弦。是肝病及胆、枢机不利，治以和解少阳，用小柴胡汤。

6. 有西医病因诊断的慢性咳嗽 鼻后滴流综合征可在临床分型用药基础上，加通鼻止涕药如苍耳子、辛夷、薄荷、藿香疏通鼻窍，改善鼻腔内环境，并有抗过敏作用。喉源性咳嗽则可在临床分型用药基础上，可加桔梗、甘草、诃子、贝母、射干、蝉蜕等利咽药物，达到利咽止咳目的。胃－食管反流性咳嗽则宜用旋覆花、代赭石、半夏、厚朴、紫苏叶、海螵蛸、贝母、吴茱萸、黄连等，降逆和胃制酸药，改善胃－食管反流来达到止咳化痰目的。如此针对病因加减药物，才可提高止咳疗效。

七、喘

喘又称喘息、上气，是以呼吸困难、气息迫促为临床特点的呼吸系症状。轻者仅呼吸困难，不能平卧；重者则喘息迫促，甚而张口抬肩，鼻翼扇动；若更严重的，可呈持续性呼吸困难，烦躁不安，面唇指甲青紫，肢冷汗出，脉浮大无根，称为喘脱。《灵枢·五乱》篇言气“乱于肺，则俯仰喘喝，接手以呼”。喘为肺之病症，而又关乎肾，临床常分为虚、实两类。实喘在肺，肺气上逆、宣降不利。虚喘则在肺、肾，肺气不足以主气，肾气不足以纳气。临床上，实喘治肺而兼顾脾胃，以宣肺平喘为主，兼及疏风、散寒、清热、化痰之治。虚喘治肾而必补肺气，以温肾纳气为主，兼及健脾化痰，并配合镇摄降逆药物。值得注意的是，急剧严重的持续性喘息，亦可有虚、实两端。虚则常由心肾阳气虚衰而致，导致阴脱、阳亡的严重后果；实则热毒痰闭、心神受蒙，可导致气逆血瘀危象。至于喘脱者，又必须振奋阳气、固脱收敛，且佐以活血化瘀、降气平冲者。

《证治汇补·喘病》说："若夫少气不足以息，呼吸不相接，出多入少，名曰气短。气短者，气微力弱，非若喘证之气粗奔迫也。"指出气短与喘的区别。《医学正传·哮喘》曰："夫喘促喉间如水鸡声者谓之哮，气促而连续不能以息者谓之喘。"又说明了喘和哮的鉴别。即喘未必兼哮，而哮必兼喘。

（一）辨证要点

1. 从病史辨虚实　实喘多见于青壮年，既往少有相似发作，发病前多有感受风寒或饮食不当而喘者。虚喘多见于中老年，历来体质不佳，常有气喘发作，遇劳遇寒即发，或精神紧张而喘者。

2. 从症状辨虚实　实喘呈急性发作，呼吸深长有余，呼出为快，气粗声高，痰鸣咳嗽，脉象有力，常由外邪所致，而又伴见痰饮、寒热。虚喘发作徐缓，呼吸短促难续，深呼为快，气息低微，较少咳嗽痰鸣，脉虚弱或浮大无力，以肺肾虚弱为主，而又伴有脾虚生痰者。

3. 以痰为主辨寒热　寒者痰量多质清稀，泡沫状易咯出，无口干，喜饮热。热者痰黄色黏稠或痰白黏稠，不易咯出，口干喜冷饮。痰黄白相间，是外为风寒所诱，内有痰热互结者。

4. 苔脉舍从　实喘以寒、热二者为多，应以苔色为重；虚喘阴虚夹痰热者甚多，而痰热阻肺未必见于舌，尤当以脉为主。

（二）证治方药

1. 实喘

（1）风寒束肺

【临床表现】喘息咳逆，呼吸急促，胸闷，痰色白而清稀或呈泡沫状，可伴有恶寒发热，无汗，头痛、身痛。舌苔薄白而滑，脉浮紧。

【病因病机】风寒外袭，内舍于肺，肺气不宣，气逆而喘。

【治法】宣肺平喘，祛风散寒。

【方剂】华盖散（《太平惠民和剂局方》）加减。

药物：麻黄 6～10 克，杏仁 10～12 克，苏子 10 克，茯苓 15 克，陈皮 6～10 克，炙紫菀 10～12 克，甘草 6 克。

方义：麻黄、杏仁、甘草宣肺平喘，苏子、紫菀降逆止咳，茯苓、陈皮化痰。

加减：若见恶寒、发热、无汗之风寒表证，加桂枝解表散寒。痰白清稀，痰多呈泡沫状，内有寒饮者，加细辛、干姜温肺化饮。若咳喘、胸闷症重，加射干、厚朴等降气平喘。

【变通法】寒饮内伏，风寒外束，见恶寒发热无汗，咳痰稀薄呈泡沫状，或有哮鸣声，反复发作，可用小青龙汤（《伤寒论》）加减，发表散寒、温肺化饮，药如麻黄、桂枝、白芍、生姜、半夏、五味子、细辛、甘草。若发热汗出，恶风，脉浮缓，见喘息气逆者，可用桂枝加厚朴杏子汤（《伤寒论》）加减，调和营卫，平喘降逆。

（2）肺热壅阻

【临床表现】喘息气逆，气息粗大，鼻翼扇动，口渴欲饮，咳而不爽，痰黄而稠，或虽白而黏，发热烦躁，胸部胀痛，无汗或汗出。舌边红，苔白微黄，脉滑数。

【病因病机】风寒入里化热，或肺胃素有蕴热，肺热壅阻气道，逆而为喘。

【治法】清热化痰，宣肺平喘。

【方剂】麻杏石甘汤（《伤寒论》）合千金苇茎汤（《备急千金要方》）加减。

药物：麻黄10克，杏仁10~15克，生石膏30克（先煎），薏苡仁15~30克，冬瓜仁15~30克，芦根30~60克（煎汤代水），甘草6克。

方义：石膏清热除烦，麻黄、杏仁、甘草宣肺平喘，薏苡仁、冬瓜仁清热化痰，芦根清热生津。

加减：发热、烦躁、口渴、汗出，脉数者，可加知母、黄芩、鱼腥草清肺泄热之品。若胸痛、痰黄，大便秘结者，加瓜蒌、桃仁、制大黄，通肠泄热以清肺平喘。若喘甚痰鸣，则加射干、葶苈子泻肺降逆。

【变通法】若见恶寒发热无汗之风寒表证，又有胸痛烦渴、喘息痰黄之肺热里证，则宜用定喘汤（《摄生众妙方》）加减，药如麻黄、黄芩、桑白皮、白果、杏仁、款冬花、苏子、半夏等，若风寒表证重则加桂枝。一以发表祛风散寒，一以清热泻肺平喘，为表里同治法。

（3）痰湿壅阻

【临床表现】喘息气逆，胸满烦闷，痰多黏腻，咯吐不利，恶心纳呆，口黏不爽，口不渴或渴不欲饮。舌苔白腻，脉滑。

【病因病机】湿痰上阻，壅盛于肺，肺失肃降而为喘。

【治法】祛痰化湿，降逆平喘。

【方剂】三子养亲汤（《韩氏医通》）合二陈汤（《太平惠民和剂局方》）加减。

药物：苏子10~12克，白芥子6~10克，莱菔子10~12克，法半夏12~15克，陈皮10克，茯苓15~30克，甘草6~10克。

方义：苏子降气化痰，白芥子宽胸除痰，莱菔子化痰消食，痰化湿祛而喘平。用半夏、陈皮、茯苓、甘草，燥湿理气以化痰，合上方则是肺胃同治之法。

加减：若痰黄黏稠，咯吐不利，去白芥子，加瓜蒌、胆南星、黄芩、桑白皮，清热化痰。若胸闷脘痞，纳少腹胀，痰湿甚者，加苍术、厚朴，即合平胃散（《太平惠民和剂局方》）用。

【变通法】若见纳呆、神疲、肢倦、便溏之脾虚证，又有上述痰湿壅阻者，可用六君子汤（《医学正传》）健脾和胃，合平胃散（《太平惠民和剂局方》）燥湿理气，药用苍白术、茯苓、党参、半夏、厚朴、甘草等，再加苏子、紫菀、款冬花等降气平喘，标本兼施，是治慢性痰喘的良法。

（4）热毒瘀阻

【临床表现】喘息痰鸣，呼吸浅促，咳吐黄痰，神识不清，口臭，面唇紫暗，腹胀便秘，小便量少，或有下肢浮肿。舌质暗紫，苔黄腻，脉滑数。可伴有发热、烦渴、口渴、抽搐等。

【病因病机】邪毒热盛，肺气壅阻，痰热阻于气道而为喘；阳明热结，腑气不通，毒热上扰清窍，故见神昏。气逆瘀阻，气血逆乱，故见面唇紫暗，狂躁、抽搐等。此症常见急性热病引起的呼吸衰竭。

【治法】通腑泄热，降逆平喘。

【方剂】小承气汤（《伤寒论》）加减。

药物：生大黄 10 ~ 15 克（后下），厚朴 10 克，枳实 10 克，桃仁 10 ~ 15 克，全瓜蒌 30 克。

方义：大黄、厚朴、枳实为小承气汤，通腑攻里，以泻热降逆。瓜蒌、桃仁有通便作用，且能化痰。大黄有清热、活血作用，以助桃仁化瘀。枳实、厚朴降逆理气，助瓜蒌宽胸清肺。

加减：发热烦躁加金银花、连翘、石膏、知母清热，发绀加牡丹皮、赤芍、泽兰、益母草活血化瘀。神志昏迷不醒可加石菖蒲、郁金醒神豁痰开窍，甚者加安宫牛黄丸 1 粒化服。抽搐者加羚羊角、钩藤息风定痉，痰鸣气粗加天竺黄、胆南星清热化痰。

【变通法】如口服不便，可用上方浓煎保留灌肠，亦可用鼻饲法。用保留灌肠法，可直接排出黑浊大便，毒热得泄而达到醒神志、平喘逆的作用。如无大便秘结、腹部胀满，亦可用菖蒲郁金汤（《温病全书》），酌加羚羊角、天竺黄等药，以清热化痰、开窍醒神为主，同时加用丹参、红花、桃仁、牡丹皮、益母草等化瘀之品，则每有良效。

本证可见于急性感染引起的呼吸衰竭、中毒性休克，需中西医配合急救。

2. 虚喘

（1）肺气虚弱

【临床表现】喘息短气，动则尤甚，气息低微，喉有鼾声，咳痰稀薄，神疲乏力，自汗恶风，易感冒。舌质淡，脉虚弱。

【病因病机】肺气亏虚，气失所主而喘息短气上逆，卫外失固而自汗易感冒。

【治法】益气补肺，敛气平喘。

【方剂】补肺汤（《永类钤方》）合生脉散（《内外伤辨惑论》）加减。

药物：党参 10 ~ 15 克，黄芪 10 ~ 15 克，麦冬 10 克，五味子 6 ~ 10 克，炙紫菀 10 ~ 15 克，桑白皮 10 ~ 12 克，炙苏子 10 克，甘草 6 克。

方义：党参、黄芪、麦冬、五味子、甘草益气补肺，敛气平喘。紫菀、苏子、桑白皮降气平喘，止咳化痰。

加减：若纳少、便溏者，加砂仁、陈皮、扁豆、薏苡仁健脾和胃；若自汗恶风，易于感冒者，加白术、防风，配合黄芪益气固表，即玉屏风散（《世医得效方》）。若短气不续、咳痰稀薄，加款冬花、钟乳石降逆平喘，且有温肺益气作用。若夹痰热，咯痰不爽，痰黏腻稠厚，上方去黄芪，加芦根、薏苡仁、冬瓜仁、杏仁，即合苇茎汤（《备急千金要方》）清化痰热，标本同治。

【变通法】若肺脾两虚，肺气虚则短气不足以息，脾气虚则纳呆食少、腹胀便溏，可用参苓白术散（《太平惠民和剂局方》）合生脉散，培土生金，健脾补肺。若兼见咳呛痰少质黏，烦热，面红，咽干口渴，舌红苔剥，脉象虚细而数，为气阴两伤之证，可用沙参麦冬汤（《温病条辨》）合生脉散，药用沙参、麦冬、玉竹、五味子、党参、扁豆、天花粉、百合等，养阴补肺。

（2）肾虚不纳

【临床表现】喘息日久，静则短气，动则喘甚，呼多吸少，气不得续，神疲乏力，夜尿多，形寒肢冷，或有下肢浮肿，面青唇紫。舌淡暗，苔白或黑润，脉沉细。

【病因病机】肺病及肾，肺不主气而静则短气，气不得续；肾不纳气故动则喘甚，呼多吸少。

【治法】补肾纳气，益肺平喘。

【方剂】金匮肾气丸（《金匮要略》）合人参胡桃汤（《济生方》）加减。

药物：淡附子6～10克，肉桂3～6克，熟地15～30克，山茱萸10～15克，山药15～30克，茯苓15～30克，党参15克，胡桃肉10～15克（打），五味子6～10克。

方义：熟地、山茱萸、山药补肾，附子、肉桂温阳，党参、五味子益气补肺，胡桃肉、五味子敛肺补肾。

加减：症情急者可用蛤蚧代胡桃肉，人参代党参，即人参蛤蚧散（《卫生宝鉴》），其益气纳气作用更佳。脐下筑筑悸动，气从少腹上冲胸、咽，为肾失摄纳、冲气上逆者，加紫石英、磁石、沉香，镇逆平冲。下肢浮肿，加白术、桂枝、猪苓、泽泻利水消肿。如夜尿频多加芡实、金樱子补肾敛尿。若见阴血不足，加当归养血，且有平喘作用，熟地、当归、甘草为贞元饮（《景岳全书》），可用于肾虚不纳之喘逆。

【变通法】若肾阳不足，气不摄纳，痰饮上逆而喘，亦可阳和汤（《外科全生集》），方用熟地、鹿角补肾，肉桂、干姜温阳，麻黄、白芥子平喘。若肾阴不足，气不摄纳，喘息短气而又面红烦热，口干咽燥，足冷汗出，舌红少津，脉虚细数者，可用七味都气丸（《医宗己任编》）合生脉散，前方即六味地黄汤加五味子，滋肾阴而纳气息。慢性咳喘，哮证日久缓解期以益肺、健脾、补肾三法交互配合。偏于阳气不足者，用六君子汤（《医学正传》）合肾气丸（《金匮要略》）；偏于气阴两虚者，用沙参麦冬汤（《温病条辨》）合六味地黄丸（《小儿药证直诀》）。或用冬虫夏草、紫河车等研末装入胶囊，缓图调补肺肾以改善体质，为治本之策。

（3）心肾阳衰

【临床表现】喘促急迫，张口抬肩，鼻翼扇动，端坐不足以息，动则咳喘欲绝，咯痰清稀呈泡沫，心动悸，颈脉动甚而怒张，肢冷汗出，烦躁，下身浮肿或一身尽肿，小便少，面唇肢端青紫。舌质胖、质紫暗，脉浮大无根，或沉细欲绝，或见歇止。

【病因病机】心肾阳衰，肺气欲绝，水停溢肤为肿，水气上逆为喘。是喘脱重症。

【治法】温阳益气，化气行水。

【方剂】附子汤（《伤寒论》）合葶苈大枣泻肺汤（《金匮要略》）加减。

药物：淡附子 10～15 克（先煎），桂枝 10 克，白术 15 克，茯苓 15～30 克，白芍 15 克，党参 15～30 克（或用红参 10 克另煎代之），葶苈子 10～15 克（包）。

方义：附子、桂枝温阳化气，振奋心肾之阳；白术、茯苓、桂枝通阳利水，助益三焦气化；党参或红参合附子为参附汤，是回阳救逆之剂。葶苈子泻肺平喘利水，现代研究表明其有强心作用。白芍敛阴和血，佐诸阳药而有协同作用。

加减：面唇指端青紫，舌质暗紫者，加益母草、泽兰、红花活血化瘀；喘甚者加用蛤蚧粉吞服，补肾敛气平喘。若汗出如珠，则加龙骨、牡蛎、五味子收敛止汗，固脱纳气。

【变通法】若见亡阳，气息微弱，汗出肢冷，脉沉细欲绝者，可用参附龙牡汤（经验方）。若见亡阴，气急息促，汗出黏滞，面红烦热，脉沉细而数者，可用大剂生脉散。

本证常见各种心源性喘息，呼吸衰竭、心力衰竭并见者，需中西医配合急救。

（三）医案

1. 丹溪治吴辉妻孕时足肿，七月初旬产后二日，因洗浴即气喘，但坐不得卧者五月矣。恶寒，得暖稍宽，两关脉动，尺寸皆虚无，百药不效。朱（丹溪）以牡丹皮、桃仁、桂枝、茯苓、干姜、五味子、枳实、厚朴、桑皮、紫苏、瓜蒌实煎服。一服即宽，三服得卧，病如失。

按：病起产后，先肿后喘，作瘀血感寒治之。方用桂枝茯苓丸方祛瘀活血，桂苓五味姜辛汤温寒散饮。

2. 汪石山治一人体肥色白，年近六十，痰声如曳锯，夜不能卧。汪诊之，脉浮洪，六七至中有一结。曰：喘病脉洪，可治也。脉结者，痰凝经隧也。宜用生脉汤加竹沥，服至十余帖稍定。患者嫌迟，更医用三拗汤、五拗汤病势转危，于是复用前方，服至三四十帖，病果如失。

按：脉结说明痰凝心气而脉痹，故用人参、麦冬、五味子补心肺之气。

3. 李士材之孙芳其令爱，久嗽而喘，凡顺气化痰、清金降火之剂几于遍尝，绝不取效。一日喘甚烦躁。李视其目则胀出，鼻则鼓遂，脉则浮而且大，肺胀无疑矣。遂以越婢加半夏汤投之，一剂而减，再剂而愈。李曰：今虽愈，未可止也。当以参术补元助养金气，使清肃令行，竟因循月余，终不调补，再发而不可救矣。

按：《金匮》肺痿肺痈咳嗽上气篇述肺胀，“咳而上气，其人喘，目如脱状，脉浮大者，越婢加半夏汤主之”。可参之。标实而本虚，故喘定后尤须补肺脾，助养金气。（以上

均引自《古今医案按》卷五《喘》)

4. 积饮成囊。平陈汤。另丸方：茅术一斤、芝麻半斤，枣肉丸。如便血，山栀汤下。诒按：此病不易除根，煎丸两方极为熨帖，特未识能奏肤功否？(《柳选继志堂医案·痰饮》)

5. 年逾古稀，肾气下虚，生痰犯肺，咳喘脉微，当与峻补。金水六君煎合生脉饮、肾气丸，加胡桃肉。原注：补命门之火以生土，清其生痰之源则肺之咳喘自平。煎方金水六君煎以治脾肾，生脉以养肺，胡桃肉以养命门。其奠安下焦之剂，另用丸药常服，斟酌可谓尽善矣。

气喘痰升，胸痞足冷，是中下阳虚，气不纳而水泛也。已进肾气汤，可以通镇之法继之。旋覆代赭汤去姜、枣，合苏子降气汤去桂、前、草、姜，加薤白、车前、茯苓、枳壳。诒按：于肾气后续进此方，更加旋、赭以镇逆，薤白以通阳，用意极为周到。(以上均引自《柳选继志堂医案·咳喘》)

6. 咳而吐沫，食少恶心，动作多喘，中气伤矣。非清肺治咳所能愈也。人参、半夏、麦冬、炙草、茯苓、粳米、大枣。诒按：此胃虚咳嗽也，仿《金匮》大半夏、麦门冬两汤之意。

浮肿咳喘，颈项强大，饮不得下，溺不得出，此肺病也，不下行而反上逆，治节之权废矣。虽有良剂，恐难奏效。葶苈大枣泻肺汤。诒按：此痰气壅阻之证，故重用泻肺之剂。(以上均引自《柳选静香楼医案·咳喘》)

(四) 医家经验

1. 程门雪治喘经验 中医对各种疾病的辨证，都有一个纲领。叶天士论喘："在肺为实，在肾为虚。"可与张景岳所言合看，张氏说："实喘者有邪，邪气实也；虚喘者无邪，元气虚也。"在肺为实，实者邪实；在肾为虚，虚者元虚。外感痰浊逗留肺经者固然属实，即所谓虚喘之本在于肺肾，虚中仍有实在。因为咳喘之症单纯属于肺虚者较少，肺虚而夹痰热逗留肺络者则至多。尽管肺肾两亏，气阴并伤，而见舌质光红，只要咯痰不爽、痰黏腻厚，补中仍当佐以肃化痰热之品。所用方法大都采用千金苇茎汤（不用桃仁）、雪羹饮、竹沥等，参入熟地、沙参、冬虫夏草、肉苁蓉、女贞子、墨旱莲、紫石英等药中用之，以为清上实下，是下虚上实之治。痰热阻塞肺络者不一定表现在苔，应注意脉象，右寸滑大则为的据。若舌剥而苔腻布，则是脾有湿痰，如用前法就必须复入金水六君煎法，其中熟地用汤泡或后下，取浊药轻投之意。

大概内伤久病，苔脉相参，脉象尤为重要。曾治一气喘病人，但坐不得卧已十余天，舌苔厚腻满布，脉则右尺动滑如驶。所服药小青龙、三子养亲、平胃、二陈，化痰药无不遍投。处方用大剂复脉法治下，参入肃化治上，一剂能卧，明日腻苔尽退，转为花剥，舌露光绛。始悟其人本质属阴虚火旺，腻苔乃十余日张口呼吸，浊气上逆所致。这是变法中之变法，是很难遇的。肺实当右寸滑大，还要按其两尺，两尺虚大才是上实下虚之据。如两尺不虚，右寸独大，可能是实证。

定喘要分虚、实。实喘用苏杏二陈汤，重则用三子二陈汤。虚喘用金水六君煎治喘咳痰多，舌苔光而痰有咸味，往往有效。如胃口不好，大便带溏用六君子汤。又，虚喘可随症加入紫衣胡桃、五味子、坎炁、河车、蛤蚧、钟乳石等。（中医杂志，1980，2：90－93）

2. 胡建华痰证辨析经验　在咳喘治疗中，要注重对痰的甜咸、多少、稀稠等辨析。一般而言，痰有甜味，多属脾经痰湿内恋。痰甜而稀白者为寒湿，可用平胃散、苓桂术甘汤温化；痰甜而稀黄者为湿热，可用贝母瓜蒌散加减。无论寒湿或湿热，痰甜均应加入陈皮、砂仁芳化之品。痰咸多属肾水不足、津液上泛，必着眼于补肾为要，可用金水六君煎。咳喘日久，常见晨起咳嗽，痰先薄后稠多属肺脾湿痰，可用半夏、制南星、竹沥、贝母等药；痰白稠时，可用生半夏、生南星化痰。痰量少甚而干咳无痰，患者有咽痒剧咳，如外无表证、内无痰浊，可用辛散收敛之法。常用麻黄之辛散配罂粟壳之收敛，相反相成。在痰少情况下，化痰药应酌情应用；在有痰时，罂粟壳不宜用。（《胡建华论神经科》）

（五）预防护理

对于喘证的预防，平时要慎风寒、适寒温、节饮食，少食黏腻和辛热刺激之品，以免助湿生痰动火，及早治疗急性咳嗽。已病则应注意早期治疗，力求根治，扶正固本。尤需防寒保暖，防止受邪而诱发。忌烟酒，远房事，调情志，饮食清淡而富有营养。加强体育锻炼，增强体质，提高机体的抗病力，但不宜过度疲劳。

（六）评述

1. 喘分为虚、实，治有难易　喘为肺之病症，而又关乎肾，临床常分为虚、实两类。《临证指南医案·喘》云：“若由外邪壅遏而致者，邪散则喘亦止，后不复发，此喘证之实者也；若因根本有亏，肾虚气逆，浊阴上冲而喘者，此不过一二日之间，势必危笃，用药亦难奏效，此喘之属虚者也。”《医宗必读·喘》亦说：“治实者攻之即效，无所难也。治虚者补之未必即效，须悠久成功，其间转折进退，良非易也。”

2. 注意寒热的转化　证的证候之间，存在着一定的联系。临床辨证除分清实喘、虚喘之外，还应注意寒热的转化。如实喘中的风寒壅肺证，若风寒失于表散，入里化热，可出现表寒肺热；痰浊阻肺证，若痰郁化热或痰阻气壅，血行瘀滞，又可呈现痰热郁肺或痰瘀阻肺证。

3. 肺实肾虚，下虚上实　本病在反复发作过程中，每见邪气尚实而正气已虚，可表现为肺实肾虚的“下虚上实”证。因痰浊壅肺，见咳嗽痰多、气急、胸闷，苔腻；肾虚于下，见腰酸、下肢欠温，脉沉细或兼滑。治疗宜化痰降逆，温肾纳气，并根据上盛、下虚的主次分别处理。如用苏子降气汤，上盛为主可加用杏仁、白芥子、莱菔子，下虚为主可加用补骨脂、胡桃肉、紫石英。

4. 阳虚饮停而上凌心肺　因阳虚饮停而上凌心肺，泛溢肌肤，而见喘咳心悸、胸闷、咯痰清稀，肢体浮肿、尿少，舌质淡胖，脉沉细。治当温肾益气行水，用真武汤加桂枝、黄芪、防己、葶苈子、万年青根等。若痰饮凌心，心阳不振，血脉瘀阻，致面、唇、爪甲、舌质青紫，脉结代者，可加用活血化瘀之丹参、桃仁、红花、川芎、泽兰等。

肺炎、喘息性支气管炎、肺气肿、肺源性心脏病、心源性哮喘、肺间质纤维化、肺结核、矽肺、呼吸衰竭以及癔症等发生呼吸困难时，可参照上述辨证论治。

八、哮

哮是以呼吸迫促，喉中哮鸣如哨鸣为特征的临床症状。哮必兼喘，哮以声响言，喘以气息言，故又常称哮喘。《黄帝内经》称为喘鸣，喘即气喘，鸣即喉间有声。《金匮要略》对此则描述为“咳而上气，喉中水鸡声”，并指出伏饮痰浊为其发作病源。《诸病源候论》称为“呷嗽”。《丹溪心法》始称之为哮喘，并指出“哮喘必用薄滋味，专主于痰”，提出“未发时以扶正气为主，既发以攻邪气为主”的治疗大法。哮的发生，是痰饮内伏久踞，由外邪侵袭、饮食过敏、情志刺激或体虚劳倦等诱因引动触发，以致气道壅阻痉挛，肺气宣散肃降功能失常而成。发作时祛痰化饮，理气降逆，而兼用祛邪之法。缓解期应着重扶正固本，而用补肺、健脾、益肾等法。急则治标当分寒热，缓则治本必别阴阳，是治哮的法则。

（一）辨证要点

1. 发作期辨寒热 冷哮，喉中如有水鸡声，咳痰清稀薄白而呈泡沫状，口不渴或渴喜热饮，发作每昼轻夜重，天寒或受冷易发。热哮，痰声拽锯，胸高气粗，咳呛阵作，痰黄黏稠，咯吐不利，口渴喜饮，面红心烦，好发于夏季天热时。

2. 缓解期辨脏腑 缓解期多为虚证，要了解脾肺肾虚之主次。自汗畏风，少气乏力为肺虚；食少便溏，痰多为脾虚；动则气急，腰酸耳鸣为肾虚。

（二）证治方药

1. 发作期

（1）寒痰阻肺（冷哮）

【临床表现】喉中哮鸣如有水鸡声，呼吸急促，喘憋气逆，胸膈满闷如塞，痰液稀薄色白而呈泡沫状，口不渴或渴不欲饮，形寒怕冷，面色青晦，发作每昼轻夜重，天寒或受冷易发。舌质淡，苔白滑，脉弦紧或浮紧。

【病因病机】寒痰伏饮，遇感触发，痰阻气道故喉中哮鸣，肺气上逆而呼吸急促。

【治法】宣肺散寒，降气平喘。

【方剂】射干麻黄汤（《金匮要略》）加减。

药物：射干10克，麻黄10克，法半夏10~15克，细辛3克，五味子6~10克，干姜3~6克，炙紫菀10~15克，炙款冬10~15克，杏仁10克，甘草6克。

方义：麻黄、杏仁、射干宣肺平喘，半夏、细辛、干姜降逆化饮，紫菀、款冬止咳平喘，五味子收敛肺气，甘草和中。

加减：表寒显著，恶寒发热、无汗、头痛、鼻塞流涕者，加桂枝、生姜发散风寒。痰壅气逆，呼吸迫促、不能平卧，加苏子、葶苈子以泻肺降逆。若兼见口渴、烦躁者，为化热之象，加生石膏清热除烦。

【变通法】可用小青龙汤（《伤寒论》）代之，适于外有风寒、内有寒饮者，较上方祛风散寒作用为胜。哮喘渐平后，可用苏子降气汤（《太平惠民和剂局方》）降气平喘，药用苏子、半夏、陈皮、肉桂（桂枝）、当归、厚朴、前胡、姜、甘草。继用六君子汤加肉桂、五味子、苏子、款冬花等健脾化痰调理。

（2）痰热壅肺（热哮）

【临床表现】喉中哮鸣如吼，呼吸迫促，气息声高，胸膈胀满，咳呛阵作，痰黄、白而黏稠，咯吐不利，口渴喜饮，面红心烦，或伴发热，甚而好发于夏季天热时，小便黄，大便秘。舌红苔黄，脉滑数。

【病因病机】痰热壅盛，阻塞气道故喉中哮鸣，肺失清肃而呼吸急促。

【治法】清热化痰，降逆平喘。

【方剂】白果定喘汤（《摄生众妙方》）加减。

药物：白果10～15克（去壳打碎，炒黄），麻黄10克，黄芩10～15克，款冬花10～15克，法半夏10～15克，桑白皮10～15克，苏子10克，杏仁10克，甘草6克。

方义：麻黄宣肺，白果敛肺，两药相须，平喘降逆。黄芩、桑白皮清肺泄热，苏子、款冬花、半夏、杏仁降气平喘，化痰止咳。甘草和中。

加减：发热、烦渴、汗出者加生石膏、知母，清热除烦。气粗喘急，痰多息涌者，加地龙、葶苈子泻肺平喘。痰黄而咳吐不利，胸膈满闷，加瓜蒌、枳实宽胸膈，化痰热。大便秘结者，加大黄、厚朴、枳实，即合小承气汤（《伤寒论》）通腑降逆，泄热平喘。

【变通法】本方可用越婢加半夏汤（《金匮要略》）代之，肺热内壅、表寒外侵，见恶寒、发热、烦渴，脉浮数者更为合适，药用麻黄、石膏、半夏、甘草、姜、枣。哮喘痰黄、发热烦渴，也可用麻杏石甘汤（《伤寒论》）加地龙、苏子、黄芩、知母清热宣肺。服上述诸方哮喘渐平，气急难续，痰少质黏，口干，舌红，为热久伤阴之象，可用沙参麦冬汤（《温病条辨》）加百合、款冬花、知母、苏子、杏仁等，养阴清热，平喘止咳。

（3）外寒内热

【临床表现】喉中哮鸣有声，呼吸迫促，喘咳气逆，胸闷烦渴，痰黏色黄或黄白相间，发热，恶寒，汗出，大便偏干。舌苔白腻罩黄，舌边尖红，脉浮滑而数。

【病因病机】痰热素盛，复感外寒，客寒包火，肺失宣降。

【治法】解表散寒，清热化痰。

【方剂】厚朴麻黄汤（《金匮要略》）加减。

药物：厚朴6～10克，麻黄10克，生石膏30克（先煎），杏仁10克，细辛3克，法半夏10～15克，五味子6克，小麦30克，甘草6克。

方义：麻黄、细辛解表散寒，石膏清热，杏仁、半夏、厚朴降气平喘，五味子、小麦宁心除烦，甘草和中。

加减：恶寒发热，表寒甚者加桂枝以发汗解表。烦渴汗出脉数，内热甚者加知母、黄芩以清里热。痰黄黏、胸痛者，加薏苡仁、冬瓜仁、桃仁、芦根，即合苇茎汤（《备急千金要方》）以清热化痰。

【变通法】若表寒里热而哮喘，以表寒为甚者可用小青龙加石膏汤（《金匮要略》），较上方解表散寒、化饮降逆药力为胜。

（4）风痰壅阻

【临床表现】发作较速，忽而来去，发作前每自觉鼻、咽、目部发痒，喷嚏，鼻塞流涕，胸部憋闷，随之迅即发作。喉中痰涎壅盛，声如拽锯，或痰鸣声如哨笛，喘急迫促，不能平卧，咯痰黏腻难出，或为白色泡沫状痰，面色青暗。舌苔厚腻，脉弦有力。

【病因病机】痰浊久伏，风邪触引，气道郁闷，清浊相干。

【治法】祛风涤痰，降逆平喘。

【方剂】三子养亲汤（《韩氏医通》）、清金丹（《类证治裁》）、葶苈大枣泻肺汤（《金匮要略》）合方加减。

药物：莱菔子10克，白芥子3～6克，苏子10克，猪牙皂1～3克（研末调冲），葶苈子10克。

方义：莱菔子行气祛痰，白芥子宽胸涤痰，苏子降逆化痰，葶苈子泻肺平喘，猪牙皂祛风豁痰。

加减：哮喘气逆难平，息道痉挛，可加地龙、全蝎、蝉蜕等解痉息风、解痉平喘。痰热壅盛者可去白芥子，加竹沥、天竺黄、胆南星、冬瓜子豁痰清热。亦可加控涎丹（《三因极一病证方论》）泻肺祛痰。

【变通法】此方不宜久用，待哮喘平复后，可继用过敏煎（验方）以改善体质，防止复发。该方用银柴胡、防风、乌梅、五味子、甘草。

（5）阳气暴脱

【临床表现】哮喘呈持续状态，久作不已，喘息鼻扇，张口抬肩，气短息促，唇甲青紫，面色灰暗，四肢逆冷，汗出如珠。舌紫暗、苔滑，脉细数不清，或浮大无根。

【病因病机】痰壅气逆，息道受阻，肺主治节而无能，影响心主血脉的功能，气逆血瘀，久而阳气亡脱。

【治法】回阳救逆，益气固脱。

【方剂】麻黄附子细辛汤（《伤寒论》）合四逆加人参汤（《伤寒论》）加减。

药物：麻黄6克，淡附子10克（先煎），细辛3～5克，别直参10克，五味子10克，干姜5克，甘草6～10克，龙骨15克（先煎），牡蛎15克（先煎）。

方义：附子、干姜、甘草回阳救逆，人参、五味子益气敛阴，牡蛎、龙骨收敛止汗、纳气镇摄，麻黄降气平喘，细辛温肺化饮。

加减：若喘甚可加黑锡丹（《太平惠民和剂局方》）调服，以平喘固脱、镇摄纳气。

【变通法】阳气暴脱之证，亦可用回阳救急汤（《伤寒六书》），药用六君子汤、四逆汤加肉桂、麝香。上方取效后可用参赭镇气汤（《医学衷中参西录》），药用人参、山茱萸、山药、赭石、龙骨、牡蛎、芡实、白芍、苏子，益气固脱、平喘镇摄，药味平和，适合调理用。

2. 缓解期

（1）肺脾气虚

【临床表现】咳嗽短气，喉中时有轻度哮鸣声，痰多质稀而色白，面色苍白无华，自汗恶风，常易感冒，食少纳呆，大便溏薄。舌质淡，苔白，脉濡弱。

【病因病机】哮喘反复发作，肺气虚而卫外失固，脾气虚而运化无权，土不生金，脾肺两虚。

【治法】健脾益肺，培土生金。

【方剂】六君子汤（《医学正传》）加减。

药物：党参 10～15 克，炒白术 10～15 克，茯苓 15 克，陈皮 6 克，法半夏 10 克，甘草 6 克，薏苡仁 15 克，山药 15～30 克，五味子 6～10 克。

方义：党参、白术、茯苓、甘草健脾益气，五味子敛肺补气，山药、薏苡仁甘淡益脾且能化痰。半夏、陈皮、茯苓、甘草为二陈汤，燥湿化痰。

加减：痰白稀薄，形寒怯冷，可加桂枝、干姜、细辛，温化痰饮。若自汗恶风，易感冒，加黄芪、防风，合白术为玉屏风散（《世医得效方》），益气固表。若兼口干咽燥，时有烦热，为气阴两虚，加沙参、麦冬、百合养阴润肺。若咳嗽短气，可加紫菀、款冬花止咳平喘。若纳少便溏，加扁豆、砂仁健脾和胃。

【变通法】本方可用参苓白术散（《太平惠民和剂局方》）代之，其健脾而化痰湿作用更佳。或参用完带汤（《傅青主女科》），其方有山药、白术、人参、苍术、车前子、陈皮、白芍、甘草等，虽云完带，实际上是健脾渗湿之方，亦可用于咳、喘、哮之慢性病程，脾肺虚、痰湿生者。

（2）肺肾两虚

【临床表现】短气息促，动则尤甚，呼多吸少，咯痰质黏起沫，腰膝腰软，头晕耳鸣。若形寒肢冷，面色苍白，舌淡质胖，脉沉细，为阳虚；五心烦热，颧红口干，舌红少苔，脉细数，为阴虚。

【病因病机】哮喘日久，肺病及肾，肺虚不能主气，肾虚无以纳气。

【治法】补肺益肾。

【方剂】麦味地黄汤（《医级》）合金水六君煎（《景岳全书》）加减。

药物：熟地 15～30 克，当归 15 克，麦冬 10～15 克，五味子 6～10 克，山茱萸 10 克，党参 10～15 克，山药 15 克，茯苓 15～30 克，牡丹皮 10 克，泽泻 10 克，法半夏 10～15 克，陈皮 6～10 克，甘草 6 克。

方义：山茱萸、山药、熟地、茯苓、泽泻、牡丹皮为六味地黄汤，补肾养阴。麦冬、五味子、党参为生脉散，益肺养阴。半夏、陈皮、茯苓、甘草为二陈汤，燥湿化痰。熟地、当归、甘草为景岳贞元饮，是治疗肾虚气不摄纳之哮、喘的代表方剂。本方适于阴虚者。

加减：若咯痰质稀，加细辛、肉桂，合五味子、半夏则有化饮作用。若见食少脘痞、腹胀便溏，脾虚不运者，可去熟地、当归以免呆滞，加重山药用量，并加白术、薏苡仁、芡实、扁豆，以助健脾化痰利湿作用。

【变通法】若肺肾两虚，形寒肢冷，面白脉沉，阳气不足，可用阳和汤（《外科全生集》）。方中用鹿角、附子、熟地、干姜、白芥子、麻黄、肉桂等，既能温肾壮阳，又能平喘纳气，是治阳虚哮喘有效的方剂。阳虚哮喘也可用金匮肾气丸（《金匮要略》）加四神丸（《证治准绳》）加减以温阳纳气，药用补骨脂、吴茱萸、五味子、干姜、熟地、山茱萸、山药、肉桂、附子、茯苓、五味子等。

（三）医案

稚龄形瘦色黄，痰多食少，昼夜微咳，夜寐则喉中奚吼有声，病已半载，而性畏服药。此脾虚而湿热蒸痰，以阻于肺也。商用药枣法。人参三钱，苍术（土炒）一钱五分，茯苓三钱，川朴姜汁炒一钱，榧子三钱，炙草一钱，陈皮（盐水炒）一钱，宋制半夏三钱，冬术三钱。上药各研末，和一处，再研听用。好大枣一百枚去核，将上药末纳入枣中，以线扎好。每枣一枚大约纳入药末二分为准。再用甜葶苈一两、河水一大碗。同枣煮，挨枣软熟，不可大烂，将枣取出，晒干。每饥时将枣细嚼咽下一枚，一日可用五六枚。余下枣汤去葶苈，再煎浓至一茶杯，分三次，先温服，挨枣干，然后食枣。原注：此平胃六君子汤加川贝、榧子，制法极好。以治脾虚湿热蒸痰阻肺，喉中痰多者极妙。此法从葛可久白凤膏化出，颇有巧思。此病服之遂愈。诒按：灵心巧想，可法可师。（《柳选环溪草堂医案·咳喘》）

（四）医家经验

1. 程门雪治哮经验 哮的特点之一是屡发而顽固。射干麻黄汤是哮症祖方，与小青龙汤不同。其摒弃辛温解表的桂枝汤不用，以苦寒清咽的射干与麻黄为配，又取款冬、紫菀辛润下气以为佐，合辛开、苦泄、酸收为一方，主治显然在肺，应为治哮的专方。病而为哮，已较支饮进一步。哮症必有顽痰胶固，发时非攻不可。至若不发之时，又非健脾补肾，扶正调养不可。王旭高治小儿哮症，用六君、平胃加川贝、榧子为末，塞入大枣内，葶苈同煎，意甚巧妙，可资取法。我曾借用阳和汤法（熟地 30 克，白芥子、肉桂、甘草各 3 克，姜炭、麻黄各 1.5 克，水酒各半煎，加五味子 1.5 克）治一儿童色㿠体弱、阳虚哮症数年，亦获良效，可见活法运用。用白果定喘汤治哮，对阴虚痰热者似未尽符合。程杏轩《医述》所载哮喘一方，可资参考。方用熟地 15 克，当归 3 克，茯苓、半夏、橘红、金沸草、麦冬各 4.5 克，甘草 1.5 克，淡豆豉 3 克，黑山栀 3 克，海浮石 6 克。立方以金水六君煎为主，合滋阴养血以治痰，山栀、豆豉清火，金沸草或能消痰，海浮石或以降火，如合黛蛤散用则更好。《张氏医通》冷哮丸（麻黄、川乌、细辛、蜀椒、白矾、牙皂、半夏曲、陈胆星、杏仁、甘草、紫菀、款冬）与三建膏贴肺俞穴，及丁甘仁氏哮吼紫金丹（白砒、豆豉）治哮证发作亦很有效。（中医杂志，1980，2：90－93）

2. 胡国俊支气管哮喘夏季发作辨治经验

（1）肺蕴痰火，遇热辄发：寒痰冷饮为哮喘夙根之主体，但由寒痰转为热痰者已屡见不鲜，此类患者但发夏日，而冬季反而无恙。肺蕴痰热之患者，一遇暑热交蒸之季，即感胸膈憋闷，气息不匀，喘促痰鸣随之而发。患者大多躯形肥胖，体质不衰。症见面色晦滞，唇色发绀，舌暗红、苔黄腻，脉浮滑有力、两寸独显。此痰火搏击、气道被壅，应以化痰泻火、畅达气道治之。拟葶苈大枣泻肺汤、泻白散、唐氏豁痰丸化裁。药如葶苈子、鲜竹沥、桑白皮、全瓜蒌、鱼腥草、黄芩、枳实、射干、桔梗、败酱草等，若大便秘结者加大黄、芒硝。病情缓解后小其量而用，或佐以生脉散等以补益气阴，对形体修复、巩固疗效有作用。

（2）阳热宣泄，更耗气阴：气虚阴伤之人，大多形体清癯，虽不耐严寒，但也更畏暑热。寻常之时，气息尚平，尚能吐纳自如。然一至暑夏阳热宣泄之季，汗常自泄，气阴更伤。肺之气阴进一步伤耗后，其治节乏权，宣肃不能，凝聚之痰稠黏交结，闭阻气道，喘哮痰鸣遂作。此症大多形体不丰（也有久服激素而见虚胖之体者），面颊皖白或淡红，唇舌淡红乏津，口干不欲饮，痰或黄或白、量少难排，多汗乏力，气不足息，纳差，手心灼热，苔薄黄，脉虚细数或浮滑无力。治当补益气阴、清化痰热，用生脉散、苇茎汤、新制清肺饮化裁。药如南北沙参、太子参、西洋参、五味子、仙鹤草、麦冬、百合、山药、甘草、薏苡仁、冬瓜仁、玄参、枇杷叶、瓜蒌皮、知母、石斛、海蜇皮、地栗等。若肺肾两虚者，宜麦味地黄汤，或七味都气丸合生脉散增损亦佳。如痰热较甚时，小量葶苈子、鲜竹沥亦可随证加入。

（3）贪凉饮冷，诱发宿恙：哮喘之疾虽有夏日无恙者，但突遭寒邪之袭，或冷饮之侵，卫表郁闭，肺气不宣，肺卫之症即作，若再触及夙根者，喘促痰鸣无不倏发。故辛温解表宣肺以撤风寒客邪为其急务，三拗汤为最佳之方选，虽暑夏之季麻黄也在所不忌。此时若失于疏表宣肺，或专投纳气平喘镇咳等方，无异于闭门逐寇。若兼肺内伏热者，加生石膏、黄芩、桑白皮、地骨皮，以外解表寒、内清伏热；若素有饮邪内伏者，加干姜、桂枝、细辛、芫花、茯苓等，以外散风寒内蠲水饮；若肾阳虚惫、下元不足者，合金匮肾气丸或阳和汤化裁，以上宣肺气、下填肾精。（中医杂志，1999，6：331 –332）

3. 谢继增控制用药剂量治哮喘

（1）哮喘初起：多系感寒而发，脉促数而喘者，轻则用半夏厚朴汤，重则越婢术夏汤加减，急则当治其标（麻黄、生石膏、半夏、炙甘草、白术、生姜、大枣、厚朴、细辛、五味子）；胸腹胀满者，厚朴麻黄汤主之；痰饮较甚，喉间痰鸣如水鸡声者，射干麻黄汤甚佳；寒包火者，适用麻杏甘石汤或白果定喘汤；兼烦躁者，大青龙加重石膏；表寒里饮，咳唾白色泡沫状痰，小青龙汤最为合拍。上述诸方中凡姜、辛、味并用者，三药一定要等量。若细辛量小，则其效立减。

（2）哮喘中期：有虚有实，即本虚标实。大小青龙汤及射干麻黄汤均不相宜，后世人参定喘汤、人参麻黄汤皆标本同治之方，不过均偏重在实。气虚者，久病喘促之发，已不受季节气候之影响，但见脉上部浮数、下部两尺沉细。上盛下虚，以下虚为主，治宜大补肺气，纳气归肾。与全真一气汤蜕化方：人参30～60克，熟地30克，山茱萸12克，麦冬15克，五味子3克，牛膝10克，白芥子6克，姜5片。可治愈或控制多例此型多年哮喘患者。人参小剂量则性上浮，大量则下沉。半虚半实用人参定喘汤，乃人参与麻黄同用即此意。前人用人参每服达90克之多，我酌情用30～60克亦佳。《景岳全书》用贞元饮（熟地120克，当归21克，甘草12克），徐灵胎甚至主张用人参块。但实证用此法，要犯"虚虚实实"之戒。

（3）哮喘后期：痰如泉涌之哮喘可用桂附地黄汤，以温化痰饮，填补下元。久虚之体，每多中州运化失职，痰涎滋生不已。若不及时采取对应措施，渐至正气虚甚，则肾水上泛，龙雷之火上亢，终至毙命。后期肺脾肾俱虚之哮喘，人参、熟地既治其本，亦是上好之化痰药。久病暴喘，用蛤蚧尾0.2克研末后，顿冲服。平素每日佐食核桃3－5个，对治疗虚喘有益。

病情得以控制后（静止期），先投肾气丸加沉香、五味子以纳气归继用脾肾同治法，晨服异功或六君子，晚服肾气丸，扶正固本，巩固疗效。"三分医药，七分调养"。适其安逸，避免过劳或久卧。（《肿瘤与肺癌证治》）

（五）易简效验方

1. 椒目研粉，每次3克，装入胶囊，内服日3次。

2. 炙麻黄9克，葶苈子9克，蝉蜕9克，乌梅6克，石韦30克，钩藤15克，甘草3～10克。每日1剂，水煎服。治疗哮喘发作者。

3. 北沙参15克，黄芪15克，菟丝子10克，淫羊藿10克，熟地10克，石韦30克，蝉蜕、乌梅、甘草各6克。每日1剂，水煎服。治疗哮喘缓解期。

4. 生晒参60克（如用党参则加倍量用），蛤蚧（去头、足）2对（研末冲入收膏），麻黄30克，杏仁100克，炙甘草50克，生姜60克，红枣（去核）120克，银杏肉100克。浓煎三次去渣滤取清汁，加冰糖500克收膏。每日早、晚一食匙，开水冲服。用于哮喘缓解期，以预防发作。

5. 河车大造丸、玉屏风散（丸）、金匮肾气丸、金水六君子丸，据证选一种，日2次，每次9克，可长期服用。

6. 人参、蛤蚧（去头、足）等份研末，日服1.5克，白蜜调服。或紫河车2只焙干，研末装入胶囊，日服1.2克，开水送服。用于哮喘缓解期，以预防发作。

7. 截喘汤：佛耳草、碧桃干、老鹳草各15克，旋覆花、全瓜蒌、姜半夏、防风各10克，五味子6克。用于哮喘发作期。（姜春华经验方）

8. 煅海蛤壳、煅牡蛎、甘草各60克，细辛30克，为末，每服15克，日3次。辨证后也可加他药制成丸剂用。（朱颜经验方）

9. 附子大黄细辛汤：制附片12克（先煎），大黄炭6克，木通9克，当归身9克，桃仁9克，细辛3克，生甘草9克。主治哮喘急性发作或喘息性支气管炎，尤其对单纯性过敏，青壮年或体虚而偏于肺寒者效佳。若体壮、便秘、苔黄腻者，大黄炭改酒军 6 克，加苦参 9 克。若虚汗多、纳差、便溏者，木通改为苦参 9 克，细辛改为五味子 9 克。（田从豁经验）

（六）预防护理

注意避免感冒，防止因天气寒冷变化而诱发。应饮食清淡，忌肥甘厚味，勿过饥过饱，定要戒烟，避免烟尘刺激。要适当体育锻炼，适应寒冷刺激，逐步提高机体免疫力。

（七）评述

1. 发作期的治疗　哮证每有伏饮顽痰，因气候、饮食、情绪等诱因而发作。发作期的治疗以宣肺降气、控制症状为主，重在治肺。寒者用射干麻黄汤，热者用白果定喘汤。然寒、热证候常可相互转化，以呈寒包火者，用麻杏石甘汤、千金苇茎汤合方为宜。至若气道痉挛、痰气闭阻，而呈风痰壅盛者，可用祛风解痉、虫蚁搜邪之品，而其间又可以葶苈子、皂角子豁痰泻肺。一般而言，哮证发作多以祛邪为主，但间呈阳气暴脱之哮喘持续状态，又必须回阳固脱。

2. 缓解期的治疗　缓解期当重视治本。哮症多痰饮久居，患者必然存在肺、脾、肾不足的体质基础。轻者以健脾益气、化痰燥湿法，如六君子汤、玉屏风散、参苓白术散等，如有寒饮存在又必须加入通阳化饮、散寒降逆之品。重者则必补肾敛气、纳气摄肾，如金水六君煎、麦味地黄汤之滋肾化痰，阳和汤、肾气丸之温肾纳气等。值得提出的是，现今尚倡用各种抗过敏和提高免疫能力的方药如过敏煎等，在缓解期中亦可应用。平时补肾益气，可预防哮喘发作。青年女性着重肾阴，老年男性着重肾阳，幼少培补先天，改善体质。

3. 哮喘可根据发作季节而用药　如发于秋季者，因为秋季内应肺金，对此类哮喘患者可治在肺。如“二麻四仁汤”（炙麻黄、麻黄根、桃仁、杏仁、郁李仁、白果仁）加减，此方集宣肺、肃肺、敛肺、润肺于一体，肺肠同治，通腑化痰。若在春季多发者，则治重在肝。因春令多升发之气，而内应肝木。患者发作多有明显的诱因，临床表现常伴有胸胁隐痛，干哮无痰，咽干口渴，舌红少苔，脉弦细。治以柔肝肃肺，方选过敏煎（柴胡、防风、乌梅、五味子、甘草）加减。此方虽然一年四时均可应用，但在春季治疗过敏性哮喘尤佳。

4. 哮喘因时而治　在昼夜节律变化中，哮喘多在夜间至清晨发作或加剧。夜间为肾、膀胱及脾胃所主，根据不同时间的发病特点，可分别从肾及脾胃论治。若凌晨发作为肝旺之时，故哮喘在凌晨多发者，则治重在肝，调肝理肺是常法。在辨证时要讲究主次，发作时辨证的主次依次是脉象、发作的特征、全身症状、手足与前额的冷热、季节、昼夜晨午等。不发作时则依次是脉象、季节、全身其他症状。

5. 哮喘治法总则　在上治肺胃，在下治脾肾，发时治本，平时治下，此一定章程。如欲除根，必须频年累月服药不断，倘一曝十寒，终无济于事。

九、咯血

咯血又名咳血、嗽血，指血自肺系、经气道咳嗽而出的临床症状。咯血有程度轻重不同，常伴见咳嗽，或痰中带血，或痰血相兼，或纯血鲜红，间夹泡沫者。咯血与咳嗽有密切关系，《血证论·咳血》："人必知咳嗽之原，而后可治咳血之病。盖咳嗽固不皆失血，而失血则未有不咳嗽者。"并认为："其病标固在肺，而病本则在肾也。"在临床上，咯血主要有外感、内伤两类。咯血的治疗，必须遵循行血、降气、清肝、补肾之法，不可一味止涩，即所谓"见血休治血"者。

（一）辨证要点

1. 辨外感内伤 外感者，多由风热、火热、燥热所致，病程短，起病急，初起常伴发热、烦渴等证。内伤者，多由阴虚水亏、阳盛火旺引起，病程长，起病缓，可伴有肺肾阴亏、心肝火旺之证。

2. 辨病位深浅 一咳一口血病在气管，鲜红量多者病重。不咳血自嗽出，病在肺，病重；不咳，气促而血沫上涌者病在心，病危。不咳而血自咽腔咯出者，应警惕鼻、咽喉等头部癌症。

3. 咯血与呕血 呕血者血由胃来，经食道从口呕吐而出，血中常夹食物残渣，血量较多，血色紫暗，常伴有胃痛、黑便等症。至于牙龈、咽喉、口腔等部出血，一般无咳嗽，往往是出纯血或血随唾液而出，出血量少，有口腔、牙齿、咽喉症状，可予以区分。

（二）证治方药

1. 风热犯肺

【临床表现】痰中夹血，血色鲜红，咳嗽喉痒。发热微恶风寒，头痛，口渴，咽痛。舌苔薄，脉浮数。

【病因病机】风热袭表，首先犯肺，热伤肺络，血随痰出。

【治法】清热疏风，凉血止血。

【方剂】桑菊饮（《温病条辨》）加减。

药物：桑叶 10～15 克，菊花 10 克，连翘 10～15 克，牡丹皮 6～10 克，杏仁 10 克，芦根 30 克，茅根 30 克（后二味煎汤代水）。

方义：桑叶、菊花清热疏风，连翘、牡丹皮清热凉血，杏仁宣肺止咳，芦根、茅根生津止渴，而又有和胃、止血诸作用。

加减：若痰多色黄，苔黄腻，发热者加黄芩、知母、鱼腥草，清热泻火。若痰血鲜红，量多者加藕节、茜草、小蓟、墨旱莲等，凉血止血。若兼见微恶风寒者，则加炒黑荆芥疏风而又入血分者。

【变通法】热甚者可用银翘散（《温病条辨》）去薄荷、牛蒡子、荆芥，加贝母、杏仁、茅根、茜草、墨旱莲等，亦疏风清热、凉血止血之剂。

2. 火热犯肺

【临床表现】咯血量多色鲜红，咳嗽阵作，痰液黄稠，胸闷胸痛，心烦易怒，口渴喜冷饮，或伴发热，或咳时面红，大便秘结，小便黄。舌红苔黄，脉洪数或滑数。

【病因病机】肺热壅盛，热伤肺络，气火上逆，咳痰带血。

【治法】清热泻火，降气止血。

【方剂】泻白散（《小儿药证直诀》）合黛蛤散（《医宗金鉴》）加减。

药物：桑白皮 15～30 克，地骨皮 15 克，知母 10～15 克，黄芩 15 克，炒山栀 10 克，黛蛤散 10 克（包），旋覆花 10 克（包），茜草 10 克，茅根 30 克，芦根 30 克（后二味煎汤代水）。

方义：桑白皮、地骨皮、黄芩清肺，山栀、知母泻火，黛蛤散清肝凉血，旋覆花、茜草降气通络，茅根、芦根清热生津又能止血和胃。

加减：若痰多黄稠、发热者加薏苡仁、冬瓜仁、桃仁，即合苇茎汤（《备急千金要方》）清热化痰。发热口渴、汗出、脉洪者，加生石膏、知母清阳明热。

【变通法】若大便秘结、口干口苦，苔黄，脉数，心烦者，为心胃火旺，可用大黄黄连泻心汤（《金匮要略》）合泻白散，通便泻火、凉血止血。值得指出的是，大黄不论生用、熟用，均能化瘀止血，是治疗血证之良药。

3. 燥热犯肺

【临床表现】痰中带血，咳嗽咽痒，痰量不多，咯痰不爽，口干鼻热，心烦口渴。舌质红而少津，脉数。

【病因病机】秋燥当令，燥热犯肺，肺失清润，肺络受损。

【治法】清热润燥，宁嗽止血。

【方剂】清燥救肺汤（《医门法律》）加减。

药物：桑叶 10～15 克，生石膏 30 克（先煎），麦冬 15 克，沙参 15 克，法半夏 10 克，杏仁 10 克，阿胶 10 克（另烊冲），枇杷叶 10～15 克（去毛、包），麻仁 10 克。

方义：桑叶、杏仁、枇杷叶清肺润燥，麦冬、沙参养阴清肺，阿胶、麻仁滋阴润燥，半夏降逆化痰，石膏清胃泄热。

加减：肺阴虚，干咳无痰，口干咽燥者加天冬、百合、花粉养阴清肺。燥热盛，咯血多者，加黄芩、连翘、茅根、芦根清热止血。

【变通法】可用桑杏汤（《温病条辨》）加减，清热润燥，药如桑叶、杏仁、沙参、象贝、山栀、梨皮等，清热作用不强。

4. 阴虚火旺

【临床表现】咳嗽痰少，痰中带血，或反复咯血，血色鲜红。口干咽燥，五心烦热，盗汗低热，腰膝酸软。舌红少苔，脉细数。

【病因病机】肺肾阴亏，虚火内生，灼伤肺络，血随痰出。

【治法】滋阴润肺，凉血止血。

【方剂】百合固金汤（《医方集解》引赵蕺庵方）加减。

药物：百合10~15克，麦冬15克，生地、熟地各10克，玄参10克，赤芍10克，牡丹皮6~10克，川贝母10克，杏仁10克，藕节10克，侧柏叶10~15克，仙鹤草15~30克。

方义：百合、麦冬、生地养阴润肺，熟地、玄参补阴滋肾，赤芍、牡丹皮凉血。川贝母、杏仁润燥止咳，藕节、侧柏叶、仙鹤草止血。

加减：反复咯血而量多者，加白及、阿胶、三七止血。低热颧红，五心烦热者加地骨皮、青蒿、白薇清退虚热。盗汗加浮小麦、五味子、龙骨、牡蛎收敛止汗。

【变通法】虚火不甚，气阴两虚而有咯血者，可用生脉散（《内外伤辨惑论》）合花蕊石散（《十药神书》）加白茅根、阿胶、三七，益气养阴，化瘀止血。或用拯阴理劳汤（《医宗必读》），即人参、麦冬、五味子、白芍、当归、生地、牡丹皮、薏苡仁、莲肉、陈皮、甘草，配伍全面，可资师法。肾阴亏虚、肺阴不足，可用麦味地黄丸（《医级》）加减，滋肾养肺。

5. 肝火上逆

【临床表现】咳逆痰血，咯血鲜红，胸闷胁痛，心烦易怒，口苦而干。舌红苔黄，脉弦数。咯血每因郁怒、惊恐而作。

【病因病机】肝气上逆、肝火炽盛，气逆火炎，犯肺灼络，血随痰出。

【治法】降气清肝，通络止血。

【方剂】旋覆花汤（《金匮要略》）合苏子降香方（《临证指南医案·吐血》）加减。

药物：旋覆花10~12克（包），茜草10克，降香10克，苏子10克，山栀10克，连翘10克，牡丹皮10克，桃仁10克，牛膝10~15克。

方义：旋覆花、苏子、降香降逆平冲，桃仁、茜草化瘀通络，山栀、连翘、牡丹皮凉血清肝，牛膝引药下行。

加减：胸胁胀痛，血色紫暗，有瘀阻者，加三七、大黄化瘀止血。心烦易怒，头痛眩晕，面红目赤，肝火甚者，加钩藤、白蒺藜、桑叶、赤芍，平肝清肝。痰多胸闷者，加薏苡仁、瓜蒌、冬瓜子化痰宽胸。

【变通法】肝络瘀阻，胸胁刺痛，咳嗽咯血，脉弦、涩者，可用叶天士辛润宣络方（《临证指南医案·吐血》）加减，药用降香、泽兰、当归、牡丹皮、桃仁、柏子仁，加入旋覆花、茜草更佳。若肝气上逆，胃气不和，肺络受损，可用旋覆代赭石汤（《伤寒论》）合麦门冬汤（《金匮要略》）加减，降逆和胃、平肝养肺，药用旋覆花、代赭石、麦冬、半夏、沙参、茯苓、黛蛤散等。又，肝郁多怒，气逆咯血，屡服他药无效者，用张锡纯秘红丹（《医学衷中参西录》），大黄3克、肉桂3克和匀研末，代赭石18克（研细末）煎汤送下，降逆泻火以止血。

（三）医案

失血咳逆，心下痞满，暮则发厥，血色暗，大便黑，肝脉独大，此有瘀血，积久不去。勿治其气，宜和其血。制大黄、白芍、桃仁、甘草、当归、牡丹皮、降香。诒按：此专治瘀积之法。

劳伤失血，心下满闷，不当作阴虚证治。但脉数、咳嗽潮热，恐其渐入阴损一途耳。生地、桃仁、楂炭、郁金、赤芍、制大黄、甘草、牡丹皮。诒按：此证如早服补涩则留瘀化热，最易致损。须看虚实兼到，绝不犯手。（均引自《柳选静香楼医案·失血》）

（四）医家经验

1. 仲润生治水不归原之咯血经验 咳血、咯血是常见血证之一，其病位在肺，而病因每与肾有关。肾病而咳血、咯血者，多数医家认为是肾虚火炎、刑金灼肺所致。赵献可《医贯》指出，肾阳不足而咳血、咯血，除“命门火衰、火不归原，水盛而逼其浮游之火于上”，故“凡肾经吐血者，俱是下寒上热，阴盛于下，逼阳于上之假证”之外，更有一种寒水上凌、肾病及肺的“水不归原”之证。其病理机制为命门火衰，水冷金寒；肾水泛上，寒饮射肺。此外，火衰土冷，血失统摄；阳虚金寒，肺络瘀阻；肾虚不纳，冲气上逆也是重要原因。

其症候主要有三：其一是肺肾虚寒的表现，如形寒怯冷、四肢不温、面色黧黑、口淡不渴、呼吸浅促等。其二是水饮上凌的表现，如胸闷心悸、咳嗽气急、呼吸不畅、小有劳则喝喝而喘、甚则不能平卧等。三是咳嗽痰血的表现，咳嗽反复发作，痰多清稀，血色紫暗不鲜。临床观察，慢性心肺疾病的后期，一些病人常有咳血或咯血症状，其中不少病例呈现一派虚寒见证，如面色灰滞、口唇发绀、面目浮肿、胸闷心悸、形寒畏冷、重衣不温、四肢如冰、咳痰清稀、咯血紫暗、脉沉细而弱、舌质淡紫等，与赵献可所述水不归原之吐血证相类。在治疗上如宗赵献可法，可先用八味丸补命火，次用理中汤温脾土。笔者之治法，亦常先宗八味丸法温补元阳，更益以行气利水之品，以驱水下行，治水即治血也。若见口唇发绀、痰血紫暗者，多配以活血通瘀之剂；若见气上冲胸而胸闷气急者，则伍以平冲降逆之味。对水肿较甚者，则用真武汤合苓桂术甘汤加减；待水肿消退，发绀消失，喘咳渐平，痰血减少后，则以培补脾肾，兼利肺气法以巩固疗效，常收到较好的效果。（中医杂志，1983，11：856－858）

2. 余瀛鳌论膏滋方临床运用 《秦伯未膏方集》认为：“膏方者博雅润泽也”；“集合多种药物，面面俱到，一齐着力。故天下惟混合物最合于身体营养”。中医在治疗八法中颇多应用的补法，对于某些病证选用膏滋方，不只是防病、治病，对于治未病和人体保健、增强体质等也有重要作用，这种作用尤宜加以重视。

（1）秦伯未治咯血：某患者，6年前咯血，迩因醉酒劳力，痰中带红点或丝，咳嗽不繁。胸懑气短，头胀觉重，脉濡滑数，投清气宁络，即告平静。夫肺为娇脏，不耐邪侵，阴分亏耗，湿热熏蒸，清肃失司，佐以滋肾平肝，使子母得生养以助。膏以代药，方候明正。西洋参（另煎，冲）30克，细生地90克，人参须（另煎，冲）30克，怀山药90克，北沙参30克（重蜜炒），白术45克，麦冬（去心）45克，茯神90克，杏仁90克，黄芩45克，川贝母60克，玉竹45克，竹沥半夏45克，连翘30克，燕窝90克，侧柏炭45克，海蛤壳120克，生薏苡仁90克，藕节90克，玄参45克，黄芪90克，煅石决明120克，橘白、橘络各30克，炒池菊45克，阿胶120克，枇杷叶膏240克，冰糖240克（《秦伯未膏方集》）。肺结核发病率高，患者体质虚弱、咳嗽带血者颇多，秦先生往往用紫菀膏（《世医得效方》）加减，化入虚劳咳痰、咳血治法。根据患者证情实况，或作汤剂施治，或作膏滋方缓图，并可改善患者的体质，增强抗病能力。

（2）余瀛鳌治慢性咳嗽：刘某，男，67岁。慢性咳嗽10余年，医院诊为老年性慢性支气管炎，经治乏效。其咳嗽一般在夜间加重，兼有少量黏痰，经常觉咽干、胸闷，腑行亦欠润畅。其脉沉、微数而滑，苔浮腻、舌面少津。治宜养肺阴、止咳、化痰、降气，兼调腑行。处方：北沙参120克，天冬、麦冬各90克，紫菀120克，款冬花90克，杏仁90克，川贝母80克，百部80克，紫苏子100克，枳壳50克，木香50克，大黄40克。上药共煎浓汁，用大鸭梨汁1千克，白蜜200克，阿胶120克，徐徐收膏。每服1~2匙（约12~15毫升），加开水适量调服，每日2次。老年性慢性支气管炎，肺阴的匮乏十分多见，故有特别应重视滋养肺阴。（中医杂志，2010，12：1070－1071）

（五）易简效验方

1. 二鲜饮：鲜茅根、鲜藕片各120克，每日1剂，煮汁常饮。便溏茅根减半，加山药30克（研末）调入。有热加小蓟根60克。

2. 化血丹：花蕊石10克，三七6克，血余炭3克，研末，分二次吞服。

3. 化络补管汤：山茱萸20克，三七末6克（冲服），生龙牡各30克（捣细），或加代赭石末15克。每日1剂，水煎服。治咯血久不愈者。（以上均为张锡纯经验方）

4. 小蓟15~30克，白及、生蒲黄各15克，三七、蛤粉（包）、阿胶（烊）各9克，每日1剂，水煎服。治支气管扩张新病而咯血量多者。

5. 煅花蕊石、蒲黄炭各9克，人中白、天花粉各3克，血余炭6克。每日1剂，水煎服。治支气管扩张新病轻症，咯血而量不多者。

6. 百花汤：百合、蛤粉（包）、百部、麦冬、天冬各9克，白及15克。用于支气管扩张已确诊者，发作和平时均可用。也可用于早期肺结核。（以上均为姜春华经验方）

7. 沙参黄芩汤：南沙参15克，黄芩10克，麦冬15克，茜草炭15克，槐花炭15克，水煎服。养阴清热，凉血止血。治疗支气管扩张咯血。阴虚舌红少苔，脉细数者，加石斛、玄参；肺热咳嗽痰黄者，加鱼腥草、金银花；肝火刑金者，加青黛、黄连、代赭石；血色鲜红量多，舌质红赤者，加水牛角粉、牡丹皮、白及粉；咳逆甚者，加炙桑白皮、炙紫菀、炙瓜蒌皮、炙苏子。（邢鹂江经验方）

（六）预防护理

内伤咯血，血止后还应针对原发病进行较长时间的治疗。平时要注意保暖，防止外邪犯肺。少食或不食辛辣刺激生痰动火之物，应戒烟禁酒。要注意解除患者的思想负担，积极配合治疗。仅痰中带血者，可做适当的室内及户外活动，但应避免疲劳。咯血量多的患者，则应绝对卧床休息。被褥要冷暖适度，不宜盖得太厚，但也防止受寒。保持室内空气新鲜、流通。

（七）评述

目前临床上咯血主要见于肺结核、支气管扩张及部分血液病。

1. 咯血以火热致者为多 咯血以火热熏灼、肺络受损而引起者为多。实火者宜清热泻火、凉血止血，虚火者治当滋阴清热、宁络止血。又，离经之血时有停聚体内形成瘀血者，在止血的同时要重视化瘀。在止血以后，尚需考虑宁络、止血，针对咯血原因进行治疗，以防再次出血。

2. 血证四法三宜 唐容川《血证论》有一止、二消、三宁、四补的治疗大法，若遵循缪希雍《先醒斋医学广笔记》之“宜行血不宜止血”“宜补肝不宜伐肝”“宜降火不宜降火”的要旨，相信会对本症治疗有所帮助。

3. 咯血用药 泻火如大黄、黄芩、山栀、连翘，凉血如赤芍、牡丹皮、茜草、小蓟、侧柏叶，收敛固脱如白及、阿胶、山茱萸、龙骨、牡蛎，清热如芦根、茅根、藕、梨，均可据证虚实采用。值得提出的是，咯血若反复不愈，需注意两个方面。一是瘀血不去，血不循经，每有血色紫暗或血块溢出，或胸痛如窒等，可用花蕊石、三七、大黄化瘀止血之品；二是肝络不畅，肝气上逆，可用通络降气。若两方同用则尤佳，亦降气行血要旨之活用矣。

十、心胸汗出

又称心汗，见于《丹溪心法·盗汗》。是指胸前两乳间局部出汗异常的名称。心胸两乳为任脉、足阳明、手太阴经脉所过之处。膻中穴为气会，在两乳之间。凡心肺功能失常，心神不宁，肺气不足，卫外失守，常可造成心胸局部汗出异常。本症多见于劳心过度者，以间断发作者为多见。每次发作又常与思虑、劳累过度有一定关系。汗出量一般不太多，但在伏案写作、默诵苦想、夜半人静之时，常可明显感觉胸前有汗液渗出，衣衫渗湿，或有沿胸中线缓淌之感。心汗量的多少，与气候无关。

（一）辨证要点

心汗的常见兼症，以心、脾、肾之虚证为主，其中尤以心神不宁、心气不足、心阴虚亏为关键。如心血虚见舌淡脉虚，心阴虚亏见舌质红，脉细数等。

（二）证治方药

1. 心阴不足，心神不宁

【临床表现】心胸局部汗出异常，兼头晕目眩，虚烦失眠，心悸怔忡，面部烘热，口干舌燥。舌质红，脉细数。

【病因病机】心阴不足，阴不敛阳，故面热眩晕，心悸怔忡；心神不宁而虚烦失眠，神不摄气而心胸汗出。

【治法】养心阴，安心神。

【方剂】天王补心丹（《摄生秘剖》）。

药物：生地10~12克，五味子5~10克，天冬10克，麦冬10克，当归10克，柏子仁10克，酸枣仁10~15克，党参10克，玄参10克，丹参10克，茯苓15~30克，炙远志5克，桔梗5克。

方义：人参、茯苓益心气，丹参、当归补心血，生地、玄参养阴清热，远志、柏子仁、五味子安心神，天冬、麦冬增阴液，桔梗为使药，有载药上行之功。原方有朱砂，入汤无益，故去之。

加减：若面部烘热，心胸烦热，心火旺者加黄芩、黄连清降心火；小便少而黄，小肠有热者加竹叶、木通、甘草清热利水。

【变通法】若兼见腰膝酸软，耳鸣潮热者，可合六味地黄汤（《小儿药证直诀》）。

2. 心血不足，脾气虚弱

【临床表现】心胸汗出，面色无华，气短乏力，失眠健忘，心悸多梦，纳少，食后饱胀，便溏。舌淡红而嫩，脉虚细。

【病因病机】思虑过度而伤脾，脾气失健，气血生化不足，血不养心，心神不安，汗液外泄。

【治法】补气健脾，养血宁心。

【方剂】归脾汤（《济生方》）加减。

药物：生黄芪15～30克，党参10克，白术10克，茯神15～30克，当归10克，龙眼肉10克，酸枣仁10～20克，木香3～5克，甘草5～10克。

方义：方中用党参、黄芪、白术、茯苓、甘草健脾益气，当归、龙眼肉、酸枣仁养血宁心，木香理气以佐诸补剂而不碍脾胃。

加减：纳呆腹胀加神曲、谷芽、麦芽增食，心悸多梦加五味子、柏子仁安神，心胸汗多加龙骨、牡蛎敛汗。

【变通法】轻者可用甘麦大枣汤合酸枣仁汤（《金匮要略》），养心血安心神。

3. 心肾阴虚，水火不济

【临床表现】心胸汗出，健忘，记忆力不集中，腰背酸痛，腿膝无力，或梦遗或带下，男子阳痿早泄，妇女月经不调，五心烦热。舌红，脉细数。

【病因病机】因思虑过度或房事不节，心阴不足而火旺，肾阴不足而精亏，水火不济，阴阳失调，汗液外泄于心胸之部。

【治法】补肾养心，滋阴降火。

【方剂】助思汤（《辨证录》）加减。

药物：党参10～12克，生地、熟地各10克，麦冬10克，五味子5～10克，黄连3克，肉桂3克，茯苓15～30克，菟丝子12～15克，牡丹皮5～10克，柏子仁10克，酸枣仁10克，莲子心3克。

方义：生地、熟地、菟丝子补肾，党参、麦冬、五味子养心，茯苓、柏子仁、枣仁安神，牡丹皮、莲子心泻心肾虚火，黄连、肉桂交通心肾。

加减：健忘、记忆力不集中者加石菖蒲、远志、龙骨、龟甲（即枕中丹）益智，心胸汗出量多加浮小麦、龙骨、牡蛎敛汗。

【变通法】可用麦味地黄汤（《医级》）加减，药用生地、熟地、麦冬、五味子、山药、山茱萸、牡丹皮、茯神等，补肾清热、养心滋阴。

（三）预防护理

要注意劳逸结合，起居规律，配合吐纳按摩，自当有效。

（四）评述

心胸汗出用内服汤药后，可用相应丸剂巩固调理，如此对改善全身体质有益。又，《张氏医通》卷九《汗》：“别处无汗，独心胸一片有汗，此思伤心也。其病在心，名曰心汗，归脾汤倍黄芪。”可资参考。

第二节　胁腋乳

胁为肝之分野，为足厥阴、足少阳两经所过。故胁痛主要与肝、胆脏腑有关，但也有他脏之邪传入厥阴、少阳而为胁痛的。在临床上，主要须分清外感、内伤，在气、在血及虚、实病证。胁下痞块即今之肝脾肿大，有湿热、痰浊、瘀血诸证，属“癥积”范畴，尤须辨其标本，而扶正祛邪并治。腋下为心经所过，而又与厥阴、少阳经气相关。心火过旺、肝经湿热，可引起腋汗。腋窝部红肿热痛，由湿热火毒蕴结腋窝处为患，治宜初起则以清热解毒，成脓期则当托里排脓为主。

乳房位于胸前第 2 至第 6 肋骨水平之间。足阳明经行贯乳中；足厥阴经上膈布胸胁，绕乳头而行；足少阴经上贯肝膈，而与乳连。冲脉夹脐上行，至胸中而散；任脉位于胸前正中线。故乳房与肝、胃、肾和冲任脉功能有关。所谓“男子乳头属肝、乳房属肾，女子乳头属肝、乳房属胃”诚系经验之谈。因此在治疗乳痈、乳发、乳疬、乳癖、乳痰、乳癌时，要注意应用相关药物。

一、胁痛

胁痛，一侧或两侧胁肋部疼痛为主的临床症状。《景岳全书·胁痛》：“胁痛之病本属肝胆二经，以二经之脉皆循胁肋故也。”说明胁痛主要与肝、胆脏腑有关，但也有他脏之邪传入厥阴、少阳而为胁痛的。在临床上，主要分清外感、内伤，在气、在血及虚、实病证。目今临床，包括肝炎、胆囊炎、肋间神经痛、胸胁挫伤、胸膜炎等疾病所出现的胁痛，可按以下中医证治规律选方用药。

（一）辨证要点

1. 辨外感内伤　外感胁痛，必兼见发热、恶寒、呕恶、黄疸，起病急；内伤胁痛，则无外感表证，发病较缓。

2. 辨在气在血　初病在气，忽聚忽散，疼痛走窜，时作时止；久病在血，有形不移，坚硬拒按，间歇发作。

3. 辨虚实　实证以气滞、血瘀、湿热为主，疼痛显著，表现为体实、脉实之象；虚证以肝血不足、肝阴虚损为主，疼痛隐隐，缠绵不休，表现体虚、脉虚等。

（二）证治方药

1. 邪入少阳

【临床表现】胁下痞痛，胸胁苦满，寒热往来，口苦、咽干、目眩，心烦，喜呕，默默不欲饮食。舌苔薄白或薄黄，脉弦数。

【病因病机】邪入少阳，呈半表半里之证，即表证未罢，里证已起。少阳为枢，邪入而正气已虚，所谓“血弱气尽，腠理开，邪气因入，与正气相搏，结于胁下，正邪分争”。（《伤寒论》）

【治法】和解少阳，调和表里。

【方剂】小柴胡汤（《伤寒论》）加减。

药物：柴胡10～15克，法半夏10克，黄芩10～15克，党参10克，甘草3～6克，生姜3～6克，大枣5枚。

方义：柴胡解少阳在经之表寒，黄芩退少阳在腑之里热，半夏止呕和胃，甘草、生姜、大枣和中，党参扶正补虚。

加减：胸中烦而不呕，去半夏、党参，加全瓜蒌；若渴，去半夏，加天花粉清热生津；腹痛去黄芩，加白芍缓急止痛；胁下痞硬，去大枣，加牡蛎软坚散结。不渴而外有微热，去党参，加桂枝解表。咳者，加枣、姜、参，加五味子、干姜止咳。若见大便干结，腹痛拒按，去党参、甘草，加白芍、制大黄或生大黄通腑泻下，即用大柴胡汤（《伤寒论》）。若兼见黄疸者，加茵陈蒿、山栀、制大黄，去党参、姜、枣，即合茵陈蒿汤（《伤寒论》）用以清热利湿退黄。

【变通法】若兼见太阳表证，恶寒、发热、身痛、汗出、脉浮者，合桂枝汤成柴胡桂枝汤（《伤寒论》），用以治太阳、少阳合病。

2. 肝胆湿热

【临床表现】胁肋胀满疼痛，间歇性发作，胸闷脘痞，心烦口苦，恶心呕吐，可伴发热恶寒或寒热往来，黄疸而见目黄、身黄、小便黄，或见大便秘结，或见大便溏薄。舌苔黄腻，脉弦数、滑数。

【病因病机】湿热蕴结肝胆，气机疏泄失常引起胁痛，胆汁溢于脉外而成黄疸。

【治法】疏肝泄胆，清热利湿。

【方剂】龙胆泻肝汤（《医宗金鉴》）加减。

药物：龙胆草6～10克，柴胡10～15克，黄芩10～15克，生山栀10克，赤芍10～15克，木通10克，车前子10～15克（包），生甘草6～10克。

方义：龙胆草、黄芩、山栀清热泄热；柴胡、赤芍疏肝泄胆，缓急止痛；木通、车前子、甘草，利湿而清热。

加减：发热甚者，加重柴胡、黄芩用量，以清热和解；痛甚者，加延胡索、川楝子理气止痛；黄疸明显者，加茵陈蒿、金钱草，退黄利胆。大便秘结，腹部疼痛者，去木通、车前子，加生大黄、玄明粉通下泄热。大便溏薄，胸脘痞闷，舌苔白腻者，去赤芍、山栀，减少黄芩、龙胆草用量，加藿香、佩兰、薏苡仁、蔻仁芳化除湿。若湿热煎熬，结成砂石，阻滞胆道，症见胁痛引及肩背者，加金钱草、海金沙、鸡内金、广郁金、片姜黄，利胆排石，原方中可去木通、车前子。

【变通法】急性胆囊炎见肝胆湿热，胁部剧痛引及肩背，发热口渴，伴见黄疸，用大柴胡汤合茵陈蒿汤（均为《伤寒论》方）。若寒热往来，胸脘痞闷，口苦呕吐酸水、黄涎，舌苔黄薄腻，可用甘露消毒丹（《温热经纬》），清热利湿，芳香化浊。

3. 肝气郁结

【临床表现】胁肋胀痛，攻窜不定，痛无定处，时聚时散，每因情绪变化而加剧或诱发，胸闷叹息，嗳气频作，食欲不振。舌苔薄，脉弦。

【病因病机】肝气郁结，失于条达，气机不畅，久则脉络不通。

【治法】疏肝理气，通络止痛。

【方剂】柴胡疏肝散（《景岳全书》）合推气散（《济生方》）加减。

药物：柴胡 10 克，白芍 10 ~ 15 克，枳壳 10 克，香附 10 克，川芎 6 ~ 10 克，姜黄 10 克，桂枝 10 克，陈皮 3 ~ 6 克，甘草 3 ~ 6 克。

方义：柴胡、白芍疏肝理气，香附、川芎解郁开结，姜黄、桂枝通络温经，枳壳、陈皮理气，甘草和中。

加减：胁痛甚者，加青皮、白芥子理气通络；胁肋疼痛，局部灼热，心烦口苦，兼郁热者，去桂枝、姜黄，加山栀、牡丹皮、青皮、贝母，即合化肝煎（《景岳全书》），用以清肝解郁。痛久而入络者，去陈皮、枳壳，加降香、郁金以加强通络止痛作用。恶心呕吐者，加姜半夏、生姜，降逆止呕；肠鸣泄泻者，加防风、白术，抑肝扶脾。

【变通法】若肝郁脾虚，兼见腹胀纳呆者，用逍遥散（《太平惠民和剂局方》）加减，疏肝健脾。若肝郁化火，兼见心烦口苦，可用清肝汤（《类证治裁》）或化肝煎（《景岳全书》），药如牡丹皮、山栀、白芍、当归、川芎、柴胡、贝母、青皮等，泄热清肝。若气郁而兼痰火，脘痞胸闷，吐黄水，苔薄黄腻，当用四逆散（《伤寒论》）合小陷胸汤（《伤寒论》）加减，药用柴胡、白芍、枳实、黄连、瓜蒌、半夏等，以理气、化痰、泻火同用。

4. 瘀血停着

【临床表现】胁痛板滞，难以舒展；或胁部刺痛如锥，固定不移，入夜更甚。可伴胁下癥积，或有外伤挫闪。舌质暗、紫，边尖有瘀点（斑），脉沉弦或沉涩。

【病因病机】久痛入络，气滞血瘀，瘀血停着，络脉闭阻。

【治法】祛瘀通络，活血止痛。

【方剂】旋覆花汤（《金匮要略》）加减。

药物：旋覆花 10 克（包），茜草 12 克，青葱管 6 ~ 10 克，桃仁 10 ~ 15 克，当归 10 ~ 15 克，柏子仁 10 克，红花 6 ~ 10 克。

方义：桃仁、红花、茜草活血化瘀，旋覆花理气降逆而通肝络，当归、柏子仁和血养营、辛润通络，青葱通阳行气。

加减：疼痛重者，可合活络效灵丹（《医学衷中参西录》），即丹参、炙乳香、炙没药、川楝子，活血化瘀。胁下癥积，加三棱、莪术，或吞服大黄䗪虫丸（鳖甲煎丸亦可），化癥消积；气虚而有癥积者，必加大量黄芪，益气化瘀为宜。兼气滞者，上方加降香、香附、郁金、川楝子理气活血；兼痰湿者，加半夏、陈皮、白芥子化痰通络；兼寒凝者，加姜黄、桂枝温经通络；兼郁热者，加牡丹皮、山栀泄热解郁。

【变通法】若跌仆挫闪，外伤络阻所致者，可用复元活血汤（《医学发明》），药如柴胡、桃仁、红花、当归、天花粉、制大黄等，化瘀止痛。瘀血胁痛，亦可用血府逐瘀汤（《医林改错》），其活血化瘀效果更佳。若久瘀宿积，上方效不显时，可用薛生白仿吴又可三甲散（《湿热病篇》），药如土鳖虫、炮山甲、醋炒鳖甲、僵蚕、桃仁、柴胡，破积散瘀，搜剔血络，较草木药作用为好。

5. 肝阴虚亏

【临床表现】胁肋隐痛，缠绵不休，难以名状，遇劳加重，伴头晕目眩，心中烦热，口干咽燥。舌红少苔，脉弦细而数。

【病因病机】肝体阴而用阳，藏血而主疏泄。肝病日久，阴血不足，肝体失养，络脉不和。

【治法】养阴柔肝，和血止痛。

【方剂】一贯煎（《柳洲医话》）加减。

药物：北沙参 15 克，麦冬 15 克，生地 15 克，当归 10 克，白芍 15 克，枸杞子 10 克，川楝子 6 ~ 10 克，甘草 3 ~ 6 克。

方义：沙参、麦冬、生地、枸杞养阴柔肝，当归、白芍和血养血，川楝子理气疏肝止痛，白芍、甘草缓急止痛。

加减：心烦失眠者，加酸枣仁、丹参养心安神。头晕目眩者，酌加桑叶、菊花、白蒺藜、钩藤，或墨旱莲、女贞子、制首乌，前者清肝息风，后者养血滋阴，视症情而定。口干咽燥，舌尖红者，加玉竹、天冬，增强养阴作用。

【变通法】若肝阴不足、气血两虚，头眩、短气、乏力、纳呆，面色无华，肢体酸麻，心悸失眠，胁肋隐痛，舌淡红、脉虚弦者，可用滑伯仁补肝散，为酸甘补肝体，辛甘养肝用三方，药如山茱萸、山药、熟地、当归、川芎、木瓜、独活、酸枣仁、五味子、白术、黄芪。若肝肾阴虚，兼有肝气郁结者，可用滋水清肝饮（《医宗已任编》），即逍遥散、六味地黄丸合方。

（三）医案

1. 一人但饮食，若别有一咽喉斜过膈下，径达左胁而作痞闷，以手按之，则沥沥有声，以控涎丹十粒服之。少时痞处热作一声，转泻下痰饮二升。再食正下而达胃矣。（《古今医案按》卷七《咽喉》）

按：控涎丹是十枣汤变制，治悬饮胁痛妙法，《吴鞠通医案》有案用之。

2. 周慎斋治一人，六脉涩滞，胁痛，吐臭痰，恶心，食不下。盖胁者少阳之分也，清气不升，浊气郁于少阳之络，故胁痛。浊气上逆，故吐臭痰而恶心，浊气故臭也。食不下者，少阳清气不升，则肝不能散精也。用柴胡、白豆蔻各二分，黑山栀、甘草各五分，白芍、牡丹皮各一钱，茯苓、陈皮各一钱五分，当归身八分，麦冬二钱，十帖全愈。(《古今医案按》卷五《郁》)

3. 虞天民治一人年四十余，因骑马跌仆，次年左胁胀痛，医与小柴胡汤加青皮、龙胆草等药，不效。诊其脉左手寸尺皆弦数而涩，关脉芤而急数，右三部惟数而虚。虞曰：明是死血证。用抵当丸一剂，下黑血二升余，后以四物汤加减调理而愈。

按：抵当丸是仲景治蓄血之方，借用以治胁痛，攻下逐瘀。其因其脉相符，其证其方恰当，故应声而效。

4. 薛立斋治一妇人，饮食后因怒患疟，呕吐用藿香正气散二剂而愈。后复怒，吐痰甚多，狂言热甚，胸胁胀痛，手按少止，脉洪大无伦，按之微细，此属肝脾二经血虚。以加味逍遥散加熟地、川芎，二剂脉正顿退。再用十全大补汤而安。

按：此证若用疏通之剂，是犯虚虚之戒，学者所当切记。(上二案引自《古今医案按》卷七《胁痛》)

5. 脘痛下及于脐，旁及于胁，口干心悸，便栗尿黄，脉弦而数，此郁气化火也。化肝煎合雪羹汤。原注：化肝煎必肝有实火者可用，口干、脉数、尿黄是其的证。

肝脉布于两胁，抵于小腹，同时作痛，肝病无疑，肝旺必乘脾土，土中之痰浊湿热从而和之为患，势所必然。逍遥散合化肝煎。诒按：此治肝气胁痛，诚然案所云痰浊湿热虽能兼顾，嫌未着力。(均引自《柳选继志堂医案·脘腹痛》)

(四) 医家经验

1. 方药中治疗肝病系列方剂

(1) 加味一贯煎：夜交藤、丹参、鸡血藤各30克，生地20克，南沙参15克，当归12克，麦冬、金铃子、柴胡、姜黄、郁金各10克，薄荷3克。功能滋肾养肝疏肝。适用于迁延性肝炎、慢性肝炎、肝硬化、肝癌等病，见肝区疼痛，口干目涩，大便偏干，脉弦细滑数，舌质红、苔薄黄干等，属于肝肾阴虚、气滞血瘀者。大便干结者，生地可加量至30克，并减少煎药时间，首煎20分钟即可；大便偏溏者，生地酌减用量，并增加煎药时间，首煎可煎1小时；肝区疼痛较重者加延胡索10克；腹胀明显者加砂仁6克、莱菔子15克；合并黄疸者合入减味三石汤。先将药物用冷水浸泡1小时，浸透后煎煮。首煎沸后用文火煎50分钟，二煎沸后文火煎30分钟。两煎混匀，总量以250至300毫升为宜。每日服1剂，每剂分2次服，饭后2小时服。连服2剂，停药1天，每月可服20剂。或间日服1剂。服药过程中，停服其他任何中西药物。(第2、3方同此煎服法)

(2) 加味异功散：党参15克，苍术10克，白术10克，茯苓30克，甘草6克，青皮10克，陈皮10克，黄精20克，当归12克，焦曲10克，楂曲10克，丹参30克，鸡血藤30克，柴胡10克，姜黄10克，郁金10克，薄荷3克。功能健脾和胃，养肝疏肝。适用于迁延性肝炎、慢性肝炎、肝硬化、肝癌等病，证见胸胁满闷，胁下隐痛，纳呆纳少，便溏，舌质淡润，舌苔薄白，脉濡细等，证为脾胃气虚肝乘、气滞血瘀者。肝区疼痛剧烈者，加金铃子10克、延胡索10克；腹胀明显者，加砂仁6克、莱菔子15克。

（3）加味黄精汤：黄精、生地、夜交藤各30克，当归12克，苍术、白术、青皮、陈皮、柴胡、姜黄、郁金各10克，甘草6克，薄荷3克。功能养肝滋肾，助脾和胃疏肝。适用于迁延性肝炎、慢性肝炎、肝硬化、肝癌患者，证见胸胁满闷，胁下痞塞疼痛，舌红苔干，同时兼见胃脘不适，纳少便溏等，中医辨证为肝肾脾胃同病，气阴两虚，气滞血瘀者。或虽有上述胃脘胀满疼痛、纳少、便溏等症，但服益气、健脾、和胃之剂无效者。或肝硬化腹水，腹水消退后而体力未复者。大便溏薄者，酌减生地用量；血瘀证候明显者可加丹参、鸡血藤各30克；气虚明显加党参15克、黄芪30克；如气虚血瘀并见，可同时加党参、黄芪、丹参、鸡血藤。

（4）升麻甘草汤：升麻30克，甘草6克。功能解毒和中，常合加味一贯煎、加味异功散、加味黄精汤用。适于迁延性肝炎、慢性肝炎肝功损害严重，转氨酶长期持续在高限，辨证属毒盛者。

（5）减味三石汤：生石膏30克，寒水石30克，滑石30克。功能清热利湿解毒，可与加味一贯煎、加味异功散、加味黄精汤合用。适于迁延性肝炎、慢性肝炎合并黄疸或小便黄赤，舌苔黄腻，转氨酶持续高限不降，中医辨证为湿热盛者。（李宝顺《名医名方录》）

2. 邓铁涛治疗慢性丙型肝炎经验 本病大多病例为无黄疸型，早期症状不明显，不少患者一经诊断已成慢性。从临床上看，慢性丙型肝炎大多表现为倦怠乏力、食欲不振、腹胀、失眠、胁痛、头目眩晕等症状，结合体征、舌脉表现等，属中医胁痛、郁证，出现黄疸者则属“黄疸”范畴。湿热毒邪内侵，是发生丙型肝炎的基本原因。若患者湿热邪气外袭内蕴于脾胃与肝胆，则发为急性丙肝；若患者脾气本虚，或邪郁日久伤及脾气，或肝郁日久横逆乘脾，或于治疗急性丙肝的过程中寒凉清利太过而伤及中阳，均可导致脾气虚亏，而转变为慢性丙肝。慢性丙肝的病位在脾、肝两脏，尤以脾为主，其病机以脾虚为本，治疗以健脾补气为主。慢性丙肝的治疗以健脾补气为主，基本方药为四君子汤加味，方用党参、茯苓、白术、楮实子各15克，甘草5克，萆薢10克。适用于单纯脾气虚型者，症见面色淡白，少气自汗，倦怠乏力，食欲不振，胁部不适感，腹胀便溏，舌淡嫩或胖有齿印、苔白或兼浊，脉虚弱。脾虚较甚者加黄芪15～25克，兼湿浊上泛者加法半夏10克、砂仁6克。若湿浊中阻，以身肢困重、腹胀便溏明显者，加薏苡仁15克、白豆蔻6克，通阳除湿。兼肝气郁结，胁痛较明显，易急躁、头晕头痛，脉弦者，加柴胡12克、郁金10克，疏肝解郁。兼肝阴不足，头目眩晕、失眠多梦，舌边尖红、苔少，脉弦细弱者，加桑寄生30克、女贞子12克，以太子参20克易党参，去萆薢，以养肝阴。兼肾阴虚者，加制首乌、桑寄生各30克、墨旱莲、山茱萸各12克、熟地20克；兼肾阳虚者，加杜仲15克、巴戟天12克、肉桂2克。兼血瘀阻络者，加丹参15克、茜草根12克、桃仁10克，活血祛瘀。兼湿郁化热，并见口苦、小便黄浊，或轻度黄染，或低热，舌嫩红、苔黄白厚浊，脉虚数者，加金钱草、茵陈、鸡骨草各25克清利湿热。此外根据慢性丙肝的特点，采用健脾疏肝、行气活血、除湿解毒的治疗法则，组成协定方肝舒胶囊，主要药物有太子参、茯苓、白术、萆薢、楮实子、丹参、珍珠草、白芍、白花蛇舌草、甘草等。（中医杂志，1999，9：524－525）

3. 徐景藩治疗肝内结石经验　认为肝内小干密布，肝气不得行其疏泄功能，郁而化热加之湿热内留，气滞久则血瘀，湿热瘀相合渐成砂石。治法有二：一是疏利肝胆。肝内结石的形成与肝之疏泄、胆之通降、脾胃之升降均相关，故宜以柴胡、延胡索、香附、枳壳、青皮、陈皮等。六腑以通为用，腑中有滞理应导之，有积宜消，有食滞宜化，常用大黄，但需根据病情掌握剂量，以腑气通畅为度。胆随胃降，利降同用则上下通畅，使肝内结石易于下行，故配用刀豆壳、柿蒂、代赭石等有效。二是清化通络。清是清利肝胆湿热，常用茵陈、青蒿、黄芩、栀子、虎杖等，重者可用水牛角。化有二义：其一为清化，即三金汤（金钱草、海金沙、鸡内金）、四金汤（三金汤加郁金）；其二为化坚，常用皂角刺、鳖甲等化坚散结。通络则有活血通络，用郁金、延胡索、当归、川芎、泽兰、三棱、莪术等；攻窜通络，用王不留行、蜣螂、土鳖虫、九香虫等；温经通络，用木香、香附或制附子，用于部分患者感受寒凉后发作者，或少数湿从寒化者。（《中医内伤杂病临床研究》）

4. 汪曾柏用活血化瘀方药治疗肝炎　肝炎临床血瘀常见症候，包括精神症状，低烧、月经异常、胁痛、肝脾肿大、肝掌、蜘蛛痣和面色晦暗或黝黑，齿龈紫黑，舌质紫暗有瘀点，舌下静脉怒张等。

（1）常用的活血药

①生山楂：消食和胃，对于肝胃不和、食滞者尤为适宜。用于肝炎降酶作用甚好。

②丹参：配凉血活血药可用于淤胆型肝炎高胆红素血症，配用葛根可治疗残留黄疸，颇有功效。用单味丹参或复方丹参注射液对慢性肝炎有效。

③大黄：为退黄的主药。治疗急性重症肝炎，常用承气汤或牛黄承气汤，以急泄阳明，救少阴（肾）之急。淤胆型肝炎有胆腑不通者，常用承气汤以通腑逐瘀利胆。

④赤芍既能凉血又能活血，重用本品对淤胆型肝炎瘀热交结证候者，有明显退黄作用。

⑤牡丹皮：清热凉血活血，配其他凉血活血药，对瘀热交结发黄者有显效。可用于肝细胞以非特异性反应炎症改变为主的单项谷丙转氨酶升高，降酶疗效甚著。

⑥生地：急性重症肝炎时，常与犀角配伍；慢性肝炎血瘀热盛伤阴，则常与龟板、白芍、丹参等配伍；慢性肝炎之口舌生疮，则与牛膝配伍。

⑦当归：当归散合甘麦大枣汤可治疗慢性肝炎因脏躁而出现的情绪激动；慢性肝炎有内热者，常以当归六黄汤，收效良好。对慢性肝炎热毒炽盛（如痤疮合并感染）者，本品与苦参、生芪、茅根并用，使邪毒达表，收效甚速。

⑧三棱、莪术：尤其是与软坚之鳖甲、穿山甲为伍治疗慢性肝炎、肝硬化、肝脾肿大时，宜佐参、芪，久服无弊。他如三七有降酶、提高白蛋白、降低球蛋白作用；水牛角可

用于各种出血，能提高白蛋白，有降酶、降血氨等作用；蒲黄可用于慢性肝炎胁下疼痛，降酶亦有良效。

（2）注意事项

①和补益法并用：血瘀并见气虚者，在活血化瘀同时加用补气药。如为了抑制丙种球蛋白时，应加用补血药。所以对活血化瘀药物使用时间较长，特别是分量较重时，必须加入补气药以防白蛋白下降。血瘀证常与肝阴虚并存，故活血化瘀应与养阴柔肝药并用，如熟地、白芍、墨旱莲、丹参等药，以免发生活血伤血、血虚生风。

②与降酶药并用：应用过多的活血药，可能加重肝脏充血，致使原来谷丙转氨酶正常者，谷丙转氨酶可以升高，而对谷丙转氨酶异常者则更为增高。为了防止上述问题，可以与降谷丙转氨酶药物并用。如舌苔不腻可加白芍、牛膝、乌梅，舌苔腻者可加生山楂、葛根、升麻等。

③与止血药物合用：慢性肝炎肝硬化常有食道静脉及痔静脉曲张，加用过多活血药可导致出血。此外肝炎常有齿衄、鼻衄，按一般原则，有出血倾向不宜用活血药物。对此曾用三七、白头翁、蒲黄等药，收效较好。（中医杂志，1995，10：29－31）

（五）易简效验方

1. 竹节三七、当归各12克，生地18克，龙胆草、木香、甘草各4.5克，制黄精、郁金、延胡索、枳壳、白芍、玉竹、白薇各9克，水煎服。用于气滞化火、肝阴不足、久有瘀结者。（裘沛然经验方）

2. 控涎丹3克（分吞），白芥子4.5克，莱菔子、法半夏、茯苓、枳壳、陈皮、延胡索、川楝子、郁金、羌活各9克。或用风化硝9克与控涎丹交替用。水煎服，用于诸药不效，而痰饮停伏为病之胸胁痛。（裘沛然经验方）

3. 肝达舒：人工牛黄2克（冲服），黑米30克（包煎），郁金10克，生黄芪15克，三七5克，生山楂15克。水煎服，1日1剂，分2次煎服。可制成胶囊剂应用。清肝解毒，疏肝达郁，益气养阴。主治病毒性肝炎、肝硬化、脂肪肝等。凡表现为面色少华，胁痛腹胀，身倦气乏，纳呆泛呕，或见黄疸，或有腹水，或肝脾肿大，舌暗脉弦，证属肝脏气阴亏损、热毒内蕴、痰瘀互结者可选用治疗。腹胀纳差者，加生炒麦芽、炒莱菔子；胁痛绵绵者加金铃子、炒白芥子；黄疸加茵陈蒿、生大黄；舌红苔少加北沙参、柏子仁；舌苔白腻加生薏苡仁、冬瓜皮；舌苔黄腻者加龙胆草、山栀子；便秘加全瓜蒌、草决明；肝积硬变加鳖甲、龟甲；有神昏或出血倾向者，加服西黄丸或牛黄清心丸。（毛德西经验方）

（六）预防护理

内伤胁痛多与情志有关，故当调摄情志，避免情志波动。

（七）评述

1. 疏肝和络止痛　胁痛是指一侧或两侧胁肋部疼痛，其病因主要与情志、饮食、外感、体虚及跌仆外伤等方面因素有关。其病机属肝络失和，实证为肝气郁结，瘀血停滞，肝胆湿热，邪阻肝络，不通则痛；虚证为肝阴不足，肝脉失养，不荣则痛。其病变部位主要在肝胆，又与脾、胃、肾相关。辨证当着重辨气血虚实，临床上以实证最为多见。胁痛的各个证候在一定条件下，可以相互转化。治疗上，以疏肝和络止痛为基本治则，实证多采用疏肝理气，活血通络，清利湿热之法；虚证则多以滋阴养血柔肝为治，同时佐以理气和络之品。

2. 疏肝、柔肝并举　治疗胁痛宜疏肝、柔肝并举，以防辛燥劫阴之弊。胁痛之病机以肝经气郁、肝失条达为先，故疏肝解郁、理气止痛是治疗胁痛的常用之法。然肝为刚脏，体阴而用阳，宜柔肝而不宜伐肝。疏肝理气药大多辛温香燥，若久用或配伍不当，易于耗伤肝血，甚至助热化火。故临证使用疏肝理气药时，一要尽量选用轻灵平和之品，如香附、苏梗、佛手片、绿萼梅之类；二要注意配伍柔肝养阴药物，以固护肝阴而理肝体。如四逆散中柴胡与白芍并用，滋水清肝饮中柴胡与生地配伍，均是疏肝柔肝并用的范例。

3. 临证应辨证结合辨病　经检查如属病毒性肝炎，可用疏肝运脾、化湿化瘀、清热解毒等治法，结合临床经验和药理研究，选择具有抗病毒、改善肝功能、调节免疫及抗纤维化作用的药物。如胁痛见有砂石结聚者，治疗当注意通腑、化石、排石药的应用。若兼有湿热阻滞，肝胆气机失于通降，出现右胁肋部绞痛难忍，恶心呕吐，口苦纳呆，治疗当清利肝胆，通降排石，方剂常用大柴胡汤加减。通腑泻下常用大黄、芒硝；化石排石药物可选用鸡内金、海金沙、金钱草、郁金、茵陈蒿、枳壳、莪术、炮山甲、皂角刺、煅瓦楞子等。

二、胁下痞块（肝脾肿大）

《难经》：“肝之积名曰肥气，在左胁下”；“肺之积名曰息贲，在右胁下”，（五十六难）并描述其临床表现。一般将其归属于积聚范畴。《金匮要略·五脏风寒积聚病脉证并治》：“积者脏病也，终不移；聚者腑病也，发作有时，辗转痛移，为可治。”按现代解剖，肥气在左胁下相当于脾脏肿大，息贲在右胁下相当于肝脏肿大。《金匮要略》有“疟母”之述，以疟病不愈而后“结为癥瘕”，可用鳖甲煎丸散结化癥。综上所述，中医对本症（征）早有记载，现今临床又常涉及，故从积聚（腹中包块）项中分出另列。以下主要介绍肝肿大的治疗，脾肿大可参照之。对胁下痞块及于脘腹者，则可参看本书“腹中包块”部分。

（一）辨证要点

胁下痞块以实证为主。兼见黄疸，食欲不振，厌食油腻，为肝胆湿热。兼见肥胖，面色暗滞，苔白腻为痰浊。病久兼见鼻衄、齿衄、蟹爪纹、肝掌等为血瘀。

（二）证治方药

1. 肝胆湿热

【临床表现】肝肿大质中等，有肝区痛。或身目俱黄，小便短黄。头重身困，胸闷脘痞，食欲不振，厌食油腻，恶心呕吐，腹胀便溏。无发热或身热不扬，也可发热。舌苔黄腻而黄白相间，脉濡缓或濡数。

【病因病机】湿热蕴阻肝胆，气血不和而见肝肿大；困阻中焦而脾胃不和，食欲不振，厌食油腻，恶心呕吐，腹胀便溏等；或胆汁不循常道，而溢泄肌肤致生黄疸。

【治法】利湿清热。

【方剂】甘露消毒丹（《温热经纬》）加减。

药物：茵陈蒿30克，藿香10克，薏苡仁15~30克，白蔻仁3~6克，石菖蒲10克，连翘10克，黄芩10~15克，滑石15~30克（包），甘草6克。

方义：藿香、白蔻仁、石菖蒲芳香化浊，茵陈蒿、连翘、黄芩、滑石、甘草利湿清热退黄，薏苡仁健脾利湿。

加减：脘痞腹胀，苔腻湿盛者，加苍术、厚朴、陈皮，即合平胃散（《太平惠民和剂局方》）用。呕吐恶心者，加半夏、竹茹、茯苓和胃止呕。口黏不渴，加佩兰芳香醒脾。小便不利者，加茯苓、猪苓、泽泻、白术，利小便而退黄疸。胁痛、发热、口苦者，可加柴胡、黄芩疏利肝胆、和解少阳。

【变通法】湿重于热，亦可用茵陈四苓散（《医学传灯》）利小便而退黄，药用茵陈蒿、猪苓、茯苓、泽泻、白术，但总嫌其宣泄化浊、利湿清热药力不足，故主张用甘露消毒丹、三仁汤（《温病条辨》）等。热重于湿，身目俱黄，黄色鲜明如橘子，发热口渴，心烦胸闷，胁痛腹胀，厌油腻，恶心呕吐，小便短少色深黄，大便秘结，舌苔黄腻，脉弦数者，清热利湿，通利二便。可用茵陈蒿汤（《伤寒论》）合栀子柏皮汤（《伤寒论》）加减。药用茵陈蒿、山栀、大黄、黄柏、车前子、滑石、甘草等。

2. 痰浊瘀阻

【临床表现】右胁腹胀而满，肝脏轻中度肿大而质软，无压痛。其初起面色红润，渐而暗滞，常以暗褐色为多，形体偏于肥胖。舌淡或暗，苔白腻而浊，脉弦滑。

【病因病机】嗜食肥甘酒饮，痰浊内阻，肝络不通，瘀血凝滞，致成癥积。

【治法】消痰化瘀，理气除满。

【方剂】保和丸（《丹溪心法》）、平胃散（《太平惠民和剂局方》）合丹参饮（《医宗金鉴》）加减。

药物：莱菔子10~12克，生山楂15克，生麦芽15克，神曲10克，连翘10克，法半夏10克，陈皮6~10克，苍术10克，厚朴12克，炒枳壳12克，砂仁6克，虎杖30克，决明子30克，丹参30克。

方义：莱菔子、生山楂、生麦芽、神曲化食导滞，法半夏、陈皮、苍术、厚朴燥湿化痰，虎杖、丹参活血化瘀，决明子消脂导浊，枳壳、砂仁理气除满。

加减：因嗜酒而致者，加白豆蔻、葛花、茯苓、泽泻等解酒毒，化湿浊。加兼湿热者，胸闷脘胀，口气臭秽，舌红苔厚腻，脉弦滑数，去虎杖根、决明子、丹参，加黄连、黄芩、蒲公英、藿香、佩兰，清化湿热。脾虚湿盛，炒薏苡仁、茯苓、扁豆、山药、砂仁等以健脾燥湿。加兼瘀血者，加王不留行、莪术化瘀消症。胸胁苦满，口苦咽干目眩，可合小柴胡汤（《伤寒论》）。

【变通法】瘀血证显著者，可用大黄䗪虫丸（《金匮要略》），活血化瘀缓图之。

3. 气滞血瘀

【临床表现】肝肿大质由软渐硬，局部压痛。纳差，腹胀，倦怠乏力，日渐消瘦。可兼见发热，鼻衄、齿衄，黄疸，蟹爪纹、肝掌等。舌质暗或有瘀点、瘀斑，脉弦。

【病因病机】正气不足，邪毒留着，肝气郁滞，脉络瘀阻致成癥积。

【治法】疏肝理气，活血消积。

【方剂】膈下逐瘀汤（《医林改错》）加减。

药物：香附10克，乌药10克，枳壳6~10克，当归10~15克，川芎6~10克，赤芍10~15克，桃仁10克，红花6~10克，牡丹皮6~10克，五灵脂10克，延胡索10克，丹参15克，三棱10克，莪术10克，鳖甲15克（先煎）。

方义：香附、乌药、枳壳疏肝理气、宽中除满，当归、川芎、赤芍、桃仁、红花、牡丹皮、五灵脂、延胡索等活血祛瘀止痛，丹参、三棱、莪术、鳖甲活血软坚消积。

加减：兼见脾虚者，可加大量黄芪、白术、党参，于大队活血破瘀之中，重用益气健脾，虚实同治。积块高低不平者，加肿节风、半枝莲、半边莲、龙葵、白英、蛇莓、白花蛇舌草、虎杖等解毒消癥。火热灼伤脉络而见鼻衄、齿衄者，可加大蓟、小蓟、茜草、仙鹤草、三七粉清热凉血，散瘀止血。肝胆湿热，而见黄疸、口苦，舌红苔黄腻，脉弦滑者，可加茵陈、金钱草、栀子、龙胆草、郁金清利湿热，利胆退黄；大便秘结者可再加大黄泻热通腑。阴虚内热加青蒿、生地、牡丹皮、知母养阴清热，即合用青蒿鳖甲汤（《温病条辨》）。

【变通法】脾虚不运，饮食减少，上腹胀满，大便稀溏，体倦乏力者，宜健脾理气，可合用香砂六君子汤（《时方歌括》）加建曲、麦芽、山楂、鸡内金等消食健胃之品。肝阴亏虚，胁痛不休，口干心烦，时觉烦热，手掌发红，舌红少苔，脉弦细者，可用一贯煎（《柳洲医话》）养阴柔肝。如需缓图时，可用鳖甲煎丸（《金匮要略》）或化癥回生丹（《温病条辨》），均为活血化瘀、软坚消积的成药，长期服用除用于胁下癥积外，亦用于其他部位的癥积痞块。

（三）医家经验

1. 姜春华治疗肝硬化经验 肝硬化的临床证候属于中医“癥瘕积聚”的范围；若出现腹水，即成鼓胀。《医门法律·胀病论》说：“凡有癥瘕、积块、痞块，即是胀病之根。日积月累，腹大如箕，腹大如瓮，是名单腹胀。”其发生或由情志郁结，肝失条达；或由酒食不节，湿凝痰聚；或由感染寒湿、虫毒、疫黄，热毒蕴伏；皆能壅塞脉络，阻碍血行而成瘀血郁结之证。肝为藏血之脏，瘀血蕴积则肝脏肿大坚硬；瘀血阻于肝脾脉络，散发于皮腠之间，故在头颈胸臂等处出现血痣（即蜘蛛痣，中医称蟹爪纹）；肝血瘀阻不通则右胁刺痛，痛有定处，固定不移；面色晦暗或黝黑，也是血行不畅，脉络瘀滞而形之于外的表现；舌质紫青紫暗或有瘀斑，更是瘀血的明证。《活法机要》说：“壮人无积，虚人则有之”；“脾胃怯弱，气血两虚，四时有感，皆能成积”。可见正虚为体质发病的内在因素，而正虚之中尤以“脾胃怯弱”为主要关键。肝硬化的病理状态是瘀血郁结，体质状态是气虚脾弱，其特点是病实体虚，虚实互间。治疗时必须病体兼顾，揆度邪正，化瘀益气，肝脾同治。诚如朱丹溪所说：“制肝补脾，殊为切当。”沈金鳌说：“故为治积聚者计，惟有补益攻伐相间而进，方为正治。”

鉴于肝硬化瘀血郁肝、气虚脾弱的病机，常于大队活血破瘀之中，重用益气健脾，虚实同治。基本方：黄芪 15～30 克，白术 30～60 克，党参 15 克，生川军 6～9 克，桃仁 9 克，土鳖虫 9 克，炮山甲 9 克，丹参 9 克，鳖甲 12～15 克。方中活血化瘀取《金匮要略》下瘀血汤加味，益气健脾则重用黄芪、白术。益气化瘀、扶正祛邪同用，能相反相成，其化癥消积作用比单一组方更为稳妥。热毒蕴结加山栀、牡丹皮、连翘各 9 克，茅根 30 克，川连 1.5 克。湿重者基本方去党参，加苍术 15 克。气滞加枳实 12 克，大腹皮、乳香、藿香、苏梗各 9 克。阴虚加生地、阿胶各 9 克。腹水尿少加茯苓皮、陈葫芦各 15 克，黑大豆、虫笋各 30 克，木通 9 克。纳呆加焦山楂、焦神曲、炙鸡内金、谷芽、麦芽各 9 克，砂仁 3 克，胃痛吞酸加瓦楞子 15 克。肝区剧痛，去党参，加九香虫 6 克，醋延胡索 15 克，炒五灵脂、乳香各 9 克。阳虚寒郁加炮附片 9 克，干姜 3 克，桂枝 6 克。鼻衄、齿衄加茅根 30 克，茅花 9 克，仙鹤草、羊蹄根各 15 克，蒲黄 9 克。（中医杂志，1983，2：92－93）

2. 杨继荪治疗脂肪肝经验 脂肪肝在临床上以肝脏肿大为最常见的症状，可归于中医学的“积证”范畴。脂肪肝应与其他慢性肝病引起的肝硬化相鉴别。脂肪肝往往实多虚少，其初起面色红润，渐而暗滞，常以暗褐色为多，形体偏于肥胖，脉象以弦滑或涩为主。其他慢性肝病引起的肝硬化始则以实为主，继则虚实相兼，甚则可虚极兼实。其初起面色即现萎黄，渐而暗滞，却以灰暗带青色为多，形体偏于消瘦，脉弦细紧涩为主。脂肪肝由于饮酒过度，或嗜食肥甘厚味，酒食内伤，而滋生痰浊。因湿浊内停，痰浊阻滞，使气机郁滞，血脉瘀阻，致气、血、痰、浊互相搏结，聚滞为积。

（1）痰瘀交阻：右胁腹胀而满，肝肿大而质尚软，面色偏暗，舌质淡、苔白腻浊、舌下可见瘀筋，脉弦而滑。治法化浊行瘀，消积疏理。方用炒莱菔子、王不留行、厚朴、炒枳壳各 12 克，姜半夏 9 克，生山楂、生麦芽、莪术各 15 克，虎杖、决明子、泽泻、丹参各 30 克。

（2）痰浊偏盛：脾胃积热，夹有瘀滞，症见右胁腹胀满，肝脏触之质软，可伴胸闷、脘胀、身热不扬、口气臭秽，舌质红、苔黄厚腻，脉弦而滑数。治法清化湿热，行瘀消积。基本方去虎杖、决明子、丹参，加黄连、黄芩、蒲公英、连翘、藿香、佩兰、苍术、白豆蔻、葛花、瓜蒌。脾虚湿胜，虚瘀兼夹，右胁腹痞满，肝脏扪之柔软，身重体倦，舌质淡红、苔白腻、舌下有瘀筋，脉弦细。治法健脾燥湿，行气活血。基本方去虎杖根、决明子、丹参，选加炒薏苡仁、茯苓、炒扁豆衣、山药、砂仁、苍术、佩兰。

（3）瘀滞偏重：肝郁气滞，血脉瘀阻，右胁腹胀滞而痛，肝脏触之可有压痛，面色暗褐，舌质或暗，或边有瘀点、舌下瘀筋显露，脉象弦劲或弦而坚涩。治法理气行滞，消瘀散结。基本方去姜半夏、莱菔子、泽泻，加川芎、木香、青皮、大腹皮、三棱、桃仁、制延胡索、失笑散之类。肝阴不足，虚瘀并现，症见右胁腹隐约作痛，肝脏扪之疼痛，面色暗滞，或见心烦、低热，舌质红、苔少津、舌下瘀筋明显，脉象细弦略数。治法养肝清热，活血消滞。基本方去莱菔子、半夏、厚朴、泽泻，加赤芍、郁金、牡蛎、当归、牡丹皮、制首乌、延胡索、白芍。

如出现黄疸加茵陈、焦栀子、岩柏、马蹄金等，发热加败酱草、连翘、半枝莲、石见穿等，腹水加马鞭草、平地木、水红花子，下肢水肿加车前子、益母草、过路黄等。（中医杂志，1999，9：526）

3. 陈昭定治疗小儿班替综合征经验　班替综合征又称慢性充血性脾大症，原因不明。其临床以慢性进行性脾脏肿大、贫血、白细胞及血小板减少和消化道出血为主要表现，晚期则出现腹水、黄疸、肝功能障和肝硬化等症，预后不乐观。小儿班替综合征表现为腹满、面黄、左胁下痞块（即脾脏肿大）。本病发病隐匿，病程进展缓慢，直至出现消化道症状及脾脏肿大才就诊。属中医积聚、癖积范畴。

气滞血瘀、饮食所伤是小儿患本病的基本原因。治疗小儿班替综合征时应根据气滞、血瘀、食积的病因，结合小儿的生理及病理特点，以活血化瘀、理气消导为主。本病以气滞血瘀为发病根本，予理气活血，选用三棱、莪术。小儿为稚阳稚阴之体，用药还需固护小儿胃气，故选用焦山楂消食积、化瘀滞、健脾胃，白芍养血和营、缓急止痛。焦山楂与白芍同用，可调其中以耐攻伐。

治疗组方时，以三棱、莪术为主药，二药均归肝、脾经，有活血破瘀、消积行气的功效；以臣药乳香活血通经、行气散滞，加强三棱、莪术的功效；并用威灵仙、白芷善行通窍之品，以助活血行气之功。考虑小儿为少阳之体，阳常有余，阴常不足，瘀久化热，而且活血行气药大多为辛温之品，更易使阴液耗伤，故用青黛、紫草、赤芍为佐药，活血化瘀，清热凉血；后期还加用黄精，取其滋阴、补益脾气的作用，使正气健运，利于祛邪。

本病初起甚微，人多不觉，待痞块出现，为日积月累由渐而成，故治疗时不应太急，去之亦当有渐。治疗太急则伤正气，正气伤则不能运化，而邪反固，所以要树立信心，争取家长配合，缓图渐去。后期为易于小儿接受服用，改汤剂为丸剂，也是取以丸治缓图之意。临床所见，一般患儿治疗半年或1年左右，可收到较好的效果。（中医杂志，2003，10：741）

（四）易简效验方

1. 次公复肝丸：土鳖虫、蜣螂、五灵脂、三七、郁金、姜黄、当归、炙山甲片、地龙、制黑丑、蝼蛄、将军干各9克。研细末。每服1.5克，渐加至3克，日3次。用于早期肝硬化、慢性肝炎。（章次公经验方）

2. 软肝煎：太子参、醋炙鳖甲（先煎）各30克，白术、云苓各15克，川萆解10克，丹参18克，楮实子、菟丝子各12克，甘草6克，土鳖虫3克（烘干研末，冲服）。水煎服。主治肝硬化。酒精中毒性肝硬化加葛花12克，肝炎后肝硬化加黄皮树叶30克。门脉性肝硬化，硬化甚加炒山甲10克，牙龈出血加紫珠草或仙鹤草30克，阴虚去川萆解，加

山药15克、石斛12克。（邓铁涛经验方）

3. 复肝丸：紫河车、红参须各29克，炙土鳖虫、广郁金各24克，参三七12克，生鸡内金、广姜黄各18克，共研极细末。虎杖、石见穿、蒲公英、糯稻根各120克煎取汁泛为丸。每服3克，日3次。或以汤药送服。1个月为1个疗程。用于早期肝硬化肝功能损害者。（朱良春经验方）

4. 化瘤丸：人参、苏木、桃仁、丁香各18克，桂枝、姜黄、苏子、五灵脂、香附、降香、延胡索、水蛭、阿魏、艾叶、川芎、虻虫各6克，当归12克，吴茱萸2克。研细末用醋250毫升浓煎，晒干，再加醋熬，晒干，如此3次。另用人工麝香6克，大黄、益母草各24克，鳖甲50克研细末与之调匀，装0.3克胶囊。日4次，次5粒，黄酒1小杯为引，或温开水送服。用于肝硬化、肝脾大、肝癌、子宫肌瘤、卵巢囊肿，外伤跌仆或痛经等。（孔二交经验方）

5. 祛脂疏肝汤：青皮、陈皮各10g，郁金10g，丹参20g，佛手10g，泽泻20g，茯苓皮15g，生首乌15g，清半夏10g，猪苓20g，枸杞子10g，草决明15g，生山楂15g。主治脂肪肝。（李辅仁经验方）

6. 二参软肝汤：红参、麦冬、枸杞子、阿胶（烊化）、三七、紫河车、土鳖虫、姜黄、穿山甲珠各10克，生地、沙参、何首乌、龟甲（先煎）、鳖甲各15克（先煎）。水煎服，每日1剂。滋补肝肾，养阴利水，凉血化瘀。主治肝硬化后期肝肾阴虚者，面色晦暗，形体消瘦，潮热心烦，手足心热，唇干口燥，失眠多梦，鼻出血，牙龈出血，舌红绛而干或光剥，脉细数无力。（李济仁经验方）

（五）外治法

1. 消鼓透脐贴：以莱菔子、汉防己、地龙、砂仁四药比例，分别为10∶10∶5∶5。碾细末过100目筛，并用滤纸加工成类袋泡剂剂型，每袋含生药3克，面积为6厘米×6厘米，厚度为0.3厘米。贴敷脐部，每日1次。贴敷时加透皮促进剂（3%的冰片溶液、月桂氮卓酮）。治疗肝硬化腹水。

2. 肝癌膏：蟾蜍、丹参各30克，大黄60克，石膏80克，明矾、青黛各40克，黄930克，冰片60克，马钱子30克，黑矾20克，全蝎、蜈蚣各30克，二丑、甘遂各100克，水蛭20克，乳香50克，没药20克。用食醋1000毫升文火熬至四分之一为度；或将上药研细末用醋调匀为厚糊状，涂敷于肝区或疼痛部位，以胶布固定，3日换1次。用于肝癌疼痛。

（六）预防护理

见“积聚”。

（七）评述

1. 活血化瘀、消癥散积 胁下痞块大多属瘀血凝结所致，属“癥积”范畴。故治疗主要用活血化瘀、消癥散积法。但须顾及邪正两端。兼邪有湿热、痰浊、气滞等，当同时予以清热、化痰、泄浊、理气。而正虚者又必须以益气、养血、柔肝、健脾等，其中补虚与祛邪兼顾，主次缓急法度得当，尤其应该重视。目前中医药治疗胁下痞块，主要以急慢性病毒性肝炎、血吸虫病、脂肪肝、疟疾发作后、肝硬化、肝癌等为主，辨证与辨病相结合，选药遣方。

2. 肝、脾肿大　主要根据触诊、叩诊和超声波等检查确定。在临床上，肝脏的硬度通常可区分为三度：一度（Ⅰ°）质柔软，触诊时有如指按口唇的硬度，这是正常肝脏的硬度。二度（Ⅱ°）略硬，有如指按鼻尖的硬度，一般见于各期肝炎、肝脓肿、血吸虫病、脂肪肝、疟疾发作后等。三度（Ⅲ°）硬度明显增加，有如指两眉之间的硬度，可见于慢性肝炎、脂肪肝、疟疾发作后及晚期血吸虫病、恶性肿瘤、白血病、肝淀粉样变性、梅毒肝等。

脾肿大轻度（深吸气时脾下缘在肋缘下 2～3 厘米），可见于病毒感染、早期血吸虫病，充血性心力衰竭，门脉性肝硬化等。中度（下缘可超出肋缘 3 厘米至平脐），可见于急性粒细胞型、淋巴细胞型白血病等。极度（超出脐水平以下），见于慢性粒细胞型白血病、慢性疟疾、班替综合征等。

三、乳房红肿热痛

本症多见于乳痈、乳发。乳痈多见于产后未满月的哺乳妇女，尤以初产妇多见。乳发也见于哺乳妇女。本症一般为实证、阳证，主要由乳汁不下，气滞热壅，热毒炽盛引起。在治疗时应重视疏肝、清胃、解毒、泻火，并在肿疡溃后予以托里排脓。同时，要结合外治诸法，局部用药，以助乳络畅通，脓液流出通畅。

（一）辨证要点

乳痈，初期乳房胀痛、不红或微红，为乳汁不下、气滞热壅引起；而后乳房肿块渐大，局部疼痛明显，如有应指波动感则已成脓。乳发，发病迅速，局部漫肿热痛，很快皮肉溃腐，病情重，为火毒引起。

（二）证治方药

1. 气滞热壅

【临床表现】产后哺乳初期，乳汁排出不畅，乳房胀痛，不红或微红，乳腺内结块，边界不清，压痛明显。或伴发热，头痛肢楚，口渴，便秘等。舌苔白或黄，脉弦数或滑数。

【病因病机】乳汁郁结，乳络不畅；肝气郁结，壅阻致成本证。相当于乳痈初起。

【治法】疏肝清热通乳。

【方剂】瓜蒌牛蒡汤（《医宗金鉴》）加减。

药物：全瓜蒌 30 克（打），牛蒡子 10～12 克，连翘 10～15 克，柴胡 10～15 克，黄芩 15 克，赤芍 15 克，青皮、陈皮各 6 克，全当归 10～15 克，白芷 10 克，生甘草 6 克。

方义：瓜蒌通乳散结，牛蒡子疏风清热，柴胡、青皮、陈皮疏肝理气，赤芍、当归和血通络，连翘、黄芩清热解毒，白芷疏风消肿且为阳明胃经之引经药。

加减：乳汁郁结、热象不显者，加王不留行、路路通，通下乳汁。气郁胸闷烦躁，加橘叶、川楝子疏肝解郁。发热口渴脉数，热象明显者，加金银花、红藤、败酱草等清热解毒。肿块明显者，加桃仁、乳香、皂角刺，活血消肿。

【变通法】亦可用连翘金贝散（《类证治裁》）用金银花、土贝母、蒲公英、夏枯草、红藤、连翘、天花粉。若无热象，仅乳汁不畅、乳房结块疼痛为乳吹，可用瓜蒌散（《医学心悟》），用瓜蒌、青皮、白芷、当归、金银花、甘草等，以消肿散结通乳为主。若乳头凹陷，乳晕部结块明显，红肿热痛，兼见发热便干者（可发生于非哺乳期、妊娠期妇女），可用柴胡清肝汤（《医宗金鉴》），即生地、赤芍、当归、川芎、柴胡、黄芩、山栀、连翘、花粉、牛蒡子，清肝泻火，活血消肿。

2. 火毒时邪

【临床表现】发病迅速，乳房部红肿热痛，毛孔深陷。继而皮肤湿烂、发黑溃腐，疼痛加重，高热口渴。舌红苔腻，脉数。

【病因病机】火毒时邪侵袭，犯于乳房，蕴结炽盛。相当于乳发，乳痈有时亦可见此。

【治法】泻火解毒。

【方剂】黄连解毒汤（《外台秘要》）合五味消毒饮（《医宗金鉴》）加减。

药物：黄连 15 克，黄芩 15 克，山栀 10 克，黄柏 10 克，蒲公英 30 克，地丁 30 克，野菊花 15 克，金银花 30 克，柴胡 10 克，连翘 10 克，白芷 10 克。

方义：柴胡解郁为肝经引经药，白芷疏风为胃经引经药，他药均为清热泻火解毒之品，大队集合，以一鼓而荡除热毒。

加减：口渴汗出加石膏、知母清泻阳明，如成脓加皂角刺透脓排毒。

【变通法】高热神昏，四肢痉厥，舌绛者，为热毒内陷于营血，宜用清营汤（《温病条辨》）清营凉血，并用安宫牛黄丸（《温病条辨》）开窍醒脑。

3. 胃热壅盛

【临床表现】乳房肿块逐渐增大，皮色鲜红，局部烦热，疼痛明显，并有持续性跳痛，10 天后肿块中央逐渐变软，脓成而有应指波动感。高热烦渴，身痛骨楚。舌红，苔黄，脉数。

【病因病机】足阳明胃经循于乳房，热盛阳明，热盛肉腐发为脓疡。

【治法】清热解毒，透脓消肿。

【方剂】仙方活命饮（《外科发挥》）加减。

药物：金银花 30 克，连翘 30 克，蒲公英 30 克，赤芍 15 克，瓜蒌 30 克，白芷 10 克，桔梗 10 克，皂角刺 10 克，当归 10 克，青皮、陈皮各 10 克。

方义：金银花、连翘、蒲公英清热解毒，瓜蒌、白芷、桔梗消肿散结，皂角刺透脓溃坚，当归、赤芍和血通络。

加减：气虚不足加黄芪、党参补气托毒，高热烦渴加紫花地丁、败酱草清热解毒。

【变通法】如痈肿成脓，不易破溃，可用透脓散（《医学心悟》），用黄芪、当归、皂角刺、白芷、金银花、牛蒡子、赤芍等托毒透脓，在切开排脓引流不畅时，亦可用之。若溃败后脓汁长期外溢，质地清稀，愈合缓慢，全身乏力，面色无华，低热、纳呆，舌淡脉虚，为气血不足、余毒未尽。用托里消毒散（《医宗金鉴》）益气养血，托毒和营，药用黄芪、白术、党参、茯苓、当归、白芍、川芎、金银花、桔梗、甘草、白芷等。

（三）医案

一妇人内热胁胀，两乳不时作痛，口内不时辛辣，若卧而起急则脐下牵痛。此带脉为患，用小柴胡汤加青皮、黄连、山栀。二剂二愈。

一妇人发热作渴，至夜尤甚，两乳忽肿，肝脉洪数。乃热入血室也。用加味小柴胡汤，热止肿消。（均引自《古今医案按》卷十《外科·乳疡》）

（四）医家经验

1. 许履和治疗乳痈经验

（1）毒气外侵：治宜发表散邪，疏肝清胃，速下乳汁，导其壅滞。方用荆防牛蒡汤，荆芥、防风、黄芩各6克，牛蒡子、金银花、花粉、连翘、香附各10克，蒲公英15克，柴胡、陈皮、生甘草、皂角刺各3克。嘱患者药后覆被而睡，得汗为度。

（2）乳汁蓄积：初起乳管痹阻积成奶块，无全身症状，用丹溪涌泉散，王不留行、漏芦、花粉各10克，山甲6克。日久化热，有酿脓之势，用乳痈验方，蒲公英30克，青皮、陈皮、山甲、川贝各6克，柴胡、甘草各3克，全瓜蒌12克，香附、橘叶、当归、漏芦、王不留行各10克。

（3）郁怒伤肝：宜用逍遥散去生姜、白术，加蒲公英15克，香附、橘叶各10克，青皮6克以理气清火。

（4）乳期乳痈均有排乳障碍，可加入山甲6克，漏芦、路路通、王不留行各10克通乳，乳通则痈消。乳汁过多加麦芽30克，山楂10克等回乳药。

（5）慢性僵块不消者，宜于和乳汤中加附子：蒲公英15克，金银花、当归、香附、全瓜蒌、赤芍各10克，桔梗、生甘草、附子各3克，青皮、陈皮、山甲各6克。（中医杂志，1980，5：339－341）

2. 顾伯华用手法排乳　在手法前嘱患者在乳头部宿乳结块的肿痛处作热敷，然后用拇食两指搓捻乳头，并将乳头轻轻向外牵引。对乳头的乳孔堵塞或开口于乳头的乳腺大导管堵塞尤为必要。对宿乳结块的局部手法是，用手掌由上至下进行按摩，在搓揉乳房结块的同时，端托乳房并挤排郁结的乳汁，挤乳的时间要长些，乳汁排出会由少到多。当乳汁通畅后，乳房结块会变小而柔软，疼痛也随之减轻。（《中医外科临床研究》）

（五）易简效验方

1. 皂角刺9克，柴胡、白芍各10克，生甘草6克，水煎服。主治乳痈。

2. 急性子25克，朴硝50克，鲜蟾皮1张，捣成泥，加白酒1盅及炒面适量，拌调成干糊状。将药糊敷患处，四周围以棉条，外用敷料固定。主治乳痈。

3. 砂仁10～20克，糯米饭适量。将砂仁研细末，用时和糯米饭少许拌匀，搓成条索状如花生米大小，外裹以消毒纱布塞鼻。左病塞右，右病塞左，也可交替用。每12小时更换1次。主治乳痈。

4. 干皂角（去皮、仁）、王不留行分别研极细末，取等量细末用黄酒或米酒调湿，再用一层纱布包成大小约1厘米、1厘米、2厘米的长圆形小药包，塞在同侧的鼻孔内，10～12小时取出。每日1次。主治乳痈。

5. 全蝎2只，馒头1个将全蝎包入，饭前吞服。主治乳痈。

6. 生麦芽60克、生山楂60克煎汤代茶，并用皮硝60克装入纱布袋中外敷。断乳前用，可防止本症发生。

7. 乳痈红肿方发，用活小鲫鱼一尾，去肠，同生山药寸许捣烂涂之，少顷发痒即愈。无山药，即芋奶亦可。(《沈氏女科辑要》)

（六）外治法

适于乳痈：以胸罩或三角巾托起患乳，脓未成者可减少活动牵痛，破溃后可防止袋脓，有助于加速疮口愈合。

1. 初起 乳汁郁滞，乳房肿痛，乳房结块，可用热敷加乳房按摩，以疏通经络。先轻揪乳头数次，然后从乳房四周轻柔地向乳头方向按摩，将郁滞的乳汁渐渐推出。可用金黄散或玉露散外敷；或用鲜菊花叶、鲜蒲公英、仙人掌去刺捣烂外敷；或用六神丸研细末，适量凡士林调敷；亦可用50%芒硝溶液湿敷。

2. 成脓 脓肿形成时，应在波动感及压痛最明显处及时切开排脓。切口应按乳络方向并与脓腔基底大小一致，切口位置应选择脓肿稍低的部位，使引流通畅而不致形成袋脓，应避免手术损伤乳络形成乳漏。若脓肿小而浅者，可用针吸穿刺抽脓或用火针刺脓。

3. 溃后 切开排脓后，用八二丹或九一丹提脓拔毒，并用药线插入切口内引流，切口周围外敷金黄膏。待脓净仅有黄稠滋水时，改用生肌散收口。若有袋脓现象，可在脓腔下方用垫棉法加压，使脓液不致潴留。若有乳汁从疮口溢出，可在患侧用垫棉法束紧，促进愈合；若成传囊乳痈者，也可在疮口一侧用垫棉法，若无效可另作一切口以利引流。形成乳房部窦道者，可先用七三丹药捻插入窦道以腐蚀管壁，至脓净改用生肌散、红油膏盖贴直至愈合。

（七）预防护理

妊娠5个月后，经常用温开水或肥皂水洗净乳头。乳头内陷者，可经常提拉矫正。乳母宜心情舒畅，情绪稳定。忌食辛辣煎炒之物，不过食肥甘厚腻之品。并保持乳头清洁，不使婴儿含乳而睡，注意乳儿口腔清洁；要定时哺乳，每次哺乳应将乳汁吸空，如有积滞可按摩或用吸奶器帮助排出乳汁。若有乳头擦伤、皲裂，可外涂麻油或蛋黄油；身体其他部位有化脓性感染时，应及时治疗。断乳时应先逐步减少哺乳时间和次数，再行断乳。

（八）评述

乳汁为气血所化，而源于胃，实水谷精华也。惟冲脉隶于阳明，故升而为乳，降而为经。因乳房壅结肿痛，孕妇胎热而致为内吹，小儿吮乳外感风热而致者为外吹，新产儿未能吮乳、余乳蓄热为妒乳，均以通乳理气为治。若红肿热痛、痈疡已成则为乳痈，湿烂溃黑、高热口渴为乳发，前者宜清热，后者用泻火。若脓成未溃宜透脓，溃败久而不敛则宜托毒。

四、乳房肿块

乳房肿块，单发或多发，可生于单侧或双侧，大多表面光滑，与皮肤不粘连，推之可移，皮色不变，不痛或稍有胀痛。乳房肿块大多由肝郁不舒、冲任不和、痰凝气滞而成，如乳核、乳癖，预后良好。亦有兼见阴虚火旺（如乳痰）或正虚毒盛（如乳癌）等。

乳癖相当于乳房囊性增生，见于20～50岁妇女，可见于双侧，散在多发，胀痛呈周期性，与月经有关。乳核相当于乳房纤维腺瘤，见于青春期妇女，单侧单发，光滑球形，增大缓慢，不痛。乳痰为一侧性乳房无痛性肿块，一个或多个，日久溃破而脓液清稀，长期疮口不敛，伴全身阴虚火旺表现。乳癌见于中老年妇女，以外上象限乳房多见，质硬不光滑，边界不清，生长迅速，初起不痛，日后乳头内陷、皮色暗红，甚而溃破分泌恶臭，疮面边缘不齐，状如菜花、山岩，有生命之忧。

（一）辨证要点

乳房结块胀痛者常与月经周期有关而起伏，伴见情志抑郁或月经不调者，为气滞痰凝或冲任不调。晚期乳房结块，脓成溃破，渗出不断，疮口不敛，耗伤气血，邪毒久居，是正虚邪实并存者。

（二）证治方药

1. 气滞痰凝

【临床表现】乳房结块，皮色不变，单发或多发，质地中等，或表面光滑似球形，或形状不一、大小不等，不痛或胀痛。若胀痛者常与月经周期有关，经前痛甚或肿块增大，经后痛减或肿块减少。情志抑郁，心烦易怒。舌苔薄，脉弦。

【病因病机】乳为肝经所过，妇女以肝为先天。如情志不遂，肝气郁结，气机阻滞，痰湿内生，络脉不通，结而成为乳房肿块。本证常见于乳核、乳癖和乳痰、乳癌初起。

【治法】疏肝理气，化痰散结。

【方剂】开郁汤（《外科秘录》）合消瘰丸（《医学心悟》）加减。

药物：柴胡10克，赤芍、白芍各10～12克，白芥子6克，茯苓15克，白术10克，香附10克，当归10～15克，甘草6～10克，浙贝母10克，夏枯草10～15克，牡蛎15克（先煎）。

方义：开郁汤原方乃逍遥散基础上加味而成，尚有全蝎、天葵子，嫌其峻猛故去之。用柴胡、香附疏肝理气，茯苓、白术、甘草健脾和中，白芥子、浙贝母化痰，夏枯草、牡蛎散结，当归、赤芍、白芍和血通络。

加减：月经不调加益母草调经，若经前肿块胀痛加蒲黄、五灵脂、川楝子、延胡索理气活血。兼见血虚者加女贞子、墨旱莲养血，郁火者加牡丹皮、山栀清热，乳核肿块可加黄药子、鹿角霜，坚硬不消加三棱、莪术。乳癖情志不遂，胸闷胁痛，加郁金、川楝子、青皮理气，或王不留行、丝瓜络、路路通通络。乳癌加全瓜蒌、半支连、莪术等消肿化瘀解毒之品。乳痰者加丹参、黄芩、百部抗痨。

【变通法】可用逍遥散（《太平惠民和剂局方》）合瓜蒌散（《医学心悟》）。

2. 冲任失调

【临床表现】乳房肿块并疼痛，可随月经周期而变化，经前疼痛加重或肿块增大，经后消失或缩小。月经不调，经暗有血块，或量少色淡，或婚后未育，或月经过早闭止，腰膝酸软。舌质淡或暗，脉沉细。

【病因病机】冲任失调，气血不和，痰凝结块。可见乳癖（绝经期妇女）和乳癌，亦有见于乳核者。

【治法】调和冲任，行气和血。

【方剂】二仙汤（经验方）合四物汤（《太平惠民和剂局方》）加减。

药物：仙茅10克，淫羊藿10～15克，巴戟天10克，当归10～15克，赤芍、白芍各10～15克，熟地15克，川芎6～10克，益母草30克，鹿角片10克。

方义：仙茅、淫羊藿、巴戟天、鹿角片温润补阳，调和冲任。当归、赤芍、白芍、川芎、熟地、益母草和血养血，调经补虚。

加减：经暗有血块，加桃仁、红花、茜草活血调经；经色淡而量少，加墨旱莲、女贞子养血调经。气滞加香附、郁金、柴胡理气，血瘀加三棱、莪术化瘀散结。肿块质硬者，加黄药子、山慈菇、夏枯草、王不留行通络消肿。

【变通法】若见气滞痰凝、冲任失调者，开郁汤（《外科秘录》）合二仙汤加减。

3. 肝肾阴虚

【临床表现】乳房肿块，皮色微红，与皮肤粘连，触之有波动感；溃后脓汁清稀，夹有败絮状物，疮口久不愈合，见于乳痰。乳房结块隐痛或胀痛，经前症状加重，或与月经无关，见于围绝经期妇女之乳癖。或乳癌局部翻花溃烂，渗出不断，脓汁腐臭。形体消瘦，五心烦热，月经紊乱，头晕耳鸣，腰膝酸软，低热盗汗。舌质红苔少，脉细数。

【病因病机】肝郁化火，日久伤阴；肝肾同源，久必及肾。肝肾阴虚，血瘀痰凝，则呈此证。

【治法】滋补肝肾，化瘀祛痰。

【方剂】滋水清肝饮（《医宗已任编》）加减。

药物：山茱萸10克，生地、熟地各10克，山药15克，牡丹皮10克，茯苓15克，柴胡6～10克，白芍15克，当归15克，夏枯草30克。

方义：山茱萸、熟地、山药补肾，当归、白芍、生地和血养肝，牡丹皮泻火，茯苓健脾，柴胡疏肝。

加减：气虚疮口不敛者，加黄芪、党参益气托毒。午后低热，加地骨皮、青蒿、银柴胡、鳖甲养阴清热。乳癌加白花蛇舌草、半支连、石见穿，局部破溃、渗出流液加金银花、连翘、蒲公英，均清热解毒之品。围绝经期妇女乳癖，阴虚加玄参、知母、黄柏，阳虚加仙茅、淫羊藿。

【变通法】六味地黄汤（《小儿药证直诀》）补肾阴，一贯煎（《柳洲医话》）养肝阴，合方亦可。

4. 正虚邪恋

【临床表现】乳痰化脓或溃后，乳房结块增大，皮色暗红，肿块变软，溃后脓水稀薄，夹有败絮物，日久不敛，伴有窦道。乳癌乳房肿块，溃后愈坚，推之不移，表面不平，乳头内陷、糜烂，皮色暗红、紫暗，或溃破脓液腐臭，疮口不敛。面色无华，神疲乏力，食欲不振，心悸失眠。舌质淡红、紫暗或有瘀块，脉虚数。

【病因病机】常见于乳痰、乳癌晚期，脓成溃破渗出不断，耗伤气血，邪毒久居，故疮口不敛，是正虚邪实并存者。

【治法】扶正祛邪，益气养血。

【方剂】八珍汤（《正体类要》）加减。

药物：黄芪 30 克，党参 15 克，当归 15 克，白术 10 克，茯苓 15 克，甘草 6 克，赤芍、白芍各 15 克，陈皮 6～10 克。

方义：黄芪、党参、白术、茯苓益气健脾，当归、赤芍、白芍和血养血，陈皮、甘草调中和胃。

加减：乳癌加土茯苓、白花蛇舌草、龙葵解毒，乳痰加皂角刺透脓。

【变通法】可用香贝养荣汤（《医宗金鉴》），即八珍汤加香附、贝母、桔梗，是益气养血之剂。

（三）医家经验

1. 顾伯华治乳癖经验　乳癖治疗当先治肝，条达气机是治疗乳癖的核心和枢纽。同时，肾气不足、冲任失调是病之本。故治疗常用仙茅、淫羊藿、肉苁蓉、锁阳、鹿角等温补肝肾、调摄冲任以治本，佐以理气养血之品。乳癖为肝郁气滞、脾虚生痰，痰瘀互结而成。故常用活血化瘀，如桃红四物汤合三棱、莪术、益母草等；并参合化痰软坚，如土贝母、土茯苓、夏枯草、牡蛎、海藻等。对肿块质坚、经久不消者，则加用僵蚕、土鳖虫、水蛭、蜈蚣等虫类药，坚者削之。如乳癖见乳头血性溢液者，由肝阴不足、水不涵木，肝火逼血妄行所致。用养血柔肝、养阴清热，药如当归、生地、墨旱莲、蛇舌草、鹿衔草、鳖甲、知母、黄芩、地骨皮、仙鹤草等，并用半支莲、重楼、山慈菇等清热解毒（《中医外科临床研究》）

2. 陆德铭治疗乳腺癌经验　乳腺癌的发生与正气不足、邪毒留滞有关，其发生发展是因虚致实（癌），因实更虚，虚实夹杂的过程，本虚而标实。故临证以辨证与辨病、扶正与祛邪相结合，以扶正培本为主，祛邪抗癌为辅，以提高机体抑制肿瘤因素，达到抗癌、抑癌目的。主张早、中期应以手术、放疗、化疗为主，配合中药减毒增效；晚期应以扶正为主，佐以祛邪。对手术后患者更应侧重扶正培本，在辨证基础上辨病，分期选用有抗癌活性药物。晚期乳腺癌及术后 3 年内应扶正祛邪并重，术后 3～5 年以扶正为主佐以祛邪，术后5年之后应扶正培本。常用下列几组药：生黄芪、党参、炒白术、茯苓等健脾益气，淫羊藿、肉苁蓉、补骨脂、山茱萸等温肾壮阳，生地、天冬、天花粉、玄参、沙参、枸杞子、女贞子等滋阴润燥，当归、川芎、白芍、制首乌等养血生血。各组药中选2~3味，以为扶正，气阴或气血双补，脾肾兼顾。白花蛇舌草、半枝莲、蛇六谷、半枝莲、石见穿、莪术、丹参、三棱、山慈菇、露蜂房、苦参、石上柏、薏苡仁、龙葵、制南星、牡蛎等，清热解毒，活血化瘀，化痰散结，祛邪抗癌。药物用量轻重至关疗效，正气大虚，邪实亦盛，处方用药量轻，虽补则无力扶正，欲攻而难达病所，故有些药物必超量方能奏效。如生黄芪、党参、莪术、石见穿、半枝莲、蛇舌草各30~60克，露蜂房有毒亦常超量使用12克，然而白术、玄参、陈皮则以常量9~12克处之。再者，晚期转移性乳腺癌转移原因，一为邪盛正虚，二为情志过激。需重视情志调节，调心调身。（辽宁中医杂志，1994，2：61-62；中医杂志，1996，1：18-19）

（四）易简效验方

1. 散结灵4粒，日3次。

2. 小金丹4粒，日3次。

以上适用于乳痰初起、乳癖、乳核。

3. 犀黄醒消丸，1次5克，日2次，用于乳癌者。

4. 夏枯草膏，1次15克，日2次，用于乳痰者。

5. 麦芽30~60克，山楂20克，夏枯草20克，鸡血藤、牡蛎、鳖甲各30克，赤芍、丹参各15克，陈皮、通草各10克。每日1剂，水煎服，用于乳癖、乳核。

6. 白芥子6克，白附子10克，生半夏5克，制蜈蚣3条，炙水蛭2克，炙甘草9克，熟地、茯苓、海藻、生麦芽9克。每日1剂，水煎服，用于乳癖。

7. 全蝎16克，瓜蒌25个，瓜蒌开孔，将全蝎分装于瓜蒌中，焙成性，研细末。日3次，每次3克，连服1个月。用于乳核。

8. 玄参、牡蛎、皂角刺各20克，大贝10克，小儿药量可减半。治乳腺包块、乳腺增生、甲状腺疾病（甲状腺炎、甲状腺结节、甲状腺瘤）、颈部淋巴结炎、颈部淋巴结结核、淋巴瘤等。（刘尚义经验药对）

（五）外治法（敷贴）

1. 处方：阳和解凝膏掺黑退消。

用法：敷贴局部。适于乳核、乳痰（初起）、乳癖。

2. 处方：阿魏消痞膏（初起）、海浮散（溃后）、生肌玉红膏、生肌散（坏死组织脱落后）。

用法：外敷，用于乳癌。

3. 处方：山慈菇、生半夏、生南星、贝母、僵蚕、乌头、白芷、细辛、樟脑各10克，研末。

用法：取适量用陈酒或鸡蛋清调涂，日1次，用于乳核。

4. 乳痰初起用阳和解凝膏，溃破后疮口有腐肉者用九一丹掺药脱腐，疮口肉芽新鲜用生肌玉红膏，瘘管用白降丹或红升丹药捻插入，脱管生肌。

5. 季芝鲫鱼膏：活鲫鱼肉、鲜山药（去皮）各等份以上共捣如泥，加麝香少许，涂核上，觉痒极勿搔动，隔衣轻轻揉之，七日一换。乳岩，肿如覆碗坚硬，形如堆粟。（《医宗金鉴》卷六十六）

（六）预防护理

调摄情志，避免郁怒，忌辛辣刺激。定期检查，及时诊治。

（七）评述

乳痰宜配合抗痨。服用中药和外用药1～3个月效果不显时，乳核、乳癖宜手术治疗。

乳癖用止痛与消块是治疗本病之要点，根据具体情况进行辨证论治。对于长期服药而肿块不消反而增大，且质地较硬，边缘不清，疑有恶变者，应手术切除。

乳核一般应做手术切除，尤其是绝经后或妊娠期前发现肿块者，或服药治疗期间肿块继续增大者。术后均需做病理检查，有条件应及时作冰冻切片检查。

乳癌手术仍是其治疗的首选方法，近年手术范围渐趋增小，配以大化疗、大放疗。采用辅助化疗、联合化疗及众多的化疗新药进一步提高了疗效，但正确掌握适应证、合理治疗依然十分重要。以下列表以示临床常见乳房肿块的鉴别诊断（表10－1）。

表10－1　常见乳房肿块鉴别表

鉴别要点	乳腺纤维腺瘤（乳核）	乳腺大导管内乳头状瘤（乳衄）	乳腺癌（乳岩）	乳腺增生病（乳癖）
好发年龄	20～30岁多见	40～50岁多见	40～60岁多见	30～45岁多见
肿块特点	大多为单个，也可有多个，圆形或卵圆形，边缘清楚，表面光滑，质地坚实，生长比较缓慢	多大乳头附近，单个绿豆大小，圆形肿块，边缘清楚，质地软或中等	多为单个，形状不规则，边缘不清楚，质地硬或不均匀，生长速度较快	常为多个，双侧乳房散在分布，形状多样，可为片状、结节、条索，边缘清或不清，质地软或韧或有囊性感
疼痛	无	可有压痛	少数病例有疼痛	明显胀痛，多有周期性或与情绪变化有关
与皮肤及周围组织粘连情况	无粘连	无粘连	极易粘连，皮肤呈“酒窝征”或“橘皮样变”	无粘连
活动度	好，用手推动时有滑脱感	可活动	早期活动度可，中期及晚期肿块固定	可活动

五、乳头出血

乳头出血又名乳衄，为乳头溢出血性液体，呈粉红、暗红、鲜红色，时亦有浆液性液体呈淡黄色者。多见于40～50岁妇女。相当于西医诊断之乳腺导管乳头状瘤，少数可恶变。部分患者可有乳房部灼热、胀痛。乳晕下方可触及小结节，可移动；个别在乳晕部有圆形肿块，活动度较大。由肝郁火旺、脾不统血所致，分别予以清肝凉血和益气统血。

（一）辨证要点

伴心性急躁、胸闷胁痛为肝郁；伴四肢倦怠、纳呆乏力，怔忡健忘为脾虚。

（二）证治方药

1. 肝郁火旺

【临床表现】乳头导管性液体溢出，颜色鲜红或暗红，多无疼痛，郁怒时乳房发胀，压之出血，偶有乳房灼热不适，虫行蚁爬之感，有的在乳晕处可触及活动、圆形囊性肿块。伴心性急躁，胸闷胁痛，失眠多梦，口苦咽干。舌质红，苔薄黄，脉弦数。

【病因病机】乳头为肝经所过。肝气不疏，久而化火，迫血溢出于乳头。

【治法】疏肝解郁，清热凉血。

【方剂】柴胡清肝散（《医宗金鉴》）加减。

药物：柴胡5克，白芍10克，香附10克，栀子10克，黄芩10克，龙胆草10克，牡丹皮10克，紫草15克，山慈菇10克，蒲黄10克。

方义：柴胡、白芍疏肝，栀子、香附解郁，龙胆草、黄芩泻火，蒲黄、牡丹皮、紫草凉血止血，山慈菇散结消肿。

加减：乳房胀痛加川楝子、延胡索理气止痛，出血较多加仙鹤草、血余炭、阿胶止血。血色鲜红加生地、小蓟凉血止血，肿块不消加牡蛎、夏枯草散结消肿。

【变通法】可用丹栀逍遥散（《内科摘要》）加减。

2. 脾不统血

【临床表现】乳头溢液，不知痛痒，或无意中用手挤压乳头时可溢出少量鲜血，或先为淡黄色液体，后为血性溢液。有的在乳晕部可扪及肿块，压痛不甚。伴四肢倦怠，纳呆乏力，怔忡健忘，虚烦不眠。舌质淡，舌苔白，脉细弱。

【病因病机】忧思劳伤，肝郁伤脾，脾不统血，血不循经而溢出乳头。

【治法】益气养血，健脾统血。

【方剂】归脾汤（《济生方》）加减。

药物：黄芪30克，白术15克，茯苓15克，当归10克，白芍10克，茅根10克，阿胶10克，王不留行10克，藕节10克，丝瓜络10克。

方义：黄芪、白术、茯苓健脾益气，当归、白芍养血，茅根、阿胶、藕节止血，王不留行、丝瓜络通乳引经。

加减：流黄色液体量多，可加猪苓、泽泻利湿；气虚加党参补气，失眠健忘加柏子仁、酸枣仁养心安神。

（三）易简效验方

柴胡、白芍、白术、茯苓、牡丹皮、山栀各9克，当归12克，墨旱莲15克，水煎服。溢液色鲜红或紫者加仙鹤草30克，龙胆草9克；溢液色淡黄者加生薏苡仁15克，泽泻9克；乳房囊性增生者加菟丝子、淫羊藿、锁阳各12克；大导管乳头状瘤加白花蛇舌草30

克，急性子9克，黄药子12克（肝病者禁用）。（顾伯华经验方）

（四）外治法

小金丹、云南白药调糊外敷。或鲜大小蓟、仙鹤草、紫草叶捣烂外敷。

（五）预防护理

同“乳房肿块”。

（六）评述

本症原则上以手术治疗为主，尤其在上述治疗无效，仍反复发作，或经确认为乳头癌时，应及时切除之。

六、男子乳房发育症

又称男性乳房女性化，以男子乳房肥大、单侧或双侧结块、胀痛，状如女性样发育的症状。《疡医大全》：“男子乳房忽然臃肿如妇人之状，扪之疼痛，经年累月不消。”有类本症。可归于“乳疬”“乳癖”范畴。单侧或双侧乳腺组织呈扁圆形或椭圆形增生，质中等边界清晰，推之可移，乳头、乳腺疼痛或压痛，少数有乳头分泌物。乳头、乳腺痛可在1年内自行消退。可由肝气郁结、气血不和，冲任失调、痰湿气郁所致；亦可因药物影响导致阴阳失衡，阴虚火旺，阳气不足。

（一）辨证要点

本症以实证多见，凡痰凝气滞、兼肝郁者按之疼痛。因肝肾阴虚、阳虚痰凝者，按之不痛或疼痛不显。

（二）证治方药

1. 气郁痰凝

【临床表现】一侧或双侧乳房肿大结块，随情绪变化而消长。胸胁不舒，情绪郁闷。舌苔薄，脉弦。

【病因病机】乳头乃肝经所过，肝郁气滞，痰凝阻络，故乳房结块。

【治法】疏肝解郁，化痰散结。

【方剂】男妇乳疬汤（《种福堂公选良方》）合二陈汤（《太平惠民和剂局方》）、消瘰丸（《医学心悟》）加减。

药物：香附10克，青皮6克，橘叶10克，夏枯草10～15克，陈皮6克，柴胡10克，法半夏10克，牡蛎15克（先煎），浙贝母10克。

方义：半夏、陈皮化痰，青皮、香附理气，柴胡、橘叶疏肝，夏枯草、牡蛎、浙贝母散结。

加减：痰凝加瓜蒌、郁金、海藻、昆布散结软坚，阴虚阳亢加龟甲、鳖甲滋阴潜阳，阳虚加淫羊藿、巴戟天补阳温润，血虚加当归、白芍补血，血瘀加三棱、莪术化瘀。

【变通法】如结块固定不移，刺痛为主，舌暗紫，血瘀阻络者，用复元活血汤（《医学发明》）加减，药用柴胡、当归、桃仁、红花、炮甲片、全瓜蒌、香附、橘叶核、贝母等，理气活血，消肿散结。如心烦易怒、口干苦，胸胁胀痛，肝经郁火，用丹栀逍遥散（《内科摘要》）加减，疏肝泻火。或化肝煎（《景岳全书》），用贝母、牡丹皮、赤芍、栀子、陈皮、青皮、泽泻。

2. 阴血虚损

【临床表现】一侧或双侧乳房结块，隐痛不舒。头晕耳鸣，腰膝酸软，心烦失眠，五心烦热，口干咽燥。舌红少苔，脉细数。

【病因病机】肝血不足，肾阴亏损，不能涵养，虚火上炎，炼液为痰，痰凝成块。

【治法】补肝血，滋肾阴，软坚散结。

【方剂】四物汤（《太平惠民和剂局方》）合六味地黄汤（《小儿药证直诀》）加减。

药物：生地、熟地各15克，当归10～15克，白芍10～15克，山药15克，山茱萸10～15克，牡丹皮10克，泽泻10克，茯苓15克，浙贝母10克，青皮、陈皮各6克，牡蛎15克。

方义：熟地、当归、白芍养血和肝，生地、牡丹皮凉血降火，浙贝母、青皮、陈皮、牡蛎散结理气，山药、熟地、山茱萸补肾滋阴，茯苓、泽泻淡渗利湿。

加减：气虚加党参、黄芪益气，痰凝加海藻、昆布、夏枯草散结，瘀血加三棱、莪术、丹参化瘀。

【变通法】如阴虚火旺者可用一贯煎（《柳洲医话》）养肝阴血，合知柏地黄汤（《医宗金鉴》）滋肾降火。药用沙参、麦冬、枸杞子、生地、白芍、知母、黄柏等。

3. 阳虚痰凝

【临床表现】一侧或双侧乳房肿块，按之软，疼痛不显。面部少须，性欲减退，阳痿早泄，性欲减退，臀部丰厚，声音变尖，腰膝酸软，手足不温，小便清长。舌淡胖，脉沉细。

【病因病机】肾阳不足，温煦无力，水湿不运，痰湿内生，凝结乳块。

【治法】温肾肋阳，散结消肿。

【方剂】阳和汤（《外科全生集》）加减。

药物：熟地15克，鹿角片10克，肉桂3克，炮姜炭6克，白芥子10克，青皮、陈皮各10克，浙贝母10克，夏枯草15克。

方义：肉桂、炮姜、鹿角片、熟地温肾助阳，白芥子、青皮、陈皮、浙贝母、夏枯草散结消肿。

加减：阳虚甚者加菟丝子、淫羊藿、杜仲温润补阳，兼阴血不足者加当归、白芍、枸杞子养阴补血，痰凝加半夏、郁金、橘叶核、香附理气化痰。

【变通法】右归丸（《景岳全书》）加减。或用二仙汤（经验方）调和冲任，温阳滋阴同用。

（三）医家经验

许履和治疗男子乳疬经验

（1）气滞痰凝：治以疏肝理气，化痰散结。方用加味乳疬汤，香附、橘叶、夏枯草、茯苓各10克，柴胡3克，青皮、陈皮、制半夏各6克，牡蛎15克。

（2）肝肾不足：治以补益肝肾，佐以化痰软坚。方用加味地黄汤，即六味地黄汤加当归10克，白芍、川贝各6克，牡蛎15克。也可外用八将膏（《药蔹启秘》）：腰黄12克，冰片1.2克，蝉蜕6克，蜈蚣10条，全蝎10个，五倍子24克，穿山甲9克，麝香0.9克，研细末，掺于太乙膏上即成。

乳房假发育症见于8～11岁的儿童，一侧或两侧乳晕出现核子，以女孩多见。又称妖乳，可用加味乳疬汤。（中医杂志，1980，5，339－341）

（四）易简效验方

1. 消瘰丸，每次6克，日3次。

2. 小金片，每次4片，日3次。

3. 六味地黄丸、逍遥丸，各5～10克，日2次。

4. 仙茅、淫羊藿、丝瓜络各12克，半夏、橘叶核、当归、白芍各10克，巴戟天9克，每日1剂，水煎服。用于老年阳虚男性乳房发育症。

（五）外治法

1. 处方：阳和解凝膏加黑退消（或桂麝散）。

用法：敷局部，5～7天换1次。用于阳虚痰凝。

2. 处方：石膏、芒硝各50克，黄柏100克，研末。

用法：水调外敷，日换1次。用于肝肾阴虚。

3. 处方：生南星、生半夏各150克，全蝎、蜈蚣各60克，山慈菇、蜂房、皂角刺各90克，研末。

用法：取适量，用陈米酒（鸡蛋清）调敷，纱布固定，日换一次。用于痰凝气滞者。

（六）预防护理

不要过于忧思，防止过度房事。停用可引起男性乳房发育的某些药物。

（七）评述

本症病位在乳，为足厥阴所过。实证以疏肝解郁，化痰散结，化瘀通络为主。虚证则用调补肝肾，或以滋阴降火，或用温阳消凝法。在用药时宜加引经药，如柴胡、香附、橘叶、青皮等；其化痰散结之品亦不可少，如夏枯草、海藻、牡蛎、贝母等。本症因内分泌紊乱所致，若见于男性青春期，则与睾丸功能不全有关；见于中、老年人，可因肝病及生殖器病所致。本症预后大多良好，中药效果不佳者可考虑要求手术，出现癌变则应尽早综合治疗。

《中医临证备要》：“男子肾虚肝燥，忧思怒火郁结，乳部亦能生核，久则隐痛，用一味青皮或橘叶煎服。”录之备存。

七、腋汗

腋汗，是指两腋局部汗出异常的症状。腋汗又称胁汗（《张氏医通》）。因腋部出汗异常时，可伴有触鼻难闻的狐臊臭味，故对此症又称为“狐臭”（《肘后备急方》）、“体气”（《诸病源候论》）、“腋气”（《外科正宗》）。不论其味臭与不臭，只要是腋下局部出汗，均归并于此予以介绍。

胁为肝之分野，腋为心经所及。故心火过旺、肝经湿热者，可引起腋汗、狐臭。又，狐臭之症，常有遗传因素，对此中医早有认识，如明代陈实功《外科正宗》云：“狐气一名狐腋，此因父母有所传染。”故有“胎毒内蕴”之说。

（一）辨证要点

腋汗有腥臊臭味，秽臭触鼻为狐臭，湿热所致。腋汗但无臭味，情绪不畅为肝热阴虚。

（二）证治方药

1. 肝经湿热

【临床表现】腋下汗出，有腥臊臭味，秽臭触鼻，一般见于青壮年，至老年臭味消减。心情抑郁，心烦易怒，胸胁胀满，口苦黏腻，小便黄，大便干。舌红，苔黄腻，脉弦数。

【病因病机】胎毒内蕴，湿热熏蒸，循于腋胁，逼汗外泄。

【治法】清泄肝火，除湿清热。

【方剂】龙胆泻肝汤（《医宗金鉴》）加减。

药物：龙胆草6~10克，当归10克，山栀5~10克，车前子10克（包），柴胡5克，生大黄5~10克，木通10克，生地10克，泽泻10克，生甘草5克。

方义：龙胆草、山栀、大黄泻火，当归、生地和血，木通、车前子、泽泻利水使热自小便而去，柴胡疏肝为引药。

加减：如有腋臭必外用药粉（见外治法）搽擦方可。

【变通法】可用柴胡胜湿汤（《兰室秘藏》）代之，药用柴胡、黄柏、升麻、泽泻、茯苓、防己、羌活、麻黄根、龙胆草、红花、当归、生甘草等。方中有羌活、防己、升麻、柴胡，风以胜湿药较多，其清热药有黄柏、龙胆草，力量稍逊于龙胆泻肝汤。

2. 肝热阴虚

【临床表现】腋下汗出，但无臭味。情绪不畅，心烦易怒，口苦咽干，胸胁不舒。舌红，脉细数。

【病因病机】肝气不畅，气郁化火，火热伤阴，逼汗外泄于腋下。

【治法】疏肝清热，佐以养阴血。

【方剂】丹栀逍遥散（《内科摘要》）合四物汤（《太平惠民和剂局方》）。

药物：牡丹皮5~10克，山栀10克，柴胡5~10克，当归10克，白芍10克，白术10克，茯苓10克，生地10克，川芎6克。

方义：柴胡疏肝理气，生地、白芍、当归、川芎和血养阴，牡丹皮、山栀清泻火热，茯苓、白术健脾除湿。

加减：阴虚内热，口苦咽干，五心烦热者，加用知母、黄柏清降相火；心烦喜怒加黄连、龙胆草泻心肝火。

【变通法】如有肝肾阴虚者，本症兼见阴汗，心悸失眠，腰膝酸软，可用滋水清肝饮（《医学已任篇》）。方用六味地黄汤补肾，当归、白芍和血，柴胡疏肝，山栀、牡丹皮泻火，酸枣仁安神。

（三）医家经验

何传毅外治狐臭经验

处方：密陀僧60克，三仙丹（粗制氧化汞的块状物或粉末）10克，炉甘石10克，寒水石10克，滑石20克，甘草6克，松花粉18克，共研细末。

用法：清洗局部后，蘸取药粉少许（如烟灰大），搽抹患处。每日或隔日1次，轻者5～7天搽抹1次。

疗效：轻者经1个或几个夏季治疗，腋臭可消除。中度及重型者及经手术后复后者，每日1～2次即可消除异味。

注意事项：必须认真清洗局部，腋毛浓密处须剃之，局部揩干后再用药。症情严重者，方内可加用轻粉6克（过敏者忌用）、枯矾6克、铜绿10～15克。如用药一周仍无效者，可用他法。（何传毅，出汗异常．北京：人民卫生出版社，1984，80－82）

（四）外治法

1. 处方：牡矾丹（《杂病源流犀烛》）：煅牡蛎30克、黄丹9克、枯矾10克，研末。

用法：每次取一撮，搽抹患部。

2. 处方：密陀僧散（《外科正宗》）：雄黄、硫黄、蛇床子各6克，密陀僧3克，轻粉1.5克。

用法：共研末，以醋调外敷。本方可治狐臭、汗斑。

3. 处方：腋气神效方（《世医得效方》）：密陀僧30克、白矾21克，硇砂少许，麝香1.2克，共为细末。先用大皂荚煎汤洗患处，后再抹药。本方可治狐臭。

（五）预防护理

少吃或不吃辛辣刺激之物，戒烟酒。局部胫勤用温水擦洗，勤换内衣。

（六）评述

腋汗之症，从肝、心论治，清肝胆湿热，泻心经血热。且需内服、外治双管齐下，方臻全功。

第十一章 饮食脘腹

中医所谓的胃纳、脾运，主要指消化吸收，与全身代谢功能有关。兹以胃、脾功能失常的临床症状为主，分为饮食呕逆和脘腹两节加以叙述。

第一节 饮食呕逆

胃主受纳，以通降为顺。脾主运化，以健运为能。脾胃不和，则可出现各种与饮食水谷纳化功能相关的临床症状，如食欲不振、消谷善饥等。若胃气不和，胃气上逆，造成饮食水谷受纳功能的障碍，则可引起呕吐、反胃、噎膈、恶心、呃逆、嗳气、吞酸等，其状态用呕逆两字以概括，有它们的共性。故合为一门论之，曰饮食呕逆。

一、食欲不振

食欲不振又称纳呆、少食、食不化等。不思饮食，饮食减少，不饥不纳，食不知味，厌食、恶食等均属本症范畴，但其程度是有所不同的。纳，即胃之容纳饮食功能；呆，指迟缓、减退。饮食消化功能减退，即可出现各种食欲不振的情况。本症主要由脾胃功能失调所致。胃气以下行为顺，脾气以健运为能。脾胃不和，或虚或实，纳谷不能，运化不调，升降失司，即为纳呆。

（一）辨证要点

食欲不振轻重程度不同。轻则食不知味，纳食减少，大多为实证者，以湿阻、食停为主。重则不饥不纳，厌食不进，多为虚证者，以脾气（阳）虚、胃阴（气）虚为主。

（二）证治方药

1. 脾胃气虚

【临床表现】饥不欲食，食不知味，或食入不化，或脘中不饥，食后泛恶、脘痞，不烦不渴，神疲乏力，气短懒言，大便溏薄。舌质淡，舌淡薄白，脉虚缓、濡细。

【病因病机】胃不纳谷，脾失健运，脾胃虚弱，蠕动无力。

【治法】益气健脾，助食和胃。

【方剂】异功散（《小儿药证直诀》）加减。

药物：党参（太子参）10 克，炒白术 10 克，茯苓 10 克，陈皮 6 克，甘草 3 ~ 6 克。

方义：党参、白术、茯苓益气健脾，陈皮、甘草和胃助食。

加减：食入不化、脘痞腹胀者，加砂仁、白蔻仁、神曲、鸡内金，以醒脾开胃；口淡无味者，加佩兰、藿香梗，或玫瑰花、厚朴花，以芳香开胃；中气下陷，食后饱胀，卧则胀减，加黄芪、枳壳、升麻、柴胡，以益气升阳；呕恶吐清水者，加法半夏、生姜，降逆止呕。知饥少纳，加石斛、木瓜，以酸甘化阴。

【变通法】脾胃虚弱，食欲不振，腹胀便泄，足肿而浮，兼水湿者，用参苓白术散（《太平惠民和剂局方》）健脾利湿。若中气下陷，纳食减少者，用补中益气汤（《脾胃论》）去当归加苍术、木香补中益气。

2. 脾胃阳虚

【临床表现】不饥不纳，食而无味，食欲不振，食后脘痞、腹胀，食已欲便，畏寒肢冷，神疲乏力，呕吐清水，大便溏泄，完谷不化。舌淡胖，舌苔白润，脉沉细。

【病因病机】脾阳不振，胃阳式微，阴寒内生，纳化无力。

【治法】温中健脾，益气和胃。

【方剂】理中汤（《伤寒论》）合大半夏汤（《金匮要略》）加减。

药物：党参 10 克，姜半夏 10 克，干姜 3～5 克，茯苓 10 克，陈皮 6 克，益智仁 10 克，甘草 3～6 克，生姜 2～3 片。

方义：党参、干姜、益智仁、甘草温中健脾，通阳和阴；半夏、茯苓、陈皮、生姜，和胃通阳，降逆止呕。

加减：脘腹冷痛者加荜茇、吴茱萸，温中止痛；不食不运，味变酸苦，肝木乘土者，加木瓜、吴茱萸、乌梅，制肝抑木；大便溏泄、完谷不化，形寒怯冷，加淡附子、炒白术，或加煨肉果、吴茱萸，温脾通阳；脘痞腹胀者，加砂仁、神曲、厚朴，理气增食。

【变通法】若中气下陷、脾胃不足，运纳俱少，食已即泻者，用补中益气汤（《脾胃论》）去当归，加茯苓、益智仁、木瓜，升阳益气。兼湿滞者或用升阳益胃汤（《脾胃论》），即六君子汤加黄芪、芍药、羌活、独活、防风、黄连、柴胡、泽泻、干姜等，在上方基础上又有风以胜湿、淡渗利湿的功效。

3. 脾胃阴虚

【临床表现】不饥不纳，知饥少纳，胃脘虚痞，嘈杂灼热，口干舌燥，气馁声低，四肢无力，大便干结不爽。舌质红少津，少苔或无苔，脉细数。

【病因病机】脾胃阴虚，津液亏乏，胃肠失于濡润，纳化失常，谷食不化。

【治法】养阴益胃，醒脾增食。

【方剂】养胃汤（《临证指南医案》）加减。

药物：北沙参 10～15 克，麦冬 10～15 克，石斛 10 克，玉竹 10 克，扁豆 10 克，省头草（或用佩兰代之）10 克，陈皮 3 克，乌梅 3 克，甘草 3 克，粳米 1 撮（或大麦仁 15 克代之）。

方义：石斛、玉竹、沙参、麦冬养阴益胃，省头草醒脾开胃，扁豆、陈皮健脾和胃，乌梅、甘草酸甘化阴，粳米或大麦仁益气和中。

加减：病后胃气不苏者，加茯苓、莲子肉、谷芽，增食和胃；有邪热未清，口渴喜饮，小便黄者，加桑叶、竹叶，清热利水；恶心呕逆者，加竹茹、白蔻仁，理气和胃；大便干结不爽者，加当归、白芍、麻仁、杏仁，和血润肠。脾气虚者，加党参或太子参、茯苓，益气健脾。

【变通法】若口不渴，胃脘无嘈杂灼热，以脾阴不足、知饥少纳为主者，可用六神散（《三因极一病证方论》）加减，药如太子参、茯苓、白术、扁豆、山药、甘草、大枣等，可加入乌梅、木瓜、谷芽、荷叶等以助食开胃。

4. 湿困脾胃

【临床表现】不饥不食，或纳呆少食，脘痞胸闷，似格似阻，满闷不适，恶心欲吐，头昏身重，大便不爽。舌苔薄腻或厚腻，脉濡、滑。

【病因病机】湿困脾胃，脾不运化，胃不和降，升降失司。

【治法】化湿和中，宣通气机。

【方剂】苍白二陈汤（《证治汇补》）加减。

药物：苍术10克，白术10克，法半夏10克，陈皮6克，茯苓10克，甘草3~6克，枳壳3~6克，厚朴3~6克，砂仁3克，白蔻仁3克。

方义：苍术、白术健脾燥湿，半夏、陈皮和胃化痰，枳壳、厚朴理气宽中，砂仁、蔻仁醒脾化湿，茯苓淡渗利湿。

加减：上脘格拒、胸闷脘痞甚者，加杏仁、苏子、瓜蒌皮、枇杷叶，去枳壳、厚朴、苍术、白术，宣通上中两焦气机为主。有身重头昏、口淡口粘，去枳壳、白术，加藿香、佩兰、苏梗，芳香化湿为主。舌苔黄腻，脉濡数，加黄连、黄芩、竹叶、滑石，清利湿热。

【变通法】若上脘格阻、胸闷如痹，舌苔薄黄，用三香汤（《温病条辨》），药如山栀、豆豉、枳壳、降香、桔梗、郁金、瓜蒌皮，以开痹化湿、清热宽胸为主。若因湿温病食纳不佳，不饥不纳，可用三仁汤（《温病条辨》）加减。

5. 饮食停滞

【临床表现】饮食不思，恶食厌食，脘腹胀满，嗳腐吞酸，大便秘结或秽臭不爽。舌苔腻浊，脉滑。

【病因病机】食积伤胃，壅滞中焦。胃不受纳故饮食不思，恶食厌食；胃失通降而脘腹胀满，嗳腐吞酸，大便秘结。

【治法】消食导滞，调和脾胃。

【方剂】枳实导滞丸（《内外伤辨惑论》）加减。

药物：枳实6克，白术10克，神曲10克，黄连3克，茯苓10克，山楂10克，木香3克，砂仁3克。

方义：枳实、木香、砂仁理气，白术、茯苓健脾，黄连清热，神曲、山楂消食。

加减：大便秘结不爽者，加大黄通便；伤酒食者，加葛花、枳椇子醒酒；伤生冷食物，去黄连，加干姜、丁香温中。

【变通法】食积症重者，可用保和丸（《丹溪心法》）加减，以消导为主。

6. 气郁阻滞

【临床表现】不思饮食，食少纳呆，食后脘痞胀满，嗳气频作，嗳之则舒，胸胁胀满，咽中阻塞如有异物感，因情志不舒则加剧或诱发。舌苔薄，脉弦或沉。

【病因病机】七情不和，肝气郁结，脾胃不和，纳化失司。

【治法】理气解郁和胃。

【方剂】越鞠丸（《丹溪心法》）合二陈汤（《太平惠民和剂局方》）加减。

药物：香附10克，苍术6克，神曲10克，川芎3克，茯苓10克，陈皮6克，姜半夏10克，甘草3~6克，砂仁3~6克。

方义：香附、砂仁理气，苍术化湿，神曲开胃，川芎少量和血，半夏、陈皮、茯苓、甘草和胃。

加减：咽中有异物感，加厚朴、生姜、苏叶降逆；胸胁胀满加柴胡、白芍疏肝；苔薄黄，脘中灼热，加山栀泄热。

【变通法】若妇女情志不和而不思饮食者，以逍遥散（《太平惠民和剂局方》）加减，疏肝和血健脾。

（三）预防护理

饮食有节，以防食积、湿阻引起纳呆。对肝郁者要循循劝导，使其进食。

（四）评述

1. 叶天士分脾胃阴阳之治　《临证指南医案·脾胃》分胃阴、胃阳、脾阴、脾阳虚弱之不同，阴虚以润养，阳虚宜通补。知饥恶食、便难者为脾阴虚，不饥不纳口干为胃阴虚，食入不化呕吐为胃阳虚，脘痹不饥、能食少运、便溏者为脾阳虚，予以分治、合治，对后世启迪尤多。《类证治裁·脾胃论治》载：治胃阴虚用清补，如麦冬、沙参、玉竹、杏仁、白芍、石斛、茯神、麻仁、扁豆。治胃阳虚用通补，如人参、益智、陈皮、厚朴、乌药、茯苓、白术、地栗粉、半夏、韭子、生姜、黄米。治脾阴虚用甘润，如甘草、大麦仁、白芍、当归、杏仁、麻仁、红枣、白蜜。治脾阳虚用香燥，如砂仁、丁香、炒术、神曲、麦芽、干姜。可为本症证治参考，录之备存。

2. 许叔微论本症不可全作脾虚　《本事方》："有人全不进食，服补脾药皆不验，予授此方（二神圆），服之欣然能食。此病不可全作脾虚。盖因肾气怯弱，真元衰弱，自是不能消化饮食，譬如鼎釜之中置诸米谷，下无火力，虽终日米不熟，其何能化。"二神圆，用补骨脂、肉豆蔻两味为细末，用姜枣同煮，枣烂去姜，用枣肉研膏入药同杵为丸，服之有验。此补火生土之法，亦明代李中梓"土强则出纳自如，火强则转输不息"（《医宗必读·不能食》）之旨。

二、消谷善饥

消谷善饥，是指进食多、易饥饿，且消瘦无力的临床表现。《灵枢·大惑论》："胃热则消谷，消谷故善饥。"认为本症与胃热有关，后世则称为多食善饥等，意义相近。

（一）辨证要点

口臭口渴喜冷饮，大便秘者为胃热；手足心热，心烦易怒，形体消瘦为阴虚。

（二）证治方药

1. 脾胃热盛

【临床表现】多食善饥，口渴喜冷饮，口气臭秽，形体消瘦，大便秘，小便黄。舌红，苔黄，脉数。

【病因病机】脾胃积热，热盛消谷而善饥。

【治法】泻脾热，清胃火。

【方剂】

（1）泻黄散（《小儿药证直诀》）泻脾热。

药物：防风6克，藿香10克，炒山栀6~10克，生石膏10克，甘草3~6克。

方义：用防风、藿香为风以胜湿、火郁发之义，可见其症有湿热郁火存在，见舌苔腻，口苦、口臭、口疮等症；山栀、石膏清热泻火。

（2）白虎加人参汤（《金匮要略》）清胃火。

药物：生石膏15克（先煎），知母10克，甘草3克，太子参10克（或用党参代之）。

方义：石膏、知母清泻阳明，太子参或党参益气生津，以口渴善饥、消谷善饥之症为主。

加减：热甚加黄连、竹茹清热，阴虚口干加石斛、麦冬养阴生津，有血热者加玄参、牡丹皮、赤芍凉血清热。

【变通法】胃热伤阴者，可用竹叶石膏汤（《伤寒论》）加减，药用竹叶、石膏、半夏、麦冬、党参、甘草等，清胃养胃并举。

2. 阴虚火旺

【临床表现】多食善饥，口干舌燥，烘热汗出，心烦易怒，手足心热，形体消瘦，大便干。舌红无苔或少苔，脉细数。

【病因病机】素体阴虚，内热自生，热盛而消谷善饥。

【治法】养阴增液，清热泻火。

【方剂】四阴煎（《景岳全书》）加减。

药物：北沙参10克，生地10克，麦冬10克，白芍10克，百合10~15克，甘草3~6克，芦根30克。

方义：生地、麦冬养阴清热，沙参、百合润燥生津，白芍、甘草酸甘化阴，芦根清胃热、生津液。

加减：口干舌燥者，加石斛、麦冬；大便干结者，加玄参、生地、麦冬，均为养阴生津之用。烘热汗出、手足灼热，加地骨皮、知母清退虚热。

【变通法】若阴虚火旺而兼见湿热，消谷善饥，形体消瘦，小便黄赤短少，舌红苔黄腻者，可用甘露饮（《太平惠民和剂局方》），药如生地、熟地、天冬、麦冬、石斛、黄芩、茵陈、枳壳、枇杷叶、甘草，一以养阴清热，一以清利湿热，虚实同治。

（三）预防护理

消谷善饥可为消渴病的一种临床症状，当予重视，加以预防。

（四）评述

实则阳明热，虚则阴血亏，都可引起本症，临床当分证施治。用白虎加人参汤清胃火，或泻黄散清湿热，或四阴煎养阴清热。如阴虚和胃热并见则用竹叶石膏汤，清胃热、养胃阴并举。阴虚火旺而兼见湿热者，可用甘露饮养阴清热、清利湿热，虚实同治。

三、呃逆

呃逆，是指气逆上冲，出于喉间，呃呃连声，声短而频，不能自制的临床症状。可偶然单独发生，亦可见于他病兼症，呈连续或间歇性发作。《素问·宣明五气论》：“胃为气逆，为哕。”哕即指呃逆。元以前医书多称哕逆、咳逆。陈无择《三因极一病证方论》：“大抵胃实则噫，胃虚则哕，此由胃中虚、膈上热，故哕。”朱丹溪：“古谓之哕，今谓之呃，乃胃寒所生，寒气自逆而呃上；亦有热呃，亦有其他病发呃者，视其有余不足治之。”（《丹溪心法》）自此以后，才统一以呃逆称之。

（一）辨证要点

1. 辨虚实寒热　初起呃声响亮有力，连续不断多为实证。呃声低长，气虚无力，时续时断多为虚证。寒证呃声沉缓，肢冷便溏。热证呃声高响而短，面红烦渴，肢热便结。

2. 呃逆的重危征象　急重病证后期或年老正虚者，呃声断续不继，饮食难进，脉沉细伏者，为元气衰败、胃气将绝危象。

3. 呃逆与干呕、嗳气　干呕是指胃气上逆，有声无物的症状，类属呕吐范畴。嗳气，是胃内浊气上冲，经食道由口排出，时兼酸腐气味，不同于呃逆之喉间呃呃连声，不能自制。

（二）证治方药

1. 胃寒

【临床表现】呃声沉缓有力，遇寒愈甚，得热则减，胸膈胃脘不舒，饮食减少，口不渴。舌淡，苔白，脉迟缓。

【病因病机】寒邪阻遏，胃气不和，上逆动膈。

【治法】温中散寒，和胃止呃。

【方剂】丁香散（《三因极一病证方论》）加减。

药物：丁香 3～6 克，柿蒂 6 克，高良姜 3～6 克，制香附 6 克，陈皮 6 克，炙甘草 3 克。

方义：丁香、柿蒂合用，散寒降逆，为止呃有效药对。高良姜温中和胃，香附、陈皮理气调中。

加减：寒重者，加吴萸、肉桂散寒；痰湿脘腹饱胀，加姜半夏、厚朴化痰；兼表寒而身热恶寒者，加藿香、苏叶疏解。

【变通法】用橘皮干姜汤（《三因极一病证方论》）亦可，药用陈皮、干姜、肉桂、党参、甘草等。

2. 胃热

【临床表现】呃声洪亮有力，冲逆而出，自发自止，心烦口渴，口臭，便秘尿黄。舌红，苔黄，脉数。

【病因病机】阳明热盛，胃火上冲，气逆动膈。

【治法】清热泻火，和胃止呃。

【方剂】竹叶石膏汤（《伤寒论》）加减。

药物：竹叶10克，生石膏10~15克（先煎），麦冬10~15克，姜半夏10克，炙甘草3~6克，竹茹10克，柿蒂6~10克。

方义：竹叶、石膏清泄胃火，半夏、竹茹和胃降逆，柿蒂止呃，麦冬养阴，甘草调中。

加减：湿热中阻，胸闷脘痞者，加白蔻仁、黄连清热芳化；舌红、口渴，阴虚者，加北沙参养阴；大便秘结者，加制大黄或生大黄（后下）通腑降逆。

【变通法】若阳明腑实，大便不通，腹满胀痛，苔黄厚者，可用小承气汤（《伤寒论》）加竹茹、柿蒂，通里攻下。

3. 气逆痰阻

【临床表现】呃声连作，喉间有痰，呼吸不利，脘闷恶心，食纳不佳，头晕目眩。舌苔薄腻或白腻，脉弦滑。

【病因病机】痰湿中阻，气机不畅，胃气上逆，故呃逆连作。

【治法】理气化痰，和胃降逆。

【方剂】旋覆花代赭石汤（《伤寒论》）加减。

药物：旋覆花10克（包），代赭石10克（先煎），姜半夏10~15克，生姜3~6克，炙甘草3~6克，大枣5枚，柿蒂3~6克。

方义：旋覆花、代赭石降逆化痰，半夏、生姜和胃止呃，柿蒂为呃逆要药，甘草、大枣调中。

加减：胃气虚者，加党参益气；兼夹痰热者，加竹茹、陈皮化痰；喉间有痰、呼吸不利者，加厚朴、苏叶降气；气滞不畅，加川楝子、郁金理气。

【变通法】亦可用二陈汤（《太平惠民和剂局方》）加丁香、柿蒂、竹茹等。又，肺痹为呃，咽阻胸闷，用叶天士《临证指南医案》方，药如枇杷叶、川贝、郁金、通草、杏仁、豆豉。

4. 瘀血阻滞

【临床表现】呃逆日久不愈，用他药无效，或肺、胃部肿瘤压迫所致者，胸膈疼痛，饮水即作。舌质紫暗，脉弦、涩。

【病因病机】瘀血阻滞血府而胸膈疼痛，胃气上逆动膈故呃逆日久不愈。

【治法】活血化瘀。

【方剂】血府逐瘀汤（《医林改错》）加减。

药物：柴胡10克，枳壳6克，赤芍10克，桃仁10克，红花6克，川芎3克，生地10克，当归10克，牛膝10克，桔梗6克，甘草6克。

方义：柴胡、枳壳理气疏肝，桃仁、红花活血化瘀，当归、生地、川芎、赤芍和血活血，牛膝、桔梗一升一降，调和气血。

加减：饮热即呃，加芦根、竹茹清热和胃；饮冷即呃，加姜半夏、白豆蔻理气和胃。

胸膈疼痛甚，固定不移者，加五灵脂、土鳖虫活血化瘀。

【变通法】可用通窍活血汤（《医林改错》）加减。

5. 脾胃虚寒

【临床表现】呃声低沉无力，气不得续，泛吐清水，脘腹不适，喜热喜按，四肢不温，神疲乏力，食少困倦。舌质淡，脉虚缓或细弱。

【病因病机】脾胃虚寒，阴寒内生，气逆动膈，胃气不降而呃声低沉无力，气不得续。

【治法】温中散寒，和胃健脾。

【方剂】附子理中汤（《三因极一病证方论》）加味。

药物：淡附子6克，干姜3～6克，党参10克，白术10克，吴茱萸3克，丁香3克，白豆蔻3克（后下），姜半夏10克。

方义：附子、干姜温中散寒，党参、白术健脾，吴茱萸、半夏和胃降逆，丁香、白蔻止呕理气。

加减：寒甚者，加肉桂、茴香散寒。

【变通法】见四肢厥冷，心肾阳虚，浊阴上逆而见呃逆者，可用四逆加人参汤（《伤寒论》）温阳散寒，酌加止呃和胃药，药如附子、人参、干姜、甘草、丁香、柿蒂等。

6. 胃阴不足

【临床表现】呃声短促而不连续，口干舌燥，烦渴不安，不思饮食，大便干。舌质红，苔少或无苔，脉细数。

【病因病机】热病后胃阴受损，或肝郁化火灼伤阴液，胃阴不足，气逆不降。

【治法】养阴生津，和胃止呃。

【方剂】益胃汤（《温病条辨》）加减。

药物：沙参10～15克，麦冬10～15克，玉竹10～15克，石斛10克，生地10克，枇杷叶10克（去毛、包），竹茹10克，柿蒂6克，芦根20～30克。

方义：沙参、麦冬、玉竹、石斛、生地养胃阴，枇杷叶、竹茹、柿蒂和胃止呃，芦根清热生津且能止呃。

加减：胃气虚者，加太子参、山药益气；呃声不止，加旋覆花、代赭石、公丁香降逆。

【变通法】肝肾阴虚，气从脐下直冲于口，引起呃逆者，仿丹溪法用大补阴丸（《丹溪心法》）加肉桂、茅根、柿蒂，滋阴降逆。

（三）医案

戴同父治一人，元气素虚，胃口有蓄血，每食椒姜热汤则呃一二声，以人参、生白术各一两切片，用䗪虫醉死绞浆制为末，入干漆灰七分，以米饮丸弹子大。早暮陈酒细嚼一丸，终剂而愈。

按：方药及服法巧思过人，仿大黄䗪虫丸意，而又参攻补兼施，宿邪宜丸药缓攻之法。

吕元膺治郭文裕呃十余日，医以丁香、附子等疗之，益甚。吕切其脉阳明大而长，右寸口之阳数而躁。乃曰：此由胃热致呃，又以热药助其热，误矣。用竹茹汤旋愈。（均

《古今医案按》卷三《呃逆》)

按：右关脉数而躁，主胃热。又以前药热而不愈，故以清胃降逆止呃。

(四) 医家经验

1. 秦伯未治疗经验 若因情志不舒，木郁横逆者，多有胸胁苦满、口苦咽干、纳谷不香，舌暗苔黄，脉沉细弦。用白芍、当归、郁金、枳壳、厚朴、龙胆草、山栀、牛膝，柔肝养肝，理气降逆。若因贪食生冷厚味，脾胃受伤，胃失和降者，嗳气吞酸，脘痞腹胀，纳谷不香，喜温怕冷，舌胖苔白，脉弱。用公丁香、柿蒂、干姜、荜茇、花椒、党参、茯苓、半夏，温中健脾，和胃降逆。若因贪食辛辣，脾胃燥热，阴津受伤者，多有消谷善饥，口渴饮多，呃声响亮，便秘，舌红脉细数。用石斛、玄参、麦冬、牛膝、生地、旋覆花、代赭石、山栀，养阴清热，和胃降逆。若因大病终末，呃声低微不断，是胃气已败，停而不降。治疗困难，可试用人参10克、附子6克、干姜6克煎汤，猴枣粉0.5克冲服。(《医学真传》)

2. 颜德馨治呃逆经验 常从气血上逆例立法，认为呃逆虽有寒、热、虚、实之辨，但均为气逆于上，气为血之帅，气逆则血必逆，蓄滞其间，呃逆难平。故对呃逆初起，兼胸胁胀满作痛者，则取王清任血府逐瘀汤加降香；久呃不止，病久入络，则投以通窍活血汤。方中麝香最善通窍化瘀止呃，凡呃逆轻证单用麝香0.03克吞服有效，而配以桃仁、红花、川芎、芍药活血祛瘀，佐以葱、姜、黄酒辛热载诸药上达病灶则效果更佳。若湿浊弥漫者，加玉枢丹辟秽，每次0.6克，日2~3次。中阳不振、寒湿遏阻者，必佐以理中汤、丁香柿蒂汤以扶正达邪。(《颜德馨临床经验辑要》)

3. 叶沛智治肿瘤患者呃逆 肿瘤患者在放疗化疗或导管介入时不同程度可出现呃逆、呕吐等消化道反应。部分肿瘤患者顽固性呃逆用常规方法无效，配合降逆止呕中药或转投他法，常可获效。化疗后呃逆、呕吐、反胃、噎膈，均可用代赭石。代赭石配旋覆花，出自《伤寒论》旋覆花代赭石汤。旋覆花、代赭石一宣一降，降逆下气，化痰止呕。代赭石常用15~30克。实证用量不厌多，重者可至60克，甚而100克。胃气虚者用量宜轻，以15~20克为好，以免苦寒伤胃。此外久病或胃虚者应配合党参、山药同用。伴便溏者用煅赭石，取其收敛之性，用量较生用略小。呃逆虚寒者在丁香柿蒂汤基础上再加郁金，常获良效，无不良反应。丁香、郁金配用一温一寒一降一散，可用治肿瘤患者呃逆、呕吐。丁香、郁金配伍，用量可按1：3或1：4比例。生半夏与鲜生姜一起捣烂先煎30分钟，则毒性即去而止吐降逆功效更佳。偏热加黄芩、黄连、竹茹，偏寒加生姜、吴茱萸、陈皮。部分肿瘤患者即无明显瘀血证象，用活血祛瘀也有效。(中医杂志，2010，6：571)

(五) 易简效验方

1. 刀豆子3枚（切碎），枇杷叶6克，每日1剂，水煎服。适于热呃。

2. 荜澄茄、高良姜各等份，研末。每服6克。适于寒呃。

3. 芦根、茅根各30克，每日1剂，水煎服。适于胃阴不足及胃热上冲者。

4. 姜半夏9克，荔枝核24克，荷叶蒂21克，每日1剂，水煎服。适于痰气交阻者。

5. 活血降逆汤：赤芍、白芍、当归各12克，桃仁、枳壳、苏子、木香、郁金、炮姜各9克，炒麦芽、川朴、牛膝、磁石、红花各15克，丹参18克，生赭石30克，水煎服。用于顽固性呃逆，见于并发消化道出血等者。

（六）外治法

1. 处方：公丁香、陈皮各3克，艾叶6克。

用法：将艾叶揉成团，次将陈皮、丁香研末，撒于艾团中，放于香炉中。以暗火点燃艾火下面之周围，使之冒烟，将香炉置于患者面前，嘱其以鼻嗅之，并行深呼吸数次，呃逆即止。

2. 处方：牙皂角3克，研细粉。

用法：取少许置患者掌心，嘱其嗅吸入鼻内取嚏，可愈。

（七）预防护理

在治疗时，必须调其饮食，畅达情志，如此才能提高疗效。频发者要进食易消化的食物。对呃逆危象，务必密切注意病情变化。

（八）评述

1. 西医辨病 呃逆一症，轻重程度不一。轻者可自已，重者难速痊。常见于膈肌痉挛及胃肠神经症、慢性胃炎、胃扩张。在中风、肝硬化、尿毒症、心衰等严重疾病过程中，也可有呃逆发生，则常为元气衰败、胃气将绝的征象，应予特别重视。

2. 呃逆的对症药物 如丁香、柿蒂、竹茹、陈皮、旋覆花、枇杷叶、刀豆子等，可量其寒热而施，配入辨证方药之中。《类证治裁·呃逆论治》云："盖呃逆皆是寒热错杂，二气相搏，故治之亦多寒热相兼之剂。"如丁香与柿蒂，橘皮与竹茹，黄连与吴茱萸等。有人用丁香、郁金相畏之药配伍，佐入旋覆花、代赭石、陈皮、半夏方中，取得显著疗效，亦可供参考。

3. 理气和胃、降逆止呃 呃逆总由胃气上逆动膈而成，故治疗以理气和胃、降逆止呃为主，药用柿蒂、丁香、半夏、竹茹、旋覆花等。肺气宣通有助胃气和降，可加入桔梗、杏仁、枇杷叶等。同时要求分清寒、热、虚、实，针对不同病因病机而治。即寒以温中，热以清胃，痰气郁阻以解郁化痰，脾胃虚实以补脾和胃。顽固性呃逆久治不愈者，可以久病入络立法，用血府逐瘀汤或通窍活血汤，尤宜于中风合并呃逆者。若在急慢性疾病的严重阶段，出现呃逆不止，常是胃气衰败之危象，预后不佳。若药物和针灸同用，往往可收到事半功倍的目的。

4. 王孟英从肺治胃 王孟英治呕吐、呃逆，从肺治胃，旨在调整气化枢机，使升降恒常，胃气自和。如理气用枇杷叶、杏仁、紫菀、苏子、枳壳等；气郁生痰，用贝母、竹茹、杏仁、橘红、雪羹等；气阴不足，用沙参、麦冬、芦根、梨汁等；邪气壅盛，用桑白皮、枳实等。殊可师法，录之备存。

四、呕吐

呕吐，是指胃失和降、胃气上逆，迫使胃内容物经食道、口腔吐出的症状。有声有物谓之呕，有物无声谓之吐，有声无物谓之哕（干呕）。在中医文献中，还将呕吐相关症状另列名称专述。如：只吐涎沫谓之吐涎，干呕无物谓之恶心，朝食暮吐、暮食朝吐谓之反胃，妊娠呕吐谓之恶阻。临床上，呕与吐常兼见，所以统称为呕吐，为胃失和降、气逆于上所致。外感六淫、内伤七情、饮食失节等病因而犯于胃者，皆可引起本症。与本症相关的症状，包括噎膈、反胃、恶阻、眩晕等，可参有关部分的内容。

（一）辨证要点

1. 辨虚实及病因 实证者发病急、病程短；虚证者发病缓、病程长。因寒者常兼腹痛，因食滞者常兼胀满，因气滞者常兼胀痛连及胁下，因痰饮者脘腹水声辘辘，因外感者常兼头痛恶寒，因虚寒者常兼一派阳虚之象。

2. 呕吐与噎膈、反胃 呕吐与噎膈、反胃均有内容物吐出的临床表现。反胃以朝食暮吐、暮食朝吐、宿食不化为特点，病情迁延，易于反复，为阳虚有寒。噎膈严重者可见呕吐，但初、中期先呈吞咽困难、胸膈胀痛，进行性加重，全身情况较差，与一般的呕吐有所不同。

（二）证治方药

1. 外邪犯胃

【临床表现】突然呕吐，起病较急，胃脘部痞满泛恶，常伴恶寒、发热，肢体酸楚，或有泄泻。舌苔薄腻或白腻，脉浮滑或濡数。

【病因病机】感受风、寒、湿、暑外邪，胃失和降，胃气上逆，致生呕吐。

【治法】疏解表邪，和胃降逆。

【方剂】藿香正气散（《太平惠民和剂局方》）加减。

药物：藿香10克，苏叶梗各5～10克，陈皮5克，法半夏10克，茯苓10克，厚朴5克，苍术、白术各10克，甘草5克，生姜5克，大枣10枚。

方义：藿香、苏叶、苏梗、厚朴疏解化湿，半夏、陈皮、苍术、白术、茯苓、甘草燥湿和胃，姜、枣、草和中。

加减：脘痞者加白蔻仁、枳壳理气；夹食滞加神曲、谷麦芽消食；夏令湿热犯胃，呕吐、烦渴，苔黄腻，去苏叶、厚朴，加黄连、白蔻仁、荷叶、竹茹清热化湿；兼寒热头痛脉浮，有表证者，加荆芥、防风、白芷解表；如感受秽浊之气，加服玉枢丹0.3克，日2次冲服。

【变通法】发热、口渴、咽痛、身痛、呕吐，风热表证者，用银翘散（《温病条辨》）去荆芥辛凉解表，加半夏、陈皮、竹茹、生姜等，疏风清热，和胃止呕。暑季汗出发热，呕吐、身重，暑湿犯胃，用新加香薷饮（《温病条辨》）祛暑化湿，酌加竹茹、生姜等。如湿热犯胃，可用苏叶、黄连，量小轻煎，待冷频服清热和胃。

2. 饮食停积

【临床表现】呕吐酸腐，胃脘胀满，嗳气厌食，腹痛，吐后反觉舒服，得食则剧，大便溏薄或臭腐不爽。舌苔厚腻或浊腻，脉滑。

【病因病机】饮食不当，食滞停积，脾胃不和，胃气上逆。

【治法】消食导滞，和胃降逆。

【方剂】保和丸（《丹溪心法》）合枳术丸（《内外伤辨惑论》）加减。

药物：姜半夏 10 克，陈皮 5 克，神曲 10 克，山楂 10 克，莱菔子 10 克，茯苓 10 克，枳实 10 克，白术 10 克，竹茹 10 克。

方义：半夏、陈皮、茯苓、竹茹和胃降逆止呕，神曲、山楂、莱菔子、枳实消食导滞，白术、茯苓健脾化湿。

加减：便秘或大便不爽者，加生大黄（后下），必要时加玄明粉冲服通里导滞；食积化热，胃脘部烧心灼热，呕吐酸苦，加黄连、连翘清热。

【变通法】食积不重，呕吐烧心，大便不爽，可用左金丸、香连丸各 3～6 克研碎煎服。

3. 痰饮内停

【临床表现】呕吐痰涎清水，脘腹水声辘辘，胸闷脘痞，肠鸣，头晕目眩，心悸。舌苔白滑，脉滑或沉弦。

【病因病机】脾阳不运，聚痰生湿，痰饮内停，胃气不降。

【治法】温化痰饮，和胃降逆。

【方剂】小半夏加茯苓汤（《金匮要略》）合苓桂术甘汤（《金匮要略》）加减。

药物：姜半夏 10～20 克，茯苓 15～30 克，桂枝 5～10 克，白术 10～15 克，生姜 10 克，甘草 5 克。

方义：半夏、生姜和胃止呕，茯苓、桂枝、白术、甘草温化痰饮。

加减：脾虚者加党参、苍术健脾化饮，痞满加厚朴、白蔻仁理气降逆，湿重苔腻者加藿香、厚朴化湿，脾阳虚者加干姜、吴茱萸温中，呕吐甚者加旋覆花、代赭石降逆止呕。

【变通法】饮郁化热，口苦心烦呕吐，苔薄黄者，用黄连温胆汤（《六因条辨》）化痰清热。舌质淡、苔薄黄而润，脘痞腹胀，恶心呕吐，肠鸣腹胀，为寒热错杂，用半夏泻心汤（《伤寒论》）加减，清、温并用，寒、热同调。

4. 肝气犯胃

【临床表现】呕吐吞酸，嗳气频作，与情绪有关，伴胸闷、胁痛、脘痞，心烦口苦，烧心嘈杂。舌苔薄或微黄，脉弦。

【病因病机】肝气不舒，横逆犯胃，胃气不和，气逆作呕。

【治法】疏肝理气，和胃降逆。

【方剂】半夏厚朴汤（《金匮要略》）合左金丸（《丹溪心法》）加减。

药物：姜半夏 10 克，苏梗 10 克，厚朴 5 克，黄连 3～5 克，吴茱萸 3 克，生姜 5～10

克，茯苓 10～15 克，旋覆花 10 克（包）。

方义：半夏、陈皮、茯苓、生姜和胃止呕，旋覆花、苏梗、厚朴理气降逆；黄连清热、吴茱萸温寒，为丹溪左金丸，为呕吐酸苦之方。

加减：热重者加竹茹、枇杷叶、山栀泄热，便秘者加大黄、枳实通里，脘痞者加白蔻仁、藿苏梗芳香化湿。肝郁化热，舌红少苔者，去厚朴、苏梗、香附，加沙参、麦冬、石斛、芦根养阴清热。

【变通法】可用香附旋覆花汤（《温病条辨》）合左金丸（《丹溪心法》），和上方相近，而有理气和胃作用。若肝风扰胃，眩晕呕吐，可用黄连、白芍、乌梅、半夏、茯苓、石决明、牡蛎，息风和胃。

5. 脾胃虚寒

【临床表现】饮食稍多即欲呕吐，时作时止，纳呆，食入难化，胸闷脘痞，腹胀便溏，四肢不温，喜暖畏寒，面色苍白，倦怠乏力。舌淡苔白，脉沉细。

【病因病机】脾主运化，胃主受纳，脾胃虚寒，中阳不振。

【治法】温中健脾，和胃降逆。

【方剂】六君子汤（《医学正传》）合大半夏汤（《金匮要略》）加减。

药物：党参 10 克，白术 10 克，姜半夏 10～15 克，吴茱萸 3 克，陈皮 5 克，茯苓 15 克，甘草 5 克，生姜 5 克。

方义：党参、白术、茯苓、甘草健脾益气，半夏、陈皮和胃，吴茱萸、生姜温中止呕。

加减：腹胀便溏、形寒怯冷，中阳虚寒者，加干姜、肉桂温中散寒；泛吐清涎者，加川椒、肉桂温胃；上方不效时，加伏龙肝煎汤代水，以加强温脾止呕作用。

【变通法】症情重者，用附子理中汤（《太平惠民和剂局方》）合吴茱萸汤（《伤寒论》）。

6. 胃阴不足

【临床表现】呕吐反复发作而量不多，或时作干呕、恶心，口干咽燥，饥不思食，食不知味，脘部嘈杂。舌干红，苔少或无苔，脉细数。

【病因病机】热病后或肝郁化火，或久吐久泻，胃阴耗损，气失和降。

【治法】养阴和胃，降逆止呕。

【方剂】麦门冬汤（《金匮要略》）加减。

药物：麦冬 10～15 克，姜半夏 10 克，北沙参 10 克，姜竹茹 10 克，枇杷叶 10 克（去毛、包），芦根 30 克。

方义：麦冬、沙参养阴和胃，半夏、竹茹清热止呕，芦根生津润燥且止呕吐，枇杷叶有降逆作用。

加减：津伤较甚，口干便结，舌光红无苔者，加石斛、玉竹养阴生津；呕吐频繁，进药困难，可药后立嚼生姜；见脾虚者，身疲乏力，气短懒言，便溏腹胀，加山药、莲子、扁豆、太子参，健脾益气，气阴双补。

【变通法】上方亦可用益胃汤（《温病条辨》）加减。待呕吐症缓解，继用沙参麦冬汤（《温病条辨》）合六神散（《三因极一病证方论》），养阴和胃、健脾益气，以资巩固。

（三）医案

1. 虞天民治一妇年三十，产后因食伤致胃虚不纳谷，四十余日矣。闻谷气则恶心而呕，闻药气亦呕。虞用顺流水二盏煎沸，泡伏龙肝研细搅浑，放澄清。取一盏，人参、苓、白术各一钱，甘草二分，陈皮、藿香、砂仁各五分，炒神曲一钱，陈米一合，加姜、枣，同煎至七分，稍冷服。此药遂纳而不吐，别以陈米煎汤时时咽之。日进前药二三服，渐能纳主而安。后以此法治人，悉验。

按：先以沸水泡黄土，用黄土水煎异功散诸药，并入陈米煎汤，时时咽之，以和胃气，用药引和煎服法都别有一格。

2. 李士材治高元圃，久患呕吐，李诊之曰：气口大而软，此谷气少而药气多也，且多犯辛剂。辛剂可治表实，不可治中虚，可以理气壅，不可理气弱。用熟半夏五钱、人参三钱、陈仓米一两，白蜜五匙，甘澜水煎服，十剂全安。（均引自《古今医案按》卷五《呕吐》）

按：此大半夏汤之变制。

3. 食已即吐本属胃病，宜用温通，然口虽干、苔反白，将吐之时其味先酸，此必有肝火郁于胃腑，似与胃家本病有间。诒按：左金丸合温胆汤、雪羹汤。辨证精细，用药妥切。（《柳选继志堂医案·呕哕》）

4. 脉疾徐不常，食格不下，中气大衰，升降失度。旋覆花、代赭石、麦冬、茯苓、半夏、广皮、人参、枇杷叶。诒按：此因中气大伤，故用参、麦。

二诊：胃虚气热，干呕不便。橘皮竹茹汤加芦根、粳米。再诊：呕止热退。石斛、茯苓、半夏、广皮、麦冬、粳米、芦根、枇杷叶。

三诊：大便不通。生首乌、玄明粉、枳壳。

四诊：大便通，脉和。惟以静养。石斛、归身、秦艽、白芍、牡丹皮、炙草、茯苓、广皮。诒按：迭用四方，运意灵巧，自能与病机宛转相赴。

5. 朝食暮吐，肝胃克贼，病属反胃。旋覆花、代赭石、茯苓、半夏、吴萸、生姜、粳米、人参、广皮、枇杷叶。诒按：此专治吐，故加姜、萸。（均引自《柳选静香楼医案·呕哕》）

（四）医家经验

1. 叶秉仁治疗呕吐经验　病人久呕，胃津必伤，胃虚则肝气亢逆而呕吐不已。常干呕频频，心烦面红，胸闷脘痞，口干苔剥。治当养阴清热、平降逆气，用石斛（鲜者尤佳）配沉香，滋胃阴而顺气，泄肝逆而护阴，刚柔相济，酌选北沙参、麦冬、绿萼梅、制半夏、陈皮、竹茹等。对重症呕吐，每用丁香、黄连、吴茱萸、半夏、陈皮等获效。惟丁香性热，一般只用于胃寒呕吐。若热呕液伤，舌红赤者，可用丁香与鲜生地配伍，相反相成而效。（新医药学杂志，1977，6：274）

2. 陈慎吾治神经性呕吐 症见胸脘痞闷，背部发冷，时有恶心，气上冲心则呕吐，舌胖，苔白，脉沉紧者，为久治不愈的虚寒型神经性呕吐，用桂枝加桂汤。桂枝30克，白芍20克，生姜10克，炙甘草10克，大枣5枚。桂枝通阳散寒，更有降逆之功，少阴肾经有寒，气从少腹上冲心，可用大剂桂枝温通取效。(《医门真传》)

（五）易简效验方

1. 芦根90克，切碎，每日1剂，水煎服。适用于胃热呕吐及胃阴不足者。

2. 藿香叶、鲜荷叶各6克，每日1剂，沸水泡茶饮。适用于暑热呕恶者。

3. 生姜切片擦舌，或生姜咀嚼，或生姜汁滴舌，均有止呕作用。

4. 白豆蔻研末，每次1克，每日2～3次。适用于气滞有湿者。

（六）外治法

1. 药敷法

（1）处方：明矾末、面粉适量，醋调糊状。

用法：敷足心，用纱布包扎固定。

（2）处方：生半夏10克研末，生姜汁适量调糊状。

用法：敷内关、中脘。适于急性胃肠炎、食物中毒。

2. 熏鼻法

处方：鲜芫荽50克，苏叶、藿香各3克，陈皮、砂仁各6克。

用法：煮沸后倒入水壶内，令患者鼻孔对准壶嘴，吸入蒸汽。可用于妊娠呕吐、药食难进者。

（七）预防护理

发作时要休息，清淡饮食，寒温要适宜。呕吐患者胃气多虚，用药应避免腥臊恶臭和大苦大寒之品，否则随服随吐，反损胃气。用药时应多次少量，徐徐而饮。呕吐较剧，辨证属热者，药汁可温服；属寒者，药汁稍凉服，以从其性。

（八）评述

1. 西医辨病 呕吐是临床常见症状，可见于急慢性胃炎、幽门梗阻、贲门痉挛、肝炎、胆囊炎、消化道肿瘤等消化系统疾患。也可在颈椎病、梅尼埃病、颅压增高、尿毒症、食物中毒、酒精过量及胃肠神经症等病程中。包括中枢性呕吐和周围性呕吐两类。中枢性呕吐，包括晕动病、内耳眩晕症、神经性呕吐、妊娠呕吐等，用中药、针灸有效。周围性呕吐，多为肝、胆、胃、肠病引起的呕吐，用中药有效。重症呕吐要注意排除严重器质性疾病，特别是中枢性疾病和消化道肿瘤。对颅内压增高、尿毒症、糖尿病酮中毒等引起的呕吐，必须治疗原发病，用中医药对症治疗这些呕吐，亦有缓解作用。

2. 呕吐治疗 必先辨其外感、内伤，继当分清虚、实。然临证每多虚实夹杂、寒热互结的证候，有时还有外感内伤同病者，此际尤需分清标本缓急，或寒热同治，或表里分解，或补虚泻实，务以胃气和降为要。若配用针灸、外治先治其标，待呕吐暂止再服药，则自可咽下。

五、恶心

胃中不舒，时时泛恶，欲吐不吐的症状。常与呕吐相伴，但亦有恶心而不呕吐的。《诸病源候论·恶心》："心中淡淡然欲吐，名曰恶心。"在临床上，恶心需与呃逆、嗳气、呕吐相鉴别。

（一）辨证要点

1. 胃脘嘈杂，口臭、口渴、便秘为胃热；嗳腐吞酸，脘腹胀满，不欲食为食积。口黏口淡，不欲饮为痰湿；神疲乏力，气短懒食，大便溏为脾胃虚弱。

2. 恶心与呃逆、嗳气：呃逆，呃呃有声，声短而频；嗳气有声无物，气从口冲出，但饮食如常。本症则无声无物，仅有心中泛泛，欲吐不吐的不适感。而呕吐常有声有物，可吐出胃内食物及涎沫。

（二）证治方药

1. 邪热犯胃

【临床表现】恶心欲吐，心中泛泛然，胃脘嘈杂吞酸，口臭，口渴欲饮，便秘尿黄。舌红，苔黄，脉数。

【病因病机】嗜食烟酒辛辣，或热邪内陷，热犯胃脘，胃气上逆。

【治法】清热和胃降逆。

【方剂】竹叶石膏汤（《伤寒论》）加减。

药物：竹叶 10 克，生石膏 15 克（先煎），麦冬 10 克，姜半夏 10 克，茯苓 10 克，生姜 3 片，生甘草 3 ~6 克。

方义：竹叶、石膏、麦冬清胃泻热，半夏、茯苓、生姜和胃降逆，甘草和中。

加减：口干欲饮者加天花粉、芦根清热生津；口气臭者，加黄芩、黄连清胃泄热。便秘者，加大黄通便泻下。

【变通法】热不甚者用麦门冬汤（《金匮要略》）加味，即上方去竹叶、石膏，加人参，养胃和中。

2. 饮食积滞

【临床表现】恶心欲吐，心中泛泛然，嗳腐吞酸，脘腹胀满，不欲饮食。舌苔腻，脉滑。

【病因病机】饮食不节，食积中脘，胃气不和。

【治法】消食导滞，和胃降逆。

【方剂】保和丸（《丹溪心法》）加减。

药物：山楂 10 克，神曲 10 克，莱菔子 10 克，姜半夏 10 克，茯苓 10 克，陈皮 6 克，生姜 3 片，生甘草 3 克。

方义：神曲、山楂、莱菔子消食导滞，半夏、陈皮、茯苓、生姜、甘草和胃降逆。

加减：偏热者加竹茹、黄连清热和胃，偏寒者加吴茱萸、白豆蔻温中散寒。

【变通法】兼痰食积滞者用橘半枳术丸（《医学入门》）加神曲、麦芽、生姜、竹茹，化痰消食。若饮酒所伤而恶心、呕吐者，用葛花解醒汤（《兰室秘藏》），即葛花、砂仁、青皮、生姜、陈皮、白术、神曲、泽泻、猪苓、茯苓、人参、木香，理气降逆，和胃醒酒，可酌情加减。

3. 痰湿中阻

【临床表现】恶心欲吐，心中泛泛然，口黏口淡，不欲饮，脘痞肠鸣，时伴痰喘咳嗽。舌淡，苔白滑，脉滑。

【病因病机】痰湿积聚，阻滞气机，胃气上逆。

【治法】化痰除湿，和胃降逆。

【方剂】二陈汤（《太平惠民和剂局方》）加减。

药物：姜半夏10~15克，陈皮6克，茯苓15克，生姜6克，甘草3~6克。

方义：半夏、陈皮和胃化痰，半夏、茯苓、生姜降逆止呕。

加减：有热者加黄连、竹茹清热，有寒者加干姜、吴萸温寒，脾虚者加党参、白术健脾，苔腻湿重者加苍术、厚朴燥湿。

【变通法】若见恶心而咽中有异物感者，用半夏厚朴汤（《金匮要略》）理气化痰。痰热恶心胸闷脘痞，用温胆汤（《备急千金要方》）加黄连、黄芩，清热化痰。

4. 脾胃虚弱

【临床表现】恶心欲吐，心中泛泛然，神疲乏力，气短懒食，食欲不振，大便溏薄。舌淡，苔白，脉濡细、虚缓。

【病因病机】脾胃虚弱，运化不及，胃气上逆。

【治法】健脾和胃。

【方剂】异功散（《小儿药证直诀》）加小半夏汤（《伤寒论》）。

药物：党参10克，白术10克，茯苓10克，姜半夏10克，陈皮6克，生姜3片，甘草3克。

方义：党参、白术、茯苓、甘草健脾益气，半夏、陈皮、生姜和胃降逆。

加减：兼湿口黏、口淡者加白豆蔻、佩兰芳化泄浊，食欲不振、脘腹胀满者加神曲、鸡内金消食导滞。

【变通法】中焦虚寒者用理中汤（《伤寒论》）加生姜，温中散寒。胃阴不足者，用沙参麦冬汤（《温病条辨》）加竹茹、生姜，养阴清热。

（三）预防护理

同“呕吐”。

（四）评述

恶心可见于各种胃病、肝胆系统疾病过程中，其治法与呕吐大同小异，总以和胃、化痰为法。《丹溪心法·恶心》：“恶心有痰、有热、有虚，皆用生姜，随症佐药……恶心欲不吐，心中兀兀，如人畏舟船，宜大半夏汤或小半夏加茯苓汤，或理中汤加半夏亦可。

又，胃中有热恶心者，以二陈（汤）加生姜汁炒黄连、黄芩各一钱，最妙。”录之可参。

六、吞酸

凡酸水由胃中上泛，随即咽下者，称为吞酸；不咽下而吐出者，称为吐酸。吞酸又称噫醋（《诸病源候论》），常与嘈杂、胃痛同见。吞酸多由肝火内郁，胃气不和所致。也可由脾胃虚寒，不能运化引起。《景岳全书·吞酸》：“治吞酸、吐酸，当辨虚实之微甚，年力之盛衰，实者可治其标，虚者必治其本。”吞酸、吐酸相当于溃疡病、慢性胃炎、胃食管反流病等引起的反酸症状。

（一）辨证要点

1. 辨寒热 口干、口渴，口苦心烦，大便秘结，舌红苔黄，脉弦滑为热。喜唾涎沫，饮食喜热，大便溏薄。舌淡苔白，脉沉迟为寒。

2. 吞酸与嘈杂 吞酸是胃脘不适，上泛酸水，随即咽下。嘈杂是指胃中空虚，似饥非饥，似痛非痛，胸膈懊侬，莫可名状，或得食而皆止，或食已而复作。

（二）证治方药

1. 热证

【临床表现】吞酸时作，嗳臭腐气，胃脘痞满，口干、口渴，口苦心烦，两胁胀满，大便秘结或臭秽。舌质红，苔黄厚，脉弦滑。

【病因病机】肝火内郁，痰湿内聚，胃失和降。

【治法】泄肝和胃，苦辛通降。

【方剂】左金丸（《丹溪心法》）加乌贝散（验方）。

药物：黄连6克，吴茱萸2克，乌贼骨15克（打），川贝母3克。

方义：黄连清热泄肝，吴茱萸通降和胃。乌贼骨、川贝为验方乌贝散，有止酸功效。

加减：伴烧心者加蒲公英，有清热制酸功效；胃痛者加白芍、甘草缓急止痛；胃酸过多者加煅牡蛎、瓦楞子止酸；便秘者，加杏仁、当归润肠；兼夹食滞，嗳臭腐气者，加谷麦芽、鸡内金消食；胃脘痞满者，加全瓜蒌、法半夏和中除痞。

【变通法】兼肝气郁结者，用逍遥散（《太平惠民和剂局方》）合左金丸，疏肝理气，降逆和胃；兼痰湿者，用温胆汤（《备急千金要方》）合左金丸，化痰和胃，降逆制酸。

2. 寒证

【临床表现】吞酸时作时止，胸闷脘痞，喜唾涎沫，饮食喜热，四肢乏力，大便溏薄。舌淡红，苔薄白，脉沉迟。

【病因病机】寒邪内盛，阻于中焦，胃失和降。

【治法】温中散寒，和胃制酸。

【方剂】香砂六君子汤（《时方歌括》）合吴茱萸汤（《伤寒论》）。

药物：木香3克，砂仁3克，陈皮5~10克，姜半夏10克，党参10克，白术10克，茯苓10~15克，吴茱萸3~5克，甘草5克。

方义：党参、白术、茯苓、甘草健脾，陈皮、半夏和胃；吴茱萸、半夏温中和胃，降逆而能制酸；砂仁、木香理气。

加减：兼湿滞苔白腻者，加苍术、藿香、佩兰、厚朴燥湿化浊；寒甚脘腹冷痛者，加川椒、白蔻仁温中散寒。

【变通法】见寒热错杂、脘痞腹胀，吞酸、泄泻，舌淡，苔白润或薄黄者，可用半夏泻心汤（《伤寒论》）加吴茱萸，辛开苦泄，温中清胃。

（三）医案

立斋治一儒者，面色萎黄，胸膈不利，吞酸嗳腐，频服理气化痰之药，大便不实，食少体倦，此脾胃虚寒也。用六君紫汤加炮姜、木香，渐愈。兼用四神丸而元气复。（《古今医案按》卷五《吞酸吐酸》）

按：现在症、过往药，提示其脾胃虚寒，故改弦更张，用补脾温中得效。

（四）医家经验

1. 章次公经验　胃酸过多之原因甚繁，因佛郁而起者属神经性，古人所谓肝气犯胃；受寒而起者属消化不良，古人称谓胃寒。胃溃疡亦有胃酸过多，其溃疡即因胃酸过多而起者。凡胃酸过多，对症疗法多用钙剂（如鸡蛋壳、煅瓦楞子）中和之。原因疗法，消化不良者加吴茱萸汤，肝气佛逆者如逍遥散、一贯煎，胃溃疡者当保护胃黏膜，如吸着剂旋覆代赭汤、独圣散之滑石。亦有胃酸不足亦能吞酸者，以上诸法皆无效，受寒则泛泛有酸意，而大便溏、腹痛，不受寒则否，所谓一时性之胃酸过多，方用附子、吴茱萸、沉香曲、延胡索、公丁香、肉桂、炮姜炭、益智仁、荜茇、艾叶等。（《章次公医术经验集》）

2. 花海兵等用药对组合治非糜烂性胃食道反流病经验　黄连3克与吴茱萸2克，桂枝6克与白芍10克，大黄5克与赤石脂10克，川楝子10克与延胡索10克，黄芪20克与枳壳10克，白芍10克与甘草5克。热证明显者在原方中增加寒凉药用量，减少温热药用量。寒证明显者在原方中增加温热药用量，减少寒凉药用量。寒热错杂者用原方剂量。兼阴虚者加石斛、乌梅以酸甘化阴，兼阳虚者，加附子、鹿角胶，兼血虚者加当归、阿胶，痰湿加半夏、贝母，兼血瘀加丹参、乳香、没药。反酸烧心加乌贼骨、瓦楞子各20克；胸胁胀满、烦躁加栀子、连翘、郁金各10克；嗳气加沉香3克，旋覆花、竹茹各10克；咽部异物感加马勃10克、山豆根6克。（中医杂志，2008，4：340）

（五）易简效验方

1. 乌贼骨200克，瓦楞子300克，陈皮100克，共研细末。每日3次，每次6克。

2. 煅石决明、煅牡蛎各等份，共研末。每服3～6克，日3次。

3. 诃子、白豆蔻、藿香各6克，研末。每服3克，姜汤送下。

4. 大黄、黄连、黄芩各等份，研末。每服3～6克，日3次。

5. 海浮石、代赭石、丹参、蚕沙、炒焦皂角子、广皮炭、鸡金炭各10克，六曲炭、薤白、桃杏仁、香附炭、旋覆花各6克，瓦楞子15克，风化硝、桔梗各5克，龙胆草1.5克，黄连2.4克（吴茱萸0.6克同炒）。治胃酸过多。（施今墨经验方）

（六）预防护理

注意情志调节，以防焦虑或抑郁状态引起本症。不可过食寒冷酸辣煎炸，以保护脾胃。患者要避免膏粱厚味，少食多餐，纳呆可以食粥为主养胃，虚寒者则可加入生姜佐餐。对胃食道反流病睡觉可采取头高脚低位，谁前禁食，忌食高脂、糯米、巧克力，忌饮浓茶、咖啡、酒等刺激性食物。

（七）评述

1. 吞酸当明辨寒热　大凡积热中焦，久郁成热，则本从火化，因而作酸者，属热。若寒客犯胃，顷刻成酸，本无郁热，因寒所化者，属寒。热证吞酸，舌红苔黄，脉数；寒证吞酸，舌淡苔白，脉迟。然临床亦有脾寒胃热，舌淡胖润，苔薄黄而浮者，则当温中清胃同用，如泻心汤。

2. 中和胃酸之剂　吞酸近今多用中和胃酸之剂，如乌贼骨、白螺蛳壳、牡蛎、瓦楞子、石决明、代赭石、龙骨等。然亦必须加用苦味健胃药，如黄连、龙胆草（小剂量）；和温燥醒脾药，如白蔻仁、砂仁、丁香、肉桂、沉香（小剂量）等。或两两配合，所谓辛开苦降者。吞酸常兼气、血、痰、湿、食、火六郁为病，可仿《太平惠民和剂局方》逍遥散与丹溪越鞠丸加减出入，是为治本之法。如《医学入门》白螺蛳壳丸，即苍术、山栀、香附、木香、砂仁、枳壳、半夏、陈皮、滑石、白螺蛳壳（可用瓦楞子代替）、南星。又，吞酸可用丸、散之剂缓调，有时较汤药之效果更为持久巩固，如用经验方乌贝散，用乌贼骨、象贝母配比，研成细末作散剂，是治疗胃酸过多的有效方。

3. 胃食管反流病　是由于胃、十二指肠内容物反流入食道引起的一组临床症状和食管组织损害。表现为烧心、反酸、胸骨后疼痛不适，或伴吞咽不畅、食管及咽部异物感、哮喘、咳嗽等。其中食管黏膜有组织病理学损害者称为反流性食管炎，具备上述症状而无内镜下黏膜损害者，称为非糜烂性胃食管反流病。为多因素疾病，易复发，极易引起焦虑或抑郁状态，又会导致症状的缠绵性。多归于中医吞酸、嘈杂、反胃、胃痛等范畴，需进行相应的长期治疗。

七、反胃

脘腹痞胀，宿食不化，朝食暮吐、暮食朝吐的临床症状，称为反胃、胃反、翻胃。《灵枢·上膈》："饮食入而还出。"《素问·脉解》："物盛满而上逆故呕。"有类本症。《金匮要略·呕吐哕下利病脉证并治》："脾伤则不磨，朝食暮吐、暮食朝吐，宿谷不化，名曰胃反。"描述了本症的临床特点和病机、病位。《圣济总录·治反胃呕吐诸方》称为反胃，其后又有翻胃的称谓，如《丹溪心法》等。

反胃的主要原因，是脾胃虚寒，所谓"食久反出，是无火也"。（《圣济总录·治反胃呕吐诸方》）而气滞、血瘀、痰凝、热积又是常见的标实证型。久病脾胃，及于肾阳，火不生土，肾病而胃病，也是反胃的必然结果。近今医家通过大量临床证实，幽门不全梗阻相当于中医所谓的反胃，在治疗上已取得较显著效果。

（一）辨证要点

辨别虚实：病程较短、症状较轻，初期见脘腹痞满，以食后为甚，局部胀痛，嗳腐吞酸，呕吐痰涎，苔薄腻，脉弦，全身情况佳，症状时轻时重的，多为邪实而正气不虚者。病程较长，反复发作不愈，症状重，朝食暮吐、暮食朝吐，不能食，形瘦面萎，乏力，口干，舌淡脉弱者，则为正气已虚而邪气尚盛者。

（二）证治方药

1. 脾胃虚寒

【临床表现】食后脘腹胀满，朝食暮吐、暮食朝吐，吐出宿食不化及清稀水液，吐尽始觉舒适，食少便溏，体倦乏力，四肢不温，少气懒言，面色苍白。舌淡，苔白滑，脉沉细无力。

【病因病机】脾胃虚寒，胃中无火，失于腐熟通降之职，不能消化与排空，致成反胃。

【治法】温中健脾，和胃降逆。

【方剂】理中汤（《伤寒论》）合香砂六君子汤（《时方歌括》）加减。

药物：党参 10 ~ 15 克，干姜 5 ~ 10 克，白术 10 ~ 15 克，茯苓 15 克，姜半夏 10 克，陈皮 5 克，甘草 5 克，砂仁 3 ~ 5 克（后下），木香 3 ~ 5 克，丁香 3 克，白蔻仁 3 ~ 5 克（后下）。

方义：党参、干姜、白术、茯苓、甘草温中健脾，半夏、陈皮和胃，砂仁、木香理气，丁香、蔻仁降逆。

加减：呕吐甚者，加旋覆花、代赭石、伏龙肝煎汤代水，降逆止呕；脘腹胀满疼痛者，加枳实、厚朴理气除满；呕吐清水稀涎，加吴茱萸、生姜降逆止呕。

【变通法】亦可用丁香透膈散（《太平惠民和剂局方》），即丁香、木香、香附、砂仁、白蔻仁、人参、白术、麦芽、神曲、甘草，理气化湿、消食导滞为主，佐健脾益气。

2. 痰饮中阻

【临床表现】经常脘腹胀满，食后尤甚，上腹或有积块，朝食暮吐、暮食朝吐，吐出宿食不化，并有痰涎水饮，或吐白沫，眩晕，心下悸。舌苔白滑，脉弦滑。

【病因病机】痰饮阻于中焦，清阳不升，浊阴不降，故胃气上逆而反胃。

【治法】涤痰化饮，和中降逆。

【方剂】茯苓泽泻汤（《金匮要略》）加枳术汤（《金匮要略》）加减。

药物：茯苓 15 ~ 30 克，泽泻 10 ~ 15 克，白术 15 克，枳实 10 克，桂枝 10 克，生姜 5 ~ 10 克，甘草 5 克，姜半夏 15 克。

方义：茯苓、白术、桂枝、甘草温中化饮；半夏、生姜和胃降逆；枳实、白术为《金匮要略》治“心下坚，大如盘”，水饮所作之方，散结健脾。

加减：胃气虚者加党参，心下痞结者加砂仁、白蔻仁，吐涎沫者加吴茱萸、半夏，吐出痰涎如鸡蛋清者加党参、益智仁，偏寒者加干姜、细辛，偏热者加黄连、竹茹。

【变通法】亦可用涤痰汤（《济生方》），即半夏、胆星、陈皮、枳实、茯苓、甘草等，以理气化痰为主。温中化饮作用不如上方。

3. 胃中积热

【临床表现】食后脘腹胀满，朝食暮吐、暮食朝吐，吐出宿食不化及混浊酸臭之稠液，便秘尿黄，心烦口渴。舌红干，苔黄，脉滑数。

【病因病机】水液浑浊，皆属于热。胃中积热，浊气上逆，故吐出混浊酸臭之物。

【治法】清热和胃，降逆止呕。

【方剂】竹茹汤（《本事方》）加减。

药物：姜半夏 10～15 克，陈皮 5～10 克，竹茹 10～15 克，枇杷叶 10 克（去毛包），炒山栀 5～10 克，枳壳 5 克，厚朴 5 克，芦根 30 克。

方义：竹茹、山栀清胃热，半夏、陈皮和胃气，枳实、厚朴除痞满，枇杷叶、芦根有降逆作用。

加减：大便秘结者，加生大黄（后下）通下导浊；苔浊腻，脘痞者，加白蔻仁、槟榔理气导浊；口苦、舌红苔黄者，加黄连、黄芩泄胃热；舌红脉细数口干，阴亏者加麦冬、石斛养胃阴。

【变通法】久吐伤津耗气，气阴两虚，可合大半夏汤（《金匮要略》），药用半夏、人参、白蜜。因酒食伤脾而反胃者，用葛花解酲汤（《兰室秘藏》），药用葛花、砂仁、白蔻仁、青皮、陈皮、猪苓、茯苓、泽泻、干姜、白术、木香、人参等。胃中湿热交阻，湿多于热，可用半夏泻心汤（《伤寒论》）加减，辛开苦泄，化湿清热，药用半夏、黄连、枳实、竹茹、干姜、茯苓、黄芩等。

4. 痰瘀互结

【临床表现】经常脘腹胀满，食后尤甚，上腹积块，朝食暮吐、暮食朝吐，吐出宿食不化，或吐黄水、褐色浊液，或吐血、便血，上腹胀满疼痛拒按，积坚坚硬，推之不移。舌质暗红，边尖有瘀点（斑），脉弦涩。

【病因病机】痰湿久而不去，气机不畅，经脉不通，瘀血阻滞，痰瘀互结于上腹。

【治法】活血化瘀，和胃降浊。

【方剂】膈下逐瘀汤（《医林改错》）合二陈汤（《太平惠民和剂局方》）。

药物：当归 10 克，川芎 5～10 克，桃仁 10 克，红花 5～10 克，五灵脂 10 克，延胡索 10 克，赤芍 10～15 克，乌药 10 克，香附 10 克，枳壳 5 克，姜半夏 10～15 克，陈皮 5～10 克。

方义：川芎、当归、赤芍活血，桃仁、红花、五灵脂、延胡索化瘀止痛，乌药、香附理气除满，半夏、陈皮和胃降浊。

加减：吐黄水、褐色浊液，或吐血、便血者，加降香、三七粉（冲）理气活血；上腹痛甚，加乳香、没药活血止痛；包块坚硬者，加三棱、莪术，逐瘀消癥。

【变通法】亦可用血府逐瘀汤（《医林改错》），两方相近。

5. 气阴两虚

【临床表现】食欲不振，食入反出，手足灼热，心烦烘热，口干舌燥，短气倦怠，大便干，面色无华。舌红苔剥，脉细弱而数。

【病因病机】久吐而耗气伤阴，气阴两虚。

【治法】益气养阴，和胃降逆。

【方剂】麦门冬汤（《金匮要略》）合旋覆代赭石汤（《伤寒论》）加减。

药物：旋覆花10克，代赭石10克，麦冬15~20克，北沙参15~20克，党参15克，姜半夏10~15克，生姜3~5克，甘草5克，大枣10枚，粳米1撮。

方义：麦冬、沙参养阴，党参益气，旋覆花、代赭石、半夏、生姜和胃降逆，甘草、大枣、粳米调中。

加减：有痰者加竹茹、竹沥（冲）清热止呕，口渴者加石斛、花粉养阴润燥，食入反出者加黄连、芦根清热生津。

【变通法】沙参麦冬汤（《温病条辨》）合新订橘皮竹茹汤（《金匮要略》）。两方相近。

6. 脾肾阳虚

【临床表现】食后脘腹胀满，饮食不下，朝食暮吐、暮食朝吐，吐出完谷不化，或泛吐清稀水液，神疲乏力，形寒肢冷，四肢不温，腰膝冷痛，面浮肢肿，大便溏，甚则二便不行。舌淡，苔滑，脉沉迟、微细。

【病因病机】脾病及肾，火不生土，脾肾阳虚，阴寒内盛。

【治法】温中益肾，补火生土。

【方剂】金匮肾气丸（《金匮要略》）合理中丸（《伤寒论》）加减。

药物：淡附子5~10克，肉桂3~5克，熟地10克，党参10~15克，干姜3~5克，白术10~15克，茯苓15克，泽泻10~15克，山茱萸10克。

方义：附子、肉桂补火温阳，熟地、山茱萸益肾滋阴，党参、干姜、白术温中健脾，茯苓、泽泻利水消肿。

加减：泄泻者，加补骨脂、煨肉果、吴茱萸，或赤石脂、乌梅、五味子涩肠止泻；大便不行者，加肉苁蓉、当归润肠通便；脘腹胀满者，加砂仁、白蔻仁、草果理气除满。

【变通法】可仿张景岳法，用六味回阳饮（《景岳全书》），药用人参、附子、炮姜、熟地、当归、甘草，温中益肾。

（三）医家经验

金贵年用润下降逆法治幽门梗阻

处方：桃仁45克，杏仁、松子仁、当归、生赭石各30克，柏子仁、旋覆花、党参、半夏各15克，郁李仁10克，火麻仁60克，甘草6克，生姜3片，大枣3枚。

加减：气虚阳微者去党参，加红参或白参15克，黄芪30克；大便燥结如羊屎且色黑，10余日不下者，加熟大黄30克，芒硝10克，红花15克；气滞者加柴胡、沉香各10克。

上方用水煎成200毫升，每日分3次口服，日进1剂。服后一二天内患者出现腹痛肠鸣，相继排便，第一次排出羊屎样粪便，第二排出稀粥样粪便，且量多有腐臭味，便后胃脘部轻松。继服上方减半量至吐止，便软时再进调理方。本症如反复发作，上方加减剂量可服于2个月。（中医杂志，1986，6：431）

（四）预防护理

病人呕吐时，要扶助之以利吐出。要及时诊治，饮食清淡。

（五）评述

1. 幽门不全梗阻　反胃一症相当于幽门不全梗阻，以消化性溃疡引起者为多。常见有上腹部痞胀、胃痛、呕吐、宿食不化等。上腹部痞胀，以食后为甚，自觉进食后食物停滞，不向下行，早餐尚可，午餐后严重，晚餐后饱闷难忍。痞胀是胃内食物郁结发酵所致，为浊气阴滞而生。呕吐以朝食暮吐、暮食朝吐为特征，多发生于晚餐之后，亦可发生于进食后1~2小时，呕吐量多，为积存在胃内的食物与胃液，甚而有隔宿食物残渣，呈腐臭气味，一般不含苦味胆汁，吐后舒适，应分析为脾胃虚寒、升降失司所致。宿食不化，表现为嗳腐吞酸，嗳气作馊腐味，认为是脾阳不振、痰湿交阻引起的症状。

2. 中医药治疗幽门不全梗阻　可解除局部充血、水肿、痉挛，对幽门形成的瘢痕组织也能使其软化，达到开幽通结效果。根据传统方药经验，结合具体病理变化，可提高临床疗效。如局部炎症用黄连、蒲公英，水肿加茯苓、泽泻，痉挛用芍药、甘草。局部狭窄肿块加化瘀散结，如桃仁、红花、三棱、莪术、昆布、海藻等。如由肿瘤而引起者，常配伍半支莲、白花蛇舌草、蜀羊泉等。

一般而言，反胃症初期见单纯脾胃虚寒、痰饮中阻、胃中积热，治疗相对较为容易。若日久而虚实错杂、痰瘀互结，呈有形积块，则较难用中医药治愈，当根据具体情况，配合西医治疗或手术切除。

八、噎膈

噎膈是以吞咽困难为特点的一种临床症状。噎，是指饮食吞咽受阻；膈，是饮食不下，食入即吐。噎轻而膈重，噎是膈之始，膈为噎之渐，两者常统称之。《素问·通评虚实论》：“隔（膈）塞闭绝，上下不通，则暴忧之病也。”《诸病源候论》有五种噎，《肘后备急方》又有五种膈的分别。噎膈伴有吞酸、烧心、胸痛、呕吐等，多由忧思郁怒、酒食所伤、寒温失宜等引起。

（一）辨证要点

1. 当分清虚实主次　初期以标实为主，表现为气滞、痰阻、瘀血三者，当分清主次；后期则由实转虚，以本虚为主，又有胃阴亏损和中阳虚微的不同。

2. 噎膈与反胃　二者都有呕吐之症，但表现不同。噎膈以食不下或食入即吐为主症，食物未曾入胃，病在食道、胸膈之间，胃口之上。反胃以朝食暮吐、暮食朝吐为特点，食物已入胃，病在于胃。前者多阴虚有火，后者常阳虚有寒。

（二）证治方药

1. 气郁不畅

【临床表现】吞咽梗死，噎食不利，胸膈胀痛痞满，胀甚于痛，或嗳气多，偶有食物反流，精神抑郁或烦劳紧张后症状加重。舌苔薄白，脉沉细或沉弦。

【病因病机】忧思伤脾，郁怒伤肝，气郁不畅，胃气不和。

【治法】理气解郁，和胃降逆。

【方剂】香附旋覆花汤（《温病条辨》）合半夏厚朴汤（《金匮要略》）。

药物：香附10克，旋覆花10克（包），法半夏10～15克，陈皮5～10克，苏叶10克，茯苓10～15克，厚朴5～10克，生姜5～10克。

方义：香附、厚朴理气降逆，旋覆花、苏叶、生姜和胃通降，半夏、陈皮、茯苓调中化痰。

加减：胸膈胀痛甚者，苏叶易苏梗，加降香、川楝子、郁金，理气止痛。呕吐甚者，加代赭石、竹茹、黄连；吞酸、烧心、口苦者，加黄连、吴茱萸、白芍，降逆止呕。大便秘结者，加生大黄（后下）、全瓜蒌通下。

【变通法】呕吐甚者，用旋覆代赭石汤（《伤寒论》）合苏叶黄连汤（《温热经纬》）。若肺胃不降，气火上郁，食入噎阻嗳气，大便不爽，可用轻剂清降，如枇杷叶、杏仁、郁金、瓜蒌、苏子、川贝、降香、山栀等（《临证指南医案》）。

2. 痰气交阻

【临床表现】吞咽梗阻，胸膈痞满疼痛，嗳气呃逆，呕吐痰涎或食物，口干咽燥，大便秘结，形体逐渐消瘦。舌质偏红，苔薄腻或黄腻，脉弦滑或弦细。

【病因病机】肝气犯胃，胃失和降；脾气不健，痰湿中阻。痰气交阻，饮食不下。

【治法】开郁理气，化痰润燥。

【方剂】启膈散（《医学心悟》）加减。

药物：沙参15克，茯苓15克，丹参15～30克，川贝母10克，郁金10克，砂仁壳5～10克（后下），荷叶蒂10克，杵头糠10克。

方义：郁金、砂仁壳开郁理气，沙参、丹参润燥养阴、化瘀止痛，杵头糠、荷叶蒂和胃降逆、启膈止呕，茯苓健脾和胃。

加减：津伤便秘者，加生地、麦冬、玄参，增液通便；气虚乏力者，加党参、太子参，益气健脾；胸膈疼痛甚者，加降香、檀香理气止痛；呕吐、呃逆者，加旋覆花、代赭石、黄连、竹茹，止呕降逆。

【变通法】如胸膈痞胀、灼热疼痛，吐酸，口苦口干，吞咽不下，脉弦者，苔薄黄，属痰热互结者，可用小陷胸汤（《伤寒论》）加川贝、郁金、山栀、枳壳等清热化痰。

3. 瘀血互结

【临床表现】食入复出，水饮难进，吞咽困难，胸膈疼痛，泛吐痰涎，或吐出物如赤豆汁，大便坚硬如羊屎，形体消瘦，面色暗灰，肌肤甲错。舌暗红、青紫，或有瘀点

（斑），脉细涩。

【病因病机】气滞血瘀，瘀阻食道、胸膈，饮食难下。

【治法】活血化瘀，养血润燥。

【方剂】通幽汤（《兰室秘藏》）合丹参饮（《医学心悟》）加减。

药物：桃仁 10 克，红花 10 克，生地、熟地各 10 ~ 15 克，当归 15 克，炙甘草 5 ~ 10 克，丹参 30 克，降香 10 克，砂仁 3 ~ 5 克（后下）。

方义：桃仁、红花、丹参活血化瘀，生地、熟地、当归养血润燥，降香、砂仁理气止痛，甘草调中。

加减：症情重者，加五灵脂及炙乳香、没药，以加强化瘀通结之力；呕吐痰涎多者，加全瓜蒌、法半夏、海蛤壳，化痰降逆。亦可加入海藻、昆布、急性子、蜣螂虫等软坚散结，通导启闭之药（用海藻、昆布时可去甘草）。如服药即吐，难于下咽，可先服玉枢丹。大便色黑者，加服云南白药或三七粉；吐出物如赤豆汁者，加阿胶、仙鹤草以止血。

【变通法】瘀血表现明显，以胸膈疼痛固定不移为主者，食管有瘢痕狭窄者，可用血府逐瘀汤或膈下逐瘀汤（均为《医林改错》）加减活血化瘀。

4. 胃阴亏损

【临床表现】吞咽梗阻疼痛，饮水可下，固体食物难入，勉强下咽则胸膈疼痛，心烦口干，胃脘灼热感，呕吐黏痰，形体瘦削，皮肤干枯，大便干结如羊屎。舌干红或光红，或有裂纹，脉细数。

【病因病机】热结伤阴，阴津虚亏，虚火上逆，胃气失降。

【治法】养阴和胃，润燥生津。

【方剂】沙参麦冬汤（《温病条辨》）合五汁安中饮（验方）。

药物：沙参 15 克，麦冬 15 克，玉竹 15 克，石斛 15 克，扁豆 10 克，乌梅 10 克水煎。韭汁、牛乳、姜汁、梨汁、藕汁，酌量和匀后，与煎剂和匀凉服，宜少量多次，频频呷服。

方义：沙参、麦冬、玉竹、石斛养阴和胃、生津润燥；扁豆和胃健脾，乌梅味酸开胃。五汁安中饮，用五种果菜乳汁，以增液润燥，生津养阴。

加减：肠燥便干者，加当归、生首乌、肉苁蓉，润肠通便；胃脘灼热者，加黄连、全瓜蒌，泄热除痞。

【变通法】亦可用益胃汤（《温病条辨》）合五汁安中饮。两方相类。

5. 中阳虚微

【临床表现】长期饮食不下，面色苍白，精神疲惫，形寒气短，泛吐清涎，面浮足肿，腹胀便溏。舌质淡，苔白润，脉细弱。

【病因病机】脾胃不足，中阳虚寒，胃气上逆则饮食不下，脾气不健则足肿、腹胀、便溏。

【治法】温中散寒，补脾益气。

【方剂】补气运脾汤（《统旨方》）加减。

药物：党参15克，白术10克，干姜3～5克，茯苓15克，法半夏10克，陈皮5克，砂仁3～5克（后下），黄芪15～20克，大枣10枚，甘草5克。

方义：党参、白术、茯苓、半夏、陈皮、甘草，即六君子汤可健脾和胃益气。砂仁理气，黄芪益气，干姜温中，大枣和胃养血。

加减：呕吐痰涎者，加旋覆花、代赭石降逆止呕；阴损及阳，气阴两虚者，去干姜，加山药、扁豆、石斛、沙参、麦冬健脾养胃；阳虚形寒甚者，加淡附子、肉桂、鹿角片温阳。

【变通法】香砂六君子汤（《时方歌括》）加减。两方相近。

6. 气血两亏

【临床表现】病程日久，饮食不下，胸膈噎塞，滴水不入，面色萎黄或苍白，头晕目眩，心悸失眠，腹胀肢肿，身倦乏力，形体枯瘦，泛吐清涎。舌淡白，脉细微。

【病因病机】气血两亏，运化无力，胸膈阻滞。

【治法】补气养血。

【方剂】八珍汤（《正体类要》）加减。

药物：当归15克，熟地10克，川芎5～10克，白芍10～15克，党参15克，茯苓15克，白术10克，甘草10克，生姜5克，大枣10枚。

方义：党参、白术、茯苓、甘草健脾益气，熟地、当归、白芍、川芎养血和血，生姜、大枣和胃。

加减：呕吐者，加陈皮、竹茹、旋覆花、枇杷叶降逆止呕；胸膈疼痛者，加丹参、降香活血止痛；气短懒言、腹胀便溏者，加生黄芪益气。

【变通法】补中益气汤（《脾胃论》）或人参养荣汤（《太平惠民和剂局方》），均可扶助正气，益气养血。

（三）医案

向患偏枯于左，左属血。血主濡之。此偏枯者，既无血以濡经络，且无气以调营卫，营卫久枯，久病成膈。然一饮一食，所吐之中更有浊痰紫血。此所谓病偏枯者原从血痹而来。初非实在枯槁也。勉拟方每日服人乳两三次，间日服鹅血一二次。诒按：偏枯已属难治，更加以膈，愈难措手矣。方只寥寥两味。而润液化瘀、通痹开结面面都到。此非见理真切而又通变者，不能有此切实灵动之方。愚意再增韭汁一味似乎更觉亲切。

脉形细涩，得食则噎，胸前隐隐作痛，瘀血内阻，胃络不通，此膈证之根。归须、白芍、白蜜、芦根、瓦楞子醋煅、韭汁、人参、桃仁。诒按：此瘀血膈也，脉证均合，用药亦专注在此。

瘀血夹痰，阻于胸膈，食则作痛，痛即呕吐，右脉涩数，惟左关独大且弦。是痰瘀之外，更有肝经之气火，从而和之为患，乃膈证重候，慎之。归身、白芍、芦根、瓦楞子、红花、丝瓜络、橘络、竹油、白蜜。原注：以上三案皆瘀膈也。第一证，从偏枯中想出血痹，用人乳以润其枯燥，鹅血以动其瘀血，此证非特刚剂不受，并柔和之药亦不可投，万不得已，而为此法，仍是润液化瘀之意，柔和得体。第二证，从胸前隐痛，而知其瘀阻胃络，用桃仁、瓦楞子以化其瘀。此证血瘀液枯，无论干姜不可用，即薤白辛温通气亦与此隔膜。然非辛不能通，计惟用濡润之韭汁以通之，蜜、芦、归、芍奠安营分以其液枯也。此病不见痰，所以纯从濡润去瘀之法。第三证，见痰所以瓦楞子、红花外又加竹油一味。（均引自《柳选继志堂医案·呕哕》）

胸痹彻背，是名胸痹。痹者胸阳不旷，痰浊有余也。此病不惟痰浊且有瘀血交阻膈间，所以得食梗痛，口燥不欲饮，便坚且黑，脉形细涩。昨日紫血从上吐出，究非顺境，必得下行为妥。全瓜蒌、薤白、旋覆花、桃仁、红花、瓦楞子、玄明粉、合二陈汤。诒按：不蔓不枝，方法周到，似加三七磨冲，当归入噎膈证内。（《柳选继志堂医案·痹气》）

气郁痰凝，阻隔胃脘，食入则噎，脉涩，难治。旋覆花、代赭石、橘红、半夏、当归川贝、郁金、枇杷叶。诒按：旋覆代赭为噎膈正方，食入则噎，肺气先郁，故加郁、贝、枇杷叶。惟脉涩为正虚，可加人参。（《柳选静香楼医案·呕哕》）

（四）医家经验

1. 徐景藩治食道功能性疾病经验　食道自咽至胃为“胃之系”，是饮食之道路，其功能与胃相似，以降为和，治宜和胃降逆为主。噎膈治疗，“虚者润养，实者疏瀹”（尤在泾《金匮翼》）。润养如滋阴生津、养血和营，疏瀹如理气、化痰、清热、行瘀。若经久不已，宜两者兼顾。若胸膈局部灼热嘈杂，吞咽干涩不利，舌红，用麦冬、玉竹、生地、杏仁、白蜜等，兼血虚加当归、芍药、枸杞、首乌、桑椹，尚需酌用枳壳、厚朴花、陈皮微辛理气。气滞为主，选青皮、陈皮、苏梗、枳壳、郁金、佛手、木蝴蝶等，痰阻加半夏、厚朴、茯苓，尚需加入白芍、芦根润养为妙。久病或反复不愈，应从升降二字推敲，如枳壳配桔梗，沉香配升麻，杏仁配瓜蒌，竹茹配刀豆壳，桔梗配牛膝，木蝴蝶配柿蒂等，均为升、降相配得宜对药。食道病以宣通为贵，理气、化痰均为宣通。此外，可用鹅管石、娑罗子、橘络、通草、王不留行、威灵仙、急性子。（中医杂志，1988，8：44）

2. 雷永仲治食道癌经验　夏枯草、海带、石斛各 15 克，姜半夏、姜竹茹、川楝子各 12 克，旋覆花、广木香、厚朴、蜣螂、当归各 9 克，煅牡蛎、急性子、代赭石、南沙参、北沙参各 30 克，公丁香 6 克。

加减：胃气上逆加降香、蔻仁、九香虫、刀豆子、青皮、藿香，吐黏痰加生南星、山豆根、礞石、板蓝根，胸痛加延胡索、乳香、没药、郁金、丹参、桃仁，呕血、便血加白及、蒲黄、仙鹤草、藕节，体虚乏力加太子参、黄芪、白术、熟地，软坚消癥加石见穿、黄药子、七叶一枝花。适于痰瘀交阻、胃气失降，偏于实证的食道癌。（《中国中医秘方大全》）

3. 常敏毅治食道癌等经验方　仙鹤草 50～90 克，白毛藤 30 克，龙葵 25 克，槟榔片 15 克，制半夏 10 克，甘草 5 克。仙鹤草要单独煎取汁，其他药一同煎取汁，再予混合，1 次顿服，日 1 次即可。也可分次服用，1 日饮完。需连用 15 剂，如无改善则药不对证，可改用他法。如自觉有效可长期用，不必更方，30～90 日后可有明显效果。服至 1 年后可每

2 日 1 剂，2 年后每周 1 剂。食道癌加急性子 30 克，六神丸 10 粒含服，日 2～3 次。胃癌加党参、茯苓各 15 克，白术 10 克。肺癌加白茅根 30 克，黄芪 25 克，瓜蒌 20 克。肝癌加三棱、莪术 15 克。乳腺癌加蒲公英、紫花地丁各 30 克。鼻咽癌加金银花 30 克，细辛 3 克，大枣 5 枚。肠癌加皂角刺 25 克，地榆 30 克，酒军 10 克。胰腺癌加郁金 15 克，锁阳 10 克。(《朱良春医集》)

(五) 易简效验方

1. 苏叶 1～3 克，黄连 1～2 克，白蔻仁、吴茱萸、甘草各 2～3 克，陈皮 3～5 克，每日 1 剂，共入茶杯内，以沸水浸泡，加盖稍焖，不定时频频饮服。可用于反流性食管炎，呕吐酸水，嘈杂胸痛。

2. 通导散：硼砂 1 克，硇砂 0.6 克，冰片 0.1 克，人工牛黄 2 克，象牙屑 1.5 克，玉枢丹 1.5 克（以上为 1 日量），共研细末，分多次以水少许调糊徐咽。可改善食道癌梗阻症状，但溃疡型者慎之。

3. 急灵仙方：急性子、半夏、木鳖子、郁金各 10 克，威灵仙、瓜蒌各 30 克，老刀豆 15 克，山豆根 8 克，每日 1 剂，水煎服。用于食道癌梗阻，配通导散则效尤显。

4. 玉蝴蝶、厚朴花各 10 克，阴虚加麦冬 10 克，每日 1 剂，泡茶多次徐咽。对咽部不适，梗塞不利，胸后痞胀者有效。

5. 活守宫（壁虎）5～6 条，浸入白酒 500 毫升内，浸泡 7 天。每次饮酒 10 毫升，日 2 次。用于食道癌。

6. 白鹅血或白鸭血，每日热饮 1 杯。适用于食道癌。

一人将白鹅（鸭）两翅、两腿紧握，另一个将其颈宰断后，即令患者口含颈部，饮其热血，5～7 日 1 次。忌鸡、猪头、猪蹄、牛羊狗肉、鲤鱼、鲇鱼、虾、蟹、辣椒、芫荽、葱、蒜、韭、姜、花椒、胡椒、酒类及一切发物，更应绝对禁房事。

7. 藕汁、姜汁、梨汁、萝卜汁、甘蔗汁、白果汁、竹沥、蜂蜜，等份和匀，蒸熟，任意食之。称为八仙膏，可治噎食。

(六) 预防护理

噎膈的预防，应注意劳逸结合，精神愉快，饮食有节，忌食膏粱、肥腻、辛辣、烟酒。对发现器质病变后，要让患者内观静养，安慰体贴，解除顾虑，树立信心。戒郁怒，禁房事。给药宜少量多饮，避免呕吐。选择富有营养的流汁饮料。症情重者绝对卧床休息，注意变化，如有虚脱症状时要及时抢救。

(七) 评述

1. 西医辨病 噎膈为消化道疾病常见病症，与现代医学中的食道炎（尤其是反流性食道炎）、食道贲门失弛缓症、食道憩室、贲门痉挛、食道癌等的临床表现相近。噎膈之症，相当于食道疾患的某些临床表现。噎，以功能性疾患为主，亦有器质性的情况；膈，基本上是器质性病变。目前临床应用治疗噎膈的传统方法，对食道炎、食道憩室、食道贲门失弛缓症、食道裂孔疝、食道痉挛、食道癌，有一定疗效。如反流性食管炎，常用中医治法，包括疏肝理气、健脾和胃、化痰除湿、活血化瘀等。此外，改善情绪障碍和生活嗜好，对防止发病、减少复发有一定影响。

2. 食道癌的中医治疗 以吞咽困难、胸背部疼痛，食物、黏液反流和其他症状及恶病质为临床表现。初期多为痰火胶结，宜化痰燥湿、降火平逆；继而阴津亏虚、胃阴耗损，当滋阴生津、养血行瘀；终则正气大衰，先后天之气欲竭，治宜扶正固本、培元益气。但亦有根据其正虚邪实，胃失和降、食道狭窄的病机，治法不拘早、晚，而重于益气温阳化瘀、降逆导浊通下的。目前大多配合手术、化疗、放疗，以产生协同作用，减轻毒副反应，来提高中西医结合的临床效果。

3. 注意顾护胃气 噎膈之症以胃气不和、胃气上逆为关键。胃为阳土，喜润恶燥，忌用温燥、寒凉、滋腻之品，应以清、润、和、降为顺，时时注意顾护胃气，所谓“不问虚实，俱以益阴养胃为主，庶免后患”（《医学入门》）。如初期痰气交阻，行气开郁化痰，需加沙参、瓜蒌、麦冬。津亏热结用五汁安中饮、沙参麦冬汤，和胃养阴，但要少量多饮，以免滋阴泥胃。后期脾肾阳虚、气血不足，在用温阳药时当配养阴药，用滋补药时要加理气之品，亦“顾护胃气”之需。

4. 改进服药方法 应将药汁分多次少少呷饮，慢慢下咽，尽可能让其在食道多停留一段时间，以使药物直达病所。如半夏厚朴汤即宜“日三夜一”服。又如汤剂浓煎，头煎、二煎各煎成 150 毫升左右，加入藕粉或山药粉 2 匙，文火调匀，煮熟成糊。煎成后置床边，卧床（侧、俯、仰）更换体位，各咽药一二口，服药毕，漱口，仰卧勿起半小时，或晚间服完即睡。

九、呕血

血由胃来，经呕、吐而出，血色红或紫暗，常夹有食物残渣，称为呕血，亦有称为吐血的。清代何梦瑶《医碥·吐血》：“吐血即呕血，旧分无声曰吐，有声曰呕，不必。”呕血常伴胃痛等症，多因胃热、肝火灼伤阳络，血逆于上所致，亦有中气虚寒、脾不统摄者。目今，呕血大多见于上消化道出血，其中以溃疡病合并出血及肝硬化门脉高压引起食道静脉破裂出血为多。至于血液病、尿毒症等引起的呕血，亦可据证治疗。

（一）辨证要点

1. 辨虚实 实证多为新病，可见胃痛胀满，苔黄，脉数。虚证多为久病，可见脘腹隐痛，舌淡，脉虚。火盛者心烦面赤，血色鲜红；无火者多见中气虚弱或气血虚证。

2. 辨病位 量少伴有黑粪者病在胃；张口血自涌出，量多者，病在食管。

3. 呕血与咯（咳）血 咯血大多有呼吸系统疾患，血随咳嗽而出，多混杂痰液、泡沫，咯血常有咽痒或咽部异物感，两者分辨并不困难。

（二）证治方药

1. 胃热伤络

【临床表现】呕血量多，血色鲜红或呈紫暗，或夹有食物残渣，胃脘灼热疼痛，口干烦渴喜冷饮，口气秽臭，大便干结或伴黑便。舌红，苔黄，脉数。

【病因病机】胃热壅盛，灼伤血络，迫血上溢。

【治法】清胃泻火，凉血止血。

【方剂】大黄黄连泻心汤（《金匮要略》）加减。

药物：生大黄 10 克，黄连 6 克，黄芩 10 克，生地黄 15～30 克，大蓟 12 克，小蓟 12 克，白及 12 克，茜根炭 15 克。

方义：大黄、黄连、黄芩清胃泻火；生地、大黄相配，凉血化瘀止血；白及收敛止血，大蓟、小蓟、茜根炭凉血止血。

加减：胃脘灼热明显者，加山栀、藕节炭、茅根清热凉血；胃痛甚者，加延胡索、生蒲黄化瘀止痛；恶心呕吐者，加旋覆花、代赭石降逆止呕。

【变通法】见血热妄行，面赤目赤，口唇红绛，舌红绛，脉洪，因温热病而呕血色鲜，可用犀角地黄汤（《备急千金要方》）合泻心汤，清营凉血止血。

2. 肝火犯胃

【临床表现】呕血鲜红量多，来势急迫，口苦胁痛，心烦易怒，寐少梦多，烦躁不安。舌质红绛，脉弦数。

【病因病机】肝火横逆犯胃，胃络损伤则呕血。

【治法】泻火清肝，凉血止血。

【方剂】龙胆泻肝汤（《兰室秘藏》）加减。

药物：龙胆草 6～10 克，黄芩 10～15 克，生地 15 克，炒山栀 6～10 克，赤芍 10 克，牡丹皮 10 克，茅根 15～30 克，藕节 10 克，茜根炭 15 克。

方义：龙胆草、黄芩、山栀泻火清肝，茅根、藕节、茜根炭、牡丹皮、生地、赤芍凉血止血。

加减：呕血不止，大便干结或黑便，加生大黄粉、云南白药冲服，泻火止血化瘀。心烦口渴，加芦根、麦冬养阴生津。烦躁不安，加服牛黄清心丸 1 粒以泻热定神。

【变通法】肝郁胁痛，呕血久而不止，先红后黑紫者为络中瘀滞。若有怒伤呕血，或见定时症发者，用旋覆花汤（《金匮要略》）加减，药用旋覆花、茜草炭、苏子、降香、当归须、牡丹皮等，疏肝化瘀，通络止血。

3. 脾不统血

【临床表现】呕血缠绵不止，时轻时重，血色暗淡，伴胃痛隐隐，痛时喜按，遇劳则甚，大便溏而色黑，神疲乏力，心悸气短，面色苍白。舌质淡，脉细弱。

【病因病机】脾气虚弱，不能统摄，血不循经，上溢则呕血，下溢则便血。

【治法】益气健脾，统血摄血。

【方剂】归脾汤（《济生方》）合黄土汤（《金匮要略》）加减。

药物：黄芪 15～30 克，党参 10～15 克，白术 10 克，茯苓 10 克，当归 10 克，白芍 10 克，熟地 10 克，阿胶 10 克（烊冲），黄芩 10 克，白及 10 克，伏龙肝 30～60 克（煎汤代水）。

方义：黄芪、党参、白术、茯苓益气健脾，当归、白芍、熟地养血敛阴，阿胶、白及止血，伏龙肝温阳摄血，黄芩清热而反佐。

加减：出血量多者，加仙鹤草、侧柏炭或三七末（冲）以助止血之力；脾胃虚寒，形寒肢冷，加淡附子、炮姜炭温中摄血。

【变通法】气损及阳，脾胃虚寒，肢冷畏寒，大便溏，舌淡者，改用柏叶汤（《金匮要略》）合理中汤（《伤寒论》）。药用侧柏叶、艾叶、炮姜炭、淡附子、生白术、党参、甘草、童便，以温脾阳、摄阴血。

4. 气虚血脱

【临床表现】呕血量多急暴，盈盆盈碗，或呕血、便血并见。面色苍白，大汗淋漓，四肢厥冷，精神委顿，表情淡漠，血压下降。舌淡，脉微细欲绝，或细数无力。

【病因病机】出血过多，气随血脱，阳气欲绝。

【治法】益气固脱。

【方剂】独参汤（《十药神书》）或参附龙牡汤（经验方）加减。

药物：别直参 10～20 克（另煎兑服），淡附子 10 克，煅龙骨 30 克（先煎），煅牡蛎 30 克（先煎）。

方义：单用人参大剂服之，称独参汤，益气固脱。人参、附子同用，则有益气回阳作用，加龙骨、牡蛎敛阴固脱。

加减：出汗量多，血压下降，加大剂山茱萸救脱敛汗；出血量多，亦可加云南白药兑入以止血。

【变通法】本证为吐血重危阶段，必须配合西医抢救。

以上各证呕血症情稳定后，阴虚有热者用养胃汤，药如沙参、麦冬、石斛、玉竹、花粉、阿胶、扁豆、桑叶、芦根等，清润和胃。阳虚有寒者则用大建中汤、复脉汤加减，补中缓急。

（三）医家经验

1. 范文虎经验　治吐血无火热表现，面白而夭，出血暗黑，身冷，脉沉紧而弱或芤，舌淡者，为胃寒所致。用附子理中汤扶阳温中，加童便、三七取其祛瘀生新而止血。又，治瘀血所致者，用血府逐瘀汤去桔梗，加小量附子温纳，认为用化瘀药则病可根治，否则常易复发。其徒吴涵秋用血府逐瘀汤治支气管扩张咯血，即宗师法。若吐血后神不守舍，脉来少神，舌有裂纹，用炙甘草汤善后治疗。

2. 林宗广治疗食管胃底静脉破裂出血经验　湿热化火、迫血妄行，呕血鲜红，黑粪，纳呆、口苦、目黄、尿赤，苔黄腻，舌红，脉滑数。方用泻心汤合地榆散（《仁斋直指方论》）清热泻火，兼气阴两虚酌加黄芪、当归、生地、生晒参益气育阴。脾胃虚寒、脾不统血，呕血黑粪，形寒肢冷，倦怠乏力，面色萎黄，口淡、尿清，舌淡，脉沉细。方用黄土汤温补脾胃，兼湿热者酌加黄连、地榆、金银花炭等，清热化湿。（中医杂志，1982，10：747）

（四）易简效验方

1. 化血丹：花蕊石 10 克（煅存性）、三七 6 克、血余 3 克（煅存性），研细末。分 2 次冲服。治吐血、咯血、衄血，二便下血。

2. 二鲜饮、三鲜饮：鲜茅根、鲜藕各 120 克，可加小蓟根 60 克；大便溏茅根减半，加山药末 30 克调入。日 1 剂，煮汁常饮之。适用于咯血、吐血有血热者。

3. 补络补管汤：山茱萸 30 克，生龙牡各 30 克，三七 6 克（研细送服），每日 1 剂，水煎服。如服之血犹不止，加代赭石细末 15 克。用于吐血、咯血久不愈者（上三方为张锡纯经验方）。

4. 生熟地汤：生地 15～30 克，熟地 30～60 克，三七 3～9 克，牡丹皮 9 克，荆芥炭 4.5 克。滋阴止血，用于暴吐血，血色鲜红，脉虚数。（张伯臾经验方）

5. 生地黄 30～60 克水煎，和入生大黄末 3～6 克服。适用于吐血有热者。

6. 加味理中汤：党参、干姜、白术、甘草、葛根，酌量水煎。用于饮酒伤胃而致吐血者（《济生方》）。

7. 生大黄粉 3 克，日 2～3 次服。用于上消化道出血因溃疡病、胃炎引起者。

8. 童便，清晨采集健康男孩之新鲜中段尿，以洁净器皿盛装，消毒纱布过滤后，加入白糖、食用香精调味，置冰箱内备用。每服 60～100 毫升，日 3～4 次。适用于急性呕血。

9. 云南白药 1～3 克，日 2～3 次，口服。

（五）预防护理

忌过量饮酒，不要暴饮暴食，以预防复发。呕血发生时应让病人情绪安定，卧床休息。呕血量大者应禁食，血止后再予半流质或流质饮食。

（六）评述

1. 呕血与咯血 呕血一症，多见于消化性溃疡及肝硬化合并门静脉高压，常伴有胃痛、黑便（便血），必须与咯血相鉴别，详见表 11－1。

表 11－1 呕血、咯血鉴别表

项目	呕血	咯血
病史	胃脘痛、胁痛、积聚	咳嗽、肺痨、喘证
出血方式	呕出血，或随食物而出	咳出血，或随痰而出
出血先兆	恶心、胃痛加剧，头昏、心慌	喉痒，咳嗽加剧，胸痛
出血物性状	血色暗红，常混有食物残渣	血色鲜红，常混有泡沫痰涎
出血后情况	大便呈黑色，痰色正常	大便颜色正常（如将血咽下，大便可为黑色），有血丝痰

若数小时内失血量超过 1000 毫升，或有急性周围循环衰竭者，应予高度重视。在找出原因，明确诊断，判断失血量后，结合病情迅速处理，如输血、补液、止血或手术治疗，不可延误。

2. 上消化道出血　目今一般以溃疡病、胃炎引起的上消化道出血为中医药治疗范畴，有一定疗效。除采用汤剂、散剂口服治疗之外，还有采用出血病灶局部喷洒、冰冻液洗胃的方法。如用复方马勃液（马勃100克，大黄50克）经胃镜找出出血病灶，定位喷洒，对大出血常可即刻取效。又如用中药紫珠草、地稔根水煎浓缩剂冰冻至3～4℃，经胃管注入洗胃而止血，对上消化道出血合并黑便者亦有一定效果。对门脉高压征引起的吐血，将三腔管插入压迫止血后，再配合中药（如用三七、白及研粉调糊口服），也有一定疗效。

3. 呕血的中药治疗　必须遵循缪仲淳止血三原则，即宜降气不宜降火，宜行血不宜止血，宜养肝不宜伐肝。凡肝火、胃热而致吐血者，在以清热泻火为主治疗的同时，还要佐以降逆、化瘀药物，不能一味收敛、凉血。降逆药如代赭石、旋覆花、法半夏，和血药如白芍、生地、阿胶，化瘀药如茜草、三七、花蕊石、血余炭、蒲黄、大黄等。张锡纯治吐衄方，名寒降、清降、温降，恒用代赭石、半夏、白芍、瓜蒌仁、牛蒡子等降逆润肠之品，再配合对症药物，契合缪氏止血之原则，可宗师法。

4. 寒热证治　呕血属血热者，可用泻心汤、十灰散、玉女煎、犀角地黄汤等。其血热者较多，而虚寒者也不少见。呕血紫暗，便溏，面白舌淡白、脉虚细或虚弦，皆阳虚之象。阳虚轻证用侧柏叶汤，降逆止血，或可与旋覆代赭汤合用。呕血黑便同见，可与黄土汤同用。重证宜用附子理中汤温补中焦，干姜可用炮姜。

第二节　脘　腹

胃居心下，脾位大腹。其临床症状有胃痛、嘈杂、痞满，及腹痛、腹胀、鼓胀等，其因以气病为主，故历代文献以诸气为目者。今直接用脘腹部症状述之，以与胸胁、腰背对应。至于心下悸、少腹痛、小腹痛、奔豚等，因其症部位亦起于脘腹，故在此节并述之。

一、心下悸

心下悸是指心下胃脘部惕惕然跳动的症状。见于《素问·痹论》："心痹者，脉不通，烦则心下鼓。"鼓即悸动不安之义。《金匮要略·痰饮咳嗽病脉证并治》："病人饮水多，必暴喘满，食少饮多，水停心下，甚者则悸，微者短气。"分有心阳不振、水气凌心、痰火上扰、阴虚火旺等证。

（一）辨证要点

1. 辨水火　心下悸主要以水饮和火旺为主。多饮则甚，头眩呕吐，小便不利，口不渴，舌淡滑为水饮。烦乱易惊，口干苦，呕吐痰涎，舌红为火旺。

2. 心下悸和脐下悸　均属动悸不安之症，两者可由水饮所作引起，但因部位不同，前者偏于心胃，后者偏于肾和膀胱。

（二）证治方药

1. 心阳不振

【临床表现】心下悸动不安，其人叉手自冒心，欲得按，气短胸闷，畏寒肢冷，四肢不温。舌淡苔白，脉虚弱无力。

【病因病机】心阳不足，心脉闭阻，血流不畅。

【治法】温通心阳。

【方剂】桂枝甘草汤（《伤寒论》）。

药物：桂枝 10～15 克，甘草 6～10 克。

方义：桂枝温通心阳，甘草缓急补虚。

加减：阳虚甚者，加淡附子、人参温阳益气。

【变通法】如头目眩晕，咳痰色白，恶心呕吐者为痰饮所作，用苓桂术甘汤（《金匮要略》）通阳化饮。

2. 水气凌心

【临床表现】心下悸动，多饮则甚，头眩呕吐，小便不利，口不渴。舌淡胖，苔白水滑，脉沉弦。

【病因病机】心阳不足，气不化水，水气凌心。

【治法】通阳化饮。

【方剂】茯苓甘草汤（《伤寒论》）。

药物：茯苓 15～30 克，桂枝 10～15 克，甘草 6～10 克，生姜 12 克。

方义：桂枝、甘草通阳平冲，茯苓、生姜温中化饮。

加减：可加龙骨、牡蛎重镇降逆。

【变通法】心下悸动，多饮则甚，头眩呕吐，小便不利，口渴者，可用五苓散（《伤寒论》），通阳化饮利水。

3. 痰火上扰

【临床表现】心下悸，烦乱多梦易惊，口干口苦，或呕吐痰涎。舌红苔黄腻，脉滑数。

【病因病机】痰久留而化火，痰火上扰于心下故悸。

【治法】清热豁痰。

【方剂】导痰汤（《济生方》）加减。

药物：法半夏 9 克，胆南星 9 克，枳实 6 克，茯苓 15 克，橘红 6～10 克，甘草 6 克，生姜 6 克，黄连 10 克，瓜蒌 10 克。

方义：半夏、橘红、南星、茯苓化痰，枳实理气，黄连清热，瓜蒌宽胸，甘草、生姜和胃。

加减：火甚者加山栀、黄芩降火。

【变通法】可用黄连温胆汤（《六因条辨》）加减。

4. 阴虚火旺

【临床表现】心下悸动，时发时止，失眠多梦，五心烦热，两颧潮红，口干咽燥。舌红少苔，脉细数。

【病因病机】心阴不足，虚火偏旺，心神不安，故心下悸动，失眠多梦。

【治法】养心阴，安心神。

【方剂】天王补心丹（《摄生秘剖》）加减。

药物：生地10～15克，天冬、麦冬各10克，酸枣仁15～30克，柏子仁10～15克，茯苓15克，丹参10～15克，党参10克，玄参10克，桔梗6～10克，甘草6克。

方义：生地、天冬、麦冬、玄参养阴清火，酸枣仁、柏子仁、茯苓养心安神，丹参活血养血，党参益气养心，桔梗引药上行，甘草调中。

加减：心火旺者加黄连、莲子心清心。

【变通法】如见肾阴虚、心火旺者，可用六味地黄丸（《小儿药证直诀》）加减，药用生地、熟地、麦冬、五味子、山药、酸枣仁、山茱萸、茯苓、牡丹皮、黄连、远志等，补肾养阴、泻火安神。

（三）评述

《张氏医通·悸》：“心下悸有气虚、血虚，属饮属火之殊。气虚者，千金定志丸、千金茯神汤，或六君子汤加菖蒲、远志；血虚者，归脾汤加丹参、麦冬；停饮者，水停心下，半夏茯苓汤、茯苓甘草汤，或二陈汤加白术、猪苓、泽泻；火旺者，因水不能制火，故时悸时烦，跳动不宁，天王补心丹，不应六味地黄丸加五味子、麦冬、远志。”

心下悸用茯苓甘草汤，而脐下悸以五苓散为主，治法均以通阳化饮，而用方因病位异而有别。至于虚证，心下悸用天王补心丹，而脐下悸用金匮肾气丸。

二、胃痛

胃痛又名胃脘痛，是以胃脘部疼痛为主的症状，常兼见痞满、吞酸、嘈杂、嗳气、呕吐等。古称心痛者，大多即指胃痛。明代虞抟《医学正传·胃脘痛》：“古方九种心痛，详其所由，皆在胃脘，而实不在乎心。”即明此理。胃痛初则在气，以气郁、寒凝、食积为多，与情志不和、饮食不调、外受寒冷相关。久则在血，郁热、血瘀、饮停为多，而又常与脾胃阳虚、胃阴虚损等相夹杂。

胃腑主纳谷，喜润恶燥，以通降下行为顺。治疗以通为主，所谓通则不痛，不通则痛者。然“通字须究气、血、阴、阳”（《临证指南医案·胃脘痛》），实则用理气解郁、通络化瘀、散寒温胃为主，时亦有用泻火清热、消食导滞、化痰除湿的；虚则当分脾阳、胃阴，脾阳虚寒则宜益脾通阳，胃阴虚热则宜养胃润燥。凡消化性溃疡、胃炎、胃黏膜脱垂症、胃痉挛及胆囊炎、肝炎等引起的上腹部和胃脘部疼痛符合以下情况者，可按此治疗。

（一）辨证要点

1. 先辨寒热、虚实　得食痛缓，喜按、隐痛，久病者属虚；食后痛甚，拒按、剧痛，初病者属实。用补法治疗无效多实，用攻法治疗无效多虚。寒痛者，局部多寒冷，畏寒，大便溏薄，呕吐清水；热痛者，局部多灼热嘈杂，大便秘结，吞酸口苦。

2. 后辨气血及痰火食兼夹 气滞以胀为主，散漫无形，时作时止。血瘀以痛为主，固定性剧痛而持续不已。痰饮必吞酸、吐涎、脘痞、肠鸣，局部有振水声。食积常嗳腐脘痛腹胀，便下不爽。化火则局部灼热，疼痛急迫，泛酸嘈杂等。

（二）证治方药

1. 寒凝气滞

【临床表现】因感受寒冷或饮食生冷诱发，胃痛急性发作，亦有慢性复发者，脘腹冷痛，喜暖畏寒，得热痛减，以痉挛拘急疼痛居多，可泛吐清水。舌质淡，舌苔白滑或白腻，脉弦、紧。

【病因病机】寒邪犯胃，阳气受阻，胃气不和，气机不畅而胃痛急性发作。

【治法】温中散寒，理气止痛。

【方剂】良附丸（《良方集腋》）合厚朴温中汤（《内外伤辨惑论》）加减。

药物：高良姜6～10克，制香附10克，厚朴6克，陈皮6克，木香3～6克，草豆蔻3～6克，苏梗10克，甘草6～10克。

方义：高良姜、草豆蔻温胃散寒，香附、厚朴、木香理气止痛，陈皮、苏梗、甘草和胃宽中。用之则寒凝得散，疼痛得止。

加减：脘腹冷痛剧烈者，可加肉桂、白芍温中缓急；有呕吐涎沫清水者，加吴茱萸、生姜、姜半夏降逆和胃。有寒热身痛表证者，加苏叶、生姜疏解表邪。饮食生冷所致者，可加砂仁、丁香、鸡内金、神曲，温脾散寒。

【变通法】若饮食所伤，卒心胃痛，可用丁香烂饭丸（《内外伤辨惑论》），药如丁香、木香、甘松、砂仁、香附、益智仁等，温中消导为治。兼脾阳不足寒凝气滞，卒然胃痛复发，呕吐脘冷者，可仿叶天士法，用荜茇、草果、干姜、厚朴、桂枝、吴萸、半夏（《临证指南医案·胃脘痛》）。

2. 肝郁犯胃

【临床表现】胃脘胀痛，胀甚于痛，或先胀后痛，引及两胁、胸背、腹部，痛无定形，时作时止，攻窜移动，每因情绪变化诱发或加剧。胸闷、叹息、嗳气，或有吞酸、嘈杂、心烦易怒，口干口苦。舌苔白或薄黄，脉弦。

【病因病机】七情失调，肝气郁结，横逆犯胃而胃痛引及胸胁，胃气不和故嗳气、吞酸、嘈杂。

【治法】疏肝和胃，理气止痛。

【方剂】柴胡疏肝散（《景岳全书》）合香苏散（《太平惠民和剂局方》）加减。

药物：柴胡6～10克，枳壳3～6克，白芍10～15克，制香附10克，青皮、陈皮各6克，苏梗10克，生甘草3～6克。

方义：柴胡、白芍疏肝解郁，香附、青皮、枳壳理气止痛，陈皮、苏梗、甘草和胃调中。合而为理气止痛之方。

加减：引及脐腹作痛者，加乌药、木香；引及两胁者，加郁金、降香；引及胸背者，加瓜蒌、薤白。有痰滞、食积者，加半夏、神曲化痰消食；兼火郁口苦吞酸、嘈杂不舒，舌红者，加姜汁炒山栀、黄连清热泻火；兼寒湿呕吐清稀者，加吴茱萸、干姜、姜半夏温中；疼痛较剧者，加延胡索、川楝子理气止痛。

【变通法】因肝木乘胃，气冲攻胀，脘胁引痛，可用辛酸制木法，药用吴茱萸、白芍、青皮、木瓜、厚朴、延胡索、金橘（《类证治裁·胃痛论治》）。若肝气太甚，肺气不及，气冲脘痛，引及胸背，亦可仿叶天士方，用枇杷叶、川贝母、苏子（梗）、降香、陈皮、桃仁、炒山栀（《临证指南医案·胃脘痛》）。肝郁犯胃、气滞作痛，可用金铃子散（《太平圣惠方》）加减，以川楝子、延胡索为主，寒加乌药、良姜，热加山栀、黄连，痰加半夏、陈皮，湿加蔻仁、厚朴等。又，气郁作痛，需分肝、胃、脾脏腑之气壅滞的不同。肝气滞者用四逆散（《伤寒论》）为主，胃气滞者用香苏饮、二陈汤（均为《太平惠民和剂局方》），脾气滞者用青囊散（《韩氏医通》）合平胃散（《太平惠民和剂局方》）。

3. 火郁痰热

【临床表现】胃脘灼热，疼痛急迫，泛酸嘈杂，呕吐酸苦，心烦易怒，口干舌燥，大便秘结，小便黄。舌红苔黄，脉滑数。

【病因病机】肝郁气滞，久而化火；脾胃不和，痰湿内生。痰热、郁火互结中宫，胃气不和，不通则痛。

【治法】清胃泻火，化痰解郁。

【方剂】越鞠丸、左金丸（《丹溪心法》）合化肝煎（《景岳全书》）加减。

药物：香附 10 克，川芎 6 克，黄连 6 克，炒山栀 6～10 克，吴茱萸 2～3 克，牡丹皮 10 克，白芍 10～15 克，青皮、陈皮各 3 克，川贝母 6 克。

方义：牡丹皮、山栀、黄连清肝泻火，和胃泄热；香附、川芎、山栀理气和血，清热解郁。白芍、吴茱萸、黄连为戊己丸，有止痛止酸作用。青皮、陈皮能上能下，川贝母理气止痛，和胃疏肝。

加减：兼夹脘痞阻塞、大便秘结者，加全瓜蒌、姜半夏，即合小陷胸汤（《伤寒论》）通下开结。泛酸嘈杂、口黏口苦者，加乌贼骨、蒲公英制酸、泄热。胸脘痞胀疼痛，时引两胁，加降香、郁金理气宽胸。

【变通法】若湿热中阻，脘痞疼痛，食少纳呆，口苦口黏，舌苔黄腻者，用三仁汤（《温病条辨》）合连朴饮（《霍乱论》），清热化湿，药用杏仁、薏苡仁、白蔻仁、黄连、厚朴、吴茱萸、半夏、山栀、六一散。若痰热犯胃，呕吐黏液或酸苦，用清中汤（《医宗金鉴》）加减清热化痰，药如黄连、山栀、半夏、陈皮、茯苓、生姜、甘草、香附、海浮石、胆南星等。

4. 瘀血阻滞

【临床表现】疼痛日久不愈，呈持续性或无规律可循，痛剧如刺如锥，痛处固定且拒按，或引及胸背，谷食俱减，食后疼痛更甚，大便秘结，或有黑粪，或有呕血。舌质紫暗，有瘀点（斑），脉弦、细涩而细。

【病因病机】久痛入络，血瘀阻滞，络脉不通则痛。

【治法】活血化瘀，通络止痛。

【方剂】活络效灵丹（《医学衷中参西录》）合失笑散（《太平惠民和剂局方》）加减。

药物：丹参15～30克，制乳香6克，炙没药6克，川楝子15克，生蒲黄10克（包），五灵脂10克，降香10克，延胡索10克。

方义：丹参一味功同四物，既有活血化瘀作用，又不苦燥伤阴。乳香、没药、五灵脂、延胡索为活血定痛有效药物，降香、川楝子有理气作用，所谓气行则血行。

加减：疼痛重者，加三七粉（吞服），或用炙刺猬皮、九香虫（董建华经验方）；便血黑粪者，加制大黄化瘀止血并用伏龙肝煎汤代水。方中尚可选择加入香附、郁金、川芎、当归、白芍等，以加强理气和血、通络解郁药力。大便秘结者，加桃仁、柏子仁、杏仁润肠通便。

【变通法】若阴血虚亏而有瘀血者，可用调营敛肝饮（《医醇賸义》），方用当归、白芍、阿胶、川芎、酸枣仁、枸杞、五味子、茯苓、陈皮、木香等。病久在络，气阻血瘀，痛处在脘，频吐污浊，大便秘结者，仿叶天士法，用苏木、桃仁、当归尾、琥珀末、柏子仁、人参、郁金、枣肉为丸，缓图调治（《临证指南医案·胃脘痛》）。

5. 脾胃虚寒

【临床表现】胃痛隐隐，饥则尤甚，可夜半痛醒，得食则缓，喜温喜按，四肢不温，局部有冷感，泛吐清水，或胃脘有振水声，神疲乏力，四肢不温，面色苍白、萎黄，大便溏薄。舌淡胖，苔白润，脉虚细、沉迟。

【病因病机】慢性久病，或素体阳虚，内生寒湿，阻遏胃腑，阳气不通所致。

【治法】建中通阳，温胃散寒。

【方剂】黄芪建中汤（《金匮要略》）合理中汤（《伤寒论》）加减。

药物：黄芪15～30克，桂枝10～15克，白芍10～15克，炙甘草6～10克，生姜3～5克，大枣5枚，党参10～15克，炒白术10克，饴糖30克（冲）。

方义：黄芪、党参、白术、炙甘草健脾益气，桂枝、白芍、生姜、大枣温胃散寒，饴糖健中缓急。

加减：大便溏薄者去饴糖；呕吐清水，胃脘有振水声去白芍、饴糖，加吴茱萸、半夏、茯苓化饮；局部冷痛者，加干姜、吴茱萸、细辛温散。有嘈杂吞酸，胃酸过多者，加吴茱萸、黄连、瓦楞子、乌贼骨止酸。

【变通法】脾胃阳虚，脘腹胀痛，呕吐清涎者，可用大半夏汤（《金匮要略》）加减，药如人参、半夏、茯苓、干姜、益智仁、姜汁，即通补胃阳常用方（《临证指南医案·脾胃》）。若大便秘结，脘腹痞痛，四肢不温者，可用当归四逆加吴茱萸生姜汤（《伤寒论》），药如当归、桂枝、白芍、吴茱萸、细辛、通草、甘草、姜、枣。本症稳定后，必须用六君子汤（《医学正传》）加当归、白芍等，健脾和胃、益气养血之剂缓调巩固，以免复发。

6. 胃阴亏虚

【临床表现】胃痛隐隐，有灼热感，嘈杂似饥，食不知味，纳呆食少，干呕口渴，手足烦热，大便干燥。舌红少津，裂纹无苔，脉细数或弦细无力。

【病因病机】久病胃痛，郁火伤阴，胃气不和。

【治法】养胃生津止痛。

【方剂】养胃汤（《临证指南医案》）合芍药甘草汤（《伤寒论》）加减。

药物：沙参 15 克，麦冬 15 克，石斛 10 克，玉竹 10 克，白芍 15 ~ 30 克，生甘草 10 克。

方义：沙参、麦冬、石斛、玉竹养胃阴，生津液。芍药、甘草缓急止痛。

加减：疼痛加丹参、川楝子，理气活血止痛；嘈杂、吞酸，呕吐，胃阴虚而肝气旺者，加乌梅、木瓜、吴茱萸、黄连酸甘化阴，辛苦通阳。大便秘结者，加柏子仁、瓜蒌仁、火麻仁、黑芝麻润肠通便。兼气滞者，加绿萼梅、玫瑰花、佛手片、厚朴花、枇杷叶等疏理气机而不香燥者。

【变通法】目前较多采用一贯煎（《柳洲医话》），药用沙参、麦冬、当归、生地、枸杞子、川楝子，滋阴疏肝。若胃阴虚兼夹痰饮者，可见呕吐水液，用麦门冬汤（《金匮要略》）加味，药如麦冬、党参、半夏、陈皮、茯苓、生姜、甘草等。若见胃阴素虚，肝风上旋，胃痛如嘈，痛引背胁，呕逆不能饮食，头晕麻木，可仿叶天士法，用生地、石斛、枸杞、茯苓、阿胶、石决明、桑寄生，所谓养胃息风（《临证指南医案·胃脘痛》）这种用药思路，今适用于溃疡病（或慢性胃炎）与高血压病并存的患者。

7. 寒热虚实夹杂

【临床表现】胃病日久不愈，时作时止，胃脘疼痛可因寒、热、饮食、气候、情绪各种因素诱发，无一定规律。伴见吐清涎或酸水，腹胀肠鸣，便溏久泄，食纳不佳，上热下寒等。舌质淡胖边有齿痕，舌苔薄黄而润，脉沉弦带数，或虚缓带数。

【病因病机】胃腑郁火，脾脏寒湿，上实下虚，寒热错杂。肠胃功能紊乱、多发性消化溃疡者，常见此型。

【治法】健脾温中，和胃泄热。

【方剂】半夏泻心汤（《伤寒论》）加减。

药物：姜半夏 10 ~ 15 克，干姜 5 克，党参 10 ~ 15 克，黄连 5 克，黄芩 10 克，生甘草 6 ~ 10 克，生姜 5 克，大枣 10 枚。

方义：半夏、生姜和胃，干姜、党参温中健脾，黄连、黄芩泄热，甘草、大枣调和诸药，合为寒热并调、虚实同治之方。

加减：脘痛腹胀者，加白芍、厚朴理气；呕吐清涎或酸水者，加吴茱萸、黄连止酸；胃内有振水声或肠鸣者，加白术、桂枝、茯苓化饮；大便溏泻者，加白术、茯苓、扁豆、薏苡仁健脾。

【变通法】脘腹冷痛而有呕吐酸苦，四肢不温而又心烦面红者，可用乌梅丸（《伤寒论》）加减，药如乌梅、川椒、附子、干姜、黄连、细辛、白芍、党参、当归、甘草等，系和阳明、调太阴、泄厥阴之方。

（三）医案

1. 孙东宿治大宗伯董寻老年六十七，向有脾胃疾。暑月以过啖瓜果而胸膈痛。诊其脉寸关弦紧；观其色，神藏气固。考其所服药，不过二陈、平胃加山楂、谷麦芽等。不知此伤于瓜果，寒湿淫胜也。经云：寒湿所胜，治以辛温。而瓜果非麝香、肉桂不能消，前方所以无效耳。乃用高良姜、香附各一两，麝香一钱，为末，每服二钱，酒调下之。两三日则胸膈宽而知饿矣。（《古今医案按》卷二《伤食》）

按：此案是伤食而胸膈痛，应列于胃痛门。伤食当断其原因，或伤麦面，或伤肉积，此患是伤瓜果而脾胃寒湿，故用寻常消积药无效。

2. 游以春治一妇，年三十余，忽午后吐酸水碗许，至未时心前作痛，至申时痛甚，晕去不省人事，至戌方苏，每日如此，屡治不效。游至用二陈汤下气之际亦不效。熟思之，忽忆《针经》有云：未申时气行膀胱，想有瘀血滞于此经致然，遂用归尾、红花各三钱，干漆五钱煎服，吐止痛定，晕亦不晕。次日复进一帖，第三日加大黄、桃仁饮之，小便去凝血三四碗而痊。

按：先吐酸水后心前作痛，多以胃痛治。从所发之时而想到气行小肠膀胱，病在上求之下，用下膀胱瘀血法而愈，是法外之法。

3. 章鲁斋暑月心中大痛，服薷术饮，痛势转增。曰：寸口弦急痰食交结也。服香砂二陈汤两帖，痛虽略减，困苦烦闷。更以胃苓汤加半夏二钱、大黄三钱，下黑屎数枚，痛减三四，仍以前汤用大黄四钱，下胶痰十数碗始安。

按：心中大痛，当为胃痛。因暑月用祛暑燥湿，后因脉而用化痰药，或有其因，但不效。故改用胃苓汤，以平胃散燥湿，五苓散渗湿，半夏、陈皮和胃祛痰，大黄通下。

4. 叶醴醇少年时，脘痛不能食，身极羸瘦，上海杜良一用纲目厚朴煎丸，每晨以人参二钱煎汤，送丸药三钱。服一月而痛除根，食大进，身遂肥胖。厚朴煎丸：厚朴二斤去皮锉用，生姜二斤连皮切片，水五升同煮干，去姜焙朴，以干姜四两、甘草二两，再同厚朴水五升煮干，去甘草，焙姜朴为末，用枣肉、生姜同煮熟，去姜，捣枣和丸梧子达，每服五十丸。

5. 江应宿治一男子，心脾痛，六脉弦数，此火郁耳。投姜汁炒黄连、山栀泻火为君，川芎、香附开郁，陈皮、枳壳顺气为臣，反佐以干姜，从治一服而愈。再与平胃散加姜汁炒黄连、山栀、神曲糊丸服，永不再发。（以上均引《古今医案按》卷七《心脾痛》）

按：六郁为病，方以苍术、川芎、香附、山栀、神曲，加姜黄连泻心火，干姜温中以反佐，是火郁为主病者。

（四）医家经验

1. 黄文东运用调气法治疗胃痛经验　调气法有调补气血，调和升降，调理脾胃，调气以疏肝、泄肝，调气以化瘀活血五大作用。因此调气法适用于气机不调之时，为治胃痛主法。

（1）寒实型：外感寒邪或饮食不节，以致气机阻滞，胃失通降。症见胃脘暴痛，得热较剧，得温则舒，泛吐清水，缠绵不已。苔白滑，脉弦或迟。治宜调气和胃，散寒消食。处方：紫苏梗、姜半夏、青皮、陈皮、广木香、制香附、旋覆花、炒白芍、焦神曲、生姜各9克，炙甘草6克，桂枝4.5克。寒重加肉桂（后下）4.5克，荜茇9克。

（2）气滞型：气郁伤肝，横逆犯胃，常因情绪波动而复发。症见胃脘胀满，攻痛连胁，按之较舒，嗳气频繁。苔薄白，脉弦。治宜疏肝理气，和胃降逆。处方：柴胡、炒白芍、延胡索、旋覆梗、广木香、青皮、陈皮、制香附、佛手干各9克，煅瓦楞30克，炙甘草4.5克。

（3）虚寒型：又有偏寒与偏虚两种情况。

①偏寒：脾阳虚衰，运化无权，常因饮冷受寒而复发。症见胃中冷痛，形寒喜暖，喜热饮，泛吐清水，溲清利，或腹痛。舌质淡、苔白，脉细缓。治宜温中调气散寒。处方：潞党参、炒白术、广木香、制香附、炒白芍、焦神曲各9克，炮姜、炙甘草各6克，丹参12克，煅瓦楞30克，肉桂（后下）3克。

②偏虚：脾胃虚弱，升降失职，常因过劳而复发。症见胃脘绵绵作痛，或胀满不舒，纳少便溏，神疲乏力。舌质淡、苔薄，脉缓或濡细。治宜健脾调气和胃。处方：潞党参、炒白术、广木香、枳壳、陈皮、炙黄芪各9克，茯苓、焦神曲各12克，春砂仁（后下）3克。

（4）郁热型：肝气郁久化火，可因情绪波动，饮食不慎而复发。胃痛时轻时重，有烧灼感，嘈杂泛酸，口干口苦，心烦易怒，纳少，大便干结。舌质红、苔黄，脉弦细。治宜泄肝调气和胃。处方：金铃子、延胡索、青皮、陈皮、瓜蒌皮各9克，蒲公英、丹参各15克，炒白芍12克，煅瓦楞30克，炙甘草6克，左金丸（分吞）3克。上述各型胃痛，随症加减如下：食积加神曲、炙鸡金、枳实，湿重加厚朴、苍术，湿热加黄芩、黄连，夹瘀加丹参、红花、失笑散。

在临床上，要注重辨证及药物的选择。

①辨寒热：偏寒者见胃痛剧烈，泛吐清水，形寒喜温，喜热饮，或伴腹痛、腹泻，苔白腻，脉弦或紧，治宜温中调气散寒。止痛可选肉桂、荜茇、荜澄茄、干姜，止呕可选吴茱萸、生姜，止泻可选炮姜、焦山楂、焦神曲，外感风寒可加紫苏、六曲。偏热者见胃痛而有烧灼感，嘈杂，呕吐黄水，烦躁，口苦或口干不欲饮，大便干结或不爽，舌质红、苔黄腻，脉弦或数。肝郁化火，上犯肺窍所致，治宜清泄肝火，选用左金丸、黄芩、黑山栀等取得良效。兼见便秘、呕吐可加少量大黄，并无泻下之弊。寒热夹杂者，苔白中带黄，用药宜辛开苦降，但用量应有所侧重。

②辨虚实：初起为气滞，气机失调，水湿不运，则见纳少、口淡、体倦，胃中胀甚于痛，苔腻。若寒湿宜苦温以燥湿，用平胃散加木香、紫苏之类；治湿热则宜辛开苦降，用生姜、半夏、黄芩、黄连之类。均可佐茯苓、薏苡仁等淡渗利湿之品。脾胃虚弱，津液不足为虚。如纳少、口干少津，舌红，脉细，胃阴伤用养胃阴法。取白芍、甘草酸甘化阴，进一步可加沙参、麦冬，甚则酌加乌梅、木瓜以制肝醒胃。若形瘦、神疲、便溏者属于脾胃虚弱、阴液难复的病例，再加石斛、人参之类，并与陈皮、佛手芳香理气开胃之品同用，以助药力。久病之后，阴阳俱虚。还有脾胃阴虚而兼阳虚之证，既有不思纳食、舌红少津之热象，又有形寒喜温、兼喜热饮之寒象，用药要以温和为主，剂量不宜过重。

③辨气血：调气药，木香入胃，香附入肝，合用于胃痛偏寒者。若有化热之象，则用金铃子散。寒热夹杂者可并用之。肝气郁结，嗳气频作，宜用佛手、绿萼梅、玫瑰花等。肝气横逆，胃痛连胁，可加柴胡、郁金之类。活血化瘀药，当归为养血活血之主药，常与丹参、赤芍同用，在化瘀药中最为平和。红花、桃仁同用，兼有润肠活血之功，在胃脘刺痛时均可使用。若属顽固、陈旧性胃痛，可用失笑散及少量制川军，有化瘀止痛通络的作用。

④辨兼症：胸脘痞闷，当行气宽中，可用白蔻仁、砂仁之类。腹中胀满，当行气泄满，可用川朴、槟榔之类。至于少腹作胀，则宜疏泄厥阴之气，可用柴胡、乌药之类。嗳气频频，多因肝气犯胃，可用绿萼梅、佛手以解郁，合旋覆花以降逆，甚则用煅赭石以平上逆之气。呕吐宜泄肝和胃，以黄连、半夏为主药，有寒加紫苏、生姜，有热加竹茹，阴伤加沙参、麦冬，重则加石斛、玉竹。如不效可用四磨饮（人参、沉香、槟榔、乌药等份）磨汁，频频呷服，或暂用玉枢丹0.5～1克吞服。（中医杂志，1981，6：409－412）

2. 叶熙春治胃脘痛经验

（1）注重胃腑的和降通达：脾胃相合，俱属土脏。胃之通降，有赖腑阳之温运，亦需津液之濡润，若有太过或不及之变，则通降失常，于是胀痛诸症作矣。叶老认为阳明通降失司的病因与治法有四。

①胃火过亢：胃火过炽，胃气不和，通降失常，胃脘胀痛，呕酸、嘈杂、善饥、口干、口苦。热者清之，黄连、金银花、蒲公英，配沙参、天花粉、石斛甘寒养胃，香附、娑罗子疏达消胀，海螵蛸制酸。若大便偏干，小便短赤，神烦寐不安，佐入黄芩、制大黄苦泄，或再加生姜、半夏而成苦辛开泄，泻心胃之火，复阳明之用。

②胃阳不足：胃阳内虚，阳虚生寒，腑阳失运，脘胀胃痛甚者彻背，或兼嗳噫、呕吐、不渴，肢冷畏寒。寒者温之，治用桂枝、吴茱萸、干姜或川椒、荜茇、甘松，配甘草、生姜、制香附（无湿制香附，夹湿生香附）、醋延胡索、姜半夏、茯苓等辛热逐寒，辛甘通阳，辛香开痹，合成温中逐寒、行气和胃之剂。夹湿加制茅术、制川朴、生薏苡仁；夹食滞参以炒麦芽、焦山楂、炒神曲；若寒客厥阴兼见少腹胀痛，加天仙藤、乌药、檀香；呕酸而苔薄白加海螵蛸，苔薄白腻加煅白螺蛳壳。

③脾胃湿阻：湿困中州，遏阻阳气，脾阳不舒，胃阳不展，腑气通降失常，以致脘胀

胃痛，纳呆不渴。凡湿滞胃腑者，常兼见纳呆、肢软、疲乏、便溏等脾经见症，脾虚与嗜酒之人每多见此。胃火旺者从阳而化热，湿热壅结；中阳虚者从阴而化寒，寒湿困阻。良附丸合陈平汤胃苓汤，去甘草，常用高良姜、生香附、制茅术、制厚朴、炒陈皮、姜半夏、茯苓、生姜等；寒盛痛著加干姜、川椒，其他如党参、白术之益气健中，木香、甘松之理气消胀，均随证而投之。亦有病久，或阳旺而气郁化热者，其属“胃气痞结”。

④燥土失润：胃属燥土，宜柔宜润。胃阴不足，通降失调，发为胃部隐痛，兼见噫干、干恶，甚者呕吐泛酸。治以甘寒凉润法，胃阴不足兼胃热，采麦门冬汤意，沙参、玉竹、石获、白芍、甘草养胃，配金银花藤、蒲公英清热。或加制陈皮、淡竹茹降逆，或参枇杷叶、饭蒸叶肃肺，也有投枸杞子、木瓜酸守津回者。若胃阴不足而兼气虚者，往往胃热不著，改用麦门冬汤为主方出入以治。

（2）重视脏腑间相互影响：叶老根据《黄帝内经》“谨守病机，各司其属，有者求之，无者求之”的理论，注重详析病机，着意于脏腑之间的相互关联与影响，认为治疗胃痛，对于有症之所当求之，无症之处亦当详究。

①肝木犯胃：以气滞热郁为多见，左金合金铃子散为主方，苦辛相合，寒热并用，并参芍药甘草汤。若肝血不足则肝气有余，加当归、桑椹、白芍养肝血；肝阴不足则肝热内萌，用生地、枸杞子、白芍养肝阴；再如夏枯草、石决明凉肝散结，石斛、天花粉生津濡胃，随证以进。肝郁而热不甚，去左金丸加绿梅花、佛手、青皮等。对气郁不达，郁滞太过以致痛胀剧烈者，每加苏合香丸行气止痛；若夹湿夹食，胀痛不休而舌苔黄厚者，改以越鞠丸治疗。还有土虚木贼致肝胃不和，肝气不疏，胃气内虚，异功散合芍药甘草汤，加白蒺藜、八月札、制香附、延胡索等。

②土虚火衰：心阳衰于上，肾阳虚于下，君相之火不足，不能暖中温土，以致胃阳内虚，腑气失运，伴以阳气不展，阴霾窃踞，证见心下疼痛，呕吐清涎，胸闷心悸，肢冷畏寒。此证寒因虚起，宜补宜温，痛由寒生，宜辛宜通。常用桂枝附子汤合良附丸为主方，以桂枝、附子护阳祛寒，高良姜、香附逐寒通痹，白芍、甘草缓急止痛。夹痰者配瓜蒌薤白半夏，气虚合用六君子汤，或加天仙藤、娑罗子行气消胀，或佐荜茇、干姜温胃止痛。总以辛热通阳，宣痹散结为常法。

③脾胃同病：胃病者久而及脾，脾病者亦往往及胃，以致脾胃同病，升降失调。见胃脘隐痛，空腹著，食后缓，或伴痞满，纳少便溏，乏力神怠，四肢不暖，脉细苔薄白或薄腻。治以建立中阳，恢复腑运为则。盖阳虚生内寒，对于脾胃气虚，因虚生寒者，治用建中合理中二方为主，重用炙甘草、炮姜甘温补中，参入南木香、制香附温中行气，或加清炙黄芪，炒当归补气和血，呕酸者佐入海螵蛸、浙贝母。治胃痛用姜，生姜用于和胃止呕，干姜温中止泄止痛，炮姜暖肾止血。有时取其性，如以姜汁炒竹茹。有时减其味，如用淡姜渣微温以舒胃气。用小建中汤时每以炮姜易生姜，取其色黑入肾而寓补命火、暖中土之意，循此法以进，则诸如附片、肉桂等温补肾阳之品，均可随证选用。对久病入络，瘀而夹寒者，以黑炮姜、桂枝、川椒；中焦虚寒者，可配理中汤除党参，改干姜为炮姜，

再加红枣、蒲公英。炮姜、蒲公英寒热相济，温经而又柔络。对脾胃气虚而内寒不著者，治以甘温甘平，如异功散合芍药甘草汤为主，加制香附、延胡索止痛。呕酸苔薄白加海螵蛸，苔薄白腻夹湿加煅白螺蛳壳。后制成胃灵合剂，用于对溃疡病的治疗。尚有脾虚胃热夹湿者，证见脘部痞胀或痛，口干饮少，不喜纳谷，食入则不适益著，大便或软或溏，苔黄厚腻，脉沉滑数，采用吴鞠通之加减泻心汤为主方。以黄连、黄芩、半夏、干姜为主药，参入茅术、薏苡仁燥湿渗湿，厚朴、神曲消积；脘胀及腹脉沉者，加制大黄除满。

④胃肠痞结：凡胃气痹窒于上则大肠壅阻于下，或大便秘结，腑气失降而浊气上逆，则胃痛腹胀便秘，嗳腐恶心，口苦厌食等。按六腑宜通、胃气当降之理，以通腑泄热，降逆和胃主用三黄泻心或与小承气（热重）、小陷胸汤（兼湿阻）合用。导泻时不过剂，得溏便即止。遂改以清热养胃和中降逆为继，如蒲公英、金银花、石斛、芦根、陈皮、竹茹、白芍、生甘草，或加瓜蒌通泄，或加香附理气，或投山楂、神曲消积。若再见便干不畅、舌苔不厚，以玄明粉 5 ~ 10 克冲入以润下。

（3）详辨气分血分：宗叶天士“初病在气，久必入络”之说，病初属气机痹阻，久之气病及血，血因气瘀，络道不利。凡久病及血络。胃痛如刺，反复不已，按之更剧，或呕红便黑。此积瘀难消，治以失笑散加桃仁、赤芍、花蕊石、制香附活血化瘀。或以苏木、归尾、三棱、莪术、延胡索通瘀破积。瘀久化热者，增入红藤、牡丹皮、夏枯草或少量制大黄；瘀而夹寒者，投以黑炮姜、桂枝、川椒；中焦虚寒者，配合理中汤，除党参，改干姜为炮姜，再加红枣、蒲公英。气为血帅，气行则血行，故酌选郁金、川芎、木香、娑罗子等。(《中医临床家叶熙春》)

3. 李克绍胃痛证治经验

（1）涤痰止痛法：胃痛表现有口干、口黏，或呕出黏液等症状者，是胃中有痰浊，其往往胶着难消。轻者用清热化痰法，仿丹溪海蛤丸方（海蛤壳、瓜蒌仁）加减；如效果不大，兼胸满气粗、大便秘结等症状者，则改用小胃丹（芫花、甘遂、大戟、大黄、黄柏）。《金匮要略》中之瓜蒌薤白半夏汤、枳实薤白桂枝汤等，切勿看作是单纯治心绞痛的专方，治痰饮痹阻的胃痛，都有很好的效果。

（2）消瘀止痛法：凡中医诊断为胃肠道有瘀滞的病人，通过西医学检查，大多是十二指肠球部有溃疡存在。在对症用药之后，有的泻下白冻状物、烂肉状物，或黑色坚硬的粒状物，以及异常坚硬的粪块等。胃肠道瘀滞形成之后，不但疼痛加剧，而且由于胃肠蠕动迟缓，能使大便干结，而发生便秘、嗳气、食少、腹痛等症。也常伴胃脘部怕风冷、畏冷食等。治此胃痛，可选用遇仙丹（黑丑、槟榔、三棱、莪术、大黄、木香、大皂荚）、大黄附子汤等有泻下作用的方剂。以上两方都能消瘀止痛，一般是大便秘结、舌苔白腻，湿偏重的用遇仙丹；若大便秘结，脉象沉紧，肢冷舌淡，寒象明显的用大黄附子汤。用大黄附子汤要注意两点：一是必须其人不呕。因为呕则病机向上，不宜下法；二是细辛用量宜重，常用至 6 ~ 9 克。细辛与附子合用，使久已处于呆滞状态的肠道活动起来，大黄才能起到泻下的作用。

（3）活血止痛法：有瘀血的胃痛，多呈针刺样疼痛，舌上常有瘀点，脉多呈涩象，治疗应以活血化瘀为主，失笑散是最常用的有效方。方中的五灵脂和蒲黄，既能活血，又能燥湿化瘀，对于痰血混杂者最为对症。有用炒五灵脂配入枯矾，共研细末，温酒调服者；有将五灵脂配桃仁，研末醋糊为丸，酒醋送下者。

（4）解热止痛法：时痛时止，痛重时不敢吃冷食喝冷水，甚至额上自汗，或全身冷汗、手足发凉等。治疗胃热疼痛，以栀子、黄连为主药。热极出现假寒症状时，须加辛热走窜药以为反佐，如《医彻》之仓促散（炒栀子、生姜汁）内用生姜汁即是。有用生、枯白矾各等份研末糊丸酒服者，用酒送服也是辛温走窜之意，与反佐的道理相同。治胃热作痛有几张名方，如《统旨方》的清中汤，《张氏医通》的清中蠲痛汤，《沈氏尊生书》的清热解郁汤。

胃热疼痛，却胃部怕凉风，不敢吃冷食、喝凉水，只有在寒凉药中加入一点温热药或走窜药，才能纠正热邪对寒凉药的格拒之性，从而发挥其解热的作用。栀子配生姜、川芎、香附等。胃热疼痛不敢吃冷，一般在寒凉药中配干姜；胃脘部怕凉风的，则配入白芷。服至吃冷食饮冷水也不再发作，才算痊愈。郁热胃痛选用上述诸方后，一般都能迅速止痛，亦有少数痛止后不久又再次发作，再服前方效果不大的，这是郁热虽解，但胃中还有些秽浊郁滞未净，这时可用玄明粉3～6克，温水化服即愈。胃热疼痛有痛而兼胀，连及两胁，脉象弦数的，当泻肝火，金铃子散效果最好。（中医杂志，1987，10：739－740）

4. 许鑫梅治疗胃咽合病经验　有部分慢性胃炎、食道炎、消化性溃疡患者，常有咽部痒痛、干燥、似有物梗，声音嘶哑，咳嗽咯痰等，咽部检查呈咽部黏膜充血、淋巴滤泡增生，或黏膜萎缩、黏膜下血管显露，或兼有扁桃体红肿等征象，将此称为“胃咽合病”。因脾胃二经均通过咽喉部，胃咽相关，互相影响，故须联合治疗。在诊治慢性胃病时常同时察看咽部，认为咽部黏膜与胃黏膜改变有较大的一致性。一般而言，咽病多热，用药宜凉忌热；胃病多寒，用药宜热忌凉。如分治则于病情不利，故必须合治。在临唱上，喜用木蝴蝶、桔梗、牛蒡子、蝉蜕、胖大海、土牛膝、诃子等不刺激胃的利咽药。对慢性萎缩性胃炎合并咽痛者，咽部黏膜萎缩、黏膜下血管显露，干而少津，多见于胃阴虚患者，常用益胃汤、沙参麦冬汤加减，加岗梅、玄参、木蝴蝶。慢性浅表性胃炎胃黏膜糜烂，伴食管反流者，咽部黏膜明显充血糜烂，多因胃酸反流所致，常见肝胃郁热证、肝郁气滞证，可用柴胡疏肝汤合左金丸，加用桔梗、牛蒡子、蝉蜕。慢性浅表性胃炎胃脘胀满、嗳气反酸反复发作，病程长者，多见咽部黏膜色暗肥厚、滤泡增生，多为脾胃不运，方用四君子汤、半夏泻心汤加减，用半夏、浙贝、岗梅。咽部黏膜增厚附有痰涎样黏液，伴有鼻塞，肺窍不通者，加辛夷、射干。同时治上不忘顾下，胃咽合病常与大便失常有关。可根据大便情况正确用药。咽痛便稀用诃子、岗梅、火炭母；咽痛便干用牛蒡子、胖大海、土牛膝。气虚便稀用党参、黄芪、山药。气虚便干用太子参、五爪龙、玉竹。胃热便稀用黄连、白花蛇舌草；胃热便干用黄芩、蒲公英等。既能消除胃咽病症，又能纠正大便异常，上下兼顾，一举两得。（中医杂志，2008，3：207）

（五）易简效验方

1. 百合乌药汤：百合30克，乌药10克，水煎服。用于心口气痛，服诸热药不效者。（《时方歌括》）

2. 丹参饮：丹参30克，檀香10克，砂仁3克，水煎服。适用于血瘀轻症。（《医学心悟》）

3. 草果、延胡索、五灵脂、没药，等份为末，每服3克。适用于血瘀重症。

4. 姜黄、香附、荜澄茄各10克，木香5克，砂仁3克，研末。每服1.5～3克，日2～3次。适用于寒凝气滞者。

5. 蒲公英、丹参各15克，郁金、青木香各10克，每日1剂，水煎服。适用于瘀热者。

6. 地丁汤：公丁香2.4克，鲜生地30克，白术4.5克，陈皮6克，姜川连2.4克，厚朴花4.5克，党参1.8克，五味子1.8克，乌梅3克，甘草2.4克。每日1剂，水煎服。适于肝郁化火伤津而久不愈者。（朱南山经验方）

7. 凤凰衣、玉蝴蝶各30克，马勃、象贝各20克，血余炭、琥珀粉各15克，共研细末，每服2克，日3次，食前服。用于溃疡病。（章次公经验方）

8. 马勃3克，降真香、玫瑰花各4.5克，柿饼霜、九香虫、党参、白术各9克，乌贼骨12克（研散），沉香曲、甘草各6克。可随症加吴茱萸、黄连、乳香、没药、川贝、凤凰衣、绿萼梅等。用于溃疡病、慢性胃炎等。（裘沛然经验方）

9. 门纯德活胃散：苍术、白术各50克，黄连、干姜各30克，研末，松树脂或乳香50克，共研细末，每次6克，日2次。治溃疡病、胃炎等之胃痛。

10.《古今录验》延年半夏汤：半夏12克，槟榔6克，桔梗3克，枳实3克，前胡6克，鳖甲9克，人参3克，吴茱萸3克，生姜3克。水煎温服，可获速效。治胃部时剧烈疼痛者，且波及左侧胸部及肩胛部；见患者喜屈其上体抵压疼痛之部位，以减轻疼痛；疼痛时发时止者；多嗳气欠伸，呕吐后疼痛缓解者。本方不仅治胃，重点还在治肝。

11. 蒋健胃痛良方：芍药30～60克，肉桂6～10克，炙甘草9～12克，白芷30～50克，治胃寒，因食生冷或着冷、受寒、当风等而作。

12. 李玉奇食疗方：陈皮1片，焦山楂5片，炒煳米1捻，乌梅3个，开水冲代茶饮。是治慢性萎缩性胃炎的代茶饮。

（六）预防护理

在预防上，要重视精神和饮食的调摄，注意气候寒温变化，戒烟酒，少辛辣。患者要保持精神愉快，劳逸结合。饮食以少食多餐、清淡易消化为原则，定时定量，不过热过凉。剧烈疼痛时要卧床休息，伴呕血黑便时要禁食。

（七）评述

1. 证候相兼关联 胃痛在临床上可表现为各种证候，但各证之间又常相互影响，或互为因果，或相兼并见。如病初多实，有寒凝、气滞、食积、肝郁等不同，其间又互有关联。如寒凝则气滞，寒凝易为食积，以致土壅木郁，从而加重了气滞的证情。肝郁则气滞，郁久而化火；寒邪久郁亦可化热积滞，蕴变为湿热。初病在气，久病络阻，形成血瘀。若病久正气虚亏，可由实转虚。阴邪易伤阳，阳邪易伤阴，而成胃痛之阳虚、阴虚之证，并在此基础上，内外合邪或从阴化寒，或从阳化热，导致阳虚夹寒或夹痰湿，或阴虚夹热或夹痰湿。有时可表现为阴阳俱虚、气血不足、痰瘀互结、虚实寒热错杂诸证。

2. 虚实互相转化　如中气虚运化无力，可出现气滞；气虚及阳，致脾胃阳气不足，可致胃寒；久痛中虚，营络痹阻，可致血瘀。中虚也可招致肝木乘侮；或胃燥、肝体失养，则肝木易旺。由此可见，胃痛的临床表现常复杂、多变，仅以数证和数法常难以统驭，要善于洞察病机转化和错杂，做到药随证变，选药组方严密贴切，方可达到预期效果。

3. 中药药理作用　治胃痛的中药有增加胃动力、制酸、抗菌、利胆、止血、黏膜覆盖、助消化、解痉止痛等8个方面的作用。通过方药组合，可调节机体神经内分泌系统，增加免疫功能、改善血循环，增加胃黏膜血流量，提高临床疗效。

4. 结合胃镜检查用药　如慢性浅表型胃炎、慢性萎缩性胃炎、胃十二指肠溃疡、胃癌和食道疾病等胃镜下特点，可对其进行辨证分析，指导中药应用。如黏膜颜色以红赤为主或有糜烂出血，病属热属阳，治宜清热泻火，方用泻心汤、清胃散。黏膜红白相间，见麻疹斑样改变，考虑湿热壅滞，阴津灼耗，宜清热除湿，选胃苓汤、甘露消毒丹。白色为寒、主虚、属阴，黏膜苍白者示寒湿内阻或中焦虚寒，宜温中散寒补虚，方用理中汤、小建中汤、香砂六君子汤。黏膜呈斑片状，皱襞变粗，表面变薄，黏膜下血管网透现等萎缩性胃炎症见，示阴虚夹热夹瘀，宜养阴清热和胃、化瘀通络，用益胃汤加用三七、桃仁等化瘀之品。黏膜水肿为夹痰夹湿，可酌用平胃散。溃疡据颜色分热证、寒证。息肉、憩室、黏膜疮疤、颗粒状改变属血瘀。蠕动减弱，需健脾助运用四君子汤，胃肠胀气者须佐以疏肝理气之品。在慢性胃炎患者中，可无症状或偶有餐后胃胀者不少。若胃黏膜有明显充血、散在性出血点、局限性糜烂者，可按脾胃湿热证施治，方用黄连温胆汤加减；若胃黏膜红白相间，以白为主，黏液稀薄而多，可按脾胃虚弱证施治，方用香砂六君子汤加减等。

5. 胃痛寒热错杂者　常见症状既有口苦、舌红、苔黄、喜冷饮，或泛酸等热证表现；又有便溏、完谷不化、小便清长、肢冷、脉数而虚等寒证表现。上症不一定悉具，有一二症状而寒热矛盾，即可考虑为寒热错杂证。升降失常者，既有呕恶、纳差、脘胀等表现，又有便溏、下坠等症状。辛开苦降，升清泄浊。可用半夏泻心汤合左金丸。原方去大枣，人参以太子参或党参代之，热不重者可去黄芩。关键是黄连配干姜，要处理好二者的比例，一般可等量同用。热重者黄连剂量大于干姜，寒重者干姜剂量大于黄连。呕恶者加吴茱萸，泛酸者加煅瓦楞子，有郁热者加竹茹，苔腻者加白蔻仁、砂仁、焦三仙，阴亏者加麦冬、沙参，气滞者加枳壳、佛手。升清者可加葛根、苏叶、藿香；胃痛者加丹参、延胡索、川楝子。并随着寒热的变化，适时变更寒热性质的药物。

6. 幽门螺杆菌感染　幽门螺杆菌感染是慢性胃炎的重要原因，临床也发现部分顽固的胃痛治疗甚为棘手。其症状虽常表现为寒热错杂，如胃痛日久，舌红苔黄，食少纳差，或无食欲，身体消瘦，疲乏无力，精神不佳，但迭进各种辨证处方，常疗效不佳。慢性萎缩性胃炎、胃窦炎中一部分病例属于此证。健脾和胃，解毒化瘀。六君子汤加白花蛇舌草、蒲公英、乳香、没药、丹参、三七、延胡索等。

三、嘈杂

嘈杂又名心嘈，今称烧心，是指胃中空虚，似饥非饥，似辣非辣，似痛非痛，胸膈懊侬，莫可名状的症状。常和胃痛、吞酸、嗳气、痞满、恶心等同时并见，亦可单独出现，相当于溃疡病、慢性胃炎等病的临床表现。临床可因胃热、胃虚、肝郁、血虚等引起。

（一）辨证要点

胃热痰火，多食善饥，口渴、口臭。脾胃虚弱，时作时止，得食则减，食后又嘈，口淡。肝郁脾虚，见精神抑郁或心烦易怒等。

（二）证治方药

1. 胃热痰火

【临床表现】嘈杂而兼恶心吞酸，口渴喜冷，口臭心烦，或胸闷痰多，多食善饥，或似饥非饥，胸闷脘痞，不思饮食。舌质红，舌苔黄而干，脉滑数。

【病因病机】饮食伤胃，痰湿内留，积津生热；或肝气郁结，气滞不畅，郁而化火。

【治法】清胃泄热，和胃化痰。

【方剂】温胆汤（《备急千金要方》）加减。

药物：姜半夏10克，陈皮5克，茯苓10克，枳实5克，竹茹10克，生姜3片，黄连10克，姜炒山栀10克，甘草5克。

方义：黄连、山栀、竹茹清胃泄热降逆，半夏、陈皮、茯苓、甘草、枳实和胃化痰调中。半夏、生姜辛通，黄连、山栀苦降，有调寒热、和升降之义。

加减：伴脘痞胸闷者，加黄芩以泄热；吞酸者，加吴茱萸、白芍以止酸；兼夹食滞者加鸡内金、山楂、神曲消食导滞。

【变通法】若嘈杂、呕吐、脘腹痞满，吐涎沫清水，舌淡苔白，属痰饮兼寒者，可用茯苓饮（《外台秘要》），药用茯苓、白术、枳实、陈皮、生姜、人参。上方用于胃热兼痰，本方用于胃寒有效。

2. 脾胃虚弱

【临床表现】嘈杂时作时止，得食则减，食后又嘈，口淡无味，时吐涎沫，疲倦乏力。舌淡红，脉虚缓。

【病因病机】脾胃不足，气机不畅，扰乱中宫，饮食不化。

【治法】益气健脾，和胃调中。

【方剂】六君子汤（《医学正传》）加减。

药物：党参10克，白术10克，茯苓10克，姜半夏10克，陈皮5～10克，炙甘草5克。

方义：党参、白术、茯苓、甘草健脾益气，半夏、陈皮和胃降逆。

加减：食不知味者，加白蔻仁、厚朴花理气开胃；呕吐涎沫者，加吴茱萸、生姜止呕；脘痞者加木香、砂仁理气。

【变通法】饥则胃痛者，用黄芪建中汤（《金匮要略》）加减，建中补虚，缓急止痛。若见脾虚嘈杂便溏者，用六神散（《三因极一病证方论》），即四君子汤加山药、扁豆，以益脾气养脾阴。

3. 胃阴不足

【临床表现】嘈杂时作时止，口干舌燥，不思饮食或饥而不食，食后饱胀，大便干。舌质红，少苔或无苔，脉细数。

【病因病机】胃阴不足，津液亏损，燥热内生。

【治法】养阴和胃，生津润燥。

【方剂】益胃汤（《温病条辨》）加减。

药物：北沙参10～15克，麦冬10～15克，生地10克，玉竹10克，白芍10～15克，甘草5克。

方义：沙参、麦冬养阴和胃，生地、玉竹生津润燥，白芍、甘草酸甘化阴。

加减：口干舌燥者加石斛、天冬，不思饮食者加乌梅、木瓜，大便干者加柏子仁。

【变通法】亦可用麦门冬汤（《金匮要略》）加减。上方以养阴生津为主，本方则以和胃降逆为主。

4. 肝郁脾虚

【临床表现】嘈杂脘痞，似饥非饥，胸闷胁胀，精神抑郁或心烦易怒，时有吞酸、吐酸，或口苦口干。舌苔薄，脉弦。

【病因病机】七情不和，肝气郁结，胃气不和。

【治法】疏肝理气，健脾和胃。

【方剂】逍遥散（《太平惠民和剂局方》）合左金丸（《丹溪心法》）。

药物：柴胡10克，白芍10克，当归10克，茯苓10克，白术10克，生姜3片，薄荷3克，甘草3～5克，黄连3～5克，吴茱萸2～3克。

方义：柴胡疏肝理气，当归、白芍和血养肝，茯苓、白术健脾化湿，薄荷、生姜调和升降，黄连、吴茱萸泄肝和胃。

加减：口苦心烦，有火者加炒山栀泄热；胸闷胁胀，气滞者加香附理气；苔腻纳呆，有痰湿者加陈皮、苍术化痰；有食滞者，加神曲、谷麦芽消食。亦即合越鞠丸（《丹溪心法》）。

【变通法】若见营血亏虚、心脾不足之虚嘈，见面色无华、心悸失眠，头晕健忘，舌淡脉弱者，可用归脾汤（《济生方》）加减。也有既有肝郁，又有心脾不足者，可用逍遥散合归脾汤。

（三）医家经验

周亨德辨治嘈杂经验 根据临床上嘈杂的不同病程阶段，按其病机可分脾虚、胃热、肝郁三型论治，在同一患者身上，随着病情的进退变化，各型之间相互夹杂，或有偏重，或互为转化，虚实夹杂。脾虚以四君子汤加黄芪为基本方，胃热以温胆汤合左金丸为基本方，肝郁以柴胡疏肝散合左金丸为基本方。兼吐酸者加旋覆花、制半夏、煅瓦楞子、海螵蛸，兼痰湿者加陈皮、薏苡仁、白豆蔻，兼食积者加鸡内金、莱菔子、神曲，胃津不足者加玉竹、石斛、沙参。在胃镜检查中发现，嘈杂脾虚型患者，以慢性浅表性胃炎、慢性萎缩性胃炎多见；胃热型患者，以胃及十二指肠黏膜充血、水肿多见，甚至可有糜烂、溃疡；肝郁型患者，以胃－食管反流、胆汁反流性胃炎、胃及十二指肠黏膜充血、水肿多见。当患者出现严重嘈杂或吐酸等胃酸分泌过多症状时，可适当选用西药 H_2受体拮抗剂或质子泵抑制剂3～5天以抑酸，防止高胃酸状态对胃黏膜的损伤，同时进行中药治疗。

临床观察研究发现，嘈杂由轻到重的变化为：胃部有热感→辣感→烧灼感→疼痛感。正所谓“嘈乃痛之渐，痛乃嘈之极”，其变化与胃镜下所观察的胃黏膜损害由轻到重的程度相一致。嘈杂病机关键为脾胃虚弱，故治疗以健脾益胃为要，当夹有湿热、气郁等实证时则先祛邪，待邪去十之八九即予健脾扶正为主，以助祛邪，正如《景岳全书·嘈杂》所说：“嘈杂一症，多由脾气不和或受伤脾虚而然，所以治此不可不先顾脾气。”健脾气、养胃阴治疗，可使脾正常行使“为胃行其津液”之功能，促使受损胃黏膜黏液屏障恢复，从而增强胃黏膜的防御功能。所以强调嘈杂后期巩固治疗当以健脾气、养胃阴为关键。（中医杂志，2000，9：524）

（四）预防护理

嘈杂易于反复发作，饮食不节或情志抑郁常为其诱因。预防其复发，重在调理保养。重口味的食物如过辣、过酸、过甜、过咸等，可刺激胃酸过多分泌而造成对胃黏膜的损伤。保持良好的饮食、生活习惯和健康积极的心理状态对预防嘈杂发生有重要意义。

（五）评述

1. 嘈杂与吞酸 皆由肝气不舒，化热生火，乘犯脾胃所致。或夹痰饮，或夹湿食，而胃气不和，嘈杂如饥。治法以补脾和胃，六君子汤为主，或加左金丸泄肝清热，或加越鞠丸开郁理气。亦有胃阴不足或心脾两虚之证，则用益胃养阴或健脾养心。

2. 要重视及早治疗 嘈杂虽症状较轻，非比胃痛、呕吐急迫，患者往往能够忍受，但其生活工作质量也受到严重影响，若轻视而失治，则可“而渐至恶心嗳气，反胃、噎膈之类将由此而起矣”（《景岳全书·嘈杂》），故不可轻视。

3. 标实而本虚 朱丹溪：“嘈杂是痰因火动，治痰为先，姜炒黄连入痰药”，“肥人嘈杂，二陈汤少加抚芎、苍术、白术、炒山栀子”。（《丹溪心法·嘈杂》）张景岳：“嘈杂一症多由脾气不和或受伤脾虚而然，所以治此不可不先顾脾气。”（《景岳全书·嘈杂》）可见本症标实在痰火，而本虚则在脾胃虚弱。

四、痞满

痞，闭而不开；满，闷而不舒。痞满，是指心下满闷，触之无形而不痛的症状。张仲景立其临床特征为“心下痞，按之濡”，以与胸痹、结胸之实结有形而痛者相区别。表现为上腹部胀满闭塞，局部濡软而不痛。本症常兼轻度胃痛与腹胀，为临床多见。痞满发生的原因，主要是邪热内结、饮食阻滞、七情失和、痰气壅塞和脾胃虚弱。大致可分为虚、实两大类。然亦有虚、实相兼，且以虚中夹实为多见。此外，痞满又需分清寒、热，及外感、内伤之不同。痞满一症，病位在心下胃脘，以脾胃不和、升降失司为主要病机。所谓“清气在下则生飧泄，浊气在上则生䐜胀”（《素问·阴阳应象大论》）。故治疗首重脾胃，以调和升降为大法。常见于消化道疾病，如慢性胃炎、胃黏膜脱垂、胃下垂、胃神经症，以及溃疡病稳定期、慢性胆囊炎等。

（一）辨证要点

1. 辨虚实寒热　以不能食或食少不化，大便利，痞满时减而喜按者为虚；能食而大便闭，痞满无时或减，或痛而拒按者为实。舌红苔黄，口苦渴喜饮为热；舌淡苔白，口不渴或渴不思饮为寒。

2. 痞满与腹胀　腹胀，腹内胀急，外见腹部胀大之形；痞满，心下或胸脘自觉满闷不舒，外无胀急之形可察。张景岳：“满则近胀，而痞则不必胀也。”（《景岳全书》）说明了痞满与腹胀的异同关系。腹胀（满）与脘膈痞闷在临床上很难区分，有的由脘膈痞闷而影响腹部，有的由腹胀而影响脘膈。所以一般脘痞腹满常互见之。

（二）证治方药

1. 热邪内结

【临床表现】心下痞，胸膈满闷，局部有灼热不适感，食后加重，按之软而不痛，反酸嘈杂，心烦口渴，时有干呕，大便干。舌苔薄黄或黄腻，脉滑、弦带数。

【病因病机】外感误治，胃气受损，热邪乘虚内陷，与无形之气结于心下，胃气壅滞，气机不畅。

【治法】泄热除痞。

【方剂】大黄黄连泻心汤（《伤寒论》）。

药物：制大黄3～5克，黄连3～5克，黄芩10克，开水冲渍约10分钟，取汁200毫升分服。

方义：大黄、黄连、黄芩三味苦寒泄热，药轻而用开水冲渍，取其气薄之性，以泻中焦胃热，除痞泄满。杂病胃热，兼有痰、湿者均可用之。

加减：兼痰热、湿热者，加杏仁、枳壳、厚朴，以苦、辛、寒除痞泄满，为叶天士《临证指南医案》法。干呕恶心者，加竹茹、旋覆花降逆和胃；兼腹胀者加枳实、厚朴理气除满；兼胸膈满闷者，加枳壳、桔梗宽胸理气。

【变通法】痰、热、气互郁心下，痞满倒饱，嗳气嘈杂，吞酸吐酸者，可用橘半枳术丸（《医学入门》）加黄芩、黄连。前方即陈皮、半夏、白术、枳实四味。加芩、连后，泄热、化痰、理气、除痞。

2. 肝气郁滞

【临床表现】心下痞满，胸闷胁胀，嗳气或矢气则舒，常因情志变化而加重，时作叹息，或情绪忧郁，或易于激动。舌苔薄，脉弦。

【病因病机】七情不和，肝气郁结，胃不和降故痞满引及胁胀胸满，而因情志变化而诱发。

【治法】疏肝和胃，理气除痞。

【方剂】四逆散（《伤寒论》）合越鞠丸（《丹溪心法》）加减。

药物：柴胡10克，枳实10克，白芍10克，甘草5克，香附10克，苍术10克，川芎5克，神曲10克，山栀5克。

方义：柴胡、枳实、白芍、甘草为四逆散，疏肝理气；香附、苍术、川芎、神曲、山栀为越鞠丸，治气、血、痰、湿、食、火六郁。

加减：气滞甚者，加苏梗、陈皮理气；兼痰湿者，加半夏、厚朴化痰；火郁吞酸口苦者，加左金丸、龙胆草清热；兼腹胀便秘者，加槟榔、乌药除满。若有寒者，去川芎、山栀，加丁香、肉桂温中。

【变通法】脘痞腹胀，肠胃气滞为主者，可用香苏散（《太平惠民和剂局方》）合四磨饮子（《济生方》）降逆除满，即香附、苏梗、陈皮、乌药、槟榔、沉香，脾虚加党参。若肝郁脾虚为主者，则用逍遥散（《太平惠民和剂局方》）加减，疏肝健脾。

3. 饮食积滞

【临床表现】心下痞满，胸闷腹胀，食欲不振，嗳腐吞酸，恶心呕吐，食后加甚，吐出反舒，大便秘结而便下臭秽不爽。舌苔厚腻而浊，脉滑。

【病因病机】饮食不节，食积胃脘，气机不畅，胃气不降而痞满、呕恶、嗳腐等。

【治法】消食导滞，和胃除痞。

【方剂】保和丸（《丹溪心法》）合平胃散（《太平惠民和剂局方》）加减。

药物：神曲10克，山楂10克，莱菔子10克，法半夏10克，陈皮10克，苍术10克，厚朴5~10克，茯苓10~15克，甘草5克。

方义：神曲、山楂、莱菔子消食导滞，半夏、陈皮和胃降逆，苍术、厚朴除满化湿，茯苓、甘草健脾。

加减：食积重，痞满胀痛者，加枳实、木香以理气；大便秘结不爽者，加大黄、槟榔以导滞；食积化热者，加黄连、连翘泄热；脾虚者，加白术健脾。

【变通法】气壅湿聚，痰食互结，寒热错杂，脾胃不和，心下痞满而有脾虚食积者，可用枳实消痞丸（《兰室秘藏》）加减。即半夏、干姜、黄连、枳实、厚朴、白术、茯苓、麦芽等（方中原有人参），辛开苦降，和胃除痞。

4. 痰湿中阻

【临床表现】心下痞满，胸闷脘痞，恶心欲吐，吐出稀涎，身重倦怠，头目眩晕，或咯痰不爽，或痰多色白。舌苔白腻而滑，脉滑。

【病因病机】脾胃不和，痰湿内生，气机不畅，胃气不降。

【治法】燥湿化痰，和胃除痞。

【方剂】平陈汤（《症因脉治》）合半夏厚朴汤（《金匮要略》）加减。

药物：姜半夏 10 克，陈皮 5 克，茯苓 15 克，厚朴 5 克，苍术 10 克，苏梗 10 克，生姜 5 克。

方义：苍术、厚朴苦温燥湿，陈皮、半夏和胃化痰，苏梗、生姜理气降逆，茯苓、甘草健脾调中。

加减：胸脘痞闷不舒者，加全瓜蒌、枳壳、薤白通阳除痞宽胸；嗳气、恶心、呕吐者，加旋覆花、代赭石降逆止呕；兼气滞不畅者，加香附、郁金理气解郁。

【变通法】见寒湿痰滞者，可用藿香正气散（《太平惠民和剂局方》）去白芷；或排气饮（《景岳全书》），药如藿香、乌药、厚朴、枳壳、木香、香附、陈皮等理气化湿；见湿热痰滞者，可用三仁汤（《温病条辨》）去滑石、通草、竹叶，加陈皮、枳壳、黄连等，宣通三焦、清热利湿。

5. 脾胃气虚

【临床表现】心下痞满，胸膈不舒，食后自觉停滞不化，多食尤甚，脘腹时有坠胀感，喜热喜按，时减时急，按之濡软不痛，饥不欲食，或食不知味，倦怠乏力，大便溏薄，面色无华。舌质淡红，苔薄白或白润，脉濡细或虚缓。

【病因病机】脾虚而运化无力，胃虚而受纳不能，升降失司，清浊不分。

【治法】健脾和胃，调中益气。

【方剂】香砂六君子汤（《时方歌括》）加减。

药物：木香 3 ~ 5 克，砂仁 3 ~ 5 克（后下），党参 10 ~ 15 克，白术 10 ~ 15 克，茯苓 15 克，陈皮 5 克，姜半夏 10 克，炙甘草 5 克。

方义：党参、白术、茯苓、甘草健脾益气，半夏、陈皮和胃调中，砂仁、木香理气除痞。

加减：气血不足、面色无华，乏力倦怠者，加黄芪、当归益气养血；胃脘隐痛者，加桂枝、白芍；四肢不温，胃脘冷痛者，加干姜、肉桂温中。心下痞满，胸闷腹满，见气滞者，党参、白术少用，加枳壳、厚朴理气。兼见食积，饮食停滞不化者，加山楂、神曲、鸡内金消食；兼见湿滞，纳呆苔腻者，加藿香、厚朴、白蔻仁除湿。

【变通法】脘腹坠胀，平卧则舒，食后尤甚，有中气下陷表现者，用补中益气汤（《脾胃论》）加枳壳，升阳举陷。

6. 脾阳虚寒

【临床表现】心下痞满，脘腹胀甚，局部冷痛，受冷或生冷饮食可加重，得温则舒，朝宽暮急，按之软濡无形。面色苍白，形寒肢冷，四肢不温，大便溏薄，不敢进食生冷、油腻。舌质淡胖，舌苔白，脉沉迟或沉弦。

【病因病机】脾阳不足，寒湿内生，浊阴上逆，气机不畅，即脏寒生满病。

【治法】温中散寒，除痞消满。

【方剂】理中汤（《伤寒论》）合平胃散（《太平惠民和剂局方》）加减。

药物：党参10克，干姜3~5克，白术10克，苍术10克，厚朴5克，陈皮5克，茯苓10~15克，炙甘草5克。

方义：党参、干姜、白术、甘草为理中汤，温中散寒；苍术、厚朴、陈皮、甘草为平胃散，苦温燥湿。两方合用，为脾阳不足、寒湿内生之方。

加减：脘痞腹胀，局部冷痛甚者，加木香、砂仁、丁香、肉桂理气止痛；见呕吐清涎者，加吴茱萸、生姜、半夏降逆和胃；引及小腹胀者，加川椒、茴香温散理气；大便溏薄，四肢不温，形寒肢冷者，加淡附子、炮姜炭，温阳散寒。

【变通法】用厚朴半夏甘草生姜人参汤（《金匮要略》）合枳术丸（《兰室秘藏》）亦可，健脾益气与除痞宽中同用。

7. 寒热夹杂

【临床表现】心下痞满，按之濡软不痛，干呕恶心，时吐酸苦或清涎，或见胃脘隐痛，或见腹胀肠鸣，身以上烦热，身以下寒冷，大便溏薄或泄泻。舌质淡润而胖，舌苔薄黄或黄白相间，脉沉弦小数。

【病因病机】脾寒胃热，寒热夹杂，升降失司，气机不畅。

【治法】健脾温中，泄热和胃。

【方剂】半夏泻心汤（《伤寒论》）加减。

药物：姜半夏10克，干姜3~5克，党参10克，黄连5克，黄芩10克，生姜5克，炙甘草5克，大枣5~10枚。

方义：黄连、黄芩泄热除烦，干姜、党参温中健脾，半夏、生姜和胃止呕，甘草、大枣调中。

加减：胃热干呕恶心者，加竹茹、旋覆花、陈皮和胃；脾寒脘腹胀痛者加吴茱萸、附子温中。

【变通法】以干呕食臭、肠鸣下不利为主者，上方加重生姜用量，即用生姜泻心汤（《伤寒论》）；以心下痞满胀痛为主者，上方甘草用量加大，或再加白芍，即用甘草泻心汤（《伤寒论》）加减。

（三）医家经验

1. 董建华治疗胃痞经验

（1）胃痞壅滞主用通降，慎用开破：胃痞总的病机是气机停滞，脾胃升降失常，以“滞”为重点。治疗强调以通降为法，顺应胃的生理特性。运用理气通降之药既要区分上焦、中焦、下焦和气滞所属脏腑，又要区别药性的寒热温凉。如病在上焦，用旋覆花、广郁金、柴胡、降香；病在中焦，选用陈皮、枳壳、香橼皮、佛手；病在下焦，则选用乌药、槟榔、川楝子、小茴香等。病在肠道，则多选用木香、枳实、槟榔等。如需温而通滞，多用乌药、陈皮、木香、砂仁、苏梗、荜澄茄等；若需凉而通滞，则选用枳实、金铃子、槟榔、荷梗等。因胃痞多为本虚标实之证，常先通后补，或通补兼施，补而不碍气机，调气而不伤正，慎用开破之品如三棱、莪术等药。

（2）痞满兼痛气血同病，调和气血：胃痞初起多见胃脘痞塞满闷，触之无形不痛，久之多兼有胀痛、灼痛或刺痛。一般初起在气，日久由气入血，导致气血同病。症见胀满疼痛并重者属于血瘀轻证，予自拟金延香附汤，药用金铃子、延胡索、香附、陈皮、枳壳、大腹皮等。如气血郁久，化热化火，伴见灼痛或烧心、反酸加黄连、吴茱萸、煅瓦楞子。若见胃脘胀痛，喜温畏寒，可加高良姜、肉桂、甘松。如见心烦喜呕、舌红苔黄，加山栀、黄芩。血瘀日久，病久入络，阻滞血脉，见胃脘刺痛则为血瘀重证，予自拟猬皮香虫汤治疗，药用炙刺猬皮、炒九香虫、炒五灵脂、金铃子、延胡索、制乳香、制没药、香橼皮、佛手等。兼出血，加蒲黄炭、三七粉、乌贼骨；热象明显者，加山栀、黄芩等；大便干结者，加酒军；阴液不足加沙参、石斛、芦根。

（3）痞满壅塞湿邪为患，燥润相济：脾喜燥恶湿，胃喜润恶燥，脾胃互为表里。湿为阴邪，易首先犯脾，困阻脾胃，阻遏气机，导致痞满发生。应以祛湿为主。症见胃脘痞满，纳呆乏力，舌苔腻，脉濡滑者，宜芳香化湿为主，或佐以淡渗利湿、苦温燥湿，药用藿香、佩兰、枳壳、大腹皮、香橼皮、佛手、芦根、焦三仙等；口干不欲饮，苔白腻者，宜加苍术、厚朴、陈皮、清半夏等苦温燥湿之品；小便不利者，宜加茯苓、通草、车前子等淡渗之品。湿邪化热，湿热阻滞脾胃，气机不畅，见胃脘痞满，纳呆乏力，口干口苦，黏滞不畅，大便不畅，小便黄赤，舌红苔黄腻，脉濡数，宜清热化湿，药用黄芩、黄连、清豆卷、滑石、藿香、佩兰、芦根、香橼皮、佛手、大腹皮、焦三仙等；大便干结者，加用枳实、全瓜蒌或酒军。脾失健运，水湿内停，脾虚湿阻，气机不畅，症见脘腹胀闷，食后更甚，大便稀溏，苔薄腻，脉濡细，宜健脾化湿为主，药用扁豆、木香、砂仁、藿香、佩兰、生薏苡仁、茯苓、通草、枳壳、香橼皮、佛手等；脾阳不振，腹中振水者，加用肉桂、干姜等。芳化、苦温、淡渗之品均易伤阴，湿从热化，热易伤阴，故在治湿的同时，加用芦根之类，生津而不留湿，养阴而不敛邪。

（4）痞满纳呆脾胃同病，健脾益胃：食欲不振是胃痞最常见症状之一，临床表现初起胃脘痞满，食后加重，空腹则痞满减轻，后期餐前或餐后胃脘痞满均甚，厌食纳呆。胃痞之初，食滞内停，症见胃脘痞满而胀，厌食纳呆，嗳腐吞酸，大便泻出臭污如败卵等，治以消食导滞法，药用鸡内金、焦三仙、陈皮、清半夏、茯苓、莱菔子等；呕恶嗳腐者加黄连、砂仁，大便稀溏者加木香、砂仁、扁豆、炒白术。食滞内停，郁久化热，出现腹胀而痛，大便干结难解，舌苔黄腻或黄燥焦黑，脉弦滑，当清热通腑、理气消胀，药用酒军、枳实、全瓜蒌、大腹皮、大腹子、香橼皮、佛手、黄连、黄芩、火麻仁、焦三仙、鸡内金等；药后大便仍不通者加芒硝冲服，嗳气泛恶明显者加陈皮、清半夏、竹茹。胃痞中后期出现厌食纳呆，病由胃及脾，属脾胃同病，当分清病位主次。病以脾为主者，脾气虚弱，健运失职，清气不升、浊气不降，症见脘腹痞胀，餐后痞胀加重，纳化呆钝，或胀有坠感，平卧则舒，神倦乏力等，胃镜检查发现胃张力低下、蠕动缓慢、排空延缓，治宜健脾益气，药用黄芪、党参、土炒白术、升麻、柴胡调整脾胃运化功能，枳壳、陈皮等理气消胀，加强胃肠蠕动功能。气虚下陷，坠胀较甚者，加干荷叶、葛根。脾阳不振，受凉或生冷饮食者痞满加重者，宜予高良姜、香附、荜澄茄、甘松、吴茱萸、木香、砂仁。病以胃为主者，胃阴不足，濡润失职，顺降功能失常，症见痞塞满闷或隐痛，知饥不食，舌津少，脉细或细数，胃液分析胃酸分泌功能低下，胃镜下胃黏膜变薄、颜色苍白、分泌物稀少，治宜养阴益胃，理气通降，药用沙参、麦冬、白芍、石斛等濡润胃腑，枳壳、大腹皮、香橼皮、佛手等理气通降。胃有郁火，胃脘灼热者加牡丹皮、山栀、黄连清热泻火，口干、舌红等阴虚明显者加用芦根、乌梅、玄参等。

（5）久痞不愈寒热错杂，辛开苦降：如久痞不愈，脾胃亏虚，寒湿内生，复因邪滞，郁而化热，寒热错杂而成痞证。临床表现胃脘痞满、灼热疼痛与腹中畏寒、遇凉则泻并见，口干口苦、舌红苔黄腻与腹部冷痛、肠鸣下利并见。辨证属于上热下寒，胃热肠寒，治予辛开苦降法治疗，药用黄连、黄芩、清半夏、陈皮、干姜、太子参或党参、香橼皮、佛手、香附、甘草等；如口干口苦，烧心明显，舌红苔黄腻，热偏重者，加黄连、山栀、竹茹等；若胃脘冷痛，遇寒则甚，寒偏重者，加良姜、肉桂、荜澄茄等；肠鸣下利者，则加扁豆、生薏苡仁、生姜、茯苓、炒白术等。（中医杂志，1996，3：155－156）

2. 陆拯治疗萎缩性胃炎经验

（1）辨证分型论治：寒邪中阻、胃阳受困：治以散寒解毒，温中止痛。方用新增大已寒丸，药用荜茇、高良姜、干姜、肉桂、党参、石菖蒲、香茶菜、炙甘草、大枣。脾虚湿阻，运化不健：治以健脾化湿，调气祛毒。方用枳实清痞丸加鸡内金、八月札、蒲公英；若痞胀反复不愈，谷食不消，大便溏薄者，宜用健脾丸加减。胃阴不足，虚火内扰：治以滋阴养胃，清热化毒。方用新加益胃汤，药用麦冬、北沙参、玉竹、北地黄、石斛、绞股蓝、白花蛇舌草、藤梨根、栀子、无花果、冰糖。脾胃湿热，久郁化毒：治以和中化湿、清热解毒，方用半夏泻心汤加蒲公英、白花蛇舌草、藤梨根、栀子、延胡索。肝郁气滞，胃气不和：治以疏肝理气、胃止痛，偏于气滞者方用柴胡疏肝饮，郁热者方用温胆汤合左金丸加栀子、延胡索。脾肾阳虚，胃失和降：健脾温肾，降逆和胃，方用附子理中丸加半夏、黄连、公丁香、地骷髅。

（2）专症专药

①止痛：胃痛多因忧思恼怒，肝气犯胃，或饮食不节，损伤脾胃所引起。药用肉桂、高良姜、荜澄茄、荜茇、吴茱萸、干姜、花椒、沉香、沉香曲、乳香、没药、檀香、延胡索、川楝子、徐长卿、九香虫、鸡矢藤。临床应用时，可按疼痛轻重、寒热不同加以选择。

②消胀：痞满多因饮食不化，脾胃虚弱，运化不健所致。药用厚朴、枳壳、枳实、槟榔、大腹皮、莱菔子、地骷髅、鸡内金、山楂、麦芽。临床应用时，可按痞胀轻重、寒热

不同加以选择。

③止酸：泛酸是由肝火偏旺，胃气不和所致；酸味淡者，常因脾胃虚寒，运化无力，浊腐上蒸而形成。药用煅瓦楞、乌贼骨、煅牡蛎、白螺蛳壳；肝木犯胃，而吞酸或吐酸者，用吴茱萸配黄连；中阳不足、酸味淡者，可用炮姜、熟附子。临床应用时，可据此加以选择。

④治嘈杂：嘈杂多因饮食不节，过食辛辣香燥之物，或肝气郁结，横逆犯胃，或胃阴不足，虚火内扰等所致。药用栀子、淡豆豉、青黛、代赭石、蒲公英、白花蛇舌草、黄芩、黄连、金银花；胃阴不足者，加配石斛、麦冬、生白芍等。

⑤止嗳气：嗳气多因饮食内停，浊气上逆，或肝胃不和，胃气不降，或脾胃不足，浊邪内阻，胃气不能顺降所形成。药用娑罗子、八月札、九香虫、佛手柑、代代花、枸橘李、香橼皮、甘松、青皮、陈皮；湿浊中阻，胃气上逆者，用砂仁、白豆蔻、木香。

⑥治糜烂：萎缩性胃炎伴有糜烂，多为湿热毒邪内蕴，腐肉败血所致。药用蒲公英、白花蛇舌草、金银花、黄连、白及、紫花地丁、败酱草、红藤；糜烂反复不愈者，可加浙贝母、乌贼骨。

⑦治肠化生及不典型增生：萎缩性胃炎伴有不典型增生（或称异型增生）、肠化生中的大肠型不完全化生时与胃癌的发生尤为密切，属癌前病变，多为诸邪久郁已化毒。药用白花蛇舌草、藤梨根、香茶菜、代赭石、薜荔果、八月札、莪术、半枝莲、薏苡仁、蛇莓、绞股蓝、石菖蒲；不典型增生，重点用藤梨根、香茶菜、薜荔果、青黛、代赭石、莪术、炮穿山甲、半枝莲。

⑧抗幽门螺杆菌：萎缩性胃炎伴幽门螺杆菌阳性，常易致病情反复，缠绵难愈。药用虎杖、黄连、黄芩、大黄、黄柏、延胡索、乌梅、厚朴、紫花地丁、高良姜、桂枝、玫瑰花、土茯苓、山楂。（中医杂志，2009，1：13－14）

（四）易简效验方

1. 丁香、草果、高良姜各3克，红糖少许，每日1剂，水煎服。用于痞满有寒者。

2. 大黄、木香各30克，槟榔1枚，为细末，蜜丸。每服10克，日2次。适于痞满有热者。

3. 慢性胃炎散剂：干姜炭、吴茱萸、黄连、龙胆草、西洋参、白术、菖蒲、丹参、陈皮、薤白、鸡内金、霞天曲、厚朴、焦槟榔、制川军、枳实、炙甘草各15克，西红花10克，白蔻仁12克，麦芽60克，共为细末，分300小包，每日3次餐后服，每次1小包。用治慢性胃炎、胃弛缓症，见脘痞胸闷腹胀，或兼嘈杂、吞酸、呕恶、不食。以久病于胃，或郁而生热，或渐变化寒，或寒热相混者。（施今墨经验方）

（五）预防护理

饮食有节，不过饱过饥。起居有常，避外邪侵袭。保持乐观情绪，避免强烈情志刺激。

（六）评述

1. 应以调和脾胃为常法 在临床上，痞满目前以内伤杂病为主，而多见于各种慢性胃病之中。虽分虚、实、寒、热，但寒热错杂、虚实互见者更为常见。因此，不宜一见痞满就用辛散通剂、苦燥理气之剂，而应以调和脾胃为常法。实则以二陈、平胃、越鞠为主方，虚则以六君子、理中汤为主方，再根据寒、热、气、血、痰、湿、食、瘀等因素，配伍相应药物。

2. 痞满证治的复杂性　《景岳全书·痞满》："痞满一症大有疑辨，则在虚、实二字。凡有邪有滞而痞者，实痞也；无物无滞而痞者，虚痞也。"食积、痰湿、气滞、邪热皆属有邪，脾胃虚弱则属正虚。《类证治裁》："伤寒之痞从外之内，故宜苦泄；杂病之痞从内之外，故宜辛散。"《证治汇补》："大抵心下痞闷必是脾胃受亏，浊气夹痰，不能运化为患。初宜疏郁化痰降火，二陈、越鞠、芩连之类；久之固中气，参、术、苓、草之类，佐以他药，有痰治痰，有火清火，郁则兼化。若妄用克伐，祸不旋踵。"都说明痞满证治的复杂性，需要重视。

3. 因人而宜　《张氏医通》："肥人心下痞闷，内有湿痰"；"瘦人心下痞闷，乃郁热在中焦"；"老人虚人……脾胃虚弱，转运不及"。是考虑患者体质特点，再根据证候表现遣方立药。同时，他又指出，如在痞满之证治过程中"愈疏而痞愈作，宜于收补中微兼疏通之意，不可过用香剂"。可资临床参考。

五、腹痛

腹痛是指胃脘以下、耻骨以上部位发生的疼痛。有大腹、脐腹、小腹、少腹之分。痛在大腹，多为脾胃、大肠、小肠受病；痛在少腹，引及两胁，为肝经病；痛在小腹正中，为肾、膀胱及冲任之病。痛在脐周，多为虫病。感受六淫之邪，虫积、食滞所伤，气滞血瘀，或气血亏虚，经脉失荣，均可引起腹痛。

为叙述方便，特将有关少腹痛、小腹痛的内容另列专项介绍。于兹仅对一般所谓的腹部疼痛（大腹、脐腹）证治加以阐述。

（一）辨证要点

1. 辨虚实　痛势急剧，痛而拒按，或饱时疼痛，多属实痛；痛势绵绵不休，痛而喜按，或饥时疼痛属虚痛。

2. 辨寒热　腹痛急迫阵作，腹胀便秘，发热口渴，得寒痛减，多属热痛；若暴痛无间断，遇冷痛增，得热痛减者，多属寒痛。

3. 辨气血　腹部疼痛，时聚时散，攻窜不定为气滞；腹部刺痛或如刀割，固定不移则为血瘀。

4. 辨部位　大腹痛为肠胃和脾。少腹痛，或腹痛及胁可为肝。小腹痛为肾和膀胱等。脐周为虫扰。

（二）证治方药

1. 寒凝

【临床表现】腹痛急暴，疼痛较剧，呈痉挛拘急状，遇冷则甚，得温则减，口和不渴，小便清利，大便自可或溏薄。舌苔白或白腻，脉象弦、紧。有受寒凉或进生冷瓜果等病史。

【病因病机】寒邪直中太阴，寒凝气滞，血脉不畅，不通则痛。

【治法】温中散寒，缓急止痛。

【方剂】正气天香散（《保命歌括》）合良附丸（《良方集腋》）加减。

药物：制香附 10 克，乌药 10 克，干姜 6 克，陈皮 10 克，苏梗 10 克，高良姜 10 克，木香 6 ~ 10 克，白芍 10 ~ 15 克，甘草 10 克。

方义：香附、乌药、木香理气止痛，干姜、高良姜温中散寒，陈皮、苏梗和中，白芍、甘草缓急。

加减：若伴恶心呕吐，加姜半夏、生姜降逆止呕；小腹拘急冷痛者，加吴茱萸、小茴香、青皮温肝理气；腹胀满者，加厚朴、苍术燥湿除满；寒邪较重，痛势剧烈，四肢冷，脉沉紧者，加淡附子、肉桂温中散寒。若见大便秘结者，可加淡附子、生大黄、细辛，即合大黄附子细辛汤（《金匮要略》），以温阳散寒、通下清泄。若见恶寒有表证者，苏梗改苏叶，加荆芥疏解散寒。疼痛呈攻窜不定者，可加川楝子、延胡索以助理气止痛。

【变通法】若暑季感受寒湿，腹痛、呕吐、纳呆、倦怠、身重、便溏、苔腻者，可用藿朴夏苓汤（《医原》）加减，药如藿香、半夏、茯苓、厚朴、白蔻仁、薏苡仁、苍术等，以燥湿散寒为主。

2. 热结

【临床表现】腹痛剧烈且拒按，呈持续性，或阵发性，逐渐加重，腹胀满，口干口苦，大便秘结不通，或下利清水、溏滞不爽，小便黄，可伴发热。舌苔黄燥，或黄厚腻，脉数、滑有力，亦有沉实者。

【病因病机】阳明腑实，热结于里，腑气不通，气血闭阻而腹痛拒按，是里实热证。

【治法】通里攻下，清热导滞。

【方剂】大承气汤（《伤寒论》）合泻心汤（《金匮要略》）。

药物：生大黄 10 ~ 15 克（后下），玄明粉 10 克（冲），厚朴 10 克，枳实 10 ~ 15 克，木香 10 克，黄连 6 ~ 10 克，黄芩 10 ~ 15 克。

方义：大黄、玄明粉通里攻下，枳实、厚朴导滞除满，黄连、黄芩清热，木香理气止痛。

加减：若痛引两胁，加柴胡、郁金疏肝理气；伴有黄疸者，加茵陈蒿、山栀清热利胆退黄；呕吐恶心者，加竹茹、姜半夏和胃止呕。

【变通法】若见胸胁痛、发热、口苦、目黄、便秘者，可用大柴胡汤（《伤寒论》）加减，通里攻下以治阳明热结，和解少阳以治少阳发热。

3. 气滞

【临床表现】腹痛胀满，攻窜不定，时作时止，痛引两胁或少腹，嗳气或矢气则缓，抑郁恼怒则作。舌苔薄，脉弦。

【病因病机】气机郁滞，升降失司，清浊不分。

【治法】疏肝理气，缓急止痛。

【方剂】柴胡疏肝散（《景岳全书》）合金铃子散（《太平圣惠方》）加减。

药物：柴胡 10 ~ 15 克，白芍 10 ~ 15 克，枳实 10 克，香附 10 ~ 15 克，川芎 6 克，川楝子 10 ~ 15 克，延胡索 10 ~ 15 克，甘草 10 克，陈皮 10 克。

方义：柴胡、枳实、香附、川楝子疏肝理气，白芍、川芎、延胡索有和血止痛功效，陈皮、甘草和胃调中。

加减：疼痛攻窜不定者，加乌药、沉香理气止痛；腹痛肠鸣便溏者，加白术、防风，即合痛泻要方（刘草窗方）祛风燥湿；痛引少腹、外阴，加小茴香、橘核、荔枝核疏肝经气滞；大便干结不通者，加厚朴、制大黄通里攻下。若见口干口苦者，加黄芩、山栀以泄热。

【变通法】若气滞久而化热，腹痛时作时止，按之有热感，其痛不减，称为火郁腹痛者，可用清中汤（《医宗金鉴》）加减。药如半夏、陈皮、茯苓、甘草、山栀、黄连，可加白芍、柴胡、郁金、香附等，以泄热和胃、理气解郁。若兼寒湿，腹部胀痛者，可用排气饮（《景岳全书》），药如乌药、香附、厚朴、木香、枳壳、藿香、陈皮、生姜、肉桂等，以温寒除湿，理气止痛。

4. 血瘀

【临床表现】腹痛日久，疼痛呈针刺、刀割样，固定不移，或板滞拒按，或可触及包块。舌质紫暗，有瘀点（斑），脉弦、涩。

【病因病机】瘀血阻滞，经脉不通，不痛则痛。

【治法】活血化瘀。

【方剂】少腹逐瘀汤（《医林改错》）加减。

药物：当归 10 克，川芎 10 克，赤芍 10 ~ 15 克，五灵脂 10 克，蒲黄 10 克（包），延胡索 10 克，红花 10 克，没药 10 克，小茴香 6 克，干姜 6 克，肉桂 3 克。

方义：当归、川芎、赤芍和血活血，干姜、肉桂、茴香温通血脉，延胡索、红花、蒲黄、五灵脂、没药活血化瘀止痛除积。

加减：痛连两胁，加郁金、姜黄、香附理气止痛；有腹部包块者，加莪术、三棱化癥散结，大便不通者，加制大黄、桃仁通便化瘀。

【变通法】若季胁、少腹胀满刺痛，大便色黑者，用手拈散（《奇效良方》）合桃仁承气汤（《伤寒论》），药用延胡索、没药、五灵脂、草豆蔻、大黄、桃仁、牡丹皮、桂枝、芒硝。可加入苏木、红花等，为活血化瘀止痛之剂。

5. 食积

【临床表现】脘腹胀满疼痛而拒按，恶食，嗳腐吞酸，或痛而欲泻，泻而痛减，或大便秘结。舌苔厚腻，脉滑。

【病因病机】饮食不节或暴饮暴食，食积不化，肠胃壅滞，气机不畅。

【治法】消食导滞，调中止痛。

【方剂】枳术汤（《金匮要略》）合保和丸（《丹溪心法》）加减。

药物：枳实10克，白术15克，莱菔子10克，神曲10克，山楂10克，谷芽、麦芽各10克，茯苓10克，陈皮10克，法半夏10克，甘草6克。

方义：莱菔子、神曲、山楂、谷麦芽消食导滞，枳实、陈皮理气，白术、茯苓健脾，半夏、陈皮和胃。

加减：口干口苦，舌苔黄者，加黄连、连翘以清热；大便秘结者，加槟榔、大黄通便导滞；恶心呕吐者，加竹茹、生姜和胃降逆。

【变通法】胸腹痞满，下利后重，或便秘尿黄，舌红，苔黄，为湿热食积者，可用枳实导滞丸（《内伤外科辨惑论》）加减，化湿清热，导滞理气。

6. 虫扰

【临床表现】腹痛时作时止，不发时如常人，腹软，痛而不拒按，得食酸物可安宁。面黄肌瘦，或有虫斑，有时大便可排出蛔虫，大便常规可检出虫卵。舌淡红，苔白，脉缓。

【病因病机】肠蛔虫症，虫扰于肠，气机逆乱。

【治法】驱虫消积。

【方剂】追虫丸（经验方）加减。

药物：苦楝根15～30克，槟榔15～30克，使君子肉15克，乌梅10克。

方义：苦楝根皮、使君子肉、槟榔有驱虫消积作用，乌梅酸以安蛔。

加减：若大便秘结者，加生大黄、枳实通里攻下。

【变通法】

（1）若腹痛、呕吐、便秘，无矢气，腹部攻撑，并有虫瘕，可用复方大承气汤（经验方），用大黄、玄明粉、枳实、厚朴攻下，莱菔子消导，桃仁、赤芍化瘀，若腹痛已除，则用驱虫药与复方大承气汤交替服用。如腹痛加剧，血压下降，腹部压痛，反跳痛，肠鸣音减弱、消失，经12～24小时治疗，病情加剧者，应予外科手术治疗。

（2）若蛔虫窜入胆道，腹部剧痛，且引肩背，阵发加剧，恶心呕吐，四肢逆冷，甚则吐蛔，苔薄，脉沉弦或沉伏，为蛔厥症。当用乌梅丸（《伤寒论》）加减，药用乌梅、川椒、细辛、黄连、黄柏、桂枝、干姜、附子、人参、当归。偏热证用乌梅、川椒、黄连、黄柏、当归、细辛，偏寒者用乌梅、川椒、干姜、党参、细辛、附子。亦可用热米醋60克，加川椒少许，一次内服，所谓酸辛制蛔伏虫。

7. 虚寒

【临床表现】腹痛时作，绵绵不已，腹部冷，喜温喜按，得热痛减，伴神疲乏力，气短懒言。舌淡，苔白，脉沉细。

【病因病机】阳气不足，血脉不荣，腹痛里急。多见于慢性肠胃病。

【治法】温中散寒，补虚缓急。

【方剂】小建中汤（《伤寒论》）合理中汤（《伤寒论》）。

药物：桂枝10克，白芍15～20克，甘草10克，白术10克，干姜6克，党参10克，生姜6克，大枣5枚。

方义：桂枝、白芍温通血脉，党参、白术、干姜、甘草温中散寒，生姜、大枣和胃，白芍、甘草缓急止痛。

加减：面色无华，少腹拘急，痛引腰背，属营血内虚，去干姜、白术，加当归养血和血；若兼气虚自汗，短气困倦，去白术、干姜，加生黄芪益气健脾。若脘冷腹甚，加淡附子温阳散寒。

【变通法】若阴寒内盛，脘腹剧痛，呕不能食，上冲皮起，按之似有头足，上下攻痛，不可触近，或腹中辘辘有声。可用大建中汤（《金匮要略》），即川椒、干姜、人参、饴糖，温阳逐寒，降逆止痛。

（三）医案

1. 丹溪治一人六月投渊取鱼，至秋深雨凉，半夜小腹痛甚，大汗，脉沉弦细实，重取如循刀责责然，与大承气汤加桂二服，微利痛止。仍连日于申酉时腹痛，坚硬不可近，每与前药得微利，痛暂止，于前药加桃仁泥，下紫黑血升余，痛亦止，脉虽稍减，而责责然犹在。又以前药加川附子，下大便五行，有紫黑血如破絮者二升有余，又伤食，于酉时复痛在脐腹间，脉和，与小建中汤，一服而愈。

按：小腹痛甚，大汗，脉沉弦细实，与大承气汤加桂、附、桃仁等温下，三投而不改初心，愈后伤食却改以建中汤。总由指下认得真，故攻补变换毫无疑惑。

2. 薛立斋治太守朱阳山，因怒腹痛作泻，或两胁作胀，或胸乳作痛，或寒热往来，或小便不利，饮食不入，呕吐痰涎，神思不清，此肝木乘脾土，用小柴胡汤加山栀、炮姜、茯苓、陈皮，合左金之黄连、吴萸。(均引自《古今医案按》卷七《腹痛》)

按：此方肝脾同病，柴胡疏肝，参、苓、草健脾，山栀、连、芩清火，二陈和胃，吴萸、炮姜温中反佐。

3. 僧慎柔治淮南客年三旬外，季夏发疟，但热不寒，连日发于午后，热躁谵语，至次日天明才退。数日后忽腹痛，昼夜无间，勺水不进，呼号欲绝，遇疟发时即厥去，医治不效。求慎柔诊之，脉弦细而濡，乃谓弦细为虚为暑，而濡为湿。盖暑邪成疟，湿热乘虚内陷而腹痛，用酒炒白芍一两，炙甘草一钱五分，水煎，调下天水散（六一散加石膏）五钱。服后腹痛如失，次日瘧亦不发。(《古今医案按》卷三《疟》)

4. 缪仲淳治一少年贵介，暑月出外，饮食失宜，兼以暑热，遂患滞下，途次无药，痢偶自止，归家腹痛不已。遍尝诸医之药，药入口，痛愈甚，亦不思食。缪视之曰：此湿热耳。其父曰：医亦以湿热治之而转剧。缪问投何药？曰：苍术、黄连、厚朴、陈皮等。缪曰：误也，术性温而燥善闭气，郎君阴虚人也，尤非所宜。乃以滑石一两为细末，以牡丹皮汁煮之，别以芍药五钱、炙甘草二钱，炒黑干姜五分，煎调滑石末服之，小便如注，痛自止。(《古今医案按》卷三《痢》)

按：以上疟、痢二案对参，暑月感邪而腹痛，六一散、天水散清暑利湿第一。又用芍药甘草汤缓急止腹痛，理当然也。牡丹皮汁煮滑石，少佐炮姜为从治，制方、服法俱妙。

（四）医家经验

党正祥治疗急性肠梗阻经验 急性肠梗阻为肠腑之病，在临床上，按正邪相争的不同阶段可分为痞结型、瘀结型、疽结型，其目的是指导划分手术与非手术治疗的界限。①痞结型：由于肠腑痞塞不通，气机停滞，运化失职，属正盛邪轻阶段，临床表现腹胀轻，无腹膜刺激征，全身情况好，相当于无血运障碍的单纯性肠梗阻；②瘀结型：由于肠腑血瘀，上下不通，属正盛邪实阶段，临床表现较痞结型为重，如腹痛、腹胀加重，可有腹膜刺激征，相当于有早期或轻度血运障碍的各种急性肠梗阻；③疽结型：发展到晚期阶段，由于肠腑疽结，肠管有明显血运障碍，肠管坏死，可伴有休克，属正衰邪陷阶段，临床特点为病人全身情况差，脉细数无力，体温升高，腹胀及腹膜刺激征明显加重，甚至有感染性休克，相当于晚期绞窄性肠梗阻。

痞结型是肠腑气机不利，痞结不通，其临床表现为痛、吐、胀、闭四大症，但较轻，舌苔白，脉弦。属部分性肠梗阻、单纯性机械性肠梗阻及早期动力性肠梗阻。其治疗以通里攻下为主，中药方剂有：

（1）复方大承气汤：适用于青壮年体壮者。原方加炒莱菔子 30 克、木香 10 克，每剂药煎至 200 毫升，经胃管注入 80 ~ 100 毫升，每 4 ~ 6 小时 1 次，观察治疗 24 小时。有些病人从胃管注入中药缓解较慢，如能把一剂中药煎至 250 毫升，纱布过滤后经适当装置向结肠内点滴（2 ~ 2.5 小时滴完），或用中药 150 毫升保留灌肠，均能促进肠梗阻的缓解。

（2）肠功能恢复汤：适用于年老体弱者。药物组成为党参、白术、陈皮、桃仁、赤芍、木香各 10 克，枳实 15 克，火麻仁 30 克，大黄 15 克（后下）。水煎，浓缩为 100 毫升，50 ~ 70 毫升胃管注入，4 ~ 6 小时一次，观察治疗 24 小时。

（3）大黄䗪虫丸：适用于痞结型肠梗阻发作期或梗阻缓解后，特别适用于粘连性肠梗阻。每次 2 丸，每日 2 ~ 3 次，一般病人服 3 周，有粘连者可服 3 个月（一个疗程）。

针刺治疗也是不可缺少的治疗手段。上腹痛刺中脘，下腹痛刺关元，腹胀针双侧天枢穴。粘连、蛔虫团引起的肠梗阻针双侧大横穴，留针 30 分钟。以上穴位均需深针刺，刺入腹腔 4 ~ 7 寸效果更好。通用穴足三里，亦可使用电针或水针。肠梗阻近端肠管扩张、充血、水肿，特别是近期腹膜炎引起的粘连性肠梗阻，可取土大黄叶子，洗净捣烂以纱布包裹，外敷患者疼痛处，每次 2 小时，每日敷 2 ~ 3 次，有消肿、消炎、止痛、促进肠梗阻缓解的作用。在非手术治疗急性肠梗阻过程中，须进行必要的基础治疗，如胃肠减压、补液、纠正酸碱平衡失调、合理使用抗生素等。（中医杂志，1988，6：404 – 405）

（五）易简效验方

1. 五磨饮：乌药 10 克，沉香 6 克，槟榔 10 克，枳实 10 克，木香 6 克，每日 1 剂，水煎服。适用于气滞。

2. 艾附散：艾叶、香附等份为末，醋煮为丸。每次 10 克，日二三次。适用于寒凝。

3. 手拈散：延胡索、五灵脂、草豆蔻、没药，等份为末。每次 10 克，每日 2 ~ 3 次。

适用于血瘀。

4. 牵牛槟榔丸：黑丑36克，大黄45克，槟榔、枳实、厚朴、三棱、莪术各18克，共为细末，水丸如梧子大。每服10克，日2～3次。适用于热积有瘀者。

5. 加减大承气汤：生大黄（后下）、玄明粉（冲）各9克，枳实12克，生山楂15克，红藤、败酱草各30克，后两味煎汤代水煎上药。适用于急性胰腺炎。（张伯臾经验方）

（六）预防护理

腹痛患者，当适寒温、慎饮食、怡情志，以免发作。若腹痛剧烈、痛无休止，或伴见面色苍白、恶心呕吐、冷汗、四肢逆冷，脉微细者，应加强观察，以防变证发生。

（七）评述

1. 西医辨病 腹痛是临床常见症状之一，以上所述者包括胰腺炎、肠梗阻、肠痉挛、消化不良、神经性腹痛、胆道蛔虫症、急性肠炎等引起的腹痛。至若疝气、阑尾炎、痢疾、胆囊炎等引起者，可参本书“少腹痛”“小腹痛”相关内容。妇女腹痛，则参妇产科症状相关章节。

2. 暴痛和渐痛 腹痛大致有寒、热、虚、实、气、血之分证，以实证、寒证为主，间有虚证、热证者，可根据张景岳所述：“凡三焦痛证，惟食滞、寒滞、气滞者最多，其有因虫、因火、因痰、因血者，皆能作痛。大都暴痛者多有前三证，渐痛者多有后四证”，“徐而缓，莫得其处者多虚痛；剧而坚，一定不移者为实痛”，“有物有滞者多实痛”，“无胀无滞者多虚”。（《景岳全书》卷二十五《心腹痛》）再结合腹痛相关部位拒按喜按及疼痛轻重缓急程度，进行辨治分型，指导临床治疗，一般无太大困难。

六、腹胀

腹胀又称腹满，指腹部胀满感而外形膨大，触之无形不痛的临床症状。本篇所及以脐腹、大腹为主，至若小腹满、少腹满等，将于“小腹痛”“少腹痛”项叙述，以示其不同。腹胀尚可见于鼓胀、小儿积滞等特殊情况，也将于专项叙述。

腹胀以脾胃大小肠为主，可因气机升降失司所致。《素问·阴阳应象大论》云：“清气在下则生飧泄，浊气在上则生䐜胀。”就说明腹部胀满，由寒、热、食、湿之浊气阻滞所致。在临床上，又有虚证、实证两大类。

（一）辨证要点

1. 辨虚实寒热 腹胀而按之不减，为实。腹胀时缓时急而喜按，为虚。泄泻便溏，口淡不渴为寒；烦热口苦，口渴欲饮，大便不爽，小便黄少为热。嗳气、矢气则舒，情志变动则为气滞。伴嗳腐吞酸，苔腻脉滑为食积。

2. 腹胀与痞满、胸闷 可同时出现，但应予以分别。痞满以心下胃脘部为主，胀闷满痛不适；胸闷病位在胸，以憋闷难受为主。均与腹胀有所不同。腹胀如伴疼痛，当以腹痛为主诉，予以辨证治疗。

（二）证治方药

1. 寒湿中阻

【临床表现】腹部胀满，按之不减，食欲不振，恶心呕吐，大便溏薄或泄泻。时伴腹痛拘急，口渴不欲饮，或口淡不渴，身重困倦，面目晦黄。舌苔白腻，脉弦、缓或濡。

【病因病机】寒邪直中，饮食生冷，脾胃升降失司，湿气内生，浊阴在上，则生腹胀。

【治法】温化寒湿，除胀消满。

【方剂】平胃散（《太平惠民和剂局方》）合厚朴温中汤（《内外伤辨惑论》）。

药物：厚朴 6 ~ 10 克，苍术 10 克，陈皮 6 ~ 10 克，茯苓 10 克，干姜 3 ~ 6 克，草豆蔻 3 ~ 6 克（打），木香 3 ~ 6 克，生甘草 3 ~ 6 克。

方义：苍术、厚朴燥湿除满，木香、陈皮理气除胀，干姜、草豆蔻温寒，茯苓、甘草调中。

加减：恶心呕吐者，加藿香、姜半夏和胃止呕；苔腻，身重困乏，脘痞胸闷者，加砂仁、白蔻仁化湿醒脾；大便溏薄，甚而泄泻者，加车前子、白术、泽泻，利小便可以实大便；兼食滞者，加麦芽、谷芽、神曲消食导滞；面色晦黄者，加茵陈蒿退黄。

【变通法】若见湿阻气滞，腹胀纳呆，时有腹痛，舌苔厚腻者，亦可用排气饮（《景岳全书》），药如香附、乌药、枳壳、厚朴、陈皮、木香、藿香、泽泻等，理气化湿。

2. 湿热蕴结

【临床表现】腹部胀满，按之不减，脘痞纳呆，恶心呕吐，烦热口渴，身重困乏，大便不爽或溏泄，小便黄少。可伴身热不扬，起伏不解，或有身面发黄。舌红，苔薄黄或黄腻，脉濡数。

【病因病机】湿热蕴结，升降失司，清浊不分。

【治法】清热化湿，除胀消满。

【方剂】甘露消毒丹（《温热经纬》）加减。

药物：藿香 10 克，厚朴 10 克，白蔻仁 3 ~ 6 克（后下），石菖蒲 10 克，黄芩 10 ~ 15 克，连翘 10 克，茵陈蒿 15 ~ 30 克，六一散 10 克（包），薏苡仁 15 克，枳壳 3 ~ 6 克。

方义：厚朴、枳壳理气除胀，藿香、石菖蒲、白蔻仁芳香化湿，连翘、黄芩、茵陈蒿清热利湿，六一散淡渗利湿，薏苡仁健脾化湿。

加减：恶心呕吐者，加竹茹、陈皮和胃止呕；身面发黄者，加山栀、制大黄，即合茵陈蒿汤（《伤寒论》），清利湿热退黄。

【变通法】亦可用连朴饮（《温热经纬》），即山栀、厚朴、豆豉、黄连、菖蒲、半夏、芦根，化湿之力稍逊于上方。

3. 寒热错杂

【临床表现】腹部胀满，时作时止，心下痞闷，呕吐酸苦，嘈杂嗳气，肠鸣泄泻。舌质淡，舌苔薄黄而润，脉濡数。

【病因病机】脾胃不和，清浊不分，上热则痞闷、吞酸、嘈杂，下寒则腹胀、肠鸣、泄泻。

【治法】调和寒热，健脾和胃。

【方剂】半夏泻心汤（《伤寒论》）加味。

药物：姜半夏 10 克，干姜 3 ~6 克，厚朴 6 ~10 克，党参 10 克，甘草 3 ~6 克，黄连 3 ~6 克，黄芩 10 克。

方义：黄连、黄芩清热，干姜、党参温中，半夏、厚朴理气降逆、燥湿和胃。

加减：肠鸣泄泻者，加白术、茯苓、泽泻，利小便实大便；脘痞纳呆，苔腻者，加砂仁、白蔻仁，醒脾化湿。

【变通法】症情重者，可用中满分消丸（《兰室秘藏》），即用二陈、理中、平胃、四苓、泻心合方，药如厚朴、枳实、黄连、黄芩、知母、半夏、陈皮、泽泻、猪苓、砂仁、干姜、姜黄、人参、白术、甘草，为上下分消、寒热并调之代表方剂。

4. 脾气虚弱

【临床表现】腹部胀满，时作时止，时缓时急，喜暖喜按，或进热饮食而舒，纳呆，乏力，便溏，四肢不温。舌质淡，脉濡细、虚缓。

【病因病机】脾气虚弱，失于健运，升降失司。

【治法】益气健脾，行气宽中。

【方剂】异功散（《小儿药证直诀》）合厚朴半夏甘草生姜人参汤（《伤寒论》）加减。

药物：党参 10 克，白术 10 克，茯苓 10 克，陈皮 6 克，甘草 3 克，厚朴 3 ~6 克，法半夏 10 克，生姜 2 片。

方义：党参、白术、茯苓、甘草健脾益气，半夏、厚朴、陈皮行气宽中，生姜和中散寒。

加减：便溏泄泻者，去厚朴，加薏苡仁、扁豆健脾利湿；纳呆脘痞者，加砂仁、白蔻仁醒脾开胃。

【变通法】若见脘腹坠胀，食后愈甚，卧则可缓，形体消瘦，气短懒言，属中气下陷者，用补中益气汤（《脾胃论》）加减，益气升阳。若见腹胀寒冷，四肢不温，畏寒喜热，属脾阳虚寒者，可用理中汤（《伤寒论》）加砂仁、白蔻仁、木香、乌药等，温中散寒为主。

5. 气滞不畅

【临床表现】腹部胀满，时作时止，嗳气、矢气则舒，情志变动则剧，时引两胁、胃脘。舌苔薄，脉弦。

【病因病机】肝气郁结，横逆犯脾，气机不畅。

【治法】疏肝理气，健脾宽中。

【方剂】柴胡疏肝散（《景岳全书》）加减。

药物：柴胡 10 克，白芍 10 克，枳壳 6 克，陈皮 6 克，香附 10 克，川芎 3 ~6 克，白术 10 克，茯苓 10 克，甘草 3 ~6 克。

方义：柴胡、白芍疏肝，白术、茯苓健脾，香附、川芎解郁，枳壳、陈皮宽中。

加减：腹胀嗳气，加旋覆花、苏梗和胃理气；兼气滞湿阻者，加木香、砂仁理气化湿；兼食滞、痰湿者，加苍术、神曲化痰消食。

【变通法】亦可用越鞠丸（《丹溪心法》）合平胃散（《太平惠民和剂局方》）。

6. 饮食积滞

【临床表现】腹部胀满，心下痞闷，时伴疼痛，嗳腐吞酸，厌食恶食，恶心呕吐，大便秘结或不爽。舌苔厚腻，脉滑。

【病因病机】饮食积滞，食宿不化，气机不利，升降失司。

【治法】消食导滞。

【方剂】保和丸（《丹溪心法》）加减。

药物：莱菔子10克，山楂10克，神曲10克，陈皮6克，法半夏10克，枳实10克，茯苓10克，甘草3克。

方义：莱菔子、神曲、山楂消食导滞，半夏、陈皮、茯苓、甘草和胃调中，枳实理气消胀。

加减：便秘者，加制大黄、槟榔通便导滞；腹胀甚者加厚朴、木香行气除满。

【变通法】积滞而兼热者，可用枳实导滞丸（《内外伤辨惑论》）加减，消食导滞，清热除湿。

（三）医家经验

王端斌治疗肝性腹胀经验　肝性腹胀是指有肝炎病史，肝炎基本治愈或肝病日久出现的以腹胀为主的一种病症。以自觉腹部胀满、早宽暮急、外形不大、按之不坚、叩之无水、肝功能基本正常为特征，或伴有便溏、纳差、饮食不香等消化不良症状，属于中医“气鼓”范围。常见于慢性肝炎、迁延性肝炎或早期肝硬化。

肝性腹胀见实证者，多是久病入络，肝脉瘀阻，血结于肝，疏泄失常，上侮肺金而失宣降，横逆犯脾，升降无权。临床以脘腹胀满为主，但亦有胃脘、胸胁、少腹同时胀满者，疼痛一般不显，或仅肝区隐痛、面色晦暗黧黑，一般予以行气、理气、下气、破气药物则无效。经反复摸索，自拟宣肺舒肝逐瘀汤，以疏肝化瘀、开宣肺气为法。由血府逐瘀汤加苏叶、杏仁而成。药用柴胡12克，当归15克，桃仁10克，红花10克，赤芍20克，川芎15克，丹参20克，郁金12克，川楝子15克，桔梗10克，杏仁15克，苏叶12克。妙在开宣肺气。肺朝百脉主一身之气，宣肺能开中导下，提壶揭盖是也。

肝性腹胀见虚证者，可分脾阳虚和肾阳虚两型。

①脾阳虚：腹胀，体倦神疲，面白唇淡，大便时溏，小便偏多，舌淡、苔白，脉沉濡。治以实脾为要，实脾贵乎运脾。选用理中汤加吴茱萸、草果仁，以温中健脾，理气除湿。药用红参10克，白术12克，干姜10克，炙甘草10克，吴茱萸12克，草果仁10克。若见饮食少思、体倦乏力、头目眩晕、小腹坠胀、脉大而软，乃脾气下陷，升清无权，还当合用补中益气汤。

②肾阳虚：腹中胀满，早宽暮急，面色苍白，脘闷纳呆，神倦怯寒，小便不利，舌质

胖大，脉沉细无力。选用朱丹溪壮元汤温补下元。药用红参10克，白术12克，茯苓15克，补骨脂10克，肉桂心12克，附子10克，干姜10克，砂仁12克，陈皮15克。若见五更泻加用吴茱萸、五味子、肉豆蔻，小便不利加大腹皮。(中医杂志，2002，9：528)

(四) 易简效验方

化瘀通气汤：柴胡、郁金、桃仁、土鳖虫、紫菀、桔梗各10克，赤芍、丹参、生牡蛎(先煎)各30克，当归15克，川楝子12克。用于肝性腹胀。(印会河经验方)

(五) 预防护理

需注意情志、饮食因素的诱发。适其寒温，环境干燥清洁。饮食清淡，少食肥甘油腻。寻求腹胀的原发病因，以从根源上解决腹部胀满。

(六) 评述

腹部胀满可见于各种消化系统疾患的慢性过程，如胃下垂、胃肠神经症、胃黏膜脱垂症、消化不良、慢性肠炎、肝炎、肝硬化等。在临床上，以脾湿、气滞为多，再分虚、实及兼夹病邪。

1. 虚实治法不同 腹满按之不减，兼有疼痛者多实；腹满按之时减，复如故，无疼痛者多虚，这是仲景诊法经验。实则从湿、气、食、热治，虚则从脾脏虚寒治，在临床历验不爽。其中尤以脾虚夹湿、寒热错杂两证较为常见。至若寒、热分证，治法尤需分别。寒则用理中汤、平胃散，热则用甘露消毒丹、连朴饮，而其中均有木香、豆蔻、厚朴、枳壳等疏理气机的药物。用此类治标药物，必须在主方、主药与病本寒热虚实相符的基础上，才能奏效，否则会引起克伐正气的后果。诚如张景岳所云："病者苦于胀满，喜行利药以求通快，不知暂快一时，则真气愈伤，腹胀愈甚。"即是此理。

2. 要重视肝、脾之间的关系 肝主疏泄，脾主运化。若情志不遂，肝失疏泄；饮食不调，脾失健运，常可造成腹胀。在用药选择上，对疏肝、健脾剂量比例与配伍要分清主次，这对功能性腹胀等症的痊愈是十分重要的。

七、鼓胀

鼓胀又称单腹胀，以腹部胀大绷急如鼓为临床表现特征，且伴皮肤色泽苍黄，腹部青筋显露。相当于西医学的肝硬化腹水。鼓胀的形成，由肝、脾、肾三脏功能受损而致，为气滞、水停、血瘀之故。此外，血吸虫感染是鼓胀的常见病因之一，故又有虫鼓的名称。治疗方面，标实者当根据气、血、水的偏盛，分别采用理气、活血、利水、攻逐之法，配合疏肝、健脾。本虚为主者，又应根据阴虚、阳虚的不同，分别采用温补脾肾或滋养肝肾之法，同时适当配合理气、和血、利水、消胀之剂。

(一) 辨证要点

1. 辨气、血、水 腹部膨隆，嗳气或矢气则舒，腹部按之空空然，叩之如鼓，为气鼓，多属肝郁气滞；腹部胀满膨大，或状如蛙腹，按之如囊裹水，常伴下肢浮肿，为水鼓，多属阳气不振，水湿内停；脘腹坚满，青筋暴露，胁下癥积，痛如针刺，面颈部赤红血缕，为血鼓，多属肝脾血瘀水停。临床上气、血、水三者常相兼为患，但各有侧重，掌握上述特点，有助于辨证。

2. 辨虚实　一般而言，病程短，进展迅速，腹胀坚痛，按之不陷，先胀于内而后肿于外，便秘尿黄为实；病程长，进展缓慢，腹部时胀时减，按之软，先肿于外而后胀于内，便溏尿清为虚。当然，还要结合其他形色脉证分辨。值得提出的是，鼓胀常呈虚实夹杂表现，尤其是延至后期，邪实正虚，腹水反复发生。常可造成大出血、昏迷、痉厥、脱证等不良后果，预后差。

（二）证治方药

1. 气滞湿阻

【临床表现】腹胀按之不坚，胁下胀满、疼痛，饮食减少，食后胀甚，得嗳气、矢气稍减，小便短少，大便不爽。舌苔薄白腻，脉弦。

【病因病机】肝郁气滞，脾运不健，湿浊中阻。

【治法】疏肝理气，燥湿健脾。

【方剂】柴胡疏肝散（《景岳全书》）合胃苓汤（《丹溪心法》）加减。

药物：柴胡 10 ~ 15 克，枳实 6 ~ 10 克，赤芍、白芍各 10 ~ 15 克，川芎 6 克，香附 10 ~ 15 克，郁金 10 克，青皮 5 克，苍术 10 克，厚朴 6 ~ 10 克，陈皮 5 克，茯苓 15 ~ 30 克，猪苓 10 ~ 15 克，白术 10 ~ 15 克。

方义：柴胡、枳实、青皮、陈皮、郁金、香附疏肝理气，赤芍、白芍、川芎和中调肝，苍术、厚朴燥湿健脾，茯苓、猪苓淡渗利湿。

加减：脘腹痞满，嗳气为快，气滞偏盛者加木香、沉香、砂仁理气；小便短少，舌苔腻，水湿甚者加大腹皮、泽泻、车前子利水。神疲乏力，形寒便溏者，舌质淡，脾阳不振加附子、党参、干姜温中益气。胁下胀痛，气滞者加川楝子、延胡索理气止痛。胁下刺痛，舌暗紫，有瘀血者加丹参、蒲黄、五灵脂理气活血。

【变通法】单腹胀大，面色晦暗，尿短少，气滞夹热者可用排气饮（《景岳全书》）加味，药用香附、枳壳、乌药、厚朴、藿香、木香、陈皮、白茅根、车前草，理气消胀、清热利水。如气滞郁结，水湿内阻，中阳不振，亦可用沉香降气散（《张氏医通》）合胃苓汤（《丹溪心法》）加附子等，药用附子、苍术、白术、茯苓、厚朴、泽泻、香附、沉香、砂仁、延胡索、青陈皮、大腹皮、莱菔子等，理气温中化湿。

2. 寒湿水停

【临床表现】腹大胀满，按之如囊裹水，甚则颜面微浮，下肢水肿，脘痞腹胀，得热则舒，畏寒形冷，小便少，大便溏。舌苔白腻、水滑，脉濡缓或弦迟。

【病因病机】脾阳不振，寒湿内生，水气蓄积于腹为鼓，泛溢于肌肤为肿。

【治法】温中散寒，化湿利水。

【方剂】实脾饮（《济生方》）加减。

药物：淡附子 6 ~ 10 克，干姜 3 ~ 5 克，苍术、白术各 10 ~ 15 克，厚朴 6 ~ 10 克，大腹皮10克，草果6克，木香6克，茯苓15～30克，泽泻10～15克，半边莲15～30克。

方义：附子、干姜、白术温中散寒，大腹皮、茯苓、泽泻、半边莲利水消肿，木香、草果、苍术、厚朴理气燥湿。

加减：浮肿较甚，小便短少，加肉桂、猪苓、车前子温阳利水。形寒肢冷，阳虚者加胡芦巴、菟丝子、淫羊藿等温肾。神疲乏力，大便溏，加黄芪、山药、党参健脾益气。若兼咳喘气逆，加葶苈子、苏子、半夏泻肺降逆。

【变通法】用枳术汤（《金匮要略》）、胃苓汤（《丹溪心法》）、麻黄附子细辛汤（《伤寒论》）代之，药用淡附子、苍白术、厚朴、茯苓、泽泻、桂枝、猪苓、麻黄、青皮、陈皮、枳实、细辛等，可小剂长程缓图，以逐步温振中阳、利水消肿。

3. 湿热壅盛

【临床表现】腹大坚满，脘腹胀急，烦热口苦，面目、全身发黄，小便黄少，大便秘结。舌边尖红，苔黄腻或兼灰黑，脉弦数。

【病因病机】湿热蕴盛于肝胆，浊水停聚于腹内。

【治法】清利湿热，利水退黄。

【方剂】茵陈蒿汤（《伤寒论》）合胃苓汤（《丹溪心法》）加减。

药物：茵陈蒿30克，山栀10～15克，大黄6～10克（后下），厚朴6克，枳实6克，苍术、白术各10～15克，茯苓15～30克，泽泻10～15克，青皮、陈皮各6克。

方义：茵陈、山栀、大黄为茵陈蒿汤，是清热退黄之剂。茯苓、猪苓、白术、泽泻利水，苍术、厚朴、陈皮、枳实燥湿理气。

加减：小便不利，腹大肢肿者，加陈葫芦、将军干行水消肿。舌青紫，胁下癥积有瘀者，加三棱、莪术、水红花子、益母草活血化瘀行水。

【变通法】湿热壅盛，脾胃不和，水停气滞之鼓胀，可用中满分消丸（《兰室秘藏》），药用黄芩、黄连、知母、姜黄清热，茯苓、泽泻利湿，厚朴、枳实、半夏、砂仁、陈皮理气消胀，人参、干姜、白术、甘草温中，是标本兼施、祛邪扶正并用之法。

4. 肝脾血瘀

【临床表现】腹大坚满，青筋显露怒张，胁下癥结，痛如针刺，面色晦暗黧黑，面、颈、胸部出现红丝赤缕，口干不欲饮水，肌肤甲错，大便色黑。舌质紫暗，或有瘀点（斑），脉细涩。

【病因病机】瘀血阻滞，络脉不通，血不利而为水，水气内聚致成血鼓、水鼓之兼者。

【治法】活血化瘀利水。

【方剂】调营饮（《证治准绳》）加减。

药物：三棱15克，莪术15克，当归15克，赤芍15克，桃仁10克，牡丹皮6～10克，大腹皮10～15克，马鞭草15～30克，泽兰15克，泽泻15～30克，茯苓15～30克，益母草15～30克，青皮、陈皮各10克。

方义：三棱、莪术、当归、赤芍、桃仁、牡丹皮活血化瘀，消癥散结。大腹皮、青皮、陈皮理气消胀，泽兰、马鞭草、益母草化瘀利水，茯苓、泽泻渗湿消肿。

加减：胁下癥积加土鳖虫、炙鳖甲、牡蛎、炮甲片化瘀消癥，或合鳖甲煎丸、大黄䗪虫丸（《金匮要略》）内服。病久体虚，加黄芪、党参、白术健脾益气，以防上药伤气。

【变通法】如胀满过甚，体质尚好，能胜任攻逐者，可暂用十枣汤（《金匮要略》）等方峻下逐水，导水下行。但只能暂用，不能强求速效，宜以攻补兼施之剂缓图。如兼见黄疸，可合茵陈蒿汤（《伤寒论》）加金钱草、白茅根，清热退黄。若水瘀互结，腹水、癥积之血鼓、水鼓，可用牡蛎泽泻散（《伤寒论》）加减，药用牡蛎、泽泻、海藻、商陆、桃仁、水蛭，活血逐水同法。

5. 脾肾阳虚

【临床表现】腹大胀满，形如蛙腹，朝宽暮急，面色苍黄或光白，脘痞纳呆，形寒肢冷，下肢浮肿，小便不利。舌淡胖有齿印，质暗紫，脉沉弦或虚弦。

【病因病机】脾阳虚不能运化，肾阳虚无以温煦，水湿内停而成鼓胀。

【治法】温补脾肾，利水消肿。

【方剂】附子理中汤（《太平惠民和剂局方》）、济生肾气丸（《济生方》）合方加减。

药物：淡附子10克，炒白术15克，肉桂3～5克，茯苓30克，干姜6克，黄芪15～30克，党参15克，淮山药15克，泽泻15克，牛膝10～15克，车前子15克（包），熟地10～15克，砂仁5克（后下，打）。

方义：附子、肉桂温肾阳，干姜、白术、黄芪、党参温脾阳、健脾气，熟地、山药补肾，泽泻、茯苓、车前子利水消肿，砂仁理气和中。

加减：形寒肢冷，腰膝冷痛，阳虚者加可仙茅、淫羊藿、胡芦巴、鹿角片，并重用附子、肉桂，温补肾阳。

【变通法】上方可用苓桂术甘汤（《金匮要略》）合肾气丸（《金匮要略》），两方为温化痰饮之方。痰、饮、水、湿内生，其本责于脾、肾。苓桂术甘汤温脾，肾气丸补肾，与上方理法一致，故可互易。

6. 肝肾阴虚

【临床表现】腹大胀满，青筋显露怒张，面色晦滞青暗或黧黑，形体消瘦明显，心烦掌热，时有低热，唇色紫暗，咽干口燥，易齿、鼻出血，皮下紫癜，头颈胸部有红丝赤缕，小便少。舌质红、绛，或暗红带紫，苔少或剥，脉细弦或细数。

【病因病机】肝肾阴虚，津液代谢失调，清浊相干，水湿内停，瘀热互结。

【治法】滋补肝肾，凉血清热，利水消肿。

【方剂】六味地黄丸（《小儿药证直诀》）合猪苓汤（《伤寒论》）加减。

药物：生熟地各10～15克，山茱萸10～15克，山药15～30克，牡丹皮10克，赤芍10～15克，茯苓15～30克，泽泻15克，猪苓15克，茅根30克，冬瓜皮15克，玉米须30克，阿胶10克（烊冲），桂枝2～3克，砂仁3～5克。

方义：熟地、山茱萸、山药补养肝肾。牡丹皮、生地、赤芍凉血清热，阴虚夹瘀只宜和营养阴通络，忌用逐瘀破瘀之品，以免络伤血溢。茯苓、泽泻、猪苓、玉米须、冬瓜皮利水消肿，少佐桂枝通阳化气。茅根生津清热而止血，阿胶养血止血，砂仁理气调中。用六味地黄汤合猪苓汤，为阴虚重于湿热的治疗方剂。

加减：如舌质紫暗，面色晦滞黧黑，夹瘀者加泽兰、牛膝、益母草、路路通、黑大豆活血化瘀，利水消肿。如见脘痞腹胀、食纳差，湿困者加藿香、佩兰、厚朴、薏苡仁，芳化湿浊。有出血倾向者，可加茜草、藕节、仙鹤草凉血止血，甚者加水牛角（代犀角）。口干渴津伤明显者，加石斛、沙参、麦冬、芦根养阴生津。低热心烦，加地骨皮、白薇以清虚热。如阴虚阳浮，面赤颧红，加龟板、鳖甲、牡蛎，滋阴潜阳。湿热留恋不清，兼见黄疸、小便少而黄，酌加六一散、金钱草、蒲公英、茵陈蒿，清利湿热。

【变通法】本证多因攻下逐水太过，伤津耗液，以致肝肾阴虚。倘若肝肾阴竭，常易致大出血、昏迷之变证。若见大量呕血、便血，属瘀热互结，热迫血溢，宜用犀角地黄汤（《备急千金要方》）加三七、大黄炭、茜草炭、血余炭等，凉血止血，清热化瘀。若见肝昏迷、抽搐、狂躁，口臭、尿少，舌红、苔黄，可用安宫牛黄丸（《温病条辨》）合羚羊角钩藤汤（《通俗伤寒论》）、龙胆泻肝汤（《医宗金鉴》）等，清肝泻火，镇痉息风，开窍醒脑。

阴虚夹有湿热，面色晦暗如蒙尘，目黄，尿少味秽，衄血，低热，便溏，肢肿，苔黄腻或灰腻，舌红绛或红紫，脉弦滑数。乃湿热久蕴不化，耗伤肝肾，阴虚内热，湿从热化。当先以清利湿热治其标，待湿热得化后，再图治阴虚之本。可酌情采用茵陈蒿汤、茵陈四苓逆散清利退黄。

（三）医案

单腹胀脾气固虚，久则肾气亦虚。大便溏者气更散而不收矣。所用之药比之寻常温补脾肾者当进一层。然用之已晚，惜乎。附桂理中汤加肉果、当归、牡蛎、木瓜、茯苓、生脉散。诒按：案云较之寻常温补更进一层，观方中所加肉果、当归，是启峻法也。（《柳选继志堂医案·肿胀》）

（四）医家经验

1. 刘渡舟治疗肝硬化腹水经验　肝硬化腹水，中医谓之鼓胀，应仔细辨别其虚实寒热之情，根据具体病证而进行针对性治疗。

（1）虚证：慢性肝胆疾患中，由于长期服用苦寒清利肝胆之药，往往造成脾气虚寒，可见腹胀而两胁痞坚，大便溏泄，小便不利，口渴心烦，或胁痛控背，手指发麻，舌红苔白，脉弦而缓。治以《伤寒论》柴胡桂枝干姜汤以和解少阳，温脾家之寒湿。药用：柴胡16克，桂枝10克，干姜12克，牡蛎30克（先煎），天花粉12克，黄芩4克，炙甘草10克。因本证寒象已生，所以黄芩的剂量宜小，一般不超过4克；干姜的剂量宜大，一般在12克以上。小便短少加茯苓，体虚乏力加党参，体疲殊甚者则用红参，胁痛痞坚者可与金铃子散同用。

肝硬化腹水，如见腹胀居中，大便泄泻加重，一日2~4次（自利益甚），且泻后腹胀不减，时或腹痛者，为太阴脾气虚寒至甚。常以理中汤治之。药用：干姜12克，红人参8克，白术12克，炙甘草10克。本方服至腹中热时其效立至，尿少加茯苓、桂枝，腹胀、泄甚加附子、肉豆蔻，巩膜黄染者加茵陈。

肝硬化腹水出现脾虚，除脾阳虚寒外，另一个常见的证候是脾气虚弱、清阳下陷。脾为阴中之至阴，非阴中之阳不升。肝（胆）气升发，脾气相随，脾气升清，则浊自得降。今肝病其气不升，病久影响到脾，使脾气虚而下陷，清浊逆乱。病人除见有腹胀、大便溏泄外，还伴有饮食少思、体疲乏力、头目眩晕、小腹胀坠、脉大而软等症。病及于此，其主要矛盾是脾虚气陷，补益中气则为治疗之首务，可用补中益气汤。药用：红参10克，黄芪30克，炙甘草10克，白术10克，陈皮10克，当归10克，升麻3克，柴胡3克，生姜3片，大枣7枚。

脾阳不足，日久累及肾阳，脾肾阳虚则水湿不化。病人可见腹胀尿少，大便下利，或下肢浮肿，按之如泥，四肢清冷，畏寒喜暖，或兼见腹中疼痛，舌苔厚腻，脉象沉迟。治疗以温补脾肾阳气为主，兼利水湿之邪，常以实脾饮为基本方加减。药用：茯苓30克，白术12克，木瓜10克，炙甘草10克，木香10克，大腹皮10克，草果10克，附子10克，干姜12克，厚朴12克。

肾阳虚弱，水气内停证。证见小腹胀明显，小便不利或点滴难出，两腿肿胀沉重，甚则阴囊亦肿。或见头晕心悸，背寒而痛，脉沉。可用真武汤。药用：附子15克，白术15克，茯苓30克，生姜10克，白芍10克。本方亦可酌加黄芪30克，红参10克。并先煎附子40分钟，然后与诸药合煎3次，分3次服之，驱寒利水消胀而大有功效。

有部分肝硬化腹水病人在小便不利、大便溏软的同时，表现为心下部位痞满坚硬，脉来沉弦小紧。此为脾肾阳虚，水气泛滥，上乘阳位，阻碍气机运行所致，治当以温阳散寒、通利气机为法，选用《金匮要略》桂枝去芍药加麻辛附子汤。药用：桂枝10克，生麻黄6克，生姜10克，炙甘草6克，大枣6枚，细辛6克，熟附子10克。

在临床颇能体会吴氏用心之苦，因而自制一方，名“白玉消胀汤”，专用于肿胀大证投补药无效而又不能峻攻之时。药用：茯苓30克，玉米须30克，白茅根30克，抽葫芦12克，冬瓜皮30克，大腹皮10克，益母草15克，车前草15克，土鳖虫10克，茜草10克，川楝子10克，延胡索10克，紫菀10克，枳壳10克。

（2）实证：肝硬化腹水见实证者，认为多是由于湿热积滞，肝胆疏泄不利，水气结聚于内所致。证见腹胀而按之疼痛，大便不通，小便短赤不利。其人神色不衰，舌苔厚腻，脉来沉实任按。此时可考虑攻水消胀，常用桂枝汤减去甘草，合消水丹法。药用：甘遂10克，沉香10克，琥珀10克，枳实5克，麝香0.15克。上药共研细末，装入胶囊中，每粒重0.4克，每次服4粒。晨起空腹用桂枝10克，白芍10克，生姜10克，大枣20枚，煎汤送服。（中医杂志，1997，7：408－410）

2. 姜春华治疗晚期肝硬化腹水经验　肝硬化腹水主要是肝血瘀积，可用下瘀血汤活血消癥，加减出入。

（1）一般轻、中度腹水：用下瘀血汤（大黄、桃仁、土鳖虫各10克）加当归、丹参、生地、熟地、阿胶、白芍、党参（人参粉）、黄芪各10克，白术、茯苓各15克，砂仁1.5克，黑大豆60克，牡蛎30克，鳖甲15克。腹胀加木香3克，苏梗、藿香梗、枳壳、大腹皮各10克。

（2）腹水多，体虚而溲不利：用下瘀血汤加参10克，黄芪、白术各15克，黑大豆60克，泽泻、茯苓各15克，西瓜皮、葫芦、玉米须、对座草各30克。阴虚加阿胶10克、熟地15克，阳虚加附子、桂枝各10克。

（3）体实大量腹水，绷胀难堪，小便少：用下瘀血汤加商陆10克，大戟、芫花各1.5克，车前子、赤苓、瞿麦、葫芦、对座草、大腹子各30克。另二丑3克，研粉冲入煎药中。亦可先用下列丸散，辅以汤药，或不用汤药。

巴漆丸：巴豆霜1.5克，干漆（熬去烟）、陈皮、苍术各10克，共研细粉，蜜丸如绿豆大（须现制，干陈无效），每次1.5～2.1克或3～4.5克，日一二次，或隔日一次，数日一次，视病情而定。日服一次可清晨空腹服用，日服二次可下午3点加服一次（以免深夜起床）。服巴漆丸除泄泻外无特殊副作用，如腹痛勿用颠茄一类药，可用阿司匹林一片，泄泻不止可停服一二天。但凡肝昏迷前兆，食道静脉曲张，多次呕血便血，或高热，门静脉血栓形成，为禁忌。（新医药学杂志，1975，1：40－41）

3. 颜德馨治疗经验

（1）寒湿鼓胀：对此类鼓胀，治当斡旋中阳，祛寒除湿，从调理肝脾入手，常用禹余粮丸加减。禹余粮、蛇含石、钢针砂，皆醋煅研末，量人虚实，随证加入羌活、川芎、三棱、莪术、白豆蔻、肉桂、炮姜、青皮、木香、当归、小茴香、附子、陈皮、白蒺藜，各研为末，与前药和匀，加适量神曲糊为丸如梧子大，每服20～30丸，日2服，服后腹水减退。

（2）湿热鼓胀：治宜清热利湿，抑肝扶脾，常用丹溪小温中丸。方以黄连、苦参清热燥湿，白术、陈皮、生姜健脾运中，钢针砂抑肝祛湿，得《内经》“土郁夺之”之旨。可加甘遂、芫花、大戟等泄水之品，以增强效力。凡湿热内壅、正气尚实之证，均可投之。但本病发展缓慢，初起不易觉察，迨至腹已鼓大，则已进入晚期，肝脾皆伤，不易痊愈。若一味强调攻下则正气受戕，病更难愈。故当酌情予以攻补参用，加入参、芪、术、草以扶正培本，祛邪外出。

（3）瘀滞鼓胀：常用犀角、泽兰叶、丹参、桃仁、赤芍、牡丹皮、三棱、莪术、五灵脂等活血消癥，配合沉香、茴香、枳壳、香橼皮以行气行水，即所谓治水者先治气，气行则水自行。尤其是沉香、茴香辛温芳香，直达下焦，能率诸药发挥作用，最喜用之。但鼓胀晚期，血络阻滞日久，并非单纯草木之药可去，须配虫蚁搜剔以祛其阻塞，可用将军干、土狗、蜣螂虫、䗪虫等药以培干研吞，或加入人参鳖甲煎丸，大黄䗪虫丸6克，每日2次吞服，配合汤药，多有痊愈者。

（4）鼓胀虚证：鼓胀一证，病延日久，肝脾日虚，进而肾脏亦虚，由于肾阳不振，命火式微，火不生土则肝脾更虚，形成恶性循环。故曰：凡鼓者，皆肝脾肾三脏之病。临床中常见鼓胀日久，腹胀畏寒，面色苍白，下肢浮肿，胸闷纳呆，便溏腰酸。当此之时，则用温阳利水，崇土健脾法，方用苓桂术甘汤合金匮肾气汤加减，或仿张洁古枳术丸健脾消痞，适当加入陈皮、大腹皮、小茴香、泽泻以行气化水。(《颜德馨临床经验辑要》)

4. 吴圣农经验　肝硬化腹水主要病机在于肝脾癥积内结，血瘀络痹，水液不能下注膀胱，而致腹大脐凸，属"血不利而为水"。基本方药是重用黄芪以补中气，重用葶苈子以泻肺气，用三棱、莪术、香附等行气破血，用土鳖虫、蝼蛄、蟋蟀干等活血利水，以大黄䗪虫丸代目前供应紧张之人参鳖甲煎丸以破瘀消癥、利其前后。又用少量山慈菇粉吞服，取其有清热解毒、消肿散结的功效。膀胱无尿，自非淡渗分利之品所能奏效，故用蝼蛄、蟋蟀等，用量蝼蛄7～10只，蟋蟀干3～4.5克，研末吞服，煎服无效。刘寄奴有行气活血功效，起消除胀满作用。通天草利水，有较好的作用。在腹围缩小到一定程度时，治疗重点当转向养阴与健脾，具体方药随证而施。牙血、鼻血也很常见，盐水炒怀牛膝、青黛拌黑山栀、生蒲黄、粉牡丹皮、鲜茅根等同用，都有一定效果。(《名医特色经验精华》)

(五) 易简效验方

1. 百消丸：香附米半斤，炒灵脂半斤，黑丑半斤，蜜丸，每次6～10克，日2～3次，开水送，忌参。消水、气、血、痰。用于腹水。明显者三味等量，若腹水不显则黑丑减半，体弱慎用。(《寿世保元》)

2. 桃椏化癥膏：桃叶、椏叶，放入锅内，煮数沸，去渣取汁，过滤，文火熬煎。加当归、川芎、桃仁、红花、三棱、莪术、土鳖虫各10克，研末，收膏2斤余，质如胶油，黏性大。用时取牛皮纸一张，将膏摊上，约铅币厚些，大如掌，贴期门处，三五天一换。孕妇忌用。主治肝脾肿大。

3. 气水双消散：蛤蟆1只，砂仁15克。用于腹水、肠胀气。将砂仁纳入蛤蟆口中，送至腹内，将腹缝起，置瓦上焙焦以肉脆、药香为宜，过则不应，研末，量人体力分数次服之，服后泻水矢气，如不应再如法服之。适用于气鼓。(《验方新编》)

4. 肝痛散：炒延胡索10克，沉香1.5克、冰片0.6克，薄荷冰0.5克，朱砂、乳香各3克，没药4.5克，共研末分10包，日各1包开水送下。用于肝区痛。

5. 消气散：炒莱菔子10克，沉香1.8克，香附10克，广木香6克，青皮10克，麝香0.6克(或用白蔻仁代麝香)，共研粉装瓷瓶内，勿使泄气。每次服1.5克，开水送下。为治标之法，用于肠胀气。

6. 甘遂、芫花各6克，小茴香15克，枳壳6克，白术9克，麝香0.9克，蝼蛄7只，蟋蟀7只，研末，每次0.9克，日3次。气血同求，水瘀分消。(颜德馨经验方)

7. 鳖蒜汤：鳖甲30～60克，大蒜15～30克。日1剂，水煎服。如胁痛甚合四逆散、金铃子散、失笑散；脘痞腹胀纳呆酌合枳术丸、保和丸、平胃散、六君子汤。或鳖鱼500克，独头大蒜200克水煮烂熟，勿入盐，日1剂，分3次服饮汤、食鱼和蒜，令尽。治鼓胀。(万友生经验方)

8. 甘遂粉 1 克、黑丑、白丑粉各 2 克、大黄粉 2 克、沉香粉 1 克、琥珀粉 0.6 克（一日量）。分装胶囊，一次或分二次吞服。

9. 兰豆枫楮汤：泽兰、路路通、楮实、马鞭草、海金沙、泽泻各 12 克，大腹皮、黑大豆、木香、半支莲各 15 克，煨黑丑 6 克，生鸡金 9 克。治肝肾阴虚之肝性腹水。气阴虚可加沙参、石斛、麦冬、太子参、丹参、黄精、女贞子、墨旱莲等益气补阴，酌减黑丑、大腹皮、木香，以免伤及气阴。（邹良材经验方）

10. 补下启中汤：熟地 120 克，生白术 50 克，枸杞子、山茱萸、厚朴、海金沙各 30 克，炮附子、龟甲、鳖甲各 20 克，仙茅、鸡内金各 12 克，肉桂、土鳖、蝼蛄、红参、猪苓各 10 克，用于肝硬化腹水，元阳欲亡、真阴欲绝者。（陈继明经验方）

11. 苍牛防己汤：苍术、白术、川怀牛膝、汉防己、大腹皮各 30 克。疲乏汗出脉微加人参 15 ~ 30 克，文火浓煎兑入上药中；腹胀者加枳实 15 克。日 1 剂，水煎服。用于肝硬化、肝癌合并腹水。（方药中经验方）

（六）预防护理

在预防上避免和疫水接触，防止感染血吸虫病；避免饮酒过度，及时合理治疗肝病。患者以卧床休息为主，腹水多者取半卧位；宜进低盐饮食，尿量少者应予无盐饮食。

（七）评述

1. 治疗基本原则 鼓胀相当于肝硬化腹水，临床可分为气鼓、水鼓、血鼓三种实证类型，分别予以理气、逐水、化瘀之法。实际上，气、血、水常相互纠结，故采用气血同求、水瘀分消是治疗鼓胀的基本原则。又因鼓胀往往由脾、肾、肝功能失调，而导致阳气不振、阴液亏虚，故在治标情况下必须顾及正气。其中，益气健脾、温阳补肾、调肝和血往往需贯穿整个治疗过程，分别辨证施用，或先攻后补，先补后攻，攻补兼施。尤其要重视脾胃功能，注意饮食调理、补充营养，改善体质，从而提高疗效。

2. 攻补兼施之法 吴谦曾感悟道："肿胀之病属虚寒者，自宜投诸温补之药，而用之俱无效验者，虚中必有实邪也。欲投诸攻下之药而又难堪，然不攻之终无法也，须行九补一攻之法。是用补养之药九日，俟其有可攻之机，而一日用泻下之药攻之。然攻药亦须初起少少与之，不胜病渐加之，必审其药与元气相当，逐邪而不伤正，始为法也。其后或补七日、攻一日，补五日、攻一日，补三日、攻一日，缓缓求之，以愈为度。"（《医宗金鉴》）可资参考。

3. 鼓胀见有阴虚者 一般而言，阳虚者易复，阴虚者难痊。鼓胀见有阴虚者预后多不良。特别是面色黧黑、毛发憔悴，有蜘蛛痣、肝掌，低热、黄疸、腹水同存，或见出血者，常为湿热、瘀血、水浊之实和阴虚津伤同时兼见，其治疗十分棘手。此际常用有滋阴、清热、凉血、利水、化湿法，当分清标本缓急，辨析正虚邪实处治，不可掉以轻心。尤其是攻逐泻下、破结散瘀之品切不可用，否则每易致昏迷、出血之变。

朱良春对阴虚腹水一般以庵闾子、楮实子，配四君子汤去甘草加山药和调脾胃；或选用北沙参、珠儿参、杏仁、枇杷叶、鲜石斛、芦根、茅根等，润养开肺，助气化以利小便。阴虚湿热型肝硬化腹水，则常用庵闾子、楮实子合甘露消毒丹加减祛湿化浊、清热解毒，每收满意疗效。对脾肾阳虚则用桂枝、附子、干姜、淫羊藿，重用黄芪，并据症以大量益母草、泽兰、庵闾子化瘀行水。腹水消退后再用复肝丸巩固疗效。

4. 逐水药的应用　在湿热蕴结、寒湿水停之证时方可用逐水药，但必须严格控制其适应证和禁忌证。其适应证为腹水增长较快，中西药利尿无效，而正气未伤、邪实体强者，饮食不减，身无余热，无出血倾向，溲少、便秘，脉不数、舌不红绛。对正虚体弱，发热、黄疸日深、饮食甚少，有出血倾向，近期有呕吐、便血，夹杂严重心、肾疾患、活动性溃疡病，有明显阴虚、血瘀证，肝昏迷（包括前期）、妊娠者，必须禁用逐水。

逐水药一般选其一种，散剂逐水作用强于丸剂，丸剂强于汤剂。只能权宜转用，要掌握剂量，从小量开始逐渐增加，衰其大半而止。一般清晨空腹一次顿服，药后应饮食配合。泻后正虚，应加强补益调养之剂，并补充必要的水、维生素、蛋白质。逐水药的反应，有恶心、呕吐、腹痛、频泻过度、乏力、头晕、心悸等，多出现于药后 1 ~ 2 小时，4 ~ 5 小时后自行消失，严重吐泻者必须立即停药。一般以 2 ~ 3 天为 1 个疗程，必要时停 2 ~ 5 天后再用，药后达到 5 ~ 10 次左右泻下效果较为适宜。如副作用大，亦可间隔 1 ~ 2 天 1 次，但间隔时间不宜过长。

韩哲仙根据病情和体质不同，分为逐水重、轻、缓三剂应用。形体壮实腹水量大之重证，用逐水重剂腹水丸（甘遂 1 份，二丑、大黄、槟榔、牙皂、莱菔子、陈皮各 3 份）；逐水轻剂为新方禹功散（二丑、小茴香为 8∶1）或郁李仁等为主，用于虚实并重而腹水中、少量之轻证；逐水缓剂用于体质偏虚者，以车前子或腹水草等汤剂利水。

八、腹中包块（积聚）

腹中包块即为积聚。积聚是腹中包块，或痛或胀的病症。积聚之名，首见于《灵枢·五变》。《难经·五十难》对积、聚做了明确的区别，谓："积者五脏所生，聚者六腑所成也。积者阴气也，其始发有常处，其痛不离其部，上下有所终始，左右有所穷处；聚者阳气也，其始发无根本，上下无所留止，其痛无常处。"是论成为后世区别积与聚的主要依据，当然以积为脏病、聚为腑病，大可不必拘泥，实际上不少癥积就发生在胃肠。《难经·五十难》明确地将肥气、伏梁、痞气、息贲、奔豚作为五脏之积的名称，并对其主要症状做了具体描述。《杂病广要·积聚》则明确说明"癥即积，瘕即聚"。中医文献中的癥瘕、痞块、痃癖以及伏梁、肥气、息贲等，按其性质和临床表现皆属积聚范畴。以下仅述胃脘、腹部之积聚。对妇女下腹盆腔包块（妇女癥瘕）及胁下痞块（肝脾肿大），将另行叙述。

本病病因有寒邪、湿热、痰浊、食滞、虫积等，其间又往往交错夹杂，相互并见，然后，最终导致气滞血瘀结成积聚。故积聚病机主要是气机阻滞，瘀血内结。两者比较，聚证以气滞为主，积证以血瘀为主，又有一定区别。其病位主要在于肝脾。肝主疏泄，司藏血；脾主运化，司统血。如肝气不畅，脾运失职，肝脾失调，气血涩滞，壅塞不通，形成腹内结块，导致积聚。

明代王肯堂在《证治准绳·积聚》里提出了“治疗是病，必分初、中、末三法”的主张。李中梓《医宗必读·积聚》认为：“积之成也，正气不足而后邪气踞之。”故治疗时，必须将攻、补两大治法与积聚病程中的初中末三期有机地结合起来，谓：“初者病邪初起，正气尚强，邪气尚浅，则任受攻；中者受病渐久，邪气较深，正气较弱，任受且攻且补；末者病魔经久，邪气侵凌，正气消残，则任受补。”并总结临床经验指出治积不能急于求成，可以“屡攻屡补，以平为期”。

（一）辨证要点

1. 辨积聚 积证以腹部可扪及质地较硬而明显的包块，并有胀痛或刺痛，其痛有定处而固定不移为临床特征，大多有一个逐渐形成的过程。病程较长，多属血分，病情较重，治疗较难。聚证一般扪不到包块，以腹中气聚、攻窜胀痛、时作时止、痛无定处为临床特征。发作时腹部可有气聚胀满，但缓解时则消失。聚证病程较短，多属气分，病情一般较轻，预后良好。

2. 辨积块的部位 一般心下属胃，两胁及少腹属肝，大腹属肠。从大量临床观察来看，在内科范围的腹部积块主要见于肠胃和肝的病变。右胁腹积块伴见胁肋刺痛、黄疸、纳呆、腹胀等症状者，病在肝；胃脘部积块伴见反胃、呕吐、呕血、便血等症状者，病在胃；右腹积块伴见腹泻或便秘、消瘦乏力者，或左腹结块伴见大便次数增多、脓血便者，其病多在肠。辨别积块的部位，可以及早发现病变，并增强治疗上的针对性。

3. 辨虚实转化 积块出现之前，相应部位常有疼痛，或兼恶心、呕吐、腹胀等实证，以及倦怠乏力，胃纳减退，逐渐消瘦等正虚症状，虚损症状尤以疾病后期更为突出。聚证发作之时以实证的表现为主，如反复发作后常出现倦怠乏力、纳差、便溏等脾胃虚弱之证候。少数聚证日久不愈，也可由气入血，转化成积证。

4. 积聚与痞满 痞满是指脘腹部痞塞胀满，系自觉症状而无块状物可扪及。积聚则是腹中包块，或痛或胀，不仅有自觉症状，而且有包块可扪及。

至于病期分辨可参“评述”部分。

（二）证治方药

1. 瘕聚

（1）肝气郁结

【临床表现】腹中结块柔软，时聚时散，攻窜胀痛，脘痞胁胀不适。舌苔薄，脉弦等。

【病因病机】肝失疏泄，气机不畅，腹中气聚则成块，气散则消散。

【治法】疏肝解郁，行气散结。

【方剂】逍遥散（《太平惠民和剂局方》）合木香顺气散（经验方）加减。

药物：柴胡10克，当归10克，白芍10克，甘草6克，木香6～10克，香附10克，青皮6～10克，枳壳10克，郁金10克，乌药10克。

方义：柴胡、枳壳、白芍、甘草疏肝解郁，木香、香附、青皮、郁金、乌药行气散结，白芍、当归和血柔肝。

加减：如胀痛甚者，加川楝子、延胡索理气止痛；如兼瘀象者，加延胡索、莪术活血化瘀；如寒湿中阻而腹胀，舌苔白腻者，可加苍术、厚朴、陈皮、砂仁、肉桂温中燥湿。

【变通法】病久失治，延及血络，舌暗红或有瘀点斑，可用桃红四物汤（《医宗金鉴》）合青囊散（《韩氏医通》）加减，药用桃仁、红花、当归、川芎、丹参、香附、乌药、郁金、旋覆花，理气活血。

（2）食滞痰阻

【临床表现】腹胀或痛，腹部时有条索状物聚起，按之胀痛更甚，便秘，纳呆。舌苔腻，脉弦滑等。

【病因病机】虫积食滞，痰浊交阻肠中，气聚不散，结而成块。

【治法】理气化痰，导滞散结。

【方剂】六磨汤（《证治准绳》）加减。

药物：制大黄6～10克，槟榔6～10克，枳实6～10克，沉香6克，木香6～10克，乌药6～10克。

方义：大黄、槟榔、枳实导滞通便，沉香、木香、乌药行气化痰，使痰食滞结下行，气机畅通，则瘕聚自消。

加减：若因蛔虫结聚，阻于肠道所致者，可加入鹤虱、雷丸、使君子等驱蛔。

【变通法】若痰湿较重，兼有食滞，腑气虽通，苔腻不化者，可用平胃散（《太平惠民和剂局方》）加山楂、六曲以健脾燥湿，运用时宜加区别。如反复发作，脾气虚而气郁食阻，可用香砂枳术丸（《景岳全书》）合六君子汤（《医学正传》）加减，健脾和胃，消食理气。

2. 癥积

（1）胃腑瘀阻

【临床表现】心下胃脘部胀满疼痛，脘腹积块，纳差食少，体倦乏力，形体消瘦，或吞咽困难，或呕吐反胃，或便血色黑。舌质暗或有瘀点、瘀斑，脉弦。

【病因病机】久病胃痛不愈，气滞血瘀，络脉闭阻不通，渐结于胃腑而成。

【治法】活血理气，软坚散结。

【方剂】三棱汤（《黄帝素问宣明论方》）加减。

药物：三棱10克，莪术10克，槟榔10克，木香10克，枳实10克，白术10克，当归10克。

方义：三棱、莪术活血软坚消积，槟榔、枳实、木香理气导滞，白术健脾益气，当归养血活血。

加减：可酌加白花蛇舌草、七叶一枝花、肿节风、半枝莲等，以加强解毒消癥作用。脘腹疼痛较剧者，可加五灵脂、生蒲黄、延胡索、川楝子，即合失笑散（《太平惠民和剂局方》）、金铃子散（《太平圣惠方》），活血理气止痛。吞咽困难者，加沙参、丹参、郁金、砂仁开郁行气，即合启膈散（《医学心悟》）用。便血色黑者，可酌加三七、地榆、槐花、仙鹤草等止血药。

【变通法】如病久胃阴损伤，证见胃脘灼热，口干欲饮，食后痛剧，五心烦热，大便干结，脉细数，舌红少苔者，可合用沙参麦冬汤（《温病条辨》）养胃生津。气血亏虚而见心悸气短，头晕目眩，面黄无华，脉细无力，唇舌色淡者，可合用十全大补汤（《医学发明》）或人参养荣汤（《太平惠民和剂局方》）补益气血。朝食暮吐、暮食朝吐，或食入经久仍复吐出者，可用丁萸理中汤（《太平惠民和剂局方》）合小半夏加茯苓汤（《金匮要略》），药用丁香、吴茱萸、半夏、生姜、茯苓、干姜、党参、白术等，健脾温中，和胃降逆。

（2）肠道瘀积

【临床表现】右腹部胀满疼痛，常于活动时加重，并可见到逐渐增大之积块。大便稀溏，次数增加，或便秘与腹泻交替而作。或左腹部疼痛有积块，大便次数增多，便中常伴有黏冻或血液。倦怠乏力，面色少华，日渐消瘦。舌质色淡或暗，脉弦或弦细。

【病因病机】气、血、痰、毒凝结肠道，气血运行不畅，故腹部胀满疼痛，积块亦随气、血、痰、毒的凝结程度而逐渐增大。

【治法】理气活血，软坚散结。

【方剂】荆蓬煎丸（《卫生宝鉴》）加减。

药物：木香10克，青皮10克，茴香10克，枳壳10克，槟榔10克，三棱10克，莪术10克。

方义：木香、青皮、茴香、枳壳、槟榔理气散结，三棱、莪术活血消积。

加减：腹痛较甚者，加川楝子、延胡索，即合金铃子散（《太平圣惠方》）理气止痛用。并加白花蛇舌草、肿节风、半枝莲、半边莲解毒消癥。脾胃运化失职，而见便溏腹泻，饮食减少，短气乏力，舌淡脉弱者，可去槟榔，加党参、白术、茯苓、薏苡仁、淮山药，或合用参苓白术散（《太平惠民和剂局方》）以健运脾胃，渗湿止泻。湿热蕴结肠道，以致大便下血或有黏冻，甚至里急后重者，加马齿苋、白头翁、秦皮、黄柏、败酱草、地榆、槐花，即合白头翁汤（《伤寒论》）加减，清化湿热，凉血止血。

【变通法】腹痛欲泻，泻后痛减，苔白，脉弦缓者，可用痛泻要方（刘草窗方）疏肝健脾，调理气机。五更泄泻，泻后稍安，舌淡苔白者，则用四神丸（《内科摘要》）温补脾肾，涩肠止泻。病久气血亏虚而见倦怠乏力，面色萎黄，日渐消瘦，舌质淡，脉微者，用人参养荣汤（《太平惠民和剂局方》）补益气血。

（3）正虚瘀结

【临床表现】久病体弱，积块坚硬，隐痛或剧痛，饮食大减，肌肉瘦削，神倦乏力，面色萎黄或黧黑，甚则面肢浮肿。舌质淡紫，或光剥无苔，脉细数或弦细。

【病因病机】癥积日久，瘀血阻络，新血不生，中虚失运，气血衰少。

【治法】补益气血，活血化瘀。

【方剂】八珍汤（《正体类要》）合化积丸（《类证治裁》）加减。

药物：党参10～15克，白术10～15克，茯苓10～15克，甘草6克，当归10～15克，白芍10～15克，熟地10克，川芎6～10克，三棱10～15克，莪术10～15克，瓦楞子10～15克，五灵脂10克，香附10克，槟榔10克。

方义：党参、白术、茯苓、甘草健脾益气，当归、白芍、熟地、川芎和肝养血，三棱、莪术、瓦楞子、五灵脂活血化瘀消癥，香附、槟榔理气止痛。

加减：若阴伤较甚，头晕目眩，舌光无苔，脉象细数者，可加北沙参、枸杞、石斛养阴；如见大便出血者，加制大黄、地榆、槐花、三七，凉血化瘀止血；若畏寒肢肿，舌淡白，脉沉细者，加黄芪、附子、肉桂、泽泻，温阳益气，利水消肿。

【变通法】可用十全大补汤（《医学发明》）合三棱汤（《黄帝素问宣明论方》）加减。

（三）医家经验

1. 钱伯文治疗胃癌经验　对胃癌的辨证分型，临床上最常见的有痰气凝滞、瘀毒内阻、脾虚胃寒三型，晚期胃癌以脾肾阳虚较为多见。

（1）首重疏肝理气：脾胃气运常赖肝木疏泄。若气机郁结，日久渐成痰瘀，结于胃则成癌。病程中尽管兼证不同，但气滞实为病变之关键，故治胃癌当首重疏肝理气，选用一些疏调气机的药物，如枳壳、广木香、佛手片、枸橘李、川楝子、郁金、青皮、陈皮等药。此类药物多为香燥之品，易劫伤胃阴，不能单用，必须适当配伍应用。

（2）化瘀化痰并重：痰瘀互结是胃癌的主要致病因素，因此治疗时当痰瘀同治。常以《外科正宗》之海藻玉壶汤合《黄帝素问宣明论方》之三棱汤加减变化运用。攻痰以海藻、昆布、茯苓、半夏等，逐瘀以三棱、莪术、石见穿、乳香、没药等。

（3）化瘀益气并进：气为血之帅，血为气之母。气血不和，百病变化而生。气不足则血不行，血不行则瘀难化。晚期胃癌，胃气已很虚弱，加之化瘀之品又是耗气之峻剂，故化瘀亦须补气才是。在运用化瘀峻剂时，又当以人参、黄芪、白术等补气，攻补兼施，相得益彰。

（4）重视脾、胃、肾的补益：晚期胃癌本虚标实，日趋严重，因此用好补法，实为治疗的关键。这既是补虚的需要，又是为攻邪创造条件。脾胃为后天之本，肾为先天之本，均是人体正气的根本。而脾、胃、肾三者，尤应着重补脾胃。脾胃之气得充，后天之本得固，方能渐缓得效。常以异功散、六君子汤、参苓白术散、逍遥散等方加减应用。这些方剂，药力平稳和缓，对晚期胃癌较为适宜。另外生晒参、西洋参、皮尾参药性平和，不滋腻，不温燥，有大补胃气、益胃阴的双重功效。其中以生晒参、西洋参的效力为最佳，而红参则不相适宜。临床常以补脾气和养胃阴结合起来，做到补脾气不伤胃阴，养胃阴不伤脾气。养胃阴常用天花粉、麦冬、沙参、石斛等药。尤其舌红有裂纹者，天花粉常用至30～60克。对晚期胃癌，除用以上几种治法外，还应重视温肾。常以桂附八味丸为治胃癌常用成药，以丸剂缓图，每日12克，温开水分吞。

（5）关于攻与补：应根据病情的标本虚实，轻重缓急，恰当选择攻与补。或是攻补兼施，或是先攻后补，或是先补后攻。同时要注意补中兼通，攻而不伐。补而不通可致气壅留邪，又使药力难达病所；过用攻坚之品，反耗伤正气。胃癌为有积之物，病之根也，不用攻法就不能消除胃部的肿块。晚期胃癌在补正的前提下，也应当考虑攻积的方法。一方面，祛邪以安正，所谓“邪去正安”。正如《儒门事亲》所云：“先论攻其邪，邪去而元气自复也。”另一方面，胃属腑，以通为补、以降为和，注意软坚消瘤，也符合胃的生理病理特点。故攻法在胃癌晚期也不可忽视。

（6）提高食欲，增强胃气：如胃阴不足，症见食欲减退，面容消瘦，舌质偏红苔少，或舌中有裂纹，或舌根无苔，或舌两边有苔而舌中无苔，常用益胃汤加减，而重用天花粉、南沙参、北沙参、石斛、生地等。气与津关系密切，气可生津，津可载气，故又常加入皮尾参、五味子等。如果脾胃虚弱，纳化无惫，症见胃纳呆滞，胸闷不舒，面色萎黄，倦怠乏力，或食后胃脘满胀，舌苔厚腻，常用枳术丸、参苓白术散加减。除常用枳实、白术外，还习用茯苓配陈皮，常用量是茯苓24克、陈皮9克。如果瘀阻胃气，纳化失司，症见纳差、消瘦、面暗，脘腹疼痛或按之则痛，或扪之块硬，以化瘀补养开胃法治之。用黄芪、白术、生熟薏苡仁合莪术、三棱、丹参、八月札等药，以化瘀消癥，扶脾健运。对于晚期胃癌，肾阳虚亏，长期食欲不佳者，需温肾补土，脾肾同治。又于方中加入肉豆蔻、菟丝子或肉桂，用量不大却可以见效。如疗效不显，再加熟地阴中求阳，可增强效果。（中医杂志，1983，6：462－463）

2. 裘沛然治疗肿瘤

（1）基本思路：肿瘤虽然生于某局部组织器官，但病邪导致的反应却是全身性的，表现为脏腑气血的损耗、组织的破坏、功能的失调。中医学的整体观念认为，局部的病变是全身脏腑气血功能失调的结果，人之所虚之处，即是留邪之地。因此，不能只着眼于局部肿瘤，忙于寻觅消瘤、攻瘤的“特效”方药。数十年来的实践经验证明，某些清热解毒药物对消除肿瘤虽有一定疗效，但采用通过调整人体脏腑气血阴阳的“扶正法”对改善机体情况，缓解病情，消除“化疗”“放疗”后的毒副反应等，疗效不可低估。某些抗肿瘤西药固然可以抑制或杀灭肿瘤细胞，但“药毒”对人体正常细胞也同样是一种破坏。故目前西医也开始考虑提高宿主的防御功能和消除潜在的亚临床灶，作为治疗肿瘤的重要方面。裘沛然提出：像恶性肿瘤这样有形之积恐难尽除，而病人元气亟须扶助，主张在扶助正气的基础上，佐以清热解毒、活血软坚、化痰散结等祛邪方法，治疗肿瘤。

（2）治疗大法：裘沛然主张在扶正法中，重点调整气血阴阳及培补脾肾。健脾补气药选用人参、党参、黄芪、白术、茯苓、山药、甘草等；补血药选用当归、枸杞子、熟地、首乌、大枣等；滋阴药选用西洋参、沙参、天冬、麦冬、生地、石斛等；益肾药选用龟甲、黄柏、山茱萸、巴戟天、菟丝子、淫羊藿、补骨脂、附子、鹿角、肉桂等。在立方遣药时，裘沛然常脾肾气血阴阳兼顾，注重阴阳互根、精气互生。在扶正法中同时又须注意调整脏腑之间的关系，如肝胃不和者，拟疏肝和胃以相佐；脾胃升降失常者，投协调枢机之升降方药；脾肾转输失职者，调脾肾以利气化等。至于清热解毒，常用夏枯草、黄芩、黄连、蒲公英、猫爪草、石见穿、山慈菇、白花蛇舌草、蜀羊泉等；活血化瘀药用桃仁、红花、芍药、莪术、三棱、水蛭、土鳖虫等；化痰软坚药用南星、半夏、瓜蒌、牡蛎、昆布、海藻等；虫类药物用蜈蚣、全蝎、地龙、僵蚕、土鳖虫、水蛭等。

（3）具体应用

①晚期肿瘤，扶助胃气：晚期肿瘤瘤毒弥漫，邪气盛而正气衰，脏腑戕害，全身情况很差，此时治疗最为棘手，如果贸然攻邪，必致偾事。裘沛然主张诸气皆虚，先扶胃气。脾胃为生化之源，化源乏竭，病必不治；若胃气尚存，还可挽留一息生机。药用人参粉冲服，他如黄芪、党参、太子参、白术、茯苓、黄精、甘草、大枣、生姜，佐以枳壳、陈皮等流动之品，冀以苏胃。若浆粥入胃，二便顺畅，可望有生存之机。

②放疗后的反应：其病机是“药毒”损伤人体脏腑气血所致。其中，放疗反应一般可以分为局部反应和全身反应。局部反应中，头颈部反应有口干、咽部充血、咽喉痛等，治宜补气养阴、清热解毒法，选用黄芪、党参、天冬、麦冬、玄参、知母、黄柏、黄芩、金银花、连翘、蒲公英等；下腹反应有腹痛、腹泻、尿频等，治宜辛甘苦泄，调肝和脾法，药用半夏、黄连、干姜、甘草、党参、白术、枳壳、木茴香、薏苡仁等；全身反应则有头昏、乏力、食欲不振、精神疲乏、白细胞减少等，治宜健脾补肾法，药用党参、黄芪、白术、当归、女贞子、枸杞子、淫羊藿、仙茅、山茱萸、丹参、补骨脂、熟地、龟甲、鹿角等。

③化疗后的毒副反应：主要有气血两虚、脾肾亏损的证候。治宜补气养血、培肾益脾法。药用人参、白术、黄精、茯苓、鹿角、黄芪、当归、丹参、炙甘草、巴戟天、补骨脂、山茱萸、淫羊藿等。

④癌症疼痛：原因主要有气滞、血瘀、寒凝、痰积、毒盛等原因，故欲止痛可用理气、行瘀、散寒、消痰、解毒等法。药用川楝子、延胡索、赤芍、白芍、制香附、乳香、没药、草乌、附子、细辛、土鳖虫、蜈蚣、全蝎、山慈菇等。剂量宜稍大。虫类药如能研细末后吞服，可提高疗效。

（4）分型论治

①脾肾阳虚：温阳健脾，黄芪30克，党参24克，炒白术、补骨脂各15克，五味子、干姜、甘草各12克，肉豆蔻、附子各9克。

②肝肾阴虚：滋阴补肝肾，知母、牡丹皮、甘草各12克，熟地、山药各18克，山茱萸、女贞子、黄柏、当归各15克，鳖甲24克，牡蛎30克，茯苓20克。

③气血两亏：益气养血，生晒参、太子参、甘草、川芎各12克，白术、当归、白芍各15克，茯苓18克，熟地24克。

④痰瘀毒互结：化痰行瘀软坚，半夏15克，土茯苓30克，陈皮、桃仁、牡丹皮、延胡索、枳壳各12克，葛根30克，黄芩18g，黄连6克，乌药、甘草各9g。

⑤抗癌中药：在上方基础上，可加白花蛇舌草、半枝莲、鬼箭羽、藤梨根、红藤、蛇六谷、马齿苋、龙葵、土茯苓。

⑥对症加减：腹泻加党参、干姜、黄芩、黄连、薏苡仁、甘草。便秘加大黄（后下）、枳实、厚朴、麻子仁、瓜蒌仁。腹胀加香橼皮、陈皮、鸡内金、炒麦芽、神曲。

3. 魏品康用下痰法治疗胃癌经验 胃癌属于痰结，中晚期可出现阻、塞、滞、留特定证候，而见腑气不通或气逆而上症状。痰结积于上则进食梗阻、水谷难下，痰结积于中则反胃、腹胀、呕吐，痰结积于下则痞满便秘。胃癌的本质是恶痰，包括痰浊、痰络、痰核三部分。故治本当是治痰，而治标可取疏、散、通，以通为用，以降为和，以泻为补。下痰法应用既有下行（包括攻下、润下、理气、散结等方面）又有祛痰作用的方药，或下行、祛痰药合用。选择白芥子、莱菔子、甘遂、大戟、生南星、生半夏、枳实、大黄等，代表方有导痰汤、二陈汤、控涎丹、保济丸、小承气汤等。下痰法包括急下、缓下。急下用于胃癌合并出现阻塞、危急重症，峻剂重剂攻下，中病即止。其中下痰破气用于呕吐为主者，以青州白丸子合小承气汤；下痰破结用于梗阻为主者，以半夏厚朴汤合小承气汤加白芥子、生南星；下痰逐水用于腹水为主者，以控涎丹为代表方。缓下用于胃癌平素，针对滞留久病，顽痰痰毒，以平药重剂推陈出新。其中下痰和中用于纳差、恶心、消瘦、舌苔厚腻者，用保济丸加小承气汤；下痰散结用于胃脘饱胀、大便黏滞者，方用顺气消食化痰汤；下痰托毒用于体虚者，吻合口不愈等，千金苇茎汤、茵陈蒿汤和小半夏汤；下痰软坚用于肿瘤未切除、肿瘤转移、淋巴结肿大及分化较差的肿瘤等，代表方为导痰汤。因人而下，老年人体弱峻下不可过久，要顾护津液；年轻体壮者要中病即止；女性要多加疏肝理气药。因病而下，根据具体情况合理选择用药途径，晚期患者伴消瘦、便秘、无法口服者，可用灌肠、蜜煎导下；腹水可以用控涎丹加外用凝胶联合腹腔温热灌注。因势而下，根据病位选药，如呃逆频频积在上焦，用沉香；呕吐不止积在中焦，加厚朴理气通腑；便秘积在下焦，加枳壳消痰破气。对长期用下法者，一定要考虑胃气，做到下中有收、有张有弛。又，大便秘结是常见症。保持大便通畅可祛邪外出，保证胃气正常通降。泻下导滞常分三步走，即一泻二清三排，先用生大黄峻下荡涤，见效再用制大黄清肠去腐，大便接近正常时用炒枳实、枳壳等促进胃肠排空。治痰重在消痰散结，用导痰汤为底方，临床还可结合应用软坚、祛瘀、通络、解郁、解毒、导滞、扶正等，共为消痰散结八法。（中医杂志，2008，9：787－788；中医杂志，2007，11：1049－1051）

4. 马山治疗克罗恩病经验 主要病因是脾肾两亏、气血不足、瘀血阻络，用温补脾肾、填精益血、通络化瘀等方法治疗，具有溃疡愈合快、复发率低、副作用小等特点。

本病由于慢性炎症长期不愈，肠壁纤维组织增生而变厚、僵硬，形成单发或多发肠道狭窄，引起肠梗阻。X线摄片见肠腔狭窄，管壁僵硬，黏膜皱襞粗乱，线样征和卵石征。结肠镜见黏膜充血水肿、溃疡，假息肉形成，肠腔狭窄，铺路石样黏膜改变。临床症见腹痛，触之有包块，痛处固定，如刺如绞，或呕血、黑硬，舌质紫暗，或有瘀斑、瘀点，脉细涩等。辨病与辨证相结合则属瘀血内阻，符合中医学的久病入络、气虚血瘀等理论。瘀血形成后又作为一种致病因素，导致多种病证发生，如结节性红斑、硬化性胆管炎、血管炎、肝脾肿大、肠梗阻等。

克罗恩病根据其肠道溃疡反复发作的特点，属内疡范畴。阳和汤既然可治体表慢性溃疡，同样也可用于治疗体内溃疡，因此重用生地、熟地，加黄芪。又配鹿角胶补肾壮阳，补虚劳，长肌益髓，促进溃疡面愈合；配肉桂、麻黄、炮姜温经散寒通脉，可扩张血管，改善微循环，加速溃疡愈合。克罗恩病由于长期不愈，肠壁因纤维组织增生而变厚、僵硬，外形似水管样，形成单个或多个肠道狭窄，可触及包块。肠镜见肠腔狭窄，形成卵石样改变。可按中医之癥瘕积聚辨证施治。治疗当用消积软坚化瘀之品，宜重用水蛭、炮穿山甲，酌配王不留行、全蝎、红花、牡蛎、赤芍等，使之逐渐融化。（中医杂志，2003，3：175－176）

（四）预防护理

注重情志和饮食的调摄。参见“胃痛”“胁痛”“泄泻”“便血”“腹痛”等病证，应及早检查，及时合理治疗。病重者要卧床休息。

（五）评述

1. 西医辨病　腹腔内的器官和组织由于各种原因而发生肿大、膨胀、增生、粘连或移位，致形成腹腔内异常的包块而被触及，称为腹部肿块。腹部肿块需和腹壁病变所致的肿块相区别。腹壁肿物如脂肪瘤、腹壁脓肿、脐部囊肿等，位置较表浅，可随腹壁移动；当病者坐位或收紧腹肌时，肿物更显著，腹肌松弛时肿物即较不明显。腹部肿块有一定的规律性和特点，有助于提示诊断，如应注意腹部肿块形成的过程，腹部肿块的部位和性状，及其伴随症状及体征等。尤其是腹部肿块的部位，往往提示其病变部位。如中上腹部肿块，包括胃部肿块（溃疡病、胃癌）、胰腺肿块（急性胰腺炎、胰腺癌）、肠系膜与网膜肿块（肠系膜淋巴结结核）等。右胁腹部肿块，如肝肿大，胆囊肿大（急性胆囊炎、胆囊积水）等；左胁腹部肿块，如脾肿大。广泛性与不定位性腹部肿块，如结核性腹膜炎、肠套叠、蛔虫性肠梗阻、肠扭转等。左、右腰腹部肿块，如肾下垂或游动肾、巨大肾积水、肾脏肿瘤等。右下腹部肿块，如阑尾周围脓肿、回盲部结核、局限性肠炎。左下腹部肿块，如慢性非特异性溃疡性结肠炎、乙状结肠癌、直肠癌等。下腹部肿块，如膀胱肿瘤、子宫肿瘤。西医学中，凡多种原因引起的肝脾肿大、增生型肠结核、腹腔肿瘤等，多属“积”之范畴；胃肠功能紊乱、不完全性肠梗阻等原因所致的包块，则与“聚”关系密切。

2. 初、中、末三期分治　聚证病在气分，以疏肝理气、行气消聚为基本治则，重在调气；积证病在血分，以活血化瘀、软坚散结为基本治则，重在活血。同时应辨初、中、末期虚实不同。积聚一证，其病程大体可分为初、中、末三期。一般初期正气未至大虚，邪气虽实而不甚。表现为积块较小，质地较软，虽有胀痛不适，而一般情况尚较好，治宜行气活血，软坚消积为主。中期正气渐衰而邪气渐甚，邪盛正虚，表现为积块增大，质地较硬，持续疼痛，舌质紫暗或有瘀点、瘀斑，并且饮食日少，倦怠乏力，面色渐黯，形体逐渐消瘦等证，治宜攻补兼施。末期正气大虚，而邪气实甚，表现为积块较大，质地坚硬，疼痛剧烈，舌质青紫或淡紫，有瘀点、瘀斑，并有饮食大减，神疲乏力，面色萎黄或黧黑，明显消瘦等衰弱表现，治宜扶正培本为主，酌加理气、化瘀、消积之品，切忌攻伐太过。同时应视病人具体情况，在不同阶段里，或以攻为主，以补为辅；或以补为主，以攻为辅；或先攻后补，或先补后攻；或二攻一补，或二补一攻；或寓攻于补，或寓补于攻等。

3. 注意顾护正气 积聚治疗上始终要注意顾护正气，攻伐药物不可过用。正如《素问·六元正纪大论》所说："大积大聚，其可犯也，衰其大半而止。"聚证以实证居多，但如反复发作，脾气易损，此时需用香砂六君子汤加减，以培脾运中。积证系日积月累而成，其消亦缓，切不可急功近利。如过用、久用攻伐之品，易于损正伤胃；过用破血、逐瘀之品，易于损络出血；过用香燥理气之品，则易耗气伤阴积热，加重病情。

4. 积聚的性质和治疗 积聚除按气血虚实辨证外，尚须根据结块部位、脏腑所属综合考虑，结合西医学检查手段明确积聚的性质，对治疗和估计预后有重要意义。如癥积系病毒性肝炎所致肝脾肿大者，在辨证论治的基础上可选加具有抗病菌、护肝降酶、调节免疫、抗纤维化等作用的药物；如恶性肿瘤宜加入扶正固本、调节免疫功能以及有一定抗肿瘤作用的中药。

九、脐下悸

脐下悸，即少腹部惕惕然跳动的症状。本症首见于《伤寒论》。本症与气从少腹上冲之症易于混淆。两者症状发作均在少腹，但脐下悸，其悸动在少腹，无上冲之势症情轻；而气从少腹上冲症，是气从少腹起，上冲于胸咽（亦称奔豚），症情重。以下着重讨论脐下悸动，气从少腹上冲症另条论述。

（一）辨证要点

伴欲作奔豚，口吐涎沫为水饮；伴腹中时痛，温按则痛减为虚劳。

（二）证治方药

1. 水停下焦

【临床表现】脐下悸动，欲作奔豚，口吐涎沫，头目眩晕。舌质淡红，舌苔白而滑，脉沉弦。

【病因病机】阳虚不能制水，水停下焦而脐下悸动。

【治法】通阳降逆，培土制水。

【方剂】茯苓桂枝甘草大枣汤（《金匮要略》）。

药物：茯苓30克，桂枝10~12克，炙甘草6克，大枣10枚。

方义：桂枝通阳降逆，大枣、甘草、茯苓培土制水。

加减：小便不利，加泽泻、猪苓利水；短气而喘，加杏仁、苏子平喘。

【变通法】可用桂苓五味甘草汤（《金匮要略》）平冲降逆，另用沉香磨服治其标。小便不利，口吐涎沫，头目眩晕者可用五苓散（《伤寒论》）通阳利水，方用猪苓、泽泻、白术、茯苓、桂枝。

2. 虚劳里急

【临床表现】脐下悸动，腹中时痛，温按则痛减，虚烦不宁。舌质淡红，脉弦细而缓。

【病因病机】中气虚亏，阴阳两虚，阴虚则虚烦，阳虚则腹中时痛而喜按，气血虚则脐下悸动。

【治法】温中补虚，和里缓急。

【方剂】小建中汤（《金匮要略》）。

药物：白芍15～30克，桂枝10克，炙甘草10克，生姜10克，大枣12枚，饴糖30克（兑入）。

方义：饴糖补虚，白芍、甘草和里缓急，桂枝、生姜温中，大枣补气。

加减：面色无华气虚者加黄芪益气，小腹拘急痛甚血虚者加当归养血。

【变通法】如肾气虚者，少腹拘急，脐下悸动，小便不利者可用肾气丸（《金匮要略》）加减，温补肾气，药用熟地黄、山茱萸、山药、附子、肉桂、泽泻、茯苓、牡丹皮、五味子等。

（三）评述

脐下悸一症，多责于冲脉为病。《难经·二十九难》曰："冲之为病，逆气而里急。"由于冲脉"起于气冲，并足阳明之经，夹脐上行，至胸中而散"，所以冲脉发病，从脐下动而上逆，轻者仅脐下有冲动，重者可直冲胸咽发为奔豚。

十、少腹痛

少腹痛，是指下腹部的两侧（也就是小腹的左侧和右侧）或一侧疼痛而言。在古代文献中，小腹与少腹往往不加区分，故有"小腹即少腹"之称。但从脏腑部位和经络循行分析。少腹为厥阴肝经循行之区，内藏部分大肠；小腹内藏膀胱，为冲任二脉循行之区。两者证治不同，需予分别。在临床，本症可分为两类：少腹痛以肝郁气滞、寒滞肝脉为主者，以疏肝理气、温肝散寒；少腹痛以热结大肠和瘀阻阑门为主者，又宜理肠清热或活血清热。

（一）辨证要点

胀满疼痛，得矢气后则痛轻减为气滞；得温稍舒，遇寒更甚为寒凝。按之痛甚，或有燥屎触及，并伴大便失常为热结大肠。

（二）证治方药

1. 肝郁气滞

【临床表现】少腹一侧或两侧疼痛或胀满疼痛，得矢气后则痛轻减，或伴胁肋胀痛。舌苔薄白，脉弦。

【病因病机】肝气郁结，络脉被阻，气行不畅，故少腹疼痛或胀痛。

【治法】疏肝理气。

【方剂】柴胡疏肝汤（《景岳全书》）合金铃子散（《太平圣惠方》）加减。

药物：柴胡10克，枳壳6～10克，白芍10～15，川楝子10克，延胡索10克，香附10克，青皮6克，甘草6～10克，当归10～15克。

方义：柴胡、枳壳疏肝理气，川楝子、延胡索理气止痛，香附、青皮调气定痛，当归、白芍养血敛阴、柔肝缓急，白芍、甘草缓急止痛。

加减：如兼寒邪停滞肝经，可加肉桂、吴茱萸温肝散寒；若少腹疼痛牵引睾丸，或睾丸肿痛，称为疝气，可加橘核、茴香、乌药等调气治疝。

【变通法】气滞少腹胀满或疼痛者，可用加味乌药汤（《济阴纲目》）加减，药用延胡索、乌药、砂仁、木香、香附等，也是疏肝理气之剂。

2. 寒滞肝脉

【临床表现】少腹重坠疼痛牵引睾丸，或兼有阴囊收缩，其痛得温稍舒，遇寒更甚，面色皖白，形寒肢冷。舌苔白滑，脉沉弦或沉迟。

【病因病机】肝脉居于少腹，寒邪凝滞，气血不通，不通则痛。

【治法】温肝散寒。

【方剂】当归四逆加吴茱萸生姜汤（《伤寒论》）加减。

药物：当归 10～15 克，桂枝 10 克，白芍 15 克，细辛 3 克，吴茱萸 3～6 克，通草 6 克，大枣 4 枚，生姜 10 克，炙甘草 6～10 克。

方义：当归、白芍养血通络，桂枝、细辛、吴茱萸温经散寒，白芍、炙甘草缓急止痛，通草通络，大枣、生姜和胃。

加减：少腹疼痛牵引睾丸者，可加橘核、茴香、乌药等理气散寒止痛。

【变通法】可用暖肝煎（《景岳全书》）加减，药用当归、枸杞、茴香、乌药、肉桂、吴茱萸、沉香、青皮等，温肝散寒。

3. 热结大肠

【临床表现】少腹胀满或疼痛，以左侧为多见，按之痛甚，或有燥屎触及，并伴大便失常，或便结成粒，或便溏如水，或粪形变小。舌苔黄腻，脉象濡滑。

【病因病机】肠中热邪停滞，传送变化失常，气机运机不畅，故少腹疼痛。

【治法】理肠清热。

【方剂】枳实导滞丸（《内外伤辨惑论》）加减。

药物：大黄 10 克，黄芩 10 克，黄连 6 克，枳实 10 克，神曲 10 克，白术 10 克，茯苓 10 克，泽泻 10 克，乌药 10 克。

方义：大黄、黄芩、黄连泻火清热，枳实、神曲消痞化积，白术健脾和中，茯苓、泽泻淡渗利湿。乌药以疏调肠中气机，通则不痛，为理气止痛而用。

加减：如兼饮食积滞，嗳腐吞酸，或恶心呕吐，可加鸡内金、炒麦芽、炒山楂消食化积；若脾胃不和，气机壅阻，脘腹胀满，可加制厚朴、炒槟榔、陈皮调气宽中。

【变通法】可用木香槟榔丸（《儒门事亲》），药用木香、槟榔、青皮、陈皮、黄连、黄柏、大黄、香附、牵牛子，理肠清热。

4. 瘀阻阑门

【临床表现】少腹右侧疼痛，手不能按，腹皮拘急，或兼发热恶寒，恶心呕吐，大便秘结。舌苔黄，脉实数。

【病因病机】瘀热阻于阑门，络脉被阻，酿成肠痈的征象。

【治法】破瘀活血，清热通便。

【方剂】大黄牡丹汤（《金匮要略》）加减。

药物：大黄10克，牡丹皮10克，桃仁10克，冬瓜子30克，玄明粉6~10克（冲）。

方义：大黄、玄明粉泻热通便，荡涤肠中瘀热；桃仁破瘀消肿，牡丹皮凉血泄热；冬瓜子祛瘀散结。

加减：热甚者加蒲公英、金银花、连翘、红藤等，清热解毒。

【变通法】若疼痛剧烈，右少腹触及肿块，为痈脓已成（此时攻下之药必须慎用，以防肠道破裂，产生不良后果），宜用薏苡仁汤（《医宗金鉴》）加减，药用薏苡仁、全瓜蒌、牡丹皮、桃仁、赤芍、蒲公英、金银花、红藤等，散瘀排脓，清热解毒。

（三）预防护理

如见少腹右侧疼痛，手不能按，腹皮拘急，有可能是肠痈，当及早诊治，以免生变。

（四）评述

《杂病源流犀烛·少腹痛》："若少腹痛，疝病为多。然有不尽由于疝者，其为症可辨。如痛而喜按，虚也；痛不可按，实也；痛而小便不利，湿也；痛而胀急，小便反利，死血也；痛连阴茎，按之则止，肝血虚也；痛如绞急，不可急耐，小便如淋，诸药不效，酒欲过度也；痛而按之有块，时胀闷，其痛处不移，瘀血已久也。"

十一、奔豚

气从少腹上冲，至于胸、咽部，乍作乍止，如豚之奔突，称为奔豚。见于《金匮要略》。分为肝气上逆、外寒内急、中焦虚寒等证治之。

（一）辨证要点

发作欲死，气还则止，反复发作，发作后如常人者为气逆。自利不渴，呕吐，舌淡脉沉迟为寒饮。

（二）证治方药

1. 肝气上逆

【临床表现】自觉有气从少腹上冲心胸咽喉，发作欲死，气还则止，常反复发作，发作后如常人。舌苔薄白，脉沉紧。

【病因病机】情志不和，肝气郁结，气逆上冲。

【治法】养血平肝，和胃降逆。

【方剂】奔豚汤（《金匮要略》）加减。

药物：甘草6克，川芎6~10克，当归10~15克，半夏15克，黄芩6~10克，葛根15克，白芍10~15克，生姜12克，甘李根白皮20克。

方义：甘李根白皮平冲下气，甘草、白芍缓急，黄芩、葛根清热，半夏、生姜和胃降逆，川芎、当归、白芍养血。

加减：胃气上逆者，加旋覆花、代赭石和胃降逆；少腹冷痛或引腰胁者，加川楝子、橘核、肉桂、吴茱萸、小茴香等，温补肝肾，行气散寒。

【变通法】可用旋覆代赭汤（《伤寒论》）加减。

2. 外寒内急

【临床表现】自觉有气从脐上冲，阵阵发作，恶寒有汗。舌苔薄白，脉浮。

【病因病机】表邪未解，阳气受损，引动冲气，发为奔豚。

【治法】温阳散寒，降逆平冲。

【方剂】桂枝加桂汤（《金匮要略》）加减。

药物：桂枝15克，白芍10克，生姜10克，大枣12枚，炙甘草6克。

方义：桂枝加量温阳散寒、降逆平冲，白芍、炙甘草缓急，生姜和胃散寒，大枣益气和胃。

加减：兼见下焦虚寒，少腹冷痛、大便溏，形寒肢冷者，加肉桂、淡附子温阳。

【变通法】脐下悸，欲作奔豚者，水饮内动，用苓桂甘枣汤（《金匮要略》）加减，药用茯苓、桂枝、甘草、大枣等，通阳利水。

3. 中焦虚寒

【临床表现】自觉有气从腹部上冲，腹部常冷痛，不欲饮食，自利不渴，呕吐。舌淡苔白，脉沉迟。

【病因病机】中焦虚寒，冲气上逆，发为奔豚。

【治法】温中降逆。

【方剂】奔豚汤（《备急千金要方》）加减。

药物：半夏15克，吴茱萸6克，生姜10克，桂心6~10克，党参10~15克，炙甘草6克。

方义：半夏、吴茱萸、生姜温中降逆，桂心、党参、炙甘草益气温阳。

加减：寒甚者加干姜、淡附子温阳。

【变通法】可用理中汤（《伤寒论》）合吴茱萸汤（《伤寒论》）加减，药用干姜、淡附子、半夏、吴茱萸、生姜、党参、炙甘草等，温中降逆。

（三）医案

马元仪治袁玉行，小腹厥气上冲则吐，得饮则吐愈甚，诸药不效。马诊之，两脉虚涩，右尺脉独见弦急。此下焦浊气上腾则胸中阳气不布，故饮入于胃上壅而不下达。宜通其地道，用调胃承气汤，下宿秽甚多。继渐培中气而愈。（《古今医案按》卷三《气冲》）

按：本证多阳虚、水饮，但也有特殊者。如本案是阳明胃家实，当有便秘，必是暴病，故有尺脉独弦急，以印其病机。

（四）预防护理

避寒湿，适情志。

（五）评述

1. 本症病位在肝肾冲任，病因以寒邪、水饮为主，故温阳散寒、平冲降逆为要，且可据有无表邪、水饮选药，其中常用半夏、吴茱萸、生姜降逆和胃，桂枝平冲，白芍、甘草缓急，桂心、党参温里。奔豚汤为《金匮要略》治奔豚专用方，以肝郁气逆为治，用当归、白芍、川芎补血养肝，黄芩、葛根清热泻火，半夏、生姜和胃降逆，甘草缓急和中，李根白皮平冲下气。可用于癔症、经前期综合征、神经性头痛等，有气上冲胸、咽、头感者。

2. 奔豚汤出自《金匮要略》奔豚病篇，主治“气上冲胸，腹痛，往来寒热”，是柴胡剂的加减方，用李根皮代替了柴胡，再加了些血分药。虽然没有柴胡，但是仍可治疗往来寒热、胸胁苦满。其适应证有：①豚气上冲：患者会有自觉肚脐部有气往上冲，到胸胁、咽喉的感觉。②项背强：奔豚汤用葛根5两，比葛根汤还多，提示患者可能出现较明显的项背强痛、腰痛等。③腹痛：方中的当归、白芍、川芎是仲景用来治疗腹痛的重要药物。

十二、小腹痛

小腹疼痛为脐下正中部的疼痛，以膀胱气化不利为多，故多伴小便症状，而见于癃闭、淋证等疾病之中。《伤寒论》中所说的“少腹急结”“少腹里急”及《金匮要略》中所说的“少腹弦急”，实则指小腹部拘急疼痛，当属于本症的范畴。胞宫及冲任二脉的病变，多可见小腹疼痛，并兼见月经不调、痛经、经闭、带下等症，属于妇科范畴，可见于本书相关的部分。

（一）辨证要点

小腹胀满疼痛，小便淋漓热痛，口干渴为热；小腹隐痛时轻时重，遇寒则重，得暖则轻，小便清长为寒。

（二）证治方药

1. 湿热

【临床表现】小腹胀满疼痛，小便淋漓不断，或淋闭不通，尿色赤或血尿，尿道灼热疼痛，口干渴，便秘。舌红苔黄，脉数或细数。

【病因病机】湿热下注，蓄于膀胱，水道不利。

【治法】清热利湿通淋。

【方剂】八正散（《太平惠民和剂局方》）加减。

药物：栀子10克，萹蓄10克，瞿麦10克，木通10克，制大黄6克，赤芍10克，滑石20克，灯心草4克，车前子10克（包），甘草6~10克。

方义：萹蓄、瞿麦利湿通淋，制大黄、栀子清热降火，木通、滑石、灯心草、车前子利水，赤芍、甘草缓急止痛。

加减：小腹胀痛、大便秘结，加川楝子、枳实理气，大黄加量通下；腰痛引及小腹者，加琥珀、川牛膝活血通淋。

【变通法】恶寒发热、口苦呕恶，上方合小柴胡汤（《伤寒论》）和解少阳，后方即半夏、党参、黄芩、柴胡、生姜、大枣、甘草。湿热伤阴，舌红少苔、脉细数者，用猪苓汤（《伤寒论》），药用茯苓、猪苓、泽泻、阿胶、滑石等利湿清热。

2. 气滞

【临床表现】小腹痛以胀满为主，或按之痛剧，多出现在排尿之后，小便排出不畅，或小便频数，时有尿意。舌苔薄白或薄黄，脉沉弦或弦滑。

【病因病机】湿热内阻，下迫膀胱，致膀胱气机阻塞，故出现小腹疼痛。

【治法】清热利水，理气止痛。

【方剂】沉香散（《金匮翼》）加减。

药物：沉香1克（研末冲），石韦15克，滑石20克，当归10克，陈皮6～10克，白芍10～15克，冬葵子12～15克，甘草6克，王不留行10克。

方义：沉香、橘皮理气止痛，石韦、滑石、冬葵子清热利水，当归、王不留行活血和血，白芍、甘草缓急定痛。

加减：胸胁胀痛，加川楝子、延胡索、青皮，小腹胀痛甚者，加木香、香附、乌药，均理气止痛。兼有瘀血内阻，大便秘结，小腹刺痛明显，舌色暗有瘀斑，加赤芍、红花、泽兰、牛膝、益母草，活血祛瘀。

【变通法】如腹胀痛，痛甚于胀，甚者痛如针刺，小腹拘急或有血尿，小便尚利，舌紫暗或有瘀点瘀斑，脉涩。为瘀血闭阻，予以活血化瘀通利，方用桃核承气汤（《伤寒论》）加减，药用桃仁、大黄、桂枝、赤芍、延胡索、石韦、滑石等。

3. 虚寒

【临床表现】小腹隐痛，时轻时重，腹冷如冰，遇寒则重，得暖则轻，形寒肢冷，小便清长或余沥不尽，神疲乏力，阳痿遗精。舌淡白，脉沉细。

【病因病机】下焦虚寒，肾阳不足，气化不利。

【治法】温补下焦。

【方剂】右归丸（《景岳全书》）加减。

药物：熟地黄24克，山茱萸12克，山药12克，枸杞子12克，鹿角胶12克，菟丝子12克，杜仲12克，当归10克，肉桂6克，淡附子6克，白芍10克，炙甘草6克。

方义：熟地、山茱萸、山药滋补肾阴，鹿角胶、菟丝子、杜仲、肉桂、附子温补下焦，当归、白芍、甘草缓急止痛。

加减：小便余沥不尽加桑螵蛸、金樱子固涩，阳痿者加阳起石、蛇床子兴阳。

【变通法】可用肾气丸（《金匮要略》）加减，温肾补气。

（三）预防护理

注意个人卫生，多饮水，以防小便淋证发生。

（四）评述

小腹痛大多与膀胱、子宫有关。临床虽有虚实寒热之辨，但终以热证、实证为多，而虚证、寒证为少。《张氏医通·腹痛》（卷五）云："小腹痛满有三，皆为内有留着，非虚气也。"

第十二章 二便肛门

本门包括大便、小便症状及肛门病症。《景岳全书·十问篇》："二便为一身之门户，无论内伤外感皆当察之，以辨其寒热虚实。盖前阴通膀胱之道，而其利与不利、热与不热，可察气化之强弱。"又："后阴开大肠之门，其通与不通，结与不结，可察阴阳之虚实。"二便的病症变化直接反映了全身脏腑气化的升降变化，在临床上十分重要。

第一节　大　便

大便出于肛门而为大肠传道变化，但主要与脾胃运化腐熟和肝之疏泄、命门的温煦功能等有关。在临床上，大便的次数、性状、质地及相关兼症，都可作为辨证时必须掌握的依据。而作为病症者，则有泄泻、痢疾、霍乱、大便秘结、大便失禁、大便出血等，也可归属于脾胃系统。

一、急性腹泻

腹泻，中医文献多称为泄泻，指大便次数增多，粪便稀薄、完谷不化，甚至泻出如水样而言。古有将大便溏薄称为泄，大便如水样称为泻者。宋代陈无择《三因极一病证方论》称为泄泻，后世多宗于此。历代文献常根据大便性状、病因病机及相兼症状，对泄泻进行分类命名。如《素问》有濡泄、洞泄、注泄、飧泄等，《难经》则有胃泄、脾泄、大肠泄等，此外还有暑、湿、痰、火、食、寒等分类名称的。《丹台玉案·泄泻门》：“泄者如水泄也，势犹舒缓；泻者，势似直下。微有不同，而其病则一，故总名之曰泄泻。”现多宗此说。考虑到临床实际及证治方药的需要，本书将腹泻（泄泻）分为急性、慢性两类，分别进行叙述。

急性腹泻以外感风寒、湿、暑、热（火）诸邪和内伤饮食为主要病因，以急性发作，病势急迫，病程短的大便次数增多、性状改变为特征，实证为多。

（一）辨证要点

1. 辨寒热虚实　发病急、病程短为实证；发病缓、病程长为虚证，或虚实夹杂。泄泻而腹痛甚多为实证；泄泻而腹痛不甚多为虚证。粪便清稀、腹痛喜温为寒；粪便黄臭、肛门灼热为热。

2. 泄泻与痢疾、霍乱　痢疾以腹痛、里急后重、大便赤白脓血为主症，与大便稀薄无脓血、肛门无后重感不同。两者虽同有腹痛，痢疾泻后腹痛不减，泄泻其痛便后即减，容易鉴别。霍乱以上吐、下泻同时并作为特征，来势急，发展迅速，常有厥脱变证，也与泄泻有别。

（二）证治方药

1. 寒湿（风寒）

【临床表现】腹泻急性发作，大便清稀，甚则如水样，腹痛肠鸣，脘痞纳呆。舌苔白腻，脉濡缓。或伴恶寒发热，头痛肢楚。舌苔薄白，脉浮。

【病因病机】寒湿或风寒外侵，袭于肠胃，或伤食生冷，脾失健运，清浊不分，升降失司，发生急性腹泻。

【治法】解表散寒，芳香化湿。

【方剂】藿香正气散（《太平惠民和剂局方》）加减。

药物：藿香10克，苏叶10克，厚朴6克，苍术10克，陈皮6克，茯苓10～15克，煨木香3～6克，甘草3～6克，车前子10克（包）。

方义：藿香、苏叶芳香化湿，解表祛风；苍术、厚朴苦温燥湿，木香、陈皮理气止痛，茯苓、车前子利水渗湿而止泻。

加减：外感风寒，恶寒发热、头痛身痛，加荆芥穗、防风、白芷，解表祛风。呕吐恶心、胸闷脘痞，加姜半夏、生姜、白蔻仁，和胃止呕，化湿醒脾。腹痛肠鸣者，加炮姜炭、砂仁、草豆蔻，温中散寒，理气止痛。尿少、小便不利者，加泽泻、白术、猪苓，利小便可以实大便。

【变通法】若无表证表现，可用胃苓汤（《丹溪心法》），该方用平胃散（《太平惠民和剂局方》）燥湿健脾，五苓散（《伤寒论》）通阳利水渗湿，是治疗寒湿腹泻常用方。

2. 湿热（暑湿）

【临床表现】腹泻急性发作，泻下急迫，大便稀薄，或泻下不爽，大便黏稠，粪便黄褐，气味秽臭，量多次频，肛门灼热但无后重感，腹痛，发热口渴，小便黄少。舌苔黄腻，脉数。

【病因病机】湿热或暑湿外邪伤及肠胃，传化失常，清浊不分而成。

【治法】清热利湿。

【方剂】葛根芩连汤（《伤寒论》）加减。

药物：葛根10克，黄芩10克，黄连10克，白芍10～15克，木香3～6克，金银花15克，大豆黄卷10～15克，陈皮6～10克，甘草6～10克。

方义：葛根清热解肌升清止渴，黄芩、黄连清热燥湿，白芍、甘草缓急止痛，金银花清热解毒，大豆黄卷退热化湿，木香、陈皮理气。

加减：夹有食滞者，加神曲、麦芽、山楂，均炒炭用，消食导滞。见发热头痛口渴，加连翘、薄荷，清热祛风。见腹胀脘闷，苔腻湿重者，加苍术、厚朴，苦温燥湿。

【变通法】若暑湿入侵，表里同病，发热、头重、烦渴、泄泻、尿少，脉数，用新加香薷饮（《温病条辨》）加味，即香薷、藿香、厚朴、扁豆、金银花、连翘、六一散、车前子、陈皮等，祛暑利湿止泻。

3. 伤食

【临床表现】腹痛肠鸣，泻下粪便臭如败卵，泻后痛减，大便有不消化食物残渣，脘痞腹胀，不思纳食，嗳腐酸臭。舌苔垢腻，脉滑。

【病因病机】饮食不节，宿食积滞，停滞肠胃，传化失司，引起腹泻腹痛、粪便臭如败卵者。

【治法】消食导滞。

【方剂】保和丸（《丹溪心法》）加减。

药物：莱菔子10克，神曲10克，焦山楂10克，谷芽、麦芽各10克，陈皮6～10克，法半夏10克，茯苓10克，甘草3～6克。

方义：莱菔子、神曲、山楂、谷芽、麦芽消食导滞，半夏、陈皮、茯苓、甘草和胃调中。

加减：腹痛肠鸣者，加木香、砂仁理气止痛。

【变通法】若食滞较重而化热，脘腹胀痛，泻而不爽，用枳实导滞丸（《内外伤辨惑论》）加减，即大黄、黄连、黄芩、枳实、神曲、白术、茯苓、泽泻等，清热导滞，攻下消积，为通因通用之法。

（三）医家经验

1. 郗霈龄治疗伪膜性肠炎（金黄色葡萄球菌感染） 分清利浊法是本病治疗的重要方法。伪膜性肠炎可发生于不同的原发病，呈现不同证候，但均有清浊不分、暴注下迫的标证，大便呈水蛋花样、急迫量多。分清利浊选用药物，如猪苓、泽泻、车前子、冲天草、茯苓、滑石、石韦、瞿麦、萹蓄、薏苡仁、通草、木通等，适用于实热新病、体质强壮者，使清归小肠、浊归大肠，导邪外出。毒热炽盛时，可重用苦寒清热解毒，如金银花、连翘、蒲公英、败酱草、黄芩、黄连、地丁、栀子等。素体阴虚、产后术后气阴两虚，则权衡阴伤与湿毒热邪之轻重，酌用清利与养阴之剂。养阴如玄参、麦冬、鲜生地、石斛、天花粉、鳖甲、西洋参等。若脾虚有湿，用健脾化湿、清利分化，如党参、白术、茯苓、扁豆、山药、猪苓、泽泻、陈皮等。阳气衰微，阴寒内盛，四肢厥冷，畏寒蜷卧，腹胀肢肿，泄泻无数，肛门外翻，脉微欲绝，则用温中止泻、回阳救逆，药如附子、干姜、肉桂等。（《北京市老中医经验选编》）

2. 隋吉东等治伪膜性肠炎经验 伪膜性肠炎是发生于结肠的急性黏膜坏死炎症，见于较长时间应用抗生素之后，为医源性疾病。见急性腹泻每日大便10余次，大便排出斑片状伪膜。因较长时间或过度应用抗生素，损伤正气，脾气虚弱，生湿化热，湿热蕴于大肠引起。当健脾补气为主以治本，兼用清热化湿治其标。不可用黄芩、黄连、苦参等大苦大寒药，以免进一步伤脾。

用健脾保膜汤，药用人参10克（另煎兑），黄芪30克，炒白术20克，茯苓30克，车前子20克，赤石脂40克，白芍15克，砂仁10克，莲子肉20克，防风10克，煨诃子10克，龙胆草6克，葛根30克，陈皮10克，甘草15克。腹痛重加香附，腹胀加枳壳、厚朴，高热加柴胡。水煎3次混匀，于食前分3次服，7天为1个疗程。（中医杂志，1999，1：29－30）

（四）预防护理

加强饮食卫生和水源管理，不吃腐败变质食物，不喝生水，养成饭前便后洗手的习惯。给患者半流质或流质饮食，以养胃气。

（五）评述

急性腹泻以寒湿、湿热、伤食居多，寒湿（风寒）用藿香正气散散寒化湿，水湿甚用胃苓汤渗利燥湿，湿热用葛根芩连汤清热利湿，暑湿所致者用新加香薷饮加味祛暑利湿，伤食泻用保和丸消积导滞。

本症相当于急性肠炎（细菌性、病毒性）、消化不良、局限性肠炎急性期等的腹泻。一般应用中药、针灸治疗有较好疗效，在出现全身严重症状，如高热、脱水、酸碱平衡失调时，尚须配合西医支持疗法如输液、纠正酸碱平衡等。

二、慢性腹泻

慢性腹泻又称久泄，是指大便次数增多并呈不同程度稀便，持续或反复超过 2 个月者。《素问·阴阳应象大论》："湿胜则濡泄。"《难经》："湿多成五泄。"《景岳全书·泄泻》："泄泻之本无不由于脾胃"，"泄泻之因，惟水、火、土三气为最"。都说明慢性腹泻主要病因在于脾虚、湿困，在此基础上，肝气乘脾或肾阳虚寒，不能助脾运化水谷，升降失司，清浊不分而成。一般而言，慢性腹泻以脾虚为多，且常夹有湿邪，或从寒化而阳虚，或从热化而阴虚，或寒热虚实兼夹，从而造成迁延难愈的局面。慢性腹泻的治疗可依据《医宗必读》治泄九法，即淡渗、升提、清凉、疏利、甘缓、酸收、燥脾、温肾、固涩。而始终不离健脾除湿，初宜分理中焦、渗利下焦，久则升提，必脱滑不禁然后用药涩之。

（一）辨证要点

慢性腹泻在临床上可根据大便性状、诱因因素，腹痛与泄泻的相关程度进行辨证。如稍进油腻或饮食不慎则泻，精神疲倦，气短懒言为脾虚。五更初醒急欲登厕，泻下清稀或完谷不化，腹部冷痛，形寒肢冷为脾肾阳虚。每因情绪变化而诱发或加重，腹痛即欲便，便后痛止为肝脾不和。

（二）证治方药

1. 脾虚夹湿

【临床表现】大便时溏时泻，迁延反复，水谷不化，稍进油腻或饮食不慎则大便次数明显增多，饮食减少，食后脘痞腹胀，精神疲倦，气短懒言，面色萎黄。舌质淡或胖嫩，苔白或白腻，脉濡细、虚缓。

【病因病机】脾气虚弱，清阳不升，湿浊内生，浊阴不降。

【治法】健脾益气，化湿止泻。

【方剂】参苓白术散（《太平惠民和剂局方》）加减。

药物：党参 10～15 克，生白术 10 克，茯苓 10～15 克，炒薏苡仁 15～30 克，扁豆 10～15 克，山药 15 克，莲子肉 10 克，陈皮 6～10 克，砂仁 3～6 克（后下），炙甘草 3～6 克。

方义：党参、白术、山药、茯苓、莲子肉、甘草，健脾益气；薏苡仁、扁豆、茯苓化湿，陈皮、砂仁理气。为治疗慢性久泻之常用方。

加减：舌苔白腻，脘痞腹满，大便清稀，湿重者，加苍术、厚朴、车前子（包），燥湿利湿，即合平胃散（《太平惠民和剂局方》）。若形寒怯冷，脘腹冷痛，四肢不温，寒重者加肉桂、干姜、淡附子，温阳散寒，即合理中汤（《伤寒论》）。若兼食滞，嗳腐，大便有食物残渣，气味秽臭，加黄连、焦山楂、神曲、谷芽、麦芽，去山药、莲子肉、扁豆，以消食导滞。若兼肠鸣腹痛、完谷不化者为飧泄，去山药、莲子肉、扁豆，加羌活、独活、防风、木香，祛风理气。

【变通法】若久泻不愈，脘腹、肛门坠胀，脱肛不收，为中气下陷者，用补中益气汤（《脾胃论》）或升阳益胃汤（《脾胃论》），升阳举陷。若脾虚兼有湿热，用资生丸（《先醒斋医学广笔记》），即参苓白术散加黄连、山楂、白豆蔻、藿香等清热除湿诸品。如无邪无滞、久泻不效者，酌加诃子、肉果、石榴皮、赤石脂等收涩。

2. 湿困中焦

【临床表现】大便溏薄，或泄泻清稀，腹满肠鸣，每日大便数次，或解而不爽，腹中不舒，食纳减少，脘痞呕恶，口黏发涩，口渴不欲饮，身重疲乏，小便不利。舌苔厚腻满布，舌质淡，脉濡缓。

【病因病机】久泄脾虚失湿，或湿邪阻遏不去，内外诸因，湿困中焦，清浊不分，升降失司。

【治法】燥湿运脾，分利水湿。

【方剂】胃苓汤（《丹溪心法》）加减。

药物：苍术10～15克，厚朴6～10克，法半夏10克，陈皮6克，茯苓15～30克，炒白术10～15克，泽泻10～15克，薏苡仁15～30克。

方义：苍术、厚朴苦温燥湿，半夏、陈皮和胃理气，茯苓、白术、泽泻、薏苡仁利湿。本方为分利中下二焦水湿之方。

加减：脘腹冷痛，大便清稀，舌苔水滑、白厚，寒湿偏重者加干姜、肉桂、桂枝，温阳散寒。大便色黄褐、热臭，或大便夹黏液，苔黄，兼夹湿热者加黄连、黄柏，清利湿热。脾虚证明显者，加山药、扁豆，健脾利湿。大便不爽，腹中不适，肛门滞胀，气滞湿阻者加木香、砂仁、槟榔、枳壳理气导滞。口黏、身困，兼湿者加藿香、白蔻仁化湿醒脾。

【变通法】若兼脾阳不足、水湿内停而致泄泻、足肿者，可用实脾饮（《济生方》），温阳散寒，除湿理气。药如附子、干姜、厚朴、白术、茯苓、木香、木瓜、大腹皮、草豆蔻等。若形体消瘦，肠鸣辘辘，便泻清水，大便呈泡沫状，腹胀尿少，舌淡苔白滑，为水饮留肠所致，当予温阳化饮法。方用苓桂术甘汤（《金匮要略》）加减，药如茯苓、苍白术、桂枝、椒目、防己、泽泻、车前子等。

3. 寒热错杂

【临床表现】腹泻不爽，大便带黏液，腹痛呕恶，下坠欲便，迁延不愈，遇冷痛泻加重，或情绪变化也可引起发作，口苦，纳呆，四肢不温，心胸烦热。舌质淡，苔白腻而上罩薄黄苔，脉沉弦小数。

【病因病机】脾胃不和，上热下寒，寒热错杂，清浊不分。

【治法】调和寒热，温寒清热。

【方剂】乌梅丸（《伤寒论》）加减。

药物：乌梅炭10克，川椒3克，桂枝6～10克，淡附子6～10克，干姜3克，细辛3克，黄连6～10克，黄柏6克，当归10克，党参10克。

方义：附子、干姜、桂枝、川椒、细辛温阳散寒止泻，黄连、黄柏清热利湿，党参健脾，当归和血，乌梅酸敛止泻，为寒热并调之剂。

加减：腹泻伴便血鲜红者，加赤芍、牡丹皮、地榆，凉血清热止血；腹泻大便有黏液者，加白头翁、秦皮，清肠止泻。若脘腹不冷痛、四肢尚温者，可去附子、干姜、细辛；若兼脾虚者，加白术、茯苓益气健脾。腹痛甚者，加白芍、甘草缓急止痛。

【变通法】若脾虚而肝木乘之，晨泄腹痛，有脘痞纳少、呕恶、眩晕，称为胃虚风动，仿叶天士法，用人参乌梅汤（《临证指南医案》）合左金丸（《丹溪心法》），药如乌梅、黄连、吴茱萸、白芍、木瓜、党参、茯苓、甘草、陈皮等。

4. 脾肾阳虚

【临床表现】五更初醒即感肠鸣腹痛，急欲登厕，泻下清稀或完谷不化，泻后即安。或久泄滑脱不禁，伴腹部冷痛，形寒肢冷，腰酸乏力，食少腹胀，面色无华。舌质淡，舌苔白，脉沉细。

【病因病机】脾阳不足，肾阳虚损，火不生土，虚寒内生，引起五更泻。

【治法】温补脾肾，固涩止泻。

【方剂】四神丸（《内科摘要》）合理中汤（《伤寒论》）加减。

药物：补骨脂 10 克，吴茱萸 3～6 克，炮姜炭 10 克，肉桂 3～6 克，五味子 6～10 克，党参 10～15 克，炒白术 10 克，煨肉果 10 克，木香 3～6 克，灶心土 100 克（煎汤代水）。

方义：补骨脂补肾，吴茱萸、炮姜炭、肉桂温中，五味子收涩止泻，党参、炒白术健脾，木香理气止痛。加灶心土煎汤代水，涩以固脱。

加减：脘腹冷痛，四肢不温，寒甚者加淡附子温阳散寒。久泻滑脱不禁者，加诃子、石榴皮、赤石脂、禹余粮固涩止泻。沉寒痼冷，久积不化，泄泻难愈，加半硫丸吞服，助阳生火。

【变通法】久泻不止，滑脱不禁者，可用真人养脏汤（《太平惠民和剂局方》）加减。药如白术、肉豆蔻、肉桂、木香、诃子、赤石脂、石榴皮、灶心土、龙骨、牡蛎等，温阳固脱。若兼气虚下陷者，可加生黄芪、荷叶、枳壳，升清降浊，补中益气。若久泄肾阳虚衰，奇经虚损，下焦不固，腰脊酸冷疼重，小腹痛冷，性功能减退者，可仿叶天士法，用鹿角片、菟丝子、杜仲、补骨脂、巴戟天、小茴香、赤石脂等温润通补奇经，再合理中汤亦可。

5. 肝脾不和

【临床表现】腹痛即欲便，痛多在左下腹，便后痛止，腹胀胁痛，胸闷嗳气，喜叹息，每因情绪变化而诱发或加重。舌苔薄白，脉沉弦。

【病因病机】肝气郁结，横逆犯脾，肝脾不调，气机不畅，腹痛即泻，便后痛止，所谓痛泻者。

【治法】调和肝脾，扶土抑木。

【方剂】四逆散（《伤寒论》）合痛泻要方（刘草窗方）加减。

药物：柴胡6克，炒白术10克，白芍10克，防风6~10克，陈皮3~6克，枳壳6~10克，甘草6克。

方义：柴胡、白芍疏肝理气，白术、甘草扶土健脾，枳壳、陈皮理气，防风升阳祛风。

加减：如见胃酸过多，引起痛泻，加左金丸（《丹溪心法》）制酸清热；气滞腹痛、腹胀甚者，加厚朴、焦槟榔理气导滞；脾虚大便溏薄，气短乏力者，加党参、茯苓益气健脾。胸闷叹息，大便不爽者，加薤白、桔梗宽胸理气泄浊。

【变通法】若腹泻、便秘交替出现，加杏仁、桔梗、薤白、蚕沙、瓜蒌理气润肠、泄浊通便，在便秘时用。若痛泻而小腹、肛门坠胀，时有虚坐努责，气短懒言，上方再加生黄芪、升麻，用枳壳、防风，即四逆散、三奇汤（经验方）合用，益气升阳、泄浊理气。若形体消瘦，大便时干时溏，腹胀痛无时，口干不欲多饮，头晕呕恶，舌红少苔，属肝阴不足、肝气侮脾所致者，上方效果不显，痛泻频作，可用酸甘化阴、酸苦泄热法，药如乌梅、木瓜、五味子、白芍、沙参、山药、白术、山楂、左金丸等。

6. 瘀阻肠络

【临床表现】腹泻经年不愈，时有复发，大便或有脓血，或兼黏液，泻后不爽，少腹刺痛而固定不移，拒按或扪及包块，面色苍黑不泽。有的妇女腹泻与月经周期有关。舌质紫暗，或有瘀点（斑），苔薄腻，脉细或涩。

【病因病机】久泻不愈，气滞血瘀，肠络痹阻。

【治法】化瘀通络，和营止泻。

【方剂】少腹逐瘀汤（《医林改错》）加减。

药物：小茴香6克，干姜3~6克，延胡索10克，五灵脂10克，制没药6克，川芎10克，当归10克，赤芍10~15克，肉桂3~6克，蒲黄10克（包）。

方义：肉桂、茴香、干姜温经散寒，蒲黄、五灵脂、延胡索、没药活血止痛，当归、赤芍、川芎和血调营。王清任："泻肚日久，百方不效，总是瘀血过多。"（《医林改错》），故用本方活血化瘀。

加减：大便有较多黏液，加薏苡仁、败酱草清热利湿排脓。有鲜红脓血者，加白头翁、秦皮、黄柏、黄连清热利肠。妇女月经不调，色紫有血块者，加桃仁、红花、牡丹皮活血调经。小腹胀痛，加香附、乌药理气止痛。

【变通法】用膈下逐瘀汤（《医林改错》），即香附、乌药、枳壳、桃仁、五灵脂、当归、川芎、赤芍、牡丹皮、红花、延胡索、甘草。两方比较，上方有温阳散寒药，本方有理气止痛药，可随证选用。又，活血化瘀法常配合化湿、健脾、湿中、理气药用。

（三）医案

1. 宋徽宗食冰太过，病脾疾，国医不效，召杨介，进大理中丸。上曰：服之屡也。介曰：疾因于冰，臣请以冰煎此药，是治受病之源也。

按：热药用冰煎，药引之法治受病之源。

2. 吕沧州治帅府从事贴木，病下粒完谷。众医皆谓洞泄寒中，日服四逆、理中辈，弥剧。吕诊其脉，两尺寸俱弦大，右关浮于左关一倍。其目外眦如草滋。盖知肝风传脾，因成飧泄，非藏寒所致。饮以小续命汤损麻黄加术三五钱，利止。续命非止利药，饮不终剂而利止者，以从本治故也。

按：小续命汤损麻黄加术，用风药、表药治泄泻的又一种方法。

3. 罗谦甫随征南副元帅，驻扬州，时年六十八。仲冬病自利，完谷不化，脐腹冷痛，足行寒，以手抓之不知痛痒，烧石以温之亦不得暖。罗诊之，脉沉细而微。乃曰：年高气弱，深入敌境，军事烦冗，朝暮形寒，饮食失节，多饮乳络，履于湿，阳不能外固，由是清湿袭虚，病起于下，故行寒而逆。《内经》曰：感于寒而受病，微则为咳，甚则为泻为痛。此寒湿相合为病也。法当急退寒湿之邪，峻补其阳，非灸不能已其病，先以大艾炷于气海灸百壮，补下焦阳虚，次灸三里二穴各三七壮，治形寒而逆，且接引阳气下行；又灸三阴交二穴，以散寒湿之邪。遂处方云：寒淫所胜，治以辛热；湿淫于外，治以苦热。以附子大辛热助阳退阴，温经散寒，故以为君。干姜、官桂大热辛甘亦除寒湿，白术、半夏苦辛温而燥脾湿，故为之臣。人参、草豆蔻、炙甘草甘辛大温，温中益气；生姜大辛温，能散清湿之邪；葱白辛温以通上焦阳气，故以为佐。又云：补下治下制以急，急则气味厚，故作大剂服之。不数服泻止痛减，足行渐温。调其饮食，逾十日平复。明年秋过襄阳，值霖雨旬余，前证复作，依前灸，添阳辅各灸三七壮。再以前药投之，数服良愈。方名加减白通汤。

按：苦甘辛温燥药乃治泻正法，而辅以灸法尤妙。(《古今医案按》卷二《泄泻》)

4. 有人每日早起必大泻一行，或时腹痛，或不痛，空心服热药亦无效。后一医令于晚食前更进热药遂安。盖热药服于清晨，至晚药力已过，一夜阴气何以敌之。晚间再进热药则一夜热药在腹，足以胜阴气矣。

按：又是脾胃病的一种服药法，可为用热药者辟一法。

5. 程明佑治一人下泄，水米不纳，服汤药即呕。程诊之曰：病得之饮酒，脾恶湿，汤药滋湿也。以参、苓、白术和粳米为糕食之，病旋已。所以知其病得之饮酒过多者，切其脉濡缓而弱，脾伤于湿也。濡缓而弱是虚脉亦是湿脉。

按：补虚不助湿，与晚食前进热药，同一巧思。

6. 吴九宜每早晨腹痛泄泻者半年，粪色青，腹膨脝。人皆认为脾肾泄也。为灸关元三十壮，服补脾肾之药皆不效。自亦知医，谓其尺寸俱无脉，惟两关沉滑，大以为忧，恐泻久而六脉将绝也。东宿诊之曰：君无忧，此中焦食积痰泄也。积胶于中，故尺寸脉隐伏不见，法当下去其积，诸公用补谬矣。渠谓敢下耶？孙曰：何伤？《素问》云：有故无损亦无损也。若不乘时，久则元气愈弱，再下难矣，以丹溪保和丸二钱，加备急丸三粒，五更服之，巳刻下稠积半桶，胀痛随愈。次日六脉齐见，再以东垣木香化滞丸调理而安。

按：尺寸脉隐伏不见。而两关沉滑，所谓独处藏奸，此中焦食积痰泄者。

7. 周慎斋治一人常脐痛，痛则大便泄，此脾虚肾水伤泛，以下犯上，寒在肾也。宜温肾则水安不泛，升脾气则土旺而痛不作，泻从何来？用白芷七钱，北五味、鹿茸、人参、

炮姜各一两，元米糊丸白汤下。（均引自《古今医案按》卷二《泄泻》）

按：久泻无不伤肾，食减不化，阳不用事。叶案用鹿茸、人参、阳起石、茯苓、炮附子、淡干姜，可与此方对待。平常看是痛泻，但以脾肾虚寒论治，不可以痛泻要方框定。

8. 汪石山治一妇，产后滑泄，勺米水粒弗容，即时泄下。如此半月余。众皆危之。或用五苓散、平胃散，病益甚。汪诊之，脉皆濡缓而弱。曰：此产中劳力以伤其胃也。若用汤药愈滋胃湿，非所宜也。令以参苓白术散除砂仁，加陈皮、肉豆蔻，煎姜、枣汤调服。旬余而泻止。（《古今医案按》卷十《女科·产后泄泻》）

按：本书未专列产后泄泻，故于此附录之。以脉断为脾虚，用参苓白术散而效。又据前医用胃苓汤祛湿燥湿未效，更加强了健脾方药的证候判断根据。

（四）医家经验

1. 董德懋治疗慢性溃疡性结肠炎经验 慢性溃疡性结肠炎属于中医“泄泻”“肠澼”“痢疾”等病范畴。其病位在阳明燥金大肠，主要病机以脾肾阳虚为本。脾胃者，仓廪之官，五味出焉。胃主受纳，脾主运化，为后天之本，气血升化之源，气机升降的枢纽；肾为水火之脏，元气之根，先天之本，又为胃关，主司二便。若禀赋不足，脾胃虚弱，或饮食不节，脾胃受伤，或命门火衰，火不生土，水谷精微不能运化输布，水湿停留，气机阻滞，升降失常，关门不利，清浊不分，脂膏下流，则形成泻痢。脾脏气虚，运化失司；肾阳不足，火不生土。脾肾阳虚，不化不固，遂致大肠泻痢不止。故临床治疗慢性溃疡性结肠炎，以温补脾肾、理气燥湿为大法，喜用经验方“平正理肠汤”。药用：藿香10克，紫苏梗10克，干姜6克，制附子（先煎）6克，苍术、白术各10克，厚朴10克，陈皮10克，补骨脂6克，炙甘草6克。平正理肠汤，熔藿香正气散、平胃散、理中汤、四逆汤、四神丸于一炉。

兼夹外感者，应兼治其肺，每去紫苏梗，加紫苏叶、杏仁、前胡、枇杷叶，以宣肺解表。甚者急则治其标，先治外感，再图本病。脾土虚弱，肝木易乘。木郁土虚，多兼肝郁之证。凡见肝气郁滞者，治疗时兼以疏肝，常选加理气之药，如柴胡、白芍、香附、郁金、防风，以疏肝理气，肝气得疏，则脾虚易复。或有兼肝阳上扰者，治疗时兼以平肝，常增用生龙骨、牡蛎、天麻、白蒺藜等平肝祛风之品。兼见心脾两虚、心神失养之证，加用酸枣仁、远志、石菖蒲、五味子之属。胃气壅则肠湿滞，其泻急迫不畅，治疗则加重和胃之力，增加半夏、木香、砂仁，胃和而肠畅。（中医杂志，2003，3：173）

2. 丁光迪用李东垣《脾胃论》升阳法治晨泄 晨泄而腹中雷鸣，急迫下厕，是风木郁于脾土之象。若见脾虚湿胜，肢体困重，倦怠嗜卧，不耐劳动，动则气短，面色萎黄，苔白，病在脾而不在肾，当用升阳法治之。常用羌活胜湿汤加味，药如白芷、升麻、葛根、苍术、白术、白芍等，用药较多而用量则轻，使升清而微汗，阳气得升，脾气得复。若泄泻水多、小便涩，湿胜而气化不行，略参升阳除湿汤意，选泽泻、猪苓、桂枝、陈皮、神曲、益智仁等一至三味，上下分消其湿。若大便夹有黏液，腹痛而便后仍不宽舒，为兼湿积气阻者，略参升阳益胃汤意，选黄连、白芍、陈皮、半夏、木香、吴茱萸等佐之，苦辛通降以去湿积。若药后痛缓而黏液除，困倦乏力者，用升阳益胃汤去泽泻、半夏。若阳气下陷，虚火上冲，头晕目眩，两足发软，夜间盗汗，舌上必罩微黄者，脉滑或数或大。不能纯作虚证，应仿除风湿羌活汤意，加用黄柏、黄连。若症情稳定，晨泄全止，但腹中微痛，肠鸣矢气减少而未全止，即用升阳汤巩固善后肝脾两经，益气和营活血。常加党参、白术、白芍，以川芎易当归佐红花，以养血活血。本症益气药用量不宜大，不可用地、归阴药以免滑泻。（中医杂志，1982，10：742－744）

3. 蔡淦治疗肠易激综合征经验　肠易激综合征是一种非炎症性消化功能紊乱性疾病，临床以腹泻、便秘，或腹泻、便秘交替出现，尤以腹泻为主，伴腹泻、腹痛、恶心、嗳气，便意窘迫，排黏液便等症状。每因抑郁、恼怒或情绪紧张所诱发。其病机特点为肝气乘脾、肝脾不和、气滞肠燥，分别采用抑木扶脾、调和肝脾、理气润肠治疗。

（1）脾虚肝乘：腹泻、便秘交替出现，中脘胀闷，嗳气泛酸，下腹隐痛，病情反复，受寒饮冷，情绪紧张而发作。基本方：党参、白术、半夏、木香、郁金各10克，茯苓15克，甘草、陈皮、甘松各6克，黄连、砂仁、肉豆蔻各3克，海螵蛸30克，煅瓦楞子60克，健脾疏肝、理气止痛。腹胀甚加八月札、木蝴蝶；痛甚加九香虫、徐长卿；中脘灼热去甘松，加连翘、蒲公英；湿滞去甘松、吴茱萸，加佩兰、薏苡仁；泛酸加浙贝、白螺蛳壳；大便不成形去甘松，加山药、扁豆衣；受寒饮冷而作者，加补骨脂、香附、荜澄茄；便秘去左金丸、甘松、海螵蛸、瓦楞子，加制大黄、首乌、路路通。

（2）肝脾不和：恶心嗳气，腹胀肠鸣，腹痛腹泻，大便窘迫，伴有黏液，便后痛减，因抑郁、恼怒引发。基本方：白术、白芍、山药、焦山楂、神曲各15克，防风、葛根、柴胡、枳壳、木香各10克，陈皮、炮姜各6克，黄连3克。调和肝脾，疏肝和胃。腹泻甚者加煨诃子、乌梅，大便黏冻甚加马齿苋、凤尾草，里急后重加瓜蒌、薤白，湿滞加苍术、厚朴、佩兰，腹痛加郁金、延胡索等。

（3）气滞肠燥：大便秘结，数日1次，或大便坚硬难排，伴脘腹胀痛，心烦、嗳气，夜寐不酣。基本方：槟榔、乌药、柴胡、路路通各10克，枳实、火麻仁、柏子仁、桃仁、杏仁各15克，白芍12克，木香、制大黄各6克，沉香3克，通畅气机，润肠通腑。胸闷嗳气加桔梗、牛膝；湿热者去乌药、沉香、柏子仁，加苍术、薏苡仁、蒲公英；脾虚去槟榔、乌药、沉香，加太子参、白术、升麻；脾阴虚去柴胡、槟榔、乌药，加沙参、生地、麦冬；血虚去槟榔、乌药，加当归、肉苁蓉。（中医杂志，2001，5：268）

4. 印会河治溃疡性结肠炎　本病多在结肠下段有溃疡性病变，病程较长，反复发作，可有长短不同的缓解期，发作时则腹泻，每天可有十余次大便，中带脓血或黏液，腹中可见阵发性绞痛，并可见里急后重，但每次泻下粪便较痢疾为多，发病期间，多有面色萎黄、精神疲乏等。本病主要由湿滞肠道为病，一般属实证居多，但亦有病久正虚，出现脾肾虚寒之证者。

（1）湿热积滞：腹部胀痛拒按，便肠垢不爽，泻下次多，有后重感，反复发作，苔黄腻，脉弦略数。腹部胀痛拒按，是病属实证的表现。便肠垢不爽，肠垢即大便中的白色黏冻状物，多由肠道湿热引起。泻下次多，有后重感，反复发作。湿多成泻，故泻下次多，是由湿所成；后重是肛门坠胀之医用术语，由气滞引起，反复发作，是说明其病灶产生，已非一日，属慢性疾病。治以通肠导滞。枳实导滞丸加减：枳实9克，大黄9克，黄芩9克，黄连6克，焦山楂9克，焦神曲9克，茯苓9克，泽泻9克。后重气滞者，加木香5克，槟榔9克。

（2）湿滞肠道：大便肠垢不爽，日三四行，或更多次，腹痛不甚，肠鸣后重，苔腻而黄，脉弦细。大便肠垢不爽是湿热停蓄于大肠的表现，其最多见者为结肠炎。腹痛不甚，肠鸣后重是湿热在肠，虽已引起气滞，但血瘀未甚，故多见肠鸣后重，而腹痛不甚，盖气滞的主要见症为胀满感，而血瘀则主要为痛感也。治以清利肠道。用法：黄芩、赤芍、白芍各15克，桃仁、牡丹皮各10克，生薏苡仁、冬瓜子（打）、马齿苋、败酱草各30克。寒象明显，腹有痛感，可加肉桂2.5克，取其厚肠止泻，特别病久者宜之。经过多年反复使用，本方已作为笔者在临床经常使用的“抓主症”之方。凡下利肠垢不爽，甚至便后有不尽感、后重感以及便前有腹痛感，率先用此效果良好。

（3）脾胃虚弱：时泻时止，泻下有不消化食物或带肠垢脓血，惟大便时较通畅，面色萎黄，食欲不振，疲倦，食后脘闷，舌淡苔白，脉虚无力。时泻时止，泻下有不消化食物或带肠垢脓血：脾胃功能，主要在于消磨及运化水谷。食物有精粗之分，一般脾胃虚弱的病人，食入不易消化之食品，即易出现腹泻，其表现为时泻时止，则多与食物有关；泻下有不消化食物，通常与食物的粗糙不精有关；肠垢及脓血的出现，本为湿渍肠道，破坏肠壁引起，但有虚实之分，实证其便黏而不爽；虚证则虽有肠垢，但通利甚爽，以此为别。面色萎黄，食欲不振，疲倦，食后脘闷是消化吸收不好，水谷精微不能充养躯体，故见面色萎黄和疲倦；胃虚不能纳谷，故食欲不振，食后脘闷。治以利湿补脾。参苓白术散加减：党参9克、白术9克、茯苓9克、扁豆9克、陈皮9克、山药15克、炒薏苡仁30克、炙甘草6克、炮姜6克。大便中有不消化食物可加焦三仙各10克。（《印会河中医内科新论》）

（五）易简效验方

1. 山药30克，车前子12克，每日1剂，水煎服。适于脾虚夹湿，泄泻而小便不利者。

2. 补骨脂180克，吴茱萸90克，五味子、肉豆蔻（煨）各120克，花椒30克（微焙），生硫黄18克，大枣81枚，生姜180克。每日1剂，先煮姜十余沸，入枣同煮，至烂熟去姜，余药为细末，枣肉为丸，梧子大。每服5～10克，日2次。适于五更泻肾虚者。

3. 糯米、山药、姜炭、诃子、人参均研末，以2∶2∶1∶1∶1的比例和匀，每服3克，每日3～4次。适于脾虚、虚寒久泻。

4. 罂粟壳（蜜炙）、厚朴（姜制）各120克，为细末。每服3克，日服2次。治久泻不止。

5. 薏苡仁、莲子肉、芡实、山药、糯米等量，每日1剂，水煮成稀粥，每日2～3次顿服。适于脾虚、脾肾虚寒者。

6. 玉米500克，石榴皮125克，共研成细末。每次冲服15克，每日3次。适于久泻不止者。

（六）预防护理

急性腹泻如不及时合理治疗，日久可迁延至慢性，导致肠胃功能紊乱及其他肠病，而呈久泄，影响身体健康。因此认真处理与合理治疗急性腹泻，是预防慢性腹泻的重要措施之一。应忌辛辣肥腻之品，给予患者易消化有营养的食物。

（七）评述

1. 西医辨病　慢性腹泻较常见于肠道易激综合征、炎症性肠病（主要指非特异性结肠炎等）、肠结核、肠道菌群失调、小肠吸收不良综合征、肠道肿瘤、情绪性腹泻（肠神经症）等。此类疾病及全身其他原因引起的慢性腹泻，均可据其证候表现，进行方药论治。但必须充分进行有关检查，在排除肠道肿瘤的前提下进行，以免延误病情。对溃疡性结肠炎活动期、肠结核、肠道肿瘤等，尚需配合西医病因，再配合中医药治疗，以提高临床疗效。

2. 治泄九法　明代李中梓《医宗必读·泄泻》提出治泄九法，大多适用于慢性腹泻。若湿邪为主者，用淡渗法，如六一散、四苓散等，利小便可以实大便。脾气下陷者，则用升提法，如补中益气汤或升阳除湿汤，下者举之。热淫实证，用清凉法，如戊己丸、葛根芩连汤。痰、气、食、水诸因致泻，分别用祛痰、理气、消积、逐水，称为疏利，通因通用。泻痢不止，急迫下坠，宜甘缓培土，所谓急则缓之。若泻下日久，统摄无能，宜用酸收法，如乌梅丸等。泄泻之本在于脾胃，用四君、六君、参苓白术散健脾，平胃散燥湿，理中汤温中，均为燥脾之法。火不生土，脾肾阳虚，用四神丸、八味丸补肾，虚则补其母为温肾法。注泻日久，肠道滑脱，则用固涩法，如赤石脂禹余粮丸等。诚然，上述九法可依标本缓急复合选用，或分而治之，灵活掌握，才能取效。

3. 收涩药的应用　只有在久泻滑泄，邪去正衰时方可使用，若有邪、有滞则不可用此。如湿热未净，反复脓血便或黏液便；有食、湿、瘀、痰、火、虫而致腹痛；泄利后重，便下迟滞，肛门胀急；腹痛腹满、肠鸣音弱或亢进，伴腹痛；泄泻、便秘交替；大便检验有脓细胞、红细胞或细菌培养阳性者；脏毒、肠垢不尽，便血有块等，均为固涩禁忌证。久泄、五更泻肾阳虚证者，可用补涩兼备之真人养脏汤，并重用附子、炮姜炭等。脾虚或脾肾两亏之久泄，用一般健脾、化湿方无效时，可用温阳固涩、苦辛酸热、升阳益气药，并酌情加诃子、乌梅、肉豆蔻、赤石脂、炮姜炭等收涩药，视其寒热选用相宜者。

4. 糖尿病难愈性腹泻　可在辨证的基础上加乌梅、黄柏、黄连三味药。乌梅配黄连，乌梅酸敛，黄连苦寒，有厚肠胃而止泻作用。在乌梅丸方里就有这一组对药。一方面可以止泻，一方面酸苦化阴生津。

5. 痰泻　“痰泻”之名见于《医学入门》，一则大便呈黏液鱼冻样，在形态上似痰，二则从病理因素认识为痰湿作祟，治法亦从痰入手。治疗痰泻一病，以健脾、抑肝、化湿、祛痰等法为主，而常用平胃散、二陈汤合方，苍术、厚朴、陈皮、半夏、薏苡仁、冬瓜子、桔梗、茯苓等药，运脾与健脾相结合。薏苡仁、冬瓜子原治肺痈、肠痈，移治痰泻，因痰泻症状常与内痈之痰相近，可减少大便黏液。大便黏液、黏冻等多因结肠慢性炎症所致，可能为大肠分泌黏液过多或食物过敏因素导致。故可加用痛泻要方，其中防风具有抗过敏作用，芍药则有调整肠道平滑肌的功能。

三、急性吐泻

起病急骤，呕吐与腹泻同时发生或交替发作者，称为霍乱。可伴有腹部疼痛，甚而厥脱、亡阴、亡阳等。《素问·六元正纪大论》："太阴所至为中满，霍乱吐下。"《伤寒论·辨霍乱病脉证并治》："呕吐而利，名曰霍乱。"以其病情严重，变化迅速，上吐下泻，缭乱挥霍而名之，以与一般的呕吐、腹泻相区别。

霍乱吐泻的主要病因，有外感时邪与饮食不慎两方面。饮食不慎，包括食物不洁污染、暴饮暴食、恣食生冷瓜果。外感时邪，多见于夏秋之季，或暑湿秽浊，或寒湿秽浊，或疫毒病邪入中等。两者常可交替出现或同时作用，脾胃损伤，清浊相干，升降失司，而为腹痛吐泻之症。

（一）辨证要点

1. 辨干湿寒热　腹痛吐泻交作者为湿霍乱。腹部绞痛，吐泻不得，烦躁闷乱者为干霍乱（又称绞肠痧）。寒霍乱、热霍乱均以急性吐泻交作为特点。寒霍乱之吐泻较缓，以吐泻物不甚臭秽，四肢清冷，舌淡、苔白，脉微弱为特点。热霍乱，吐泻急骤，以呕吐如喷，吐泻物臭秽，发热烦渴为特点。

2. 霍乱吐泻与急性痢疾　痢疾急性者亦可见呕吐、泄泻、腹痛，但有里急后重、大便红白黏冻，与本症之大便性质不同。

（二）证治方药

1. 寒湿壅滞

【临床表现】急性发作，呕吐腹泻，初起时所下带有稀粪，继则下利清稀，或如米泔水，不甚臭秽，腹痛或不痛，胸膈痞闷，四肢冷。舌苔白腻，脉濡弱。

【病因病机】寒湿秽浊之气壅滞中焦，阳气受遏，清浊不分，升降失司。

【治法】散寒燥湿，芳香化浊。

【方剂】藿香正气散（《太平惠民和剂局方》）加减。

药物：藿香10克，紫苏10克，法半夏10克，陈皮6克，厚朴6克，茯苓15克，苍术、白术各10克，神曲10克，枳壳6~10克，生姜10克，甘草6克。

方义：藿香、苏叶芳化祛湿，苍术、厚朴燥湿润止泻，半夏、陈皮、茯苓、甘草和胃，加生姜可以止呕，神曲消导积滞，枳壳理气止痛。

加减：口渴喜饮者，加黄连、黄芩清热泻火；四肢不温，脘腹痛，大便清稀如水者，加干姜、桂枝温中散寒。若同时兼夹寒、热，则用黄连、干姜、黄芩、桂枝四味，以调和寒热。

【变通法】若汤药未备时，可先服成药纯阳正气丸或辟瘟丸，化湿祛浊。亦可用来复丹助阳理气、和中化浊。

2. 阳虚阴盛

【临床表现】吐泻不止，吐泻物如米泔水，面色苍白，目眶凹陷，指螺瘪皱，四肢厥冷，头面出汗，大汗淋漓，拘急转筋。舌质淡润，脉沉细，甚而微细欲绝。

【病因病机】脾阳不运，清浊不分而吐泻不止；阴寒内生，阴盛格阳，而见厥脱之象。

【治法】温中散寒，回阳救逆。

【方剂】附子理中汤（《太平惠民和剂局方》）加减。

药物：淡附子10～15克，白术15克，干姜10克，党参15克，生甘草10克。

方义：附子、干姜温阳散寒，白术、党参、甘草健脾益气。

加减：呕吐不止者，加黄连、姜半夏、生姜降逆止呕。腹痛剧烈，绞痛难忍，下肢拘急，加木香、青皮、白芍理气缓急止痛。

【变通法】若四肢厥冷，大汗淋漓，脉微细欲绝，甚而神志不清，血压下降者，用四逆加人参汤（《伤寒论》）回阳救逆。本证为寒霍乱重症阶段，肌肉脱削，身冷厥逆，汗多烦躁，口渴得饮即吐，不得误以为热证。其烦躁、口渴，为元气耗散，虚阳失寒，阴盛格阳之状，应以舌质淡润、脉沉微及肢厥冷为依据，本于阳虚阴盛。若仓促之间，汤药不及，可急用艾灸神阙、关元、气海，温通阳气。并用行军散0.1克开水冲服，以辟秽开窍，或搐鼻开窍通络。

3. 湿热郁阻

【临床表现】吐泻骤作，喷射样呕吐，泻下如米泔水，臭秽难闻，腹部绞痛，发热口渴，脘痞心烦，小便黄，甚则转筋拘急。舌苔黄腻，脉滑数。

【病因病机】外感暑湿秽浊之气，内热炽盛，郁阻中焦，清浊相干，升降失司。

【治法】清热化湿，辟秽泄浊。

【方剂】燃照汤（《霍乱论》）加减。

药物：姜半夏10克，厚朴6克，滑石10克（包），山栀6克，豆豉10克，黄芩10克，佩兰10克，白蔻仁3～6克（后下）。

方义：半夏、厚朴化湿理气，黄芩、山栀、豆豉清热除烦，滑石利湿，白蔻仁、佩兰芳香辟秽。

加减：小便黄而少者，加薏苡仁、茯苓、通草利水清热。转筋者，加吴茱萸、香砂、木瓜舒筋通络。呕吐甚者，加黄连、吴茱萸降逆止呕。

【变通法】若汤药未及，可先服玉枢丹以辟秽止吐，后再服汤剂。若四肢厥冷，腹痛，口渴，手足爪甲、口唇青紫，呕吐臭秽，泻下臭恶，小便短，六脉俱伏，为热深厥深、真热假寒，可用白虎汤（《伤寒论》）合紫雪丹（《太平惠民和剂局方》），清热开窍。

4. 气机闭阻

【临床表现】突然腹部绞痛，欲吐不得吐，欲泻不得泻，烦躁闷乱，甚则面色青白，四肢厥冷，头汗出。舌暗，脉象沉伏。

【病因病机】暑令秽浊疫疠之气壅塞，中焦气机闭阻，升降格拒，上下不通，是为干霍乱。

【治法】辟秽解浊，理气宣通。

【方剂】玉枢丹（《是斋百一选方》）为主。

药物：玉枢丹（成药）1 克，冲服。

方义：山慈菇、雄黄、五倍子辟秽解浊，麝香开窍通闭，续随子、大戟泻下逐郁。

【变通法】因邪气过盛，可先用行军散或红灵丹 1 克口服。亦可取以搐鼻，辟秽解毒。如汤药可进，而仍欲泻不出者，可用厚朴汤（《苏沈良方》），即高良姜、厚朴温中除满，玄明粉、大黄、槟榔、枳实泻下通便。如吐泻畅通，病势已减，用藿香正气散（《太平惠民和剂局方》）善后。在急性期宜配合刮痧、针刺、拔罐、放血等外治法。

（三）医家经验

蒋钝儒（上海曙光医院）经验 由霍乱弧菌引起的真性霍乱，起病急剧，突然发生腹泻，继则发生呕吐。其排出物开始呈稀粪样，后即呈米泔水样。腹痛一般并不很严重。随着吐泻次数增多，即出现目陷、口渴、音哑、肢冷、转筋、指螺干瘪等严重失水。舌苔白润、滑腻、舌质淡，脉迟细而伏。属阴阳错杂、寒热互见，清浊混淆，以偏寒为重。为外感暑湿秽浊、内伤不结饮食所致，属于实证。治以升清降浊为主。一般情况下，可用干姜 9 克，黄连 3 克，黄芩 6 克，甘草 4.5 克。黄芩、黄连总量等同于干姜，寒温并用，辛开苦降。如寒证偏重，干姜用至 18 克；如热证偏重，加重黄连、黄芩用量。呕吐恶心，加半夏、生姜各 10 克；四肢厥冷加附子 10～18 克；烦躁加山栀 10 克，豆豉 12 克；转筋加蚕沙 10 克，薏苡仁 30 克；无尿加茯苓 30 克，或将军干 3～5 只研末吞；腹痛严重，加吴茱萸 3 克；药后泻止腹胀者，加生大黄 9 克；舌苔厚腻，加苍术 9 克，厚朴 4.5 克。服药后，脉象恢复最为迅速，止吐次之，音哑又次之。配合针灸气海、关元、天枢、足三里等，疗效更佳。

（四）预防护理

霍乱多发生于夏秋季节，属急性时令疾病。应以预防为主，注意饮用水与食物的清洁，起居处所的环境卫生，亦即外避时邪、内慎饮食。发现有食物中毒、急性胃肠炎及真霍乱病人，必须与当地防疫卫生部门合作，积极救治，系统隔离，防止流行扩散，查明中毒原因。

（五）评述

1. 霍乱吐泻主要治法 寒霍乱轻则用藿香正气散芳化泄浊，重则用附子理中、四逆加人参温中回阳。热霍乱用燃照汤、蚕矢汤清热化湿、辟秽化浊，若热深厥深、真热假寒则用白虎汤送服紫雪丹，清热泻火、开窍启闭。干霍乱以辟秽解浊、理气宣通为法，宜配合刮痧、针刺、放血等方法。

在临床上，霍乱吐泻要掌握发病特点与流行病史，注意与痢疾重症进行分别。同时，要注意阳虚阴盛之寒霍乱重症，有口渴、烦躁、发热之阴盛格阳、真寒假热者；湿热蕴盛之热霍乱重症，有四肢厥冷、六脉俱伏之阳盛格阴、真热假寒者。

2. 西医辨病　霍乱吐泻主要包括食物中毒、急性胃肠炎、霍乱、副霍乱。清道光以前所载之本症，以食物中毒、急性肠胃炎为主。清道光年间（1817 年），霍乱作为急性烈性传染病传入我国，在《医林改错》《霍乱论》等书中都有记载。有人将霍乱、副霍乱称为真霍乱、时疫霍乱，将食物中毒和急性胃肠炎称为类霍乱，以资区别。目今中医所谓的霍乱，主要指真霍乱（霍乱、副霍乱）与类霍乱（食物中毒、急性胃肠炎）。因其大多有水电解质紊乱与休克等急性情况，大多采用西医方法抢救。在必要时，结合上述中医药与针灸方法救治也有一定效果。

四、大便黏冻

大便黏冻，或赤或白，或赤白相杂，伴大便次数增多，腹部疼痛，里急后重，为痢疾临床特征。多见于夏秋季。《黄帝内经》称为肠澼、赤沃，《伤寒论》《金匮要略》称为下利、热利。葛洪《肘后备急方》以痢称之，区别于一般的腹泻，为后世所宗。宋代严用和《济生方》首先提出痢疾的病名，谓："今之所谓痢疾者，古所谓滞下是也。"

痢疾三症之一的里急后重，早见于《难经・五十七难》："大瘕泄者里急后重，数至圊而不能便。"里急，排便前腹痛，欲便而迫不及待；后重，排便时窘迫难忍，却排出不畅者。《丹溪心法》又提及虚坐努责一症，乃时时欲便，临厕时却努挣难出，可见于阴血亏虚之久痢，较里急后重为重，但腹痛并不明显。

痢疾多由外受湿热、疫毒邪气，内伤饮食生冷，损伤脾胃与肠腑而形成，其发病多与季节有关。其病位在肠，湿热、疫毒、寒湿之气壅阻肠中，气血与之相搏而凝滞，大肠传导失司，故呈腹痛、大便下脓血赤白，且里急后重。急性发作者，可分为湿热痢、寒湿痢、疫毒痢；若迁延不愈，损伤正气，正虚邪恋，又常呈阴虚、阳虚等慢性痢疾过程。

（一）辨证要点

1. 辨虚实寒热　暴痢属实，久痢属虚（且虚中夹实），可据病程长短及症状程度而定。痢下红多白少、纯下赤冻，热重于湿；红少白多为湿重于热；红白相间为湿热俱盛；下痢纯白脓冻，为寒湿。

2. 辨轻重缓急　但见脓血而不见粪质较重，带有粪质则病轻。若见高热痉厥而后下痢，下痢噤口，呕逆、神萎，或腹不痛而脓血阵下，四肢厥冷，脉微细欲绝等，均为重危之征，分别是胃气败绝、邪陷心包、阳气暴脱之象。

3. 痢疾与腹泻　痢疾与腹泻均有腹痛，腹泻可见腹痛肠鸣，一般无里急后重、大便脓血；痢疾则腹痛里急，泻下不爽而呈后重感，大便红白脓血。《景岳全书・泄泻》："泻浅而痢深，泻轻而痢重。泻由水谷不分，出于中焦；痢以脂血伤败，伤在下焦。在中焦者，湿由脾胃而分于小肠……在下焦者，病在肝、肾、大肠。"在临床上泻痢两者可相互转化，有先泻后痢者，有先痢后泄者。

（二）证治方药

1. 湿热痢

【临床表现】腹部疼痛，下痢赤白黏冻或脓血，初起或为水泻，后一二日再便下赤白，日行十余次至数十次。里急后重，肛门灼热疼痛，小便短黄。舌苔黄腻，脉数。兼有表证者，恶寒发热，头痛，脉浮数。里热盛者，口渴心烦，发热，脉数。

【病因病机】湿热积滞，蕴结肠中，气血阻滞，大肠传导失司。

【治法】清热化湿导滞，调气和血。

【方剂】芍药汤（《素问病机气宜保命集》）加减。

药物：白芍10～15克，黄芩10～15克，黄连6～10克，当归10～15克，木香6克，槟榔10克，制大黄10克（或生大黄3～10克），金银花15克，甘草6克。

方义：白芍、当归和血调营，以治大便脓血；木香、槟榔行气导滞，以除里急后重。大黄通下泄热，导滞清肠，能缓解肛门之急迫。黄芩、黄连、金银花清热化湿、凉血解毒，以治烦渴、发热、下痢。

加减：表证未解者，加葛根、荆芥、防风，酌去大黄、槟榔以免邪气内陷，为表里双解之剂。若发热、烦渴，大便脓血，热毒盛者，加白头翁、秦皮、黄柏、生地榆等，凉血清热。若口腻、脘痞、胸闷、纳呆，舌苔白腻罩黄，湿重于热，去大黄、黄芩，加藿香、苍术、厚朴，苦温燥湿，芳化泄浊。痢下不爽，肛门滞胀，腹痛拒按者，用生大黄，加枳实、厚朴，或吞服枳实导滞丸、木香槟榔丸，导滞攻积。兼夹食滞者，加莱菔子、生山楂消积导滞。

【变通法】若初起见发热、恶寒、腹痛、下痢、脉浮者，可用荆防败毒散（《摄生众妙方》），药如羌活、独活、前胡、柴胡、枳壳、桔梗、荆芥、防风等，即喻嘉言所谓逆流挽舟法。上述芍药汤亦可用《辨证奇闻》滋阴止痢丹治疗，方药为当归、白芍、大黄、莱菔子、车前子、槟榔，亦调气和血之剂。方中重用当归、白芍，大黄、莱菔子同用，是其特点。

2. 疫毒痢

【临床表现】发热急骤，来势凶猛，痢下鲜紫脓血，或呈血水状，便次频频，日下无度，腹痛剧烈，后重尤甚，伴高热烦渴，头痛胸闷，呕吐恶心，甚而四肢抽搐，神志昏迷。舌红绛，苔黄燥，脉滑数、数疾。救治不及，可迅速发生四肢厥冷，面色苍白，汗出喘促，脉微细欲绝。

【病因病机】时疫毒邪感受，热毒壅盛肠道，燔灼气营，逆传心包，热盛动风。

【治法】清热解毒，凉血泻火。

【方剂】白头翁汤（《伤寒论》）加味。

药物：白头翁15～30克，黄连10克，黄柏10克，秦皮10～15克，赤芍15克，牡丹皮15克，生地榆30克，金银花30克，贯众15克。

方义：白头翁、黄连、黄柏、秦皮清热泻火，解毒止痢；赤芍、牡丹皮、地榆、金银花、贯众凉血化瘀，解毒泄热。

加减：四肢抽搐者，加羚羊粉（分冲）、钩藤、石决明，息风定痉；热毒侵入营血，高热神昏者，合犀角地黄汤（《备急千金要方》）用，加水牛角、生地，调服神犀丹或紫雪丹，清营凉血、解毒开窍。腹痛拒按，里急后重明显，大便量少滞下，加生大黄、枳实荡涤腑实。

【变通法】若正虚下陷，面白汗多，肢冷喘促，脉微细欲绝，急用参附汤（《世医得效方》）或合生脉散（《内外伤辨惑论》）煎汤频服，益气回阳、救脱育阴，并用西医方法抢救。若起病即见神昏痉厥，高热喘促，舌红绛，脉数疾，但不见痢疾症状，或痢疾症状不重，而全身症状严重者，古称奇恒痢，为热毒亢盛、阳邪内闭者，宜用白头翁汤合大承气汤煎水灌肠，以荡涤腑实，泻火解毒。以上所述者多为重型菌痢或中毒性菌痢，宜用中西医药结合，及时抢救治疗。

3. 噤口痢

【临床表现】下痢而不能进食，食入即吐，恶心呕逆，胸脘痞闷，神倦面垢。舌苔黄腻，脉滑数。

【病因病机】湿热疫毒蕴结肠中为痢，湿热疫毒上攻于胃，胃气不降致噤口痢。

【治法】清热和胃，苦辛通降。

【方剂】开噤散（《医学心悟》）加减。

药物：黄连6克，姜半夏10～15克，石菖蒲6克，茯苓10～15克，陈皮6克，荷叶10克，陈仓米10克，石莲子10克，黄芩10克，干姜3克。

方义：黄连、黄芩清热，半夏、干姜和胃，合而为降逆止呕、苦辛通降者。茯苓、陈皮和胃，石菖蒲、荷叶芳香化浊，陈仓米、石莲子调中升清。

加减：上方宜煎成少量药汁，多次徐徐咽下。若汤药不受，可先用玉枢丹磨冲少量予服，再服上方。或玉枢丹舌下含服，用西洋参、莲肉、石斛、陈仓米，煎汤试服。若呕吐频繁，舌红绛而干，脉细数，气阴耗伤、胃气将败，宜加西洋参、麦冬、石斛、芦根，益气养阴。亦可用上方浓煎100～200毫升，保留灌肠。

【变通法】若呕恶不食，或食入即吐，口淡不渴，舌淡，脉弱。多由脾胃虚弱或久痢体虚，胃气虚而上逆所致。用六君子汤（《医学正传》）加生姜汁，健脾和胃。

4. 寒湿痢

【临床表现】痢下赤白黏冻，白多赤少，或纯下白冻，腹痛拘急，里急后重，口淡无味，脘痞不渴，头重身困。舌质淡，苔白腻，脉濡缓。亦可兼有恶寒、发热、无汗、脉浮之表证。

【病因病机】寒湿客于肠中，气血凝滞，清浊不分，传导失司。

【治法】温化寒湿，理气和血。

【方剂】不换金正气散（《太平惠民和剂局方》）加味。

药物：苍术10克，厚朴6克，姜半夏10克，陈皮6克，藿香10克，木香6克，肉桂

3克，炮姜6克，当归10克，白芍10~15克。

方义：苍术、厚朴苦温燥湿，肉桂、炮姜温中散寒，半夏、陈皮、藿香和胃泄浊，木香理气止痛，当归、白芍和血调营。

加减：里急后重明显者，加槟榔、枳实导滞除积；腹胀腹痛者，加草豆蔻、砂仁理气，并加重当归、白芍用量行气和血；腹痛冷痛甚者，加肉桂、桂枝祛寒止痛。

【变通法】若初起见有表证者，可用荆防败毒散（《摄生众妙方》）合桂枝汤（《伤寒论》），祛寒解表，逆流挽舟。若暑季贪凉恣食生冷而成寒湿痢者，用藿香正气散（《太平惠民和剂局方》），并服纯阳正气丸，祛暑散寒、化湿止痢。

5. 虚寒痢

【临床表现】痢疾经久反复，下痢稀溏夹有黏白冻，或紫褐血色。腹部绵绵作痛，喜温喜按，四肢不温，腰酸怯冷，食少神疲，形寒面白。甚而有脱肛下坠、滑脱不禁。舌质淡，脉虚细、沉弦。

【病因病机】脾肾阳虚，寒湿阻滞，传导失司，迁延不愈，痢疾经久反复。

【治法】温补脾肾，收涩固脱。

【方剂】附子理中汤（《太平惠民和剂局方》）合真人养脏汤（《太平惠民和剂局方》）加减。

药物：淡附子10克，肉桂6克，炮姜炭10克，煨肉果10克，党参15克，炒白术10克，煨诃子10克，木香6克，白芍10克，当归10克，黄连3~6克。

方义：附子、肉桂温肾，炮姜、党参、白术温脾，诃子、肉果收涩，木香理气，当归、白芍和血。黄连清热以反佐诸热药。

加减：滑脱不禁，无后重滞胀感，去当归、白芍，加罂粟壳（连续用不超过1周，以免成瘾）、赤石脂、禹余粮，收涩固脱。肛坠大便不爽，有积滞者，去诃子、肉果，加制大黄、枳壳、山楂，消积导滞。若形寒怯冷，腰腹冷痛甚者，可逐步加大附子用量。若寒湿重者，加大白术用量，并加苍术燥湿健脾。

【变通法】若久痢脱肛者，可用附子理中汤合补中益气汤（《脾胃论》）益气升阳。若久痢而寒热夹杂，腹痛下痢，后重不爽，烦渴肢冷，可用乌梅丸（《伤寒论》）寒热并调，温中清肠。

6. 阴虚痢

【临床表现】痢下日久，经年反复，大便赤白黏冻，或下鲜血。虚坐努责，腹痛绵绵，五心烦热，口干咽燥，可伴午后潮热，神疲乏力，形体消瘦。舌干红，苔少或光剥，脉细数。

【病因病机】湿热痢久延未已，耗伤阴血，正虚邪恋，痢下日久，经年反复而有阴虚表现者。

【治法】清热化湿，滋阴和血。

【方剂】黄连阿胶汤（《伤寒论》）合驻车丸（《备急千金要方》）加减。

药物：黄连3～6克，阿胶10克（另烊冲），黄芩10克，炮姜炭6～10克，白芍10～15克，当归10克，乌梅炭6～10克。

方义：黄连、黄芩清热化湿，当归、白芍和血止痛，阿胶滋阴养血且有止血之功，炮姜炭温中摄血而有反佐作用，乌梅炒炭能涩肠止血。

加减：便血多者，加地榆、槐花（均炒炭）、赤芍、牡丹皮凉血清热；口渴舌红，阴虚甚者，加生地、沙参、石斛、芦根、养阴清热生津。肛门灼热，便下不爽者，加金银花、黄柏、椿根皮清肠泄热。

【变通法】若痢下赤白，日久不愈，午后潮热，五心烦热，食少纳呆，为脾胃气阴两虚，可用六神散（《三因极一病证方论》）加味，药如人参、山药、扁豆、莲肉、麦冬、石斛、黄连、木瓜、白芍、乌梅等，健脾益气，和胃养阴，酸苦泄热合用。或仿薛生白法，用熟地、当归、白芍、陈皮、甘草，治痢久伤肾而虚坐努责者。

7. 休息痢

【临床表现】痢疾时作时止，日久难愈，饮食减少，倦怠神疲，腹胀时痛，临厕时有后重，大便夹有黏液或红白黏冻。舌质淡苔腻，脉虚弱、濡软。若发作时可表现为湿热、寒湿痢症状，也有寒热错杂或肝脾不和者。

【病因病机】痢疾急性期治疗不彻底，脾胃虚弱，邪毒内恋，大肠传导失司。湿热遏伏、蕴结肠中，因故复发，可致湿热痢发作。若中阳不足，寒湿内生，则呈寒湿痢。

【治法】平时未发时以治本为主，健脾和胃，清肠导滞。发作时依据证候类型，进行治疗。如湿热痢治以清热化湿，寒湿痢治以温寒化湿等，但应顾及脾胃功能。

【方剂】资生丸（《先醒斋医学广笔记》）加减。

药物：党参10克，白术10克，茯苓10克，扁豆10克，薏苡仁10克，枳壳3克，木香3克，神曲10克，山楂10克，黄连5克，麦芽10克，槟榔6～10克，黄柏6克。

方义：党参、白术、茯苓益气健脾，扁豆、薏苡仁化湿健脾，枳壳、木香、槟榔理气导滞，山楂、麦芽、神曲消积导滞，黄连、黄柏清热化湿，是为休息痢未发时治本之方。

加减：如无腹痛后重，大便以溏薄为主，可用本方。若见腹痛后重，大便不爽者，加当归、白芍和血缓急。若见面色无华，心悸头晕，乏力肢麻，气血不足者，加酸枣仁、当归、龙眼肉、黄芪，去枳壳、神曲、山楂、槟榔，补益气血为主。亦可用归脾汤（《济生方》）加黄连、黄柏等。

【变通法】脾阳虚寒，夹有湿滞者，用温脾汤（《备急千金要方》）为主加减，药用附子、人参、干姜、甘草温中散寒，黄连清热止痢，大黄导滞通下。肝肾阴虚，夹有湿滞者，可用续绝汤（《辨证奇闻》）为主加减，药用山药、山茱萸、熟地补益肝肾，芡实、五味子涩肠，酌加黄连、黄柏等清肠止痢。若寒热夹杂，以乌梅丸（《伤寒论》）为主。见有明显寒湿、湿热证，休息痢症状发作呈急症、实证时，仍依上述方药治疗，如芍药汤治湿热痢，胃苓汤治寒湿痢等。

（三）医案

喻嘉言治周信川年七十三岁，平素体坚不觉其老，秋月病痢，久而不愈。至冬月成休息痢，昼夜十余行，面目浮肿，肌肤晦黑。喻诊其脉，沉数有力。谓曰：此阳邪陷入于阴之证也，当用逆流挽舟法，提其邪转从表出则趋下之势止而病可愈。于是以人参败毒散本方煎好，用厚被围椅上坐定，置火于下，更以布条卷成鹅蛋状，置以褥上殿定肛门，使内气不得下走，方以前药热服。良久又进前药，遂觉皮间津津微润。再灌以滚汤，教令努力忍便不得移身。如此约二时之久，病者心躁畏热，忍不可忍，始令连被带汗卧于床上。是广域晚止下痢二次。以后改用补中益气汤，不旬日而全愈。

按：此案是《寓意草》案，是喻嘉言用人参败毒散逆流挽舟法。不仅有证候、脉象，还有配合发汗的外治方法，可见中医临床是综合取效的，绝不可单打一。

李士材治孙夫人，下痢四十日，口干发热，饮食不进，腹中胀闷，完谷不化。尚有谓其邪热不杀谷者。计服木香、黄连、枳实、厚朴、豆蔻等三十余剂。绝谷五日，命在须臾。李诊之，脉大而数，按之豁然。询得腹痛而喜手按，小便清利，此火衰不能生土，内真寒而外假热也，亟煎附子理中汤，冷服一剂而痛止。六剂而热退食进。兼服八味地黄丸，二十余日而安。

按：脉证提示患者是内真寒而外假热，有典型性。

张炯庵秋间患痢，凡香、连、枳、朴之剂用之二月而病不衰。士材诊之，滑而有力，失下之故也。用香、连、归、芍、陈皮、枳壳加大黄三钱，下秽物颇多。诊其脉尚有力，仍用前方，出积滞如鱼肠者约数碗。调理十余日而痊。

按：上案用温补，下案用通下，总以脉证出入以定。

嘉善一妪常便血，时发时止，至五旬外，夏月便鲜血，里急后重，时或不禁，脉软不数。用五苓、建中转甚。因向宜凉血药，仍用四物汤加槐米、地榆、山楂、神曲，亦无效。叶天士先生以生苍术、生厚朴、炒陈皮、炙甘草、鸡内金、砂仁壳、丁香柄丸服，全愈。又一童子患久痢，叶亦用此方全愈。（以上均引自《古今医案按》卷三《痢》）

按：此方名醉香玉屑散，见于徐春圃《古今医统大全》，治小儿食瓜果致痢久不愈者，也治伤食瓜果积引起的泄泻。

（四）医家经验

1. 蒲辅周治痢经验 治痢需看患病之新久，年龄之老幼，身体之强弱，舌质之红淡，苔之厚薄，思凉思热，结合色脉，按表里、寒热、虚实、六经分别处理，并需掌握季节。夏季以暑为主，审察暑、湿孰轻孰重，暑重选用香薷饮、黄连香薷饮合六一散，若脾胃虚弱者宜六和汤加减；湿重选用藿香正气散合六一散，白术改用苍术，或选用《温病条辨·中焦篇》的五个加减正气散，用之多效。秋季以燥为主，而初秋亦往往阴雨连绵，故需审察湿与燥孰轻孰重，如湿重宜对金饮子合六一散；燥为小寒之气，必有寒热，宜活人败毒散加减；如有伏暑兼夹，应采治暑之方。痢病多兼夹饮食停滞，宜加莱菔子、神曲、山楂、枳壳、槟榔、木香之类消导药物。

痢病除须掌握季节外，寒热辨证亦为重点，热利下重，便脓血，口渴喜饮凉，小便短赤，热毒盛者，白头翁汤加减主之。人以胃气为本，治痢亦当先审胃气，热毒痢应用苦寒攻伐者，中病即止，苦寒太过则伤中气，往往反导致正虚邪陷，所谓热证未已、寒证复起。寒痢则有下利清谷，肢厥脉微，甚则滑脱不禁，宜理中、四逆辈；下利清谷而有脓血，病属下焦者，宜桃花汤温里固脱。

痢久脾虚下陷者或导致脱肛，宜补中益气汤加减，脱肛者加鳖头骨（焙干、研细、冲服）。久痢伤及阴血，而湿热未尽，引起午后潮热，腹痛绵绵，舌红少苔，脉细数，用连理汤加当归、白芍、阿胶，阴阳并调，肝脾共滋。若寒热错杂，虚实互见，消渴、呕吐不能食、烦躁、久利者，亦可选用乌梅丸或椒梅汤。

痢疾愈后，到周年季节而复发病者，古人称“休息痢”。由病邪未尽，而用收涩补剂过早，以致痢邪伏藏于肠膜之间。治法宜扶正祛邪，攻补兼施。食宜清淡，少吃生冷油腻之物。在临床用古方救绝神丹治疗休息痢效果较好。其方以当归、白芍为主，槟榔、广木香、莱菔子、枳壳为辅，甘草和中解毒为佐，薤白通阳利水为使，滑石利窍以导邪外出。痢病大伤元气，因里急后重、出汗，脾胃受伤而气血两虚。此方重用归、芍调和肝、脾，甘草和中解毒，佐使协合，痼疾往往根除。（《蒲辅周医疗经验》）

2. 丁光迪治慢性溃疡性结肠炎经验　本病属中医“泄痢”范围。一方面多表现为久泄，中气下陷；另一方面又腹痛、赤白滞下，甚至下鲜血，湿积不化。而且每呈反复发作性，有时又泄泻与大便干结交替出现。因此，这种泄泻是胃气不能上升，水谷不化而下泄，不能单纯看作湿胜而用分利方法。而冻垢脓血，甚至后重，虽是积滞，实际又是肠道溃疡的产物，似痢亦非痢，徒用导滞药亦非根本方法。临床体会，李东垣的升阳除湿方法最为合适。其法用风药升阳，风药胜湿，同时又益气和营，标本相合。用药如柴胡、升麻、防风、羌活、白芷、苍术、黄芪、芍药、甘草、当归等，对本病甚为合适。见湿热积滞为甚者，常伍乌梅、芩、连、柏、枳，但应见效即止；冻垢多的重用白芷、桔梗、枳实，具有排脓汤之意；脓血多的加用醋矾丸，能解毒护膜、止血定痛，屡获效验；时见鲜血的加重防风炭、荆芥炭、炒金银花的用量。此病腹痛不必多用止痛药，应该多用升阳风药，因为风药能够疏风解痉，有些还具排脓止痛、生肌敛疮作用，更符合病情；再佐缓中，则其痛自止。如久利见大便滑泄，属阳虚阴寒凝滞的，震灵丹又是一味好药，而且寒证较湿热证见效为快。宜下者举之、湿者化之，不能过用导滞，更不宜兜涩。但有时大便反见干结者又宜润燥互用，减少风药，伍以润药，如桃仁或当归，或郁李仁等，但得效即止，否则又将转为泄泻。或大便未甚结硬，粪便上附有少量冻垢脓血，久久不净，亦可应用土炒当归或桃仁，而此症每每是病情反复发作的根萌。总之，此病寒热虚实气血错杂，应多方面考虑。但大多见效尚易，杜根较难，需平时注意调理（《丁光迪论内科》）

3. 朱文虎治溃疡性结肠炎经验　将溃疡性结肠炎视为内痈来辨证论治。以祛腐排脓、和营托毒为前提，以补托元气为凭借，以敛疮收溃为目的。

（1）疏解内托：适用于腹胀腹痛、粪便性状为黏冻脓血者。或鲜红纯血，随痛随下；

或污秽垢血，虚坐努责，腹泻而排便不畅；或便秘腹痛，拘急后重。用仙方活命饮加减。金银花30克，天花粉、皂角刺、当归、刘寄奴、白芷、陈皮、浙贝母、仙鹤草、前胡各10克，乳香、没药各6克。纯血便加白矾3～6克，血止即撤。

（2）益气补托：适用于血便渐少、以冻脓黏液便为主者。便脓如涕如浊，黄白相杂；或脓液稀薄，迁延不尽，常里急后重，神疲乏力，日益消瘦。用局方托里十补散化裁。黄芪、薏苡仁、冬瓜子各30克，木香、皂角刺、乳香、没药各6克，桔梗、当归、白术、党参、天花粉各10克，白芍15克，黄连3克。

（3）敛托生肌：适用于脓血便时有时无，以稀水便为主，腹痛隐隐，肛门下坠，口渴乏力，形瘦少气，面色萎黄。用桃花汤加减。赤石脂25克，黄芪30克，白芍15克，白蔹、仙鹤草、石榴皮、玉蝴蝶、甘草各10克，马勃、诃子肉各6克，丁香、五倍子各3克。可辅以生肌散、三石散保留灌肠。（《中医内伤杂病临床研究》）

（五）易简效验方

1. 化滞汤：生白芍30克，当归15克，山楂18克，莱菔子（炒捣）15克，甘草、生姜各6克。或身体壮实者，可加大黄、朴硝各10克下之。每日1剂，水煎服。治下痢赤白，腹痛里急后重，初起者。

2. 燮理汤：生山药24克，金银花15克，生白芍18克，牛蒡子（炒捣）、甘草各6克，黄连、肉桂（后下）各4.5克。每日1剂，水煎服。赤痢加生地榆6克，白痢加生姜6克。血痢加鸦胆子（去皮）20粒，药汁连服。治前药未愈者。若下痢已数日，亦可迳服此汤。又治噤口痢。

3. 解毒生化丹：金银花30克，生白芍18克，甘草10克，三七末6克，鸦胆子（去皮）60粒。每日1剂，先将后两味，用白糖化水送服。次将作余药煎服。治痢久郁热生毒，肠中腐烂，时时切痛而后重，所下多似烂脔，且有腐败之臭。此证乃痢之最重者，用以化腐生肌。（上三方为张锡纯经验方）

4. 鸦胆子（去皮壳），桂圆肉包裹，饭后吞服。每1天每服30粒，第2天每服10粒，第3天每服8粒，连服7～10天。或每日用白头翁、石榴皮各30克，水煎服，日3次，连服7～15天。适于阿米巴痢疾。

5. 芍药90克，当归60克，枳壳、槟榔、甘草各6克，滑石10克，木香、莱菔子各3克。每日1剂，水煎服。患痢便血，一日间至百十次不止者。（《石室秘录》）

6. 痢泻散：生、熟大黄各30克，苍术（米泔水浸）90克，杏仁（去皮尖与油）、羌活（炒）各60克，川乌（去皮面包煨透）、甘草（炒）各45克。研细末，瓶储备用。成人赤白痢每服3～4克，赤痢用灯心草30厘米，白痢用生姜3片煎汤调服，赤白痢则用灯心草、生姜煎汤调服；泄泻每服2克，以米汤调服。小儿减半，4岁以下者用四分之一，幼儿再减，日2次。（方出《镜花缘》）

7. 血余炭、苍术炭、陈皮炭、益元散、地榆炭、白芍、焦鸡内金、焦六曲、全当归、焦楂炭、藿香梗各9～10克，香附、乌药、生地炭各6克，甘草3克，每日1剂，水煎服。

适于急性痢疾。（祝湛予经验方）

8. 仙桔汤：仙鹤草30克，桔梗6克，乌梅炭4克，白槿花、炒白术、白芍各9克，广木香5克，甘草4克，炒槟榔1.2克。每日1剂，水煎服。适于慢性痢疾、阿米巴痢疾、慢性结肠炎。（朱良春经验方）

9. 清理肠道方：黄芩、赤芍、白芍各15克，桃仁、牡丹皮各10克，生薏苡仁、冬瓜子、败酱草、马齿苋各30克，下利肠垢不爽，便后有不尽感、后重感及便前有腹痛感。一般属于慢性结肠炎和溃疡性结肠炎。（印会河经验方）

（六）外治法（保留灌肠法）

1. 处方：椿根皮12克，干姜、黄连、石榴皮各9克，淡附子15克。每日1剂，水煎。

用法：水煎后加食醋15毫升，滴注灌肠。适于寒湿痢。

2. 处方：白头翁、黄柏、黄连、秦皮各10克。每日1剂，水煎。

用法：煎水50~100毫升，加入锡类散1克、2%普鲁卡因10毫升，作保留灌肠。适于非特异性溃疡性结肠炎。

3. 处方：黄芩、黄连、黄柏各15克。每日1剂。

用法：水煎至100毫升，加入锡类散1克、2%普鲁卡因10毫升，作保留灌肠。适于非特异性溃疡性结肠炎。

4. 处方：儿茶、青黛、黄柏各3克，人工牛黄粉、珍珠粉、枯矾2克，冰片1克。每日1剂。

用法：研成细末后，用生理盐水100毫升稀释后，作保留灌肠。适于非特异性溃疡性结肠炎。

应根据病变部位及病人耐受程度，决定插管深度和灌肠液用量。一般插入肛门20~30厘米为宜，每次用量100~200毫升。不能忍受者，可适当加入5%普鲁卡因5~10毫升。一般临睡前先清洗灌肠，然后取药保留灌肠。取侧卧位，灌入后平卧，适当垫高臀位。

疗程：以上方，急性者5天为1个疗程，慢性者7~10天为1个疗程，每日1次。

5. 止痛如神汤（《外科启玄》）灌肠：灌肠液方药组成：秦艽30克，苍术30克，防风10克，黄柏20克，桃仁20克，皂角刺30克，当归30克，泽泻15克，槟榔10克，三七15克，白及25克组成，为免煎中药颗粒。每剂中药颗粒由制剂室加生理盐水配成150毫升，消毒后PVC袋密封待用。每晚睡前排空大便，将灌肠液水浴至37℃，保留灌肠30分钟。

疗程：5天为1个疗程，每个疗程间隔2天，维持8个疗程共56天。用于临床类型属初发型、慢性复发型或持续型的轻、中度溃疡性直肠炎，病情分期处于活动期，但无并发症者。（中医杂志，2010，9：804-807）

（七）预防护理

注重饮食宜忌，严戒口腹，进食清淡，禁荤腥油腻之品。其他见“急性腹泻”。

（八）评述

1. 痢疾的辨证 痢疾的临床特征是大便黏冻赤白，腹痛、里急后重。辨证宜分寒热虚实。一般而言，急性痢疾多实证，如湿热痢、寒湿痢、疫毒痢，以湿热痢多见。疫毒痢有急性传染性，来势猛，发展迅速，宜及早抢救治疗。除部分内闭、外脱者，一般预后尚好。慢性痢疾多虚中夹实，大多由急性迁延而成，亦有初起即呈现慢性过程的，又分为阴虚痢、虚寒痢、休息痢。一般症情缠绵，反复不已，难于速效。目今临床上，痢疾一般指细菌性痢疾、阿米巴肠病和慢性非特异性溃疡性结肠炎等，其他如慢性结肠炎、肠易激综合征等，若有大肠脓血、里急后重之症状，也可依据痢疾进行辨证论治。

2. 白痢属寒、赤痢属热 传统典籍有白痢属寒、赤痢属热之训，必须根据全身情况和大便形质而定。若白色黏冻呈涕液，便时通畅，病程已久，腹冷或不敢进食生冷，多属寒象。但白色黏冻状物，或白如脓而黏稠，解而不畅则属湿热。痢下鲜赤、紫红或赤白相兼，初病属热；若久痢鲜血，脓血黏稠，虚坐努责，则为阴血虚亏。久痢脓血，由红而紫黑，或如赤豆汁，或色黑而污，属瘀血或湿热瘀毒。泻痢反复，便脓血色紫暗、稀淡，无臭，又属阳虚有寒。在治疗时，不能犯虚虚实实之误。

3. 关于痢疾的预后 一般而言，能食者轻，不能食者重；有粪者轻，无粪者重。气短、呃逆、唇如涂朱，发热不休，口糜者重；痢色如鱼脑、猪肝、豆汁，或下痢如屋漏水或纯血，均属危重证候。

4. 调气和血、清热消导 传统治痢忌通下、忌分利、忌发汗、忌兜涩过早。主张调气和血、清热消导，所谓调气则后重除，和血则便脓愈者。现代临床对发汗、通下之法主张依据证情而定，不可一概而论。如初起有表证，用逆流挽舟法，即是发汗风药。有里实证时，只要积滞而里急后重，即可结合通下攻里。

5. 通法在痢疾中的应用 主要指大黄、枳实、厚朴、槟榔之属。

（1）痢疾初起，体实证实，症状以里急后重为指征。

（2）湿热痢、食积痢首选大黄，轻者制大黄，重者生大黄。伴肛门胀急、滞下不爽，配枳实、槟榔、白芍调气和血。

（3）寒湿痢用大黄、枳实，必配苍术、厚朴燥湿，附子、木香温中理气，并注意配伍比例。

（4）休息痢大便干燥，伴里急后重时才可用通下法，一般用熟大黄、酒炒大黄，量宜小，或用瓜蒌、桃仁、当归、升麻、桔梗、枳壳，以免伤正。

通法的禁忌，主要包括年高体弱，素有脾胃病，体质虚弱者。血痢日久而伴里急后重，必明辨寒热虚实，不可概认为湿热伤络，一般以温摄止血取效。阴虚痢切忌攻积，以防耗伤阴血，或伤络动血，痢血不止。若误用通下，可致腹中拘急、便意频急而无便。对久痢阴伤所致之虚坐努责，中气下陷所致的肛门重坠，肝木克脾之腹中气窜、胀急，肛门坠胀、便解不爽，不应误以为里急后重而误用通下法。

6. 涩法在痢疾的应用 主要掌握无邪无滞。

（1）若虚寒滑脱不禁，用真人养脏汤配桃花散、石榴皮。

（2）久痢阴伤，痢下无度，用驻车丸、黄连阿胶汤，加乌梅炭、煨诃子、地榆炭、山楂炭、熟地炭，酸甘敛涩。

（3）血痢无度，阴血既亏，脾阳虚衰，统摄失职，用四逆汤加人参、乌梅，或黄土汤合脏连丸。

（4）久下脓血便，脏气虚败，摄血无权者，可由脓血便转为血水，此际当断为症情危急，有肠穿孔或并发大出血之可能，用姜炭末、山药粉、诃子末、人参粉酌量调服，固肠实脾。

（5）脓血不止，脾肾衰败，湿邪尚在，可用乌梅丸加秦皮、地榆、赤石脂、煨诃子，或真人养脏汤配秦皮、赤石脂、炮姜炭。

（6）下痢日久脾阴亏耗，便稀量少，或如涕或泻频，形萎神疲，舌红少津，当用六神散加乌梅炭、山楂炭、五味子、诃子、芡实、牡蛎，固敛津气。

涩法的禁忌：若暴泻欲脱仍有邪滞；肠腑湿热未清，反复脓血、黏液者；有食积、湿阻、气滞、瘀阻、痰火、虫积而腹痛；泄痢后重，便下迟滞，肛门胀急；脏毒或肠垢不尽，便血有块；腹胀满无论硬软，拒按、喜按者；肠鸣音弱或亢进而腹痛阵作者；泄泻、便秘交替或假性腹泻者；大便检测有较多脓细胞，细菌培养阴性，类此当遵“痢无止法”之训。叶天士“治痢大法不过通、涩二种”，可据证而用。

五、大便失禁

大便失禁，又称滑泄，是指排便不能控制，滑脱失禁，甚至大便滑出不知而言。本症与泄泻之常先有腹痛肠鸣，再排出粪便，在排便时尚能控制者有所不同。本症主要由脾、肾、大小肠等发生病变所致。临床上以虚证和寒证为多见，实证和热证较少见。

（一）辨证要点

病起急、病程短，大便稀薄如水，或见恶寒骨楚等为寒邪伤中。病起缓、病程长，多为脾肾虚亏、大肠滑脱，可根据其兼证而辨证。

（二）证治方药

1. 寒邪伤中

【临床表现】大便失禁，排出粪便稀薄如水，病程短，兼有饮食不思，或腹胀肠鸣，或恶寒骨楚。舌苔白，脉沉或浮。

【病因病机】寒邪内阻，中焦运化失司，肠道传化失常，故大便失禁，排出粪便稀薄如水。

【治法】温中祛寒，佐解表散邪。

【方剂】紫苏干姜汤（经验方）加减。

药物：紫苏 10 克，炮干姜 3 ~ 6 克，煨木香 6 ~ 10 克，防风 10 克，焦神曲 10 克，焦麦芽 10 克，茯苓 15 克。

方义：炮干姜温中散寒，和脾止泻；紫苏、防风解表祛寒，兼能升发脾气；木香调气和中，煨用兼可止泻；神曲、麦芽消食和中；茯苓分利小便，而实大便。

加减：小便不利，加泽泻、车前子，利小便可以实大便。若滑泄不止，可加乌梅炭、木瓜涩肠止滑泄。

【变通法】发热恶寒，骨楚身痛，大便失禁，排出粪便稀薄如水，起病急、病程短，为风寒之邪直中，可用人参败毒散（《小儿药证直诀》）加减，药用羌独活、柴胡、荆芥、防风、茯苓、桔梗等，解表祛寒，逆流挽舟。

2. 脾肾阳虚

【临床表现】大便失禁，排出粪便溏薄成形，无恶臭气味，病程多较长久，兼有形体瘦弱，面色㿠白或黧黑，四肢不温，两足浮肿，小便清多或遗尿。舌淡嫩，脉沉细无力。

【病因病机】命门火衰，脾阳衰弱，阳气不足，大肠虚滑。

【治法】温补脾肾，收涩止滑。

【方剂】六柱散（《济生方》）加减。

药物：茯苓 15 克，淡附子 6～10 克，党参 10 克，木香 6 克，肉豆蔻 10 克，诃子肉 10 克。

方义：附子温阳散寒，党参补益正气，茯苓渗湿健脾，木香调气畅中，肉豆蔻、诃子肉固涩止滑。

加减：寒极盛者腹冷形寒，加肉桂、干姜温中散寒。

【变通法】脾肾阳虚、阴寒极盛者，可用桂香丸（《三因极一病证方论》）加减，药用附子、肉豆蔻、茯苓、桂心、干姜、木香、丁香等，温阳散寒，收涩止滑。服后阴寒之邪消散，仍用六柱散，以巩固疗效。

3. 大肠虚寒

【临床表现】大便失禁，排出粪便稀烂无恶臭气味，常兼饮食少思，神疲乏力，脱肛不收。舌淡苔薄白，脉弱。

【病因病机】久泻而阳虚，大肠虚寒，传送约束无权。

【治法】涩肠固脱。

【方剂】固涩丸（《罗氏会约医镜》）加减。

药物：白术 15 克，煅牡蛎 10 克，淡附子 6～10 克，干姜 6 克，肉豆蔻 10 克，赤石脂 10～15 克，诃子肉 10 克，石榴皮 10 克，五倍子 10 克。

方义：附子、干姜温中散寒，白术健脾燥湿，牡蛎、赤石脂、五倍子收敛固涩、益肠止滑，肉豆蔻、诃子肉、石榴皮涩肠固脱。

加减：大便失禁滑泻不禁者，加罂粟壳涩肠；神疲气短，脱肛不收者加党参、黄芪补气健脾。

【变通法】如大肠滑脱，而又脾肾虚弱较明显者，可用真人养脏汤（《太平惠民和剂局方》）加减。补益脾肾、涩肠固脱，药用人参、白术、白芍、当归、肉豆蔻、肉桂、甘草、木香、诃子皮、罂粟壳。如中气下陷、大肠滑脱较明显者，可用四神丸、补中益气汤合方，药用党参、黄芪、升麻、柴胡、白术、肉豆蔻、炮姜炭、五味子、吴茱萸、甘草、诃子、乌梅、赤石脂等，补中益气、固涩升阳。

（三）预防护理

起居保温防寒，饮食温养脾胃。

（四）评述

大肠滑脱是大便失禁的主要病机。可根据其脾虚、肾虚的兼证而选方用药，同时要适当加用固肠收涩药。收涩药只有在久泻滑泄、邪去正衰时方可使用，若有邪、有滞则不可。在久泄五更泻以肾阳虚为证时，可用补涩兼备之真人养脏汤，并重用附子、炮姜炭等。脾虚或脾肾两亏之久泄，用一般健脾、化湿药方无效者，可用温阳固涩、升阳益气，如四神丸、补中益气汤，并酌情收涩固肠药。收涩固肠如诃子、乌梅、肉豆蔻、赤石脂、罂粟壳、炮姜炭、石榴皮、五倍子等收涩药，当视其寒热选用相宜者。至于寒邪伤中，大便失禁则以温中祛寒或解表散寒治之，不可用收涩药。

六、大便秘结

大便秘结又称为便秘，指各种原因引起的大便干结、排便次数减少、排便困难和排便不尽等临床症状。古代医籍如大便难、脾约、阴结、阳结、大便秘、大便燥结、肠结等均属本症别名。至清代沈金鳌《杂病源流犀烛》则称为大便秘结。便秘在临床上可分为急性与慢性两种。急性者病程短，多伴有腹腔器官炎症，肠梗阻、阑尾炎及肛门疾患都可发生便秘。高热病人多伴便秘，亦属急性范畴。慢性便秘大多为习惯性便秘，排便动力减退、肠功能紊乱，肠蠕动减弱等都可引起。可无任何其他症状，亦可伴腹胀、口苦等。

便秘的主要病机是大肠传导功能失常，可由热积、寒凝、气郁、血瘀、气血津液亏虚等引起。以下所述，是以超过 48 小时排便 1 次及排便困难等慢性便秘为主要介绍对象。至若急性便秘尚可参“高热”“腹痛”等内容。

（一）辨证要点

1. 辨诱因　平素嗜食辛辣厚味煎炸等，多致热积肠胃；嗜食生冷或素体阳虚者为寒凝；久坐少动或忧郁思虑引起者，可为气机不畅；血瘀、年老体弱，或病后产后等，多为气血津液亏虚。

2. 辨大便性状　大便干硬为热结或阴血亏虚，大便不干硬为气虚或寒凝。

（二）证治方药

1. 热积肠胃

【临床表现】大便干结，数日不通，面红心烦，口干口臭，腹胀或痛，小便黄，或伴身热。舌红苔黄，脉滑数。

【病因病机】热积肠胃，耗伤津液，肠道传导失职，大便干结数日不通。

【治法】清热润肠通便。

【方剂】脾约麻仁丸（《伤寒论》）加减。

药物：火麻仁 15～30 克（打），白芍 15 克，枳实 10 克，厚朴 6 克，杏仁 10～15 克（打），大黄 6～10 克。

方义：火麻仁、大黄泄热通便润肠，杏仁润肠降气，芍药养血缓急，枳实、厚朴行气除满。症轻无显著兼症时，本方亦可用麻仁丸成药服用。

加减：大便秘结日久，粪块坚硬者，加玄明粉（冲）软坚通便。口干舌燥，舌干红而阴津匮乏者，加生地、麦冬、玄参，合增液汤（《温病条辨》）用以养阴增液。因痰热壅肺，大肠结热者，加瓜蒌仁、枇杷叶、黄芩、紫菀等，宣通肺气而开启下窍。兼痔疮便血者，加槐花、地榆清肠止血。热重者，加黄连、山栀、龙胆草清热通便。

【变通法】如肠胃积热，肝火偏旺，面目红赤，心烦易怒，胁痛便秘，舌红脉数者，可用当归龙荟丸（《黄帝素问宣明论方》），以清肝泻火为主，药如龙胆草、黄连、黄芩、黄柏、山栀、青黛、芦荟、当归等。值得注意的是，清热通便剂不可久用，若用久而效不显时，应改养血滋阴通便剂，或据证改善全身体质及脾胃升降功能。

2. 气滞不畅

【临床表现】排便困难，大便干结或不干，欲便不得，或排便不爽，便后仍有便意，精神抑郁，嗳气胸闷，可伴胁腹胀满，食欲不振，或有少腹胀痛，攻撑气窜。舌苔薄，脉弦。

【病因病机】气机郁滞，腑气不通，传导失职。

【治法】理气导滞通便。

【方剂】六磨汤（《证治准绳》）合四逆散（《伤寒论》）加减。

药物：木香 6 克，乌药 10 克，槟榔 10 克，枳实 10 克，沉香 6 克，白芍 15 克，柴胡 10 克，大黄 6～10 克。

方义：乌药、木香行气，沉香降气，枳实、槟榔、大黄导滞攻下，为理气导滞之方。合柴胡、白芍，则疏肝理气止痛作用更佳。

加减：若气郁化火，舌红苔黄，口苦口臭，心烦易怒者，加黄连、山栀清热泻火。虫积而便秘，重用槟榔，加使君子肉、榧子、南瓜子、苦楝根皮，驱虫消积。有外伤、手术史者，加桃仁、红花、赤芍活血化瘀。若有痰饮阻滞，加皂荚子、牵牛子祛痰利湿，亦可合二陈汤（《太平惠民和剂局方》），化痰和胃。

【变通法】如肺气不降，肠腑不通，有咳嗽喘息、痰多色白者，可用苏子降气汤（《太平惠民和剂局方》），药如半夏、陈皮、当归、厚朴、肉桂、前胡、甘草等，可酌加入莱菔子、杏仁、皂荚子、枳壳、全瓜蒌等，降气通便，化痰平喘。中风瘫痪，卧床而气滞不畅便秘者，可用搜风顺气丸（《类证治裁》）加减，药如大黄、麻仁、郁李仁、枳壳、槟榔导滞通便，山茱萸、山药、防风、独活、牛膝、车前子补肾祛风。

3. 瘀阻肠道

【临床表现】大便干结或呈细条状，色黑，排便不畅或不通，腹痛有硬块。舌质暗红、青紫，有瘀点（斑），脉弦、涩。

【病因病机】瘀血阻滞，肠道不通，传导失司。

【治法】活血化瘀，通幽润肠。

【方剂】通幽汤（《兰室秘藏》）加减。

药物：桃仁10~20克，红花10克，当归15克，白芍15克，生地、熟地各10克，槟榔10克，大黄10克，火麻仁10~15克，枳壳6克，升麻3克。

方义：桃仁、红花活血化瘀，当归、白芍、生地、熟地和血通幽，槟榔、大黄通下导滞，麻仁、桃仁润肠通便，升麻、枳壳一升一降，宣通气机。

加减：少腹痛有包块者，加川楝子、延胡索、三棱、莪术，理气活血，化症消积。腹胀便干，大便困难者，加厚朴、枳实，去枳壳、升麻，除胀消满。

【变通法】症情明显，因肠粘连、结肠炎症、肛门病变，局部组织增生，影响排便所致的瘀血型便秘，可用桃仁承气汤（《伤寒论》）合大黄牡丹皮汤（《金匮要略》）。药用桃仁、牡丹皮、大黄、厚朴、枳实、桂枝、赤芍等，化瘀活血，通下导滞。

4. 脾气虚弱

【临床表现】排便困难，虽有便意而临厕努责，难于排出，常虚坐半日而终不得解，甚而汗出短气、胸闷不畅，便后疲乏肢倦，面色苍白或萎黄。舌质淡，苔白，脉虚细。

【病因病机】脾气虚弱，肺气不足，运化失职，传导失司。本症多见年老、体弱、久病卧床者。

【治法】益气健脾。

【方剂】黄芪汤（《金匮翼》）加枳术丸（《内外伤辨惑论》）加减。

药物：黄芪15~30克，白术15~30克，枳实10克，陈皮6克，火麻仁10~15克（打），白蜜1匙（调服）。

方义：黄芪益气，补肺健脾；火麻仁、白蜜润肠通便。大剂白术不仅有健脾益气之功，用治虚人便秘有效；枳实、陈皮理气除胀、和胃降气。

加减：日久便秘，脱肛不收，为中气下陷所致，加升麻、防风、柴胡、桔梗、党参，枳实改为枳壳，用以升阳举陷。肺气不足，自汗短气、咳嗽喘息者，加杏仁、紫菀、枇杷叶肃肺平喘，降逆通便；党参、麦冬、五味子以益气养阴，可去枳实以防伤正。

【变通法】气虚下陷、老人便秘，可用补中益气汤（《脾胃论》）加杏仁、苏子、枳壳，益气升阳。

5. 津亏血虚

【临床表现】大便干结难解，面色无华，心悸健忘，头晕目眩，形体消瘦，四肢无力，口干咽燥。舌淡，脉细。

【病因病机】多见于产后、久病、慢性失血、老年体弱者，其阴血不足，津液亏损，肠道无液濡养，故大便干涩不通。

【治法】养血润燥，增液通便。

【方剂】润肠丸（《杂病源流犀烛》）合五仁丸（《世医得效方》）加减。

药物：生地、熟地各15克，当归15克，火麻仁15克（打），桃仁10～15克（打），枳壳10克，白芍10克，柏子仁10克，杏仁10克，陈皮3～6克。

方义：生地、熟地、白芍、当归养血，火麻仁、桃仁、杏仁、柏子仁润燥通便，枳壳、陈皮理气导滞。

加减：便秘不通者，加郁李仁、全瓜蒌，以助润燥通便之力。口干咽燥，心烦脉数，兼有热盛者，加天花粉、玉竹、知母、芦根，清热生津。

【变通法】若上方不效，见腰膝酸软，面赤升火，舌红脉细数，为阴虚火旺，可用六味地黄汤（《小儿药证直诀》）加玄参、麦冬、蜂蜜、火麻仁，滋阴润肠。亦可先用增液汤(《温病条辨》)，大剂养阴生津，润燥通便。

6. 阳虚寒凝

【临床表现】大便干或不干，排出困难，欲便临厕，虚坐努挣，形寒怯冷，腰腹冷痛，四肢不温，小便清长，面色苍白。舌淡，脉沉。

【病因病机】肾阳不足，阴寒内生，寒凝冷积，肠道不通。

【治法】温阳润燥通便。

【方剂】济川煎（《景岳全书》）加减。

药物：肉苁蓉15～30克，当归15克，牛膝15克，生首乌15克，锁阳15～30克，升麻6克，枳壳10克，泽泻10克，火麻仁15克。

方义：肉苁蓉、锁阳温肾润燥，当归、首乌、火麻仁养血通便，牛膝、泽泻性降而下，枳壳理气，升麻轻宣。合而能治老人阳虚便秘。

加减：腰腹冷痛加淡附子，温阳散寒；或加服半硫丸（《太平惠民和剂局方》），祛寒解凝。气虚者加黄芪、白术，益气健脾。

【变通法】肾虚而大便不通者，可仿赵养葵《医贯》法，用金匮肾气丸合四神丸，温补肾阳。气虚而虚坐努挣、登厕不便者，可用补中益气汤倍升麻合四神丸，益气升阳。

（三）医案

虞恒德治一妇年五十余，身体瘦小，得大便燥结不通，饮食少进，小腹作痛。虞诊之，六脉皆沉伏而结涩，作血虚治，用四物汤加桃仁、麻仁、大黄等，数服不通，反加满闷，与东垣枳实导滞丸及备急丸等药，下咽片时即吐出。盖胃气虚而不能久留性速之药耳。遂以备急丸外用黄蜡包之，又以细针穿一窍，令服三丸。盖以蜡匮者制其不犯胃气，故得出幽门达大小肠也。明日下燥屎一升许。继以四物汤加减，煎吞润肠丸。如此调理月余，得大便如常，饮食进而安。

按：备急丸外用黄蜡包之，是蜡匮之法。可参《本草纲目》蜡匮巴豆丸。

李时珍治一宗室夫人，年几六十，平生苦肠结病，旬日大便一行，甚于生产。体肥膏而多忧郁，日吐痰涎碗许乃宽。又多火病，此三焦之气壅滞，有升无降，津液皆化为痰饮，不能下滋肠腑，非血燥比也。润剂留滞，芒硝、大黄徒入血分，不能通气，俱为痰阻，故无效也。乃用牵牛末以皂荚膏丸与服，即便通利。自是但觉肠结一服即差，亦不妨食，且复清爽。盖牵牛走气分，通三焦，气顺则痰逐饮消，上下通快。（均引自《古今医案按》卷六《大便秘结》）

按：牵牛药性与大黄不同，是顺气通三焦而消痰逐饮之药，可治二阴之病，有通利二便之效，可参小便不通柳乔案。

（四）医家经验

1. 张梦侬经验　习惯性便秘伴胃脘胀闷，食欲不佳，或呕逆、嗳饱及泛酸等。乃湿阻、热郁、气滞、阳微，大肠运动功能障碍。故用丸剂治本，汤剂治标。丸剂用半硫丸，每次 10 克，日 2 次，饭前服。久服可使阳旺气行，郁开便通。汤方用藿香、法半夏、厚朴、炒枳壳、桔梗、杏仁泥、当归、郁李仁、桃仁泥各 10 克，瓜蒌子 15 克，白蔻仁 6 克，水煎分 3 次服，2 日 1 剂，可续服 5 剂，使上下气机通畅，肠胃运化正常。与一般通便药不同。（《临证会要》）

2. 施今墨经验　习惯性便秘常有气滞不畅表现，用桔梗、枳壳、薤白、杏仁调畅气机为主，酌配全瓜蒌、风化硝、蚕沙、皂角子（炒焦）导滞。腹胀加厚朴、枳壳、莱菔子、莱菔英，湿滞加砂仁、蔻仁等。对老人阴血虚亏之大便秘结，见肾虚者，每重用肉苁蓉 30～60 克，酌加胡桃、当归、火麻仁、晚蚕沙、皂角子等，温润为主，润肠导滞为辅取效。（《施今墨临床经验集》）

3. 路志正治湿秘经验　湿秘是因湿邪导致的便秘，病机是湿阻气滞，推动无力。湿秘是脾胃气虚，湿气内存，升降失司，大肠运化推动无力，肠道气机不畅，导致大便排出不畅或排便困难。祛湿降气为湿秘的主要治疗方法，凡苦寒攻下、滋阴润下，寒凉之法，皆属禁忌。路志正认为湿秘的治疗，可运用“持中央，运四旁”的思想。湿秘出自肠道，根在脾胃，应以运、降、通三法联合应用为主，调脾为先，使运中有降，降中有通。不可图一时之快而妄用攻下。治疗首先应降胃气，以祛湿导浊为通，常用和胃导浊降气药有姜半夏、旋覆花、槟榔、厚朴花、广木香、生白术、炒枳实、苏梗、荷梗。同时考虑到湿气黏于肠道，湿气不除，便秘难解，故降气同时应结合健脾除湿之药，如生黄芪、五爪龙、生山药、肉豆蔻、干姜、乌药等。大肠的传导还有赖于肺气的肃降，故常加宣肺、肃肺、清肺的药物，肺脾同治。药用杏仁、瓜蒌、紫菀、百部、炒莱菔子等。肝能调达脾胃的升降，肝气不调，则脾胃升降失和，故治疗湿秘调肝也很重要，常酌加九香虫、八月札、沉香、丁香、娑罗子、槟榔、青皮、大腹皮等疏肝调气。脾虚湿秘与肾脏也不无关系，故治疗湿秘，本着阴结者温之，气滞者疏导之的原则，可酌加何首乌、白芍、肉苁蓉、补骨脂、益智仁等。总之，治疗湿秘需以运、降、通为原则，结合五脏调理治疗，可收到理想的效果。

4. 苏建华经验　用固肾缩尿法治疗老年性便秘，方药为桑螵蛸 20 克，龙骨 24 克，芡实 15 克，远志 12 克，石菖蒲、党参、龟甲、当归各 10 克，日 1 剂，分 2 次服。认为老年习惯性便秘由肾虚所致，用桑螵蛸散加减，既可涩精止遗，又可补肾通便。（中医杂志，

1990，1：27）

（五）易简效验方

1. 番泻叶3～6克，每日1剂，开水冲服。适于实证。

2. 决明子10～15克（炒）、蜂蜜20～30克，每日1剂。先将决明子打碎，水煎10分钟左右，冲入蜂蜜中搅拌服。适于习惯性便秘。

3. 黑芝麻、胡桃肉、桃仁等量捣碎食用，每服20克。治肾虚便秘。

4. 肉苁蓉60克，沉香末30克，共研细末，用火麻仁绞汁调入为丸如梧子大。每服10克，治老年习惯性便秘。

5. 麻仁润肠丸，每次10克。适于肠胃积热者。

6. 新清宁片，每次4～6片。适于实证、热证。

7. 生白术每剂60克，每日1剂，水煎服。治疗各种便秘，均有良好通便作用。能使干燥坚硬之大便变润变软，容易排出，并不引起腹泻。可根据辨证，或配合生地凉润，或加用干姜、附子辛通，以助其通便作用。（魏龙骧经验方）

（六）预防护理

必须重视患者定时排便习惯的建立，合理选择瓜果蔬菜与多渣食物，少用辛辣干涩食品及烟酒，适当进行体育锻炼，保持良好的生活习惯，是解决习惯性便秘的重要方面。

（七）评述

在慢性便秘中，以低紧张性便秘（即习惯性便秘）为常见。据证采用清热、理气、养血、健脾诸法，一般都有明显效果。慢性便秘可引起各种肛肠病，如痔疮、脱肛等，且可影响原有的心脑血管疾病，造成严重后果。因此，要求临床对患有心脑血管疾病的患者，必须保证排便正常，以防不测。

便秘，包括大便干结、排便次数少、排便困难和排便不尽四种表现。这些症状可以单独出现，也可同时出现，又可以相互影响。排便次数少，可引起大便干，但也有每天排便而又见大便干结者。大便干结者因为粪便较硬，可导致排便困难，但也有大便不干而排便困难者。排便不尽的机理更加复杂。其一，因排便困难，粪便不能完全排出而引起排便不尽，属于便秘；其二，排便后直肠腔没大便，但仍觉得有粪便为排出，由于痔疮、息肉、肿瘤等刺激引起，也可因肛窦炎、直肠炎等，则均不属于便秘；其三，肛门、直肠感觉异常，也可能是直肠顺应性的改变；其四，由心理或精神异常引起，故需加以分析。

七、大便出血

凡大便下血，或血便夹杂而下，或在大便前后下血，或单纯下血，均称为便血。《素问·阴阳别论》称为结阴。《金匮要略》称为下血，并分近血、远血两类。《济生方》将便血与肠风、脏毒分列。《丹溪心法》提出，大便下血的病位“独在胃与大肠”。与近代理论相符。

（一）辨证要点

1. 辨便血的颜色、性状　便血颜色暗红，或黑便量多，病在胃与小肠；便血颜色鲜红，大便带血，病在大肠、直肠。前者为远血，后者为近血。此外，尚需依据全身情况和其他兼症，分别寒热证候，一般而言热证多实，寒证多虚，但亦有虚实、寒热夹杂的情况。

2. 便血与痢疾　痢疾之便血，脓血相杂，且有腹痛、里急后重，肛门灼热，借此可与一般所谓的便血相鉴别。痔疮为常见肛肠病，大便下血鲜红，伴肛门异物感或肛门疼痛，局部检查可发现外痔或内痔，临床分辨也不困难。

（二）证治方药

1. 胃热蕴盛

【临床表现】便血色紫暗或紫黑，可伴吐血，口渴喜冷饮，胃脘胀痛并有灼热感，烦躁口苦，头晕目眩，大便不畅。舌红，苔黄燥，脉弦数、滑数。

【病因病机】胃热内盛，气血逆乱，迫血下行，渗于肠道，下为便血。

【治法】清胃泻火，化瘀止血。

【方剂】泻心汤（《金匮要略》）合十灰散（《十药神书》）加减。

药物：生大黄10克，黄连6克，黄芩10克，大蓟10～15克，小蓟10～15克，侧柏叶15克，牡丹皮10克，炒山栀10克。

方义：生大黄清热泻火，化瘀止血；合黄连、黄芩清心胃之热，作用更佳。大蓟、小蓟、侧柏叶、牡丹皮、山栀凉血止血，合而可治胃肠出血属实热证者，以远血为宜。

加减：兼见吐血者，加白及、生地榆，收敛止血。便血量多色如柏油，加三七粉或云南白药（吞服），以加强化瘀止血功效。口渴喜饮者，加石斛、麦冬，养阴生津。出血量多，气阴两亏，加党参（或西洋参）、麦冬、五味子，益气养阴。

【变通法】亦可用单味大黄治疗，方见后“医家经验”。

2. 大肠湿热

【临床表现】大便下血，血色不鲜，或色紫暗如赤豆汁，大便不爽或夹黏液脓血，肛门灼热，腹痛，泻后痛减，脘痞纳呆。舌红苔黄腻，脉数。

【病因病机】湿热蕴结大肠，久蕴化瘀，肠络受损，血随便下。

【治法】清化湿热，凉血止血。

【方剂】赤小豆当归散（《金匮要略》）合地榆散（《仁斋直指方论》）加减。

药物：地榆炭15～30克，茜草炭15克，黄芩10克，黄连6克，炒山栀10克，赤小豆15～30克，当归15克。

方义：地榆、茜草凉血止血，山栀、黄连、黄芩清热燥湿，赤小豆祛湿解毒，当归养血和营。

加减：便血量多者，加槐实增强止血之功；大便有黏液脓血者，加薏苡仁、败酱草、蒲公英，清热解毒、排脓利湿；胸闷脘痞腹胀纳呆，苔腻者，加苍术炭燥湿运脾。此外，尚可加入炒黑荆芥、炒黑防风，清肠泄热，祛风升阳。

【变通法】便血日久不愈，湿热未尽而阴血已亏，可用驻车丸（《备急千金要方》）合黑地黄丸（《医方集解》录方），药以熟地、当归、阿胶、地榆、苍术、黄连、炮姜炭，收寒热并调、化湿坚阴、养血止血之功。

3. 热毒内结

【临床表现】大便下血，色鲜红或暗红，成糊状便，或血水样便，腹痛剧烈而拒按，可伴发热口渴。舌红，苔黄，脉洪数、滑数。

【病因病机】热毒火邪，内结大肠，灼伤血络而致。

【治法】清热解毒，凉血止血。

【方剂】白头翁汤（《伤寒论》）合芩芍汤（《伤寒论》）加减。

药物：白头翁20～30克，黄连10克，黄芩15～30克，黄柏10克，白芍15～30克，秦皮10～15克，贯众炭10克，金银花炭15克，甘草10克。

方义：白头翁、秦皮清肠泄热，黄连、黄芩、黄连清热燥湿，白芍、甘草缓急止痛，贯众、金银花炒炭凉血解毒止血。

加减：发热、便血者加紫花地丁、蒲公英，清热解毒。大便不畅者加制大黄、炒槟榔，通腑泄浊。腹满胀痛，加枳壳、厚朴、木香，理气止痛。纯下秽浊紫暗水样便者，加薏苡仁、败酱草、赤芍、牡丹皮，清热解毒、凉血止血。

【变通法】症情较轻者，可用槐角丸（《丹溪心法》）合地榆散，药如生地榆、茜草、黄连、黄芩、山栀、槐角、当归、生地、枳壳、防风炭、荆芥炭，以凉血止血、清热祛风为主。

4. 气滞血瘀

【临床表现】大便色黑或血色紫暗，脘腹胀痛拒按，面色暗滞，胁下癥积。舌紫暗有瘀点（斑），脉弦、涩。

【病因病机】气血瘀阻，脉络不通，血不循经，溢于脉外，下溢于肠。

【治法】行气活血，化瘀止血。

【方剂】膈下逐瘀汤（《医林改错》）加减。

药物：当归10克，川芎6克，赤芍10克，桃仁10克，红花6克，五灵脂10克，香附10克，乌药10克，延胡索10克，枳壳3克，三七粉10克（冲）。

方义：当归、川芎、赤芍、桃仁、红花活血化瘀，五灵脂、延胡索化瘀定痛，香附、枳壳、乌药理气，三七化瘀止血。

加减：胁下癥积，加丹参、鳖甲、三棱、莪术，化癥消积；气虚明显者，加黄芪、党参，益气生血。

【变通法】出血量多者，可用犀角地黄汤（《备急千金要方》）凉血止血。

5. 气虚不摄

【临床表现】便血，血色紫暗，脘腹隐痛不适，喜按喜温，面色无华，神疲乏力，头晕目眩，纳食不香。舌质淡，脉虚缓。

【病因病机】脾不统血，中气不足，气不摄血，血随便下。

【治法】益气健脾统血。

【方剂】归脾汤（《济生方》）加减。

药物：炙黄芪 15～30 克，党参 15 克，炒白术 10 克，茯苓 10 克，当归 10 克，酸枣仁 10 克，龙眼肉 10 克，木香 3 克，炙远志 6 克，炙甘草 6 克。

方义：党参、黄芪、白术、茯苓、甘草益气健脾，当归、酸枣仁、龙眼肉、远志养血安神，木香理气。

加减：便血加仙鹤草、阿胶、艾叶炭、炮姜炭，温摄止血。

【变通法】气虚下陷者，可用补中益气汤（《脾胃论》）加炒黑荆芥、防风炭、槐花炭、地榆炭等，益气摄血。

6. 脾胃虚寒

【临床表现】大便下血，血色紫暗或黑便，脘腹隐痛，喜按喜温，形寒肢冷，饮食减退。舌淡苔薄，脉虚细、沉迟。

【病因病机】脾胃虚寒，中阳不振，阴血失守，血渗于下。

【治法】温中散寒，健脾统血。

【方剂】黄土汤（《金匮要略》）加减。

药物：伏龙肝 100 克（煎汤代水），淡附子 6～10 克，炒白术 10～15 克，熟地 10～15 克，阿胶 10 克（烊冲），黄芩 5 克，炮姜炭 3～6 克，甘草 6 克。

方义：伏龙肝温中涩血，附子、白术温阳健脾，地黄、阿胶养血止血，炮姜炭温脾统血，甘草调中。黄芩苦寒坚阴，为脾虚寒、胃有热（寒重热轻）而设，乃反佐之品，其用量不可大。上消化道出血黑便者，脾胃虚寒仅轻证可用归脾汤（重用参芪），一般初起即可用本方。

加减：如便溏，白术用 30 克；气虚则加党参，为血脱益气之法。下血日久，滑脱不禁者加赤石脂、禹余粮，固涩止血。脾虚及肾者加鹿角霜、补骨脂、五味子，补肾助阳。如平时脾虚湿重，口黏苔白腻，黄土汤可合平胃散用。因过食油腻而致者，加用保和丸、焦山楂、神曲消导，或加用生大黄或大黄炭止血导滞。

【变通法】可用理中汤（《伤寒论》）加伏龙肝、花蕊石等，温中统血。

（三）医案

罗谦甫治真定总管史侯男，年四十余，体本瘦弱，于至元辛巳因秋收租，佃人致酒味酸，不欲饮，勉饮数杯，少时腹痛，次传泄泻无度，日十余行。越旬便后见血红紫，肠鸣腹痛。医以为热而涌芍药柏皮丸治之，不愈。不欲食，食则呕酸，形体愈瘦，面色青黄不泽，心下痞，恶冷物，口干，时有烦躁，不得安卧。罗诊之，脉弦细而微迟，手足稍冷。《内经》曰：邪在五脏则阴脉不和而血留之，结阴之病，阴气内结不得外行，无所禀渗肠间，故便血也。以苍术、升麻、熟附子各一钱，地榆七分，陈皮、厚朴、白术、干姜、茯苓、葛根各五分，甘草、益智仁、人参、当归、神曲、炒白芍各三分，十六味作一服，加姜枣煎，温服食前，名苍术地榆汤。温中散寒，除湿和胃，数服病减大半。

按：本案主以苍术地榆汤，是治肠风便血主方。方用平胃散燥脾湿，四逆加人参汤、理中汤健中阳，兼以葛根、升麻升阳祛风，当归、白芍养血缓肝，地榆一味是便血主药而治标者。妙在制方，升温通补，分量轻重合宜，正体现了补土派的方药风格。

李士材治黄贞父，患肠风，久用四物汤、芩、连、槐花之属，屡发不止。面色颇黄。诊其麦惟脾部浮而缓，此土虚而风湿交乘也。遂用苍术三钱，茯苓、人参、黄芪、升麻、柴胡、防风各一钱，四剂而血止。改用十全大补汤。（均引自《古今医案按》卷四《下血》）

按：本案用补中益气汤加减，方中白术改成苍术燥湿，去当归以免滑肠动血，加防风与升、柴，是东垣常用祛除肠风之药，兼有升阳祛湿作用。

湿热伤营，腹鼓便血，久而不愈，左脉细涩右芤村大尺小。加以浮肿，气分亦虚，不但不能摄血，而且不能清化湿热。防喘。黄土汤加大腹皮、桑皮、五加皮、党参、槐花。原注：原方之妙，附子扶脾之母，黄芩清肝之热，熟地滋肾之阴，白术培脾之本，阿胶凉血之热，各藏照顾，非仲景不能作也。诒按：增入之药亦能与病机恰当。

脾虚不能化湿，焉能统血？血杂于水湿之中，下注不止。茅术　地榆皮　槐花炭　郁金。再诊：无毒治病，不必愈半而不取也。仍服原方可也。原注：此茅术地榆汤。其人便血夹水而下，已及半载，人不困惫而面黄，大约湿热有余之体。此病两贴愈半、四贴全愈。诒按：审证的确，用药精当，有以匙酌钥之妙。

肠澼便血，时重时轻，或痛或否，脉形细小，饮食少。此虚也，恐增肿、喘。归脾汤加齐菜花、荷叶、粳米。此补脾摄血之正法也，稍加和胃之品如广皮、砂仁辈，更为周密。（均引自《柳选继志堂医案·大便》）

脾虚不能摄血，便后见红；脾虚不能化湿，腹鼓足肿。病根日久，肾阴亦伤，肾司二便，故小便不利，是皆脾肾二经之病也。法以温摄双调。熟地、炮姜、茯苓、泽泻、陈皮、车前子、川朴、茅术、五味子、牡丹皮、山药、阿胶。诒按：凡脾肾两伤者，当斟酌于润燥之间，用药极难。古方惟黑地黄丸最佳，方亦从此化出。

再诊：熟地、茅术炭、白头翁、黄柏盐水炒、阿胶、五味子、秦皮。

三诊：山药、川连、泽泻、车前子、茯苓、川朴、陈皮盐水炒、伏龙肝煎汤代水。炒黑肾气丸合炒黑地黄丸，加阿胶、虎骨、鹿角霜、益智仁。

诒按：第一方用黑地黄丸加阿胶治脾肾两虚，兼以摄其阴血。第二方用白头翁汤清厥阴之热以止血。第三方暗用平胃散以化湿治其腹鸣外，合泽泻、车前子、山药，乃用六味地黄丸意补其肾以利膀胱而通水道也。又再加伏龙肝乃暗合黄土汤意，治少阴便血，层层回顾如此。（《柳选环溪草堂医案·便血》）

（四）医家经验

1. 程门雪治疗便血经验　便血有远血、近血、肠风、脏毒等不同。除可据大便前后、血色鲜暗而分论之外，主要还要根据舌苔。便血而舌苔腻者，以湿为主，主以苍术地榆汤，为张洁古治“脾湿下血”效方，药仅两味，以苍术燥湿，地榆凉血。舌苔不腻而舌红，以血热为主，用生地、黄芩、阿胶等，此为黄土汤之一半，凉血清热。若脾阳虚，舌质淡胖，舌苔或有口腻，可用灶心土、白术、附子、炮姜炭等，不用黄芩、生地，宜用熟地。在诸方中可加入金银花炭、侧柏炭、白芍、薏苡仁，有时用炮姜炭 1.5 克温摄。若不效时，加防风、荆芥炒黑佐之，取风似胜湿、黑以入血之义。若脾气下陷，便血、脱肛等，可用补中益气汤、归脾汤健脾益气养血。如用柿饼霜、黑木耳小量作药引更佳。至若叶天士治便血，常宗罗谦甫平胃地榆汤，以苍术、地榆为主，热加黄连、槐米，寒合附子理中汤，殊可效法。

2. 焦东海治溃疡病合并出血经验　单味生大黄粉，每次 3 克，每日 3 次，送服。适应于以下情况：

（1）溃疡病与胃炎合并出血，特别是以黑便为主，出血量在 500 毫升以内者。

（2）对中风伴胃、十二指肠溃疡合并出血，而不宜使用凝血药者，特别对伴舌苔黄腻、便秘及有吸收热的患者更宜。

（3）用其他止血药无效，而不宜手术治疗者。

实践证明，采用中、西药物止血，若加用大黄后，均可使止血时间缩短。（《中国中医秘方大全》）

（五）预防护理

忌辛辣刺激，多吃新鲜菜蔬瓜果，养成定时排便的习惯，以免造成痔疮。

（六）评述

1. 分近血、远血之不同　近血病在大肠、直肠，血色鲜红；远血病在胃与小肠，血色暗、黑。一般以血鲜红者为热，血暗黑为寒为瘀，但亦必须结合病位远近及全身兼证而分析。所谓“有火者多因血热，无火者多因虚滑。故治血者，但当知虚实之要”。（《景岳全书》卷三十《便血论治》）在治疗上，必据证分治，不可纯用寒凉，以免凉遏留瘀。所谓“凡下血之人，用凉药而不愈者，必须加辛味；用辛味而不愈，可用温剂兼升提，药须酒浸炒始效。凡久而虚者，当作温散，如四物加升麻、炮姜之属是也”。（《景岳全书》卷三十《便血述古》引徐东皋）大便下血，多以胃药收功，不可徒用苦寒。故四君、六君、平胃、二陈、理中、补中、归脾诸健脾和胃方，在便血用凉血止血无效时，常有良效。

2. 西医辨病　便血可见于胃肠道溃疡、息肉、肿瘤，出血性坏死性肠炎及痔疮等肛门病，以消化道出血为主。亦可因全身性疾病，如血液病、急性传染病等引起。上述方药对溃疡病、胃炎出血，出血性肠炎、直肠出血等有一定疗效。

3. 急性坏死性肠炎的中医治疗　本病以腹痛、便血、发热、呕吐、腹痛为主要表现，多见于儿童，属便血范畴。实证因热毒瘀结者，用导毒化瘀汤（黄连、黄芩、大黄、地榆、槐花、白头翁、牡丹皮、枳实、甘草），清热解毒、除湿导滞，凉血化瘀。腹胀加厚朴、木香，便血严重加云南白药、血余炭，高热、烦躁、谵妄、舌绛加至宝丹、安宫牛黄丸，气阴两虚加人参、生地、麦冬。因风邪传入阳明，协热下血者，清热止血为主，方用清脏止血汤，黄连、黄芩、槐米、地榆、侧柏叶、当归、川芎、荆芥、枳壳，清热凉血为

主。虚证治宜温阳健脾、养血止血，方用黄土汤加槐米、地榆、炮姜、茯苓、枳壳等（《实用中医内科学》）

第二节 肛 门

肛门为后阴，又名魄门，是消化道末端，通行体外的出口，有控制排便的功能。常见症状和疾患包括肛周痈肿、痔、肛门瘙痒等。至于直肠脱垂又称脱肛，是直肠一部脱出肛门，列于本门内进行介绍。一般而言，肛门病症需内外并治，有的还要进行手术治疗，以专科诊治为主。

一、肛门生痔

痔是直肠末端黏膜下和肛管皮下静脉丛曲张而形成的静脉团。好发于20岁以上的成年人，儿童很少发生。肛门生痔，多因嗜食辛辣肥腻，燥热内生而下迫大肠；经常便秘努责，久坐久蹲，行走负重，妇女生育过多，致血行不畅，络脉瘀阻。内治法主要针对便血、肛门疼痛和痔核脱出，药物外治还有清热消肿作用。目前提倡用各种药物注射、枯痔、结扎等，进行根除。

（一）辨证要点

1. 内痔分期 Ⅰ期痔核小不脱出，以便血为主。Ⅱ期痔核较大，大便时可脱出，便后可回纳，便血或多或少。Ⅲ期痔核更大，大便时脱出肛外，甚而行走、咳手嗽等也可脱出，不能自行回纳，便血不多或不出血。

2. 根据不同发生部位 有内痔、外痔和混合痔（内外痔）三种。内痔生于肛门齿线以上，其特点是便血、痔核脱出，肛门不适感。外痔生于肛门齿线以下，其特点是肛门坠胀、疼痛，有异物感。混合痔具有内痔、外痔双重症状，指同一方位的内外痔静脉丛曲张，相互沟通吻合，形成一整体者，好发于截石位3、7、11点处，以11点最为多见。

（二）证治方药

1. 气滞血瘀

【临床表现】肛门坠胀疼痛，内痔痔核脱垂，嵌顿不能复位，肛管紧缩，严重时肛缘水肿，皮下血栓、触痛明显，影响排便。外痔肛缘肿物突起，排便时可增大，而有异物感，局部可触及皮下有硬性结节，便干。舌暗红，苔黄，脉弦、涩。

【病因病机】气滞血瘀，血络痹阻而肛门生痔，肛门坠胀疼痛。

【治法】祛瘀活血。

【方剂】止痛如神汤（《医宗金鉴》）加减。

药物：桃仁15克，红花10克，赤芍15克，当归15克，制大黄10克，皂角10克，槟榔10克，火麻仁10克（打），苍术10克，黄柏10克，秦艽10克。

方义：桃仁、红花、赤芍、当归活血祛瘀，大黄、火麻仁、槟榔、皂角润肠通便、理气止痛，秦艽祛风胜湿，苍术、黄柏清热燥湿。

加减：大便秘结可用生大黄、全瓜蒌通便。

【变通法】应配以外治法。

2. 血热肠燥

【临床表现】内痔便血，大便带血、滴血或喷射样出血，色鲜红，便秘或有肛门瘙痒，心烦口苦。舌红苔黄，脉数。

【病因病机】内蕴血热，又嗜肥甘，燥火内结，热迫血溢，形成便血。

【治法】凉血清热，润肠通便。

【方剂】凉血地黄汤（《医宗金鉴》）加减。

药物：生地10～15克，当归10克，赤芍10～15克，地榆10～15克，槐花10克，炒黑荆芥10克，黄芩10克，黄连10克，炒黑升麻6克。

方义：生地、赤芍、当归凉血，黄芩、黄连清热，地榆、槐花凉血止血，炒黑荆芥、炒黑升麻入血分止血，且有升提祛风作用。

加减：便秘可加生大黄清热泻火通便。

【变通法】可用槐花散（《本事方》）合脏连丸（《证治准绳》）加减，药用槐花、地榆、侧柏叶、荆芥穗、黄连、大黄、生地等，凉血止血。

3. 脾虚气陷

【临床表现】肛门坠胀，似有便意。内痔脱出需手法复位，外痔肛缘肿物隆起，行走时加重。面色无华，神疲乏力，纳少腹胀。舌淡，脉虚。

【病因病机】脾虚无以生化气血，气虚无以升提摄纳，致使痔核脱垂。

【治法】补中益气，升阳举陷。

【方剂】补中益气汤（《脾胃论》）加减。

药物：生黄芪15克，党参10～15克，白术10克，当归10克，升麻6克，柴胡6克，枳壳15克，甘草6克。

方义：黄芪、白术、党参、甘草益气补中，升麻、柴胡、枳壳升阳举陷，当归养血。

加减：便血加侧柏叶、地榆、槐花，血虚加白芍、墨旱莲、女贞子。

【变通法】可用举元煎（《景岳全书》）加防风、枳壳，补中益气升阳。

（三）易简效验方

1. 痔灵丸：刺猬皮、赤芍、白芷、当归、防风、牡丹皮、丹参、五倍子各2份，生地、黑槐花、黑地榆各3份，大黄1份。当归、芍药、牡丹皮、生地4味水煎浓缩后，拌和余药细末，加蜜适量制成丸剂，每次10克，日3次，饭后服，15天为1个疗程。用于初中期内痔出血。

2. 石梅膏：制石灰粉6克（将鲜石灰块水飞发透，过160目筛，取筛后石灰120克、净盐30克混合，加开水500毫升搅匀，静置后取上层清液，于温箱内烘干研细备用），乌梅肉炭3克，青黛1克，朱砂1克，浓茶籽壳液（干茶籽壳25公斤，烧灰至尽，加开水

5000毫升浸泡12小时，过滤，浓缩至500毫升即成）20毫升。混匀备用。

用前嘱患者排便坐浴，取细葱头4个捣烂，调反肛散（刺猬皮9克，蜈蚣3条，生草乌9克，炮穿山甲9克，枯矾9克，研末和匀）6克待用。患者取蹲位，将反肛散药放入肛门齿线上0.5厘米处，10分钟左右嘱患者排便样努挣，使痔核脱出，在痔核周围涂凡士林保护正常组织。然后敷上石梅膏，过20~30分钟，视痔核根部变黑，将石梅膏洗掉，让其暴露于肛外。用大叶桉树叶或九里明藤煎水加适量盐坐浴。每天3~5次，连续5~7天。

去黑痣息肉，蚀恶肉，消炎解毒。主治各种类型痔核，尤宜于嵌顿炎症坏死期。

3. 消痔汤：乌梅10克，五倍子10克，苦参15克，射干10克，炮穿山甲10克，煅牡蛎30克，火麻仁10克，每日1剂，水煎服。便血甚者加地榆炭、侧柏叶；炎症甚者加黄柏、黄连；大便秘结者加番泻叶；疼痛甚者加乳香、延胡索；肛门坠胀者加木香、枳壳；脾虚下陷者加黄芪、葛根、升麻。主治内痔出血、肿痛、脱垂。

4. 荆防马前洗剂：荆芥9克，防风9克，使君子9克，马前子6克，土茯苓9克，皮硝120克。用法：将上药置于砂锅内加水煮沸，然后将药汁倒入盆中，先熏局部，待温外洗患处，每晚1次。清热解毒，消肿止痛。主治外痔肿痛。

5. 荆防熏洗方：荆芥30克，防风30克，金银花30克，连翘30克，虾蟆草30克，苦参30克，透骨草45克，苏木45克，生川乌12克，生草乌12克，威灵仙12克，槐角12克，当归12克，生甘草12克，上药加水，煎至2000毫升，每日熏洗患处2~3次，每次半小时至1小时。活血消肿，清热止痛。主治血栓性外痔。

6. 补中益气汤合乙字汤：生黄芪50克，当归、党参、白术、柴胡各15克，黄芩30克，升麻、陈皮、生甘草、大黄各10克。出血者，加卷柏；下坠者，加薤白。水煎服，7~10剂可治愈。治内痔、外痔、混合痔，尤其对出血者疗效更好。（王幸福经验方）

7. 卷柏30g，瘦猪肉50g，同煎，服汤食肉。治内痔出血皆验，无论寒热之证，虚实之体皆可服用。气虚配黄芪，便结配草决明，脾虚配大枣，肾虚配枸杞。出血太多合当归补血汤，血脱者与独参汤相配，大便不爽者与地榆、金银花同煎。

8. 瓦松20克，鱼腥草20克，五倍子15克，乌梅肉15克，皮硝60克。将此药放入锅内加清水1500毫升浓煎成500毫升，连渣带汁放入痰盂罐内约2/3，候热坐熏之，至不热为止，然后用干毛巾揩干睡觉即可。每日1次，最好在临睡前用。只能坐熏，不能直接洗患部，否则失效。痔疮，不论内痔、外痔、混合痔，都可用本方外治。

（四）外治法

1. 内痔

（1）熏洗：用祛毒汤（《医宗金鉴》），瓦松、马齿苋、甘草各15克，五倍子、川椒、防风、苍术、枳壳、侧柏叶、葱白各10克，朴硝1克。加水煮沸，去药渣，将药汁倾入盆内熏洗肛门，先熏后洗。用于痔及肛裂。

（2）外敷：四黄膏、九华膏，洗净患部，任选其一药膏外敷之。消肿清热，止痛止血。

（3）栓塞：内痔及其出血，复方痔疮栓塞入肛门。

（4）枯痔：采用无砒药钉，如七仙茶、二黄枯痔钉。适用于各期内痔。

（5）套扎：适用于Ⅰ、Ⅱ期内痔体积较小者。年老体弱及合并有全身慢性疾病，如贫血、肺结核、心脏病、高血压病等，可酌情采用。如痔发生炎症、水肿，可缓行施治。一般无禁忌。

（6）结扎：适用于中、晚期内痔。

（7）注射：适用于各期内痔及内痔出血。

2. 外痔

（1）熏洗：同“内痔”。

（2）外敷：同“内痔”。

（3）手术：静脉曲张性外痔需作静脉丛剥离术，血栓性外痔行剥离术。

3. 混合痔

（1）外治：同静脉曲张性外痔，用熏洗、外敷。

（2）手术：外痔剥离，内痔结扎术。

（五）预防护理

养成定时排便的习惯，防止便秘，蹲厕时间不能过长，以免肛门瘀血。忌辛辣刺激，多吃新鲜菜蔬瓜果。避免久坐久立，注意保持肛门部清洁。

（六）评述

治疗内痔目前提倡用药液注射（如消痔液）及内痔结扎法根除。一般结缔组织性外痔有感染者可用外治法，静脉血栓性、血栓性外痔需做剥离术。

内治法仅适于Ⅰ、Ⅱ期内痔，或内痔嵌顿有继发感染，或不宜手术治疗者，以及静脉曲张性外痔有感染者。

二、肛门红肿热痛

肛门红肿热痛，形成脓肿，溃后流脓为主症者，是为肛痈，又称脏毒等。发于肛门左侧为上马痈，右侧为下马痈，前方为骑马痈，后方为坐马痈。《奇效良方》云：“若夫肠头（肛门）成块者，湿也；作痛者，风也；脓血溃出者，热盛肉腐也；溃出黄水者，湿热风燥也。”可见肛痈由湿热火毒之邪蕴结肛门周围而发生。一般而言，肛痈发病迅速，易肿，易脓，易溃，溃后难以自行收敛，多形成肛瘘。在治疗时，应把握临床分期，分别予以消肿、透脓、托毒，内治外治并举，必要时手术切开引流。但亦有因肺痨结核流注肛门而成痈肿者，则起病缓慢，成脓时间长（10～30 日），溃后难敛，由阴血虚热所致，宜扶正祛邪。

（一）辨证要点

临床可分为三期，初期痈已成而脓未成，中期脓成未溃，后期溃破流脓。

（二）证治方药

1. 热毒蕴结

【临床表现】肛门周围突然肿痛，持续剧烈，行动受限。肛周局部红肿，触痛明显，质硬，表面灼热。伴恶寒发热，排便困难，小便黄。舌红苔黄，脉数。

【病因病机】热毒蕴结于肛门，气血不通则局部红热疼痛成痈，营卫失调则全身恶寒发热。

【治法】清热解毒消肿。

【方剂】仙方活命饮（《外科发挥》）加减。

药物：金银花30克，连翘15克，赤芍15克，当归10克，白芷10克，天花粉10克，贝母10克，防风10克，皂角刺10克，甘草10克，陈皮10克。

方义：金银花、连翘清热解毒，赤芍、当归和血调营，防风、白芷疏风消肿，天花粉、贝母散结，皂角刺消肿溃坚，陈皮、甘草和中。

加减：若脓将成者加炮甲片透脓溃坚。高热持续不退，去防风、白芷，加蒲公英、大青叶、地丁清热解毒。大便秘结者，加生大黄通下泻火。疼痛明显者加乳香、没药化瘀止痛。

【变通法】热毒甚者可用黄连解毒汤（《外台秘要》）合五味消毒饮（《医宗金鉴》）加减。

2. 火毒炽盛

【临床表现】肛周肿痛剧烈，持续数日，痛如鸡啄，坐卧不宁。肛周红肿，肿块表面皮肤灼热，中心部位应指有波动感，表面色暗。伴恶寒高热，大便秘结，小便困难。舌红苔黄，脉数。

【病因病机】火毒炽盛，热盛内腐，酿结成脓。

【治法】清热解毒透脓。

【方剂】程氏透脓散（《医学心悟》）加减。

药物：当归15克，川芎10克，赤芍15克，炮甲片10克，皂角刺10克，金银花30克，连翘15克，白芷10克，牛蒡子10克，生黄芪15克。

方义：生黄芪、当归、赤芍益气和血，通络托毒。皂角刺、炮甲片溃脓软坚，白芷、牛蒡子散结消肿，金银花、连翘清热解毒。

加减：痛甚加乳香、没药活血，高热加蒲公英、地丁、大青叶清热。

【变通法】若气血不足者可用托里消毒散（《外科正宗》）加减。即八珍汤去熟地，加金银花、白芷、皂角刺、桔梗、黄芪，益气养血，透脓排毒。

3. 阴虚毒恋

【临床表现】起病缓慢，病程迁延，肛周肿物红肿不甚，疼痛轻微，皮色暗，成脓时间长，溃后脓汁稀薄，疮口难敛。伴午后低热，心烦口干，盗汗。舌红，脉细数。

【病因病机】阴血虚亏，内热不解，毒邪结聚肛门而成。气虚而无以托毒外泄，疮口难敛，脓出稀薄。

【治法】清热解毒，益气养阴。

【方剂】清骨散（《证治准绳》）加减。

药物：银柴胡10克，炙鳖甲15克（先煎），青蒿10克，地骨皮15克，黄连10克，知母15克，生地10克，麦冬15克，玄参15克，金银花30克，连翘10克，生黄芪15克，当归15克。

方义：金银花、连翘、黄连、知母清热解毒，黄芪、当归益气养血，地骨皮、青蒿、银柴胡、鳖甲清虚热，玄参、麦冬、生地养阴清热。

加减：脾虚者加党参、山药、白术健脾益气，去生地、当归、玄参、鳖甲以免呆滞。

【变通法】若脓尚未成者，应服托里消毒散（《外科正宗》）加减。

（三）外治法

1. 初起　虚证用金黄膏、黄连膏外敷，位置深者可用金黄散调敷灌肠。虚证用冲和膏或阳和解凝膏外敷。

2. 成脓　早期切开引流，并根据部位深浅和病情缓急，选择手术方法（如浅部脓肿用一次切开法，高位脓肿用一次切开挂线，体质虚弱或可分次手术）。

3. 溃后　用九一丹纱条引流，脓引改用生肌散纱条。日久成漏，按肛漏处理。

（四）预防护理

保持排便通畅、肛门清洁，及时治疗慢性肠道炎症、便秘、腹泻等。

（五）评述

一般而言，肛痈以实热证居多，以清热消肿排脓为主。但亦有虚热证者，则应养阴清热。在治疗时，应把握临床初、中、后三期，分别予以消肿、透脓、托毒，内治外治并举，必要时手术切开引流。肛痈的治疗应以手术为主，注意预防肛瘘发生。

三、肛门瘙痒

肛门瘙痒，又称谷道痒、肛门痒，即肛门周围皮肤瘙痒而经久不已者。凡肛门痔、瘘、疮毒或肠寄生虫病引起者，当去除原发病因，不属于此。

本症以肛门剧烈瘙痒为主，搔抓后可引起抓痕、血痂，皮肤肥厚，呈苔藓样变，无任何原发性皮损。肛门湿疹急性者可有红斑、丘疹、渗出、糜烂、脱屑、结痂等一二种症状，常见局部瘙痒，伴全身症状。慢性者局部皮肤增厚，呈苔藓样变，皮色灰暗、苍白。

本症一般以湿热下注、血热风盛、血虚风燥为主，可分别予以清利、凉血、养血、祛风，同时要重视外治方法和针灸治疗的应用，如此才能取得显著疗效。以下以肛门瘙痒为主，至于肛门湿疹将在“变通法”内介绍。

（一）辨证要点

初以湿热为主，局部潮湿瘙痒、分泌渗出。日久则入血分，局部瘙痒灼热、遇热更甚，皮肤潮红为血热风盛；皮肤干燥增厚、角化皲裂，为血虚风燥。

（二）证治方药

1. 湿热下注

【临床表现】肛门部潮湿瘙痒，常蔓延至会阴、阴囊等处，分泌渗出物多。心烦口苦，小便黄，大便秘。舌红苔黄，脉滑数。

【病因病机】湿热下注于后阴，湿甚则局部潮湿，热甚则瘙痒难忍。

【治法】清利湿热。

【方剂】龙胆泻肝汤（《医宗金鉴》）加减。

药物：龙胆草 6～10 克，山栀 10 克，黄芩 10 克，柴胡 10 克，车前子 10 克（包），泽泻 10 克，六一散 10 克（包），当归 10 克，生地 10 克。

方义：龙胆草、山栀、黄芩清热，车前子、泽泻、六一散利湿，当归、生地和血，柴胡疏肝。

加减：瘙痒难忍加防风、荆芥祛风止痒，渗出物多者加苍术、黄柏、薏苡仁利湿清热，便秘加决明子、火麻仁润肠通便。

【变通法】急性、亚急性肛门湿疹，急性者伴丘疹、水疱，局部潮红灼热，便秘尿黄，热重于湿，可用上方加减；亚急性者渗出多，纳呆便溏，倦怠乏力，苔腻，湿重于热，可用萆薢渗湿汤（《疡科心得集》）加减，用萆薢、薏苡仁、黄柏、茯苓、牡丹皮、赤芍、滑石、通草、防风，以利湿为主。

2. 血热风盛

【临床表现】肛门瘙痒灼热，遇热更甚，局部皮肤潮红，皮损边缘不清。心烦口苦，大便秘，小便黄。舌红苔薄黄，脉数。

【病因病机】血分有热，风邪外侵，蕴结于后阴，致成奇痒。

【治法】凉血清热祛风。

【方剂】凉血消风散（《朱仁康临床经验集》）加减。

药物：生地 10～15 克，牡丹皮 10 克，赤芍 10～15 克，当归 10 克，知母 10 克，蝉蜕 6 克，苦参 10 克，白蒺藜 10 克，荆芥 10 克，生石膏 15～30 克（先煎）。

方义：生地、牡丹皮、赤芍、当归凉血清热，知母、石膏清热泻火，蝉蜕、荆芥、白蒺藜祛风止痒，苦参清热利湿。

加减：大便秘结加生大黄通下泄热，小便黄加竹叶、通草清利，痒甚加防风、白鲜皮祛风除湿。

【变通法】四物汤（《太平惠民和剂局方》）合当归贝母苦参丸（《金匮要略》）加祛风止痒药。

3. 血虚风燥

【临床表现】久治不愈，病程长者，肛门奇痒，皮肤干燥增厚无弹性，角化皲裂，伴抓痕、血痂。舌淡红，脉虚数。

【病因病机】素体血虚，日久生热化风，肛门肌肤失养而致。

【治法】养血祛风，润燥止痒。

【方剂】当归饮子（《证治准绳》）加减。

药物：当归10克，赤芍、白芍各10克，川芎6克，生地、熟地各10克，首乌10克，防风10克，荆芥10克，白蒺藜10克，生黄芪15克，甘草6克。

方义：当归、生地、熟地、川芎、赤芍、白芍养血活血，首乌润燥通便，防风、荆芥、白蒺藜祛风止痒，黄芪益气，甘草调中。

加减：痒甚加白鲜皮、威灵仙、苦参祛风清热，皮肤粗糙增厚加牡丹皮、丹参凉血清热。

【变通法】慢性肛门湿疹，可用滋阴除湿汤（《外科正宗》），用四物汤加柴胡、黄芩、泽泻、知母、地骨皮等，亦养血、清热、凉血之剂。

（三）外治法

1. 熏洗法

（1）处方：苦参、蛇床子、地肤子、白鲜皮、川椒、黄柏各15克。

用法：加水200毫升，煎汤先熏后洗患处，每日2次。主治各类肛门瘙痒症状。

（2）处方：蛇床子15克，苦参20克，川椒10克，艾叶10克，明矾30克。

用法：加水2000毫升，煮沸后静置候温，坐浴熏洗局部，每日2次，适应于湿热型和血虚风燥型的肛门湿疹。

（3）花椒15克，枯矾15克，朴硝30克。

用法：加水2000毫升，煮沸后先熏后洗湿疹患处，每日2次，适用于肛门湿疹湿重于热者。

2. 敷药法

（1）处方：湿毒膏。

用法：涂敷患处，每日2次，外用纱布包扎固定。适用于湿重于热之肛门湿疹者。

（2）处方：五倍子散。

用法：每日3次，涂散于患处，能收湿止痒。适用于血热、血虚风燥之肛门湿疹者。

（3）处方：生地榆30克，马齿苋30克。

用法：煎汤100毫升。湿敷患处，每日2次，适应于肛门湿疹湿热证候。

（四）预防护理

保持排便通畅、肛门清洁。忌辛辣刺激食物。

（五）评述

肛门瘙痒，属局部性皮肤瘙痒，病在下部。肛门又居大肠末端，易受热毒秽浊。故初以湿热为主，日久则入血分，或血热风盛，或血虚风燥。止痒以祛风、清热、凉血、利湿为胜，再结合虚实辨证用药，一般均可取效。

四、脱肛

脱肛，今称直肠脱垂。是指肛管、直肠甚至部分乙状结肠移位下降，由肛门脱出。其特点为直肠黏膜及直肠反复脱出肛门外，伴肛门松弛。有因大便、因用力而脱出者，亦有自行脱出者，有脱出可自行回纳等轻重程度不同的临床表现。《类证治裁·脱肛论治》："脱肛，元气陷下症也。惟气虚不能禁固，故凡产后及久痢，用力多，老人病衰，幼儿气血不足多有之。"可见临床以中气下陷、脾气虚弱为主要证候类型。

（一）辨证要点

脱肛即直肠脱垂。临床可分为三度：

Ⅰ度：直肠黏膜下移，轻者脱到肛管，重者可脱出肛外3~4厘米，色红，可见放射性纵沟，触之柔软无弹性。若伴有肛管外翻，肛外可见到齿状线。便后可自然回复。

Ⅱ度：直肠全层脱出肛外5~10厘米，圆锥形，表面有淡红色，层层折叠环状黏膜皱折，触之较厚，有弹性，肛门松弛，便后有时需用手回复。

Ⅲ度：直肠及部分乙状结肠脱出肛外，长达10厘米以上，触之厚，肛门松弛无力。

（二）证治方药

1. 脾气下陷

【临床表现】直肠脱出于肛外，咳时或大便时脱出，亦可见于行走、站立、排尿时稍用力即脱出，需用手按揉方可回纳。肛头色淡，无红肿热痛。面色苍白或萎黄，口唇淡，疲倦乏力，气短声低，纳食不香，大便溏薄，形体偏瘦。舌质淡，脉虚细。

【病因病机】脾气虚弱，中气下陷，不能固摄，劳则直肠脱出于肛外。

【治法】益气升陷，举陷固肠。

【方剂】补中益气汤（《脾胃论》）加减。

药物：生黄芪15~30克，党参10~15克，炒白术10克，陈皮6克，当归10克，升麻5~10克，柴胡6~10克，甘草6~10克。

方义：黄芪、党参、白术益气健脾，陈皮理气和胃，当归和血润肠，升麻、柴胡助黄芪升阳举陷，甘草调中。

加减：大便溏薄者去当归，加扁豆、山药健脾止泻；肛头热肿，加黄连、槐花清热凉血；久泻、久痢滑脱不禁者，加诃子、五味子、补骨脂、乌梅收敛固涩。

【变通法】若中气下陷，脾虚肝郁，肠鸣腹痛，久泻脱肛者，可用升阳益胃汤（《脾胃论》），即黄芪、党参、白术、半夏、白芍、防风、羌活、独活、柴胡、陈皮、茯苓、泽泻、黄连、甘草，有益气升阳、扶脾抑肝作用。

2. 脾肾两虚

【临床表现】直肠滑脱不收，肛门常有下坠感，多见于年老、体弱、久病者，神疲乏力，动则气促，头晕目眩，腰膝酸软，小便频数，夜尿多，大便干结或滑脱不禁。舌质淡，脉细弱。

【病因病机】脾气不足，肾气失固，关门不守，脱肛不收。

【治法】益气健脾，补肾固涩。

【方剂】大补元煎（《景岳全书》）合补阴益气煎（《景岳全书》）。

药物：熟地15克，山药15克，山茱萸15克，当归10克，党参15克，白术10克，陈皮6克，甘草6克，升麻6～10克，柴胡6～10克，杜仲10克，枸杞子10克。

方义：熟地、山药、山茱萸、杜仲、枸杞子补肾益精，党参、白术益气健脾，当归和血，升麻、柴胡升阳举陷，陈皮、甘草和中。

加减：大便干结者，加肉苁蓉、火麻仁温润通便。滑脱不收者，加五味子、乌梅、金樱子固涩下元。

【变通法】若脾肾虚弱，久泻、久痢滑脱不禁者，可用胃关煎（《景岳全书》）加乌梅、五味子，先以固涩下元、补脾益肾。原方为熟地、山药、白术、干姜、吴茱萸、扁豆、甘草。

3. 湿热下注

【临床表现】肛肠突出于外，肛头红肿热痛，大便秘结，或大便有黏液、脓血，肛门下坠。口渴心烦，面赤唇红。舌红，苔黄，脉弦数。

【病因病机】湿热蕴结大肠，下逼直肠肛门。

【治法】清热利湿，凉血祛风。

【方剂】凉膈清肠散（《证治准绳》）加减。

药物：生地10～15克，赤芍10～15克，当归10克，川芎6克，升麻6克，防风10克，枳壳10克，荆芥炭10克，黄连6克，黄芩10克。

方义：生地、赤芍凉血清热，当归、川芎活血养血，升麻、防风、枳壳、荆芥炭祛风除湿、升阳举陷，黄连、黄芩清热除湿。

加减：大便秘结者，加生大黄、全瓜蒌，清热通便。小便黄者，加木通、滑石，清热除湿。肛门红肿热痛，大便有脓血者，加槐花、山栀、金银花，清热解毒凉血。

【变通法】血热便血脱肛者，可先用约营煎（《景岳全书》）加减，即生地、芍药、槐花、地榆、黄芩、乌梅、荆芥、甘草，凉血清热，再用上方。或抽薪饮（《景岳全书》）加味，药用山栀、黄芩、石斛、黄柏、枳壳、槐角、地榆、白芍、金银花等。

（三）易简效验方

1. 生黄芪30～60克，枳壳30克，升麻10克，每日1剂，水煎服。适于气虚者。

2. 炒王不留行籽30克，研细末，每日早晚各服10克。适于便秘脱肛。

（四）外治法

1. 熏洗法

（1）处方：苦参、石榴皮各30克，五倍子、明矾各10克。

用法：煎汤熏洗。适于脱肛不收。

（2）处方：黄柏、黄连、黄芩、山栀各10克。

用法：煎汤熏洗并坐浴，适于湿热者。

（3）处方：石榴皮、生大黄、乌梅各30克。

用法：共放入陶罐中加清水2斤，慢火熬浓汁备用。倒入洁净痰盂中，嘱患者坐上熏之，待药汁转温时，再倒入脚盆中坐浴。每次大便后用1次。

（4）处方：石榴皮30克，艾叶、明矾各15克。

用法：同倒入陶罐中加清水2斤慢火熬浓汁。药汁倒入痰盂中熏之，待温后坐浴，浴后拭干，可用下述“外搽法”第3种药膏涂搽肛周。

（5）处方：石榴皮30克，五倍子10克；或乌梅、蛇床子、枳实各10克。适用于小儿脱肛。

用法：先将上药浸泡于3000毫升水中30分钟，再煎40分钟，使药液量为1500～2500毫升，去渣将药液倒在洁净光滑盆中。充分暴露患儿臀部，先热气蒸腾肛门及周围，待药液凉至37～42℃，坐浴15～20分钟。坐浴完毕用干净毛巾擦干患部。要求患儿每发生脱肛，应用轻巧手法，立即使直肠复位。

疗程：每日2次，6日为1个疗程。观察3天后行第2个疗程。

2. 外搽法

（1）处方：升麻10克，乌梅6克，均炒炭；和入紫背浮萍4.5克，共研末。

用法：取少许，脱肛时外搽患处。

（2）处方：马勃15克，焙干，研末。

用法：香油调搽局部。适于肛门红肿者。

（3）处方：五倍子30克，煅枯矾2克，陈胆星10克。

用法：先将五倍子、枯矾研末，次将陈胆星加水适量熬成稀糊状，加入药末调膏。直肠脱出经熏洗回托后，用此膏搽肛门四周，又，临睡时也可外搽1次。

（五）预防护理

及时治疗，以免发展到严重程度。避免负重远行，积极治疗慢性腹泻、便秘、慢性咳嗽等，以免腹压过度增高。每天进行提肛训练。

（六）评述

中药内服补中益气汤等可改善体质，提高肛肠摄纳功能。再配合各种外治法，对Ⅰ、Ⅱ度直肠脱垂常有较好疗效。应用肛门周围穴位注射，对直肠完全脱垂有一定治疗效果。

第三节　小　便

小便出于前阴，其排泄为膀胱所司，而与肾之气化、脾之运输、肺之敷布功能相关。小便伴发症状，主要有尿痛、尿频、尿潴留、尿失禁、排尿困难、排尿不尽。在小便成分改变方面，有血尿、乳糜尿、蛋白尿等；在小便量改变方面，有多尿等。至若小便夹精（精浊）为男科常见症状，将列于男科症状。乳糜尿、蛋白尿需有检测指标诊断依据，列于第十八章叙述。

一、尿痛（小便疼痛）

排尿时尿道、小腹和会阴部出现疼痛的症状，称为尿痛，又称小便疼痛。尿痛常伴有小便淋漓不畅，尿频、尿急等症状，在中医文献中属于“淋证”范畴。如《景岳全书》卷二十九《淋浊》：“淋之为病，小便痛涩。”尿痛由湿热蕴结、气滞血瘀，膀胱气化不利、血脉不通所致，大多属实证、热证，即所谓“不通则痛”者。亦有排尿后仍感疼痛，其痛隐隐，则以虚证为主。

（一）辨证要点

1. 辨尿痛性质　尿痛大多为实为热，故小便淋涩、频急、疼痛、不利常兼而有之。至若脾、肾不足者，可见于病程后期或年老体弱者，多有虚象，且尿痛不甚，小便淋沥，余沥不尽，自可鉴别判断。

2. 淋分六种　即热淋、石淋、血淋、气淋、膏淋、劳淋，详见“评述”。

3. 本症与排尿困难、小便不通和尿闭　排尿困难即排尿费力，小便不利，不一定疼痛。小便不通即尿潴留，为排尿困难发展而来，膀胱充满尿液而不能排尿；尿闭则为肾脏不分泌尿液，无尿、少尿，无尿痛症状。应予区别。

（二）证治方药

1. 膀胱湿热

【临床表现】小便灼热刺痛，频数短涩黄赤，排出不爽，小腹胀痛拘急。或有发热，口苦，心烦，呕恶，或有腰痛拒按，或有大便秘结。舌红苔黄腻，脉滑数。

【病因病机】湿热蕴结下焦而小便灼热刺痛，膀胱气化失司而小便频数。

【治法】清热利湿通淋。

【方剂】八正散（《太平惠民和剂局方》）加减。

药物：瞿麦 10～15 克，萹蓄 10～15 克，车前子 10～15 克（包），滑石 10～15 克（包），制大黄 10 克，山栀 10 克，木通 10 克，甘草 10 克。

方义：瞿麦、萹蓄、大黄、山栀清热，车前子、滑石、木通、甘草利湿，合而为清热利湿通淋之剂。

加减：发热、口苦、呕恶者，加柴胡、黄芩清泄少阳。便秘、腹满，制大黄改为生大黄，并加枳实通腑清热。热重者加蒲公英、地丁、金银花、连翘清热解毒。小腹坠胀，气滞者加青皮、乌药、香附理气止痛。若湿热伤阴，口干咽燥，五心烦热，舌红无苔，去大黄，加茅根、生地、知母、牡丹皮，养阴清热凉血。

【变通法】若热毒重，高热烦渴汗出，用黄连解毒汤（《外台秘要》）合五味消毒饮（《医宗金鉴》）加减，以清热解毒为主。若有砂石排出，检查有泌尿系结石形成者为石淋，宜用三金汤（经验方），用金钱草、海金沙、鸡内金、石韦、冬葵子、瞿麦，以排石通淋为治。若小便混浊如米泔，为膏淋，当予萆薢分清饮（《医学心悟》）分清泌浊、清利湿热。若尿痛兼见尿血为血淋，当用小蓟饮子（《济生方》）合八正散。若小便疼痛较轻，有灼热感，尿短黄，心烦口渴，口舌生疮，舌尖红，脉数，为心火旺盛、下移小肠，可用导赤散（《小儿药证直诀》）合泻心汤（《金匮要略》），生大黄、黄连、黄芩、生地、竹叶、木通、甘草，不必用重剂。

2. 瘀血阻滞

【临床表现】小便刺痛、涩痛、绞痛，疼痛剧烈，引及小腹、会阴、腰部，可伴尿血，尿液混浊、黄赤、紫暗或夹血块。胸胁胀痛，心烦易怒，或口唇紫暗。舌质暗、紫，脉弦、涩。

【病因病机】少腹瘀血蓄积，血不循行则尿血，膀胱气化失司则尿痛。

【治法】活血化瘀通淋。

【方剂】桃红四物汤（《医宗金鉴》）加减。

药物：桃仁10克，红花10克，生地15克，赤芍15克，川芎6克，当归10～15克，牛膝15克，柴胡10克，虎杖15克，茅根30克，六一散10克，乌药10克。

方义：桃仁、红花、赤芍、生地、当归、川芎活血化瘀，牛膝、虎杖化瘀通窍，乌药、柴胡疏肝理气，茅根、六一散清热利尿。

加减：尿血甚者加大小蓟、茜草凉血止血，排尿不畅者加冬葵子、五灵脂、蒲黄、琥珀通瘀利尿，兼湿热者合八正散（《太平惠民和剂局方》）用。

【变通法】寒凝瘀阻用少腹逐瘀汤（《医林改错》），五灵脂、蒲黄、延胡索、当归、川芎、肉桂、赤芍、干姜、茴香，以温经散寒、活血化瘀。若大便秘结、下焦蓄血，可用代抵当汤（《证治准绳》），大黄、当归、穿山甲、芒硝、桃仁、肉桂、生地，通腑化瘀为治。

3. 肝郁气滞

【临床表现】小便艰涩，淋沥不畅，尿时管痛，脐下胀痛不适，牵引少腹。矢气稍松，妇女可见月经不调。苔薄白或薄黄，脉弦。

【病因病机】肝主疏泄，肾主闭藏。肝气郁结，失于疏泄，郁久化火，下移膀胱，气化不利而排尿时则疼痛不畅，气滞不通、火郁不发而为气淋。

【治法】理气解郁通淋，横解旁通。

【方剂】化肝煎（《景岳全书》）合沉香散（《金匮翼》）加减。

药物：白芍15克，青皮、陈皮各10克，泽泻15克，浙贝母10克，山栀10克，牡丹皮10克，沉香3克（冲），冬葵子10克，当归10克，石韦15克，王不留行10克，六一散10克（包）。

方义：白芍、当归和血缓急，青皮、陈皮、沉香理气，山栀、牡丹皮清热泻火，浙贝母、王不留行散结通络，冬葵子、石韦、六一散、泽泻清利水通淋。

加减：少腹胀满加茴香、乌药、川楝子，见血瘀者加旋覆花、茜草、郁金。

【变通法】肝郁化火，口苦心烦，胸胁胀痛者，用丹栀逍遥散（《内科摘要》）宣达升散，兼见湿热者则用龙胆泻肝汤（《医宗金鉴》）加减导泄湿热。

4. 脾虚气陷

【临床表现】小便涩痛有迫切感，小便淋沥，余沥不尽，少腹坠胀。时作时止，劳累则发，少气懒言。舌质淡，脉虚细无力。

【病因病机】脾气虚弱，中气下陷，清浊相干，升降失司。为劳淋者。

【治法】补中益气，通淋泄浊。

【方剂】补中益气汤（《脾胃论》）合五苓散（《伤寒论》）加减。

药物：黄芪15克，党参15克，白术10克，陈皮6克，当归10克，升麻6克，柴胡6克，茯苓15克，泽泻15克，肉桂3克，猪苓15克。

方义：黄芪、党参、白术益气健脾，升麻、柴胡升阳举陷，陈皮和胃，当归养血，茯苓、泽泻、肉桂、猪苓通淋泄浊，合而为升清泄浊之剂。

加减：兼湿热者加苍术、黄柏，阴虚者加生地、麦冬。

【变通法】中气下陷，兼阴虚湿热者，可用东垣清燥汤（《脾胃论》）加减，即补中益气汤加苍术、黄柏、麦冬、五味子、茯苓、生地、泽泻、黄连，既能益气健脾、升阳举陷，又能清利湿热、养阴泄浊。

5. 肾阴亏损

【临床表现】尿痛不甚，伴有灼热感，或尿血或小便混浊。头晕耳鸣，面部烘热，腰膝酸软，口干咽燥。舌红少苔，脉细数。可见于劳淋、血淋、膏淋。

【病因病机】肾阴亏虚，内热炽盛，气化失司，小便淋痛。

【治法】滋阴降火。

【方剂】知柏地黄汤（《医宗金鉴》）加减。

药物：生地、熟地各15克，山茱萸10克，山药15克，牡丹皮10克，茯苓15克，泽泻15克，知母10克，黄柏10克，六一散10克（包），车前子10克（包）。

方义：生地、知母、黄柏、牡丹皮降火，熟地、山药、山茱萸补肾，六一散、车前子、茯苓淡渗利尿。

加减：尿血加茅根、大蓟、小蓟凉血，小便混浊如米泔加萆薢、菖蒲泄浊，五心烦热、低热加青蒿、地骨皮清虚热。

【变通法】可用大补阴丸（《丹溪心法》）加减。

（三）医家经验

张琪治慢性尿路感染经验　病史较长，反复发作，经久不愈的慢性尿路感染患者，如慢性膀胱炎、慢性肾盂肾炎、慢性前列腺炎等，表现为小便频数涩痛，每因过劳、感寒、外感、情志刺激而发作，可称为劳淋。病机为本虚标实、寒热错杂，病邪起伏，病情反复发作，缠绵难愈。应视其性质、程度决定攻补治法。其中，扶正治疗尤为重要，同时当兼顾祛邪，而且需要有一个较长的疗程。

（1）气阴两虚，膀胱湿热：病程迁延，小便涩痛频急较轻，尿有余沥，遇劳累、房事等加重，倦怠乏力，口干舌燥，舌尖红，舌苔薄白少津，脉沉弱。益气养阴，清热利湿解毒。方药：黄芪、蒲公英、白花蛇舌草、白茅根各30克，党参20克，麦冬、车前子、石莲子、柴胡、茯苓、地骨皮各15克，甘草10克。

（2）肾阳虚衰，膀胱湿热：病程迁延，小便频数，尿道涩痛或不适，腰痛膝冷，畏寒，小腹坠胀，男子阴囊湿冷，妇女白带量多清稀，尿色黄，舌苔白，脉沉。温补肾阳，清热利湿解毒。方药：淫羊藿、仙茅、补骨脂、萹蓄、瞿麦各15克，蒲公英、白花蛇舌草各30克，黄芩、附子、肉桂、小茴香、甘草各10克。

（3）肾阴不足，膀胱湿热：病程迁延，小便涩痛，灼热不甚，尿急尿频，腰酸痛，五心烦热，口干咽干，舌红无苔或少苔，脉细数或虚数。滋补肾阴，清热利湿。方药：知母、山茱萸、枸杞子、玄参、山药、萹蓄、瞿麦各15克，熟地20克，黄柏、龟板各10克，白花蛇舌草、蒲公英各30克。

（4）肾阴阳两虚，寒热互结下焦：病程迁延，尿频尿急，尿道不适，尿色黄，双下肢酸软无力，口干咽干，畏寒，舌质淡红，脉沉。滋阴助阳，清利湿热，温通散寒。方药：熟地、山药、菟丝子各20克，山茱萸、枸杞子、车前子、补骨脂、石韦各15克，蒲公英、白花蛇舌草各30克，肉桂、附子、小茴香各10克。

（5）气阴两虚、膀胱湿热证最为多见，更易导致劳淋反复发作。原因有三：一是湿热毒邪日久容易耗气伤阴；二是治不得法，如清利太过，苦寒伤中，脾气亏虚；三是由于失治使病久不愈，热羁伤阴，湿邪困脾耗气。气阴两虚，湿邪留恋，张琪用古方清心莲子饮加减，收到较好疗效。诸药共奏益气养阴、清利湿热之效，扶正祛邪，恰中病机，不仅近期疗效好，远期疗效亦较为理想。

（6）劳淋的复发诱因与劳累、感寒及情志因素相关。以往多认为本病标证多与湿热有关，但从临床看寒邪亦不容忽视。本病往往有内寒外寒相引为患的情况，多由命门火衰，复感寒邪，膀胱虚冷，气化失司而成淋。此外，临床也常见寒热错杂之症，往往既有尿道灼热疼痛等湿热内蕴，又见小腹冷痛坠胀，腹冷等肾阳不足、寒在下焦，故应时时注意温补肾阳，如附子、肉桂、淫羊藿、补骨脂等补火助阳，同时佐以瞿麦、萹蓄、白花蛇舌草、蒲公英等清热利湿解毒，寒热并用。

（7）关于固摄药的应用，劳淋患者临床常见伴有尿频，多由肾虚失于固摄，或脾虚气陷无以摄纳所致。治疗可加固摄肾气之品，如益智仁、桑螵蛸、覆盆子、黄芪等。或因肾虚生热、相火妄动所致者，可用《医学衷中参西录》治淋浊方理血汤（山药、阿胶、白头翁、茜草、海螵蛸、龙骨、牡蛎）“治血淋及溺血、大便下血之由于热者”。张琪常以此方加减治疗慢性尿路感染属阴虚内热而滑脱尿血。（《国医大师张琪临床经验实录》）

（四）易简效验方

1. 金钱草、海金沙各30克，鸡内金、石韦、冬葵子、瞿麦各15克，每日1剂，水煎服。排石通淋。用于石淋。

2. 三棱、莪术、薏苡仁各15克，山甲、皂角刺、青皮、枳壳各9克，川牛膝12克，每日1剂，水煎服。排石通淋。用于石淋。

3. 丹参、蒲公英各30克，每日1剂，水煎服。活血清热。用于热淋。

4. 萹蓄、石韦、滑石各30克，甘草10克，琥珀粉3克（冲），每日1剂，水煎服。利湿清热通淋。用于热淋。

（五）预防护理

逼免感冒、劳累，不要忍尿。要注意外阴卫生。患者应多饮水，禁房事，禁辛辣，多休息。

（六）评述

尿痛为淋，当分六种，均有小便频涩，滴沥刺痛，小腹拘急引痛，又各有其不同的特殊表现。热淋起病多急骤，小便赤热，溲时灼痛，或伴有发热，腰痛拒按，以清利湿热为主。石淋以小便排出砂石为主症，或排尿时突然中断，尿道窘迫疼痛，或腰腹绞痛难忍，以排石通淋为主。气淋小腹胀满较明显，小便艰涩疼痛，尿后余沥不尽，以理气止痛为主。血淋为尿血而痛，以凉血止血为主。膏淋证见小便浑浊如米泔水，或滑腻如膏脂，以分清泌浊为主。劳淋小便不甚赤涩，尿痛不甚，但淋沥不已，时作时止，遇劳即发，以补气升清为主。

二、尿频（小便频数）

每日排尿次数增加而每次尿量减少的症状，称为尿频或小便频数。正常成人每日排尿4~5次，夜间0~1次，饮水多或气候寒冷时可稍增，老人每日排尿次数也可稍增，是正常生理。若每日次数过多，轻者6~7次，甚则数十次，但排尿总量不变，则为病理性尿频。若尿频仅见于夜间，称为夜尿频多症。

尿频主要病位在肾与膀胱。实证多为湿热下注、蕴结下焦，膀胱气化失司，约束不利；或肝气失于疏泄，气机郁闭，尿液排泄失常所致。虚证则由肾气不固、封藏失职，或中气下陷、固摄无力所致。

（一）辨证要点

尿频之症，应根据病变表现分证。发病急，初期伴尿急、尿痛者，小便黄赤，以湿热蕴结居多，治重清利。病程日久，起病缓，尿频、尿失禁、小便清长，则为脾、肾不足，当予补涩。

（二）证治方药

1. 膀胱湿热

【临床表现】小便频数，尿急尿痛，尿道灼热感，小便短涩，色黄而混浊。舌红苔黄腻，脉滑数。

【病因病机】湿热下注，蕴结下焦，膀胱气化失司，约束不利。

【治法】清热利湿。

【方剂】八正散（《太平惠民和剂局方》）合石韦散（《证治汇补》）加减。

药物：石韦15克，冬葵子15克，瞿麦15克，萹蓄15克，六一散10克（包），车前子10克（包），山栀10克，木通10克。

方义：石韦、瞿麦、萹蓄、山栀清利湿热，冬葵子、六一散、车前子、木通利水通淋。

加减：灼热疼痛加竹叶、生地，即合导赤散（《小儿药证直诀》）用。

【变通法】湿热重者用龙胆泻肝汤（《医宗金鉴》），清热作用更好。

2. 肝郁气滞

【临床表现】小便频数，量少窘迫，胸腹胀满，情志不舒，喜叹息。苔薄，脉弦。

【病因病机】肝气郁结，气机失司，膀胱不约，小便频数。

【治法】疏肝解郁。

【方剂】逍遥散（《太平惠民和剂局方》）合沉香散（《金匮翼》）加减。

药物：柴胡10克，白芍15克，当归10克，茯苓15克，白术15克，王不留行10克，滑石10克（包），沉香3克（冲），冬葵子10克。

方义：柴胡、白芍疏肝解郁，沉香理气除胀，茯苓、白术健脾，王不留行通络，冬葵子、滑石通利，当归和血。

加减：少腹胀满者加川楝子、乌药、小茴香理气。

【变通法】可用柴胡疏肝散（《景岳全书》）加减。

3. 脾虚不摄

【临床表现】小便频数清长，或伴遗尿、尿失禁，余沥不尽，少腹坠胀，时作时止，少气懒言。舌质淡，脉虚细。

【病因病机】脾气虚损，中气下陷，清阳不升，无以摄尿。

【治法】补中益气摄尿。

【方剂】补中益气汤（《脾胃论》）合缩泉丸（《妇人大全良方》）加减。

药物：黄芪15克，党参15克，白术10克，乌药10克，益智仁10克，升麻5克，柴胡5克，甘草5克。

方义：黄芪、党参、白术、甘草补中益气，乌药、益智仁缩泉摄尿，升麻、柴胡升清，合而为补中益气摄尿之剂。

加减：小便失禁，加金樱子、芡实、五味子、桑螵蛸摄尿。

【变通法】可用举元煎（《景岳全书》）加减。

4. 下元虚寒

【临床表现】小便频数清冷，夜尿多，小便失禁，面色㿠白，头晕耳鸣，四肢不温，腰膝酸冷。舌淡，脉沉迟。

【病因病机】肾主封藏，肾气不足，下元虚寒，膀胱气化失司，无以摄尿。

【治法】温补下元。

【方剂】巩堤丸（《景岳全书》）合桑螵蛸散（《本草衍义》）加减。

药物：淡附子5克，五味子6~10克，熟地10克，山药15克，菟丝子10克，补骨脂10克，益智仁10克，桑螵蛸10克，党参15克，龙骨15克（先煎）。

方义：熟地、山药、补骨脂、菟丝子补肾益气，党参益气健脾，附子助阳生火，桑螵蛸、五味子、益智仁、龙骨固肾涩尿。

加减：阳虚加巴戟天、川续断补阳，阴虚加枸杞子、山茱萸滋阴。

【变通法】症轻者用缩泉丸（《妇人大全良方》）合五子衍宗丸（《丹溪心法》），益肾固尿作用较上方轻，但作用缓和。

（三）医家经验

李曰庆治疗女性尿道综合征经验　尿道综合征是女性常见的临床征象，是指有下尿路刺激症状，而无膀胱尿道器质病变及明显菌尿的综合征。患者表现为反复发作的尿频尿急尿痛，耻骨及肾区疼痛，少腹坠胀，尿道不适，尿量减少，尿常规检查正常，中段尿培养阴性。

该病机关键是肾虚血瘀，湿热蕴结。治疗要抓住其基本病机，将益肾活血、利湿通淋贯穿于整个治疗过程中。基本方：黄柏10克，熟地黄12克，山茱萸10克，川牛膝15克，益母草15克，海金沙10克，鸡内金9克，生甘草6克。湿热重，症见尿急涩痛，舌苔黄腻者，减熟地黄，加生地黄、萹蓄、车前子、白芷各10克；湿盛热轻，纳呆乏力，舌苔白腻者，加萆薢、薏苡仁、茯苓各15克；热毒盛，尿痛不爽，小便短赤，口渴，舌红苔黄者，加土茯苓20克，蒲公英15克；肾阳不足，尿频明显，腰酸肢冷者，加制附子、肉桂各6克，淫羊藿10克；肾阴不足，腰膝酸软，舌红苔少者，加女贞子、墨旱莲各10克；夹有瘀血，尿刺痛，舌质暗或有瘀斑者，加红花10克，三七粉1.5克（冲服）；伴失眠多梦者，加生龙骨、牡蛎各30克，酸枣仁10克；小腹坠胀者，加黄芪20克，升麻6克。

不稳定性膀胱使储尿期膀胱压增高，刺激膀胱压力感受器，使排尿反射提前出现，产生尿频、尿急症状，可加肉苁蓉、肉桂以温阳化气；远端尿道缩窄和膀胱颈梗阻引起尿道高压，导致排尿疼痛者，可加王不留行、莪术以活血通利；逼尿肌尿道协同失调者，加乌药、白芍以行气止痛；逼尿肌无力导致排尿困难者，加黄芪、肉桂；膀胱三角区黏膜充血者，加土茯苓、牡丹皮；膀胱肌小梁增生者，加虎杖、川芎。女性尿道综合征与男性前列腺炎有某些相似之处，因此，临证多参照慢性前列腺炎治疗，加用盐酸黄酮哌酯或特拉唑嗪，可有效改善尿频、尿急、尿痛和排尿困难等症状。（中医杂志，2003，3：182）

（四）预防护理

见“尿痛”。夜尿多的老年人平时宜多吃些补益脾肾、养心宁神的食物，如核桃、韭菜、黑芝麻、淮山药及糯米等。日常可用枸杞子、覆盆子、桑椹子、金樱子各9克，泡水代茶饮。或用芡实50克，黑芝麻15克，炒薏米50克，去皮桂圆或桂圆肉10～20个，煮粥食。

（五）评述

尿频多见于尿道、膀胱感染，其次是前列腺增生症，其他如精神性尿频。至于糖尿病、尿崩症、慢性肾炎晚期，尿频而尿量增多，可根据疾病情况结合证候表现进行治疗。一般而言，尿道、膀胱感染宜清热利湿，前列腺增生症宜补中益气摄尿，精神性尿频宜疏肝解郁，糖尿病、尿崩症、慢性肾炎宜温补下元。

三、排尿不尽

又称尿后余沥，是指排尿后仍有尿意，或尿液不能完全排尽，点滴不已。《诸病源候论》列有“虚劳小便余沥”。肾主水液，膀胱主贮藏和排泄尿液。排尿不尽，是肾和膀胱气化功能失常的表现，主要由膀胱湿热、肾气亏虚和中气不足引起。

（一）辨证要点

1. 辨虚实 病程较长，年老体弱尿后余沥，尿意不尽为虚；兼尿道灼热疼痛，小便黄赤、混浊为实。

2. 本症与小便失禁 小便失禁是尿液时时自遗，不能控制，且尿量较多。而本症多表现为尿频或点滴不净，每次尿量少，甚则数滴或无尿排出，尿后仍有尿意，无正常的膀胱排空后舒适感。

（二）证治方药

1. 中气下陷

【临床表现】病程较长，年老体弱。尿后余沥，尿意不尽，时欲小便，或量少而不爽利，或终末尿滴白。肛门坠胀，劳累后加重，少腹坠胀，神疲乏力，肢倦懒言。舌淡，脉虚缓。见于慢性前列腺炎、前列腺增生症。

【病因病机】中气不足，清阳不升，浊阴不降，气化失司。

【治法】补中益气，升清降浊。

【方剂】补中益气汤（《脾胃论》）加减。

药物：黄芪 15 克，党参 10 克，白术 10 克，当归 10 克，陈皮 6 克，升麻 6 克，炙甘草 6 克，柴胡 6 克，茯苓 15 克，泽泻 15 克，肉桂 3 克。

方义：黄芪、党参、白术补中益气，升麻、柴胡升提清阳，茯苓、泽泻淡渗泄浊，肉桂温阳化气，陈皮和胃理气，当归养血和血。

加减：若少腹坠胀加王不留行、吴茱萸、青皮、小茴香理气通络，尿后滴白加芡实、薏苡仁、黄柏、萆薢，渗泄收敛。小便不利，肉桂可改为桂枝，并加猪苓，即合五苓散（《伤寒论》）用。

【变通法】若中气不足，小便涩痛，兼有湿热者，可用黄芪人参汤（《脾胃论》）加减，即补中益气汤加麦冬、苍术、黄柏，既能升清阳，又能降浊阴。

2. 膀胱湿热

【临床表现】排尿不尽，尿有余沥，尿道灼热疼痛，小便黄赤、混浊，甚或尿血，或小腹胀痛。舌红苔黄，脉数。可见于尿路感染、结石。

【病因病机】湿热下注于膀胱，气化不利，排尿不畅。

【治法】清利湿热，利尿泄浊。

【方剂】八正散（《太平惠民和剂局方》）合石韦散（《证治汇补》）加减。

药物：石韦15克，冬葵子15克，瞿麦15克，萹蓄15克，六一散10克（包），车前子10克（包），山栀10克，木通10克。

方义：石韦、瞿麦、萹蓄、山栀清利湿热，冬葵子、六一散、车前子、木通灼热疼痛加竹叶、生地，即合导赤散（《小儿药证直诀》）用。

加减：结石加金钱草、海金沙、鸡内金排石。

【变通法】湿热重者用龙胆泻肝汤（《医宗金鉴》），清热作用更好。

3. 肾气不足

【临床表现】排尿不尽，尿有余沥，尿出无力，甚而排尿困难。腰膝酸软，神疲乏力。舌淡，脉沉细。本症可见于前列腺增生症。

【病因病机】年老体弱，肾气不足，膀胱气化不利，不利为癃，不约为遗尿。

【治法】补肾益气。

【方剂】济生肾气汤（《济生方》）加减。

药物：淡附子6克，肉桂3克（后入），熟地10克，山药10克，山茱萸10克，泽泻10克，车前子10克（包），茯苓10克，牛膝15克。

方义：附子、肉桂助阳生火，熟地、山药、山茱萸补肾，泽泻、车前子、茯苓渗利，牛膝引药下行且有通窍作用。

加减：气虚加黄芪、党参，阳虚加鹿角片、菟丝子。

【变通法】若见形疲面红，五心烦热，口干咽燥，舌红脉细数，为肾阴不足者，用六味地黄汤（《小儿药证直诀》）加牛膝、丹参、车前子、六一散等，滋肾养阴、泄浊通窍。

（三）易简效验方

1. 黄芪100克，滑石、琥珀各30克。每日1剂，水煎服。先将黄芪、滑石加水煎2次，取汁和匀，再将琥珀研末分2次冲服。可用于前列腺增生症之中气不足者。

2. 党参、当归、苦参、贝母各15克。每日1剂，水煎服。可用于前列腺增生症之排尿不尽、困难者。

3. 黄芪30克，党参24克，莲子18克，车前子18克，茯苓、萆薢、王不留行各12克，肉桂6克，甘草、白果各9克，每日1剂，水煎服。可用于前列腺增生症。

（四）外治法

1. 处方：白胡椒1.5克，北细辛1克。

用法：将白胡椒、北细辛研成细末备用。用时取药末适量填盖脐部，外用麝香风湿膏剪成4厘米×4厘米覆盖。

疗程：每3日换药1次，10次为1个疗程。停药休息2天继续第2个疗程。适用于前列腺增生症。

2. 处方：补骨脂、土鳖虫各等份。

用法：将上药研细末，贮瓶备用。治疗时取药末适量敷脐，纱布覆盖，外用胶布固定。疗程：同上。

（五）预防护理

注意休息，生活上养成不憋尿的习惯。防止感染，忌辛辣和海鲜发物。

（六）评述

排尿不尽多因膀胱、尿道、前列腺炎症刺激引起，尤其是膀胱三角区和后尿道出现炎症水肿时，本症尤为突出。其次是膀胱、尿道结石的刺激；以及前列腺肥大时，膀胱残余尿液，可刺激膀胱而呈本症。

一般而言，本症有实有虚，实者多膀胱湿热，虚者多脾肾不足，但时亦可虚实夹杂。值得注意的是，本症常夹气滞、血瘀之证，故行气通窍、活血通络之品不可少。如王不留行、琥珀、土牛膝、虎杖、檀香、枳壳、小茴香、肉桂、吴茱萸、青皮、陈皮等。

四、排尿困难

指膀胱有尿而不能畅快排出，出现排尿费力。其程度可逐渐加重，开始需站立片刻方能排出，称排尿延迟；继而排尿无力，射程缩短，尿线变细，渐至排尿滴沥，尿不成线。严重者需憋气用腹肌协助排尿，或按压少腹片刻，分几次方能排尽尿液。本症在中医中常称为小便不利、小便不通，属“癃”“淋”范畴。

（一）辨证要点

本症以实证为多，见尿急尿痛，尿液混浊色黄为湿热；尿中夹有砂石，或见血尿为石淋。老人前列腺增生引起者多为虚证，可由中气下陷、肾气不足引起。

（二）证治方药

1. 湿热蕴结

【临床表现】排尿困难，小便频而滴沥，尿急尿痛，尿液混浊色黄，甚则尿血。舌苔白腻或黄，脉数有力。

【病因病机】湿热下注，蕴结膀胱，是热淋之证。

【治法】清热利湿通淋。

【方剂】八正散（《太平惠民和剂局方》）加减。

药物：瞿麦10克，萹蓄10克，山栀10克，车前子10克（包），泽泻10克，滑石15克，木通15克，生甘草3克。

方义：瞿麦、萹蓄、山栀清利湿热，滑石、泽泻、车前子、木通、甘草利水通淋。

加减：灼热疼痛加竹叶、生地，即合导赤散（《小儿药证直诀》）用。

【变通法】热盛伤阴，排尿延迟，口渴喜饮，尿道灼热，尿频伤痛，用滋肾通关丸（《丹溪心法》）合导赤散（《小儿药证直诀》）。药用生地、山栀、牡丹皮、知母、黄柏、肉桂、灯心草、车前子、竹叶、木通，清热利湿。

2. 砂石结聚

【临床表现】排尿艰涩不畅，时尿线中断，改变体位或走动后又能继续，或尿流变细，尿痛，尿中夹有砂石，或见血尿。舌红，脉数。

【病因病机】本证为石淋，由尿路砂石结聚，排尿不畅、中断，影响气化所致。

【治法】通淋排石。

【方剂】三金汤（经验方）合石韦散（《证治汇补》）加减。

药物：金钱草 30 克，海金沙 30 克，鸡内金 15 克，石韦 15 克，冬葵子 15 克，瞿麦 15 克，王不留行 10 克，车前子 10 克（包）。

方义：金钱草、海金沙、鸡内金通淋排石，石韦、瞿麦清热利湿，冬葵子、车前子利水通淋，王不留行通窍。

加减：可加炮甲片、牛膝、桃仁、大黄等化瘀破坚，促使结石排出。

【变通法】日久不愈成瘀者，合桃核承气汤（《伤寒论》）用。

3. 瘀血阻滞

【临床表现】小便不利，排尿不畅，淋沥不尽，尿线变细，尿出血块，小腹胀痛，烦躁易怒。舌暗紫有瘀点，脉弦涩。

【病因病机】膀胱瘀血阻滞，气化不畅，小便不利。

【治法】化瘀通淋。

【方剂】代抵当汤（《证治准绳》）加减。

药物：生大黄 10 克（后下），当归 15 克，桃仁 10 克，牛膝 15 克，六一散 10 克（包），玄明粉 10 克（冲），炮甲片 10 克（先煎），琥珀末、沉香末各 3 克（分吞），通草 5 克。

方义：大黄、玄明粉通府泄热，桃仁、当归、炮甲片、牛膝化瘀通淋，六一散、通草淡渗利湿，琥珀通窍，沉香理气。

加减：尿血加大蓟、小蓟、茜草，排尿不畅加冬葵子、车前子。

【变通法】也可用桃仁承气汤（《伤寒论》）合五苓散（《伤寒论》）加减，药用桃仁、大黄、玄明粉、牡丹皮、桂枝、茯苓、泽泻、猪苓等，化瘀通淋。

4. 中气虚陷

【临床表现】小便不利，排尿不畅，淋沥不尽，尿线变细，排尿无力，神疲气短，少气懒言，少腹坠胀。舌淡，脉虚细无力。

【病因病机】产后久病，年老体弱，中气不足，升降失司，膀胱气化无权，故排尿不畅。

【治法】补中益气。

【方剂】补中益气汤（《脾胃论》）合五苓散（《伤寒论》）加减

药物：黄芪 15 克，党参 10 克，白术 10 克，当归 10 克，陈皮 6 克，升麻 6 克，炙甘草 6 克，柴胡 6 克，茯苓 15 克，泽泻 15 克，猪苓 15 克，桂枝 10 克。

方义：黄芪、党参、白术补中益气，升麻、柴胡升提清阳，猪苓、茯苓、泽泻淡渗泄浊，桂枝温阳化气，陈皮和胃理气，当归养血和血。

加减：若少腹坠胀，加王不留行、吴茱萸、青皮、小茴香理气通络。

【变通法】若中气不足，小便涩痛，兼有湿热者，可用黄芪人参汤（《脾胃论》）加减，即补中益气汤加麦冬、苍术、黄柏，既能升清阳，又能降浊阴。

5. 肾气不足

【临床表现】小便不通，点滴难出，或排出无力，尿意频而排尿困难，形寒肢冷，面色光白，腰膝冷痛。舌淡，脉沉细。

【病因病机】年老体弱，肾气不足，无以主水液，开合失司而小便不通，点滴难出。

【治法】补益肾气。

【方剂】济生肾气丸（《济生方》）加减。

药物：淡附子 6 克，肉桂 3 克（后入），熟地 10 克，山药 10 克，山茱萸 10 克，泽泻 10 克，车前子 10 克（包），茯苓 10 克，牛膝 15 克。

方义：附子、肉桂助阳生火，熟地、山药、山茱萸补肾，泽泻、车前子、茯苓渗利，牛膝引药下行且有通窍作用。

加减：气虚加黄芪、党参益气，阳虚加鹿角片、菟丝子温肾。

【变通法】若见形瘦面红，五心烦热，口干咽燥，舌红脉细数，为肾阴不足者，用六味地黄汤（《小儿药证直诀》）加牛膝、丹参、车前子、六一散等，滋肾养阴、泄浊通窍。

（三）医案

1. 丹溪治一妇年五十，患小便涩，治以八正散等剂，小便胀急不通，身如芒刺。朱以所感霖淫雨湿邪尚在表，因用苍术为君，附子佐之发表，一服即汗，小便随通。（《名医类案》卷九《秘结门》）

按：伤冒阴雨，湿邪在表，小便涩而不利，汗不出故身如芒刺。用大剂苍术燥湿解表，附子佐之通阳。故一服即汗，小便随通，是宣通阳气。

2. 李士材治王镜如，痰火喘嗽正甚时，忽然小便不通，自服车前、木通、茯苓、泽泻等药，小腹胀闷，点滴不通。李曰右寸数大，金燥不能生水之故。惟用紫菀五钱、麦冬三钱、北五味子十粒，人参二钱，一剂而小便涌出如泉。

按：患者有喘嗽宿疾，右寸数大主肺脏痰火，故以生脉散加紫菀治上以治下。

3. 丹溪治一妇年五十，患小便涩，治以八正散等剂，小便胀急不通，身如芒刺。朱以所感霖淫雨湿邪尚在表，因用苍术为君，附子佐之发表，一服即汗，小便随通。（均引自《古今医案按》卷六《溺闭》）

按：先其所因，问其所苦，苍术、附子治寒湿取效。

4. 外甥柳乔，素多酒色。病下极外阴胀痛，二便不通，不能坐卧，立哭呻吟七昼夜，医用通利药不效……予思此乃湿热之邪在精道，壅胀隧路，病在二阴之间，故前阻小便，后阻大便，病不在大肠、膀胱也。乃用楝实、茴香、穿山甲诸药，入牵牛加倍，水煎服。一服而减，三服而平。牵牛能达右肾命门，走精隧，人所不知。（《本草纲目》卷十八）

按：下极即阴器。《本草纲目》卷十八柳乔案，其病小便不通与中医癃闭相似，实乃前列腺炎或前列腺增生，压迫输尿管所致，因而出现急性会阴部或腹股沟、睾丸剧烈疼痛。本案有类前列腺病证，可参拙著《本草药对和方药纵横》。今有胡天雄二珍饮：牵牛子5克，川楝子、小茴香、山甲珠各6克，即此方。

5. 周慎斋治一人年老，因入房忍而不泄，小便不利，诸药不效，此肾虚而气滞血瘀也，用土牛膝捣汁，酒服二碗。（《古今医案按》卷六《五淋》）

按：叶天士案此方名一味苦杖散，今用虎杖。

（四）医家经验

1. 张锡君治疗老年前列腺肥大经验　先予双虎通关丸3～5天，通泻二便，活血散瘀，然后再辨证治疗。药如琥珀粉、虎杖、当归尾、桃仁、石韦各1克，大黄、海金沙各1.5克，土鳖虫2克，制成1丸。每服1丸，日3次。用葎草、白花蛇舌草各30克，煎汤送服。伴有动脉硬化、冠心病、高血压病者，另加海藻30克，煎汤送服。

（1）肝郁气滞：疏利气机，通利小便，方用沉香散加减（沉香、橘皮、当归、王不留行、石韦、冬葵子、滑石、香附、郁金、乌药）。

（2）气血瘀阻：行瘀散结，清利水道，方用代抵当丸（当归尾、山甲片、桃仁、大黄、芒硝）。若小便呈一时性不通，胀闭难忍，可加麝香少许吞服，取其开窍活血的作用，以促使小便排出。

（3）湿热蕴结：清利湿热，通利小便，方用八正散加减（滑石、甘草梢、车前子、萹蓄、瞿麦、栀子、大黄）。

（4）脾肾阳虚：温补脾肾，通利小便，方用老人癃闭汤加减（党参、黄芪、莲子、黄精、淫羊藿、肉桂、萆薢、车前子、王不留行、吴茱萸、甘草）。

（5）肾阴亏损：滋养肾阴，清利小便，方用六味地黄丸（牡丹皮、山茱萸、山药、茯苓、生地、泽泻、枸杞子、车前子、萹蓄、瞿麦、牛膝）。（中医杂志，1986，5：330－331）

2. 王世民治慢性前列腺炎

（1）基本方：三核汤用山楂核、橘核、荔枝核、鬼箭羽各20克，川楝子、延胡索、木香、小茴香、益智仁、蛇床子、柴胡各10克，甘草8克，乌药3克。

（2）加减：湿热口苦、阴囊潮湿、舌苔黄腻、脉滑数，加秦皮12克，盐黄柏、知母各15克，车前子、薏苡仁10克；若出现排尿困难、尿线细而分叉、小便余淋或尿道涩痛，舌质紫黯、脉涩等气滞血瘀症状者，加水红花子、鸡血藤各15克，土鳖虫、穿山龙、丹参各10克；疾病后期患者有勃起功能障碍偏肾阳虚者加鹿角胶（烊化）、鱼鳔胶（烊化）、肉苁蓉各10克；偏肾阴虚者，多选用女贞子15克，墨旱莲、菟丝子各10克；排尿灼热疼痛较重者加海金沙15克，滑石12克，萹蓄、生甘草各10克；睡眠不佳者加煅龙骨、煅牡蛎、酸枣仁各15克等；脾胃功能欠佳者加党参、山药、白术各10克。（中国中医药报，2022.10.17）

（五）易简效验方

1. 大黄30克，花粉、芒硝、连翘各12克，枳实、栀子、甘草、黄连各9克，莱菔子24克，绿豆45克。每日1剂，水煎服。用于前列腺增生症之排尿困难。

2. 麻黄、五味子、甘草各6克，杏仁、葶苈子、前胡、紫菀、款冬花、麦冬、桔梗、泽泻各10克，薏苡仁30克，茯苓20克，百合15克，每日1剂，水煎服。用于前列腺增生肺气郁闭之排尿困难。

3. 疏肝散结方：柴胡、川贝各10克，当归、赤芍、丹参各30克，生牡蛎60克（先煎），玄参、海藻、昆布、夏枯草各15克，海浮石18克（先煎）。可用于前列腺增生症、甲状腺肿大、肝血管瘤、乳腺增生症、子宫肌瘤、颈淋巴结肿大等多种良性占位性病变。并随症加减。(印会河经验方)

4. 宣阳温通汤：生黄芪30克，刘寄奴、淫羊藿各20克，麦冬、威灵仙、炒川椒目（捣碎）各15克，地肤子、炒小茴香各6克。治前列腺增生症的小便不通，因肾阳虚，寒结水道或气虚湿阻、气虚血瘀引起者。(朱良春经验方)

5. 济阴寒通汤：熟地、知母、黄柏、地肤子、龟甲各15克，白芍、滑石、刘寄奴、淫羊藿各20克。治前列腺增生症的小便不通，因阴虚湿热、血虚血热，或下焦实热瘀结引起者。(朱良春经验方)

6. 桃仁红花煎：桃仁、红花、当归、生地、赤芍、川芎、香附、丹参、延胡索各10克，青皮6g，乳香6g，没药6g。(《陈素庵妇科补解》) 可缓解前列腺癌证属血行不畅，症见小便点滴而下，或时而通畅，时而阻塞不通，小腹部胀满疼痛，伴腰背与会阴胀痛不适，行动艰难，烦躁不安，舌质紫黯有瘀点。

（六）预防护理

见“尿痛”。

（七）评述

排尿困难可见于尿道损伤狭窄、炎症，前列腺增生症，膀胱结石，神经源性膀胱功能障碍等。中医治疗一般以尿道炎症、前列腺增生症为佳。

五、尿潴留

膀胱内充满尿液而不能自行排出的症状，称为尿潴留。常由排尿困难发展而来。中医所称之小便不通和癃闭，与之相类。

（一）辨证要点

尿潴留，急性者多责之膀胱，一般实证居多；慢性者可及于肾，久病、老人以虚证为多。

（二）证治方药

1. 膀胱湿热

【临床表现】小便不通，尿道灼痛，小腹胀痛难忍。大便闭结，口苦咽干，或伴发热。舌红苔黄，脉数。

【病因病机】湿热下注膀胱，气机阻遏，水液停滞不通。

【治法】清热利湿。

【方剂】石韦散（《证治汇补》）加减。

药物：石韦 10～15 克，冬葵子 10～15 克，瞿麦 10 克，滑石 15 克，车前子 10 克（包），萹蓄 15 克，大黄 10 克，皂角 10 克，白茅根 15 克。

方义：石韦、萹蓄、瞿麦清热利湿，滑石、车前子、冬葵子、白茅根利水通淋，大黄、皂角通腑泄浊。

加减：小腹胀痛难忍加川楝子、小茴香、延胡索理气止痛，尿道灼痛加牡丹皮、赤芍凉血清热。

【变通法】可用八正散（《太平惠民和剂局方》）加琥珀、牛膝清热利湿。

2. 瘀阻尿道

【临床表现】小便不通，时通时闭，或滴沥不畅、尿流变细，或突然中断，点滴不通，小腹胀满疼痛拒按。舌紫暗有瘀点（斑），脉弦涩。

【病因病机】砂石等异物阻塞尿道，积于膀胱，阻滞气机，损伤血络，气滞血瘀而小便不通，小腹疼痛。

【治法】化瘀通窍。

【方剂】代抵当汤（《证治准绳》）加减。

药物：生大黄 10 克（后下），当归 15 克，桃仁 10 克，牛膝 15 克，六一散 10 克（包），冬葵子 10 克，车前子 10 克（包），玄明粉 10 克（冲），炮甲片 10 克（先煎），琥珀末、沉香末各 3 克（分吞），通草 10 克。

方义：大黄、玄明粉通腑泄热，桃仁、当归、炮甲片、牛膝化瘀通淋，冬葵子、车前子、六一散、通草淡渗利湿，琥珀通窍，沉香理气。

加减：尿血加大小蓟、茜草，尿石症加三金汤（验方），用金钱草、鸡内金、海金沙等排石通淋。尿疼痛加五灵脂、蒲黄。

【变通法】湿热瘀阻可用八正散（《太平惠民和剂局方》）合失笑散（《太平惠民和剂局方》）加减，清利湿热，活血化瘀。

3. 肺气郁闭

【临床表现】小便不通，阴茎痛，点滴难出。咳嗽气急，或兼恶寒发热，口渴喜饮，大便秘结。舌苔薄白或薄黄，脉数。

【病因病机】肺气不宣而郁闭，无以通调水道、下输膀胱，致成小便不通。

【治法】宣肺开上，通利涤下。

【方剂】枇杷清肺汤（《实用中医泌尿生殖病学》）加减。

药物：枇杷叶 10 克（去毛、包），杏仁 10 克，海金沙 10 克（包），净针砂 10 克（包），车前子 10 克（包），晚蚕砂 10 克（包），泽泻 10 克，猪苓 10 克，木通 5 克，乳香 5 克，桔梗 3 克。

方义：枇杷叶、杏仁、桔梗宣肃肺气，车前子、猪苓、泽泻、木通利水通淋，海金沙、晚蚕砂、净针砂泄浊，乳香化瘀通窍。

加减：如咳嗽痰黄者加桑白皮、地骨皮泻肺热，恶寒发热加麻黄、石膏宣肺清热。

【变通法】可用清肺饮（《证治汇补》），即茯苓、黄芩、桑白皮、麦冬、车前子、山栀、木通等，清肺热，开上窍、通下窍。

4. 中气虚陷

【临床表现】小便欲出不出，排尿无力，甚而尿闭不出，神疲气短，少气懒言，少腹坠胀。舌淡，脉虚细无力。

【病因病机】产后久病，年老体弱，中气不足，升降失司，膀胱气化无权，无以排泄尿液。

【治法】补中益气。

【方剂】补中益气汤（《脾胃论》）合五苓散（《伤寒论》）加减

药物：药物：黄芪15克，党参10克，白术10克，当归10克，陈皮6克，升麻6克，炙甘草6克，柴胡6克，茯苓15克，泽泻15克，猪苓10克，桂枝10克。

方义：黄芪、党参、白术补中益气，升麻、柴胡升提清阳，猪苓、茯苓、泽泻淡渗泄浊，桂枝温阳化气，陈皮和胃理气，当归养血和血。

加减：若少腹坠胀，加王不留行、吴茱萸、青皮、小茴香理气。

【变通法】若中气不足，小便涩痛，兼有湿热者，可用黄芪人参汤（《脾胃论》）加减，即补中益气汤加麦冬、苍术、黄柏，既能升清阳，又能降浊阴。

5. 肾气不足

【临床表现】小便不通，点滴难出，或排出无力，尿意频而排尿困难，形寒肢冷，面色㿠白，腰膝冷痛。舌淡，脉沉细。

【病因病机】年老体弱，肾气不足，无以主水液。

【治法】补益肾气。

【方剂】济生肾气丸（《济生方》）加减。

药物：淡附子6克，肉桂3克（后入），熟地10克，山药10克，山茱萸10克，泽泻10克，车前子10克（包），茯苓10克，牛膝15克。

方义：附子、肉桂助阳生火，熟地、山药、山茱萸补肾，泽泻、车前子、茯苓渗利，牛膝引药下行且有通窍作用。

加减：气虚加黄芪、党参补气，阳虚加鹿角片、菟丝子温肾。

【变通法】若见形瘦面红，五心烦热，口干咽燥，舌红脉细数，为肾阴不足者，用六味地黄汤（《小儿药证直诀》）加牛膝、丹参、车前子、六一散等，滋肾养阴，泄浊通窍。

（三）预防护理

寻求原因，积极治疗，可配合导尿。患者应卧床休息，精神紧张者要加强心理护理，让其自行徐徐用力，收缩腹肌，增大腹内压力试行排尿。

（四）评述

1. 尿潴留的原因 可分为机械性梗阻和非机械性梗阻两大类。机械性梗阻，有膀胱、前列腺、尿道病变引起，如肿瘤、结石、增生、水肿、炎症等。非机械性梗阻，见于腰椎麻醉、肛门会阴手术后，神经源性膀胱功能失调等（排尿困难、尿潴留、充溢性尿失禁、便秘或大便失禁）。分为急性、慢性两种。急性者，排尿正常，无排尿困难史，突然发生，短时间内膀胱迅速膨胀，下腹疼痛，尿意急迫但不能自行排出。慢性者，起病缓慢，多由膀胱颈以下梗阴性病变引起，膀胱充盈但无胀痛感，尚能排出少量尿液。中医治疗以非机械性梗阻引起者为佳，尤其是肛门、会阴手术后及者。在临床上，常可先用针灸及药物外治法利尿，治标以救急，往往见效。

2. 先通其大便　癃闭为膀胱气化不利，小便不通的里急标实之证，可见于老人、妊娠妇女及产后、手术后患者，由湿热、气滞、瘀血等引起。急则治标是当务之急，而攻法为救急治标之法。《景岳全书·癃闭》："大小便俱不通者必先通其大便，则小便自通矣。"可用通大便开后窍法，给邪以出路，则同为肾所主的前窍也随而开启，取效迅速，中病即止。肾主前后二阴，相互关联和调节，利小便可以实大便，而通大便又可以利小便。如《太平惠民和剂局方》八正散、《证治准绳》代抵当汤均用大黄，倒换散用大黄、荆芥为末治癃闭不痛（《本草纲目》荆芥条）均有此意义，古方思路发人深省。

六、尿失禁

在清醒状态下，小便不能控制而自行流出者，称为尿失禁。本症与遗尿、小便余沥不同，遗尿是在正常睡眠状态时小便自行排出；小便余沥则指排尿能控制，但尿后有少量尿液自行滴出，应予区别。

（一）辨证要点

本症如见产后或病后，尤以咳嗽、直立时为甚，大多属虚，以肾气不足、膀胱气化失约为主。间也有膀胱湿热者，则兼见尿频、尿急、尿痛。

（二）证治方药

1. 肾气不固

【临床表现】产后或病后，小便失禁，随时自遗，尤以咳嗽、直立时为甚。小便清长，面色苍白，腰膝酸痛，神疲肢冷。舌淡胖，苔白润，脉沉细无力。

【病因病机】肾气不足，摄约无权，气化失司而尿失禁，且随时自遗。

【治法】补肾益气固涩。

【方剂】巩堤丸（《景岳全书》）合桑螵蛸散（《本草衍义》）加减。

药物：淡附子 5 克，五味子 6 ~ 10 克，熟地 10 克，山药 15 克，菟丝子 10 克，补骨脂 10 克，益智仁 10 克，桑螵蛸 10 克，党参 15 克，龙骨 15 克（先煎）。

方义：熟地、山药、补骨脂、菟丝子补肾益气，党参益气健脾，附子助阳生火，桑螵蛸、五味子、益智仁、龙骨固肾涩尿。

加减：阳虚加巴戟天、川续断补阳，阴虚加枸杞子、山茱萸滋阴。

【变通法】轻者用缩泉丸（《妇人大全良方》）合五子衍宗丸（《丹溪心法》），益肾固尿作用较上方为轻，但作用缓和。

2. 脾肺气虚

【临床表现】小便失禁，稍动即尿，咳即尿遗。气短懒言，神疲乏力，纳呆腹胀，自汗，脱肛，便溏。舌淡，脉虚细。

【病因病机】肺虚则治节失司，脾虚则不能升阳，气虚不摄则小便失约。

【治法】补中益气摄尿。

【方剂】补中益气汤（《脾胃论》）合苓桂味姜汤（《金匮要略》）加减。

药物：黄芪 15 克，白术 10 克，党参 15 克，五味子 10 克，益智仁 10 克，升麻 6 克，茯苓 10 克，干姜 3 克，桂枝 6 克，柴胡 6 克。

方义：黄芪、白术、党参、茯苓健脾益气，升麻、柴胡升阳，五味子、益智仁涩尿，桂枝、干姜通阳化气。

加减：可加桑螵蛸、金樱子、龙骨、莲肉等固摄药，以增药力。

【变通法】若脾肺气虚兼见湿热者，用黄芪人参汤（《脾胃论》），即补中益气汤、二妙汤合方。

3. 肾阴虚亏

【临床表现】前列腺术后，小便失禁，尿道灼热，小便黄，口渴心饮，五心烦热。舌红，脉细数。

【病因病机】肾阴虚损，虚火内生，约束无权，小便失禁。

【治法】滋阴降火。

【方剂】一阴煎（《景岳全书》）合桑螵蛸散（《本草衍义》）加减。

药物：生地、熟地各 10 克，麦冬 10 克，白芍 10 克，知母 10 克，黄柏 6 克，龟甲 15 克，龙骨 15 克（先煎），桑螵蛸 10 克，益智仁 10 克。

方义：生地、熟地、麦冬、白芍、龟甲滋补肾阴，知母、黄柏清降虚火，龙骨、桑螵蛸、益智仁固肾涩尿。

加减：可加沙苑子、五味子、金樱子等固涩药物以增药力。

【变通法】可用知柏地黄丸（《医宗金鉴》）加减。

4. 膀胱湿热

【临床表现】小便失禁，滴沥而出。尿频尿急尿痛，小便黄，尿时灼热，口干苦，心烦。舌红苔黄，脉数。

【病因病机】湿热蕴结膀胱，气化失于约束。

【治法】清利湿热。

【方剂】八正散（《太平惠民和剂局方》）加减。

药物：石韦 15 克，冬葵子 15 克，瞿麦 15 克，萹蓄 15 克，六一散 10 克（包），车前子 10 克（包），山栀 10 克，木通 10 克。

方义：石韦、瞿麦、萹蓄、山栀清利湿热，冬葵子、六一散、车前子、木通利水通淋。

加减：灼热疼痛加竹叶、生地，即合导赤散（《小儿药证直诀》）用。

【变通法】湿热重者用龙胆泻肝汤（《医宗金鉴》），清热作用更好。

（三）易简效验方

1. 金樱子 30 克，益智仁 15 克，黄芪 15 克，每日 1 剂，水煎服。

2. 红参 9 克，每日 1 剂，水煎服，吞鸡内金粉 12 克，适用于无阻力性尿失禁。

3. 茯苓 15 克，桂枝 5 克，白术 10 克，甘草 5 克，每日 1 剂，水煎服。适用于咳而尿失禁。

（四）预防护理

应积极治疗原发病。对老年患者要增强体质，补益脾肾而治本。妊娠期尿失禁产后可自行恢复，子宫脱垂所致者应治原发病。男子前列腺手术后所致者，治疗可缓解症状。压力性者应尽量减少增加腹压的动作。

（五）评述

尿失禁有充溢性、压力性、反射性、无阻力性、急迫性五类。充溢性者，由尿路机械性或功能性梗阻所致尿潴留，当膀胱内压上升至一定程度并超过尿道压力时，尿液自行滴出（可见“尿潴留”）。压力性者，当腹压增加（如咳嗽、喷嚏、跑步、行走、直立等），有尿液自行流出。无阻力性者，尿道阻力完全丧失，膀胱内不能自行贮存尿液，患者站立时尿液全部由尿道流出。反射性者，由上运动神经元病变引起，不自主间隙排尿，排尿无感觉。急迫性者，由逼尿肌无抑制性收缩而发生尿失禁。中医治疗以压力性尿失禁为主，大多为脾、肾气虚者，除用健脾益气、补肾固摄之剂外，还可配用针灸。

七、血尿

指排出的尿液中含有红细胞。血尿有出血多少不同，尿液呈血红色或洗肉水样，甚则有血块者，称为肉眼血尿；尿色外观无明显变化，仅显微镜下发现红细胞，称为镜下血尿。这只是出血多少不同，与病变程度不完全一致。血尿有远近之别，全程血尿来自膀胱颈以上，终末血尿示出血来自膀胱颈部，初始血尿来自尿道。新鲜血尿表示下尿路出血，陈旧血尿示上尿路出血。

中医文献称该病为“溺血”“溲血”“尿血”，基本上是肉眼血尿。并根据伴发疼痛与否，将之分为两种，《丹溪心法·溺血》：“痛者为淋，不痛者为溺血。”

（一）辨证要点

1. 辨有无尿痛　无痛性血尿为尿血，有痛性血尿、小便滴沥涩痛为血淋。

2. 辨虚实　实证主要为湿热蕴结，尿血色深红，伴小便赤涩热痛；气滞血瘀引起的，尿血色紫暗有血块，伴少腹胀痛。虚证多为脾虚不摄，肾虚不固所致，且常见阴虚火旺者，则尿血迁延不愈，时作时止，血色淡红或鲜红而量不多等。

（二）证治方药

1. 湿热蕴结

【临床表现】小便赤涩热痛，甚或尿血，血色深红，或挟有血块，或癃闭不通，少腹拘急胀痛。口燥咽干，口渴欲饮，腰酸困楚，纳呆食少。舌红苔黄腻，脉滑数。

【病因病机】湿热蕴结膀胱，热甚迫血溢妄行而致。

【治法】清利湿热，凉血止血。

【方剂】八正散（《太平惠民和剂局方》）合小蓟饮子（《济生方》）加减。

药物：瞿麦10克，萹蓄10克，木通6克，车前子10克（包），生地15克，泽泻10克，小蓟30克，生蒲黄10克（包），制大黄10克，牡丹皮10克，赤芍15克，六一散10克（包），白茅根30克。

方义：瞿麦、萹蓄清利湿热，小蓟、生蒲黄、制大黄、白茅根凉血止血，木通、车前子、六一散、泽泻利湿通淋，生地、牡丹皮、赤芍清热凉血。

加减：热盛发热者，加金银花、蒲公英、连翘、黄柏清热；血尿较重兼见血块者加三七、侧柏叶化瘀止血；脓尿加薏苡仁、败酱草排脓；尿道剧痛，加琥珀粉（冲）、海金沙通窍；癃闭不通加牛膝、虎杖、穿山甲活血利水；大便干结，用生大黄后下泻下清热。

【变通法】可用龙胆泻肝汤（《医宗金鉴》）加减。

2. 心火亢盛

【临床表现】小便涩热疼痛，甚或尿血，血色鲜红。伴心烦口渴，面红口干，口舌生疮，夜寐不安。舌尖红，苔薄黄，脉滑或数。

【病因病机】心火亢盛，移热于小肠，热甚迫血溢妄行而致。

【治法】清心利尿，凉血止血。

【方剂】导赤散（《小儿药证直诀》）合小蓟饮子（《济生方》）加减。

药物：生地30克，木通10克，淡竹叶10克，藕节10克，生蒲黄10克（包），六一散10克（包），栀子10克，麦冬10克，赤茯苓10克，小蓟30克，制大黄6克，生甘草6克。

方义：栀子、生地、麦冬、淡竹叶清心利尿，小蓟、生蒲黄、藕节、制大黄凉血止血，木通、车前子、六一散、赤茯苓利湿通淋，牡丹皮、赤芍清热凉血。

加减：心烦口渴，口舌生疮加黄连清心；小便涩热加黄柏泻火；血多痛甚加参三七粉、琥珀粉吞服，化瘀止血通窍；大便干燥，改制大黄为生大黄，通下泻火。

【变通法】如心肝火旺，可用龙胆泻肝汤（《医宗金鉴》）合导赤散（《小儿药证直诀》）加减。

3. 气滞血瘀

【临床表现】尿血色紫暗，有小血块，小便涩滞不畅。伴少腹、会阴部坠胀不适或硬满、拘急、胀痛，便秘烦躁。舌紫暗或有瘀点（斑），脉细或涩。或伴见发热、烦躁、便结、舌红，脉数。

【病因病机】瘀阻尿道，络脉不通，血不循经而尿血。如外感热邪，血热互结，蓄于下焦，尿血伴见发热、烦躁。

【治法】活血化瘀，通窍利尿。

【方剂】代抵当汤（《证治准绳》）加减。

药物：当归10克，生地15克，桃仁10克，穿山甲10克，肉桂6克，生大黄6克，琥珀粉2克（分冲），生蒲黄10克（包），川楝子10克，猪苓15克，泽泻10克，白芍10克。

方义：生大黄、桃仁、生蒲黄、穿山甲化瘀通窍，生地、当归、白芍和血通络，肉桂、琥珀通窍利尿，川楝子理气，猪苓、泽泻利水通淋。

加减：兼气虚加黄芪、党参补气，兼血虚加阿胶、墨旱莲养血；兼气血虚弱者，为瘀久不散、新血不生或久病失血所致，应适当减少破瘀之品如山甲、桃仁等；若为血热互结者，上方去肉桂、川楝子、猪苓、白芍，加赤芍、牡丹皮、蒲公英、茜草、紫花地丁清热凉血。

【变通法】如外感热邪，血热互结，蓄于下焦，尿血伴见发热、烦躁者，可用桃仁承气汤（《伤寒论》）加减。

4. 阴虚火旺

【临床表现】小便频数灼热，短赤尿血，血色淡红或鲜红而量不多，或伴尿痛涩滞但不显著，时作时止，房劳则发作或加重，有时伴血精，会阴坠胀不适。腰酸腿软，头晕耳鸣，神疲倦怠，五心烦热，颧红潮热，少寐多梦。舌红少苔，脉细数。

【病因病机】肾阴亏损，虚火上炎，热甚迫血溢妄行，致成尿血。

【治法】滋阴降火，凉血止血。

【方剂】猪苓汤（《伤寒论》）合知柏地黄丸（《医宗金鉴》）加减。

药物：生地15克，山茱萸10克，山药10克，泽泻10克，猪苓15克，牡丹皮10克，黄柏10克，知母10克，阿胶10克（烊化另冲），墨旱莲15克，仙鹤草20克，生蒲黄10克（包）。

方义：生地、山茱萸、山药滋肾阴，牡丹皮、黄柏、知母降虚火，阿胶、墨旱莲、仙鹤草、蒲黄凉血止血，泽泻、猪苓利水通淋。

加减：腰膝酸困，房劳后血尿加重者，加狗脊、益智仁补肾。颧红潮热，烘热汗出，五心烦热者，加鳖甲、银柴胡清虚热。膀胱湿热未尽，口干喜饮，小便赤涩热痛，苔黄者，去山药、山萸、阿胶，加蒲公英、车前子、白茅根清热通淋。

【变通法】如湿热下注，阴虚火旺者，用大补阴丸（《丹溪心法》）合八正散（《太平惠民和剂局方》）加减，滋阴清热，利湿凉血。

5. 脾虚不摄

【临床表现】尿血迁延不愈，时轻时重，反复发作，血色淡红。面色萎黄少华，倦怠乏力，纳呆食少，头晕耳鸣，气短声低，精神困惫。舌淡苔薄，脉细弱。

【病因病机】脾虚不能统血，血不循经而致尿血，迁延不愈。

【治法】补气健脾，养血固摄。

【方剂】举元煎（《景岳全书》）合猪苓汤（《伤寒论》）加减。

药物：黄芪30克，党参15克，白术15克，黑升麻6克，猪苓15克，茯苓15克，阿胶10克（烊化另冲），当归10克，陈皮10克，黑荆芥10克，五味子10克，炙甘草6克。

方义：黄芪、党参、白术补气健脾，阿胶、当归养血，黑升麻、黑荆芥升阳摄血，猪苓、茯苓渗利，五味子收敛，陈皮和胃，甘草调中。

加减：兼腰膝酸软加山药、杜仲、菟丝子补肾；久病兼瘀，夹有小血块者加蒲黄、刘寄奴化瘀止血。

【变通法】心脾两虚者，可用归脾汤（《济生方》）加减。

6. 肾虚不固

【临床表现】久病尿血，延迟不愈，血色淡红。腰脊酸痛，精神困惫，头晕头鸣，面白少华。舌淡苔白，脉沉弱。

【病因病机】久病不愈，肾气虚亏，下元不固，封藏无能，血不循经而致尿血，迁延不愈。

【治法】补肾益精，固摄下元。

【方剂】无比山药丸（《太平惠民和剂局方》）加减。

药物：山药15克，熟地15克，山茱萸15克，菟丝子10克，鹿角霜10克，当归10克，黄芪15克，五味子10克，杜仲15克，茯苓10克，龟甲（先下）15克，补骨脂10克，炙甘草6克。

方义：鹿角霜、龟甲通调任督，山药、熟地、山茱萸补肾，菟丝子、五味子、杜仲、补骨脂固摄下元，黄芪益气，茯苓渗利，炙甘草调中。

加减：脾阳虚寒加制白术、炮姜炭温中；血尿较重时加三七粉、阿胶止血；失眠多梦、梦遗滑精加酸枣仁、莲子肉固摄。

【变通法】右归丸（《景岳全书》）合五子衍宗丸（《证治准绳》）加减。

（三）医案

1. 孙东宿治孙伍仲，三十岁，善饮好内，小便血淋疼痛。予以滑石、甘草梢、海金沙、琥珀、山栀、青蒿。茅草根煎膏为丸，每晨灯心汤送下三钱而愈。后五年，因子迟，服补下元药过多，血淋又发，小便中痛极，立则不能解，必蹲下如妇女状，始能解出，皆大血块，每行一二碗许。诸通利清热药遍尝不应。脉俱洪数。予以五灵脂、蒲黄、甘草梢各二钱，小蓟、龙芽草（仙鹤草）各三钱，二帖而痛减半，血仍旧。改用瞿麦、山栀、甘草梢各二钱，茅根、土牛膝、车前草各三钱，生地、柴胡、黄柏、木通各一钱，四帖痛全减，血全止。惟小便了而未了，六脉和缓不似前矣。后以四君子汤加葛根、青蒿、白芍、升麻、知母、黄柏，调理万全。（《古今医案按》卷六《五淋》）

按：一诊清利取效，后五年因过服补肾药而病复发，见症以痛为主，又服通利清热不效。故改用失笑散祛瘀止痛，小蓟、仙鹤草凉血止血。三诊又改用清利，其中茅根、土牛膝是治血淋常用有效药。四诊则调理收功，起承转合，一气呵成。

2. 一妇人尿血，久用寒凉止血药，面色萎黄，肢体倦怠，饮食不甘，晡热作渴，三年矣。此前药复伤脾胃，元气下陷而不摄血也。盖病久郁结伤脾，用补中益气汤以补元气，

用归脾汤以解脾郁，使血归经。更用逍遥散，以调养肝血。不月，诸证渐愈，三月而痊。(《古今医案按》卷四《溺血》)

按：此薛立斋惯用调养手法。

（四）医家经验

管竞环治疗慢性肾炎血尿经验 慢性肾炎的特点是肾气虚损，本虚标实。病情迁延，反复缠绵，出现标本同存之证，常见气阴两虚、阴虚湿热、气虚夹瘀、湿热夹瘀等虚实夹杂之证型。对慢性肾炎血尿，应“见血莫止血”，因为这种血尿不同于结石等所致的血尿，用平常的止血药往往无效。临床常采取补泻兼施、温清并用、表里同治的原则，或滋肾，或健脾，或清热，或除湿，或化瘀，或调气等。久病必瘀，除采用一般方法外，常在方中加化瘀止血之品，如三七、蒲黄等。久病必虚，常加用黄芪、淫羊藿、枸杞子、生地黄或熟地黄、当归、白术、山药等滋补脾肾。

慢性肾炎血尿临床大多有两种情况：即使无任何症状，尿中也长期有红细胞，用普通疗法效果不好，或者病情缓解后又出现“反跳”，这些都与感染有关。首先祛除感染，否则用尽他法血尿也难以消退。感染不除，血尿不消。采取清热解毒兼以扶正的药物内服或外用。如对肾炎血尿兼慢性咽炎以玄麦二花汤治疗（玄参、麦冬、桔梗、生甘草、金银花、连翘、山豆根、黄柏、贝母、细辛），对血尿兼慢性鼻炎者以鼻通汤治疗（辛夷花、细辛、鱼腥草、石菖蒲、麻黄、金银花、连翘、僵蚕、鹿角霜、藁本、川芎、甘草）。

常针对病情采用多法，针药并施、食治结合。内服：对于血尿属血热或兼有感染者常以二半汤（半边莲、半枝莲、黄芪、生地黄、生甘草、白茅根、三七、大小蓟、蝉蜕、地肤子、女贞子、墨旱莲）加减；属气阳不足者常以二仙汤（仙茅、淫羊藿、黄芪、太子参、茯苓、白茅根、山茱萸、白术、山药、炙甘草）加减。常配合中药穴位注射，用鱼腥草和板蓝根注射液双侧肾俞、足三里穴交替注射。若时值冬令，嘱患者配合阿胶膏食疗，以阿胶 0.5 公斤、上等黄酒 0.5 公斤、冰糖 60 克，将黄酒浸泡阿胶、冰糖一夜间后隔水炖，待阿胶完全烊化后即成膏药，然后每天取阿胶膏 3 小汤匙用开水冲服，每天 2 次，长期服用。

以六味地黄丸为补肾平补之剂，肾炎血尿患者若无其他明显的表证或实证，都可长期服用。兼气血亏虚者，该方加党参、黄芪而成参芪地黄丸治疗血尿；血尿伴以尿频多者，加五味子、水陆二仙丹治疗；合五皮饮治疗血尿兼肢肿者；合参苓白术散治疗血尿兼脾肾双亏者；合知母、黄柏、二至丸（女贞子、墨旱莲）治疗血尿阴虚血热者。

对肾性血尿常用的药对有：黄芪、太子参治疗气虚血尿；女贞子、墨旱莲治疗阴虚血热之血尿；半边莲、半枝莲治疗热毒血尿；仙茅、淫羊藿治疗肾气阳不足之血尿；金银花、连翘治疗血尿兼头面部感染者；山药、山茱萸治疗脾肾双亏之血尿；蝉蜕、地肤子治疗血尿兼大量蛋白尿者；蒲黄、五灵脂治疗血尿属瘀者；荆芥炭、防风治疗血尿兼外感者；金樱子、芡实、桑螵蛸治疗血尿兼夜尿颇多者。(中医杂志，2001，3：143－144)

（五）易简效验方

1. 白茅根60～90克，每日1剂，水煎服。

2. 猪苓15克，阿胶10克（烊冲），茯苓15克，泽泻15克，滑石15克（包），每日1剂，水煎服。湿热加茅根、大黄，心火加木通、山栀，虚火加知母、黄柏、生地、熟地，脾虚加党参、黄芪，肾虚加川断、狗脊，血瘀加琥珀粉、益母草、蒲黄。治尿路感染、前列腺炎引起者。

3. 黄芪30克，桃仁10克，红花10克，生地12克，赤芍15克，当归12克，川芎6克，牛膝15克，石韦15克，黄柏6克，茅根30克，白花蛇舌草30克，每日1剂，水煎服。适于小儿迁延性血尿。

4. 滋肾化瘀清利汤：女贞子、墨旱莲各10克，白花蛇舌草、生侧柏、马鞭草各15克，大蓟、小蓟、益母草、白茅根、石韦各30克。水煎，每日分2～3次服。主治各种肾炎伴肉眼血尿或镜下血尿。如外感风热，咽干咽痛，血尿加重，宜合银蒲玄麦甘桔汤（金银花、蒲公英、玄参、麦冬、生甘草、桔梗、薄荷）疏风散热；如气虚加太子参，阴虚加生地、牡丹皮，瘀血较甚加丹参、赤芍，下焦湿热明显加知母、黄柏、滑石、甘草等。（时振声经验方）

（六）预防护理

见“尿痛”。

（七）评述

血尿主要由泌尿本身病变引起，此外尿路邻近组织如前列腺、精囊炎症，全身性病变如血液病、感染性病变等也可引起血尿。血尿之症宜结合辨病治疗。属泌尿生殖系感染者当予清利解毒利尿，属结石者注意利尿排石，属肿瘤者应以手术、化疗为主，再配合中医药治疗。

八、多尿

多尿，指每日小便量大于2500毫升者。正常人每日尿量为1500～2000毫升，若因饮水或进食含水食物过多后，可出现一时性多尿，属暂时性生理现象。只有在经常性多尿，且伴有口渴、饮水多，或见皮肤干燥，唾液及汗液减少时，作多尿论治。肾主水，凡水液不能敷布、肾之开阖功能失司，可以发生多尿、多饮之症状。故多尿一症，专责于肾。至于小儿夏季热，每见小儿低热、多饮、多尿、口渴、烦躁，属暑热伤气、气阴两虚者，可见本书相关部分内容。

（一）辨证要点

肾阳虚寒、气不化水，见小便清长，形寒肢冷；肾阴亏损、水泉不藏，见口渴喜饮，五心烦热，均可导致多尿。

（二）证治方药

1. 肾阳虚寒

【临床表现】小便每日量多，尿次频多，小便清长，尿比重低。形寒肢冷，腰膝酸痛，面色苍白，多饮、烦渴无度。舌质淡，脉沉迟无力。

【病因病机】肾阳虚衰，命门不足，温煦无力，气不化水，致成多尿。

【治法】温肾壮阳，固摄水泉。

【方剂】右归丸（《景岳全书》）合菟丝子丸（《沈氏尊生书》）加减。

药物：鹿角片10～15克（先煎），熟地30克，山萸肉15克，山药30克，肉桂10克，淡附子10克（先煎），菟丝子10～15克，五味子10～15克，杜仲15克，补骨脂15克，巴戟天15克。

方义：附子、肉桂温阳，熟地、山萸肉、山药补肾，杜仲、补骨脂、巴戟天温润补火，鹿角片温督补阳，五味子、菟丝子涩尿收敛。

加减：气虚者加大剂生黄芪、人参，补益元气，以助肾阳。小便量多，频次增多，加益智仁、乌药、桑螵蛸、石菖蒲、龙骨、牡蛎，即合缩泉丸（《妇人大全良方》）、桑螵蛸散（《本草衍义》）用以涩尿固肾。

【变通法】可用大补元煎（《景岳全书》）合保元汤（《景岳全书》）加减，益气温肾，药如人参、黄芪、肉桂、熟地、山萸肉、山药、杜仲等。

2. 肾阴虚热

【临床表现】小便量多，尿次频多，口渴喜饮，五心烦热，腰酸膝痛，眩晕耳鸣。舌红苔少而干，脉细数。

【病因病机】肾阴亏损，精气不藏，开阖失司，水泉不固，致成多尿。

【治法】滋肾养阴，固摄水泉。

【方剂】左归丸（《景岳全书》）合生脉散（《内外伤辨惑论》）加减。

药物：熟地30克，山茱萸15克，山药15～30克，菟丝子10～15克，五味子10～15克，龟甲15克（先煎），鹿角片15克（先煎），枸杞子15克，麦冬15克，西洋参10克。

方义：鹿角、龟甲通补督任二脉，熟地、山茱萸、山药补肾脏，枸杞子、五味子、菟丝子、五味子补肾敛尿，西洋参益气养阴。

加减：口渴烦躁加生石膏、知母清热除烦，气虚加生黄芪益气升陷。

【变通法】肾阴虚损、虚热上燔，多饮、多食、多尿，形体消瘦者，用白虎加人参汤（《伤寒论》）合六味地黄汤（《小儿药证直诀》）、增液汤（《温病条辨》），药用生地、熟地、玄参、麦冬、石膏、知母、人参、山茱萸、山药、丹皮、茯苓、泽泻，生津止渴、养阴清热、补气滋肾三者并举。

（三）医家经验

范仁忠治尿崩症经验　据临床所见，本病固以多尿为本症，一昼夜尿量可达2000毫升以上，但其伴见症，既有口干唇焦、狂饮不已、喜冷饮、上腭及舌面屡起血疱、心烦躁扰、夜寐不宁、恶梦纷纭、肌肤枯燥、手足心灼烫、大便燥结、舌红苔黄且干涩粗糙乏津、脉象细数或弦数等阴虚阳热之象，又有面色少华、容颜憔悴、精神疲惫、倦怠乏力、尿次频数、溲清如水等正元馁弱之象，呈现一派热炽心营、中气虚惫、肾元衰羸的虚实夹杂证。

尿崩症临床呈现一派心热、脾虚、肾亏的病理变化。因此治疗时切勿单纯降火养阴，而忽视益气补中；亦不可专事蛮补，不予清泄。必须采用滋阴清热、益气补脾法，以迅速恢复和稳定体内水液的正常输布与调节。方用：生地黄 15～60 克，熟地黄 15～60 克，枸杞子 15～60 克，龟甲 15～30 克，红参 10～30 克，党参 15～50 克，山药 15～60 克，甘草 15～60 克，黄连 3～10 克，黄柏 3～10 克，羚羊角（另煎兑入药中）1～3 克，水牛角（另煎兑入药中）30～60 克。日服 1 剂，每剂煎 4～6 次，计取药液 500～2000 毫升，昼夜分 4～6 次服毕。亦可于病情稳定后，续服红参甘草散（红参 50 克，甘草 50 克，共研细末），每日 2～3 次，每次 3～6 克，一般可连服 1～3 个月。

当病势缠绵，久用纯阴滋填、苦泄甘柔之品难以进一步提高疗效时，亦可于清液甘补剂中酌增温壮元阳之味，如潼沙苑、补骨脂、制附子之类，俾少火徐徐而生。若口渴特甚者，尚需加鲜石斛、葛根、鲜芦根等。其中石斛、芦根用鲜者效验尤显，鲜芦根可酌用 250～300 克，煎汤代水煮药。尿频严重者，加山茱萸、五味子、桑螵蛸等。食纳欠馨者，加玉竹、乌梅、山楂等。终日烦扰不安者，加麦冬、莲子心、天花粉等。夜不安寐者加酸枣仁、柏子仁、夜交藤等。大便秘结，多日不下，或形如羊屎者，加玄参、火麻仁、大黄等。

初步确认甘草、红参、龟甲、生地黄、熟地黄、黄连、羚羊角、水牛角等为治疗尿崩症之要品。（中医杂志，2000，3：140－141）

（四）易简效验方

1. 党参 30 克，熟地、山药各 24 克，黄芪、天花粉各 18 克，玄参 15 克，麦冬、知母各 12 克，五味子、补骨脂、覆盆子、桑螵蛸各 9 克，肉桂、鸡内金各 3 克，鹿茸粉 1 克，共为细末，蜜炼为丸，每丸重 9 克，每服 1 丸，日 3 次。补肾助阳，益气生津，适用于肾阳不足、肾气不固之尿崩症。

2. 生熟地、山药、甘草各 30 克，龟甲 60 克，党参、火麻仁各 15 克，黄连、黄柏、木瓜、枸杞子、乌梅、酸枣仁各 12 克，羚羊角粉 1 克（另冲），每日 1 剂，水煎服。滋肾养阴，适用于肾阴不足、阴虚内热之尿崩症。

（五）预防护理

增强肾气，减少房事。

（六）评述

多尿一症，多见于垂体性内分泌紊乱（尿崩症）、代谢紊乱（糖尿病），亦可见于严重肾病等。《金匮要略·消渴小便不利淋病脉证并治》所言“消渴饮一斗，溲亦一斗”者，即指此症。故治疗均从肾阴、肾阳出发，且需助以大补元气、升阳举陷之药，同时应用收敛涩尿药物。糖尿病之证治，可见第十八章。

第十三章 男科

中医男科是研究和防治男性生殖系统病症的临床专科，主要包括男性性功能障碍和男性生殖器病症两个方面。男性的主要生理特点是生精、排精和种子，与诸脏腑功能协调正常和天癸阴精充盛密切相关。男子以精为本，精血同源，精能生血，血以化精，相互资生。气血是男精的基础。气血旺盛而功能协调，则生精、排精正常；气血逆乱而功能失调，则生精、排精异常而为病。凡外感六淫（湿、热、寒为主）、生活所伤（饮食不节、劳逸失度、房事过度等）、内伤七情（忧、恐、怒、悲为主）诸因，均可致男性病症。在脏腑功能失调方面，主要表现在肝、脾、心、肾四脏；而经络方面，主要是冲、任、督、带损伤和功能障碍。在诊法方面，除常规外，问精候、婚育史，望乳房、精液，望和按切外生殖器等，尤其重要。

第一节 性功能

肾为作强之官，肝主疏泄之职。心主神明、血脉，脾为气血生化之源。男性的性功能，与肾、肝功能相关，而兼及心、脾。如心肾不交则遗精、早泄，肾虚肝郁致阳痿、不射精，阴虚火旺每阳强，肾精虚亏可引起少精。而其中痰湿瘀血阻滞，常是造成性功能症状的病因。故治性功能病症除补心肾、调气血之外，还须注意祛瘀、除湿、化痰等。除上述者外，凡有关性功能（即房事）症状，如射精无力、射精疼痛、性亢进、性冷淡等悉归本门。

一、阳痿

阳痿又称阳痿、阴痿，是指阴茎不能勃起进行性交，或阴茎虽能勃起，但不能维持足够硬度以完成性交。

阳痿的发生，多责之于肝、肾，而兼及心、脾。肾为作强之官，肝主疏泄之职。若肾阳不振，肾阴亏虚，肝郁气滞，湿热或寒滞于肝经，均可导致阳痿。此外，阳痿可由心脾两虚、脾气不足引起。同时，久病入络，气滞日久，手术、外伤，又每可见痰湿瘀血阻络者。

（一）辨证要点

1. 辨有火无火 如兼见面白、畏寒，舌淡、脉沉细为无火；兼见烦躁、尿黄，舌苔黄、脉数为有火。以舌脉为主。

2. 辨虚实 纵欲、忧思、惊恐所伤者，多为脾肾虚证；肝郁化火、湿热下注，宗筋弛软，为实证。

3. 无证可辨 青壮年功能性者多肝郁，老年性者多肾虚，伴有生殖系炎症者多湿热。如病人PBI（说明阴茎的供血情况）正常，性欲淡漠，性激素水平偏低，多肾阳虚；性欲较强，性激素水平不低，多为相火偏亢。

（二）证治方药

1. 肝郁肾虚

【临床表现】阳痿，情志抑郁，胸胁胀满，善叹息，或咽部如物梗阻，或急躁易怒，或沉默寡言。舌苔薄白，脉沉弦。

【病因病机】肝主宗筋，主疏泄之职，其经循于阴茎。肝气郁结，宗筋无能，肝郁则肾亦郁，以致阴茎在性交时无以勃起。

【治法】疏肝解郁补肾。

【方剂】沈氏达郁汤（《沈氏尊生书》）合定经汤（《傅青主女科》）加减。

药物：柴胡5克，川芎5克，香附10克，白蒺藜10克，橘叶10克，青皮5克，枳壳5克，菟丝子10～15克，白芍15克，当归10克，熟地10克，茯苓10克，甘草6克。

方义：川芎、香附解郁，柴胡、枳壳疏肝，青皮、橘叶理气，白蒺藜助肝气疏泄条达。定经汤原治妇女经水先后不定期，为“肝郁则肾亦郁”（《傅青主女科》）之方，移治阳痿肝郁肾虚者。用当归、白芍、熟地养血和肝，柴胡、荆芥穗疏肝，菟丝子补肾，山药、茯苓健脾，方药配伍全面，今去荆芥穗、山药与达郁汤合方。

加减：急躁易怒，口苦心烦，肝郁化火者，加丹皮、山栀清肝。胸胁胀痛不舒者，加川楝子、延胡索理气止痛。情绪不宁，沉默寡言加合欢花、淮小麦安神。阳痿不举，加枸杞子、女贞子、蜈蚣补肾兴阳。

【变通法】可用逍遥散（《太平惠民和剂局方》）酌加枸杞子、菟丝子补肾，路路通、香附理气。如肝郁日久、阳气不升，络脉失养，阳痿而四肢不温、少腹冷痛，用四逆散（《伤寒论》）疏肝理气、达郁升阳，并酌加蜈蚣、蜂房、王不留行、路路通兴阳通窍。

2. 湿热下注

【临床表现】阳痿，阴囊潮湿瘙痒或臊臭坠胀，胸胁胀痛灼热，口苦心烦，小便短黄，时有余沥。舌红苔黄腻，脉数。多见于形体壮实者。

【病因病机】湿热下注，客于肝经，蕴结阴器，以致阴茎在性交时无以勃起。

【治法】清热利湿泻肝。

【方剂】龙胆泻肝汤（《医宗金鉴》）加减。

药物：龙胆草10克，柴胡10克，泽泻10克，车前子10克（包），木通10克，山栀10克，黄芩10克，当归10~12克，生地10~12克，甘草6~10克。

方义：龙胆草泻肝经实火，柴胡疏肝经郁滞，泽泻、车前子、木通利湿，甘草调和诸药，山栀、黄芩清热，当归、生地和血养肝。

加减：阴囊湿痒者加蛇床子、白鲜皮燥湿止痒，坠胀疼痛者加川楝子、延胡索理气止痛。酒客者加葛根、萆薢，有利湿热、泄酒毒作用。

【变通法】可用柴胡胜湿汤（《兰室秘藏》），药如柴胡、羌活、黄柏、苍术、龙胆草、茯苓、泽泻、防己、麻黄根等，其利湿作用佳，而清热作用较上方为逊。腰骶酸痛，阴部潮湿而小便不黄，湿热伤及肾气，肾虚夹湿热，可用四妙丸（经验方）加减，即黄柏、知母、薏苡仁、牛膝加当归、补骨脂、桑寄生、杜仲、菟丝子等，补肾清利湿热。

3. 瘀血阻络

【临床表现】阳痿日久，逐渐加重，阴茎、睾丸、会阴部房事后胀痛不舒，甚或剧痛，可引及腰部和小腹，阴茎局部有结块、青筋暴露。面色晦暗，性情烦躁，胸胁胀满。舌质紫暗或有瘀点（斑），脉沉弦或细涩。多见于外伤、手术后，或伴胸痹心痛、消渴。亦可见于老人。

【病因病机】久病入络，气滞血瘀，宗筋失养，阴器失用。

【治法】活血化瘀通络。

【方剂】血府逐瘀汤（《医林改错》）加减。

药物：生地10克，当归10~15克，赤芍10~15克，川芎10克，枳壳10克，牛膝15

克，柴胡10克，桃仁10克，红花6克，甘草6~10克，路路通10克，水蛭3克，地龙3克（后二味研末胶囊吞服）。

方义：桃仁、红花、生地、当归、赤芍、川芎为桃红四物汤，活血化瘀；柴胡、赤芍、枳壳、甘草为四逆散，理气疏肝；牛膝载药下行而达病所。酌加路路通理气通络，水蛭、地龙化瘀搜络，以加强原方作用。

加减：寒加肉桂、吴茱萸温散，热加丹皮、连翘清热，兼见肾虚者加阳起石、淫羊藿、鹿角片温肾。

【变通法】瘀血寒凝，少腹冷痛而见上述临床表现者，可用少腹逐瘀汤（《医林改错》）加减，药用小茴香、干姜、延胡索、当归、川芎、赤芍、蒲黄、五灵脂、肉桂等，有温经散寒、活血通络作用。也可用蜈蚣达络汤（《中医男科学》），药用蜈蚣、僵蚕、九香虫、水蛭通络走窜，川芎、丹参、赤芍活血化瘀，黄芪补气，柴胡理气，紫梢花兴阳，牛膝引药下行，是专病经验方。

4. 惊恐伤肾

【临床表现】阳痿不举，多猝然发生，但能自发勃起。多疑善虑，情志抑郁，闻声则惊，心悸失眠，夜多噩梦。舌淡，脉沉弦。

【病因病机】素体胆怯，突遭不测或房事时惊恐，惊则伤心，心神不宁，恐则伤肾，致生阳痿。

【治法】补肾气，安心神。

【方剂】宣志汤（《辨证录》）加减。

药物：熟地15克，巴戟天10克，党参10~15克，白术10克，山药15克，茯苓10克，当归10克，酸枣仁15克，炙远志6克，石菖蒲10克，柴胡6克，蜈蚣0.5克（研末胶囊吞服）。

方义：熟地、巴戟天、山药补肾气，远志、石菖蒲、茯苓、酸枣仁安心神，党参、白术、当归补养气血，柴胡疏肝为佐使，蜈蚣搜络有兴阳作用。

加减：肝郁而情志抑郁者，加九香虫、绿萼梅、合欢皮解郁。闻声则惊，胆怯多疑者，加龙齿、磁石重镇安神。

【变通法】可用启阳娱心丹（《辨证录》）加减，原方治"志意不遂，阳气不舒，心火抑郁而不开，肾火虽旺而不应"的阳痿。药如人参、菟丝子、当归、白芍、远志、茯神、菖蒲、酸枣仁、白术、山药、甘草、砂仁、柴胡、陈皮。与上方组成，均从安神定志着手，酌加益心脾、补肾气之药，可参互使用。

5. 痰湿阻络

【临床表现】阳痿不举，形体肥胖，胸闷脘痞，痰涎壅盛，目窠微浮。舌胖有齿痕，舌苔白腻，脉滑。

【病因病机】痰湿下注，聚于宗筋，经络受阻，阴器失用。

【治法】化痰祛湿通络。

【方剂】僵蚕达络饮（《中医男科学》）加减。

药物：僵蚕 10 克，九香虫 6 克，露蜂房 10 克，防己 10 克，苍术 10 克，法半夏 10 克，陈皮 6～10 克，茯苓 15 克，瓜蒌 10～15 克，薏苡仁 15～30 克，黄芪 10～15 克，蒲黄 6～10 克，路路通 10 克。

方义：本方实乃防己黄芪汤（《金匮要略》）合二陈汤（《太平惠民和剂局方》）基础上加减而成。用半夏、陈皮、苍术、瓜蒌化痰，薏苡仁、茯苓、防己利湿。僵蚕、九香虫、蜂房、路路通通络散结，且有兴阳起痿作用。黄芪健脾益气，蒲黄活血化瘀，桂枝通阳化气。

加减：气虚者加白术、党参健脾益气。

【变通法】若情志抑郁，脘痞腹胀，形体肥胖，痰湿阳痿者，可用越鞠丸（《丹溪心法》）合导痰汤（《济生方》），即苍术、香附、川芎、神曲、半夏、胆南星、菖蒲、陈皮、茯苓、甘草，化痰除湿解郁。酌加僵蚕、蜂房、蜈蚣、九香虫等则可通络起痿。

6. 心脾两虚

【临床表现】阴茎勃起无力，面色萎黄无华，心悸健忘，失眠多梦，食少纳呆，腹胀便溏，少气懒言，肢体倦怠。舌淡，脉缓虚。

【病因病机】思虑忧郁，饮食不节，脾气不健，心血不生，气血不足，无以润养阴器而失用。

【治法】健脾益气，养心安神。

【方剂】归脾汤（《济生方》）加减。

药物：党参 10～15 克，黄芪 15 克，白术 10 克，茯神 15 克，枣仁 15 克，龙眼肉 10 克，当归 10 克，炙远志 6～10 克，木香 6 克，菟丝子 10 克，枸杞子 10 克，炙甘草 6 克。

方义：黄芪、党参、白术、甘草健脾益气，茯神、当归、酸枣仁、龙眼肉、远志养心安神，木香理气，菟丝子、枸杞子调补阴阳，有振痿兴阳作用。

加减：肝郁者加柴胡、香附、川芎疏肝解郁，肾虚者加淫羊藿、仙茅、巴戟天补肾壮阳。

【变通法】见纳少腹胀、便溏，肢倦少气，面色无华，舌淡，脉虚者，可用九香长春饮（《中医男科学》）加减，补气健脾和胃。药如人参、黄芪、白术、茯苓、山药、白芍、桂枝、甘草、九香虫、蜂房，对中焦气虚之阳痿有效。

7. 命门火衰

【临床表现】阳痿不举，面色㿠白或黧黑，头晕耳鸣，精神萎靡，腰膝酸软冷痛，形寒肢冷，大便久泄不止，下肢浮肿。舌淡，脉沉细无力。

【病因病机】禀赋不足，房事不节，年老体衰，肾气损伤，命门火衰。

【治法】温肾壮阳补火。

【方剂】赛谷春生丹（《仙方合集》）加减。

药物：鹿角片 10 克（先煎），淫羊藿 10 克，巴戟天 10 克，淡苁蓉 10 克，杜仲 10 克，韭菜子6～10克，蛇床子10克，淡附子6克（先煎），肉桂3～6克，熟地10克，山萸肉10克，枸杞子10克。

方义：鹿角、淫羊藿、巴戟天、肉苁蓉、杜仲、附子、肉桂温肾壮阳；熟地、山萸肉、枸杞子滋肾养阴，以阴中求阳。蛇床子、韭子兴阳起痿。

加减：气虚者加黄芪、白术、党参健脾益气，肝郁者加柴胡、香附、川芎疏肝解郁。若药后阳事稍兴，肉桂改桂枝，加当归、赤芍、三七活血通络，以助阳事。

【变通法】可用赞育丹或右归丸（均《景岳全书》方）以温肾壮阳。即以鹿角、枸杞子、山萸肉、当归、肉苁蓉、杜仲、菟丝子、巴戟天、仙茅、淫羊藿等药出入加减。

8. 肾阴亏损

【临床表现】多见于青壮年，有手淫史。阴茎能举，临房即软。遗精，腰膝酸软，眩晕耳鸣，失眠多梦，形体消瘦，潮热盗汗，五心烦热，口干咽燥，小便黄，大便干。舌红少津，脉细数。

【病因病机】肾阴亏虚，精髓不充，宗筋失养，致生阳痿。

【治法】滋肾养阴，填精补髓。

【方剂】左归丸（《景岳全书》）加减。

药物：生熟地各15克，枸杞子10～15克，山茱萸10～15克，龟甲15克（先煎），鹿角片10克（先煎），牛膝15克，菟丝子10克，砂仁6克（打），陈皮6克。

方义：龟甲通任脉，鹿角片通督脉，任、督得通，精髓可充。生地、熟地、山茱萸补肾养阴，菟丝子、枸杞子调补肾之阴阳，山药补肾健脾益精。砂仁、陈皮理气以佐诸药，不致呆滞。

加减：遗精者加金樱子、芡实、五味子涩精收敛。

【变通法】如阴虚火旺者可用大补阴丸（《丹溪心法》）合五子衍宗丸（《证治准绳》），药如生熟地、知母、黄柏、龟甲、五味子、枸杞子、菟丝子、覆盆子、车前子等，滋阴降火，益精补肾。

（三）医案

周慎斋治一人年二十七八，奇贫，鳏居郁郁不乐，遂患阳痿，终年不举。温补之药不绝，二证日甚，火升于头不可俯。清之降之皆不效。服建中汤稍安。一日读本草，见蒺藜一名旱草得火气而生，能通人身真阳，解心经火郁。因用斤余炒香去刺成末，服之效。月余诸证皆愈。（《古今医案按》卷七《阳痿》）

按：刺蒺藜肝药，疏肝通降。

（四）易简效验方

1. 亢痿灵：蜈蚣18克，当归、白芍、甘草各60克，共研细末，分成40包，每次服半包至1包，早晚各1次，空腹白酒或黄酒送服。15天为1疗程。（陈玉梅经验方）

2. 蜻蛾展势丹：大蜻蜓（去翅足，微火未炒）20对，原蚕蛾（去翅足，微火未炒）15对，大蜈蚣（不去头足，酒润后微火焙干）5条，露蜂房（剪碎、酒润，略炒至微黄）、生酸枣仁、酒当归、制首乌各20克，丁香、木香、桂心各10克，胡椒5克。共为细末，炼蜜为丸，如梧桐子大，每服15克；或为散，每服10克。每日2~3次，空腹少许黄酒送服。

3. 蛛蜂丸：花蜘蛛（微焙）30只，炙蜂房60克，熟地90克，紫河车、淫羊藿、肉苁蓉各60克。研末炼蜜为丸，如绿豆大。每服6~9克，早晚各1次。适用于肾阴阳两虚者。（朱良春经验方）

4. 千口一杯饮：人参15克，熟地15克，枸杞15克，淫羊藿9克，远志9克，母丁香9克，沙苑子9克，沉香3克，荔枝肉7枚。上药用无灰好酒1000毫升浸3日，封固不可泄气。重汤煮三炷香，取起埋土内一宿，出水气。每用10毫升，徐徐而饮，每饮一口，舌上略觉有酒味便住，再饮再住口，饮完10毫升，约7~8口。适用于气血不足，肾阳不振者。

5. 葱附四逆丹：干葱6克，柴胡10克，枳实10克，白芍10克，炙甘草6克，熟附子5克。研末，过180目筛，经生物增效处理后装胶囊，每粒0.2克。每次服5粒，早晨温开水服，晚临睡前服，并喝白酒1口（或黄酒、葡萄酒）。1周为1疗程。适用于肝气郁结者。（冯世纶经验方）

6. 通阳煎：桂枝10克，桃仁10克，赤芍10克，路路通10克，急性子15克，当归10克，蜈蚣2条，甘草5克，每日1剂，水煎服。适用于气血瘀滞者。

（五）外治法

1. 药涂法

处方：蛇床子、远志、蜂房、细辛、地龙各等份，上药共为细末。

用法：房事前，用少许水调涂龟头上。适用于肾阳不振之阳痿。

2. 脐疗法

处方：淫羊藿52克，蛇床子36克，蜈蚣15克，冰片9克。将上药共研细末，贮瓶备用。

用法：取适量药物，捣葱汁将药搅匀，至药粉湿润即可，再将药物纳入脐中，然后用双手拇指交替按脐中，睡前与晨起各做1次，每次揉按10~20分钟，月余始效。

（六）预防护理

夫妇双方应了解性知识，避免将正常状态视为病态，徒增思想负担。女方应关心体贴，谅解鼓励，配合男方治疗。患者应戒除烟酒，治疗时要戒除手淫，并节制房事。注意劳逸结合，适当锻炼增加营养，避免服用抑制性欲的药物。

（七）评述

1. 器质性和功能性阳痿 阳痿在男子性功能障碍中最为常见。一般而言，阳痿的发生随年龄增长而递增，与年龄呈正相关。器质性阳痿，即任何时候阴茎都不能勃起，常由血管病变、神经障碍、内分泌紊乱和药物、创伤、手术及老年等因素引起。功能性阳痿，通常由精神因素引起，在夜间或清晨阴茎可自发勃起，但在性兴奋或性交时却不能勃起。偶然因过度疲劳、情绪不佳、患病发热等引起的一时性阳痿，多半为正常的性功能抑制状态，未婚者自称阳痿（无性欲或性欲低下），常常只是没有足够的刺激引起性欲，不能视为病态。

2. 分证治疗 在临床上，阳痿应根据不同的证候类型进行分证治疗。一般而言，气滞、湿热、瘀血、痰湿者属实，宜予理气、清利、活血、化痰之剂，并不同程度地采用疏肝之法。肾阴亏虚、心脾两虚、命门火衰为虚，宜予补益为主，从滋肾阴、益心血、健脾气、温肾阳等不同方法着手。阳痿治疗必须辨证论治，切莫一见阳痿即认为“阳虚”，妄用壮阳药，常见越是用壮阳药而越阳痿者。

3. 辨病治疗 王琦重视阳痿的辨病治疗。如动脉性阳痿用血府逐瘀汤合柴胡疏肝散，静脉性阳痿用当归补血汤并重用黄芪，高胆固醇血症性阳痿用桃红四物汤如生山楂、蒲黄，乙醇中毒性阳痿用葛花解酲汤、血府逐瘀汤，糖尿病性阳痿用五黄桃红四物汤（黄芪、黄连、黄芩、生大黄、干地黄、桃仁、红花、当归、赤芍、川芎、葛根），高催乳素血症阳痿用芍药甘草汤、当归芍药散、加味逍遥散，甲状腺功能亢进性阳痿用当归六黄汤、增液汤和消瘰丸，甲状腺功能减退性阳痿用八珍二仙汤加鹿茸、金匮肾气丸、地黄饮子，抗精神病药物性阳痿用柴胡加龙骨牡蛎汤，抗高血压药物性阳痿在辨证治疗基础上加羚羊粉、葛根、水蛭、地龙、益母草，男性更年期阳痿用二仙汤等。（《中医外科临床研究》）

二、早泄

早泄是指性交时间极短，甚则在阴茎尚未插入阴道前即已射精，且不能自我控制，以致不能继续进行性交的临床表现，为性功能障碍者较常见。

早泄有以下几种不同情况：只要一有同房意愿即射精；准备同房或刚刚同房即出现射精；同房不到半分钟即射精。但每个人有个体差异，应以同房时男子过早射精，不能继续性交，且未满足为临床依据。

（一）辨证要点

实证以初起及青壮年为多，由湿热蕴结或相火妄动而致。虚证以久病及体虚、年老为多，可因肾气亏虚、精关失固所致。

（二）证治方药

1. 肾气不固

【临床表现】性欲减退，举阳不坚，举不耐久，瞬息早泄，面色苍白，精神萎靡，头晕健忘，腰膝酸软，自汗，小便清长，尿后余沥，夜尿频数。舌淡，脉沉弱。

【病因病机】房事不节，早婚早育，年老体衰，肾气不固，封藏失职。

【治法】补肾气，固精关。

【方剂】济生种精丸（《济生方》）合金锁固精丸（《医方集解》）加减。

药物：芡实10克，莲须5克，沙苑子10克，龙骨15克，牡蛎15克，莲子肉10克，桑螵蛸10克，茯苓10克，五味子5克，菟丝子10克，韭菜子10克，金樱子10克。

方义：菟丝子、五味子、韭菜子、沙苑子补肾益精，桑螵蛸、金樱子、芡实、莲须、龙骨、牡蛎固摄肾关，茯苓、莲子肉健脾养心安神。

加减：阳痿者加淫羊藿、仙茅、肉苁蓉温肾壮阳，气虚者加黄芪、党参、山药健脾益气。

【变通法】可用桂枝加龙骨牡蛎汤（《金匮要略》）加补肾固精药，如韭菜子、桑螵蛸、五味子、金樱子等。亦有用金匮肾气丸（《金匮要略》）为主加减者，均为补肾固精之剂。

2. 阴虚火旺

【临床表现】性欲亢进，阳事易举，精液早泄，面色潮红，头晕目眩，五心烦热，耳鸣腰酸，时易盗汗，口干咽燥。舌红少苔，脉细数。

【病因病机】阴精亏损，相火妄动，阴不制阳，扰动精关。

【治法】滋肾阴，降相火。

【方剂】三才封髓丹（《卫生宝鉴》）合大补阴丸（《丹溪心法》）加减。

药物：天冬10克，生熟地各10克，党参10克，黄柏6～10克，砂仁3～5克（后下），甘草6克，五味子6克，知母10克，龟甲15克（先煎），鳖甲15克（先煎），山萸肉10克。

方义：龟甲、鳖甲滋阴潜阳，生地、熟地、山萸肉补肾养阴，知母、黄柏泻相火，党参、五味子益气，砂仁理气，甘草调中。

加减：君相火旺者加丹皮、黄连泻火，气虚者加黄芪、白术益气。若早泄、盗汗可加龙骨、牡蛎，既能收敛固精，又能潜阳止汗。

【变通法】可用知柏地黄汤（《医宗金鉴》）加减，亦滋肾降火之剂。

3. 肝经湿热

【临床表现】性欲亢进，过早泄精，头晕目眩，口苦咽干，心烦易怒，怔忡不安，阴囊湿痒，小便短黄。舌红苔黄腻，脉弦数或弦滑。

【病因病机】肝郁化火，湿热内生，蕴结阴器精关，阻滞厥阴肝经。

【治法】清利湿热，泻火泄肝。

【方剂】龙胆泻肝汤（《医宗金鉴》）加减。

药物：龙胆草10克，黄芩10克，柴胡10克，泽泻10克，木通10克，生地10～15克，当归10克，黄柏6～10克，知母10克，甘草6克。

方义：龙胆草、黄芩、知母、黄柏清热泻火，泽泻、木通利水泄热，生地、当归和血，柴胡疏肝引经。

加减：肝郁化火，心烦易怒者，加丹皮、山栀清热；阴囊湿痒，湿热下注者，加茯苓、薏苡仁、苍术燥湿渗利。心神不宁，怔忡不安者，加炙远志、淮小麦、大枣，即合甘麦大枣汤（《金匮要略》）用以安神。

【变通法】若见肾阴虚、肝火旺，湿热下注者，可用知柏地黄汤与龙胆泻肝汤合方加减，或交替轮换使用。心火过旺，相火过炽，扰动精宫，封藏失职，而致早泄者，需投导赤散（《小儿药证直诀》）合当归龙荟丸（《黄帝素问宣明论方》）清心泻肝。所愿不遂，肝郁气滞，疏泄失常，约束无能，形成早泄而无湿热相火表现，可用逍遥散（《太平惠民和剂局方》）合玉锁丹（《景岳全书》）疏肝理气，固涩敛精，后方为龙骨、莲须、芡实、乌梅。

4. 心脾两虚

【临床表现】性欲淡漠，动则早泄，面色不华，身倦乏力，心悸健忘，多梦自汗，胃纳不振，苔薄白。舌质淡，脉细。

【病因病机】久病体虚，思虑劳累，心脾两虚，精关无以固摄。

【治法】补益心脾。

【方剂】归脾汤（《济生方》）加减。

药物：黄芪15克，党参10克，白术10克，茯神10克，龙眼肉10克，酸枣仁10克，当归10克，远志10克，夜交藤15克，合欢皮10克，木香5克，甘草5克，五味子3克。

方义：黄芪、党参、白术、茯神、甘草补脾益气，龙眼肉、枣仁、当归、远志、夜交藤、合欢皮、五味子养心安神，木香理气。

加减：阳虚者加锁阳、益智仁补阳，阴虚者加龟甲、鳖甲、天冬、麦冬、滋阴。

【变通法】中气下陷，肾精不固者，可用升陷汤（《医学衷中参西录》）合桂枝甘草龙骨牡蛎汤（《伤寒论》），前者用黄芪、知母、升麻、桔梗、柴胡举陷中气，后方用桂枝、甘草、龙骨、牡蛎固摄精关，为脾肾同治。

5. 心肾不交

【临床表现】阴茎易举，举则易泄，心悸虚烦，寐少多梦，腰脊酸楚，头晕、目眩、耳鸣。舌红苔少，脉细数。

【病因病机】劳心过度，房事不节，肾水不足，心火上炎，心肾不交，精关不固。

【治法】泻心补肾，交通心肾。

【方剂】黄连阿胶汤（《伤寒论》）加减。

药物：黄连5克，阿胶（另烊冲）10克，黄芩10克，白芍10克，鸡子黄（冲入）2枚，远志10克，枸杞子10克，莲子心5克，百合10克。

方义：黄连、黄芩、莲子心泻心火，鸡子黄、枸杞子补肾水，远志安神，百合润养，白芍和肝。

加减：阴虚者加天冬、麦冬、生地养阴，肝郁气滞者加柴胡、川楝子疏肝。

【变通法】酸枣仁汤（《金匮要略》）合桂枝甘草龙骨牡蛎汤（《伤寒论》）加减，药如酸枣仁、知母、茯神、桂枝、甘草、龙骨、牡蛎等，安心神、固肾气同治。心神浮越、心火上炎者，可用清肾汤（《杂病源流犀烛》）加减，药如天冬、生地、黄柏、山药、牡蛎、茯苓、远志、五味子、酸枣仁等，宁心神，降心火。

（三）医家经验

华良才治疗经验

（1）湿热下注：轻重不同程度的早泄均可发生。性欲如常或亢进，精液稠厚。精液化验，可见白细胞增多或脓细胞。部分病例尿道分泌物检查可见淋球菌、支原体或衣原体阳性。可由不洁性交或外生殖器接触污物引起。地处湿热、烟酒过度、嗜食肥甘膏粱厚味辛辣热物，或过服温热壮阳滋补之品，或素为痰湿热盛之体，亦为常见原因。当予清热解毒，洁腑化湿。方用清热洁腑汤：知母10克，黄柏15克，瞿麦15克，萹蓄10克，金银花15克，连翘15克，泽兰10克，佩兰10克，白花蛇舌草20克，薏苡仁20克，滑石30克，生甘草6克。也可用龙胆泻肝汤或八正散加减。要掌握清热、解毒、化湿（芳化）、洁腑（利尿）四个关键，切忌杂入补肾固精之品，必要时可适当增入活血通络之品，以促进生殖系统血液流畅。

（2）肝气郁结：早泄多为轻、中度，性欲低下或如常。早泄与心情状态关系至为密切。精液化验及前列腺液常规检查及性病三项检查多无特殊异常。由情志不畅引起，或长期压抑、怀才不遇，或久看黄色录像及淫秽读物，或夫妻不睦，或忧虑焦急，或性生活长期不得舒展，各种精神因素皆可致成本证。当予疏肝解郁，理气止泄。首选方为柴胡疏肝散：柴胡、枳壳、香附、白芍、川芎、炙甘草。也可用逍遥丸、舒肝丸等。治疗上重在疏肝解郁，必要时稍佐活血或补肾之品，不可妄用壮阳之品，以免劫损肝阴，加重病情。

（3）肾阴虚亏：早泄多为轻、中度，阴茎易举，性欲亢进，精液量少、稠厚，前列腺液常不易取出。由房劳过度，或少年频繁手淫，或年事偏高，肾阴渐衰，或同房时突遇不测，惊恐伤肾，过服久服壮阳保健热性药物，相火妄动，扰乱精室，以致精关失固，早泄频作。当予滋补肾阴，清火固泄。首选方为知柏地黄汤合二至丸，也可选用大补阴丸。本证型关键在于阴虚，阴精不足，阳相对亢盛，治疗上注意恰当地运用滋阴，必要时加入清火潜阳之品。

（4）肾气不固：早泄多为中、重度，性欲低下，精液清稀。多由先天禀赋较弱，或由房劳过度，或由频繁手淫，或同房时突遇惊吓，或思想长期恐惧难释，以致肾气耗散，固摄失司，发为早泄。当予补益肾气，摄精止泄。方选参芪地黄汤，由六味地黄丸加人参（党参、太子参亦可）、黄芪组成。本证性欲低下，治以补气摄精，兼肾阳不足者辅以补肾壮阳。

（5）心脾两虚：早泄多为中度、重度。性欲一般或觉力不从心，精液检查无改变。多由思虑过度，或长期饮食不调，或大病久病失养，或误药误治克伐心脾所致。当予养心健脾，强身止泄。首选养心健脾汤：红参3克（或党参10克，或太子参15克），生黄芪15克，五味子10克，当归10克，炒山药15克，五倍子6克，母丁香3克，桑螵蛸10克，龙眼肉15克。

（6）精瘀精室：早泄，精液稠厚呈团块状，不易液化，或清稀精液与硬颗粒状夹杂。可能有少腹、会阴或睾丸坠胀刺痛，或射精时精道刺痛，目视淫秽或美色则缓慢地渗出精液，头脑昏闷，思维迟钝，注意力不集中，龟头紫暗或有紫斑。由少年手淫过频，或夫妻不和睦，或同房时忍精不射，或性压抑，性生活密度过低，或久穿紧身衣裤，或生殖器外伤，或泌尿生殖系统慢性炎症所致。宜活血通精，益精固泄。首选方为活血通精汤：当归10克，鸡血藤30克，怀牛膝10克，益母草30克，血竭4克（分冲），黄酒30克分两次兑入。本证关键是精瘀，多见于青壮年患者，在治疗上不可滥用补法，当随其兼症辨证施治，但不可偏离活血通精之大法。凡用各种治法疗效不满意时，加入活血通精法，往往可以收到理想效果。（中医杂志，1997，3：141~143）

（四）易简效验方

1. 固精酒：金樱子、五味子、覆盆子、枸杞子、益智仁各50克，白酒1000克，上药浸入酒内，夏季浸1周，春、秋、冬季浸10~15天后服用，每用25克，睡前1小时服。适用于肾虚不固者。

2. 淫羊藿、五味子、菟丝子、山茱萸、桑椹、何首乌各适量，共为细末，水泛为丸，日服3次，每服6克，白酒3~6克为引，3周为1疗程。适用于肾虚不固者。

3. 秘精汤：生牡蛎（先煎）30克，生龙骨（先煎）30克，生芡实30克，生莲子30克，知母18克，麦冬18克，五味子9克，每日1剂，水煎服。适用于阴虚火旺者。

4. 固精汤：薏苡仁15克，杏仁12克，白蔻仁6克，滑石20克，五味子6克，芡实15克，桑螵蛸12克，肉苁蓉12克，柴胡9克，玄参12克。（曹开庸经验方）

（五）预防护理

患者应禁止手淫，节制房事，避免剧烈的性欲冲动。更不能在一次性交发生早泄后几小时内再次性交，企图利用前一次性交后的抑制状态，来延长第二次性交的时间。这种重复性交有损健康，不足为取。性交前的情绪正常与否，与射精的快慢有很大影响。必须注意情绪激动和紧张常常导致早泄。女方的体谅和合作十分重要，任何责难和威胁往往适得其反。

（六）评述

1. 早泄的原因 大多为精神性，但需排除器质性因素。如多发性硬化、前列腺炎、尿道炎、泌尿生殖系炎症等，应积极治疗原发病。精神因素大多由于婚前习惯于快速手淫射精，或性交时紧张，环境不合适，怀疑性功能力低下等，致性活动过分仓促、紧张而形成不良的条件反射，因而造成过度焦虑而致射精失控。

2. 性交以多长时间为准 性交究竟以多长时间判定早泄，尚无统一的规定。一般情况下健康青壮年男性在性交2~6分钟时射精，但在更短时间内射精仍属正常范围。有的学者认为，只要双方能感到性的满足，就是最合适的性交时间，不能单纯以时间长短作为标准。

三、遗精

遗精是指男子不因性交或手淫而精液自行频繁泄出，并出现相关全身症状者。又称失精。多由肾虚精关不固，或君相火旺、湿热下注所致。《灵枢·本神》之“精时而下”，

《金匮要略》的“梦失精”，则均属于虚劳范畴。《诸病源候论》则分为精溢、失精、梦泄精等。西医之神经衰弱、前列腺炎、精囊炎等常可见此。

生理性者，成人未婚或婚后夫妻分居，一月泄精一二次，次日并无不适者，为正常情况，不作病态。精浊为尿道口时时流溢出米泔样或糊状浊物，滴沥不断，茎中痒痛，而遗精则无痛感，需予区别。

（一）辨证要点

1. 分虚实 心有妄想，所愿不遂，劳心太过，多淫梦遗精，病在心。房劳太过，病久体虚，精关不固，无梦滑精，甚而清醒时滑精不固，病多在肾。病变初期及青壮年患者，以实证居多；久病体虚及年老体弱者以虚证为多。遗精初起多为实证，如君相火旺、湿热下注者；日久则为虚证，是肾虚不固，或兼夹君相火旺、湿热下注者。

2. 辨轻重 有梦而遗者为梦遗，无梦而遗者为滑精，是遗精两种不同的轻重情况。劳心杂念、因梦而遗者属心，病症轻；年少虚损或纵欲过度，精关不固，无梦而泄属肾，病症重。

（二）证治方药

1. 心肾不交

【临床表现】梦多遗精，失眠健忘，心悸而烦，头晕耳鸣，小便黄少、微有灼热感。舌红，苔薄黄，脉细数。

【病因病机】劳心过度，心火上炎；纵情恣欲，肾水亏损。水火不济，心肾不交，君相火旺，精关不固致成梦遗。

【治法】清心滋肾，交通水火。

【方剂】三才封髓丹（《卫生宝鉴》）合交泰丸（《韩氏医通》）加减。

药物：天冬10~15克，生地10~15克，党参10克，黄柏10克，砂仁3克（后下），甘草5克，黄连6克，肉桂3~5克（后下），灯心草5克。

方义：黄连、灯心草清心火，黄柏泻相火，生地滋肾阴，党参益气，砂仁理气，甘草调中，黄连、肉桂交通心肾。

加减：失眠健忘多梦者，加酸枣仁、茯神、远志养心神。阴虚阳亢，性欲亢进者加龟甲、鳖甲、龙胆草潜阳泻火。遗精过频加石莲肉、莲须、五味子、生龙骨、生牡蛎涩精。

【变通法】可用黄连清心饮（《沈氏尊生书》）合封髓丹，前方用黄连、生地、党参、茯神、枣仁、远志、莲子肉、当归、甘草，安神清心作用更好。亦可用黄连阿胶汤（《伤寒论》）加减。如见君相火旺者，可用交泰丸合大补阴丸（《丹溪心法》），用知母、黄柏、生地、熟地、龟甲、黄连、肉桂，养阴泻火作用更佳。

2. 湿热下注

【临床表现】遗精频作，甚而日日流精，茎中痒痛。口干苦而黏，小便混浊或短黄灼热，尿末滴白，余沥不尽。舌红，苔黄腻，脉滑数。

【病因病机】湿热下注，扰乱精室，精不自控而遗精频作，甚而日日流精。

【治法】清利湿热。

【方剂】萆薢分清饮（《医学心悟》）加减。

药物：萆薢10克，苦参10克，猪苓15克，黄柏6~10克，莲子心6克，赤茯苓10克，车前子10克（包），石菖蒲10克，甘草6克。

方义：萆薢分清泄浊，苦参、黄柏清热，茯苓、车前子、猪苓利湿，莲子心清心，石菖蒲通窍，甘草调中。

加减：茎中痒痛，口干苦，热盛者加龙胆草、山栀清热。小便短黄灼热加石韦、瞿麦、木通通利。时时遗精，加牡蛎、石莲肉、莲须固精。

【变通法】可用猪肚丸（《卫生宝鉴》），药如白术、苦参、牡蛎、猪肚，清利固涩并举，但药力尚嫌不足，可合入上方中用。孙一奎端本丸（《赤水玄珠》）也可选用（见下医案）。

3. 相火亢盛

【临床表现】性欲亢进，梦中遗精。面红目赤，烦躁易怒，胸胁胀痛，口苦咽干，小便短黄。舌红苔黄，脉弦数。

【病因病机】肝主疏泄而润宗筋。肝郁化火，相火亢盛，扰动精室，梦中遗泄。

【治法】清肝泻火。

【方剂】龙胆泻肝汤（《医宗金鉴》）合封髓丹加减。

药物：龙胆草6~10克，山栀6~10克，砂仁6克，黄柏10克，丹皮6~10克，白芍10克，生地10~15克，柴胡10克，木通10克，泽泻10~15克。

方义：龙胆草、黄柏、山栀清肝泻火，白芍、柴胡疏肝解郁，木通、泽泻利湿，生地、丹皮清热养阴。

加减：若茎中痛加川楝子、青皮理气。兼阴囊湿痒，遗泄，湿热甚者，加猪苓、苦参清利。

【变通法】可用化肝煎（《景岳全书》）加减，原方用丹皮、芍药、山栀、贝母、泽泻、青皮、陈皮，清热泻火作用尚嫌不足，可合入上方用。

4. 阴虚火旺

【临床表现】遗精多梦，伴有早泄，或见血精，性欲旺盛。头晕耳鸣，腰膝酸软，面色潮红，口干咽燥，精神萎靡，形体消瘦。舌红苔少，脉细数。

【病因病机】恣欲房劳，肾阴亏损，虚火扰动精室，故梦遗早泄、血精，且性欲旺盛。

【治法】滋阴降火固精。

【方剂】知柏地黄汤（《医宗金鉴》）合水陆二仙丹（《洪氏集验方》）加减。

药物：知母10克，黄柏10克，生地、熟地各15克，山药15克，龟甲15克，山茱萸10克，丹皮10克，茯苓15克，芡实15克，金樱子15克。

方义：知母、黄柏、丹皮降火，生地、熟地、龟甲、山茱萸、山药滋肾，茯苓、泽泻渗利，金樱子、芡实涩精。

加减：相火旺，性欲亢进者加龙胆草、黄连泻火。

【变通法】可用大补阴丸（《丹溪心法》）加减，滋阴泻火，与上方相类，但补肾力量尚不足。

5. 肾虚不固

【临床表现】无梦滑精，甚而滑泄不禁，性欲淡漠，早泄阳痿，龟头发冷。精神萎靡，腰膝酸软，夜尿频多。舌淡，脉沉细。

【病因病机】肾藏精。房室过度，久病久遗，下元虚亏，精关不固，阴损及阳。

【治法】益肾固精。

【方剂】金锁固精丸（《医方集解》）合秘精丸（《济生方》）加减。

药物：芡实 15 克，莲须 10 克，沙苑子 15 克，龙骨 30 克，牡蛎 30 克，莲子肉 15 克，五味子 10 克，桑螵蛸 10 克，菟丝子 10 克。

方义：沙苑子、菟丝子补肾益精，桑螵蛸、芡实、龙骨、牡蛎、莲须固肾涩精，五味子、莲子肉安神养心。

加减：性欲低下淡漠者，加韭菜子、锁阳壮阳。遗泄不禁者加金樱子涩精。

【变通法】久患滑遗，见色流精，“耳闻目见，其精即出，名曰白淫”者，方宗杨守义秘精汤。生牡蛎、生龙骨、生芡实各 30 克，莲须 15 克、知母、麦冬、五味子各 6 克。

肾阳虚甚者可用斑龙丸（《医统方》）温肾阳、固精关，药如鹿角胶、熟地、菟丝子、补骨脂、茯神等，补肾作用较强，而涩精药力不足。

（三）医案

1. 周慎斋治一人，知饱不知饥，胸膈饱闷，脾虚也。常起火，喉痛，口唇生疮，牙根作胀，齿缝出血，火在上，上盛也。骨酸痛，不能久立，鸡鸣精自遗，下虚也。上盛下虚，所谓阳精下降其人夭，名曰下消，善治不若善养。用补中益气汤以散上焦之火，六味地黄汤以实下焦之肾，所以敛火归本也。(《古今医案按》卷六《遗精》)

按：和薛立斋用药相同，是上下同治法。补中益气汤补脾，六味地黄汤补肾。

2. 肾者主蛰，封藏之本，精之处也。精之所以能安其处者，全在肾气充足，封藏乃不失其职。虚者反是，多出胫酸、体倦、口苦、耳鸣、便坚等症，亦势所必然。然左尺之脉浮而不静，固由肾气下虚；而关部独弦、独大、独数，舌苔黄燥。厥阴肝藏又有湿热助其相火，火动乎中，必摇其精，所谓肝主疏泄也。虚则补之，未始不美，而实则泻之，亦此证最要之义。

天冬　生地　党参　黄柏　炙甘草　砂仁　龙胆草　山栀　柴胡

诒按：此三才封髓丹加胆、栀、柴胡，方案若合符节。

再诊：大便畅行，口干苦亦愈，左关之脉大者亦小。惟弦数仍然，尺亦未静，可以前方加减。三才封髓丹加茯神、龙胆草、柏子仁。

三诊：久积之湿热下从大便而泄。然久病之体脾肾之气内亏又不宜再泻，当以守中法。异功散加白芍、荷叶蒂、粟米。

四诊：大便已和，脉形弦数，数为有火，弦主乎肝。肝经既有伏火，不但顺乘阳明，而且容易摇精。精虽四日未动，究须小心。三才封髓丹加陈皮、白芍。另猪肚丸。

原注：此证拈定左关独大、独弦、独数，所以重用龙胆草、山栀，直折其肝家郁火，使湿热之邪从大便而出。(《柳选继志堂医案》遗精)

遗精无梦，小劳则发，饥不能食，食多则胀，面白唇热，小便黄赤，此脾家湿热，流入肾中为遗滑。不当徒用补涩之药，恐积热日增，致滋他疾。

萆薢　砂仁　茯苓　牡蛎　白术　黄柏　甘草　山药　生地　猪苓

诒按：此等证早服补涩，每多愈服愈甚者，先生此案可谓大声疾呼。

再诊：服药后遗滑已止，唇热不除，脾家尚有余热故也。前方去砂仁、黄柏，加川连、苦参。

诒按：唇热属脾。(《柳选静香楼医案》遗精)

3. 孙一奎曾治丁氏一友，壮年体肥色苍，善饮酒，常兼人之食。每五日梦遗一度，准准如此。医近一年，罔效。诊左脉弦数，右脉三部皆滑数。知其酒多湿热重，况厚味生痰，但清其湿热，或可愈也。乃制一方名曰端本丸。苦参二两、黄柏二两，牡蛎、蛤粉、白螺蛳壳（煅）各一两，葛根一两解酒热，青蒿一两清热，以神曲糊为丸如梧子大。空心及食前，白汤吞下七十丸。服至第五夜，竟不遗。至十九夜又被酒过醉，其夜又遗。乃令却酒一月，未终剂而精固矣，次年生子。(《赤水玄珠》遗精)

(四) 易简效验方

1. 刺猬皮1具，炙炭存性研末，临睡前服5克。适用一切遗精。

2. 金樱子、萹蓄各30克，每日1剂，水煎服。用于肾虚夹湿热者。

3. 生水蛭50克，滑石30克（同炒至滑石黄色为度)，加琥珀、朱砂各1克，研末，临睡送服3克。适于久治不效有瘀者。

4. 丹溪九龙丹：枸杞子120克，芡实90克，茯苓90克，莲子肉30克，熟地120克，山楂60克，金樱子60克，莲须60克，当归90克，上药共为末、蒸饼丸如梧桐子大，每以盐汤下50~70丸，日服2次。适用于肾虚不固者。

5. 虎耳草60克，每日1剂，水煎服。适于湿热下注者。

6. 化瘀赞育汤：熟地、紫石英各30克，柴胡、红花、赤芍、川芎、当归各9克，枳壳、桔梗、牛膝各5克。适用于肾虚兼夹瘀血之遗精。(颜德馨经验方)

7. 五倍子60克，茯苓120克，为丸服。(《医宗必读》) 此方茯苓倍于五倍子，能泻能收，凡用秘涩药能通而后能秘。治遗精。

(五) 外治法

1. 药敷法

(1) 处方：五倍子研细末，用冷开水调成糊状。

用法：每晚临卧前填于脐中，外盖纱布，翌晨揭去，夏季每日一换，冬季隔日一换。适用于肾虚不固者。

(2) 处方：五倍子10克，白芷5克，两药共研细末。

用法：用醋和水各等份调成面团状，敷脐上，外用纱布盖，胶带固定，连续 3 ~ 5 天可见效。适用于肾虚不固之遗精。

（3）处方：皮硝（或玄明粉）少许。

用法：置于两手掌心搓之，至粉末消失为度。适用于湿热下注或肝郁化火者。

（4）处方：甘遂、甘草各半，共为末，猪脊髓捣丸。

用法：纳于脐中，纱布敷盖固定，每 7 日一换。适用于相火亢盛者。

（5）处方：菟丝子、白茯苓、韭菜子、龙骨各等份，麻油熬、黄丹收膏。

用法：贴肾俞穴处，隔日一换，适用于阳虚精脱不禁者。

2. 熏洗法

（1）处方：黄连、肉桂各 6 克，知母、黄柏、五倍子、菟丝子各 12 克，仙鹤草、煅龙牡各 30 克，水煎。

用法：熏洗会阴、前阴，每日 2 次。临睡前药液浸洗两足。

（2）处方：仙鹤草 30 克，黄芩、丹皮各 10 克。

用法：水煎后熏洗会阴部。临睡前用，每日 1 次。

（六）预防护理

患者应消除恐惧心理，排除异性杂念，节制性生活，戒除手淫，适当活动。睡时取屈膝侧卧位，被褥不能过厚。如有包皮过长可作环切术。有阴茎头包皮炎、前列腺炎、精囊炎等应及时治疗。

（七）评述

1. 一般正常成年未婚男性平均每月遗精 1 ~ 2 次，且不伴有其他不适感者，为正常生理现象。据统计，80% 以上的青春期后未婚男性和婚后长期分居者，均有遗精现象，即所谓“精满自溢”，乃生理性遗精。若成年男子每周遗精 2 次以上，或在清醒时有性意识活动即出现遗精，并伴有头晕、耳鸣、神疲乏力、腰酸、失眠等症，则为病理性遗精。

2. 病理性遗精可见于西医的性神经官能症、前列腺炎、阴茎头包皮炎、精囊炎、精阜炎及某些全身性慢性疾病，所以也可以认为遗精只是某些疾病的临床症状。若出现病理性遗精则应找出病因，及时医治。遗精和阳痿一样，是两种最常见的男子性功能障碍。它们各自具有双重性和交叉性，即既是一种症状，又是一种病名，还是某些疾病的一种症状。

3. 因遗精而致病者，如神经衰弱、性神经症、抑郁症、强迫症，甚至精神分裂症等精神病症。因其他病变引起的遗精，多为病理性遗精，如前列腺炎、精囊炎、精阜炎、阴茎头包皮炎等器质性病变。

4. 首重调摄心神：心为情欲之府。精之藏制虽在肾，而精之主宰则在心。如性功能、性行为往往由心而定。心为君火，肾为相火。临床所见之心火引动相火之梦交、遗精、见色流精即属此类。遗精之后心神不宁，心悸不寐，心烦意乱，胸闷健忘，乃心经病证。故本病治疗首先应注意调摄心神，排除妄念，然后再辨证论治。治心神方有封髓丹、妙香散、黄连清心饮等。心火平则息事宁神，水火既济，精静遗止。

5. 遗精属纯虚者少，每夹湿热相火，若一味补涩反而愈治愈剧。凡虚中夹实，当予疏肝解郁、清心泻肝、利湿清热，亦可加入化痰活血之药，必待邪去而后补肾固精收功。滑精亦可见肝经火旺、魂不内守者，神志恍惚，昏沉迷闷，若有所见，无梦而遗，当清泄肝经相火湿热，用龙胆泻肝汤合封髓丹，不可以阳虚论治。

四、不射精

不射精又称射精不能，是指阴茎能满意勃起进行性交，但没有射精动作和精液流出，亦无性高潮而言。不射精常责于心、肝、肾三脏。肾为作强之官，肝主疏泄之职。若肾亏精关开阖失度，或肝郁精窍不利，每见同房不射精，而同房后却遗精。心主神明，心火亢盛，肾水不济，尤易影响精关开阖，引起本症的发生。所以在临床上，本症早期有性欲旺盛，阳强不倒，射精不能，遗精频繁。根据其实证表现，以通窍为主，依证应用疏肝理气、清利湿热、活血化瘀等法。后期常见性欲减退、勃起不坚属虚。应分辨病脏相关证候，分别予以滋肾、养心、疏肝、健脾等法。

（一）辨证要点

1. 辨虚实 本症早期，性欲旺盛，阳强不倒，射精不能，遗精频繁多实；日久性欲减退，勃起不坚不久多虚。

2. 辨发病因素 如酒客及嗜食肥甘者多为湿热。夫妻不睦、情绪不畅者多为肝郁。忍精不泄或跌打损伤者多为瘀血。素体阳虚、先天不足而性欲减退者多为肾虚。再参以兼证等即可。

（二）证治方药

1. 肾气不足

【临床表现】性交不射精，性欲减退、淡漠，举阳不坚、不久，神疲乏力，腰膝酸软，腰以下有冷感，耳鸣头晕。舌淡，脉沉细。

【病因病机】素体阳虚，先天不足，肾气不足而性欲减退淡漠，作强不能而性交不射精。

【治法】补益肾气，温肾壮阳。

【方剂】肾气丸（《金匮要略》）加减。

药物：肉桂 3 ~6 克，淡附子 3 ~6 克，山药 10 ~ 15 克，熟地 10 ~ 15 克，山茱萸 10 克，肉苁蓉 10 克，巴戟天 10 克，淫羊藿 10 ~15 克。

方义：肉桂、淡附子温阳，山药、山茱萸、熟地补肾，肉苁蓉、巴戟天、淫羊藿温润而壮阳。

加减：性欲减退者，可加阳起石、紫石英、急性子、露蜂房兴阳。形寒肢冷，腰以下冷，加干姜、白术、茯苓，即合肾著汤（《金匮要略》），用以温阳祛寒。兼见气滞者加川楝子、路路通、九香虫理气，兼见瘀血者加小剂量水蛭、蜈蚣化瘀。

【变通法】可用右归丸（《景岳全书》）代之，除上药之外，方内有鹿角、菟丝子等，补肾阳作用更佳。若肾气不足以阳痿、遗精为主者，可用桂枝龙骨牡蛎汤（《金匮要略》）与肾气丸合方或交替使用，该方有温阳涩精作用。

2. 阴虚火旺

【临床表现】多见于青壮年，性交时不射精，或仅有少量精液流出，阳强易举，夜寐遗精，心烦口干，溲黄便秘。舌红少苔，脉细数。

【病因病机】房事不节，肾阴亏损而性交时不射精，虚火上炎而阳强、遗精。

【治法】滋阴降火。

【方剂】大补阴丸（《丹溪心法》）加减。

药物：生地 15 克，知母 10 克，黄柏 6 克，龟甲 15 克（先煎），鳖甲 15 克（先煎），牛膝 10 克，山栀 10 克，龙胆草 3 克，木通 10 克。

方义：生地、龟甲、鳖甲滋肾养阴，知母、黄柏、龙胆草、山栀降火清热，木通、牛膝通利精窍。

加减：上方不效时，可加土鳖虫、地龙通窍搜络，提高疗效。

【变通法】可用知柏地黄汤（《医宗金鉴》）代之。

3. 肝郁化火

【临床表现】情绪不畅，精神紧张，阳强易举，性交不射精，阴茎作胀，有梦而遗，心烦易怒，口干苦。舌红苔黄，脉弦数。

【病因病机】夫妻不睦，郁怒伤肝，肝郁化火，精关开阖失司；心神不安，心火偏亢，梦遗精泄。

【治法】疏肝泻火，宁心安神。

【方剂】化肝煎（《景岳全书》）合定志丸（《备急千金要方》）加减。

药物：石菖蒲 10 克，炙远志 6 克，茯神 15 克，炒酸枣仁 15 克，青皮、陈皮各 6 克，柴胡 10 克，白芍 10 ~ 15 克，枳实 6 克，丹皮 10 克，泽泻 10 克，山栀 6 克，制香附 10 克，甘草 6 克。

方义：山栀、丹皮清热泻火，石菖蒲、远志、酸枣仁、茯神宁心安神，柴胡、枳实、白芍、甘草疏肝缓急，香附、山栀解郁除烦。

加减：心肝火旺，心烦易怒者，加龙胆草、黄连清心泻肝。梦遗者加砂仁、黄柏，即用封髓丹。

【变通法】可用龙胆泻肝汤（《医宗金鉴》）合导赤散（《小儿药证直诀》）加减，药用生地、竹叶、木通、龙胆草、柴胡、黄芩、山栀、石菖蒲，清热降火作用较上方佳。

4. 心脾两虚

【临床表现】阴茎勃起正常，性交不射精，心悸失眠多梦，食少纳呆，神疲乏力，大便溏。舌淡苔薄，脉虚细。

【病因病机】脾虚失健，心血不足，气血亏损，心神不安，故性交不射精。

【治法】补养心血，健脾益气。

【方剂】归脾汤（《济生方》）加减。

药物：党参10～15克，黄芪10～15克，白术10～15克，当归10克，茯神15克，炙远志10克，木香5克，炙甘草5克，酸枣仁15克，琥珀1克（冲），路路通10克。

方义：黄芪、党参、白术、甘草益气健脾，当归、酸枣仁、茯神养血安神，木香理气，琥珀、路路通通利精窍。

加减：若有梦遗者加莲子肉、莲须、芡实、山药涩精收敛。心悸怔忡，失眠多梦者，加柏子仁、夜交藤、合欢皮安神宁志。

【变通法】若同房时不射精，同房后遗精，便溏、乏力、纳呆，见脾虚及肾者可用秘精丸（《医学心悟》）健脾益肾，药如山药、白术、茯苓、茯神、莲子肉、莲须、芡实、牡蛎、黄柏、车前子等。

5. 湿热下注

【临床表现】性交不射精，酒客及嗜食肥甘者小便余沥不净，频数短黄，混浊不清，口干黏不欲饮，阴囊湿痒，遗精。舌红，苔黄腻，脉滑数。

【病因病机】酒客及嗜食肥甘者，湿热久蕴，下注精室，宗筋精窍不利而不射精。

【治法】清利湿热。

【方剂】萆薢分清饮（《医学心悟》）加减。

药物：萆薢10克，黄柏10克，石菖蒲10克，茯苓10克，莲子心6克，车前子10克（包），路路通10克，六一散15～30克（包），川楝子10克。

方义：萆薢分清泄浊，黄柏清利湿热，石菖蒲、茯苓、车前子、六一散通窍泄浊，莲子心清心，路路通、川楝子理气。

加减：夹瘀血者加牛膝、琥珀、虎杖、丹参通利精窍，活血化瘀。

【变通法】可用四妙丸（经验方）加减，药用苍术、黄柏、薏苡仁、牛膝、车前子、橘叶、紫石英、路路通、荔枝草等。亦可用八正散（《太平惠民和剂局方》）加减，均为清利湿热之剂。

6. 瘀血阻滞

【临床表现】性交不射精，小腹胀滞不舒，阴茎、阴囊、会阴部疼痛，房事后尤甚，尿后或便后滴白。舌暗紫或有瘀点（斑），脉沉涩。

【病因病机】忍精不泄或跌打损伤，或湿毒内蕴，气滞血瘀，瘀阻精道，精不得泄。

【治法】化瘀通络。

【方剂】桃红四物汤（《医宗金鉴》）加减。

药物：当归10～15克，生地10克，川芎6～10克，赤芍10～15克，牛膝10克，柴胡10克，桃仁10克，红花6～10克，王不留行10克，皂角刺10克，蜈蚣0.5克（研末吞服），麻黄1.5克，橘核6克。

方义：桃仁、红花、生地、川芎、赤芍、当归活血化瘀，王不留行、皂角刺通利精道，小剂量蜈蚣、麻黄兴阳通精，橘核、柴胡理气疏肝，牛膝引药下行。

加减：气滞者加川楝子、路路通、九香虫理气，湿热者加六一散、车前子、萆薢清利。少腹胀痛甚者加地龙、急性子通利精窍止痛。

【变通法】因外伤所致者，可用少腹逐瘀汤（《医林改错》），亦活血化瘀之剂。

（三）医家经验

1. 王琦经验　不射精症治疗应先辨虚实。实者为肝失疏泄，治宜疏肝理气、通利精窍，肝能疏泄精液，则不射精症即愈。药用四逆散加味（柴胡、赤芍、枳实、炙甘草、蜈蚣、蜂房、王不留行、车前子、红花）。若肝胆湿热，可加龙胆草、栀子、黄芩等清利湿热。虚者为肾气虚弱，治宜补肾通精，药用黄精、五味子、菟丝子、枸杞子、覆盆子、急性子、车前子、王不留行、红花。此方补肾气而不燥，通精窍，利水窍，祛瘀血。若阴虚火旺，可用知柏地黄汤加车前子、王不留行、红花等。本病的治疗，关键是在辨证施治的基础上，通利精窍、水窍，故红花、王不留行、车前子等为必用之品，必要时还可选用其他活血破瘀、利水通窍之品。精水二窍，殊途同归，射精之时，精液通过精道、尿道排出体外，精水二窍通畅无阻，有利精液外射。此外，还应注意对生殖或泌尿系统炎症的治疗，适当应用夏枯草、鹿衔草、蒲公英等解毒消炎之品。有的病人需加强性生活指导，有助本病的治疗。(《王琦男科学》)

2. 刘明汉经验

（1）肾阳偏虚者，治宜温肾通关，用通精灵Ⅰ号（附片、肉桂、淫羊藿、阳起石、生地、熟地、山萸肉、麻黄、蜈蚣、全蝎、地龙、僵蚕、当归、白芍、韭菜子、牛膝）。

（2）肾阴不足者，治宜滋肾通关，用通精灵Ⅱ号（知母、黄柏、生地、女贞子、枸杞子、龟甲胶、鹿角胶、赤芍、丹参、墨旱莲、地龙、刘寄奴、王不留行、路路通、穿破石）。遗泄极频者加服知柏地黄丸或六味地黄丸，心血亏损者加服柏子养心丸或归脾养心丸。

（3）瘀阻精道者，治宜化瘀通关，用通精灵Ⅲ号（桃仁、红花、当归、丹参、滇三七、白芥子、茯苓、陈皮、木通、石菖蒲、冰片、桂枝）。

（4）肝郁精闭者，治宜解郁通关，用通精灵Ⅳ号（柴胡、白芍、川芎、当归、枳壳、香附、郁金、生地、熟地、韭菜子、薏苡仁、穿破石、鳖甲、穿山甲）。

（5）湿热阻滞者，治宜化湿清热，通关止遗，用通精灵Ⅴ号（龙胆草、黄芩、山栀、泽泻、生地、当归、丹皮、柴胡、萆薢、薏苡仁、石菖蒲、刘寄奴）。

上述诸型均可酌情配合针灸、推拿、挑治、电针、按摩和精神治疗。(湖南中医杂志，1987，5：9～11)

（四）易简效验方

1. 马钱子0.3克，蜈蚣0.5克，冰片0.1克，研末，每晚睡前一个半小时吞服，40天为1疗程。

2. 淫羊藿12克，蛇床子10克，肉苁蓉15克，鹿角胶6克（烊冲），牛膝30克，车前子10克，每日1剂，水煎服。

3. 麝香0.3克，敷脐心，以通精窍。可用于各种类型不射精。

4. 远志9克，石菖蒲9克，水煎服，每日1剂。

5. 制马钱子12克，生麻黄12克，石菖蒲12克，蜈蚣18克，当归60克，生甘草60克，共研细末，分40包，每晚1包，黄酒送服。

6. 蜂房王不留行各15克，路路通、怀牛膝各10克，水煎服，每日1剂，连服7剂。

7. 同房前，用甘松15克煎汤，外洗会阴部。

（五）预防护理

患者大多因不育而就诊，故应仔细询问病史。服药的同时应进行性知识指导，如改变性交姿势，加强局部刺激，以达到射精目的。有自慰习惯者应戒绝手淫，节制房事，给性器官一个“复原”阶段。消除紧张、焦虑情绪。女方应关心体贴男方，配合丈夫治疗。

（六）评述

器质性和功能性不射精：器质性不射精，是在任何情况下（清醒状态或睡梦之中）都不射精，多为先天性疾病或后天炎症、创伤、医源性等因素引起。功能性不射精，由皮质、下丘脑中枢神经功能紊乱所致，清醒时无射精，睡眠性梦中可引起射精、遗精。以后者为多见。功能性不射精，常来自精神心理因素，亦有因药物引起者，如服用利血平、胍乙啶等影响交感神经的药物。

五、阴茎异常勃起

阴茎异常勃起是指在无性兴奋和性欲要求时，阴茎持续勃起，可长达数小时甚至数天，伴疼痛不适感。以20～50岁青壮年居多。本症在《灵枢·经筋》篇中称为“纵挺不收”，《诸病源候论》称为“强中”，《石室秘录》称为“阳强”。可因阴虚火旺、湿热蕴结、瘀血败精等引起。本症发病突然，一般不伴有性活动，呈强直性、疼痛性勃起，时间长短不一，或勃起次数频繁。有的在激烈性交或延长性交时间后可出现本症，久之引起阴茎水肿，排尿困难或尿潴留。

（一）辨证要点

在临床上，阳强多热证、实证，或见肝郁化火，或见湿热下注。局部注射或外伤而络脉受损，或病程日久而为其病理转归者，阴茎色暗而刺痛则为瘀血。如见阴虚而火旺者，则属肾阴虚。

（二）证治方药

1. 阴虚火旺

【临床表现】阴茎勃起持续不倒，坚挺不收，性欲亢进，时精自出，见色尤甚。头晕目眩，烘热盗汗，五心烦热，腰膝酸软，口干咽燥。舌红少苔，脉细数。

【病因病机】肾阴不足，相火亢盛，故性欲亢进而阴茎勃起持续不倒。

【治法】滋阴降火。

【方剂】知柏地黄汤（《医宗金鉴》）加减。

药物：知母 10 克，黄柏 10 克，生地 15 克，丹皮 10 克，茯苓 15 克，泽泻 15 克，山药 10 克，地骨皮 10～15 克，龙胆草 3 克。

方义：知母、黄柏、丹皮、地骨皮、龙胆草泻相火，生地、山药补肾阴，茯苓、泽泻淡渗利湿。

加减：相火亢盛者，加重知母、黄柏用量，可加小量肉桂以引火归原。若阴茎强直不收，且有疼痛不适者，加柴胡、白芍、川楝子、路路通，疏肝通络。兼见小便不畅，口苦心烦，夹湿热者，加木通、车前子、六一散清利湿热。

【变通法】可用大补阴丸（《丹溪心法》）加鳖甲、牡蛎、丹皮、牛膝等，滋阴降火。

2. 湿热蕴结

【临床表现】阴茎持续勃起，茎中胀痛，阴囊潮湿，烦躁易怒，胸胁胀痛，口苦烦渴，小便短赤，余沥不尽。舌红苔黄，脉弦数。

【病因病机】肝郁化火，湿热下注，蕴结宗筋络脉，气血不利，致生本症。

【治法】清利湿热。

【方剂】龙胆泻肝汤（《医宗金鉴》）加减。

药物：龙胆草 10 克，柴胡 10 克，山栀 10 克，黄芩 10 克，生地 10 克，车前子 10 克（包），泽泻 10 克，木通 10 克，当归 10 克，赤芍 10 克，丹皮 6 克，甘草 6 克。

方义：龙胆草、山栀、黄芩清热，赤芍、丹皮、当归、生地凉血化瘀，车前子、木通、泽泻利湿，柴胡、白芍疏肝，甘草调中。

加减：阴囊潮湿甚者，加苍术、黄柏、薏苡仁、牛膝，即合四妙丸用，清利作用更强。小便困难，茎中痒痛，加琥珀、王不留行、路路通，利水化瘀通淋。

【变通法】以小便困难、短赤不畅为主时，亦可用八正散（《太平惠民和剂局方》）加减，药如萹蓄、瞿麦、知母、黄柏、木通、竹叶、六一散、茅根等，无理气凉血作用，但清利下焦作用同上方。

3. 瘀阻络脉

【临床表现】阴茎持续挺举不收，肿胀色暗，茎硬刺痛，排尿不畅，少腹拘急。舌暗紫，脉弦。

【病因病机】局部注射或外伤而络脉受损，瘀血阻滞，血行不畅。

【治法】化瘀软坚，通络止痛。

【方剂】红花散瘀汤（《外科正宗》）加减。

药物：红花 6 克，当归 10 克，苏木 10 克，制大黄 10 克，川牛膝 10 克，炙乳香 6 克，皂角刺 10 克，贝母 10 克，僵蚕 10 克，甘草 6 克。

方义：当归、红花、苏木、大黄、乳香、牛膝活血化瘀，皂角刺、贝母、僵蚕软坚散结。

加减：气滞者而茎硬刺痛者，加路路通、川楝子理气通络。夹湿热而小便不畅者，加车前子、六一散、知母、黄柏清利湿热。

【变通法】如有贪欢延欲，忍精不泄，中断性交，造成败精瘀血阻窍，可用虎杖散（《证治准绳》）加味。药用虎杖15～30克水煎服，麝香0.15克研末开水调服，是通利精窍之佳方。

（三）易简效验方

1. 玄参、麦冬各30克，肉桂1克，每日1剂，水煎服。适于阴虚火旺者。

2. 黄柏、知母各10克，泽泻20克，每日1剂，水煎服。适于湿热蕴结者。

3. 水蛭（阴干）9条，麝香3克，苏合香3克。三药研为细末，和蜜少许为饼，阳兴时用饼擦脚心。（《东医宝鉴》）

4. 清热凉血汤：虎杖、地骨皮、牛膝各15克，血余炭、五灵脂、车前子各10克，白芍、皂角刺、白薇、丹皮各12克，金钱草30克，冰片3克。水煎服。用于阳强伴不射精、尿赤热者。（何传毅经验方）

5. 芍药甘草汤：白芍、木瓜、茜草各30克，丹参40克，炙甘草、乌药、延胡索、车前子各10克。用于邪扰宗筋、气血逆乱者。（牟林茂经验方）

（四）外治法

1. 握药法

处方：玄明粉5～6克。

用法：置于手心，药粉搓化成水，茎举自消。

2. 药敷法

（1）处方：鲜丝瓜汁或西瓜汁适量，五倍子末30克，如意金黄散120克。

用法：调成糊状，涂敷阴茎及阴囊，用纱布包裹，每日2次。

（2）处方：当归15克，地龙15克，草乌15克，乳香15克，没药15克，五灵脂15克，白芥子15克，木鳖子（炒黄后研粉）5克。

用法：水煎存液300毫升，药布浸吸，缠渍阴茎。早晚各半小时。

（3）处方：寒水石或玄明粉，用苦胆汁调成糊状。

用法：作冷湿敷，或肛门直肠冷灌，降低血流。适用于勃起时间少于6小时的患者。

（4）处方：芒硝50～100克。

用法：炒热后用纱布包好，置于关元、中极穴处热敷，每次30分钟，每日1～2次。适用于相火妄动者。

（5）处方：血竭、自然铜、大黄、冰片各适量。

用法：上药共为细末，面糊和药，外涂阴茎。适用于瘀血阻络者。

（五）预防护理

忌食辛辣兴阳食物，饮食宜清淡。节制房事，戒除手淫，忌酒后同房，避免强烈的性刺激。行房不能排精时应及时检查治疗。发生本症后不要慌张、惊恐，要注意精神调节。

（六）评述

（1）中医证治：在临床上，阳强之症责在肾、肝。肾虚而火旺者，当予滋肾降火；肝郁而化火者，则宜清热泻肝。而兼见外伤、瘀血者，则应化瘀通络，改善局部血液循环。阴茎异常勃起又有原发性和继发性两种，后者在脊髓损伤、阴茎外伤、肿瘤、白血病、血栓性静脉炎等疾病中可有伴发。

（2）西医分类：根据阴茎异常勃起的血流动力学改变情况可分为高流量型阴茎异常勃起和血液郁滞型阴茎异常勃起。前者动脉灌注正常，甚至增加，其表现是阴茎疼痛较轻，松软、呈青灰色，预后较好。后者阴茎硬如木头，无弹性，疼痛剧烈，不及时治疗，预后差。

阴茎异常勃起 12 ~24 小时可用中药等保守治疗，超过 24 小时仍未有效者，应采用穿刺抽血冲洗法及手术疗法，以防止海绵体组织进一步损害，影响性功能。

六、射精疼痛

在射精过程中，阴茎、尿道、会阴部或下腹部等部位出现疼痛的症状，称为射精疼痛。其中以阴茎疼痛最为常见。射精疼痛又称交接痛。足厥阴肝经循于阴器，性事房室关乎肾气。故房事不节、肾阴亏虚，寒凝或湿热阻滞精道，肝郁气滞、痰瘀交阻，均可导致本症发生。在临床上，应从肝、肾着手，并分别予以利湿清热、温经散寒、理气活血、补肾养阴。

（一）辨证要点

临床上常以实证为主，尤其是早期多以邪实为多见，而分寒凝或湿热、气滞或瘀血交阻。患病日久，年老体弱，或房事不节者可见阴虚内热。

（二）证治方药

1. 肝郁气滞

【临床表现】性交时阴茎疼痛，射精时更甚。兼见情志抑郁，急躁易怒，胸胁胀痛，口苦咽干。舌苔薄，脉弦。

【病因病机】肝经循于阴器。肝气失于疏泄，脉络阻滞，射精时阴器发生疼痛。

【治法】疏肝理气。

【方剂】柴胡疏肝散（《景岳全书》）合金铃子散（《太平圣惠方》）加减。

药物：柴胡 10 克，枳壳 10 克，白芍 10 克，甘草 6 克，香附 10 克，青皮、陈皮各 5 克，川楝子 10 克，延胡索 10 克，橘核 10 克，荔枝核 10 克。

方义：柴胡、枳壳、白芍、甘草为四逆散，疏肝理气。香附、青皮、陈皮、川楝子理气止痛，延胡索活血止痛，橘核、荔枝核有引经佐使作用，是少腹、阴器病症的经验用药。

加减：疼痛明显，药后不减者，加小茴香、乌药行气化瘀。

【变通法】夹热者用化肝汤（《景岳全书》）为主，药用青皮、陈皮、赤芍、白芍、丹皮、川楝子、延胡索、山栀、泽泻、贝母，清泄肝热，理气止痛。夹寒者用天台乌药散

（《医学发明》）为主，药用乌药、木香、茴香、川楝子、青皮、陈皮、高良姜、香附等，温经散寒，理气止痛。

2. 精室湿热

【临床表现】射精疼痛，甚或精中带血，小便短赤不畅且时而疼痛，口苦黏腻不爽。舌红苔黄，脉弦数。

【病因病机】湿热蕴结于精室，脉络不通，射精疼痛。

【治法】清利湿热。

【方剂】龙胆泻肝汤（《医宗金鉴》）加减。

药物：龙胆草10克，山栀10克，黄芩15克，柴胡10克，生地10～15克，车前子10克（包），泽泻10～15克，木通10克，赤芍15克，土牛膝15克，沉香3克（后下），甘草6克，川楝子10克。

方义：龙胆草、山栀、黄芩清热，车前子、泽泻、木通利湿，生地、赤芍凉血清热，柴胡、川楝子理气疏肝，芍药、甘草缓急止痛。土牛膝可用虎杖代之，是通利精室之经验用药。沉香降逆理气，用于阴器少腹疝痛有效。

加减：夹瘀者加丹参、丹皮、延胡索、王不留行，活血化瘀。气滞者加香附、小茴香、路路通理气。小便不通者加琥珀、大黄，有化瘀利水作用。

【变通法】射精疼痛，以小便点滴不畅，甚而闭塞不通为主要兼症者，可用八正散（《太平惠民和剂局方》）加减，清利湿热。药用瞿麦、萹蓄、滑石、木通、山栀、大黄、泽兰、王不留行、路路通等。

3. 寒凝肝脉

【临床表现】每于受寒后性交，阴茎疼痛，睾丸发凉抽痛，少腹痛，甚或阴茎内缩，形寒肢冷。舌淡暗，脉沉紧或沉迟。

【病因病机】寒邪内侵，精道涩滞，脉络不通，故阴茎、睾丸性交时疼痛。

【治法】温经散寒止痛。

【方剂】当归四逆汤（《伤寒论》）加减。

药物：当归10～15克，桂枝10克，白芍10～15克，细辛3克，木通5克，甘草6克，干姜3～6克，吴茱萸6克，茴香3～6克，沉香3克（后下）。

方义：干姜、桂枝、吴茱萸、细辛温经散寒，当归、白芍和血通络，茴香、沉香通络止痛。芍药、甘草缓急止痛。用木通清利佐使，且有通络作用。

加减：寒凝而痛甚者，加附子、肉桂温散。睾丸抽痛加川芎、蛇床子通络。

【变通法】轻者用暖肝煎（《景岳全书》）加减，暖肝散寒。药如乌药、肉桂、小茴香、当归、沉香、茯苓、枸杞子、生姜等，其温通作用与上方比较稍逊。

4. 瘀血内结

【临床表现】射精疼痛，平时小腹胀，会阴部痛，房事后尤甚，小便不畅，尿后或便后滴血。舌暗苔白，脉弦。

【病因病机】青年人相火易动，所愿不遂，精未外泄；或手淫、性交、遗精、忍精不发，败精阻滞，瘀血内结，精室不通，小便不畅。

【治法】化瘀通络，利水通淋。

【方剂】少腹逐瘀汤（《医林改错》）合五苓散（《伤寒论》）加减。

药物：小茴香6~10克，干姜3~6克，延胡索10克，当归10克，川芎10克，肉桂6克，赤芍10~15克，蒲黄10克（包），五灵脂10克，猪苓10~15克，茯苓10~15克，泽泻10~15克，滑石15克（包），甘草6克。

方义：当归、川芎、赤芍、蒲黄、五灵脂、延胡索活血化瘀，干姜、肉桂温经止痛，猪苓、茯苓、泽泻、滑石、甘草利水通淋。

加减：小便不畅，挟湿热者加知母、黄柏，合肉桂即滋肾通关丸。

【变通法】可用大黄䗪虫丸（《金匮要略》）合五苓丸，丸剂缓调。各服5克，日2次。

5. 阴虚火旺

【临床表现】性欲旺盛，每于射精时阴茎疼痛，连及少腹，绵绵作痛，口干咽燥，烘热盗汗，腰膝酸软，小便黄，大便干。舌红少苔，脉细数。

【病因病机】房事不节，阴络损伤，肾阴亏虚，内热滋生。

【治法】滋阴降火。

【方剂】知柏地黄汤（《医宗金鉴》）加减。

药物：知母10克，黄柏10克，生地、熟地各10克，山萸肉10克，山药10克，丹皮6克，茯苓10克，泽泻10克，地骨皮10克，赤芍10克，甘草6克。

方义：知母、黄柏、地骨皮、丹皮、生地、赤芍清热降火，熟地、山萸、山药补肾阴，茯苓、泽泻淡渗利水，甘草调中。

加减：烘热口干，阴虚甚者，加麦冬、天冬养阴生津；阴茎痛甚，气滞者加川楝子、橘核、荔枝核理气止痛。

【变通法】阴损及阳，房事后仍有阴器隐痛，神疲乏力，遗精早泄者，可用左归丸（《景岳全书》）加金樱子、锁阳等，补肾气、调阴阳。

（三）易简效验方

1. 滑石30克（包），甘草6克，金钱草、海金沙各15克，每日1剂，水煎服。适于精室湿热者。

2. 赤白芍各30克，甘草10克，每日1剂，水煎服。适于瘀血络阻者。

3. 生地黄15~30克，丹皮10克，竹叶10克，木通10克，王不留行10克，六一散10克（包），每日1剂，水煎服。适于阴虚、湿热兼见者。

4. 小茴香15克，艾叶30克，葱白30克，煎汤熏洗局部，适于寒凝肝脉者。

（四）预防护理

要注意预防房室受寒，保持心情舒畅，避免饮酒过量，节制房事，戒除手淫，对生殖器炎症要及时治疗。

（五）评述

射精疼痛可有同房受寒或性交过频史，或见于长久分居后第一次性交时。检查可见包皮狭窄、前列腺炎症。有的在性交次数减少后，疼痛可减轻、消失。射精疼痛多为泌尿生殖系统的炎症、结石、肿瘤及外伤、手术等的主要症状，临床上常以实证为主，尤其是早期多以邪实为多见。治疗当以“实则泻之”为原则，其中以湿热蕴结为主者重在清利湿热，以气滞血瘀为主者重在行气活血。患病日久，年老体弱者又每兼虚象，治疗又当兼顾补益，以扶正祛邪为主。另外需注意对原发病的治疗原则，即炎症见热毒者注意清热解毒，结石见瘀血者注意通利排石、活血化瘀，肿瘤者注意扶正祛邪、散结消瘤等。

七、射精无力

射精时精液不是喷射，而是流滴而出，其收缩感及快感不明显者，为射精无力。一般男性随着年龄增长，射精强度及射精量逐渐下降，至年老时甚至无力射精，或无射精发生，此乃生理状态。只有年轻力壮时出现本症，才视为病态。本症的发生，可因禀赋不足，房事不节；体虚、久病，劳累过度；或跌仆损伤，瘀阻精道等引起。治疗分别予以补肾壮阳、益气升清、通精化瘀。

（一）辨证要点

禀赋不足，房事不节，体虚久病，劳累过度引起者，大多为虚证。如有跌仆损伤，常同会见阴部疼痛，是由瘀阻精道引起。

（二）证治方药

1. 肾气亏虚

【临床表现】精液流滴而不射，性欲淡漠，勃起感不明显，头目眩晕，神疲肢倦，腰脊酸楚，两耳鸣响，形寒畏冷，小便清长，余沥不净，夜尿多频。舌淡，苔薄白，脉沉细而弱。

【病因病机】禀赋不足，房事不节，肾气亏虚，射精无力。

【治法】补肾强阳。

【方剂】龟鹿二仙膏（《医便》）加味。

药物：鹿角片（先煎）10 克，龟甲（先煎）10 克，枸杞子 15 克，人参 10 克，淫羊藿 15 克，淡苁蓉 10 克，补骨脂 10 克，益智仁 10 克，大枣 20 克。

方义：鹿角片通督脉，龟甲通任脉，人参益气，淫羊藿、淡苁蓉、补骨脂补肾壮阳，益智仁涩精，枸杞子益精。

加减：阳虚者加熟附子、肉桂温阳，气虚者加黄芪、白术补气，血瘀者加川牛膝、三棱、莪术化瘀。

【变通法】可用右归丸（《景岳全书》）加减。

2. 中气不足

【临床表现】射精无力，面色不荣，目无神采，倦怠无力，懒言少动，头晕自汗，大便溏泄，心悸怔忡。舌淡，苔薄白，脉细无力。

【病因病机】脾气不升，气虚不足，射精无力。

【治法】补益中气。

【方剂】举元煎（《景岳全书》）加减。

药物：党参 20 克，黄芪 20 克，白术 10 克，炙升麻 6 克，炙柴胡 5 克，甘草 5 克，山药 15 克，黄精 10 克，紫河车 10 克，大枣 20 克，生姜 3 片。

方义：党参、黄芪、白术、甘草补气，升麻、柴胡升阳，紫河车补精，山药、黄精气精两补，枣、姜调中。

加减：血虚者加当归、熟地补血，阳虚者加鹿角片、巴戟天、肉苁蓉温阳，瘀阻精窍者加川牛膝、三棱、莪术活血通窍。

【变通法】可用大补元煎（《景岳全书》）加减。

3. 瘀阻精道

【临床表现】射精无力，局部疼痛，房事后仍有会阴部、小腹、睾丸及阴茎胀痛。舌苔薄白，舌质暗红，脉涩。

【病因病机】跌仆损伤，瘀阻精道而射精无力且疼痛，精道不通而外阴部胀痛。

【治法】通精化瘀。

【方剂】通精煎（经验方）加减。

药物：丹参 15 克，当归 10 克，三棱 10 克，莪术 10 克，柴胡 10 克，川牛膝 15 克，生牡蛎 30 克（先煎），生黄芪 20 克，急性子 15 克，车前子（包煎）15 克，甘草 5 克。

方义：丹参、当归、三棱、莪术活血化瘀，柴胡疏肝理气，牛膝、车前子通利，急性子通窍，黄芪益气，牡蛎散结。

加减：气滞者加沉香、九香虫、薤白理气，痰浊者加茯苓、土茯苓、浙贝母化痰泄浊。

【变通法】可用消瘰丸（《医学衷中参西录》），药用牡蛎、生黄芪、三棱、莪术、血竭、乳香、没药、龙胆草、玄参、浙贝母等，通精化瘀，软坚散结。

（三）易简效验方

1. 急性子 15 克，炒蜂房 15 克，巴戟天 10 克，鹿角片（先煎）10 克，淫羊藿 15 克，肉苁蓉 10 克，枸杞子 10 克，大枣 20 克，每日 1 剂，水煎服。适用于肾精亏乏之射精无力。

2. 川牛膝 20 克，三棱 10 克，莪术 10 克，土鳖虫 10 克，每日 1 剂，水煎服。适用于瘀阻精道之射精无力。

（四）预防护理

本症患者应情绪稳定，生活规律，营养适当，以保持良好性功能。同时要避免服用一些影响射精的药物，如利血平、胍乙啶、单胺氧化酶抑制剂、吩噻嗪类药物。

（五）评述

与性欲低下等症有一致性，其证治可互参。

八、性欲亢进

性欲亢进是指性欲过强，频繁的性兴奋现象。对性行为迫切要求，性交频度增加，性交时间延长等，结果往往使女方不堪忍受。新婚后房事较多不作病态，只有过快、过多、性欲过剧的，甚至一日数次，经常不断的才是性欲亢进。一般分虚实两种，虚者大多为恣情纵欲，阴精亏损而不能制阳，导致虚阳上亢而妄动，故性欲亢进；实者为肝郁化火，相火内炽而致性欲亢盛。前者以滋阴降火，后者以清肝泻火。

（一）辨证要点

均为热证而有虚实两种，时作梦遗，盗汗烦热，腰脊酸楚者为虚热。烦躁易怒，面红目赤，口苦咽干者为实热。

（二）证治方药

1. 阴虚火旺

【临床表现】性欲旺盛，性交频繁，或以手淫代之，时作梦遗，盗汗，五心烦热，头晕耳鸣，面色潮红，腰脊酸楚。舌红，苔少或剥，脉细数。

【病因病机】肾阴不足，阴虚火旺，相火妄动故性欲旺盛，性交频繁。

【治法】滋阴降火。

【方剂】大补阴丸（《丹溪心法》）合六味地黄丸（《小儿药证直诀》）加减。

药物：知母 10 克，黄柏 10 克，生熟地各 15 克，龟甲（先煎）10 克，鳖甲（先煎）10 克，山茱萸 10 克，丹皮 10 克，泽泻 15 克，珍珠母（先煎）30 克，甘草 5 克。

方义：熟地、龟甲、鳖甲、山茱萸滋肾阴，知母、黄柏、生地、丹皮降相火，珍珠母镇潜，泽泻利水。

加减：肾精不足加肉苁蓉、菟丝子、沙苑子补肾益精。

【变通法】可用知柏地黄丸（《医宗金鉴》）加减。

2. 相火亢盛

【临床表现】性欲旺盛，性交频繁，烦躁易怒，面红目赤，口苦咽干，小溲短赤，大便干结。舌苔薄黄，舌质红干，脉数。

【病因病机】心肝火旺，相火亢盛。

【治法】清肝泻火。

【方剂】龙胆泻肝汤（《医宗金鉴》）加减。

药物：龙胆草 10 克，山栀 10 克，柴胡 10 克，黄芩 10 克，生地 15 克，车前子（包煎）15 克，泽泻 15 克，当归 10 克，木通 10 克，碧玉散（包煎）15 克，苦参 15 克。

方义：龙胆草、山栀、黄芩、苦参清肝泻火，泽泻、木通、碧玉散利湿泻热，柴胡疏肝，生地、当归和血。

加减：阴虚者加玄参、天冬、麦冬、石斛养阴，心火旺者加黄连、黄柏泻火。

【变通法】心火旺、肾阴虚用交泰丸（《韩氏医通》）合黄连阿胶汤（《伤寒论》），以泻心火为主。

（三）易简效验方

1. 黄柏、大黄、龙骨（先煎）、知母、枳壳各9克，生地6克，每日1剂，水煎服。适于相火亢盛者。

2. 生地30克，玄参20克，知母15克，麦冬20克，黄柏10克，赤芍10克，石菖蒲10克，远志10克，丹皮12克，辰砂（另冲）2克，怀牛膝9克，每日1剂，水煎服。适于阴虚火旺、心神不安者。

3. 柴胡10克，黄芩10克，半夏7克，党参7克，黄柏（酒炒）10克，车前子10克，泽泻12克，佩兰10克，生姜5克，大枣5克，每日1剂，水煎服。适用于肝气郁结者。

（四）预防护理

患者应加强锻炼，参加文体活动以分散性注意力，避免看色情书刊、影视作品，均有助于克服性欲，减少冲动。

（五）评述

在性欲亢进患者中，部分是由于脑病变、垂体、睾丸肿瘤、精神分裂症等所致，应查明原因对症治疗。有些药物可引起性欲亢进，应停止使用。

性欲亢进的中医证治方药与阳强之症相类，即虚则滋阴降火，实则清肝泻火。

九、性欲低下

性欲低下，是指在各种体内外因素作用下均不能引起性兴奋，亦无性交欲望，使性生活能力和性行为水平皆降低者，也称性冷淡、性欲抑制或无性欲。传统归阳痿论治，目前已分列证治。性欲低下责在肾、心、脾、肝四脏，由肾阳虚亏、气血不足、心脾两虚、肝气郁结所致。

（一）辨证要点

先天不足，天癸不充，多责之于肾；思虑过度，气血不足，当责之心脾，当补益心脾；情绪不宁，郁怒伤肝，当责之肝。

（二）证治方药

1. 肾阳虚亏

【临床表现】性欲低下，伴面色苍白，腰酸腿软，形寒怕冷，神疲倦怠，或见阳痿。舌质淡胖，脉沉细、尺弱。

【病因病机】秉赋不足，元气不足，肾阳虚亏，无欲作强行房。

【治法】温肾壮阳。

【方剂】五子衍宗丸（《证治准绳》）加减。

药物：韭菜子10克，菟丝子10克，仙茅15克，巴戟天15克，淫羊藿15克，蛇床子12克，鹿角霜10克，女贞子10克，枸杞子10克，覆盆子10克，五味子10克，车前子10克。

方义：韭菜子、菟丝子、仙茅、巴戟天、淫羊藿、蛇床子、鹿角霜温肾壮阳，女贞子、枸杞子、覆盆子、五味子滋阴补肾、以阴中求阳，车前子固精道、泌水道。

加减：若夜寐不安加夜交藤、灵芝安神，阴茎不易勃起加阳起石兴阳。

【变通法】可用右归丸（《景岳全书》）加减。

2. 心脾两虚

【临床表现】性欲低下，善虑胆怯，心悸失眠健忘，面色不华，头晕神疲，食欲不振。舌淡，脉细弱。多见于脑力劳动者或忧思过度之人。

【病因病机】劳思过度，损伤心脾，心脾受损，脾气日衰，殃及肾之作强，故性欲低下。

【治法】补益心脾。

【方剂】归脾汤（《济生方》）加减。

药物：黄芪15克，白术12克，党参15克，当归12克，炙甘草10克，茯神10克，远志10克，酸枣仁10克，木香10克，龙眼肉10克。

方义：白术、党参、黄芪、龙眼肉、炙甘草健脾益气，当归合黄芪补血生气，茯神、远志、酸枣仁安神镇怯。

加减：振奋阳气、提高性欲，加淫羊藿、鹿角霜、肉苁蓉。

【变通法】气血不足者可用人参养荣汤（《太平惠民和剂局方》）加减，补气养血。

3. 肝气郁结

【临床表现】性欲低下，久不思欲，情绪不宁，善叹息，胸胁胀满，失眠。舌淡苔薄，脉弦细。

【病因病机】情绪不宁、气机不畅而久不思欲，肝气不疏、宗筋无力而性欲低下。

【治法】疏肝解郁。

【方剂】逍遥散（《太平惠民和剂局方》）加减。

药物：柴胡10克，白芍10克，当归10克，香附10克，茯苓10克，枸杞子12克，女贞子12克，炙甘草6克，淫羊藿15克，茯神10克，薄荷6克（后下）。

方义：柴胡、白芍、当归、香附、茯苓、炙甘草、薄荷合用疏肝解郁，枸杞子、女贞子滋肝阴，淫羊藿振奋阳气，茯神安神定志。

加减：振奋阳气、提高性欲加淫羊藿、鹿角霜、肉苁蓉。

【变通法】可合五子衍宗丸（《证治准绳》）补肾益精。

（三）易简效验方

1. 蛤蚧2对，置清水中浸透，捞出后去头足及黑皮，隔纸微火烤干；鹿茸20克切片，微烤，共研极细末。每晚睡前用黄酒送服2克。

2. 制香附20克，乌药10克，九香虫10克，炙甘草5克，淮小麦30克，大枣20克，每日1剂，水煎服。

（四）预防护理

患者应注意劳逸结合，对工作、学习、生活中的挫折应以积极的态度对待，不为琐事烦恼。应戒烟酒，多食牛羊肉、蛋、鱼、虾之类的富含蛋白质食物。

（五）评述

男子超过30岁，随着年龄增长而性欲逐渐减退（而不骤减者），乃正常生理发展，不可过服壮阳药以逞欲。

十、少精

少精，应包括精子减少和精液量减少两者。精子减少，指精子计数（密度）低于2000万/毫升而言，是男子不育症常见原因之一。《诸病源候论》之“虚劳少精候”为精液量减少，今指一次排精的精液量少于1.5毫升。两者均为男子不育的主要原因，在临床表现上有相类之处，故一并述之。

（一）辨证要点

虚证可见腰膝酸软，记忆力减退，性欲淡漠等，多由肾精亏损、命门火衰所致。实证则因气滞血瘀、湿热下注所致。精液黏稠而不液化，阴囊湿痒，少腹、会阴不适，为湿热。排精不畅或精子量减少，局部坠胀疼痛等，为血瘀。

（二）证治方药

1. 肾精亏损

【临床表现】婚后多年不育，精子减少，精液量少或量多稀薄。眩晕耳鸣，神疲乏力，腰膝酸软，记忆力减退，性欲淡漠。舌淡，脉沉细弱。

【病因病机】肾精亏损，精血不足，少精不育，无以继嗣。

【治法】补肾益精。

【方剂】五子衍宗丸（《丹溪心法》）合七宝美髯丹（《医方集解》录）加减。

药物：五味子10克，覆盆子10克，枸杞子10克，菟丝子10克，车前子10克（包），茯苓10克，补骨脂10克，制首乌10克，牛膝10克，当归10克，熟地10克，山萸肉10克。

方义：熟地、山萸肉、补骨脂、首乌补益肝肾，滋养精血；五味子、覆盆子、枸杞子、菟丝子益精固肾。牛膝、当归养血通络，茯苓、车前子利湿通窍。

加减：气虚者加黄芪、党参、白术补气，血瘀者加丹参、三棱、莪术化瘀，肾精亏损可加紫河车补肾精，肾阳不足加鹿角、肉桂补肾阳。若肾阴不足，伴精液不液化，死精子多者，加丹皮、地骨皮、生地、白芍、玄参滋阴清热。

【变通法】性欲淡漠，精子稀少，可用斑龙丸（《景岳全书》录）加减，鹿角胶、鹿角霜、熟地、菟丝子、补骨脂、柏子仁，若合七宝美髯丹用，对提高性生活能力和精子数量有效。

2. 命门火衰

【临床表现】婚后不育，精子减少，精液清冷。形寒肢冷，面色苍白，阳痿早泄，夜尿多，腰膝冷痛。舌淡，脉沉细。

【病因病机】命门火衰，肾阳不足，无以温煦生精。

【治法】温肾壮阳，补肾生精。

【方剂】打老儿丸（朱丹溪方）加减。

药物：熟地12克，山药10克，山萸肉10克，枸杞子10克，杜仲10克，楮实10克，菟丝子10克，巴戟天10克，淡苁蓉10克，鹿角片10克，小茴香5克，石菖蒲10克，茯苓10克，肉桂3克。

方义：菟丝子、巴戟天、淡苁蓉、鹿角片、杜仲温肾壮阳，熟地、山药、山萸肉、枸杞子、楮实子滋肾生精，茴香、肉桂温寒助火，石菖蒲、茯苓利湿通窍。

加减：若兼脾气虚者，可去肉苁蓉、山萸肉、茴香、巴戟天等，加白术、党参、黄芪益气健脾。

【变通法】可用右归丸（《景岳全书》）加减。

3. 精室湿热

【临床表现】婚后不育，精子量少，精液黏稠而不液化。口苦咽干，阴囊湿痒，少腹、会阴不适，小便黄，余沥不尽。舌红苔黄，脉滑数。

【病因病机】湿热毒邪内侵，注于精室，致生不育。

【治法】清利湿热。

【方剂】龙胆泻肝汤（《医宗金鉴》）加减。

药物：龙胆草10克，车前子10克（包），黄柏10克，知母10克，柴胡10克，制大黄10克，丹皮10克，六一散10克（包），泽泻10克，木通10克。

方义：龙胆草、制大黄、知母、黄柏清热，车前子、六一散、木通、泽泻利湿，柴胡疏肝为引药。

加减：热毒重加蒲公英、白花蛇舌草、连翘、金银花清热解毒，湿热重加萹蓄、瞿麦清热利湿。

【变通法】可用萆薢分清饮（《医学心悟》）合八正散（《太平惠民和剂局方》）加减。

4. 气滞血瘀

【临床表现】婚后不育，射精量少，排精不畅，或精子量减少。阴囊、会阴胀坠疼痛，茎中刺痛。舌暗紫或有瘀点（斑），脉弦涩。

【病因病机】气滞血瘀，精道不利，络脉闭阻而致。

【治法】活血祛瘀通络。

【方剂】血府逐瘀汤（《医林改错》）加减。

药物：桃仁10克，红花10克，生地10克，当归10克，川芎6克，赤芍10克，牛膝15克，柴胡10克，路路通10克，王不留行10克。

方义：桃仁、红花、赤芍、生地、当归、川芎活血化瘀，路路通、王不留行祛瘀通络利精窍，柴胡疏肝理气。

加减：气滞而坠胀者加茴香、橘核、荔枝核理气，湿热而阴囊湿痒者加萆薢、车前子、黄柏清利，肾虚者枸杞子、菟丝子、覆盆子补肾，气虚加黄芪、党参益气。

【变通法】若少腹、腹部胀痛，有附睾结节肿大，阴囊青筋成团暴露，可用少腹逐瘀汤（《医林改错》）合橘核丸（《济生方》）加减。

（三）医家经验

1. 戚本崇治精液不液化经验

（1）阴虚火旺：治以滋阴化精，方以知柏地黄汤加减。知母 10 克，黄柏 10 克，生地、熟地各 15 克，山药 15 克，山茱萸 10 克，泽泻 10 克，丹皮 10 克，茯苓 10 克，乌梅 10 克，甘草 5 克。气虚者加黄芪 15 克，党参 10 克；血虚者加当归 10 克，白芍 10 克，大枣 20 克；血瘀者加川牛膝 15 克，三棱 10 克，莪术 10 克。

（2）肾阳不振：治以温阳补肾，方以乾灵胶囊加减。山羊睾丸一对，鹿角片（先煎）10 克，鱼鳔胶 10 克（烊冲），枸杞子 10 克，鳖甲 10 克（先煎），龟甲 10 克（先煎），淫羊藿 15 克，巴戟天 10 克，淡苁蓉 10 克，大枣 20 克。气虚者加党参 10 克，黄芪 15 克，白术 15 克；血虚者加当归 10 克，熟地 15 克，制首乌 15 克；血瘀者加川牛膝 15 克，三棱 10 克，莪术 10 克。

（3）湿热扰精：治以清精化浊，方以清精煎加减。粉萆薢 15 克，车前子（包煎）15 克，黄柏 10 克，知母 10 克，柴胡 10 克，制大黄 10 克，大血藤 10 克，碧玉散（包煎）20 克，白花蛇舌草 15 克，丹皮 10 克。热重者加金银花 15 克，紫花地丁 15 克；湿重者加瞿麦 15 克，萹蓄 15 克；气滞者加乌药 15 克，荔枝核 15 克，橘核 15 克；血瘀者加川牛膝 15 克，三棱 10 克，莪术 10 克。

（4）瘀血下阻：治以活血化瘀，方以通精煎加减。丹参 15 克，三棱 10 克，莪术 15 克，当归 10 克，川芎 10 克，柴胡 10 克，生牡蛎（先煎）30 克，黄芪 15 克，赤芍 10 克，桃仁 10 克，红花 5 克，川牛膝 15 克，大枣 20 克。气滞者加荔枝核 15 克，橘叶、橘核各 10 克，乌药 10 克；气虚者加党参 10 克，白术 15 克，山药 15 克；血虚者加熟地 15 克，制首乌 15 克，制黄精 15 克；瘀甚者加鳖甲 10 克，水蛭 5 克；湿热者加粉萆薢 15 克，知母 10 克，黄柏 10 克。（戚广崇《实用中医男科手册》）

2. 徐福松治疗男性免疫性不育经验　本病有虚实之别，其虚因于脏气不足，其实起源湿热、痰浊、瘀毒等邪内扰。病位首在肝肾，次在脾肺。临证中“补虚”则补益阴阳气血，以填养精室，增强机体抗病能力，稳定调节免疫功能；“泻实”可消除破坏免疫平衡的诸多因素，清理生精之所，畅达输精之道，使抗体消失，施精成孕。

（1）滋肝肾，生精血，资虚助育：本证型患者多有房劳过度，性欲亢进，或性生殖器损伤或感染史。症见午后潮热，五心烦热，口渴喜饮，腰酸膝软，尿黄便秘，夜寐盗汗，舌红少苔，脉细弦。治当滋补肝胃。方选六味地黄汤、大补阴丸化裁。药用生地、熟地、泽泻、丹皮、山萸肉、枸杞、黄精、山药、知母、茯苓各 10 克，生鳖甲、生牡蛎各 30 克，瘪桃干、碧玉散各 15 克。水煎服，每日 1 剂。

（2）补脾肺，助肠胃，益气固表：本证患者多有上呼吸道感染或肠道疾病，平时易于感冒，不耐疲劳，鼻塞头痛，咽痛咳嗽，或纳少便溏，腹胀腹痛，恶心呕吐，头晕自汗，面色不华，舌淡苔薄白，脉细弱。治当健脾补肺、益气固表。方选参苓白术散、补中益气汤加减。药用黄芪、当归、白术、茯苓、党参、薏苡仁各15克，鸡内金、当归、菟丝子、黄精各10克，木香、五味子各6克，砂仁3克。水煎服，每日1剂。

（3）化湿浊，解热毒，洁流清源：男子生殖系统炎症会导致其血清、精浆抗精子抗体阳性的发生率高，此乃诱发免疫反应的重要原因。患者多有急、慢性前列腺炎，睾丸及附睾炎病史。症见尿频尿急，排尿不适，或尿末滴白，尿意不尽，会阴部隐痛或坠胀，或睾丸、附睾部不适，小溲混浊，或色黄沉淀，舌质红，苔薄白，根黄腻，脉弦滑。治以清热利湿、解毒泄浊。方用程氏萆薢分清饮、四妙丸加减。药用萆薢、茯苓各15克，丹参、车前子、益智仁、白术、沙苑子、川牛膝、乌药各10克，白花蛇舌草、土茯苓、益母草各30克，石菖蒲、黄柏各6克。水煎服，每日1剂。

（4）逐痰瘀，通经络，畅达精道：精虽以固藏秘守为贵，但亦须适当通泄，才能保持精室或藏或泄之正常生理功能。此证患者多具慢性生殖道炎症或劳伤筋脉。症见小腹或前阴胀痛不适，腰骶酸痛，或附睾结节，或睾丸压痛，舌质暗红或带有紫色，苔薄白，脉弦涩。据叶天士“精瘀当先理其离宫腐浊”之说，用化痰逐瘀法。药宜二陈汤、消瘰丸、四物汤化裁。药用半夏、贝母、玄参、白芥子、青皮、陈皮、蒲黄、丹参、王不留行、当归、川芎、穿山甲、海藻、昆布各10克，牡蛎30克。水煎服，每日1剂。（中医杂志，1996，10：589－590）

（四）易简效验方

1. 六五延宗汤：熟地20克，山药30克，山萸肉15克，茯苓15克，泽泻10克，丹皮10克，韭菜子12克，枸杞子15克，覆盆子15克，沙苑子15克，菟丝子15克，牛膝10克，肉苁蓉15克，每日1剂，水煎服。功能滋肾阴，温肾阳，生精助育。主治男性性功能障碍（阳痿、早泄、不射精）、精子数量少、活力低下的不育症。

肾阳虚者加仙茅、淫羊藿、巴戟天、肉桂、附子各10克。肾阴不足，相火旺盛者，加盐知母10克，盐黄柏10克，生地30克。气虚者加黄芪30克，党参15克。血瘀者加王不留行10克，红花10克，路路通10克，川牛膝10克。湿热者茯苓改为土茯苓30克，加败酱草15克，蒲公英15克，金银花15克，萆薢15克。肝郁气滞者加川楝子10克，小茴香10克，香附10克，郁金10克，柴胡10克，当归10克，白芍10克。

2. 生精赞育汤：淫羊藿15克，肉苁蓉10克，仙茅15克，枸杞子10克，每日1剂，水煎服。或制成蜜丸，每丸9克，每次服2丸，日服2～9次，白开水送服。主治男子不育症（无精症）。

精气不足者加附子10克，肉桂10克，巴戟天10克，菟丝子10克；阴精不足者加制首乌15克，熟地10克，女贞子12克，知母10克；精室湿热加黄柏10克，知母10克，龙胆草12克，野菊花10克。

3. 萆薢生精汤：萆薢、石菖蒲、乌药、益智仁、石韦、萹蓄、瞿麦、土茯苓、生黄芪、枸杞子、菟丝子、沙苑子、车前子、桑螵蛸、川续断、桑寄生、炙甘草各10克。疏通下焦、温补脾肾。治男性不育，症见精液常规异常，精液不液化，精子活力低或畸形率高者。(薛钜夫经验方)

(五) 预防护理

提倡劳逸结合，有节制的进行性生活，要控制性交频率。注意精神调摄。在治疗过程中忌口很重要，要求病人不喝酒、不吃辣，否则会对精子质量产生影响。

(六) 评述

1. 男子不育症的原因：主要由精子产生障碍，精子和卵子不能正常结合，性功能障碍和精液异常四个方面的病理机制引起。精子产生障碍，如各种原因引起的睾丸萎缩、损伤以及内分泌紊乱等，造成睾丸不能产生精子，或产生精子数量、质量异常变化。精子运输障碍，如附睾、输精管梗阻而影响精子输送等。性功能障碍，包括阳痿、早泄、不射精和逆行射精等。精子异常，则包括精液中无精子、精液和精子数量减少或增多、精子活动率减弱、精液不液化或不凝固等。目前，中医药治疗男子不育症，以改善性功能障碍和精子异常为主，亦可治疗前列腺炎和精囊炎所致之不育症，对先后天器质性病变引起者一般效果不佳。

2. 精子减少和精液量减少：是男子不育症的最常见的原因，一般以肾精亏损和命门火衰为主，当予益肾精、补肾阳治疗。精子黏稠和不液化，则以阴虚火旺为多，治以滋阴降火，甘酸化阴，可用知柏地黄汤加乌梅、甘草。精子畸形和死精过多，则以湿热内蕴、瘀血内阻为主，用清利湿热、化瘀通络之剂可以治疗。由精液、精子异常引起者，有的仅出现其中一种，有的则几种同时存在，应根据具体情况辨证治疗。

3. 现代医学研究表明，男性的生精周期大约是2个半月。因此，服用上述诸方2.5～3个月就应该复查精液常规，来看数值的变化。但使用补肾方时，也需要根据病人的体质去加减。当病人湿热过重时，也可以先用龙胆泻肝汤或三仁汤等，先清利湿热，再用补肾方治疗。

第二节　生殖器

男性生殖器包括睾丸、附睾、输精管、精囊腺、前列腺、阴囊、阴茎等内外生殖器在内。其主症包括疼痛、结节、淋沥、精浊等。肝主宗筋，足厥阴肝经循于前阴，肾主生殖而藏精。如肝之疏泄失调，肾之精气虚衰，气血瘀滞，湿痰蕴阻，每致生殖器病症。兹按睾丸、附睾、阴囊、阴茎、前列腺等部位先后而分述之。

一、睾丸、附睾疼痛

睾丸、附睾部位发生疼痛，中医称为子痛。临床上常见于急慢性睾丸炎、附睾炎、附睾郁结症等病。在临床上，可因湿热蕴结、气滞血瘀、肝络气滞等引起。急性发作时局部剧烈肿胀疼痛，可伴发热、恶寒、头痛等全身症状；慢性过程则表现为隐隐作痛，坠胀不适，伴见倦怠乏力、排尿不畅等。以往医籍常将睾丸、附睾疼痛列于疝病之中，或将疝病称为睾丸疼痛，有混淆不清之嫌。

（一）辨证要点

根据疼痛性质和外在征象辨证：睾丸或附睾疼痛明显，或阴囊皮肤潮红、灼热疼痛，口渴心烦者为湿热下注。睾丸或附睾坠胀作痛，阴囊皮色不变为肝络阻滞；有结节，性质硬而酸痛，局部不舒，阴囊皮肤紫暗者为瘀血阻滞。

（二）证治方药

1. 湿热下注

【临床表现】起病急骤，发热恶寒，睾丸或附睾疼痛明显，痛引少腹，或阴囊皮肤潮红，灼热疼痛。口渴心烦，小便短黄。舌红苔黄腻，脉数。本证可见于急性睾丸炎、急性附睾炎及附睾郁结症早期。

【病因病机】湿热毒邪蕴结阴器，下注精室，致生睾丸、附睾疼痛。

【治法】清热利湿，解毒泻火。

【方剂】龙胆泻肝汤（《医宗金鉴》）加减。

药物：龙胆草 10 克，山栀 10 克，黄芩 10 克，柴胡 10 克，生地 10 克，车前子 10～15 克，泽泻 10～15 克，当归 10 克（包），木通 10 克，紫花地丁 15～30 克，蒲公英 15～30 克，败酱草 15～30 克，六一散 10 克（包）。

方义：龙胆草、山栀、黄芩、紫花地丁、蒲公英、败酱草清热泻火解毒，车前子、木通、六一散、泽泻利湿通淋，生地、当归和血，柴胡理气。

加减：局部胀痛明显，气滞者加川楝子、橘核、路路通理气止痛；甚而剧烈难忍者，加赤芍、延胡索活血止痛。

【变通法】若因腮腺炎引起的急性睾丸炎，常先患痄腮，约 1 周左右睾丸肿痛、高热，由风热湿毒所致，可用普济消毒饮（《东垣试效方》）加减，清热解毒、疏散风热，药如黄芩、黄连、连翘、玄参、板蓝根、僵蚕、牛蒡子、升麻、柴胡等。急性睾丸炎症见发热，阴囊红肿灼热，睾丸肿痛显著，质地坚硬，痛引少腹、会阴，舌紫暗。由热瘀互结所致，可用加味活血消肿汤（经验方），药用夏枯草、紫草、丹皮、桃仁、红花、赤白芍、泽兰、木通、茴香、三棱、莪术，活血化瘀、凉血清热。

2. 肝络阻滞

【临床表现】睾丸或附睾隐隐坠胀作痛，附睾可有结节，阴囊皮色不变，局部不适，引及少腹、会阴。舌苔薄，脉弦。本证可见于慢性睾丸炎、慢性附睾炎及附睾郁结症。

【病因病机】肝郁气滞，气机不和，郁于阴器精室，络脉不通，故睾丸附睾坠胀作痛。

【治法】疏肝理气，通络止痛。

【方剂】枸橘汤（《外科全生集》）加减。

药物：枸橘 10～15 克，川楝子 10 克，青皮、陈皮各 10 克，柴胡 10 克，赤芍 10 克，泽泻15克，车前子10克（包），制香附10～15克，橘叶、橘核各10克，甘草6克。

方义：枸橘、川楝子、青皮、陈皮、橘叶、橘核、柴胡、香附均为理气通络之品，柴胡、赤芍疏肝和血，泽泻、车前子利湿淡渗。

加减：附睾结节加王不留行、莪术化瘀散结，或加玄参、贝母清热散结。湿热未清，加知母、黄柏、马鞭草、茵陈清热利湿。疼痛显著，夹有瘀血者，加牛膝、丹参、延胡索活血化瘀。

【变通法】若附睾肿胀隐痛，遇寒加甚，性欲淡漠，形寒肢冷，可用暖肝煎（《景岳全书》）加减，暖肝散寒。

3. 气滞血瘀

【临床表现】睾丸坠胀疼痛，或附睾结节质硬酸痛，局部不舒，阴囊皮肤紫暗。舌质暗、紫有瘀点（斑），脉弦。常由急性转变而来，病程较长。本证主要见于慢性睾丸炎、慢性附睾炎和附睾郁结症之慢性期，亦有见于睾丸损伤者。

【病因病机】湿热久蕴化瘀，外伤伤络，瘀血阻络不通而睾丸胀痛，或附睾结节质硬酸痛。

【治法】活血化瘀，通络散结。

【方剂】少腹逐瘀汤（《医林改错》）加减。

药物：小茴香6克，当归10克，赤芍10克，三棱10克，莪术10克，牛膝10～15克，川芎6～10克，红花6克，蒲黄10克，五灵脂10克。

方义：当归、赤芍、川芎、红花活血化瘀，蒲黄、五灵脂活血止痛，三陵、莪术散结逐瘀，茴香理气通络，牛膝引药下行。

加减：局部坠胀不舒，气滞甚者加川楝子、乌药、枸橘理气。局部暗紫，口苦心烦，夹瘀热者加丹皮、紫草、夏枯草凉血化瘀。

【变通法】用复元活血汤（《医学发明》）治附睾郁结症见有本证者，药用柴胡、当归、桃仁、红花、大黄、天花粉等，活血通络散结。若气虚血瘀者可用《医学衷中参西录》之消瘰丸，药如黄芪、三棱、莪术、乳香、没药、血竭、玄参、浙贝母、牡蛎，如酌加昆布、海藻散结更好。

（三）易简效验方

1. 贯仲60克，每日1剂，水煎服。用于急性睾丸炎。

2. 海藻30克，炒橘核12克，炒小茴香10克。每日1剂，水煎服。用于慢性睾丸炎。

3. 当归12克，川芎、白芷、红花、连翘各10克，防风、甘草、细辛、没药、乳香各6克，每日1剂，水煎服。用于急性睾丸炎和附睾炎。

4. 夏枯草15克，连翘、橘核、荔枝核、川楝子、玄参、泽兰、白蔹、红花各10克，每日1剂，水煎服。用于慢性附睾炎。

（四）外治法

1. 熏洗法

（1）处方：苦参30克，龙胆草30克，黄芩15克，黄柏15克，白矾20克，土茯苓20

克，每日1剂。

用法：水煎，趁热熏洗阴囊，每日4次。适用于湿热内蕴之附睾精子郁结症。

（2）处方：川芎15克，泽兰15克，益母草15克，刘寄奴15克，马鞭草15克，每日1剂。

用法：水煎，趁热熏洗阴囊，每日2～3次，适用于精瘀交阻之附睾精子郁结症。

（3）处方：大黄30克，玄明粉20克，当归尾20克，没药15克，米醋200毫升，盐60克。

用法：加水1000毫升稍煎，外洗患处，每日2次。适用于湿热下注型附睾炎。

（4）处方：当归30克，没药15克，玄明粉20克，小茴香20克，米醋200毫升，盐50克。

用法：加水1000毫升，稍煎，外洗患处，每日2次。适用于气血凝滞之附睾炎。

（5）处方：马齿苋、芒硝各30克。

用法：煎汤洗患处，每日2～3次。适用于睾丸炎急性期。

2. 敷贴法

（1）处方：如意金黄散6克。

用法：用适量鸡蛋清或蜂蜜，或凡士林调匀，敷于阴囊，然后用纱布包扎，每日换药1次。适用于急性附睾炎和睾丸炎。

（2）处方：取大块老生姜，用清水洗净，横切成约0.2厘米厚的均匀薄片，每次用6～10片。

用法：外敷于患侧阴囊，盖上纱布，兜起阴囊，每日更换1～2次。适用于急性附睾炎。

3. 热熨法

（1）处方：生香附100克，食盐100克。

用法：炒热后加酒精适量，布包频熨患处。适用于气滞血瘀型附睾炎。

（2）处方：小茴香60克、大青盐120克。

用法：炒热，置入布袋内乘热频熨患处，每日1～2次。适用于睾丸炎慢性期。

（五）预防护理

注意阴部卫生，减少感染机会。急性期应卧床休息，用阴囊托或布带将阴囊托起，并冷敷以减轻充血水肿。避免睾丸外伤。急性期忌房事，慢性期节制房事。

（六）评述

下列三种疾病因其均有睾丸附睾肿痛，故一并述之。

1. 急性睾丸炎 急性睾丸炎表现为阴囊红肿，睾丸肿大而痛，伴高热、恶寒等。化脓者，可形成脓肿，多有波动感；腮腺炎引起者可伴有腮腺肿大疼痛。两者多有中性粒细胞增高。

2. 急性附睾炎 急性附睾炎多为非特异性感染，患侧阴囊红肿疼痛，并沿精索放射至腹股沟等处，附睾肿痛，又可侵及睾丸，伴精索增粗。若迁延至慢性，形成附睾结节，质硬、隐痛，伴阴囊下坠感，可导致不育。

3. 附睾郁结症 附睾郁结症发生于输精管结扎术后，精液积聚于附睾管腔，致附睾肿大、硬结，阴囊坠胀而痛。急性发作伴发热，慢性以阴囊、附睾肿胀坠痛为多见。

二、阴汗

外生殖器及其附近的局部汗出异常，称为“阴汗”，早见于李东垣的《兰室秘藏》。本症以阴部汗出明显为特征，局部潮湿不干，常渗湿内裤。若阴汗多而局部有冷感时，亦可称为“阴冷”。阴部为足厥阴肝经及足少阴肾经所过。因此，凡肝经湿热下注或肾阳不足者，均可引起外阴部汗液疏泄失常。

（一）辨证要点

阴汗质黏滑，味臊臭，常伴阴痒、阴痛为湿热。阴汗如水状流淌，局部冷，伴遗泄阳痿、四肢不温为阳虚。

（二）证治方药

1. 肝经湿热

【临床表现】阴汗多，质黏滑，味臊臭，常伴阴痒、阴痛，伴胸胁胀满，口苦咽干，烦躁易怒，小便黄，大便黏。舌红苔黄，脉弦数。

【病因病机】湿热下注于外阴，肝经疏泄失司，局部汗多。

【治法】清热除湿，兼以清肝火、疏肝气。

【方剂】柴胡胜湿汤（《兰室秘藏》）加减。

药物：柴胡 10 克，炒黄柏 10 克，升麻 5 克，泽泻 10 克，茯苓 15 克，防己 10 克，羌活 10 克，麻黄根 3 ~ 5 克，龙胆草 10 克，红花 3 ~ 5 克，当归 10 克，生甘草 6 ~ 10 克。

方义：柴胡、升麻、羌活疏肝祛风，所谓“风以胜湿”者。泽泻、茯苓、防己、甘草除湿利水，龙胆草、黄柏清泻肝经湿热，麻黄根止汗，当归及少量红花寓和肝、养肝之义。使气血流通，肝经疏泄功能调达。

加减：若见大便干结，加制大黄通腑；小便黄者，加竹叶、通草清利。局部潮湿较甚者，加苍术、薏苡仁、牛膝，合黄柏即四妙丸，清利湿热。

【变通法】可用龙胆泻肝汤（《医宗金鉴》）代之。若以局部湿痒汗多为主者用柴胡渗湿汤，若以局部湿痛臊臭为主者则宜龙胆泻肝汤。阴汗症甚者，可用三妙丸（《医学正传》）加味。

2. 肾阳不足

【临床表现】外阴汗多，如水状流淌，局部冷，伴遗泄阳痿，四肢不温，腰脊酸痛。舌淡，苔润薄而白，脉沉细。

【病因病机】肾阳不足，阴寒凝结，经气不通，汗液疏泄失常。

【治法】温肾壮阳，散寒通络。

【方剂】安肾丸（《杂病源流犀烛》）加减。

药物：山药15克，续断10～15克，补骨脂10～15克，胡芦巴10克，川楝子10克，小茴香5克，茯苓10～15克，桃仁10克，杏仁10克。

方义：山药、续断、补骨脂、胡芦巴温肾壮阳，川楝子、小茴香、桃仁、杏仁散寒通络，茯苓利水渗湿。

加减：阴冷甚者，加肉桂、淡附子温阳；汗多水湿甚者，加白术、桂枝利水。性功能减退者，合金匮肾气丸（《金匮要略》）补肾阳。

【变通法】可用天雄散（《金匮要略》），用天雄、桂枝、白术、龙骨温肾散寒。

（三）医案

东垣治一人，前阴臊臭，又因连日饮酒，腹中不和，求治。曰：前阴者足厥阴肝脉络阴器，出其挺末；凡臭者，心之所主，散入五方为臭，入肝为臊。当于肝经泻行间是治其本；后于心经泻少冲，是治其标。如恶针，当用药除之。酒者气味俱阳，能生里之湿热，是风燥热合于下焦为邪。治以龙胆泻肝汤，又治阴部热痒。柴胡梢、泽泻、车前子各二钱，木通五分，生地、当归梢、龙胆草各三分，作一服水煎，以美膳压之。（《古今医案按》卷七《前阴病》）

按：此案是龙胆泻肝汤最早出典，今列于阴汗，以其有前阴臊臭主症。又龙胆泻肝汤治阴部病属下焦湿热，笔者曾用治外生殖器疱疹有效。

（四）医家经验

1. 何传毅经验　阴汗症轻者或病属初起时，可用三妙丸加徐长卿、椒目。方为黄柏、苍术、牛膝各12克，徐长卿12～20克，椒目10克，治阴汗湿痒甚而搔之流黄水者。湿重肢体重着酸痛，加薏苡仁30克，为四妙丸；大便干结，口疮，尿短赤，再加大黄6～10克，为五妙丸。对肾阳不足之阴汗，除用天雄散内服之外，还用此药煎水温洗局部，可提高疗效。（《出汗异常》）

2. 黄骏经验　本症多由湿热流滞肝经，逼津外泄；或阴气不固，阴津自漏所致。前者汗多黏而臊臭，后者汗多清冷。治疗均可用益气聪明汤加减，前者重用黄柏，少加五味子、柴胡；后者重用五味子及升阳益气药，少用黄柏。（湖北中医杂志，1983，4：23）

（五）外治法

1. 处方：密陀僧20克，蛇床子30克，蛤粉30克，煅牡蛎30克。

用法：共研末，取少许扑抹局部。以收敛止汗。

2. 处方：五倍子、白矾等份，研末。

用法：以温水调湿，填脐中，以布缚定，隔日去之。

（六）预防护理

要经常保持外阴清洁、干燥。

（七）评述

阴汗之症，常伴局部湿、冷、臊、臭，以肝、肾两经病为主。臊臭痒痛者，责在湿热下注，用四妙丸、龙胆泻肝汤、柴胡渗湿汤治肝，少加凉血、和血、活血药，如丹皮、赤芍、当归、红花、桃仁等。湿冷而性功能减退者，责在寒湿凝结，用安肾丸、金匮肾气丸、天雄散治肾，少用川楝子、小茴香、吴茱萸、肉桂以理气通络、散寒。

局部如有绣球风（阴囊湿疹等）以痒为主者，当参阴痒内容先予治疗。不论湿、痒、臊、臭，外阴局部汗出者，宜外治、内服同调，配合局部外用扑粉，可提高疗效。

三、阴冷

男子自觉阴囊、阴茎寒冷（尤其是龟头）的临床症状，称为阴冷。《金匮要略》称为“阴头寒”，《诸病源候论》则称“阴冷”。阴冷多由命门火衰、寒凝肝脉所致，也有肝经湿热造成的。在临床上，阴冷作为一个自觉症状，既可单独出现，又可出现于阳痿、遗精、早泄、性欲减退、缩阳、精寒等症。其表现除阴囊、阴茎寒冷，睾丸抽痛之外，一般无特殊体征，理化检查无任何异常。

（一）辨证要点

见形寒肢冷，腰膝酸软，精神倦怠，小便清长，夜尿频繁为阳虚。阴茎湿冷、汗出，阴囊湿痒，而有臊臭气者为湿热。

（二）证治方药

1. 命门火衰

【临床表现】病程长，起病缓，阴器寒冷，形寒肢冷，腰膝酸软，精神倦怠，小便清长，夜尿频繁，性欲淡漠，阳痿早泄。舌淡胖嫩，脉沉迟。

【病因病机】肾阳亏虚，命门火衰，无以温煦阴器而致。

【治法】温补命门。

【方剂】扶命生火丹（《辨证录》）加减。

药物：鹿茸1克（研末分次冲服），巴戟天10克，淡附子6～10克（先煎），肉桂3～6克，肉苁蓉10克，杜仲10克，熟地10～15克，山茱萸10～15克，五味子6克，党参15克，黄芪15克，白术10克。

方义：鹿茸温肾通督，兴阳生火。巴戟天、肉苁蓉、杜仲温润，附子、肉桂助阳。熟地、山茱萸、五味子补肾，党参、黄芪、白术健脾，为脾肾双补之剂。

加减：阳痿者加阳起石、紫石英、淫羊藿兴阳。

【变通法】根据命门火衰的轻重及兼症，可选用右归丸、赞育丹（《景岳全书》），与上方均为温肾壮阳之剂。

2. 寒凝肝脉

【临床表现】多有受寒着凉史，发作急骤，阴茎及睾丸发凉，疼痛甚至内缩，腰部沉重，少腹拘挛疼痛。舌淡，苔白滑，脉沉弦。

【病因病机】久处寒湿环境，或房事后感冒受寒，寒邪侵袭，肝脉凝滞不通。

【治法】温经散寒，暖肝通络。

【方剂】椒桂汤（《温病条辨》）加减。

药物：川椒6～10克，肉桂3～6克，小茴香6～10克，吴茱萸6～10克，青皮、陈皮各6～10克，高良姜6～10克，乌药6克，白芍10～15克，甘草6克，柴胡10克。

方义：肉桂、川椒、吴茱萸、小茴香、高良姜暖肝散寒，乌药、青皮、陈皮理气止痛，白芍、柴胡疏肝，甘草调中。

加减：少腹拘急者，加荔枝核、橘核理气，缩阳者加蜈蚣通络，畏寒肢冷甚者加淡附子、干姜温阳，身痛恶寒者加麻黄、桂枝解表。

【变通法】可用暖肝煎（《景岳全书》）加减，药用肉桂、茴香、乌药、枸杞子、当归、沉香、细辛、吴茱萸等，暖肝通络。

3. 肝经湿热

【临床表现】起病缓，自觉阴茎湿冷、汗出，阴囊湿痒，有臊臭气，伴胁肋胀痛，口苦而干，小便黄，大便不调。舌红，苔黄腻，脉弦数。

【病因病机】湿热之邪蕴结肝经，气血不通而致本证。

【治法】清热利湿，祛风止痒。

【方剂】柴胡胜湿汤（《兰室秘藏》）加减。

药物：柴胡6克，黄柏10克，升麻5克，泽泻10克，当归10克，羌活10克，麻黄根3克，防己6克，龙胆草6克，茯苓10克，红花6克。

方义：龙胆草、黄柏清肝泄热，茯苓、泽泻利湿，当归、红花和血调肝，防己、麻黄根、羌活、升麻、柴胡是风药，风以胜湿，祛风止痒。

加减：阴囊湿痒者加蝉蜕、白鲜皮祛风利湿，臊臭明显加防风、藿香化浊，小便混浊加萆薢、石菖蒲分清泄浊，小便黄者加六一散、竹叶清利。

【变通法】亦可用龙胆泻肝汤（《医宗金鉴》）清热利湿。上方适于兼阴囊湿痒臊臭，此方适于肝胆湿热见口苦胁痛、心烦目赤等。

（三）外治法

1. 处方：川椒、蛇床子各20克。

用法：水煎熏洗阴部。日1次，每次10～15分钟。适于命门火衰者。

2. 处方：艾叶30克，高良姜、小茴香各10克，细辛3克。

用法：水煎熏洗外阴。日1～2次，每次10分钟，适于寒凝肝脉者。

3. 处方：小茴香、大茴香各30克，川椒15克，葱适量。

用法：前三味为末，葱切碎，共炒热，纱布包外敷少腹及前阴。适于寒凝肝脉者。

（四）预防护理

小腹外阴要保暖，要注意外阴清洁、干燥。

（五）评述

阴冷之症属寒湿、阳虚者为多。故应节制房事，避免寒冷，少食肥甘助湿之品。除内服药外，同时配合外洗常可提高疗效。若再配合针灸关元、中极、曲骨、命门等穴，有温经散寒、通络止痛作用，适于火衰、寒凝两种证候。

四、阴囊瘙痒

阴囊瘙痒又称绣球风、肾囊风，以阴囊局部瘙痒为特征的临床症状。多见于青年人或老年人，好发于夏季。相当于西医之阴囊湿疹。

（一）辨证要点

急性期，阴囊皮肤出现红肿、水疱、糜烂、渗出、结痂者为湿热下注。慢性期，阴囊皮肤出现增厚、鳞屑、结痂、皲裂，皮色暗红，丘疹融合或苔藓样变者为血虚风燥。

（二）证治方药

1. 湿热下注

【临床表现】阴囊可有丘疹、水疱、脓疱，搔破后出现糜烂、渗出、结痂等变化，瘙痒尤甚，阴囊皮肤红赤、灼痛。舌红，苔薄黄腻，脉濡数。

【病因病机】嗜食辛辣肥甘，湿热内蕴；或热水烫洗，湿热下注而致。

【治法】清利湿热。

【方剂】萆薢渗湿汤（《疡科心得集》）加减。

药物：萆薢 12 克、金银花 10 克，连翘 10 克，川牛膝 1.5 克，丹皮 10 克，苦参 12 克，苍术 10 克，黄柏 10 克，茯苓皮 10 克，茵陈 12 克，制大黄 10 克，生甘草 5 克。

方义：金银花、连翘、苦参、制大黄、丹皮清热，萆薢、苍术、茯苓皮、茵陈利湿，生甘草调中，川牛膝引药下行。

加减：血热盛者加生地、赤芍凉血，便秘者制大黄改生大黄通下，皮肤瘙痒者加徐长卿、白鲜皮、地肤子止痒。

【变通法】以瘙痒奇甚，阴囊皮肤红赤、灼痛为主者，可用消风散（《外科正宗》）加减，清利湿热，祛风止痒，药如荆芥、防风、石膏、蝉蜕、生地、知母、牛蒡子、木通等。

2. 血虚风燥

【临床表现】多由急性期转变而来，反复发作，日久不愈，阴囊皮肤增厚加深，粗糙如革，瘙痒难忍。舌淡，苔薄白，脉细。

【病因病机】湿热久稽，伤血耗津，血虚风燥，而致阴囊干燥型湿疹。

【治法】养血润肤。

【方剂】祛风换肌丸（《医宗金鉴》）加减。

药物：胡麻 15 克，生首乌 15 克，怀牛膝 15 克，天花粉 15 克，石菖蒲 10 克，威灵仙 10 克，苦参 10 克，川芎 10 克，当归 10 克，苍术 10 克，大枣 15 克，甘草 5 克。

方义：苦参、苍术清热利湿，川芎、当归和血养血，天花粉、胡麻、生首乌润肤，牛膝、石菖蒲通窍，威灵仙祛风。

加减：阴虚者加枸杞子、阿胶、桑椹养阴血，气虚者加黄芪、党参、白术益气，夜间痒甚加珍珠母、夜交藤安神，皮肤增厚粗糙加丹参、丹皮化瘀润肤。

【变通法】瘙痒难忍，皲裂疼痛，以血热为主者，也可用滋阴除湿汤（《外科正宗》）加减，凉血祛风，清热止痒。药用四物汤加知母、地骨皮、丹皮、黄芩等，其凉血清热作用较上方佳。

（三）外治法

1. 外洗法

（1）处方：大黄30克，黄柏30克，青黛15克，滑石15克，煅龙骨20克，炉甘石20克，儿茶15克，五倍子15克，轻粉10克，冰片5克。

用法：研为极细末，过细筛，混匀瓶装，经高压灭菌后备用。用时先以0.02%的高锰酸钾溶液洗涤患部，再取药末调蓖麻油涂搽，隔3~5天1次，连用3天。

（2）处方：苦参30克，川椒45克，蛇床子15克，生黄柏15克，透骨草15克，土槿皮15克，大枫子肉15克，土鳖虫去壳切片4只。

用法：布包煎汤外洗。

2. 药敷法

处方：生大黄、大黄炭、生地榆、地榆炭各30克。

用法：共为末，以香油调为稀糊状，敷于局部，包扎后卧床休息。早晚各1次，连用3日。

（四）预防护理

忌搔抓、揉搓、摩擦、烫洗等，不宜应用热水、肥皂、盐水、碱水等。忌食辛辣刺激食品，保持心情舒畅，坚持用药，则可提高疗效。注意个人卫生，保持局部清洁，衣裤柔软，减少局部摩擦，忌滥用药物。

（五）评述

急性期，阴囊皮肤红肿、水疱、糜烂、渗出者为湿热下注，治以清利湿热。慢性期，阴囊皮肤增厚、鳞屑、结痂、皲裂者为血虚风燥，治以养血润肤。必配合外用药治疗，方有疗效。

五、阴囊肿大状如水晶

临床见阴囊肿大而状如水晶者，称为水疝。张子和在《儒门事亲》中首次提出了水疝："水疝，其状肾囊肿痛，阴汗时出，或囊肿而状如水晶，或囊痒而燥出黄水，或少腹中按之作水声……"其所述与今之鞘膜积液相近。

（一）辨证要点

本症以寒湿侵犯居多，见阴囊肿胀，下坠感明显，身重而冷。亦有湿热阻滞，可见阴囊皮肤色红、灼热潮湿等。如素体肾虚，或老年人则可出现肾虚而水停、本虚标实者。

（二）证治方药

1. 水湿内结

【临床表现】阴囊逐渐肿大，状如水晶，不红不热，触之有囊性感，或伴情志不舒，阴囊隐痛，痛无定处。舌淡苔薄白，脉弦缓。

【病因病机】肝气郁结，疏泄失职，水湿内结，下注阴囊。

【治法】疏肝理气，利水除湿。

【方剂】五苓散（《伤寒论》）合导气汤（《儒门事亲》）加减。

药物：茯苓15～30克，猪苓15克，泽泻15克，白术10～15克，桂枝10克，川楝子10克，木香6～10克，小茴香6～10克，吴茱萸3～6克。

方义：茯苓、猪苓、泽泻利水除湿，白术健脾，桂枝通阳化气，川楝子、木香行气止痛，小茴香、吴茱萸温经散寒。气行则水行，共奏疏肝理气，利水除湿之功效。

加减：若阴囊寒冷，加巴戟天、肉苁蓉补肾壮阳；肿大明显，消肿缓慢，加昆布、海藻散结消肿。

【变通法】疼痛甚者，可用天台乌药散（《医学发明》）合香丑五灵散（《赤水玄珠》）加减，理气止痛、利水消肿为主，药用乌药、川楝子、木香、小茴香、青皮、槟榔、香附、牵牛子、五灵脂、猪苓、泽泻、白术等。

2. 寒湿内结

【临床表现】阴囊肿胀，下坠感明显，或下腹部不适、活动不便，阴茎隐缩，或阴部寒冷，身重而冷。舌淡苔白，脉沉滑。

【病因病机】外感寒湿或寒湿内生结于阴囊，寒主收引，寒湿为阴邪，易伤阳气。

【治法】温肾健脾，利水散结。

【方剂】水疝汤（《中西医结合临床外科手册》）加减。

药物：小茴香10克，乌药10克，肉桂10克，槟榔15克，橘核10克，炒牵牛子5克，车前子15克，猪苓10克，泽泻15克，茯苓15克，川牛膝10克，当归10克，赤芍10克。

方义：小茴香、乌药、肉桂温肾散寒，槟榔、橘核行气利水，炒牵牛子、车前子、猪苓、泽泻滋肾利水，茯苓健脾利水，川牛膝、当归、赤芍活血散结。

加减：若脾虚、纳呆、面黄乏力加生黄芪、山药补气，阴囊肿硬加桃仁、红花化瘀，坠胀加升麻、木香升阳利气。

【变通法】阴囊肿胀，下坠感明显气滞者，可用橘核丸（《济生方》）行气破滞，消坚散结，药用橘核、海藻、昆布、海带、川楝子、桃仁、厚朴、木通、枳实、延胡索、肉桂、木香等。

3. 湿热蕴结

【临床表现】阴囊单侧肿大，皮肤色红，灼热潮湿，睾丸肿痛，或伴全身发热，小便短赤。舌红苔黄厚，脉弦数。

【病因病机】感受湿热之邪，或寒湿郁久化热，蕴结睾丸。

【治法】清热化湿，利水消肿。

【方剂】大分清饮（《类证治裁》）加减。

药物：茯苓30克，猪苓15克，泽泻15克，枳壳10克，栀子10克，木通10克，车前子10克（包），金银花15克，连翘10克，蒲公英15克。

方义：茯苓、猪苓、泽泻利水除湿，枳壳行气利水，栀子清三焦湿热，木通、车前子通利小便，金银花、连翘、蒲公英清热解毒。

加减：若肿甚酌加大腹皮、桑白皮、滑石、冬瓜皮、瞿麦利水，痛甚酌加延胡索、川楝子、荔枝核、橘核理气。

【变通法】肿甚而小便不利者，可用五苓散（《伤寒论》）合五皮饮（《华氏中藏经》）加减，利水消肿，药如茯苓、猪苓、泽泻、白术、桂枝、生姜皮、桑白皮、青陈皮、大腹皮等。

4. 肾虚水恋

【临床表现】阴囊肿胀，日久不消，阴囊及小腹冷痛，伴腰酸膝软，溲清便溏。舌淡，苔白，脉弱无力。

【病因病机】素体肾虚，或久病伤肾，或老人气化不行，水湿下注阴囊，肾气不足，温煦无力。

【治法】补肾化湿，理气行水。

【方剂】右归丸（《景岳全书》）合荔枝核汤（经验方）加减。

药物：熟地10克，山萸肉10克，枸杞子10克，菟丝子10克，淡附子10克，肉桂3克，茯苓10克，荔枝核10克，橘核10克，川楝子10克，小茴香10克，乌药10克，海藻10克，木通10克，萆薢10克。

方义：熟地、山萸肉、枸杞子、菟丝子补益肝肾，附子、肉桂温肾壮阳、化气利水，茯苓健脾利水，荔枝核、橘核、川楝子理气，小茴香、乌药散寒，海藻软坚散结，木通、萆薢化湿利水。

加减：有瘀血者加桃仁、莪术化瘀。

【变通法】寒象明显，用真武汤（《伤寒论》）合荔枝核汤加减，温阳利水，理气化湿。

5. 虫积阻络

【临床表现】有丝虫病感染史，或见下肢象皮肿，阴囊肿大、积液呈米泔水样，皮肤增厚，表面粗糙，失去弹性及收缩力，面唇部有虫斑。舌淡胖，苔白腻，脉沉滑。

【病因病机】感染丝虫，阻滞肝经脉络，津液流行受阻，皮肤得不到濡养，精浊不分而外溢。

【治法】驱虫通络，化湿利水。

【方剂】马鞭草汤（《实用中医泌尿生殖病学》）加减。

药物：马鞭草15克，刘寄奴15克，川牛膝15克，赤芍10克，小茴香6克，槟榔10克，萆薢15克，薏苡仁15克，苍术10克，茯苓15克，甘草6克。

方义：马鞭草清热杀虫、利水消肿，刘寄奴、川牛膝、赤芍活血祛瘀、通经利尿，小茴香、槟榔行气利水，萆薢分清降浊，薏苡仁、苍术、茯苓健脾化湿，甘草解毒。

加减：若血瘀症状明显，配服大黄䗪虫丸。

【变通法】可用消肿汤（《实用中医泌尿生殖病学》）加减，药用萆薢、刘寄奴、马鞭草、金铃子、木香、桂枝、小茴香、当归、赤芍、虎杖、土茯苓、川牛膝、泽泻、荔枝核等，利水消肿，活血祛瘀。

（三）医家经验

张书林经验　内治用黄芪15克，荔枝核、橘核、台乌药、茯苓各25克，小茴香、黄柏、苦参、滑石各15克，红花、莪术、王不留行各9克水煎内服。因风寒而致者去黄柏、苦参；因湿热所致者去乌药、小茴香。外用八角茴香7粒、大枣7枚（去核）研细末，炼蜜去沫加入药粉和成厚1厘米、直径5厘米大小的药饼贴于肚脐上，用胶布固定；另以小茴香、屋梁上老尘土各50克，和匀装入长13厘米、宽10厘米的旧布袋内，熨热敷于睾丸上，每次反复热熨20分钟，每日1次。（河北中医，1989，2：47）

（四）易简效验方

1. 金钮头汤：金钮头（金钮扣）、赤小豆、土茯苓各25克，荔枝核9克。体弱者加黄芪20克，以上为12周岁儿童用量。其中金钮头用量3～12岁25克，2～7岁15克。若病程长且服药1疗程效果不显者，加甘遂末2克冲服。6周岁以下用1克。上药洗净，加水两碗煎至1碗多，滤其渣，加入新鲜乌鸡肉2～5两烧汤服。每3天服1次，连续3次为1疗程，服甘遂可见腹泻，停药即止，不做特殊处理。

2. 萹蓄、生薏苡仁各30克，每日1剂，水煎分3次饭前服。

3. 小茴香30克，车前子30克，食盐6克。共为细末，每次6克，温黄酒送下，每日2次服。

4. 茯苓30克，桂枝、白芍各18克，昆布、海藻各20克，甘草、红花、桃仁各10克，川楝子、荔枝核各15克，水煎服，每日1剂。

5. 三核补中汤：即补中益气汤加橘核、荔枝核、芒果核、白芍、胡芦巴、小茴香、川楝子、茯苓。水煎服，每日1剂。

（五）外治法

1. 熏洗法

（1）处方：白矾12克，五倍子12克。

用法：加水800～1000毫升，煎20～30分钟，去渣，待温，将阴囊浸入药液中20～30分钟，每日2～3次。适用于肾虚水恋者。

（2）处方：金银花30克，蝉蜕30克，紫苏叶15克。

用法：水煎两次去渣后混合，以药汤熏洗患处，每次30分钟，每日2～3次。适用于湿热蕴结者。

2. 药熨法

（1）处方：小茴香100克，橘核100克，食盐10克。

用法：置入铁锅内微火炒热（勿令焦黑）装入预制之布袋内，扎紧开口，轻轻于患处熨敷，凉后再炒再熨，如此4～5遍。每日1～2次，用毕，将药倒入大盘内阴干。每剂可用5天。适用于寒湿下注者。

（2）处方：生香附60克，研粗末，食盐60克。

用法：酒醋炒热，装布袋频熨患处，每日3～4次。适用于气郁水停者。

（六）预防护理

患者应注意休息，减少活动，不要屏气负重，可用阴囊托兜起阴囊，以利积液吸收。保持阴囊清洁，以防感染。

（七）评述

1. 中医证治 本症为男科常见，多因肝、脾、肾功能失调，寒湿之气结于睾丸所致。治疗以温阳散寒，健脾利湿，理气行水为主。由于体质、地域、用药及气候等因素的不同，也可发生一些变化，如寒湿疝郁久化热可转为湿热疝；湿热疝反复发作，也可发展成为血瘀疝；或病久伤肾，出现肾虚水恋者。故必须洞察疾病转归，及时调整治疗方法。

2. 鞘膜积液 本症相当于鞘膜积液。鞘膜积液有八类，其中以睾丸鞘膜积液为常见。睾丸鞘膜积液为睾丸鞘膜的分泌、吸收功能失常，导致鞘膜囊内积聚过量液体而形成。该症预后良好，但严重者可导致睾丸缺血、萎缩，生殖功能下降。睾丸鞘膜积液以左侧发病为多，但亦有双侧的。

2周岁以内鞘膜积液常能自行吸收，除严重感染或伴有症状者，一般不需治疗。如伴有睾丸萎缩、不育者，应尽早进行手术治疗，因为积液使囊内压力增高，增厚的鞘膜阻碍睾丸的血液供应及影响睾丸的温度调节等，导致生精障碍而不育。如保守治疗无效者可行手术治疗。

六、阴囊肿物时大时小

本症属中医“狐疝”范围，以其如狐之出没无常，而呈阴囊肿物时大时小。《灵枢·本藏》：“肾下则腰尻痛，不可以俯仰，为狐疝。”《灵枢·五色》：“男子……小腹痛，下为卵痛，其圜直为茎痛，高为本，下为首，狐疝癀阴之属也。”说明了其主要临床表现。本症的主要证候有肝郁气滞、寒湿凝滞和中气下陷三种，可分别予以疏肝理气、温肝散寒和补气升陷。

（一）辨证要点

发作时，因恼怒过度而加剧者，为气滞；如遇寒则剧、畏寒喜暖者，则为寒湿。如缓解期伴有全身乏力，气短懒言等，为中气下陷。

（二）证治方药

1. 肝郁气滞

【临床表现】阴囊偏坠胀痛，阴囊内如有物状，时上时下，卧则入腹，立则下坠，连及少腹，痛处不定，每因恼怒过度加剧。舌苔白，脉弦。

【病因病机】肝经循于少腹和阴器，肝郁气滞则经脉失和，阴囊肿物偏坠成疝。

【治法】疏肝理气止痛。

【方剂】柴胡疏肝汤（《景岳全书》）加减。

药物：柴胡 10 ~ 15 克，白芍 10 ~ 15 克，枳壳 6 ~ 10 克，青皮、陈皮各 6 克，制香附 10 克，川芎 6 克，川楝子 10 克，延胡索 10 ~ 12 克，甘草 6 ~ 10 克。

方义：柴胡疏肝解郁，白芍、川芎和血消肿，青皮、陈皮、香附、枳壳、川楝子、延胡索理气止痛。

加减：阴囊偏坠胀痛，加小茴香、吴茱萸、橘核、荔核等理气止痛。

【变通法】未发作时可用三层茴香丸（《景岳全书》）温寒散结，药用小茴香为主，并分别加入川楝子、木香、沙参、茯苓、附子、荜茇、槟榔等，分三料而成，是传统治小肠气之寒疝之良药。

2. 寒湿凝滞

【临床表现】阴囊肿痛，昼出夜缩，或时大时小，遇寒则剧，畏寒喜暖，四肢不温。舌淡苔白，脉弦紧。

【病因病机】寒湿凝滞于肝经，脉络收引而致本症。

【治法】温肝散寒。

【方剂】暖肝煎（《景岳全书》）加减。

药物：小茴香 10 克，肉桂 6 克，乌药 10 克，当归 10 ~ 15 克，白芍 10 ~ 15 克，青皮、陈皮各 10 克，川楝子 10 克，吴茱萸 6 克，沉香 3 ~ 5 克（分冲）。

方义：茴香、乌药、沉香温经行气，吴茱萸、肉桂散寒暖肝，青皮、陈皮、川楝子、当归、白芍和血消肿、理气止痛。

加减：寒湿瘀阻者，加延胡索、莪术活血止痛散结。

【变通法】未发作时可用当归四逆加吴茱萸生姜汤（《伤寒论》）加青皮、陈皮、川楝子散寒暖肝。或用天台乌药散（《医学发明》）加减，理气止痛。

3. 中气下陷

【临床表现】阴囊一侧有肿胀，按之柔软，无压痛，不红不热，自觉重坠，时有少腹阴囊牵引痛，肿物卧则入腹，立则复出，用手按肿物，令病人咳嗽时有冲击感。伴有全身乏力，气短懒言，面色萎黄，纳差。舌质淡，苔薄白，脉虚缓无力。

【病因病机】中气下陷，清阳不升，无以提摄，故阴囊有物下坠。

【治法】益气举陷。

【方剂】补中益气汤（《脾胃论》）加减。

药物：黄芪15克，党参15克，甘草5克，陈皮5克，白术10克，当归10克，升麻5克，柴胡5克，延胡索10克，川楝子10克。

方义：黄芪、党参、甘草补脾益气，陈皮、白术健脾理气，当归和血养阴，升麻、柴胡举陷升清，延胡索、川楝子理气止痛。

加減：若畏寒、肢冷，加熟附子、干姜以温中助阳。

【变通法】平时可用补中益气丸长期服用。

（三）预防护理

除用药外，还要注意保暖，不宜过劳，保持情绪稳定，节制性交，忌食生冷及辛辣食物。

（四）评述

本症未发时宜益气举陷，已发时宜理气止痛，温肝散寒。一般以寒证为主，间也有热证者。狐疝又称小肠气，相当于西医之腹股沟斜疝，是腹内部分肠段滑入阴囊引起的病症。目前大多主张用手术治疗，为使肿物不脱出疝环而影响日常，可使用疝带。

七、阴茎疼痛

阴茎疼痛多在排尿、性交时加重，又称茎痛、茎中痛。可见于淋、浊、癃闭、遗精、强中等病。《灵枢·经筋》有“阴器纽痛”之述。阴茎疼痛，主要与尿道、阴茎血络不通有关，常见有寒凝、瘀血、湿热、肾虚等四种类型，可据证分治。

（一）辨证要点

以实证为多。阴茎勃起时疼痛加重，肿胀色暗或有硬结为瘀血。阴冷而疼痛遇寒则重、遇热则轻为寒凝。局部红肿疼痛，或潮湿，或尿道口流出浊物者为湿热。阴茎隐痛，多有房劳史，性欲低下者为肾虚。

（二）证治方药

1. 寒凝络脉

【临床表现】阴茎疼痛，阴部冷，遇寒则重，遇热则轻，或见阴茎有痰核硬结。舌淡苔白，脉沉细。

【病因病机】肝主宗筋，足厥阴经循于阴器。寒凝足厥阴经，血络不通，致阴茎疼痛。

【治法】温经散寒。

【方剂】暖肝煎（《景岳全书》）合青囊散（《韩氏医通》）加减。

药物：肉桂6克（后下），小茴香10克，当归10克，枸杞子10克，川楝子10克，橘叶、橘核各10克，荔枝核10克，乌药10克，香附10克，芍药15克，甘草10克。

方义：肉桂、小茴香温经散寒，乌药、香附、川楝子理气止痛，当归、枸杞子养肝和血，橘叶、橘核、荔枝核为引经药，芍药、甘草缓急止痛。

加减：气滞甚者加玄胡、郁金理气，血瘀甚者加王不留行、路路通化瘀，寒甚者加吴茱萸、细辛温寒。

【变通法】可用当归四逆汤（《伤寒论》）加减。

2. 气滞血瘀

【临床表现】阴茎刺痛，勃起时加重，肿胀色暗，或有硬结，或血络显露，排尿不畅，少腹拘急。舌暗紫，脉弦。

【病因病机】因外伤而络脉受损，瘀血阻滞，血行不畅；或手淫、性交、忍精不发，败精阻滞，瘀血内结，精室不通。

【治法】化瘀通络止痛。

【病因病机】红花散瘀汤（《外科正宗》）加减。

药物：红花6克，当归10克，苏木10克，制大黄10克，川牛膝10克，炙乳香6克，皂角刺10克，贝母10克，僵蚕10克，甘草6克。

方义：当归、红花、苏木、大黄、乳香、牛膝活血化瘀，皂角刺、贝母、僵蚕软坚散结。

加减：气滞而茎硬刺痛者，加路路通、川楝子理气通络；夹湿热而小便不畅者，加车前子、六一散、知母、黄柏清利湿热。

【变通法】如有败精瘀血阻窍，可用虎杖散（《证治准绳》）加味，药用虎杖15克，麝香0.15克研末开水调服，是通利精窍之佳方。

3. 湿热蕴结

【临床表现】阴茎红肿疼痛，会阴、阴囊潮湿，或尿道口流出浊物，烦躁易怒，口苦烦渴，小便频急短赤或不利，或余沥不尽。舌红苔黄，脉弦数。

【病因病机】湿热下注，蕴结宗筋络脉，气血不利，致生本症。

【治法】清利湿热。

【方剂】龙胆泻肝汤（《医宗金鉴》）加减。

药物：龙胆草10克，柴胡10克，山栀10克，黄芩10克，生地10克，车前子10克（包），泽泻10克，木通10克，当归10克，赤芍10克，丹皮6克，甘草6克。

方义：龙胆草、山栀、黄芩清热，赤芍、丹皮、当归、生地凉血化瘀，车前子、木通、泽泻利湿，柴胡、白芍疏肝，甘草调中。

加减：阴囊潮湿甚者加苍术、黄柏、薏苡仁、牛膝，即合四妙丸清利作用更强。小便困难，茎中痒痛，加琥珀粉、王不留行、路路通利水化瘀通淋。

【变通法】以小便困难、短赤不畅为主时，亦可用八正散（《太平惠民和剂局方》）加减，药如萹蓄、瞿麦、知母、黄柏、木通、竹叶、六一散、白茅根等，无理气凉血作用，但清利下焦作用同上方。

4. 肾气亏损

【临床表现】阴茎隐痛，多有房劳史，性欲低下，阴茎勃起不坚，甚则阳痿早泄，腰膝酸软。舌淡，脉沉细。

【病因病机】房劳不节，肾气亏损，影响性欲，阴茎无力以用，致使局部血络不通，而引起阴茎疼痛。

【治法】补肾益气。

【方剂】济生肾气汤（《济生方》）加减。

药物：淡附子6克，肉桂3克（后入），熟地10克，山药10克，山茱萸10克，泽泻10克，车前子10克（包），茯苓10克，牛膝15克。

方义：附子、肉桂助阳生火，熟地、山药、山茱萸补肾，泽泻、车前子、茯苓渗利，牛膝引药下行且有通窍作用。

加减：性欲低下加当归、枸杞子、女贞子补阴助阳，阴茎隐痛加琥珀、路路痛通窍止痛。

【变通法】用右归丸（《景岳全书》）加减。

（三）预防护理

注意防护，避免人为损伤，避免激烈活动。注意生殖器卫生，防止感染。节制房事，戒除手淫，避免过度性刺激。及时就诊，立即处理。

（四）评述

男子阴茎是前尿道的一部分，前尿道可表现为阴茎痛。阴茎既是泌尿器官，又是生殖器官，因此阴茎痛多与排尿、性交有关，多在排尿、性交时加重。一般而言，以实证、热证为多，寒凝者予温通散寒，血瘀者予活血化瘀，湿热者予清利湿热。阴茎痛的原因以局部病变为主，常见的有阴茎损伤、阴茎癌，尿道结石、异物，尿道炎、龟头炎，阴茎异常勃起、阴茎硬结症等。在临床上，要加以鉴别，并辨证和辨病相结合，指导治疗则更好。

八、阴茎硬结

阴茎硬结以阴茎背侧出现单个或数个斑块为临床特征，又称阴茎痰核。即西医学之阴茎纤维性海绵体炎。本症多发生于中年人，可能有阴茎多次损伤史，进展缓慢，症状轻微。每于偶然间发现阴茎背侧部有单个或多个椭圆形斑块或条索状硬结，质地如软骨样，呈纵形排列，延久质硬固定，亦可缓解缩小，硬块一般无破溃。可有会阴部不适及下坠感，不累及尿道则一般不影响排尿。累及尿道时，则有排尿刺痛、排尿困难。严重时可引起性功能障碍，出现阴茎勃起不坚、阴茎弯曲、阴茎勃起疼痛的三联征。

中医认为，本症由气郁、痰凝、血瘀，阴茎络脉阻遏所致。治宜解郁、化痰、散结、通络，并辅助外用药物。

（一）辨证要点

全身症状轻微，伴见情绪不安等为气郁。形体肥胖，伴口黏、纳呆、苔腻者为痰凝。阴茎有多次损伤，阴茎背侧静脉怒张者为血瘀。

（二）证治方药

1. 肝郁痰凝

【临床表现】阴茎硬结，局部胀痛或不适。全身症状轻微，可伴见情绪不安，胸闷胁痛，或少腹会阴坠胀，睾丸抽痛。舌苔薄，脉弦。

【病因病机】肝经循于阴器，主润宗筋。肝气不疏，宗筋不和，气郁痰凝致成阴茎硬结。

【治法】柴胡疏肝汤（《景岳全书》）加减。

【方剂】疏肝理气，通络化痰。

药物：柴胡10克，枳壳10克，赤芍10克，青皮、陈皮各6克，香附10克，法半夏10克，王不留行10克，浙贝母10克，夏枯草10克，路路通10克，橘核10克，荔枝核10克，甘草6克。

方义：柴胡、枳壳、香附、青皮、橘核、荔枝核疏肝理气，半夏、陈皮化痰，浙贝母、夏枯草散结，路路通、王不留行通络，甘草和中。

加减：排尿刺痛加炙乳香、炙没药散瘀，排尿不畅加牛膝、泽泻、车前子利水。硬结坚硬不消加炮山甲、僵蚕散结通络，甚而酌选地龙、水蛭、蜈蚣、土鳖虫等，虫类药宜研末装入胶囊，小量吞服，以免碍胃伤正。

【变通法】兼夹寒湿者，可用济生橘核丸（《济生方》）合消瘰丸（《医学心悟》）加减，温肝散结，化痰通络。药用海藻、昆布、川楝子、牡蛎、浙贝母、橘核、桃仁、枳实、延胡索、桂心、木香，行气破滞，消坚散结。

2. 痰湿凝结

【临床表现】阴茎硬结，会阴部不适，形体肥胖，无明显阴茎损伤史。或伴口黏、纳呆，体倦，身困。舌苔腻，脉沉滑或濡细。

【病因病机】脾失健运，痰湿内生，聚结阴器而成此症。

【治法】燥湿化痰，散结通络。

【方剂】二陈汤（《太平惠民和剂局方》）合消瘰丸（《医学心悟》）加减。

药物：法半夏10克，青皮、陈皮各6克，茯苓15克，牡蛎10～15克，泽泻10克，海藻10克，昆布10克，玄参15克，浙贝母10克，白芥子5克，夏枯草10克，僵蚕10克。

方义：半夏、青皮、陈皮、茯苓、泽泻燥湿化痰，海藻、昆布、夏枯草、白芥子、牡蛎、僵蚕、浙贝散结化痰，夏枯草疏肝解郁，玄参养阴清热。

加减：会阴部胀痛加柴胡、枳壳疏肝理气，小便涩痛加琥珀粉、木通利水通淋，硬结日久不消加水红花子、赤芍活血通络，兼少腹寒冷者加桂枝、吴茱萸、细辛、干姜温肝散寒，兼口苦、尿短赤加黄柏、知母清肝泄热。

【变通法】痰瘀互阻者可用导痰汤（《济生方》）合桃红四物汤（《医宗金鉴》）加减，化痰逐瘀。

3. 络脉瘀阻

【临床表现】阴茎有多次轻度损伤史，阴茎硬结刺痛，勃起时明显，严重者阴茎背侧静脉怒张或青紫，阴茎弯曲，排尿不畅或刺痛。舌暗、边紫有瘀点（斑），脉细涩。

【病因病机】阴茎外伤，瘀血阻滞，络脉不通。

【治法】化瘀通络，理气活血。

【方剂】桃红四物汤（《医宗金鉴》）合活络效灵丹（《医学衷中参西录》）。

药物：桃仁10克，红花6克，川芎6~10克，赤芍10~15克，生地10~15克，当归10~15克，青皮、陈皮各6克，橘核、荔枝核各10克，牛膝10~15克，川楝子10克，丹参15克，炙乳香3克，炙没药3克（后三味研末装胶囊送服）。

方义：桃仁、红花、生地、当归、川芎、赤芍，为桃红四物汤，活血化瘀。川楝子、丹参、炙乳香、没药，为活络效灵丹，理气化瘀、通络止痛。青皮、陈皮、橘核、荔枝核理气，牛膝通络，佐之以加强上述两方药力。

加减：阴茎硬结不消加僵蚕、土鳖虫、全蝎等搜络消瘀、散结止痛。

【变通法】本方可用少腹逐瘀汤（《医林改错》）加减代之，用以化瘀通络、温经理气。

（三）易简效验方

1. 夏枯草30克，水煎或泡冲，日1剂，连服1月。

2. 济生橘核丸，每次10克，日2~3次。

3. 小金丹，每次10克。日1~2次。

4. 忍冬藤、薏苡仁各30克，当归、夜交藤、络石藤各15克，土鳖虫、穿山甲、槟榔、伸筋草、泽泻、土茯苓各10克，三七粉5克（冲），水煎服。

5. 忍冬藤30克，鸡血藤20克，丹参12克，当归、山药、生地、熟地、白芥子、丝瓜络、橘核、莪术各10克，肉桂6克，水煎服。

（四）外治法

1. 外敷法

（1）小号痰核膏半张，贴于阴茎硬结处，5日换1次。适于痰湿凝结者。

（2）丁桂散或七厘散，掺于阴茎硬结处，胶布敷贴固定，每日换1次。适于络脉瘀阻者。

2. 外洗法

处方：当归尾、小茴香、桂皮各10克，红花6克，白芷12克。

用法：煎汤外洗，日1~2次。

3. 浸渍法

处方：当归、地龙、草乌、乳香、没药、白芥子各15克，木鳖子（炒黄研末）5克。

用法：水煎存液300毫升，纱布浸渍后，缠绕阴茎硬结处，每日早、晚各1次。适于上述各证。

（五）预防护理

减少不良刺激，注意保护阴茎，节制房事。忌辛辣刺激，调畅情志。正确对待病情，以免引起性功能障碍。

（六）评述

阴茎硬结属痰凝血瘀证者为多，化痰散结、活血通络为主，兼以理气疏肝，常有良效。外治法局部用药，有利于药物的皮肤渗透，可提高临床疗效。本症为良性疾患，需长期坚持治疗，并消除恐惧心理。

九、缩阳

缩阳又称阳缩、阴缩，是指前阴（阴茎、阴囊）内缩的临床症状，可伴有少腹拘急，剧烈疼痛。《灵枢·经筋》："足厥阴之筋……伤于寒则阴缩入。"明确指出本症乃肝经受寒引起。缩阳是一种心因性病症，实际上男、女均可发病，但以男性为多。在临床上可分为寒凝肝经、命门失衰、肝郁气滞、病后劳复四个证候类型，分别进行治疗。

（一）辨证要点

受惊以后，或感受寒邪引起者为寒凝。伴少腹冷痛，形寒肢冷者为阳虚。见有急躁易怒或情志抑郁者，为肝郁气滞。

（二）证治方药

1. 寒凝肝经

【临床表现】房事或受惊以后，感受寒邪，突然阴茎、阴囊内缩，少腹及大腿内侧拘急疼痛，颤抖畏惧。舌质暗，苔薄白，脉沉迟。

【病因病机】外感寒邪，直中厥阴，寒凝肝经，宗筋拘急。

【治法】散寒温经。

【方剂】当归四逆加吴茱萸生姜汤（《伤寒论》）加减。

药物：当归 10～15 克，桂枝 10～12 克，白芍 10～15 克，细辛 3 克，吴茱萸 5 克，小茴香 6 克，淡附子 10 克（先煎），干姜 5 克，乌药 10 克，甘草 6 克。

方义：桂枝、吴茱萸、细辛、附子、干姜温经散寒，小茴香、乌药理气止痛，当归、白芍和血缓肝，甘草调中。

加减：阴冷加鹿角霜、巴戟天、肉桂温阳，少腹痛加沉香、荔枝核、橘核理气。

【变通法】疼痛剧烈，寒凝瘀阻，用少腹逐瘀汤（《医林改错》）加减。药用小茴香、干姜、肉桂、延胡索、没药、当归、川芎、赤芍、蒲黄、五灵脂、蜈蚣、徐长卿、蜂房，温通化瘀作用较上方为胜。

2. 命门火衰

【临床表现】阳虚之体，复因同房受寒，阴茎、阴囊内缩，少腹冷痛，大便溏薄，形寒肢冷，小便频而色清。舌淡，脉沉细。

【病因病机】肾阳不足，命门火衰，阴寒内生，阴器收引而缩。

【治法】温肾壮阳。

【方剂】右归丸（《景岳全书》）加减。

药物：淡附子 10 克（先煎），肉桂 3～6 克（后下），熟地 10～15 克，枸杞子 10 克，鹿角片10克，当归10~15克，山茱萸10克，菟丝子10克，韭菜子10克，阳起石15克（先煎）。

方义：附子、肉桂温阳散寒，熟地、山茱萸、枸杞子、菟丝子、鹿角片补肾，韭菜子、阳起石有兴阳作用。

加减：少腹冷痛，复感寒邪者，加吴茱萸、桂枝、茴香、细辛，加强散寒止痛作用。神疲乏力，气虚者加黄芪、党参、白术益气。

【变通法】亦可用十补丸（《济生方》）加减，药用附子、防风、胡芦巴、木香、巴戟天、肉桂、川楝子、延胡索、荜澄茄、小茴香、补骨脂等，其温补肾作用较上方差，但温通作用较好。

3. 肝郁气滞

【临床表现】急躁易怒或情志抑郁，心腹胀痛，胸胁胀满，多疑紧张，阴茎、阴囊内缩。舌淡红，苔薄白，脉弦。

【病因病机】肝气不得疏泄，郁结气滞致生阳缩。

【治法】疏肝理气，降逆通经。

【方剂】五磨饮子（《医方集解》）加减。

药物：木香10克，沉香5克（后下），槟榔10克，枳实10克，乌药10克，橘叶、橘核各10克，荔枝核10克，小茴香10克，甘草6克。

方义：木香、枳实、沉香、槟榔、乌药为五磨饮子，降逆理气；橘叶、橘核、荔枝核、小茴香疏肝通经，甘草调中。

加减：寒甚加吴茱萸、干姜、细辛、桂枝温通，阳虚加附子、肉桂、补骨脂、胡芦巴温阳。

【变通法】遇寒即阳缩，可用暖肝煎（《景岳全书》）加减，药用肉桂、小茴香、茯苓、乌药、当归、枸杞、沉香、干姜、荔枝核、橘核，暖肝散寒。

4. 病后劳复

【临床表现】久病或大病初愈，即行房事，阴茎、阴囊内缩，少腹拘急疼痛，神疲乏力，短气形寒，自汗。舌淡，脉沉细。

【病因病机】阳气未复，精气亏损。

【治法】温阳益气。

【方剂】固阳汤（《寿世保元》）加减。

药物：黄芪15克，党参15克，白术10克，茯苓15克，干姜5克，厚朴10克，高良姜5~10克，淡附子6克（先煎），肉桂3~6克，甘草6克。

方义：黄芪、党参、白术、茯苓、甘草健脾益气，干姜、附子、肉桂温阳散寒，良姜、厚朴降逆温通。

加减：少腹拘急疼痛，寒甚者加荜茇、川椒、小茴香散寒，气滞者加乌药、荔枝核、橘核理气。

【变通法】气虚甚者用补中益气汤（《内外伤辨惑论》）加茴香、肉桂、川椒、乌药等，以益气温经为治。

（三）易简效验方

1. 人参10克，干姜10克，白术50克，制附子（先煎）15克，肉桂（后下）10克，每日1剂，水煎服。适用于命门火衰或病后劳复者。

2. 桂枝60克，每日1剂，水酒煎，分2次服。适用于寒凝肝经或命门火衰者。

3. 回阳丹：硫黄15克，制附子15克，木香15克，全蝎15克，荜澄茄15克，吴茱萸15克，干姜7克，共为细末，酒糊为丸，如梧桐子大，生姜汤送服30～50丸，每日2次。适用于寒滞肝经者。

（四）外治法

1. 处方：小茴香40～50克，生姜20克，食盐15～20克。

用法：煎汤置于便盆内，坐浴熏洗阴部。

2. 处方：鲜葱一大握。

用法：捣烂以酒炒热，敷于脐与少腹，复以热水杯或茶壶热水于葱上温熨之。

3. 处方：老生姜30克，四季葱心30克，净黄土120克，大曲酒适量。

用法：先将土炒极热，加入切碎姜葱同炒，香气出加曲酒制成糊状，放置布上约半寸厚，对准阴囊先熏后敷，待睾丸落下，去药。

（五）预防护理

患者一般具有高度心理暗示性，敏感、焦虑、神经质。故在中药治疗的同时，应配合心理治疗，消除恐惧心理，同时防寒保暖，一般预后良好。当阴茎内缩时，手提阴茎向外牵引，勿用锋利坚硬之物，以免损伤及感染。

（六）评述

缩阳大多发生在较为落后的地区，与文化、观念、个性等有关，因性生活不当，躯体及精神病态及对性器官的各种刺激，如二便、房事、寒冷、风吹等诱发引起。

十、精浊（小便夹精）

尿道口经常流出糊状浊物，但尿色并不混浊者，称为精浊，又称白浊。《证治汇补》："精浊者，因败精流于溺窍，滞而不出，故注中如刀割、火灼而溺自清，惟窍端时有秽物，如疮脓、目眵，淋漓不断，与便溺绝不相混。"相当于急、慢性前列腺炎和非细菌性前列腺炎。

（一）辨证要点

精浊分白浊和赤浊，夹血者为赤浊，不夹血者为白浊，可因败精瘀阻、湿热下注引起，如久而茎中不痛为肾虚。急性者发生于青春期后，亦可见于中老年。临床表现以湿热、热毒为主。

（二）证治方药

1. 湿热下注

【临床表现】尿道口有分泌物流出，质黏稠，时呈米泔状，点滴不断，茎中痛痒，前列腺肿大、压痛。小便频急，排尿时灼热、刺痛，小便黄赤，排尿困难，会阴部坠胀、疼痛，腰骶酸痛，可伴发热，口苦口干，大便干结。舌红苔黄，脉弦数。

【病因病机】湿热下注，侵袭精室，累及膀胱。为急性前列腺炎轻症，亦可见于慢性前列腺炎。

【治法】清利湿热。

【方剂】龙胆泻肝汤（《医宗金鉴》）加减。

药物：龙胆草 10 克，山栀 10 克，黄芩 15 克，黄柏 10 克，车前子 10 克（包），木通 10 克，泽泻 10 克，丹皮 10 克，赤芍 10 克，生地 10 克，六一散 10 克（包），柴胡 10～15 克。

方义：龙胆草、山栀、黄芩、黄柏清热，车前子、六一散、木通、泽泻利湿，生地、丹皮、赤芍清热凉血，柴胡、赤芍疏肝解郁止痛。

加减：发热甚者加金银花、连翘清热解毒，大便秘结加生大黄通下泻热，血尿加白茅根、生蒲黄、茜草止血，尿道口分泌物多加败酱草、蒲公英清热泄浊。

【变通法】若尿频急、刺痛，排尿困难，可用八正散（《太平惠民和剂局方》）；亦可用萆薢渗湿汤（《疡科心得集》），用萆薢、薏苡仁、茯苓、丹皮、泽泻、通草、滑石。前方偏于清利，后方偏于淡渗。

2. 热毒蕴盛

【临床表现】尿道流脓样分泌物，尿道灼痛，尿少尿闭，或有脓尿、血尿。高热烦渴喜饮，会阴部红肿热痛，大便秘结或里急后重，舌红苔黄，脉数。前列腺肿大、压痛明显。

【病因病机】先有皮肤疮毒痈疖、乳蛾、肛痈等，热毒流注扰于精室而致。为急性前列腺炎由血行性感染而致之严重阶段。

【治法】清热解毒。

【方剂】黄连解毒汤（《外台秘要》）合五味消毒饮（《医宗金鉴》）加减。

药物：黄连 10 克，黄芩 15 克，黄柏 10 克，山栀 10 克，金银花 30 克，连翘 15 克，蒲公英 30 克，地丁 30 克，紫背天葵 15 克，丹皮 10 克，赤芍 15 克。

方义：上述诸药物均清热解毒之品集合而成，大队组方加入丹皮、赤芍凉血活血，可迅速控制病情发展。

加减：脓尿加败酱草、红藤清热排脓，小便灼热疼痛加萹蓄、瞿麦清热通淋，便秘加大黄、玄明粉通便泻火，血尿加白茅根、茜草凉血止血。

【变通法】如少腹、会阴疼痛甚，热毒瘀阻，五味消毒饮可合桃仁承气汤（《伤寒论》）以活血祛瘀，解毒清热。

3. 阴虚火旺

【临床表现】尿道口有乳白色分泌物滴出，易发生在性冲动时。尿频、尿急、尿痛，多梦遗精，性欲亢进，阳物易兴，常忍精不排出，或性交中断不射精，睾丸会阴胀痛不适，排精后减轻，腰膝酸痛，五心烦热，头晕耳鸣。舌红少津，脉细数。

【病因病机】肾阴不足，相火妄动，扰动精室。常发生于非细菌性前列腺炎。

【治法】滋阴泻火。

【方剂】知柏地黄汤（《医宗金鉴》）加减。

药物：知母10克，黄柏10克，生地、熟地各15克，赤芍15克，泽泻15克，茯苓15克，丹皮10克，桃仁10克，制大黄10克。

方义：知母、黄柏泻火，生地、熟地滋阴，赤芍、丹皮凉血，桃仁、大黄祛瘀。

加减：睾丸会阴胀痛加川楝子、橘核、荔枝核理气，心烦口苦、五心烦热加黄连、龙胆草清泄君相之火。如有忍精不发等情况，为败精瘀阻，加虎杖、土茯苓、土牛膝化瘀清浊。

【变通法】可用大补阴丸（《丹溪心法》）加减。

4. 瘀阻精室

【临床表现】病程较长，会阴、后尿道刺痛，引及睾丸、阴茎、少腹，排尿不适，尿时刺痛尿有余沥，尿道口乳白色分泌物反不常见。前列腺质地偏硬，或有光滑结节。性生活次数因射精疼痛而减少，情志不畅，忧愁多梦。舌紫暗，脉弦涩。

【病因病机】湿热久郁，络脉不通，瘀血阻滞，精瘀交结不畅。主要见于慢性前列腺炎（细菌性、非细菌性均可）。

【治法】祛瘀通络。

【方剂】复元活血汤（《医学发明》）加减。

药物：柴胡10克，桃仁10~15克，制大黄10~15克，赤芍15克，王不留行15克，红花10克，当归15克，冬瓜仁15~30克，天花粉10克，牛膝15克，虎杖15克。

方义：桃仁、红花、当归、制大黄活血，柴胡、赤芍疏肝和血，王不留行祛瘀通络，冬瓜仁、天花粉泄浊，牛膝、虎杖通窍。

加减：湿热未清者加龙胆草、知母、黄柏、车前子清热通淋，气滞胀痛者加川楝子、制香附理气，局部结节质硬加莪术、三棱、水蛭化瘀散结，小便刺痛不畅加琥珀、石菖蒲通窍。

【变通法】如有寒凝瘀阻，可用少腹逐瘀汤（《医林改错》）加减，温散化瘀。若前列腺硬结，可合入桂枝茯苓丸（《金匮要略》）消癥散结。

5. 肾气亏虚

【临床表现】病程日久，尿道口有精液流出、质清稀。尿频余沥不尽，夜尿频，排尿不痛，腰脊酸软，性欲淡漠，阳痿早泄，遗精滑泄，神疲乏力。舌淡，脉沉细。

【病因病机】肾气亏虚，封藏失职，精关不固。

【治法】补肾固精。

【方剂】大菟丝子丸（《太平惠民和剂局方》）加减。

药物：菟丝子10克，茯苓10克，山药15克，沙苑子10克，生地、熟地各10克，山萸肉10克，益智仁10克，炙远志6克。

方义：山药、山萸肉、生地、熟地滋肾阴，沙苑子、益智仁固涩精关，远志、茯苓安神养心。

加减：肾阳虚者加巴戟天、肉苁蓉、鹿角片、附子、肉桂补阳，肾精不固者加桑螵蛸、五味子、芡实、金樱子固精。

【变通法】肾阳虚、命门火衰者可用金匮肾气丸（《金匮要略》）或右归丸（《景岳全书》）补肾温阳，并加沙苑子、益智仁、桑螵蛸、五味子、芡实、金樱子固精。

（三）医家经验

1. 施汉章治慢性前列腺炎经验

（1）湿热邪毒蕴结：排尿终了时，或大便用力时有白色黏稠物溢出，也有自行流出，伴少腹、睾丸、会阴等处不同程度胀痛或不适，偶见尿频、尿道痛及刺痒，脉数，苔黄或黄腻。用清热利湿与清热活血结合。败酱草15克，虎杖10克，赤芍20克，王不留行10克，薏苡仁30克，萆薢15克，黄柏10克，石菖蒲10克，石韦10克，木通10克，蒲公英15克。湿热盛而尿道痛加龙葵、白茅根、竹叶、灯心草、滑石；湿重去黄柏，加茯苓、泽泻；小便滴白加益智仁、乌药；疼痛明显加乳香、没药、徐长卿；尿道痒加白鲜皮。

（2）血瘀气滞：肛门、少腹部、睾丸等处有不同程度的疼痛，间断性尿道滴白色黏稠物，排尿余沥不尽，脉象弦缓，舌苔白或微黄。活血化瘀，佐以清利。当归10克，丹参20克，王不留行10克，赤芍15克，柴胡5克，延胡索10克，川楝子10克，败酱草15克，香附10克。若痛甚加乳香、没药、徐长卿；睾丸痛加橘核、荔枝核、小茴香；小便滴白加益智仁、萆薢、乌药；舌苔黄，湿热甚者加龙葵、虎杖、石韦；舌苔白，湿浊明显加薏苡仁、茯苓。

（3）脾肾两虚：小便混浊，滴白较多，会阴部坠胀潮湿，肛诊后下坠感持续存在，大便软，尿后余沥，腰酸疲乏，以上症状每以劳累后加重，或伴性功能低下，脉沉缓，舌淡。治以健脾益肾，萆薢15克，薏苡仁30克，茯苓10克，石菖蒲10克，益智仁10克，乌药10克，苍术15克，菟丝子15克。夹痰加陈皮、半夏、海藻，瘀血加王不留行、丹参，腰酸加杜仲、牛膝、续断，早泄加莲须、芡实、沙苑子，神疲乏力加党参、黄芪，阳痿加沙苑子、巴戟天、淫羊藿。

（4）肾阳亏虚：小便淋漓，或小便夹精，大便时尿道滴白，腰膝酸软酸痛，四肢发凉畏寒，性功能障碍，脉沉细无力，舌淡、苔白。养肝血，补肾阳。柴胡5克，当归10克，白芍10克，蜈蚣3条，甘草10克，淫羊藿10克，菟丝子15克，枸杞子10克，巴戟天10克，紫梢花6克，党参20克。若腰痛加杜仲、补骨脂、核桃肉，早泄加桑螵蛸、芡实、金樱子、石菖蒲，滴白加萆薢、益智仁。

（5）肾阴不足：会阴部坠胀感，尿道口时流白色黏液或黏丝，小便量少而黄，腰膝酸软，失眠多梦，五心烦热，梦遗，头晕眼花，舌红、少苔，脉细数。滋阴化浊。熟地10克，山萸肉10克，丹皮10克，茯苓10克，泽泻10克，萆薢10克，黄柏10克，莲子心10克，女贞子15克，王不留行10克。尿痛加木通、淡竹叶、灯心草，湿热盛加滑石、猪苓、龙葵，失眠加黄连、肉桂，血精加女贞子、墨旱莲，疼痛加徐长卿、川楝子。（中医杂志，1992，33（10）：597－598）

指诊可触及前列腺饱满温热，肛门紧缩及按摩前列腺液易出量多者，多为湿热蕴结。前列腺平软、触痛不明显，肛门括约肌松弛及按摩前列腺液少难出者，多为肾虚。前列腺质韧或结节较多，多兼瘀血痰浊。前列腺液外观乳白，肉眼可见白点，镜检白细胞满视野者，多为湿热。前列腺液细薄如水，镜检白细胞不多，而卵磷脂小体明显减少，为中气不足或肾元虚损。（《中医外科临床研究》）

2. 王琦治慢性前列腺炎经验 本病引起的尿路刺激症候群，乃湿浊留滞精窍所致，治以化浊利精窍所致，重用排浊，方用当归贝母苦参丸加减（当归、贝母、苦参、薏苡仁、败酱草、滑石、蒲黄、天花粉、冬瓜仁）。盆腔刺激症候群，下腹部、会阴、后尿道、睾丸、阴茎、腹股沟牵引作痛，或肛门坠胀不适，或会阴部、后尿道刺痛或长时间隐痛不适，以活血通络脉，应复元活血汤加减（柴胡、当归、桃仁、红花、制大黄、天花粉、丹参、茜草、路路通、王不留行）。精神心理症候群，表现为疑虑重重、情绪低沉，周身不适，腰膝酸软，神疲乏力，或失眠多梦，精神抑郁，性欲减退或冷淡，或阳痿早泄等，或见焦虑不安，情绪低落，恐惧幻觉，严重者可导致精神分裂症甚至有自杀倾向，当疏肝解郁，用逍遥散加减（柴胡、当归、枳壳、甘草、郁金、石菖蒲、白蒺藜、薄荷）。大部分患者既出现热证，如小便灼热，口干口苦，阴部潮湿，大便秘结；又出现寒证，如睾丸发冷，小腹冷，脚心凉，大便溏，呈寒热夹杂。并发现在初期有尿道口滴白，而随着病情进展，滴白现象偶见甚而消失。这是以湿热、瘀浊阻滞为病的变化反应。初中期以湿热为病出现的寒热夹杂证为主，瘀浊阻滞次之，湿热者秽浊之物较多。病至后期则瘀浊互结为主，湿热次之，常呈疼痛不适、精神抑郁；其湿浊内阻，故滴白现象偶见甚而消失。此时等寒热并用，祛瘀排浊，如用薏苡附子败酱散加减，加金银花、蒲公英、土茯苓、丹参、赤芍、当归、冬瓜仁等。阴虚加二至丸，阳虚加附子、桂枝。（《王琦男科学》）

（四）易简效验方

1. 三七、琥珀各1.5～3克研末，日分2次服。适于尿道、阴部刺痛，排尿不畅者。

2. 当归、浙贝母、苦参各10克，滑石15克，每日1剂，水煎服。适于湿热下注者。

3. 桂枝、茯苓、丹皮、桃仁各10克，赤芍15克，每日1剂，水煎服。适于瘀血阻滞之前列腺硬结。

4. 升清降浊汤：柴胡、桔梗、猪苓、车前子、木通、茯苓、泽泻各10克，升麻6克，每日1剂，水煎服。湿热加苍术、黄柏、金银花、蚕砂各10克；肾虚者加山萸肉、覆盆子、枸杞子、菟丝子各10克，去猪苓、车前子、木通；瘀血者加丹参12克，王不留行、赤芍、当归尾各9克，琥珀5克（研末）。用于慢性前列腺炎。（洪广槐经验方）

5. 地虎汤：地龙、虎杖、莱菔子各20克，黄芪30克，木通、车前子各15克，穿山甲、甘草各10克，每日1剂，水煎服。并辨证加减。用于慢性前列腺炎。(王少金经验方)

6. 五味子、石莲子、白芍、乌梅、诃子、五倍子、白蔹各10克，龙骨、牡蛎各15~20克，每日1剂，水煎服。用于慢性前列腺炎阴虚之白淫、精浊等。有热邪去诃子、五倍子，加野菊花、蒲公英、虎杖，癃闭加乌药、木通等。

7. 前列腺汤：丹参、泽兰、赤芍、桃仁、红花、王不留行、白芷、青皮、川楝子、没药、乳香、败酱草、小茴香、蒲公英各9克，并辨证加减。用于慢性前列腺炎瘀血型。(刘莜芳经验方)

（五）外治法

1. 熏洗法

（1）处方：丹皮、蒲公英、黄柏、虎杖各30克。

用法：煎汤坐浴（45℃），日2次，一次20分钟，适于急性前列腺炎。

（2）处方：蒲公英、紫花地丁、土茯苓、红枣各30克，三棱、莪术、皂角刺各10克。

用法：煎汤后先熏后洗。适于慢性前列腺炎局部结节偏硬。

2. 药敷法

处方：吴茱萸60克研末。

用法：用酒、醋各半调制成糊状，外敷于中极、会阴二穴，局部用胶布固定，每日1次。年老体弱或无明显热象者，用吴茱萸15~20克，加水100毫升，约煎40分钟左右成60毫升，分2次服；体质强壮或有热象者用吴茱萸10~12克、竹叶8克，加水100毫升，煎成90毫升，分3次服，每日1剂。

疗程：连用10天为1疗程，一般1个疗程可见效。适于慢性前列腺炎久治不效者。

（六）预防护理

戒除过度手淫等习惯，不可在性生活时忍精不放。适度进行房事，无菌性前列腺炎可有正常性生活，有菌者暂停，待治疗至无菌后再行性生活。急性前列腺炎初期不要做前列腺按摩，要多饮水，卧床休息。慢性前列腺炎（包括非细菌性在内）除用药治疗之外，需注意避免精神紧张，调适情志、疏肝解郁。保持外阴清洁干燥，不要久坐，不长途开车、骑车，忌辛辣刺激。

（七）评述

急性前列腺炎由细菌感染所致，尿道逆行感染为主要感染途径。临床表现以湿热、热毒为主，当予以清利湿热、解毒凉血为主。

慢性前列腺炎多湿热、肾虚夹杂，见于青壮年，少数由急性转变，多数无急性病史。可用萆薢分清饮合菟丝子丸加减，药用菟丝子、茯苓、山药、石菖蒲、丹参、黄柏、车前子、沙苑子、牡蛎、甘草等。

慢性前列腺炎（包括非细菌性在内）主要表现在局部疼痛、尿路症状、精神抑郁等。

非细菌性前列腺炎常呈慢性前列腺充血水肿，以阴虚火旺、瘀血阻络为多，好发于青壮年性欲旺盛、性冲动频繁者。当以滋阴降火、祛瘀通络为主。

十一、血精

精液中含有血液，外观呈红色、粉红色、褐红色，或显微镜下发现较多红细胞，称为血精。血精主要由精囊炎引起，其次如前列腺结核、精囊结石、前列腺癌等亦可引起。轻者仅镜下检查可见，重者肉眼观察即见。重症血精，排精时见血性精液，色鲜红、淡红、暗红，多少不等，量少偶见之，量多者每次排精均见。在临床上，有精室湿热、气血瘀阻之实证，和阴虚火旺、气不摄血之虚证两大类四个证候。

（一）辨证要点

1. 辨病程 急性者常有寒战、高热、下腹痛及痛性射精，并有尿频、尿急、尿痛，排尿困难、终末血尿等淋证表现。病程延久可致慢性，常与慢性前列腺炎同时存在，但肉眼或镜下血精是精囊炎的特征。

2. 辨虚实 阴虚火旺多见于慢性病程，伴射精疼痛，口干咽燥，腰膝酸软等肾阴虚的表现。精室湿热多见于急性发作，伴小便黄赤、频数、灼热而痛，而合并淋证者。

（二）证治方药

1. 精室湿热

【临床表现】血精量多，色红或鲜红，伴小便黄赤，小便频数，灼热而痛，会阴部或小腹、腰部胀痛不舒，口苦而干，或有全身恶寒发热。舌质红，苔黄腻，脉弦滑数。多见于急性发作，或合并淋证者。

【病因病机】湿热下注于精室，血络受损而致。

【治法】清利下焦，凉血止血。

【方剂】小蓟饮子（《济生方》）合三妙丸（《医学正传》）加减。

药物：小蓟根15克，藕节炭10克，生地10~15克，车前草15克，蒲黄10克（包），竹叶10克，山栀10克，川牛膝10~15克，白茅根30克，苍术6克，黄柏6克，六一散10克（包），木通10克。

方义：小蓟、藕节、蒲黄、山栀、生地凉血止血，苍术、黄柏、六一散、竹叶、木通、车前草清利下焦湿热，牛膝引药下行且有化瘀通络效能，白茅根清热通淋且有止血作用。

加减：见急性发作，恶寒发热，小便黄赤等，加金银花、连翘、土茯苓、蒲公英清热解毒。血精量多，甚而凝结成块，从而影响排尿者，加丹皮、丹参、三七、琥珀化瘀通利。

【变通法】可用北京东直门医院经验方代之。知母、黄柏、土茯苓各20克，女贞子15克，丹皮、大小蓟、地榆炭、川楝子各10克，白茅根30克。

2. 瘀血阻络

【临床表现】血精量少，色暗红或挟血块，会阴部疼痛，小腹胀滞不舒。舌质暗红或有瘀点（斑）。

【病因病机】精室湿热蕴结日久，瘀血败精内停；或外伤阴部，络脉破损，血溢于外，久而成瘀。

【治法】活血化瘀，通络止血。

【方剂】血府逐瘀汤（《医林改错》）加减。

药物：当归10克，赤芍10克，生地10~15克，川芎6~10克，桃仁10克，红花6~10克，柴胡10克，川楝子10克，川牛膝10~15克，三七粉6克（分吞）。

方义：当归、生地、桃仁、红花、赤芍、川芎活血化瘀，柴胡、川楝子理气止痛，三七化瘀止血，川牛膝引药下行。

加减：小便频数涩痛，口苦心烦，苔黄，加知母、黄柏、六一散清利湿热。面部上火，口干咽燥，心烦失眠，加重生地用量至30克，再加丹皮、丹参凉血化瘀、清热。如见气虚者则加黄芪、党参益气。

【变通法】气虚血瘀者用补阳还五汤（《医林改错》）加减，益气化瘀。

3. 阴虚火旺

【临床表现】血精鲜红量少，射精疼痛，会阴部坠胀不适，心烦失眠，口干咽燥，腰膝酸软，头晕目眩，小便黄短，舌质红，少苔或苔剥，脉细数。

【病因病机】肾阴虚亏，内热致生，火炎血迫，精血同泄。

【治法】补肾养阴，清热凉血。

【方剂】六味地黄汤（《小儿药证直诀》）合二至丸（《证治准绳》）加减。

药物：女贞子10~15克，墨旱莲10~15克，生地15克，山药15克，山萸肉10克，丹皮10克，赤芍、白芍各10克，泽泻10克，茯苓10克，苎麻根15克，白茅根30克。

方义：山药、山萸肉、生地、女贞子补肾养阴，生地、赤芍、丹皮、墨旱莲凉血清热，茯苓、泽泻利水通淋，白茅根、苎麻根为止血良药。

加减：夹有瘀血者，加牛膝、丹参、三七粉化瘀。湿热未尽者，加知母、黄柏、六一散清利湿热。

【变通法】本方可用大补阴丸（《丹溪心法》）加减代之。

4. 气不摄血

【临床表现】血精日久，色淡而稀，时多时少，面色无华，神疲乏力，少气懒言，纳食不香，夜寐不安，心悸怔忡。舌淡红，脉虚细。

【病因病机】久病必虚，气不摄血，血精并出。

【治法】益气摄血，补养心脾。

【方剂】归脾汤（《济生方》）加减。

药物：黄芪15~30克，白术10克，党参10克，茯苓15克，龙眼肉10克，炙远志6克，酸枣仁15克，陈皮5克，阿胶10克（烊冲），血余炭10克，仙鹤草20克，甘草6克，木香3克。

方义：芪、参、术、苓、草健脾益气，龙眼、酸枣仁、远志养血宁心，仙鹤草、血余炭、阿胶止血，陈皮、木香理气调中。

加减：血瘀者加丹参、丹皮、牛膝、三七粉化瘀通络。

【变通法】可用圣愈汤（《兰室秘藏》）加减益气生血。或用补中益气汤（《内外伤辨惑论》）、大补元煎（《景岳全书》）合方加减，以补益脾肾，摄血归原。

（三）易简效验方

1. 血精汤：菟丝子、金樱子各20克，生地、生艾叶、侧柏叶、黑荆芥、生荷叶、女贞子、枸杞子、五味子、栀子各15克，车前子25克。用于阴虚火旺者。

2. 紫草200克研末，每服6克，日2次，温开水冲服，15天为1疗程。或紫草25克水煎，日服2次，可随证加减。慢性期同时配合坐浴。

（四）外治法

1. 精囊前列腺按摩　每周1～2次，持续4周，适于慢性精囊炎瘀积较多者。急性期禁用。

2. 坐浴　用生大黄50克煎水，将会阴浸入药液中15～30分钟，日1次。

（五）预防护理

血精症在治疗期间应避免性冲动，暂时中断性生活，使附属性腺充分休息。急性期忌精道检查和前列腺按摩，避免不必要的检查和按压。慢性期可热水坐浴，以利炎症吸收。慎食辛辣肥甘助火生湿之品，以免影响疗效，防止复发。

（六）评述

血精症以热证为多，或因阴虚火旺、湿热下注，或因气血瘀阻、气不摄血，导致热入精室，血络受损，迫血妄行。故发病时，需投清热凉血药，方中适当加调和脾胃之品。待病情稳定后要注意补肾益精，以巩固疗效。

第十四章 妇女月经

月经的主要成分是血，而血的生成、统摄和运行，有赖于气的生化与调节。气血来源于脏腑。是以五脏安和，气血通畅，则血海按时满盈，经事如期。在五脏六腑及诸经脉中，肾、肝、脾、胃和冲、任二脉的功能与月经正常尤有关联。肾与肝为母子，肾主藏精，肝主藏血，精血为月经生成之本；脾与胃为表里，胃主受纳水谷，脾主运化精微，又为生精化血之源；肝肾、脾胃交互资生，则精充血足，汇于冲任，下达胞宫，满而后溢，经以时下。因此，脏腑经脉气血的作用协调，才能使月经正常，反之就会导致疾病。

第一节　月经不调

月经不调，包括月经的周期和经量、经色、经质等方面的改变。临床常见的有经行先期、经行后期、经行先后无定期，月经量多、月经量少、闭经、崩漏等。月经病的致病因素是多方面的，外感之中以寒、热、湿为主，内伤之中以忧、思、怒以及房室不节居多。因此，治疗月经病的原则，重在调经以治本。至于临证常用的方法，又有理气、扶脾、补肾等。理气在于通调气机，以开郁行气为主，但不宜过用香燥之药，以免耗气耗血。扶脾在于益血之源，以健脾升阳为主，不宜过用甘润或辛温，反致损伤脾阳或脾阴。补肾在于益先天之真水，以填精补血为主，但又必须合益火之品，使水充火足，精血俱旺，则月经自调。

绝经前后诸症今称更年期综合征，是在绝经前后之际，天癸将竭，冲任失调，月经紊乱，为肾气不充、阴阳失衡、精血虚衰所造成的一系列症状。治疗着重补肾而调冲任，兼及心、肝、肾三脏。其具体证治，将移至附篇进行叙述。妇女更年期绝经是正常生理现象，若绝经后又复阴道出血，经断复行则为病理。大多由阴虚血热、冲任不固等引起，病及肾、肝、脾三脏，当据此处治。

一、月经先期

月经周期提前7天以上，15天以下，连续3个周期者，称为月经先期。月经先期常伴有经量、色、质的异常，与月经过多、经期延长并病。本症主要由血热和气虚所致，也可因肝郁化火或肾虚火旺引起。

（一）辨证要点

1. 月经的量、色、质　一般以量多、色紫、质稠为实热；量少、色红、质黏为虚热；量多、色淡、质稀为气虚；量或多或少，色或红或紫，兼胸胁、乳房胀痛者为肝郁化火。

2. 本症与经间期出血　经间期出血为排卵期出血，量少，一般1~3天即净，于基础体温上升至37℃即止，可予鉴别。

（二）证治方药

1. 血热

【临床表现】月经先期，量多或正常，色鲜红或紫红，质稠，流出时有热感。心烦不安，口渴饮冷，口唇面赤，小便黄。舌红，脉滑数。

【病因病机】青春期阳盛之体为多，血热内盛，迫血下行而致月经提前。亦可有食辛辣食物、过食温补药之诱因。

【治法】清热凉血调经。

【方剂】清经汤（《傅青主女科》）加减。

药物：丹皮10克，地骨皮15克，白芍10克，生地10克，青蒿6克，茯苓6克，黄柏 3 克（盐水炒）。

方义：丹皮、青蒿、黄柏清热泻火凉血，地骨皮、生地（原方为熟地）清热养阴，白芍和血敛阴，茯苓宁心滋水。是针对“火热而水有余”者（《傅青主女科》），治以清泻火热而不伤肾水之方。

加减：口渴甚，加知母、玄参清热凉血。经量多而数日不减者，加黄连、黄芩清热，或地榆炭、侧柏炭止血。

【变通法】芩连四物汤（《医宗金鉴》）加地骨皮、丹皮，当归、川芎用量宜少。

2. 肝郁化火

【临床表现】月经先期，经色红或紫，量或多或少，质黏稠或夹血块，排出不畅。乳房、胸胁、小腹有胀痛感，烦躁易怒，口苦咽干。舌红，苔薄黄，脉弦数。

【病因病机】肝气郁结，久郁化火，迫冲脉血海之经血下泄，而月经提前。

【治法】疏肝解郁，清热泻火。

【方剂】丹栀逍遥散（《内科摘要》）加减。

药物：丹皮 10 克，炒山栀 6 克，当归 6 ~ 10 克，白芍 10 ~ 15 克，柴胡 10 克，白术 10 克，茯苓 10 ~ 15 克，甘草 5 ~ 10 克。

方义：柴胡疏肝，白芍、当归和肝养血，白术、茯苓健脾，丹皮、山栀清热泻火，甘草调中。

加减：头晕耳鸣者重用白芍养血；胸闷嗳气者去白术，加香附、紫苏梗理气；经量少而有血块者，加泽兰、益母草化瘀；经量多者，加生蒲黄、地榆止血；痛经者，加川楝子、香附、乌药理气止痛。

【变通法】芩连四物汤（《医宗金鉴》）加丹皮、山栀、柴胡。

3. 气虚

【临床表现】月经先期，量多或少，色淡，质清稀。神倦乏力，气短懒言，心悸怔忡，小腹有空坠感。舌质淡红，脉细弱或虚大。

【病因病机】常见于体虚、久病者，气虚而统摄无权，冲任不固，故月经先期。

【治法】益气养血，佐以固摄升提。

【方剂】归脾汤（《济生方》）加减。

药物：党参 10 克，黄芪 10 ~ 15 克，当归 6 ~ 10 克，白术 10 ~ 15 克，茯神 10 ~ 15 克，龙眼肉 10 克，炙远志 5 克，酸枣仁 10 克，甘草 5 克，木香 3 克。

方义：黄芪、党参、白术、甘草益气健脾，当归、龙眼肉、酸枣仁养血，远志、茯神安神，木香理气佐诸补药而不致过于呆滞。

加减：木香可改为荆芥穗，酌加升麻，以助升提摄血药力；经多不止加血余炭、陈棕炭、莲房炭收敛止血。

【变通法】若月经量多、经期延长不止，属气虚不能摄血者，用举元煎（《景岳全书》）加味。

4. 阴虚火旺

【临床表现】月经先期，量少或正常，色鲜红，质稠。面部烘热，手足心热，头晕心烦，腰酸。舌红，脉细数。

【病因病机】素体阴虚，阴虚生内热，火热盛而阴水不足，经血先期而下。

【治法】养阴清热。

【方剂】两地汤（《傅青主女科》）加减。

药物：生地黄30克，玄参30克，麦冬15克，白芍10~15克，阿胶10克（另烊冲），地骨皮10克。

方义：生地、玄参、麦冬养阴清热，地骨皮凉血，白芍和肝，阿胶养血止血。

加减：心烦、手足热，盗汗者加青蒿、黄柏清虚热；经量多者，加侧柏炭、莲房炭收敛止血。

【变通法】地骨皮饮（《医宗金鉴》），即四物汤加丹皮、地骨皮。

（三）医家经验

1. 祝谌予经验 实热者，用清经汤、芩连四物汤或丹芩逍遥散，或用调经八味汤（生地、白芍、蒲黄、茜草、大蓟、小蓟、女贞子、墨旱莲、槐花）。虚热者，用地骨皮饮加青蒿、银柴胡、白薇、麦冬、玄参、白茅根。肝郁化火，用丹芩逍遥散，加川楝子、延胡索、香附、乌药、蒲黄。气虚用补中益气汤加熟地、白芍、香附、艾叶炭，升麻炒炭，当归少量；亦可用圣愈汤、归脾汤、异功散。又，月经先期以血热为多，主张用丹芩逍遥散，即逍遥散加黄芩、丹皮，兼实热重用白芍加蒲黄、黄连、大蓟、小蓟、槐花；兼虚热者，加白茅根、生地、白薇；兼肝郁者，加川楝子、香附、乌药。（《祝谌予临床经验集》）

2. 沈绍功调经四法

（1）调经四法

1）必先理气：调经而不理气，非其治也。理气有行气、破气、补气之分。行气多选用柴胡、香附、木香、乌药、佛手、陈皮、炒橘核。破气多选用青皮、枳壳、大腹皮、川厚朴、沉香。补气多选用生黄芪、党参、白术、黄精、仙鹤草、太子参、山药、扁豆衣。

2）调养脾胃：健脾多选用党参、白术、茯苓、白扁豆、干姜。醒脾多选用木香、砂仁、生鸡内金、山楂、神曲。

3）固本培精：肾气为天癸之本，有滋阴和填精二法。滋阴多选用生地黄、枸杞子、女贞子、黄精、玄参、何首乌。填精多选用阿胶、龟甲、鳖甲、紫河车粉。

4）兼养心血：妇人百病皆由心生。补气用山药、生黄芪、仙鹤草。养心用炒酸枣仁、远志、大枣、龙眼肉、柏子仁、当归、桑椹、鸡血藤。宁神用琥珀、川芎、夜交藤、五味子、生龙骨、生牡蛎、磁石。

（2）分期论治

1）经前调气：肝郁调肝，方用丹栀逍遥散，药选柴胡、白术、赤芍、白芍、当归、鸡血藤、石菖蒲、郁金、益母草、蒲公英、川楝子、牡丹皮、生栀子；再选加调整内分泌的泽兰、茜草、龟甲、鳖甲、续断、女贞子。宫寒暖宫，方用温经汤，党参、阿胶、当归、白芍、桂枝、炮姜、炒橘核、乌药；再选加调整内分泌的枸杞子、菟丝子、淫羊藿、紫河车粉、鹿角霜、补骨脂。

2）经期调血：问量定向，量多补摄，量少通利；问凉定性，寒者温之，热者凉之；必须调肝，加香附、柴胡、橘核。

（3）四举例

1）量多腹凉用胶艾四物汤，生地、当归、白芍、阿胶、艾叶炭、肉桂炭、生黄芪、党参、荆芥炭、赤石脂、生牡蛎。

2）量多腹不凉用栀芩四物汤，栀子、黄芩炭、生地、当归、茜草、地榆、海螵蛸、薄荷炭、藕节炭、乌梅炭、香附。

3）量少腹凉用八珍汤，黄芪、当归、党参、桂枝、川芎、鸡血藤、川牛膝、炮姜、柴胡、云南白药。

4）量少腹不凉用桃红四物汤，生地、当归、赤芍、川芎、桃仁、红花、泽兰、益母草、香附、地龙。

（4）五加味

1）腹痛，延胡索、郁金、五灵脂、川楝子。

2）便溏，生龙骨、生牡蛎、白术、山药、葛根、扁豆、补骨脂、禹余粮等。

3）浮肿，防风、防己、桑白皮、冬瓜皮、茯苓、车前草。

4）腰酸，桑寄生、狗脊、杜仲、续断、鸡血藤、老鹳草。

5）不孕，枸杞子、菟丝子、女贞子、蛇床子、川楝子、金樱子。（《沈绍功临证经验辑要》）

3. 何子淮经验　经行先期和经行过多不能概以热论，当再视其质之稀稠、色之红淡、脉证之有火无火，有火者宜清，无火者宜补、宜固。一般地说，经行先期有热证也有虚证，亦有实证。量多色紫、质稠为实，量少色红，为阴虚血热；色或红或紫，量或少或多，胸胁及小腹作胀者，又为肝郁化热；量多色淡、质清稀为气虚。热有虚热实热之分，又有肝郁化热之别。实热者，月经超前，色红或紫红，质稠黏，心烦胸闷，面红，口干欲饮，小便黄赤而热，甚则大便干结，舌质红，苔黄、脉洪数或滑数。证由血分热盛，迫血妄行，故月经提前而量多质稠，又因冲任有热，累及心肝，故心胸烦闷而面红，热盛则伤津，故口干，尿黄，大便干结。血热盛则脉动急数而或洪或滑。若论治法，当以清热之法，宁静血海。药用：川连、黄芩、生地、生白芍、槐米、地骨皮、丹皮。虚热而致月经提前者，经期超前，色红量少，质稠黏，两颧潮红，手足心发热，舌红少苔，脉细数，或见心烦不寐，或见盗汗时作，治宜养阴清热。药用：地骨皮、生地、北沙参、太子参、丹皮、炙白薇、玄参、麦冬等。肝郁化热者，经行先期，经量或多或少，色红或色紫夹块夹片，经行不畅，胸胁、乳房、小腹胀痛，心烦易怒，口苦干，苔薄黄、脉弦数或兼见头昏目眩。治以解郁清热。药用丹皮、山栀、白芍、黄芩、八月札、柴胡、生麦芽、蒲公英

等。(《各家女科述评》)

(四)易简经验方

1. 黄芩、地骨皮、椿根皮各10克，每日1剂，水煎服。每月服10剂。治热证。

2. 续断、黄精各10克，沙参15克，防风6克，每日1剂，水煎服。每月服10剂。治虚证。

(五)预防护理

平时注意适寒温，节饮食，调情志，适劳逸，节制生育，节欲防病，注意外阴部卫生，在经前、产后更应重视。

(六)评述

1. 分证治疗 月经先期，必须根据经量、经色、经质及相关兼症才能判断证候类型，进行分证治疗。用相应内服汤药调经效果显著。若能坚持治疗2~3个周期则疗效巩固，或在内服汤剂后继用丸剂巩固亦可。如八珍益母丸可和与证候相应的其他丸剂（如归脾丸、三黄丸、加味逍遥丸等）配合，同时服用以调经和血。

2. 微观辨证 血热轻证者，除先期量多症状较轻外，BBT所反应的温相高低度也基本符合轻证要求，可用荆芩四物汤稍作加减。一般血热证者，除先期量多症状明显外，还有烦热口渴、舌红脉数等全身症状，BBT高温相可反映出偏高的趋向，可用芩连四物汤，以增凉血清热之力。血热重证者，除明显的先期量多症状外，全身症状也可见一系列热象，如BBT高温相过高，故用凉血清热重剂，如先期汤（方见“月经量多”）。

月经先期与月经量多、经期延长常并病，以血热妄行、气虚不摄者为多，可参相关内容。

二、月经后期

月经周期延后7天以上（即月经周期在35天以上），连续3个周期以上者，称为月经后期。可伴有月经的量、色、质的异常，与月经过少、痛经并病。本症应注意与早期妊娠相鉴别，若月经延后，又见阴道下血或小腹痛，更应与胎漏、胎动不安、异位妊娠相鉴别，可参本书相关内容。

月经后期的产生机理，主要是气血运行不畅，冲任受阻，血海不能如期盈溢。其证候主要为阴血虚亏、阳虚血寒，并常有气滞血瘀、痰湿蕴阻、寒凝血滞等兼证，可根据经量、色、质变化等分证施治。

(一)辨证要点

一般而言，经色淡而量少，小腹有空坠感为阴血虚亏；经色淡暗或稍带紫红色，量少质稀，腹痛绵绵为阳虚血寒。经色紫暗，量少有血块，小腹痛剧为寒凝血滞；痰湿阻滞者，形体肥胖，口腻脘痞，有白带；气滞血瘀者，则见量少色紫血块，小腹痛而舌紫暗。

(二)证治方药

1. 阴血虚亏

【临床表现】月经后期，经量偏少，色淡、质稀，无血块。面色无华，头晕目眩，心悸怔忡，小腹空痛。舌质淡，脉虚细。

【病因病机】多为久病或出血后，阴血亏虚，血海不充，经血不能按时而下。

【治法】养血滋阴。

【方剂】小营煎（《景岳全书》）加减。

药物：当归 10～12 克，白芍 10～12 克，熟地 10～12 克，枸杞子 10 克，山药 10 克，山茱萸 10 克，炙甘草 6 克。

方义：当归、白芍、熟地养血和血，熟地、枸杞子、山药、山茱萸补肾滋阴，如此则血海充盈，经血按时而下。

加减：气虚加黄芪益气，心悸加五味子、远志养心，小腹空痛加肉桂温经。瘀血重者加山楂、益母草化瘀调经，而不伤气血。

【变通法】如气血亏虚，可用八珍汤（《证治准绳》）或人参养荣汤（《太平惠民和剂局方》）加减，益气养血。

2. 阳虚血寒

【临床表现】经行后期，量少，色淡暗或稍带紫红色，质清稀。面色苍白，腰酸无力，小腹有凉感，或冷痛而喜温喜按。舌质淡，脉沉迟。

【病因病机】肾阳虚不能化气、生血、温宫，寒盛而血运不畅，引起本证。

【治法】补肾温阳，散寒暖宫。

【方剂】温肾调气汤（《中医妇科治疗学》）加减。

药物：当归 10～12 克，熟地 10～12 克，菟丝子 10 克，续断 15 克，桑寄生 15 克，杜仲 10 克，狗脊 10 克，艾叶 10 克，乌药 10 克，肉桂 6 克，炙甘草 6 克。

方义：当归、熟地养血和血，杜仲、狗脊、桑寄生、续断补肾温阳。艾叶、乌药、肉桂散寒暖宫。

加减：小腹冷痛，加吴茱萸、细辛散寒；兼气虚者，加党参、黄芪补气。

【变通法】若月经后期，来而量多，属肾虚不摄者可用温经摄血汤（《傅青主女科》）。血寒重者，可用艾附暖宫丸（《仁斋直指方论》）加减，以散寒暖宫。

3. 寒凝血滞

【临床表现】月经后期，量少，色暗红有血块。面色暗、白，少腹冷痛拒按，得热痛解，畏寒肢冷。舌质淡，脉沉弦。

【病因病机】经行之际，感受寒冷，寒凝血滞，气血运行不畅而致。

【治法】温经散寒，活血行滞。

【方剂】温经汤（《妇人大全良方》）加减。

药物：党参 10 克，当归 10 克，川芎 5 克，白芍 15 克，桂枝 5 克，莪术 5 克，牛膝 10～15 克，丹皮 3～5 克，甘草 5 克。

方义：牛膝、当归、川芎、莪术、丹皮活血行瘀，桂枝温经散寒，芍药和血敛阴，党参补气，气旺则邪易去而经易行。

加减：腹痛拒按者，去党参，加香附、艾叶温经；经量多者，去莪术、牛膝，加益母草、艾叶、炮姜温摄调经。

【变通法】或用温经汤（《金匮要略》），即丹皮、麦冬、桂枝、当归、吴茱萸、半夏、人参、川芎、芍药、阿胶、甘草、生姜，用治寒凝血滞，经期延迟尤佳。也可用过期饮（《医略六书》），熟地、当归、白芍、川芎、肉桂、附子、炮姜、香附、艾叶。

4. 气滞血瘀

【临床表现】月经后期，量少，色紫暗，夹血块。小腹胀痛，瘀块排出则痛减，经前乳胀。舌暗或有瘀点（斑），脉弦细。

【病因病机】情绪抑郁不畅，气机不利，血脉不通，甚而气滞血瘀。

【治法】理气活血通经。

【方剂】七制香附丸（《医学入门》）加减。

药物：香附10克，乌药6克，柴胡6克，当归10~15克，川芎5~10克，赤芍、白芍各10~15克，延胡索10克，丹皮10克，红花5克。

方义：香附、乌药、柴胡理气，当归、川芎、白芍和血，延胡索、丹皮、赤芍、红花活血。

加减：经行不畅，有血块者，加桃仁、牛膝、泽兰、茺蔚子活血；寒重腹痛加艾叶、干姜温通，经血不至加山楂、益母草调经。

【变通法】气滞者，见小腹胀痛，经前乳胀，胸闷脘痞，时欲叹息，情绪抑郁可用加味乌药汤（《济阴纲目》），用香附、乌药、砂仁、木香、延胡索、甘草等行气通滞。如瘀血证甚夹寒凝者，用少腹逐瘀汤（《医林改错》）加减，温寒活血通经。

5. 痰湿蕴阻

【临床表现】月经后期，量或多或少，色淡、质黏，形体肥胖，多毛，身体困重，口中淡腻，胸闷脘痞，纳差泛恶，喉中有痰，带下量多。苔白腻，脉弦滑。

【病因病机】肥人多痰，痰湿蕴阻胞宫，血海不盈，月经迟期而至。

【治法】化痰理气。

【方剂】苍附导痰汤（《叶天士女科》）加减。

药物：苍术10克，香附10克，陈皮10克，茯苓15克，法半夏10克，枳壳10克，甘草5克。

方义：苍术燥湿化痰，半夏、陈皮和胃化痰，枳壳、香附理气化痰，茯苓、甘草健脾。

加减：兼脾虚者，合四君子汤（《太平惠民和剂局方》），加入党参、白术健脾益气；兼血瘀者，加川芎、当归活血。

【变通法】脾虚痰湿者用六君子汤（《医学正传》）加香附、川芎、苍术健脾化湿。

（三）医案

立斋治一妇，经候过期，发热倦怠，或用四物、黄连之类，反两月一度且少而成块。又用峻药通之，两目如帛所蔽。薛曰：脾为诸阴之首，目为血脉之宗，此脾伤五脏皆为失所，不归于目矣。遂用补中益气、归脾二汤，专主脾胃，年余寻愈。

按：此案可比天法眼，若不补脾胃而用血药、凉药以治目，目亡无日矣。(《古今医案按》卷九《经水》)

(四) 医家经验

1. 刘奉五经验　月经错后或称月经稀发，与闭经病因相同。轻者月经错后，重者月经稀发，再重者闭经，只是病情程度和阶段不同。偏于寒者居多，常伴小腹凉，四肢不温，经血不能如期而至。治以温经汤为主方，挟郁者可用得生丹或逍遥散，经闭日久可加桃仁、红花、牛膝。因脾虚用八珍益母丸、归脾汤等。(《刘奉五妇科经验》)

2. 赵绍琴经验　血为寒凝滞者，用温经散寒法，药如吴茱萸、桂枝各12克，川芎、当归、党参各10克，白芍15克，炮姜3克。寒凝当加重药量，或加附子、党参、乌药。若苔黄、便结、脘腹胀满，加焦三仙、鸡内金、木香。气血不足者用黄芪、党参、白术、茯苓、甘草、当归、地黄、川芎、白芍各10克，肉桂3克，龙眼肉30克，补养气血。下元不足加桑寄生、杜仲、芡实；若气陷不摄加升麻、柴胡、牡蛎、五味子、桑螵蛸、乌贼骨。气滞者行气，用乌药、木香、姜黄各6克，香附、旋覆花、紫苏梗、丝瓜络各10克，玄明粉3克。郁滞化热加赤芍、丹皮、白头翁，肝郁化热加柴胡、黄芩、炒地榆等。(《赵绍琴临床四百法》)

(五) 预防护理

同月经先期。

(六) 评述

1. 以虚证寒证为主　月经后期如长期不调节，可发展为月经稀发与闭经，值得重视。张景岳说："凡血寒者，经必后期而至……惟阳气不足，则寒从中生而生化失期，是即所谓寒也。"(《景岳全书·妇人规》)《丹溪心法》："过期而至，乃是血虚。"前人有先期者血热有余也，后期者血寒不足之说，故月经后期以虚证、寒证为主。而气滞血瘀、痰湿蕴阻者，又每夹肝郁、脾虚之证，故不可仅以通利药物投之。

2. 方药治疗　在方药治疗上，一般在滋阴养血基础上适当加入温阳散寒药即可。如月经后期用四物滋阴养血，附、桂、姜温阳散寒，艾叶温经。此方适于经前、经期服用，而经后期服时附、桂、姜可少量使用或不用，适当加续断、杜仲、巴戟天等调之。其中痰湿、血瘀证用的主方主药，适于经前期、行经期时服用，如在经后期，一般宜以归芍地黄汤加减服用为佳，也含"调周"之义。

三、月经先后无定期

月经周期时而提前、时而退后7天以上2周以内，连续出现3个周期，可称为本症。一般经期基本正常，经量或少或多。《景岳全书·妇人规》："凡欲念不遂，沉思积郁，心脾气结，致伤冲任之源，而肾气日消，轻则或早或迟，重则渐成枯闭。此宜兼治心、脾、肾。"说明了本症的病因病机和证治规律，以及本症与经闭的关系，以肾虚、肝郁两证为多。

（一）辨证要点

可结合月经量、色、质变化辨证。量少或正常，色淡、质稀而见腰膝酸软等，属肾虚。经量时少时多，行而不畅，色暗红，或有血块，见胸胁、少腹胀痛为肝郁。经量或少或多，色淡质稀，见纳呆便溏等为脾虚。

（二）证治方药

1. 肾虚

【临床表现】月经先后无定期，经量少、色淡、质稀。头晕耳鸣，腰膝酸软，小便频数。舌淡或红，脉沉弱或细数。

【病因病机】肾虚而闭藏失调，冲任不和，故经期迟早不一。

【治法】养血补肾调经。

【方剂】定经汤（《傅青主女科》）加减。

药物：菟丝子15克，白芍15克，当归15克，熟地15克，山药15克，茯苓15克，炒黑荆芥穗5克，柴胡3克。

方义：熟地、山药、菟丝子补肾，当归、白芍和血，柴胡疏肝，荆芥穗炒黑入血分有清热凉血之功，茯苓健脾利湿，合而为养血补肾调经之剂。

加减：腰酸、小腹空坠，可加杜仲、川断补肾。

【变通法】也可用固阴煎（《景岳全书》）加减，补肾气、调冲任，药如熟地、山药、山茱萸、人参、菟丝子、远志、五味子、补骨脂、甘草等。

2. 肝郁

【临床表现】月经先后无定期，经量或少或多，行而不畅，色正常或暗红，或有血块。经前胸胁、乳房、少腹胀痛，精神抑郁，或烦躁易怒。舌苔薄，脉弦。

【病因病机】肝郁不疏而冲任不和，故经期迟早不一。

【治法】疏肝解郁，养血调经。

【方剂】逍遥散（《太平惠民和剂局方》）加减。

药物：当归6~10克，白芍10~15克，柴胡10克，白术10克，茯苓10~15克，甘草5~10克，薄荷3克。

方义：柴胡、薄荷疏肝，白芍、当归和肝养血，白术、茯苓健脾，甘草调中。

加减：经量多、色红质稠，烦躁易怒加黄芩、丹皮、山栀清热；经量少，行而不畅，有血块，色暗红，少腹胀痛，加泽兰、益母草活血。胸胁、乳房胀痛，加制香附、川楝子、郁金理气。

【变通法】肝郁化热，可用丹栀逍遥散（《内科摘要》）加减。

3. 心脾两虚

【临床表现】月经周期或提前，或延迟，量多或少，色淡，质稀。面色无华，神疲乏力，纳呆腹胀，心悸怔忡，大便不调。舌淡红，脉虚细。

【病因病机】心脾两虚，气血不足，冲任失调，经来先后无定期。

【治法】补益心脾。

【方剂】归脾汤（《济生方》）加减。

药物：黄芪10克，党参10克，白术10～12克，茯神15克，炙甘草6克，当归10克，酸枣仁10克，龙眼肉10克，陈皮5克，木香3克，炙远志5克。

方义：黄芪、党参、白术、甘草健脾，当归、酸枣仁、龙眼肉补心养血，木香、陈皮理气，茯神、远志宁心安神。

加减：经量多者加仙鹤草、莲房炭止血，经量少者加丹参、鸡血藤活血。

【变通法】脾虚而致者，可用参苓白术散（《太平惠民和剂局方》）加减，健脾益气为主。

（三）医家经验

1. 夏桂成经验　虚实夹杂较为多见，其色淡有时色深，色稀时有血块。一般要按经前从实论治，从调经着手，以逍遥散加减，加入制香附、五灵脂、焦山楂等。月经先期量多须加黑山栀、炒丹皮、大小蓟、炒荆芥；月经后期量少须加泽兰、丹参、益母草等。在经净后当以补肾调周法。由于治本治标的结合，要适当加入疏肝理气药如荆芥、柴胡、合欢皮、陈皮等。如属阴虚者，即使在经间和经前期补阳为主时仍要体现滋阴的特点，加入补阳药。如属阳虚者，即使在经后期滋阴为主时，仍要体现补阳的特点，加入滋阴药，但在补阳时可用平补法以照顾之。至于脾虚、血瘀也在一定程度上与阴阳不足有关，所以治本治标均在肾肝。(《月经病中医诊治》)

2. 何子准经验　月经先后无定期，古人有专从治脾入手，因脾主信，月经先后无定期是谓失信故也，然也并非皆如此，肝郁而肾虚者也不少见。余曾治一女青年张某者，月经时前时后，无一定定期，多则一月而两下，少则两月而不见，伴见清稀带下频频，腰酸如折，寡欢少乐，余断为脾肾皆虚而肝郁，方用固阴煎加减。药用：党参，熟地，山药，山萸肉，菟丝子，炙甘草，白术，柴胡，香附，川芎，陈皮。五剂而经行正常，腰痛腰酸，带下等证悉除。余以为：同在一身，气血之盛衰，也在不断地变换交替。虽为脾肾皆虚，有时表现为血少，因而来迟；有时表现为气虚，故又不能摄血而来早。表现不一，原因则同。因张某腰酸如折，则肾虚可知，再加带下清稀而多，肾虚之象更明，少乐寡欢，肝郁之证。故补脾肾疏肝理气并进，用参、术、山药、炙草者，因肝能传脾，也即仲师“当先实脾”之义，加陈皮者，因在此方中陈皮有两用，一能助参、术、炙草等以健脾醒胃，一以随柴胡、香附、川芎等以疏理肝气也。药无定用之处，随配伍而特长。此方用柴胡者，不尽为疏肝，也为升清也。药只五剂，而诸症告愈。（何子准《各家女科述评》）

（四）预防护理

月经先后不定期的病因多为忧思、抑郁、多产和房劳等。故调情志、节嗜欲，是预防其发生和配合治疗的主要方面。

（五）评述

月经先后不定期，以虚证多见。或心脾两虚，或肾虚肝郁，用以调补为宜。切不可用苦寒伤脾及辛燥伤肾之药。傅青主定经汤以补肾为主，济生方归脾汤则健脾为主，两方有归、芍、酸枣仁、龙眼肉等养血和肝之品。女子以肝为先天，肝藏血，养血即所以和肝，寓于健脾或补肾方中，殊可为妇科调经师法。

四、经期延长

月经周期基本正常，行经期间延长超过7天，甚至淋漓达半月始净者称经期延长，又称月水不断、经事延长、月水不绝。若正常行经超过半月仍淋漓不净，则属漏下范围。本症经量一般不多，若伴见量多则为经期延长伴月经过多。相当于西医排卵型异常子宫出血中的黄体萎缩不全和子宫内膜炎。

（一）辨证要点

经期延长，如见经色淡、质清稀，伴见脾气虚脉证，属脾虚气弱；如见经色鲜红，质稠量少，伴见阴虚内热脉证，属阴虚血热；如经色暗夹黏液，质黏稠，气秽臭，伴见小腹疼痛，平时带下量多，属湿热蕴结；若经色黑，少腹疼痛拒按，属瘀血阻滞。

（二）证治方药

1. 脾气虚亏

【临床表现】月经过期不净、量少、色淡、质清稀或有水迹。或见神倦嗜卧，肢软无力，或头昏眼花，心悸少寐，或纳少便溏。舌质偏淡，苔薄白，脉缓弱或虚细。

【病因病机】常见于体虚、久病者，脾气虚而统摄无权，冲任不固，故月经过期不净。

【治法】益气养血，固摄升提。

【方剂】归脾汤（《济生方》）加减。

药物：党参10克，黄芪10～15克，当归6～10克，白术10～15克，茯神10～15克，龙眼肉10克，炮姜炭10克，炒艾叶10克，炙远志5克，酸枣仁10克，甘草5克，黑荆芥5克。

方义：黄芪、党参、白术、甘草益气健脾，当归、龙眼肉、酸枣仁养血，远志、茯神安神，木香理气，炮姜炭、炒艾叶、黑荆芥、乌贼骨温经固冲。

加减：如经多不止加血余炭、陈棕炭、莲房炭收敛止血。

【变通法】中气下陷、气不摄血，月经过期不止，色淡质清稀，面色白，气短懒言，小腹空坠者，可用举元煎（《景岳全书》）加炒艾叶、炮姜炭、茜草、益母草、乌贼骨，补中益气，温经止血。

2. 阴虚血热

【临床表现】月经淋漓，过期不净，量少、色红、质稠。颧红潮热，手心灼热，咽干口燥。舌质红、少津苔少，脉细数。

【病因病机】素体阴虚，阴虚生内热，火热盛而阴水不足，经血过期不净。

【治法】滋阴清热止血。

【方剂】两地汤（《傅青主女科》）加减。

药物：生地 15 克，玄参 20 克，白芍 15 克，麦冬 15 克，阿胶 10 克（另烊冲），地骨皮 10～15 克，墨旱莲 10 克，女贞子 10 克。

方义：生地、玄参、麦冬养阴清热，墨旱莲、女贞子补肝肾，阿胶养血止血，白芍和肝敛阴，地骨皮清虚热。

加减：热甚者加黄芩、丹皮清热，经量过多加侧柏叶、乌贼骨、茜草炭止血。

【变通法】阴虚血热兼夹瘀血者，可用失笑散（《太平惠民和剂局方》）、二至丸（《医方集解》）、六味地黄汤（《小儿药证直诀》）合方加减，药用五灵脂、蒲黄、女贞子、墨旱莲、丹皮、山萸肉、益母草、白芍、生地、茯苓、茜草、地榆、乌贼骨，清热化瘀、凉血养阴。

3. 湿热蕴结

【临床表现】经血淋漓、过期不净，量少色暗如败酱，混杂黏液，气味臭秽。腰腹胀痛，平素带下量多色黄臭秽。舌质偏红，苔黄腻，脉濡数。

【病因病机】经行、流产或产后胞室空虚，湿热邪毒入侵，蕴结胞脉，扰乱血海。

【治法】清利湿热止血。

【方剂】四妙丸（《成方便读》）加减。

药物：黄柏 10 克，苍术 10 克，薏苡仁 30 克，牛膝 10 克，忍冬藤 30 克，炒贯众 10 克，炒地榆 10 克，茜草 10 克，益母草 15 克。

方义：苍术、薏苡仁燥湿，黄柏、忍冬藤、炒贯众清热解毒、止血止带，炒地榆清热利湿止血，茜草、益母草活血止血，牛膝导热下行。

加减：可加樗根皮、侧柏叶、乌贼骨止血。

【变通法】湿热蕴结兼夹阴虚见症，经期延长，咽干口燥、舌红者，可用固经丸（《医学入门》）加减，药用黄芩、黄柏、樗根皮清热，苍术、薏苡仁燥湿，龟甲、芍药、生地、女贞子、墨旱莲滋阴养血，香附散郁。

4. 瘀血阻滞

【临床表现】月经淋漓，延期 10 余日不净，量少色暗有块。小腹疼痛拒按。舌质紫暗或有瘀点，脉弦。

【病因病机】瘀血内阻，滞于胞中，新血不得归经，败血妄行，致月经淋漓延期不净。

【治法】活血化瘀止血。

【方剂】桃红四物汤（《医宗金鉴》）加减。

药物：桃仁 10 克，红花 5～10 克，生地 10～15 克，白芍 10～15 克，当归 10 克，川芎 5 克，乌贼骨 15 克，生茜草 10 克。

方义：桃仁、红花活血化瘀，当归、川芎、生地、白芍和血，乌贼骨收敛止血，茜草凉血止血。

加减：腹痛甚者加炒蒲黄、五灵脂、延胡索活血止痛。

【变通法】也用血府逐瘀汤（《医林改错》）活血化瘀。

（三）医家经验

刘树农用当归芍药散经验 当归芍药散：当归、白芍、川芎、茯苓、白术、泽泻，按1∶4∶1∶1.5∶1∶1.5的比例配方组成。共研细末装入胶囊中。每粒含药粉0.5克，每次服3克，日2次。整个月经周期持续服用，疗程为3～6月。治疗异常子宫出血，属漏经或漏下者。包括：1. 月经经量增多，超过本人发病前月经量的1/3至1/2。2. 月经经期延长，行经期超过7天。3. 月经周期缩短，月经周期≤21天。4. 月经周期延长超过45天。（《刘树农论内科》）

（四）预防护理

经期注意调摄，经期勿过度劳累、持重，避免耗伤气血。注意阴部卫生，经期禁忌性生活。

（五）评述

经期延长以阴虚血热和血瘀为主要证型，两者常兼夹出现。以阴虚血热和血瘀为主的，可用失笑散、二至丸、地黄汤加减，清热化瘀、凉血养阴。如瘀血偏重，则以活血化瘀为主。经期延长重点是缩短经期，以行经期服药为主，如平时则应审因治本。

五、月经量多

月经周期基本正常，月经量明显增多，连续3个以上月经周期者为本症。一般每月失血量超过80毫升以上即为病态，但主要由患者作自身比较。月经量多常与月经先期并病，同时还应与崩漏相鉴别。在临床上，月经过多，大多为冲任失守、血海不固所致。主要有血热、肝郁化火、阴虚内热、气不摄血所致，亦有脾虚及肾和血瘀内阻所引起的。《妇科玉尺》云："经来十数日不止者，血热也"，"经水过多不止……由火旺也"，"经水来而不止者，气虚不能摄血也"。可见血热、气虚是本症的主要证候和病机，再结合肝、脾、肾之见症则可分证。

（一）辨证要点

月经量多，经色深红或紫红，质稠黏为血热。量多色淡而质稀，气短懒言为气虚。经色紫暗有血块，小腹痛为血瘀。经色红、质稠，手足心热等为阴虚。

（二）证治方药

1. 血热

【临床表现】月经量多，经色深红，紫而稠黏，间有小血块。面红唇干，口干咽燥，心烦，腰腹胀痛，小便黄，大便干。脉数，舌红。

【病因病机】热盛火炽，血海不宁，冲任失守。常见于青春期体壮者。

【治法】清热凉血，固经止血。

【方剂】先期汤（《女科准绳》）加减。

药物：生地15克，当归10克，白芍10克，川芎3克，黄芩15克，黄连3～5克，黄柏3~5克，知母10克，阿胶10克（另烊冲），艾叶10克，制香附10克，炙甘草5克。

方义：生地、白芍凉血，知母、黄柏、黄芩、黄连清热泻火，当归、川芎、香附活血行气，阿胶、艾叶固经止血，甘草调中。

加减：如无腰腹胀痛及下血块者，去当归、川芎、香附；口干咽燥心烦者，加丹皮、地骨皮凉血。

【变通法】可用芩连四物汤（《医宗金鉴》）合固经丸（《医学入门》）加减，清热凉血固经，药如龟甲、白芍、黄芩、黄柏、黄连、生地、当归、椿根皮、香附等。

2. 肝郁化火

【临床表现】月经过多，经色暗经而有血块，伴经前乳房、小腹胀痛，烦躁易怒，口干口苦。舌红，脉弦数。

【病因病机】情志不遂，肝郁化火，冲任失守，经血过多。

【治法】疏肝泻火，固经止血。

【方剂】丹栀逍遥散（《内科摘要》）加减。

药物：丹皮10克，炒山栀10克，当归10克，白芍10~15克，柴胡5克，茯苓15克，白术10克，甘草5克。

方义：丹皮、山栀清热泻火，当归、白芍和血，茯苓、白术、甘草健脾，柴胡疏肝。

加减：月经量多者加黄芩、茜草、侧柏炭止血；经色紫红有血块，加生蒲黄、茺蔚子活血。

【变通法】可用平肝开郁止血汤（《傅青主女科》）疏肝调经。药如白芍、白术、当归、丹皮、三七、生地、甘草、黑芥穗、柴胡等，清肝解郁调经，即逍遥散加减之方，其中白芍、白术、当归用量大。

3. 阴虚内热

【临床表现】月经过多，经色红、质稠。口干咽燥，手足心热，心烦，腰酸，面红烘热。脉细数，舌红。

【病因病机】肾阴不足，阴虚生内热，热迫血行，冲任不调。

【治法】养阴清热，固经止血。

【方剂】两地汤（《傅青主女科》）加减。

药物：生地15克，玄参20克，白芍15克，麦冬15克，阿胶10克（另烊冲），地骨皮10~15克，墨旱莲10克，女贞子10克。

方义：生地、玄参、麦冬养阴清热，墨旱莲、女贞子补肝肾，阿胶养血止血，白芍和肝敛阴，地骨皮清虚热。

加减：火热甚者，加黄芩、丹皮清热，经量过多者加侧柏叶、生地榆、茜草炭止血。

【变通法】热甚者用清经散（《傅青主女科》）加减，方见月经先期。

4. 气虚不摄

【临床表现】月经量多，色淡质稀，小腹空坠，白带清稀，面色苍白，气短懒言，神疲乏力。脉虚细，舌质淡。

【病因病机】气虚下陷，冲任不固，无以摄血，故经量多或经期延长。

【治法】益气升阳，摄血固经。

【方剂】举元煎（《景岳全书》）加减。

药物：黄芪15～30克，党参10～15克，白术10克，升麻3克，甘草5克，阿胶10克（另烊冲），炮姜炭6克。

方义：黄芪益气升阳，举陷固摄，党参、白术、甘草健脾，升麻助黄芪以升阳，阿胶、炮姜炭固经止血。

加减：酌加入生龙骨、生牡蛎、乌贼骨固冲。

【变通法】可用补中益气汤（《脾胃论》）加减。

5. 脾肾虚亏

【临床表现】月经量多，色淡红，质稀。腰酸腿软，头晕耳鸣，神疲乏力。舌质淡，脉虚细。

【病因病机】脾气虚久而及肾，气虚不摄，肾气不固，冲任失守。

【治法】健脾补肾，安冲固经。

【方剂】安冲汤（《医学衷中参西录》）加味。

药物：黄芪15～30克，白术10～15克，续断10～15克，生地、熟地各10～15克，茜草炭10克，龙骨15～30克，牡蛎15～30克，海螵蛸10克。

方义：黄芪、白术益气健脾，熟地、续断补肾，龙骨、牡蛎、海螵蛸收敛固经，茜草凉血止血。

加减：出血量多者，加阿胶、艾叶、山萸肉安冲。

【变通法】可用保元汤（《博爱心鉴》）加熟地、阿胶、艾叶、山萸肉等，益气温阳、补肾固冲。

6. 瘀血内阻

【临床表现】月经量多，色紫暗有血块，小腹痛而血块下则缓解，口渴不欲饮。舌紫有瘀点（斑），脉沉涩。

【病因病机】瘀血内阻，血不归经，冲任失守。

【治法】活血化瘀，通络固经。

【方剂】桃红四物汤（《医宗金鉴》）加减。

药物：桃仁10克，红花5～10克，生地10～15克，白芍10～15克，当归10克，川芎5克，乌贼骨15克，生茜草10克。

方义：桃仁、红花活血化瘀，当归、川芎、生地、白芍和血，乌贼骨收敛止血，茜草凉血止血。

加减：腹痛甚者加炒蒲黄、延胡索活血止痛。

【变通法】瘀血夹寒凝者，用少腹逐瘀汤（《医林改错》）温散化瘀。

（三）医案

丹溪治一女年十五，脉弦而大不数，形肥。初夏时倦怠。月经来时多。此禀受弱，气不足摄血也。以白术一钱五分，生黄芪、陈皮各一钱，人参五钱，黄柏三分。(《古今医案按》卷九《女科》)

（四）医家经验

夏桂成经验　月经量多，除少数系肾虚气弱之出血外，一般均以血瘀或瘀热为主。由于血瘀的程度和范围不同，以及出血的缓急有异，治疗也就不同。程度较轻者，用加味失笑散，药用黑当归、赤白芍、五灵脂、蒲黄、续断、茜草炭、景天三七、血见愁、荆芥、益母草各10克。程度较甚者，手按小腹有疼痛感觉，经血阵下，夹有大血块，用傅青主逐瘀止血汤。药用生地、酒炒大黄、赤芍、炒当归、炙鳖甲、炙龟甲、炒枳壳、丹皮、桃仁。一剂病轻，二剂病止，三剂血也全止。显系月经过多的典型血瘀证。在临床上真正的无排卵性崩漏一般均无腹痛，而有排卵性的月经过多属于血瘀证，均有程度不同的腹痛。血瘀较为严重者，运用加味脱膜散，药用肉桂、三棱、莪术、五灵脂、三七粉、益母草等。凡是功能性出血不论有无排卵，其属血瘀证，确实应按血瘀的程度和范围，分别轻、中、重予以施治。然而活血化瘀药也有引起出血增多者，特别是阴虚血管脆弱者，更应有所慎重。如有气虚应加党参、黄芪、甘草、沙参、白术。肾虚加续断、杜仲、补骨脂、鹿角胶等。肝肾阴虚虚热偏盛者，应加女贞子、墨旱莲、山药、熟地、白芍等。出血特多者，必须加入大小蓟、血余炭、茜草炭、飞廉、血竭、花蕊石、三七粉、琥珀粉、荆芥等止血。若偏于阳虚者，则应加入艾叶炭、赤芍脂、禹余粮、炮姜、补骨脂等温涩止血。(《月经病中医诊治》)

（五）易简效验方

1. 生地、白芍15克，丹皮、地骨皮各10克，黄柏、柴胡各6克。清热凉血，用于血热者。(赵绍琴经验方)

2. 黄芪、党参、白术、当归、阿胶、炙甘草各10克，龙眼肉30克先煎，炮姜、官桂各3克，茯苓15克。若经血不止加升、柴、陈棕炭各10克。补中益气，用于气虚者。(赵绍琴经验方)

3. 党参、墨旱莲、大蓟、小蓟各15克，南沙参、北沙参、女贞子、炒蒲黄、茜草、炒槐花、枳壳各12克，炒白术、升麻各9克。益气养阴，祛瘀止血，用于气阴两虚、瘀阻胞络者。每日1剂，于经前1周起，服至经净（归绥琪经验方）。

4. 生地、白芍、知母、玄参、龟甲、女贞子、炒蒲黄、制川军各12克，大蓟、小蓟、墨旱莲各15克。滋阴清热，祛瘀止血，用于阴虚内热、瘀阻胞络者。每日1剂，于经前1周起，服至经净（归绥琪经验方）。

（六）预防护理

见月经先期。

（七）评述

1. 由各种因素复合引起 月经过多，可由脾气不足、血失统摄所致；也有素体阳盛，或感受邪热、五志化火，血分蕴热所致的。或因素体阴亏，久病阴耗，阴虚内热所致；或因人流、流产、产后、放环后，冲任受损，瘀血内阻、血不归经，或瘀热互结、迫血妄行，往往由各种因素复合引起。对血热者若有湿郁时要先治之，因热与湿易结合，胶结缠绵难解，同时要注意忌口辛辣油腻之品。气血不足者，要注意疏调和血甚至化瘀，不然恐其留邪。

2. 本症是崩漏之渐 月经过多、经期延长，常与月经先期并病，是崩中、漏下之渐，在病因、病机上有同一性。在临床上，气虚常兼阴虚、瘀阻，血热者又兼阴虚、瘀阻。目前不少医家从瘀血内阻出发施治，有一定疗效。

3. 本症总是血热 《中医临证备要》认为月经过多总是血热，用固经丸加减。方中用龟甲、白芍固冲，芩、柏清热，香附理气，椿根皮除湿，可加入主方中应用。对于本症在用凉血止血、收敛止血药时，必须君以益气、养阴药，同时宜用茜草、蒲黄、槐花等凉血活血，止血而不留瘀，凉血而不伤阴。对当归、川芎两味，应注意其“动”之药性，尽量少用；阿胶腻滞，有血块者一般不宜用。

六、月经量少

月经周期基本正常，经量比以往明显减少，甚至点滴即净，或经期缩短不足2天，经量也少，可称为月经过少。常与月经后期并病，有可能发展为闭经。西医称为月经稀发。本症需与“胎漏”相鉴别。长期用避孕药亦可引起月经量少。

月经量少的原因，多为肾阴不足、血海空虚，或冲任受阻、血行不畅所致。主要有肾虚血亏、血瘀胞络等证候类型。血虚久则及肾，血瘀又常兼寒凝，各型之间症状可以互兼。

（一）辨证要点

属虚者经色淡、质稀，无血块，多有先天不足或后天亏伤引起。先天不足者经来素少，后天亏伤者经量渐少，周期延后。属实者经色暗、质稠，有血块或夹痰涎，小腹或胀或痛，且多突见经量减少。

（二）证治方药

1. 肾虚血亏

【临床表现】月经量少，经色淡、质稀，无血块，甚而月经稀发。腰酸肢冷，性功能淡漠，平时带下少，疲乏无力。舌淡，脉沉细弦。

【病因病机】经产大出血或久病体虚，肾虚精亏，精血同源，血海空虚，冲任不盈。

【治法】补肾养血。

【方剂】归肾汤（《景岳全书》）加减。

药物：熟地15克，山茱萸12克，山药15克，当归10～15克，枸杞子10克，茯神15克，菟丝子10～15克。

方义：熟地、山茱萸、山药补肾，为六味地黄丸之“三补”；枸杞子、菟丝子补益肝肾，生精血；当归养血，合熟地为四物汤的一半；茯神、山药有健脾益心作用。

加减：腰酸腿软者加川续断、桑寄生补肾；性功能淡漠加女贞子、续断、紫石英，可提高性功能水平。

【变通法】或用养精种玉汤（《傅青主女科》）或归芍地黄汤（《脉因证治》），补肾养血。

2. 气血虚亏

【临床表现】月经量少，或一日即净，或点滴即止，色淡。面色无华，小腹空痛，皮肤不润，头晕目眩，心悸失眠，手足不温。舌淡，脉细弱或虚大。

【病因病机】素体虚，或久病、大出血后，或脾虚不能生化气血，冲任血海空虚所致。

【治法】益气生血。

【方剂】圣愈汤（《兰室秘藏》）加减。

药物：黄芪 10 ~ 15 克，党参 10 克，川芎 5 克，熟地 10 克，白芍 10 克，当归 10 ~ 12 克。

方义：黄芪、党参健脾益气生血，川芎、熟地、当归、白芍养血和肝。

加减：血虚甚者加阿胶、龟甲胶补血，心悸头晕者加龙眼肉、茯神养心，气滞不畅、胸闷胁胀者加香附、柴胡理气。

【变通法】亦可用归脾汤（《济生方》）加减。

3. 血瘀胞络

【临床表现】月经量少，经色紫暗有血块，小腹胀痛拒按，血块排出后其痛稍减。舌紫暗，有瘀点（斑），脉弦、涩。

【病因病机】流产、人流、放环后等因素，胞脉血行不畅，瘀血内停胞络，经血受阻。

【治法】活血化瘀。

【方剂】桃红四物汤（《医宗金鉴》）加减。

药物：桃仁 10 克，红花 10 克，生地 10 克，当归 15 克，川芎 10 克，白芍 15 克。

方义：桃仁、红花活血，当归、川芎、生地、白芍和血。

加减：小腹剧痛者加生蒲黄、五灵脂化瘀止痛；经血少加泽兰叶、茺蔚子活血调经；夹寒少腹冷，或有受寒史者，加艾叶、香附、肉桂温散。

【变通法】亦可用过期饮（《女科准绳》），即桃红四物汤加莪术、香附、肉桂、木通、甘草，其温通化瘀作用佳。

4. 寒凝血滞

【临床表现】月经量少，经期缩短，或经来即止，量少、色暗、质稠黏有小血块。少腹冷，胀痛不舒，得温缓解。脉沉弦，舌淡暗。

【病因病机】常因经前饮食生冷，受寒等，经血受阻，血脉不畅，寒凝胞脉所致。

【治法】温经散寒。

【方剂】艾附暖宫丸（《沈氏尊生书》）加减。

药物：艾叶 10～15 克，香附 10～15 克，熟地 10 克，当归 10 克，川芎 5 克，白芍 10 克，续断 10 克，肉桂 3～5 克，吴茱萸 3～5 克。

方义：肉桂、吴茱萸、艾叶温经散寒，当归、熟地、川芎、白芍和血调经，续断补肝肾，香附行气。

加减：少腹冷痛加炮姜、小茴香、延胡索温经止痛，兼气虚乏力者加黄芪益气。

【变通法】亦可用温经汤（《金匮要略》）加减。形体肥胖，月经量少、色暗、质稠黏或混杂黏液，口腻痰多，苔白腻，脉滑，则为痰湿蕴阻，用苍附导痰丸（《叶天士女科》）加减，燥湿化痰、理气调经。

（三）医案

1. 丹溪治一妇，行经色淡若黄浆，心腹嘈杂，此脾胃湿痰故也。以二陈汤合四物汤，入细辛、苍术，数服即止。

按：经色淡一般作血虚，故用四物；又见心腹嘈杂，故断为湿痰，而用二陈。

2. 一女子经水下如黑豆汁，此络中风热矣。以四物汤加黄芩、黄连、荆芥穗、蔓荆子，数服血清色转。（均引自《古今医案按》卷九《女科》）

按：经水下如黑豆汁，一般是寒。但本案以为络中风热，较为特殊。

（四）医家经验

赵绍琴经验 血海不足者，用养血益气法，药如当归、熟地、白术、太子参、川芎、阿胶各 10 克，白芍 15 克，龙眼肉 30 克。心悸加二至丸、稆豆衣、酸枣仁，脾虚纳差加黄芪、党参、陈皮、半夏、甘草。肾虚下元不足者，用补益肝肾法，药如当归、熟地、山药、补骨脂、淫羊藿、杜仲各 10 克，桑寄生 15 克，山萸肉 3 克，下元虚寒肢冷加仙茅、吴茱萸、肉桂、附子。气血郁结者，用行气活血通络法，药如旋覆花、刘寄奴、当归各 10 克，炮姜、官桂各 1.5 克，玄明粉 1 克（冲），没药 3 克，桑枝 30 克，气滞甚者，加紫苏梗、香附、木香，血滞者据寒、热等证加减。（《赵绍琴临床四百法》）

（五）预防护理

经期保暖，不宜涉水或过食生冷，调情志，适劳逸。坚持治疗，耐心服药，稳定情绪，增加营养。

（六）评述

1. 月经稀发、闭经之渐 月经过少，经期缩短，常与月经后期并病，是月经稀发、闭经之渐，在病因、病机上有共性。月经过少常与月经后期伴见，其阴血不足的程度已较月经后期更加明显，故补肾养血也更加重要。至于血瘀、痰湿者，要注意子宫内腔及宫颈口粘连及多囊卵巢综合征。月经过少以虚证、寒证为多，不可见经血量少而随意攻逐。即便是血瘀证，也常有冲任虚亏之内因存在，故只宜暂用而不宜久用。或用八珍益母丸合艾附暖宫丸，益气养血，温经散寒；或用四物汤合左归、右归，补肾养血而充盈胞宫，是为治疗正道。

2. 治疗之法　月经过少有因脾虚生化之源不足所致者，当大补脾胃之气为主，化源充则经自多。如系脾虚与肝郁同见，治宜健脾与疏肝解郁并进，如此则相得益彰，《济生方》顺气为主论也很可取。或因气滞而兼血瘀引起的月经过少，则病变重点在于肝经，以气血津液而言，则重在气血，故治疗时又当以疏肝理气和行血活血之法并用，但也须视气滞与血瘀何者为主然后用药。因某些病例，初时气滞与血瘀同时并见，其后则瘀血症状越突出，而气滞之象则隐蔽而不显，此时仍不能纯事破瘀，应兼以理气，因气为血帅，气行则血行，两法同用，相辅而相成。且病变在心在肝，肝之疏泄与藏血功能又互相联系，有时则互为因果，顾此失彼皆非所宜。

七、经间期出血

经间期出血，是指两次月经之间，出现的周期性少量子宫出血。历代医籍未述。《万氏妇人科》有“一月而经再行”，《陈素庵妇科补解》有“经水断续”之论，或与之相类。西医称为“排卵期出血”。两次月经之间，古称“絪蕴”（《易经》）。此际冲任脉道渐充，阳气偏盛，若素体阴虚血热，或兼见湿热内蕴者，每易引动伏热，二阳相合，热伤冲任，伤及血络，可造成本症。临床常表现为月经中期阴道少量出血，持续1～3天或3～5天，最长不超过1周，呈周期性发作。出血前或出血时腰酸，小腹或少腹两侧或一侧胀痛，或伴乳房胀痛。经前、经时腹痛，白带增多。也可无明显症状。

（一）辨证要点

1. 本症的症状特点　一是周期性发作，多在月经中期（排卵期）出血；二是出血量少、时间不会太长，与正常月经之间有一个间歇期，与经期延长、月经先期、崩漏不同。

2. 主要和兼夹证型　一般经间前期或经间中期出血，以肾阴虚热为主要证型。以下三种均为兼证型。平素忧郁多虑，或大龄未婚者，多兼见肝郁瘀热。如见赤白相杂而下，阴道出血和白带同时并存，为湿热蕴滞。瘀血阻络见少腹作痛，出血紫暗，夹有血块等。

（二）证治方药

1. 肾阴虚热

【临床表现】经间前期或经间中期出血，无血块，量少色红。或伴有腹痛，头晕，腰酸，五心烦热，面红，咽干，小便黄，大便干。舌红苔少，脉细数。

【病因病机】肾阴不足，虚热内生，伏于冲任。值经间前期或经间中期，阳气内动而迫血下行。

【治法】养阴清热，凉血调经。

【方剂】两地汤（《傅青主女科》）加减。

药物：生地15～30克（酒炒），玄参15～30克，白芍10～15克，麦冬10～15克，地骨皮10克，阿胶10克（另烊冲），丹皮10克。

方义：生地、麦冬、玄参即增液汤（《温病条辨》），养阴补肾凉血清热；地骨皮、丹皮凉血清热；白芍养血柔肝，阿胶养血止血。合而为补阴水泻热火之方，可治“火热而水不足”之证。

加减：血热者加黄连、黄芩清热，血虚者加墨旱莲、女贞子养血，出血多者加生地榆、生茜草，有白带者，加苍术、白术、黄柏清利湿热，腹痛者加川楝子、延胡索理气止痛。

【变通法】亦可用大补阴丸（《丹溪心法》）合二至丸（《医方集解》）补阴养血，加凉血止血药如黄芩、丹皮、地骨皮等。也可用二至地黄汤（夏桂成经验方），用墨旱莲、女贞子、生地、山萸肉、续断、菟丝子、茯苓、泽泻、丹皮、荆芥炭、赤芍、白芍、黑当归等。

2. 肝郁瘀热

【临床表现】经间期出血有血块，量少色暗红、紫黑，质黏稠。胸胁不舒，小腹胀痛，烦躁易怒，口苦咽干，或有乳房胀痛、痛经。舌红，边尖有瘀点（斑），脉弦数。

【病因病机】素性忧郁多虑，或大龄未婚者，肝气不舒久而化热，气不行则血络亦阻，当月经中期，阳气内动而热尤甚，伤及血络故经血非时而下。

【治法】清肝解郁，化瘀止血。

【方剂】平肝开郁止血汤（《傅青主女科》）加减。

药物：赤芍、白芍各15克，白术10～15克，当归10克，丹皮10克，生地10克，三七10克（研末分冲），黑荆芥穗5～10克，柴胡3～5克，甘草5克。

方义：白芍、柴胡疏肝和血，丹皮、生地、赤芍凉血清热，当归、三七活血行瘀，甘草调中，白术利腰脐之气，黑荆芥穗清血中伏热且有升阳、止血之功。合以清肝、解郁、化瘀。

加减：血热甚者加地骨皮凉血，瘀血者加生蒲黄、生茜草化瘀，痛经、乳房胀痛加香附、郁金理气。

【变通法】可用丹栀逍遥散（《内科摘要》）加减。

3. 湿热蕴滞

【临床表现】经间期出血，量或多或少，质地黏稠无血块，少腹痛，会阴、肛门作胀。白带量多黏稠，或有臭味。或有阴痒，或有不孕史，或有人流史，或有盆腔炎。脉弦滑，舌红苔黄。

【病因病机】经期产后或流产手术时，胞脉空虚，湿热内侵，久则阻遏冲任胞宫，气血不通。值月经中期阳气内动，引动内蕴之湿热，热盛而迫血非时而下，致生本证。

【治法】清利湿热，兼以通络止血。

【方剂】清肝利湿汤（《刘奉五妇科经验》）加减。

药物：瞿麦12克，萹蓄10～12克，木通3克，车前子10克（包），黄芩10～12克，牛膝10克，丹皮10克，川楝子10克，柴胡5克，荆芥穗5克。

方义：瞿麦、萹蓄、木通、车前子清热利湿；柴胡、川楝子疏肝利气；荆芥穗清血中伏热，而又止血、升阳；丹皮、黄芩凉血清热；牛膝引药下行。

加减：腹痛加延胡索、五灵脂化瘀，白带多加椿根皮、苍术、黄柏、萆薢清利。

【变通法】亦可用八正散（《太平惠民和剂局方》）去滑石，生大黄改为大黄炭，加丹皮、牛膝、黄芩清利湿热。也可用清肝止淋汤（《傅青主女科》）加减。

4. 瘀血阻络

【临床表现】经间期出血量多，有血块紫暗、晦黑。少腹一侧或两侧胀痛剧烈。常有痛经、不孕史。舌暗紫有瘀点、瘀斑，脉弦、涩。

【病因病机】经产留瘀，闭阻冲任络脉。月经中期阳动之时，热盛伤络，瘀血夹热而动，非其时而下。

【治法】活血凉血止血。

【方剂】逐瘀止血汤（《傅青主女科》）加减。

药物：生地30克（酒炒），制大黄5～10克，赤芍10～15克，丹皮6～10克，当归10克，龟甲10～15克，桃仁5克，枳壳5克。

方义：生地、大黄、当归、赤芍、丹皮凉血活血止血；枳壳合赤芍理气活血，治妇女少腹痛之方（《金匮要略》枳实芍药散）；龟甲固经血、补任脉；少量桃仁以助化瘀之力。

加减：腹痛甚加蒲黄炭、五灵脂、牛膝活血。

【变通法】或用桃红四物汤（《医宗金鉴》）加黄芩、延胡索、丹皮、香附，即《古今医鉴》清热调血汤（原方之黄连改黄芩，去莪术而成），亦化瘀活血之方。

5. 脾肾阳虚

【临床表现】经间后期出血，无血块，量少或多，色淡红。神疲乏力，尿频便溏，舌淡，脉虚细。

【病因病机】阴虚及阳，阳气不复，脾肾阳虚而统摄无权，致成经间后期出血。

【治法】补益脾肾，益气温阳。

【方剂】健固汤（《傅青主女科》）加减。

药物：黄芪15～30克，党参10～15克，茯苓15克，白术10克，巴戟天10克，山药15～30克，菟丝子10克，续断10克。

方义：黄芪、党参、茯苓、白术补益脾气，巴戟天、山药、菟丝子、续断补益肾阳。是属气中求阳者。

加减：可加炮姜炭、黑荆芥、茜草等止血。

【变通法】肾阳虚为主者可用右归饮（《景岳全书》）去附子、肉桂，加黄芪、党参、覆盆子、菟丝子等，以温补肾阳为主。

（三）医家经验

1. 刘奉五经验　此类患者除月经中期出血之外，时伴小腹冷痛或痛经，白带量多，而苔白腻、薄黄，脉多弦滑者。有盆腔炎或卵巢炎症史、不孕史。认为是湿热阻滞经络，冲任气血不通，值月经中期阳动之时，引动伏热，伤及血络所致。虽有小腹冷，也不可断为宫寒，而用温热理气散寒药。当以通因通用法，用清利湿热、疏肝通络之方（清肝利湿汤，方药见上)，使湿热得清，气血得通，冲任调和而血止。并认为见有出血亦未必用止血药，可用牛膝、赤芍、益母草、五灵脂等活血疏通、祛瘀化滞，使内伏湿热在疏通之中得以祛除，但用量不可过大，以免湿热蔓延或出血过多。(《刘奉五妇科经验》)

2. 胡曼卿经验 本症以肾阴虚为根本。肾阴不足，血络失养。值月经中期，细蕴乐育之时，阳气内动，引动冲任伏热而伤及血络所致。患者可素有湿热内蕴，可宿有瘀血。对阴虚血热者，主张用大补阴丸合二至丸加味（知母、黄柏、熟地、龟甲、女贞子、墨旱莲、黄芩、白芍、黑豆、阿胶)。对郁热夹瘀者，主张用宣郁通经汤(《傅青主女科》)去白芥子，加蒲黄炭、茜草炭，亦可用平肝开郁止血汤。并拟药方调糊，敷贴脐穴以治有血瘀见证者（见后)。(《妇科名医证治精华》)

(四) 外治法

处方：乳香、没药、白芍、丹参、山楂、红花、川牛膝各 15 克，冰片 1 克（另研)，姜汁适量。

用法：除冰片外，诸药研末混匀，取 30 克调入冰片，用姜汁调成糊状，分涂于神阙、子宫穴上，纱布敷盖，胶布固定。两日一换。

(五) 预防护理

本症因月经行而再行，患者常有心理情绪之变化，故应阐述病由，解惑释义，以使其精神愉悦、身心安适，这对大龄未婚而郁热者尤其重要。应落实避孕措施，以免多次人流而致冲任损伤，湿热内侵，瘀血阻滞。出血期间应避免劳累。

(六) 评述

1. 排卵期出血 经间期出血，实际上即“一月而经再行”，是属排卵期少量阴道出血。西医用调整雌、孕激素比例失调为治疗大旨，中医则重在补肾阴，间有适于疏肝清热、清利湿热、活血化瘀者。在有不孕、盆腔炎、卵巢病变时，还应重视调经血、清胞宫，以防伏热内结，造成本症。

2. 阴阳不足 经间期出血应着重对出血时间的辨析。经间前期，指经净后第 3～5 天，基础体温依然低相时，可出现蛋清样带下（或称为锦丝状带下)。经间中期，指经净后第 7 天左右，基础体温高低相交替时，即是真正的排卵期，仅 1 天，一般是在蛋清样带下突然减少，是受孕的“的对时候”。经间后期时间也很短，发生在经净后第 7 天左右，基础体温高温相时。经间前、中期出血，均与肾阴虚有关，但虚损程度和转化的时间有所不同。而经间后期出血与阴虚及阳、阳气不足有关，但较少出现。

八、崩漏

在非行经期阴道大量出血，或持续出血、淋漓不止的，称为崩漏。属月经周期、经期、经量异常的一类病症。一般而言，阴道大量出血，来势急者谓崩，又称崩中、血崩；少量出血，来势缓，但持续时间长者，则称漏，又称漏下、经漏。两者之间虽有出血量的不同，但没有明显界限。久崩不止必致成漏，久漏不止亦将成崩，往往可以转化。

崩漏的主要机理，是冲任失调，不能固摄经血。临床可有肾虚、脾虚、血热、血瘀等证候表现。一般而言，本症以虚证为多，而实证为少；热者为多，而寒者为少。出血期多见标证或虚实错杂证，血止后常显本证或虚证。故益气、固肾、清热、化瘀为本症主要治法。武之望《济阴纲目》说："初用止血以塞其流，中用清热凉血以澄其源，末用补血以复其旧。"后世均以此为治疗法则。

（一）辨证要点

1. 出血期　量多或淋漓难尽，色淡质稀多属虚证。量多或淋漓不止，色深红或鲜红，质稠者多属热证。量多或淋漓日久，色紫暗有块，或伴腹痛者，多属血瘀。久崩久漏，血色淡暗质稀多属寒证。

2. 非出血期　青春期患者多属先天肾气不足，育龄期多属肝郁血热，绝经期多因肝肾亏损或脾气虚弱。还要结合其全身情况辨证。

（二）证治方药

1. 血热

【临床表现】阴道骤然大量出血，或淋漓不止，血色深红、鲜红，质稠或有血块。口渴喜冷饮，烦热不安。小便黄，大便干。舌质红，舌苔黄，脉数。

【病因病机】热盛于内，损伤冲任，迫血妄行。

【治法】清热凉血，固经止血。

【方剂】清经散（《傅青主女科》）加减。

药物：生地 30 克，丹皮 10 克，地骨皮 15 克，白芍 15 克，黄柏 5 克，黄芩 15 克。

方义：原方有熟地、青蒿、茯苓去之。用生地、地骨皮、丹皮、白芍凉血清热，黄芩、黄柏清热泻火。

加减：出血多日久不止，加地榆炭、炒蒲黄、制大黄凉血止血，亦可用炒槐花、藕节、大蓟、小蓟，亦可加入荆芥炭、棕榈炭、血余炭等。

【变通法】可用清热固经汤（《简明中医妇科学》）加减，药用黄芩、山栀、生地、地骨皮、地榆炭、藕节、棕榈炭、阿胶、龟甲等，凉血止血药较上方多。若见胸胁胀痛，心烦易怒，情绪激动，乳房胀痛，由肝郁化火所致者，疏肝清热，用丹栀逍遥散（《内科摘要》）去生姜、薄荷加生地、茜草、蒲黄、地榆炭等，或用平肝开郁止血汤（《傅青主女科》）。

2. 阴虚

【临床表现】月经周期紊乱，阴道出血量多，或淋漓不止，血色鲜红质稠，偶有小血块。面红潮热，五心烦热，头晕腰酸，口舌干燥。舌红，脉细数。

【病因病机】素体阴虚，或失血伤阴，或经产损伤，久而伤及肝肾。肝不藏血，肾阴不足。内热损伤冲任血海，而致崩漏。

【治法】养阴清热，滋肾固冲。

【方剂】两地汤（《傅青主女科》）合二至丸（《证治准绳》）加减。

药物：生地30克（酒炒），白芍15克，玄参30克，麦冬10克，地骨皮10克，阿胶10克（另烊冲），墨旱莲15克，女贞子10克。

方义：生地、玄参养阴清热、滋肾固冲，地骨皮凉血止血，白芍和血，阿胶养血止血，麦冬清心补阴，二至丸之墨旱莲、女贞子，有滋肾养血功效。

加减：血出量多者加侧柏叶、地榆炭、生蒲黄、生槐花止血。

【变通法】可用保阴煎（《景岳全书》）加减，用生熟地、白芍、山药、续断、黄芩、黄柏、五味子、麦冬、沙参、甘草等，亦补肾滋阴之剂。上下相资汤（《石室秘录》）也为治虚热崩漏佳方，用人参、麦冬、五味子、沙参、玄参、熟地、山萸肉、玉竹、车前子等，治血崩亡血而无以生精，精枯口舌燥裂者。

3. 血瘀

【临床表现】阴道出血，淋漓不止，量或多或少，经色紫暗有血块，少腹痛而拒按，血块下痛可减轻。舌紫暗有瘀点（斑），脉沉弦、沉涩。

【病因病机】瘀血阻滞，新血不守，冲任失固而成。

【治法】活血化瘀，固经止血。

【方剂】逐瘀止血汤（《傅青主女科》）加减。

药物：生地30克（酒炒），制大黄10克，赤芍10克，丹皮3克，当归15克，枳壳10克，龟甲10克（醋炙），桃仁3克。

方义：生地酒炒有化瘀作用，合制大黄导下通滞、凉血止血，是《全生指迷方》地黄煎法，既可治经闭，又可止崩漏。赤芍、当归、丹皮凉血活血，桃仁化瘀，枳壳行气，龟甲固经。

加减：腹痛甚者加蒲黄炭、五灵脂活血化瘀；出血量多者，加三七粉、大蓟、小蓟、炒槐花止血。

【变通法】逐瘀止崩汤（《安徽中医经验方选集》），即丹参、丹皮、当归、川芎、三七、没药、五灵脂、炒艾叶、阿胶、龙骨、牡蛎、乌贼骨活血化瘀、固冲止崩并举。

4. 气虚

【临床表现】阴道出血而量多，或淋漓不止，血色淡、质稀，或月经频发，经量过多。面色萎黄无华，神疲乏力，气短懒言，小腹下坠感。舌质淡，脉虚大或细弱。

【病因病机】脾气虚弱，中气下陷，气不摄血，脾不统血。冲任失守，血海不固。

【治法】补气摄血固经。

【方剂】举元煎（《景岳全书》）加减。

药物：黄芪30克，党参15克，白术10克，炮姜炭5克，升麻炭5克，甘草5克。

方义：黄芪、党参、白术、甘草益气固冲，升麻炭升阳固摄，炮姜引血归经。

加减：血出量多、骤下不止者，加山萸肉、生龙骨、生牡蛎，即《医学衷中参西录》固冲汤。或加熟地、炮姜、生龙骨、牡蛎，即《傅青主女科》固本止崩汤法。均是益气理冲固脱之方。

【变通法】若汗出肢冷，昏仆不知人，脉微细欲竭之气随血脱，必用独参汤（《景岳全书》）益气固脱。

5. 阳虚

【临床表现】月经周期紊乱，常呈延后甚而二三月一行。阴道出血量多，或淋漓不止，色淡红，质稀薄，无血块。面色苍白或晦暗，头晕气短，乏力肢软，四肢不温。舌淡，脉沉细或虚弱。

【病因病机】肾失封藏，脾不统血，阳虚不守，阴血下泄。

【治法】补肾健脾，温阳止血。

【方剂】黄土汤（《金匮要略》）加减。

药物：灶心土60克（先煎），生地、熟地各15克，白术10～15克，炮姜10克，阿胶10克（另烊冲），淡附片6～10克，炙甘草10克。

方义：灶心土又名伏龙肝，有温阳摄血作用，可治便血、崩漏不止。附子、白术、甘草、炮姜即附子理中汤，温阳健脾，对阳虚寒证之出血有效。生熟地、阿胶滋养阴血，固摄冲任，合而为温补脾肾之方。

加减：可加杜仲、续断，以助温阳之力。兼气虚者，加生黄芪、党参益气；出血多加山萸肉、龙骨、牡蛎以固脱摄血。

【变通法】可用右归饮（《景岳全书》）加减，补肾温阳。

（三）医案

1. 立斋治一妇，每交接则出血作痛，敷、服皆凉血止痛之剂，不时出血甚多，此肝伤不能藏血，脾伤不能摄血也。用补中益气汤、归脾汤而愈。外以乱发、青布烧灰敷之。

按：此证虽少见，但内服以补，外用以涩，有特点，故附录于此。

2. 施笠泽治祁君万之内崩中，服地榆、续断等药不效。施诊其脉沉而结。曰：蓄血证也。病得之天癸至而怒。祁曰：然，因怒经止，半月后即患崩证，至今一月矣。乃用桃仁、大黄行血破瘀，或谓失血复下，不导其势耶？施曰：血随气滞，蓄积不散，壅塞隧道，溢而妄行，决壅去滞，则血自归经矣。不然舍其本而治其末，何异下水塞流乎？服汤二剂，果下坏血，天癸旋至。

按：先其所因，经期而怒，病犯血瘀，故通因通用治血崩。

3. 归大化之内患崩血昏愦，发热不寐。或谓血热妄行，投以寒剂益甚。或谓胎成受伤，投以止血，亦不效。乃延立斋诊之。曰：此脾虚气弱无以统摄血耳，法当补脾而血自止矣。用补中益气汤加炮姜，不数剂而效。惟终夜少睡惊悸，另服八珍汤更不效。复叩诸先生，曰：杂矣。乃以归脾汤加炮姜，以补心脾，遂如初。（均引自《古今医案按》卷九《女科》）

按：八珍汤亦气血兼补而责其杂者，以血药太多，不专主心脾也。可见用药须与证恰对，一毫假借不得。

（四）医家经验

1. 蒲辅周经验 崩漏大出血，可用独参汤益气固脱，生血统血。崩漏血出过多，无热者用胶艾四物汤，热重者用知柏四物汤，热轻者用四物汤加炒黄芩、黑荆芥。漏血涩少，有瘀滞者，四物汤加香附、桃仁、红花；兼气血虚者，八珍汤加红花、炮姜、艾叶炭、侧柏炭、荆芥炭、莲房炭，黄酒、童便加水同煎。崩血心腹痛甚者，乃血滞不散，宜失笑散；初起胀痛有气滞瘀凝者，用琥珀散。若因思虑伤脾，心脾失调者，用归脾汤；恚怒伤肝者，逍遥散加香附、青皮。崩漏日久，中气下陷不能统血者，补中益气汤、升阳益胃汤、升阳举经汤。崩漏日久、气血已亏、冲任损伤者，十全大补汤、人参养荣汤加杜仲之类。崩血补之仍不止，当防其滑脱，宜用地榆30克，水、醋各半煎，露一宿，次早温服，往往立止。止后随证选方治之。（《蒲辅周医疗经验》）

2. 蔡小荪经验

（1）青春期异常子宫出血：肝肾阴虚者，予育肾滋阴、清热止崩。药如煅牡蛎30克，墨旱莲20克，生地、白芍、党参各12克，生蒲黄15克（包），黑荆芥穗、丹皮炭各9克。瘀血阻滞者，予活血调经，化瘀止崩。药如当归、生地、白芍、香附、熟军炭各9克，花蕊石15克（先），生蒲黄30克（包），三七末2克（吞），震灵丹12克（包）。

（2）围绝经期异常子宫出血：脾气虚弱者，用傅青主固本止崩汤，健脾益气、养血调经。肾阴亏虚者，应清热养阴、调摄冲任。药如太子参、白芍、续断各12克，丹参、炙龟甲各9克，仙鹤草、煅牡蛎各30克，生蒲黄、桑寄生各15克。

脾肾阳虚者，治以温补脾肾，益气摄血。药如山药、熟地、山萸肉、菟丝子、泽泻、杜仲、牛膝各9克，生地炭、仙鹤草各15克，炮姜炭3克。

肾虚瘀阻者，用补肾活血，药如当归、白芍、熟军、香附、牛膝炭各9克，生地炭30克，续断、狗脊各12克，蒲黄20克，仙鹤草30克，三七末1.5克，炮姜炭2.5克，柴胡炭4.5克。（《妇科名医证治精华》）

3. 钱伯煊经验

（1）气虚：宜补气健脾，用四君子汤加味，气虚甚可加黄芪。崩漏不止，正气将脱，急用独参汤；阳气将亡，急用参附汤。气虚下陷用补中益气汤，心脾两虚用归脾汤。

（2）阳虚：宜温阳滋肾，用右归饮。

（3）血虚：宜养血滋肝，用四物汤。虚甚用当归补血汤，兼寒用胶艾汤，兼热用芩连四物汤。

（4）阴虚：宜滋补肾阴为主，用左归饮或六味地黄汤合三甲煎。兼虚阳上亢者加龙齿、龙骨，兼肝阴虚加枸杞、菊花，相火盛加知母、黄柏，津液不足加麦冬、五味子。

（5）血热：内因由喜吃辛辣，胃中积热而起者用玉女煎泻火清胃；外因由外邪侵犯、血热妄行用犀角地黄汤凉血泻火。如三焦热盛，舌苔深黄用黄连解毒汤。

（6）郁热：用丹栀逍遥散。

（7）血瘀：轻者化瘀，重者逐瘀，要注意瘀结轻重和体质强弱。如负重努伤，用四物汤合失笑散；偏于气滞，用延胡索散行气化瘀；经行风寒外感而瘀积，用桂枝汤合芎归汤；经行饮冷而成瘀，用良附丸合芎归饮。如兜涩太早而凝瘀，用备金散以调气化瘀。

（8）止血药应用：气血两虚，可加赤石脂、禹余粮。气虚加升麻炭、乌梅炭，阳虚加姜炭、艾叶炭。阴虚加侧柏炭、瓦松，血虚加血余炭、棕榈炭。气郁加藕节炭、莲房炭；血热加地榆炭、槐花炭，血瘀加蒲黄炭、茜草炭。出血过多或淋漓不止加三七，腹痛加云南白药。气血虚甚加紫河车粉或紫河车。

在临床上往往有气血两虚或气阴皆虚者，再有虚中兼实，实中兼虚，如血虚气滞，气虚血滞。大多崩症实多虚少，漏症虚多于实。需辨证立法，或两方合用，或一方加减，灵活掌握。（中医杂志，1984，10：728～731）

（五）易简效验方

1. 鲜地骨皮120克（纱布包，干的用30克），瘦猪肉120克，慢火炖，少加盐，喝汤吃肉。每日1剂。适于血热而月经过多、经崩，绝经期月经过多者。（蒲辅周经验方）

2. 阿胶30克，当归30克，红花24克，冬瓜子15克，每日1剂，童便、黄酒、水等份和匀煎。适于老人血崩或久漏同上。（蒲辅周经验方）

3. 将军斩关汤：蒲黄炭、炒五灵脂（包）、茜草、益母草、桑螵蛸、海螵蛸各12克，仙鹤草15克，大黄炭、炮姜炭各6克，三七末2克（吞服）。每日1剂，水煎服。适于虚中夹瘀热之崩漏不止。（朱小南经验方）

4. 山茱萸60克，菟丝子30克，女贞子、墨旱莲各15克，益母草、茜草各10克。每日1剂，水煎服。血热加黄芩、地榆，夹瘀加失笑散，气虚加黄芪、黄精，阴虚加生地，肝郁加柴胡、佛手，湿热加车前草、红藤。

5. 侧柏炭、地榆炭、贯仲炭各10克，升麻、黄柏各6克，每日1剂，水煎服。或按上方比例，加倍共研末，每次10克，日服2～3次，治血热证。

6. 侧柏炭、椿根白皮、白术、藁本各10克，每日1剂，水煎服。或按上法制散剂服用。治寒证。

7. 莲房、荆芥各烧存性等份为末，每服6克，米饮下。用于血崩不拘寒热。（《太平圣惠方》）

（六）预防护理

重视经期卫生，尽量避免或减少宫腔手术。及时治疗月经过多、经期延长、月经先期，以防其变。患者宜避炎暑高温，或过食辛辣香燥，忌生冷饮食。出血期不宜涉水冒雨、过劳和剧烈运动，必要时应卧床休息，严禁房事，加强营养。要密切观察出血等情况，根据具体情况及时处理，以免因大出血而发生虚脱危象。

（七）评述

1. 异常子宫出血 崩漏的范围目今大多倾向于异常子宫出血。凡不正常的子宫出血，经排除妊娠、肿瘤、炎症及全身性出血性疾病，可确诊为下丘脑－垂体－卵巢轴神经内分泌功能失调的异常子宫出血。可分为无排卵型与排卵型。青春期、围绝经期以无排卵型为多，育龄期以排卵型多见。

2. 崩漏的治疗　本症以阴道出血量多、持续不止为特点，治疗以止血塞流、求因澄源、固本复旧为宗旨。止血之药不可专事固涩，所谓“见血不治血”。傅青主云：“止漏之药不可独用，必须于补阴之中行止崩之法。”（《傅青主女科》）根据证情寒热虚实，采取清、温、补、泻之法。清热而不伤阴，生地、丹皮、地骨皮、黄芩，可用于血热、虚热者；温寒而不燥热，参、芪、姜、术、巴戟天、续断于水中补火，可用于脾气虚、肾虚者；补虚而不留瘀，若山茱萸、地黄、墨旱莲、女贞子，可用于肝肾阴虚；攻泻而不伤正，若泽兰叶、益母草、侧柏叶、槐花、赤芍，既可活血化瘀，又能止血固冲。

3. 结合发作时间用药　有人在诊治妇女崩漏时，以崩漏血量为观察指标，发现3例患者在上午10时（巳时），中午12时（午时），下午6时（酉时）左右出血量最多，根据发病时间分别在脾、心、肾三经当令之时，遂结合脉证，分别诊断为脾虚不能统血证，心气虚不能控血证，肾气虚不能摄血证，采用归脾汤、养心汤、六味地黄丸等方治之而效。（新中医，1988，(3)：22）。录之备参。

4. 不同的年龄段　结合各年龄段女性的生理特点，进行合理药物治疗，是临床治疗本症的又一重要方面。青春期患者“肾精未充，肾气未实”，更年期患者“肾气衰惫，天癸将竭”，故治宜重视补肾。而育龄期患者常表现为“气血不足”或“气滞血瘀”，故宜以疏肝理气，益气养血，并配合活血化瘀之剂。

5. 补肾养血　补肾养血为澄源、复旧之要。冲任关乎肝肾，崩漏缘于虚损。从治疗开始即重视肾阴、肝血的调补，对经血之止涩和月经周期的复旧，都有重要影响。《素问·阴阳别论》：“阴虚阳搏谓之崩。”故治疗崩漏总以肾阴不足而血热妄行为多。有用补肾养血、调摄冲任之法，药用生地、白芍、墨旱莲、女贞子补肾养血，蒲黄、小蓟、槐花、地榆等凉血清热，正是其治。临床实践证实，即使血止经净以后，亦应当用补肾养血法与活血化瘀法互用交替，调整月经周期，以巩固疗效，复旧固本。（详见表14－1）

表14－1　中药人工周期疗法

分型	辨证	中药人工周期疗法			
		促卵泡汤（经净后服4～6剂）	促排卵汤（排卵前服4剂）	促黄体汤（排卵后服6～9剂）	活血调经汤（经前期服3～5剂）
肾阳衰惫，冲任虚寒	子宫发育不全，有时经期错后，经量少，色淡，甚至闭经，腰酸肢冷，面色暗黄，口淡无味，白带清稀，小便频数，舌质淡，苔薄白润，脉沉细或弱	淫羊藿、仙茅、当归、怀山药、菟丝子、肉苁蓉、巴戟天、熟地各15克	当归、丹参、赤芍、茺蔚子、桃仁、红花、鸡血藤、续断各15克，香附10克，桂枝5克	阿胶、龟甲、当归、熟地、菟丝子、制首乌、续断各15克，怀山药5克	当归、熟地、赤芍、丹参、泽兰各15克，川芎7.5克，香附10克，茺蔚子25克

续表

分型	辨证	中药人工周期疗法			
		促卵泡汤（经净后服4~6剂）	促排卵汤（排卵前服4剂）	促黄体汤（排卵后服6~9剂）	活血调经汤（经前期服3~5剂）
肾阴不足，冲任伏热	子宫发育稍小或正常，月经有时先期，经量多，质稠色暗，或淋漓不绝，面红唇赤，口苦咽干，夜寐多梦，腰膝酸软，便结溲赤，舌红无苔，脉数无力	女贞子、怀山药、丹参、墨旱莲、熟地、菟丝子、肉苁蓉、制首乌各15克	丹参、赤芍、泽兰、茺蔚子、熟地、枸杞子各15克，桃仁、红花各7.5克，薏苡仁25克，香附10克	丹皮、龟甲、枸杞子、女贞子、墨旱莲、怀山药、熟地、首乌、肉苁蓉、菟丝子各15克	丹参、赤芍、泽兰、茺蔚子、熟地、茯苓各15克，当归7.5克，香附10克

九、闭经

凡发育正常的女性，一般在14周岁左右，月经即应来潮。若年逾16周岁月经尚未初潮者，称为原发性闭经。若正常月经周期已经建立后又停经达6个月以上，或月经停闭超过3个月经周期以上者，则称为继发性闭经。

若妊娠期、哺乳期停经，以及青春期少女初潮后停经半年以上，如无其他不适，应属正常生理现象。若因环境改变，或由应用避孕药引起的短暂性闭经，为一时性闭经，也不属病理范畴。某些妇女月经可2月（并月）、3月（居经）甚至1年（避年）来潮1次，而无所不适，亦不属于病理现象。有的女性有月经，但因生殖道下段（宫颈、处女膜等）有先天性缺陷或后天性损伤，造成粘连、闭锁，使经血不能外流者，称为“隐性闭经”或“假性闭经”，于此不予述及。

中医以闭经为妇科大症。早在《素问·阴阳别论》中，就有“二阳之病发心脾，有不得隐曲，女子不月”之说。闭经又称经闭，主要有虚、实两大类证候。在临床上，闭经以虚证为多，而实证偏少，又常虚实互兼者。虚证主要有脾胃虚弱、气血虚损、肝肾不足，实证又分气滞血瘀、寒凝、痰阻者，而阴虚血燥又每多虚中夹实之象。

（一）辨证要点

一般年逾16岁尚未行经，或行经后月经稀发、量少，渐至闭经。多有先天不足、房劳多产、大病久病的病史，可见形体消瘦、面色无华等虚象者属虚证。既往月经正常，骤然闭经，或有感寒饮冷、强烈精神刺激、郁怒不解等诱因，多形体壮实，并伴见各种实证表现者属实证。

（二）证治方药

1. 脾胃虚弱

【临床表现】月经后期、量少，稀发甚而闭经，无腹痛。食欲不振，或食后腹胀，疲乏无力，气短懒言，心悸怔忡，大便溏。舌质淡，脉虚弱或濡细。亦有无其他兼症者。

【病因病机】脾气失健，胃气不和，气血生化无权，冲任血海不盈，经血不至。

【治法】健脾和胃，养血生血。

【方剂】异功散（《小儿药证直诀》）加减。

药物：党参 10～15 克，白术 10～15 克，茯苓 10～15 克，陈皮 5～10 克，炙甘草 5～10 克，当归 10～15 克，白芍 10～15 克。

方义：党参、白术健脾益气，陈皮、甘草和胃，茯苓健脾宁心，当归、白芍养血。

加减：大便溏，下肢肿者加山药、扁豆、薏苡仁、车前子、砂仁，去归芍，即用参苓白术散（《太平惠民和剂局方》），健脾益气利湿；胸闷胁胀、情志不畅者，加柴胡、香附各 5～10 克，即用逍遥散（《太平惠民和剂局方》），疏肝解郁、理气和血；若心悸怔忡、头晕气短，心脾两虚，加龙眼肉、酸枣仁各 15 克，即用归脾汤（《济生方》）。

【变通法】归脾汤（《济生方》）补益心脾，或人参养荣汤（《太平惠民和剂局方》）益气养血。

2. 气血虚亏

【临床表现】月经闭止不通，无腹痛。面色苍白或萎黄，神疲乏力，气短懒言，头晕目眩，心悸怔忡，四肢不温，毛发不荣，易烘热、自汗。脉虚大无力脉沉细，舌质淡。

【病因病机】产后大出血，早产、多产、流产及久病等，阴血亏耗，血虚及气，气血不足，冲任血海失充。

【治法】益气生血。

【方剂】十全大补汤（《医学发明》）加减。

药物：黄芪 15～20 克，党参 10 克，白术 10～15 克，茯苓 15 克，炙甘草 5～10 克，五味子 5～10 克，熟地 10 克，当归 10 克，白芍 10 克，川芎 5～10 克，肉桂 3 克。

方义：黄芪、党参、白术、甘草健脾益气，熟地、当归、白芍养血调经，五味子、茯苓养心安神，肉桂温通，川芎活血。

加减：经期长期不至，加泽兰、益母草、牛膝活血；兼气滞者，加香附、木香理气；兼阴虚者，去川芎、肉桂，加麦冬、生地黄、玄参养阴；兼阳虚者，加巴戟天、川续断补阳。

【变通法】人参养荣汤（《太平惠民和剂局方》）加减，益气养血。

3. 肝肾虚亏

【临床表现】月经超期未至（室女经闭），或初潮较迟，经量少，月经后期、稀发，继而闭经。无白带，无腹痛。已婚者性冷淡，未育者不孕。腰酸头晕，形体不温，面色无华、暗淡，肢软乏力。舌质淡，脉沉细。

【病因病机】先天禀赋不足，肾精不充；或后天久病失养，血海空虚；或产后大出血等，冲任不充。肾藏精，肝藏血，精血无源而经不以时而下。

【治法】补肾益精，养血和肝。

【方剂】小营煎（《景岳全书》）加减。

药物：熟地10～15克，当归10～15克，白芍10克，山药15克，枸杞子10克，甘草10克。

方义：熟地、山药、枸杞子补肾，当归、白芍养血和肝，甘草和中。

加减：月经久不至，或室女经闭者，加泽兰、牛膝、卷柏、川续断活血补肾，即合柏子仁丸（《妇人大全良方》）；肾虚精亏者，加五味子、菟丝子、覆盆子、车前子补肾，即合五子衍宗丸（《丹溪心法》）；血虚亏损者，加山萸肉、阿胶、黄芪、党参补气养血。

【变通法】若阴虚血枯，面部烘热，盗汗，舌红，脉细数者，用补肾地黄丸（《素庵医要》），补养阴血，即用知柏地黄汤（《医宗金鉴》）全方加玄参、麦冬、酸枣仁、远志、龟甲等。若肾阴阳不足，形寒怯冷，性冷淡，四肢不温，亦可用右归饮（《景岳全书》）补肾温阳。

4. 阴虚血燥

【临床表现】月经量少、稀发，渐至闭经。心胸烦热，急躁易怒，手足心热。舌质红，脉数或兼弦滑。

【病因病机】平素阳明热盛，肝热上逆，热盛伤及阴血，津血无以充盈血海，月经不至。

【治法】滋阴清热，通经凉血。

【方剂】一阴煎（《景岳全书》）加减。

药物：生地黄15～30克，麦冬10～15克，白芍10～15克，熟地10克，丹参15克，牛膝10～15克，甘草5～10克。

方义：生地、麦冬养阴清热，白芍、熟地补肾养肝，丹参、牛膝凉血通经，甘草调中。

加减：心胸烦热，手足心热者，加玄参、地骨皮、丹皮凉血；经期久不至者，加益母草、泽兰调经；便干者，加全瓜蒌、玄明粉通便。

【变通法】可用瓜石汤（《刘奉五妇科经验》）加减。药用瓜蒌、生地、瞿麦、益母草、牛膝、石斛、玄参、麦冬、车前子、马尾连，滋阴清热，通经凉血。

5. 气滞血瘀

【临床表现】月经量少，后期稀发，经色暗有血块，渐至闭经。面色暗灰，目下暗，小腹痛，或有癥积，或乳胀胁痛，皮肤甲错，性情烦躁，口渴不欲饮。舌暗紫有瘀点（斑），脉沉、弦、涩。

【病因病机】因精神刺激或环境改变，肝气郁结，气滞久而血瘀；或经行、产后余血不尽，或流产、人流、手术后瘀血未下。瘀血内闭胞宫，经水不下。

【治法】活血化瘀，行气通经。

【方剂】少腹逐瘀汤（《医林改错》）加减。

药物：当归10克，川芎10克，赤芍10克，蒲黄10克，五灵脂6～10克，肉桂3～5克，延胡索10克，干姜3～5克，茴香3克，没药3克（研）

方义：茴香、肉桂、干姜散寒行气，没药、蒲黄、延胡索、五灵脂化瘀通经，当归、川芎、赤芍和血活血。

加减：气滞者加香附、乌药、青皮理气；有热者去茴香、肉桂、干姜，加丹皮、丹参、赤芍凉血化瘀；大便干结者，合大黄䗪虫丸（《金匮要略》）吞服10克，日2次。

【变通法】可用血府逐瘀汤（《医林改错》）加减，活血化瘀。

6. 寒凝血滞

【临床表现】月经量少，稀发渐至闭经，小腹冷痛，得热痛减，四肢不温，白带清稀量多。舌质暗淡，脉沉。

【病因病机】平素喜食生冷，或久服寒凉药，或经期、产后受寒湿之邪，寒居胞宫，血脉不通，经血闭止。

【治法】温经散寒通经。

【方剂】温经汤（《金匮要略》）加减。

药物：当归10～15克，白芍10～15克，川芎5～10克，党参10克，桂枝5～10克，麦冬10克，法半夏10～15克，吴茱萸3～5克，阿胶10克（另烊冲），丹皮5克，生姜5克，甘草5克。

方义：当归、白芍、川芎和血通经，桂枝、吴茱萸、生姜散寒温经；党参益气，麦冬养阴，半夏和胃，丹皮清热，阿胶养血，甘草和中。

加减：小腹冷痛甚者，生姜改成炮姜，加肉桂温经散寒；经血久不至者，加益母草、泽兰、牛膝调经。

【变通法】用温经汤（《妇人大全良方》）加减，也是温经散寒之剂。

7. 痰湿内阻

【临床表现】月经渐次减少，直至闭经。形体肥胖，面色虚胖萎黄，胸脘痞闷，泛恶纳差，腹胀，嗜卧多寐，头重身困，带下量多色白。脉滑或濡，舌苔白腻，舌质淡胖。

【病因病机】痰浊内阻，壅阻胞宫，胞脉不通，经事不下。

【治法】燥湿化痰，通经启宫。

【方剂】苍附导痰汤（《叶天士女科》）加减。

药物：苍术10克，香附10克，茯苓15克，法半夏10克，陈皮10克，甘草5克，胆南星5～10克（包），枳壳5克，神曲10克。

方义：苍术燥湿健脾，香附理气解郁，神曲消导通闭，若加川芎则为越鞠丸的主要组成部分，有解湿、食、血、痰、气郁滞的作用。茯苓、半夏、陈皮、胆南星、枳壳即导痰汤，是启宫化痰之方。

加减：脾虚为主者，加党参、白术，即合六君子汤（《医学正传》）健脾益气；经事久不下者，加川芎、当归、牛膝、泽兰化瘀；兼肾阳虚者，加山萸肉、熟地、附子、肉桂等，即合金匮肾气丸（《金匮要略》）温补肾阳。

【变通法】可用越鞠丸（《丹溪心法》）合二陈汤（《太平惠民和剂局方》），燥湿化痰，通经启宫。

（三）医家经验

1. 刘奉五经验

（1）阴虚胃热所引起的月经稀发、后错或血涸经闭：虽有经闭但无气血两虚之象。自觉口干舌燥，心胸烦闷，急躁多梦，甚者胸中发热，五心烦热，脉弦滑（沉取无力）或滑数。主张用瓜石汤滋阴清热、宽胸和胃，而达到活血通经。方中用瓜蒌 15 克，生地、瞿麦、益母草、牛膝、石斛各 12 克，玄参、麦冬、车前子各 10 克，马尾连 6 克。药性平和可长期服用。如大便燥结可先用三合汤（四物汤、调胃承气汤、凉膈散复合而成），待阳明燥实已解，仍可改用瓜石汤治疗。

（2）血虚肾亏之闭经或席汉综合征：精神疲惫，腋毛、阴毛脱落，闭经，性欲减退，生殖器官萎缩，阴道分泌物减少，乳房萎缩。属精血亏损，可用四二五合方，即药用四物汤、五子衍宗丸合方，加仙茅、淫羊藿、牛膝，用之补肾养血，若产后气血虚弱可加人参、黄芪。（《刘奉五妇科经验》）

2. 曹玲仙经验　多囊卵巢综合征之闭经，主要涉及肾虚及痰湿两方面。见肾虚痰湿者，可用金匮肾气丸合启宫丸，药如熟地、山萸肉、当归、川芎、续断、菟丝子、仙茅、巴戟天、香附、青礞石、石菖蒲，温补脾肾、涤痰调经。见痰湿阻滞者，用苍附导痰汤合四君子汤，药如党参、苍白术、茯苓、姜半夏、香附、仙茅、当归、川芎、青礞石、石菖蒲、冰球子等。（《妇科名医证治精华》）

3. 罗元恺经验　闭经的病机，主要是肾气不充，而肾阴尤为月经之主要化源。故滋养肾阴，是治疗闭经之要着。同时还要注意肝郁，若肝气郁而不泄，每难达到月经通调目的。治宜先滋肾养血，药用景岳归肾丸，重加鸡血藤做为第 1 方，服 22 剂。继用景岳调经饮（当归、牛膝、山楂、香附、青皮、茯苓）加丹参、益母草，疏肝解郁兼引血下行，为第 2 方。有热者加生地、丹皮、赤芍，夹瘀者加桃仁、红花、川芎，偏寒加桂枝、干姜，共服 7 剂加以利导。停药几天后，如月经仍未来潮，可重复第 2 个周期治疗。（《名医特色经验精华》）

4. 赵树仪经验　根据中医辨证施治，又参照西医学病理分型，治疗闭经可提高疗效。

（1）子宫性闭经：与血虚与肝肾虚有关，可从补血或补肝肾治疗。子宫发育不良，可以景岳小营煎为主，偏阳虚稍加附、桂、巴戟、苁蓉、仙茅、淫羊藿等。子宫内膜反应不良有气滞者，加香附、三棱、泽兰、益母草。子宫内膜结核属阴血虚损，可用四物汤合六味地黄汤加减；若发展至肾阳虚时，则用四物汤合阳和汤，亦可用右归饮。

（2）卵巢性闭经：常从滋补肝肾或温补肾阳着手，常用左归饮或右归饮，阴虚加龟甲、鳖甲、女贞子、桑椹，阳虚加狗脊、续断、巴戟天、肉苁蓉、仙茅等。

（3）垂体性闭经：多为气血肝肾同病，应根据不同情况，分别采用补气、补血、滋阴、温阳，多有侧重。益气用六君子汤加黄芪、山药、紫河车，血虚用归脾汤加紫河车，阴虚用六味地黄汤或左归饮，阳虚用肾气丸或右归饮等。

（4）下丘脑性闭经：肥胖、闭经、第二性征发育不全者，有肾气虚、痰湿壅阻者，可用真武汤合导痰汤，并加养血通经药。

因精神紧张、环境改变引起者，可用四物汤，合逍遥散或加味乌药汤，疏肝解郁，理气通经。对营养因素所致者，当益气健脾、养血通经，用四物汤合参苓白术散加减。（赵树仪《妇女月经病诊治》）

（四）易简效验方

1. 生山楂30～45克，刘寄奴12克，鸡内金5～9克，合入辨证方药中。每日1剂，水煎服。

2. 泽兰叶10～15克，当归10克，白芍10～15克，甘草10克。每日1剂，水煎服。适于实证经闭轻症者。

3. 柏子仁10～15克，熟地10～15克，续断10～15克，卷柏5克，牛膝10～15克，泽兰叶10～15克。每日1剂，水煎服。适于虚证经闭轻症者。

4. 补肾促排卵汤：炒当归、赤白芍、山药、熟地、丹皮、茯苓、续断、鹿角片（先煎）各10克，山萸肉、红花各6克，五灵脂12克。或可加川芎3～6克、山楂10克。适于排卵功能不良或障碍所致的月经失调、闭经、不孕、崩漏等。（夏桂成经验方）

5. 三紫调心汤：紫丹参、紫参、紫石英各15克，柏子仁、郁金、生卷柏各12克，淮小麦30克，琥珀末5克，合欢花10克。治因精神因素或多囊卵巢综合征等引起的闭经。（姚寓晨经验方）

6. 石决明30克（先煎），生鳖甲15克（先煎），生石膏18克（先煎），延胡索、川牛膝、旋覆花各12克，生赭石15克，大腹皮6克，北细辛4.5克，郁金12克，桑寄生30克，威灵仙12克，制乳香、制没药各6克，杏仁、桃仁各9克，鸡内金12克，黄柏、知母各9克，水煎兑无灰黄酒1杯，落水沉香1.5克（分2次化入），大黄䗪虫丸1粒（分2次化入）。攻坚破瘀，泄热通经。主治闭经，近有臌胀意，口渴喜饮，兼有鼻衄，而又不似逆经，腰腿痛楚颇剧，脉弦涩而实。（姚寓晨经验方）

（五）外治法

1. 热敷法

处方：益母草120克，月季花60克。

用法：将药放在陶罐内，以清水5斤煎浓汁，捞去药渣，仍在文火上炖之，保持药汁温热备用。患者仰卧，以厚毛巾2条浸泡在药汁内轮流取起，拧去药汁，热敷脐下少腹部4～6小时，以少腹内有温适感为佳。如1次月经未通，可续用1次。热敷时，腹部宜用被盖暖。宜于寒凝血滞、气滞血瘀所致者。

2. 药熨法

处方：蚕沙1000克，大曲酒120克。

用法：先将蚕沙500克入锅内炒极热，旋以大曲酒60克撒入，拌炒片刻，备用。取起装入厚毛巾袋中，熨敷脐下少腹处，待袋中蚕沙微温时，旋取另一半蚕沙入锅内如上法炒，换以续熨。连续施用2日。宜于寒凝血滞、气滞血瘀所致者。

（六）预防护理

月经闭止的发生有一个过程，常先以月经量少、后期、稀发，渐而导致闭经。因此，在这个过程中应及早诊治，以免发生闭经。因人而异，有针对性的加强心理疏导，帮助患者消除各种不良情绪，将有助于早期恢复。

（七）评述

1. 虚实分治 闭经为妇女月经不调的主要病症。妇女以血为本，以气为用。《景岳全书·妇人规》将虚证闭经称为“血枯”，实证闭经称为“血隔”。云：“血枯之与血隔，本自不同。盖（血）隔者，阻隔也；（血）枯者，枯竭也。阻隔者，因邪气之隔滞，血有所逆也。枯竭者，因冲任之亏败，源断其流也。”可谓精当之论。临床资料证实，闭经以虚证为多，且常兼夹血瘀、寒凝、痰湿、气滞各种情况。虚证闭经以冲任血海空虚不充为主要病机，亦所谓“血枯”经闭。轻症、初起，有脾胃虚弱症状者，宜以异功散、六君子汤、归脾汤等，酌加通经药。重症、久病，有肾虚症状者，则应从肾阴、肾阳治疗。实证闭经以冲任血海阻滞不通为主要病机，亦所谓“血隔”经闭。轻症、初起，以气滞、气郁为症状者，宜以加味乌药汤、逍遥散、越鞠丸为主，亦可用抑气散（香附、陈皮、茯苓、甘草），酌加通经药物。重症、久病，常有痰阻、瘀血症状，痰阻用化痰启宫，瘀血用活血通经。

2. 肾、肝、脾的调治 月经是妇女正常的生理现象，中医认为月经是冲任血海藏、泻的过程，先藏密而后能泻泄。藏密者，与肾气有关，所谓“肾者封藏之本”者；泻泄者，与肝气有关，所谓“肝主疏泄”是也。而对于闭经来说，肾气的盛衰尤为关键，主宰着天癸之至、竭，月经的潮、止。因此，温肾阳、滋肾阴、填肾精、补肾气，为闭经治疗的重点治疗方法。在补肾时要重视养血。肝藏血，脾统血。肝血不足则血脉不充，脾气失健则经血无源，因此养血和肝之四物汤，益气健脾之异功散，在经闭补肾的同时或先期，常随证加减使用。

3. 理气活血 活血化瘀对治疗经闭殊为重要，但须结合患者体质、证候类型而加减。除确实有显著血瘀见症者，宜先用轻剂，或在主方中酌情加入，不可妄投峻猛攻逐之剂。在活血的同时，还必须配合行气导滞药物，如香附、乌药、吴茱萸、肉桂、青皮、紫苏梗、枳壳、川楝子、木香、砂仁等，即所谓“气为血之帅”，气行血亦行。又，闭经一症须经过3个月经周期治疗巩固，不可一见月经来潮即停止治疗，否则常易前功尽弃。

4. 寒热实证 寒湿凝滞引起者，可服用五积散丸剂，服药半月至一月即可见效（南京黄鹤秋经验）。热涸津伤者，一是心火郁阻胸膈中，心气不得下降，故胞脉闭塞，应用三和饮，即凉膈散合四物汤，表里双解以清泄为主。二是胃热蕴蒸以致热涸津伤，便秘面红、口渴有臭，可应用玉烛散（由调胃承气汤加减而成）。河北黄锡顺家传酒军饮（大黄、黄酒两药）治室女经闭、面黄肌瘦、午后潮热、食欲不振有效。甚而仅用一味大黄名生军饮，专治热涸便秘、面红、口臭的继发性闭经。经行热泄后，仍应从肝肾阴虚论治，以善其后，乃治本之道。（夏桂成主编，月经病中医诊治，267，人民卫生出版社，2001，6）

5. 闭经必须与早孕相鉴别（见表 14－2）

表 14－2　闭经与早孕的鉴别

	闭经	早孕
临床特征	经闭前多数先有月经后期、量少等月经不调表现，渐至闭止不行。常伴有其他疾病表现	平素月经正常，突然闭止不行，伴有恶心呕吐，厌食择食，思酸嗜卧，背部畏寒，或尿频等早期妊娠反应
脉象	脉多见沉涩，或虚细	脉滑数流利，或六脉平和
妇科检查	无妊娠体征	子宫增大，变软，Hegar 征（+），宫颈着色
尿妊娠检查	阴性	阳性
超声波检查	子宫各径线无增大	子宫各径线增大，可见羊水平段及胎体反射

6. 闭经的分类　现代研究证实，闭经原因复杂，下丘脑－垂体－卵巢－子宫轴各个环节的功能障碍均可引起闭经，其种类不下 30 余种。如能结合西医诊断进行中医证治，则更为确切可靠。详见下表（表 14－3）。在临床上，若能在正确诊断闭经疾病原因的前提下，进行中医方药处治，则常可提高疗效。

表 14－3　闭经的分类

子宫性闭经	先天性无子宫或发育不良；子宫内膜损坏或子宫切除；子宫内膜反应不良
卵巢性闭经	先天性无卵巢或发育不良；卵巢损坏或切除；卵巢肿瘤；卵巢功能早衰
脑垂体性闭经	脑垂体损坏；脑垂体肿瘤；原发性脑垂体促性腺功能低下
下丘脑性闭经	精神神经因素；消耗性疾病；肥胖性生殖无能综合症；药物抑制综合征；乳溢－闭经综合征；多囊卵巢综合征；其他内分泌腺影响

十、绝经后阴道出血

又称“经断复来”（《医宗金鉴》）和“年老经水复行”（《傅青主女科》）。是指老年女性月经已断绝 1 年以上，忽然又再行经的症状。本症应注意用西医检查排除子宫颈癌、子宫内膜癌等。妇女更年期绝经是正常生理现象，若绝经后又复阴道出血，经断复行则为病理。大多由阴虚血热、冲任不固等引起，病及肾、肝、脾三脏。绝经后阴道出血，可有老年复经和老年血崩两种，但后者病势更急、程度更重，非急治不可。

（一）辨证要点

绝经后阴道出血量多、色红，时夹浓稠血块，见五心烦热等，为阴虚血热。量多或少，或下紫血块，或如血红淋，见面色苍白，肢体困倦者，为脾肾虚亏、冲任不固。

（二）证治方药

1. 阴虚血热

【临床表现】绝经数年，忽然阴道出血，量多，色红，时夹浓稠血块。心烦热，手足心热，腰酸乏力，小腹坠胀，头晕耳鸣，出血前或有乳房胀痛、鼻衄，口苦。脉弦、滑、数，舌质红、暗红。

【病因病机】肾阴虚亏，阴虚内热，迫血妄行见腰酸乏力，头晕耳鸣，烘热盗汗等；或郁怒伤肝，气郁化火，血热妄行见心烦易怒，手足心热，乳胀鼻衄等。

【治法】滋肾清热，凉血固冲。

【方剂】

（1）以阴血虚亏为主者，可用益阴煎加减（《医宗金鉴》）滋肾清热。

药物：龟甲 15 ~ 30 克（先煎），生地 20 ~ 30 克，知母 10 克，黄柏 3 ~ 5 克，砂仁 3 克，炙甘草 3 克。

方义：方中用龟甲滋肾固冲任，生地、知母、黄柏清热凉血泻火，砂仁、黄柏、甘草三味为封髓丹，可治肝肾相火旺者，用于肾阴虚、相火旺，老年经断复行而见于房事过频者更宜。

加减：经血过多者，加丹皮、地骨皮，或阿胶、黄芩凉血固冲；头晕耳鸣等，加墨旱莲、女贞子养血；腰酸乏力者，加山茱萸、续断补肾；五心烦热者，加芩连清热。

（2）以血热妄行为主者，用清经散（《傅青主女科》）加减凉血固冲。

药物：丹皮 10 克，地骨皮 15 克，生地、熟地各 15 ~ 30 克，白芍 15 克，青蒿 5 克，黄柏 3 克，茯苓 10 克。

方义：丹皮、地骨皮清热凉血，生地、熟地、白芍和血滋肾固冲，青蒿退虚热而有疏肝作用，黄柏泻相火，茯苓健脾利湿。

加减：经血量多者加黄芩、阿胶固冲，乳房胀痛者加香附、川楝子理气，鼻衄者加白茅根、墨旱莲，热甚者加黄芩、黄连清热。

【变通法】

（1）用知柏地黄汤（《医宗金鉴》）或大补阴丸（《丹溪心法》）加减。

（2）用丹栀逍遥散（《内科摘要》）或平肝开郁止血汤（《傅青主女科》）加减。

2. 冲任不固

【临床表现】老年绝经多年，经水复行，量多或少，或下紫血块，或如血红淋。面色苍白，肢体困倦，食少纳呆，头晕心悸。脉虚细，舌质淡。

【病因病机】肾气虚亏，冲任不固，脾不统血，肝不藏血。

【治法】补肾固冲，益气养血。

【方剂】安老汤（《傅青主女科》）加减。

药物：黄芪 30 克，党参 15 克，熟地 30 克，白术 15 克，当归 15 克，山萸肉 15 克，阿胶 10 克（另烊冲），黑荆芥穗 5 克，香附 3 克，甘草 3 克，木耳炭 3 克。

方义：黄芪、党参、白术益气健脾，使脾气健而能统血；熟地、山萸肉补肾阴而固冲任；当归、阿胶养血和肝，肝气和而能藏血；黑荆芥穗、木耳炭小量收敛止血，香附理气和血，甘草和中。“此方补益肝脾之气，气足自能生血摄血，尤妙大补肾水，水足而肝气自舒，肝舒而脾自得养，肝藏之而脾统血，又要有泄漏者”。（《傅青主女科》）

加减：经血量多者，加贯众炭、侧柏叶、黑升麻固冲。

【变通法】年老血崩者，亦可用加减四物汤（《傅青主女科》）加味，即黄芪30克、当归30克、三七末10克、桑叶10克、熟地30克、山药12克、麦冬10克、五味子3克。经血止后，可选用归脾汤（《济生方》）、八珍汤（《正体类要》）、十全大补汤（《医学发明》）调理。

（三）医家经验

刘奉五经验 绝经后阴道出血在排除肿瘤的情况下，多属阴血虚亏，血不养肝，肝阳偏亢，或因情志不遂，肝郁气滞，气郁化热，热迫血行而致。可用黄芩、黄连、生地、白芍、阿胶、女贞子、墨旱莲、丹皮、牡蛎等，热甚血迫加侧柏炭、丹皮，肝阳亢加珍珠母，肝火加菊花，肾虚加川断、菟丝子等。又喜用丹溪芩心丸凉血清热，以巩固疗效，帮助断经。此方对绝经期月经将绝不绝，或绝经后复来效果良好。（《刘奉五妇科经验》）

（四）易简效验方

1. 芩心丸：黄芩心枝条者，90克，米泔水浸7日，炙干，又浸，又炙，如此7次。为末，醋丸如梧子大，每服70丸，空心温酒送下，日进二服。（《医宗金鉴·妇科心法要诀》）。

2. 加减当归补血汤：黄芪30克、当归30克、三七末10克、桑叶14片。每日1剂，水煎服。（《傅青主女科》）

3. 贯众60克、生黄芪30克、桑叶10克，每日1剂，水煎服。脾胃不足加砂仁、炮姜炭各6克；大便艰涩加生大黄6克、虎杖30克，血色偏暗或夹有瘀块，加海螵蛸、茜草炭各30克；少腹胀痛加乌药10克、红藤30克；胸胁胀满，加柴胡、娑罗子各10克。血止后续服3剂以资巩固。对绝经1年后出现阴道不规则出血者，在排除肿瘤因素后用。

4. 蜀羊泉散：蜀羊泉15～30克，地榆10～15克，红枣3枚，煎汤代茶用。必要时加半枝莲10～15克，白花蛇舌草15～30克，仙鹤草10～15克。如后期气血大虚者，除蜀羊泉散外，必重用黄芪30～50克，及太子参或党参、炒当归、白芍、甘草等。用于因恶性肿瘤引起的老年复经。（王慎轩经验方）

（五）预防护理

对老年女性要定期体检，及时排除和发现恶性病变，以便做出正确处理。如绝经后阴道出血量多而病势急、程度重者，要住院及时救治，以免危及生命。

（六）评述

绝经后老年经水复来，成为崩中漏下者，以肾阴虚、肝火旺、血热妄行论治。阴虚与血热互为因果，合而为“阴虚血热”之证述之。阴虚者以滋阴为主，清热为辅；血热者以凉血为主，滋肾为辅，各有侧重。若冲任不固，经水复行，量多若崩，淋漓如漏，而有脾不统血、肝不藏血病机存在者，宜先用傅青主安老汤滋肾养血、健脾益气，固摄经血，后再用益气养血之缓剂调治。

十一、痛经

痛经又称经来腹痛。凡在经期前后或正值经期，发生于小腹部及腰骶部疼痛，严重时伴有面色苍白、汗出、恶心呕吐、四肢厥冷甚而晕厥，以致影响工作和生活，并随月经周期而发作者，称为经来腹痛或痛经。大多女性在经前或经期有不同程度的小腹不适，为生理现象，一般不作本症。

中医认为痛经的发生，主要由胞宫气血运行不畅所致。月经以血为本，以气为用，冲任血盈，溢于胞宫，出于阴道，是为经水。经血的运行与聚散，均赖于气。若气血充沛，气顺血和，则经行通畅无阻，自无疼痛之苦。如气虚血少则血海亏虚，气滞血瘀则经行不畅，便可引起痛经。痛经分为虚证和实证两大类。实证主要有气滞、瘀血、寒凝、郁热四种证候，各证间又互有兼夹。虚证可分为气血虚弱、肝肾亏损、冲任虚寒。诚然，若能结合痛经发生的原因及疾病诊断，指导选方用药，则可提高临床治疗效果。

（一）辨证要点

痛经的辨证，应当根据疼痛发生的时间、性质、部位，疼痛的程度，结合月经的经期、经量、经色、经质等，来识别痛经的证候类型。

1. 辨虚实寒热　如经前或经期腹痛均为实证，经后始痛为虚证。按之痛甚者为实，按之痛减为虚；得热痛甚为热，得热痛减为寒。隐痛、坠痛、空痛，喜按喜温者属虚。灼热痛为热痛。

2. 辨气血　胀甚于痛，时作时止为气滞。绞痛、刺痛，持续不已，血块排出后痛减，或少顷又痛者为血瘀。冷痛、酸痛、抽痛、刀割样痛、针刺样痛为寒凝血滞。小腹正中痛多为气滞血瘀，寒凝或郁热；小腹两侧或一侧疼痛，时引胸胁，为气滞或瘀血。

（二）证治方药

1. 气滞

【临床表现】经前3～5天即开始，小腹胀坠而痛，经量多少不定，经色暗红或紫，有血块，经行不畅，经行时胀痛自减。伴胸胁不舒，乳房胀痛，情绪不安，烦躁易怒。舌质正常，舌苔薄，脉弦。

【病因病机】经血欲行而气机郁滞，肝木失于条达而疏泄失职，故见小腹胀痛，经行不畅之症。

【治法】行气和血，通经止痛。

【方剂】柴胡疏肝散（《景岳全书》）合青囊丸（《韩氏医通》）。

药物：柴胡10克，川芎5～10克，制香附10克，乌药5～10克，青皮、陈皮各5克，白芍10克，枳壳5克，甘草5～10克。

方义：柴胡、白芍、枳壳、甘草即四逆散，加青皮、陈皮可用以疏肝理气；川芎、香附，白芍、乌药为行气和血的两组对药，可用于各类痛经之中。

加减：小腹痛甚加川楝子、延胡索理气；经量多去川芎、香附，加茜草、益母草调经；血块多有瘀者，加蒲黄、赤芍凉血化瘀。兼热者，加丹皮、山栀清热；兼寒者，加茴香、吴茱萸温散。

【变通法】逍遥散（《太平惠民和剂局方》）用于肝郁脾虚者；加味乌药汤（《医宗金鉴》）用于气滞腹痛，即香附、乌药、砂仁、木香、延胡索、槟榔。

2. 瘀血

【临床表现】经行1~2小时，或第2~3天时，小腹剧痛难忍，呈痉挛性疼痛，或阵发性加剧，拒按。痛甚可伴呕吐，四肢冷，面色苍白。月经色暗红或褐色，有血块或膜样组织，血块下后痛可有所缓解。舌暗或有瘀点，脉涩。

【病因病机】产后恶血排泄不净，或经行瘀血残留，或素有瘀血病症，累及胞宫。瘀血阻滞胞宫，经行涩滞不通而致。

【治法】活血化瘀，行气止痛。

【方剂】桃红四物汤（《医宗金鉴》）合失笑散（《太平惠民和剂局方》）加减。

药物：桃仁10克，红花10克，生蒲黄5~10克（包），五灵脂10克，当归10~15克，赤芍10~15克，川芎5~10克，牛膝10~15克，茺蔚子10克，泽兰10~15克。

方义：桃仁、红花、茺蔚子、泽兰、蒲黄、五灵脂活血化瘀，当归、川芎、赤芍和血调经，牛膝引经血下行。

加减：小腹冷痛者，加吴茱萸、肉桂、小茴香温寒；血块紫红有瘀热者，加丹皮、丹参清热化瘀；兼气滞者，加香附、乌药理气。

【变通法】瘀血兼寒者用少腹逐瘀汤（《医林改错》），瘀血兼热者，用膈下逐瘀汤。亦可用活络效灵丹（《医学衷中参西录》）加减。

3. 寒凝血滞

【临床表现】经前数日及经期小腹冷痛，甚而绞痛、刺痛，按之痛甚，喜热熨而痛稍有缓解。甚则冷汗，四肢冷。月经后期，量少，涩滞不畅，色暗褐或如黑豆汁，有血块。可有少腹症块。舌暗紫有瘀点（斑），苔白润或滑腻，脉沉弦或沉紧。

【病因病机】久居湿地或经期感寒，饮食生冷，致寒湿内侵胞宫，血海经血下泄不畅，致成本症。

【治法】温经散寒，通络止痛。

【方剂】当归四逆加吴茱萸生姜汤（《伤寒论》）加减。

药物：当归10~15克，桂枝10~12克，白芍10~15克，细辛3~5克，吴茱萸3~5克，生姜5~10克，甘草5~10克。

方义：当归、吴茱萸、桂枝、细辛、生姜温经散寒，白芍、甘草缓急止痛，合而为温经通络之剂。

加减：少腹冷痛，四肢冷者，加淡附子、干姜、肉桂温寒；腹痛拒按，经暗有血块者，加蒲黄、五灵脂化瘀；经色如黑豆汁，加艾叶、香附调经；兼形寒畏冷，头痛身痛者，加羌活、防风、藁本祛寒。

【变通法】亦可能吴茱萸汤（《证治准绳》），即吴茱萸、当归、芍药、川芎、生姜、细辛、桂枝、甘草、荆芥、防风。或用温经汤（《金匮要略》）加减，即当归、芍药、桂枝、吴茱萸、川芎、人参、半夏、麦冬、丹皮、阿胶、姜、草。前方有表证者可用，有解表散寒、温经和血作用；后者可兼气血不足之象，方以温经通络，益气和血。

4. 热郁血滞

【临床表现】经前或经期小腹痛，有灼热感，以胀痛为主。经行不畅，经色紫黑，时有血块，经量多少不定，经前乳房胀痛，心烦易怒，口苦口渴，胸胁不舒，喜叹息。小便黄，大便偏干。舌红，苔薄黄，脉弦带数。

【病因病机】肝郁久而化热，热郁久而化火，阻滞血海，经行不畅而生痛经。

【治法】清热凉血，宣郁通经。

【方剂】宣郁通经汤（《傅青主女科》）加减。

药物：丹皮 10～15 克，山栀 10 克，当归 15 克，赤芍 15 克，柴胡 5～10 克，郁金 10 克，白芥子 3～5 克，香附 5 克，黄芩 3～5 克，甘草 3 克。

方义：丹皮、山栀、黄芩清热凉血，当归、赤芍和血通经，郁金、柴胡、香附、白芥子理气宣郁，甘草和中。乃“补肝之血而解肝之郁，利肝之气而降肝之火”的有效方剂。

加减：经行不畅者，加牛膝、丹参、益母草化瘀调经，乳房胀痛加川楝子、橘叶、麦芽理气。

【变通法】丹栀逍遥散（《女科摘要》）加减。

5. 湿热蕴结

【临床表现】经前及经期小腹疼痛（两侧或正中），胀痛或刺痛，或有灼热感，且拒按，可引及腰部。月经先期或先后不定期，经量增多，色紫红质稠黏，味腥秽，时夹血块。平时白黄带下秽臭，质黏稠；时有发热，小便黄，大便干或不爽。一般有少腹癥积（慢性盆腔附件炎症）史。舌暗红，苔黄腻，脉滑数。

【病因病机】经产或人流时胞宫空虚，湿热内侵，客于胞宫，瘀滞蕴结不化，经行气血不畅，致腹痛加剧。

【治法】清热利湿，化瘀止痛。

【方剂】龙胆泻肝汤（《医宗金鉴》）合活络效灵丹（《医学衷中参西录》）。

药物：龙胆草 6～10 克，车前子 10 克（包），生地 10 克，赤芍 10～15 克，当归 10 克，丹皮 10 克，丹参 15 克，制川军 3～5 克，薏苡仁 15 克，败酱草 15～30 克，炙乳香 3 克，炙没药 3 克，川楝子 10 克。

方义：丹皮、丹参、赤芍、生地、当归凉血化瘀，龙胆草、制川军、败酱草、车前子、薏苡仁清热除湿，丹参、乳香、没药、川楝子理气活血止痛。

加减：腹痛甚者加延胡索、五灵脂化瘀，尿黄尿痛者加瞿麦、萹蓄清热除湿，带下多者加苍术、黄柏、椿根皮止带，热毒重者加蒲公英、红藤、金银花、连翘清热解毒。

【变通法】可用八正散（《太平惠民和剂局方》）合芩连四物汤（《医宗金鉴》）；或四

妙丸合大黄牡丹皮汤等，总以清利下焦湿热与凉血化瘀合法同用。

6. 气血虚弱

【临床表现】经期或经后小腹隐痛，喜温喜按，或有小腹坠胀感。月经量少，色淡红，质清稀。面色无华，神疲乏力，头晕目眩，心悸怔忡。脉虚细，舌质淡红。

【病因病机】素体血虚或久病体弱，气血不足，气虚不足以行血，血虚不足以盈经，气血不畅致生痛经。

【治法】益气养血，调补冲任。

【方剂】圣愈汤（《兰室秘藏》）加阿胶、艾叶。

药物：生黄芪 10 ~ 15 克，党参 10 ~ 15 克，当归 10 克，川芎 5 克，白芍 10 ~ 15 克，熟地 10 克，阿胶 10 克（另烊冲），艾叶 10 克。

方义：黄芪、党参益气生血，当归、熟地、白芍、阿胶养血和血，川芎活血调经，艾叶温宫通经。

加减：小腹坠胀者，加升麻、柴胡升提；畏寒肢冷者，加桂枝温寒；头晕目眩者，加首乌、女贞子、墨旱莲养血。心悸怔忡者，加龙眼肉、酸枣仁养心。兼气滞胃纳不和，加陈皮、砂仁和胃，去阿胶、熟地；兼血瘀而有血块者，去熟地、阿胶，加丹参、茜草活血。

【变通法】八珍汤（《证治准绳》）加减。

7. 肝肾亏损

【临床表现】经行之后小腹空痛，喜按。月经后期，经量减少，色淡或暗。腰膝酸软，头晕目眩，心悸，耳鸣。舌淡红，脉细弱。

【病因病机】禀赋不足，经产过多，精血内耗，肝肾损伤，血海不盈，胞脉失养。

【治法】调补肝肾，充养血海。

【方剂】调肝汤（《傅青主女科》）加减。

药物：山药 15 克，阿胶 10 克（另烊冲），当归 10 克，白芍 10 克，山萸肉 10 克，巴戟天 10 克，甘草 3 ~ 5 克。

方义：山药、阿胶滋阴补肾，当归、白芍和血养肝，山萸肉补肝肾而益精气，巴戟天温肾气而益冲任。

加减：头晕目眩者，加女贞子、墨旱莲、沙苑子养血；腰酸者，加续断、桑寄生补肾；小腹两侧痛，加茴香、橘核理气。

【变通法】归肾丸（《景岳全书》）加减，即熟地、山萸肉、山药、茯苓、当归、枸杞子、杜仲、菟丝子。

8. 冲任虚寒

【临床表现】经期或经后小腹痛，遇寒加剧，喜温喜按。月经后期，量少色淡，质稀。时亦有经前即脐下痛者，经色如黑豆汁者。腰背冷痛，四肢不温，形寒畏冷，面色苍白。舌质淡，苔白润，脉沉弱。

【病因病机】肾阳不足，冲任虚亏，寒湿搏击，胞宫失养，血海不充。

【治法】温补冲任，调经止痛。

【方剂】温脐化湿汤（《傅肝主女科》）加减。

药物：白术30克，巴戟天15克，山药15克，茯苓10克，扁豆10克，莲子10克，白果10枚（打）。

方义：白术利腰脐之气，巴戟天、白果通任脉，扁豆、山药、莲子养冲脉，茯苓、白术健脾利湿。

加减：痛甚者，加肉桂、炮姜、川芎、艾叶；四肢不温、形寒怯冷者，加淡附子、干姜。

【变通法】温经汤（《金匮要略》）加减。

（三）医家经验

1. 蔡小荪治子宫内膜异位症之痛经　痛经大多是经血排出困难，瘀滞疼痛，治法以通为主。处方常用当归、牛膝、香附、延胡索、丹参各9克，川芎、红花各4.5克，为基本方。膜样痛经，上方加川牛膝、花蕊石、失笑散各15克，没药6克，桂心2.5克。子宫内膜异位症，腹部剧痛者，上方加血竭3克、苏木9克，去花蕊石。若经血多而腹痛更剧时，可于基本方中去川芎、红花，加血竭3克、花蕊石15克、生蒲黄30克、震灵丹12克，必要时可吞服三七粉2克。另炎症引起之腹痛，用当归、赤芍、牛膝、丹皮、延胡索、香附各9克，红藤、败酱草各30克，桂枝2.5克，川芎、柴胡各4.5克，甘草3克。其他证候，可在基本方基础上加减。若气血不足者，用八珍汤加香附。服药应在行经前3天即用，尤其是膜样痛经与子宫内膜异位症，否则效果不显。虚性痛经平时可常服八珍丸、乌鸡白凤丸。（《名医特色经验精华》）

2. 许润三治疗子宫内膜异位症经验（见“中医辨证和中医辨病结合”部分）

（四）易简效验方

1. 620丸：当归150克，白芍120克，柴胡30克，益母草120克，山楂炭120克，羌活24克，桂枝30克，橘皮90克，官桂皮240克，川芎30克，五灵脂60克，蒲黄30克，天仙藤90克，延胡索90克，小茴香15克，香附45克，高良姜15克，胆南星15克，研末炼蜜为丸，丸重9克，早晚各1丸。温阳散寒，理气化瘀。（钱伯煊经验方）

2. 肉桂6克（或安桂粉1.5克吞服）、红花10克（或藏红花1.5～2克），丹参、当归、延胡索、香附、枳壳、桂枝、山楂、五灵脂、牛膝、泽泻各10克，葛根12克，乌药、木香、陈皮各6克，茴香、吴茱萸各3克。按证酌选10味左右组成。适于寒凝血瘀之功能性痛经、膜样痛经与子宫内膜异位症。（孙宁诠经验方）

3. 朱氏化膜汤：生蒲黄24克，炒五灵脂15克，三棱、莪术、山楂各12克，炙乳香、没药各3克，青皮6克，血竭粉2克（冲）。偏寒加茴香、艾叶、炮姜；偏热加红藤、蒲公英、败酱草等；月经过多，蒲黄、山楂炒用，去三棱、莪术，加三七粉、蒲公英、炮姜炭、仙鹤草等。在月经间期起服10剂，治膜样痛经。（朱南孙经验方）

3. 李辅仁经舒灵汤：川芎5克，当归10克，熟地10克，赤芍、白芍各10克，川楝子

5克，延胡索10克，益母草10克，广木香5克，制香附10克，乌药10克，桂枝5克，枸杞子10克，甘草5克。水煎服，浓煎2次，早晚服。在每月月经前10天开始服用，服至月经来潮，月经净后之3天。服用2个月经周期，痛经止。

4. 薏苡仁100克洗净，每日1剂，加水适量熬成稀汤，每日1次。经前3天开始用，至本周期痛经消失为止。适于重度功能性痛经，有显著镇痛效果。

5. 蒲辅周治痛经三方

（1）茺蔚子（益母草代亦可）、煨老生姜各50克，红糖100克。煎取3碗，分3次热服。

（2）当归艾叶汤：当归50克，生艾叶15克，红糖100克。二方均煎熬取3碗，分3次温服，每月经期服。治经行腹痛，下腹凉，手足不温，属血寒者。疗经行腹痛，每月行经时服之。

（3）艾附丸：艾叶、四制香附，等份为细末，红糖熬膏为丸，每次服9克，日2次，开水送下。三方均加红糖，具有益气补血、健脾暖胃、缓中止痛、活血化瘀的功效，常用于调经和滋补。

（五）外治法

处方：石菖蒲30克，白芷30克，公丁香9克，精制食盐500克。

用法：先将前三种药研成细末，次将食盐入锅内炒至极干燥时，再将药末倒入炒片刻，旋取起，装入厚毛巾袋内，扎紧袋口备用。患者仰卧，取药袋熨敷脐部及痛处，待不烫时，将药袋温敷脐上，覆被静卧片刻即愈。倘1次未愈，可再炒热，继续熨敷1次。用于经前痛经，属气滞、血瘀、寒凝、冲任虚寒者为宜。

（六）预防护理

注意经期、产后保健，经期、经前避免受寒，勿饮食生冷，不涉水，不淋雨，不做剧烈运动。对原发性痛经患者要加强心理治疗，要保持心情舒畅，避免不良精神刺激。

（七）评述

1. 调理气血、通经止痛 痛经的治疗以调理气血、通经止痛为要旨，要解决一个“通”字，通则不痛。虚则补而通之，如党参、黄芪、白术、地黄、山茱萸、巴戟天、续断等；实则行而通之，或用香附、乌药、木香、砂仁行气，或用当归、芍药、川芎、泽兰、延胡索、五灵脂活血。寒者当温而通之，若当归四逆汤、艾附暖宫丸；热者当清而通之，若宣郁通经汤、丹栀逍遥散、八正散、龙胆泻肝汤等。在经期调经止痛以治标，平时辨证求因以治本。一般于经前3～5天开始服药至经期1～2天，经净后再续服药3～5天。连服3个月经周期，如此才能巩固疗效。

2. 痛经分类 痛经分为原发性痛经和继发性痛经。原发性痛经又称功能性痛经，系指详细检查未发现盆腔器官有明显异常者，多见于未婚、未育妇女，往往生育后痛经即缓解或消失。继发性痛经大多有盆腔器官器质性病变，如子宫内膜异位症、盆腔炎、盆腔结核等引起的一系列临床症状。

3. 功能性痛经 其原因包括情绪的变化，风、寒、湿、冷等外界刺激以及经期的激烈活动，都可影响疼痛的程度而引起痛经。功能性痛经的子宫因素，主要是子宫平滑肌痉挛引起的组织缺血；子宫位置过度前屈等，经血排出受阻；子宫峡部阻力增强，子宫加强收缩而排经，从而引起经前、经期疼痛。近来公认月经血中前列腺素 $F_2\alpha$ 含量异常增高，可引起痛经。应用理气、活血、散寒、通经药，可较好地缓解功能性痛经，对缓解子宫痉挛、降低月经血及子宫内膜中前列腺素水平有一定作用。膜样痛经无其他器质性病变，以未婚女性居多，可于初潮期起病，腹痛多发于行经前的第 2~3 天，有大小不等的瘀血块及膜状物随经血脱落而出，血块出后则疼痛渐减。已婚者多不孕，脱落之膜经检为异常增生的子宫内膜。该症为气血凝滞所致，一般无正虚之象。

4. 器质性痛经 主要的原因是慢性盆腔炎、盆腔结核和子宫内膜异位症。慢性盆腔炎，除有感染史外，多有继发性不孕，月经不规律，下腹胀痛，痛经，可触及盆腔炎性病灶，并可有低热、乏力等全身症状。常分为湿热蕴结、寒湿气滞、肝肾亏损等证，通过内服、外治有一定疗效。

5. 子宫内膜异位症 其引起的痛经，是从月经开始即出现疼痛，直到月经完毕，这与功能性痛经不同。疼痛部位可根据病变所在，扩展至腰骶部、肛门内或两腿内侧。此外还有月经过多、不孕、低热、性交疼痛、大便坠胀等，结合盆腔检查，诊断不难。异位的子宫脱落内膜，积于盆腔或组织内无法排出，故盆腔或组织呈明显瘀血状态。所以无论经期或非经期，从中医辨证，以气滞、血瘀、寒凝等证型最为多见，较常应用的方剂有少腹逐瘀汤、桃红四物汤、活络效灵丹等。采用以活血化瘀为主的方药，加用软坚散结、益气摄血的药物，每有良好效果。

第二节 月经前后诸证

除月经的形、色、质、量和周期异常之外，月经期及其前后又有不少症状，如发热、浮肿、瘙痒、衄血、便血、泄泻、乳胀，甚至精神异常等，均有经来则作、经去则止的特点。至若痛经又称经来腹痛，尤为经期及其前后的常见症状。在治疗上，仍以调经为主，而又有各自方药，故在此予以分别介绍。

一、经行乳胀

经前或经期乳房胀痛，牵引胸胁胀痛，甚而结块，不能触摸，经后逐渐消失者，为经行乳胀。一般而言，乳头属肝，为足厥阴经所行处；乳房属胃，是足阳明经循行的地方。经行乳胀是肝郁气滞所致，但也有虚、实之分。

（一）辨证要点

经前经期乳胀属实，经后乳胀属虚。胀甚于痛为气滞，痛甚于胀为血瘀。如据乳房触诊，若乳房松软无块为虚，扪之膨大胀实有块为实。

（二）证治方药

1. 肝气郁结

【临床表现】经前乳房胀，胸胁胀痛，甚而乳房有结块，乳头痒痛，不能近衣，经后痛止而块消。月经来而不畅，时兼小腹胀满。舌苔薄，脉弦。

【病因病机】七情不舒，肝气失于条达，肝气郁结，气血运行不畅故经前乳胀。

【治法】疏肝理气，解郁通络。

【方剂】柴胡疏肝散（《景岳全书》）合瓜蒌汤（《程杏轩医案》）。

药物：柴胡10克，枳壳10克，白芍10~15克，生甘草5~10克，香附10克，川芎5~10克，全瓜蒌15~30克（打），红花3~5克。

方义：柴胡、枳壳、白芍、甘草即四逆散，疏肝理气。香附、川芎，行气活血，解郁止痛。瓜蒌、红花、甘草三味，清代程杏轩常用来治乳痈、胁痛，有化痰解郁、清热活血之功。

加减：可加生麦芽，绿萼梅、橘核、橘叶、八月札、路路通，疏肝通络。乳房有块者，加生牡蛎、夏枯草、川贝、海藻、玄参散结。心气不舒、心火旺者加黄连、石菖蒲、合欢皮等，宁心清火。

【变通法】若见肝郁化火，口苦心烦，舌红脉数者，用丹栀逍遥散（《内科摘要》）疏肝泻火。若有痛经者，可用宣郁通经汤（《傅青主女科》）疏肝调经。

2. 肾虚肝郁

【临床表现】经前、经后乳房胀痛，甚而月经中期（排卵期）胀痛难忍。经前先期，量多、色质或经量正常，经净后乳胀逐渐减轻、消失，呈周期性发作。心烦手足热，口舌干燥，腰酸，目涩，胁下不舒。舌质红，苔薄，脉细数。

【病因病机】肾水不足，水不涵木，肝肾两虚，肝气失于条达，肝气郁结故经前、经后乳房胀痛。

【治法】滋养肝肾，兼以解郁理气。

【方剂】一贯煎（《柳洲医话》）加减。

药物：北沙参10~15克，麦冬10克，当归10~15克，生地20~30克，枸杞子10克，川楝子10克，生麦芽15克。

方义：沙参、麦冬、枸杞子、生地、当归滋养肝肾，麦芽、川楝子解郁理气，通络止痛。

加减：大便干、口燥甚者，加玄参养阴润肠；情志不畅，胁下不舒者，加柴胡、香附理气解郁；经量多、先期者，合两地汤或清经散（见月经先期相关内容）。乳房有结块者，加牡蛎、夏枯草、川贝散结；头晕目涩者加女贞子、墨旱莲养血。

【变通法】可用滋水清肝饮（《医宗己任编》）加减，即六味地黄丸、逍遥散合方，滋肾水，疏肝木。如属偏肾阳虚，可用毓麟珠（《景岳全书》）加减，补肾阳，疏肝通络。药用鹿角片、贝母、五灵脂、绿萼梅、瓜蒌皮、牡蛎、丹皮、续断、赤芍、白芍、当归、菟丝子、丝瓜络、山药、茯苓等。

（三）医家经验

朱南孙经验　女子以血为用，经孕产乳数耗阴血。若肾水乏亏，水不涵木，肝木失荣而郁、逆，可致经前乳胀，甚而排卵期已胀痛难忍。遇此一味疏肝，则阴血更虚而乳胀愈甚，非用滋肾平肝不可。常用生熟地、女贞子、墨旱莲、桑椹、玄参、沙参滋肾，淡芩、青蒿、钩藤、夏枯草、川楝子清肝，少佐代代花、绿萼梅、柴胡疏肝解郁，路路通、王不留行通络止痛。更年期时，可加紫草、生牡蛎、白花蛇舌草。（《朱南孙妇科临床秘验》）

（四）易简效验方

生麦芽 30～60 克，每日 1 剂，水煎服。经前 7 日服，至经来止。

（五）预防护理

本症与不孕密切相关，故应注重情志的调摄。如久治不愈，须进一步检查，以排除恶变。

（六）评述

经前乳胀为经前紧张综合征的一种主要表现，可由乳腺及周围纤维组织水肿所致。行经后肿胀消失，疼痛亦随之消失。这些症状有周期性，下次月经前将重新出现。有的患者还可伴有周期性乳腺小叶增生，乳房可扪及凹凸不平的硬块（厚片状），且有一定的移动性。因而对后者需予认真检查，在排除乳房肿瘤的前提下进行确诊。在伴乳房小叶增生时，可参本书“乳房肿块”部分进行证治。

二、经行发热

妇女每值经期或经前出现发热，经净后其热渐退，称为经行发热。主要原因有内伤和外感的不同。或感受外邪，营卫不和，热入血室；或内伤阴血，阴血亏虚。故《济阴纲目》说：“经前潮热，血虚有滞”，“经后潮热，血虚有热”，即为内伤发热。而《医宗金鉴·妇科心法要诀》说：“经来发热有表证者”，“发热无时察客热”，即为外感发热。内伤以疏肝清热或养阴清热为主，间有补气养血者；外感一般以调和营卫，和解少阳为主，并可加入和血调经药物。

（一）辨证要点

一般经前发热为阳盛实热，经后潮热为阴虚内热，乍寒乍热为瘀热，低热怕冷为气虚。

（二）证治方药

1. 外感风邪，营卫不和

【临床表现】经期发热，头痛，恶风，自汗，身痛，腰酸。舌苔薄白，脉浮缓。

【病因病机】经期正气不足，外感风邪，营卫不和，正邪相争故经期发热。

【治法】调和营卫，祛风解表。

【方剂】桂枝汤（《伤寒论》）加减。

药物：桂枝 10 克，白芍 10 克，甘草 5 克，生姜 2 片，大枣 5 枚。

方义：桂枝、白芍调和营卫，姜、枣、甘草和胃。

加减：气虚者加党参、黄芪益气，血虚者加当归、白芍养血，身痛者加羌活、独活祛风。

【变通法】可用桂枝四物汤（《医宗金鉴》），即四物汤合桂枝汤。

2. 外感风邪，热入血室

【临床表现】经期寒热往来，胸胁苦满，口苦咽干。脉弦数，舌苔薄。

【病因病机】经水适来，热邪乘虚袭入血室，少阳经气不和而致寒热往来。

【治法】和解少阳，和血通经。

【方剂】小柴胡汤（《伤寒论》）加减。

药物：柴胡10克，法半夏10克，黄芩10克，党参10克，甘草5克，生姜3片，红枣5枚。

方义：柴胡疏解，黄芩清热，半夏、甘草、姜、枣和胃，党参益气健脾。

加减：气虚者加黄芪、白术益气，血虚者加当归、白芍养血，兼表证有汗恶风者，加桂枝、白芍祛风解表。

【变通法】经来适断者，可用柴胡桂枝汤（《伤寒论》）或柴胡四物汤（《医宗金鉴》）。

3. 肝郁化火

【临床表现】经前或经行发热，经后即退，月经先期，量多色紫，或经期延长。胸闷胁痛，口苦咽干，心烦易怒。舌质红，苔薄黄，脉弦数。

【病因病机】内伤七情，肝郁化火，适值月经将行，火热迫而经血多，正邪争而经行发热。

【治法】疏肝解郁，清热泻火。

【方剂】丹栀逍遥散（《内科摘要》）加减。

药物：丹皮10克，炒山栀5克，柴胡10克，当归10克，白芍10克，茯苓10克，炒白术10克，甘草5克。

方义：丹皮、山栀清热泻火，柴胡疏肝，当归、白芍和血，茯苓、白术、甘草健脾和胃。

加减：如经来有小血块，或小腹痛者，加延胡索、桃仁化瘀；月经先期量多，经期延长，色鲜红者，加地骨皮、生地凉血。

【变通法】经后发热，见肝郁血虚有热者，用逍遥散（《太平惠民和剂局方》）加生地黄、地骨皮。如经前、经行乍寒乍热，腹痛，经血紫暗夹血块者为瘀热内阻，可用血府逐瘀汤（《医林改错》）加减，活血化瘀。

4. 阴虚火旺

【临床表现】经行发热，以午后低热为主，经净即退。心烦口干，手足心热，盗汗。或伴月经先期，量少色暗红。舌质红，脉细数。

【病因病机】久病阴血虚亏，阴虚生内热，故经行午后低热。

【治法】滋阴清热泻火。

【方剂】地骨皮饮（《医宗金鉴》）加减。

药物：生地黄 10～15 克，当归 10 克，川芎 5 克，白芍 10 克，地骨皮 10 克，丹皮 10 克，胡黄连 3 克。

方义：生地、地骨皮滋阴清热，当归、白芍、川芎和血，丹皮、胡黄连泻火清热。

加减：低热盗汗者，可加青蒿、炙鳖甲清虚热。

【变通法】经后发热属阴血虚亏者，用六神汤（《医宗金鉴》），即四物汤加黄芪、地骨皮。

5. 气血虚弱

【临床表现】经后或经行低热，月经先期，量少、色淡，亦可有经行后期的。气短乏力怕冷，神疲倦怠，心悸怔忡，面目虚浮。脉虚细，舌质淡。

【病因病机】气血虚弱，阴阳失调。

【治法】补气养血。

【方剂】圣愈汤（《兰室秘藏》）加减。

药物：黄芪 10～15 克，党参 10 克，当归 10 克，白芍 10 克，生地 10 克，川芎 5 克。

方义：方用黄芪、党参益气生血，当归、白芍、川芎、生地养血和血。

加减：月经先期加地骨皮、丹皮凉血，心悸怔忡加酸枣仁、龙眼肉养心，食纳不佳加陈皮、神曲。

【变通法】若见脾气虚陷、内伤发热者，可用补中益气汤（《脾胃论》）加白芍、川芎，以甘温除大热。

（三）预防护理

经行前后禁生冷、辛燥，保持精神愉快，避免感受外邪。如发热应充分休息，适当补充水分。

（四）评述

经行发热以内伤者为多，若有外感也是在气血虚亏的基础上产生的。所以不可一味追求退热、祛邪，而必须重视经期、经量、经色的变化和脾胃的功能协调。《金匮要略·妇人杂病脉证并治》指出：对“热入血室”者，“治之无犯胃气及上焦”。即是此理。

三、经行头痛

每逢月经期及前后数天，出现头痛，经净而痛渐止者，称为本症。头痛的性质、部位、程度可有所不同。临床上，可分为气滞血瘀、痰湿内阻、血不养脑、肾虚肝旺四类。前两型以实证为主，后两证以虚证为主。

（一）辨证要点

头痛在经前或经行发作者，属实证或虚实互见；经后仍头痛不解，常为虚证。头痛往往与月经量多少有关。经量少而不畅者，多见实证；若经量越多，而头痛愈剧，则以虚证或虚中夹实为多。

（二）证治方药

1. 气滞血瘀

【临床表现】经前即感剧烈头痛，痛如锥刺，时有搏动感，常痛处固定，亦可弥漫全头。月经不爽，经量少有血块，色呈紫暗，每伴小腹疼痛，乳房胀痛。舌暗有瘀点（斑），脉弦。

【病因病机】血脉闭阻，气血不通瘀阻胞宫而月经不爽，小腹痛；上逆于头则剧烈头痛，而痛处固定。

【治法】活血化瘀，行气止痛。

【方剂】血府逐瘀汤（《医林改错》）加减。

药物：柴胡10克，枳壳5克，白芍15克，当归10克，川芎10克，生地10克，桃仁10克，红花5～10克，牛膝10～15克，桔梗5克，甘草5～10克。

方义：桃仁、红花活血化瘀，当归、白芍、川芎、生地和血活血；柴胡、枳壳、白芍、甘草疏肝理气；牛膝引血下行，桔梗载药上行。

加减：痛甚者加细辛、白芷止痛，热加丹皮、连翘清热，寒加吴茱萸、肉桂温散，痛甚致恶心呕吐者加法半夏、生姜止呕。

【变通法】可用散偏汤（《验方新编》）加减，方见简易方药。也是活血化瘀之剂。

2. 痰湿内阻

【临床表现】经前或经行头重昏痛，胀闷不清。形体肥胖，身体困重，胸闷脘痞，恶心呕吐，口淡纳呆，便溏。或有经量少，色淡夹黏液及闭经史。舌淡胖，苔白腻，脉滑数。

【病因病机】脾胃不和，痰湿内阻，上扰清空。

【治法】和胃化痰，降逆止痛。

【方剂】半夏白术天麻汤（《医学心悟》）加减。

药物：天麻10克，白术10～15克，茯苓10～15克，法半夏10克，陈皮5～10克，甘草5克，生姜3～5克，大枣5枚。

方义：半夏、陈皮化痰，白术、茯苓健脾，天麻息风降逆，甘草、姜、枣和胃。

加减：呕恶甚者，加旋覆花、代赭石降逆止呕；便溏、乏力者加党参、薏苡仁健脾；有头晕头痛目眩，如坐车船者，加泽泻利水定眩。

【变通法】若有气虚不升、浊阴不降者，用《脾胃论》半夏白术天麻汤，补脾益气，化痰降逆。

3. 肾虚肝旺

【临床表现】经行头痛，呈空痛感或紧箍感，累及眉棱骨及目眶。甚而头晕呕恶，目昏耳鸣，畏光，口干，心烦，腰酸。月经量多，色淡红，或淋漓不止，经量愈多头痛愈剧。舌质淡红有剥苔，或舌红无苔，脉细弦带数。

【病因病机】肾虚阴亏，肝火偏旺。

【治法】滋阴养血，清肝泄火。

【方剂】杞菊地黄汤（《医级》）加减。

药物：枸杞子10克，菊花10克，生地10～15克，山萸肉10克，山药10克，泽泻10～15克，茯苓10～15克，丹皮10克，白芍10～15克，川芎5～10克。

方义：枸杞子、山萸肉、生地黄补阴养血，白芍、川芎和肝止痛，泽泻、茯苓利水，山药健脾补肾，丹皮清肝火，菊花息肝风。

加减：若见眩晕甚，并有血压偏高，或有高血压史者，加天麻、钩藤、石决明、益母草平肝息风，即合天麻钩藤饮（《杂病证治新义》）。若头痛甚，白芍、川芎用量加重，加入当归、细辛、蒺藜、苦丁茶和血祛风。

【变通法】若以肝阳上亢，眩晕头痛为主者，可用天麻钩藤饮（《杂病证治新义》）平肝潜阳。症情缓解，见肾虚肝郁症状者，可用滋水清肝饮（《医宗己任编》），即六味地黄丸加柴胡、当归、白芍、山栀，滋肾疏肝。

4. 血不养脑

【临床表现】经行头痛，仍空痛、重痛感，经后仍作。头晕耳鸣，心悸怔忡，神疲乏力，纳差，面色无华。月经后期，量少，色淡。舌质淡，脉虚细。

【病因病机】素体虚弱，或久病脾虚，气血生化无源；或经产、手术失血过多，引起血虚不足，血不养脑，脑髓空虚。

【治法】益气养血，荣脑止痛。

【方剂】八珍汤（《正体类要》）合归脾汤（《济生方》）。

药物：黄芪12克，党参10克，白术10克，茯苓10～15克，炙甘草5克，生熟地各10克，当归10克，白芍10克，川芎5～10克，炙远志5克，广木香3～5克，龙眼肉10克

方义：方中用黄芪、白术、茯苓、甘草健脾益气，地黄、当归、川芎、白芍养血荣脑，龙眼肉、远志养血安神，木香行气以佐诸补药，不致呆滞。

加减：头痛重空者，加葛根、蔓荆子祛风；耳鸣者加磁石、牡蛎潜阳；头晕目眩甚者，加女贞子、墨旱莲养血。

【变通法】或用益气聪明汤（《东垣试效方》）加四物汤（《太平惠民和剂局方》）益气养血。

（三）预防护理

经行前后禁生冷、辛燥，保持精神愉快，避免感受外邪。

（四）评述

经行头痛以肝为病位：经行头痛常有精神紧张、烦躁、抑郁、忧郁症状，且与经期来潮与经量多少有关。故常责之肝，所谓肝气不疏者。若口干苦、心烦易怒为肝火，当用丹皮、山栀；胸胁不舒、情志抑郁为肝气，当用柴胡、香附、郁金；头晕头痛、目眩耳鸣为肝风，当用蒺藜、菊花、石决明、天麻；若头痛剧烈如锥刺，常为肝气不疏、气滞血瘀，

四逆散、四物汤同用，合为血府逐瘀汤，是治肝之行气活血方。诸如杞菊地黄汤之补肾养血，滋水清肝饮之补肾疏肝，是从肝肾同源、水不涵木的生理病理出发，进行辨证论治。可见经行头痛以肝为病位。“巅顶之上，唯风可到”，“诸风掉眩皆属于肝”，头痛常有内风、外风证相见。风气通于肝，又与肝有关。

经行头痛，是经前期紧张综合征的一种表现。有些患者亦可有高血压、脑供血不足、颈椎病，因经至而加重。故必须先排除原发病，以免混同。

四、经行瘾疹及皮肤瘙痒

每值经行前后及行经期，皮肤瘙痒，周身瘾疹呈风团样皮损（荨麻疹），经后消退者，即为本症。由血虚风燥或风热内盛所致，或治以养血祛风，或治以清热祛风。

（一）辨证要点

经行身痒或起瘾疹，夜间尤甚，伴月经错后、量少淡红，病程较长者为血虚。风团色红，遇热尤甚，伴月经先期、量多色红，病程较短者为风热。

（二）证治方药

1. 血虚风燥

【临床表现】经行身痒，或瘾疹频发，疹块累累，搔之尤甚，夜间尤甚。口干咽燥，心中烦热。月经错后，量少。舌淡红，脉虚细。病程较长者。

【病因病机】阴血不足，血虚生风。

【治法】养血润燥，祛风止痒。

【方剂】荆防四物汤（《医宗金鉴》）加减。

药物：生地10~15克，白芍10克，川芎5克，当归10克，荆芥10克，防风10克。

方义：生地、白芍、当归、川芎养血，荆芥、防风祛风，合而为养血祛风之剂，亦“治风先治血，血行风自灭”者。

加减：瘙痒甚者，加白蒺藜、白鲜皮各10克。心中烦热甚者，加山栀、丹皮各5~10克。

【变通法】当归饮子（《证治准绳》），即上方加黄芪、制首乌、白蒺藜、甘草。

2. 风热内盛

【临床表现】经行身痒，瘾疹频发，风团色红，搔之皮肤起痕，遇热尤甚，病程较短。月经先期，量多色红。口渴喜饮，尿黄便干，舌红苔黄，脉数。

【病因病机】阳明热盛，风邪内侵，风热相搏，郁于肌肤。

【治法】凉血清热，祛风止痒。

【方剂】消风散（《外科正宗》）加减。

药物：当归10克，生地10~12克，苦参10克，石膏10~15克（先煎），荆芥10克，防风10克，蝉蜕5~10克，苍术10克，甘草5克。

方义：荆芥、防风、蝉蜕祛风，当归、生地凉血，苦参、苍术清热除湿，石膏清热泻火。

加减：大便秘结者，加制大黄5克、火麻仁10克；小便黄者，加竹叶、木通各10克。

【变通法】若大便秘结不通者，可用防风通圣散（《黄帝素问宣明论方》）。

（三）预防护理

避免感受外邪，经行前后禁生冷、辛燥及一切发物。

（四）评述

经行身痒及经行瘾疹，证候相类，症状、病机有同一性，故合并而论。其治疗以养血、凉血、祛风为宗旨，同时需根据兼症而治，或加利小便、清心火药，或加通大便、清阳明药，不可一概而论。

五、经行吐衄

经行吐衄，是指月经前后或行经时发生的有规律性的吐血或衄血。因本症多伴有月经量少，甚而无月经，似经血倒行逆上，所以又称为倒经、逆经。如《叶天士女科》曰："经不往下行，而从鼻口中出，名曰逆经。"与西医"代偿性月经"相似。本症之口鼻出血与月经有关，常呈周期性发作，与偶尔发生鼻血者不同，需予分别。

经行吐衄大多属血热气逆之证。气为血帅，血随气行，气热则血热，气逆则血乱。经前或经期冲脉阳热，气逆上冲，血热妄行，损伤阳络而为吐血、衄血。《医宗金鉴·妇科心法要诀》："妇女经血妄行，上为吐血、衄血及错行，下为崩血者，皆因热盛也。伤阴络则下行为崩，伤阳络则上行为吐衄也。若去血过多，则热随血去，当以补为主；若血少，热尚未减，虽虚仍当以清为主也。"说明了本症的病机与治法。

（一）辨证要点

如吐衄量多，色鲜红，烦躁易怒，口渴，属血热为实。鼻衄量少色红。伴五心烦热盗汗，头晕耳鸣，属阴虚为虚。

（二）证治方药

1. 血热

【临床表现】经前或经期吐血、衄血，量多，色鲜红。烦躁易怒，口渴欲冷饮，口臭，口疮，便秘尿黄。或伴经行先期，色红量少，甚而闭经。舌红苔黄，脉弦数。

【病因病机】阳明胃热，扰动血海，挟冲脉之气上逆，损伤阳络而为经行吐衄。

【治法】降逆泻火止血。

【方剂】三黄四物汤（《医宗金鉴》）加减。

药物：制大黄5～10克，黄连5克，黄芩15克，生地黄10～15克，白芍10～15克，牛膝15克，白茅根30克。

方义：大黄、黄连、黄芩即《金匮要略》三黄泻心汤，清热泻火而降逆平冲。生地、白芍凉血止血、和肝。原方去当归、川芎以免其辛燥动血。并加牛膝引血下行，白茅根为止吐衄之专药，清热凉血而不伤阴。

加减：烦躁易怒者加丹皮、山栀清热，尿黄加竹叶、木通、甘草清利，便干秘结者可用生大黄泻火。

【变通法】血热阳盛，经后吐衄者，可用犀角地黄汤（《备急千金要方》）。

2. 阴虚燥热

【临床表现】经期或经后鼻衄，量少色红。伴月经量少，色红无块，月经周期无常。平时头晕耳鸣，五心烦热，盗汗，口干。舌红，舌苔光剥或花剥，脉细数。

【病因病机】阴血亏损，内热损伤阳络，而为本症。

【治法】养阴清热止血。

【方剂】沙参麦冬汤（《温病条辨》）加减。

药物：北沙参 15 克，麦冬 10 克，玉竹 10 ~ 15 克，桑叶 10 ~ 15 克，扁豆 10 克，天花粉 10 克，生甘草 5 ~ 10 克。

方义：沙参、麦冬、玉竹养阴清热，天花粉润燥生津，扁豆、甘草健脾和胃，桑叶清热止血。

加减：鼻衄加白茅根、黄芩清热止血；烦热盗汗者，加丹皮、地骨皮清虚热。

【变通法】经前吐血者，顺经汤（《傅青主女科》）加减，药如熟地、当归、丹皮、沙参、黑荆芥穗、茯苓、白芍以补肾和血、顺气调经。

（三）医案

俞子容治一妇寡居，郁结成疾，经事不行，体热而炙，忽吐血若泉涌，医用止血药不效。俞以茅草根捣汁浓磨沉香服至五钱许。日以严醋储瓶内，火上炙热，气冲两鼻孔，血始得降下，遂不复吐血，经事乃行。按：此是倒经，降其气而血自降，茅根汁磨最妙。

汪石山治一妇，经行必泻三日，然后行。诊其脉皆濡弱。曰：此脾虚也。脾属血属湿，经水将动，脾血已先流注血海，然后下流为经。脾血既亏则虚而不能运行其湿。令作参苓白术散，每服二钱，日米饮调下二三次。月余经行不泻矣。（均《古今医案按》卷九《女科·经水》）按：本书未列经行泄泻，特录于此。

（四）易简效验方

1. 丹参、川牛膝、泽兰、当归尾、赤白芍、丹皮、黑山栀、茺蔚子、茅针花、炒竹茹、制香附、钩藤各 10 克，每日 1 剂，水煎服。用于热盛者。胸闷气短加柴胡，大便秘结加大黄。（夏桂成经验方）

2. 丹参、牛膝、茜草、杞子、玄参、黑山栀、玉竹各 12 克，生地 15 克，丹皮 6 克，郁金各 9 克，每日 1 剂，水煎服。用于阴虚热盛者。

（五）预防护理

平时不吃辛辣、香燥，保持大便通畅，忌恼怒。

（六）评述

一般而言，经行吐衄，以肝火气逆、迫血倒行为主要机理。法以清火降逆为主要治法。如因阴虚燥热所致者，则宜治以养阴清热。

六、经行浮肿（附：特发性水肿）

经行浮肿，是指妇女经行前或经期出现的面目及四肢浮肿，经净后即消失的症状。常见手指、踝部及眼睑水肿，个别患者腹壁亦可见明显水肿，并有腹胀感。现代医学认为，这是经前期紧张综合征的一种表现，为水钠潴留所致。中医认为，经行浮肿与脾、肾功能相关，主要有脾虚湿盛和肾气不足所致。

特发性水肿在古籍无记述，大多发生于月经不调及更年期之女性，常与经期及情绪变化有关，以肝气郁结、气滞痰阻、血脉闭阻而致。特附于此，在医家经验项下介绍。

（一）辨证要点

虚者多在经期、经后面目四肢浮肿，按之凹陷不起，晨起尤甚。实者多在经前浮肿，随按随起。

（二）证治方药

1. 脾虚湿盛

【临床表现】经后或经期浮肿，面目虚浮，手、踝部肿胀，纳差，腹胀，大便溏，口淡、口腻。舌淡胖，苔润，脉濡缓。

【病因病机】脾虚不运，水湿内停。

【治法】健脾利湿消肿。

【方剂】四君子汤（《太平惠民和剂局方》）合五苓散（《伤寒论》）加减。

药物：党参10～12克，白术10～15克，茯苓15～30克，泽泻15克，猪苓10克，桂枝5～10克，甘草3克。

方义：党参、白术、茯苓、甘草健脾，白术、泽泻、茯苓、桂枝、猪苓通阳化气、利水消肿。

加减：水肿甚者加车前草、益母草调经利水，腹胀或有腹壁水肿者加木防己、川椒目利水消胀；便溏者加薏苡仁、扁豆、车前子健脾利湿。

【变通法】参苓白术散（《太平惠民和剂局方》）加减，适于以大便溏薄、腹泻而兼见浮肿，脾虚为主之证者。

2. 肾气不足

【临床表现】经行面色浮肿，四肢肿胀，按之凹陷不起，晨起尤甚，形寒肢冷，腰酸腿软，小便量少。舌淡胖，苔白润，脉沉细。

【病因病机】肾气不足，阳虚阴盛，膀胱气化不利，水湿内停。

【治法】温肾益气，利水消肿。

【方剂】金匮肾气丸（《金匮要略》）加减。

药物：淡附子5～10克，川桂枝10克，熟地10克，山茱萸10克，山药10克，丹皮5克，泽泻15～30克，茯苓15～30克，牛膝10～15克。

方义：附子温阳散寒，桂枝通阳化气，熟地、山茱萸、山药补肾，丹皮反佐清热，泽泻、茯苓利水消肿，加牛膝即济生肾气丸（《济生方》），牛膝有引药下行的作用。

加减：肢肿甚者加益母草、车前草调经利水，形寒、肢冷而阳虚明显者加杜仲、续断、巴戟天温阳。

【变通法】症状重者，可用真武汤（《伤寒论》）加减温肾利水。

3. 气滞血瘀

【临床表现】经前或经期肢体肿胀不适，随按随起。月经推迟，色暗有血块，经行腹痛。胸胁闷胀，常叹息。舌暗紫，脉弦。

【病因病机】情绪不遂，肝气郁结、气滞血瘀，阻遏水道而致。

【治法】理气活血，利水消肿。

【方剂】八物汤（《医垒元戎》）加减。

方义：木香、槟榔、川楝子理气，当归、白芍、川芎、延胡索、泽兰和血活血，茯苓、泽泻利水消肿。

加减：经行腹痛加枳壳、三七，月经推迟加益母草、丹参。

【变通法】如气滞湿阻，每见经行浮肿而又经行不畅、少腹胀痛者，用青囊散（《韩氏医通》）合五苓散（《伤寒论》）加减，药如香附、厚朴、乌药、紫苏梗、砂仁、茯苓、泽泻、猪苓、白术等，理气通经、利水消肿。

（三）医案

立斋治一妇，月经不调，小便短少，或用清热分利之剂，小便不利。三月余身面浮肿，月经不通。曰：此水分也。遂早用葶苈丸，夕用归脾汤，渐愈，乃用人参丸间服而愈。此作脾虚水气，用分利等药而没者，多矣。（《古今医案按》卷九《女科·经水》）按：薛立斋惯用早晚分别用二法治病。然本案早用泻水肿，晚用补心脾，与他常法有所不同，故录之。

（四）医家经验

1. 傅宗翰治疗特发性水肿经验 特发性水肿多发于女性，每在月经前后加剧，亦与活动、疲劳、气候寒冷有关，不少人还随情绪变化而症情波动。其水肿在清晨卧后减轻，活动后明显加重。病程长，反复而经年不消，以四肢水肿为主。且常有体形发胖，体重增加。并伴有胸闷、腹胀、气短、心悸、头昏、头痛、烘热升火、失眠多梦。病人食欲不衰，面无虚白之色。月经不调以后期为多，经量少而色淡，行经不畅，甚而闭经，经前紧张，经后肿甚，脉沉细不扬或带弦。认为本病无肺之风水征象，又无肾病之阴所属，病于脾而为肝所累，当责于肝。可用天仙藤散（《妇人大全良方》）加减，方中天仙藤、香附疏肝行水，紫苏叶、乌药行气，陈皮、木瓜、生姜理气和中通络。面足肿甚，加防风、防己、赤小豆、冬瓜皮，小便不畅加桂枝或肉桂，怕冷、嗜睡、头痛加吴茱萸、桑寄生，肢麻难握加丹参、豨莶草，自汗乏力加芪、术，烦热面红加龙牡、白芍，月经不调加当归、泽兰、茺蔚子等。共奏疏肝调气，利化水湿，和营通络之功。（中医杂志，1985，1：10～11）

2. 畅达治疗特发性水肿经验

（1）疏肝通阳，活血利水：适宜于兼症见情绪抑郁，胸闷叹息，经期延迟、量少色暗，夹有血块，四肢不温，散在紫癜，舌暗淡，脉弦滑。药用当归、白芍、柴胡、郁金、香附、赤芍、泽兰、益母草、牛膝、桂枝、茯苓、生姜。

（2）疏肝滋阴，活血利水：兼见情志抑郁，烦躁不安，烘热汗出，经期不定，或前或后，量多色暗红，多夹血块，舌暗红、苔薄白，脉弦细滑数。药用丹皮、炒山栀、青皮、香附、合欢皮、赤白芍、益母草、泽兰、女贞子、墨旱莲。

（3）疏肝导痰，活血利水：兼见形体肥胖，月经量少或闭经，胸胁满闷，昏沉嗜睡，舌暗淡、苔白腻，脉弦滑。药用柴胡、香附、郁金、枳壳、陈皮、半夏、茯苓、天南星、苍术、泽兰、益母草、牛膝、山楂。

（4）疏肝通腑，活血利水：兼见腹胀便秘，舌暗，苔白厚，脉弦滑。药用柴胡、赤芍、香附、枳实、紫苏梗、大腹皮、当归、酒大黄、牵牛子。（中医杂志，1998，4：210）

（五）预防护理

经前要注意水盐摄入。虚者宜经前调理以治本。对精神紧张者，要加强心理治疗。病重者经期应休息。

（六）评述

经行浮肿以虚证为主，故宜以健脾益气、温肾化气治疗。间也有气滞血瘀或气滞湿阻者，当以理气和血为主。

特发性水肿，多发生于更年期及月经不调之女性，精神创伤往往为诱发或加剧肿胀的主要因素。呈病情可轻可重，肿胀部位此起彼消等临床特点。主要由肝失疏泄，气滞水停；瘀血闭阻，血不行则水肿。治疗应以疏肝为主，兼用化痰、理气、活血、利水诸法。

七、经行情志异常

经行情志异常，是指每逢月经期出现的情志异常改变。患者大多属情感脆弱，心理承受能力较差者，往往由于月经期受惊或恐惧、紧张或劳累等因素引起。本症呈周期性发作。

本症多见于青春期女性，与月经密切相关，每值月经期或经期前后出现情绪异常变化，并呈周期性反复发作。在临床上，可分为虚、实两大类。虚证以精神抑郁为主，责在心胆虚怯与心血不足；实证以精神兴奋为主，治从心肝火旺。同时，虚证每兼气郁、痰郁、湿郁，故又需行气、解郁、化痰、除湿之品。而实证又多痰火、肝风，故又当佐以化痰、清火、息风之剂。此外，尚有气滞血瘀者，或忧郁或烦躁，每见月经不畅或痛经，需活血化瘀。

（一）辨证要点

虚证以精神抑郁为主，精神恍惚，忧郁焦虑，或恐怖惊惕，如人将捕之；实证以精神兴奋为主，激动易怒，不能自制，甚而狂躁不安。

（二）证治方药

1. 心血不足

【临床表现】经期或经行前后精神恍惚，忧郁焦虑，善悲欲哭，神情呆滞，或沉默寡言，心悸怔忡，失眠健忘，倦怠乏力。月经后期，量少、色淡。舌质淡，脉细。

【病因病机】思虑伤脾，气血不足，血不养心，心神不宁。值经行之际，气血下行而心血愈虚，故引起本证发作。

【治法】养血安神。

【方剂】养心汤（《太平惠民和剂局方》）加减。

药物：黄芪10克，茯神15克，当归10克，川芎5克，法半夏10克，党参10克，柏子仁10克，酸枣仁10克，炙远志5克，五味子5~10克，甘草10克。

方义：方用黄芪、党参补气，当归、川芎养血，柏子仁、酸枣仁、五味子安神，半夏、远志化痰。

加减：若无倦怠乏力者，去党参、黄芪；精神呆滞加石菖蒲、郁金解郁；兼痰湿者加苍术、白术燥湿；兼气郁者，加香附、柴胡理气。

【变通法】亦可用甘麦大枣汤合百合地黄汤（《金匮要略》）加减。若神气不宁、惊惕恐怖者，可用妙香散（《太平惠民和剂局方》），即茯苓、茯神、党参、桔梗、甘草、山药、远志、黄芪、木香、朱砂、麝香益心气，定心神。

2. 心胆虚怯

【临床表现】经期或经行前后，精神恍惚，表情淡漠，或喃喃自语，或沉默寡言，或恐怖惊惕，如人将捕之。脉沉弦滑，苔薄白而腻。

【病因病机】心胆虚怯，神不守舍，胆气不宁，决断无能。

【治法】养心安神，温胆化痰。

【方剂】温胆汤（《备急千金要方》）加味。

药物：法半夏10克，陈皮10克，茯神15克，竹茹10克，枳实5克，酸枣仁10克，五味子10克，党参10克，麦冬10克。

方义：用二陈汤和胃化痰，竹茹、枳实理气降逆，胃气和则胆气壮。加酸枣仁、五味子、党参、麦冬，安神养心之品，合而为补心温胆之方。

加减：痰湿重、苔白腻者，去党参、五味子、酸枣仁，加胆南星、炙远志化痰；兼气郁者，加香附、郁金理气。若兼手足颤抖，心悸恐惧合桂甘龙牡汤用，镇逆安神。

【变通法】如无虚证，仅见痰气郁结者，用顺气导痰汤（经验方），药用半夏、陈皮、茯苓、甘草、胆南星、香附、枳实、木香等，化痰理气。

3. 心肝火旺

【临床表现】经前即精神兴奋不宁，激动易怒，不能自制，甚而狂躁不安。心烦口干，面红目赤，经后即渐如常人，呈周期性发作。月经先期，量多，色红。脉弦数，舌红。

【病因病机】心主神明，肝主谋虑。阳盛热结，值经行而内动，引心肝之火而上逆，挟痰气而蒙清窍，致情况异常。

【治法】清心安神，泻肝镇逆，化痰开窍。

【方剂】生铁落饮（《医学心悟》）加减。

药物：铁落 30 克（先煎代水），天冬、麦冬各 10 克，胆南星 15 克（包），陈皮 5 克，炙远志 5 克，石菖蒲 10 克，连翘 10 克，茯神 30 克，丹参 10～15 克，玄参 10～15 克，朱砂 0.5 克（冲）。

方义：铁落、朱砂重镇安神；天冬、麦冬、玄参、丹参、连翘清心火，安心神；陈皮、胆南星、石菖蒲、茯神化痰开窍。合而为清心泻肝之剂。

加减：四肢躁动抽搐，加钩藤、白芍定痉息风；躁狂骂人打人，不避亲疏者，加礞石、大黄镇逆泻火。

【变通法】大便秘结，口苦，热盛者，用三黄泻心汤（《金匮要略》）合礞石滚痰丸（《丹溪心法附余》），即礞石、大黄、黄芩、黄连，泻心通便降痰，以釜底抽薪。症情稍定后，可用温胆汤（《备急千金要方》）合丹栀逍遥散。（《内科摘要》）

4. 气滞血瘀

【临床表现】经行前心烦易怒，躁动不安，甚则哭喊呼叫，惊恐不宁；或郁郁寡欢，神情呆滞，恹恹思睡。经来血少不畅，经色紫暗有血块，少腹痛，胸闷乳胀。舌紫暗，有瘀点（斑），脉沉涩。

【病因病机】肝气郁结，经脉不通，血瘀阻络，气血逆乱，神明失守。

【治法】行气活血。

【方剂】血府逐瘀汤（《医林改错》）加减。

药物：柴胡 10 克，枳壳 5 克，赤芍 10 克，桃仁 10 克，红花 5 克，生地 10 克，当归 10 克，牛膝 10 克，桔梗 5 克，甘草 5 克。

方义：柴胡、白芍、枳壳、甘草为四逆散疏肝理气；桃仁、红花、当归、川芎、生地、赤芍为桃红四物汤，活血化瘀。牛膝引药下行，桔梗载药上行，调气机升降。

加减：狂躁属火者，加丹皮、大黄泻火；忧郁属痰者加石菖蒲、郁金化痰。

【变通法】偏于气滞者，可用癫狂梦醒汤（《医林改错》），药用柴胡、赤芍、半夏、陈皮、大腹皮、青皮、桑白皮、紫苏子、香附、木通、甘草、桃仁。经前情志失常有瘀血表现者，宜用王清任方随寒热阴阳证候加减。可从经净时开始服用，通过几个月经周期治疗，可臻全功。

（三）医家经验

唐吉父治疗经前期紧张症经验　经前期紧张综合征可分为兴奋型和抑郁型。前者多性情急躁，易于激动；后者多性情迟缓，处事淡漠。肝肾不足，肝郁气滞，或肾阴不足，肝失涵养，或肝郁气滞，郁久生火。其病起源于肾，发展于肝，累及心脾。

（1）疏肝理气：柴胡、当归、郁金、香附各 9 克，留行子、娑罗子、蜂房、夏枯草、白芍、川楝子。用于经前乳胀。

（2）清肝解郁：柴胡、当归、川芎、香附各 9 克，玫瑰花、丹皮 6 克，黑山栀、夏枯草、白芍、八月札。用于经前心烦。

（3）涤痰宣窍：川连、制大黄各 6 克，枳实、姜半夏、远志各 9 克，钩藤、白金丸

（包煎）、夏枯草、礞石、石菖蒲、胆南星、朱茯神各12克。用于经前狂躁。

（4）健脾分运：党参、扁豆、泽泻、白术、茯苓、车前子、猪苓、夏枯草、柴胡、川芎、当归各9克。用于经前浮肿。

无故悲伤加小麦、甘草、大枣，大便干燥加当归龙荟丸，经行前后头痛加沙苑子、白蒺藜、蔓荆子、藁本。（《中国中医秘方大全》）

（四）易简效验方

1. 生龙骨、生牡蛎、丹参、夜交藤、炒酸枣仁各30克，合欢皮、香附、石菖蒲各15克，竹茹、茯苓、清半夏、郁金、炒枳壳、桃仁各12克，陈皮、生大黄各9克。用于经前神志失常，失眠心烦，兼有痰瘀者。

2. 炒桃仁、水蛭、生大黄各12克，虻虫4.5克。治疗经行发狂，瘀血重者。

3. 生地、白芍、墨旱莲、龙骨、牡蛎、磁石、炒酸枣仁各30克，女贞子21克，郁金、胆南星、黄芩、清半夏、陈皮、制香附各15克，柴胡、生甘草各9克。用于经前神志失常，肝郁痰郁。（均为姚寓晨经验方）

（五）预防护理

除药物治疗之外，平时尤需心理调摄怡养，否则很难提高疗效。

（六）评述

本病实证类于“阳狂”，虚证类于“阴癫”。若轻者属于神经症，而重者属于周期性精神病。经行情志异常，见狂躁易怒，扰乱不宁者，清心泻肝，甚而泻心通下而治；见忧虑抑郁，沉默自责者，宜养心和血，化痰解郁以治。无论虚、实，“怪病多痰”，故半夏、陈皮、茯苓、远志均可应用。兼气郁者柴胡、香附，血滞者白芍、川芎，湿滞者苍术、白术，法宗朱丹溪“六郁”论治。又《金匮要略》脏躁、百合病之治，用甘草健脾，小麦和肝，大枣养心，百合补肺，生地益肾，药虽平和轻灵，却寓五脏气血之调，可资师法。

第十五章 妊娠及产后

西医把妊娠满28周起，至婴儿初生满7天止的一段时间，称为围生期。中医强调养心神、节饮食、谨寒温、戒房事、慎起居、审药治，要求重视围生期保健。中医妇科有经、带、胎、产四大证治，与妊娠（胎）及产育（产）病症有关，故本门包括妊娠期症状和产后症状两大类。

第一节 妊 娠

女子在发育成熟后，月经来潮，就有了受孕生殖能力。孕产的器官是胞宫，而受孕则在于肾和冲任二脉功能正常。冲为血海，任主胞胎，冲任通盛则女子月经以时下；肾气盛，天癸至，在男子则精气溢泻。此时两精结合，就能构成胎孕。

受孕以后，月经停止来潮，此时脏腑经络的气血皆下注于冲任以养胎。故血常不足，而气就相对有余，从而形成妊娠期阴血偏虚、阳气易盛的特点。

受孕期间，首先要供给胎儿血液营养，因而形成阴血的偏虚。其次是胎儿逐渐增大，影响气机的升降，又易形成气滞痰郁等疾患。此外亦有因脾胃衰弱，生化之源不足；或肾气亏损而胎元不固者。故妊娠病症的治则是治病与安胎并举，治法以补肾培脾为主，补肾为固胎之本，培脾乃益血之源，本固血充，则胎自安。

一、妊娠恶阻

孕妇在妊娠6周左右出现食欲减退，偏嗜食物，头晕乏力，轻度恶心呕吐等现象，称为早孕反应，一般在妊娠12周左右即自然消失，对生活、工作影响不大。但是，有少数人早孕反应严重，头晕，厌食，呈持续性或剧烈呕吐，甚至不能进食、进水，食入即吐，则称为妊娠恶阻。相当于西医所谓的妊娠剧吐。本症的发生，主要是冲脉之气上逆，胃失和降所致。常见有脾胃虚弱与肝胃不和两类，亦可有胃阴不足者。

（一）辨证要点

妊娠初期，呕吐清水或饮食物，脘腹坠胀为脾胃虚弱；呕吐酸苦水，胸闷胁痛为肝胃不和；呕吐剧烈，甚而食入即吐为胃阴不足。

（二）证治方药

1. 肝胃不和

【临床表现】妊娠初期，呕吐酸水或黄水，口苦咽干，胸闷胁痛，脘痞纳呆，嗳气叹息，心烦。舌淡红，苔微黄，脉弦滑。

【病因病机】肝气犯胃，胃气不和而上逆，致生妊娠呕吐。

【治法】理气降逆，疏肝和胃。

【方剂】苏叶黄连汤（《温热经纬》）合新加橘皮竹茹汤（《温病条辨》）。

药物：紫苏叶10克，黄连6克，竹茹10～15克，陈皮6克，甘草3克，生姜2片。

方义：紫苏叶理气止呕，黄连降逆清热，竹茹、陈皮、甘草和胃止呕。

加减：胃热口苦咽干者，加芦根生津；呕吐酸苦者，加旋覆花、法半夏降逆止呕。

【变通法】可用旋覆代赭汤（《伤寒论》）去人参、大枣，加枇杷叶、紫苏叶、黄芩、白术，降逆和胃安胎。

2. 脾胃虚弱

【临床表现】妊娠初期，呕吐清水或饮食物，脘腹坠胀，食欲减退，甚而厌食。口淡无味，神疲乏力，嗜卧思睡，大便溏薄。舌淡苔白，脉缓、滑。

【病因病机】脾气不足，胃气不和，升降失司而成妊娠呕吐。

【治法】健脾和胃，降逆止呕。

【方剂】六君子汤（《医学正传》）加减。

药物：法半夏 10 克，陈皮 5 克，党参 10 克，茯苓 15 克，白术 10 克，甘草 5 克，生姜 2 片，大枣 5 枚。

方义：半夏、生姜和胃止呕，陈皮理气，党参、白术、茯苓、大枣、甘草健脾。

加减：兼见胃热，加芦根、竹茹和胃止呕。若见胃阴虚者用西洋参养胃，去党参。呕吐甚者，加旋覆花、柿蒂降逆。

【变通法】可用旋覆代赭汤（《伤寒论》）加减。

3. 胃阴不足

【临床表现】妊娠初期，恶心，呕吐剧烈，厌食，甚而食入即吐。口干唇燥，胸中烦热。舌红少苔，脉细滑数。

【病因病机】素体阴虚，或呕吐气逆，伤及胃阴，胃阴不足，胃热内生。

【治法】养胃阴，和胃气。

【方剂】麦门冬汤（《金匮要略》）合橘皮竹茹汤（《济生方》）。

药物：陈皮 10 克，竹茹 10～15 克，茯苓 15 克，麦冬 15 克，法半夏 10 克，北沙参 10～15 克，党参 10 克，枇杷叶 10 克（去毛、包），甘草 3 克，生姜 2 片，大枣 5 枚。

方义：沙参、麦冬养胃阴，陈皮、竹茹、半夏、生姜和胃止呕，党参、茯苓、甘草、大枣健脾益气，枇杷叶降逆清热。

加减：厌食、食不知味者，加乌梅、石斛酸甘养阴；呕吐甚者，加旋覆花、代赭石降逆止呕；胃热者加芦根和胃生津。

【变通法】如频频作呕，水汁难进，形体消瘦，疲乏无力，眼眶下陷，唇干口燥，舌红，脉细数，为气阴两伤者。上方合生脉散（《内外伤辨惑论》）、沙参麦冬汤（《温病条辨》），益气养阴增液。

（三）医家经验

1. 何少淮经验

处方：煅石决明 10 克，桑叶、炒白芍、淡黄芩各 9 克，炒白术 6 克，绿萼梅、砂仁（后下、打）、紫苏梗、陈皮各 5 克，当归身 10 克。适于肝胃不和者。（《妇科名医证治精华》）

2. 唐吉父经验

处方：藿香叶、紫苏梗、姜半夏、大腹皮、新会陈皮各 6 克，白茯苓 9 克，伏龙肝 12 克，白蔻仁 2 克，左金丸 3 克（包），建兰叶 3 片。适于痰湿内留，妊娠剧吐，倦怠嗜卧，渴不引饮，尿少便溏，口甜、苔白腻者。（《中国中医秘方大全》）

（四）易简效验方

1. 伏龙肝60克，先煎取上清液，放入童子鸡1只、生姜60克（带皮、切片），每日1剂，慢火炖汤，徐徐服之。

2. 白扁豆、刀豆壳、绿豆各10克，每日1剂，水煎加大青盐1粒，姜汁2滴，少量徐服。

3. 生半夏、旋覆花（包）各10克，代赭石15克，决明子12克，陈皮、生姜各6克，每日1剂，水煎服。

（五）外治法

处方：鲜芫荽1把，紫苏叶、藿香各3克，陈皮、砂仁各6克。

用法：取上药蒸沸后，倾入大壶内，将壶口对准患者鼻孔，令吸其气。单用芫荽亦效。

（六）预防护理

要向患者解释妊娠正常反应，以消除其紧张情绪。注意饮食清淡，避免生冷、厚腻，避免异味刺激。保持大便通畅。在用药有效后要中病即止。对重症患者，如出现严重脱水、酸中毒等症状时，应及时采取相应措施。

（七）评述

妊娠恶阻用中医、中药、针灸治疗有较迅速的止呕效果，对孕妇无副作用，对胎儿发育生长亦无不良影响。对孕妇用药一般宜平和，注意用黄芩、白术、砂仁、扁豆等安胎药物。芦根一味，清热生津而不伤胃气，对有热而呕恶者尤宜。对于本症患者，要重视煎服法，可浓煎取汁，每隔10～15分钟呷饮一口，缓缓咽下，不宜一饮而尽。

二、妊娠心烦

本症是指孕妇心惊胆怯，烦闷不安，郁忧不乐而言。《诸病源候论》称为子烦。本症的发生，主要是心火偏旺，心神不安。在临床上，可分为阴虚、痰火、肝郁三证。用药各有不同，阴虚者治以养阴清热，痰火者治以清热化痰，肝气郁结者则治以疏肝清热。

（一）辨证要点

阴虚者烦而不满；痰火者胸闷脘痞，时有呕恶；肝郁者胁胀而善叹息。

（二）证治方药

1. 阴虚

【临床表现】妊娠心烦易怒，坐卧不安，失眠心悸，五心烦热，烘热汗出，小便黄，大便干，口干舌燥。舌红，苔薄黄或无苔，脉细滑数。

【病因病机】阴虚内热，心火偏旺，心神不安而致孕期烦热之症。

【治法】养阴清热；安神除烦。

【方剂】人参麦冬散（《妇人秘科》）加减。

药物：党参10克，麦冬10～15克，茯神15克，黄芩10～15克，知母10克，生地10～15克，竹茹10克，甘草6克。

方义：生地、麦冬养阴，知母、黄芩清热，党参益气，茯神安神，竹茹、甘草和胃除烦。

加减：小便黄，去竹茹，加竹叶清利；大便干者，加玄参润肠；烘热汗出者，加淮小麦、浮小麦、白薇、五味子敛阴止汗。

【变通法】仅心烦、口苦、尿黄，脉微数者，可用百合地黄汤（《金匮要略》）加黄芩清心养阴；若有神志不安诸症，忧郁不乐，烦乱惊恐，再加甘麦大枣汤（同上）养脏安神。

2. 痰火

【临床表现】孕妇心烦不宁，惊悸胆怯，胸闷脘痞，头重身困，或有眩晕，时有恶心呕吐痰涎，口黏厌食。舌红，苔黄，脉滑数。

【病因病机】痰火上扰，心神不安，胆怯惊悸，心烦胸闷。

【治法】化痰清热，安神除烦。

【方剂】温胆汤（《备急千金要方》）去生姜，加黄芩、黄连。

药物：法半夏10克，陈皮6～10克，茯神15克，甘草6克，竹茹10～15克，枳壳3～6克，黄芩10～15克，黄连3～6克。

方义：半夏、陈皮化痰，黄芩、黄连清热，茯神安神，竹茹、甘草和胃除烦，枳壳理气。

加减：兼心阴虚者，加麦冬、五味子养心阴。心烦失眠，懊侬不安者，加炒山栀清热除烦。

【变通法】可用竹沥汤（《备急千金要方》），药用竹沥、麦冬、黄芩、茯苓、防风。

3. 肝郁

【临床表现】妊娠数月，心烦不安，情志抑郁不乐，两胁胀痛，口苦咽干，胸闷善叹息。舌红，苔薄白或薄黄，脉弦滑数。

【病因病机】肝气郁结，久而化热，上扰心神所致。

【治法】疏肝解郁，佐清热除烦。

【方剂】逍遥散（《太平惠民和剂局方》）去生姜、当归，加黄芩、山栀。

药物：柴胡10克，白芍10克，茯神15克，白术10～15克，黄芩15克，山栀3～6克，薄荷3克（后下），甘草6克。

方义：柴胡、白芍疏肝解郁，茯神、白术健脾安神，山栀、黄芩清热；薄荷芳香开郁，甘草和中。

加减：胸闷胁痛甚者，加香附、旋覆花理气。

【变通法】有气、血、痰、火、食、湿六郁之证者，可用越鞠丸（《丹溪心法》）加减，药用苍术、半夏、香附、山栀、神曲、连翘、陈皮等，解郁理气，清热化痰。

（三）预防护理

调节生活，饮食有节，少忧虑，戒恼怒，劳逸结合。

（四）评述

妊娠期女性见心烦、忧郁、胆怯、惊悸等精神症状，统称子烦。一般以心肝火旺，心阴不足为主。故用药以黄芩、知母、山栀、黄连清热泻火，麦冬、生地、玄参养阴生津，其中尤需注意和胃健脾、养心安神之剂，如竹茹、茯神、陈皮、白术等，总以轻剂、和剂为要。避免损伤胎气。

三、妊娠浮肿

妊娠浮肿，是指妊娠三四月始，发生头面、下肢浮肿，甚则遍及全身的症状。又称子气、子肿、妊娠肿满、妊娠水肿等。《医宗金鉴·妇科心法要诀》对子气、子肿、子满、皱脚、脆脚之程度轻重及性质，有明确区分（见评述）。

应该指出，如在妊娠七、八月以内，只有脚部浮肿，无其他不适，这是妊娠后期正常的生理反应，不必治疗，产后自消，必须和本症相区别。

（一）辨证要点

1. 水肿与气肿 由脾虚所致者，皮薄色白而光亮，按之凹陷，即时不易恢复，为水肿（子肿）。由气滞所致者，皮色不变，按之即起，为气肿（子气）。

2. 本症与胎水肿满 同为妊娠期发生的肿胀。但本症以肢体肿胀为显著，胎水肿满以腹大异常、喘满不安症状突出。按西医学区分，子肿当属妊娠高血压综合征的一个表现，而胎水肿满相当于羊水过多。

（二）证治方药

1. 脾虚湿盛

【临床表现】妊娠三四月始，下肢浮肿，渐及四肢、面目皆肿，局部皮色光亮而薄。按之凹陷，不能随按随起。伴倦怠乏力，胸闷气短，口淡无味，食欲减退，四肢不温，大便溏薄。舌淡，边有齿痕，苔白润，脉缓、滑无力。

【病因病机】脾气虚弱，失于健运，水湿内停，留于肢体面目而为水肿。

【治法】健脾益气，利水消肿。

【方剂】以肿胀为甚者，用全生白术散（《全生指迷方》）。

药物：生白术 30 克，茯苓皮 30 克，大腹皮 10 ~ 15 克，陈皮 10 克，生姜（连皮）10 克。

方义：白术、茯苓皮健脾渗湿利水，生姜连皮温中理气，大腹皮宽中行水，陈皮调气和胃。

加减：小便不利者，加桂枝通阳，兼阳虚者再加肉桂温阳；大便溏薄者，加扁豆、薏苡仁健脾；兼见呕吐者，加半夏、竹茹和胃；气短乏力、倦怠甚者，加黄芪、党参益气。

【变通法】以脾气虚弱为主者，用六君子汤（《医学正传》）加减；如脾虚而见下肢肿甚者，用补中益气汤（《脾胃论》）加减。两方均可合五苓散（《伤寒论》）以通阳利水。

2. 脾肾阳虚

【临床表现】妊娠数月，水肿不消，阴唇及下肢浮肿，甚及面目、四肢、全身水肿，皮色光亮，按之凹陷不起。伴面色晦暗，苍白，畏寒肢冷，心悸气短，甚则喘促气逆，腹胀便溏，小便不利。舌质淡胖，苔白润，脉沉迟。

【病因病机】脾阳不振，肾阳虚衰，气化不利，水气上逆而为水肿。

【治法】温阳健脾，益肾行水。

【方剂】真武汤（《伤寒论》）加减。

药物：淡附子 6 ~ 10 克（先煎），生姜（连皮）10 克，茯苓 30 克，白术 30 克，白芍 10 ~ 15 克，桂枝 10 ~ 15 克，泽泻 10 ~ 15 克。

方义：附子、桂枝温阳散寒，白术、茯苓健脾渗湿利水，生姜温中散寒，附子、白芍同用能引阳药入阴。茯苓、白术、泽泻、桂枝三药同用，则利水消肿作用更佳。

加减：若嫌附子辛温大毒，有碍胎气者，可用桂枝代之通阳，或再加肉桂温阳。如肢冷厥逆者，必用附子。兼气虚者，加生黄芪益气。

【变通法】可用金匮肾气丸（《金匮要略》）合防己黄芪汤（同上）加减。

3. 气滞湿阻

【临床表现】妊娠三四月后，下肢肿胀，多自足起渐及于腿，肿胀处皮色不变，随按随起。伴胸闷胁胀，头晕胀痛，心烦易怒，身体困重。舌暗红，苔白腻，脉弦滑。

【病因病机】妊娠三四月，胎体长大，有碍气机升降，复因肝气郁结，气滞不散，浊阴不降而为气肿。

【治法】理气行滞化湿。

【方剂】天仙藤散（《妇人大全良方》）加减。

药物：天仙藤 15 克，香附 10 ~ 12 克，陈皮 10 克，乌药 6 ~ 10 克，紫苏叶 10 ~ 15 克，生姜（连皮）10 克，木瓜 10 克，甘草 3 ~ 6 克。

方义：天仙藤、木瓜化湿消肿，香附、乌药、紫苏叶理气散寒，生姜、陈皮温中理气，甘草调中。

加减：腿脚肿甚者，加防己、白术、泽泻、茯苓理水。

【变通法】如见小便不利而肿者，本方可合五苓散（《伤寒论》）或防己茯苓汤（《金匮要略》）用。

（三）医家经验

1. 徐敏华经验

（1）子气：以足胫肿胀为主，由气遏水道、湿气下聚为患，当先以顺气化湿，后辅以养血健脾。

1）天仙藤 15 克，炒香附 12 克，陈皮 9 克，紫苏、甘草各 6 克，共研细末，每服 9 克，用木瓜或生姜皮煎汤调服，空腹日服 2 次。

2）紫苏、党参、当归各 10 克，川芎 9 克，陈皮、炙甘草各 6 克，白芍 15 克，水煎服。

（2）子肿：以血虚脾弱、水湿流溢为患，故治以行水退肿，健脾养血。

1）白术、茯苓皮各15克，桑白皮、大腹皮、生姜皮、陈皮各9克，木香6克，共研细末，每服6克，米汤送服，日2次。

2）当归、川芎、白芍、茯苓、白术各20克，共研细末，每服6克，日2次。（《中国中医秘方大全》）

2. 王鼎三经验

（1）子气：天仙藤15克，香附、鸡血藤各6克，木瓜、当归、泽泻各12克，甘草4~5克。

（2）子肿

1）脾虚用党参、车前子、泽泻各9克，白术、带皮茯苓各12克，大腹皮、陈皮、生姜皮各6克。

2）肾虚者用桂枝、巴戟天各6克，薏苡仁9克，白术、带皮茯苓各12克，生姜5克，甘草4~5克。

（3）子满：白术12克，茯苓15克，泽泻、猪苓、大腹皮、枳壳、木瓜各9克，陈皮、紫苏梗、当归、木香、川芎各6克。（中医杂志，1983，3：175~177）

（四）易简效验方

1. 鲤鱼1条，去掉鳞及内脏，加生姜（连皮）30克，同煮熟取汁，食前空腹时服。

2. 冬瓜皮、西瓜皮、芦根、白茅根各30克，每日1剂，水煎服。

3. 白扁豆、薏苡仁、赤小豆、绿豆各15~30克，每日1剂，水煎服。

（五）预防护理

定期检测孕妇血压、脉搏等。保持精神愉快，低盐饮食，注意休息。

（六）评述

1. 子肿、子气、子满　《医宗金鉴·妇科心法要决》云："头面遍身浮肿、小水短少者，属水气为病，故名曰子肿。自膝至足肿，小水长者，属湿气为病，故名曰子气。遍身俱肿，腹胀而喘，在六七个月时者，名曰子满。但脚肿而肤厚者属湿，名曰皱脚；皮薄者属水，名曰脆脚。大凡水之为病多喘促，气之为病多胀满。喘促属肺，胀满属脾。"对子肿、子气、子满、皱脚、脆脚之名称的不同，及其相关的临床表现、病理机转，有明确表述，可资临证参考。

2. 妊娠高血压综合征　妊娠水肿可以是妊娠高血压综合征的一种表现。近期研究表明，妊娠高血压综合征的发生，与孕妇体内的前列环素（PGI_2）和血栓素（TXA_2）的合成、调节、平衡失调有关。正常妊娠时两者处于平衡状态，若两者平衡失调（尤以TXA_2升高）则易发生妊娠高血压。因而妊娠水肿，可能是肾脏小血管痉挛引起的病理改变，同时常伴有血液流变学指标与红血球压积等的改变。因此，可在利水消肿方内，适当加用活血化瘀之品。

3. 对于利水消肿药物的选择　认为猪苓、泽泻、车前子之类有损伤肾气，妨碍胎气的副作用，故当慎用。主张重用白术，车前子以车前草代替，如此可利水而不伤阴，消肿而不动胎，以策安全。

四、妊娠眩晕、痉厥

妊娠后期出现头晕、头痛、目眩，胸闷不安，恶心、呕吐甚则视物模糊的症状，称为妊娠眩晕，又称子眩、子晕。常伴有肢体浮肿。轻者有类今之妊娠高血压综合征，重者相当于先兆子痫。本症的发生，主要由孕妇肾阴素虚，妊娠后期阴血养胎，而肝肾阴血更虚，阴虚阳亢，上扰清窍而为妊娠眩晕。若不及时合理治疗，可很快发展为子痫。至于平素眩晕或因妊娠恶阻而眩晕，与其不同，不在此例。

妊娠后期（六七月后），或分娩时及其前后，出现突然神志丧失，颈项强直，牙关紧闭，四肢抽搐，角弓反张，反复发作者，则称为子痫。严重者，发作频繁，甚至昏迷不醒，可以导致孕妇和胎儿死亡。《杏轩医案》："子痫疾作之由，因子在母腹，阴虚火炽，经脉空疏，精不养神，柔不养筋，而如厥如痫，神魂失守，手足抽掣。"说明本症因"阴虚失纳、孤阳逆上"（《沈氏女科辑要》）而致。

妊娠后期的眩晕与痉厥在症情程度上虽有不同，但在病理机转与病变过程上，有十分密切的关系，故并列于此予以论述介绍。

（一）辨证要点

妊娠五六月后，头晕目眩，腰酸腿软，为阴虚火旺之子晕轻证。头痛耳鸣，恶心呕吐，视物不清为肝阳上亢之子晕重证。妊娠后期或分娩时突然昏迷，不省人事，颈项强直，四肢抽搐，为肝风内动、痰火上逆之子痫。

（二）证治方药

1. 阴虚火旺

【临床表现】妊娠五六月后，头晕目眩，耳鸣，口苦心烦，心悸失眠，腰酸腿软，或时有面色潮红，大便干燥。舌红少苔或无苔，脉弦滑数或弦细数。

【病因病机】妊娠阴血养胎，阴血亏虚，心肝火旺，上扰清窍，致成眩晕。

【治法】滋肾平肝，清热降火。

【方剂】杞菊地黄汤（《医级》）加减。

药物：枸杞子10克，菊花10～15克，生地黄15克，山萸肉10克，丹皮10克，泽泻10～15克，茯苓15～30克。

方义：枸杞子、生地、山萸肉滋养肝肾，丹皮、菊花平肝清热，茯苓、泽泻利水渗湿。

加减：兼见浮肿者，加白术、车前草利水消肿；头晕、目眩、耳鸣甚者，加墨旱莲、女贞子养血；心烦口苦者，加桑叶、黄芩清肝；肝阳上亢者，加生石决明、珍珠母、钩藤平肝息风；恶心呕吐者，加淡竹茹、陈皮和胃。

【变通法】亦可用一贯煎（《柳州医话》）加钩藤、石决明、黄芩等。或用大补阴丸（《丹溪心法》）加减。

2. 肝阳上亢

【临床表现】头晕目眩，头部胀痛，耳鸣，心烦易怒，口苦口干，或有恶心呕吐，视物不清，面色潮红，手足心热。舌红无苔，脉弦数或弦细数。

【病因病机】肝肾阴虚，肝阳上亢，气血逆乱，上冲清窍。

【治法】平肝潜阳，佐以育阴息风。

【方剂】羚角钩藤汤（《重订通俗伤寒论》）加减。

药物：羚羊角粉0.3克（另吞，或冲服），钩藤15克（后下），生地15克，桑叶10克，菊花10克，白芍10克，茯苓15克，竹茹10克，甘草3克。

方义：羚羊角、钩藤平肝潜阳息风，生地、白芍滋养阴血，桑叶、菊花清泄肝热，茯苓、竹茹、甘草和胃调中。

加减：兼见面目肢体浮肿明显者，加白术、车前草利水消肿；高血压者，再加生石决明、龟甲、天麻平肝息风潜阳；恶心呕吐者，加法半夏、陈皮和胃。如无羚羊角粉，可用山羊角30克代之。

【变通法】症情重者，可用镇肝熄风汤（《医学衷中参西录》）；待症情稳定时，用天麻钩藤饮（《杂病证治新义》）合当归芍药散（《金匮要略》）加减。本症亦可用钱祖淇（上海南市区妇幼保健院）经验方（见下文）即四物汤养血，羚羊角（山羊角）、钩藤息风潜阳，白僵蛹、地龙化痰通络。

3. 肝风内动，痰火上逆

【临床表现】妊娠后期或分娩时、临产前，突然昏迷，不省人事，颈项强直，四肢抽搐，角弓反张，牙关紧闭，须臾清醒，时而发作。未发作时，面目肢体浮肿，恶心呕吐头晕头痛，目眩，甚则视力模糊，肢体麻木。舌红绛，脉弦滑数。

【病因病机】阴虚阳亢，风阳夹痰火上逆，上扰清窍。肝风内动而抽搐，痰火蒙蔽则神志昏迷。

【治法】息风定痉，开窍醒神，清热豁痰。

【方剂】羚角钩藤汤合撮风散（《幼科心法》）；开窍醒神用安宫牛黄丸（《温病条辨》）等。

药物：

（1）羚羊角粉0.3克，全蝎3克，蜈蚣5克，琥珀粉3克　研末冲入竹沥水，分服。

（2）山羊角30克（镑，先煎），钩藤30克（后下），龙胆草6～10克，生地30克，赤芍、白芍各15克，僵蚕10克，地龙10克，连翘10克，石菖蒲各10克，水煎服。昏迷口噤时，可鼻饲服。

（3）安宫牛黄丸1粒，研末服。三方同用。

方义：羚羊角、山羊角、钩藤平肝潜阳，全蝎、蜈蚣、地龙、僵蚕息风定痉，龙胆草、连翘、生地、赤芍、白芍凉血清肝，竹沥、石菖蒲、琥珀开窍豁痰。安宫牛黄丸开窍醒神。

【变通法】舌质紫暗，有瘀血表现者，可用桃红四物汤（《医宗金鉴》）合羚角钩藤汤，化瘀息风。

（三）医家经验

1. 哈荔田经验　子痫的治疗大法，首应着重养血息风、滋阴潜阳，可用钩藤散（《妇人大全良方》）为基本方，同时依据兼夹因素，分别参以清热解痉、豁痰开窍、渗湿利尿、辛散风邪等不同治法。并宜酌加活血化瘀通络之品，以调畅血行，舒缓筋脉，导血下行，调养冲任。如此不仅能达到“治风先治血，血行风自灭”，缓解子痫诸症；且能佐助镇肝息风之品，而有补阴益血、滋养胎儿之功。

子痫病人应用活血化瘀药物，通常应掌握以下指征。如素性多郁，既往月经不畅，经期腹痛，下血夹块等；发病后见有唇青、舌紫，有瘀斑瘀点，浮肿伴有红丝赤缕，以及腹痛、肢体疼痛，心悸烦热、口渴不欲饮，产后恶露不下、不畅等。常用药物有丹参、琥珀、赤芍、刘寄奴、乳香、没药、苏木、茜草、桃仁、红花，而配以火麻仁、郁李仁、芝麻、桑椹等滋阴通便，效果尤佳。

如上述瘀血指征不明显，可酌用当归、泽兰之类养血和血，一般不会出现不良反应。先用熊胆（蛇胆、鸡胆亦可）0.6 克，琥珀粉 1.5 克，冲入竹沥水即服，清热解痉化痰。后用方有钩藤、黄芩、黄连、当归、白芍、桃仁、红花、刘寄奴、僵蚕、地龙、贝齿、麦冬等。待症情稳定后，继用育阴清热、养血活血、舒筋润燥之剂。（中医杂志，1982，4：259～261）

2. 钱祖淇经验　对中、重度妊娠高血压综合征，肝肾阴虚夹有瘀血阻滞者，药用养血柔肝、行气活血、息风定痉。处方为山羊角、钩藤、生地、白芍各 30 克，白僵蛹、地龙各 20 克，当归 10 克，川芎 9 克。浮肿加防己 12 克，白术、天仙藤各 30 克，蛋白尿加鹿衔草、益母草、米仁根、山药各 30 克。中度以上妊娠高血压综合征，服解痉散（羚羊角 0.3 克，全蝎 1.5 克，琥珀粉 4.5 克，研末，分 3 次服）。降压作用显著，能使中、重度患者向轻度转变，预防子痫发生，且能降低产后高血压的发生，对异常血液流变学指标变化，双向调节。（《中国中医秘方大全》）

（四）预防护理

及时有效治疗子肿和子晕，是预防子痫的重要保证。故应提高产前检查质量，一旦发现早期征象，应及时治疗。子痫患者要住院并由专人护理，以防意外。

（五）评述

1. 妊娠水肿（子肿）、眩晕（子晕）和痉厥（子痫）　这三种病症之间存在着内在的病理关系。如脾虚湿盛，溢泛为肿；继则土湿木郁，肝郁化火，灼伤阴血，阴虚阳亢而生眩晕；进而阳亢风动，上扰清窍，而致头痛、呕吐、昏迷、抽搐等危重症情。

2. 妊娠高血压综合征的病情程度　西医学将妊娠 20 周以后出现的水肿、高血压及蛋白尿等一系列症状，称为妊娠高血压综合征。轻度者，较基础血压升高，相隔 4 小时有 2 次血压达 130/90mmHg 以上，可伴轻度蛋白尿，或不同程度的水肿。中度者，血压 >140/100mmHg，<160/110mmHg，伴尿蛋白阳性、水肿，轻度自觉症状（如头晕等）。重度者，血压 >160/110mmHg，尿蛋白（++），水肿、头痛、眩晕、恶心等，称为先兆子痫。若在先兆子痫基础上，有抽搐、昏迷等症状，则为子痫。

3. 妊娠高血压综合征的基本病理变化 由全身性动脉痉挛而导致脑、心、肝、肾、胎盘的缺血和组织缺氧，从而产生相应的临床表现。随着妊娠高血压综合征病情的变化，其凝血功能也可相应出现不同的变化，甚至可导致弥散性血管内凝血。近期研究证明，孕妇体内前列环素（PGI_2）和血栓素（TXA_2）的合成、调节、平衡失调（TXA_2升高与其有关），是小血管痉挛、血管内凝血和微血栓形成的主要病理基础。

中西医结合临床研究表明，对妊娠高血压综合征、先兆子痫，可采用活血化瘀治法，同时进行利水消肿、滋阴潜阳、平肝息风、定痉开窍等，以消除病因，恢复机体阴阳平衡，对妊娠高血压综合征各阶段症状、体征、检测指标变化的改善有十分重要的影响。

五、妊娠胸腹胀满

妊娠胸腹胀满，是指孕妇胸腹部胀满疼痛的症状。《太平圣惠方》称为妊娠心腹胀痛，《妇人大全良方》称为子悬。亦有称为“胎气上逼”（《景岳全书》）、“子上撞心”（《沈氏女科辑要》）。《中医妇科学讲义》（1964 年版）则称为“胎气上逆”。本症之发生，主要是胎气上逆，多见气郁、火旺，故宜治以解郁、养血、理气、和胃之品，而佐以清热药物。

（一）辨证要点

1. 辨兼证 平素抑郁，善叹息，有咽部异物感为气郁；见心烦口渴，尿黄便干为火旺。

2. 本症与胎水肿满 均有胸闷、上腹胀满伴喘促气急之症，但胎水肿满以胎水过多，水湿泛滥，上逼心胸为患，故常伴面目肢体浮肿，与本症有别。

（二）证治方药

1. 气郁血虚，肝脾不调

【临床表现】孕妇胸闷胁痛，脘痞纳呆，心烦易怒，甚则呼吸不利。有气阻闷塞感，平素抑郁，善叹息，可有咽部异物感等。舌淡红，舌苔薄白或薄黄，脉弦滑。

【病因病机】患者平素心情忧郁内向，肝气郁结，或脾虚肝旺，易心烦胁胀者，孕后阴血养胎，血更甚而气逆于上，而致本症。

【治法】解郁疏肝，和血健脾。

【方剂】解郁汤（《傅青主女科》）加减。

药物：党参 10 克，白术 15 克，茯苓 10 克，当归 10 克，白芍 10～15 克，炒枳壳 3 克，砂仁 3 克（打，后下），薄荷 5 克（后下），山栀 5 克。

方义：枳壳、砂仁理气解郁，当归、白芍和血止痛，白术、茯苓、党参健脾益气，薄荷、山栀泄肝清火。

加减：心烦易怒者，加黄芩清热；有胸闷阻塞感者，加绿萼梅、厚朴花解郁；胁痛甚者，加香附、苏叶理气；兼脘痞呕恶者，加旋覆花、竹茹、陈皮、苏叶和胃降逆。或去山栀、茯苓，加黄芩亦可。

【变通法】胁痛、胸闷、呕恶、脘痞，苔白腻，以气郁痰湿为主者，可用香附旋覆花汤（《温病条辨》）加减，即香附、旋覆花、苏叶、陈皮、半夏、茯苓、甘草，酌加黄芩、白术。或用逍遥散（《太平惠民和剂局方》）酌加黄芩、砂仁。

2. 胃气上逆，兼夹火热

【临床表现】孕妇胸闷脘痞，上腹胀痛，呼吸短促，喘急不安，心烦口渴，或有恶心呕吐，小便黄，大便干。舌质红，苔薄黄，脉滑数。

【病因病机】胃气不和，气机上逆，兼夹内热郁火，致成本症。

【治法】降逆和胃，解郁泄火。

【方剂】紫苏饮（《妇人大全良方》）加减。

药物：紫苏梗10克，紫苏叶10克，陈皮5～10克，大腹皮10克，当归5～10克，白芍10克，川芎3克，生姜3片，黄芩10克，竹茹10克。

方义：紫苏梗、陈皮宽胸和胃理气，紫苏叶、生姜降逆止呕，大腹皮理气止痛，当归、川芎、白芍和血止痛而安胎，黄芩、竹茹泄火清热。

加减：食积者加神曲、山楂消食化积，气虚者加党参、白术益气健脾，胸闷脘痞甚者加香附、枳壳理气。

【变通法】或用旋覆代赭汤（《伤寒论》）去人参、大枣、代赭石，加黄芩、白术、砂仁、香附，即沈尧封治子悬法。

（三）预防护理

注意饮食，适当活动，调畅情志。

（四）评述

《张氏医通·妇人门》："大抵胎气逆上皆属火旺，急用芩、术、香附之类，不可服大寒之药，反成他变。"是妊娠用药的要领。待心腹胁胀缓解后，再用养血安胎之法。如阿胶养血汤（《中医妇科治疗学》），药用阿胶、地黄、麦冬、沙参、桑寄生、女贞子、墨旱莲。

又《沈氏女科辑要·子悬》："怀孕九月，偶因劳动，遂觉腰痛，胎渐至胸中，气塞不通，忽然狂叫咬人，数人挟持不住，病名子上撞心，即子悬之最重者。用旋覆代赭汤去参、枣。"可资参考。

再者，本症与妊娠小腹痛不同。后者为胎动不安之渐，有引起流产之虞，当予区别。上述两证均用当归、白芍以养血安胎，肝郁气逆以白术、茯苓健脾，胃气上逆用紫苏梗、紫苏、陈皮和胃，均为妊娠期用药之常用者，而据证有所选择。《金匮要略·妇人妊娠病脉证并治》："妇人妊娠，宜常服当归散。……妊娠常服即易产，胎无疾苦，产后百病悉主之。"药用当归、白芍、川芎、黄芩、白术，是为妊娠诸症治法大要。

六、胎水肿满

胎水肿满，是指妊娠五六月以后，胎水（羊水）过多，腹围增大，超过妊娠月份，胸膈胀满，喘息气促等症状而言。本症又称子满（《诸病源候论》）、胎水（《济阴纲目》），与面目、肢体浮肿的妊娠浮肿不同，需予鉴别。

本症的发生原因，主要是脾虚、肾亏，气化不利，水道不通而致。胎水过多，可使妊娠难以继续，且易造成胎儿畸形或死胎，故需及早治疗。

（一）辨证要点

手足面目浮肿，按之没指，大便溏薄为脾气虚弱。遍身俱肿，面色晦暗，心悸气促，不能平卧，四肢不温，腰腹冷痛为脾肾阳虚。

（二）证治方药

1. 脾气虚弱

【临床表现】妊娠五六月后，胎水过多，腹围迅速增大，与妊娠月份不符，手足面目浮肿，按之没指，小便少，甚则胸闷喘急，不能平卧，食欲不振，大便溏薄。舌质淡，苔白润，脉沉细或缓滑无力。

【病因病机】脾虚失于健运，水湿内停，致成胎水过多。

【治法】健脾益气，利水保胎。

【方剂】全生白术散（《全生指迷汤》）加减。

药物：生白术15克，茯苓皮15克，大腹皮10~15克，陈皮6~10克，生姜皮6克。

方义：白术、茯苓健脾渗湿，大腹皮、陈皮理气行水，生姜皮温中散寒。

加减：肿甚者加冬瓜皮、生黄芪益气利水，下肢肿者加防己利水消肿，喘甚者加葶苈子平喘，腹胀者加枳壳、紫苏梗理气。

【变通法】胎水过多，胸闷喘急者，本方可合五皮饮（《华氏中藏经》），小便不利者则合五苓散（《伤寒论》）用，均为利水消肿而降逆之剂。

2. 脾肾阳虚

【临床表现】妊娠五六月后，胎水过多，腹围迅速增大，与妊娠月份不符，遍身俱肿。面色晦暗或苍黄，心悸气促，不能平卧，形寒怯冷，四肢不温，腰腹冷痛，大便溏，小便不利。舌质淡胖，边有齿印，苔白滑或白腻，脉沉弦或沉细。

【病因病机】脾阳不振，肾阳虚亏，膀胱气化不利，水湿泛滥。

【治法】温阳利水，健脾补肾。

【方剂】实脾饮（《济生方》）加减

药物：苍术10克，白术15~30克，干姜3~6克，大腹皮15克，茯苓皮15克，木瓜10克，枳壳6克，紫苏梗10克，金匮肾气丸10克（另吞）。

方义：用苍术、白术、茯苓、干姜温脾利水，大腹皮、枳壳、紫苏梗、木瓜理气除湿，金匮肾气丸温肾助阳、化气行水。

加减：形寒怯冷、四肢不温，阳虚甚者，加淡附子温阳利水；小便不利者，加猪苓、泽泻、桂枝通阳利水；心悸喘息甚者，加葶苈子强心平喘。

【变通法】千金鲤鱼汤（《备急千金要方》）加减，即当归、白芍、茯苓、白术、生姜，用鲤鱼1条煮熟去渣取汁，用以煎药。对水停胞中、腹大异常者有效。

（三）医家经验

赵松泉经验

（1）基本方：茯苓皮、冬瓜皮、大腹皮、山药、扁豆、抽葫芦各15克，石莲子、车前子、冲天草（水葱）、续断、天仙藤各10克，防己6克。

（2）巩固方：山药、冬瓜皮各15克，石莲子、车前子、大腹皮、冲天草、抽葫芦、桑寄生、续断、天仙藤各10克，炒白术、冬葵子各6克。

一般先服基本方6～10剂，有效后再服巩固方，至自觉症状减轻，或经超声波测定羊水减少后，可间断服用，至羊水平段恢复正常，或症状消失则停药。（《中国中医秘方大全》）

（四）预防护理

同妊娠浮肿。

（五）评述

胎水过多而致肿满，即今之羊水过多造成的压迫症状，其病因尚未完全明确。用B型超声波检查，一般羊水平段在6厘米以下，若大于7厘米可考虑羊水过多。再结合腹部触诊、腹围大小，诊断不困难。西医学分为急性羊水过多与慢性羊水过多。急性者多发生于妊娠中期（5～6个月），慢性者多发生于妊娠后期。前者症状显著，后者症状轻缓。用中药治疗本症，或用全生白术散健脾益气、利水保胎，或用实脾饮温阳利水、健脾补肾，有减少羊水、缓解症状与保胎的效果。

七、妊娠皮肤瘙痒、黄疸

妊娠期间出现皮肤瘙痒和黄疸，再次妊娠有复发倾向，称为本症。相当于妊娠期肝内胆汁淤积症，或称妊娠良性复发性黄疸，本症多发生于妊娠后期，可对孕妇与胎儿健康有一定影响。对本症中医病因的认识，主要是妊娠期水湿停聚，脾虚失于健运；阴血养胎，致血虚不能养肝。肝郁脾虚，湿热蕴结，致生瘙痒、黄疸。若阴血亏损甚者，热毒之邪损伤血络，可引起鼻衄、烦渴之症。

（一）辨证要点

妊娠期皮肤瘙痒，腹胀纳呆为肝郁脾虚。皮肤瘙痒明显，剧痒难忍，伴有皮疹、黄疸者为湿热蕴结。妊娠期面目俱黄，全身瘙痒伴皮疹，鼻衄，舌红绛者为热盛伤阴。程度渐次加重。

（二）证治方药

1. 肝郁脾虚

【临床表现】妊娠期皮肤瘙痒，腹胀纳呆，胸闷脘痞，时有胁痛，神疲乏力，口淡、口腻。舌苔薄白或白腻，脉濡滑。

【病因病机】肝气郁结，脾失健运，湿邪中阻，泛于肌肤而致瘙痒。

【治法】疏肝养血，健脾利湿，佐以清热利湿之品。

【方剂】当归芍药散（《金匮要略》）加减。

药物：当归10克，白芍10克，川芎6克，白术10~15克，茯苓10~15克，泽泻10~12克，茵陈15~30克，地肤子10~15克。

方义：当归、白芍、川芎养肝和血，白术、茯苓、泽泻健脾利湿，茵陈、地肤子清热利胆，合而为疏肝健脾清利之剂。

加减：胸闷脘痞、纳呆口腻者，加藿香、佩兰、苍术、半夏芳化燥湿；皮肤瘙痒甚者，加白鲜皮、防风、秦艽祛风。若兼见黄疸者，加山栀、黄柏清热退黄。

【变通法】也可用逍遥散（《太平惠民和剂局方》）加茵陈、黄芩，疏肝健脾，清热利湿。

2. 湿热蕴结

【临床表现】妊娠期皮肤瘙痒明显，剧痒难忍，范围扩大，并伴有皮疹，巩膜、皮肤黄疸，腹胀纳差，呕吐恶心，口渴不欲饮，口苦，小便少而色黄，大便干结。舌红，苔黄腻而干，脉滑数。

【病因病机】湿热蕴结肝胆，迫胆液外泄，致生瘙痒、黄疸。

【治法】清利湿热，止痒退黄。

【方剂】茵陈蒿汤（《伤寒论》）合龙胆泻肝汤（《医宗金鉴》）加减。

药物：茵陈30克，生大黄6克（后下），炒山栀10克，龙胆草6~10克，车前草10克，生地10克，泽泻10克，柴胡10克，黄芩10~15克，白术10~15克。

方义：茵陈清热利湿为退黄主药，山栀、黄芩、龙胆草、大黄清热利胆，车前草、泽泻、白术健脾利湿，生地黄养阴凉血，柴胡疏肝理气。

加减：腹胀纳呆者，加神曲、麦芽、砂仁、蔻仁理气开胃；小便短少者，加茯苓、六一散利水。舌红绛，有血热伤络表现者，去龙胆草、柴胡、泽泻，加赤芍、丹皮、白茅根凉血。大便不秘者，去生大黄。

【变通法】热不甚者，可用甘露消毒丹（《温热经纬》），利湿为主，清热为辅。

3. 热盛伤阴

【临床表现】妊娠期面目俱黄，全身瘙痒伴皮疹，心烦口渴，鼻衄，小便黄赤，大便干。舌红绛，脉滑数。

【病因病机】热盛炽伤阴血，血热妄行而致出血、瘙痒、黄疸。

【治法】清热凉血，退黄止痒。

【方剂】千金犀角散（《备急千金要方》）加减。

药物：水牛角30克（先煎），黄连6~10克，茵陈30克，生地15克，丹皮10克，赤芍10克，白茅根30克，山栀10克，黄芩15~20克。

方义：水牛角代犀角，合生地、丹皮、赤芍，凉血清热解毒；茵陈、黄连、山栀、黄芩清热利湿退黄；白茅根为鼻出血有效药，且能利小便而凉血热。

加减：全身瘙痒甚者，加白鲜皮、地肤子利湿止痒。

【变通法】可用黄连解毒汤（《外台秘要》）合茵陈蒿汤（《伤寒论》），清热解毒，退黄止痒。

（三）医家经验

陈德甫治妊娠肝内胆汁淤结症

处方：水牛角（先煎），黑芝麻、绿豆各30克，茵陈、生薏苡仁各15克，鲜芦根、车前草、土茯苓、山栀、赤芍、丹皮各9克，鲜生地12克，防风3克，清热利湿，凉血解毒。共服7~14剂。

加减：热毒盛加黄连、金银花、连翘各4.5克，腹胀、便秘加生大黄3~4.5克（后下）。（《中国中医秘方大全》）

（四）易简效验方

1. 黑大豆、白扁豆、绿豆、生薏苡仁各30克，每日1剂，水煎服。
2. 茵陈30~60克，白茅根30~60根，每日1剂，水煎服。
3. 地肤子30克，白鲜皮30克，车前草30克，每日1剂，水煎服。

（五）预防护理

妊娠期应饮食清淡而有营养，要劳逸结合。若是妊娠期肝内胆汁淤结症，属于高危妊娠，应定期检查胎儿情况等。

（六）评述

本症重者宜治以清热利湿、解毒凉血，轻者则用疏肝养血、健脾利湿法，而茵陈、山栀、黄芩退黄之品和地肤子、白鲜皮、防风止痒之品不可少。又，上述诸法亦可用于妊娠合并黄疸型肝炎，同样有效。

八、妊娠腹痛

妊娠腹痛，是指孕妇小腹部疼痛，时作时止而言。可引起胎动不安，下血堕胎。《金匮要略》称为胞阻，以血虚、寒凝为病机。《血证论·胎气》：“孕妇少腹痛，仍分水分血分两端。”水分证如小便不通，血分证则如本症者。

（一）辨证要点

小腹胀痛，得热痛缓，形寒怯冷为虚寒；小腹绵绵作痛，按之痛减，面色无华为血虚。

（二）证治方药

1. 虚寒

【临床表现】妊娠数月，小腹胀痛，得热痛缓，形寒怯冷，自觉胎愈胀大，小腹如风扇。舌淡，脉弦滑。

【病因病机】阳气虚弱，阴寒内盛，子脏虚寒，寒凝腹痛。

【治法】温经散寒止痛。

【方剂】艾附暖宫丸（《沈氏尊生书》）加减。

药物：熟地10克，白芍10克，当归10克，川芎6克，香附10克，续断10克，艾叶10克。

方义：用熟地、白芍、当归、川芎养血安胎，艾叶温经散寒，续断补肾安胎，香附理气止痛。

加减：小腹痛甚者，加吴茱萸、肉桂温经散寒；兼气虚者加黄芪补气。

【变通法】可用温经汤（《金匮要略》）去丹皮、麦冬。

2. 血虚

【临床表现】妊娠数月，小腹绵绵作痛，按之痛减，面色无华，头晕目眩，心悸怔忡。舌淡红，脉虚滑。

【病因病机】血少则气不行，胞脉受阻，故致腹痛。

【治法】养血安胎止痛。

【方剂】胶艾汤（《金匮要略》）加减。

药物：当归10克，生地、熟地各10克，白芍10克，川芎6克，阿胶10克（另烊冲），艾叶10克，甘草6克。

方义：当归、阿胶、生地、熟地、白芍、川芎养血安胎，艾叶温暖胞宫。

加减：如有阴道出血者，加苎麻根、侧柏叶止血安胎。

【变通法】兼见下肢浮肿、小便不利，可用当归芍药散（《金匮要略》），药用当归、白芍、川芎、白术、茯苓、泽泻。若无显著寒、热表现，亦可用当归散（同上），药用当归、白芍、川芎、白术、黄芩。

（三）预防护理

注意妊娠期卫生，心情舒畅，不妄作劳，避风寒，戒房事。

（四）评述

妊娠腹痛，或见寒证，或见虚证，总以胞宫血脉不行为患。故用四物汤加减为主方，寒则加艾叶、吴茱萸、肉桂，虚则加阿胶、续断等。当归芍药散、当归散两方，均用当归、白芍、川芎、白术四味，前者有茯苓、泽泻利湿，后者有黄芩安胎清热，临床可随证施用。

又，妊娠腹痛以小腹部为主，与妊娠胎气上逆、心腹胀痛不同，前者以血脉虚寒为患，后者则为气火上逆，临床表现亦当有别。妊娠小腹痛、胎漏、胎动不安三者症状不同，缓急程度有别，但在病因、病机上均一致，当互参之。

九、胎漏和胎动不安

胎漏，是指妊娠早期阴道少量出血，或时下时止，或淋漓不止的临床表现。胎动不安，则以胎动下坠，轻微腰酸小腹胀满为主要表现。两者常可互见；若持续不止则可造成流产，是流产（堕胎、小产）的先兆症状。古医籍所谓的堕胎，是怀孕3个月以内的流产；小产又称半产，为妊娠3个月以上的流产。若堕胎、小产之后，再次妊娠仍如期流产者，称为滑胎。

产生胎漏和胎动不安的原因，主要是气血不调，冲任不固，胎失所养。治疗则以调气养血安胎为主。并根据不同情况，佐以补气、固肾、清热之品。

（一）辨证要点

1. 辨阴道流血 阴道少量流血，色淡红，质清稀者多虚；阴道流血淋漓不止，色鲜红或紫红，质黏稠为血热；跌仆闪挫或持重过度，胎动下坠，阴道流血为外伤引起。再辨其他舌脉兼症即可。

2. 妊娠腹痛、胎动不安和漏胎 这3种症状常是先兆流产和习惯性流产的主要表现。妊娠腹痛，以小腹胀痛为主；胎动不安，以腰酸、小腹胀、有下坠感为主；胎漏，以阴道少量出血为主。但三者常相互兼见。

（二）证治方药

1. 气虚

【临床表现】妊娠初期阴道少量流血，色淡红或鲜红，质清稀，或腰酸腹胀，胎动下坠。面色苍白，神倦乏力，气短懒言，四肢不温。舌淡苔薄，脉滑而无力，或沉细而弱。

【病因病机】气虚不能摄血而胎漏下血，无以载胎、系胎，故胎动不安。

【治法】补气安胎。

【方剂】举元煎（《景岳全书》）加减。

药物：炙黄芪20～30克，党参10～15克，白术10～15克，炒黑升麻6克，甘草6克。方义：黄芪、党参、白术、甘草健脾益气，升麻有升阳举陷之功。

加减：阴道流血者，加阿胶、艾叶安胎；胎动下坠腰酸腹胀者，加续断、桑寄生、菟丝子补肾安胎。

【变通法】若兼见肾虚者，可用补中益气汤（《脾胃论》）去当归，合寿胎丸（《医学衷中参西录》），药用黄芪、党参、白术、续断、阿胶、桑寄生、杜仲、阿胶、升麻等，也可补气安胎，而又有补肾作用。

2. 血虚

【临床表现】妊娠早期阴道少量流血，量少色淡，质清稀，或腹痛下坠，腰酸胀。面色萎黄，头晕目眩，心悸怔忡。舌淡，脉虚缓而滑。

【病因病机】血虚胎失所养，冲任不固，无以系胎。

【治法】补气养血安胎。

【方剂】胎元饮（《景岳全书》）加减。

药物：党参10～15克，杜仲10克，白芍10克，熟地10克，白术10～15克，陈皮6克，甘草6克，阿胶10克（另烊冲）。

方义：原方有当归，嫌其性动，故去之，加阿胶。熟地、白芍、阿胶养血固胎，党参、白术健脾益气，陈皮、甘草和胃，杜仲、菟丝子、桑寄生补肾固胎。

加减：腰酸腹胀有下坠感者，加菟丝子、桑寄生补肾安胎，气虚者加生黄芪益气。

【变通法】临床上，气血两虚并见为多，可用安胎饮（《景岳全书》）加减，方用四物汤养血，四君子汤去茯苓益气，加陈皮理气，紫苏、黄芩安胎。若见阴道少量流血，加阿胶、艾叶，或合寿胎丸（《医学衷中参西录》）。或用泰山磐石饮（《景岳全书》）亦可，方见滑胎。

3. 肾虚

【临床表现】妊娠期间阴道流血量少，质清稀，腰酸腹坠，稍劳即作。头晕目眩，耳鸣，乏力，尿频数甚而不禁，有滑胎史。舌淡，脉沉细，尺部尤弱。

【病因病机】肾系胞胎，肾气不固，胎失所系，致成胎动不安及胎漏见红。

【治法】滋肾补气固胎。

【方剂】补肾安胎饮（《中医妇科治疗学》）加减。

药物：菟丝子15～30克，续断15克，杜仲10～15克，桑寄生15克，阿胶10克（另烊冲），艾叶10克，党参10～15克，白术15克。

方义：菟丝子、桑寄生、续断、杜仲滋肾固胎，阿胶、艾叶养血温胞、固胎止血；党参、白术健脾益气。

加减：腹坠明显者加黄芪、炒黑升麻升提，尿频数、失禁加益智仁、五味子固摄，阴道流血量多者加山萸肉、赤石脂摄血。

【变通法】有多次滑胎者，用泰山磐石饮（《景岳全书》）长期服用，方见滑胎。

4. 血热

【临床表现】妊娠阴道流血，淋漓不止，色鲜红或紫红，质黏稠，或胎动下坠，腰酸小腹胀痛。口干喜渴，心烦不安，小便黄，大便干。舌红苔薄黄，脉滑数。

【病因病机】素体阳盛，孕后阳气愈亢、阴血愈亏，热扰冲任，胎元不固。

【治法】滋阴清热安胎。

【方剂】保阴煎（《景岳全书》）加减。

药物：生地、熟地各10～15克，白芍10克，山药10～15克，续断10克，黄芩15克，地骨皮15克，甘草6克。

方义：生地、地骨皮清热养阴，熟地、白芍养血，山药、续断补肾，黄芩清热，甘草和中。

加减：胎动下坠甚者，加桑寄生、杜仲补肾固胎；阴道流血多，腰酸甚者，加山萸肉、阿胶滋阴止血。

【变通法】阴道流血停后，可用杞菊地黄丸（《医级》）续服巩固。

5. 外伤

【临床表现】跌仆闪挫或持重过度，胎动下坠，腰酸，小腹胀痛，阴道流血。脉滑无力，舌质正常。

【病因病机】外伤而气血俱损，冲任胞宫受伤，胎元不固。

【治法】补气养血安胎。

【方剂】圣愈汤（《兰室秘藏》）加减。

药物：黄芪 30～60 克，党参 15 克，熟地 10～15 克，白芍 10～15 克，杜仲 15 克，桑寄生 15 克，川续断 10 克，砂仁 3～6 克。

方义：黄芪、党参补血，熟地、白芍养血，杜仲、桑寄生、续断补肾固胎，砂仁理气安胎。

加减：阴道流血多者，加阿胶、艾叶、苎麻根、山萸肉养血安胎。

【变通法】若卒然下血，其势甚剧，因劳力过度或大怒伤肝所致者，名妊娠血崩。可用安胎饮（《素庵医要》），药用八珍汤加黄芩、地榆、艾叶、杜仲、香附、牡蛎、黄芪，补气养血，凉血止血。

（三）医案

丹溪治一妇人有胎，三四月左右即堕，其脉左大无力，重取则涩，乃血少也。以其妙年，只补中气，使血自荣。时正初夏，浓煎白术汤，调黄芩末一钱，服至三四两，得保全而生。(《名医类案》卷十一《堕胎门》)

（四）医家经验

1. 程门雪论胞阻腹痛、胎动不安、漏胎下血证治（节要）

（1）胞阻腹痛，胎动不安：主张用《金匮要略》胶艾汤，身有微热去艾叶，加葱白、续断。肝脾不和，妊娠腹痛用当归芍药散，或去川芎、泽泻以免其行血、渗利。当归散治胎气不安，方中黄芩、白术为安胎主药。疼痛叉心、不得饮食，《千金方》仅用白术、白芍、黄芩三味，血虚可合四物，漏红加阿胶、艾叶。若气滞不调用四制香附丸，热用黄芩，寒加砂仁，若寒热交杂则黄芩、砂仁同用。高坠、重压伤胎者，艾叶酒煎汤下砂仁末，再加苎麻根、桑寄生。胎动不安，腹痛而兼腰酸痛，是胎将下坠之兆，用杜仲、续断，腰痛可加胡桃、补骨脂、杜仲、生姜，即青娥丸加减。房室动胎用泰山磐石饮。交接动胎，多作呕，可用一味竹沥，或加人参尤妙。血虚有火者，用王孟英法，竹茹、桑叶、丝瓜络三味，较一味竹沥汤尤佳。胎动不安，即漏下、半产之先兆，寒用胶艾，热用芩术，血虚用四物，气虚用四君子，气滞用香附、砂仁，痰湿用二陈汤之类，但总以四物汤为主体。

（2）漏胎小产：妊娠血下不止，腹痛腰酸坠，胎难保全，系任、带不固，肾气亏损所致，多因房事过多扰动奇经者。漏胎下血，腹不痛，色鲜红，可用《医宗金鉴》阿胶汤，药用阿胶、侧柏叶、山栀、黄芩、生地、白芍等，为血热而胎未伤者。下黄水如豆汁，用建莲肉、苎麻根、糯米，或黄芪、糯米大剂煎汤。若伤胎腹痛下血，用八珍汤加阿胶、艾叶、黄芩、砂仁、续断、杜仲。若恼怒伤肝，参入加味逍遥散，房劳伤胎则以六味地黄汤参入。跌仆伤损，疼痛下血不止，口噤欲绝，可急用佛手散，而后再加阿胶、艾叶、续断、杜仲、黄芩、白术，乃《医宗金鉴》之法。(《女科撮要》)

2. 刘奉五经验　先兆流产属胎漏、胎动不安范畴。因肾气不足或脾胃虚弱，胎元不固，见食纳少、腰酸痛、小腹坠胀，阴道断续出血，色淡红，舌淡，脉滑无力或沉弱。治以健脾益肾、养血安胎，方以寿胎丸加山药、石莲肉，出血量多加椿根皮、棕榈炭，气虚加参、芪，少腹下坠加升麻炭。脾气虚弱，血热伤胎，见身热喜冷饮，尿黄便干，少腹坠胀痛，腰酸痛，阴道出血色鲜红，脉弦滑稍数。治以健脾清热，凉血安胎，方以经验方清热安胎饮，药用山药15克，石莲肉、黄芩、椿根皮、侧柏炭各10克，黄连3克，阿胶15克，出血量多者加贯众炭、棕榈炭、生地、墨旱莲。阴虚有热而胎动不安，或有小腹疼痛、舌红，脉细滑，治以养阴柔肝、清热安胎，方用芩连白芍甘草汤加减。(《刘奉五妇科经验》)

3. 乐秀珍经验 对先兆流产见瘀阻气滞，胎漏下血，色暗，小腹胀痛涉及两侧，肛门坠胀，乳房作胀。舌质偏暗，有瘀斑，或舌边紫甚呈猪肝色，脉弦滑。以往有子宫内膜异位、子宫肌瘤、盆腔炎史者。可用活血安胎法，方用桃仁、焦楂炭、紫苏梗、川楝子各12克，当归、川芎、青皮、陈皮各9克，红花6克。待症情稳定后再适当加川断、桑寄生等补肾安胎巩固疗效。认为本型患者用益气固肾养胎之品，并不相宜。因其不能使气血畅运，营养胎儿；且不能使孕卵畅行，若有滞留，则不能顺利着床，易导致异位妊娠。主张对有上述适应证者，可用活血安胎法，不仅不会导致流产，还可取得满意疗效。同时指出，治疗时要观察症情变化，以便用药进退。(《妇科名医证治精华》)

（五）预防护理

调情志，慎起居，适劳逸，戒房事，节饮食，保持大便通畅，注意外阴清洁。

（六）评述

1. 中医证治 中医认为先兆流产的主要原因，是气血虚弱、肾气不固、冲任失调。用补气、养血、滋肾、固胎诸法，可防止流产的发生，保证孕卵、胚胎在母体发育生长，直至胎儿正常娩出。较常用的方剂，有胶艾四物汤、补中益气汤、泰山磐石饮、保阴煎等。其中，如参、芪、术益气，熟地、白芍、阿胶养血，桑寄生、菟丝子、杜仲、续断补肾，砂仁、黄芩安胎，常随症应用。

2. 流产的临床分型 凡妊娠在20周以前，胚胎或胎儿终止发育，并排出母体，称为流产。流产发生于妊娠12周以前的，为早期流产；发生于12～20周的，为晚期流产。一般以早期流产为多。其中，先兆流产和习惯性流产是流产过程的两种临床分型。先兆流产相当于中医胎漏、胎动不安，习惯性流产相当于滑胎。

凡妊娠不满20周（一般在12周内）发生阴道少量出血，伴轻度下腹痛，存在早孕反应，妇科检查子宫颈口未开，子宫大小与妊娠月份相符合，称为先兆流产。一般出血量比月经少，血色初呈鲜红、淡红，后变为褐色，下腹痛常伴腰酸、下坠感。早期流产的主要原因，有孕卵异常，母体内分泌功能失调、生殖器疾患及全身疾病，染色体异常，母子血型不合等。

3. 先兆流产的鉴别诊断 先兆流产应与宫外孕、子宫肌瘤、葡萄胎、异常子宫出血相鉴别，可见表15－1。

表 15－1 先兆流产与其他阴道出血相关疾病鉴别表

	先兆流产	宫外孕	葡萄胎	异常子宫出血	子宫肌瘤
发病年龄	育龄期	育龄期	育龄期	青春期 更年期	35～50 岁多见
停经史	有	有或不明显	有	或有，紊乱	无
早孕反应	有	不明显	较重	无	无
出血特点	量少，开始色鲜红或淡红，后褐色	少量阴道出血，破损期可有蜕膜管型排出	不规则出血，量较多，色暗红，水泡状胎块排出时可突然大出血	多－少－多或少－多－少，有血块	出血量较多
腹部检查	小腹疼痛，伴腰酸，不拒按	突然下腹一侧撕裂样痛，下腹压痛，反跳痛，内出血多时腹部有移动性浊音	子宫异常增大而软，未扪及胎体，无胎动，听不到胎音	无腹痛	肌瘤超过 3 个月孕大，可以在小腹触及质硬
妇科检查	子宫大小与孕月相符、宫颈着色	宫颈抬举痛，子宫稍大、软，内出血多时可有飘浮感，后穹窿饱胀触痛，附件包块触痛	子宫增大超过孕月，子宫旁或可扪及黄体囊肿	子宫体常增大	子宫增大或呈球形，或不规则，表面不平呈结节状、质硬
辅助检查	超声波、 基础体温	后穹窿穿刺	尿妊娠试验、 超声波检查	基础体温、 宫颈黏液	超声波、 刮宫诊断

4. 妊娠阴道出血相关疾病 除先兆流产之外，还有难免流产、不全流产和完全流产等类型，现将相关内容，列表 15－2 以资简要介绍。

表 15－2 妊娠阴道出血相关疾病鉴别表

诊断要点 流产类别	病史			体征		尿妊娠试验
	出血量	下腹痛	有无组织物排出	子宫大小	子宫颈口	
先兆流产	少	无或轻	无	与妊娠周数相符	未扩张	阳性
难免流产	增多	加剧	无	同上	扩张	阴性或阳性
不全流产	少量持续或大量，甚至休克	减轻	部分排出	小于妊娠周数	扩张，有时有组织堵塞，有时闭合	阴性
完全流产	少或无	消失	完全排出	正常或稍大	闭	阴性

十、滑胎

滑胎即习惯性流产，是指连续发生 3 次或以上的自然流产，每次发生流产的时间常在同一妊娠月份。《医宗金鉴·妇科心法要诀》：“若怀胎三、五、七月，无故而胎自堕，至下次受孕，亦复如是。数数堕胎，则谓之滑胎。”

本症的原因，是先天不足，复损于肾气，以致不能荫胎、系胎；或脾虚而气血生化无源，不能摄养胎元；或因素体阴虚，因孕益虚，内热伤胎，以致屡孕屡堕。近年研究，亦有湿热内蕴或瘀血阻滞引起滑胎者。一般而言，本症以虚证为主，补肾固元、益气养血是治疗大法，同时，要注意起居、房事、情感的调节。

（一）辨证要点

滑胎多属肾虚，见小便频数，夜间尤频，舌质淡，为肾气亏虚。形体消瘦，两颧潮红，五心烦热，舌红苔少，为阴虚血热。

（二）证治方药

1. 肾气亏虚

【临床表现】屡孕屡堕，腰膝酸软，精神萎靡，小便频数，夜间尤频，受孕后小腹疼痛下坠，或阴道少量流血。舌质淡嫩，脉沉细、细滑，两尺尤弱。

【病因病机】先天不足，肾气素虚，或房事不节，肾气耗伤。肾气亏虚则冲任不固，胎无以系，致生滑胎。

【治法】补肾益气，养血固冲。

【方剂】滋肾育胎丸（罗元恺经验方）。

药物：菟丝子240克，川续断90克，巴戟天90克，杜仲90克，熟地150克，鹿角霜90克，枸杞子90克，阿胶120克，党参120克，白术90克，大枣（去核）50枚，砂仁15克。除熟地、阿胶、枸杞子、大枣外，各药共研细末，另将熟地、枸杞子反复熬煎，去渣以液溶化阿胶使之成稀糊状，另将大枣捣烂，将药末与药液及枣肉调匀，炼蜜制成小丸。日服3次，每次6克。

方义：菟丝子、枸杞子补肾益精，续断、杜仲、巴戟天补肾固冲，鹿角霜补元阳、生精髓，熟地、阿胶养血生血，党参、白术益气健脾，砂仁理气安胎，大枣健脾养血。全方以滋补肾阴、肾阳为主，佐以补气健脾、养血固冲。

【变通法】未孕时服滋肾育胎丸，已孕后可服寿胎丸（《医学衷中参西录》）合千金保孕丸（《景岳全书》），药用桑寄生、续断、菟丝子、阿胶、杜仲、山药。或用泰山磐石饮（《景岳全书》）加减，药用黄芪、人参、白术、甘草、当归、熟地、白芍、川芎、续断、黄芩、砂仁、糯米。寿胎丸、千金保孕丸以补益肝肾见长，泰山磐石饮补益气血尤佳。

2. 肾阴虚热

【临床表现】屡孕屡堕，腰酸下坠，形体消瘦，两颧潮红，五心烦热，小便黄，大便干，口干咽燥，受孕后至期或提前阴道流血。舌红苔少，脉滑数，尺部虚大。

【病因病机】肾阴亏虚，内热偏旺，灼伤阴血，血热而无以安胎，冲任不固而成滑胎。

【治法】滋阴清热，养血安胎。

【方剂】保阴煎（《景岳全书》）加减。

药物：生熟地各10~12克，白芍10克，山药10克，续断10克，黄芩10克，墨旱莲15克，桑寄生15克，杜仲10克，地骨皮10~15克。

方义：熟地、山药补肾，生地、地骨皮凉血清热，桑寄生、杜仲、川续断补肾安胎，墨旱莲、白芍养血，黄芩清热而能安胎。

加减：阴道流血加侧柏叶、阿胶止血保胎；阴虚内热甚者，加麦冬、石斛养阴；胎动不安加苎麻根、南瓜蒂安胎。

【变通法】或用补肾固胎散（刘奉五经验方）。

（三）医家经验

1. 刘奉五补肾固胎散

处方：桑寄生、川续断、阿胶、菟丝子各45克，椿根白皮15克，共研细末。

用法：每次服10克，每月第1、2、3日，11、12、13日，21、22、23日，各服1次。

习惯性流产多属肾虚，用寿胎丸有效。将剂型由丸剂改为散剂，增强药量，并加用椿根皮以凉血止血。妊娠多胎热，而习惯性流产又因肾虚所致。胎热宜清，肾虚宜补。故方中四药均为补益之剂，而加椿根白皮取其性寒，出血时可止血，未出血时可预防出血。以补为主，以清为辅。同时改变服用方法，又不会因过于补肾而增加胎热。（《刘奉五妇科经验》）

2. 赵选卿逐瘀汤

处方：小茴香、川芎、官桂、五灵脂、蒲黄各10克，延胡索、赤芍各15克，当归25克，炮姜、没药各7.5克。经色紫黑有块，加川楝子、茜草炭、香附、艾叶，经色暗红无块加艾叶、蒲黄炭，寒湿胜加苍术、黄芩。

适应证：体壮气盛之习惯性流产有瘀血表现者，如舌暗有瘀点（斑），面色晦暗，有子宫内膜异位症、盆腔炎、子宫肌瘤病史。

因瘀血而致滑胎，多因寒邪客入胞宫，致使气血失调。瘀阻胞宫，血溢脉外则胎动不安，瘀滞不行则新血难生，胎失所养所致。本方乃王清任少腹逐瘀汤（《医林改错》）加减，可化瘀温胞、安胎止血。（《中国中医秘方大全》）

3. 归绥琪治母儿血型不合（ABO或Rh） 孕期治疗母亲，以防止发生新生儿溶血病（胎黄）和引起流产、死胎。

（1）胎孕湿热、肝胆不和：症见倦怠乏力，口苦口渴不欲饮，胁胀腹满，大便干结，小便黄，舌红，苔黄腻，脉弦滑数。用茵陈、苎麻根各30克，山栀、白术、南瓜蒂各9克，黄芩15克，白芍、菟丝子各12克，生大黄3～6克，炙甘草6克。清热化湿，疏肝利胆，佐以安胎。

（2）湿热蕴积，瘀阻胞胎：症见口苦、口渴，烦热不安，大便干结，口唇暗红，苔薄黄腻，舌红有瘀点（斑），脉涩。用茵陈、苎麻根各30克，黄芩15克，益母草、丹参各12克，赤芍15克，当归、白芍、枳壳各9克，川芎6克，生甘草3～6克。清热利湿，活血化瘀，佐以安胎。（《妇科名医证治精华》）

4. 祝谌予经验 应从非妊娠期即开始调治，为再次妊娠时防止流产作准备。常采用益气健脾、补肾养血法，选补肾八子汤（五味子、枸杞子、女贞子、菟丝子、覆盆子、韭菜子、蛇床子、车前子）加调气养血药，如木香、益母草、川芎、当归、赤芍、白芍、茯苓、黄芪为主方，可随证加减制成丸药，长期服用，作为孕前准备。妊娠后即改用补气养血、固肾安胎法。为保胎八味方（黄芩、白术、扁豆、续断、桑寄生、菟丝子各10克，砂仁、紫苏各3克），酌加党参、黄芪、陈皮、半夏、枸杞子等。或用补肾养血、益气安胎药配制成丸药长期服用。如自拟安胎膏，选用党参、白术、茯苓、陈皮、菟丝子、黄芩、枸杞子、女贞子、沙苑子、五味子、续断、杜仲、生熟地、白芍、补骨脂、益智仁、芡实、炙甘草各30克，肉苁蓉、黄芪各60克，仙鹤草90克，大枣500克，共入锅入煮极烂，去渣取汁；烊化阿胶、鹿角胶、龟甲胶、鳖甲胶各30克，加蜂蜜收膏备用。为避免流产，在孕期即予服用，直至超过习惯性流产期的月份停服。(《祝谌予临床经验集》)

（四）易简效验方

1. 所以载丸加减：白术、茯苓、菟丝子、赤石脂各20克，党参、杜仲、桑寄生各15克，大枣10克。水煎服，每日1剂，用以保胎。

2. 泰山磐石饮加减：黄芪30克，太子参、白芍、白术、桑寄生、续断、菟丝子、阿胶、黄芩各15克，当归、砂仁各6克。水煎服，每日1剂，服药至妊娠60天后，改为每周2剂，坚持至妊娠100天或超过以往流产中妊娠最大月份后1个月为佳。用以保胎。

3. 活血化瘀蜜丸：益母草500克，当归、川芎、白芍各250克，木香12克，共研细末，炼蜜为丸，每丸9克。孕17周开始服至分娩。日1~3次，每次1丸。用于母儿血型不合者所致流产。(祝慎予经验方)

4. 茵陈冲剂：茵陈15克，黄芩9克，制大黄3克，甘草1.5克制成冲剂（1袋量）。日服2~3次，每次1袋。确诊时服至分娩。防止发生新生儿溶血病（胎黄），避免流产、死胎。(陈惠美经验方)

（五）预防护理

治疗滑胎，一般在患者末次小产后，当避孕使其1年之内不要再次妊娠，以免复损胞宫。经调治1年后再次妊娠就不易复堕。孕期要注意休息，切忌房事，精神安静，避免劳累。

（六）评述

1. 习惯性流产 滑胎即习惯性流产。流产次数增多，再次妊娠流产的机会越大。早期流产的原因，常有黄体功能不全、染色体异常、精子缺陷等，晚期流产常见的原因有宫颈内口松弛，子宫畸形、子宫肌瘤、母儿血型不合（ABO血型、Rh血型）等。因此，在孕前需做必要检查，以查明确切原因。

2. 滋肾育胎的应用 一般情况下，未孕时即应补肾健脾，益气养血，调补冲任；有孕之后，即便没有症状，也应保胎治疗，服药应超过以往堕胎月份，无胎漏、胎动不安时，方可停药观察。选用中药治疗，对黄体功能不全、精子缺陷、母儿血型不合等所致者疗效满意，对宫颈内口松弛、子宫畸形所致者亦有较好疗效。如用益气补肾法（党参、黄芪、菟丝子、续断等）防治免疫性自然流产，可调节孕妇免疫功能，促进封闭抗体形成，再次妊娠时不发生流产。用罗氏滋肾育胎丸防治先兆流产和滑胎，成功率高达94%以上，且无副作用和致畸危险，可改善卵巢子宫生长发育，促进卵巢黄体发育。

3. 清火宁心的应用 在补肾安胎的同时，必须注意清火宁心之剂，或待心神安定后，再予补肾固胎。欲补心者须实肾，使肾水得升；须补肾者须宁心，使心火得降。如麦冬、莲子心、龙骨、牡蛎、黄连、茯神、五味子等，还可用珍珠母、钩藤镇静平肝。但不可用合欢皮、酸枣仁等，以免其兴奋子宫的副作用。如上热下寒，上述药宜配砂仁、炮姜、艾叶等。

4. 活血化瘀的应用 因 ABO 或 Rh 母体血型抗原不合而出现早产、流产、死胎及新生儿黄疸（不久即死亡）的孕妇，在妊娠期间予黄疸冲剂口服，或活血化瘀蜜丸口服，或予当归芍药散加味，直至分娩，可减少流产、死胎，降低新生儿溶血的发病率，抑制或消除免疫性血型抗体。对因瘀血阻滞胞宫引起的滑胎，必须注意病史、病人体质与瘀血体征（脉、舌），及既往月经史、孕产史，必须在有瘀血表现时方可用活血化瘀之剂（如少腹逐瘀汤），以免偾事。

十一、胎萎不长

胎萎不长，指胎儿在妊娠某一阶段中生长发育迟缓，发育程度小于正常月份的临床表现。可见腹部增大缓慢，与妊娠月份不符；孕妇体重不增加，或反而减少；有妊娠反应，无阴道出血。本症首见于《诸病源候论》，称为“妊娠胎萎燥，”《妇人大全良方》则称为“妊娠胎不长”。

胎儿在子宫内生长发育，全赖气血滋养灌溉，而与脾胃、肝肾功能协调关系至为密切。因此，本症之治以补脾胃、益气血、养胎元为要。

（一）辨证要点

食欲减退，腹胀便溏，神疲乏力为脾气虚弱。面色无华，心悸气短，失眠健忘为气血虚亏。烘热心烦，手足心热，腰膝酸软为肾阴虚。腰酸腹冷，形寒怯冷，四肢不温为肾阳虚。

（二）证治方药

1. 脾气虚弱

【临床表现】妊娠腹形小于正常月份，胎儿存活，无阴道流血。形体消瘦，食欲减退，腹胀便溏，神疲乏力，气短懒言，四肢不温。舌质淡红，苔薄白，脉濡细而带滑象。

【病因病机】脾气不足，胃气不和，气血生化无源，胎元萎燥不长。

【治法】健脾益气，和胃养胎。

【方剂】六君子汤（《医学正传》）加减。

药物：法半夏 10 克，陈皮 6 克，党参 10 ~ 15 克，白术 10 ~ 15 克，茯苓 10 克，炙甘草 6 克，砂仁 3 克（后下），扁豆 10 克。

方义：党参、白术、茯苓、甘草健脾益气，半夏、陈皮和胃化湿，砂仁、扁豆安胎开胃。

加减：若嫌半夏温燥，有碍胎气，可去之。如面色无华、萎黄，有血虚表现者，加熟地、白芍养血；腰酸腿软，四肢不温，有肾虚者，加续断、桑寄生补肾；腹胀便溏者，加山药、莲子肉健脾。

【变通法】脾胃有湿者，可用参苓白术散（《太平惠民和剂局方》）加减，健脾益气利湿。

2. 气血不足

【临床表现】妊娠腹形小于正常月份，胎儿存活，无阴道流血。形体消瘦，面色萎黄、无华，头晕目眩，心悸气短，失眠健忘，倦怠懒言，四肢不温，神疲乏力。舌质淡嫩，脉虚细，仍带滑象。

【病因病机】素体脾虚，或过去曾有贫血、出血史，气血不足，无以滋养胎元，胎萎不长。

【治法】益气养血，滋养胎元。

【方剂】八珍汤（《正体类要》）加减。

药物：党参15克，当归10克，生地、熟地各10克，白芍10克，川芎6克，茯苓10克，白术10~15克，炙甘草6~10克。

方义：党参、白术、茯苓、甘草健脾益气，生地、熟地、白芍、川芎、当归养血和肝。合为气血双补之剂。

加减：气血不足甚者，加生黄芪以益气生血；见脾虚表现者，加山药、扁豆健脾；有肾虚表现者，加川断、桑寄生补肾；头晕目眩，面色无华，加黄精、首乌养血。

【变通法】可用圣愈汤（《兰室秘藏》）加减。或用胎元饮（《景岳全书》）加减，原方有人参、白术、陈皮、甘草、杜仲、熟地、芍药、当归。

3. 肾阴虚热

【临床表现】妊娠腹形小于正常月份，胎儿存活，无阴道出血。面红烘热，心烦，手足心热，口干咽燥，自汗、盗汗，失眠多梦，腰膝酸软。舌红无苔，脉细数。

【病因病机】素体阴虚或久病、失血伤阴，阴虚生内热，热伤阴血，血不养胎，胎萎不长。

【治法】养阴清热，滋肾养胎。

【方剂】保阴煎（《景岳全书》）加减。

药物：生熟地各10克，白芍10克，山药10~15克，续断10~15克，黄芩10~15克，生甘草6克。

方义：熟地黄、山药滋肾，生地、白芍和血，黄芩清热，续断补肾固胎，甘草调中。

加减：口干舌燥者，加石斛、麦冬养阴；胎元不固者，加白术、桑寄生固胎；肾阴虚甚者，加菟丝子、女贞子补肾。

【变通法】阴虚内热不甚者，可用固胎煎（《景岳全书》）用，方中有黄芩、白术、砂仁、陈皮、当归、白芍、阿胶；内热甚者，可用凉胎饮（同上），用药有生地、白芍、石斛、当归、茯苓、枳壳、黄芩、甘草等。

4. 肾阳虚寒

【临床表现】妊娠腹形小于正常月份，胎儿存活，无阴道出血。腰酸腹冷，形寒怯冷，四肢不温，神疲乏力。舌淡，脉沉迟。

【病因病机】肾阳不足，虚寒内生，胞宫冷而胎元失养。

【治法】补肾助阳，温胞养胎。

【方剂】温土毓麟汤（《傅青主女科》）加减。

药物：巴戟天 10～15 克，覆盆子 10～15 克，白术 10～15 克，党参 10～12 克，山药 10～15 克，神曲 6 克。

方义：巴戟天、覆盆子补肾助阳，白术、党参益气健脾，山药滋补脾肾，神曲消导和胃而佐诸补药不致呆滞。

加减：腰酸腹冷，肾阳虚寒甚者，加鹿角霜、肉苁蓉、菟丝子，亦可加桑寄生、川续断，以补肾温阳。

【变通法】亦可用大补元煎（《景岳全书》）加减，也是补肾助阳之剂。

（三）医家经验

蔡庄治羊水过少、胎萎不长经验

（1）气血两亏型：用养血益元汤。方用党参、白芍、黄精、桑椹、白术、山药、山萸肉各 9 克，熟地 12 克。

（2）脾肾不足型：用补肾育胎方。方用巴戟天、覆盆子、山药各 12 克，人参、鹿角霜、肉苁蓉、菟丝子各 9 克，益智仁 6 克。即温土毓麟汤加味而成。（《妇科名医证治精华》）

（四）预防护理

注意饮食调养，夫妇双方禁烟酒。孕妇多左侧卧位，定期吸氧等。积极治疗慢性病及妊娠合并症，及时了解胎儿生长发育情况。

（五）评述

胎萎不长必须与胎死不下区别。本症腹形虽小，但胎儿存活，胎动存在，尿妊娠试验阳性，基础体温持续上升，维持双相不降，子宫增大但小于正常妊娠月份，宫底高度低于正常第 10 百分位数。B 超提示，胎儿形体小于妊娠月份，有胎心胎动。也有可见羊水过少者。正常胎儿在孕 36 周前双顶径增长较快，若胎头双顶径每周增长小于 2 毫米，则可明确诊断。

而胎死不下，主要表现为腹部大小小于妊娠月份，腹部不再增大，反而缩小，有不规则阴道出血。B 超提示，胎动停止，胎心音消失，胎儿发育情况与正常妊娠月份不符，尿妊娠试验阴性。

羊水过少是指妊娠羊水量减少至 300 毫升以下者，常易发生早产、畸胎，属胎萎不长范畴，超声检查可以明确诊断。用中药健脾补肾有一定疗效。

十二、胎位不正

胎位不正又称胎位正常，是指妊娠后期胎儿在母腹内位置不正常。在产科中，除枕前位为正常胎位之外，其余胎位均为异常，往往是造成难产的主要原因。常见的胎位异常有臀位、横位和枕后位等，古称倒产、横产、偏产。其中以臀位最常见，约占足月分娩胎位不正总数的2%～4%。妊娠六七个月时，如发现胎位不正，应予矫正，以免分娩时发生难产。

本症发生的原因，主要是气滞、湿盛和气血不足。《妇人大全良方·产难》："妇人以血为主，惟气顺则血和，胎安则气顺。"故治疗胎位不正，应强调理气和血，再结合患者体质与相关体征，进行处理。

（一）辨证要点

形体黄瘦，胸闷脘痞或胀满疼痛等，为气滞血郁。形体肥胖，身体沉重，有浮肿等，为脾虚湿盛。体质素虚，气短乏力，头晕目眩，面色无华，为气血两虚。

（二）证治方药

1. 气滞血郁

【临床表现】妊娠后期胎位异常，形体黄瘦，面色微青，胸闷脘痞，或胀满疼痛。舌苔薄白，脉细滑或兼弦。

【病因病机】气滞血郁，胎儿转位不利。

【治法】理气和血，行滞解郁。

【方剂】保产无忧散（《傅青主女科·补编》）。

药物：当归4.5克，川芎4.5克，川贝母3克，炙黄芪2.4克，炒黑荆芥穗2.4克，艾叶（炒）2.1克，姜炒厚朴2.1克，炒枳壳1.8克，羌活1.5克，甘草1.5克，白芍3.6克，生姜3片，菟丝子（酒炒）4.2克。

方义：本方可"保胎，每月三五服，临产热服，催生如神"（《傅青主女科》方按语）。今用治胎动不安、胎位不正。当归、川芎、白芍和血，枳壳、厚朴理气，川贝母解郁，黄芪益气，菟丝子补肾，艾叶、生姜温宫，羌活、黑荆芥穗通络，甘草和中。剂量小而配伍严谨，合而为保胎、转胎之方。

2. 脾虚湿盛

【临床表现】妊娠后期胎位异常，形体肥胖，身体沉重，稍劳即乏，脘痞纳少，食欲不振，或有浮肿。舌质淡胖，脉滑或濡。

【病因病机】脾气虚弱，水湿内停，致胎儿转位不利。

【治法】健脾渗湿，和血转胎。

【方剂】当归芍药散（《金匮要略》）加味。

药物：当归9克，白芍9克，川芎9克，茯苓9克，泽泻9克，白术9克。

方义：当归、芍药、川芎和血，茯苓、白术健脾，泽泻渗湿利水。《金匮要略·妊娠病脉证并治》篇用治妇女怀妊、腹中隐痛拘急之症，移治胎位不正亦效。

加减：亦可去泽泻，防其损伤胎气。或加菟丝子、川续断、桑寄生补肾安胎。见气滞者加紫苏、陈皮理气安胎。

3. 气血两虚

【临床表现】妊娠后期胎位不正，肌肉消瘦或虚胖，气短乏力，头晕目眩，面色苍白或萎黄。舌淡，脉细弱而滑。

【病因病机】体质素虚，气血不足，无力转动胎位。

【治法】补气养血。

【方剂】八珍汤（《正体类要》）加减。

药物：党参10～15克，白术10～15克，甘草6克，当归10克，白芍10克，熟地10克，川芎5～10克，黄芪10～20克，枳壳10克，续断10克。

方义：党参、黄芪、白术、甘草健脾益气，当归、白芍、熟地、川芎和血养血，枳壳理气，川断补肾。

加减：肾虚加桑寄生、杜仲补肾，胃气不和而纳呆者加砂仁、扁豆和胃，有热者加黄芩清热。

【变通法】亦有用补中益气汤（《脾胃论》）加黄芩取效者。

（三）预防护理

同胎动不安。

（四）评述

胎位不正的原因，可能与羊水过多、经产妇腹壁松弛、双胎、羊水过少、子宫畸形有关，胎儿或因骨盆狭窄、子宫肌瘤等影响胎头进入骨盆入口，亦可由胎儿畸形等引起。中药及针灸对因子宫畸形、胎儿畸形、骨盆狭窄、子宫肌瘤等所致者无效。

用保产无忧散、加味当归芍药散与八珍汤加减治疗，临床疗效显著，且无任何副作用。针灸治疗成功率可高达90%以上，部分患者矫正后复发率为10%，但经再次熏灸或针治，仍可得到矫正。初产妇与经产妇的矫正成功率，并无显著差别，且对胎儿与孕妇均无不良影响。据研究，艾灸至阴穴可促进肾上腺皮质分泌，增强子宫活动与胎儿活动，从而有助胎位矫正。

第二节　产　后

由于分娩造成的产创和出血，元气受损，抗病力弱，如果此时摄生不慎，将会引起产后各种病症。产后病症的发病机理，可归纳为三类：一是亡血伤津，血虚火动；二是瘀血内阻，败血妄行；三是外感六淫，或饮食房劳所伤。但其根本在于阴血骤虚，阳易浮散，因而导致各种病症。

产后病的治疗原则，应根据亡血伤津、多虚多瘀的特点，本着“勿拘于产后、亦勿忘在产后”的原则。因为产后气血大虚，当以补虚为主；而产后又多瘀血阻滞，宜活血化瘀，两者不可偏废。虚者宜补，实者宜攻，寒者宜温，热者宜清。选方用药必须照顾气血，开郁无过耗散，消导必兼扶脾，寒不宜过用温燥，热不宜过用寒凉。

一、产后恶露不下

产后经阴道排出的分泌物，内含有血液、坏死蜕膜组织及黏液等，称为恶露，在分娩后应自然排出体外。如恶露停留不下，或虽下甚少，常伴有小腹疼痛，则称为产后余血不尽（《经效产宝》），或称为恶露不下（《妇人大全良方》）、恶露不来（《沈氏女科辑要》）。

恶露乃属瘀浊败血之物，若当下而不下，停蓄体内，可引起血晕、血厥、儿枕痛，甚至癥瘕等。严重者还可逆血上行，造成败血冲心、冲肺、冲胃，所谓“产后三冲”之急危症候，必须予以重视。

产后恶露不下，如无全身症状及腰腹胀痛，可不必治疗。若有恶露改变（量、色、质、期），并伴腹痛等全身症状者，则应治疗。恶露不下的原因，不外气滞、血瘀所致。考虑到产后血虚的特点，本症宜以调气活血为主，佐以温宫和血，而不可妄用攻逐之品。

（一）辨证要点

兼见小腹胀甚而痛，胸胁胀满为气滞。恶露下而甚少，色紫暗有血块，小腹疼痛拒按为血瘀。兼见小腹冷痛，喜热熨而痛稍缓，四肢不温为寒凝。

（二）证治方药

1. 气滞

【临床表现】产后恶露不下，或下而甚少，小腹胀甚而痛，胸胁胀满。舌质正常或淡红，脉弦。

【病因病机】临产情绪紧张，心情忧郁，气机不畅，气滞而血结，恶露因而不行。

【治法】理气和血，佐以温散。

【方剂】香艾芎归饮（《中医妇科治疗学》）加减。

药物：香附10克，艾叶10～15克，当归10～15克，川芎10克，乌药10克，延胡索10克。

方义：香附、艾叶理气止痛，当归、川芎、延胡索活血化瘀，艾叶温通散寒。

加减：如小腹胀痛甚者，加青皮、川楝子理气止痛。

【变通法】可用艾附四物汤（《医宗金鉴》）合加味乌药汤（《济阴纲目》），即艾叶、香附、当归、川芎、芍药、乌药、延胡索、木香、砂仁、甘草，与上述处方用药相类，而理气之力尤胜。

2. 血瘀

【临床表现】产后恶露下而甚少，色紫暗，有血块，小腹疼痛拒按，或痛处有块。舌质紫，脉沉细或沉涩。

【病因病机】恶露不下，瘀血留滞，内阻胞宫而小腹疼痛拒按。

【治法】活血化瘀。

【方剂】生化汤（《傅青主女科》）加减。

药物：当归24克，川芎10克，桃仁10克，炮姜3克，炙甘草3克，红花6克，益母草15克，黄酒、童便各半煎服。

方义：当归、川芎、桃仁、红花活血化瘀，益母草化瘀生新，有促使子宫复旧之作用，炮姜温经止痛。黄酒、童便为药引，加强其活血化瘀、导下排恶露的作用。

加减：瘀血甚而腹痛拒按者，加泽兰叶、生山楂，或蒲黄、五灵脂活血化瘀。如痛处有块者，加三棱、莪术、肉桂，活血化癥。

【变通法】桃仁四物汤（《医宗金鉴》）加减。

3. 寒凝

【临床表现】产后恶露不下，小腹冷痛，喜热熨而痛稍缓，四肢不温。舌淡苔白，脉沉迟或沉弦。

【病因病机】产后饮食生冷，或感寒邪，寒凝血滞，气血不通，恶露不下。

【治法】温经散寒。

【方剂】温经汤（《金匮要略》）加减。

药物：吴茱萸3~6克，当归10~15克，白芍10克，川芎6~10克，桂枝10克，党参10克，生姜6~10克，甘草6~10克。

方义：吴茱萸、桂枝、生姜温经散寒，当归、白芍、川芎和血止痛，党参益气，甘草和中。

加减：见呕吐者加法半夏降逆和胃，有瘀热者加丹皮、麦冬凉血清热。因瘀血阻滞，原方去阿胶以免呆滞。恶露不下者加泽兰、山楂、益母草活血化瘀。

【变通法】上方亦可用当归建中汤（《备急千金要方》）加味出入。

（三）医案

产后恶露不行，小腹作痛，渐见足肿、面浮、喘咳，此血滞于先，水著于后，宜兼治血水，如甘遂、大黄之例。紫菀、茯苓、桃仁、牛膝、青皮、杏仁、山楂肉、川朴、延胡索。

诒按：用其例而易其药，因原方太峻也。

再诊：瘀血不下，走而上逆，急宜以法引而下之，否则冲逆成厥矣。归身、滑石、蒲黄、通草、牛膝、瞿麦、五灵脂、赤芍。

三诊：膈宽而腹满，血瘀胞中，宜以缓法下之。大黄、青皮、炙甘草、丹皮、桃仁、赤芍、归身。

又丸方牛膝一两，赤芍、蒲黄、五灵脂、川芎、桂心、桃仁各五钱，当归尾、丹皮各八钱。

诒按：迭换四方，一层深一层，次序井然，恰与病机宛转相赴。（《柳选静香楼医案·妇人》）

（四）易简效验方

1. 益母草30～60克，每日1剂，水煎后加红糖适量服用。

2. 川芎、红花、益母草、泽兰各3克，桃仁、炙甘草、炮姜各1.5克，当归10克，山楂6克，黄酒15克，每日1剂，水煎服（产后生化汤）。

（五）预防护理

严密观察子宫复原情况。注意产褥卫生，并保持外阴的清洁，禁止盆浴和性生活。要适当休息，采取半卧位，以有利于恶露的排出。避免风寒，腹部保暖。

（六）评述

产后恶露不下或下而不畅者，以气滞、血瘀、寒凝为多，分别治以理气、活血、温散，较易治愈。诸证间又常有夹杂，故可参互应用。因本症常与产后腹痛、血晕互见，可参阅本书相关内容。又，若无明显兼症，可服产后生化汤（北京地区方）数剂，其药性平和，一般无明显副作用。

二、产后恶露不绝

恶露在产后4天之内呈红色，以后由于其中血量减少，渐变为淡红色；经过10～12天左右，其色更淡，呈黄白或白色。恶露由红到白，可持续3周左右。但排红色恶露的时间最长为10～14天。若超过这个时期，且有恶臭气味，应考虑有无病变，及时诊治。

产后血性恶露淋漓不断，持续20天以上者，称为产后恶露不绝、不尽或不止。量或多或少，色或淡或红，或深红，或紫暗，或有血块，或有臭味，常伴相关腰腹疼痛及全身症状。本症相当于西医之晚期产后出血，大多与子宫复旧不全有关，亦有因盆腔感染、胎盘胎膜残留者。本症的病理机转，主要是冲任受损或气血瘀滞，可分为气虚、阴虚、血瘀、血热四类，而各证间又常相互兼夹。

（一）辨证要点

产后恶露淋漓不断，色淡红、量多、质清稀，无臭气，为气虚；产后恶露持续不断，日久而无腹痛，伴见虚热者，为阴虚；恶露色红或紫，质稠黏，腥臭气味，为血热；恶露色紫黑有块，多为血瘀。

（二）证治方药

1. 气虚不摄

【临床表现】产后恶露过期不止，淋漓不断，量或多或少，色淡，质稀而无臭味，小腹有下坠感，神疲乏力，面色无华，气短懒言，头晕目眩。舌质淡，脉细弱。

【病因病机】素体虚弱，或产时失血，或劳倦过度，气虚不足以摄血，而致恶露不止，持续不断。

【治法】补气摄血固冲。

【方剂】补中益气汤（《脾胃论》）加减。

药物：黄芪15克，党参10～15克，白术10～15克，当归10克，陈皮6克，炙甘草

6～10克，升麻3～6克（炒黑），荆芥穗3～6克（炒黑）。

方义：黄芪、党参、白术、甘草健脾益气以摄血固冲，当归和血养血，陈皮和胃调中。炒黑升麻、炒黑荆芥穗入血分，有升阳、摄血、止血之功。

加减：加鹿角胶、阿胶温摄冲任，止血作用更好。若小腹及腰部坠胀，见肾虚证者，加续断、杜仲、桑寄生补肾。若见头晕目眩，面色无华，加墨旱莲、女贞子、制首乌养肝。若出血量多不止者，加艾叶炭、侧柏叶止血。

【变通法】亦可用举元煎（《景岳全书》）加味，补气摄血固冲。方见月经过多。

2. 血热

【临床表现】产后恶露淋漓不止，色鲜红、深红，质稠黏，或有臭味，可有低热起伏，腹痛拒按，口干咽燥。舌质红，脉细数或滑数。

【病因病机】产时热毒内侵，阻于胞宫，瘀热互结，致成恶露不绝。

【治法】清热凉血解毒。

【方剂】芩连四物汤（《医宗金鉴》）加减。

药物：黄芩15克，黄连10克，生地15克，川芎10克，当归10～15克，白芍10～15克。

方义：用黄芩、黄连清热，生地、白芍凉血，当归、川芎活血。

加减：若恶露秽臭而量多，热毒盛者清热解毒，加败酱草、丹皮、赤芍、蒲公英；若腹痛拒按甚者，加蒲黄、五灵脂活血化瘀。有低热、口干、脉数者，加山栀、黄柏清热。

【变通法】热毒盛有盆腔感染者，用五味消毒饮（《医宗金鉴》）合失笑散（《太平惠民和剂局方》）加减，药用金银花、地丁草、连翘、野菊花、蒲黄、五灵脂、丹皮、赤芍等，清热解毒，化瘀活血。

3. 阴虚

【临床表现】产后恶露不绝，持续不断，量或多或少，色红、质稠，无腹痛，腰部坠胀不舒，头晕目眩，心烦少眠，时有烘热、盗汗。舌红，脉细数。

【病因病机】素体阴虚，虚热内炽，血不内藏。

【治法】养阴清热凉血。

【方剂】保阴煎（《景岳全书》）加减。

药物：生地15克，熟地10～15克，白芍10～15克，黄芩10克，黄柏6克，山药10克，川续断10克，甘草6克。

方义：熟地、白芍养阴和血，生地、黄芩、黄柏凉血清热，山药、续断补肾固冲，甘草调中。

加减：头晕目眩加墨旱莲、女贞子补益肝肾，烘热盗汗者加丹皮、地骨皮清热养阴，出血量多者加阿胶、侧柏叶、炒地榆止血。

【变通法】两地汤（《傅青主女科》）加减，方见月经先期。

4. 血瘀

【临床表现】产后恶露日久不止，色紫暗，夹血块或如烂肉样，小腹疼痛拒按，按之有块。舌质暗，边尖有瘀点（斑），脉弦或涩。

【病因病机】产后胞宫瘀阻，瘀血不去，新血无以归经，致恶露不止，子宫复旧不良。

【治法】活血化瘀，生新止血。

【方剂】生化汤（《傅青主女科》）加减。

药物：当归15～30克，川芎10克，炮姜3～6克，桃仁6克，甘草6克，益母草30克，红花6克，蒲黄10克（包）。

方义：方用当归、川芎和血活血，桃仁、红花活血化瘀；炮姜温通有止血之功且不留瘀；蒲黄化瘀且能止血；益母草活血祛瘀，有促使子宫复旧之效。

加减：腹痛甚加延胡索、川楝子理气止痛，出血量多或不止者加三七粉活血止血，兼气短乏力者加党参、黄芪益气。

【变通法】桃红四物汤（《医宗金鉴》）加减。

（三）易简效验方

1. 益母草60克，每日1剂，水煎后加适量红糖服用。

2. 红花、益母草、泽兰各3克，桃仁、炙甘草、炮姜各1.5克，当归10克，山楂6克，黄酒15克，每日1剂，水煎服（产后生化汤）。

3. 莲房炭、棕榈炭各等份（各烧存性），为极细末，白汤点服，与还元煎、童便一小杯同服。用于产后恶露下多虚惫甚。（《产科发蒙》）

4. 红藤饮：红藤、败酱草各30克，白花蛇舌草15克，丹皮、栀子、金银花炭各9克，贯仲、蒲黄炭、谷芽各12克。水煎服。用于产后子宫内膜炎之恶露淋漓（裘笑梅经验方）。

（四）预防护理

同产后恶露不下。

（五）评述

本症与产后血崩在临床表现与方药处治上基本一致。但本症常出现在产后3周以上，症情缓和。而产后血崩则发病早，症情急迫。

三、产后血崩和血晕

产妇分娩后24小时内，阴道大量出血超过400毫升者，称为产后出血或产后血崩。如因出血过多而出现眩晕、晕厥和休克，出现头晕目眩，恶心呕吐，上腹不适，心悸气促，面色苍白，冷汗淋漓，四肢厥冷，甚而昏迷不识人事，血压急剧下降者，则称为血晕与血厥。产后血晕与血崩是产后出血引起的危重表现，在病因、病机、病症上有同一性，故合而述之。概而论之，有虚证和实证两类。虚证因失血过多，气无所依，气随血脱；实证则因恶露不下，气血逆乱所致。对于因胎盘滞留和残留，软产道损伤引起的产后大出血，可分别予西药宫缩素、胎盘取出、钳刮术，或缝合修补手术，于兹不予介绍。

（一）辨证要点

一般而言，出血量多而致血晕、血厥者大多属虚证，恶露不下而致者多属实证。若虚证者必多脱证，而实证则常以闭证为表现。在临证时必须注意。

（二）证治方药

1. 气随血脱

【临床表现】胎盘娩出不久，阴道出血过多，突然晕厥，面色苍白，上腹不适，呕吐恶心，心悸气促，渐至昏迷不省人事，呈冷汗淋漓，目闭口开，手撒肢冷，血压下降。舌淡白，脉微细欲绝，或虚大而代。无腹痛，腹诊子宫软而大。

【病因病机】产妇素体虚弱，或产程过长、疲劳过度，气虚不能摄血；子宫收缩无力，出血过多，又致气随血脱之重症。

【治法】补气摄血固脱。

【方剂】独参汤（《景岳全书》）。

药物：红参15~30克，久煎、浓汁，分数次服。

方义：独用大量人参益气固脱。

加减：冷汗、肢冷，脉微细欲绝者，加淡附子、干姜、甘草，即四逆加人参汤（《伤寒论》）。或人参、附子同用，即参附汤（《世医得效方》），均为回阳救逆、补气固脱之剂。

【变通法】病情稍缓后，以眩晕心悸、汗多，面色苍白为主者，用当归补血汤（《内外伤辨惑论》）合生脉散（《内外伤辨惑论》），益气生血养阴，敛汗固脱。药用生黄芪、当归、麦冬、五味子、红参（亦可西洋参）。

2. 瘀血内阻

【临床表现】产后阴道出血持续时久，恶露量少或不下，或时下血块，小腹阵痛拒按，局部有硬块。如恶露不下或过少，亦可致心下急满，神昏口噤，气粗喘促，两手紧握，牙关紧闭。舌质紫暗，有瘀点（斑），脉细数或沉涩。腹诊子宫较硬。

【病因病机】胞宫瘀血滞留，新血不得归经而致产后大出血；恶露不下，瘀血内阻，气逆上冲而致血晕。

【治法】活血化瘀，生新止血。

【方剂】佛手散（徐文仲方）合失笑散（《太平惠民和剂局方》）加减。

药物：当归15~20克，川芎10克，生蒲黄10~15克（包），三七粉6~10克（分冲）。

方义：用当归、川芎、蒲黄活血化瘀，三七粉既有活血止痛作用，又能生新止血。

加减：寒凝者加炮姜、艾叶散寒；热结者加丹皮、赤芍凉血泄热。恶露不下者，加益母草、泽兰叶、川牛膝活血化瘀。

【变通法】亦可用生血止崩汤（《傅青主女科》）加减，药用川芎、当归、炮姜、桃仁、甘草、炒黑荆芥、蒲黄、乌梅等化瘀止血。见血晕者，用清魂散（《女科准绳》），即川芎、泽兰、党参、甘草、炒黑荆芥穗，可加入当归、血竭、没药、童便等。

（三）预防护理

及时治疗可能引起产后出血的疾病，切实做好孕期保健。严密观察产妇血压、呼吸、脉搏等各种情况，如发现产后大出血，应及时处理。

（四）评述

产后血崩，今称产后大出血。主要由子宫收缩无力、胎盘滞留或残留，软产道损伤和凝血机制障碍等原因引起，应及时查明出血原因，采取止血措施，及时输血和补液，积极预防和抢救出血性休克。兹列表（表15－3）于下，以供参考。

表15－3　产后大出血相关疾病鉴别表

诊断	出血时间	出血性质	子宫形态	处理原则	
				西医	中医
子宫收缩无力	胎盘娩出后	阵发性阴道出血，色暗红或挟有血块	软，收缩不良	按摩子宫，或用子宫收缩剂	益气养血，佐以活血化瘀
胎盘滞留或残留	胎盘娩出前或后	出血量或多或少，或呈持续性出血	收缩不良，软	给子宫收缩剂或者手取胎盘，有胎盘残留者作钳刮术	活血化瘀，佐以养血益气
软产道损伤	胎儿娩出后	持续性出血，量多，色鲜红，有血块	有收缩，硬	缝合修补	
凝血机制障碍	胎盘娩出后	持续性出血，量多，质稀，不凝结，无血块	有收缩，硬	分清阶段，给予处理	可试用活血化瘀、止血

又，产后血晕、血厥，实际上是产后出血或恶露不下引起的晕厥、休克，历代视为产后大症，论述尤多。

四、产后腹痛

产妇分娩后，子宫收缩，小腹部有轻微阵发性疼痛，称为儿枕痛，一般产后皆有。若小腹疼痛较剧而无以忍受者，则称为产后腹痛。

发生本症原因，有血虚、血瘀、寒凝三种。治疗应分清虚实，血虚宜养血和营，血瘀宜活血通络，同时又常合温通散寒药。根据产后多虚多瘀的特点，应注意“于补血之中行逐瘀之法。”（《傅青主女科·产后》）

（一）辨证要点

辨证重点是根据恶露的多少，腹痛的程度及特点来进行分析。若分娩出血过多，小腹绵绵作痛，喜按喜揉，按之痛减为血虚。若恶露涩少，小腹疼痛拒按，则为瘀血。

（二）证治方药

1. 血虚

【临床表现】小腹绵绵作痛，喜按喜揉，按之痛减。恶露量少、色淡。头晕目眩，心悸自汗，腰部坠胀，大便干结。舌淡红，脉虚细。

【病因病机】产时流血过多，冲任空虚，气血不足，运行无力，以致血流不畅，迟滞而痛。

【治法】养血和营，温经止痛。

【方剂】当归建中汤（《备急千金要方》）加减。

药物：当归30克，生姜10克，桂枝6~10克，白芍10~15克，甘草6~10克，大枣10枚。

方义：大剂当归、白芍养血和营，桂枝、生姜温经止痛，甘草、白芍缓急止痛，大枣和胃养血。

加减：气短汗出者加党参、黄芪益气，夹瘀者加益母草、生山楂化瘀，出血过多者加生地、阿胶养血止血。

【变通法】气血不足甚者，可用八珍汤（《正体类要》）加益母草。

2. 血瘀

【临床表现】产后小腹疼痛，拒按，恶露少，涩滞不畅，色紫暗有血块。舌质暗红或紫，边尖有瘀点（斑），脉弦、涩。

【病因病机】产后恶露下而不畅，气滞血瘀，经脉不通，不通则痛。

【治法】化瘀活血，温经止痛。

【方剂】散结止疼汤（《傅青主女科》）加减。

药物：当归30克，川芎15克，丹皮6克，益母草10~15克，炒黑荆芥穗6克，乳香3克，山楂6克（炒），桃仁3克（打）。

方义：方用当归、川芎、益母草、乳香、桃仁活血化瘀，丹皮凉血化瘀反佐诸温药，炒黑荆芥穗入血分而又能温通。

加减：兼寒者加肉桂温通散寒，兼气滞者加枳实、赤芍理气和血。

【变通法】生化汤（《傅青主女科》）加味。方见产后恶露不下。

（三）易简效验方

1. 益母草30克、生姜10克，每日1剂，水煎后，加红糖冲服。

2. 泽兰叶、生山楂各15克，每日1剂，水煎后，加红糖冲服。

3. 川芎3克、当归10克、红花3克、益母草3克、泽兰3克、桃仁1.5克、炙甘草1.5克、山楂6克，黄酒15克，每日1剂，与水同煎。水煎后，加红糖冲服。（产后生化汤）

4. 山楂30克，苏木10克，水煎服。（《妇科玉尺》）

（四）预防护理

避免多胎妊娠，分娩时要避寒保暖，避免创伤和过多出血。产后定时半坐位或侧卧位。保持外阴清洁，严禁房事。产后要密切注意阴道出血、子宫收缩情况，合理处理。

（五）评述

产后腹痛有虚、实两证，而又兼寒凝表现。所谓“产后宜温，”即针对分娩后妇女胞宫空虚、寒邪易侵的特点而言。

血虚者，养血和营，温经止痛，方用当归建中汤；血瘀者，活血化瘀，温经止痛，方用散结止痛汤。若虚、实表现不显著者，亦可直接用《傅青主女科》生化汤加减。北京地区盛行的“产后生化汤”，剂量轻，药性平和，适于一般患者产后腹痛症不甚者，可资应用。《金匮要略·妇人产后病脉证并治》篇，对产后腹痛用当归生姜羊肉汤治“腹中疼痛”，养血温散；用枳实芍药散、下瘀血汤治“干血着脐下”之腹痛，活血理气。启迪后人思路，殊可师法。

五、产后发热

产褥期内出现发热持续不退，并伴有其他症状者，称为产后发热。大多由热毒侵袭、六淫外感、瘀血内阻、气血虚少等原因所致。根据临床表现进行治疗，分别予以清热解毒、祛风疏解、活血化瘀、补气养血等方药。既不能片面强调产后气血虚少的体质特点，而忽视热毒在里、风邪在外的临床证型；又不能过于攻里、解表，而不顾患者产褥期的生理特点。又，产后一二日内，因阴血虚、阳热外浮而成的微热，是属正常，可不作病症考虑。

（一）辨证要点

产后高热寒战，小腹痛拒按，恶露有味秽臭气者，为邪毒热盛；时值盛夏，高热多汗，口渴烦躁为阳明热盛；发热恶寒，头痛身痛，鼻塞咳嗽为外感风邪；乍寒乍热，恶露不下或下而不畅，少腹胀痛拒按为瘀血。产后下血过多，微热自汗为气血不足。

（二）证治方药

1. 邪毒热盛

【临床表现】产后三四天，高热不退，甚则寒战，头痛，烦渴欲饮，小腹痛拒按，恶露多、色如败酱，气味秽臭。小便黄，大便干结。舌红，苔黄干，脉洪数或滑数有力。

【病因病机】产时创伤与出血，正气不足，邪毒乘袭而火热内蕴；恶露不净，瘀血内停，瘀热互结。

【治法】清热解毒，凉血化瘀。

【方剂】五味消毒饮（《医宗金鉴》）合大黄牡丹汤（《金匮要略》）加减。

药物：金银花 30 克，蒲公英 30 克，紫花地丁 30 克，连翘 15 克，野菊花 10~15 克，丹皮 10 克，赤芍 10~15 克，桃仁 10 克，薏苡仁 15~30 克，冬瓜仁 15 克，败酱草 30 克。

方义：金银花、连翘、蒲公英、紫花地丁、野菊花，清热解毒；丹皮、赤芍、桃仁凉血化瘀。加入败酱草、薏苡仁、冬瓜仁，清热排脓。

加减：恶露不下或量少不畅者，加当归、川芎、生山楂、益母草以祛瘀生新，活血止痛；大便干结，秘而不行者，加生大黄（后下）、全瓜蒌攻里通下，清热解毒；恶露秽臭如败酱者，加鱼腥草、红藤、益母草排瘀血恶露。

【变通法】蒲公英、莪术、枳实各50克煎汤，溶入芒硝10克，用多层纱布浸热药汤后敷于下腹部疼痛处，内服、外治同用。若高热、汗出、烦渴，脉洪大者用白虎加人参汤（《伤寒论》），清阳明热；若高热、烦躁，神昏谵语，全腹疼痛拒按，口干唇燥，舌红绛，热入营血者，用清营汤（《温病条辨》），清营凉血化瘀。

2. 湿热蕴结

【临床表现】产后数日，低热起伏，缠绵不退，热势不扬，汗出不畅，口渴不欲饮，头胀身重，胸闷泛恶，脘痞纳呆。恶露尚可或秽臭，小腹胀痛阵作，绵绵不休，小便短赤。舌质红，苔薄黄根腻，脉濡数。

【病因病机】产后气血不足，脾湿内困，又食油腻，或逢暑季而气候闷热，湿热互结不解，致发热不休。

【治法】清热化湿。

【方剂】甘露消毒丹（《温热经纬》）加减。

药物：茵陈15克，滑石15～30克（包），黄芩10～15克，连翘10～15克，白蔻仁3～6克（后下），石菖蒲10克，厚朴6～10克，藿香5～10克，木通6～10克。

方义：连翘、黄芩清热，茵陈、滑石、木通化湿，厚朴、白蔻仁除胀化浊，石菖蒲、藿香芳化除湿。合而为清热化湿之方，可用于热甚于湿、三焦气机不利者。

加减：胸闷者加杏仁、枳壳宽胸理气，泛恶者加法半夏、竹茹、生姜和胃，小便不利者加薏苡仁、茯苓、竹叶利湿。恶露不畅、味秽臭，腹痛者，加益母草、生山楂、当归、川芎，化瘀止痛。

【变通法】湿重于热者，可用三仁汤（《温病条辨》）加减，宣通利湿。

3. 阳明热盛

【临床表现】时值盛夏分娩或产后。高热，口渴欲饮，烦躁，汗出如珠，呼吸气粗，下腹疼痛阵作（宫缩痛），恶露尚可，时量多。舌质红，苔少薄黄，脉洪数。

【病因病机】产后气阴两虚，时值炎暑，热邪留于阳明气分；或外感病邪，由表入里，阳明热盛。

【治法】清热生津，益气和胃。

【方剂】竹叶石膏汤（《伤寒论》）加减。

药物：竹叶10克，生石膏15～30克（先煎），知母10克，麦冬10克，党参10克，法半夏10克，甘草3～6克，粳米一撮。

方义：石膏、知母、甘草、粳米四味，即《伤寒论》白虎汤，清阳明气分热。麦冬、法半夏、党参、甘草即《金匮要略》麦门冬汤，有益胃生津之功。竹叶清热除烦。

加减：口渴欲饮者加天花粉、芦根生津止渴，小便短少者加滑石、木通利水，汗多不止者加小麦、桑叶敛汗，气阴两虚者党参改为沙参养阴。

【变通法】上方加小麦、茯苓、天花粉，即《备急千金要方》竹叶散，功效相类。若夏季产后发热，见气阴两虚者，可用王孟英清暑益气汤（《温热经纬》），方见本书“低热”。

4. 外感风邪

【临床表现】发热恶寒，头痛，身痛，鼻塞，咳嗽，无汗或汗出不多，脉浮，苔薄白。

【病因病机】外感风邪，袭于肌表，正邪相争故发热恶寒。

【治法】疏风解表，佐以养血和血。

【方剂】四物汤（《太平惠民和剂局方》）加荆芥、防风、紫苏等。

药物：荆芥10克，防风10克，紫苏10克，当归10克，川芎6克，生地10~12克，白芍10~15克，甘草3~6克。

方义：荆芥、防风、紫苏疏风解表而不伤正气，当归、川芎、生地、白芍养血和血，扶正而不恋邪，甘草调和诸药。

加减：头痛加蔓荆子、白芷，鼻塞加苍耳子，咳嗽加杏仁、桔梗，身痛加羌活。

【变通法】外感风热，发热不恶寒，口干，咽痛，脉浮数者，用桑菊饮或银翘散（《温病条辨》），辛凉解表。若见寒热往来，口苦咽干，胸胁苦满，为少阳证，宜用小柴胡汤（《伤寒论》）和解少阳，合四物汤用名柴胡四物汤（《医宗金鉴》）。

5. 瘀血内阻

【临床表现】产后时有低热，或乍寒乍热，恶露不下或下而不畅，血色紫暗，夹有血块，少腹胀痛拒按，口干不欲饮。舌暗、紫或有瘀血（斑），脉弦、涩。

【病因病机】恶露下而不畅，瘀血内阻，营卫不和。

【治法】活血化瘀。

【方剂】生化汤（《傅青主女科》）加减。

药物：当归15~30克，川芎10克，桃仁10克，炮姜3克，炙甘草3克，丹参10~15克，益母草15~20克。

方义：用当归、川芎、桃仁、丹参、益母草活血化瘀，炮姜温散而反佐之，甘草和中。

加减：见气虚者加党参益气，见血块而痛甚者加肉桂温通。

【变通法】可用桃红四物汤（《医宗金鉴》）加减，活血化瘀。

6. 气血虚亏

【临床表现】产后下血过多，身有微热，自汗，头晕目眩，心悸失眠，小腹隐痛或有下坠感。舌淡红，脉细弱或虚大无力。

【病因病机】失血过多，血虚则及气，阳气无所依存而外浮，致生发热。

【治法】补气养血退热。

【方剂】圣愈汤（《兰室秘藏》）加地骨皮。

药物：生黄芪15~30克，党参10~15克，当归10~15克，川芎6~10克，白芍10~15克，地骨皮15克。

方义：圣愈汤原有地黄去之。用党参、黄芪益气，当归、川芎、白芍和血养血，加地骨皮退虚热、凉血分之热。

加减：有颧红盗汗，午后低热者偏阴虚，加生熟地、知母、麦冬养阴清热，去参、芪、归、芎，即加减一阴煎（《景岳全书》）；有气短懒言，神疲自汗，白昼低热者，偏气虚，加白术、甘草、陈皮、升麻、柴胡，去川芎，即补中益气汤（《脾胃论》）补中益气。

【变通法】气虚甚者，用补中益气汤（《脾胃论》）健脾补气；阴血虚甚者，用加减一阴煎（《景岳全书》）养阴清热；气血两虚者，亦可用八珍汤（《证治准绳》）加减，益气养血。

7. 蒸乳发热

【临床表现】产后二三日忽然发热，乳房胀痛疼痛，但不红肿，心烦易怒。舌淡红，脉弦、滑带数。

【病因病机】乳房为阳明胃经所过。阳明经气不畅，乳汁停滞不下，致发热乳胀。

【治法】养血行气通乳。

【方剂】四物汤（《太平惠民和剂局方》）加减。

药物：当归10~15克，川芎6~10克，白芍10克，生地10克，王不留行10~12克，漏芦10克，通草10~15克，甘草6~10克。

方义：用四物汤养血和血，加王不留行、漏芦、通草通络下乳。

加减：乳房胀痛甚者，加全瓜蒌、白芷、柴胡、青皮、桔梗，通络止痛。

【变通法】或用下乳涌泉散（清太医院方），即四物汤加柴胡、青皮、桔梗、天花粉、漏芦、白芷、通草、甘草、王不留行，通乳作用更好。

（三）医案

一妇产后时发昏瞀，身热汗多，眩晕口渴，或时头痛、恶心。医用四物凉血之剂病不减。复用小柴胡汤病益甚。汪石山诊之，脉皆浮洪搏指。曰：产后而得此脉，又且汗多不为汗衰，法在不治。所幸者气不喘、不作泄耳。其脉如是，恐为凉药所激也。用人参三钱、黄芪二钱、甘草、当归各七分，白术、麦冬各一钱，干姜、陈皮、黄芩各五分，煎服五剂。脉敛而病渐安。（《古今医案按》卷九《女科·产后发热》）

（四）医家经验

1. 刘奉五治产后血栓性静脉炎经验　本病为产褥热之一，发热恶寒，甚而高热寒战，下肢疼痛肿胀，皮肤发白（下肢静脉栓塞），或盆腔内深压痛（盆腔内静脉栓塞）。刘氏认为血瘀络阻为本证主要病机，当治以活血化瘀通脉，而不囿于“产后多虚宜补”之说。可使用抵当汤为主方加味。若热盛者，用桃仁、大黄、水蛭、虻虫、赤芍、丹皮、黄芩各6克，丹皮、天花粉、延胡索各10克，生石膏、金银花各30克。使用该方后，或病程日久，热象已退，瘀阻未解，水湿流溢而肢体肿胀时，宜据证以养血通络（当归、川芎、桃仁、红花、鸡血藤等）、祛湿活络（羌活、独活、秦艽、防风等）、健脾除湿（白术、薏苡仁、冬瓜皮、冬瓜子等），而不要过用或长期使用苦寒清热之剂。（《刘奉五妇科经验》）

2. 庞泮池治疗产后暑热经验　产后暑热又称轻度产后中暑，因分娩产伤与出血，元气虚损，腠理不密，正值炎暑或气候闷热潮湿，暑热蒸迫或湿遏热伏，致成发热、汗出等症。庞氏分为中暑发热型和暑热夹湿型。前者用竹叶石膏汤清热生津，益气和胃；后者用三仁汤清热渗湿，化浊畅中。（《妇科名医证治精华》）

3. 祝谌予治产后发热经验

（1）产后发热恶寒，恶风，有汗，纳差，口干，心烦，脉数。因产后气血虚弱，感受外邪所致者。用柴胡桂枝汤为主调表里、和营卫，清热祛邪。常加用丹皮、生地、白茅根、荆芥炭、白芍、当归等入血分药物。其中，荆芥炭可重用 15 ~ 30 克，有清热解表作用。

（2）产后高热不退，寒战、神昏，为毒热入营之产褥感染。方用温清饮（即四物汤、黄连解毒汤合方）为主，清热解毒，凉血散风。并选加鱼腥草、芦根、白茅根、金银花、连翘、丹皮、土茯苓、柴胡、桔梗等。发热不退者加水牛角 30 克，伴便秘者加生大黄 6 ~ 10 克（后下）。（《祝谌予临床经验集》）

（五）预防护理

孕晚期严禁房事。尽量避免产道损伤和产后出血。产后卧床休息，保持外阴清洁。正确哺乳，清洁乳头。密切观察子宫底高度，恶露的量色气味等，注意盆腔生殖器感染。

（六）评述

1. 产褥热 产后发热最严重的情况是产褥热，由分娩时或产褥期病菌侵入生殖道而引起的感染，大多局限于子宫内膜，并可蔓延至各生殖器官和邻近组织，乃至全身。主要的症状是发热、腹痛和恶露改变。因发病部位不同，其临床表现与病情轻重也会有所不同。中医药治疗，主要用清热解毒、凉血化瘀，严重时则需清营解毒凉血。配合抗生素治疗，可及时解除盆腔器官感染，减少全身感染及盆腔炎症的发生。

2. 中医证治 产后发热与恶露不下、产后腹痛相关者，宜予生化汤通瘀下血，待恶露排出、瘀血去尽，则热自退去。若兼见外感发热，或因炎暑季节而轻度中暑（又称产后暑热），即需解表、清暑、泻火，亦必须同时应用益气和血养阴药物，如荆防四物汤、竹叶石膏汤、柴胡四物汤等。有人主张，对产后发热不论何证，均可加用秦艽、白薇、地骨皮、银柴胡、丹皮等，酌选其中二三味，配入主方中凉血而不留瘀，退虚热而不忘祛邪，可资参考。

六、产后排尿异常

产后小便不通又称小便难，即产后尿潴留。可见小便点滴而下，甚而闭塞不通，小腹胀急疼痛，膀胱充盈。主要由气虚、肾虚、气滞所致，膀胱气化不利而成。产后小便频数（尿频），指产后小便次数增多，甚至昼夜数十次。产后小便失禁，即小便淋漓而不能自止，或睡中自遗不能约束的症状。除气虚、肾虚之外，还可因产伤引起。由于这三个症状，在病因、病机与治疗上有一定关系，故并称为“产后排尿异常”。

（一）辨证要点

除产时外伤膀胱而小便淋漓不断之外，大多属虚证。神疲乏力，少气懒言为气虚，见精神疲乏，四肢不温，形寒怯冷为肾虚。此外若有产后尿意频数，尿道灼热涩痛，则为湿热引起。

（二）证治方药

1. 气虚

【临床表现】产后小便不通，小腹胀急；或小便频数，淋漓失禁。神疲乏力，少气懒言，面色无华，舌淡胖而边有齿痕，脉虚缓或细弱。

【病因病机】肺主诸气。肺气虚不能通调水道，下输膀胱，故小便不通。肺气虚则三焦决渎无权，膀胱气化失约，故小便频数或失禁。

【治法】补中益肺。小便不通者，佐以利水通阳；小便频数者，佐以固摄。

【方剂】补中益气汤（《脾胃论》）加减。

药物：生黄芪10～15克，党参10克，炒白术10克，甘草6克，陈皮6克，当归10克，升麻3克，柴胡6克。

方义：用黄芪、党参、白术、甘草益气健脾，培土生金，脾肺气足则膀胱气化功能得以恢复正常。升麻、柴胡升阳，陈皮和胃，当归养血。

加减：小便不通者，加桂枝、麦冬、通草利水通阳，即合补气通脬饮（《女科辑要》）；小便频数或不禁自遗者，加益智仁、乌药、山药固摄，即合缩泉丸（《妇人大全良方》）。

【变通法】若见产后汗出过多，烦渴、咽干，小便不利者，用生津止渴益水饮（《傅青主女科》），药如人参、麦冬、五味子、黄芪、葛根、升麻、甘草、茯苓、生地、当归，与补中益气汤主药相同，而又有养阴生津之品。

2. 肾虚

【临床表现】产后小便不通，小腹胀急；或小便频数，夜间尿频不禁。腰酸，面色灰暗，精神疲乏，四肢不温，形寒怯冷。脉沉迟，舌质淡。

【病因病机】肾气不足，不能化气行水，膀胱气化不利，而小便不通。肾气不足无以温化膀胱，膀胱气化失于约束，故小便不禁自遗或小便频数。

【治法】补肾益气。小便不通者，佐以通阳利水；小便频数者，佐以固涩。

【方剂】肾气丸（《金匮要略》）加减。

药物：淡附子3～6克，桂枝6～10克，山萸肉10～15克，山药10～15克，熟地10克，丹皮3～6克，泽泻10克，茯苓10克。

方义：用附子、桂枝温肾通阳，山萸肉、山药、熟地补肾，丹皮、茯苓、泽泻分别有清热与利水之功，可佐补剂不致过于温热。

加减：小便不通者，加通草、车前子、川牛膝，加强利水通淋；小便频数、不禁自遗者，去泽泻、丹皮，加桑螵蛸、石菖蒲、龟甲、龙骨，固肾涩尿，即合桑螵蛸散（《本草衍义》）。

【变通法】小便不通者，可用济生肾气丸（《济生方》）加减；小便频数者，可用桑螵蛸散（《本草衍义》）合缩泉丸（《妇人大全良方》），即桑螵蛸、乌药、益智仁、山药、龙骨、龟甲、石菖蒲、人参、茯神、当归等。

3. 湿热

【临床表现】产后尿意频数，尿道灼热涩痛，或小便不通，小腹胀急，口干苦，大便不畅。舌红，苔黄，脉数。

【病因病机】湿热下注，膀胱气化不利，小便不通。

【治法】清利湿热。

【方剂】五淋散（《医宗金鉴》）加减。

药物：当归10克，白芍10克，生地10克，通草10克，滑石10克，泽泻15~20克，茯苓15克，车前子10克，山栀10克，黄芩10克，黄柏10克，生甘草10克。

方义：当归、白芍、生地养血，通草、滑石、甘草、茯苓、车前子通利小便，山栀、黄芩、黄柏清热。

加减：热甚者加苦参、知母、冬瓜皮，小腹胀急加大腹皮、乌药。

【变通法】湿热重者可用八正散（《太平惠民和剂局方》）。

4. 产伤小便频数

【临床表现】产时损伤膀胱，小便淋漓不断，或夹有血液。舌质正常，脉缓。

【病因病机】产时外伤膀胱，气化失约无以摄尿，故小便淋漓不断。

【治法】补气养血，固约膀胱气化。

【方剂】黄芪当归散（《医宗金鉴》）加减。

药物：黄芪15克，党参10克，当归10克，白芍10克，白术10克，甘草6克，生姜3克，猪尿脬1个为引。

方义：用黄芪、党参、白术、甘草补气，当归、白芍养血，猪尿脬温固膀胱，取其同类相求之义，生姜和胃。

加减：尿中有血液者，加大蓟、小蓟、三七末止血。

【变通法】经观察无效时，应予手术修补尿瘘。

（三）外治法

1. 处方：吴茱萸、益智仁、小茴香各15克，官桂、面粉各10克，白酒适量。

用法：先将前四种药物共研细末，再加入面粉拌匀，用热酒调和，做成药饼1个。将药饼敷脐，纱布覆盖，胶布固定。用于产后尿频。

2. 处方：四季葱白60克（切碎），食盐12克。

用法：食盐炒极热，入葱末拌炒，嗅及葱香时取出，装厚毛巾袋备用。患者仰卧，高抬起一只脚，并用布带吊起，以热葱盐袋敷于脐下小腹上，待小便下后则去掉药袋。用于产后小便不通。

（四）预防护理

预防难产，发生难产时要注意保护膀胱。

（五）评述

产后尿潴留和小便不通，一般用针灸及中药外治法即有效果。如服用相应药物调理，则效果更佳。产后小便频数与不禁自遗，大多为虚证，治以益气、固肾缓以补之，可改善症状。若加用针灸、中药外治，亦有辅助作用。

七、产后乳汁不行

产后乳汁甚少或全无乳汁，称为乳汁不行或缺乳。本症不仅可见于产后，气血虚弱者在哺乳期可也出现。若在哺乳期再度妊娠而出现缺乳，或产妇先天无乳，皆不属本症介绍范畴。

乳汁缺乏有虚实两证。虚证由气血虚弱所致，宜补血益气。实证因情绪变化，肝气郁结所致，则宜解郁通络。两者均须加入通乳之品，如通草、桔梗、王不留行、路路通等。

（一）辨证要点

主要观察乳房有无胀痛，结合自身症状，辨别虚实。如乳房柔软无胀痛感，多属气血虚弱；如乳房硬痛拒按，或伴发热者，则为气郁血滞所致。

（二）证治方药

1. 气血虚弱

【临床表现】产后乳汁不行，或行而甚少，乳房柔软而无胀痛感，面色无华，皮肤干燥，食少纳呆，神疲乏力，四肢不温，气短懒言，头晕目眩，大便溏或干结。舌淡红，脉细弱。

【病因病机】产妇脾胃素虚，气血化源不足，无乳可行；或分娩失血过多，气随血耗；或产乳过众，气血津液匮乏而致。

【治法】益气补血，佐以通络下乳。

【方剂】通乳丹（《傅青主女科》）加减。

药物：党参 15 克，黄芪 15 ~ 30 克，当归 30 克，麦冬 15 克，通草 6 克，桔梗 3 克，猪蹄 2 个（去爪壳）先煎汤代水。

方义：黄芪、党参益气健脾，当归、麦冬养血滋阴，桔梗、通草利气通络，猪蹄补血通乳。

加减：可加王不留行、路路通通络下乳。如大便溏者，去当归，加炒白术、茯苓健脾。

【变通法】如药物不便时，可单用猪蹄汤，服之亦效。或用四君子汤（《太平惠民和剂局方》）加黄芪、王不留行、路路通，益气通乳。

2. 气郁血滞

【临床表现】产后乳汁不行，乳房胀满而痛，按之局部硬，胸胁不舒，精神抑郁，食欲不振，胃脘胀满。舌质正常、苔薄，脉沉弦。

【病因病机】乳头为肝经所至，乳房为胃经所过。产后情志抑郁，肝气失于疏泄，肝、胃经脉阻滞，气郁血滞故乳汁不行。

【治法】解郁通络，佐以下乳。

【方剂】下乳涌泉散（《清太医院方》）加减。

药物：当归10～15克，白芍10～15克，川芎5～10克，生地10克，柴胡10克，青皮6～10克，天花粉10克，漏芦10克，桔梗3～6克，通草10克，白芷10克，王不留行10～15克，甘草6克。

方义：方用当归、白芍、川芎、生地养血活血，柴胡、青皮解郁理气，桔梗、通草通络理气，漏芦、王不留行通络下乳，天花粉润燥滋液，甘草和中。

加减：乳房红肿而热加全瓜蒌、夏枯草通乳消肿，乳胀甚者加路路通、丝瓜络通络。

【变通法】涌泉散（《医宗金鉴》）加减，药用白丁香、僵蚕、王不留行、天花粉、漏芦各3克，猪蹄煎汤代水。若乳胀不甚，情志不遂而见气血不足者，可用通肝生乳汤（《傅青主女科》），药用当归、白芍、白术、麦冬、熟地、甘草、通草、柴胡、远志。

（三）易简效验方

1. 生麦芽60～90克，每日1剂，水煎服。

2. 猪蹄、金针菜熬汤，重加米酒，葱连头、须。

（四）外治法

1. 热熨法

处方：用淘米水一脸盆，煮沸，待温用。

用法：将乳头放在温热的淘米水中浸泡片刻，旋以手慢慢揉洗，如发现乳头中有白丝，可将其扯出，并挤出淡黄色液体少许，乳汁自可畅通。

2. 药敷法

处方：蒲公英或鱼腥草60克（鲜者更好）。

用法：捣烂敷乳房红肿处。适于乳房胀痛红肿者。

（五）预防护理

孕期做好乳头护理。早期喂乳，按需喂乳。加强产后饮食营养及情绪调摄，并适时做一些乳房局部按揉。

（六）评述

产后缺乳或乳汁不行，治从气血。《景岳全书·妇人规》："妇人乳汁乃冲任气血所化，故下则为经，上则为乳。"虚则益气生血，而使乳汁生而有源；实则理气和血，则乳房经气畅通，乳汁自下。"

八、产后身痛、腰痛和关节痛

产后出现肢体、关节及腰背部疼痛、麻木、沉重、酸楚等症状者，属于本症范畴。类此症状应属"痹症"范畴，但因产后常有气血不足、瘀血内停各种特殊情况，故特列专项述之。又，产后身痛又称“产后遍身疼痛”（《妇人大全良方》），主要由气血不足、血瘀阻滞或外邪入侵所致。产后腰痛首见于《诸病源候论》，除与产后身痛病因、病机相一致者之外，还可由肾虚引起。

在治疗上，血虚宜养血，血瘀宜活血，兼风寒者加用祛风散寒之品，兼寒湿则又须配合温散通络药物。

（一）辨证要点

周身疼痛，腰膝及关节处冷痛，得温则减，形寒恶风，四肢不温，得温则缓，为风寒湿侵袭所致。疼痛剧烈，痛如锥刺，固定不移，见少腹痛而拒按等为血瘀。肢体麻木，沉重不适，面色无华为气血不足。产后腰背酸痛，脚腿乏力，足跟痛者，为肝肾不足。

（二）证治方药

1. 风寒湿侵

【临床表现】产褥期内，周身疼痛，屈伸不利；或腰膝及关节处冷痛，得温则减；或痛无定处，历节游走；或肢体肿胀、麻木、沉重，腰背活动不便。形寒恶风，四肢不温，诸症得温则缓。脉浮紧，舌质淡，舌苔薄白、白腻。

【病因病机】产后百脉空虚，腠理不密，风寒湿邪入侵，气血痹阻不通，不通则痛，而成诸症。

【治法】祛风、散寒、除湿，养血养气。

【方剂】独活寄生汤（《备急千金要方》）加减。

药物：独活 10～15 克，秦艽 10 克，防风 10 克，细辛 3～6 克，桂枝 10 克，当归 10 克，白芍 10～15 克，川芎 6～10 克，生地、熟地各 10 克，党参 10 克，茯苓 10～15 克，甘草 6～10 克，桑寄生 15～20 克，杜仲 10～15 克，牛膝 10～15 克。

方义：独活、秦艽、防风、细辛、桂枝祛风散寒、除湿，通络止痛；川芎、白芍、地黄、当归养血祛风，党参、茯苓、甘草健脾益气；桑寄生、杜仲、牛膝补益肝肾。

加减：形寒恶风甚，疼痛剧烈者，去生地、熟地、茯苓、桑寄生、杜仲，加淡附子、炙黄芪、细辛、桂枝，用量加大，温阳补气，散寒止痛。痛无定处，历节游走者，加羌活、荆芥穗祛风，去药同上。肢体、腰背沉重，关节肿胀，加薏苡仁、白术、防己祛湿，去药同上。夹瘀而痛如锥刺、固定不移，或有产后恶露不尽时，加桃仁、红花、生蒲黄化瘀，去药同上。

【变通法】若以肢体麻木不舒，症类血痹，用黄芪桂枝五物汤（《金匮要略》）合四物汤（《太平惠民和剂局方》）加减和血益气。若腰部重着如带五千钱，由寒湿侵袭所致，为肾著者，用甘姜苓术汤（《金匮要略》）合四物汤温化寒湿。若风寒入侵，身痛、腰痛，项背不舒，恶寒无汗，恶露少，少腹时痛，脉浮紧者，可暂用五积散（《太平惠民和剂局方》）数剂，祛风散寒，温经止痛。该方药用当归、川芎、白芍养血，麻黄、白芷、生姜解表祛风，苍术、厚朴、半夏、陈皮、茯苓、甘草和胃调中，肉桂、干姜温散寒邪，桔梗载药上行。但只能暂用，不可尽剂，以免伤正。

2. 瘀血内阻

【临床表现】产后身痛、腰痛，关节疼痛，屈伸不利，按之痛甚，或夜晚休息疼痛尤剧，或痛如锥刺，固定不移，动后稍舒。少腹痛而拒按，恶露少，口渴，但欲漱水不欲咽。舌紫暗，边尖有瘀点（斑），脉弦或涩。

【病因病机】产后瘀血阻滞脉络，气血运行不畅，不通则痛。

【治法】活血化瘀，通络止痛。

【方剂】身痛逐瘀汤（《医林改错》）加减。

药物：桃仁10克，红花6~10克，当归10~15克，川芎6~10克，没药5克，五灵脂10克，秦艽10~15克，羌活10克，香附10克，牛膝10~15克，地龙10克。

方义：方用桃仁、红花、五灵脂、没药、牛膝活血化瘀；秦艽、羌活、地龙祛风通络止痛；当归、川芎二味名佛手散，有养血、活血、和血之功。

加减：产后恶露下而不畅，少腹时痛者，加益母草、炮姜温通活血。偏热者，加丹皮、丹参凉血；偏寒者，加桂枝、淡附子温寒。

【变通法】上半身疼痛为主者，用血府逐瘀汤；下半身疼痛为主者，用少腹逐瘀汤或膈下逐瘀汤（均为《医林改错》方）。

3. 气血虚弱

【临床表现】产后肢体、腰背酸痛，关节拘急，活动不利，或肢体麻木，沉重不适，面色无华，肌肤不泽，头晕目眩，心悸气短，神疲乏力，四肢不温，恶露量多、色淡质稀。舌淡红，脉虚细无力。

【病因病机】产后气血亏虚，血不养筋。

【治法】益气养血，通络止痛。

【方剂】趁痛散（《妇人大全良方》）加减。

药物：黄芪10~15克，独活10克，白术10克，桂枝10克，当归10~15克，牛膝15克，生姜3~6克，甘草6~10克，薤白6克。

方义：用黄芪、白术、甘草益气，当归养血，牛膝、桂枝通络止痛，独活祛风，生姜、薤白散寒，甘草和中。

加减：腰背酸痛，俯仰不利者，加川续断、桑寄生、杜仲补肾；肢体麻木沉重者，加鸡血藤、首乌藤养血；关节拘急活动不利者，加白芍、钩藤缓急；气虚甚加重黄芪用量至30克，当归15克，益气生血。

【变通法】十全大补汤（《太平惠民和剂局方》）加通络止痛药。

4. 肝肾不足

【临床表现】产后腰背酸痛，脚腿乏力，足跟痛。头晕目眩，耳鸣健忘，手足麻木，两目干涩。偏阴虚者，口干咽燥，盗汗烘热，舌红，脉细数；偏阳虚者，畏寒怯冷，四肢不温，尿频，便溏。舌淡，脉沉迟。

【病因病机】腰为肾之外府，足跟为肾经所述。产时气血亏虚，劳伤肾气，致水不涵木，血不养筋，精虚而骨髓不充。

【治法】补肾气，养肝血。

【方剂】

（1）阴虚者用六味地黄丸（《小儿药证直诀》）合二至丸（《证治准绳》）加减。

药物：熟地 10 ~ 15 克，山茱萸 10 ~ 15 克，山药 10 克，丹皮 6 克，泽泻 10 克，茯苓 10 ~ 15 克，墨旱莲 10 克，女贞子 10 克，白芍 10 ~ 15 克，牛膝 15 克，龟甲 20 ~ 30 克（先煎）。

方义：熟地、山茱萸、山药滋肾，墨旱莲、女贞子、白芍养血，龟甲调任脉而滋肾阴，牛膝通经脉而养肝血。丹皮、茯苓、泽泻为六味地黄丸之“三泻”，有利水渗湿清热之功，佐补药而不致呆滞。

（2）阳虚者用金匮肾气丸（《金匮要略》合青娥丸（《太平惠民和剂局方》）。

药物：熟地 10 ~ 15 克，山茱萸 10 ~ 15 克，山药 10 克，淡附子 3 ~ 6 克，桂枝 6 ~ 10 克，胡桃肉 10 克，补骨脂 10 ~ 15 克，杜仲 10 ~ 15 克，鹿角霜 10 克。

方义：熟地、山茱萸、山药滋肾，淡附子、桂枝温阳气，胡桃肉、补骨脂、杜仲补肝肾、壮筋骨，鹿角霜通督脉而温润补阳。

加减：上述两方，气血虚者加当归、生黄芪补气血；腰痛加桑寄生、续断补肾；足跟痛加木瓜、白芍、青黛舒筋。

【变通法】可用左归丸补肾阴，右归丸补肾阳（均为《景岳全书》方）。

（三）医案

一产妇腰痛，腹胀善噫，诸药皆呕。立斋以为脾虚血弱，用白术一味炒黄，每剂一两，米泔煎，时饮匙许。四剂后渐安，百余剂而愈。（《古今医案按》卷九《女科·腰痛》）

按：白术治腰痛，可见陈士铎诸书。又见脾胃症状，故又增白术主治必用症状。

（四）医家经验

1. 祝谌予经验　产后身痛、腰痛、四肢疼痛，麻木不舒，足跟痛，伴形寒肢冷、怕冷畏风，舌淡暗，脉沉细等，为产后气血虚弱，肝肾两亏，再感受外邪而致。病程短，体实无汗者，用《金匮要略》葛根汤加味；病程长，体虚有汗者，用黄芪建中汤加鸡血藤、络石藤、海风藤、钩藤、威灵仙（四藤一仙汤），或独活寄生汤加减。伴肢体抽痛者，加钻地风、千年健、豨莶草、木瓜、甘草，重用白芍 15 ~ 30 克；伴足跟痛者，加木瓜、青黛。遇寒痛甚，腰凉肢冷，加淡附子 5 ~ 10 克。（《祝谌予临床经验集》）

2. 刘奉五治产后热痹经验　产后关节痛属中医痹证范畴，以产后气血虚为内因，复感风寒湿邪而成。虚寒证可用独活寄生汤加减，养血活血，疏散风寒。若见关节红肿热痛，发热口渴，心烦，苔黄，脉数，为风湿热痹，由素体阳热偏盛，寒湿久而化热所致。主张用清热除痹汤，方用金银藤、桑枝各 30 克，海风藤、清风藤、络石藤各 15 克，威灵仙、钻地风、防己各 10 克。（《刘奉五妇科经验》）

（五）易简效验方

1. 猪（羊）肾1对，杜仲20克，将肾剖开，将药研碎装入肾内，上笼蒸熟，去药，食肾。连用7～10天。适于产后腰痛，气血虚弱、肝肾不足者。或少量杜仲放入猪蹄汤内，用文火炖服。

2. 黄芪、党参、续断、杜仲、山药、牛膝、巴戟天、补骨脂、狗脊、石楠叶各10克，当归、白术、白芍各9克。益气固肾，用于产后足跟痛肾气虚者。

3. 鹿角片、炙龟甲、阿胶、杜仲、锁阳、首乌、当归、熟地、威灵仙、淡附子、牛膝、补骨脂各12克，党参、黄芪各15克，白芍、白术各9克。补肾养血，用于后足跟痛属肾虚血亏者。（乐秀珍经验方）

（六）预防护理

预防产时、产后大出血。对产后发热尤其是热毒引起者要追踪，以防产后身痛的发生。

（七）评述

产后身痛、关节痛、腰足痛，宜及早治疗，以免造成妇女月经不调、痹痛之遗。临床上此类病症较多，不可忽视。其法可与关节痛、足跟痛内容互参。

九、产后精神异常

产后见惊恐、心悸、恍惚、烦躁、焦虑、谵妄、忧郁等精神症状，可统归于本症范畴。《金匮要略·妇人产后病脉证并治》已提及产后谵语、烦乱、四肢苦烦热等症状。《医宗金鉴·妇科心法要诀》产后门列惊悸、恍惚、妄言、发狂、虚烦证治方药。其表现虽各不同，而病因却基本一致。

产后失血过多，阴血亏虚，或精神刺激，神气不守，心失所养，可引起此类症状。在临床上，产后精神异常症状大多属气血不足、心神不安之证，即有兼夹痰、瘀之证，亦宜以益气养血、安神定志为主，再佐化痰、活血之剂。

（一）辨证要点

产后情绪低落，焦虑忧郁，悲观失望，面目呆滞，头晕健忘，舌淡或红，脉虚细为阴血虚。产后时欲发狂，烦躁不宁，时作谵语，妄言妄见，恶露量少或不下，腹痛拒按，唇舌暗紫为血瘀。

（二）证治方药

1. 心血虚亏

【临床表现】产后惊恐胆怯，惕然不安，如人将捕之状；或神情恍惚，焦虑忧郁，悲观失望；或呢喃自语，面目呆滞，烦躁失眠，头晕健忘。舌淡红，苔白，脉虚弦，或沉细，脉来不扬。

【病因病机】产后气血俱伤，心气失守，心血不足，神志不宁。

【治法】养心安神，益气养血。

【方剂】加减养荣汤（《傅青主女科》）加减。

药物：当归10克，川芎6克，茯神10~15克，党参10克，酸枣仁10克（炒），麦冬10克，炙远志3克，炒白术10克，龙眼肉10克，陈皮6克，炙甘草6克。

方义：当归、川芎养血和血，党参、茯神、白术、甘草健脾益气，远志、龙眼肉、酸枣仁、茯神安神定志，麦冬清热养阴而通心气，陈皮、生姜和胃。

加减：虚烦者去川芎、当归，加竹茹、竹叶除烦；惊悸胆怯者加石菖蒲、广郁金化痰理气；悲观失望，神情恍惚者，重用炙甘草至10克，加淮小麦、白芍、大枣，即合甘麦大枣汤（《金匮要略》）用以安神。惕然不安如人将捕之，加琥珀、石菖蒲、龙齿、龟甲镇惊。

【变通法】归脾汤（《济生方》）或人参养荣汤（《太平惠民和剂局方》）加减。若血虚夹痰湿，胸闷纳呆痰多，苔白腻者，用十味温胆汤（经验方）。

2. 心阴不足

【临床表现】产后善惊，心烦不安，手足心热，恍惚不安，时有妄言妄见，头晕目眩，心悸失眠盗汗，气短乏力，面时烘热，口干咽燥喜冷饮。舌红，脉细数。

【病因病机】产后失血过多，阴血亏虚，心失所养，心火偏亢。

【治法】养阴清热，补心安神。

【方剂】人参当归汤（《医宗金鉴》）加减。

药物：党参10克，当归10克，生地10克，熟地10克，麦冬10克，白芍10~15克，五味子6~10克，桂枝3~6克，甘草6~10克。

方义：党参、麦冬、五味子即生脉散，益心气，养心阴。生地、熟地、白芍、当归养血。方中用桂枝、甘草两味，寓镇逆气、安心神之义，对有心悸动、其人叉手自冒心者尤佳。

加减：虚烦不安、手足心热者，加黄芩、苦参清热除烦，即合《备急千金要方》三物黄芩汤用；心悸失眠、烘热盗汗者，加浮小麦、淮小麦、龙齿、牡蛎宁心敛汗；热心火旺而内热甚者去桂枝，加黄连、黄芩、阿胶，即合黄连阿胶鸡子黄汤（《金匮要略》），用以清心泻火；妄乱烦热甚者加川石斛、丹皮、木通，即合服蛮煎（《景岳全书》）以清心安神。

【变通法】天王补心丹（《摄生秘剖》）合枕中丹（《备急千金要方》）。

3. 瘀血冲心

【临床表现】产后时欲发狂，烦躁不宁，坐卧不安，时作谵语，妄言妄见，恶露量少或不下，时有血块，小腹疼痛拒按，面色暗紫。唇舌暗紫，脉沉弦或沉涩。

【病因病机】产后恶露不下，败血上冲，扰乱心神。

【治法】化瘀开窍。

【方剂】小调经散（《医宗金鉴》）加减。

药物：白芍10克，当归10~15克，没药3~6克，琥珀3~6克，肉桂心3~6克，细辛3克，麝香2克。共研末，每服3克，日2次。

方义：白芍、当归、没药活血化瘀，琥珀、麝香开窍安神，细辛、桂心通络。

【变通法】可合生化汤（《傅青主女科》）同用。若有病虚似邪而妄见妄言者，所谓“病虚似邪”者，可用安神生化汤（《傅青主女科》），即川芎、当归、炮姜、桃仁、甘草、柏子仁、人参、益智仁、陈皮。

（三）预防护理

重视围产期和产褥期的心理保健，了解其心理状态和个性特征，对产后抑郁要予以高度关注。

（四）评述

1. 产后多虚 产后多虚，即使有实象，只宜中病即止，不可久行攻逐。如《医宗金鉴》小调经散，用散剂小量祛瘀，也可用生化汤煎汤冲服，待恶露败血下后，即可改服补气养血方药。《傅青主女科》对“妄言妄见”症有云：“由气血虚，神魂无所依也，治当论（小腹）块痛有无缓急。若块痛未除，先服生化汤二三帖，痛止，继服加参生化汤，或补中益气汤，加安神定志丸调服之。若产后日久，形气俱不足，即当大补气血、安神定志，服至药力充足，其病自愈。”

2. 产后抑郁症 1968 年国外提出“产后抑郁症”的概念，是分娩后不典型抑郁，病程较产后忧郁长，出现较晚，但严重程度不及产后精神障碍中的情感性障碍，属于抑郁性神经症。其病因不明，危险因素涉及生理、心理及社会因素。一般认为其预后较好，大多可在 3～5 个月恢复，约 2/3 的患者可在 1 年内康复，如再次妊娠则有 20%～30% 的复发率。有报道用逍遥散治该病肝气郁结者，用大定风珠治阴虚风动者有效。

第十六章 妇女带下及外阴

本章主要陈述妇女带下和外阴诸症，以及妇女癥瘕与不孕两大病症，还涉及盆腔疼痛、子宫脱垂、阴中疼痛杂症。在临床上，对女性胞宫、阴户、外阴、小腹部位之痛症，中医方药治疗颇见成效，兹各合与此章论之。

第一节 妇女带下及杂症

妇女带下，以湿、热、寒、毒诸邪蕴结胞宫阴户为主要病因，由脾、肝、肾等内脏功能失调引起。妇女癥瘕的发生，主要由气滞血瘀，胞脉痹阻所致。至若不孕症，一般又可分为肾虚、肝郁、血亏、瘀阻、痰湿等证，各证又常相互兼夹，且有寒、热转化之不同。子宫脱垂又称阴挺，以脾肾不足、气虚下陷为多。阴中疼痛常于性交时更为明显，可由肝肾阴虚、中气下陷、肝郁气滞、湿热蕴结、瘀血阻络引起。各种病症之间又相互关联，故并而述之。

一、带下

生理情况下，带下是由阴道黏膜渗出物，宫颈腺体及部分来自子宫内膜的分泌物混合而成的，是用以润泽阴户的一种无色、质黏、无臭的液体。妇女生理发育成熟，经期前后或妊娠前期，阴道可排出少量白带。白带的量和性状与雌激素水平高低、生殖器官是否充血有关，有阴道自净等作用。

病理性带下，指带下量明显增多，色、质、气味异常，并伴有全身或局部症状者。《素问·骨空论》:“任脉为病，男子内结七疝，女子带下瘕聚”。任脉不能担任，带脉不能约束，致成带下症状。根据带下的颜色，《诸病源候论》即有青、黑、赤、白、黄五色带下记载，但在临床上以白带、黄带、赤白带为多见，青带、黑带和纯血性的赤带较为少见。

带下的发生，主要由脾虚、肝郁、肾亏等内脏功能失调引起，并以湿、热、寒、毒诸邪蕴结胞宫阴户为病因。

（一）辨证要点

带下量多、色白、质清、无臭为虚；带下量多、色质异常、有臭为实。炎症性带下多为实证，由湿热毒邪蕴结引起。非炎症性带下多为虚证，由内脏功能失调引起。再结合全身和局部症状加以分析。如黄带有臭味，质黏稠，外阴、阴道瘙痒为湿热。赤带有臭味，心烦易怒为血热；白带如涕无臭味，纳少便溏为脾虚。

（二）证治方药

1. 脾虚白带

【临床表现】带下色白或淡黄，量多，质黏稠，如涕如唾，绵绵不断，无臭味。面色无华，四肢不温，神疲乏力，纳少便溏，或两足浮肿，或腰如绳束。舌质正常或淡，苔白润或薄白腻，脉缓或濡。

【病因病机】脾虚不能化水谷而输精微，水湿浊阴之邪下陷而为带。

【治法】健脾除湿。

【方剂】完带汤（《傅青主女科》）加减。

药物：白术 30 克，山药 30 克，党参 6 ~ 10 克，白芍 15 克，车前子 10 克（包），苍术

10克，甘草6克，陈皮6克，炒黑荆芥穗3克，柴胡3~6克。

方义：白术、苍术健脾燥湿，白芍、柴胡疏肝解郁；山药健脾补肾，且固摄任带二脉；党参、甘草、陈皮健脾和胃，车前子利水渗湿，荆芥穗祛风胜湿。此方脾、胃、肝三经同治，寓补于散，寄消于升。本方以山药、白术、白芍为主，用量大；辅以党参、苍术、车前子，用量中等；陈皮、甘草、柴胡、荆芥为佐使。

加减：小腹坠痛而有气虚下陷表现者，加生黄芪益气升阳；腹部冷痛者，加艾叶、香附温宫散寒；肾虚腰痛者加杜仲、菟丝子补肾；滑脱不固者，加乌贼骨、龙骨、牡蛎固涩；纳少便溏者，加薏苡仁、扁豆健脾利湿。

【变通法】脾虚中气下陷，小腹下坠，气短乏力，白带清稀如水者，用补中益气汤（《脾胃论》）加山药、白果、芡实、苍术。或用升阳益胃汤（《脾胃论》），即用六君子汤健脾和胃，羌活、独活、柴胡、防风祛风除湿升阳，黄芪益气举陷，白芍疏肝和血，黄连清热，泽泻、渗湿，是健脾益气以升阳，疏肝泄肝而木郁条达之剂。若以湿盛为主，仅见白带量多，舌苔白腻，而无脾虚表现者，也可用胃苓汤（《证治准绳》）去桂枝，加椿根皮、黄柏。如白带量多而大便干甚而便秘，用完带汤、易黄汤无效者，可用小儿启脾丸，即四君子加陈皮、莲子、山药、山楂、神曲、麦芽、泽泻。

2. 湿热黄带

【临床表现】带下量多，色黄或黄白相兼，有臭味，质黏稠；或清稀如水，呈黄水状；或黄绿如脓，或如豆渣样，味臭秽。外阴、阴道瘙痒，小腹胀痛，小便短黄，口苦口干，心烦。舌红，苔黄腻，脉滑数或弦数。

【病因病机】湿热蕴结，下注成带，热甚者则色黄或黄白相兼，或如脓状，质黏稠有臭味；湿甚者清稀如水，呈黄水状。

【治法】清热燥湿。

【方剂】龙胆泻肝汤（《兰室秘藏》）合侧柏椿皮丸（《医学入门》）加减。

药物：龙胆草5~10克，炒山栀6~10克，车前子10克（包），木通10克，白芍10克，生地10克，白术15~20克，黄柏6~10克，椿根皮15~30克，侧柏叶10~15克。

方义：龙胆草、山栀、黄柏、椿根皮清热，苍术、白术、车前子、木通燥湿渗湿，当归、生地、白芍、侧柏叶和血凉血。

加减：若带下夹有血液者，加丹皮、赤芍凉血，去当归；若小腹胀痛者，加川楝子、延胡索、柴胡理气；若带下如脓、量多臭味，兼发热、腹痛者，合五味消毒饮（《医宗金鉴》）清热解毒。若大便秘结，小腹痛，黄带量多者，加制大黄、丹皮、桃仁、赤芍、薏苡仁，凉血化瘀，即合大黄牡丹皮汤（《金匮要略》）用；阴痒者，加白鲜皮、苦参、蛇床子，清热利湿止痒。

【变通法】若湿盛而热毒不甚者，可用萆薢渗湿汤（《疡科心得集》）加减，药用萆薢、黄柏、丹皮、赤芍、泽泻、滑石、薏苡仁、红藤、蒲公英、败酱草等清热利湿。若仅见黄带量多，有纳呆便溏、腰酸乏力等脾肾不足而兼湿热不甚者，可用易黄汤（《傅青主女科》)，药用山药、芡实、黄柏、车前子、白果、椿根皮、茵陈、苍术、白术、薏苡仁，以清热利湿、健脾固肾并举。

3. 血热赤带

【临床表现】带下色赤，或赤白相兼，似血非血，其气臭味，淋漓不断，多发生于经净后。心烦易怒，手足心热，胸胁不舒，口苦咽干，面红，时有烘热汗出，小便黄，大便干。舌红，脉细数或滑数。

【病因病机】忧思郁怒，五志化火，心肝火旺，血热内盛，下注成赤带。

【治法】凉血清热。

【方剂】清肝止淋汤（《傅青主女科》）加减。

药物：白芍30克，当归30克，生地15克，阿胶10克（另烊冲），丹皮10克，黄柏6克，牛膝10克，黑豆30克，红枣10枚，香附6～10克。

方义：生地、白芍、丹皮、黄柏凉血清热，阿胶养血止血，当归和血，香附理气，牛膝补肝肾、固带脉，黑豆、红枣补养心肾。

加减：若心烦、小便黄而短少者，加竹叶、木通、甘草，即合导赤散（《小儿药证直诀》）用以清心；烘热汗出，月经先期而量多者，加地骨皮、青蒿，即合清经散（《傅青主女科》）用以凉血；赤白带量多时，可加侧柏叶、椿根皮，清热凉血。

【变通法】可用清白散（《医宗金鉴》），即四物汤加黄柏、椿根皮，用时可加丹皮、山栀，或用丹栀逍遥散（《内科摘要》）加减。

4. 寒湿白带

【临床表现】带下色白或淡黄，质清稀如水，或如糊状。神疲乏力，四肢不温，小腹隐痛或冷痛，腰骶酸痛，劳累、性交、排便前及月经前后加剧。月经后期、量少，小腹有包块（附件炎），时有不孕。舌淡、苔白润，脉沉弦。

【病因病机】寒湿内凝，胞宫经脉受阻，湿邪下注，任脉不固而为带下。

【治法】温经散寒。

【方剂】温经汤（《金匮要略》）加减。

药物：吴茱萸5～10克，白芍10～15克，肉桂3～6克，党参10克，当归10克，川芎6～10克，阿胶10克（另烊冲），法半夏10克，丹皮3克，麦冬6～10克，甘草6克，生姜3～6克。

方义：吴茱萸、肉桂、生姜温经散寒，当归、川芎、白芍、阿胶和血养血，党参健脾益气，半夏和胃，甘草调中，丹皮、麦冬清热而佐温药有清热作用。

加减：小腹痛剧者，加茴香、干姜、延胡索，去丹皮、麦冬，散寒止痛；小腹有包块者，加五灵脂、没药，化癥散瘀；月经后期量少、腰骶疼痛、不孕者，见肾虚证，加鹿角霜、菟丝子、川断、山药补肾，去丹皮、麦冬。

【变通法】若体质强壮，小腹冷痛而白带如水样，有经期受寒史者，属实寒证。可用吴茱萸汤（《备急千金要方》），药用吴茱萸、肉桂、防风、藁本、干姜、木香、当归、丹皮、麦冬、半夏、茯苓、甘草，较上方加强祛风散寒之力，而益气养血作用较逊。

5. 肾阳虚衰

【临床表现】带下清冷，量多质稀，淋漓不断，滑脱不禁。面色晦暗，腰部冷痛，小腹冷，四肢不温，夜尿频多，神疲乏力，性功能减退，月经量少、后期或闭经。舌质淡润，苔白，脉沉迟或虚细。

【病因病机】素体肾虚，下元亏损，或经产损伤，或房事不节，或久病及肾，肾气不固，阳虚生寒，任脉不固，带脉失约而成。

【治法】温肾固精止涩。

【方剂】固精丸（《古方选注》）合玄菟丹（《太平惠民和剂局方》）加减。

药物：山药 30 克，莲子肉 15 克，茯苓 15 克，五味子 10 克，菟丝子 10 克，龙骨 15 克，牡蛎 15 克，韭菜子 6 克（炒），桑螵蛸 10 克，赤石脂 15 克，鹿角霜 10 克，巴戟天 10 克，龟甲 30 克，肉苁蓉 10 克。

方义：鹿角霜、巴戟天、肉苁蓉、菟丝子、韭菜子温肾壮阳，桑螵蛸、龙骨、牡蛎、五味子、赤石脂固精止带，山药补脾肾而护任脉，莲子肉、茯苓补心脾又能约束带脉。

加减：小腹冷、四肢温者，加肉桂、淡附子温宫；性功能减退者，加蛇床子、女贞子、川续断助阳。

【变通法】肾阳虚衰者，亦可用内补丸（《女科切要》），药用黄芪、鹿茸、肉桂、附子、白蒺藜、紫菀茸、菟丝子、桑螵蛸、沙苑子、肉苁蓉，温补功用较上方为强，而固涩之力较逊。若白带滑脱不禁，称为白淫者，可用叶天士温柔涩摄法，药用桑螵蛸、莲子肉、芡实、茯苓、茯神、金樱子、覆盆子、远志肉（引自《沈氏女科辑要笺正》），作丸巩固疗效。

6. 肾阴虚热

【临床表现】带下量不多，色赤白相兼，外阴干涩灼热，痒痛难忍。头晕目眩，面部烘热，腰酸腿软，心悸虚烦，口干舌燥。舌质红、苔少，脉细数。

【病因病机】多见于中老年妇女，肾阴不足，阴血亏损，内热扰动冲任，而为赤白带下。

【治法】滋阴清热凉血。

【方剂】知柏地黄汤（《医宗金鉴》）加减。

药物：知母 10 克，黄柏 6 ~ 10 克，生地 15 克，熟地 10 克，山萸肉 10 克，山药 15 ~ 30 克，丹皮 6 ~ 10 克，茯苓 10 ~ 15 克，泽泻 10 克。

方义：知母、黄柏、丹皮、生地清热凉血，熟地、山萸肉、山药补肾，泽泻、茯苓利水渗湿。

加减：带下夹有血液者，加侧柏叶、椿根皮、茜草，凉血清热；外阴干涩痒痛者，加白蒺藜、白鲜皮、制首乌，止痒祛风；带下不止者，加芡实、金樱子、五味子，固涩止带。

5. 变通法：可用大补阴丸（《丹溪心法》）加减。

（三）医案

孙东宿治吴太夫人，年六十余，久患白带，久治不效。变为白崩。诊得右寸滑，左寸短弱，两关濡，两尺皆软弱。孙曰：据脉心肾俱不足，而中焦有湿，今白物下多，气血日败，法大概燥脾，兼补心肾。乃制既济丹，用鹿角霜、当归、茯苓各二两，石菖蒲、远志各一两五钱，龙骨、白石脂各一两，益智仁五钱，山药糊丸。空心服以补心肾。又制断下丸，用头二蚕沙炒三两，黄荆子炒二两，海螵蛸磨去黑甲、椿根白皮各一两，面糊丸。午后服以燥中宫之湿。不终剂而愈。按：今之妇人患带下者十居八九，而带下之虚证亦十居八九，虚证夹肝火、夹湿热者又十居八九，若不虚而只是肝火或湿热者，仅十之一二而已。

程明佑治一妇，病带下不止。医投调药经血愈下，复投寒凉药遂下泄。肌肉如削不能言，四肢厥逆。程诊其脉细如丝，曰：阳气微而不能营阴，法当温补，阳生则阴长而血不下漏。遂以人参二两，附子三片浓煎，一服手足微温，再服思食，继服八珍汤四十剂，愈。（均引自《古今医案按》卷九《女科·带下》）

（四）医家经验

1. 程门雪带下证治　任脉不能担任，带脉不能约束，则为带下，必有腰酸下坠兼症。带下症分五色，其实皆缘湿热，不必拘泥。治带大法先分虚实，再分寒热。湿热有余之症，带下如浓茶汁，其气腥秽而为黄带，宜通不宜止，可用黄连、黄柏、黄芩等苦寒坚阴，苍术、白术、厚朴、陈皮燥湿除湿，茯苓、泽泻、猪苓、薏苡仁、滑石淡渗。温燥、苦坚、淡渗乃湿热大法，方用平胃、四苓加椿根皮、黄柏。脾虚湿热用傅青主易黄汤，肾虚湿热用清白散（《医宗金鉴》）或六味地黄丸加黄柏。寒湿带下，白带清稀、小腹痛，可用古法吴茱萸汤，辛温祛寒，苦温燥湿。若脾虚下陷而见寒湿带下，则用东垣升阳益胃汤。肾虚火衰而寒湿甚，可用附桂八味丸。治带宜健脾化湿为本，初用平胃、四苓，久用六君子、异功散。带下久不愈者为肾不摄精、任脉空虚不固，与男子遗泄同类，宜用摄纳封固之法，如叶天士温柔涩摄之方，亦可用大补阴丸及王孟英海螵蛸螵鱼胶丸。若任督虚亏，肩痛腰酸尻坠胀，用大补阴丸加鹿角、苁蓉、续断、巴戟、狗脊，温通奇经，育阴温阳。（《女科撮要》）

2. 张又良治带经验

（1）祛湿除带：对带下色或白、或黄、或赤白相杂，伴有肢重体楚，头胀，舌苔白腻或微黄而腻等，均可用祛湿除带法，并据证加减应用。主药为羌活、防风、白芷、僵蚕、薏苡仁、蛤壳、茯苓、陈皮等。如夹风，带下色白或微黄，伴有遍体游走酸楚，关节酸重，头胀较甚者，上法重用羌活、防风，加独活等，以祛风化湿。夹痰，带下色白质稠，头胀胸闷，心泛作呕，咳嗽有痰，舌苔白腻或薄白或薄黄腻，脉弦滑者，上法中减去防风，加制南星、姜半夏、象贝、前胡，以燥湿化痰。夹瘀，如经期感受风湿之邪，而致带下赤白，腹痛腹胀，四肢酸楚，微恶风寒，头重头胀，舌苔薄腻而白，脉浮濡者，以祛湿除带法去蛤壳、茯苓，加红花、当归、赤芍、泽兰、木香等，以祛瘀化湿而除带。

湿从寒化，上法减防风、白芷、僵蚕，加制附子、干姜、桂枝、焦冬术、茵陈等，以温阳化湿。湿从热化，上法减防风、陈皮、僵蚕，加焦山栀、黄芩、车前子、黄柏等以清热化湿。如带下色黄者加茵陈，带下腥秽甚者加鱼腥草。如偏于肝火盛者，加柴胡、龙胆草以清肝泻火化湿；如心肝之火与脾湿交合，津血相合而下，带赤不断，心烦面红，头痛者，则去白芷、黄芩，加贯众炭、地榆炭、炒荆芥、生地、川连等以泻心肝之火，清湿热而止赤带。总之，祛湿除带法是几十年来对带下病的经验治法，不管白带、黄带、或赤白带等，均可加减应用，临床疗效颇高。

（2）补益固带

1）脾虚：主症为带下连绵，色白量多，四肢倦怠，乏力懒动，食少消瘦，或见浮肿，舌淡苔白或薄腻，脉细等。治法健脾止带。主药为党参、焦冬术、茯苓、薏苡仁、扁豆、山药、芡实、白芷等。如脾虚之证外，见有头晕目眩，脉弦细，经乱带多，似血非血，而为肝脾两虚、血失统藏之赤带者，上法减薏苡仁、扁豆、芡实、白芷，加山萸肉、枸杞子、白芍之养肝补肝；熟地、阿胶之补血，合参、术、苓、山药健脾益气。

2）肾虚：主症带下量多，质清稀，怯冷腰酸，面少华色，乏力，头晕耳鸣，小溲清长，或见频频尿意，脉弱或沉迟，舌质淡白等。治法益肾固带。主药为制附子、肉桂、金樱子、鹿角霜、熟地、菟丝子、党参、龙骨等。如偏于肾阳虚者，重用附、桂、鹿角霜，或加巴戟肉等，以温补肾阳；如偏于肾阴虚者，则去附、桂，重用熟地，加枸杞子、何首乌、女贞子等，以滋补肾阴。（中医杂志，1981，11：814－816）

3. 章文赓治疗带下病经验

（1）调和营卫，摄护二维：妇人暴崩或漏下日久，带如漏卮，是营卫不和、二维失护之故。临床症见带下色白或赤白相兼，脘胁胀痛，腹中痞块，心悸寒热，脉虚弦，舌淡苔薄。此因崩漏以后，血液脂膏耗损，累及奇经。常用归脾、补中益气、六君、逍遥散等方化裁，药如黄芪、党参、茯苓神、熟地、沙苑子、菟丝子、酸枣仁、白薇、当归、白芍之类。其中当归、白芍调阳维，熟地、菟丝子、白薇等调阴维，黄芪、四君补脾胃、化营卫，少佐香附、陈皮等理气。若患者年高体羸，久病大虚，八脉俱亏，百骸皆损，用药当以大剂，浓煎收膏，开水冲服。

（2）滋阴温阳，固任壮督：带下与任督有关。“带脉通于任督，任督病而带脉始病。”（《傅青主女科》）故任脉病带责之于阴，督脉病带责之于阳。治拟滋养肾阴，温补肾阳。若君火偏炽，暗耗肾水致心肾不交而兼见心悸失眠、头晕腰酸者，治宜清心滋肾，方以黄连阿胶汤加减；若相火偏亢，下灼真阴，致肝肾失济而兼见胸胁隐痛、颧红目赤、腰酸者，治宜清肝滋肾，六味丸合二至丸加丹、栀、归、芍；若脾胃阴虚，肾精乏源，任脉滑脱而兼见胃脘隐痛、嘈杂纳差、口干不欲多饮者，治宜养脾益胃，滋阴固任，方以清带汤或益胃汤增损。对于胃阴不足，带下经年、清稀色白、形寒肢冷、腰酸背疼、面光少华、舌淡苔薄者，在温养肾阳、峻补奇经的同时，每脾肾双调，常用理中汤、内补丸、白蔹丸、金匮肾气丸等。

（3）高原导水，宁洁胞宫：调节肺气，从高原导水，使不浸渍带脉，宁洁胞宫，为治带独到之处。患者多有经常感冒或咳喘病史，如见带下兼少气懒言、面皖易汗、舌淡苔薄白、脉虚缓者，属肺脾气虚，用六君子汤加黄芪、麦冬或参苓白术散出入。每喜加紫菀、桔梗宣中寓补，或佐少量羌活，在大剂补益肺脾药中有舒展气机、祛风燥湿之功；若肝升不及，肺降太过，水湿奔迫下注，在宣开肺气的同时，加枳壳、桔梗等；若湿热明显，可在清肝止淋汤、易黄汤的基础上，加桑白皮、杏仁、贝母、金银花、车前子等清气化湿。俟肺气升降有序，水源清则流自洁，气化复则湿自除。

（4）宣导湿热，同气相求：对于外感热病余热移注下元，或肝胆湿热下移、脾胃湿热、任脉积湿之带下者，诸经湿热浸淫，皆可使带脉无权。其证见六脉有力，带浊浓稠，腥臭灼热，下腹胀痛，小便量少或有涩痛，阴部潮湿瘙痒，口苦咽干或有低热，舌红苔黄或黄腻而燥。治疗可予渗湿、解毒、化瘀诸法。药如忍冬藤、鸡冠花、薏苡仁、焦山栀、龙胆草、熟大黄、黄芩、黄柏、紫花地丁、六一散、白花蛇舌草、车前草之类。《温病条辨》云：“下焦丧失，皆腥臭脂膏，即以腥臭脂膏补之。”又常用土茯苓、臭椿皮、墓头回、败酱草、鱼腥草等腥臭之品，直达下焦，同气相求，借以除带脉湿热，清下焦瘀滞。唯大剂苦寒，恐伤脾阳，故可少佐砂仁、蔻仁、陈皮等，颇获效验。（中医杂志，1987，10：737－739）

（五）易简效验方

1. 银甲丸：金银花、连翘、升麻各15克，生鳖甲、蒲公英、红藤各24克，紫花地丁30克，生蒲黄、椿根皮、大青叶、茵陈、琥珀末、桔梗各12克。为细末炼蜜成63丸。此为1周量。湿热蕴结下焦之黄白带、赤白带，如子宫内膜炎、子宫颈炎等。（王渭川经验方）

2. 清宫解毒饮：土茯苓30g，鸡血藤20g，忍冬藤20g，薏苡仁20g，丹参15g，车前草10g，益母草10g，甘草6g。每天1剂，复煎，分两次服。腹痛拒按，带下量多，色黄、质稠如脓，原方加桃仁、鱼腥草、黄柏；发热口渴，加野菊花、连翘；阴痒，兼用药渣加白鲜皮、苦参煎水坐盆熏洗；带下量多，色赤白相兼，味臭，盆腔有炎性包块，原方加川楝子、荔枝核、郁金、路路通等；带下夹血丝，加海螵蛸、茜根；阴道瘙痒，加苍耳子、苦参；月经后期，月经量少，不孕，带下量多，色白、质黏腻，去忍冬藤、车前草，加王不留行、苍术、香附、皂角刺、胆南星等；腰骶酸痛，腹痛隐隐，带下量少，质黏稠似血非血，伴有心烦少寐、阴道干涩者，去忍冬藤、车前草、益母草，加山茱萸、何首乌、黄精、炙龟甲等；腰脊酸痛，小腹胀坠而痛，加桑寄生、杜仲、骨碎补；带下量多，色白、质清稀，加补骨脂、白术、桑螵蛸；带下无痒无臭，加蛇床子、槟榔。另用药渣加白酒炒热外敷患处腹部相应部位。（班秀文经验方）

3. 熟地、炒芡实、煅牡蛎各12克，鹿角胶（烊冲）、菟丝子、炒续断、益智仁、金樱子、白蒺藜各9克。水煎服。温肾扶阳，固涩止带。用于白带增多属肾阳虚者。（姚寓晨经验方）

（六）外治法

1. 处方：忍冬藤、威灵仙、萆薢、秦艽、甘草各30克。

用法：水煎至1000毫升，去渣，分2次熏洗坐盆。

疗程：每天早晚各1次，10天为1个疗程。用于肾阴虚者。

2. 处方：忍冬藤、大黄、苦参、紫花地丁各30克。

用法：水煎至1000毫升，去渣，分2次熏洗坐盆。

疗程：每天早晚各1次，10天为1个疗程。用于湿热者。

3. 处方：白矾57克，乳香、没药、黄柏各9克，蛇床子4.2克，钟乳石、雄黄各13.5克，硇砂0.9克，硼砂1.2克，儿茶10.5克，血竭7.5克，樟丹16.5克，冰片10.5克，麝香1.2克。

用法：以水2碗煮白矾至沸，候至略稠糊状，再入过80目细粉的乳香、没药、蛇床子、钟乳石、雄黄、硇砂、硼砂、儿茶、黄柏等药，并加入水3~5匙，煮沸入樟丹、血竭细粉，复加入水2匙，煮沸入麝香、冰片，搅拌成直径15厘米、厚2厘米的药锭，备用。治疗时，宫颈炎患者，可纳入阴道贴在宫颈上，再用消毒的带线棉球固定。盆腔炎患者，则纳入左右穹窿部。如制成粉剂，用喷射器将药直接喷在宫颈或穹窿部效果尤佳。用药前先以温水坐浴。

疗程：每2日换1次。10次为1个疗程。（哈荔田经验方）

4. 穿破石、细辛、桃仁、皂角刺、三棱、莪术各10克，研粗末，用水拌湿后装入袋内，隔水蒸30分钟，取出敷患处。

疗程：每日1次，每次30分钟。月经第5天开始，敷10天停药，连敷3个月。治疗慢性盆腔炎。（班秀文经验方）

（七）预防护理

保持阴部清洁，经期、产褥期、流产后尤应注意。提倡淋浴，注意性生活卫生。

（八）评述

《傅青主女科》："带下俱是湿证。而以带名之者，因带脉不能约束而成病……况加以脾气之虚，肝气之郁，湿气之侵，热气之迫，安得不成带下之病。"故一般用燥湿、渗下、健脾之法，间亦有以疏肝、固肾者。而温散、祛风、清热、解毒之品，则当据证而施。在必要时还需配合外治熏洗、栓药、热熨及针灸诸法。中医所谓的带下病症可由各种疾病引起，其中主要是炎症性带下和肿瘤性带下。对各类阴道炎和宫颈糜烂，除内服汤药之外，还必须同时用外治方法。有关内容可参考"女阴瘙痒"。子宫颈癌需中西医结合治疗。子宫黏膜下肌瘤将在妇女癥瘕中予以论述。

二、妇女癥瘕

妇女小腹有肿块，伴局部胀满疼痛者，称为妇女癥瘕。《灵枢·水胀》有"肠覃、石瘕皆生于女子"之述，为寒气客于肠外、子门为患，可导而下。《金匮要略·妇人妊娠病脉证并治》篇有妇人宿癥而血不止，当用桂枝茯苓丸下其癥而止其血的论述，与今所称之子宫肌瘤（相当于石瘕）、卵巢囊肿（相当于肠覃）的临床表现类似。妇女癥瘕的发生，主要是气滞血瘀，胞脉痹阻，久而成癥积、瘕聚之患。临床治疗以活血化瘀为主，兼以清热、散寒、化痰、理气、软坚药物。

（一）辨证要点

1. 辨病性 肿块坚实硬结者多为癥，属血瘀；聚散无常者多为瘕，属气滞。肿块呈囊性者为湿热，软而僵硬为痰积。

2. 辨病程 初期肿块胀痛明显，多以邪实为主。中期肿块增大、发硬，隐隐作痛，月事异常，多为邪实正虚。后期胀痛加重，肿块坚硬，全身虚弱，多以正虚为主。

3. 辨善恶 癥瘕发展缓慢，按之柔软活动，精神如常，面色有泽者，为善证。癥瘕日益增大，按之坚硬如石，疼痛剧烈，或崩或漏，或五色带下，形瘦面暗者，多为恶证。

（二）证治方药

1. 血瘀胞宫

【临床表现】胞宫逐渐增大、发硬，一般无触痛。伴经期延长，月经量多，经期不定时；白带增多，时为血性或脓样，有臭味；部分患者不易受孕，亦有受孕而易流产的。舌暗红，边有瘀点（斑），脉弦细、沉涩。

【病因病机】肝脾不和，冲任失调，经行不畅，血瘀胞宫或胞门，久积不去，而成癥瘕积聚。

【治法】活血化瘀，消癥散积。

【方剂】桃红四物汤（《医宗金鉴》）合桂枝茯苓丸（《金匮要略》）加减。

药物：生地、熟地各10～15克，赤芍、白芍各10～15克，当归10克，川芎6克，桃仁10克，丹皮6～10克，茯苓10～15克，桂枝6克，红花6克。

方义：桃仁、红花、川芎活血化瘀，赤芍、丹皮凉血清热，熟地、白芍、当归和血养血，茯苓化湿健脾，桂枝温通胞脉。

加减：若经量多、经期延长者，去桂枝、红花、当归、川芎、桃仁，加贯众、棕榈炭、紫草、侧柏叶，凉血止血。若兼乳房胀痛，小腹胀痛及痛经者，加青皮、茴香、枳壳、川楝子理气止痛；白带量多气味臭者，加椿根皮、乌贼骨、苍术、白芷、黄柏，清热止带。癥积日益增大，加三棱、莪术，或大黄䗪虫丸，逐瘀化癥。

【变通法】当归芍药散（《金匮要略》）合香棱丸（《济生方》）；或膈下逐瘀汤（《医林改错》）合胶艾汤（《金匮要略》）加减。

2. 痰结气滞

【临床表现】小腹肿块，以一侧向上增大而呈球形，可移动，无触痛，肿块大小不一，月经正常。脉沉弦，苔薄。

【病因病机】肝气郁结，痰湿凝滞，气血运行受阻，胞脉闭阻积聚成块。

【治法】化痰理气，软坚散瘀。

【方剂】香棱丸（《济生方》）合香丑五灵散（《赤水玄珠》）。

药物：三棱10克，莪术10克，青皮6克，枳壳6克，川楝子10克，海藻10克，香附15克，牵牛子10克，五灵脂10克，泽泻15克，牡蛎15克，夏枯草15克。

方义：青皮、枳壳、川楝子、香附理气导滞，海藻、牵牛子、泽泻化痰散结，夏枯草、牡蛎软坚，三棱、莪术、五灵脂逐瘀。上方实际上还含牡蛎泽泻散、消瘰丸之义。

加减：少腹胀痛加橘核、荔枝核、小茴香理气止痛，兼瘀热者加丹皮、赤芍、山楂、丹参凉血化瘀。

【变通法】亦可用桂枝茯苓丸（《金匮要略》）合苍附导痰丸（《叶天士女科》），亦化瘀活血、理气化痰之剂。

3. 瘀热阻滞

【临床表现】少腹包块（妇科检查子宫、附件增厚或有包块）疼痛，或拒按有压痛，或胀痛时作，腰骶部酸痛，或有下坠感。月经量多，痛经，白带增多，时呈血性、脓样，味腥臭。可有继发性不孕。急性期可伴高热，慢性期伴低热。舌暗红或红，边尖有瘀点（斑），苔黄腻或白腻，脉弦或带数，或兼沉。

【病因病机】热毒乘虚而侵，久踞不去，瘀滞不行，结成癥瘕。

【治法】凉血活血，清热解毒。

【方剂】薏苡仁汤（《医宗金鉴》）含活络效灵丹（《医学衷中参西录》）加减。

药物：薏苡仁30克，桃仁10克，丹皮10克，赤芍15克，全瓜蒌15克，丹参30克，炙乳香6克，炙没药6克，川楝子10克，败酱草30克，红藤30克。

方义：方用丹皮、赤芍、丹参活血凉血，瓜蒌、薏苡仁、桃仁化瘀散结，乳香、没药逐瘀止痛，败酱草、红藤清热解毒。

加减：腹痛甚加生蒲黄、五灵脂、延胡索，活血止痛；癥积包块加三棱、莪术、三七、血竭，逐瘀消癥；有高热者，合五味消毒饮（《医宗金鉴》）清热解毒；带下色黄腥臭者，加土茯苓、椿根皮清热止带。

【变通法】气虚而有月经量多，经期延长者，可用理冲汤（《医学衷中参西录》），即山药、黄芪、白术、党参、知母、天花粉、三棱、莪术、鸡内金。瘀血兼寒凝者，可用少腹逐瘀汤；兼热结者，可用膈下逐瘀汤（均为《医林改错》方）。

（三）医家经验

1. 沈仲理治卵巢囊肿和子宫肌瘤经验

（1）卵巢囊肿：卵巢囊肿的形成，肝脾气滞所导致的血瘀痰凝是其根本原因，故在治疗中应以消为主，而始终以健脾疏肝为基本原则。在月经期以调理冲任为主，经多者予以益气固脱或清热固经，量少者以补气养血。在调理冲任的同时，也不忘消散囊肿。在非经期则用消痰软坚、清热化瘀。药用刘寄奴、红藤、赤芍、半支莲、夏枯草、海藻、泽漆、鸡内金、沙氏鹿茸草等。其中沙氏鹿茸草凉血解毒、疏通血脉；刘寄奴破血消散，半支莲功能消瘤；海藻、甘草反者并用，其功益烈；石见穿、石打穿、牵牛子、三棱、莪术、当归、川芎、桃仁等活血化瘀。

（2）子宫肌瘤：为胞宫瘀血日久，大多郁而化热，并易迫血妄行而致。可以妇1号方为基本方：生地、白芍、生甘草、黄精、三棱、石见穿、蒲公英、五灵脂、威灵仙。凉血止血、化瘀止痛。根据情况，调整凉血止血和化瘀消瘤的药力。

1）血瘀气滞：经前或经期乳房胀痛，小腹腹痛拒按，小腹或肛门有下坠感，经行或暴崩不止，或漏下不绝，血色暗红夹有血块。舌紫暗或边有瘀紫斑点，脉细小或细涩、沉迟。方用当归芍药散合济生香棱丸，或膈下逐瘀汤合胶艾汤。

2）阴虚火旺：月经先期而来，经行崩冲，或漏下不止，胸胁胀满，乳头刺痛，胸中灼热或腹中觉热，轰热汗出，经后带下赤白或黄白相杂，大便干结。舌质红，心火旺则舌尖红，或肝火旺则舌边红，苔薄黄，脉弦或弦细或细数。方用犀角地黄汤合生脉散加味。或用妇3号方（北沙参、天冬、麦冬、生地、黄精、三棱、石见穿、半支莲、蒲公英、海藻、甘草、玉米须等），滋阴清热、消瘤止血。

3）肝脾同病：月经后期，量多如崩或漏下不止，小腹有下坠感，面目虚浮，大便溏薄，经后白带多。舌淡白或苔薄白，脉濡细或细弱或芤弦。方用景岳举元煎加味或归脾汤合傅氏平肝解郁止崩汤。

4）肝肾同病：月经先期或后期，经量或多或少，或下血淋漓不断，头晕耳鸣，腰痛、足跟痛，手足心热，面色黧黑，带下清冷，大便干结。舌淡红或苔光滑，脉左关部弦细，两尺沉细。方用一贯煎加味，或傅氏逐瘀止血汤。

5）脾肾同病：严重者每月暴崩不止，经色淡红，面浮足肿，面色萎黄或淡白，心悸，畏寒，夜尿频多，便溏。舌淡白或淡紫，脉沉细或细数或芤。方用独参汤或傅氏固本止崩汤加味。或用妇2号方（党参、白术、熟地、白芍、甘草、黄精、三棱、石见穿、重楼等），健脾益肾、消瘤止崩。

各方中可加用生贯仲、海藻、天葵子、半支莲、石见穿、夏枯草、马齿苋等消散肌瘤，重用三棱、莪术、牵牛子、蛇莓软坚。重视调理脾胃、培补肝肾，佐以软坚消瘤。对出血过多者要止血不忘消瘤，消瘤兼顾止血。（《沈仲理临床医集》）

2. 王渭川治妇科癥瘕

（1）实证（血瘀）：腹中硬块，按之不移，疼痛拒按，月经延期，有时小便淋沥，舌暗紫，脉沉涩。用加减化癥回生丹，方用党参、鳖甲、蒲公英、红藤各24克，桃仁、红花、土鳖虫、炒蒲黄、鸡内金各9克，水蛭、琥珀末各6克，五灵脂12克，鸡血藤18克。

（2）虚证兼气滞：腹中包块，按之移动，时大时小，时有时无，时或疼痛，但无定处，舌润苔薄，脉沉迟兼弦。用金铃子散合建中汤加减，药用生黄芪24克，桂枝、白芍、吴茱萸、川楝子、当归、乌药、槟榔、厚朴、九香虫、姜黄各9克，沙参12克，小茴香6克。（《王渭川临床经验选》）

（四）易简效验方

软坚化瘀消瘤丸：夏枯草90克，丹参60～120克，血余炭30～60克，茯苓、海藻、鳖甲、丹皮、桃仁、山慈菇、三棱、莪术、赤芍、白芍、乌梅、红花、生地、熟地、当归、蒲黄、五灵脂、白芍各30克，研末蜜丸，每丸10克。在月经干净后开始服用，日2

次。子宫肌瘤伴月经量多，心烦口干、舌红者，加黄芩、丹皮、荆芥炭、艾叶炭各30克；卵巢囊肿伴腹胀肠鸣，腹痛隐隐，加泽泻、猪苓、车前子、延胡索、橘核、荔枝核各30克。服20天丸药后，在月经期改用补中升阳法，以补中益气汤为主加减，连服8~10剂以控制经期月经过多。（祝谌予经验方）

（五）外治法

1. 药敷法

（1）处方：大黄、黄柏、姜黄、白芷、苍术、红藤各6克，艾叶、透骨草、泽兰各12克，丹参9克，天花粉15克，防风、香附、没药、乳香、红花、厚朴、陈皮各3克。

用法：共研细末，热水加适量白酒调成糊状，装布袋内，敷于患处。布袋上再加热水袋，使之保持一定温度，局部皮肤溃烂者及经期禁用。

疗程：每日1次，敷半小时至6小时。每袋可敷3~4天。10次为1疗程，亦可用内服药的药渣，用纱布或布袋包裹，热敷于下腹部。

（2）处方：川椒、大茴香、降香末各12克，乳香、没药9克。

用法：共研细末，用面粉3匙，上好高粱白酒少许调成糊状，敷于患处。再加热水袋温熨患部，使之保持一定温度。

疗程：每日2次，10日为1疗程。用于盆腔炎有包块者。（朱小南经验方）

2. 灌肠法

处方：败酱草30克，黄芩、赤芍、丹皮、川楝子、柴胡各9克。

用法：煎水150毫升，加少许藕粉拌成稀稠液，用5号导尿管或小儿肛管插入直肠15厘米，将药液于30分钟内缓慢注入直肠，后卧床休息。

疗程：每日或隔日1次，最好在晚上临睡前灌肠，可保留至次晨起床后。7~10次为1疗程。经期停用。

以上方法主要用于瘀热阻滞，症情稳定无急性发热者。

（六）预防护理

避免精神刺激，保持心情舒畅，分辨良性恶性，有针对性地进行心理疏导。

（七）评述

1. 西医辨病　妇女癥瘕，以小腹、少腹一侧或两侧的肿块为主要临床表现，可伴有疼痛及月经不调症状，并兼见带下、痛经、不孕、性交痛（阴中疼痛）等。与西医学的子宫肌瘤、卵巢囊肿、盆腔与附件炎相类似。子宫内膜异位症、陈旧性宫外孕、盆腔淤血综合征的部分临床表现，也可用妇女癥瘕论治。

2. 经期和非经期治疗　较多的临床实践证明，本症需长期坚持治疗。在治疗过程中，要重视经期调理冲任与非经期化癥散结相结合。同时，要根据正气盛衰，调整攻逐化积药物的轻重缓急。薛己《女科摘要》：“治法当主固元气，佐以攻伐之剂，必需之岁月。若期速效，投以峻剂，反之有误也。”因此可以考虑应用内服丸剂缓攻及汤药调补相结合，也可以采用外治与内服相结合等。

3. 攻补兼施 有资料证明，应用补益冲任和祛瘀散结并举，组成相应的子宫肌瘤丸药（党参、白芍、女贞子、莪术、桃仁、水蛭、石见穿等）较单纯消癥散结的桂枝茯苓丸效果佳。子宫肌瘤可能与人流及产后冲任损伤有关，此时应给予加味生化汤以护冲任、祛恶露、除残瘀，避免子宫肌瘤等癥瘕的发生。

4. 慢性盆腔炎治疗 慢性盆腔炎有盆腔包块形成，属癥瘕范畴，以瘀血阻络为病变核心。在慢性期活血化瘀的同时，要配合益气（如黄芪等）及理气（乌药、青皮、川楝子、郁金等），还要佐以软坚散结（昆布、海藻、皂角刺等）。在亚急性发作时，亦需分清湿与热之轻重，在组方上加重化湿祛瘀，而不可一味清热。可用熟大黄、生薏苡仁配伍，有利于余热清散。对寒凝血瘀者，可用薏苡附子败酱散与桂枝茯苓丸配伍，以促进寒瘀之消散。本方在非急性发作期，常兼夹寒凝瘀阻，亚急性发作则多湿浊蕴热。如久病缠绵不愈，劳累而复发者，应以益气补肾、温经化瘀为主长期应用，如黄芪、菟丝子、莪术、昆布、吴茱萸、桂枝、艾叶等。

三、慢性盆腔疼痛

是发生于女性盆腔部位与妇科有关的非周期性疼痛，称为慢性盆腔疼痛，但需排除孕产病症所致者。《金匮要略》妇人杂病篇有“妇人腹中诸疾痛，当归芍药散主之”及“妇人腹中痛，小建中汤主之”，温经汤证主治妇人少腹里急腹满，热入血室指“其血必结”的少腹痛等，和现今的慢性盆腔疼痛相似。诚如《证治要诀》：“经事来而腹痛，不来腹亦痛，皆血不调故也。”都说明有不属痛经及孕产病症引起的一类妇女腹痛的存在。在临床上，本症可由邪毒壅盛、湿热蕴结、气滞血瘀、肾阴虚损等引起。

（一）辨证要点

急性疼痛伴高热，口渴喜饮，大多为邪毒壅盛。慢性小腹痛拒按，低热起伏等，或带下异常，或伴痛经为湿热。慢性小腹痛，久而不愈，舌质暗紫为气滞血瘀。慢性小腹痛喜按，月经后期，经期渐少以至闭经，潮热盗汗者为肾阴虚损。

（二）证治方药

1. 邪毒壅盛

【临床表现】下腹疼痛拒按，带下量多，色黄或赤白相兼、质稠有臭味。高热恶寒或不恶寒，无汗或微汗，头痛，口渴喜饮，小便短少，大便燥结。舌质红、苔黄，脉数。妇科检查见宫旁组织增厚，附件增厚、压痛或有盆腔脓肿。

【病因病机】分娩流产或经期时，热毒入侵而留连盆腔局部，气血阻滞，不通则痛。

【治法】清热解毒，活血止痛。

【方剂】五味消毒饮（《医宗金鉴》）合大黄牡丹汤（《金匮要略》）。

药物：金银花15克，紫花地丁15克，蒲公英15克，野菊花15克，熟大黄10克，薏苡仁30克，牡丹皮10克，青蒿10克，枳实10克。

方义：金银花、紫花地丁、蒲公英、野菊花清热解毒，大黄、丹皮凉血活血，薏苡仁除湿，枳实理气，青蒿退热。

加减：热甚者酌加龙胆草、黄芩、山栀、黄柏等清热解毒。

【变通法】可用大黄牡丹汤（《金匮要略》），药用薏苡仁、大黄、牡丹皮、枳实等煎水，待水温至37℃以下，以200毫升保留灌肠，每日2～3次，配合中药内服。

2. 湿热蕴结

【临床表现】少腹胀痛拒按，或少腹一侧疼痛拒按，或阴部坠胀，或带下异常，或伴痛经，经期延长，或经量增多。低热起伏，或困乏食差，大便或溏，小便黄。苔黄腻，脉濡或濡数。妇科检查见子宫或附件增厚、压痛或触及包块。

【病因病机】热毒余邪未净，湿热蕴结，留连冲任，阻遏血脉，不通则痛。

【治法】清热除湿，化瘀止痛。

方剂：解毒止带汤（《百灵妇科》）加减。

药物：金银花15克，连翘10克，苦参10克，黄连10克，黄柏10克，黄芩10克，生地黄10克，牡丹皮10克，茵陈30克，椿根皮10克。

方义：金银花、连翘、苦参、黄连、黄柏、黄芩清热解毒，茵陈、椿根皮、贯众、清热利湿，生地黄、牡丹皮凉血。

加减：痛经加制香附、乌药理气止痛，瘀血加蒲黄、五灵脂活血化瘀。

【变通法】可用龙胆泻肝汤（《医宗金鉴》）加减。

3. 气滞血瘀

【临床表现】少腹疼痛时轻时重，或经常性胀痛，经期或劳倦后加重，或小腹时时冷痛，或刺痛，或见带下。可无全身症状，或见胁胀，脘腹胀，食欲欠佳，或易急躁。舌质暗紫，脉弦或涩。妇科检查或有附件增粗、压痛或有不孕。

【病因病机】湿热毒邪未净，血瘀胞宫或胞门，久积不去，不通则痛。

【治法】活血化瘀止痛。

【方剂】桃红四物汤（《医宗金鉴》）合桂枝茯苓丸（《金匮要略》）加减。

药物：生地、熟地各10～15克，赤芍、白芍各10～15克，当归10克，川芎6克，桃仁10克，丹皮6～10克，茯苓10～15克，桂枝6克，红花6克。

方义：桃仁、红花、川芎活血化瘀，赤芍、丹皮凉血清热，熟地、白芍、当归和血养血，茯苓化湿健脾，桂枝温通胞脉。

加减：热者加夏枯草、黄柏清热；胀痛甚者加川楝子、香附疏肝理气。兼气虚者，加党参、黄芪补气；因寒而见少腹冷痛者加艾叶、乌药温经止痛。带下多者加白芷、薏苡仁除湿止带。

【变通法】可用活络效灵丹（《医学衷中参西录》）加白芷、荔枝核、橘核、茺蔚子等。

4. 肾阴虚损

【临床表现】经常性小腹绵绵作痛，喜揉喜按，得温减轻。或有月经后期，经期渐少以至闭经，或不孕。形体瘦弱，潮热盗汗，腰膝酸楚。舌红苔少，脉沉细数。

【病因病机】肾阴虚损，精亏血少，冲任不盛。

【治法】滋阴补肾。

【方剂】鳖甲养阴煎（《中医妇科治疗学》）加减。

药物：炙鳖甲15克，炙龟甲15克，地黄15克，白芍15克，枸杞子10克，首乌藤15克，茯神15克，牡丹皮10克，地骨皮10克，乌药10克，制香附10克，甘草6克。

方义：鳖甲、龟甲、地黄、白芍、枸杞子滋阴补肾，首乌藤、茯神安神，牡丹皮、地骨皮凉血退虚热，乌药、制香附、甘草理气止痛。

加减：若潮热甚可加青蒿、黄芩退虚热。

【变通法】如阴虚潮热、盗汗心烦者，可用苁蓉菟丝子丸（《中医妇科临床手册》）加减，肉苁蓉、菟丝子、枸杞子、熟地、紫河车、当归、黄精、生地、鳖甲、覆盆子等，填补肾精，调养冲任。并应检查是否有结核病变，若为结核，应行抗结核治疗。

（三）预防护理

在进行各种手术、妇产科检查及处理分娩时，要注意无菌操作，避免手术操作粗暴，以预防本症发生。对急性盆腔疾病应彻底治疗。邪毒感染所致本病者，宜住院治疗，加强护理，取半卧位式，注意营养。若高热不退，盆腔有肿块（或已成脓）或子宫直肠陷窝处较饱满，有触痛及波动感，白细胞总数及中性粒细胞计数增高，宜中西医结合治疗，并加强护理。

（四）评述

以发生于盆腔部位的与妇科有关的疼痛为特征，以小腹疼痛为主症。病因多由邪毒或湿热，经阴部上行犯冲任、胞宫；或邪毒入血传播于冲任、胞宫，以致邪气留着为病而痛。在临床上也有气滞血瘀或于该部虚损而作痛为病者。诊断与辨证有赖于临床表现并结合有关检查。

子宫内膜异位症、慢性盆腔炎、盆腔术后粘连、节育手术（包括输卵管结扎术和宫内节育器避孕）后、盆腔淤血综合征以及卵巢残余综合征等妇科疾病可以引起盆腔疼痛。故由这些疾病引起者，可参照上述辨证治疗。

四、不孕

妇女婚后有正常性生活2年，配偶健康，未避孕而从未受孕者，称为原发性不孕；妇女婚后曾有妊娠，但因流产、早产或死胎未能获得活婴，又隔2年未再受孕者，则为继发性不孕。中医古籍将不孕症称为无子、断绪或全不产。不孕症涉及原因相当复杂，在排除男方配偶因素和女方全身性病变及先天性生理缺陷等原因之外，主要有排卵障碍性不孕、输卵管功能障碍和免疫性不孕等。

在临床上，不孕症一般可分为肾虚、肝郁、血亏、瘀阻、痰湿等证型，各证型又常相互兼夹，且有寒热转化之不同。值得提出的是，不孕症大多可见月经不调，因此治疗不孕症应以调经为先。

（一）辨证要点

1. 辨病位　月经后期量少色淡，腰膝酸软，四肢不温为肾阳虚。月经先期，量少色红，形体消瘦，腰膝酸软，五心烦热为肾阴虚。情绪抑郁，时而烦躁易怒属肝郁。

2. 辨病因　形体肥胖，带下量多质稠黏，胸闷泛恶为痰湿。经行腹痛，月经量少而暗，甚而闭经，舌暗紫为血瘀。

（二）证治方药

1. 肾阳虚衰

【临床表现】久婚不孕，月经后期，量少色淡，或经闭不行，性欲淡漠，带下清稀。腰膝酸软，小腹脊背冷，四肢不温，小便清长。舌质淡胖，脉沉细。

【病因病机】肾气不足，精衰血少，命火衰微，无以温煦胞宫，充盈血海，故不能摄精受孕。

【治法】温肾助阳，调补冲任。

【方剂】毓麟珠（《景岳全书》）加减。

药物：鹿角片10克（先煎），菟丝子10克，淫羊藿10克，熟地10克，当归15克，川芎6克，白芍10克，党参10克，白术10克，炙甘草6克，续断15克，淡附子6克，石菖蒲6克。

方义：鹿角片温督补阳，淫羊藿、菟丝子、续断温润补肾，附子温散助阳。熟地、当归、川芎、白芍、党参、白术、甘草益气养血，以调冲任、充血海。石菖蒲通窍而助诸补药。

加减：精血不足者加紫河车粉或坎炁粉6克吞服，补精养血。肾阳虚寒、腰痛形寒者加巴戟天、补骨脂、杜仲，温润补阳。小腹冷痛者加艾叶、吴茱萸、肉桂、紫石英，温宫散寒。

【变通法】若经期延长，小腹冷，时作痛，属宫寒者，用艾附暖宫丸（《沈氏尊生书》）加减，温经暖宫，药用艾叶、香附、续断、肉桂、吴茱萸、川芎、白芍、熟地、黄芪等，先以调经，后予种子。

2. 肝肾阴虚

【临床表现】婚久不孕，月经先期，量少色红，或闭经。形体消瘦，腰膝酸软，头晕耳鸣，心悸失眠，五心烦热。舌红少苔，脉细数。

【病因病机】肝血不足，肾阴亏虚，冲任血海无以充盈，故无以摄精妊娠。

【治法】养肝滋肾，调补冲任。

【方剂】养精种玉汤（《傅青主女科》）合左归丸（《景岳全书》）加减。

药物：当归12克，白芍12克，生地、熟地各10～15克，山茱萸10克，枸杞子10克，菟丝子10克，黄精10～15克，炙龟甲15克（先煎）。

方义：当归、白芍、熟地养肝血，生熟地、山茱萸补肾阴，黄精益气生精，龟甲通任滋阴，枸杞子、菟丝子以补阴温阳，调和阴阳而不腻不燥。

加减：心悸失眠者加酸枣仁、茯神安神养心，五心烦热加地骨皮、青蒿退虚热。

【变通法】若见阴虚火旺，胞热而月经先期，口苦咽干，腰膝酸软，舌红，可用清热养阴汤（《妇科临床手册》）清热养阴，药如生地、丹皮、白芍、黄柏、玄参、女贞子、墨旱莲等，先予凉血热、养阴液，再用上方长期调补。

3. 肝郁化火

【临床表现】婚久不孕，经期先后不定，或有月经量少延后，经色暗红。经前乳房胀痛，胸闷胁胀，少腹胀痛，时而情绪抑郁，时而烦躁易怒，大便偏干。舌暗红，苔白，脉沉弦或弦数。

【病因病机】情志不舒，肝失条达，久郁化火，冲任不调，故不能受孕种子。

【治法】疏肝解郁，佐以泄火。

【方剂】开郁种玉汤（《傅青主女科》）合越鞠丸（《丹溪心法》）加减。

药物：白芍30克，当归15克，白术15克，茯苓10克，丹皮10克，香附10～15克，川芎6克，山栀6克，神曲10克，天花粉10克，柴胡6克。

方义：当归、白芍、川芎养血和血，白术、茯苓健脾益气，丹皮、山栀清肝泄火，柴胡、香附疏肝解郁，天花粉清热生津，神曲和胃消导。

加减：经前乳胀、少腹胀痛者加青皮、川楝子理气，情绪波动者加石菖蒲、远志安神。输卵管阻塞加路路通、王不留行活血通络。

【变通法】肝郁火旺者可用丹栀逍遥散（《内科摘要》）加减。

4. 气血亏虚

【临床表现】久婚不孕，月经不调，经行量少，经色淡而质稀，甚而闭经。面色无华，神疲乏力，头晕心悸，纳呆面浮，带多清稀。舌质淡，脉虚细。

【病因病机】脾胃虚弱，气血无生化之源，血海无以充盈，故不能受孕种子。

【治法】益气养血。

【方剂】八珍汤（《正体类要》）加减。

药物：生黄芪15克，党参10克，白术10克，茯苓10克，当归15克，白芍15克，川芎6克，熟地15克，砂仁6克（后下），陈皮6克，甘草6克。

方义：黄芪、党参、白术、茯苓、甘草益气健脾，当归、白芍、熟地、川芎养血和血，砂仁、陈皮理气，以免诸补药呆滞碍胃。

加减：心血不足者可加酸枣仁、龙眼肉、枸杞子、女贞子补血养心。

【变通法】心脾两虚者，可用归脾汤（《济生方》）加减健脾养心。

5. 痰凝湿阻

【临床表现】婚久不孕，形体肥胖，月经后期，量少色淡质稀，甚而闭经，带下量多而如涕如唾。毛发较浓，痰多质黏，胸闷泛恶，嗜卧懒言，头晕身重。舌苔白腻，质淡胖，脉沉滑或弦滑。

【病因病机】痰湿壅阻胞宫，清浊相干，浊阴久居，无以摄精受孕。

【治法】燥湿化痰，解郁启宫。

【方剂】苍附导痰汤（《叶天士女科》）合星芎丸（《丹溪心法》）加减。

药物：制南星10克，川芎6~10克，苍术10克，香附10克，陈皮6克，茯苓15克，法半夏10克，枳壳6克，白术10克。

方义：南星、半夏、陈皮、茯苓化痰，苍术、白术燥湿，香附、枳壳理气。又，苍术、香附、川芎解郁，是越鞠丸组成之一半。

加减：经闭不行加茺蔚子、女贞子通经，腹冷畏寒加鹿角霜、紫石英温宫，肾阳不足加淫羊藿、巴戟天补肾。有多囊卵巢者加益母草、红花、王不留行通络化瘀。

【变通法】本证常伴肾阳虚，可合金匮肾气丸（《金匮要略》），用以温补肾阳。

6. 气滞血瘀

【临床表现】婚久不孕，下腹疼痛，月经后期，量少而暗，或夹有瘀块，甚而闭经。乳房胀痛，精神抑郁，心烦易怒。舌暗红，紫红或有瘀点（斑），脉弦或涩。检查多有附件炎、盆腔炎、输卵管不通。

【病因病机】气滞日久，瘀阻胞宫，闭塞络脉，两精无以相搏而受孕。

【治法】理气活血，化瘀通络。

【方剂】少腹逐瘀汤（《医林改错》）加减。

药物：当归15克，川芎10克，赤芍15克，蒲黄10克，五灵脂10克，延胡索10克，小茴香6克，青皮6克，路路通10克。

方义：当归、川芎、赤芍、蒲黄、五灵脂、延胡索大队集合，活血化瘀。小茴香、青皮、路路通理气通络。

加减：寒凝而小腹冷痛者，加炮姜、肉桂、吴茱萸、艾叶温宫散寒。热结而口苦便秘、尿黄、带黄，加丹皮、生地、丹参、败酱草、薏苡仁清热凉血。痰凝瘀阻者，则加苍术、半夏、白术、香附、茯苓化痰解郁。

【变通法】若以肝气郁结、血瘀胞宫为主者，可用血府逐瘀汤（《医林改错》）加紫石英、鹿角霜、菟丝子等，疏肝气、化瘀血、通冲任。

（三）医案

汪石山治一妇，年逾三十无子。诊其脉近和，惟尺部洪滑。曰：子宫有热，血海不固也。其夫曰然，每行人道经水即来。乃以丹溪大补丸加山茱萸、白龙骨止涩之药治其内。再以乱发灰、白矾灰、黄连、五倍子为末以治其隐处。果愈而孕。（《古今医案按》卷九《女科·经水》）

按：以尺脉断为宫热不孕，内服以滋肾清热，外用以固涩凉血，证治有特殊处。

（四）医家经验

1. 李祥云治输卵管障碍不孕

（1）气滞血瘀型：治以理气活血、化瘀通络。处方理气山甲汤，当归9克，柴胡6

克，白芍12克，香附12克，乌药9克，泽兰9克，丹参12克，苏木9克，路路通9克，夏枯草12克。

（2）寒凝瘀滞型：治以温经散寒、祛瘀通络。处方温经逐瘀汤，附子9克（先煎），肉桂6克，淫羊藿12克，三棱9克，莪术9克，紫石英15克（先煎），路路通9克，小茴香4.5克。

（3）痰湿瘀阻型：治以蠲痰化湿、祛瘀通络。处方导痰通络汤，苍术9克，白术9克，象贝9克，茯苓12克，皂角刺12克，夏枯草12克，丹参12克，赤芍9克，路路通9克。

（4）气虚血瘀型：治以益气补血、活血祛瘀。处方益气通络汤，党参15克，黄芪15克，白术12克，茯苓9克，怀山药15克，赤芍9克，当归9克，路路通9克，炙甘草4.5克。

（5）热盛瘀阻型：治以清热凉血、散瘀消结。处方红酱祛瘀汤，红藤30克，败酱草30克，半枝莲30克，丹皮9克，丹参9克，赤芍9克，三棱9克，莪术9克，路路通9克。（《妇科名医证治精华》）

2. 蔡小荪治排卵功能异常不孕　主治排卵功能异常或卵巢黄体功能不全引起的不孕症，治以益肾通络，调补冲任。（1）云茯苓12克，生地、熟地各12克，川牛膝9克，公丁香2.5克，淫羊藿12克，石楠叶9克，制黄精12克，桂枝2.5克，水煎服。（2）云茯苓12克，生地、熟地各12克，石楠叶9克，紫石英12克，熟女贞子9克，炙狗脊12克，淡苁蓉9克，仙茅9克，胡芦巴9克，鹿角霜9克，淫羊藿9克，水煎服。经净后服（1）方7剂，到中期（排卵期）服（2）方8剂。不孕起因以肾虚为首，故治疗当以补肾为主。（1）方阴阳并调，兼有通利胞络之功，冀使阳施阴化，阴精充盛而利于外泄。（2）方则侧重于育肾温煦，以期暖宫摄精，有助于胞宫受孕。两方分别起到促排卵、健黄体的作用。对于输卵管阻塞的患者，也只有在鼓动肾气的作用下，加用宣化通络之品，方能有助于胞脉的调畅，以利于输卵管的复通而孕育。（《中国中医秘方大全》）

3. 侯玲玲治疗免疫性不孕经验　免疫性不孕包括精子免疫和透明带免疫（仅述前者）。精子免疫为女性机体对精子产生抗体，引起免疫反应所致。多伴生殖系统炎症，尤其常见于输尿管阻塞或有既往病史者，此外经期或产后恶露未净或阴道异常出血时性交者，亦易出现抗精子抗体阳性。在治疗时，首重活血，以三七、丹参、当归、桃仁、红花、荆芥、益母草之类效佳。对生殖系统有邪毒者，应注重清解瘀毒。可用作用较缓和、不甚苦寒的，既有清热解毒，又有一定活血散结作用者，如穿心莲、夏枯草、鱼腥草、苦参等。在辨证论治基础上，使用轻缓的泻利透散之品，如大黄、茯苓、泽泻、柴胡、桂枝等以祛内邪，同时适当配用沙参、麦冬、知母等补阴滋阴。要达到受孕目的，适当用补益冲任药是必要的，尤其在抗精子抗体转阴受孕后更为重要。因此类患者受孕后常易流产，故受孕后不要即刻中断治疗，可用菟丝子、川断、杜仲、熟地、枸杞子、女贞子等，加强补益冲任，养血保胎。还可同时配用局部冲洗法。与此同时，适当对男方进行补益冲任的治疗，则可提高女性受孕率。（中医杂志，1992，5：270－271）

（五）易简效验方

1. 广木香、当归各10克，紫河车、羌活、益母草、白芍各9克，柴胡、香附各3克，水煎服。每日1剂，水煎服。经后第10～15天服本方4～6剂。实热加丹皮、山栀，虚热加知母、黄柏，实寒加桂心、莪术、紫石英，气滞加枳壳、厚朴，气虚加党参、黄芪，血瘀加桃仁、红花。主治肝郁不孕。

2. 当归、蒲黄、赤芍各10克，干姜、川芎各8克，玄胡、荔枝核各15克，官桂4.5克，小茴香3克，每日1剂，水煎服。肝郁气滞去干姜、官桂、茴香，加青皮、郁金、丹皮、香附；体胖痰湿加白术、茯苓、车前子、益母草；瘀血、少腹疼痛加制乳香、没药、王不留行；经来少腹冷痛，重用干姜、官桂、茴香；带多加土茯苓、槟榔、薏苡仁。适于输卵管堵塞引起的不孕。

3. 制附片15克，白及15克，细辛15克，石菖蒲50克，当归50克，生晒参50克，五灵脂15克，山萸肉155克，白蔹155克，炒白术50克，制香附30克，陈莲蓬50克（烧存性）。自汗腰酸加鹿角胶；阴虚去附片，加生地、石斛；性欲淡漠加淫羊藿；经行腹痛加益母草；食欲不振加枸杞子；30岁以上需加覆盆子、菟丝子。上药共研细末，制蜜丸如梧桐子大，每于经净后服用，糯米酒送服，每日2次，每次20粒，服药7日内忌房事。温肾暖宫，补气化瘀。主治宫寒肾虚、血瘀之不孕。

4. 排卵汤：柴胡6克，赤白芍、鸡血藤、茜草、泽兰、苏木、刘寄奴、牛膝、生蒲黄、女贞子、覆盆子、菟丝子、枸杞子各10克。阴虚内热加青蒿、地骨皮、生地、玄参；烦躁胸闷乳胀加青皮、香附、木香，经行腹痛加延胡索、川楝子，血瘀闭经加归尾、红花，积聚加三棱、莪术、水蛭、土鳖虫，肾阳虚加补骨脂、鹿角片、肉桂、熟附片、胡芦巴，血虚加当归、熟地、阿胶，无排卵型异常子宫出血于方中易蒲黄炭，减去泽兰、苏木、刘寄奴，加生龙骨、牡蛎、地榆、乌贼骨、茜草炭。主治不孕症，排卵功能障碍者。基础体温低相时服3～6剂，至高相3天即可停药。（赵松泉经验方）

5. 种子金丹：枸杞子、菟丝子、五味子、覆盆子、车前子、韭菜子、蛇床子、女贞子、木香、当归、益母草、赤芍、白芍、川芎各30克，川断、紫河车、肉苁蓉各60克，研细末蜜丸，每丸6克，饭后1丸。治婚后数年不孕，月经不调，腰膝酸疼，经前乳胀，头晕乏力，口干咽燥，淡红苔白，脉细弦尺弱。（祝谌予经验方）

（六）预防护理

提倡计划生育，避免多次人工、药物流产和引产。积极防治生殖系统炎症。积极防治月经不调和妇女癥瘕。要注意性生活指导，要求男女和谐，心情舒畅，房事适度，如性交过稀、过频都将减少受孕机会。在排卵前后1～2天内性交，则可提高受孕率。

（七）评述

1. 以调经为先　根据月经周期紊乱的情况，结合月经的量、色、质、形和全身临床兼证进行调整，是种子、受孕的先决条件。尤其是排卵功能异常引起的不孕，调和气血，协和阴阳，使血海充盈，经事按时而下，可提高临床疗效。

2. 结合辨病治疗不孕症 除根据中医证候分别论治之外，尚需结合西医妇科检查情况，辨证论治。如排卵功能异常者多为肾虚血亏，肝郁气滞；输卵管阻塞者多为瘀血阻络，且常有寒、热、毒、瘀夹杂；至于免疫性不孕，可由湿热瘀阻、阴虚火旺引起。在选方用药上当有区别。

五、子宫脱垂（阴挺）

子宫脱垂，是指子宫从正常位置沿阴道下降，甚至脱出阴道口外，或阴道前、后壁间同时有不同程度的膨出，甚至脱出至阴道口外的症状。在古医籍中，《诸病源候论》称“阴挺出下脱”，《备急千金要方》称“阴脱”“阴菌”等，《叶天士女科》则称“子宫脱出”。

本症由产时用力过度，或产后过早劳动，胞络受损，不能固摄宫体所致。在临床上，可以分为气虚下陷、肾元亏损、湿热下注等证候类型。

（一）辨证要点

子宫脱垂，卧或收入，劳累加剧，伴神疲乏力，小便频数为气虚下陷；如再伴腰背酸痛，阴道干涩则为脾肾亏损。子宫脱出日久而外阴肿胀、黄带量多为湿热邪毒。

（二）证治方药

1. 气虚下陷

【临床表现】小腹、阴道、会阴部有下坠感，或有物自阴道脱出，卧或收入，劳累加剧。伴腰部酸痛，神疲乏力，或小便频数，或大便困难，白带增多。舌淡，脉虚细。

【病因病机】气虚下陷，无力系胞，以致子宫脱出。

【治法】益气升阳举陷。

【方剂】补中益气汤（《脾胃论》）加减。

药物：生黄芪 30 克，党参 15 克，炒白术 10～15 克，枳壳 30 克，升麻 5 克，柴胡 10 克，当归 10～15 克，陈皮 6～10 克，甘草 6 克。

方义：黄芪、党参、白术有益气健脾，升麻、柴胡、枳壳升阳举陷，当归和血且能润肠，陈皮、甘草和胃调中。

加减：白带多者，加乌贼骨、椿根皮止带；小便频数，加金樱子、芡实固涩。腰酸胀痛者，加续断、杜仲补肾。

【变通法】兼肾虚表现者，合青娥丸（《太平惠民和剂局方》）、水陆二仙丹（《洪氏集验方》）应用，即芡实、金樱子、补骨脂、胡桃肉等补肾涩精。

2. 脾肾亏损

【临床表现】小腹、阴道、会阴部有下坠感，有物从阴道脱出。头晕目眩，腰背酸痛，小便频数，大便困难，阴道干涩，分泌物少。舌淡红，脉沉细。

【病因病机】阴挺日久而及肾，脾气下陷，肾元亏损，无以系胞而成。

【治法】补肾健脾，举陷升阳。

【方剂】大补元煎（《景岳全书》）合补中益气汤（《脾胃论》）。

药物：生黄芪30克，党参15克，熟地15克，山药10～15克，山茱萸10克，白术10克，当归10～12克，杜仲15克，桑寄生15克，升麻3克，柴胡6～10克，枳壳30克。

方义：黄芪、党参、白术、甘草益气健脾，熟地、山药、山茱萸、杜仲、桑寄生补肾固元，升麻、柴胡、枳壳升阳举陷，当归养血且能润肠。

加减：大便困难者，加肉苁蓉、制首乌，润肠通便；小便频数者，加枸杞子、五味子、金樱子，固肾涩尿。

【变通法】可用安肾汤（《温病条辨》）合举元煎（《景岳全书》）加减，药用生黄芪、党参、附子、白术、胡芦巴、补骨脂、菟丝子、茯苓、鹿角片、升麻、柴胡等，补肾健脾，举陷升阳。

3. 湿热下注

【临床表现】小腹、阴道、会阴部有下坠感，有物从阴道脱出。外阴肿胀，黄水淋漓，溃疡疼痛，黄带量多，心烦易怒，口干渴。舌红苔黄，脉滑数，弦数。

【病因病机】子宫长期脱出阴道口外，受衣裤摩擦，局部感染，湿热邪毒侵入。

【治法】清利湿热。

【方剂】龙胆泻肝汤（《医宗金鉴》）加减。

药物：龙胆草10克，山栀6～10克，木通10克，泽泻10克，黄柏10克，苍术、白术各10克，当归10～15克，生地10～15克，乌贼骨30克，牡蛎15克，椿根皮30克，薏苡仁15克。

方义：龙胆草、山栀、黄柏清热，木通、泽泻、白术利湿，当归、生地和血，苍术、黄柏、薏苡仁、椿根皮清利下焦湿热而止带，牡蛎、乌贼骨收敛止带。

加减：大便困难者，加制大黄或生大黄通便泻火；局部溃疡、肿胀，用外治法熏洗。

【变通法】不服汤剂，仅用外治法熏洗亦可。

（三）外治法

1. 熏洗法

（1）处方：枳壳60克。

用法：煎汤乘热先熏后洗外阴部，每日1～2次。

疗程：7～10日为1疗程。

（2）处方：乌梅15克，石榴皮、五倍子各9克。用法、疗程同上。

（3）处方：生枳壳、益母草、黄柏、金银花各15克，蛇床子、紫草各10克。用法、疗程同上。

（4）处方：苦参、蛇床子各15克，川椒、黄柏、枯矾各5克，用法、疗程同上。适于湿热下注者。

2. 药敷法

处方：蓖麻子仁3粒。

用法：捣烂作 1 小饼，敷于百会穴上，外用纱布覆盖，胶布固定。翌晨去掉。

疗程：每周 2 次即可。

（四）预防护理

避免生育过多过密，要提倡计划生育。产后 3 个月内不宜久蹲，做担提等重体力劳动。保持大便通畅，积极治疗可增加腹压的病症（如腹泻、咳嗽）。哺乳期不宜超过 2 年以免子宫及其组织萎缩。

（五）评述

1. 子宫脱垂的程度 子宫脱垂在妇科检查时，共分为三度。Ⅰ度，宫体下降，宫颈口位于坐骨棘和阴道口之间，宫颈口在阴道口 4 厘米以内。Ⅱ度，轻者，子宫颈及部分阴道前壁翻出阴道口外；重者，宫颈及部分宫体及全部、大部阴道前壁均翻出阴道口外。Ⅲ度，整个子宫体、宫颈，全部阴道前壁及部分阴道后壁均翻脱出阴道口外，必要时可取蹲位，再进行扪诊，以确诊子宫脱垂的程度。

2. 针药并治 内服汤药主要有黄芪、白术、枳壳三味，方名三奇汤，对气虚下陷之脱肛、阴挺、胃下垂、肾下垂均有效果，以气虚为临床证候者，用之尤效。针刺治疗前需先把脱出的子宫推入阴道，然后再行针刺，同时垫高臀位，针后再做膝胸卧位 30 分钟，以利于子宫回纳复位。

六、阴中疼痛

阴中疼痛，是指妇女阴中、阴户作痛，或抽掣作痛，或干涩作痛的症状。本症与外阴肿痛不同，常于经期或性交时更为明显。若因新婚初次性交，引起疼痛者属正常情况，称小户嫁痛（《备急千金要方》），不属此例。

本症发生的原因较多，虚证为肝肾阴虚和中气下陷，实证多为肝郁气滞、湿热蕴结、瘀血阻络，间亦有肝经寒凝者。《中医大辞典》云：“阴痛……多因郁热损伤肝脾，脾虚聚湿，湿热下注，或中气下陷，或风邪客于下焦，与气血相搏，肝肾经络为之壅闭”。

（一）辨证要点

老人阴痛而干涩灼热，为肝肾阴虚。阴户坠胀疼痛，兼见阴挺等为中气下陷。经产或性交时受寒，阴部拘急掣痛，畏寒肢冷为寒凝。痛时引及小腹、两乳、胸胁，精神忧郁为肝郁。痛不可忍如抓爬刀绞，月经时腹痛拒按，经色暗紫为瘀血。

（二）证治方药

1. 肝肾阴虚

【临床表现】阴中抽掣疼痛，干涩灼热不适，性交时加重，阴中分泌物少，甚而无分泌物。腰酸腿软，头晕耳鸣，五心烦热，口干咽燥，小便黄少，大便干。舌红无苔，脉细数。

【病因病机】肝肾阴虚，精血亏耗，无以濡养阴中而作痛，多见于老人。

【治法】滋肾养阴，养血和肝。

【方剂】六味地黄丸（《小儿药证直诀》）合四物汤（《太平惠民和剂局方》）。

药物：生地 10～12 克，熟地 10～12 克，当归 15 克，白芍 15 克，山萸肉 10 克，山药 10～12 克，丹皮 6～10 克，茯苓 10～15 克。

方义：熟地、山药、山萸肉补肾养阴，生地、当归、白芍养血和肝，丹皮凉血热，茯苓健脾利湿。

加减：阴痛甚者，加川楝子、延胡索理气止痛；干涩灼热甚者，加肉苁蓉、制首乌滋肾润燥；性功能减退者，加菟丝子、枸杞子补肾助阳。

【变通法】阴虚有热者，用知柏地黄丸（《医宗金鉴》）加减。

2. 中气下陷

【临床表现】阴户坠胀疼痛，性交时有触痛，有阴挺症状。带下量多，色白质稀，面色无华，头晕纳差，神倦乏力，气短懒言，食后腹胀，大便溏薄。舌质淡红，脉虚细或濡细。

【病因病机】素体脾虚，或劳倦过度，或经产过多，中气下陷，宗筋弛纵，致阴户坠胀疼痛，且有阴挺。

【治法】补中益气升阳。

【方剂】补中益气汤（《脾胃论》）加减。

药物：生黄芪 20～30 克，党参 10～15 克，炒白术 10 克，陈皮 6 克，当归 10～15 克，白芍 10～15 克，枳壳 20 克，升麻 3～6 克，柴胡 6～10 克，甘草 6 克。

方义：黄芪、党参、白术补中益气，枳壳、升麻、柴胡升阳举陷，当归、白芍养血和血，陈皮、甘草和中。

加减：有带下量多者，加苍术、黄柏、椿根皮、乌贼骨清热利湿止带；阴中坠痛甚者，加川楝子、延胡索理气止痛。

【变通法】或用升阳益胃汤（《脾胃论》）加减，较上方利湿祛风作用更佳。

3. 肝气郁结

【临床表现】阴中掣痛，或阴部胀痛，性交或经前尤甚，时引及小腹，甚则两乳、胸胁亦牵引作痛。胸闷叹息，精神忧郁，月经后期。舌暗或正常，脉沉弦。

【病因病机】阴部为肝经所过之处。情志不遂，肝气郁结，气滞而经脉不通，致阴户作痛。

【治法】疏肝理气，解郁止痛。

【方剂】柴胡疏肝散（《景岳全书》）加减。

药物：柴胡 10 克，香附 10 克，枳壳 10 克，白芍 15 克，川芎 6～10 克，陈皮 6 克，甘草 10 克。

方义：柴胡、香附、枳壳疏肝理气，川芎、白芍和血活血，陈皮、甘草调中。

加减：阴痛甚者，加川楝子、延胡索理气止痛；乳房、小腹痛者加郁金、生蒲黄疏肝通络；月经后期、量少者加益母草、泽兰调经；性功能减退者，加菟丝子、女贞子、枸杞子补肾助阳。

【变通法】肝郁血虚者用逍遥散（《太平惠民和剂局方》）加减，健脾养血作用尤佳。

4. 湿热蕴结

【临床表现】阴部疼痛，少腹两侧胀痛。带下量多，色黄秽臭。胸闷烦躁，口干口苦，小便黄，大便干结。舌红，苔黄腻，脉弦数或滑数。

【病因病机】湿热蕴结，阻遏下焦胞宫，经脉气血运行不畅。

【治法】清热利湿，凉血和血。

【方剂】龙胆泻肝汤（《医宗金鉴》）加减。

药物：龙胆草10克，泽泻10克，木通10克，车前子10克（包），黄柏6~10克，黄芩10~15克，当归10~15克，白芍10~15克，生地10~15克，丹皮6~10克。

方义：龙胆草、黄柏、黄芩清热，木通、车前子、泽泻利湿，当归、白芍和血，生地、丹皮凉血。

加减：阴痛、少腹痛甚者，加川楝子、延胡索、五灵脂理气活血。带下色黄秽臭，加薏苡仁、败酱草清热利湿。大便干结，少腹有癥积者，加制大黄、桃仁化瘀除癥。

【变通法】黄带量多时，亦可先用易黄汤（《傅青主女科》）加减。

5. 瘀血阻络

【临床表现】阴中疼痛，痛不可忍，经期、性交时尤为显著，甚则如抓爬刀绞，或有肛门坠胀疼痛感。月经时腹痛拒按，经色暗紫有血块，少腹有癥积。舌细紫暗，边尖有瘀点（斑），脉弦涩。

【病因病机】气血瘀滞，胞宫、阴中经气痹阻不通，不通而痛。

【治法】活血化瘀止痛。

【方剂】桃红四物汤（《医宗金鉴》）合活络效灵丹（《医学衷中参西录》）加减。

药物：桃仁10克，红花10克，当归15克，白芍15克，川芎6~10克，生地10克，丹参15~30克，炙乳香6克，炙没药6克，川楝子10克。

方义：桃仁、红花、丹参、乳香、没药活血化瘀定痛；当归、生地、川芎和血活血，川楝子理气。

加减：疼痛甚者，加生蒲黄、五灵脂化瘀止痛；少腹有癥积者，加三棱、莪术破血消癥。

【变通法】少腹逐瘀汤（《医林改错》）加减。

6. 寒凝肝经

【临床表现】阴部拘急掣痛，不可忍受，甚则不近衣被，畏寒肢冷。舌淡暗，苔白，脉沉弦。

【病因病机】经产或性交时受寒，寒邪直中肝经，经气不畅而作痛。

【治法】温肝散寒止痛。

【方剂】暖肝煎（《景岳全书》）加减。

药物：茴香3克，肉桂3克，乌药10克，当归15克，白芍15克，干姜3克，川楝子10克，枸杞子10克，细辛3克，吴茱萸3克，甘草10克

方义：茴香、肉桂、乌药、吴茱萸温肝散寒，干姜、细辛散寒止痛；川楝子疏肝理气，枸杞子、当归养肝和血；白芍、甘草缓急止痛，有解除痉挛作用。

加减：畏寒怯冷者，加淡附子、桂枝，加强散寒作用。

【变通法】亦可用加减吴茱萸汤（《妇人大全良方》），方见阴冷。

（三）外治法

熏洗法

处方：艾叶45克，威灵仙15克，桂枝15克，细辛10克，红花10克。

用法：水煎取汁2000毫针，倒入盆内，趁热熏洗，待水温后坐浴。每天1次，每次15分钟。

疗程：5~7次为1疗程。

（四）预防护理

保持外阴清洁。心情安静，避免心火妄动。对原发病进行合理及时治疗。配合心理治疗，矫正不正确的性交方式，达到和谐、健康的性交过程。

（五）评述

阴中疼痛，主要指阴道的疼痛或不适感。可由外阴急慢性炎症、阴道萎缩、宫颈炎、盆腔炎、子宫脱垂、子宫内膜异位症引起。亦可因情绪紧张，缺乏性知识等心理因素，引起性交时阴道痉挛性疼痛。上述各证，肝肾阴虚多为老年性阴道炎、阴道分泌减少者，治宜滋肾养阴，养血和肝；湿热、瘀血所致者，可为外阴炎、盆腔炎、子宫内膜异位症引起，必予清利湿热或活血化瘀；由情绪紧张而致阴道痉挛性疼痛，大多见肝气郁结表现，当用疏肝理气止痛之剂；中气下陷，则由子宫脱垂、宫颈过长，性交时有触痛，可施以补中益气之品。在临床上，若结合西医学诊断，对于方药处治亦不无帮助。

第二节　妇女外阴

妇女外阴病症有肿痛、瘙痒、溃疡等，均以湿热毒邪留注而致。女阴白斑，主要由肝、脾、肾功能失调而引起。又，妇女外阴病症虽与男子外阴病症有不少相同处，但在内外治疗方法上又有其特殊性，故予分别介绍。

一、女阴肿痛

妇女外阴肿痛又称阴肿、阴户肿痛、子户肿胀、玉门肿胀，是指外阴部肿胀疼痛，甚而化脓的症状。本症发生的机理，主要是湿热下注于阴户（外阴）所致。一般用内服、外治法并举治疗。

（一）辨证要点

外阴肿胀，轻度疼痛，白带多为湿；外阴红肿热痛，黄带多为热。

（二）证治方药

1. 湿重于热

【临床表现】外阴部肿胀，色不红或微红，轻度疼痛，白带多。舌质正常，苔白腻，脉濡数。

【病因病机】湿热下注，湿重于热，症以局部肿胀为主。

【治法】利湿清热。

【方剂】生薏苡仁饮（《中医症状鉴别诊断学》）。并用冲和膏（《外科正宗》）局部外敷。

药物：生薏苡仁30～60克，赤小豆10～15克，赤芍10～15克，当归10～15克，泽泻10克，蒲公英30克。

方义：薏苡仁、赤小豆、泽泻利湿解毒，赤芍、当归凉血和血，蒲公英清热解毒。

加减：白带多加苍术、黄柏利湿清热。

【变通法】可用二妙丸（《丹溪心法》）加当归贝母苦参丸（《金匮要略》）。

2. 热重于湿

【临床表现】外阴部红肿热痛，连及大腿根处，行走不便，坐则疼痛更甚。黄带多，小便黄。舌红，苔黄腻，脉弦数。

【病因病机】湿热下注，热毒尤甚，行将化脓。

【治法】清热解毒。

【方剂】龙胆泻肝汤（《医宗金鉴》）合五味消毒饮（《医宗金鉴》）加减，并用如意金黄散（《外科正宗》）局部外敷。

药物：龙胆草6～10克，泽泻10克，黄芩15克，炒山栀10克，当归10克，木通10克，甘草6克，蒲公英30克，紫花地丁30克，野菊花15克，金银花15克，连翘15克。

方义：蒲公英、紫花地丁、野菊花、金银花、连翘、龙胆草、山栀、黄芩皆清热解毒之品，佐以泽泻、木通、甘草利湿，当归和血止痛。

加减：黄带多加椿根皮、苍术、黄柏、乌贼骨利湿清热。

【变通法】如局部已化脓，改用透脓散（《外科正宗》）合二妙散（《丹溪心法》）加减，药用黄芪、当归、川芎、皂角刺、苍术、黄柏，托里排脓，清热利湿。

（三）外治法

1. 药敷法

（1）处方：紫荆皮、独活、赤芍、白芷、石菖蒲。即冲和膏（《外科正宗》）。

用法：研细末，用赋形剂调成糊状，外敷局部，纱布覆盖，胶布固定。每日换药1次。

（2）处方：天花粉、大黄、黄柏、片姜黄、白芷、南星、苍术、厚朴、陈皮、甘草。即如意金黄膏（《外科正宗》）。

用法：研细末，用赋形剂调成糊状，外敷局部，纱布覆盖，胶布固定。每日换药1次。

2. 熏洗法

（1）处方：朴硝、马齿苋各30克。

用法：煎水熏洗局部。适于湿重于热，仅局部肿者。

（2）处方：朴硝、马齿苋各30克，大黄15克，黄柏10克。

用法：煎水熏洗局部。适于热毒重者。

（3）处方：金银花60克，生甘草30克，黄柏、生大黄各15克，艾叶30克。

用法：煎水熏洗，后坐浴。同上。

疗程：以上均以3~5日为1疗程。

（四）医案

有一妇人，每遇月经来时阴户之旁常生一疮，色白而软，胀而不痛，三五日后自出白脓而消，消后疮口即敛，至下次经行再发。但在阴户之上下左右不拘一定，惟每次经行必发耳。历经内外女科名医诊治，终不见效，业已三载余矣。曾用清肝化湿之药也无应效，此名阴户痰包。曾见孙文垣（一奎）治马二尹媳之医案，亦与此证相同。由于中焦痰湿循厥阴肝经下流阴唇，至经水下行，则湿痰凝结，故化为脓。本非火毒所结，故不疼痛。用海蛤壳、海浮石、白狮壳、川贝、半夏、云苓、陈皮、柴胡、甘草之属为丸服之，果逐渐愈。按：此病痰包，以排浊化痰之法治之，而仿东宿方端本丸，制丸祛宿邪，故用之有效。又，参男科遗精孙东宿（一奎）医案，可见男女科病证有所相类者。（《王慎轩医书》）

（五）预防护理

保持外阴清洁，坚持月经期和产褥期卫生保健。有异常痒痛及时就医。

（六）评述

妇女外阴肿痛相当于外阴炎、前庭大腺炎、前庭大腺囊肿和外阴血肿。可由湿热或热毒引起，用利湿清热或清热解毒法，并配用外治法。至于外阴血肿者，宜用穿刺抽血后，压迫止血，或手术切开、清创止血，一般不用内服中药。

二、女阴瘙痒

妇女外阴和阴道瘙痒的症状，称为本症，又称阴痒、阴慝、阴门瘙痒等。阴痒的部位，多在大小阴唇附近、会阴，甚至肛门周围，常为阵发性，亦可为持续性。一般常伴有带下增多。甚者痒痛难忍，坐卧不安。在月经期夜间，或吃辛辣刺激食物后加重。阴痒的发生，主要是滴虫、霉菌感染。中医认为，本症常因肝经湿热下注引起。又，阴血不足、血燥生风，亦可发生阴痒，则与目今之老年性阴道炎症状相类。呈皮肤增厚、粗糙、溃烂、红肿，久则转为慢性，局部呈苔藓样变化。

（一）辨证要点

由滴虫、霉菌感染，阴部瘙痒难忍，疼痛灼热、时出黄水为湿热。久病或老年体衰，阴部干涩灼热为阴虚。

（二）证治方药

1. 湿热下注

【临床表现】外阴和阴道瘙痒，奇痒难忍，甚则疼痛灼热，时出黄水。带下色黄量多如脓，其气腥臭。胸胁苦满，口苦心烦，口干舌燥，小便黄。舌红，苔黄腻，脉滑数或弦数。

【病因病机】外由滴虫、霉菌感染，虫蚀肿疡；内因湿热下注，蕴结不去，内外相因而成阴痒之症。

【治法】清热利湿，杀虫止痒。

【方剂】龙胆泻肝汤（《兰室秘藏》）加减内服，并用熏洗法外治（见“外治法”部分）。

药物：龙胆草10克，山栀6~10克，车前子10克（包），木通10克，黄芩10克，当归10克，生地10克，泽泻10克，柴胡6~10克，甘草6克。

方义：龙胆草、山栀、黄芩清肝经热，木通、车前子、泽泻利湿从小便而出，生地、当归凉血清热，柴胡为足厥阴引经药，甘草和中而又解毒。

加减：黄带量多如脓者，加苍术、黄柏、椿根皮、土茯苓，清热除湿；阴痒甚者，加白鲜皮、蛇床子止痒；小便黄者，加萆薢、滑石、通草利湿，去柴胡、生地。

【变通法】亦可用萆薢渗湿汤（《疡科心得集》）加减。即萆薢、薏苡仁、黄柏、茯苓、丹皮、泽泻、滑石、通草。利湿之功胜于上方，而清热解毒之力稍逊。

2. 肝肾阴虚

【临床表现】阴部干涩灼热，瘙痒而夜间加剧。带下色黄，呈血水样时有腥臭。眩晕耳鸣，腰酸腿软，烘热汗出，五心烦热，口干咽燥。舌质红，苔少，脉弦细或细数。

【病因病机】久病或老年体衰，或房劳多产，肝肾阴虚，精血不足，外阴失于滋养而成本症。

【治法】滋阴降火，调补肝肾。

【方剂】知柏地黄汤（《医宗金鉴》）加减。

药物：知母10克，黄柏6克，生地10~15克，山萸肉10克，山药10克，丹皮6~10克，泽泻10克，茯苓10~15克。

方义：知母、黄柏滋阴降火，丹皮、生地凉血清热，山萸肉、山药调补肝肾，茯苓、泽泻利水渗湿。

加减：外阴干涩者，加当归、白芍、制首乌润燥；瘙痒甚者，加白鲜皮、白蒺藜祛风利湿；难以入眠者，加夜交藤、珍珠母、酸枣仁宁心安神；口干咽燥者，加玄参、麦冬养阴。黄带量多腥臭，加椿根皮、蒲公英清热。

【变通法】如兼见湿热，黄赤带下量多而味臭者，可用六味地黄丸（《小儿药证直诀》）合固下丸（《医方集解》录张子和方）。后方即椿根白皮、白芍、黄柏、高良姜，专治赤白带下，如嫌高良姜性热故去之。

（三）医家经验

沈丽君经验　肝经湿热型外阴瘙痒，用萆薢泻肝止痒汤，药用萆薢15克，炒薏苡仁、白鲜皮、赤芍、车前子各12克，苍术、黄柏、龙胆草、山栀、地肤子、川牛膝各9~10克。肝肾阴虚型外阴瘙痒者，用麦乌六味汤。药用生地、山药、制首乌各12克，山萸肉、茯苓、丹皮、泽泻、知母、黄柏、当归、麦冬各9~10克。并用相应的验方外治，或用内服汤剂第三遍煎汤所得药液外用，熏洗后坐浴（临睡前尤佳）。老年性阴道炎，如肝肾阴虚兼湿热者，用椿蒲八味汤，药用熟地、墨旱莲各12克，蒲公英30克，椿根皮15克，山萸肉、山药、泽泻、丹皮、茯苓、知母、黄柏、枸杞子各9克，并随症加减。（《妇科名医证治精华》）

（四）外治法

1. 熏洗坐浴及阴道栓剂

（1）处方：鹤虱、百部各15克，黄芩、苦参各10克，土茯苓、白鲜皮、徐长卿各30克。

用法：上药加水2000~2500毫升，煮沸10~15分钟，弃渣，先取出20毫升药液放在小碗内，临睡前用带线纱球浸满药液纳入阴道内，次晨取出。其余药液放在干净盆内，趁热先熏外阴，待温后坐浴外洗20~30分钟。

疗程：经净后3天始用，每日1剂，经期停用。

（2）处方：蛇床子、苦参、艾叶、明矾按3∶3∶3∶2的比例配方，研成细末，用纱布袋包装，每包30克。

用法：开水冲泡或煮水沸后，趁热先熏后洗阴部，坐浴15分钟。

疗程：同上。

（3）百部洗剂

处方：百部、地肤子、白鲜皮、虎杖各30克，水煎。

用法：同处方1。

疗程：同处方1。适用于老年性阴道炎。

（4）处方：蛇床子30克，川楝子30克，花椒15克。（施今墨经验方）

用法：水煎，熏洗外阴。

疗程：同处方1。还适用于肛门瘙痒及股癣。

2. 药栓法

处方：①蛇床子、苦参、百部、地肤子、白鲜皮各15克，明矾10克，水煎外熏。②乌梅、槟榔各30克，大蒜、石榴皮各15克，川椒10克，共研细粉，装胶囊备用。

用法：先将熏洗剂药方加水2000毫升，煮沸15分钟，去渣留汁，趁热熏洗，待水温后再坐浴。坐浴后将上述胶囊纳入阴道，每次1粒。

疗程：每天1次，7次为1疗程。适用于霉菌性阴道炎。

（五）预防护理

避免辛辣刺激，保持心情愉快。保持外阴清洁，勤洗涤，勤换衣裤。女阴瘙痒溃烂者不可用刺激性过强的外用药。

（六）评述

女阴瘙痒，主要有滴虫性阴道炎、霉菌性阴道炎、老年性阴道炎、外阴湿疹、女阴白斑症等疾病引起，需予以鉴别，要根据其致病原因用药，进行针对性治疗。

女阴为肝经、任脉所过，故肝经湿热下注、肾阴亏虚者可致本症，治疗用药需配引入肝、肾两经之品。同时，阴痒需加强外治药物熏洗坐浴，再配合内服汤药，如此可提高疗效。

三、女阴溃疡

妇女外阴溃疡又称阴疮、阴蚀等。关于本症的记载，首见于《金匮要略·妇人杂病脉证并治》篇。外阴各部溃疡，可分布于大、小阴唇内侧，前庭黏膜及阴道、会阴、子宫颈处，溃疡数目不等，可有渗出物。局部有疼痛、红肿、灼热，时流黄水、脓血物，病程急性者，可伴发热、畏寒及全身症状。本症可见于非特异性外阴溃疡、前庭大腺脓肿溃破、外阴癌、白塞氏综合征等。白塞氏综合征之外阴溃疡，常与口腔溃疡同时发生。

本症主要以湿热毒邪下注阴户为患，间亦有肝肾阴虚、心肝火旺之症发生。治疗以内服外治并举为宜。

（一）辨证要点

起病急，外阴溃疡灼热疼痛，渗出物较多，带下色黄量多而臭为湿热。起病缓，外阴溃疡时轻时重，渗出物较少，或伴见头晕目眩，五心烦热等为阴虚火旺。

（二）证治方药

1. 湿热毒邪下注

【临床表现】起病急，外阴溃疡，局部灼热、肿痛、瘙痒，渗出黄色秽浊之物。带下黄色腥臭，小便黄，大便不畅。伴见发热，烦躁，心烦，口苦咽干，面红目赤。舌红，苔黄腻，脉数。

【病因病机】湿热毒邪下注阴器，蕴结不解，腐蚀外阴，致生溃疡。

【治法】清热解毒除湿，消肿止痛。

【方剂】黄连解毒汤（《外台秘要》）合龙胆泻肝汤（《医宗金鉴》）。

药物：黄连10克，黄芩15克，黄柏10克，炒山栀10克，龙胆草6~10克，生地15~30克，牡丹皮10克，赤芍10~15克，木通10克，车前子10克（包）。

方义：黄连、黄芩、黄柏泻上、中、下三焦之热毒，山栀清三焦火热，龙胆草泻肝热，生地、牡丹皮、赤芍凉血解毒，木通、车前子利湿。

加减：发热烦渴者，加金银花、连翘、蒲公英、紫花地丁，清热解毒。

【变通法】热毒重时可同时内服西黄醒消丸等。同时，需用外治法。

2. 阴虚火旺

【临床表现】起病缓，外阴溃疡时轻时重，局部灼热痒痛，渗出物较少。或伴见口腔溃疡、眼部角膜溃疡，头晕目眩，五心烦热，口干咽燥，低热缠绵，烘热汗出，大便干，小便黄。舌红，脉细数。

【病因病机】肝肾阴虚，心肝火旺，热毒内蕴而成阴疮。

【治法】滋阴降火解毒。

【方剂】知柏地黄汤（《医宗金鉴》）合增液汤（《温病条辨》）加减。

药物：知母 10 克，黄柏 10 克，生地、熟地各 15 ~ 30 克，山萸肉 10 克，丹皮 10 克，泽泻 10 克，茯苓 15 克，玄参 15 ~ 30 克，麦冬 15 ~ 30 克，苦参 10 克，当归 15 克，赤小豆 30 克。

方义：生地、玄参、麦冬养阴清热，丹皮、苦参、黄柏、知母降火解毒，泽泻、茯苓利湿，熟地、山萸肉补益肝肾。当归活血，赤小豆清热利湿，系《金匮要略》治狐惑之专方，移治外阴溃疡有效。

加减：五心烦热，烘热汗出，有低热者，加地骨皮、青蒿、鳖甲，以清热凉血；口干咽燥者，加石斛、天花粉、芦根，养阴生津。伴口腔溃疡者，加黄连、升麻，即合清胃散（《兰室秘藏》）同用。

【变通法】同时应用外治法熏洗局部，或敛疮药外用于局部。

3. 脾胃湿热蕴结

【临床表现】发热或急或缓，外阴溃疡灼热疼痛，渗出黄水较多，局部灼热疼痛，带下色黄，量多而臭。或伴见口腔溃疡热痛。口干渴，口臭，烦躁，面红，小便黄，大便干。舌红，苔黄，脉滑数。

【病因病机】脾胃湿热蕴结，下蚀于阴为阴疮，上熏于口为口疮。

【治法】清脾胃湿热，凉血解毒。

【方剂】甘草泻心汤（《金匮要略》）合甘露消毒丹（《温热经纬》）加减。

药物：生甘草 10 ~ 15 克，黄连 10 克，黄芩 15 克，薏苡仁 15 克，射干 10 克，茵陈 30 克，厚朴 3 ~ 6 克，法半夏 10 克，石菖蒲 10 克，连翘 15 克，藿香 10 克。

方义：甘草解毒和中，黄连、黄芩、连翘清热泻火，厚朴、半夏调和脾胃而有燥湿作用，茵陈、薏苡仁利湿，石菖蒲、藿香芳香化湿。

加减：口干渴欲饮者，加生石膏、知母、芦根清热生津；小便黄者，加木通、竹叶清利。

【变通法】三黄四物汤（《医宗金鉴》）合平胃散（《太平惠民和剂局方》），三黄汤清热，四物汤凉血，平胃散燥湿。与上方有相类之处，而凉血作用尤胜。

（三）外治法

1. 熏洗法

处方：苦参、蛇床子各 18 克，黄柏 12 克，雄黄 3 克，明矾 5 克，蒲公英 30 克。

用法：水煎，弃渣，取药液2000毫升，趁热熏洗坐浴。每日1次。

疗程：5~7日为1疗程。

2. 外撒法

（1）处方：生、熟石膏各500克，冰片25克，黄连100克，黄丹适量。

用法：制成药粉，取少许，外撒局部。

疗程：5~7日为1疗程。

（2）处方：珍珠、雄黄、青黛各5克，黄柏15克，儿茶10克，冰片0.25克。

用法：制成药粉，取少许，外撒局部。

疗程：5~7日为1疗程。

（四）预防护理

同女阴肿痛。

（五）评述

外阴溃疡古称阴疮，以内因湿热下注，外由邪毒侵袭，故需内服、外治。其症若不及时治疗，时可造成外阴畸形。若疮面坚硬肿痛，边界不齐，臭水淋漓，则可能是恶性癌变。又，口腔、外阴溃疡同时发生者，为白塞氏综合征，可参本书“口疮”相关部分。

四、女阴白斑

女阴白斑，是指女性外阴部皮肤黏膜出现不同范围及程度地变白、粗糙，并逐渐萎缩，伴有瘙痒、疼痛的病症。其病变范围可在大小阴唇、阴蒂部，亦可蔓延至会阴、肛门及阴股沟等部位。女阴白斑，今称女阴白色病变。根据其局部痒、痛、溃疡等不同表现，可归属于中医的阴痒、阴痛、阴疮的范畴。

女阴白斑，主要由肝、脾、肾功能失调而引起。在临床上，除根据上述病因病机，辨证处方以内服汤药调理之外，还必须配合相应的外治法以止痒、止痛，或用针灸调和气血，如此才能提高疗效。

（一）辨证要点

1. 辨局部 外阴红肿、奇痒难忍，或伴外阴局部湿润，带下色黄为湿热。局部干燥、萎缩、痒痛，皮肤无泽，或局部增厚粗糙，为血虚或肾虚。

2. 辨病程 一般来说，初期多呈瘙痒、疼痛，局部渗出、红肿，以脾虚湿盛，肝经湿热为主；中后期则局部皮肤变白，干燥、萎缩、皲裂，有肝郁血虚、气血不足、肝肾阴虚、阳虚寒凝等证候类型。

（二）证治方药

1. 脾虚湿盛

【临床表现】外阴瘙痒疼痛，皮肤发白，增生肥厚，局部溃疡流水。白带量多，时黄白相兼，或伴食欲减退，神疲乏力。舌苔白润或白腻，脉濡细。

【病因病机】脾虚不运，水湿下流，浸淫女阴。

【治法】健脾化湿，佐祛风止痒。

【方剂】完带汤（《傅青主女科》）加减。

药物：党参 10 克，白术 15 克，山药 30 克，白芍 15 克，苍术 10 克，车前子 10 克（包），茯苓 10 克，陈皮 6 克，甘草 3～6 克，防风 10 克，白鲜皮 10 克，柴胡 3 克。

方义：方用党参、白术、茯苓、甘草、陈皮健脾和胃，益气利湿。白术、白芍、防风、陈皮，即痛泻要方，疏肝祛风，健脾化湿，移用于此有止带、止痒之效。苍术、白术苦温燥湿，车前子、茯苓淡渗利湿，防风、柴胡升阳祛风除湿。白鲜皮为瘙痒专药，有清利湿热作用。

加减：带下量多者，加薏苡仁、黄柏、椿根皮、乌贼骨，清热利湿以止带。局部痒痛加白蒺藜、白芷，祛风止痒痛。

【变通方】六君子汤（《医学正传》）或参苓白术散（《太平惠民和剂局方》）加减，以健脾利湿，和中化浊。

2. 肝经湿热

【临床表现】外阴红肿、奇痒难忍，皮肤色素减退，或伴外阴湿疹，局部湿润浸渍，带下色黄。伴胸胁苦满，口苦，小便黄或淋痛不畅。舌苔黄腻或薄黄，脉弦数。

【病因病机】肝经循于外阴，湿热下注，浸渍女阴，致局部皮肤变白、奇痒、红肿。为症情变化之初期。

【治法】清肝利湿。

【方剂】龙胆泻肝汤（《医宗金鉴》）含萆薢渗湿汤（《疡医大全》）。

药物：龙胆草 10 克，车前子 10 克，地肤子 10 克，生地 15 克，黄柏 6～10 克，丹皮 5 克，炒山栀 6～10 克，泽泻 10～15 克，当归 10 克，甘草 6 克，滑石 15 克（包），萆薢 10～15 克。

方义：龙胆草、山栀、黄柏清肝火，生地、当归、丹皮凉血热，萆薢、滑石、车前子、地肤子、泽泻利湿从小便而下。

加减：黄带量多，加椿根皮、乌贼骨、薏苡仁止带；奇痒难忍，加白鲜皮、白蒺藜祛风止痒。

【变通方】以外阴红肿痒痛为主者，可用三黄四物汤（《医宗金鉴》）加减。

3. 肝郁血虚

【临床表现】外阴奇痒、刺痛，夜间尤甚，局部皮肤干燥变白，粗糙而失去弹性。伴头晕目眩，胸胁不舒，心情忧郁，月经后期、量少。舌质淡，脉虚弦。

【病因病机】七情内伤，肝气郁结，郁久而热，伤及阴血，血虚风燥，肌肤失养，外阴痒痛干燥粗糙。

【治法】养血活血疏肝。

【方剂】逍遥散（《太平惠民和剂局方》）加减。

药物：柴胡 10 克，当归 15 克，赤芍 15 克，茯苓 10～15 克，白术 10 克，炒黑荆芥

3~6克，甘草6~10克，墨旱莲15克，制首乌15克，黑大豆30克，白鲜皮15克，益母草30克。

方义：当归、赤芍、益母草养血活血，茯苓、白术健脾，柴胡疏肝，墨旱莲、首乌、黑大豆养肝和血，炒黑荆芥入血分而有祛风止痒作用，白鲜皮利湿止痒。

加减：奇痒难忍者，加白蒺藜、沙苑子、蛇床子止痒；刺痛不适者，加丹皮、丹参、紫草清热凉血；皮肤粗糙，加鸡血藤、生地和血润燥。

【变通法】四物汤（《太平惠民和剂局方》）合二至丸（《医方集解》）加减，和血润燥。

4. 气血不足

【临床表现】外阴奇痒，皮肤粗糙、变白，增生肥厚，有萎缩性改变。伴头晕目眩，面色无华，神疲乏力，心悸失眠，神疲乏力。舌质淡，脉虚细。

【病因病机】脾气不足，心血虚亏，气血不足无以濡养外阴肌肤，致生女阴白斑。

【治法】益气养血，健脾补心。

【方剂】归脾汤（《济生方》）加减。

药物：生黄芪15克，白术10克，当归10~15克，白芍10克，党参10克，炙甘草6~10克，茯苓15克，炙远志6克，炒酸枣仁10~15克，龙眼肉15克，木香3克，鸡血藤15~30克，益母草15~30克。

方义：方用黄芪、党参、茯苓、白术、甘草健脾益气，酸枣仁、龙眼肉、当归、白芍养血安神，鸡血藤、益母草有活血祛风作用，远志安神，木香理气，合而为补养气血之剂。

加减：可加入墨旱莲、制首乌、黑芝麻、黑大豆，以和血养血，润肤化燥。奇痒者加白蒺藜、白鲜皮祛风止痒。

【变通法】人参养荣汤（《太平惠民和剂局方》）加减，益气和血。

5. 肝肾阴虚

【临床表现】外阴刺痒灼热，干燥萎缩，皲裂色白。头晕目眩，烦躁失眠，手足心热，腰膝酸软。舌红，脉细数。

【病因病机】病久不愈，肝肾阴血虚亏，肌肤失荣而萎缩皲裂。

【治法】滋养肝肾，和血润肤。

【方剂】滋水清肝饮（《医宗己任编》）加减。

药物：当归15克，赤芍、白芍各15克，白术10克，茯苓15克，山茱萸10克，生地、熟地各10克，山药15克，丹皮10克，泽泻10克，柴胡6克。

方义：本方由六味地黄丸与逍遥散两方组成，山茱萸、生地、熟地、山药滋肾养阴，当归15克，赤芍、白芍、生地、熟地养血和肝，白术、茯苓健脾益气，丹皮凉血，柴胡疏肝，泽泻渗利。

加减：可加入墨旱莲、女贞子、制首乌、枸杞子以增强滋养肝肾作用。

【变通法】杞菊地黄丸（《医级宝鉴》）加二至丸（《医方集解》）、四物汤（《太平惠民和剂局方》）。

6. 肾虚寒凝

【临床表现】外阴白斑久而不愈，局部干枯变白，萎缩有裂纹，脆薄弹性消失，局部刺痒疼痛。月经量少或闭经，腰酸乏力，小腹冷，四肢不温，性生活困难，性欲减退。舌质淡，苔白，边尖可有瘀点（斑），脉沉细、沉涩。

【病因病机】病久及肾，阳气不足，寒气内生，血瘀阻络，局部肌肤失养，而成外阴干枯萎缩。

【治法】温肾助阳，散寒活血。

【方剂】二仙汤（经验方）合桂枝茯苓丸（《金匮要略》）。

药物：淫羊藿 15 克，补骨脂 15 克，巴戟天 10 克，当归 15 克，川桂枝 10 克，赤芍、白芍各 15 克，丹皮 10 克，茯苓 15 克，桃仁 6 克。

方义：淫羊藿、巴戟天、补骨脂温肾助阳，润而不燥；当归、芍药、丹皮、桃仁活血通络，桂枝通经散寒，茯苓健脾养心。

加减：性生活困难、性欲减退者，可加入菟丝子、蛇床子、川续断补阳；局部痒痛，加威灵仙、白蒺藜祛风止痒。

【变通法】右归饮（《景岳全书》）合四物汤（《太平惠民和剂局方》）加减。

（三）医家经验

1. 山西省中医研究所经验

（1）内服方：丹参 30 克，当归、赤芍、紫苏、白芷、巴戟天、淫羊藿、桂枝各 15 克，丹皮 20 克，鸡血藤 45 克，水煎服。用以温肾壮阳，活血化瘀，祛风止痒。阴痒、带下加土茯苓、薏苡仁各 15 克；少气自汗无力，局部萎缩，加黄芪 30 克，陈皮 10 克；口干舌燥、手足心热，加女贞子、墨旱莲、枸杞子各 15 克；局部肥厚、角化，加三棱、莪术各 10 克。

（2）外洗方：马齿苋 30 克，艾叶、川椒、硼砂各 10 克，阴痒甚加生蒲黄、当归各 15 克，水煎外洗患处。

（3）外涂方：①治白膏Ⅰ号：以血竭 40%，马齿苋 20%，生蒲黄 20%，黄丹 10%，延胡索 5%，枯矾 5% 的比例，制成软膏，每日局部外涂 1 次。用于皮肤增厚者。②治白膏Ⅱ号：以血竭 20%，生蒲黄 50%，黄丹 10%，蛤粉 10%，白芷 5%，铜绿 5% 的比例，制成软膏，每日局部外涂 1 次。用于皮肤黏膜菲薄者。（《中国中医秘方大全》）

2. 蔡小荪经验　本症治疗应首至脾气，脾健则肌肤得养，湿无从生。在健脾益气基础上，少佐化湿，乃治疗关键。用药以党参、黄芪、白术、茯苓、山药、薏苡仁、白芷、乌贼骨、蛇床子等为主。妇女经带二物，多则伤身，少则身伤，多少适中方为阴平阳秘，冲任调和。本症常有经期、质、色、量的改变，当求因为主，适应周期，因势利导。调经对治疗本症有利。对阴痒者，宜用止痒手段治标。一则用蛇床子、野菊花、紫花地丁、蔷薇、鱼腥草、土茯苓、白芷、细辛等水煎熏洗。二则用祖传爽阴粉（川芎、白芷、细辛、防风、蛇床子、黄柏等）研末，薄雾状喷施患部。其外治的次数，要与症状改善成正比。

经内服外治，症状体征改善后仍需用药巩固，每以健脾丸、二妙丸续服，以断其根。（中医杂志，1997，4：205）

（四）易简效验方

苏甲马鞭汤 苏木、炙鳖甲、马鞭草各15克，生地30克，龙胆草9克，水煎服。用于肝经湿热者。（沈仲理经验方）

（五）外治法

1. 熏洗法

（1）处方：苦参、白鲜皮、蛇床子、何首乌、淫羊藿、补骨脂各30～50克。

用法：水煎后趁热熏洗，水温后浸泡局部病变处，每日1次，每次30分钟。

（2）处方：茵陈、蒲公英、紫花地丁、地肤子、何首乌各30克，冰片1.5～2.5克（后下）。

用法：水煎后趁热熏洗，水温后浸泡局部病变处，每日1次，每次30分钟。适于肝郁血虚型。

（3）处方：当归、赤芍、白芍、首乌各15克，防风10克，生甘草6克。

用法：水煎后趁热熏洗，水温后浸泡局部病变处，每日1次，每次30分钟。适于气血不足型。

（4）处方：苦参、蛇床子、野菊花、艾叶各15克，明矾10克（后下）。

用法：水煎后趁热熏洗，水温后浸泡局部病变处，每日1次，每次30分钟。适于脾虚湿盛，肝经湿热型。

疗程：以上均7～10日为1疗程。

2. 外涂法

（1）处方：补骨脂、淫羊藿各9克，狼毒、白鲜皮各6克，蛇床子、徐长卿各15克，薄荷1克。

用法：使其酒精浸出液浓缩后，制成霜剂，局部外涂，每日1～2次。适于局部无溃破者。

加减：对上药过敏者去薄荷，加适量0.1%强的松拌匀而成；局部感染溃破、皲裂者，上方去薄荷、狼毒，加白花蛇舌草、一枝黄花各30克；外阴萎缩或有粘连者，上方去薄荷，加丙酸睾酮制成0.2%的霜剂备用。

（2）处方：炉甘石30克，密陀僧12克，飞滑石15克，煅龙骨、煅石膏、皂荚（去子、筋）各9克，枯矾6克。（白斑外敷方）

用法：研末，用凡士林调匀，备用。每日外涂2～3次。适于肝经湿热型。

疗程：以上均7～10日为1疗程。

（六）预防护理

注意外阴卫生，及时治疗局部感染或皮肤病。患者要注意性生活，保持大便通畅，忌辛辣刺激。

（七）评述

女阴白斑又称女阴白色病变，是女性阴部皮肤黏膜血管营养障碍所致的症状和病变，以女阴局部瘙痒、疼痛、增厚、萎缩、皲裂及色泽改变（变白）为临床特征。中医、中药、针灸治疗，有一定效果。不仅可改善局部症状，还可促进皮肤黏膜组织变性恢复正常。

1. 内外兼治　在治疗时，需据证予以健脾、疏肝、补肾、清热、润燥、祛风、活血诸法，遣方选药处治。同时，必须调制各种外治方药，予以熏洗、外涂，以直接改善局部皮损情况。值得注意的是，补肾活血方药的应用，有热者应当滋肝肾、凉血活血；有寒者，则应温补脾肾、温通活血，如此才能提高疗效。

2. 止痒药物的选用　如祛风止痒者，有防风、白芷、柴胡、紫苏、蒺藜；祛湿止痒者，如白鲜皮、地肤子、萆薢、滑石、车前子；凉血止痒，有丹皮、赤芍、丹参、生地；清热止痒者，如黄柏、山栀、龙胆草等。在用药时，根据本症有局部皮肤色素改变的特点，选用黑芝麻、何首乌、黑大豆、墨旱莲等黑色药物和血调营，及白鲜皮、白蒺藜、白术、茯苓、白芷等白色药物化湿祛风，寓传统医理于内，在临床上不可忽视。

五、女阴寒冷

女阴寒冷称为阴冷、阴寒（《金匮要略》）、玉门冷（《妇人大全良方》），是指外阴及阴道有寒冷感，甚至及于小腹、腰尻、两股之间。《医宗金鉴·妇科心法要诀》："妇人阴冷，皆由风寒乘虚客于子脏，久之血凝气滞，多变他症，且难于受孕。"

（一）辨证要点

有经期、性交、分娩、产后涉水或受寒史。见腰胯少腹冷痛者，为实寒；见性生活冷淡、厌恶，伴形寒肢冷、四肢不温者，为虚寒。

（二）证治方药

1. 肝肾虚寒

【临床表现】外阴、阴道寒冷，甚及小腹、少腹，尻腰冷痛。性生活冷淡、厌恶，伴形寒肢冷，四肢不温，神疲乏力。常有月经后期、量少，甚而闭经。舌质淡胖，脉沉迟、沉弦。

【病因病机】外阴为肝经所过，肾主二阴，为冲任之源。肝经寒滞，肾气虚亏，故致外阴、阴道寒冷。

【方剂】暖肝煎（《景岳全书》）合肾气丸（《金匮要略》）加减。

【治法】暖肝散寒，补肾壮阳。

药物：肉桂 3 ~6 克，茴香 3 克，当归 10 克，乌药 10 克，枸杞子 10 克，熟地 10 克，山茱萸 10 克，淡附子 3 ~6 克。

方义：茴香、肉桂、乌药温散寒凝，当归、枸杞子养血和肝，熟地、山茱萸补益肝肾，附子、肉桂温肾助阳。

加减：性生活困难、性欲减退者，可加入菟丝子、蛇床子、川续断补阳。

【变通法】肾阳虚甚者，用右归饮（《景岳全书》）加减。

2. 肝气郁结

【临床表现】外阴、阴道寒冷。经前乳房胀痛，胸胁苦满，常叹息，神情抑郁，心烦懊侬。可有痛经、性交疼痛等。舌暗苔薄，脉弦。

【病因病机】外阴为肝经所过。情志不遂，肝气郁结，气血运行不畅而致。

【治法】疏肝解郁。

【方剂】逍遥散（《太平惠民和剂局方》）加减。

药物：柴胡10克，当归15克，白芍10克，茯苓15克，炒白术10克，甘草5～10克，薄荷3～6克（后下），生姜3～6克。

方义：柴胡疏肝解郁，当归、白芍和血养肝，茯苓、白术健脾，薄荷、生姜一升一降，调畅气机，甘草和中。

加减：乳房胀痛、阴道痉挛者，加川楝子、香附、郁金理气；口苦咽干，心烦舌红者，为肝经郁火，加丹皮、山栀泄热；若心烦懊侬不可名状者，加山栀、豆豉、枳实除烦。

【变通法】肝郁化火者，用丹栀逍遥散（《内科摘要》）。如见肝经湿热之阴冷，兼黄白带下，阴痒、烦热、小便黄、大便干者，可用龙胆泻肝汤（《医宗金鉴》）。

3. 风寒乘袭胞宫

【临床表现】外阴、阴道寒冷。腰胯少腹冷痛，形寒肢冷，四肢不温，关节冷痛，得寒则甚，得温则减。可有痛经、闭经等。有经期涉水、受寒史，或性交、分娩、产后受寒史。舌淡边有齿痕，脉沉紧。

【病因病机】风寒乘虚外袭，客于胞宫、阴户而致。

【治法】温经散寒祛风。

【方剂】加减吴茱萸汤（《妇人大全良方》）。

药物：吴茱萸3～6克，干姜3～6克，桂枝10克，细辛3克，防风10克，法半夏10克，当归10～15克，白芍10克，茴香3克，茯苓10克，丹皮3克，麦冬10克，甘草6克

方义：吴茱萸、干姜、茴香温经散寒，桂枝、防风、细辛祛风；当归、白芍和血养血；丹皮、麦冬清心凉血，而有反佐诸热药之效。

加减：少腹、腰胯冷痛甚者，加淡附子、肉桂温宫；关节冷痛甚者，加羌活、独活祛风止痛。

【变通法】亦可用温经汤（《金匮要略》）代之。

（三）预防护理

性交、经期、分娩、产后时尤其应避风寒，经期、产后不涉水、冒雨。

（四）评述

妇人阴冷，首见于《金匮要略·妇人杂病脉证并治》，云：“妇人阴寒，温阴中坐药，蛇床子散主之”。用一味蛇床子研末，以药粉少许和匀如枣大，绵裹纳阴中。《妇人大全良方》引《通真论》，疗女人子门冷坐药法，用蛇床子、吴茱萸、麝香为末，蜜丸绵裹纳阴中，“下恶物为度”。可以参考。

第十七章 小儿

小儿生机蓬勃，生长发育迅速，是为“纯阳”之体。生长和发育是小儿时期特有的生理现象，也是不同于成人的生理特点。生长指小儿形体的增长，发育表示各种功能的演进。而“稚阴稚阳”，又是指小儿脏腑娇嫩、形气未充，与成人相比均属不足。小儿五脏六腑功能皆属不足，其中尤以肺、脾、肾三脏为突出。同时，小儿又表现为“肝常有余”及“心常有余”。小儿病症发病容易而传变迅速，其脏气清灵而易趋康复。小儿体禀纯阳，生机蓬勃，病因比较单纯，轻病容易治愈，重病若及时诊治，护理得宜，大多数也能获得痊愈。因小儿病症在证治上有独特性，故特列一章予以介绍。

第一节 发 育

根据小儿生长发育的特点，可分为胎儿期、新生儿期、婴儿期、幼儿期、幼童期和儿童期六个分期。以发育障碍为主的病症，主要发生于新生儿期、婴儿期。如胎怯为新生儿体重低下，身材矮小的表现。五硬为新生儿皮肤、皮下脂肪硬肿。五迟和五软为婴儿期生长发育迟缓。而囟门不合为解颅，囟门突起为囟填、囟肿。智力低下是指在生长发育期间智能明显低于同龄儿童平均水平，伴适应能力差或缺陷。

一、胎怯

又称胎弱，是指新生儿体重低下，身材矮小，脏腑功能不成熟的临床表现，以早产儿及小于胎龄儿即低出生体重儿为多见。其发生原因，与胚胎形成及胎儿宫内生长发育情况密切相关。《幼幼集成·胎病论》："胎怯者……非育于父母之暮年，即生于产多之孕妇。成胎之际，元精既已浇漓，受胎之后气血复难长养，以致生来怯弱。若后天调理得宜者，十可保全一二。"可见本症和父母精血先天因素有关。证候主要有肾精薄弱和脾胃亏虚两个主要分型，分别予以补肾益精或益气养血，或予以脾肾双补，或配合补益心、肺、肝等治法。以五脏功能虚亏为主，而以脾肾不足为突出。

（一）辨证要点

肾精薄弱多见于早产儿，以形体瘦小、头大囟张，形体失充等筋骨失养表现为主。脾胃虚弱多见于小于胎龄儿，以肌肉四肢失养而痿软弛缓等表现为主。

（二）证治方药

1. 肾精薄弱

【临床表现】形体瘦小，头大囟张，头发稀黄，耳郭软薄，耳舟不清，肌肤欠温，哭声低微，神萎少动，指甲软短，骨弱肢柔，或有先天性缺损畸形。舌红或淡，脉微弱。

【病因病机】先天不足，肾气虚亏，肾精薄弱，故筋骨失养，形体失充。多见于早产儿。

【治法】益精补肾。

【方剂】左归丸（《景岳全书》）加减。

药物：熟地 10~15 克，山药 10~15 克，山茱萸 10~15 克，茯苓 10~15 克，枸杞子 10~15 克，杜仲 10~15 克，菟丝子 10~15 克，牛膝 10~15 克。

方义：熟地、山药、山茱萸滋补肾阴，枸杞子、菟丝子益精温养，茯苓益气，牛膝、杜仲强壮筋骨。

加减：精血不足者加紫河车粉、鹿角胶补养精血，不思乳食加谷芽、麦芽、砂仁消导，气虚加党参、黄芪益气，肢体不温加附子、鹿茸温阳，唇甲青紫加丹参、红花活血。

【变通法】可用补肾地黄丸（《医宗金鉴》），即六味地黄丸加牛膝、鹿茸。

2. 脾胃亏虚

【临床表现】肌肉瘠薄，手足如削，四肢肌肉痿软弛缓，口软无力，吮乳量少，呛乳溢乳，大便稀溏，目肤微黄，啼哭无力，指纹色淡。

【病因病机】有双胎、多胎史，及孕母高龄、多病，脾胃虚弱，肌肉四肢失养，气血不足，脾失健运。多见于小于胎龄儿。

【治法】健脾和胃，益气养血。

【方剂】保元汤（《博爱心鉴》）合理中汤（《伤寒论》）加减。

药物：黄芪 10～15 克，党参 10～15 克，肉桂 3～5 克，甘草 3～5 克，干姜 3 克，茯苓 10～15 克，炒白术 10～15 克，陈皮 3～5 克。

方义：黄芪、党参、茯苓、白术健脾益气，肉桂、干姜温中扶阳，陈皮理气和胃，甘草调中。

加减：呕吐加半夏、生姜和胃，泄泻加山药、苍术健脾，腹胀加木香、枳壳理气。

【变通法】患儿气微欲绝，四肢厥冷者用四逆汤（《伤寒论》）合生脉散（《内外伤辨惑论》）益气养阴，回阳救逆。肺脾气虚用参苓白术散（《太平惠民和剂局方》）健脾养肺。心脾两虚用归脾汤（《济生方》）补益心脾。

（三）预防护理

孕母宜做好产前检查，并注意胎儿生长情况，及时防治胎儿宫内生长迟缓。对患儿要提高护理质量，应注意保暖，尽量母乳喂养，并喂足量。密切观察其表现，发现合并症立即处理。

（四）评述

1. 早产儿和小于胎龄儿　早产儿，即胎龄不足 37 周，出生体重 <2500 克，身长不足 45 厘米，皮肤薄、光亮或有水肿，有毳毛、胎脂，头发乱如绒线，耳郭软，乳腺平坦，指趾甲未达指趾端等。小于胎龄儿，即出生时体重在同胎龄平均体重的 2 个标准差以下，或在平均体重的第 10 个百分位数以下，或比该胎龄应有体重低 25% 者。若足月但体重在 2500 克或以下者，称足月小样儿。

2. 胎怯有五脏禀受不足之分　脾虚者，肌肉瘠薄，痿软无力，吮乳量少，呛乳溢乳，大便稀薄、黄疸。肾虚者，身材矮小，头大囟小，颅骨软，颅缝开解，耳郭软薄，指甲软短，肌肤不温，睾丸不降，大阴唇分开，小阴唇突出。肝虚者，目无神采，目闭不睁，筋弛肢软，四肢拘急，时作抽搐。肺虚者，呼吸微弱浅快或不规则，咳嗽无力，皮肤嫩薄、透明滑黏，胎毛多而细软，胎脂满布。心虚者，精神萎顿，啼哭无力，面无光彩，唇甲淡白或青紫，虚里动疾。

二、五硬

新生儿生后不久（多在 7～10 天以内）局部或全身皮肤、皮下脂肪出现硬化、水肿，呈现头项、手足、胸膈、腰背、肢体僵硬，不能屈伸俯仰者。相当于西医之新生儿硬肿症。其病因主要为先天禀赋不足，阳气虚衰而寒邪犯人，直中脏腑。其病位在于脾肾阳虚，而病机则在于寒凝血瘀。《保婴撮要·五硬》："五硬者，仰头取气难以动摇，气壅作痛连于胸膈，脚手心冷而硬，此阳气不营于四末也。"

（一）辨证要点

阳气虚衰，多见于早产儿、低出生体重儿，体温不升，硬肿范围大，病情重。寒凝血瘀，多见于足月儿，因严寒季节保温不当等引起，体温下降较少，硬肿范围较小，病情轻。若皮肤质硬暗紫，则为血瘀之共有病机。

（二）证治方药

1. 阳气虚衰

【临床表现】患儿全身冰冷，肢体不温，关节不利，僵卧少动，嗜睡昏沉，气息微弱，哭声低怯，仰头呼吸，吸吮困难，面色苍白，肌肤板硬而肿，皮肤暗红。唇舌淡或暗紫，脉沉微，指纹色淡沉滞。

【病因病机】早产儿先天元阳未充，脾肾阳气虚衰，无以温煦肌肤。

【治法】益气温阳，调和气血。

【方剂】参附汤（《世医得效方》）合当归补血汤（《内外伤辨惑论》）加减。

药物：人参3克（另煎），淡附子3~6克（先煎），黄芪10克，当归10克，白芍5克，桂枝5克。

方义：人参补元气，附子温振阳气，黄芪、当归益气生血，桂枝、白芍调和营卫气血。

加减：唇舌暗紫，皮肤暗红者，加红花、丹参化瘀，食少气弱加白术、茯苓、甘草健脾，肾阳衰微加鹿茸粉（0.3克调服）或淫羊藿、巴戟天温肾补元，口吐白沫、呼吸不匀者加石菖蒲、胆南星、僵蚕、牛黄豁痰通窍。吸吮困难者，应浓煎药液用滴管滴入患儿口中。

【变通法】气虚明显加人参注射液静脉滴注；心率慢，心音低钝，脉微弱者，用生脉注射液静脉滴注。以益气强心生脉。

2. 寒凝血瘀

【临床表现】面色紫暗，全身欠温，四肢发凉，肌肤硬肿多局限于臀、小腿、面颊等部位，皮肤不易捏起，色暗红或青紫，或红肿如冻伤。唇暗红，舌青紫，指纹紫暗，脉沉迟。

【病因病机】体弱小儿中寒，阴盛寒凝，血脉瘀血闭阻。多见于严寒季节。

【治法】温经散寒，活血通络。

【方剂】当归四逆加吴茱萸生姜汤（《伤寒论》）加减。

药物：赤芍10克，当归10克，细辛2克，木通3克，桂枝5克，甘草3克，吴茱萸3克，生姜3克。

方义：赤芍、当归活血，细辛、吴茱萸、桂枝温经，生姜和胃，甘草调中，木通通络。

加减：气虚加黄芪、党参益气，血瘀加红花、丹参化瘀，阳衰加附子、干姜温阳。

【变通法】寒甚瘀阻者用六味回阳饮（《景岳全书》）合桃红四物汤（《医宗金鉴》）加减，药用附子、干姜、熟地、当归、人参、甘草、白芍、川芎、红花等，温阳活血。

（三）易简效验方

1. 附子1～2.5克，桂枝1～2.5克，炙甘草3克，每日1剂，水煎分数次服。气虚加参、芪；神萎、呼吸不匀，口含痰沫，加僵蚕、半夏、石菖蒲、郁金、胆南星、牛黄；血瘀加丹参、赤芍、红花、桃仁、郁金；夹痰实加大黄（1～1.5克）、槟榔、丹皮；肿甚、小便不利加五苓散。水煎服。

2. 生黄芪9克，白术6克，茯苓、猪苓各9克，泽泻、麦冬各6克，白人参2克，五味子0.6克，甘草3克。每日1剂，水煎分数次服。

（四）外治法

1. 洗浴法

（1）处方：艾叶500克，加水3000毫升，煎取1000毫升。

用法：每次取250毫升加入水浴盆中，保持水温37℃～38℃，每次将患儿浸泡15～20分钟，浴后擦干，放入温暖褓褓中。日2～3次。

（2）处方：鲜橘皮120克，藏红花30克。

用法：水煎，盛盆中。水温保持在38.5℃～40℃，将患儿浸泡盆中，15～20分钟后抱起患儿，擦干身体。置于预热至32℃～34℃的保温箱中，用600W的红外线灯照射硬肿处，灯管距皮肤30～50厘米，边照边按摩，每次15～30分钟。日1次。

2. 膏摩法

处方：当归、红花、川芎、赤芍、透骨草各15克，丁香9克，制川草乌、乳香、没药各7.5克，肉桂6克，均研末，与凡士林1000克配成油膏。

用法：用温水洗净硬肿部位，涂抹上述油膏，以手轻柔按摩10～15分钟，4小时1次。冬天油膏加热后再用。

（五）预防护理

尽量避免早产，减少低体重儿的产生，防止产伤、窒息、感寒。新生儿要保暖。应给患儿足够热量，注意消毒隔离，防止交叉感染，严防各种并发症。

（六）评述

五硬之症，有两说。其一即为上症，其二即痉之属，如《医学纲目·小儿部》："五硬即痉之属，经所谓诸暴强直皆属于风是也。"

本症多见于低气温季节、地区，低出生体重儿、低年龄组及低生活能力、低热量供给或多病的新生儿，而孕母多病。若见不吃、不哭、不动、体温不升、体重不增是为严重征象。治疗以温阳活血通络为主。

三、五软

五软，指头项软、口软、手软、足软、肌肉软，不能正常生长发育，瘘弱无力者。

《保婴撮要·五软》:"五软者，头项、手、足、肉、口是也……治法必先以脾胃为主，俱用补中益气汤以滋化源，头项、手、足三软兼服地黄丸。凡此症必须多用二药，仍令壮年乳母饮之，兼慎风寒，调饮食，多能全形。"认为其因与先天胎禀不足和后天邪毒感染为主，病症以脾气损伤为主，日久累及肝肾、气血，治疗多以脾、肾、肝入手。相当于进行性肌营养不良，脑性瘫痪等。

（一）辨证要点

1. 辨脏腑 立迟、行迟、齿迟、头项软、手软、足软，为肝脾肾不足。发迟、语迟、口软、肌肉软，为心脾虚。伴有脑性瘫痪、智力低下者常兼痰瘀实邪。

2. 辨轻重 五迟、五软仅见一二症者病轻；五迟、五软并见者病重。

（二）证治方药

1. 脾肾两虚

【临床表现】头项软弱不能抬举，口软唇缓，吸吮咀嚼困难，手足弛缓无力，不能握举、站立，肌肉松软弹性差，发育较同龄正常儿落后，精神萎靡，面色苍白，肢冷便溏。舌淡苔白，脉沉迟无力。

【病因病机】脾为后天之本，肾为先天之本，胎元失养，禀赋不足，调护失宜，气血虚弱，为五软之重证。

【治法】温补脾肾。

【方剂】补肾地黄丸（《医宗金鉴》）合补中益气汤（《脾胃论》）加减。

药物：熟地10克，山茱萸10克，山药10克，鹿茸（研粉，另服）0.5克，茯苓10克，党参10克，白术10克，黄芪10克，当归10克，砂仁3克（打碎、后下），甘草3～6克。

方义：熟地、山茱萸、山药补肾滋阴，党参、白术、茯苓健脾益气，鹿茸补先天肾阳，黄芪、当归益后天气血，砂仁理气，甘草调中。

加减：手软加桂枝、桑枝通络，头项软加巴戟天、菟丝子、枸杞子补肾，足软加杜仲、续断强骨，口软吮吸无力重用黄芪益气。

【变通法】若气血虚弱，肢体软弱，神呆，智力迟钝，面白形瘦，倦怠乏力，纳差便溏，舌淡、苔薄白、脉弱。为五软日久，气血不足，用八珍汤（《正体类要》）或十全大补汤（《太平惠民和剂局方》）加减，药用黄芪、党参、白术、茯苓、甘草、熟地、当归、川芎、白芍等，补益气血为主。

2. 肝肾亏损

【临床表现】头项软弱，挺而不坚，口唇松软，舌舒缓动，手握无力，步履蹒跚，容易跌倒，肌肉痿软，酸软无力，心烦不寐，潮热盗汗。舌红少苔，脉沉细数。

【病因病机】先天禀赋阴亏，后天疾病影响，肝肾亏损，筋骨失养。见于年龄较大的儿童。

【治法】滋补肝肾。

【方剂】五子衍宗丸（《摄生众妙方》）合补肝汤（《医宗金鉴》）加减。

药物：五味子 10 克，覆盆子 10 克，枸杞子 10 克，菟丝子 10 克，女贞子 10 克，当归 10 克，熟地 10 克，白芍 10 克，木瓜 10 克，牛膝 10 克。

方义：当归、熟地、白芍补养肝血，熟地、枸杞子、女贞子、菟丝子、覆盆子补肾益精，五味子补气养阴，木瓜、牛膝舒筋壮骨。

加减：睡眠不安加酸枣仁、柏子仁安神，汗多加龙骨、牡蛎敛汗。

【变通法】可用河车大造丸（《医方集解》录吴球方），药用紫河车、鹿角胶、龟甲、补骨脂、地黄、山药、山茱萸、枸杞子、天冬、麦冬、菟丝子、肉苁蓉、牛膝、杜仲等，补益肾精作用尤强。

（三）易简效验方

1. 明天麻、全蝎各 60 克，蜈蚣 30 条，地龙、杜仲、黄芪各 30 克，牛膝 20 克，研为细末装胶囊，每粒含生药 0.5 克，每次服 3～5 粒，日 3 次。适于进行性肌营养不良症。

2. 珍珠母、牡蛎、黄芪各 20 克，枸杞子、杜仲、党参、石菖蒲、伸筋草各 15 克，僵蚕、胆南星、佛手、姜半夏各 10 克，桃仁 5 克，水煎服。同上。

3. 楮实子 15 克，首乌、淫羊藿、锁阳、狗脊、白术各 10 克，水煎服。

（四）外治法

1. 处方：附子（去皮脐）、天南星各 10 克。

用法：共研细末，姜汁调糊，贴敷于天柱骨处。

疗程：每次贴敷 8 小时，取下休息 8 小时，再贴 8 小时，连用 3 日。适于颈项软。

2. 处方：肉桂 12 克，丁香 18 克，川乌、草乌、乳香、没药各 7.5 克，红花、当归、赤芍、川芎、透骨草各 15 克。

用法：共研细粉，过筛，加入凡士林 500 克，搅拌后成为油膏，涂布上，敷贴于双侧小腿腓肠肌处，纱布包扎固定，加热水袋增温。

疗程：日 1 次，每次 4～6 小时，连用 7 日。用于足软，小腿肌肉萎缩而局部坚硬者。

（五）预防护理

婴儿出生后重在优育，注意合理营养以增强体质。母孕期间应加强保护，避免一切有损胎儿发育的不利因素。加强患儿饮食，重视功能和智力训练。

（六）评述

五软之症，俗称软瘫，为小儿生长发育不良的临床表现。除补益脾胃、肝肾药物之外，尚可用按摩法锻炼肌力，或用药敷贴患部，以促进血液循环和肌肉活动。

四、五迟

五迟之名，出于《张氏医通·婴儿门》，指立迟、行迟、齿迟、发迟、语迟，其发育迟于正常小儿。正常小儿，出生后头发黑密，6 个月左右开始萌牙，7 个月能发出爸爸、妈妈等复音，10 个月时能站立，1 周岁时可独立行走，13 个月已会说出简单的语言。若超过

12 个月头发稀细黄枯，未见萌牙，不能平稳站立，18 个月尚不能行走，不会说爸爸、妈妈以外的字，即为五迟。相当于小儿生长发育迟缓、大脑发育不全、佝偻病等的临床表现。五迟的发生，主要与先天禀赋不足，后天调摄失养，肾脾不足，累及心肝有关。在临床上，以扶正补虚为主，坚持不懈，自有效果。

（一）辨证要点

1. 辨五脏 五迟发自五脏，如肾不足则形体瘦弱，生长缓慢；脾不足则肌肉松软，便溏；肝不足则乏力易倦；肺不足则汗多易感冒；心不足则易惊惕。

2. 辨轻重 行走不稳，囟门闭合较晚，出牙延迟，心烦易惊，汗多，无运动功能障碍，多属轻证。筋骨瘦弱，不能站立，头发稀疏萎黄，不能言语，形瘦神萎，神思迟钝甚而痴呆，则病情较重。其他见五软。

（二）证治方药

1. 脾肾虚弱

【临床表现】头发稀疏萎黄，牙齿生长迟缓，或生而牙质不良，囟门宽大，逾期不合，形体瘦弱，生长缓慢，肌肉松软，面色淡白，食欲不振，大便溏薄。舌淡苔白，脉沉迟而无力。

【病因病机】先天不足，后天失养。脾虚则气血不足，肌肉无力，形体瘦弱；肾虚则生长缓慢，筋骨发育迟缓。

【治法】补益脾肾。

【方剂】六味地黄丸（《小儿药证直诀》）合四君子汤（《太平惠民和剂局方》）加减。

药物：熟地 10 克，山药 10 克，山茱萸 10 克，茯苓 10 克，白术 10 克，党参 10 克，甘草 6 克。

方义：熟地、山药、山茱萸补肾益精，党参、白术、茯苓、甘草健脾益气。

加减：头发稀黄加首乌、枸杞子补肾乌发，牙齿不生、囟门不合加菟丝子、补骨脂、苍术、牡蛎补肾壮骨，食欲不振加鸡内金、砂仁、谷芽、麦芽开胃增食。

【变通法】用大补元煎（《景岳全书》）合保元汤（《博爱心鉴》）加减，药用黄芪、人参、白术、肉桂、熟地、山药、山茱萸、杜仲、枸杞子、当归等，补益脾肾。

2. 肝肾不足

【临床表现】坐、立、行发育明显迟于正常同龄儿，甚至四五时岁还不能行走，或伴发迟、齿迟。易疲倦，少活动，肢体乏力，睡眠差，面色无华，形体瘦弱。舌淡，脉沉细无力。

【病因病机】肝血不足，筋脉失养，肾精失充，骨弱髓少，故立、行、坐迟。又，发为血之余，血少则发迟；齿为骨之余，骨弱故齿迟。

【治法】补益肝肾。

【方剂】六味地黄丸（《小儿药证直诀》）合补肝汤（《医宗金鉴》）加减。

药物：山药 10 克，山茱萸 10 克，熟地 10 克，茯苓 15 克，当归 10 克，白芍 10 克，川芎6克，木瓜10克，甘草6克，牛膝10克。

方义：山药、山茱萸、熟地补肾益精，当归、白芍、川芎养肝和血，木瓜、牛膝舒筋壮骨，甘草调中。

加减：睡眠不安加酸枣仁、远志安神，精神呆钝加石菖蒲、柏子仁养心，先天不足加枸杞子、紫河车补肾，气虚加太子参、五加皮补气，血虚加制首乌、桑椹养血。

【变通法】用左归丸（《景岳全书》）加减，药用鹿角、紫河车、枸杞子、当归、杜仲、菟丝子、熟地、山萸肉、山药等，亦补肾养肝之剂。

3. 心肾两虚

【临床表现】语迟、智力低下，伴立、行、发、齿之迟，精神呆滞，疲乏无力，食欲不振，大便多秘。舌淡苔薄，脉虚缓。

【病因病机】心气不足，脑髓不充，智力发育迟缓，故以语迟为主。

【治法】补肾养心。

【方剂】菖蒲丸（《医宗金鉴》）合五加皮散（《仁斋直指小儿方论》）加减。

药物：党参10克，石菖蒲10克，炙远志6克，麦冬10克，当归10克，五加皮10克，牛膝10克，熟地10克，山萸肉10克，木瓜10克。

方义：党参、五加皮益心气，石菖蒲、远志通窍，当归、麦冬补养阴血，牛膝、木瓜舒筋强骨，熟地、山茱萸补肾精。

加减：血虚加白芍、制首乌养血，气虚加五味子、黄精补气。

【变通法】可用孔圣枕中丹（《备急千金要方》）合生脉散（《内外伤辨惑论》）、六味地黄丸（《小儿药证直诀》），药用龟甲、龙骨、石菖蒲、远志、党参、麦冬、五味子、益智仁、熟地、山茱萸、茯苓等，养心通窍、补肾益智。

（三）易简效验方

1. 山茱萸、菟丝子、五味子、玉竹、龟甲各30克，鹿茸、全蝎各9克，海狗肾2个，人参12克，石菖蒲10克，蜈蚣3条，麝香0.9克（另研后加），共研细末，炼蜜为丸。日2次，每次1丸（6克）。

2. 龙骨25克，牡蛎20克，牛膝15克，淫羊藿10克，白术12克，苍术8克，熟地6克，太子参、当归、石菖蒲、何首乌、山楂各5克，共为细末。6月龄每次服用0.25克，7~12月龄每次服0.5克，1~2岁每次服0.75克，2~3岁每次服1克。日3次，连服1~2个月。

（四）外治法

1. 药敷法

处方：石菖蒲20克，艾叶20克，川芎12克，羌活10克，穿山甲3克，茯苓15克，五味子5克，共研细末。

用法：鸡蛋清或麻油调匀，外敷关元、囟门，夜敷晨取。

疗程：10日1疗程。用于立迟、行迟。

2. 擦齿法

处方：川芎、熟地、当归、白芍、山药各10克，炙甘草3克，共为细末。

用法：汤调擦齿根，每日3次。用于齿迟。

（五）预防护理

同五软。

（六）评述

在方药选用上，以补肾精为主，兼用健脾气、养肝血、益心智诸药。即所谓“肾为先天之本”，补肾可以促进小儿发育生长。

五、智力低下

又称智能落后、迟缓和弱智，智力低下是指在生长发育期间内智能明显低于同年龄平均水平，伴适应能力差或缺陷。泛指大脑发育不全、神经发育不全或大脑损伤而智力发育障碍。隶属于中医文献中的痴呆、呆病、五迟、五软、胎弱、胎怯等范畴。

（一）辨证要点

1. 辨病因 出生后渐见病态者为先天不足，肝肾亏损；温热病后失调或有产伤、外伤史，属后天失养，痰瘀为患。先天因素以虚证为主，后天因素以实证为多，或虚中夹实。

2. 辨病位 兼行迟为肝肾亏损，语迟为心血不足，神呆迟钝为心肾不足，形疲肢软属脾，神志失常、烦躁不安属肝。

（二）证治方药

1. 肾肝亏损，髓海不足

【临床表现】智力迟钝，目无神采，发育迟缓，抬头、匍匐、坐、爬、站、走、语等发育均明显迟于正常同龄小儿。日久两目干涩，筋骨痿软，懒以动作，反应迟钝。舌淡红，苔少或光剥，脉细弱，尺脉尤著。

【病因病机】肾为先天之本，肝为养血之脏，肾气不足则脑髓空虚，肝血虚亏则筋脉失养。可见于小儿唐氏综合征，退行性脑病和出生后脑损伤等。

【治法】滋补肝肾，填髓养脑。

【方剂】左归丸（《景岳全书》）合龟鹿二仙膏（《医便》）加减。

药物：熟地10克，山药10克，山茱萸10克，枸杞子10克，菟丝子10克，杜仲10克，当归10克，牛膝10克，鹿角胶6~10克（烊冲），紫河车粉3克（分冲），龟甲胶6~10克（烊冲）。

方义：熟地、山茱萸、山药滋补肾阴，枸杞子、菟丝子平补肾气，杜仲、牛膝强筋壮骨，当归和血养肝，鹿角胶、龟甲胶、紫河车粉为有血情肉之品，可填髓养脑，大补精血。

加减：阳虚者加巴戟天、肉苁蓉温肾，阴虚加天冬、麦冬、石斛养阴，语迟者加菖蒲、远志通心窍。

【变通法】用河车八味丸（《幼幼集成》），即金匮肾气丸加麦冬、五味子、紫河车、鹿茸，壮阳补肾，通窍养脑。

2. 心肾两虚，神志失养

【临床表现】智力不全，形貌笨拙，反应迟钝，神情默默，举止粗鲁，动作发育迟缓，细动作不灵敏又欠协调，学习困难，接受教育能力差，但生活尚能勉强自理。舌质红，脉细数。

【病因病机】心藏神，肾藏志，先天禀赋不足，脑髓空虚，神志失养，心智不开。

【治法】补心养血，益肾生精。

【方剂】地黄饮子（《黄帝素问宣明论方》）加减。

药物：熟地 10~15 克，山茱萸 10 克，麦冬 10 克，石菖蒲 10 克，炙远志 6 克，益智仁 10 克，五味子 10 克，石斛 10 克，茯苓 15 克，肉苁蓉 10 克，肉桂 3 克，巴戟天 10 克，白芍 10 克，当归 10 克。

方义：熟地、山茱萸益肾养阴，肉苁蓉、巴戟天补肾温阳，麦冬、五味子补心阴，益智仁开心智，石菖蒲、远志通心窍，肉桂通肾阳，石斛养胃阴，白芍、当归补肝血。

加减：夜卧不宁，惊叫啼哭者加生龙骨、生牡蛎、磁石镇惊；行动障碍加牛膝、杜仲、续断、木瓜壮筋骨。

【变通法】若烦闹不安，行为冲动，心神不安，可用孔圣枕中丹（《备急千金要方》）合甘麦大枣汤（《金匮要略》）加减，药用甘草、小麦、酸枣仁、远志、石菖蒲、龙骨、龟甲、琥珀、珍珠粉、丹参等，安神镇惊，通窍益智。若精乏髓枯，难以教育，不通人事，生活无法自理，神识不明者，用河车大造丸（《医方集解》录吴球方）加减，药用紫河车、鹿角、龟甲、熟地、天冬、麦冬、牛膝、杜仲、党参、茯苓等，为可长期服用丸散之剂，以补养先天。

3. 心血不足，神失所养

【临床表现】神情呆滞，智力迟钝，不哭不闹，语迟甚而只能无意识发音，不能用语言表达意思，或语言含混不清，词不达意。面黄少华，或苍白无华，唇舌指甲色淡，头发稀疏。舌淡红，苔少，脉缓弱。

【病因病机】久病体弱或脑病后遗，致语言发育迟缓，由心血不足，舌窍不利引起。

【治法】补血养心，益智开窍。

【方剂】菖蒲丸（《医宗金鉴》）合人参养荣汤（《太平惠民和剂局方》）加减。

药物：黄芪 10~15 克，党参 10 克，白术 10~15 克，茯苓 15 克，当归 10 克，白芍 10~15 克，熟地 10 克，远志 6 克，麦冬 10 克，龙眼肉 10 克，五味子 6~10 克，石菖蒲 10 克。

方义：当归、熟地、白芍、龙眼肉补血，黄芪、党参、白术、茯苓益气，远志、石菖蒲通窍，麦冬、五味子养心。

加减：纳少便溏加山药、砂仁健脾和胃，肾虚不足加杜仲、益智仁、补骨脂补肾，涎多不能自收者加诃子、芡实收敛。

【变通法】可用归脾汤（《济生方》）合远志丸（《济生方》）加减，药用远志、石菖蒲、龙齿、茯神、人参等补益心脾，益智开窍。

4. 痰浊蒙蔽，心窍失灵

【临床表现】失聪失语，反应迟钝，意识不清，动作不由自主，或肢体强硬，或行动不便，或吞咽困难，口流痰涎，喉间痰鸣。舌淡苔腻，脉滑。

【病因病机】痰浊蒙蔽清窍，内扰心神，脑窍失灵。见于中毒性脑病后遗症，先天性脑缺陷。

【治法】涤痰泄浊，通窍益智。

【方剂】温胆汤（《备急千金要方》）加减。

药物：法半夏10克，陈皮6克，石菖蒲10克，炙远志6克，竹茹10克，枳实6克，龙齿10克（先煎），琥珀粉3克（另冲）。

方义：石菖蒲、远志开窍，琥珀粉、龙齿重镇，半夏、陈皮、竹茹、枳实理气和胃，化痰泄浊。

加减：痰火上扰，烦躁不安，苔黄者加黄连、木通清心火；痰湿重而胸闷脘痞，苔腻者加天竺黄、陈胆星涤痰；见瘀血者，加红花、桃仁、丹参化瘀。

【变通法】心肝火旺者，可用泻心导赤散（《医宗金鉴》）合珍珠散（经验方）加减，药用生地、黄连、麦冬、茯神、大黄、珍珠、羚羊角等清心泻肝、镇静开窍。神志失常者，可用服蛮煎（《景岳全书》），生地、石斛、丹皮、麦冬、木通、丹皮、竹叶等，养阴清心。

5. 瘀阻脑络，神明失聪

【临床表现】神情麻木，反应迟钝，时作惊叫，动作延迟，语言謇涩，关节强硬，肌肉软弱，或有癫痫发作。舌暗紫有瘀点（斑），脉沉涩。

【病因病机】有颅脑产伤或外伤史，瘀血交阻脑络，气血运行不通，元神失主，神明失聪。

【治法】活血化瘀，通窍开络。

【方剂】通窍活血汤（《医林改错》）加减。

药物：桃仁10克，红花6~10克，赤芍10~15克，川芎10克，石菖蒲10克，生蒲黄6~10克（包煎），丹参10~15克。

方义：桃仁、红花、丹参、蒲黄活血化瘀，赤芍、川芎和血通络，石菖蒲、蒲黄合用可化痰瘀而通心窍。

加减：四肢抽搐加天麻、钩藤、全蝎、僵蚕息风止痉，气血不足加黄芪、党参、生地、当归益气补血。

【变通法】气虚血瘀用补阳还五汤（《医林改错》）加水蛭、石菖蒲益气化瘀。气滞血瘀者用血府逐瘀汤（《医林改错》）加郁金、石菖蒲，理气活血。

（三）易简效验方

1. 人参、蝉蜕各3克，黄芪、灵芝、白术、五味子、僵蚕各6克，紫河车5克，狗脊、地骨皮、牡蛎、首乌各9克，共研末。小于7岁者3日总药量（克）=（年龄+1）×5；7岁及以上者3日总药量（克）=周岁数×5。将3日总药量分成3份，每日1份，用开水浸泡15分钟后，再煮沸片刻，滤汁分3次口服。

2. 红参、白参各1.5克，龙眼肉、茯苓各10克，五味子、石菖蒲各3克，山药15克，远志5克，陈皮6克，水煎服。

3. 熟地、山茱萸、枸杞子、巴戟天、制首乌、黄精、杜仲、茯苓、猪脊髓、兔脑髓、党参各30克，黑芝麻、核桃肉各60克，砂仁（后下）12克，龟甲30克，厚朴15克，共煎去渣，浓缩，加冰糖、蜂蜜各350克收膏。每服1匙，日3次。

（四）预防护理

见“五软”。

（五）评述

1. 智力测验　在临床上，可用心理学方法测验智力，以衡量个人认识功能的综合水平。用分值表示的称为智商。若智能明显低于同龄水平，即智商低于平均值的2个标准差，在70以下；同时存在有适应功能缺陷或损害，即与其年龄和群体文化相称的个体功能的缺陷、损害；出现在发育年龄阶段，即18岁以下者，可诊断为本症。（《精神障碍诊断与统计手册》第五版）临床应用智商测定，轻型患者智商在50～70之间，重型患者在50以下。

2. 西医辨病　智力低下可作为一个主症，出现在克汀病、结节性硬化、脑积水、唐氏综合征、小头畸形等疾病过程中。小儿智力低下往往数因兼致，数脏合病。如遗传所致脑病及原因不明之先天因素，染色体异常可归于先天不足，病在脑髓肝肾。代谢营养因素所致者病多在脾。不良环境、社会心理损伤而伴发精神病者，多在心肝。感染、中毒、损伤、物理因素所致者多属痰浊瘀血为患。

3. 中医证治　智力低下、先天为病者可补虚益智、填精养髓，后天为病者可开窍通脑、活血化瘀、涤痰化浊。需长期守方常服，可将有效方制成蜜丸、膏剂，以半年为1疗程，重复2～3个疗程。注意尽可能早期治疗，并配合针灸、推拿、特殊教育及训练等方法，综合治疗。

六、解颅（囟门不合、突起）

囟门不合，又称囟解、解颅，是指小儿至一定年龄后，囟门应合不合，头颅增大，前囟和颅缝开解者。多见于6个月至7岁的小儿。常伴有烦躁、嗜睡、纳呆、呕吐等，甚至可出现惊厥、失明，营养不良和智力发育障碍。大多难以养育，部分轻症如治疗及时，可以逐渐缓解。《诸病源候论·解颅候》：“解颅者，其状小儿年大，囟应合而不合，头缝开解是也。”《幼幼集成》：“解颅者……是由禀赋不足，先天肾元大亏，肾亏则脑髓不足，故囟为之开解。”除肾气亏损之外，尚有脾虚水泛、热毒壅滞、瘀血阻络等分证，宜分而论治。

囟门肿胀突起称为囟肿、囟填。《幼幼集成》：“囟肿者，囟门肿起也……然寒肿者十之一，热肿者十之九。”囟肿、囟填多由热病导致脏腑不调，气逆上冲，热邪壅滞，热胜则肿，脉络受阻而为病。囟肿，囟门肿起突出不著；囟填，囟门肿起突出隆起。本症也为急性脑积水的范畴，故合并于此而述之。

（一）辨证要点

囟门不合以虚证为主，或肾气虚亏，或脾虚水泛，当用补肾益气或温脾利水之法。而囟门高突则以实证为主，以热毒壅结为主，则宜清热解毒、化瘀通络。

（二）证治方药

1. 肾气亏损

【临床表现】头颅明显增大，囟门宽裂，颅缝开解。面色淡白，神情呆钝，目无神采，眼球下垂呈落日状，头大颈细，前倾不立。舌淡苔少，脉弱，指纹淡青。

【病因病机】先天胎禀怯弱，肾气亏损，脑髓失充。

【治法】补肾益髓。

【方剂】补肾地黄丸（《医宗金鉴》）加减。

药物：熟地10克，山茱萸10克，茯苓10～15克，山药10～15克，泽泻10～15克，车前子10克，牛膝10克，鹿角胶10克（烊冲）。

方义：熟地、山茱萸、山药补肾滋阴，牛膝强壮筋骨，茯苓、泽泻、车前子健脾利水，鹿角胶、当归补血养髓。

加减：气虚神疲乏力，加黄芪、党参补气；头围增大，颅缝解开，加大茯苓、泽泻、牛膝用量；眼球震颤，视力模糊，加枸杞子、菟丝子、决明子、菊花补肾明目；筋骨软弱，加杜仲、续断补益肝肾；手足心热，口干舌红者，加生地、石斛养阴清热。

【变通法】若小儿先天颅裂、脊柱裂，并发脑积水者，可用鹿角胶合剂（经验方）补肾养髓利水，药用鹿角胶、牛膝、山茱萸、山药、熟地、当归、茺蔚子、泽泻、茯苓、猪苓。并配合外科手术治疗。

2. 肾虚肝旺

【临床表现】颅缝裂开，前囟宽大。眼球下垂，白多黑少，目无神采，心烦不安，手足心热，筋惕肉瞤，时或惊叫。舌红，脉沉细数，指纹紫红。

【病因病机】肾阴亏虚，水不涵木，肝风内动。

【治法】滋肾养阴，平肝息风。

【方剂】知柏地黄丸（《医宗金鉴》）合三甲复脉汤（《温病条辨》）加减。

药物：白芍10～15克，甘草6克，龟甲15克（先煎），鳖甲15克（先煎），牡蛎15克（先煎），熟地10～15克，麦冬10～15克，山茱萸10～15克，山药10～15克，知母10克，黄柏6克，茯苓10～15克，泽泻10～15克。

方义：熟地、麦冬、山药、山茱萸滋肾补阴，知母、黄柏清降相火，鳖甲、牡蛎、龟甲育阴潜阳，白芍、甘草缓肝舒筋，茯苓、泽泻健脾渗利。

加减：阴虚发热加玉竹、白薇退虚热，心烦不安加琥珀粉、珍珠母，筋惕肉瞤、时作惊叫加天麻、钩藤、僵蚕平肝息风。

【变通法】肾虚髓热，口干舌红，手足心热，可服六味地黄丸（《小儿药证直诀》）滋肾养阴。《幼科发挥》："脑者髓之海也。肾主骨髓，中有伏火，故髓热而头破、额颅大而眼棱小也，宜服地黄丸。"阴虚火旺、肾阳亏损，用河车大造丸（《医方集解》录吴球方），补肾填髓，阴阳并补，药用紫河车、龟甲、熟地、鹿角、天冬、麦冬、党参、杜仲、茯苓、牛膝、杜仲等。另用封囟散（《医宗金鉴》），药用胆南星、防风、柏子仁、猪胆汁研末调涂，外敷囟门，以温阳化水，内外配合治疗。

3. 脾虚水泛

【临床表现】囟门宽大，颅缝开解。面色苍白，精神倦怠，纳呆便溏，脘腹胀满。舌质淡，苔薄白或白腻，脉细弱，指纹淡红。

【病因病机】脾阳不振，运化失健，水湿上泛清空，脑络阻塞。

【治法】温阳利水。

【方剂】附子理中汤（《三因极一病证方论》）合五苓散（《伤寒论》）加减。

药物：淡附子 3～6 克（先煎），干姜 3～6 克，白术 10～15 克，党参 10～15 克，猪苓 15 克，茯苓 15 克，泽泻 15 克，桂枝 6 克。

方义：附子、干姜温阳散寒，党参、白术健脾益气，桂枝通阳化气，猪苓、茯苓、泽泻利水渗湿。

加减：纳呆加焦山楂、麦芽、神曲消导增食，便溏加山药、车前子健脾利湿，呕吐加半夏、生姜和胃止呕。

【变通法】可用己椒苈黄丸（《金匮要略》）合五苓散（《伤寒论》），加黄芪、党参、丹参，分利水湿为主，益气活血为辅。若气血不足，用十全大补汤（《太平惠民和剂局方》）加减，药用黄芪、党参、白术、茯苓、白芍、熟地、当归、川芎、山药、菖蒲、甘草等份研末，每次 10 克，加姜、枣煎服，以补益气血，缓图而治。也有用清震汤加味利水升阳者，药用大剂苍术、升麻、荷叶、牛膝、车前子。

4. 热毒壅滞

【临床表现】头颅日益增大，囟门高胀，颅缝合而复开。两目下垂，发热气促，烦躁哭闹，面赤唇红，或见两目斜视，四肢痉挛，小便短黄，大便秘结。舌红苔黄，脉弦数，指纹紫滞。

【病因病机】外感时邪，热毒壅滞，上攻于脑，脑络闭阻。

【治法】清热解毒，化瘀通络。

【方剂】犀地通络饮（《通俗伤寒论》）加减。

药物：水牛角 30 克（镑，先煎，以之代犀角），生地 15 克，连翘 15 克，丹皮 10 克，赤芍15克，石菖蒲10克，生蒲黄10克（包），桃仁10克，白茅根30克，姜汁5克（冲服），竹沥5克（冲服）。

方义：水牛角清营凉血解毒，生地、丹皮、赤芍、连翘凉血清热养阴，白茅根清热利水，石菖蒲通窍，生蒲黄、桃仁活血化瘀，姜汁、竹沥冲服以和胃化痰。

加减：四肢痉挛者加钩藤、白芍、全蝎息风定痉、缓急止痛。

【变通法】痰热壅结，胸闷欲吐，舌红苔黄者，用小陷胸汤（《伤寒论》）加胆南星、石菖蒲、地龙、天竺黄、牛黄等，清热化痰。若便秘、烦躁者，加生大黄、芒硝、山栀、竹叶以通腑泻热。若肝经热盛，惊跳目青，用当归龙荟丸（《太平惠民和剂局方》）加减，药用龙胆草、黄连、黄柏、山栀、黄芩、芦荟、青黛、木通等，清泻肝热。

5. 瘀血阻络

【临床表现】头颅膨大，颅缝开解不合。青筋暴露，神情呆滞，或聋哑失语，智力低下，四肢瘫痪。唇舌青紫或舌有瘀斑，脉弦数。指纹紫，青而淡滞。头颅CT或MRI检查可见某部位梗阻。

【病因病机】毒热壅滞，阻塞脑络，血瘀闭阻，脑窍不通，水液停留。

【治法】通窍化瘀。

【方剂】通窍活血汤（《医林改错》）加减。

药物：麝香0.05克（日2次，另冲服），桃仁10克，红花10克，当归15克，川芎6~10克，赤芍15克，地龙10克，牛膝15克，茯苓15克，石菖蒲10克，生蒲黄10克（包）。

方义：麝香芳香开窍、通络醒神，桃仁、红花、蒲黄活血化瘀，地龙、石菖蒲息风化痰通络，当归、川芎、赤芍凉血养血，牛膝、茯苓利水。

加减：抽搐者加钩藤、天麻、僵蚕平肝息风，惊悸烦躁加朱砂、琥珀镇惊。

【变通法】气虚血瘀四肢瘫痪者，用补阳还五汤（《医林改错》）合龙马自来丹（同上）加减，药用地龙、制马钱子、黄芪、桃仁、红花、川芎、生地、当归、白芍、牛膝等，益气活血通窍。

（三）医家经验

刘春圃治脑积水经验

（1）耳源性脑积水：因热毒炽盛，气血受阻，上攻于头，脑水循环受阻而潴留。用蒲公英、漏芦、金银花、石菖蒲、路路通、黄芩、木通、丹皮、白茅根，清热解毒，通窍利水。

（2）交通性脑积水：因热郁或血瘀，导致头部脉络失于通达，脑水运行不畅。用龙胆草、木通、鱼枕骨、花蕊石、滑石、王不留行、决明子、土鳖虫，清热利水，活血化瘀。

（3）先天性脑积水：因阳热壅结，阻塞窍络，脑水受阻；或禀赋不足，脾肾虚弱所致。实证用鱼枕骨、抽葫芦、茯苓皮、土鳖虫、路路通、冬瓜皮、石菖蒲、郁金，通络利水。虚证用山萸肉、枸杞子、桑椹、茯苓、山药、莲肉、薏苡仁、生熟地，益脾肾，调气血。

（4）良性颅内压增高：因阴虚肝旺、肝火上亢，或肝郁胃滞、气逆不降，上犯于头，蒙蔽清窍。用决明子、木通、石菖蒲、郁金、枳壳、白芍、夏枯草、川楝子、苦丁茶、龙胆草，泻肝通窍。

（5）以上四型可进行药物加减：如利水用冬瓜皮、茯苓皮、木通、鱼枕骨、抽葫芦、车前子、石韦；通络用路路通、石菖蒲、王不留行、荷梗；活血用土鳖虫、红花、苏木、鸡血藤；清热解毒用金银花、草河车、龙胆草、丹皮、漏芦、败酱草、黄芩；平肝降逆用白芍、木香、川楝子、竹茹、决明子、枳壳、郁金。而通窍与利水，是辨证基础上对脑积水的共同二法。（《北京市老中医经验选编》）

（四）外治法

1. 药敷法

（1）处方：柏子仁120克，天南星、防风、白芷、羌活各30克。

用法：共研细末，每用60克，猪胆汁调匀。摊纱布上，按颅裂部位外敷，外以纱布包扎，干则润以淡醋。三日一换。

（2）处方：通草24克，白芷、蜂房、青皮、陈皮、僵蚕各15克，红花6克，共为细末，以酒15～30毫升、童便40～50毫升，水适量，面粉10克调糊。

用法：涂头颅后用纱布包裹，并保持湿润，日换药1次。

（3）处方：红花、艾叶各60克，皂角150克，麝香1克，将前三味加水2500毫升煎2小时后，去渣取汁，浓缩至药液能吊起如线为止，再加入麝香调匀，装入瓶内密封，置冰箱或加防腐剂备用。

用法：用时先剃光患儿头发，将上药膏均匀涂于头上，颅缝及囟门处适当涂厚，然后用绷带包裹。每日早、晚用温水湿敷绷带各1次，每周换药1次。

（4）处方：仙鹤草、赤茯苓、白茅根各30克，苍术、独活、天麻、荆芥、防风、木通、苍耳草、川牛膝各9克。

用法：水煎后，以毛巾浸药汁轮换热敷头部，日2～3次，每次1小时。

2. 搐鼻法

处方：苦丁香3克，白丁香0.3克，为细末。

用法：少许吹入鼻孔内。日1～2次，使鼻流黄水，用于热毒壅滞者。

（五）预防护理

同“五软”。

（六）评述

足月分娩的小儿，前囟斜径约2.5厘米。正常小儿的颅骨缝，大多在出生后6个月时开始骨化，后囟在2～4个月闭合，前囟在1岁至1岁半时闭合，如延迟闭合，即属本症。西医称解颅为脑积水，根据脑脊液循环障碍的部位，可分为阻塞性和交通性两型，前者脑脊液阻塞在第四脑室孔以上，后者脑脊液阻塞在第四脑室孔以下。脑积水为儿科疑难危重症之一，用中医药内服、外治，配合针刺治疗，对降低颅内压，缓解症状有一定作用。

七、小儿性早熟

女孩青春发育开始于8岁以前，男孩睾丸阴茎增大开始于9岁以前者，称为性早熟。性早熟分为真性和假性两种，真性者除有第二性征发育外，还有卵巢或睾丸的发育；假性者仅有性征发育，而无性腺的发育。在真性性早熟中，无特殊原因可查者，属特发性性早熟，以女性为多。其病主要在肾、肝两脏，可分为阴虚火旺和肝郁化火两证，治疗宜滋阴降火或疏肝解郁。

（一）辨证要点

潮热盗汗，烦躁易怒，五心烦热，舌红、脉细数为阴虚火旺。烦躁易怒，胸胁胀闷，叹息嗳气，饮食不香，苔黄、脉弦数为肝郁化火。

（二）证治方药

1. 阴虚火旺

【临床表现】女孩乳房发育，月经提前来潮；男孩生殖器增大，有阴茎勃起。潮热盗汗，烦躁易怒，颧红口干，五心烦热。舌红绛，脉细数。

【病因病机】肾藏精，主生长发育与生殖。肾阴不足，相火妄动则天癸早至，第二性征提前出现。

【治法】滋阴降火。

【方剂】知柏地黄汤（《医宗金鉴》）加减。

药物：知母10克，黄柏6克，龙胆草3～6克，生地、熟地各10克，山药10克，山萸肉10克，茯苓10～15克，泽泻10克，丹皮6克，玄参10克。

方义：熟地、山药、山萸肉滋肾补阴，生地、玄参养阴清热，知母、黄柏、龙胆草、丹皮清降相火，茯苓、泽泻渗湿利水。

加减：阴道分泌物增多者加椿根白皮、乌贼骨、苍术止带除湿，乳房胀痛者加夏枯草、延胡索疏肝软坚，阴道出血者加墨旱莲、仙鹤草止血，五心烦热者加竹叶、莲子心清心，潮热盗汗者加地骨皮、青蒿退热滋阴。

【变通法】可用大补阴丸（《丹溪心法》）合增液汤（《温病条辨》）加减，药用生熟地、知母、黄柏、龟甲、玄参、麦冬等，亦滋阴降火之剂。

2. 肝郁化火

【临床表现】女孩乳房及内外生殖器发育，月经来潮；男孩阴茎、睾丸增大，声音变低沉，面部痤疮，有阴茎勃起和射精。烦躁易怒，胸胁胀闷，叹息嗳气，饮食不香。舌红苔黄，脉弦数。

【病因病机】肝藏血，主疏泄。肝郁化火，天癸早至，第二性征提前出现。

【治法】疏肝解郁泻火。

【方剂】丹栀逍遥散（《内科摘要》）加减。

药物：丹皮6～10克，山栀6～10克，龙胆草3～6克，白芍10克，夏枯草10克，茯苓10～15克，白术10克，枳壳6克，泽泻10克，薄荷3克（后下），青皮3克，柴胡6克，当归10克。

方义：柴胡、枳壳、青皮疏肝理气，山栀、龙胆草、丹皮清降肝火，白芍、当归养血和肝，夏枯草清肝软坚，茯苓、白术、泽泻健脾燥湿，薄荷解郁疏风。

加减：乳房胀痛加香附、郁金理气止痛，食欲不佳者加谷芽、麦芽、山楂增食开胃。

【变通法】用龙胆泻肝汤（《医宗金鉴》）合四逆散（《伤寒论》）加减，药用柴胡、枳壳、白芍、当归、龙胆草、山栀、黄柏、泽泻、生地等，并清肝泻火之剂。

（三）预防护理

孕妇及幼儿慎用补品，禁用含性激素类的滋补品，以预防假性性早熟的发生。对家长说明特发性性早熟发生的原因，解释本症对患儿健康并无大碍的情况，要注意保护患儿身心健康，避免遭受凌辱歧视。有少数患儿性发育达到一定程度后，可逐渐自行停止，待到青春期再行发育。

（四）评述

《沈氏女科辑要笺正·经水》：“二七经行，七七经止，言其常也。然禀赋不齐，行、止皆无一定之候。”《本草纲目·论月水》：“有女十二、十三而天癸至产子，如褚记室所载平江苏达卿女十二受孕者。”可见中医文献已有女孩性早熟的类似记载。

八、交叉擦腿综合征

婴幼儿经常摩擦自己的外生殖器，引起面红、憋气、汗出、惊惕、手足颤抖和精神呆滞，入睡或刚睡时发生。多见于8岁以内，尤其是1～2岁的婴幼儿。年龄稍大的男童常骑在某物体上进行移动以摩擦生殖器，女孩则两腿交叉上下移动，甚者每天进行三四次不等。常伴面黄肌瘦，少数有小腹胀痛。小儿阳常有余，阴常不足。本征常由阴虚火旺、脾虚湿热引起。或由胃阴不足，相火过旺而致；或保养不当，过食肥甘，湿热内生，木旺克土而发生本征。

（一）辨证要点

精神亢奋，面红口干，夜寐不安，舌红苔少者为阴虚火旺。见纳谷不香，大便溏，小便混浊，女童外阴分泌物多而时臭，舌苔腻者为湿热。

（二）证治方药

1. 阴虚火旺

【临床表现】交叉擦腿以摩擦外生殖器，面红唇赤，口干渴，精神亢奋，夜寐不安，时有惊惕，便秘尿黄。舌红苔少或花剥，脉细数。

【病因病机】肾阴不足，虚火内生，相火亢奋。

【治法】滋阴降火。

【方剂】知柏地黄汤（《医宗金鉴》）加减。

药物：生地10克，山茱萸10克，山药10～15克，丹皮6克，茯神15克，泽泻10克，知母6克，白芍10克，菊花6克，黄柏6克。

方义：山茱萸、生地、山药滋肾阴，知母、黄柏降相火，茯神安神，泽泻利湿，白芍和肝，菊花清热。

加减：夜寐不安加莲须、灯心草清心，时有惊惕加琥珀定惊，汗多加牡蛎敛汗，次数多、动作较大者加龙胆草泻肝。

【变通法】可用大补阴丸（《丹溪心法》）加减。

2. 脾虚湿热

【临床表现】交叉擦腿以摩擦外生殖器，面黄无华，形体消瘦，纳谷不香，大便溏，小便混浊，女孩外阴分泌物多而时臭。舌苔腻，脉濡滑。

【病因病机】小儿肝常有余，脾常不足。若喂养不当、过食肥甘，脾虚肝旺，湿热内生，下注外阴而为交叉擦腿。

【治法】健脾利湿。

【方剂】四君子汤（《太平惠民和剂局方》）合四妙丸（经验方）加减。

药物：党参10克，茯苓15克，白术10克，甘草6克，泽泻6～10克，薏苡仁15克，苍术6克，黄柏6克，牛膝10克。

方义：党参、茯苓、白术、甘草健脾益气，泽泻、薏苡仁、苍术、黄柏清热利湿，牛膝引药下行。

加减：可加萆薢、琥珀屑通窍利湿。

【变通法】湿热甚者可用萆薢分清饮（《医学心悟》）加减，以利湿泄浊为治。

（三）预防护理

需劝说家长消除恐惧心理，不要责怪患儿，诱导患儿注意力引向其感兴趣的事物。同时需排除因局部刺激而引起者，如湿疹、蛲虫、男孩包皮炎、女孩外阴炎，并及时加以治疗。

（四）评述

本症是一种小儿神经症。以典型的阵发性交叉擦腿或摩擦外生殖器为特征。如见上述症状而诊断不明，或其他治法效不显时，可用上述方药证治。阴虚火旺者，用知柏地黄汤滋阴降火；脾虚湿热者用四君子汤合四妙丸健脾利湿。

第二节　杂　症

小儿脏腑娇嫩，抵抗力较差，寒暖不能自调，乳食不会自节。在外易为六淫所侵，在内易为饮食所伤，以及胎产禀赋因素，所以小儿易于感触，容易发病，易虚易实。又由于其“稚阴未长”，故易呈现阴虚和阳热的证候；又由于“稚阳未充”，机体脆弱，容易因阳气虚衰而出现阴寒之证，称为“易寒易热”者。小儿肺常不足，卫外功能薄弱，故易引起感冒、咳嗽、肺炎喘嗽等。其脾常不足，饮食停滞，易产生疳证、食积、嗜食异物、泄泻诸症。肝常有余，故易高热惊厥，动风抽搐，发为急慢惊风。心神怯弱，心火有余，每致烦躁惊乱，神志昏迷，啼哭无常等。以下仅举其具有一定代表性的病症，以说明之。

一、急惊风

惊风是儿科常见的危重病症，以全身或局部肌肉抽搐为主要表现，常伴神志不清。宋代《太平圣惠方》始将惊风与痫区别开来，并创急惊风、慢惊风之名。在临床上，凡起病急暴，属阳属实者，统称急惊风，多见于5岁以下儿童，最多见的是高热惊厥，是危重病症的早期表现，需予求治原发病。凡病久中虚，属阴属虚者，统称慢惊风；慢惊风中若见纯阴无阳之证者，则称为慢脾风。慢惊风，较常见的是婴儿手足搐搦症，6月龄以下患儿为多，尤多见于春季，以维生素D缺乏、血清钙低下为主者，由神经肌肉兴奋性增强而引起惊厥和手足搐搦，一般预后较好。若呈喉痉挛，可引起窒息和呼吸骤停。

急惊风，多由外感时邪疫疠，内蕴痰热，及卒受惊恐引起，多与心、肝有关。其主证是痰、热、惊、风，而“热盛生风，风盛生痰，痰壅生惊”。(《幼科铁镜》）其间多有关联。急惊风常因外邪化热化火，动风生痰所致。故临床上，以清热、豁痰、镇惊、息风为主治方法。凡病在热，不可妄治痰；病在惊，不可妄治风；病在痰，不可便治惊；病在风，不可便治搐。当分清主次，审因分治。

（一）辨证要点

1. 辨轻重顺逆 轻者发作次数少（仅1次），持续时间较短（5分钟以内），发作后无精神、感觉、运动障碍。重者发作次数较多（2次以上），或反复发作，伴有高热，或抽搐时间较长，或发作后神志不清，见感觉、运动障碍者。

2. 急惊风与癫痫 后者发作时抽搐反复发作，抽搐时口吐白沫或作畜鸣声，抽搐停止后神情如常，不发热，以年长儿多见，有家族史，脑电图检查可见癫痫波型。

3. 急惊风之痰 神昏、高热、痰鸣，为痰热上蒙清窍；妄言谵语、狂躁不宁，为痰火上扰清空；深度昏迷、嗜睡喉鸣、呼吸困难，为痰浊内陷心包。

4. 表热和里热 如惊风昏迷为一过性，热退而急惊风自止者，大多为表热；若高热持续，反复抽搐，神昏不醒，则多为里热，以热毒、湿热、温邪内陷为主。

5. 外风与内风 外风邪在肌表，清热宣解即已，若见高热惊厥则为一过性，热退惊止；内风病在心、肝，热、痰、风、惊俱全，反复抽搐，神志昏迷，必用清热、豁痰、息风之剂。

（二）证治方药

1. 风热

【临床表现】起病急，高热头痛，鼻塞流涕，咳嗽咽痛，随即出现烦躁、惊厥、神昏。舌苔薄白、薄黄，脉浮数，指纹浮紫。多发于冬春之季。

【病因病机】风热之邪侵袭，热极生风，多见于5岁以下体弱者，以发热体温上升期抽搐为多见。

【治法】疏风清热，息风镇惊。

【方剂】银翘散（《温病条辨》）加减。

药物：金银花10克，连翘10克，竹叶10克，牛蒡子10克，桔梗3克，薄荷10克（后下），芦根30克，蝉蜕3～5克，钩藤10克（后下），僵蚕10克。

方义：金银花、连翘清热，牛蒡子、薄荷疏风，竹叶清利，芦根生津，蝉蜕、僵蚕、钩藤息风镇惊。

加减：高热不退加生石膏、知母清热，大便秘结加生大黄通腑，抽搐者加石决明、羚羊角粉息风。

【变通法】若风寒束表，郁而化热，可用葛根汤（《伤寒论》）加减，祛风散寒为主，息风定惊为辅，药用麻黄、桂枝、葛根、白芍、姜、枣、天麻、全蝎、石菖蒲、钩藤等。若神昏、抽搐较重者，可加服小儿回春丹（《上海市中药成药制剂规范》），方内有牛黄、冰片、朱砂、羌活、僵蚕、防风、麝香、雄黄、天竺黄、胆南星、川贝、全蝎、白附子、钩藤、蛇含石、甘草，息风开窍镇惊。

2. 暑温

【临床表现】起病急，多见于盛夏炎热之季。高热多汗，头痛项强，口渴烦躁，恶心呕吐，便秘，嗜睡、抽搐。舌红苔黄，脉洪数，指纹浮紫。严重者高热不退，反复抽搐，神志不清，呼吸困难，狂躁不安，舌苔黄厚，质红起刺，脉滑数。

【病因病机】暑热毒邪侵袭，化火最速，传变急骤，内陷厥阴，引动肝风而高热抽搐。暑温蕴蒸化热，痰浊内生，蒙蔽心包，肝风扰动，致成昏迷抽搐，是为暑温重证。多见于流行性乙型脑炎等。

【治法】清热祛暑，开窍息风。

【方剂】清瘟败毒饮（《疫疹一得》）加减。

药物：生石膏30克（先煎），生地10～15克，黄连5～10克，山栀5～10克，水牛角15～30克（镑，先煎，以之代犀角），黄芩10～15克，知母10～15克，连翘10克，牡丹皮10克，竹叶10克，玄参10～15克，赤芍10克。

方义：石膏、知母清解阳明，黄连、黄芩、山栀、连翘清热泻火，水牛角清营解毒、息风镇惊，赤芍、丹皮清热凉血，竹叶利尿泄热，玄参、生地养阴清热。

加减：抽搐不已者，加钩藤、羚羊角粉、僵蚕息风镇惊；昏迷较重者，加用牛黄清心丸（《痘疹世医心法》）1.5～3克化服，方内有牛黄、芩、连、栀子、郁金、朱砂等，或用安宫牛黄丸（《温病条辨》）开窍清热。

【变通法】若表邪未解者，可用新加香薷饮（《温病条辨》）加减，药用香薷、金银花、厚朴、扁豆花、连翘，解肌祛暑透表。若暑湿化热，痰涎壅盛，苔黄浊厚腻，用白虎汤（《伤寒论》）加佩兰、藿香、冬瓜仁、薏苡仁、天竺黄、贝母、石菖蒲，化湿涤痰，清解阳明。

3. 温邪内陷

【临床表现】温热病程中高热不退，烦躁口渴，突然肢体抽搐，两目上窜，神昏谵语，面色发青，四肢厥冷，手足躁动，甚则肢冷脉伏。舌红绛、苔黄，脉数，指纹青紫。多见于温热病极期，如中毒性脑病、脑炎、脑膜炎等。

【病因病机】温热时邪未能及时外泄，逆传心包而神昏，内陷厥阴而痉厥。

【治法】平肝息风，清心开窍。

【方剂】羚角钩藤汤（《重订通俗伤寒论》）合紫雪丹（《太平惠民和剂局方》）加减。

药物：羚羊角粉1～3克（另冲分服），钩藤10～15克（后下），菊花10克，桑叶10克，鲜生地10～15克，白芍10～15克，川贝6克，竹茹6克，茯神10～15克，僵蚕6克，紫雪丹3～15克（化服，日2次）。

方义：羚羊角、钩藤、僵蚕平肝息风，桑叶、菊花清热疏风，生地、白芍养阴和血，紫雪丹清热开窍，竹茹、川贝、茯神化痰安神。

加减：高热者加山栀、黄芩清热解毒，夹痰者加石菖蒲、天竺黄、胆南星豁痰通窍，便秘加生大黄通腑泻热，抽搐频繁者加全蝎、地龙息风镇痉。

【变通法】可用清开灵或醒脑净注射液静脉滴注，并内服安宫牛黄丸（《温病条辨》）清热息风开窍。

4. 湿热疫毒

【临床表现】夏秋之季，起病急骤，突然高热，持续不退，神志昏迷，反复抽搐，烦躁谵妄，呕吐腹痛，大便腥臭黏腻或有脓血。舌红，苔黄腻，脉滑数，指纹紫滞。

【病因病机】湿热疫毒，壅阻肠腑，内迫营血，直犯心肝。可见于中毒性痢疾，亦有先见惊厥，而后大便脓血，甚而始终未见大便症状者。

【治法】清热解毒辟疫。

【方剂】黄连解毒汤（《外台秘要》）合白头翁汤（《伤寒论》）加减。

药物：黄连6～10克，黄芩10～15克，黄柏6～10克，山栀10克，白头翁15～30克，秦皮10克，玉枢丹0.6～1.5克（化服，日2次）。

方义：黄连、黄芩、山栀、黄柏清热解毒，白头翁、秦皮清利湿热，玉枢丹解毒辟疫。

加减：抽搐不止者，加羚羊角、钩藤、全蝎息风定痉。大便不爽者，加生大黄、枳实、厚朴清肠导滞，通腑泄热。腹痛者加白芍、木香理气和血，呕吐者加竹茹、生姜、半夏和胃降逆。

【变通法】若起病即见神昏痉厥，高热喘促，舌红绛，脉数疾，但不见痢疾症状，或痢疾症状不重，而全身症状严重者，古称奇恒痢，为热毒亢盛、阳邪内闭者，宜用白头翁汤合大承气汤（均《伤寒论》方）煎水灌肠，以荡涤腑实，泻火解毒。

5. 痰食积滞

【临床表现】先见纳呆呕吐腹痛，便秘，继而出现发热、神昏、惊厥，喉间痰鸣，腹部胀满，呼吸气粗，口中气秽。舌苔厚腻，脉滑数，指纹紫滞。

【病因病机】饮食不节，食积壅滞，生痰动风。

【治法】消食导滞，涤痰息风。

【方剂】保和丸（《丹溪心法》）加减。

药物：山楂10克，神曲10克，莱菔子10克，陈皮6克，法半夏10克，茯苓10克，连翘10克，玉枢丹0.6~1.5克（化服，日2次）。

方义：山楂、神曲、莱菔子消食导滞，半夏、陈皮、茯苓和胃化痰，连翘清热解毒，玉枢丹解毒辟秽。

加减：呕吐加竹茹、藿香化湿和胃，腹痛加厚朴、木香理气止痛，便秘加大黄、枳实通腑。

【变通法】若痰滞交结，腑气不通，可用保赤散（巴豆、朱砂、胆南星、神曲）通便祛痰，并加刺四缝穴消积导滞。

6. 惊恐动风

【临床表现】发病急，暴受惊恐后面色时青时赤，频作惊惕，甚而四肢抽搐，但时间较短，偶有发热，大便色青。舌无异常，脉数乱，指纹青紫。有惊吓史，平素情绪紧张，胆小，夜惊啼。

【病因病机】声光、异物刺激，惊则气乱，恐则气下，心失内舍，肝风内动。

【治法】镇惊安神息风。

【方剂】远志丸（《济生方》）合琥珀抱龙丸（《活幼心书》）加减。

药物：琥珀粉3克（冲），胆南星6克，天竺黄6克，茯神10克，远志6~10克，龙齿10克，石菖蒲6~10克，蝉蜕3~6克，党参6~10克，琥珀抱龙丸1/3~1丸（化服，日2次）。

方义：琥珀、龙齿镇惊安神，天竺黄、胆南星、石菖蒲化痰息风、茯神、远志、党参养心安神，蝉蜕息风，琥珀抱龙丸镇惊化痰。

加减：寐中肢体抖动，惊啼不安者，加小麦、白芍、甘草、磁石缓急平冲；呕吐加半夏，竹茹和胃止呕。

【变通法】平时胆小心惊者，可用镇惊丸（《医宗金鉴》）调理，以养心安神，镇惊豁痰，方内有茯神、麦冬、朱砂、远志、石菖蒲、酸枣仁、牛黄、黄连、钩藤、珍珠、胆南星、天竺黄、水牛角等。朱砂一味，含有一定毒性，每日服用剂量不应超0.5克（冲服），疗程应在10天以内为宜。

（三）易简效验方

1. 小儿回春丹：1岁内每次1~2粒，1~3岁每次3~5粒，口服。2小时后可重复使用。用于外感后惊风，即俗称感冒夹惊者。

2. 小儿牛黄散：1岁以下0.3~0.5克，2~3岁每次0.9克，1日2次，口服。同上。

3. 紫雪丹：每次1.5~3克，日1~3次，口服。适于高热惊风。

4. 至宝丹：每次0.5~1丸，日1~2次，口服。适于神昏抽搐。

5. 玉枢丹：每次0.6～1.5克，日2次，口服。适于中毒、痰厥，神昏抽搐。

6. 琥珀抱龙丸：百日内每次1/3丸，日2～3次；幼儿每次1丸，日2次，口服，适于兼脾虚积滞者。

7. 安宫牛黄丸：每次0.5～1丸，日1～2次。适于惊风高热者。

8. 通关散：内含牙皂、雄黄、细辛、麝香、冰片等，取少许吹鼻取嚏。适于急惊风神昏窍闭。

9. 乌梅肉擦牙，开启口齿。适于牙关紧闭者。

10. 清开灵注射液：每次10～20毫升，10%葡萄糖注射液250毫升，静脉滴注。适于高热惊风。

11. 醒脑净注射液：每次5～10毫升，10%葡萄糖注射液250毫升，静脉滴注。适于高热惊风。

（四）预防护理

居室要空气流通，清洁卫生，夏季要注意降温措施，注意隔离传染病患儿。患儿要侧卧，防止呕吐物吸入，松解衣领、裤带。要专人守护，防止外伤。抽搐时间长者要吸氧，并注意体温、血压、脉象、呼吸、出汗、瞳孔等情况。

（五）评述

急惊风病在心、肝，因在痰、热、惊、风，多突然起病而常伴高热、昏迷，见有搐、搦、颤、掣、反、引、窜、视八候。对高热不退而并反复发作惊风者，尤须寻求病因，及早综合救治。

对外感惊风，需辨时令、季节及原发病。春季以春温、伏气为主，症见高热惊厥昏迷、吐衄发斑。夏季以暑热为主，暑多夹湿，高热昏迷为主，兼见抽搐。若痰、热、风俱全，伴下痢脓血，则为湿热疫毒，内陷厥阴。

一般而言，急惊风多指高热惊厥，急性中毒性脑病，各种颅内感染等引起的抽搐。对急重者，宜采取西医退热、抗惊厥、降颅内压、纠正呼吸衰竭，根据不同病因进行相应治疗及抢救措施，以挽回患儿生命为要务。

二、慢惊风

慢惊风可伴有呕吐、腹泻、解颅、佝偻等病史。病史较长，起病缓慢，多不伴发热症状，神昏、抽搐相对较轻，有时仅见手指蠕动。多见于大病、久病后，气血、阴阳俱伤；或因急惊未愈，正虚邪恋，虚风内动；或先天不足，后天失调，精气俱虚，以致筋脉失养，风邪入络。审因辨治，以补虚治本为主，常用温中健脾、温阳逐寒，或育阴潜阳、柔肝息风诸法。相当于水、电解质紊乱与代谢性疾病，颅脑发育不全与损伤，出血、缺氧，及各种脑病恢复期出现的惊厥。

（一）辨证要点

慢惊风一般多属虚证，抽搐无力，时作时止，病在肝、脾、肾三脏。如精神萎靡，嗜睡露睛，大便稀溏为脾胃虚弱。手足震颤，面色苍白，四肢厥冷为脾肾阳虚。虚烦低热，手足心热，肢体拘挛或强直，舌绛少津为肝肾阴亏。

（二）证治方药

1. 脾胃虚弱

【临床表现】精神萎靡，面色萎黄，嗜睡露睛，囟门低陷，四肢不温，抽搐无力，时作时止。大便稀溏，色带青绿，时有肠鸣，不欲饮食。舌淡，苔白滑，脉弱，指纹淡。

【病因病机】吐泻或汗下误治，或喂养不当，脾胃虚弱，土虚木乘，化风致搐。

【治法】温中健脾，扶土抑木。

【方剂】缓肝理脾汤（《医宗金鉴》）加减。

药物：太子参10克，白术10克，茯苓10克，煨干姜3～6克，白芍10克，钩藤10克（后下），山药10克，扁豆10克，甘草3～6克，大枣10克，陈皮6克，桂枝6克。

方义：太子参、白术、茯苓、甘草、山药、扁豆补脾益气，煨姜、桂枝温阳散寒，白芍、钩藤抑木平肝，陈皮和胃，大枣养胃。

加减：四肢不温甚而手足厥冷，腹冷面白灰滞，阳虚者加附子、肉桂、川椒，煨姜改为干姜，以温阳散寒，扶助中阳。抽搐频发者，加天麻、僵蚕息风止痉。腹泻日久者加升麻、葛根升提中气。纳呆食少者，加砂仁、蔻仁、神曲、山楂开胃增食。

【变通法】若阳虚甚者可用附子理中汤（《三因极一病证方论》）合大建中汤（《金匮要略》）加减，药用附子、干姜、党参、白术、川椒、肉桂，温阳理中。若胃阴虚，肝阳亢，皮肤干枯，目眶凹陷，啼哭无泪，口渴烦躁，手足蠕动，舌干红，脉细数，用连梅汤（《温病条辨》）加减，酸甘化阴，柔肝息风，药用黄连、乌梅、麦冬、白芍、生地、阿胶、天麻、钩藤等。

2. 肝肾阴虚

【临床表现】精神萎靡，形体憔悴，面白而时有潮红，虚烦低热，手足心热，易汗出，大便干结，肢体拘挛或强直，抽搐时轻时重，囟门饱满上凸。舌绛少津，脉细数，指纹紫滞。

【病因病机】急惊风后或其他温热病后期，热甚伤阴，精血亏损，肝肾阴虚，虚风内动。

【治法】育阴潜阳，滋水涵木。

【方剂】大定风珠（《温病条辨》）加减。

药物：白芍10～15克，阿胶10克（烊冲），龟甲10～15克（先煎），鳖甲10～15克（先煎），牡蛎10～15克（先煎），生地10～15克，五味子3～6克，火麻仁10克，麦冬10～15克，炙甘草6～10克，鸡子黄1枚（冲）。

方义：龟甲、鳖甲、牡蛎育阴潜阳，鸡子黄滋阴息风，甘草、白芍缓急柔肝，五味子益气敛汗，生地、麦冬养阴清热，阿胶补血养血，火麻仁润燥通便。

加减：喘加人参益气，汗多加小麦、龙骨敛汗，心悸加茯神、人参、小麦安神，均益气之药。潮热加银柴胡、地骨皮、丹皮退虚热，凉血养阴。热甚者加黄连、黄芩清热。肢体抽搐，拘挛强直者，加全蝎、僵蚕、地龙息风止痉。

【变通法】肢体抽搐反复不已，阴虚风动者，亦可用三甲复脉汤（《温病条辨》），即上方去五味子、鸡子黄，亦滋阴息风之剂。

3. 脾肾阳虚

【临床表现】手足蠕动震颤，精神委顿，昏睡露睛，面色苍白或灰滞，口鼻气冷，额汗不温，四肢厥冷，小便清长，大便稀溏。舌淡苔白，脉沉微，指纹淡暗。

【病因病机】暴泻久泻后，阳气衰微，阴寒内盛，亡阳欲脱，是纯阴无阳之慢脾风证，需及早救治。

【治法】温补脾肾，回阳救逆。

【方剂】固真汤（《证治准绳》）合逐寒荡惊汤（《福幼编》）加减。

药物：淡附子 6 克，肉桂 3～6 克，山药 10 克，黄芪 15 克，党参 10 克，白术 10 克，茯苓 15 克，甘草 6 克，炮姜 3～6 克，丁香 3 克，胡椒 3 克。

方义：附子、肉桂温肾回阳，炮姜、胡椒、丁香温脾散寒，山药、党参、白术、茯苓、甘草、黄芪大队集合健脾益气。

加减：汗多加龙骨、牡蛎、五味子敛汗，恶心呕吐加吴茱萸、半夏温胃降逆。

【变通法】待阴寒之证瘥后见形神疲惫，筋脉拘急，屈伸不利，皮肤枯槁无泽，舌淡脉虚，指纹淡，为气血不足、脾肾俱虚者，可用可保立苏汤（《医林改错》）加减，药用黄芪、党参、白术、当归、白芍、酸枣仁、山茱萸、枸杞子、补骨脂等，补益脾肾，进行调治。

4. 肾精亏损

【临床表现】有解颅、佝偻病等原发病症，肢体抽搐，斜视凝滞，一时性失语、失聪，或局部肢体颤动。抽搐过后，恢复常态。囟门低陷，精神委顿，嗜睡额汗。舌淡，脉沉弱，指纹淡沉。

【病因病机】肾精不足，元气匮乏，水不涵木，虚风内动。

【治法】固本培元，益阴潜阳。

【方剂】地黄饮子（《黄帝素问宣明论方》）加减。

药物：生地、熟地各 10～15 克，麦冬 10 克，石斛 10～15 克，山茱萸 10 克，五味子 6～10 克，石菖蒲 10 克，炙远志 6 克，茯神 10～15 克，白芍 10～15 克，炙甘草 6 克。

方义：熟地、山茱萸滋阴补肾，麦冬、生地、石斛养阴生津，白芍、甘草缓急止惊，石菖蒲、远志、茯神、五味子开窍安神。

加减：气虚者加党参、黄芪益气，血虚者加当归、制首乌养血，抽搐频繁者加天麻、钩藤、地龙息风。

【变通法】可用理中地黄汤（《福幼编》）加减，药用熟地、山萸肉、山药、干姜、白术、茯苓、党参等，脾肾双补。

（三）医案

1. 慢脾证，痰涎涌盛，咳嗽身热，四肢抽搐，自汗，嗜卧露睛，撮空手振，屡进补脾兼消痰逐风药不应。杨潜邨曰：此证自内出，本无可逐，痰因虚动，亦不必消，只补脾土，诸证自退。但据所示兼证，则其面必晄白，眼必散大，舌必胖滑，色必嫩白，颈必软而头必垂矣。曰：诚然。杨曰：诸证皆属寒，而诸方止救虚者也，使天柱未倒，果能取效，尚须逐风消痰之品。今颈软、头垂则天柱已倒，而虚上加寒，确有显据。非炮姜、肉桂何以追已去之阳，而甦垂绝之气哉？乃写参附养营汤。嘱之曰：如拘于稚幼无补阳之法，则百不救一矣。服三剂竟全愈。次用五味异功散加煨姜、白芍，调理而健。（《古今医案按》卷十《幼科·惊搐》）

2. 立斋治一小儿，每饮食不节，或外惊所忤，即吐泻发搐，服镇惊化痰等药而愈。后发搐益甚，饮食不进，虽参、术之剂，到口即呕，乃用白术和土炒黄，以米泔煎数沸，不时灌半匙，仍呕。次日灌之微呕。渐加至二三匙，递加至半杯，不呕，乃浓煎服而愈。（《古今医案按》卷十《幼科·吐泻》）

（四）医家经验

程门雪治慢惊风经验　我于十多年前曾有幸随程门雪先生临证，颇多获益。程老生前常说，中医辨证首重八纲，特别对疑难重证，更须把握阴阳虚实的证治，方能力挽狂澜。可举程老治疗慢惊风危重病证的验案来说明。

某孩，男，12岁。高热神昏，形体羸瘦，面色枯悴青白，两目露睛无光，汗出如洗，角弓反张，四肢厥冷，手足抽搐，喘鸣气促，二便失禁，口唇开裂出血，舌质光红如镜。败象尽露，属慢惊风危候。前已屡更数医，西医诊为“结核性脑膜炎”，需住院抢救。请中医用羚羊角、生地、钩藤、石斛辈，反下利不止；有用附子、干姜、人参、龙牡辈，而角弓反张加剧。程老筹思良久，认为此证属脾肾阳竭，肝肾阴伤，阴阳不相维系，离决之际立待。勉拟《福幼编》理中地黄汤一剂。其方为：熟地15克，山萸肉3克，当归、枸杞各6克，白术9克，炮姜3克，炮附子1.5克，党参9克，炙甘草、肉桂各3克，枣仁、补骨脂、炙黄芪各6克，生姜3片，红枣3枚，核桃仁2个（打碎）。先以灶心土60克煎汤代水，纳诸药浓煎灌服。翌晨，患儿之父叩门来报，谓病情已有起色，急至其家，见角弓反张已渐缓，效不更方，原方继服十余剂，诸症逐渐好转，调治而安。

细观此案，病儿口唇焦裂出血，舌质光红如镜，下焦阴竭，用育阴息风不效者何也？汗出如洗，四肢厥冷，二便失禁，元阳暴脱，用温阳固脱无益者何也？显然不是单纯用阳虚或阴虚可以解释。本病既属慢惊风，当考之专书《福幼编》而用其方。方中地黄、当归、枸杞、山萸肉补阴滋肾，附子、肉桂、炮姜、党参、益气回阳，从阴阳互根来调治。所谓阴阳互为根本，孤阴不生，独阳不长，而其真元在肾，五脏之阴非肾不滋，五脏之阳非肾不发，从肾治疗阴阳维系。“故善补阳者必于阴中求阳，则阳得阴助而生化无穷；善补阴者必于阳中求阴，则阴得阳升而泉源不竭。”理中地黄汤工能回阳护阴，正体现上述旨意。在辨证时，还必须借鉴过去的治疗情况，观其以往以治现在，治其现在，须顾其将来。在辨清阴阳的同时，还须着重辨别虚实。丹波元简："为医之要，不过辨病之虚实也。"在虚实错杂混淆的重证，往往补泻掣肘，动则得咎，必须认真辨证，始不致贻误病情。在临床上治常易，治变难，阴阳离决、虚实夹杂重证治之更难。（中医杂志，1980，9：659）

（五）易简效验方

1. 党参、白术、黄芪、白芍、陈皮、半夏、天麻、川乌、全蝎、天南星、丁香各6克，朱砂1克，姜3克，枣5枚，炒热纱布袋装熨脐部。日1次。适于脾胃虚弱者。

2. 地龙、僵蚕、乌梢蛇、当归、木瓜、鸡血藤各15克，每日1剂，水煎服。用于强直性瘫痪。

3. 白头颈蚯蚓（韭菜田中者）7条，冰片1.5克，将蚯蚓捣烂，入冰片调和，贴于患儿颅囟上半小时。适于慢惊风。

（六）预防护理

积极治疗原发病。慢惊发作时切勿强制牵拉。患儿要侧卧，防止呕吐物吸入，松解衣领、裤带，要保证呼吸通畅，要专人守护，防止外伤。抽搐停止后，应给以足够休息，避免噪音。

（七）评述

清代庄在田《福幼编》："慢惊之证，缘小儿吐泻得之为最多，或久疟久痢，或痘后疹后，或因风寒饮食积滞，过用攻伐肠脾，或禀赋本虚，或误服凉药，或因急惊而用药攻伐太甚，或失于调理，皆可致此证也。""此实因脾胃虚寒，孤阳外越；元气无根，阴寒之极，风之所由动也。"该书立逐寒荡惊汤温脾散寒，理中地黄汤温补脾肾，是治慢惊病本之方。

三、小儿夜啼

又称儿啼、躽啼、惊啼、拗哭等。是指婴幼儿入夜啼哭不安，时哭时止，或每夜定时啼哭，甚则通宵达旦，但白天能安静入睡的临床表现，多见于新生儿及6个月以内的婴儿。

饥饿、惊恐、尿布潮湿、衣着冷热等皆可引起小儿啼哭，若予饮食、安抚、更换尿布、调节冷暖等，啼哭即止者不属病态。适量的啼哭有利于其生长发育，只是长时间反复啼哭不止，方属本症。夜啼有轻有重，轻者不治而已，重者可能是疾病早期表现。故必须密切观察，找出原因，以便相应治疗。《幼科释谜》："务观其势，各究其情，勿云常事，任彼涕淋"。(啼哭原由症治)

（一）辨证要点

1. 辨虚实寒热　哭声微弱，时哭时止，四肢不温，便溏，面色白者属寒属虚；哭声响亮，啼哭不止，身温腹暖，便秘，尿黄者为实为热；惊惕不安，面色青灰，紧偎母怀，大便色青，面色时白属惊啼。

2. 辨轻重　小儿夜啼，白天入睡，哭时声调一致，又无他证者，病情较轻，可按脾寒、心热、惊恐、肝旺等分证治疗。若分娩时有损伤，哭声尖厉、持久、嘶哑或哭声无力，昼夜无明显差别，为严重病变的早期反应。

（二）证治方药

1. 中虚脾寒

【临床表现】入夜啼哭，时哭时止，哭声低弱，面白畏寒蜷卧，四肢不温，纳少便溏，腹胀肠鸣，喜温熨抚摩，口唇淡白。舌淡苔白，指纹沉滞淡红。

【病因病机】孕妇素体虚寒，恣食生冷，胎禀不足，中阳不振，或用冷乳喂儿，调护失宜，寒邪内侵，致生脾寒中虚。

【治法】温中散寒理气。

【方剂】匀气散（《医宗金鉴》）加减。

药物：陈皮5克，炮姜3克，砂仁3克，木香3~6克，甘草3~5克，红枣5克。

方义：炮姜温中散寒，砂仁、木香、陈皮理气，甘草、红枣和胃。

加减：寒甚加肉桂、艾叶温寒，虚甚加太子参、白术补脾，惊惕加蝉蜕、钩藤定惊。若兼见食滞脘胀加焦山楂、谷麦等消食。

【变通法】气滞寒甚用乌药散（《小儿药证直诀》）加减，药用乌药、高良姜、香附、白芍，理气温寒。若面白、便溏、蜷卧，形体羸弱，四肢不温，用附子理中汤（《三因极一病证方论》）加减，温中补虚。

2. 心热内扰

【临床表现】入夜而啼，哭声洪亮，见灯尤甚，烦躁不安，面红唇赤，便干尿混。舌尖红，苔黄，指纹紫滞。

【病因病机】孕妇内蕴郁热，遗于胎儿，或婴儿将养过热，心火上炎，致成心热内扰而夜啼。

【治法】清心泄热。

【方剂】导赤散（《小儿药证直诀》）加减。

药物：竹叶10克，木通5克，甘草3~5克，生地10克，黄连2~3克。

方义：竹叶、木通利水泄热，生地、黄连清心降火，甘草调中。

加减：小便黄而混浊加滑石、车前子清利，便秘加大黄通便，烦躁叫扰加山栀清心。

【变通法】可用琥珀、钩藤各3克，黄连6克研末，取0.5克涂于乳母乳头上，令小儿吮，或开水冲服。亦泻心定惊之剂。

3. 惊恐暴受

【临床表现】夜间啼哭，啼声较尖，神情不安，时作惊惕，紧偎母怀，面色乍青乍白，哭声时高时低，时急时缓。舌色正常，脉弦数，指纹青紫。

【病因病机】小儿神气怯弱，暴受惊恐，伤及神志，心神不安而夜啼。

【治法】养心安神定惊。

【方剂】远志丸（《济生方》）加减。

药物：远志 3 ~ 6 克，石菖蒲 3 ~ 6 克，茯神 10 ~ 15 克，龙齿 10 ~ 15 克，太子参 6 ~ 10 克。

方义：远志、石菖蒲、茯神安心神，龙齿定惊恐，太子参益心气。

加减：惊惕时作者加钩藤、蝉蜕定惊，乳食积滞加麦芽、砂仁消乳，腹痛加木香、白芍、甘草止痛。

【变通法】可用琥珀抱龙丸（《证治准绳》），每次 1/3 ~ 1/2 丸化服，镇静安神，方内有琥珀、胆南星、枳实、红参、茯苓、天竺黄、檀香、山药、甘草、朱砂等。

4. 脾虚肝旺

【临床表现】入夜而啼，哭声无力，烦躁叫扰，辗转不安，肚腹膨大，面黄发稀，盗汗，纳少，大便色青。舌淡红，苔薄白，指纹紫滞或淡。

【病因病机】喂养不当，少见阳光，营养失调，积滞内生，肝郁化热，脾虚失运。

【治法】健脾柔肝。

【方剂】柴芍六君子汤（经验方）加减。

药物：柴胡 6 ~ 10 克，白芍 10 克，太子参 10 克，炒白术 10 克，茯苓 10 克，陈皮 3 ~ 6 克，法半夏 6 克，龙骨 10 克，牡蛎 10 克，龟甲 10 克。

方义：太子参、白术、茯苓健脾益气，半夏、陈皮和胃理气，柴胡、白芍疏肝，龟甲、龙骨、牡蛎镇惊安神。

加减：积滞者去太子参，加谷芽、麦芽、山楂、鸡内金消积。惊惕不安者加甘草、小麦、钩藤、蝉蜕镇惊安神。

【变通法】脾虚可用六君子汤（《医学正传》）加减，补脾和胃。

5. 伤乳积滞

【临床表现】夜啼白昼亦啼，哭声响亮，时缓时剧，时作时止，腹痛拒按，呕吐乳片，不欲吮乳，大便泻下酸臭不化之乳食。舌淡红，苔厚白，指纹紫滞。

【病因病机】喂养不当，乳食壅积，损伤脾胃，气机不利，故腹痛啼哭，日夜均然。

【治法】消食导积。

【方剂】消乳丸（《证治准绳》）加减。

药物：神曲 10 克，麦芽 10 克，陈皮 3 ~ 6 克，砂仁 3 克，甘草 3 克，香附 6 克。

方义：神曲、麦芽消食，陈皮、砂仁、香附理气，甘草调中。

加减：可加山楂、鸡内金消导积滞，腹痛加白芍、枳实缓急止痛。

【变通法】也可用保和丸（《丹溪心法》）加减。

（三）易简效验方

1. 蝉蜕、灯心草各 3 克，每日 1 剂，水煎分 3 ~ 4 次服，连用 2 ~ 3 剂。

2. 钩藤 6 ~ 8 克，蝉蜕 1 ~ 3 克，白芍、茯苓各 6 ~ 10 克。指纹青紫加黄连 1 ~ 3 克，麦冬 3 ~ 6 克；烦躁不安，指纹青紫加百合 6 ~ 10 克，生地 3 ~ 10 克。每日 1 剂，水煎分 3 ~ 4 次服，连用 2 ~ 3 剂。用于心热者。

3. 调中散：木香、川楝子、肉桂、青皮、槟榔、没药、炒莱菔子、炙甘草各1克，枳壳、茯苓各3克，水煎服，日1剂。热啼加黄连、木通、竹叶，惊啼加钩藤、天麻、琥珀。用于夜啼过多而脐突腹痛者。(《幼幼集成》)

（四）外治法

1. 药熨法

处方：艾叶、干姜研末炒热。

用法：用纱布包裹，熨腹部，从上而下，反复多次。

2. 敷贴法

处方：丁香、肉桂、吴茱萸等量研末。

用法：置于普通膏药上，贴于脐部。上两法适于脾寒。

（五）预防护理

平素寒温宜调护，饮食不宜过凉，饮食有节。新生儿当服黄连汤少许以解胎热，乳母不可多吃香燥炒煎之物。要养成良好的睡眠习惯，不抱在怀中睡眠，不通宵开灯睡觉。避免异声异物以防惊恐。

（六）评述

若临床原发病因不明，一时难以鉴别者，可用甘麦大枣汤（《金匮要略》）加蝉蜕、钩藤缓急定惊止啼。《幼科释谜》："儿啼，只宜轻手扶抱，任其自哭自止，切不可勉强按住，或令吮乳止之。若无他病，亦不必服药。"（啼哭原由症治）

四、小儿遗尿

又称遗溺，为夜晚正常睡眠状态下发生排尿的临床症状，多发生于3岁以上儿童，男孩多于女孩，最晚至15岁可消失。成人很少遗尿，若20岁以上仍有者，可能是脑发育不良、脊柱裂、癫痫。本症与尿失禁的区别，在于清醒状态下能否有正常排尿。尿失禁清醒状态下仍不能控制排尿。充溢性尿失禁可出现于睡眠时，但其残余尿多，膀胱极度充盈，不难与遗尿区别。

遗尿有规律性，多在梦中发生，有一定时间性；发作次数，轻重不一，可持续发生，可间断发作。除遗尿之外，可有精神抑郁、面色㿠白、智力不足等，但不少患者白天一切如常。在临床上，遗尿可分为心肾不足、脾虚不摄、肾虚不固、心肝郁热四种情况，进行分证治疗。

（一）辨证要点

辨虚实 心肝郁热为实，病程较短，可见小便频急短涩，色黄而浊，心烦易怒，性情烦躁等。其他为虚，一般病程较长，如见腰酸腿软，肢冷畏寒为肾虚；面色萎黄，形体消瘦，少气懒言，食少便溏为脾虚；每遇紧张、焦虑或惊恐发生属心气不足。

（二）证治方药

1. 心肾不足

【临床表现】夜间遗尿间断发作，每遇紧张、焦虑或惊恐发生。伴情绪忧郁，胆怯心悸，夜间多梦，头晕目眩，咽干，肢倦神疲，面色少华，小便清长。舌淡，脉细。

【病因病机】心气不足，肾气不固，无以摄尿。

【治法】补心安神，益肾固摄。

【方剂】安神定志丸（《医学心悟》）合桑螵蛸散《本草衍义》加减。

药物：茯神 10 克，远志 6 克，菖蒲 10 克，煅牡蛎 15 克（先煎），龟甲 15 克（先煎），五味子 10 克，菟丝子 10 克，柏子仁 10 克，酸枣仁 10 克，益智仁 10 克，桑螵蛸 10 克。

方义：茯神、远志、石菖蒲、柏子仁、酸枣仁补心安神，龟甲、五味子、菟丝子益肾，煅牡蛎、益智仁、桑螵蛸固摄。

加减：气虚者加党参、黄芪补气，肾虚者加山萸肉、枸杞子益肾。

【变通法】可用五子衍宗丸（《证治准绳》）加减。

2. 脾虚不摄

【临床表现】小便频数，遗尿明显而尿量不多，劳累后加重。伴面色萎黄，形体消瘦，少气懒言，食少便溏，四肢乏力。舌淡苔白，脉细濡或沉细无力。

【病因病机】脾气不足，清阳不升，无以摄尿。

【治法】健脾益气，升阳固摄。

【方剂】补中益气汤（《脾胃论》）合缩泉丸（《妇人大全良方》）加减。

药物：党参 15 克，黄芪 15 克，白术 10 克，炒砂仁（后下）3 克，益智仁 10 克，五味子 10 克，乌药 10 克，鸡内金 6 克，升麻 6 克，炙甘草 6 克。

方义：党参、黄芪、白术、炙甘草健脾益气，益智仁、乌药固摄，升麻升阳，五味子收敛，鸡内金、乌药、砂仁理气止遗。

加减：肾虚者加山药、菟丝子、枸杞子益肾。

【变通法】可用举元煎（《景岳全书》）加减。

3. 肾虚不固

【临床表现】尿频而清，遗尿不止，自幼即有。伴面白蜷卧，腰酸腿软，肢冷畏寒，小便清长。舌淡，苔薄白，脉细弱或沉细无力。

【病因病机】先天不足，肾虚不固，无以摄尿。

【治法】补肾益精，缩尿止遗。

【方剂】五子衍宗丸（《丹溪心法》）合缩泉丸（《妇人大全良方》）加减。

药物：枸杞子 15 克，菟丝子 15 克，五味子 10 克，覆盆子 10 克，益智仁 10 克，乌药 10 克，补骨脂 10 克，鸡内金 6 克，桑螵蛸 10 克。

方义：枸杞子、菟丝子、五味子、覆盆子、补骨脂补肾益精，益智仁、乌药、鸡内金、桑螵蛸缩尿止遗。

加减：肾虚甚者加熟地、山药、山萸肉补肾。

【变通法】可用六味地黄丸（《小儿药证直诀》）加减。

4. 心肝郁热

【临床表现】睡中遗尿，梦语龂齿，小便频急短涩，色黄而浊，心烦易怒，性情烦躁。舌红苔黄，脉数。

【病因病机】肝经郁热，疏泄太过，心火旺盛，膀胱不约。

【治法】清泻心肝之热。

【方剂】龙胆泻肝汤（《医宗金鉴》）合导赤散（《小儿药证直诀》）加减。

药物：龙胆草6克，黄芩10克，木通6克，山栀10克，生地10克，竹叶10克，甘草6克，莲子心3克。

方义：龙胆草、黄芩泻肝，山栀、莲子心、竹叶清心，木通、甘草清利，生地养阴。

加减：小便混浊色黄、频急短涩加六一散、车前子清利。

【变通法】如形体肥胖、胸闷纳呆，神情忧虑，脉滑者，为痰热扰心所致，可用黄连温胆汤（《六因条辨》）加枣仁、竹叶，清热化痰。如见舌红、脉细数，五心烦热，多汗，腰酸，为肾阴虚火，宜滋阴降火，用大补阴丸（《丹溪心法》）合缩泉丸加减。若虚中夹热者，可用秘泉丸（《杂病源流犀烛》），用益智仁、白芍、白术、茯苓、白蔹、山栀，温清并进。

（三）易简效验方

1. 芡实、粳米各30克，茯苓、莲子各15克，共入锅中煮粥食用，每日1次，连服4~6日。

2. 乌梅7枚，蚕茧壳1个，大枣5枚，每日1剂，水煎日服1次，连服4~6日。

3. 猪膀胱1个，加入益智仁10克，炖服，隔日1次，连服3~5次。

4. 山药15克，桂枝、白芍、乌药、益智仁、甘草各9克，生姜3片，大枣2枚，每日1剂，水煎服。治疗脾肾气虚之遗尿症，有健脾温肾之功。气虚多汗易感冒者加生黄芪，阳虚肢冷加补骨脂，遗尿一夜数次加白果、桑螵蛸。

5. 补骨脂、金樱子、防风、藁本、浮萍各10克，甘草5克，每日1剂，水煎服。气虚加党参、黄芪，有热加知母、黄柏，顽固者加麻黄。

（四）外治法

1. 取穴：神阙。

方法：五倍子10克，研末，加水调成厚糊状，敷贴固定。

疗程：3天换1次，连用3~5次。

2. 取穴：神阙。

方法：甘草、白芍、白术等份研末，取0.2克敷脐，固定。

疗程：3天换1次，连用3~5次。

（五）预防护理

改变患儿不良习惯，树立信心，解除顾虑，改善家庭环境。在白天能控制排尿后，开始训练延长夜间唤醒间隔时间。

（六）评述

小儿遗尿宜配合行为治疗和膀胱训练。白天勿过度玩耍。夜餐不进流质饮食，临睡排空小便，睡眠宜右侧卧位。掌握患儿遗尿时间，夜间要提前唤醒，逐步训练唤醒排尿和日间按时排尿，建立正常条件反射；逐步训练延长日间排尿间隔时间，使功能性膀胱容量渐增。

五、小儿夏季热

夏季热是婴幼儿的一种特有病症，以 3 岁以下的小儿发病为最多。以夏季长期发热，口渴多饮，多尿，汗闭或少汗为主要临床表现。发病与季节气候有明显关系，以 6 ~ 8 月夏季发病为主，气温愈高，发热愈重，秋凉后症状自行消退。有的患儿可连续发病数年，而次年发病的症状一般较上一年为轻，病程亦较轻。预后较好，检查无特殊发现。

（一）辨证要点

1. 辨虚实　发热口渴引饮，饮食如常为实；发热口渴多饮，纳呆倦怠神萎，尿多清长为虚。

2. 辨病程　初期平日体健者，但发热口渴，多尿，舌红脉数，而不见病容者，为暑伤肺胃。日久平日体弱者，除见发热口渴，多尿外，尚见面色苍白，下肢不温，大便溏薄，则为上盛下虚。

（二）证治方药

1. 暑伤肺胃

【临床表现】发热持续不退，热势以午后为高，稽留不退，与气温有关。口渴引饮，无汗或少汗，皮肤干燥灼热，饮食如常或纳呆食少，乏力神倦，或烦躁不安，唇红干燥。舌红，苔薄腻或薄黄，脉数。

【病因病机】体虚不耐暑热，暑热蕴结肺胃，耗伤气阴。多见于初、中期。

【治法】清暑益气，养阴退热。

【方剂】清暑益气汤（《温热经纬》）加减。

药物：太子参 10 克，麦冬 6 ~ 10 克，知母 6 ~ 10 克，竹叶 10 克，黄连 2 ~ 3 克，石斛 10 克，荷叶梗 10 克，西瓜翠衣 10 克，六一散 10 克（包）。

方义：麦冬、石斛养阴生津，太子参健脾益气，知母、黄连清热，竹叶、荷叶梗、西瓜翠衣、六一散祛暑清热。

加减：纳少神倦者，加苍术、麦芽运脾开胃；烦躁不安者，加莲子心清心除烦。若气阴两虚明显者，可用西洋参代太子参，益气养阴作用更佳。

【变通法】若脾胃虚弱，气短懒言，纳少便溏，可用六神散（《三因极一病证方论》）加石斛、麦冬，以党参、白术、茯苓、甘草、山药、扁豆健脾益气，石斛、麦冬养阴清热，也有较好疗效。

2. 上盛下虚

【临床表现】发热日久不退，朝盛暮衰，口渴多饮，尿多清长，甚而频数无度，无汗或少汗。虚烦不安，倦怠神萎，面色苍白，下肢不温，大便溏薄。舌淡，苔薄，脉沉细。

【病因病机】禀赋虚弱，疾病后期，命门火衰，脾土不温，心火偏旺，脾肾不足于下，暑热耗阴于上。

【治法】温肾清心退热。

【方剂】温下清上汤（徐小圃经验方）加减。

药物：淡附子3~6克，黄连3~6克，磁石10克（先煎），天花粉10克，覆盆子10克，菟丝子10克，蛤粉6~10克，补骨脂10克，桑螵蛸10克，白莲须10克。

方义：附子温肾，黄连清心，磁石潜阳，补骨脂、菟丝子、桑螵蛸、白莲须、覆盆子补肾固涩，蛤粉生津止渴。

加减：心烦口渴者，加莲子心、天花粉、玄参清心除烦。

【变通法】口渴不止，小便清长，亦可用白虎加人参汤合金匮肾气汤（均《金匮要略》）加减，以白虎加人参汤清热除烦、止渴益气，用金匮肾气汤补肾温阳、固护下元。

（三）医家经验

1. 董德懋经验 小儿夏季热，见发热、口渴，多饮、多尿，食少、便溏，舌红，脉细数而虚者。证属脾阴不足，当用滋阴健脾法治疗。可选择《慎柔五书》之养真汤及《三因极一病证方论》之六神散加减。药如人参、白术、茯苓、甘草、山药、莲肉、白扁豆健脾益气，麦冬、白芍、五味子养阴生津，常有良效。(《医话医论荟要》)

2. 张梦侬经验

（1）暑邪挟滞积：见手足心热，脘中痞硬，口干饮水，唇焦黑色，不欲食，脉浮弦滑数，舌红，苔白中黄。清暑消食并施，用黄连香薷饮加减，药如香薷、豆豉、苏叶、建曲、枳壳、谷芽、麦芽、青蒿、连翘、陈皮各10克，厚朴、胡黄连各6克，焦山楂15克。浓煎，3岁以下者2日服1剂，3岁以上至7岁者3日服2剂，7岁以上者日服1剂。

（2）暑邪挟虫积：发热上午轻、下午重，入夜尤重，纳食少，精神疲乏，心烦口干，舌红、苔薄中光，脘中痞胀拒按，腹中有时阵痛，身半以上热、下肢冰凉，上下唇内有虫斑。用清暑磨积、杀虫退热。胡黄连、炒鹤虱、雷丸、白芜荑、榧子肉、神曲、山楂炭、槟榔、莱菔子、使君子、瓜蒌皮、炒麦芽、炒枳实各10克，苦楝根皮15克。浓煎，2日1剂，分10次服完。可连服3~5剂，以泻下黑酱色稀溏粪便，身热全退为止。（《临证会要》）

（四）易简效验方

1. 鲜荷蒂7枚，粳米一把，每日1剂，水煎服，日2次；或蚕茧壳5~10枚，煎汤代饮内服2周。或加红枣、薏苡仁。适于上述两型。

2. 荷叶、西瓜翠衣各5克，地骨皮、生地各3克，五味子、大枣各2克，每日1剂，水煎待冷后，去渣加糖，频频饮服。适于暑伤肺胃者。

3. 芦根、茅根各30克，每日1剂，水煎代茶饮；或用西瓜皮，冬瓜皮适量水煎代茶饮。

4. 绿豆、黑豆、赤豆等量，水煮后服汤及豆。

（五）预防护理

患儿居室宜保持空气流通、清洁凉爽，饮食要清淡而富有营养。入夏时要常用温水洗浴，帮助发汗降温。同时不可过于贪凉，以免阴寒风冷入中。

（六）评述

夏季热发生于婴幼儿，以南方为多，与季节、气候有密切关系。婴幼儿阴气未充，阳气未盛，为稚阴、稚阳之体，其体温调节功能尚不完善，故不耐炎暑酷热而发病。本症不同于外感温热（如暑温、湿温），一般无神昏惊厥之变，亦无头痛、身痛、恶寒，预后良好，检查无异常发现。上述两方，《温热经纬》清暑益气汤可清暑益气、养阴退热，是针对时令暑热伤气；徐小圃温下清上汤可温肾固涩、清心退热，是针对婴幼儿之阴气未充、阳气未盛，各有所用。

六、小儿厌食

厌食是较严重的食欲不振，以较长时期原因不明的厌食，体重显著减轻为临床特征。可见于各个年龄阶段，婴幼儿多见于1～6岁。小儿脾常不足，脏腑娇嫩。如饮食不节，喂养不当；久病多病，损伤脾胃；先天不足，后天失调；情绪变化，思虑伤脾，均可致厌食。

厌食症相当于中医不食、恶食、不思食、不能食而瘦的范畴，散见于历代医籍中。清代董西园《医级》认为，小儿厌食“揆其致病之由，缘父母娇养太过，纵恣成性”，“适遇此症，惟壮脾胃、推陈气。”可见本症以脾胃不和为主，日久可致脾虚失运，造成纳呆、消瘦之症。若有情志因素，则又需从肝脾不和论治，以解郁理气、健脾和胃。

（一）辨证要点

病程短，食欲明显减退，脘痞腹胀，嗳气恶心呕吐，形体尚可，为脾胃不和。病程长，不思饮食甚而拒食，恶心呕吐，日益加剧，形体消瘦，面色萎黄，神疲乏力为脾胃气虚；厌食呕恶，口干咽燥，皮肤干燥，烘热汗出等，为胃阴亏损。

（二）证治方药

1. 脾胃不和

【临床表现】病程短，食欲明显减退，食则嗳气、恶心，甚而呕吐，脘痞腹胀，大便干而不畅，小便如常。成人患者可见精神忧郁，默默不乐，夜寐不安，讳疾忌医等症。舌质微红，苔薄白，脉弦滑或濡缓。

【病因病机】脾胃不和，胃不和则不食，脾失运则腹胀。

【治法】运脾和胃。

【方剂】不换金正气散（《太平惠民和剂局方》）加减。

药物：藿香6～10克，法半夏6克，苍术6～10克，陈皮6克，茯苓10克，厚朴3～6克，砂仁3克（后下），草豆蔻3克，神曲6～10克。

方义：苍术运脾燥湿，厚朴理气除满，半夏、陈皮化湿和胃，砂仁、草豆蔻醒脾化湿，神曲消食开胃，茯苓健脾利湿。

加减：腹胀纳呆，加鸡内金、谷芽、麦芽、莱菔子消导开胃；呕恶者加姜竹茹、苏叶和胃止呕；大便干结者，加制大黄或麻子仁丸通便导下；口水黏热或口甜者，加佩兰醒脾芳化。

【变通法】可用平胃散合二陈汤（均为《太平惠民和剂局方》）加减。

2. 脾胃虚弱

【临床表现】厌食日益加剧，不思饮食甚而拒食，恶心呕吐，形体消瘦，面色萎黄，神疲乏力，气短懒言，容易出汗、感冒，四肢不温，大便秘结而数日一行。舌质淡，苔薄少津，脉虚缓或濡细。

【病因病机】脾气虚而不能运化，胃气虚而不能纳谷，气血生化无源。

【治法】健脾益气和胃。

【方剂】异功散（《小儿药证直诀》）加减。

药物：党参（或太子参）10克，炒白术10克，茯苓10克，炙甘草3克，陈皮3~6克，砂仁3~5克，山楂10克。

方义：党参、白术、茯苓、甘草健脾益气，陈皮理气和胃，砂仁醒脾，山楂消导增食。

加减：心悸气短者，加龙眼肉、酸枣仁养血宁心；头晕目眩者，加枸杞子、女贞子补肝；气短懒言者，加麦冬、五味子补气养阴；呕吐恶心者加姜半夏、竹茹降逆止呕；纳呆不食者，加鸡内金、神曲开胃。气血不足、疲乏甚者，加黄芪、当归、白芍益气养血。气阴两虚、口渴者，加乌梅、天花粉生津。

【变通法】身体虚弱，骨瘦如柴，不思饮食，卧床不起，面色无华，毛发脱落，心悸气短，舌淡，脉细弱。气血两亏、心脾不足者，可用归脾汤（《济生方》）加减。若气虚下陷，脘腹虚痞，不思饮食，易汗出、感冒者，可用补中益气汤（《脾胃论》）加减。

3. 胃阴亏损

【临床表现】不饥不食，食不知味，厌食呕恶，口干咽燥，皮肤干燥无光泽，毛发枯黄易脱落，面色萎黄、苍白，易烘热汗出，手足心热，心烦少寐，大便干结，数日一行，小便黄短。舌质红而少津，舌苔少或花剥，甚而光红无苔，脉细数或濡细无力。

【病因病机】素体阴虚或热病后，或久而不食，阴液无源，胃气无津液以濡养，胃阴损伤所致。

【治法】养胃增液，酸甘化阴。

【方剂】沙参麦冬汤（《温病条辨》）加减。

药物：沙参10~15克，麦冬10~15克，石斛10~15克，玉竹10克，白芍10克，乌梅6~10克，甘草6克，火麻仁10克。

方义：沙参、麦冬、石斛、玉竹养阴增液，乌梅、白芍、甘草酸甘化阴，火麻仁润肠通便。

加减：胃气虚弱者加太子参（或党参）益气，便秘者加玄参、蜂蜜（冲）润肠，或用润肠丸吞服。口渴欲饮者，加芦根、玉竹、天花粉生津止渴；面色无华、皮肤干燥，头晕目眩，有血虚见证者，加当归、生地养血。

【变通法】若见形体消瘦、气短懒言，食不知味，烘热汗出，舌淡脉虚，以脾阴不足为主者，上方可合六神散（《三因极一病证方论》）用。

（三）医案

丹溪治一室女，因事忤意，郁结在脾，半年不食，但日食熟菱、大枣数枚，遇喜食馒头弹子大，深恶做饭。朱意：脾气实非枳实不能散。以温胆汤去竹茹，数十帖而安。（《古今医案按》卷二《不食》）

（四）医家经验

1. 王鹏飞治小儿神经性厌食症经验 主要方剂：建曲9~12克、草豆蔻6~9克、焦白术9克、砂仁3~6克，着重调理脾胃，疏解郁滞之气。若用补剂会补而不受，无法收效。若见脾虚运化无力者，加黄精、紫草；胃气不和，寒凝气滞而致胃痛者，加藿香、丁香、小茴香；肝郁气滞，胃失和降者，加藿香、竹茹、钩藤；咳嗽痰盛者，加乌梅、化橘红、莱菔子；呕吐而有寒者，加半夏、生姜、伏龙肝。（《王鹏飞儿科临床经验选》）

2. 江育仁治小儿疳证和厌食经验 主张运脾。“运脾”一名出自张隐庵《本草崇原》：“凡欲补脾则用白术，凡欲运脾则用苍术。”欲健脾旨在运脾，欲使脾健不在补，而贵在运。运脾不能舍弃醒胃，而香砂枳术丸、资生健脾丸等服用不便，故改用散剂、合剂。方以苍术、山楂、神曲等，便稀次多加山药，腹胀加陈皮，脾阳虚加炮姜，大便有残渣者加鸡内金，研末。除便溏外均用蜂蜜少许调匀后冲服。1岁以内每次1克，2~7岁每次1.5~2克，日3次，疗程为1个月。厌食者还遵“胃以喜补”法，从患儿喜食之物诱导开胃，增进食欲。（中医杂志，1983，1：5）

3. 梁宗翰治小儿厌食症

（1）积滞化热：食欲不佳，夜卧不安，掌心热，龂齿，鼻衄，口渴，口水黏热，便燥，口唇红，苔黄，脉数。方用藿香、佩兰、木香、黄连、焦曲、鸡内金、莱菔子，清热化滞。热盛加黄芩，渴甚加天花粉，急躁加莲子心，腹痛加生姜，便干加大黄，鼻衄加茅根、大蓟、小蓟。

（2）积热不化，日久伤津：食欲不佳或厌食，烦躁喜哭，五心烦热，入睡时头汗多，睡熟后汗渐落下，口渴思饮或口干不饮，绕脐而痛，腹不适或喜伏卧眠，大便干如羊屎，或腹泻便溏，消化不良等。方用茯苓、木香、黄连、石斛、麦冬、佩兰、荷叶、炒谷芽、炒麦芽等，调中化滞、养阴润燥。头汗加浮小麦，腹痛加肉果、生姜，有燥屎加火麻仁。

（3）脾虚不运：长期厌食，面色滞暗，发枯不泽，神倦体怠，烦躁喜哭；腹胀腹痛，大便干或消化不良，舌淡苔白，脉沉细而缓。方用茯苓、山药、白术、陈皮、鸡内金、佩兰、砂仁、荷叶、谷芽、麦芽等，健胃理脾。恶心者加生姜，头汗加浮小麦、龙骨、牡蛎，腹痛加肉豆蔻、生姜，气虚加党参、黄芪。

（五）易简效验方

1. 苍术、陈皮、神曲、鸡内金、佩兰、山楂，等份研末。每次5~10克，日2次。

2. 小儿健脾丸，每次1丸；参苓白术丸，每次3~10克，日2次。适于脾胃虚弱者。

3. 曲麦枳术丸，每次3~10克，日2次。适于脾胃不和者。

4. 山药10克，山楂、鸡内金、扁豆、乌梅、沙参、白芍各6克，甘草4克。每日1剂，水煎服。适于胃阴虚者。

5. 藿香、佩兰、槟榔、山药、白扁豆、白芷、砂仁、黄芪、白术、党参各等份，研末，每次服用5~10克，日2次。

（六）外治法

处方：丁香、吴茱萸各30克，肉桂、细辛、木香各10克，白术、五倍子各20克，研末。

用法：用5~10克，生姜汁调糊状，外敷神阙，纱布固定。24小时换药1次，7~10次为1疗程。

（七）预防护理

正确喂养，注意饮食卫生。及时查明食欲不振的原因，采取相应措施。注意精神摄养，培养良好性格。纠正患儿不良饮食习惯，饭菜多样化以促进食欲。应鼓励其少食多餐，主动进食，补充充足营养。

（八）评述

1. 本症对进食困难者，应采用静脉输液或胃内插管输入营养液的方法。经治疗症情稳定后，可以辅以药物、饮食。用药宜运脾和胃为主，除煎剂外，散剂、合剂也是较好的剂型。在服用时，以多次频服为宜。同时配以推拿、外治等法，易予接受。

2. 第一引导、教育、改善环境；第二以药物调治，常用苍术、厚朴、陈皮、半夏、鸡内金、麦芽、白蔻仁、藿香、砂仁、大黄、焦山楂、玄参、槟榔、石菖蒲、佩兰、神曲、佛手疗之。在平胃散的基础上加健脾开胃、消食化滞的通便药，通常以麦芽、焦山楂、神曲、槟榔四消饮为核心。其中君臣佐使组织配伍，需根据不同对象灵活应用。

3. 神经性厌食症：若见于成年人，则精神负担过度和工作学习紧张为主要原因，尤以青年女子性格不稳定者为多，又称神经性厌食。对此以解除病因为预防或减少本症发生的关键。嘱患者保持精神愉快，避免外界精神刺激，合理安排工作、学习和生活，可辅以太极拳、气功等方法，进行综合调理，以冀早日康复。建立正确的价值观。部分患者对进食有顽固偏见与病态心理，有强制节食减肥的错误行为，要从心理与行为上加以纠正。女性患者有精神忧虑，胁痛乳胀等，可先用逍遥散（《太平惠民和剂局方》）合香苏散（《太平惠民和剂局方》）疏肝和胃，亦可用越鞠丸（《丹溪心法》）合二陈汤（《太平惠民和剂局方》）。然后再用健脾和胃等法。除进行必要的中西医药物治疗之外，应加强床边护理，注意饮食摄入和营养给予，每次进食前后要专人监护，食后最好卧床休息。住院病人要严格限制探视（一般7~10天1次），采取隔离措施，以早日培养患者主动摄食，建立正确的心理状态。

七、小儿异嗜症

异嗜症又称异食癖，是指对通常不作为食物的异物（如煤渣、泥土、墙泥、头发、指甲、砂石、肥皂、油漆等）有意识地挑选，难以控制的咀嚼、吞食的临床表现。以幼儿为多见，但也可见于成人。本症的描述，散见于虫积、疳症等。如钱乙《小儿药证直诀》：“脾疳，体黄腹大，食泥土，当补脾，益黄散主之。”沈金鳌《幼科释谜》：“爱吃生米面、炭砖瓦，是脾胃疳。”龚廷贤《寿世保元》：“好食生米或好食壁泥，或食茶、炭、咸、辣等物者是虫积。”1 岁以内儿童尚不能自主选择食物，咬食异物者则不属本症范畴。

本症发生的原因，主要是素禀不足、饮食失节、虫积所伤，亦可因脾胃虚弱、肠胃湿热所致。由儿时家庭环境不正常，心理失常，强迫行为者，也有嗜异行为。

（一）辨证要点

面部虫斑，黄胖浮肿，肚腹胀大，脐周疼痛，为虫积。面色无华，形体矮小，纳呆便溏，神疲乏力，为脾胃虚弱。饮食不节，偏食肥甘，手足灼热，口渴喜饮，脘腹胀满，便秘尿黄，为肠胃积热。

（二）证治方药

1. 虫积所伤

【临床表现】嗜食各种异物。面色萎黄，面部虫斑，黄胖浮肿，头发枯黄，身体瘦弱，食欲低下，性情烦躁，夜啼，或忧郁寡言，胃脘嘈杂，肚腹胀大，青筋暴露，脐周疼痛，发作有时。唇色淡白。舌淡，苔白腻或黄腻，脉弦细。

【病因病机】虫积于内，脾胃损伤，气血不荣。

【治法】先以驱虫化积，继以调理脾胃。

【方剂】连梅安蛔汤（《通俗伤寒论》）加减。

药物：胡黄连 5 ~ 10 克，川椒 5 克，雷丸 10 克，乌梅 10 克，槟榔 10 克，黄柏 3 克，使君子 15 克，苦楝根皮 15 克。

方义：使君子、苦楝根皮、雷丸、川椒均为驱虫化积药。乌梅、黄柏、胡黄连、川椒，取其酸、苦、辛味，有安蛔止痛作用。

加减：亦可同时服用乌梅丸 10 克。单纯钩虫病者，可用雷丸粉杀虫。

【变通法】脾胃虚弱者，先用上方驱虫，继用肥儿丸（《幼幼集成》）健脾，药用党参、白术、山楂、芍药、陈皮、茯苓、薏苡仁、神曲、黄连、莲子、砂仁、甘草等。

2. 脾胃虚弱

【临床表现】偏食异物。面色萎黄无华，形体矮小，食少纳呆，四肢乏力，精神疲倦，大便溏薄或夹有不消化、食物残渣，晚间汗多，易于感冒。舌质淡，苔薄白，脉细弱或虚缓。

【病因病机】脾运不健，胃纳不化，气血不足。

【治法】健脾益气，和中消积。

【方剂】香砂六君子汤（《时方歌括》）加减。

药物：木香3克，砂仁3克（后下），姜半夏6~10克，陈皮3~5克，党参（或太子参）10克，炒白术6~10克，茯苓10克，炙甘草3~6克。

方义：党参、白术、茯苓、甘草健脾益气，半夏、陈皮和胃，木香、砂仁理气。

加减：兼夹食滞，完谷不化者，加麦芽、神曲、山楂消食；呕吐者，加竹茹、丁香止呕；腹痛者，加白芍、川楝子止痛。

【变通法】亦可用肥儿丸（《幼幼集成》）。

3. 肠胃积热

【临床表现】面色黄暗，手足灼热，口渴喜饮，心烦喜怒，呕吐恶心，消谷善饥，脘腹胀满不适，口臭，便秘，尿黄，偏食异物。舌红，苔黄腻，脉滑数。

【病因病机】饮食不节，偏食肥甘，肠胃积热。

【治法】清胃泻火。

【方剂】清热泻脾散（《医宗金鉴》）加减。

药物：生石膏10克（先煎），黄连3克，黄芩10克，炒山栀3~6克，茯苓10克，灯心草3~6克，生地10克。

方义：石膏、黄连、黄芩、山栀清胃泻火，茯苓、灯心导热下行，生地养阴清热。

加减：食滞脘腹胀满，服枳实导滞丸；腹痛夜啼者，加莱菔子、钩藤，腹胀者加草豆蔻、厚朴。

【变通法】清脾养胃汤（《寿世保元》），药用石膏、黄连、黄芩、陈皮、白术、茯苓。亦可用泻黄散（《小儿药证直诀》），药用藿香、石膏、防风、山栀、甘草。均以清胃泻火为法。

（三）医家经验

王鹏飞经验　小儿嗜异症不是疳症，也非虫积所致。系胃内有热，胃热者善饥，饥不择食误食异物，食久成癖。又因异物积滞不化，脾胃受损，运化失常，积滞日久，郁而生热。治疗应以清热解毒为主，予青黛、贯众、紫草、绿豆、白矾等，并辅以建曲、草豆蔻、砂仁、焦山楂健脾和胃之品。若阴血耗伤，面黄肌瘦，贫血明显者，可用黄精、白及、何首乌等养血活血。（《王鹏飞儿科临床经验选》）

（四）易简效验方

1. 白术500克以黄土炒后，研为细末，日3次，每次6克，开水冲服，服药期间忌食瓜果、生冷。用治异嗜症偏食黄土块者。

2. 茯苓、厚朴、陈皮、白术、草豆蔻、泽泻、炮姜、炙甘草各9克，党参、丹参、薏苡仁各12克，苍术6克，每日1剂，水煎服。用治嗜食盐症。

（五）预防护理

饮食多样化，培养正确的饮食习惯，鼓励自食，加强饮食调养。如有肠寄生虫要及时治疗。

（六）评述

西医学认为，异嗜症的发生与感染肠寄生虫病和铁、锌等微量元素缺乏有关。临床依据虫积证治疗，予以驱虫消积。用健脾和胃方法，可改善体内微量元素（锌、铁等）的缺乏情况，恢复和增进正常食欲，纠正偏食异物的行为。除常用的党参、茯苓、山楂、陈皮之外，含锌较多者如补骨脂、煅牡蛎，含铁较多者如当归、黄芪、熟地，铁、锌含量均高的有太子参、仙茅等，可配入辨证方中应用，从而提高临床疗效。

八、小儿顿咳

又称顿嗽、鸬鹚咳、天哮、疫咳、百日咳等。是以痉挛性咳嗽，咳后伴有吸气时特殊的鸡鸣样回声，咯出痰涎后暂停为临床特征的病症。易传染，多见于5岁以下小儿，冬春季节易患病。一般分为初咳期、痉咳期、恢复期三个病期。病因为外感时行疫疠之气，犯于肺卫，与伏痰相搏，阻于气道，造成肺气上逆。病位以肺为主，继则影响于胃而发为呕吐，甚可内陷心肝而昏迷、痉厥。其病理以痰火胶结为主，故痉咳阵作，连咳不已。初咳期，以宣肺化痰，疏风散邪为主；痉咳期，重在涤痰降逆，并予清热化痰，或温化痰浊；恢复期宜健脾益气，或润肺养阴。

（一）辨证要点

初咳期，咳嗽日渐增剧而兼见表证，为邪郁肺卫。痉咳期，以阵发性咳嗽反复发作为主，为痰火胶结。恢复期，干咳少痰或无痰，咳声嘶哑等，为邪衰正虚，肺脾不足等证。

（二）证治方药

1. 初咳期

（1）风寒郁肺

【临床表现】恶寒发热，或寒热不显，喷嚏流清涕，咳嗽声浊，日渐增剧，面苍唇淡。舌苔薄白或白滑，脉浮，指纹淡滞。

【病因病机】风寒郁表，肺气失宣，引动伏痰。

【治法】疏风散寒，宣肺化痰。

【方剂】杏苏散（《温病条辨》）合三拗汤（《太平惠民和剂局方》）加减。

药物：麻黄3克，杏仁10克，苏叶10克，荆芥6克，法半夏6～10克，桔梗6克，枳壳6克，前胡10克，百部10克，陈皮3～6克，甘草3～克。

方义：麻黄、苏叶、荆芥疏风散寒，半夏、陈皮化痰，枳壳、桔梗宽胸，百部止咳，杏仁、前胡宣肺，甘草调和诸药。

加减：痰咯难出，咳嗽频作者加瓜蒌、胆南星清热化痰；唇红心烦，咳频，寒郁化火加黄芩、知母、青黛清肺泻火。咳不止者加紫菀。

【变通法】可用华盖散（《太平惠民和剂局方》）加减，药用麻黄、杏仁、苏子、茯苓、甘草、陈皮、半夏、百部、桑白皮等。

（2）风热郁肺

【临床表现】发热咳嗽，咳声亢扬，逐日加重，鼻流浊涕，面色红，唇色赤。舌尖红，苔薄黄，脉浮数，指纹浮紫。

【病因病机】风热之邪侵袭，首先犯肺，肺气失于宣肃。

【治法】疏风清热，宣肺降逆。

【方剂】桑菊饮（《温病条辨》）加减。

药物：桑叶6~10克，菊花6~10克，薄荷6克（后下），杏仁10克，桔梗6克，连翘6~10克，瓜蒌皮10克，冬瓜子10克，芦根30克，甘草3~6克。

方义：桑叶、菊花、薄荷、连翘疏风清热，杏仁、桔梗、瓜蒌皮、冬瓜子宣肺清肃，芦根清热生津，甘草调中。

加减：可加牛蒡子、百部等肃肺止咳。

【变通法】症重者用银翘散（《温病条辨》）加减，药用金银花、连翘、牛蒡子、芦根、桔梗、蝉蜕、百部、薄荷、桑白皮、车前子等，加强清热解毒，化痰泻肺之功。亦可用麻杏石甘汤（《伤寒论》）加味。

2. 痉咳期

（1）痰热阻肺

【临床表现】痉咳不止，痰稠难出，咳必作呕，涕泪交流，面赤唇红，目睛出血或齿衄、鼻衄，或痰中带血，心烦渴饮，尿黄。舌下系带红肿溃烂，舌红、苔黄腻，脉滑数，指纹紫滞。

【病因病机】邪已化热，与伏痰胶结，致成痰热，阻于气道，肺失清肃。

【治法】清热泻肺，化痰降逆。

【方剂】桑白皮汤（《古今医统》）、千金苇茎汤（《备急千金要方》）、清宁散（《幼幼集成》）合方加减。

药物：桑白皮10克，浙贝母6~10克，黄芩10克，苏子6~10克，葶苈子3~6克，车前子10克（包），芦根30克，冬瓜子15~30克，桃仁10克，杏仁10克，山栀6~10克，黄连3~6克，甘草3~6克。

方义：桑白皮、黄芩、山栀、黄连清热泻火，杏仁、苏子一以宣肺，一以降逆，葶苈子、车前子化痰利水，桃仁、冬瓜子活血化痰，芦根清热生津，甘草调中。

加减：痉咳频繁而内热不甚者，去黄连、山栀，加百部、瓜蒌皮止咳。痰稠难出者，加青黛、海蛤粉、海浮石清肺化痰。痉咳严重者，加僵蚕、蝉蜕、地龙，甚加全蝎、蜈蚣解痉。面目浮肿，加薏苡仁、滑石、茯苓，并重用车前子利水消肿。咳逆呕吐者，加旋覆花、代赭石、法半夏和胃降逆，甚加大黄、牵牛子通下。齿衄鼻衄加生地、丹皮、白茅根、仙鹤草凉血止血。

【变通法】痰热闭肺，发热咳喘，气促鼻扇，口唇紫绀，两肺可闻湿性啰音者，合并肺炎者，宜用麻杏石甘汤（《伤寒论》）加减宣肺清热，平喘化痰。药用麻黄、杏仁、生石膏、桑白皮、葶苈子、黄芩、鱼腥草、紫苏子、蒲公英等，若口唇紫绀加桃仁、赤芍、丹参化瘀，大便不通加大黄、枳实通腑。若进而心阳虚衰，面色苍白，青灰，喘促汗出，心率加快，脉微细疾数，急以参附龙牡汤（经验方）回阳救逆。若热陷厥阴，高热呕吐，神昏痉厥，目睛窜视，合并脑病者，宜用羚角钩藤汤（《重订通俗伤寒论》）合安宫牛黄丸（《温病条辨》）清心开窍，凉肝息风。药用羚羊角粉、钩藤、天竺黄、黄芩、白芍、菊花、连翘、菖蒲、郁金、生石膏、石决明等，送服安宫牛黄丸或紫雪丹。待神清搐止后，再治百日咳。

（2）痰浊阻肺

【临床表现】痉咳不甚剧烈，痰液较为稀薄，面色苍白或萎黄，目胞浮肿，大便溏薄。舌淡或正常，苔白腻或白滑，脉滑，指纹青紫而隐。

【病因病机】风寒郁肺发展而来，素体痰湿较甚，尚未化热而痰浊阻肺。

【治法】散寒化痰，降逆行气。

【方剂】小青龙汤（《伤寒论》）、三子养亲汤（《韩氏医通》）、止嗽散（《医学心悟》）合方加减。

药物：麻黄 3～6 克，杏仁 10 克，细辛 2～3 克，法半夏 10 克，桂枝 3～6 克，五味子 3～6 克，紫苏子 6 克，白芥子 3～6 克，莱菔子 6 克，炙紫菀 10 克，炙百部 10 克，陈皮 6 克，白芍 10 克，甘草 3～6 克。

方义：麻黄、桂枝、白芥子、细辛温肺散寒，降逆平喘。百部、紫菀、紫苏子降逆止咳平喘，半夏、陈皮、莱菔子化痰泄浊，五味子、白芍敛肺，甘草调中。

加减：痉咳甚者加僵蚕、蝉蜕解痉止咳，四肢不温而形寒者加干姜、附子温阳散寒，脾虚加党参、白术健脾益气，面目浮肿加茯苓、车前子利水消肿，呕吐加旋覆花、代赭石降逆和胃。

【变通法】用射干麻黄汤（《金匮要略》）、二陈汤（《太平惠民和剂局方》）亦可。

3. 恢复期

（1）肺阴不足

【临床表现】痉咳缓解后，仍有干咳少痰或无痰，咳声嘶哑，面唇潮红，皮肤干燥，虚烦盗汗，睡卧不安，手足心热，口干咽燥。舌红苔少而干，脉细数，指纹细而色紫。

【病因病机】痰热阻肺之痉咳缓解后，热伤肺阴，余热留恋。

【治法】养阴润肺，清热化痰。

【方剂】沙参麦冬汤（《温病条辨》）加减。

药物：南沙参、北沙参各 10 克，天冬、麦冬各 10 克，五味子 6 克，炙百部 10 克，枇杷叶 6～10 克（去毛、包），桑白皮 10 克，地骨皮 10 克。

方义：沙参、麦冬、天冬、五味子养肺益阴，桑白皮、地骨皮、枇杷叶、炙百部清肺化痰。

加减：口干加天花粉、芦根清热生津，音哑加木蝴蝶、桔梗开音启声，久咳不止加乌梅、诃子敛肺止咳，潮热盗汗加白薇、银柴胡退热。

【变通法】若兼见神疲乏力，胃纳不佳，便清溏腹胀者，上方合六神煎（《慎斋遗书》）以健脾益气，养阴润肺，培土生金。

（2）肺脾气虚

【临床表现】痉咳缓解后，咳声无力，少痰或痰液稀薄，面白神疲，乏力自汗，手足欠温，食少腹胀，或作干呕，便溏。舌淡苔薄而润，脉虚，指纹淡红。

【病因病机】素体脾虚，久咳肺气不足，脾肺气虚，痰湿未尽。由痰浊阻肺而来。

【治法】健脾益气，补肺化痰。

【方剂】六君子汤（《世医得效方》）加减。

药物：党参10克，炒白术10克，茯苓10克，法半夏6~10克，陈皮6克，炙百部10克，炙紫菀10克，杏仁10克，甘草3~6克。

方义：党参、白术、茯苓、甘草补脾益气，培土生金。半夏、陈皮和胃化痰，杏仁、紫菀、百部化痰止咳。

加减：纳食不思加砂仁、蔻仁、神曲开胃，四肢不温加附子、干姜温阳，食后饱胀加苍术、厚朴化湿，食后作呕加紫苏叶、生姜和胃，痰多加紫苏子、白芥子化痰，久咳加诃子、百合养肺止咳，自汗加黄芪、浮小麦、牡蛎益气敛汗。

【变通法】若兼见肺阴不足者，用六神煎（《慎斋遗书》）合百合固金汤（《医方集解》录赵蕺庵方），药用百合、贝母、桔梗、天冬、麦冬、白芍、白扁豆、山药、党参、白术、茯苓、桔梗、甘草，润肺养阴，健脾补气。

（三）易简效验方

1. 新鲜鸡胆汁，加白糖适量调糊，蒸熟服，以每日每岁1/2只鸡胆汁计，最多不超过3只，分2次服，连用5~7日。若无鸡胆，用牛、猪、鸭胆均可，用量参照上述比例计算。

2. 僵蚕、全蝎、蝉蜕、地龙、杏仁、胆南星、天竺黄各3克，黄芩、青黛、甘草、地骨皮、瓜蒌、百部各4克，每日1剂，水煎服。适于痉咳期。

3. 蜜炙枇杷叶、苦参各15克，白芥子2.5克，麻黄7.5克，大黄2.5~5克。每日1剂，前三味用水350毫升煎沸后，加入后二味再煎至45毫升。此为1周岁小儿每日量，分三次服。腹泻去大黄，恢复期加杏仁、紫菀、百合。

4. 百部、贝母各10克，每日1剂，水煎2次，共200~500毫升，分3次服。

5. 牛蒡子、紫苏子、旋覆花各5克，葶苈子3克，青蒿子3~5克，山楂子6克，每日1剂，水煎服。

6. 葶苈五子汤：葶苈子3克，牛蒡子6克，炙紫苏子4.5克，炒杏仁6克，莱菔子6克，川贝母4.5克，炙橘红6克，大枣（去核）5枚。共研粗末（不研亦可），为1岁小儿用量。每日1剂，水煎约取汁60毫升，分3次温服。原治病毒性肺炎，也可移治小儿顿咳。见痰鸣、喘咳、腹胀三大主证，其中以痰鸣为首，喘促次之，腹胀第三。（孙一民经验方）

（四）预防护理

要控制传染源，隔离患儿，对易感人群实行计划免疫，以防为主，以杜绝本病发生。幼小患儿要注意防止呕吐物呛入气管，以防造成窒息。

（五）评述

顿咳即今之百日咳，分期治疗殊为有效。关键在宣肺解痉、化痰止咳，初咳期主以疏风宣肺，痉咳期治以清肺宣肃，恢复期又应培土生金。常用方有杏苏散、桑菊饮、麻杏石甘汤、千金苇茎汤、沙参麦冬汤、六君子汤等。有人据其病因，以标本同治，方用百部、射干、天冬、麦冬、枳实、紫菀、甘草，可用于早期，亦可用于中后期，还有一定预防作用。以全蝎、地龙、僵蚕、蝉蜕等祛风解痉，是有效控制痉咳之又一方法。此外还有用清肝泄火，和胃降逆取效者。

第十八章 中西医结合的症状治疗

中西医结合是现代中医药事业发展的一个重要方面，是中医药学术发展的重要途径和方法。在临床上，运用西医辨病与中医辨证相结合，微观辨证的应用和传统辨证（又称宏观辨证）相结合，是中西医结合的重要表现形式。本章从两个方面分述于下，文末附有无症状疾病的中医治疗。

第一节　以检测指标变化为主症的中医治疗

现代中医临床常有以西医检测指标变化为主症，进行辨证论治取效的成功经验和研究成果。其中包括用心电图、超声、X线检测和血、尿、大便等实验室检查所得为诊断结果者，如心律失常、高血压、蛋白尿等。有些病必须有这样的实验室检查结果才明确诊断，如高血尿酸之于痛风，高血糖之于糖尿病等。以这些检测指标变化为主要依据进行辨证论治，是中西医结合临床的成果。

一、心律失常

心律失常是指心跳起源部位、心搏频率与节律以及冲动传导等的任何一项异常。按其发生的机制，可分为冲动起源障碍和冲动传导失常。常见的心律失常可分为规则或不规则的心动过速性心律失常，和规则或不规则的心动过缓性心律失常两大类。临床上最常见的是过早搏动、阵发性心动过速、心房搏动、心房纤维颤动，以及不同程度的房室传导阻滞等。分属于中医的“心悸”“怔忡”等范围。其病因有外感六淫、内伤七情、饮食不节、吸烟过度、多嗜烈酒，或某些药物中毒、电解质紊乱等。以上诸因可导致心脏受损或功能失调，引起心律失常。

心律失常常反映为脉象的异常，故应特别重视脉诊，常见者为促、结、代等不规则脉。病变部位主要在心，但与肝、脾、肾等脏亦密切相关，实证多为痰为瘀，虚证多为脏腑虚损。基本病理为心气、心阴不足，痰浊、瘀血阻滞，故益气养阴、祛痰化瘀为其重要治法。随着病程久延，正气愈虚，由虚致邪，病势日深，从严重心悸到昏晕、厥脱，甚则导致心气衰竭、心阳暴脱，以致阴阳离决，为心律失常常见的危急变证，严重威胁人体的生命，预后不良，治疗亦难奏效。

（一）辨证要点

快速性心律失常，实证多由痰火、心肝之火或血瘀引起，虚证多为心阴虚、心血虚，或阴虚火旺所致。临床多以数脉、结脉、促脉为主，心电图常显示心动过速、各类早搏及快速房颤。

缓慢性心律失常多因阳气虚损、精血不足所致，临床多以迟脉、缓脉、结脉及涩脉为主，心电图多显示窦性心动过缓、慢性房颤及Ⅱ～Ⅲ度房室传导阻滞等。

（二）证治方药

1. 气阴两虚

【临床表现】心悸怔忡，胸闷气短，乏力身倦，虚烦不寐，眩晕，多汗口干。舌红或淡红，或舌上少津，脉细或结代。

【病因病机】心气、心阴不足，心脉失养，故心悸怔忡。气虚则乏力身倦，胸闷气短。阴虚则虚烦不寐，眩晕，多汗，口干。

【治法】益气养阴，养血复脉。

【方剂】炙甘草汤（《伤寒论》）合甘麦大枣汤（《金匮要略》）加减。

药物：炙甘草10~30克，桂枝10克，党参15克（或人参10克），生地15~30克，阿胶10克（烊冲），麦冬10~15克，大枣10个，淮小麦30克，五味子6~10克，丹参10~30克。

方义：炙甘草、党参（或人参）、大枣补益心气、宁心复脉，生地、阿胶、麦冬养心阴以充养心脉，丹参活血，小麦、五味子养心安神。大量阴药加一味阳药桂枝以温振心阳，寓阴中求阳之意

加减：心悸怔忡甚者，可加磁石、生铁落、生龙齿、紫贝齿以重镇宁心，取1~2味即可。若乏力身倦，气短较重，此为气虚重证，可重用黄芪，或选用高丽参另煎兑入。若瘀血重者，胸闷痛明显，舌暗有瘀斑，加三七粉（分冲）、丹参、川芎化瘀活血；阴虚明显当去参、桂，取吴鞠通的加减复脉汤（《温病条辨》）意，重用生地、麦冬，并加玉竹、北沙参以养阴宁心。

【变通法】心气虚，心悸或怔忡，乏力气短明显，少气懒言，常伴自汗，健忘，面色无华。舌淡苔白，脉细弱或结代。可用升陷汤（《医学衷中参西录》）加减，补益心气、升陷助阳，药用炙黄芪、高丽参或红参10克（另煎兑入）、桂枝、知母、升麻、柴胡、炙甘草、山萸肉、生龙骨、生牡蛎等。若气虚及阳，症见形寒肢冷唇绀者，加重桂枝用量，酌加熟附片、干姜温寒助阳；若气虚夹瘀，症见胸闷憋痛，舌暗紫，口唇紫绀者加丹参、降香活血理气。若痰湿阻滞胸阳，见脘闷欲吐、喉间痰鸣，舌苔腻，加半夏、陈皮、茯苓和胃化痰。

2. 心脾两虚

【临床表现】心悸气短，失眠健忘，头晕目眩，纳呆腹胀，身倦乏力，或有便溏，面色萎黄。舌淡苔薄，脉细弱而结。

【病因病机】心主血脉，心血不足，脉不充盈，血不养心。

【治法】调补心脾，宁心复脉。

【方剂】归脾汤（《济生方》）加减。

药物：党参15克，黄芪15~30克，当归10克，白术10克，茯神10克，酸枣仁15克，远志10克，木香6克，大枣2个，甘草6克，龙眼肉10克，生姜3片。

方义：当归、阿胶、龙眼肉、酸枣仁养血，黄芪、党参、白术、甘草益气，茯神、远志安神，木香理气使诸药补而不滞。

加减：若食少便溏，脾气虚甚，水谷不运，去当归、龙眼肉，加薏苡仁、砂仁、煨肉豆蔻健脾。若心悸，夜梦易惊，加丹参、五味子、珍珠母安神养心。若舌暗有瘀斑，加丹参、郁金、红花、琥珀粉（分冲）活血化瘀。若苔白而腻，痰浊较甚，加半夏、陈皮、茯苓、苍术、厚朴化痰和胃。

【变通法】可用人参养营汤（《太平惠民和剂局方》）加减，补益气血。

3. 痰浊闭结

【临床表现】心悸气短，胸闷憋气明显，阴雨天或进食油腻食物后加重，伴头晕、痰多、食少、恶心。舌质淡，苔白腻，脉弦滑或沉缓、结代。

【病因病机】痰浊凝滞，胸阳痹阻，心脉不通，故心悸而胸闷憋气。

【治法】通阳散结，豁痰宽胸。

【方剂】导痰汤（《济生方》）合瓜蒌薤白半夏汤（《金匮要略》）加减。

药物：半夏 10～20 克，陈皮 10 克，茯苓 10 克，制胆南星 6 克，枳实 10 克，甘草 6 克，瓜蒌 30～60 克，薤白 10 克，桂枝 10～30 克，石菖蒲 6 克。

方义：半夏、陈皮、茯苓、甘草和胃化痰，枳实理气降逆，瓜蒌、薤白通阳散结，制南星豁痰，石菖蒲通窍，桂枝通心脉。

加减：若痰瘀交阻，则宜化瘀祛痰，加三七、丹参、红花等活血药。若见腹胀满，大便不通，舌苔黄者，可加大黄、厚朴、黄芩、黄连以通腑泄热，即用泻心汤（《金匮要略》）合小承气汤（《伤寒论》）法。

【变通法】若痰浊郁久化热，痰热扰心，症见心悸、失眠、烦躁、口干苦、苔黄，或脉滑数者，则宜清热豁痰，宁心安神，可用黄连温胆汤（《六因条辨》）加减，药用黄连、枳实、竹茹、陈皮、茯苓、半夏、黄芩、酸枣仁、胆南星、瓜蒌、远志等。

4. 心肾阳虚

【临床表现】心悸气短，动则加剧，失眠多梦，形寒肢冷，腰膝酸冷，肢面浮肿，气促难以平卧，面色苍白。舌淡胖苔白，脉细沉迟或结代。

【病因病机】久病心肾阳气亏耗，阳不化气，气不行水，致使水湿内停，水气凌心射肺。

【治法】调补心肾，温阳利水。

【方剂】四逆加人参汤（《伤寒论》）合真武汤（《伤寒论》）加减。

药物：淡附子 10～30 克（先煎），干姜 10 克，高丽参或红参 10 克，茯苓 15～30 克，白术 10～15 克，桂枝 10 克，白芍 10 克，车前子 30 克（包），紫石英 15～30 克。

方义：附子温心肾之阳，干姜温中阳，人参补心气，桂枝通阳化气，白芍敛阴缓急，茯苓、白术、车前子健脾利水，紫石英重镇平冲。

加减：若心悸严重，加磁石、龙齿镇逆平冲；伴心胸疼痛加三七粉、丹参、降香活血化瘀；胸闷甚者去白芍，加瓜蒌、薤白、枳壳宣痹通阳宽胸；浮肿难消，心衰不易改善者，可加葶苈子、防己、黄芪、北五加皮强心利水。若水湿内停中焦，胃气失于和降，而兼呕恶者，加半夏、陈皮以降逆和胃。

【变通法】喘促不得卧，汗出肢冷，脉微欲绝，此心阳衰弱而有暴脱之虞，宜急用参附汤（《妇人大全良方》）以回阳救脱，吉林红参、制附子煎汤频服，或加补络补管汤，用山萸肉、生龙骨、生牡蛎固脱（《医学衷中参西录》）。

（三）医家经验

1. 傅宗翰治疗心动过缓经验　辨平脉病脉，心动过缓者首先应辨识其是病脉抑或是平脉，从中医而论，即缓脉与迟脉之区分。两者不能单凭脉率来区别，而应重视其脉形。

（1）辨痰浊瘀血：心动过缓所见之迟脉是为病脉，大多主寒主虚，但迟脉中系邪实壅遏之病机者并非罕有。景岳云："脉迟而滑者，实也。"此系心气被邪实壅遏于内，未能运血布敷于脉。《素问·平人气象论》："脉涩曰痹。"其脉虽迟，但实而有力，此乃邪壅之病脉，究其病因，不外痰浊、瘀血二类。

痰浊扰心而见脉迟者，病人常有心悸之感，其心悸动而有沉重艰涩之感，胸中窒窒，精神不振，外可见痰湿之象、浊腻之苔。治当涤痰通阳，常以二陈汤合菖蒲郁金汤，药用陈皮、半夏、远志、石菖蒲、郁金等，一般少用振奋心阳之剂。一是化热而形成痰火扰心之悸，此时虽暂消心动过缓之症，但并非佳象，其心悸之自身症状加重，心动不安，甚则脉见结代，乍作乍止，常提示有心衰发生之趋势，化火之前可伴见胸部闷痛、寐艰梦多、口中干苦等化火之兆，或见大便秘结、小溲黄浑，此多见于高血压性心脏病、高脂血症的病人，治当清痰火、安心神，以温胆汤化裁，药用胆南星、竹沥、川贝、瓜蒌、天竺黄、远志、海蛤壳、灯心草、茯神、酸枣仁等；二是痰浊蒙遏，旷久不解，心阳无力以抗争，则向正虚之病证转化，此时脉力由有力向无力转变，艰涩向沉弱转化，当从虚论治。

脉迟之际，常伴心胸阵痛、气窒闷阻、呻吟或喜太息、舌色紫黯，其迟脉常兼涩脉，似刀刮竹，脉不流利，或有结代。治当活血化瘀通络，方选失笑散、桃红四物汤加味，药用蒲黄、五灵脂、桃仁、红花、川芎、茜草、丹参、当归等。瘀血之证虽为实证，但有先因心虚而至血瘀者，故化瘀之品宜适当配佐补心通阳之剂，以标本兼顾。

（2）辨血亏阳衰：邪实壅固为心动过缓病因之一，然临床上心动过缓者，正虚常是其后续主因，此以脉迟无力为主要征象。如心血亏虚，容量不敷，则心体失养，心气失用，脉迟无力，其心悸之感犹如空跳，随之头晕目眩、面㿠不泽，甚至昏蒙欲仆。治疗当以补养心血为先，方拟归脾汤，药用当归、熟地、阿胶、针砂、龙眼肉等。

心阳衰微是心动过缓和进一步演变转剧之病理反应，此时脉沉迟无力，自觉心脱如坠，气短喘息，形寒肢冷，面㿠自汗，结合西医学检查，常见有心力衰竭之征兆，此时治疗需温阳益气，以真武汤、生脉散两方合参，用药如红参、附子、黄芪之类。阳衰欲脱之际，须大剂参附或独参汤、参附龙牡汤等以回阳救逆，应及时采用中西医结合抢救扶危之措施。在阳虚之心动过缓中，有一种为心率特别缓慢，时时欲仆，甚至一时晕厥，伴有面色晦暗、气短不续者。其病机固为阴盛阳微，君火不明，但根源在肾，系命门不能蒸运、心阳鼓动无能，临床常伴有腰酸膝软、阳痿尿频诸症。故独温心阳则鞭长莫及，当以温养肾阳为主，兼护其阴，药用菟丝子、巴戟天、肉苁蓉、鹿茸之类，酌配熟地、首乌、当归、红花以调阴血，有"益火之源"之功。

（3）临床辨证应从三方面综合考虑：一是心悸之感，病人的自觉症状，尤其是对心跳的形容描述，诸如有力无力、上悬下脱、空乏沉涩，均有助于对辨证的启示；二是脉象之形常是心悸辨证之主要线索，若能结合心脏之听诊及心电图检查，更能明确诊断，了解其病理特征；三是心动过缓常有其他见症，痰浊、瘀血、阳衰、血亏皆有相应症状可见，有助于临床证候之识别。至于治疗，当在整体观念的指导下，结合心动过缓之证型予以辨证治疗。有些医者以图提高心率为快，投以麻黄、细辛之类，此虽能增加心率，但取效于一时，实寓有“拔苗助长”之弊。正虚之心动过缓者尤当慎用，不可忽视。（中医杂志，1988，6：411－412）

2. 朱锡祺心律失常经验 心律失常是临床常见病症。功能性心律失常，治疗以辨证为主。属器质性者，临床以“冠心”“风心”“病毒性心肌炎”为多见，常在辨证的基础上着重辨病。

（1）功能性心动过速：方用太子参15克，麦冬15克，五味子6克，淮小麦30克，甘草6克，大枣7枚，丹参15克，百合15克，生龙骨、生牡蛎各30克，磁石30克治疗，屡试屡验。心悸甚者加生铁落30克，便秘加生大黄3～4.5克。有些患者腑气通后，心律即转正常。

（2）“冠心”伴心律失常：以气虚血滞为主者，常用七分益气、三分活血之法，以党参、黄芪、丹参、益母草、麦冬为基本方。如属痰瘀者，则用桂枝6克，瓜蒌12克，薤白9克，丹参15克，半夏6克，陈皮6克，郁金9克，旋覆花9克，黄芪15克为主。这类病人虽以痰瘀交阻为主，但常兼有不同程度的气虚，故于豁痰化瘀药中配用黄芪。黄芪补气优于党参，而且善补胸中大气，大气壮旺，则气滞者行，血瘀者通，痰浊者化，此即“大气一转，其结乃散”之谓。

（3）“风心”伴心律失常者：桂枝9克，赤芍12克，桃仁12克，川芎6克，益母草30克，丹参15克，红花6克，黄芪15克。以“通”为主，桂枝为通心脉要药，常配赤芍，各展其长，相得益彰。

（4）病毒性心肌炎伴心律失常者：基本方为生地15克，桂枝6克，麦冬15克，甘草6克，丹参15克，黄芪15克，大青叶15克，苦参15克，茶树根15克。急性发作期邪毒壅盛或热象重者，宜去桂枝、黄芪，加蒲公英15克，地丁草15克。若阴虚症状不明显而气虚症状突出，咽不痛、舌质淡胖或边有齿痕为辨证要点，可去大青叶，加党参12克，桂枝剂量可稍重。（《名医特色经验精华》）

3. 李介鸣治疗病态窦房结综合征经验 病态窦房结综合征，临床表现有心悸怔忡，胸憋心痛，眩晕，脉迟，重者可见昏厥、抽搐等症状。一般归为中医心悸、胸痹、晕厥门类。本病病机在于心肾阳虚，血脉痹阻，若日旷误治又可出现阴阳俱损之象。临床当注意辨别迟脉及兼脉，再结合症状辨证。治以温阳通脉为主，兼施益气、养阴、固脱等法。

（1）阳虚失运：胸憋心痛，怔忡心悸，气短乏力，眩晕阵作，四肢逆冷，神倦畏寒，甚则晕厥。舌质暗淡，脉迟微兼有结代。治以温阳益气、和络复脉。红参15克，细辛6～15克，制附子10克，炙麻黄6克，丹参18克，枸杞子12克。兼血瘀加川芎12克，红花12克；兼气滞加佛手10克，香橼12克；兼心痛加延胡索12克，生蒲黄12克；头晕加石菖蒲、蔓荆子各12克；兼脉快慢不调（房颤）者加珍珠母30克，百合20克。

（2）气虚血瘀：怔忡胸憋，气短喘息，全身乏力，时时眩晕，舌淡暗有瘀斑，脉迟涩兼有结代。治以益气活血、温通和络。人参6～15克，炙黄芪15～30克，甘草6克，丹参15～30克，当归12克，细辛3～12克，肉桂6～9克。兼阴虚者加玉竹、麦冬各12克；胸憋者加瓜蒌30克，薤白12克；失眠者加酸枣仁、柏子仁各12克。

（3）气阴虚损：心悸怔忡，头晕目眩，甚则晕厥，胸憋气短，失眠神倦，口干喜饮，盗汗烦热，舌红少苔，脉迟细无力，间有小数。治以益气养阴、通阳和络。生晒参12克，五味子12克，麦冬12克，沙参25克，生地18克，山茱萸12克，细辛3～12克，丹参18克。虚热加知母、黄柏各10克；气虚重加黄芪、黄精各12克；神衰加夜交藤30克，合欢花12克。

（4）阴阳欲离：心悸怔忡，时时眩晕，胸憋喘促，口干烦躁，畏寒肢冷，不能行动，甚则晕厥神昏，手足抽搐，喘促气急，舌淡少苔或舌苔剥落，脉微欲绝、三五不调，或见屋漏脉。治以维阴护阳，益气固脱。人参10～15克，玉竹10克，五味子10克，丹参18克，淫羊藿15克，细辛3～12克，制附子3～10克，百合20克，珍珠母30克，黄芪30克。厥脱重证，当急煎人参30克，顿服固脱。阳虚偏重用红参，阴虚偏重用西洋参，一般用白参。呕吐可加用旋覆花代赭石汤。（中医杂志，1999，5：277－278）

4. 魏执真治疗“瘀热”型快速性心律失常经验

（1）快速性心律失常：属阳热类心律失常，各种病因均最终可致血脉瘀阻，瘀郁化热，瘀热扰心而发病。“瘀热”是快速性心律失常发病的关键环节。快速性心律失常，据辨证可分别治以益气养心、滋补肝肾、温通心阳、化痰开窍、理气活血。在运用上法基础上，重用赤芍、丹皮、黄连清热凉血活血，可提高疗效。

（2）几种阳热脉象

1）数脉、疾脉、脱脉。窦性心动过速出现数脉，而阵发性室上性心动过速或室性心动过速则出现疾脉、脱脉，均属阳热之脉。

2）促脉。相当于快速性心律失常的脉象，结代脉相当于缓慢性心律失常的脉象。促脉属阳热类，结代脉属于阴寒类。

3）涩脉。心房纤颤患者脉象的特点不是间歇，而是强弱快慢绝对不齐，“参伍不调”，脉流涩滞不畅，阴血不足更加明显。涩脉本身尚有迟而缓之意，所以涩脉是指心房纤颤且心率偏慢者的脉象，快速型房颤则属于涩而数脉，涩而数脉则表明有阳热内盛的表现。窦性心动过速、室上速，基础心率偏快的各种早搏及快速型房颤，其脉象即在数、疾、脱、促、涩而数的范围内，均属于阳热类心律失常，这类患者就存在“瘀热”。

（3）主要病因病机：心脏亏虚，血脉瘀阻，瘀郁化热。在临床可分为两个证型。

1）心气阴虚，心脉瘀阻：治以益气养阴，活血通脉，凉血清热，方用“调脉汤”（太子参、麦冬、五味子、丹参、川芎、香附、香橼、佛手、赤芍、丹皮、黄连）。

2）痰湿阻络，血脉瘀阻，瘀郁化热：治以化痰理气，活血通脉，凉血清热之法，方用太子参、紫苏梗、陈皮、半夏、白术、茯苓、厚朴、丹参、香附、香橼、佛手、丹皮、赤芍、黄连。舌苔薄白、少苔、无苔者属心气阴虚、心脉瘀阻，苔白厚腻者属痰湿阻络，心脉瘀阻，痰郁化热。丹皮、赤芍用量必须要大，以25～30克时效果较佳。如果大便干结则可大量使用，一般可从10～15克开始逐渐加量，出现便溏腹泻则加诃子肉。方中用黄连具厚肠止泻之功，可减少牡丹皮、赤芍的滑肠之弊，木香配黄连可增加止泻功效。治疗中观察大便情况是调整药量的关键。（中医杂志，2003，3：235－236）

（四）易简效验方

1. 常山3～12克，苦参15～30克，姜半夏9克，茵陈15克，瓜蒌皮9～15克，虎杖9～15克，丹参9～30克，炙黄芪9～30克，炙甘草9～30克。常山、苦参需从小剂量用起，每剂2煎，取汁兑匀，分2次服。凡早搏在每分钟10次以上者，每日2剂；早搏在每分钟6～10次者，每日1.5剂；每分钟5次以下者，每日1剂，水煎服。适于各种早搏。

2. 熟地15克，肉桂3克，麻黄5克，鹿角胶10克（可以鹿角片或鹿角粉、鹿角霜代用），白芥子10克，炮姜炭5克，生甘草10克。每日1剂，分2次煎，每煎又分2～3次服完。适于各种心律失常属阳虚者。

3. 生甘草30克，炙甘草30克，泽泻30克，每日1剂，水煎服。有兼症如烦躁有汗、自觉寒热无常、失眠等者，先投桂枝加龙骨牡蛎汤，然后再服本方。适于室性早搏。

4. 麻黄10克，附子（先煎）20克，细辛5克，红参20克，丹参25克，麦冬15克，当归15克，郁金12克，每日1剂，水煎服。主治缓慢性心律失常。

5. 定心汤：苦参、黄连、酸枣仁各10～20克，茯苓、党参、灵芝、丹参、赤芍、瓜蒌各10～15克，三七3～6克。每日1剂，水煎服。适于快速性心律失常。阴虚内热加麦冬、生地黄，瘀血阻滞加红花、川牛膝，痰湿内阻加法半夏、胆南星、白芥子，阳气亏虚加黄芪、桂枝、制附子。

6. ①万年青15～30克，当归15～30克，甘草6～9克。虚实通用，必要时与2方和3方同用。②附子9克，当归15～30克，甘草6～9克。③党参（或北沙参）15克，麦冬9克，五味子6～9克。治早搏，随证和他方合用。（张伯臾经验方）

7. 干姜、附子（先煎）各15克，肉桂（后下）、川芎、麻黄各10克。日1剂，水煎服。治窦性心动过缓，阴寒内盛，脉迟缓，舌淡、苔白滑者。

（五）预防护理

避免精神紧张和疲劳，戒除烟酒，劳逸结合，精神乐观，以减少本病发生。有器质性心脏病者，应积极防治原发病，及时控制、消除原发病因和诱发病因，预防感冒，按时用药。病情重者要卧床休息，严密监护。

（六）评述

1. 心律失常成因 可发生于器质性心脏病的基础上，也可由于单纯的功能失调而致。任何可影响心脏内冲动的形成和传导的因素，均会使心脏的活动规律发生紊乱，就可能形成心律失常。引起心律失常的原因甚多，除心肌本身病变以外，亦常见于某些感染、电解质紊乱（尤其是高血钾或低血钾）、某些药物（如洋地黄类药物，奎尼丁、锑剂等）的过量使用或毒副作用、情绪波动、吸烟过度、饮浓茶或酗酒等，均可导致心律失常。

2. 快速性心律失常 虚者多为心阴虚、心血虚或心肾阴虚，实邪多为痰火、心肝之火或血瘀。心阴虚多选用麦冬、玉竹、五味子等；心血虚多选当归、丹参、熟地等；心肾阴虚则选生地、熟地、天冬、麦冬、女贞子、白芍等。实邪如属痰火，常选青礞石、天竺黄、陈胆星、全瓜蒌、枳实、黄连等。如属心肝火旺，则选山栀、黄连、连翘、黄芩、夏枯草、竹叶心等。血瘀则选丹参、川芎、赤芍、桃仁、红花、降香、三七粉等。快速性心律失常要加强重镇安神宁心药物的使用，配伍一些经临床和实验证实的具有抗心律失常作用的药物如苦参、玄参、葛根，以加强辨证论治方药的作用。对于来自窦房结以外的异位搏动，有学者提出可将其理解为“风胜则动”。可由肝阴、肝血不足，虚风内动，干扰心神所致，此所谓“风为百病之长”及“善行而数变”。因此提出用心肝同治法，在益气养血、宁心安神方药中，配伍息风镇肝通络之品，如全蝎、蜈蚣、地龙、白蒺藜、石决明等。

3. 缓慢性心律失常 多因少阴心肾阳气虚衰，气血运行迟缓而脉络受阻所致。温阳药多选附子、干姜、细辛、麻黄、淫羊藿、桂枝、肉桂、紫河车、鹿角、枸杞子、杜仲、菟丝子等。附子小至3~6克，大至30克以上，附子先煎1~2小时，温阳强心作用可得以加强。细辛小至2克，大至6~15克。益气药重用参类和黄芪等。人参可选用人参或高丽参、红参，量宜在3~10克左右为宜，固脱时可用至15~30克，浓煎频服。少量则无固脱作用，用之得当，可起沉疴危症。还可选用当归、生地、麦冬、黄精、阿胶、墨旱莲、女贞子等，使“阳得阴助，则生化无穷”，并达到纠偏制衡的作用。

4. 炙甘草汤 是治疗心动悸、脉结代的良方，在应用时炙甘草、生地、大枣用量宜大，必要时炙甘草可用至15~30克、生地30~60克、大枣30个。偏于气虚者加重人参用量，偏于阴虚者可加重生地、麦冬用量，偏于阳虚加重桂枝用量，偏于血虚加重阿胶用量。蜀漆、龙骨、牡蛎等为治心动悸之要药，可适当配合使用，也可选择性配入某些现代研究证实具有抗心律失常作用的中药。

5. 脉象的变化 在心律失常的辨证中，最具有鉴别价值的是脉象的变化。心律失常是指心脏搏动频率与节律的异常，所以不同种类的心律失常必然出现反映各种根本特点的脉象。如窦性心动过速呈现的脉象为数脉；而阵发性室上速所表现的脉象则为疾脉；早搏基础心率快者为促脉，基础心率慢者为结代脉。心房纤颤心率慢者为涩脉，心率快者则为涩而数之脉。缓慢型心律失常，心动过缓者首先应辨识其是病脉抑或平脉，也就是缓脉与迟脉之区分。故不能单凭脉率来区别，而更应重视其脉形。同时当注意辨别迟脉及其兼脉，再结合症状而辨证。在辨证中应以脉为主，四诊合参，当脉症有矛盾时，可按照“舍症从脉”的原则，反之则会影响疗效。

6. 因地制宜 我国南方地区气候常年高温多雨潮湿，尤其是两广和海南地区，一年中日最高温度超过30℃的时间达半年以上，常年相对湿度在60%~95%之间。气温高、湿度大，成为我国南方地区人群患病的重要因素。湿热为患，或夹湿夹热为患，是南方地区多数疾病的特点。在我国南方地区快速性心律失常多以痰、热、瘀、虚并见为病症特点，缓慢性心律失常则以虚、瘀、痰为病症特点。对此，可分别制定应用凉血清热、祛瘀化痰和温阳补气、散瘀化痰配伍的中药复方以治疗心律失常。

7. 成方应用 气虚血瘀用补阳还五汤，气滞血瘀用血府逐瘀汤，心阳不振用真武汤、桂枝龙骨牡蛎汤，气血两亏用炙甘草汤，随证加生脉散、柏子仁、桂枝、远志、石菖蒲等强心。确系冠心病之心律失常，用葛红汤（羌活 15 ~ 30 克，川芎 10 克，红花 6 ~ 10 克，葛根 30 ~ 60 克）。此乃祝谌予经验。

二、高血压

高血压是以体循环动脉血压增高为主的临床征象。可分为原发性和继发性两大类，原发性者又简称为高血压病，继发性者则多因肾小球肾炎、肾盂肾炎、肾动脉狭窄、原发性醛固酮增多症、库欣综合征和嗜铬细胞瘤等引起。中医药以治疗原发性高血压为主，兼及部分肾性高血压。

高血压总由阴阳失调、痰瘀互结所致。初期以肝阳上亢、肝火上炎为主；中期则可呈肝肾阴虚、阴虚阳亢为主；后期可见阴损及阳、阴阳两虚，痰瘀互结、风阳内动者。值得注意的是，痰浊中阻、瘀血阻络之证，与心脑血管疾病及心衰、肾衰等合并症的发生有一定的相关性，且常导致严重后果，因此在中医证治过程中必须予以重视。

在治疗上，高血压实证多责之于肝，肝火、肝阳、肝风可分别予以清肝、潜阳、息风，并需顾及肝气之疏泄条达，疏肝和血之药不可少。高血压虚证多责于肾，滋阴与潜阳同用于阴虚阳亢，滋肾与养肝同用于肝肾阴虚，温肾阳与滋肾阴同用于阴阳两虚。其中，又必须根据临床表现，及时选用活血化瘀、化痰泄浊之法。

（一）辨证要点

情志不遂，烦躁易怒，头目胀痛，眩晕面红，目赤口苦，病在肝。久病不已，耳鸣脑空，手足心热，腰膝酸软，面红烘热，病在肾。早中期，肝火上炎、肝阳上亢为实。中后期，肝肾阴虚，阴阳两虚为虚。而痰瘀之证可见于高血压各期。肝风内动则为高血压急性发作。

（二）证治方药

1. 肝火上炎

【临床表现】头目胀痛，眩晕，收缩压因情绪因素而波动性升高，情绪稳定时常可恢复正常，面红目赤，烦躁易怒，口苦咽干，胸胁不舒，小便黄，大便干结。舌质红、苔黄，脉弦数有力。

【病因病机】病变早期，情志不遂，肝郁化火，肝火上炎。

【治法】清泄肝火。

【方剂】龙胆蒺藜汤（施今墨经验方）加减。

药物：龙胆草 6 ~ 10 克，白蒺藜 10 克，桑叶 10 克，菊花 10 克，白薇 10 克，丹皮 6 ~

10克，黄芩10克，夏枯草10～15克，苦丁茶10克，赤芍、白芍各10克，甘草6克。

方义：龙胆草、夏枯草、黄芩、苦丁茶清泄肝火，赤芍、丹皮凉血清热，白蒺藜、白薇凉肝息风，桑叶、菊花清利头目，白芍、甘草缓肝调中。

加减：口苦、心烦、头痛、目赤，热盛者加寒水石、石膏清热泄火。小便黄者加车前草、泽泻清利，大便秘者加生大黄、决明子通便。胸胁不舒，情绪波动者加小剂量柴胡、枳壳，合白芍、甘草为四逆散（《伤寒论》），疏肝解郁。头晕目眩，血压波动不定，加石决明、钩藤息风定眩。口舌干燥，热盛伤阴者加生地、玄参养阴清热。

【变通法】心肝火旺，心胸烦热，溲黄便秘者，可用凉膈散（《太平惠民和剂局方》）加减，清上中焦热以泄热降压。药用大黄、玄明粉、竹叶、山栀、连翘、杏仁、甘草，酌加莲子心、黄连。如见肝郁血虚，脾胃不和，肝火不甚者可用丹栀逍遥散（《内科摘要》）加减，疏肝和血、清热泄火，并可酌加连翘、菊花等。本证尚可长期用菊花、野菊花泡茶饮用，有清泄肝火、降压明目效果。

2. 肝阳上亢

【临床表现】头晕目眩，头重欲仆，头目胀痛，收缩压与舒张压均持续升高，遇郁怒、劳累加重，面赤颧红，心烦失眠，下肢酸软轻浮。舌红，脉弦。

【病因病机】肝肾阴虚，不能制阳，肝阳上亢。本证在高血压中常见，中后期亦有出现，常为中风、冠心病等合并症发作之前期阶段。

【治法】平肝潜阳。

【方剂】天麻钩藤饮（《杂病证治新义》）加减。

药物：天麻10～15克，钩藤10～15克（后下），石决明30克（先煎），牛膝15～30克，桑寄生15克，益母草15～30克，杜仲15克，茯神15～30克，黄芩10～15克，山栀10克，石菖蒲10克，车前草15～30克。

方义：天麻、钩藤、石决明平肝潜阳，息风定眩以治标。牛膝、桑寄生、杜仲补益肝肾以治本。山栀、黄芩泄热，茯神、石菖蒲安神，益母草、车前草有活血、利水降压作用。该方根据降压药理研究结果组成，又符合中医证治规律，是高血压常用代表方之一。

加减：目赤、口苦、心烦、头痛，肝火盛者加夏枯草、丹皮凉肝泻火。下肢酸软，目干涩糊，面赤颧红，五心烦热，舌红无苔，即兼阴虚者加生地、玄参、枸杞子、菊花滋阴清热。肢体麻木加豨莶草、鸡血藤祛风通络，颈项板紧不舒加葛根舒筋通脉，失眠不安加夜交藤、柏子仁安神。头重欲仆有肝风征象，加羚羊角、菊花息风清热。兼瘀血者加丹参、红花化瘀，兼痰湿者加泽泻、白术、胆南星、半夏利湿化痰。

【变通法】若下虚上实者，可用建瓴汤（《医学衷中参西录》）加减镇逆平冲，药用代赭石、龙骨、牡蛎、生地、白芍、山药、牛膝、柏子仁等，牛膝、代赭石必用至30克以降逆平肝，若体实便秘可加大黄，兼瘀者酌加桃仁、丹参，此张锡纯法。或用镇肝熄风汤（《医学衷中参西录》）加减，亦镇逆平肝之剂，药如牛膝、代赭石、龙骨、牡蛎、龟甲、白芍、玄参、天冬、茵陈、川楝子等，痰多加胆南星，心中烦热加石膏，尺脉虚加熟地、山茱萸。值得注意的是，平肝潜阳药常用龙骨、牡蛎、龟甲、石决明、代赭石以镇潜，天麻、钩藤以平肝，但必须配合牛膝、桑寄生、杜仲温养补肾，或玄参、生地、天冬、白芍滋阴柔肝，是标本兼顾之法。牛膝疏补肝肾，又能祛瘀活血，且能引药下行，故必大剂投之。

3. 痰火内盛

【临床表现】头重胀痛，头晕目眩或昏蒙，胸闷泛恶多痰，纳差腹胀，心烦易怒，失眠多梦，或嗜睡鼾眠，口苦或黏腻，小便黄，大便秘结。或形体肥胖，或检查有高脂血症。舌胖，苔厚腻、水滑、上罩黄色，脉弦滑数。

【病因病机】嗜食肥甘，或禀赋痰湿，痰湿、肝火蕴结，久而不去，上扰清空。本证可兼杂在其他主要证候中，出现于高血压各期。

【治法】清热化痰。

【方剂】清气化痰丸（录自《医方考》）合黄连温胆汤（《六因条辨》）加减。

药物：全瓜蒌15～30克（打碎），黄连6～10克，黄芩10～15克，石菖蒲10克，竹茹10克，胆南星10克，法半夏10～15克，化橘红10克，茯苓15克，桃仁、杏仁各10克，枳实6～10克。

方义：瓜蒌化痰清热，合枳实宽胸理气。黄连、黄芩清热，桃仁、杏仁润肠，石菖蒲、胆南星、半夏化痰浊，竹茹、陈皮和胃降逆。

加减：胸闷心痛加薤白宣痹通阳，即合瓜蒌薤白半夏汤（《金匮要略》）用。头重如蒙加苍术、荷叶，口中腻黏加藿香、佩兰，为芳化泄浊之品。兼有高脂血症者，加山楂、僵蚕、泽泻、槐花，凉血化痰、祛浊降脂。兼肝阳上亢，血压过高时，可加牛膝、钩藤、天麻、石决明，即合天麻钩藤饮（《杂病证治新义》）用以平肝。若大便秘结、数日一行，可加生大黄、玄明粉，通便泻火以降压。痰瘀互结，酌加丹参、红花、葛根活血化瘀。

【变通法】大便秘结、痰火上扰，热象重时，可暂用当归龙荟丸（《黄帝素问宣明论方》）清热泻肝、通便降逆，药用黄连、黄芩、大黄、山栀、龙胆草、当归、芦荟等。若头晕沉重、目眩耳鸣，肢体困重，或如坐舟车、天旋地转，呕恶清涎，苔白腻，脉沉滑，可用半夏白术天麻汤（《医学心悟》），涤痰化湿、平肝定眩，方即二陈汤加白术、天麻，可加入泽泻、胆南星。

4. 肝肾阴虚

【临床表现】头晕目眩，耳鸣脑空，手足心热，心烦失眠，腰膝酸软，面红烘热，易汗出，舒张压增高而长期不降。舌红少苔或光剥，脉细数。

【病因病机】肝阴虚则目眩头晕，肾阴虚则腰酸耳鸣，阴虚而内热，故心烦、手足心热、面红烘热。是属高血压中期，血压持续不降，但尚稳定。

【治法】滋补肝肾，养阴凉血。

【方剂】杞菊地黄汤（《医级》）合二至丸（《证治准绳》）加减。

药物：枸杞子10～15克，菊花10～15克，山茱萸15克，生地、熟地各15克，山药

15 克，丹皮 10 克，泽泻 10 ~ 15 克，茯苓 15 ~ 30 克，牛膝 15 克，墨旱莲 10 克，女贞子 10 克。

方义：山茱萸、熟地、山药滋补肾阴，泽泻、茯苓淡渗利湿，枸杞子、菊花、墨旱莲、女贞子养血柔肝，丹皮、生地凉血清热，牛膝引药下行。

加减：阴津亏损，口干，烘热汗出，便秘者，用大剂生地、麦冬、玄参，即加入《温病条辨》增液汤，养阴生津。腰膝酸软加川断、桑寄生、杜仲补益肝肾，且有降压作用。下肢浮肿，小便不利者，加车前草、益母草利水消肿。若兼见瘀热加赤芍、丹参，既能凉血又能活血。

【变通法】若既有肝肾阴虚，又有肝阳上亢表现时，当根据标本虚实之主次轻重不同，斟酌选方用药。肝肾阴虚为主，一般症情尚稳定，可以杞菊地黄汤（《医级》）为主。肝阳上亢为主，多见头目肢体及全身症状，常有中风等合并症之先兆，当用天麻钩藤饮（《杂病证治新义》）、镇肝熄风汤（《医学衷中参西录》）为主。亦可两者交替应用，以缓治之，标本兼顾。

5. 阴阳两虚

【临床表现】头晕目眩，精神萎靡，神疲乏力，心悸健忘，脑空耳鸣，腰膝酸软，短气胸闷，足凉而手足心热，或下半身冷、上半身热，或面颊、目下暗黑灰滞，或颧红升火，夜尿多，时而面浮足肿，男子阳痿阴冷或遗精早泄，妇女月经不调、性欲淡漠。舒张压持续升高，顽固不降，用药效果不显著。舌质红瘦或淡胖，脉沉弦或细数。

【病因病机】肝肾阴虚日久，渐而阴损及阳，阴阳两虚而失去平衡状态。故时而阴虚内热为主，时而阳虚外寒为主。本证多见于高血压后期，常合并心、肾、眼底、血管硬化及脑合并症。

【治法】补肾气，滋肾阴，温肾阳。

【方剂】地黄饮子（《黄帝素问宣明论方》）加减。

药物：生地、熟地各 15 ~ 30 克，玄参 15 ~ 30 克，山萸肉 10 ~ 15 克，川石斛 10 ~ 15 克，麦冬 10 ~ 15 克，五味子 10 克，石菖蒲 10 克，炙远志 10 克，巴戟天 10 ~ 15 克，肉苁蓉 10 ~ 15 克，杜仲 15 克。

方义：巴戟天、肉苁蓉、杜仲温肾阳，生地、熟地、玄参、山萸肉补肾阴，石斛、麦冬、五味子养阴敛液，石菖蒲、远志安神养心。

加减：若阳虚形寒足冷，加附子、肉桂温阳；若年高患者舒张压持续不降而气虚者，加生黄芪 30 克、陈皮 5 克，补虚益气。若兼瘀血者，加丹参、益母草、红花化瘀。夹痰浊者去生地、玄参、麦冬、石斛、肉苁蓉以免呆滞，加半夏、陈皮、茯苓、甘草化痰。

【变通法】更年期高血压，不论男女，阴阳两虚者，可用二仙汤（经验方），药用仙茅、淫羊藿、巴戟天温阳，知母、黄柏泻火，当归、白芍、生地养血，酌加枸杞子、五味子、女贞子、菟丝子补肝肾。若面浮足肿，动则气短，心动悸，面色黧黑灰滞，用真武汤（《伤寒论》）加减，温阳利水，药用附子、白芍、白术、桂枝、茯苓、泽泻、益母草、泽兰。又有用杞菊地黄汤加附子者，附子用少量以引火归原，助杞菊地黄丸之补肾养阴。如阴阳两虚，伴见肝郁者，可用金匮肾气丸、逍遥散、交泰丸加减，药用柴胡、白芍、白术、茯苓、黄连、牡蛎、肉桂、附子、熟地、山药、山茱萸、杜仲，亦为高血压治疗之变法。

6. 肝风内动

【临床表现】头晕目眩，如坐舟车，行走飘浮，肢体麻木，两手震颤，或半身肢体无力。面红目赤，心情急躁，便秘尿黄，舌红尿黄，脉弦数、滑数为实；肢麻肉瞤，烘热升火，视物模糊，脉细数而弦，舌红少苔为虚。

【病因病机】肝阳上亢，肝用过强，升动无制，化火生风，表现为风阳上扰之实热证。肝肾阴虚，阴不制阳，水不涵木，虚风内动，表现阴虚精亏之虚热证。实者易夹痰瘀，虚者则必阴虚。本证为高血压急性发作，脑卒中之前期。

【治法】肝风内动宜平肝息风，实者以清热凉肝，虚者须滋阴潜阳。

【方剂】

（1）风阳上扰之实热证，用羚角钩藤汤（《重订通俗伤寒论》）合镇肝熄风汤（《医学衷中参西录》）加减。

药物：羚羊角 1.5~3 克（分冲），钩藤 15~30 克（后下），桑叶 10 克，菊花 15 克，白芍 15 克，生地 15~30 克，茯苓 15~30 克，代赭石 30 克（先煎），生牡蛎 30 克（先煎），牛膝 15~30 克，天麻 15 克，石决明 30 克（先煎）。

方义：羚羊角、钩藤凉肝息风，桑叶、菊花清热，白芍、生地养阴柔肝，天麻平肝定眩，茯苓安神养心，代赭石、石决明、牡蛎镇逆平冲，牛膝引药下行。

加减：肝火旺者，加夏枯草、山栀、牡丹皮、连翘清肝，甚者加牛黄清心丸 1 粒、日 2 次，以清心开窍、泻肝醒脑。大便秘结者，加生大黄、玄明粉通下泻火。夹痰热者，加礞石、大黄、黄芩、枳实，即合礞石滚痰丸（王隐君方），泻热逐痰。

【变通法】若风阳上扰，四肢抽搐，神志昏迷，则用息风定痉、开窍清热法。用羚角钩藤汤合犀角地黄汤（《备急千金要方》）加减。羚羊角 3 克（分冲），水牛角 30 克，生地 30 克，白芍 15 克，牡丹皮 10 克，钩藤 30 克（后下），全蝎 5 克，蜈蚣 2 条，天麻 15 克，水煎日服 2 剂，另以紫雪丹 2 克化服，日 2 次。

（2）阴虚风动之虚热证，用大定风珠（《温病条辨》）加减。

药物：生地 15~30 克，麦冬 15~30 克，玄参 15~30 克，白芍 15 克，龟甲 15~30 克（先煎），牡蛎 15~30 克（先煎），炙鳖甲 15~30 克（先煎），五味子 10 克，火麻仁 10 克（打），山萸肉 10~15 克。

方义：生地、麦冬、玄参滋阴清热、增液生津，牡蛎、鳖甲、龟甲潜阳育阴，山萸肉、五味子、白芍酸收敛肝，火麻仁润燥通便。

加减：肢体麻木、筋惕肉瞤，两目模糊，为肝阴血虚者，加当归、首乌、桑椹、枸杞子养血柔润。夹有血热者加丹皮、赤芍凉血清热，瘀血者加益母草、丹皮、丹参凉血活血。有痰热者加天竺黄、石菖蒲、胆南星，并去麻仁、五味子、山萸肉、白芍诸酸敛者，以化痰清热。

【变通法】虚风内动者轻则用加减复脉汤（《温病条辨》），重则用大定风珠。但其本在阴精亏损，故必用生地、玄参、麦冬增液，待症情平复时，可用左归丸（《景岳全书》）滋肾养阴，加平肝息风药以缓图调理。

（三）医家经验

1. 施今墨学派经验

（1）施今墨经验：将其分为虚实两型，凡积热生火、热迫血逆、腑实便结者属实性高血压，用龙胆泻胆汤、三黄石膏汤等苦寒直折，清泻肝火。如肝肾阴虚、下虚上盛、阴不敛阳者属虚性高血压，治宜左归饮、杞菊地黄汤、四石汤（灵磁石、紫石英、代赭石、石蟹）等上病下治，滋阴潜阳。

（2）祝谌予降压中药分类

1）清肝泻火，龙胆草、黄芩、黄连、黄柏、山栀、夏枯草、苦丁、槐花、白薇、木贼草、决明子。

2）平肝息风，钩藤、天麻、地龙、菊花、白蒺藜、全蝎。

3）重镇潜阳，珍珠母、灵磁石、代赭石、生龙骨、紫石英、紫贝齿。

4）活血化瘀，茺蔚子、红花、川芎、生山楂、葛根、豨莶草。

5）引血下行，怀牛膝、桑寄生、益母草、当归、鸡血藤。此外，如生黄芪、人参、刺五加、灵芝、五味子具有双向调节作用，既可使偏低的血压增高，又能让过高的血压降低。

（3）薛钜夫治高血压两方

1）杞菊逐瘀汤：血府逐瘀汤加枸杞子、菊花、生黄芪、夏枯草、桑寄生、葛根等，用于肝郁血瘀的实性高血压。使用指征：病人收缩压高，舒张压不高；舌下络脉瘀滞，脉弦；伴有眼睛干涩、耳鸣、睡眠欠安等。

2）仙柏降压汤：淫羊藿、黄柏、生黄芪、赤芍、川芎、当归、桃仁、红花、地龙等。用于虚性高血压。常见舒张压高，收缩压正常或稍有升高；失眠，眩晕，记忆力下降，注意力不集中等症，尤以妇女更年期高血压最为常见。

3）加减：头晕头痛加蔓荆子、茺蔚子。头昏头沉，头脑昏蒙，加远志、石菖蒲。高血压合并心脏病变，如心绞痛以胸憋胸闷为主，加石菖蒲、郁金；针刺样疼痛加丹参、三七；胸痛连及后背，则加菊花、羌活。脉律不整，加生脉散。合并冠心病出现胸憋气短，则加桔梗、枳壳、杏仁、薤白，即上下左右调气汤。高血压出现脑血管病变，如口眼㖞斜则加僵蚕、全蝎。此外，腰痛、下肢无力加千年健、狗脊、十大功劳叶、桑寄生；下肢麻木加豨莶草、鸡血藤。下肢静脉血栓，下肢偏凉，加麻黄、桂枝、附子，温通经络。下肢水肿，加防己黄芪汤或防己茯苓汤。合并老年退行性骨关节病，加骨碎补、续断、熟地、细辛。（《国医薛钜夫》）

2. 柴浩然治疗高血压“反跳”经验

（1）疏肝理气，将顺肝木之性：适用于肝郁气滞、化火上冲所致的高血压或出现“反跳”者，此证虽有肝火上冲，初用清肝泻火之法即效，但因肝火乃肝失疏泄、气郁化火所致，屡用清肝泻火之法，其苦寒清降有悖肝的疏泄条达之性，使肝气愈郁愈逆，血压波动较大，不时出现“反跳”。这种情况尤其是在情志不遂、忧思恼怒，或正值经前期、更年期、精神过度紧张时，更为明显。主张以疏肝理气为主，常用逍遥散或四逆散加天麻、钩藤、菊花、夏枯草等。

（2）行气活血，调理气血郁滞：适用于气血郁滞、肝阳偏亢所致高血压，或中风瘀风阻络、肝阳上亢而血压波动不稳定者。此证由于气血郁滞以至气血逆乱，上冲于脑，而使肝阳上亢加重。若单纯平肝潜阳，气血逆乱得不到恢复，往往出现血压波动较大，甚或反跳。以行气活血为主，调理气血郁滞，常用血府逐瘀汤加天麻、钩藤、珍珠母等平肝潜阳之品。

（3）降胃安冲，有利肝阳下潜：适用于胃气不降、冲气上逆所致高血压者。因胃气以下行为顺，冲气以敛藏为常。肝阳上亢易引动胃气、冲气上逆，而胃气、冲气上逆又能助长肝阳上亢。故长期服用平肝潜阳之剂，而未顾及胃气不降与冲气上逆，往往会出现高血压“反跳”现象。以降胃安冲为主，则有利于肝阳的下潜，常用《金匮要略》奔豚汤（甘草、川芎、当归、半夏、黄芩、葛根、白芍、生姜、甘李根白皮）加生代赭石、生龙骨、生牡蛎等平肝潜阳之品。

（4）温肝散寒，以利浊阴下降：适用于肝胃虚实、浊阴上逆所致高血压“反跳”者。形成本证，一是长期服用平肝潜阳、清热镇逆等重坠寒凉之剂，损伤脾胃，内生寒湿痰浊，随肝气上逆；二是素体阳弱，肝气不畅，中焦升降失司，痰浊内生，而随厥阴肝经上逆；三是久病不愈，年高阳衰，体质从阴化寒，以致阴寒痰浊之邪上逆，阻塞清窍。温肝散寒，使浊阴之邪下降，常用《伤寒论》吴茱萸汤合半夏天麻白术汤。

（5）温化痰饮，斡旋中焦气机：用于脾胃阳虚、痰饮中阻、气机升降失常所致高血压“反跳”者。中焦为气机升降枢纽，脾胃阳虚，痰饮内停，升降失常，清浊相混而上干清窍。温化痰饮，斡旋中焦气机，常用《金匮要略》苓桂术甘汤合泽泻汤加味。

（6）温阳利水，以助膀胱气化：用于肾阳不足，膀胱气化不行，水气上凌或浊邪上逆所致高血压“反跳”者。使用温阳利水之法以助膀胱气化，常用《伤寒论》真武汤加味。

（7）解表散寒，疏通太阳经输：用于高血压兼夹外感风寒，营卫失和，太阳经输不利以致高血压“反跳”者。除高血压常见症状外，又有恶寒发热，肢体酸楚疼痛，后头部胀痛较甚，且有紧束感，或颈项僵直疼痛。若属风热外感，疏散风热之桑叶、菊花、蝉蜕、僵蚕之类兼有清热平肝之功，可与高血压辨证用药相得益彰。若属外感风寒，皮毛闭塞，太阳经输不利往往会使血压增高，出现“反跳”。对此，只要有风寒表证即可用解表散寒法，表实宜用《伤寒论》葛根汤，表虚则用桂枝加葛根汤。（中医杂志，1996，7：409－410）

（四）易简效验方

1. 丹皮 12～15 克，栀子 12～15 克，黄芩 12～15 克，菊花（或野菊花）12～15 克，柴胡 15 克，白芍 30 克，茯苓 15 克，钩藤 15 克，夏枯草 15 克，当归 9～12 克，薄荷 9 克，每日 1 剂，水煎服。疏肝解郁，清泄肝火，用于肝郁化火者。

2. 生远志 15 克，菊花 15 克，天麻 15 克，川芎 15 克，天竺黄 12 克，柴胡 10 克，石菖蒲 10 克，僵蚕 10 克，研末装入胶囊。餐前半小时服，每次 20 克，每日 3 次。平肝化痰，安神定惊，用于肝郁兼挟痰湿、心神不安者。

3. 附子 3～6 克，肉桂 4.5～9 克，桂枝 4.5～9 克，茯苓 15～20 克，牛膝 15～20 克，汉防己 12 克，白术 12 克，黄芪 15～30 克，赤小豆 15～30 克，每日 1 剂，水煎服。温阳益气，健脾渗湿，活血通络。用于阳虚者。

4. 益母草 60 克，杜仲 12 克，桑寄生 20 克，甘草 5 克。头痛加夏枯草、白芍各 12 克，钩藤 20 克，生牡蛎 30 克；阴伤加女贞子 12 克，石斛、生地各 15 克。每日 1 剂，水煎服。治产后高血压。（朱良春经验方）

5. 清眩降压汤：苦丁、夜交藤、鲜生地、天麻各 30 克，钩藤 30～60 克，黄芩、川牛膝、生杜仲各 10 克，桑叶、菊花各 15 克，水煎服。适于高血压肝肾阴虚、肝阳上亢者。眩晕耳鸣，头痛较重者加羚羊角粉 3～4.5 克分 2 次冲服。（陈可冀经验方）

6. 补阳还五汤：黄芪 40～90 克，当归、赤芍、川芎、桃仁、红花、地龙各 6～9 克。肝肾不足加杜仲、桑寄生、白芍、菊花；血虚失眠多梦加酸枣仁；气虚明显者加党参或人参；脾虚便秘加生白术、肉苁蓉；脾虚湿阻、苔腻加茯苓、苍术；胸阳不振、胸闷加瓜蒌、薤白；虚阳上浮、头晕加天麻、巴戟天、淫羊藿。日 1 剂，水煎服。7 天为 1 个疗程。连用 3～4 个疗程。血压降至正常后，隔日 1 剂，再用 1～2 个疗程。用于高血压气虚血瘀者，可预防中风。

（五）预防护理

有高血压家族史者，应注意低盐低热量饮食，保持情绪稳定，充足睡眠，以减少高血压的发生。患者要劳逸结合，控制体重，避免情绪波动。经常测量血压，并根据血压情况规律合理用药。

（六）评述

1. 中医药治疗思路和方法　可根据临床分期、症候表现和相兼症状，选方用药。一是选用具有降压药理作用的药物，二是选用符合传统证治规律的方剂。若两者结合，则可提高临床疗效。一般而言，轻、中度高血压可单纯选用中医药治疗，重度高血压尤其是有合并症的，往往要配合西药治疗。

中药治疗高血压改善症状效果显著，能明显提高患者生活质量。其降压作用缓和，稳定血压效果好，对早期轻度高血压可单用中药，较严重者可用中西药配合治疗，均能防止或缓解血压的较大波动。中药副作用少，与西药合用能减毒增效，对心、脑、肾等靶器官损害的逆转及并发症的防治有一定作用。

2. 高血压的主要证候 肝阳上亢、阴虚阳亢、肝肾阴虚、肝风上扰为高血压的主要证候，痰浊中阻、瘀血阻滞是高血压与体质及并发症密切相关的常见或相兼证候。痰浊中阻与痰湿体质，与合并高脂血症、心肾并发症等有关。瘀血阻络在初期与瘀血体质有关，至中后期与合并冠心病，心、肾、脑并发症有关。

3. 结合西医分期进行中医药治疗 如Ⅰ期以收缩压升高为多，血压波动大，阴虚阳亢者用天麻钩藤饮、镇肝熄风汤，若收缩压轻度增高、舒张压又无多大改变者可用小蓟、菊花、野菊花单味泡茶。收缩压高而舒张压低，脉压差大，多为继发性高血压，需针对性用药。Ⅱ、Ⅲ期则多见舒张压高，血压固定升高，累及心、脑、肾，为阴虚及阳、阴阳两虚者，以甘温缓降为主，辅以甘寒，重于温阳滋阴、活血滋阴、化痰滋阴。

初期患者除血压升高之外，可有高级神经功能失调的非特异性症状，可据症状选用养血安神、平肝潜阳、疏肝解郁、理气活血药物，不用降压药而使血压正常。当用药后症状无改变，或血压不降反升，或处于高血压Ⅰ、Ⅱ期时，才考虑按高血压辨证施治。高血压Ⅱ、Ⅲ期，在使用中药治疗的同时，还应配合西药降压。有高血脂、高尿酸、水盐代谢障碍、血流动力学改变时，可相应加入相应药物。在治疗时应避免使用升压中药，如青皮、陈皮、枳壳、枳实、款冬花、细辛、秦皮、蟾蜍，升高血糖的党参、麦冬、川贝、陈皮、秦艽等。

4. 高血压患者24小时动态血压 其低谷常出现在子时和未时，偏阳亢型高血压患者的血压最高峰值常出现在辰时，偏阴虚型高血压患者的最高峰值常出现在酉时。高血压的病机是阴阳动态平衡失调而使阳亢无度，本病的中医分型以阴阳为纲，据其时用其药。

三、高脂血症

高脂血症又称高脂蛋白血症，由于脂肪代谢紊乱，以血浆脂蛋白为基本形式的血脂浓度超过正常值者即为本症。外源性者大多为脂质食物摄入过多引起，多为暂时性。内源性者又分原发性和继发性两类。原发性大多有家族史，或由遗传性疾病引起，原因不明。常继发于糖尿病、肾病综合征、黏液性水肿、胆管梗阻、胰腺炎等，称为继发性高脂血症。脂质物质包括胆固醇、β-脂蛋白、甘油三酯等。按血浆外观、血脂测定及脂蛋白电泳等变化情况，可分为Ⅰ、Ⅱ（Ⅱa、Ⅱb）、Ⅲ、Ⅳ、Ⅴ五种类型，其中以Ⅱ、Ⅳ型为常见。本症与冠心病、糖尿病、动脉硬化等发生发展有关。

中医认为，血中脂质含量过高属于“痰浊聚止”，缘脾、肝、肾三脏功能失调，气化代谢失常，升降失司，清浊不分而致。痰由湿生，为津液所化，行则为液，聚则为痰，流则为津，止则为涎。《寓意草》云：“食欲太过而结为痰涎者，每随脾之运化而渗灌于经隧。”本症患者每嗜肥甘油腻，加重脾胃纳化和肝胆疏泄的负担，日久则津液不布、痰浊自生，并渐成气滞血瘀者。脾主运化，脾虚则水津无以四布，浊阴弥漫，痰湿自生。肝主疏泄，肝郁气滞而胆气郁遏，清净无能，脂浊难化。又，肾为水脏主五液，肾虚气化不利，津液不布、聚而成浊痰蕴阻，加重了本症的临床表现。或痰湿之体，运化失调，水谷精微不归正化；或由于阴亏之体，火热灼津为痰所致。并常兼见络阻窍闭，变生胸痹、眩晕、肢麻等。在临床上，本症可分虚、实两大类，而又有虚实相兼者。治疗常宜化痰、利湿、泄浊、泻热、化瘀、平肝，及健脾、疏肝、和血、益气、补肾、养肝等法，或标本兼施，或升清降浊，使气化复常而血脂渐降。

（一）辨证要点

实证以痰、湿、热、浊蕴阻为主，每多瘀血痹阻、肝阳上亢等兼证。虚证则以脾虚失运、肝阴亏虚、肾气不足为主，而又见阴阳失调之阴虚阳盛、阳虚阴盛者。

（二）证治方药

1. 湿热蕴滞

【临床表现】形体壮实，血脂高，口苦口腻，口干咽燥，渴不思饮，胸闷心烦，脘痞胁胀，小便黄，大便干。舌红苔黄腻，脉滑数。

【病因病机】喜食肥甘油腻，湿热久蕴而郁滞肝胆，气化不利，留而成脂。

【治法】清热化湿，利胆疏肝。

【方剂】茵陈蒿汤（《伤寒论》）加减。

药物：茵陈蒿15克，制大黄6～10克，炒山栀6～10克，决明子（打碎）10克，连翘10克，菊花10克，金银花10克，泽泻10克，茯苓15克，麦芽15克，生山楂15～30克。

方义：茵陈蒿清热利湿，既能用于急性黄疸以退黄，又能于本症有降低胆固醇的作用。金银花、连翘、菊花、山栀清泄肝经郁热，制大黄、决明子导下泄热，泽泻、茯苓化湿利水，麦芽、山楂消导泄浊，合而为降低血脂之剂。

加减：胸胁苦满加柴胡、枳壳疏肝理气，脘痞腹胀加砂仁、陈皮和胃醒脾，大便秘结者可用生大黄、玄明粉通下泄热，湿甚加猪苓、苍术、白术利水燥湿。

【变通法】若肠胃实热，大便秘结，形体壮实，腹胀，脉实、苔厚腻，可暂用小承气汤（《伤寒论》）通下。

2. 痰湿浊阻

【临床表现】血脂高，体形丰腴，少动多静，四肢倦怠沉重，头脑昏胀，头晕目眩，胸闷气短，恶心呕吐，腹胀纳呆，咳嗽痰多，大便时溏。舌胖苔腻，脉滑弦。

【病因病机】肥人多痰湿，又嗜食肥甘，痰浊湿阻，久结血脉，气血不通。

【治法】化湿除湿，泄浊和胃。

【方剂】二陈汤（《太平惠民和剂局方》）合平胃散（《太平惠民和剂局方》）加减。

药物：法半夏10克，陈皮10克，茯苓15克，苍术、白术各10克，厚朴6克，泽泻15克，僵蚕10克，生山楂15～30克。

方义：半夏、陈皮化痰和胃，苍术、厚朴除湿泄浊，泽泻、白术、茯苓利水祛湿，僵蚕、山楂祛风化痰、消导化瘀。

加减：痰热加瓜蒌、陈胆南星、黄连清热化痰，寒饮加桂枝、干姜、细辛散寒化饮，气虚加黄芪、党参益气健脾。

【变通法】痰湿化热者可用清气化痰丸（《医方考》录方）加减，清热化痰，药用瓜蒌、黄芩、枳实、胆南星、杏仁、半夏、陈皮、白金丸等。痰浊痹阻，胸痹心痛者，用瓜蒌薤白半夏汤（《金匮要略》）加枳实、陈皮宣痹通阳、化痰泄浊，寒加桂枝、白芥子温通，热加黄连、蚕沙清泄。

3. 瘀血痹阻

【临床表现】血脂高，胸闷憋气，时作心痛，痛处固定，甚而引及肩臂、背部。舌暗体胖或紫斑，脉涩或脉滑均可。

【病因病机】痰浊久聚血脉，气血运行不畅，瘀阻心脉，胸阳不宣。

【治法】化瘀活血，佐以化痰泄浊。

【方剂】冠心2号方（经验方）合丹参饮（《医宗金鉴》）加减。

药物：丹参15~30克，红花10克，川芎10克，赤芍10~15克，降香6克，砂仁3克（后下打），檀香3~6克，姜黄10克，郁金10克。

方义：丹参、红花、川芎、赤芍活血化瘀，通心脉；降香、砂仁、檀香理气降逆，助血运。姜黄、郁金疏肝理气，有泄浊降脂作用。

加减：心痛甚加三七、五灵脂、生蒲黄化瘀定痛。

【变通法】可用血府逐瘀汤（《医林改错》）合活络效灵丹（《医学衷中参西录》）加减。

4. 脾虚浊聚

【临床表现】血脂高，形体苍瘦，四肢无力，神情萎靡，纳呆食少，脘痞腹胀，面色不华，大便溏数，头晕目眩，胸闷憋气，口腻口甘。舌质淡，舌苔白滑，脉虚细。

【病因病机】脾气不足，气血不得生化，无以荣养形神，故乏力体瘦；津液不布，精微反生痰浊，聚而成脂。

【治法】健脾益气，升清泄浊。

【方剂】七味白术散（《小儿药证直诀》）加减。

药物：白术10~15克，茯苓15~30克，党参10克，葛根15~30克，藿香10克，木香3~6克，薏苡仁30克，砂仁3~6克（打碎、后下），山楂15克，泽泻15克，神曲10克。

方义：党参、白术、茯苓健脾益气，葛根升发清阳，藿香泄浊芳化，木香、砂仁理气宽中，薏苡仁、泽泻淡渗利湿，山楂、神曲消导泄浊。

加减：便溏加山药、白扁豆健脾，形寒腹冷加干姜、桂枝温中，情志不畅，胁部不舒加青皮、香附、荷叶理气泄浊。

【变通法】脾虚痰浊凝聚者，也可用参苓白术散（《太平惠民和剂局方》）合保和丸（《丹溪心法》）加减，前方健脾渗湿，后方消导泄浊。

5. 肝肾阴虚

【临床表现】血脂高，形体干瘦，头晕目眩，耳鸣腰酸，失眠健忘，两胁不舒，膝软乏力，时而颧红。舌质红，脉细数。

【病因病机】肾阴亏虚，肝血不足，阴虚则生内热，血虚则形不荣。

【治法】滋肾养肝。

【方剂】杞菊地黄汤（《医级》）合首乌延寿丹（《世补斋医书》）加减。

药物：枸杞子10克，菊花10克，制首乌10～15克，桑寄生15～30克，杜仲15克，菟丝子10克，桑叶10克，芝麻10克，牛膝15克，墨旱莲10克，女贞子10克，生地、熟地各10克，山茱萸10克，山药10克。

方义：山茱萸、生地、熟地、山药补肾滋阳，制首乌、枸杞子、墨旱莲、女贞子养血和肝，菟丝子、补骨脂温润助阳，杜仲、桑寄生、牛膝补筋壮骨，桑叶、菊花清热祛风。

加减：血虚加白芍、当归养血。

【变通法】也可用七宝美髯丹（《医方集解》引邵元节方），方用制首乌、茯苓、当归、黑豆、枸杞子、菟丝子、补骨脂、芝麻，补益肝肾。

（三）医家经验

1. 周仲瑛治疗高血压、高脂血症经验

（1）肾亏肝旺，首乌、蒺藜益肾平肝：高血压、高脂血症，其病机常为肾之精气不足、肝经火气上逆。临证以首乌配蒺藜，可谓标本同治。首乌补肝肾，益精血，除风眩，淳厚温和，功擅填益阴精、平秘阴阳，故能和息内风、益智除眩。蒺藜性平，轻清疏利，搜风通络，对肝气郁滞，肝风内动且上犯清空、旁走肢节均有作用。蒺藜配首乌则一走一守，一消一补，降压消脂，益肾平肝，息风止眩。肾亏甚者配黄精、山茱萸、桑椹，肝阳上亢者配天麻、菊花，内风上扰、清窍不利者配决明子、蔓荆子，肝风内动、呕逆振掉者配代赭石、珍珠母。

（2）浊瘀闭络，僵蚕、山楂降浊行瘀：血脂过高多有浊邪闭络、久必成瘀，浊瘀胶着、痼结难解者，治当化浊、行瘀并投。常用僵蚕配山楂祛风解痉，化痰散结，清凉祛风。其浊痰瘀滞内生，而湿浊痰皆治，对肝风暗动而浊邪壅盛者殊佳。山楂酸甘活血和络，消痰化浊，擅治浊瘀闭络，活血而不伤阴，诚为血分良药。配僵蚕则能健胃消食，理气化痰，源清流洁，浊瘀并治，各有所司。对浊痰显者常以陈胆南星配僵蚕，对瘀滞甚者则常配以川芎、茺蔚子。

（3）肝火冲激，金雀根、罗布麻清肝降压：实火在肝胆，宜清宜泻；虚火在心肾，宜滋宜潜。无论虚火、实火均可用金雀根和罗布麻叶配合使用。金雀根清肺益脾，活血通脉，性至平缓，而具较强的降压作用。罗布麻叶甘苦而凉，两清心肝，较宜于实火，配金雀根则药性平稳而加强降压力量，无论虚实均可使用。临床经验表明此二味对某些顽固性高血压效果较好。

（4）络阻水停，楮实子、天仙藤疏导利水：高血压、高脂血症均有阴虚阳亢、浊瘀互结的基本病机。在益肾平肝、化浊行瘀的同时，用楮实子配天仙藤可疏导行水。楮实子益阴气，平肝阳，疏水湿，符合老年人之生理特性和病理特点，较宜于更年期高血压和血脂升高者。天仙藤凉血活血，祛风利湿而走经络，长于旁走肢节，对肢浮胫肿者较宜。而楮实子上走头目，中及胸腹，对面目浮肿、胸腹积水者更佳。临床上，水肿甚者配较大剂量泽泻以加强利水，见阴伤者加生地、白薇，伴火逆甚者加大蓟、小蓟。

（5）虚风内动，牡蛎、珍珠母介类潜镇：牡蛎咸涩性凉，功擅敛阴潜阳，镇摄浮火虚风，对面赤升火、烦躁盗汗、惊悸振掉者较宜。珍珠母咸凉，功能息风定惊，安神魂，下惊痫，对肝阳上亢、肝风内动之眩晕、耳鸣、惊悸失眠有较好疗效。临证应用时，呕逆者加代赭石，失眠者加磁石，兼吐衄者配青黛，夹阴伤者加淡菜。

（6）内风窜络，豨莶草、鹿衔草疏利搜风：内风夹痰滞于肢节，宜疏利搜邪、风痰并治，豨莶草配鹿衔草可谓的对之品。豨莶草祛风除湿，利筋骨，搜风通络，燥湿行血，内外风俱宜，且能入于肝肾，兼养阴血，平冲降逆，并具降压作用。鹿衔草补虚益肾，祛风除湿，活血通经，强心降压。二味相伍，益肝助肾，搜剔经脉，利水除湿，温凉相使，寒温皆宜。对湿热痰浊盛者加虎杖，阳虚寒痰滞络者加石楠藤，后者对高血压、高脂血症肢体肿重者疗效亦佳。（中医杂志，1989，6：333－334）

2. 郭士魁经验 根据临床的不同表现，多用利湿、化痰、清热、疏肝利胆、养阴补肾等法：茯苓、泽泻、半夏、白术、陈皮、茵陈、金钱草、郁金、荷叶、金银花、忍冬藤、黄芩、胡黄连、虎杖、柴胡、大黄、玉竹、沙参、何首乌、女贞子、枸杞子、黑芝麻、黑桑椹、淫羊藿、桑寄生等。

（1）清热利湿：用于血脂高而有烦渴者，伴发热尿少，腹胀浮肿，脉滑数，苔腻。药用：金银花12克，连翘10克，菊花12克，草决明15克，荷叶12克，泽泻12克，茯苓10克，忍冬藤15克。

（2）祛痰除湿：用于血脂高者，伴四肢倦怠，腹胀纳呆，咳嗽有痰，大便溏，脉滑苔腻。药用：陈皮10克，半夏10克，竹茹10克，茯苓10克，甘草6克，胆南星10克，杏仁10克，黄芩12克。

（3）清里通下：用于血脂高而形体壮实者，伴大便秘结，腹胀，脉有力，苔厚腻。药用：大黄10克，枳壳10克，丝瓜络10克，黄芩10克，芒硝10克，茵陈10克。

（4）滋阴补肾：用于血脂高者，伴体倦乏力，腰酸腿软，年迈体弱，脉沉细，舌质红，苔薄。药用：生地12克，沙参10克，五味子10克，菟丝子10克，何首乌10克，丹皮10克，泽泻10克，茯苓10克，黑芝麻10克，桑寄生12克。

（5）实证宜清宜泻：实证者体壮或肥胖，食纳佳，大便干或秘结，舌苔厚腻，脉弦有力。除汤药外可选用：①清脂1号：大黄、荷叶、泽泻。适于实证，每片0.5克，每日3次，每次服3～5片，饭前服，使大便保持溏薄。②大黄3～10克，煎水代茶饮。③决明子、荷叶各10克，泡水代茶饮。

（6）虚证宜滋宜补：虚证者体瘦纳呆，腰酸肢冷，烦热，脉细数，苔薄白。除汤剂外可选用：①清脂2号：菟丝子、女贞子、淫羊藿。适于肾虚，每片0.5克，每日3次，每次3～5片。②首乌粉，每次1.5克，日服3次。③黑芝麻、何首乌等量研末，每日3次，

每次6～10克，蜂蜜水送下，用于高血脂，肾虚而大便偏干者。(《郭士魁临床经验集》)

(四) 易简效验方

1. 生山楂、葛根各30克，绞股蓝、红景天各15克，每日1剂，水煎服。

2. 白金丸：白矾、郁金，等份研末水泛为丸，每次6克，每日3次。主治痰湿型。

3. 茵陈合剂：茵陈、泽泻、葛根各30克，生决明子10～15克，荷叶10克，玉米须10克，每日1剂，水煎服。

4. 桂星方：肉桂、制胆南星、决明子、蚕蛹、黑大豆皮，制成片剂。每日3～4次，每次4～6片。温化痰湿，养肝祛风。主治痰湿型。

5. 三七3克，山楂24克，泽泻18克，草决明15克，虎杖10克，每日1剂，水煎服。1个月为1个疗程。化瘀活血，消食利水，主治痰瘀型。

6. 舒心活血方：黄芪9克，党参9克，当归9克，红花5克，蒲黄9克，按比例制成浓度为96%的糖浆。每日2次，每次30毫克。3个月为1个疗程。益气化瘀，止痛活血通络，主治气虚血瘀型。

7. 消脂丸：炒苍术、炒枳壳、制首乌、红花、丹参、车前子、川郁金、远志、肉苁蓉、刺蒺藜、菊花、茺蔚子各60克，决明子、炒山楂各180克，泽泻120克，茯苓90克，陈皮、石菖蒲、制胆南星各40克。诸药粉碎为细末，过筛，水泛为丸，如绿豆大，每次服5克，1日3次，3个月为1个疗程，后复查。可连服2～3个疗程。行气活血，化湿消痰。(雍履平经验方)

8. 通冠降脂汤：生黄芪、丹参各20克，泽泻、炒白术、生首乌、生山楂各15克，黄精、枸杞子、川芎各10克，红花、荷叶各5克，草决明30克。日1剂，水煎服。治高脂血症。(李辅仁经验方)

9. 施今墨食疗方：绿豆芽、黄豆芽等量，煮水饮。绿豆芽清热解毒、利尿，大豆黄卷清热、除湿，今用黄豆芽代之。用于高血糖、高血脂、高尿酸者。

(五) 预防护理

合理膳食，调整生活方式，应多食富含蛋白质及不饱和脂肪酸、低胆固醇及饱和脂肪酸的食物。戒烟少酒，适当运动，以预防和控制高脂血症的发生发展。

(六) 评述

1. 临床上高脂血症可分为三类六证　一类含肝肾两虚和脾肾两虚两个证型；二类含痰浊血瘀和气滞血瘀两个证型；三类含脾虚肝郁和脾虚痰浊两个证型；此外可将无症状表现的患者列为第四类。在临床上，高脂血症以肝肾两虚和痰阻血瘀两种证型最多见。目前，诸家对高脂血症分证的认识大都趋于一致，认为本症实则由痰湿与瘀血，虚则以脾虚与肝肾阴虚为主。单证中肾虚、血瘀、痰浊和肝虚者所占比例较高，而脾虚和肝郁气滞者相对较少。

2. 无明显临床表现者　对本症血液检查异常而无明显临床表现者，可根据其体质、饮食嗜好、性格特点、发病原因、舌苔脉象及西医学的认识等加以综合判断，选择有效方药。如形体肥胖，喜食膏粱厚味，睡眠打鼾，颜面油垢较多者，往往多痰湿；而形体消瘦，喜食辛辣煎炙食品，或有家族史者，常为肝肾阴虚型。不少健脾利湿中药如泽泻、茵陈、荷叶等均有降血脂作用，适于因饮食不节、少劳多逸等因素所致者。不少高脂血症的病人有家族史，提示先天禀赋异常亦是高脂血症的原因之一，以肝肾阴虚为多见。此类病人形体反而偏瘦，多为内源性高脂血症，并伴高血压者居多，治以滋补肝肾法，药如何首乌、灵芝、女贞子、决明子、桑寄生等。气滞血瘀亦可产生高脂血症，伴冠心病者居多，治当活血化瘀如蒲黄、红花、丹参、三七、葛根等，此类药亦有降血脂作用。而合并糖尿病或心功能不全者，又当治以益气养阴之法。

3. 降脂的单味中草药 经药理研究，降脂的单味中草药包括山楂、首乌、泽泻、决明子、大黄、灵芝、虎杖、银杏叶、梧桐叶、蒲黄、绿豆、蜂胶、褐藻、红花、三七、丹参、水飞蓟素、冬青子、女贞子、白金丸、茺蔚子、大麦根须、金银花、荷叶、葛根、茵陈、花生壳等，在临床上可据其药性及具体证候选用。

四、高血糖和糖尿病

空腹血糖检查是诊断糖尿病最可靠的方法。一般对尿糖阳性或尿糖阴性但有高度怀疑的病人，均需做空腹血糖测定。一般正常人空腹全血血糖值≤110mg/dL（6.1mmol/L），血浆糖值≤125mg/dL（6.9mmol/L）。如果空腹全血血糖≥120mg/dL（6.7mmol/L），血浆血糖≥140mg/dL（7.8mmol/L），经过2次重复测定结果相同，即可诊断为糖尿病。其中对于血糖过高，已达到上述标准而尿糖呈阴性者，亦可明确诊断。若24小时尿糖定量超过150毫克，即为糖尿，此时尿糖定性检查多为阳性。尿糖阳性，多提示糖尿病。若24小时尿糖定量超过1克，尿糖定性明显阳性，则可高度怀疑糖尿病，应进一步查血糖以明确诊断。一般来说，尿糖的出现及严重程度与血糖的升高是相一致的。即随着血中葡萄糖的异常升高而超过肾糖阈值时，尿中才出现糖尿，尿糖检查呈阳性。

中医认为糖尿病的发病，内因为素体阴亏、禀赋不足。外因主要为饮食不节，过食肥甘；精神刺激，情志失调；形体肥胖，活动减少；劳欲过度，损耗阴精等。以上诸因皆可导致阴津亏耗，燥热偏盛，两者互为因果，燥热愈甚则阴愈虚，阴愈虚则燥热愈甚。其发病常以阴虚燥热开始，病变部位主要在肺、脾（胃）、肾三脏，尤以肾为主。肺主气为水之上源，敷布津液，肺热津伤则口渴多饮；胃为水谷之海，主腐熟水谷，胃热炽盛则多食善饥；肾主水，藏精而司开阖，肾阴亏损，阴损阳盛，肾之开阖失司，固摄无权，水谷精微直趋下泄，则糖从尿泄而为尿糖，尿多而甜或尿浊如脂膏。本病迁延，阴损耗气及阳，而致气阴两伤、阴阳俱虚。五脏六腑、五体五官均可受累。然而阴虚、燥热、气虚、阳虚均可影响水液代谢、血液运行，而致痰、湿、瘀血内阻，终致气阴两伤、阴阳俱虚、络脉瘀阻、痰湿内停，从而出现多种慢性并发症。

（一）辨证要点

1. 辨病位 肺热津伤则口渴多饮，胃热炽盛则多食善饥，肾之开阖失司、固摄无权，则尿多而甜或尿浊如脂膏。

2. 辨标本　阴虚为本，燥热为标。初病多以燥热为主，病程较长的阴虚、燥热互见。日久则以阴虚为主，进而由阴损阳，阴阳两虚。

（二）证治方药

1. 阴虚燥热

【临床表现】高血糖，烦渴多饮，口舌干燥，小便频数量多，或体重减轻，或大便干结。舌边赤红，苔薄黄，脉洪数或弦滑。

【病因病机】肺燥津伤，阴津耗损，燥热在上，肺失治节，水不化气，直趋于下，尿频量多。可见于糖尿病早期。

【治法】滋阴清热，润燥生津。

【方剂】消渴方（《丹溪心法》）合二冬汤（《医学心悟》）加减。

药物：生地30克，麦冬15克，沙参15克，天冬15克，知母15克，天花粉30克，人参10克，黄芩10克，黄连10克，甘草3克。

方义：生地、麦冬、天冬、沙参滋阴生津，润肺止渴；知母、天花粉清热生津，黄连、黄芩清上焦燥热，人参益气生津，甘草调中。

加减：如见纳呆腹胀加砂仁、枳实、木香理气，兼见血瘀加葛根、丹参、红花活血。精神紧张，情志不舒，加柴胡、白芍疏肝；烦渴甚者，加乌梅、石膏、知母清热生津；大便干结者，加全瓜蒌、玄参润肠通便。

【变通法】若烦渴较甚，渴喜冷饮，疲乏消瘦，舌苔黄燥少津，脉洪大者，为肺胃燥热，津液耗伤。可用大剂白虎加人参汤（《金匮要略》）加减，清肺胃之热，益气生津止渴，药用生石膏、知母、甘草、葛根、黄连、人参、麦冬、五味子、山药（用山药代粳米）等。

2. 胃热炽盛

【临床表现】高血糖，多食易饥，形体消瘦，溲数尿甜，心烦口渴多饮，或大便秘结。舌红，苔黄干燥，脉滑实有力。

【病因病机】胃热炽盛，胃火杀谷故多食易饥。胃热伤津，引水自救故口渴多饮。

【治法】清胃润燥，养阴保津。

【方剂】玉女煎（《景岳全书》）合增液汤（《温病条辨》）加减。

药物：生地、熟地各15~30克，生石膏60克（先煎），知母12~15克，麦冬15克，玄参30克，葛根15~30克，黄连6~30克，黄芩10克，牛膝10~15克。

方义：石膏、知母清胃润燥生津，少用黄连、黄芩清热泻火，生地、麦冬、玄参养阴清热，葛根升清生津，牛膝引火下降。

加减：口渴甚者加寒水石、天花粉、乌梅、天冬等清热生津。

【变通法】若是饮食无度，渴喜冷饮，口干焦燥，大便燥结，胃中痞满不适，苔黄燥，脉滑数，属胃热燥坚者，宜清胃泻火、润肠通便，方用增液承气汤（《温病条辨》）加减，药用玄参、生地、麦冬、大黄、生石膏、天花粉等。

3. 气阴亏虚

【临床表现】高血糖、尿糖，但无明显的多饮、多尿、多食症状，精神不振，四肢乏力，倦怠乏力，易疲劳，口干咽干，或能食与便溏并见，或有大便干结，或饮食减少，或心悸气短，或自汗盗汗，或头晕耳鸣。舌体胖或有齿痕，苔白而干，脉弦细、沉细或沉弱。

【病因病机】正气不足，脾失健运，清气不升，津液无源以生，精微外泄于下。

【治法】益气健脾，生津止渴。

【方剂】七味白术散（《小儿药证直诀》）合生脉散（《内外伤辨惑论》）加减。

药物：黄芪 15 ~ 30 克，人参 5 克，苍术、白术各 10 ~ 15 克，茯苓 15 ~ 30 克，怀山药 15 ~ 30 克，甘草 6 克，木香 6 克，藿香 10 克，葛根 15 ~ 30 克，天冬 10 克，麦冬 10 ~ 15 克，五味子 6 ~ 10 克。

方义：黄芪、人参、白术、茯苓、怀山药、甘草补中益气，苍术、白术燥湿健脾，木香、藿香醒脾行气散津，葛根升清生津，天冬、麦冬、五味子养阴生津。

加减：肺有燥热加地骨皮、知母、黄芩清肺，口渴明显加天花粉、生地养阴生津，气短汗多加黄精敛气生津，食少腹胀加砂仁、鸡内金健脾助运。

【变通法】烦渴多饮，口舌干燥者，也可用生脉散（《内外伤辨惑论》）合增液汤（《温病条辨》）加黄芪、山药、苍术，益气健脾，养阴生津。

4. 气阴两虚兼瘀

【临床表现】高血糖、尿糖，无明显的多饮、多尿、多食症状，仅有口干咽干，或有便干，倦怠乏力，易疲劳，或心悸气短，或自汗盗汗，或头晕耳鸣。舌体胖或有齿痕，苔白，或沉细。兼有多种并发症，如视物模糊，胸闷憋气或心前区疼痛，下肢麻木痛疼、半身不遂等。血液黏度升高，血小板聚集率增强，甲皱微循环异常。舌胖或有齿痕，舌质紫暗或有瘀斑，舌下络脉紫暗怒张，脉弦细、沉细或细数。

【病因病机】气阴两虚，久病入络，血脉不通，瘀血阻滞。

【治法】益气养阴，活血化瘀。

【方剂】益气养阴活血方（东直门医院经验方）。

药物：太子参 15 克，黄精 30 克，生地 30 克，玄参 30 克，丹参 30 克，川芎 15 ~ 30 克，桃仁 6 ~ 10 克，虎杖 15 ~ 30 克，生大黄 8 ~ 10 克，葛根 10 ~ 15 克，当归 10 克，枳实 10 克。

方义：太子参、黄精益气，生地、玄参滋阴，丹参、川芎、桃仁、虎杖、大黄、葛根、当归活血化瘀，枳实理气。实验研究表明：黄精、生地、玄参、葛根均有降糖作用，且黄精、虎杖具有降脂作用，当归、丹参、川芎、桃仁具有抑制血小板粘附聚集而改善微循环的作用。

加减：视物模糊加枸杞、菊花养肝明目，胸闷憋气或心前区疼痛加瓜蒌、檀香、砂仁、红花活血化痰理气，舌苔厚腻痰湿甚者加藿香、苍白术、半夏、佩兰化湿祛痰。若以腰膝酸疼为主可加狗脊、牛膝、木瓜补养腰脊，若口渴甚加生石膏、知母清热除烦，眼底出血者加槐花炭、三七粉（分冲），或用云南白药止血。

【变通法】可用祝谌予益气养阴活血方，药用黄芪、生地、苍术、玄参、丹参、葛根、当归、川芎、益母草等。兼有皮肤疖肿者合用五味消毒饮（《医宗金鉴》）清热解毒；兼尿频、尿急者合用八正散（《太平惠民和剂局方》）加减清利湿热。

5. 肾阴亏虚

【临床表现】高血糖、尿糖，口渴多饮，小便频数量多、混浊如脂膏，口干舌燥多饮，形体消瘦，腰膝酸软。舌干质红，脉沉细数。

【病因病机】肾阴不足，阴虚津燥而口渴多饮；肾气失约，水津直下故小便频数量多，精微随尿而出为尿糖。

【治法】滋肾养阴。

【方剂】六味地黄汤（《小儿药证直诀》）加减。

药物：生地、熟地各15~30克，山茱萸15克，山药15克，茯苓10克，泽泻10克，丹皮10克，麦冬15克，五味子10克。

方义：生地、熟地、山茱萸、山药滋阴补肾、固摄精微，麦冬、五味子养阴生津，茯苓、泽泻利湿泄热，丹皮清泻相火。

加减：兼见瘀热者加丹参、丹皮、赤芍、葛根活血凉血，兼见气虚者加黄芪、人参益气。

【变通法】肾阴不足、气不摄精而无虚火之象，且症见尿频量多，混浊如脂膏为主者，可用左归饮（《景岳全书》）滋补肾阴。阴虚火旺者用知柏地黄丸（《医宗金鉴》）加黄连、黄芩滋阴降火。

6. 肾阴阳两虚

【临床表现】高血糖、尿糖，小便频数，混浊如脂如膏，甚则饮一溲一，面色黧黑，耳廓焦干，腰膝酸软，形寒肢冷，阳痿。舌质淡，苔白滑，脉沉细无力。

【病因病机】肾阴亏虚日久，阴损及阳，阴阳两虚，肾气衰乏，精微更加不能固摄。

【治法】滋阴温阳补肾。

【方剂】肾气丸（《金匮要略》）加减。

药物：熟地24克，山萸肉12克，山药15克，泽泻9克，茯苓9克，丹皮9克，肉桂3克，附子3克，淫羊藿9克，枸杞子15克。

方义：用六味地黄丸为基础，滋阴补肾。用少量附子、肉桂，微微生火，助阳温肾。加淫羊藿、枸杞子，补肾中精气。

加减：尿量多而混浊者，加益智仁、桑螵蛸、覆盆子、金樱子益肾收摄；身体困倦，气短乏力者，可加人参、黄芪、黄精补气健脾；阳痿加巴戟天、淫羊藿、肉苁蓉壮阳；阳虚畏寒者，可酌加鹿茸粉0.5克冲服，以启动元阳，助全身阳气之生化。

【变通法】若属元阳不足，火衰不能化气，气虚不能化液者，可改用右归丸（《景岳全书》）较为合适。组成有附子、肉桂、鹿角胶、枸杞子、山萸肉、山药、熟地、枸杞、杜仲、菟丝子、牛膝、炙甘草，滋阴温阳补肾。

（三）医案

孙东宿治一书办，年过五十，酒色无惮，忽患下消证。一日夜小便二十余度，清白而长，味且甜，少顷凝结如脂，色有油光，他医治半年不验，腰膝以下皆软弱，载身不起，饮食减半，神色大悴。孙诊之，六脉大而无力。经云：脉至而从，按之不鼓，诸阳皆然。法当温补下焦。以熟地六两为君；鹿角霜、山茱萸各四两，桑螵蛸、鹿角胶、人参、茯苓、枸杞、远志、菟丝子、山药各三两为臣；益智仁一两为佐；桂、附各七钱为使。蜜丸。早晚盐汤送四五钱，不终剂而愈。此证由下元不足，无气升腾于上，故渴而多饮，以饮多小便亦多也。今大补下元，使阳气充盛，熏蒸于上则津生而渴止矣。（《古今医案按》卷二《消渴》）

按：实宗仲景饮一斗小便亦一斗，肾气丸主之之法，方以右归丸，温补下元肾阳。症以下消为主而尿甜频数，是古代医案关于糖尿病的实录。

（四）医家经验

1. 祝谌予治疗糖尿病经验

（1）糖尿病多虚，而补虚以脾肾为重点。历代医家认为不论是七情、房劳、饮食等因素，致消渴病的机理是积热伤阴。治疗糖尿病一般采取滋阴清热法，认为三消之证多虚，可见阴虚、气虚、阳虚及脏腑虚弱之证。临床上单独以一个证出现的较少，多数是气阴两虚或阴阳两虚证，尤以气阴两虚为最常见。诸虚之中以肾虚为最根本。是以欲求回津应补肾滋阴，欲求火降须健脾开结。以补脾肾为重点，立“降糖基本方”（生黄芪30克，山药15克，苍术15克，玄参30克，丹参30克，葛根15克，生地、熟地各15克，党参10克，麦冬10克，五味子10克，茯苓15克，生牡蛎30克），方中以降糖对药（生黄芪配山药，苍术配玄参）为主药。全方补脾肾、益气阴，适于气阴两虚证。若肺气虚，加大黄芪用量至50～60克；肺阴虚，渴饮无度加天花粉30克。心气虚而脉结代者，加桂枝10克；心阴虚而失眠健忘，加女贞子10克、首乌藤20克；多梦加白薇10克，心悸加石菖蒲、远志各10克。肝阴虚而眼睛干涩、视物模糊，加枸杞子、菊花、青葙子各10克，草决明15克；胁肋疼痛，加茜草根、泽兰、延胡素、郁金各10克。胃阴虚加玉竹10克，不思食加乌梅、鸡内金各10克。脾气虚便溏，加白术10克、生薏苡仁30克。肾阴虚加知母、黄柏各10克。足跟痛，加青黛、木瓜各10克。基本方药物如黄芪、苍术、玄参、生地、茯苓、麦冬、丹参等有降血糖作用。

（2）糖尿病多瘀：活血化瘀当分轻重，务求其本。糖尿病多血瘀是祝氏根据临床经验首先提出的学术理论。在用活血化瘀药治疗糖尿病合并冠心病的患者时，发现不仅症状缓解而且血糖也有所下降，并观察到糖尿病患者（110例）有临床血瘀证者占52.72%，这些患者可有身痛、肢痛、肢麻、半身不遂、心前区疼痛、腰痛、痛经、舌质暗（淡暗或红暗）、舌下静脉青紫等瘀证，又观察到糖尿病患者血液流变学异常。主张应用活血化瘀法治疗糖尿病，强调不论临床上是否见到血瘀证候，均加用活血化瘀药如葛根、丹参等。临证时可根据血瘀轻重选药遣方。他将活血化瘀药分为4类，血瘀轻者用养血活血药，如当归、鸡血藤、丹参、红花（少量）；血瘀重者则用活血药或破血药，如桃仁、红花、川芎、赤芍、益母草、茜草、泽兰、刘寄奴、苏木等。在应用时，以血瘀是消渴之标，而正虚是消渴之本，务求其致瘀之本，标本同治，扶正与祛瘀并用，不可单一活血。若气阴两虚之血瘀则益气养阴活血化瘀，若阴阳两虚之血瘀则应温阳育阴活血化瘀。益气养阴活血方用降糖对药黄芪30克、生地30克、苍术15克、玄参30克以益气滋阴，当归10克、赤芍15克、川芎10克、益母草30克、丹参30克、葛根15克以活血化瘀，用治气阴两虚之血瘀。

（3）糖尿病多火旺：清热泻火当辨脏腑，以清胃泻肝为重点。临床观察到糖尿病人多火旺，110例糖尿病患者中火旺证者占81.18%，有肺、心、肝、胃火证之别。火旺证可独见于一脏，也可多脏腑并见，其中以肝、胃为多见，心火旺证次之。据此认为清热泻火当辨脏腑，清肝热用夏枯草、龙胆草、黄芩、柴胡，清胃火宜生石膏、知母、大黄，泻心火加黄连、黄芩、连翘，清肺热加桑白皮、黄芩，诸脏并见火旺者则以泻肝胃之火为要，常用丹栀逍遥散加龙胆草、夏枯草或生石膏、知母、黄芩、黄连，合降糖对药治疗。泻肝胃之火以治标，补脾肾益气阴以治本，可取得良好的良效。（《祝谌予临床经验集》）

2. 周仲瑛治疗糖尿病经验　根据糖尿病患者常出现的症状，如咽燥、口干、欲饮，口苦、口中黏腻，大便干结或稀溏，尿量多、尿混浊或伴尿艰涩难行，肢体麻木或易生疮疡，两目干涩、视物模糊、耳鸣，腰酸膝软、周身乏力、易于疲劳，舌苔黄腻难化等，判定本病在标为燥热、湿热与瘀热三热互结，在本为气阴两虚、肝肾不足。病变脏腑在于肺、脾、胃和肝、肾，从而提出“三热”论治糖尿病的观点。

燥热伤肺，肺失濡润，津不上承，故出现口干、咽燥、欲饮；湿热蕴于脾胃，运化功能失健，故出现口苦、口中黏腻、大便干结或稀溏、苔黄腻难化；肾阴亏虚，阴虚及阳，阳虚气不化水，肾失固摄，或膀胱气化无权，则小便量多，或尿混；瘀热阻络，经络不利，故肢体麻木或易生疮疡。气阴两虚，则周身乏力，易于疲劳；肝肾亏虚，精髓不足，不能荣养窍络，则两目干涩、视物模糊、耳鸣。

根据三热为标，气阴两虚、肝肾亏虚为本之论，确立清燥泄热、清利芳化、凉血化瘀及益气养阴、培补肝肾的治法。注意调整肺、脾胃、肝肾的功能。拟基本方：桑叶、生地各15克，地骨皮20克，藿香、佩兰、炒苍术、知母、僵蚕各10克，鬼箭羽20克，泽兰、玄参、煨葛根、天花粉、生黄芪、太子参各12克，山茱萸6克，水蛭、黄连各3克。

若肝肾阴亏，两目干涩，加石斛、枸杞子、麦冬，去苍术；若络热血瘀为甚，肢体感觉不灵、麻木不仁，加姜黄、鸡血藤、丹参；若伴肢体浮肿，加泽泻、路路通、天仙藤、鸡血藤、楮实子、炙水蛭；若湿阻壅盛，脾运失健，大便溏泻者，加煨木香、砂仁、凤尾草、山药；若肾虚，尿混浊或量多为主者，加玉米须、泽泻、菟丝子、覆盆子；若伴有肝火上炎，面红目赤，血压升高者，加罗布麻叶、夏枯草、苦丁茶；若形体肥胖，痰浊较重，血脂增高者，加制黄精、制首乌、石菖蒲、海藻、荷叶。（中医杂志，2003，12：900）

3. 赵锡武治疗消渴经验 治疗糖尿病应以滋肾为本，并加清胃生津，清心养阴，结合补气。通过多年的临床摸索，制定了糖尿病方剂，方中生地、熟地、山茱萸、玄参、天冬、女贞子滋补肾阴为本（生地宜先煎40分钟，以防药后腹痛，常用量为30～40克）；并用生石膏、黄连、北沙参、麦冬、天花粉、石斛清肺胃燥热而生津；方中的黄连、生地、麦冬且能清心养阴，红参、党参、黄芪补气。诸药配合，共奏滋肾养阴，清热益气之效，使阴虚得滋，津亏得益，燥热得清，气虚得补。

脾胃受伤，久而脾胃气虚，内生湿邪。临床上常见进食发噎，腹满饱胀，食欲不振，恶心呕吐，腹泻或便秘，舌暗淡、苔白，脉虚无力。为虚中夹实，用补中气、健脾胃，配合理气化湿治疗，药如红参、党参、太子参、黄芪、苍术、白术、茯苓、山药、白扁豆、大枣、陈皮、砂仁、枳壳、藿香等。其中，腹满饱胀可选香砂六君子汤加减；腹泻稀水可用理中汤或连理汤，或半夏泻心汤。顽固性便秘，苔不黄燥，乃虚秘者，宜用黄芪、当归、党参、火麻仁、蜂蜜等。若便秘而舌暗淡，脉沉迟，四肢冷，为冷秘，虚秘方再加大黄附子甘草汤，大黄用少量，为反佐法。若糖尿病并发酮症酸中毒，证属脾胃虚寒者，可用加味吴茱萸汤治疗。

糖尿病患者常常会出现并发症，糖尿病是本，并发症是标。一般宜标本同治，并发酮症酸中毒时要急则治其标。若消渴并发视力模糊、脉弦细者，为肝肾阴虚不能上注于目，宜合杞菊地黄汤加当归、女贞子，滋肾养肝明目。如消渴继发胸痹，心痛彻背，出现心电图不正常者，为胸阳不振，心血不行，宜配瓜蒌薤白白酒汤加当归等以宣痹通阳活血。如消渴并发半身不遂，为肾阴虚、肝阳上亢，化风上扰经络所致，宜标本同治，方如补阳还五汤，以益气通阳，活血通络，平肝息风。如消渴并发水肿，为肾气化功能障碍，宜用济生肾气丸滋阴温肾利水。如消渴并发下肢麻木或小腿疼痛，足冷，此有气虚、阳虚、血瘀之分，定细加辨证，不可以血瘀一概而论。若下肢麻木、倦怠乏力、脉虚，为气虚，宜重用红参；若下身寒冷之甚，手足不温，不论下肢是麻是痛，均为阳虚，方中宜加肉桂2～3克，3～5剂后，手足一转温就可酌情减量。若下肢疼痛，舌紫暗或有瘀斑点，舌下静脉青紫或曲张为瘀血，宜加姜黄、当归、丹参、桃仁、红花活血化瘀。（中医杂志，1992，1：14－15）

（五）食物治疗

1. 苦瓜晒干碾粉，然后压制成0.5克的片剂。每次15～20片，每日3次，温水送服。也可共研细粉，每次6克，温水送服。每日3次。

2. 苦瓜50克，切成薄片，加少许食盐，用花生油煎炒，熟后食之，日3次。

3. 鲜南瓜250克，加水煮熟，每晚8点钟食之。5天后，每日早晚各吃250克，可减轻消渴，稳定血糖。

4. 南瓜100克，天花粉30克，加水1000毫升，水煎至500毫升，早晚两次分服。或食用南瓜粉，每天30克，1个月为1疗程。可连服1～3个月。

5. 冬瓜250克，玉米须30克，水煎，日内分3次服下。

6. 玉米须50克，加水800～1000毫升煎服，代茶饮，每日1剂。

7. 山药炒后压成面，每次取15～20克蒸膏吃，或冲糊服用，也可当炒面吃，也可煎汤去渣服，有稳定血糖作用。

8. 马齿苋150克，加水1000毫升，水煎至500毫升，频服代茶饮。

9. 鲜菠菜根90克，干鸡内金15克，水煎服，吃菜喝汤，每日1剂，常服有效。

10. 鲜菠菜250克，鸡内金10克，生山药50克，精盐、味精少许。将鸡内金焙干研末，菠菜洗后切碎，山药洗净切片。三物共入锅中，加水炖汤，调味即成。每日早晚2次分服，连用10～15天。

（六）易简效验方

1. 降糖益胰方：炒苍术20～40克，炒白术15～30克，怀山药30～50克，生地黄20～40克，熟地黄15～30克，玄参15～30克，北沙参30～40克，玉竹20～40克，五味子15～25克，桑螵蛸10～15克。每日1剂，水煎服。

2. 胜甘方：山萸肉30克，五味子20克，乌梅20克，苍术20克。每日1剂，水煎后分早、中、晚3次，饭前温服。

3. 清热和血降酮方：生黄芪40克，山药30克，玄参35克，苍术20克，黄芩15克，黄连15克，黄柏15克，栀子20克，当归20克，赤芍15克，生地30克，川芎15克，茯苓15克，泽泻15克。每日1剂，水煎服。头晕头痛加夏枯草、钩藤、生石决明、菊花，胸闷刺痛加红花、赤芍、丹参、山楂，渴饮无度加天花粉、玉竹，恶心、呕逆加陈皮、竹茹、生赭石、旋覆花，小便频多加五倍子、桑螵蛸、覆盆子，疮疡疖肿加蒲公英、金银花、马齿苋、紫花地丁。

4. 甘露消渴方：熟地、生地、党参、菟丝子、黄芪、麦冬、天冬、玄参、山萸肉、当归、茯苓、泽泻各等量研末，装入胶囊。每日3次，每次1.8克，3个月为1疗程。虚热偏盛者或时值盛暑，用石膏30克煎汤送服胶囊，或加用黄连1克泡水频服，舌红赤者加青黛3克冲服。

5. 黄芪六一汤：黄芪360克（半生半炙），甘草30克（半生半炙），为末，每取6克，早晨、午间白汤点服。治消渴患痈疽。（《医方类聚》）

（七）预防护理

注意节制饮食，避免情志内伤。患者要控制饮食，忌食糖类，少吃肥甘厚味。劳逸结合，适当运动，节制房事。久卧或昏迷者要勤擦洗，勤翻身，防止发生褥疮。

（八）评述

1. 中药的综合作用 在治疗糖尿病时，既要重视现代药理成果，更应重视中药的综合作用。如选择中药时既考虑到清热生津、益气养阴法对证的治疗作用，又考虑到降低血糖、消除尿糖和纠正代谢紊乱等对病的治疗作用，中西并重，取长补短，可最大限度地发挥中药的作用。常用清热生津药有金银花、地骨皮、葛根、玄参、生地、黄连、黄柏、知母等，益气养阴药有人参、黄芪、黄精、白术、山药、绞股蓝、甘草、白芍、玉竹、女贞子、枸杞子等。在临床使用时，既要考虑病所引起的血糖升高，又要考虑其证所表现的阴虚燥热，依此辨证辨病组方，或据此随证加减，可增加处方用药的准确性和合理性。

再如党参能补气，改善气短乏力症状；石斛能滋阴生津，改善阴虚口渴症状等。但这些药物却能升高血糖，血糖不降，症状虽然减轻，但对糖尿病而言仍然不能说是缓解。故类此药物尽量不用。此外，能够升高血糖的中药还有秦艽、紫苏、生姜、槐花、槐米、龙葵、竹叶、鹿蹄草等。

对于糖尿病而言，糖代谢紊乱导致的高血糖、高尿糖是本，由此导致的各种并发症是标。因此，在治疗上要以纠正糖代谢紊乱，降血糖，增加机体免疫力为治本；相应的对症治疗为治标，这样标本兼顾，可以较好地防治并发症。

2. 治疗糖尿病并发症的主要治则 单纯血瘀型糖尿病较少，多与气阴两虚并存，其临床特点是病程相对较长，典型的三多症状不明显，而且多伴有多种慢性并发症，见症以口干、乏力、舌胖质暗或有瘀斑（点）为主要依据。因此提出气阴两虚、络脉瘀阻是糖尿病慢性并发症的病理基础，并将气阴两虚兼瘀作为糖尿病的一个独立证型提出研究。患者血液常呈凝、聚、浓、黏状态，其结果是导致毛细血管壁增厚，血液动力学及血液成分的改变，出现微循环障碍。这些都与中医所说的瘀血证非常相似。糖尿病的各种并发症，基本上都有不同程度的微循环障碍，基于以上考虑，在治疗糖尿病并发症时，以益气养阴、清热通络、活血化瘀为主要治则，在降血糖、纠正代谢紊乱、改善微循环、降低血液黏度的同时，注意临床症状的改善。如治疗糖尿病坏疽，用仙方活命饮清热解毒、活血止痛，加丹参、赤芍；治疗劳咳，用百合固金汤加重当归、赤芍、白芍、生地、熟地用量；治疗糖尿病泄泻，用七味白术散加当归、熟地；治疗糖尿病肾病水肿，用济生肾气丸加杜仲、淫羊藿保护肾功能；治疗糖尿病神经病变肢体麻木，用黄芪四物汤加水蛭；对于糖尿病导致的虚脱，则用大剂量黄芪生脉饮。

3. 糖尿病的分型和证候 主要有 1 型即胰岛素依赖型糖尿病（IDDM）和 2 型即非胰岛素依赖型糖尿病（NIDDM），以后者为多。国内 2 型糖尿病患者在诊断后不同病程阶段的证候特征既有特色又具共性。阴虚证仅在临床早期具有普遍性，血瘀证在病程 10 年以上控制欠佳时才具有普遍性。湿邪（内滞）在糖尿病患者中具一定的普遍性，提示糖尿病的迁延难愈很可能与黏腻濡滞的湿邪之毒深蕴于内有关。随着病程之迁延，各证候的演变态势不尽相同，如阴虚证发病率逐渐下降，血瘀证逐渐上升。因而中医治疗糖尿病应随时关注湿邪，发病早期要注意滋阴护阴，病程较久（患病 10 年以上）、控制欠佳时要重视血瘀证。

五、乙肝病毒携带

乙肝病毒（HBV）携带者，大多由于脾肾不足，抗病毒能力缺陷，不能排毒外出，以致毒邪留恋肝经，郁久化热，伤及肝阴，甚而导致血瘀、肾亏，以致迁延难愈。临床观察发现，有相当一部分无症状乙肝病毒携带者（ASC），临床上无明显症状和体征，给辨证带来很大困难。尽管乙肝病毒（HBV）在人群中普遍易感，但人体能否感染 HBV，感染后趋向如何，与内在的免疫因素密切相关。因此，治疗上不应仅仅局限于强调某一指标的转阴，而应从整体着眼，提高机体免疫功能，改善人体 HBV 感染状态。故扶正祛邪始终是治疗 ASC 所遵循的基本原则。

（一）辨证要点

实证者常体质壮实，胁痛口苦，心烦易怒，纳呆呕恶，小便黄短，苔黄腻，为湿热毒蕴；烦热不安，皮肤红疹，舌红绛者，为营血热毒。虚证者常身体虚弱，见倦怠乏力，不耐劳作，大便溏软，为脾气虚弱；肝区不适隐隐作痛，伴眩晕，舌红苔少，为肝阴血虚；见腰膝冷痛酸软，性欲淡漠者，为肾阳虚亏。

（二）证治方药

1. 热毒蕴结

【临床表现】无症状乙肝病毒携带者，体质壮实，无明显不适，或经仔细询问与观察，有尿黄、口干。舌红、苔薄黄，脉缓或弦数。

【病因病机】HBV 邪毒蕴结肝经，化热生火。

【治法】清热解毒。

【方剂】五味消毒饮（《医宗金鉴》）加减。

药物：金银花 15 克，连翘 10 克，野菊花 10 克，板蓝根 10 克，虎杖 15 克，蒲公英 30 克，白花蛇舌草 30 克，土茯苓 30 克。

方义：金银花、连翘、野菊花、板蓝根、蒲公英、白花蛇舌草清热解毒，虎杖、土茯苓泄毒清利。

加减：可选龙胆草、山豆根、垂盆草、草河车、半枝莲、大青叶等，取 1～3 味加入。

【变通法】也可用黄连解毒汤（《外台秘要》）加减。

2. 肝气郁滞

【临床表现】自感右胁或两胁胀痛，甚或胸脘部胀满不舒，嗳气不畅，恶心呕吐，厌食油腻，食后或气恼时胀痛加重。少数有少腹胀痛。舌苔白厚而腻，脉弦。

【病因病机】HBV 邪毒阻滞肝经，肝气郁滞，甚或横逆犯胃。

【治法】疏肝理气。

【方剂】柴胡疏肝汤（《景岳全书》）加减。

药物：柴胡 10 克、枳壳 10 克，青皮 3 克，陈皮 5 克，八月札 10 克，橘叶 10 克，茯苓 15 克，郁金 10 克，虎杖 15 克，蜂房 10 克。

方义：柴胡、枳壳、青皮、八月札、橘叶、郁金疏肝理气，陈皮、茯苓健脾和胃，虎杖、蜂房有免疫功能改善作用。

加减：胸脘部胀满加木香、白豆蔻、谷芽理气，竹茹、半夏和胃，夹湿加薏苡仁、茵陈化湿，兼热加连翘、白花蛇舌草清热。

【变通法】兼有脾虚，大便溏软，乏力神困，上方去青皮、八月札、橘叶、郁金，合六君子汤（《医学正传》）健脾益气和胃。肝气郁热者，可用化肝煎（《景岳全书》）加减，药用白芍、牡丹皮、山栀、青皮、陈皮、川贝等疏肝化热。肝气郁结，已有瘀滞者，见面色暗、肝区痛、舌暗或有瘀斑，可用复元活血汤（《医学发明》）加减，药用柴胡、赤芍、当归、水红花子、鳖甲、山甲、天花粉、瓜蒌、鸡内金、制大黄、橘叶、郁金、白花蛇舌草、虎杖等化瘀解毒。

3. 湿热毒蕴

【临床表现】胁痛口苦，心烦易怒，胸闷纳呆，恶心呕吐，小便黄短，大便干结。舌质红，苔黄腻，脉弦或弦数。

【病因病机】湿热蕴结，毒邪内生，郁于肝脏。

【治法】清热化湿。

【方剂】茵陈蒿汤（《伤寒论》）合黄连解毒汤（《外台秘要》）加减。

药物：茵陈30克，炒栀子10克，炒大黄10克，黄连10克，黄芩10克，赤芍10~15克，虎杖30克，白花蛇舌草30克。

方义：茵陈、栀子、大黄、黄连、黄芩清热解毒，赤芍凉血散瘀，虎杖、白花蛇舌草有抑制HBV邪毒的作用。

加减：大便秘结不通者，用生大黄代炒大黄通下；小便黄短加薏苡仁、车前草、猪苓、茯苓、滑石、甘草利湿。湿甚胸闷纳呆，恶心呕吐，腹胀纳呆，苔白腻者，去赤芍，加厚朴、苍术、砂仁、鸡内金、谷芽、麦芽燥湿健脾。

【变通法】肝郁化火生毒、湿热互阻者，症现头胀头痛、面红目赤、口苦咽干、小便黄赤，舌红苔黄，脉象弦数或弦滑，可用龙胆泻肝汤（《医宗金鉴》）合茵陈蒿汤（《伤寒论》）。药如龙胆草、青黛、夏枯草、栀子、茵陈、大黄、黄芩、郁金、金银花、紫花地丁、虎杖、板蓝根、败酱草、蒲公英、白花蛇舌草等，可清利湿热、泻肝泄毒。

4. 营血热毒

【临床表现】夜间烦热不安，咽燥口干而不引饮，皮肤有少量红疹者。舌红绛无苔，脉象细数。血分热毒较显，身肤觉热、烦扰不宁、尿黄便秘，皮肤疹点色深，或有鼻衄，妇女月经色黑有块。舌质暗或有瘀斑，脉象数或沉涩。

【病因病机】热毒入于营血，血分有热，血热外泄故有皮肤红疹等。

【治法】清营解毒。

【方剂】清营汤（《温病条辨》）加减。

药物：水牛角30克（镑，先煎），生地黄15~30克，赤芍15克，丹皮10克，玄参10~15克，板蓝根10~15克，丹参10~15克，紫草10克，白茅根30克。

方义：水牛角清营解毒，生地、玄参养阴清热，赤芍、牡丹皮、紫草凉血散瘀，板蓝根清热解毒，丹参化瘀宁心，白茅根清利泄热。

加减：可选大黄、虎杖、草河车、大青叶、野菊花等2~3味加入。

【变通法】轻用导赤散（《小儿药证直诀》）、黄连解毒汤（《外台秘要》）、五味消毒饮（《医宗金鉴》）合方加减，药用生地黄、丹参、竹叶、甘草、黄连、黄芩、黄柏、栀子、大黄、茵陈、金银花、连翘、紫花地丁、青黛、虎杖、蜂房等，较上方凉血清营作用弱，而解毒清热药物较多。

5. 脾气虚弱

【临床表现】无症状乙肝病毒携带者，体质较弱，食欲较差，食后腹胀，周身倦怠乏力，肢体软弱、不耐劳作，大便溏软。舌质淡，苔薄白，脉象细弱。

【病因病机】肝病易乘脾，脾气虚弱，生化无源故气短乏力、肢体软弱。

【治法】益气健脾。

【方剂】参苓白术散（《太平惠民和剂局方》）加减。

药物：黄芪10克，党参10克，白术10克，茯苓10～15克，山药10～15克，莲子10克，薏苡仁15～30克，甘草3克，陈皮5克，谷芽10克，白豆蔻3克，灵芝10～15克，蜂房10克。

方义：黄芪、党参、白术、山药、莲子、薏苡仁、甘草健脾益气，陈皮、谷芽、白豆蔻和胃理气，灵芝、蜂房有改善免疫功能的作用。

加减：见心悸失眠加龙眼肉、五味子养心安神；食后腹胀不消化，加山楂、麦芽消导化食；肝区隐痛或不舒者，加木瓜、白芍酸甘化阴以养肝阴；有郁热者加少量龙胆草、夏枯草解郁清热。

【变通法】可用六神散（《三因极一病证方论》）加木瓜、白芍益气健脾，抑木扶土。ASC之脾气虚而自汗气短懒言，面色萎黄无华，舌苔薄白，脉弱者，可用玉屏风散（《世医得效方》）合牡蛎散（《太平惠民和剂局方》）加减，益气固表，药如生黄芪、白术、防风、西洋参、五味子、生牡蛎、浮小麦、黄精、蜂房、白芍等。

6. 肝阴血虚

【临床表现】ASC之阴虚体质者，偶有肝区不适，劳累时自感右胁或两胁隐隐作痛，休息后可减轻或缓解，疼时喜按喜揉，患者常以手按之。可伴头晕目眩，倦怠乏力，失眠多梦。舌红苔少，脉象沉细或略数。

【病因病机】素体阴虚，毒邪留恋肝经，郁久化热，阴血愈虚，肝络失养故两胁隐隐作痛，不耐疲劳。

【治法】滋补肝阴。

【方剂】一贯煎（《柳洲医话》）合二至丸（《证治准绳》）加减。

药物：女贞子10克，墨旱莲10克，枸杞子10克，五味子10克，沙参10克，麦冬10克，石斛10克，白芍10克，木瓜10克，砂仁3～6克，陈皮5克，甘草3～6克。

方义：女贞子、墨旱莲养肝和血，枸杞子、五味子、白芍、木瓜、甘草酸甘化阴，沙参、麦冬、石斛养阴生津，砂仁、陈皮和胃理气。

加减：失眠多梦者加炒酸枣仁、柏子仁养心安神，头晕目眩者加桑椹、何首乌养血补肝，兼郁热加少量牡丹皮、山栀。

【变通法】肾阴肝阴虚者，可用滋水清肝饮（《医宗己任编》）加减，用六味地黄丸和逍遥散，滋肾阴，清肝热，疏肝气，养肝血。

7. 肾阳虚亏

【临床表现】ASC之阳虚体质者，面色㿠白、精神不振，自汗畏寒，腰膝冷痛酸软，头晕耳鸣，男子可见阳事举而不坚、早泄等，女子可现性欲淡漠等。舌淡苔白，脉沉细。

【病因病机】素体阳虚，内寒自生，无以托邪外泄，久则肾阳亏乏。

【治法】温肾通阳，益气托邪。

【方剂】二仙汤（经验方）合保元汤（《博爱心鉴》）加减。

药物：黄芪15克，肉桂5~10克，菟丝子10克，淫羊藿10~15克，仙茅10~15克，补骨脂10~15克，枸杞子10~15克，山茱萸10~15克，五味子10~15克，蜂房10~15克，当归10~15克。

方义：黄芪、肉桂益气助阳托邪外泄，菟丝子、淫羊藿、补骨脂温肾助阳，枸杞子、山茱萸、五味子、当归滋肾补肝，蜂房兴阳泄毒。

加减：肾阳虚甚可加淡附子、巴戟天、锁阳、肉苁蓉温润助阳。男子阳痿早泄，女子性欲淡漠，可加紫石英、阳起石或蛇床子兴阳。脾气虚者加党参、黄精益气，有瘀血者加丹参化瘀活血，有湿者加苍术、薏苡仁、茯苓化湿。

【变通法】可用拯阳理劳汤（《医宗金鉴》）合右归丸（《景岳全书》）加减，脾肾双补。

（三）医家经验

施莫邦辨治慢性乙型肝炎经验

（1）肝郁脾虚：右胁下疼痛久治不愈，疲乏无力，右胁及腹部胀满，口干苦，尿黄，食欲一般尚好，舌苔薄白。疏肝健脾，和血调气，基本方可选用加味逍遥散。药物：柴胡、当归、白芍、白术、甘草、青皮、陈皮、丹参、郁金、香附。疲乏无力明显，加黄芪、黄精；右胁疼痛明显，加姜黄、鸡血藤、丹参；谷丙转氨酶明显升高，可酌加板蓝根、龙胆草、虎杖、败酱草等。

（2）肝郁血瘀：右胁作痛，久治不愈，肝或脾明显肿大，面色暗，皮肤有较多蜘蛛痣，舌质暗红。疏肝活血，软坚散瘀。药物：柴胡、生地、赤芍、当归、川芎、红花、郁金、丹参、莪术、鳖甲、黄芪、甘草、鸡血藤、牡蛎。加减法：全身乏力者加党参、黄精；胁痛明显者加川楝子。

（3）肝肾阴虚：右胁作痛，手足心热，口干头晕，心烦失眠，鼻或齿衄较多，舌质红、苔少或黄腻。滋肾养肝清热，常选用《医醇賸义》豢龙汤加减：沙参、麦冬、石斛、牡蛎、夏枯草、生地、玄参、阿胶珠、白芍、怀牛膝、茜草、白茅根、藕节。疲乏无力加黄精、当归，失眠加五味子、酸枣仁。

（4）脾肾阳虚：全身乏力，食欲不振，腹胀便溏，头晕腰酸，面色发暗，下肢或有轻度浮肿，脉细小无力，舌质淡红、苔白。治拟健脾益肾法，选用《证因方论集要》培肾元煎加减：炙黄芪、党参、炒白术、茯苓、炙甘草、山药、枸杞子、巴戟天、菟丝子、桑寄生、五味子。右胁痛酌加当归、丹参、鸡血藤、白芍、郁金，腹胀加陈皮、砂仁，食欲不振酌加炒谷芽、白扁豆，黄疸加茵陈。（中医杂志，1998，11：651）

（四）预防护理

对易感人群接种乙肝疫苗是根本的预防措施，同时要防止血液传染。患者应注重饮食调养，实证者饮食要清淡，虚证者则应加强营养。

（五）评述

1. 抗乙肝病毒中药　现代研究常从清热利湿、清热解毒、清热凉血以及抗病毒、抗肿瘤中药中，去寻找抗乙肝病毒药物，如栀子、黄芩、车前子、茵陈之清热利湿，大青叶、板蓝根、土茯苓、山豆根、七叶一枝花、半边莲、半枝莲、白花蛇舌草、蜂房和五味消毒饮之清热解毒，苦参、丹皮、赤芍、紫草之凉血清热，升麻、葛根、柴胡、贯仲之用治病毒性疾病等。在中医辨证论治基础上选择加用，可以有利于 HBeAg 的转阴，提高临床疗效。

用体外实验方法筛选抗病毒中药，发现蚕沙、虎杖、贯仲、败酱草、鱼腥草、大黄、黄柏等有一定的 HBsAg 抑制作用。用体外抑制 HBV－DNAP 及降解 HBV－DNA 的实验方法，发现对 DNAP 直接抑制率≥50%的中药有菊苣、木瓜、北野菊、大蓟、仙鹤草、丹参、夏枯草、栀子、丹皮、赤芍、紫草、青蒿、秦皮、黄连、金银花、败酱草、蒲公英、重楼、虎杖、山豆根、鱼腥草、白头翁、半枝莲、香茶菜、连翘、黄芩、火炭母、板蓝根等。对 DNAP 直接抑制率在 25%～50%的有金钱草、龙胆草、马齿苋、龙葵、谷精草、生地、蟛蜞菊、白薇、土茯苓、射干、鸦胆子、黄药子、苍耳、瓜蒌、土贝母、龙葵、白花蛇舌草等。对 16 种中药进行 HBV－DNA 降解实验研究，其中能降解 25%以上定量 DNA 的有蒲公英、木瓜、火炭母、重楼、夏枯草、紫草等。

2. 儿童乙型肝炎抗原携带者　多表现为营养不良，面色不华，发育迟缓，症如疳积，多属肝郁脾虚或肝瘀肾虚型。应以疏肝健脾补肾为主，经调治患儿会逐渐面色转润，营养状况改善，乙型肝炎抗原转阴。在治疗抗原携带者时，切忌单纯为追求抗原转阴，不根据辨证施治原则，一味克伐攻下、苦寒泻火，也不宜单纯长期用五味子或垂盆草及其制剂。应遵循中医整体辨证的原则进行调治。

3. 慢性乙型肝炎的治疗　不仅要详察病机与辨证，还要考虑肝功能、病毒复制时机、机体免疫状态等。一般说转氨酶显著增高时可适当应用清热解毒药如茵陈、蒲公英、虎杖、车前草等，浊絮异常明显时应在补气养血中配合凉血活血药；病毒复制期应重用甘寒凉血解毒药；非病毒复制期，保护性抗体反应差者可重在健脾补肾；细胞免疫功能低下者重在补气、健脾、益肾，用黄芪、人参、党参、淫羊藿、巴戟天、肉桂、附子等；体液免疫反应亢进，有免疫复合物损害者应加重凉血活血药，如赤芍、丹皮；血脂高者可配以清肝利胆、化滞消痰之品，如金钱草、决明子、青黛、山楂、白矾、郁金等。

六、蛋白尿

正常尿中有少量蛋白，一般尿蛋白含量≤150mg/24h，或≤4mg/（m^2·h），当尿蛋白含量＞150mg/24h，或＞4mg/（m^2·h），蛋白定性试验阳性即称为蛋白尿。在剧烈运动、精神紧张、长期站立、高蛋白饮食后，也可出现蛋白尿，应属正常状态，不可作病理诊治。病理性蛋白尿多见于各种肾脏病，如急慢性肾小球肾炎、肾病综合征、肾盂肾炎、高血压肾病等。根据临床表现，蛋白尿应属中医学“精微下注”“精气下泄”，可归结于“虚损”范畴，可与水肿相兼出现。其发生当责之于肺脾肾三脏功能失调，是属肾失封藏，精气下泄。此外，又有因风邪湿热著肾，清浊相干，致使肾气受损、精微外泄、浊邪久恋，从而造成邪盛正虚、迁延不愈的情况，甚至导致瘀闭毒阻、上关下格等。在临床上不可单纯敛精固涩而扶正，常需与祛邪药同用，如以疏风、清热、利湿、化瘀、泄浊祛邪，补肺、健脾、益肾扶正等。

蛋白尿是肾小球疾病最常见的临床表现和最重要的病理生理紊乱。经过肾小球毛细血管屏障的蛋白质，具有肾毒性。因此蛋白尿本身又是肾小球疾病发生发展和恶化的重要因素，在肾病的治疗中尤其值得重视。

（一）辨证要点

病程短者，可见湿热壅滞或稽留之实证，出现尿短混沌或尿频而灼，或高度水肿，腰以下尤甚。如迁延不愈，久则常出现邪盛正虚的局面，以肺脾肾虚为主，而兼夹湿热瘀浊。

（二）证治方药

1. 实证

（1）湿热壅滞

【临床表现】面浮肢肿，胸痞腹胀，纳呆便溏，尿短混沌或尿频而灼，淋沥不尽，小腹拘急。或发热恶寒，身重腰痛。舌红，苔黄腻，脉滑数。尿常规有少量蛋白、红细胞或白细胞、脓细胞等。

【病因病机】湿热下注，壅滞肾脉，水湿外溢，故见面浮肢肿；湿热下注，故见尿频淋沥。

【治法】清热祛湿通淋。

【方剂】二妙散（《丹溪心法》）合黄芩滑石汤（《温病条辨》）加减。

药物：薏苡仁15～30克，苍术10克，益母草30克，黄芩10～15克，滑石10克，猪苓10克，茯苓15克，石韦10～15克，黄柏6～10克。

方义：黄柏、黄芩清热燥湿，石韦利湿通淋，薏苡仁、茯苓、滑石淡渗利湿，苍术燥湿健脾，益母草活血利水。

加减：发热恶寒加金银花、连翘清热解毒，咽痛加射干、马勃利咽止痛，尿频尿急加瞿麦、萹蓄清热通淋，腰痛而小腹拘急加川牛膝、丹参、琥珀活血通淋，尿血者加小蓟、鲜茅根清热止血，尿少而肿加泽泻、车前草利水消肿。

【变通法】如湿热致瘀、封藏失固者，见蛋白尿及血尿，四肢浮肿、溲短便结、混浊起泡、脘闷纳呆、口干不饮、舌红紫苔黄腻、脉滑数等，可用清热利湿、化瘀通痹，方用萆薢分清饮（《医学心悟》）加减，药如萆薢、黄柏、车前子、石菖蒲、莲子心、丹参、益母草、红花、泽兰等，蛋白尿加凤尾草、白花蛇舌草，血尿多加茜草根、仙鹤草。

（2）湿热稽留

【临床表现】高度水肿，腰以下尤甚，或伴胸水、腹水及阴囊水肿，小便混浊、泡沫不散，身倦乏力，脘痞腹胀。舌红苔黄腻或白腻、脉滑数。可见大量蛋白尿、低蛋白血症等。

【病因病机】湿热毒邪稽留，肾失开阖，气化不利。肾失于阖，清气不升，蛋白精微由肾外泄；肾失于开，浊阴内停，水液潴留而为肿。

【治法】清利湿热，解毒泄浊，化气行水。

【方剂】茵陈五苓散（《金匮要略》）合清利方（徐嵩年经验方）加减。

药物：玉米须30克，白茅根30克，茵陈30克，白术10克，桂枝6克，白花蛇舌草30克，蒲公英30克，浮萍15克，蝉蜕6~10克，生薏苡仁15~30克，猪苓10克，泽泻10克，茯苓30克。

方义：玉米须、白茅根、茵陈清利湿热，白术、生薏苡仁、桂枝化气行水，猪苓、泽泻、茯苓利水消肿，白花蛇舌草、蒲公英、浮萍、蝉蜕解毒泄浊。

加减：热毒甚者加板蓝根、七叶一枝花，纳呆腹胀加厚朴、陈皮、青皮理气，水肿甚者加将军干、抽葫芦利水消肿。气虚者加大量黄芪益气利水，血瘀者加丹参、泽兰、益母草化瘀利水。

【变通法】水肿甚或伴胸腹水而正气不虚者，可用疏凿饮子（《济生方》）加减，分利湿热。若正气受损而见气虚夹瘀夹湿夹热者，可改用当归拈痛汤（《医学启源》）加减，药用党参、当归、桃仁、红花、丹参、茵陈、知母、苍术、葛根、升麻、黄芪、羌活等，清热利湿，化瘀补气。

2. 虚证

（1）肺脾气虚

【临床表现】眼睑及肢体浮肿，或新起或久病，时减时甚，出现蛋白尿，小便不利。面色苍白，纳呆腹胀，腰酸肢楚，容易感冒。舌淡红，苔薄腻或黄，脉虚数或带浮。

【病因病机】肺虚不能卫外，脾虚无以健运，风湿热毒之邪乘虚袭人，正虚邪盛、清浊相干，致精微物质从小便渗漏而出。

【治法】补益肺脾，疏风利湿。

【方剂】防己黄芪汤（《金匮要略》）合四君子汤（《太平惠民和剂局方》）加减。

药物：生黄芪15~30克，木防己10克，白术15克，茯苓15~30克，桂枝6~10克，羌活10克，泽泻10克，防风10克，党参10克，紫苏10克，蝉蜕6~10克，甘草6克。

方义：黄芪、党参、白术、茯苓、甘草补益肺脾，白术、茯苓、桂枝、防己、泽泻利湿泄浊，羌活、防风、紫苏、蝉蜕疏风固表。

加减：若见尿中有红细胞者，加荆芥炭、贯仲炭疏风凉血解毒。若咽痛红肿、恶寒发热，风热甚者去桂枝、防风，加连翘、金银花清热。若有皮肤瘙痒或感染者，加麻黄、连翘、赤小豆、徐长卿疏风清热。湿热盛，小便不利而色黄，苔黄腻，加石韦、薏苡仁、大蓟根清利湿热。脾虚腹胀便溏，加山药、白扁豆、米仁健脾渗湿。

【变通法】风湿热毒甚者，用银翘散（《温病条辨》）合防己黄芪汤（《金匮要略》），以疏风利湿、清热解毒、益气泄浊为治。

（2）脾虚不摄

【临床表现】尿蛋白量多，病程日久。头晕目眩，神疲乏力，声低气短，纳呆腹胀，面色㿠白，自汗腰酸，大便溏薄，小腹坠胀，可有浮肿。舌淡，脉沉细。血浆白蛋白水平降低，血胆固醇水平增高。

【病因病机】久病脾气下陷，清阳不升，浊阴不降，湿毒久恋。

【治法】益气升阳，泄浊利湿，固精敛气。

【方剂】黄芪人参汤（《脾胃论》）合五子衍宗丸（《证治准绳》）加减。

药物：生黄芪15～30克，党参10～15克，白术15克，羌活10～15克，菟丝子10克，枸杞子10克，五味子10克，车前子10克（包煎），芡实10～15克，苍术10克，黄柏6克，升麻3～6克。

方义：黄芪、党参、白术益气健脾，羌活、升麻升阳疏风，菟丝子、五味子、芡实、枸杞子补肾固精，车前子、苍术、黄柏利湿泄浊。

加减：面浮肢肿加黑大豆、将军干、益母草、泽泻利湿消肿。热毒甚者加土茯苓、薏苡仁、石韦、大蓟根、金银花清利，肾虚腰酸加熟地、山萸肉补肾。腹胀便溏加山药、白扁豆、莲子肉健脾固涩。若血压增高者，去升麻、羌活，加杜仲、续断、桑寄生补肾。

【变通法】脾气下陷、湿热甚者，可用清燥汤（《脾胃论》）加减，益气升阳、清热利湿，药用黄芪、党参、白术、黄连、黄柏、苍术、五味子、猪苓、茯苓、麦冬等。若脾肾俱虚者，用黄芪人参汤合六味地黄丸（《小儿药证直诀》），益气健脾、补肾滋阴。

（3）肾阴亏虚

【临床表现】蛋白尿，水肿不甚或无水肿，腰膝酸软，倦怠乏力，口干咽燥，头晕心悸，躁动不安，夜卧不宁，潮热盗汗，手脚心热。舌红苔少，脉细数。

【病因病机】湿热燔灼，热重于湿，阴津受损，久必及肾，肾阴亏损。

【治法】滋肾阴，清相火，渗湿利水。

【方剂】知柏地黄丸（《医宗金鉴》）合二至丸（《证治准绳》）加减。

药物：知母10克，黄柏6～10克，生地黄、熟地黄各10～15克，山茱萸10～15克，茯苓10～15克，泽泻10～15克，牡丹皮10克，女贞子10～15克，墨旱莲10～15克。

方义：生地、山茱萸、熟地滋肾阴，丹皮、知母、黄柏泻相火，茯苓、泽泻渗湿利水，女贞子、墨旱莲补阴血。

加减：头晕目眩加枸杞子、菊花、白蒺藜补肝息风，腰痛加桑寄生、杜仲强腰补肾，尿短加猪苓、车前子利水，血虚加阿胶、桑椹补血，津伤加玉竹、石斛、乌梅养阴生津。

【变通法】可用左归丸（《景岳全书》）合大补阴丸（《丹溪心法》）加减。

（4）肾阳虚微

【临床表现】下肢浮肿、凹陷不起，畏寒肢冷、手脚不温，面白少华或两颧粉红如涂脂，精神倦怠，腰膝酸软，足跟疼痛，大便秘结或下利清谷，小便清长或夜尿增多。舌淡或瘦红或胖嫩，脉沉细或虚数。

【病因病机】湿重于热，阳气受病，肾阳虚微，开阖不利。

【治法】温肾通阳，化湿利水。

【方剂】济生肾气丸（《济生方》）加减。

药物：熟地黄 10～15 克，山茱萸 10～15 克，山药 10～15 克，茯苓 15～30 克，泽泻 10～15 克，牡丹皮 10 克，车前子 10～15 克，肉桂 6 克，淡附子 6 克，牛膝 10～15 克。

方义：肉桂、淡附子温肾通阳，熟地、山茱萸、山药补肾摄精，茯苓、泽泻、车前子化湿利水，丹皮凉血反佐，牛膝引药下行。

加减：颧红如脂加鹿角胶、龟胶大补精血，腰膝酸软加桑寄生、杜仲强筋壮骨，畏风背冷、全身乏力，体虚易感者，加黄芪、人参、白术、黄精补气，脘痞纳呆加藿香梗、生谷芽芳化开胃，尿少加桂枝、猪苓通阳利水，大量蛋白尿可合用五子衍宗丸（《证治准绳》）加桑螵蛸、芡实补肾摄精。

【变通法】可用右归丸（《景岳全书》）合龟鹿二仙膏（《医便》）加减。

（三）医家经验

1. 裘沛然治慢性肾炎经验　对年幼的、病程较短的慢性肾炎患者，常用五味药方（黄芪、牡蛎、泽泻、黑大豆、大枣）；而对年长的、病程较长的慢性肾炎患者，则选用八味药方（上方加巴戟天、土茯苓、黄柏）组成的处方，定名为补泄理肾汤。

（1）用药配伍注重复合：慢性肾炎的发病环节较为复杂，可有脏腑虚实的偏颇，气血的失调，水湿、湿热、火毒、血瘀等病因均可导致本病的发生和发展，因此在治疗时必须随着临床的不同表现而略有变化。如以补泄理肾汤为基础方，根据临床的不同表现加用其他药物，采用表里同治、寒热兼施、利涩相配、补泻合用等四法结合。如对慢性肾炎临床症状不明显，仅镜检中看到少量蛋白或红细胞，平素易感冒者，除加大黄芪的剂量外，加白术、羌活；若有鼻塞流涕、畏寒发热者，加用白芷、浮萍；若兼见咽痛喉燥、扁桃体肿大或咽喉充血者，加漏芦、白蔹、蒲公英；如水肿明显者，加用蝼蛄、葶苈子、桂枝；若腰痛颇甚者，加狗脊、细辛；如伴头晕、头胀、耳鸣、目眩、血压较高者，则加黄芩、蒲黄、防己；血尿明显者加槐花、生地、丹皮；如蛋白尿严重者，加用诃子肉、杜仲、覆盆子。

（2）用药要有选择性：即选药要精当，力求一药多能，特别选用与慢性肾炎临床表现相关而具多种作用者。在治疗慢性肾炎时扶正治本，用黄芪而不用党参，因其有补气、固表、摄精、祛毒、和营、利水的功效，且无留滞之弊，而大剂量黄芪则功用更为显著。再如在淡渗利湿药中选择泽泻，因泽泻入肾及膀胱，既能利水渗湿、泄热利尿，又有补益肾水的作用。又如黑豆，李时珍谓“黑豆入肾功多”，许多本草书中载，黑豆可调中下气、通经脉，治肾病时可利水活血解毒，故张景岳用玄武豆治疗水肿。临床也证明黑豆确有纠正低蛋白血症的功效。巴戟天为补肾要药，能强阴益精，又能祛风除湿，治腰膝酸痛、脚气水肿等。

（3）制方要有全面性：慢性肾炎的基本病机，是脾肾气血亏损与风邪、火湿、热毒、瘀血等相夹杂，所以制方配伍必须补泻并施、标本兼顾。既要补益脾肾气血，制止蛋白质的流失；又要祛除风邪，利水化湿，清热解毒，活血化瘀，从而达到邪去正安的目的。补泄理肾汤重用黄芪为君药，配合巴戟天补肾；加牡蛎补肾扶正、化湿利水，既可补肾固涩以控制蛋白的流失，又可利水化湿以消水肿。黄柏与黄芪相配，增强补益作用；与巴戟天相伍，一阴一阳，前者滋肾水、益元阴，后者益元阳、补肾气，起到阴阳平补的作用。黄柏与土茯苓相配，有清热解毒利湿之效。土茯苓能除湿解毒，健脾胃，强筋骨，利小便，具有能补、能和、能解毒、能利湿等作用；与泽泻、牡蛎、黑豆等相合，补肾利水、解毒泄浊。

（4）加减要有针对性：对平素易因感冒诱发慢性肾炎发作的患者，可用玉屏风散。但以羌活替代防风，两者虽同为辛温解毒，但防风无利水作用，用羌活入肾、膀胱二经，善行气分，舒而不敛，升而能沉，又有利水燥湿作用。因此对慢性肾炎患者来说，羌活比防风更有针对性。在慢性肾炎患者出现扁桃体肿大、咽喉疼痛时则选用漏芦、白蔹等清热解毒药。漏芦有清热解毒之功，对湿热火毒旺盛，而又见尿血、尿蛋白的患者，无疑是一味首选药物。对慢性肾炎浮肿明显的患者，常加用蝼蛄、葶苈子和桂枝等药。对湿热内结、水气闭阻、火毒蕴伏的肿胀，则选用蝼蛄，因蝼蛄既有利水通溲的作用，又能清热利湿解毒。如果水肿发生是由于肺气痹阻而伴有胸闷气促、痰唾不畅等症状时，则加用葶苈子以下气行水，肺气通利则三焦通调而小便自畅。至于桂枝利水，乃是一种通阳利水之法，用于肾虚气不化火之水肿，有较好的疗效。上述三药虽可同治水肿，但各具特点。在应用时，必须注重针对性。（中医杂志，1996，8：497－498）

（5）常用大方复治法：慢性肾炎除肺脾肾虚、水湿逗留之外，还应注意余邪热毒未清、盘踞下焦这一因素。常以清热解毒、温补肾阳、培补脾气、滋阴凉血、祛湿利尿、辛温解表、酸涩收敛等七法结合，以大方复治。常以辛温发散与酸涩收敛，如浮萍与五味子；清热解毒与温肾助阳，如漏芦、白蔹与巴戟天、肉桂；补气摄精与通利水湿，如菟丝子、黄芪与将军干、防己，几法同用。清热解毒，如漏芦、白蔹、土茯苓、蒲公英、黄药子、升麻。温补肾阳，如淫羊藿、巴戟天、胡芦巴、肉桂、鹿角片、附子。培补脾气，如黄芪、党参、白术、甘草。滋阴凉血，如生地、熟地、知母、黄柏、丹皮。祛湿利尿，如将军干、车前子、葶苈子、防己、椒目、蝼蛄。收涩下焦，如菟丝子、覆盆子、楮实子。辛温解表，如羌活、白芷等。

2. 时振声治慢性肾炎蛋白尿经验

（1）健脾法：用于脾气虚弱者，面色淡黄，纳差乏力，腹胀痞满，大便稀散，脉象较弱，应健脾益气，方如香砂六君子汤、参苓白术散、黄芪大枣汤；若中气下陷，头晕乏力、腹胀下坠、便意频频，应健脾升提，如补中益气汤。

（2）补肾法：用于有肾虚见症者。肾阴虚者见腰膝软或痛、五心烦热、咽干口燥、小便黄少、遗精、舌红少苔、脉细或细数，宜滋补肾阴，方如六味地黄丸、左归丸加减；肾阳虚者见腰膝冷痛、畏寒肢冷、小便清长、夜尿数多、舌体胖嫩、脉弱，宜温补肾阳，方如肾气丸、右归丸加减；肾气不固或兼肾精亏损者，肾虚而无明显寒热之象，如腰膝软、尿后余沥、小便清长等，宜益气固肾，方如五子衍宗丸合水仙二陆丹、桑螵蛸散、金锁固精丸；肾阴阳两虚则以阴阳双补，如肾气丸、济生肾气丸；气阴两虚宜益气养阴，参芪地黄汤、大补元煎。

（3）治肺法：用于有肺经病变者。若肺气虚弱，卫表不固，见有自汗恶风易感冒者，宜益气祛风固表，方如玉屏风散加味；若肺阴不足，而见干咳少痰、音哑咽干而痛、或痰中带血、潮热盗汗等，当益肺养阴，方如麦味地黄汤、竹叶石膏汤。此外还有宣肺法，用于风邪袭肺而肺气失宣者，见祛风法。

（4）治肝法：若蛋白尿而见情志抑郁、胸胁胀痛、善太息或月经不调等肝郁证，用疏肝法，方如柴胡疏肝散、逍遥散等；若见胁痛、眼目干涩、视物模糊、月经量少或烦躁潮热等肝血或肝阴不足者，当养肝血或滋肝阴，如四物汤加枸杞子、牛膝等，或杞菊地黄汤加减；若见头晕失眠、腰痛膝软、多梦易怒、颜面潮红、舌红少苔、脉细数，血压升高等阴虚阳亢证，则当平肝潜阳如羚角钩藤汤等。

（5）祛风法：由于风邪侵袭而长期不愈，或由风邪外袭而加重、复发者可用祛风法，但当辨明兼夹而使用。风寒者当祛风散寒，方如麻黄汤、麻黄附子细辛汤、荆防败毒散之类；风热者应当散风热，方如银翘散、桑菊饮、银蒲玄麦甘桔汤（经验方）等；风湿者则用祛风胜湿、升阳益胃法。常用药物有羌活、独活、防风、豨莶草、川芎、苍术、升麻、柴胡，以及昆明山海棠、雷公藤等。

（6）清利湿热法：用于有湿热见症，如胸脘痞闷、口苦口黏、口干不欲多饮、纳呆、大便溏泄不爽、小便黄赤混浊，或有尿频急而痛、舌红苔黄而腻、脉滑等。用清利湿热，方如三仁汤、黄芩滑石汤、八正散。

（7）活血利水法：瘀血和水湿是慢性肾炎的常见兼证，若湿瘀互结则病情更加缠绵难已。症见水肿、小便不利、腰痛固定、舌质暗红或有瘀斑（点）、脉涩等，方如当归芍药散、桂枝茯苓丸合五苓散、五皮饮等。

此外，还可选加对蛋白尿有特殊治疗作用的药物，如黄芪、小叶石韦、昆明山海棠、雷公藤、黑豆、白果、地龙、乌梅、山楂、冬虫夏草等，可提高疗效。在选用这些药物时也应辨证，如黄芪用于气虚，石韦用于湿热。（《时振声论肾病》）

3. 张天消白五方

（1）补肾气汤：生或熟地 10 ~ 15 克（或加至 30 ~ 60 克），山药、麦冬或天冬各 10

克，枸杞10～15克，茯苓10～30克，白术10～20克，山茱萸、牡丹皮、陈皮、甘草5克。增强肾之气化滤过功能。有血尿者加仙鹤草10～30克，地黄用鲜地黄，或加紫草、茜草各10～15克。时常感冒者，加生黄芪15克，防风5克，甘草用炙甘草。咽喉红痛者加桔梗10～15克，甘草用生甘草，且加量至10～15克。乳蛾红肿加金银花10～30克，野菊花10～15克。低热加地骨皮10～15克，黄芩10克。

（2）肾元汤：生地或熟地10～15克（或加至30～60克），山药10克，枸杞子10克，山茱萸、甘草、小茴香各5克，杜仲10克，续断10克，巴戟天10～15克，砂仁3～6克。修损伤，补肾元。见晨起时眼睑肿、下午时足肿者，加生黄芪15～30克，汉防己10克。汉防己不宜重用及长期应用，必用生姜2片，大枣10克以减其小毒。若中焦虚寒，喜热饮，遇冷即胃痛者，加干姜、吴茱萸各5克。若下焦虚寒，四肢发冷，小便清长，加官桂或桂心、淡附子3～5克。淡附子不宜重用及长期应用，若必用或需重用，须加同剂量的生甘草、蜂蜜，先煎20分钟，以减其毒。

（3）补肾养血汤：生或炙黄芪10～15克（或加至30～60克），山药、枸杞、杜仲、当归各10克，山茱萸、甘草各5克，生地或熟地10～15克。补肾养血，增加肾脏血流量。见有面色无华而血象正常者，加党参10～15克，炒白术、茯苓各10克。若纳食不馨加姜半夏10克，陈皮5克。进食后胃脘胀，嗳气者，加广木香5克，缩砂仁3克。食欲虽好，而神疲乏力者，加制黄精10～15克，六神曲10克。胃逆流泛酸，口苦者加川黄连6克，淡吴茱萸2克，浙贝10～15克，去山茱萸。舌苔白腻，口淡者，加炒苍术10克，川厚朴5克。

（4）补肾活血汤：人参、党参或太子参10～15克，白术、茯苓或茯神各10克，甘草5克，生地或熟地10～15克，当归10克，川芎10～30克，赤芍10克，丹参、泽兰各15～30克。补肾活血，适用于肾脏纤维化。见肾小球硬化加桃仁10克，红花5～10克。肌骨疼痛，加郁金10克，炒延胡索10～15克。腰酸腿无力加狗脊、续断各10克，或杜仲、川牛膝各10克。小关节酸痛而固定不移者加羌活、防风各5克，独活5～10克。大关节酸痛红肿者加生地、海风藤、忍冬藤各15～30克。

（5）补肾固精汤：生地或熟地10～15克（可加至30～60克），杜仲、肉苁蓉、山药、枸杞子10克，山茱萸、甘草各5克，厚朴10克，桑螵蛸、芡实、金樱子各10～15克。调节肾之封藏、重吸收功能。蛋白尿兼有夜尿增多者，加覆盆子、菟丝子各10克。若小便频数而非感染者加淫羊藿15～30克，仙茅10克，仙茅不宜长期用或重用，若必用或重用，须与同剂量的生甘草同煎。小便淋沥而非感染者，加桂枝3～6克，猪苓10克。小便混浊者，加萆薢10～30克，益智仁10克。小便有精液者加桑寄生10克，远志3～5克，远志不宜长期用或重用，若必用或需重用，须与同剂量的五味子同煎。小便失禁加煅龙骨、煅牡蛎各15～30克，先煎20分钟。（《脾肾同调攻治肾病及疑难杂症》）

4. 叶传蕙慢性肾炎蛋白尿的治疗经验 慢性肾炎蛋白尿日久难消，宜从风治，重用息风通络之品常能获效。风邪在慢性肾炎蛋白尿发生发展过程中起着极为重要的作用，特别是风邪常与水湿、痰浊、瘀血相夹为患，形成恶性循环，则使病情更加顽固。惟有虫类药物，善于搜剔逐邪、息风通络，直达病所，可将潜伏于内的风痰瘀血之邪深搜细剔，逐出于外。用地龙、僵蚕、全蝎、蜈蚣等虫类药息风通经活络，搜剔余邪，不但对改善蛋白尿获效甚捷，且对肾性高血压及肾衰出现的肌肤瘙痒、四肢抽搐等具有良好的治疗作用。

慢性肾炎蛋白尿病人一旦感受外邪，均可导致病情反复或加重。当先驱外邪，主张应用辛凉、辛温解表合方，将疏散解表、清热解毒、宣肺止咳三法汇于一方。方药如金银花、鱼腥草、板蓝根、射干、马勃、荆芥、防风、桔梗、杏仁、冬瓜仁、紫菀、黄芩、法半夏、生甘草。因感受外邪，以咳嗽咯痰为主症，常用麻杏石甘汤与二陈汤合方进行治疗。慢性肾炎蛋白尿病人常兼有湿热、瘀血表现，一贯强调应首先祛瘀血、清湿热，以祛邪为主。祛瘀血用丹参、红花、川芎、桃仁、益母草，且丹参、益母草每用至30克，而且须与地龙、僵蚕、全蝎、蜈蚣等同用，息风活血通络，强调祛邪务尽。对合并有尿路感染的病人，常见尿频、尿急、尿痛，尿检有白细胞或脓细胞等，先投以大剂清热解毒、利尿通淋药，并常加用抗生素，以期迅速控制尿路感染。常用药如土茯苓、黄柏、蒲公英、地丁草、野菊花、败酱草、金钱草、车前草、千里光、苦参等，其中蒲公英、地丁草、野菊花、败酱草、金钱草、车前草、千里光用量均为30克，药多量大。并常以金钱草、车前草、野菊花、白茅根、蒲公英各30克煎水代茶，频频服之。在长期临床实践中发现，患者舌质常代表本症，舌苔常代表标症。临床上若见其苔黄厚而腻，口干口苦，则一概先以清热化湿为主，药用藿香、佩兰、薏苡仁、白豆蔻、黄芩、龙胆草、栀子、法半夏、茵陈、金钱草、车前草、滑石等。待湿热渐清，舌苔已退，再着手本症或标本兼治。

湿热是慢性肾炎蛋白尿发生的主要病理因素之一，肾炎蛋白尿的治疗过程中激素及利尿药的运用，往往使阴液更易耗伤。除强调必须搜风邪、清湿热、化瘀血外，更要重视湿热易伤阴液的特点。一旦发现患者苔黄厚腻，乃至舌苔干燥少津，或苔有裂纹，或苔仅居中央，而边尖少苔，或苔有剥脱，则除湿清热的同时，养阴药在所必用。根据患者湿热与阴虚偏重程度的不同，将滋养肾阴、除湿、清热三类药合于一方，育阴利水、清热除湿，标本兼治。常用养阴药有北沙参、石斛、天花粉、生地黄、黄精、玄参，清热泻火药有黄芩、栀子、黄柏、黄连、知母，化湿药有藿香、佩兰、白豆蔻、砂仁，燥湿药有苍术、厚朴、陈皮、法半夏，利湿药有猪苓、泽泻、茯苓、白术。对除湿药的运用虽有化湿、燥湿、利湿之分，但在临床上更擅长于运用薏苡仁、车前草、金钱草、滑石、白茅根等清热利湿药。在清热除湿的同时，更善养阴生津，如北沙参每用至30克，如是则湿去热除而肾阴不伤，有利于慢性肾炎蛋白尿的治疗。此外，对晚期阶段，尤须补益脾肾、收涩固摄。但不可一味温补滋补，以免壅滞气机，加速湿浊痰瘀的化生。常用水陆二仙丹益肾涩精，收关固摄。（中医杂志，2001，3：140－141）

（四）易简效验方

1. 生紫菀、浮萍、荆芥、防风、西河柳、紫苏各10克，蝉蜕6克，米仁根、益母草各30克，每日1剂，水煎服。治顽固性蛋白尿，血胆固醇高，且常伴皮肤、呼吸道感染者。

2. 蜂房10～15克，紫草15～30克，乌梅10～15克，紫苏15克，蝉蜕6～10克，每日1剂，水煎服。

3. 芡实合剂：芡实30克，白术、茯苓各12克，山药15克，菟丝子、金樱子、黄精各24克，百合18克，枇杷叶、党参各9克，每日1剂，水煎服。用治脾肾阳虚者。

4. 黄芪粥：生黄芪、薏苡仁、糯米各30克，赤小豆15克，鸡内金（研末）9克，金橘饼2枚（用陈皮3克代）。每日1剂。先以水600毫升煮黄芪、陈皮20分钟，去渣；次入薏苡仁、赤小豆煮30分钟；再次入鸡内金、糯米煮熟成粥。1日量分2次服，若有金橘饼可咀嚼服，若无则以陈皮代之。治慢性肾炎。

5. 玉米须：用治15岁以下儿童之慢性肾炎，持久服用，若无特殊情况者均可趋向好转。1日用玉米须60克煎汤代茶，渴即饮之，不拘次数。就睡时若饮不完，次晓即倾去，再煎新汤饮之。切勿间断，至3个月时检查，见效后须再继续服3个月。兼脾虚者先以参苓白术散作汤剂，连用2～3周，食量增加，大便正常后再用玉米须。若外感发热日久，灼伤阴分者，可兼服六味地黄丸。

（五）预防护理

不断增强体质和抵抗力，避免风寒等外邪侵袭，是防治蛋白尿的重要方面。要及时发现原发病因，长期而合理治疗。

（六）评述

1. 功能性蛋白尿 是一种轻度、暂时性、良性蛋白尿。可见于剧烈体力劳动或运动后、长途行军期间、高温作业或严重受寒、精神紧张后等，发热病的极期、充血性心力衰竭也常产生此种蛋白尿。进食高蛋白饮食后所出现的蛋白尿也属此类。去除原因后，蛋白尿即可迅速消失。24小时尿蛋白定量一般在500mg/24h以下。

2. 体位性（或直立性）蛋白尿 其发生与体位改变有密切关系。其特点是清晨尿无蛋白质，起床活动后逐渐出现蛋白尿，长时间直立、行走时，尿蛋白质含量增多，平卧休息1小时后尿蛋白质含量减少或消失。

3. 病理性蛋白尿 其特点是经常出现蛋白尿，尿中蛋白质含量较多，尿沉淀中常含有较多的病理成分如红、白细胞和管型等；病人常伴有其他肾脏病征如肾性高血压、水肿等或其他全身性原发病变。可见于急慢性肾小球肾炎、肾病综合征、肾盂肾炎、高血压性肾病、妊娠中毒症、系统性红斑狼疮性肾炎、放射性肾炎等。蛋白尿的持续存在，一般认为是肾脏病的指征，但无蛋白尿也不能完全排除肾脏病的可能性。尿蛋白质含量的多少不一定能准确反映肾脏病的严重程度，但与病变的部位及性质有密切关系。

4. 重视湿热、热毒、瘀血 现代医家根据其发病机制及病理学特点，重视湿热、热毒、瘀血等的研究。湿热蕴结上犯伤肺，中侵伤脾，下注伤肾，进而耗气伤阴，湿热邪毒贯穿肾病始终，是肾脏疾患发生发展及恶化的主要因素。湿毒不去，壅滞下焦，肾脏气化失司则尿短、肢肿。《玉机微义》之“诸水肿者，湿热之相兼也”，即是其理。肾失封藏，精血下泄出现溲赤泡多，久不消散，化验可见蛋白尿、血尿。热毒湿邪留于体内，影响脾肾统摄，封藏失固，精微下注。具体可分为以下几个时期：①水湿潴留期，以水肿为主；②水湿郁而化热期，为水肿渐消，湿热之邪蕴结，脾肾亏损，封藏失职，脾不固精，肾不敛精，出现蛋白尿、血尿；③湿热相持期，为正气渐衰，肾功能仍能代偿；④湿热瘀血期，为肾功能失代偿，水毒内闭。在临床上可据证施治。

5. 虚实夹杂、寒热兼存　蛋白尿顽固者，每有虚实夹杂、寒热兼存的现象。虚者以脾虚不运、清阳不升，肾虚不固、精气下泄为主；实者有风热、湿毒、瘀阻等几种情况同时存在。故在治疗时，必须始终在固守健脾升阳、益肾固精的基础上，选用疏风、清热、利湿、解毒、活血药物，配伍应用。如此才能清升浊降，正复邪去，从而达到消除蛋白尿的治疗目的。

七、乳糜尿

乳糜尿是乳糜液（脂肪皂化后的液体）因病而溢入尿中，形成小便混浊、白如米泔的临床现象。尿液可呈乳白色、乳酪样或色泽稍混浊，在体外易凝结成白色透明胶状凝块。中医称为膏淋、尿浊，大多由丝虫病所致，也可因腹腔结核、肿瘤等引起。在临床中，乳糜尿多因湿热下注、脾肾亏虚所致，宜以清利湿热、调补脾肾为治。

脾虚不运，精微下泄；肾不固摄，小便如膏，为藏气下夺之本。湿热下注，或由气虚而湿滞，或因阴虚而内热所致，是乳糜尿之标。故在治疗过程中，应根据其表现之虚实轻重，权衡使用调补、清利药物的比例。

（一）辨证要点

初起小便混浊如米泔，小便灼热疼痛、小腹拘急，可为湿热证。如反复发作、日久不愈，则为虚实夹杂，多有脾肾亏虚为主者。

（二）证治方药

1. 下焦湿热

【临床表现】小便混浊如米泔水，色白或黄或红，或夹凝块，或伴血块，溺时小腹拘急，小便灼热疼痛，心烦口干，不欲多饮，大便秘结。舌红，苔黄腻，脉滑（弦）数。

【病因病机】湿热下注，三焦气化失司，清浊不分。

【治法】清利湿热，分清泄浊。

【方剂】萆薢分清饮（《医学心悟》）加减。

药物：萆薢 10 ~ 12 克，黄柏 3 ~ 6 克，知母 10 克，石菖蒲 10 克，茯苓 10 ~ 15 克，滑石 10 ~ 15 克（包），车前子 10 ~ 15 克（包），莲子肉 10 ~ 15 克，丹皮 10 克，生甘草 6 ~ 10 克。

方义：萆薢清利湿浊，黄柏、知母清热泻火，茯苓、滑石、车前子利水通淋，莲子肉涩精，石菖蒲通窍，丹皮凉血清热，甘草和中。

加减：小腹拘急，尿涩不畅，加乌药、青皮、陈皮、川楝子理气；伴有血尿，加小蓟炭、白茅根、侧柏炭、血余炭，收涩止血；口干口苦，小便灼热，加连翘心、竹叶、山栀、生地，凉血清热。

【变通法】若见乳糜血尿为主者，可用小蓟饮子（《济生方》）为主，药如生地、小蓟、滑石、通草、蒲黄、竹叶、藕节、山栀、甘草等，凉血止血，利水通淋。若小便涩痛灼热而见乳糜脓尿者，可用八正散（《太平惠民和剂局方》）合四妙丸（经验方），药如萹蓄、瞿麦、滑石、制大黄、桔梗、白芷、黄连、山栀、车前子、通草、石韦、灯芯草、薏苡仁、知母、黄柏、牛膝，以清热排脓为主。

2. 脾虚气陷

【临床表现】乳糜尿反复发作，日久不愈，状如米泔，小腹坠胀，劳累或进食油腻后发作或加重，神疲乏力，少气懒言，肢体倦怠，食少便溏。舌淡苔白，脉虚弱无力。

【病因病机】脾虚不运，升降失司，清阳不升，精微下泄。

【治法】健脾益气，升清固涩。

【方剂】参苓白术散（《太平惠民和剂局方》）合水陆二仙丹（《洪氏集验方》）。

药物：党参10~15克，白术10~15克，茯苓15~30克，薏苡仁15~30克，芡实15~30克，金樱子15~30克，石莲肉15~30克，扁豆15~30克，陈皮3~6克，青皮3~6克，砂仁3克，甘草6克。

方义：党参、白术、茯苓、甘草健脾益气，薏苡仁、白扁豆利湿健脾，芡实、金樱子、石莲肉敛精固涩，青皮、陈皮、砂仁理气。

加减：气虚甚者，加黄芪升阳益气；精微下泄，尿浊显者，加益智仁、沙苑子、五味子、莲子肉固精收敛；见有小腹拘急坠胀，加川楝子、乌药理气；见有夹血块者，加小蓟炭、白茅根、藕节炭、侧柏炭，收敛凉血止血；小便涩痛不畅者，加车前子、通草、滑石利水通淋。

【变通法】若见脾虚日久，中气下陷，可用补中益气汤（《脾胃论》）为主，以益气升陷，固精为治。药如黄芪、党参、白术、陈皮、当归、升麻、柴胡。同时要加入涩精药，如沙苑子、五味子、金樱子、莲肉、芡实等。

3. 肾阴虚亏

【临床表现】乳糜尿日久不愈，小便乳白如脂膏，精神萎靡，神疲乏力，头晕耳鸣，腰膝酸软，心烦口干，烘热盗汗。舌红，脉细数。

【病因病机】久病及肾，肾阴虚亏，虚火内生，精微下泄。

【治法】滋肾养阴，清热泻火。

【方剂】大补阴丸（《丹溪心法》）合导赤散（《小儿药证直诀》）加减。

药物：龟甲15~30克，知母10~12克，黄柏5~10克，生地黄10~15克，熟地黄10~15克，砂仁3~5克，丹皮6~10克，茯苓15~30克，车前子10~15克（包），竹叶10克，生甘草6~10克，通草10克。

方义：知母、黄柏、丹皮清热泻火凉血，生地、熟地、龟甲补肾养阴，茯苓、车前子、通草、竹叶利水通淋，砂仁理气燥湿，甘草和中。

加减：有乳糜血尿者，加阿胶珠、墨旱莲、白茅根止血；口干苦心烦，内热甚者，加山栀、莲子心清心除烦；若神疲乏力，气虚显著者，加黄芪、党参、白术，健脾益气；若腰膝酸软无力，肾虚甚者，加续断、杜仲，补肾强腰；若乳糜尿日久，精泄不固，加芡实、石莲肉、山药、金樱子、五味子收涩固精。

【变通法】可用知柏地黄丸（《医宗金鉴》）加减。

4. 肾阳虚亏

【临床表现】乳糜尿日久不愈，小便乳白如脂膏，头晕乏力，神疲萎靡，畏寒肢冷，面色苍白。舌淡，脉沉细。

【病因病机】久病及肾，肾阳亏损，固摄无权，精微下泄。

【治法】温肾固涩敛精。

【方剂】鹿茸固涩丸（《沈氏尊生书》）加减。

药物：菟丝子 10～15 克，桑螵蛸 10～15 克，石莲肉 15～30 克，肉桂 3～5 克，山药 15～30 克，鹿角霜 10 克，龙骨 15 克，牡蛎 15 克，五味子 10 克，补骨脂 10～15 克，淡附子 2～3 克。

方义：附子、肉桂、补骨脂、鹿角温肾壮阳，菟丝子、五味子、石莲肉、龙骨、牡蛎、桑螵蛸收敛固精，山药健脾。

加减：兼肢倦乏力，脾虚显著者，加党参、黄芪健脾益气；精泄尿浊甚者，加覆盆子、枸杞子、车前子补肾固摄，即合五子衍宗丸。

【变通法】可用右归丸（《景岳全书》）加减，药如熟地、山药、山茱萸、附子、肉桂、鹿角胶、杜仲、菟丝子、茯苓等。

（三）医家经验

曹惕寅治疗经验

（1）清利湿热方

1）粉萆薢 12 克，黄柏 5 克，知母 6 克，陈皮 5 克，米仁 12 克，半夏 10 克，枸橘 6 克，乌药 5 克，川楝子 10 克，竹叶 5 克，滑石 12 克，车前子 12 克。清热利湿。用于气滞、少腹拘急，溺下混浊，偏于湿重者。

2）黄连 2 克，知母 6 克，黄柏 5 克，小蓟炭 5 克，侧柏炭 5 克，血余炭 12 克，乌药 5 克，枸橘 6 克，川楝子 10 克，车前子 12 克，通草 3 克，白茅根 30 克，琥珀粉 1.5 克（分吞）。清热理气，渗湿止血。用于溺下有血，淋沥不尽。

3）鲜生地 15 克，白茅根 30 克，黄柏 5 克，知母 6 克，粉萆薢 12 克，滑石 12 克，牛膝 5 克，车前子 12 克，灯心草 15 克，连翘心 10 克。清蕴热，分清浊。用于小便赤热，溺时刺痛，蓄热内遏者。

4）生地 15 克，龟甲 15 克，黄柏 5 克，知母 6 克，石斛 12 克，炙橘白 5 克，乌药 5 克，香附 5 克，牛膝 5 克，车前子 12 克。益阴清热。用于小便时混时清，体亏口干，湿热内阻，阴分已伤者。

（2）调补脾肾方

1）党参6克，玉竹10克，白术10克，山药15克，芡实10克，石莲肉10克，川楝子10克，枸橘6克，黑山栀10克，通草3克。健脾益气，理气固涩，佐以清利。用于湿热清而未尽，偏于脾气虚者。

2）生地15克，制首乌15克，龟甲15克，炙鳖甲15克，山药15克，菟丝子10克，阿胶珠6克，生地15克，续断10克，桑寄生15克，茯苓12克，升麻0.3克。补五脏之阴，升提脏气。用于湿热清而脏气未复，偏于阴虚内热者。

3）人参3克（另煎服），熟地15克，龟甲15克，煅牡蛎30克，山药15克，白术10克，菟丝子10克，沙苑子10克，白芍10克，升麻0.3克，七味都气丸12克（包煎）。益气健脾，平补三阴，升提固涩。用于湿热清而脏气未复，偏于肾气虚者。

4）北沙参10克，制首乌15克，龟板15克，炙鳖甲15克，山药15克，菟丝子10克，阿胶珠6克，生地15克，续断10克，桑寄生15克，茯苓12克，升麻0.3克。补五脏之阴，升提脏气。用于湿热清而脏气未复，偏于阴虚者。（中医杂志，1982，9：652～654）

（四）易简效验方

1. 石韦、萹蓄、萆薢、刘寄奴、鸡血藤各30克，茯苓、生地、红花各12克，水煎服。血瘀甚者加当归、桃仁各20克，益母草、丹参各30克；病久脾虚加党参12克，黄芪、白术各15克，山药、白果各9克；肾虚加山药、山萸肉、杞子各9克，莲子肉12克。每日1剂，水煎服。主治丝虫病引起的乳糜尿。

2. 白及15克，菟丝子24克，杜仲18克，山药18克，茯苓12克，车前子12克，每日1剂，水煎服。湿热下注加黄柏、萆薢各9克，萹蓄、石韦各15克；脾虚下陷加黄芪18克，党参15克，白术、益智仁各9克；肾虚不固加金樱子、熟地各12克，芡实24克，枸杞子18克；血尿加墨旱莲、小蓟、荠菜花各30克，茜草炭12克。

3. 射干15克，水煎后加白糖适量服，每日1剂。病久加川芎9克，赤芍12克；乳糜血尿加生地、仙鹤草各15克。

4. 琥珀、人中白、血余炭，分别研末各1克，和匀蜜调，日2次。主治乳糜血尿。

（五）预防护理

乳糜尿大多由丝虫病引起。故控制传染源，在流行地区进行普查、普治，同时要加强虫媒传染的防控，对预防乳糜尿极为重要。

（六）评述

乳糜尿在诊断上需与血尿、脓尿相鉴别，但在临床上常合并出现。在中医证治过程中，初则以湿热为主，宜以清热、利湿、理气、凉血为要务；日久不已宜调补脾肾，兼以清利、固涩。同时，要酌情斟酌湿、热之轻重，气、血之变化，脾、肾之证候变化，以及虚证和实证相互兼夹，如此才能坚持治疗，使诸症逐步向愈。

八、高尿酸血症和痛风

高尿酸血症是指在正常饮食状态下，体内尿酸生成过多和（或）排泄过少所致。非同日两次空腹血尿酸水平男性 >420μmol/L，女性 >360μmol/L，即称为高尿酸血症。

痛风是一组嘌呤代谢紊乱所致的疾病，其临床特点为高尿酸血症伴痛风性急性关节炎反复发作、痛风石沉积、痛风性慢性关节炎和关节畸形、肾小球和小管等实质性病变及尿酸结石形成。急性痛风性关节炎症状发生，以受寒、劳累、饮酒、高嘌呤饮食、感染、创伤和手术等为主要诱因。急性痛风性关节炎反复发作，可致耳廓、前臂伸侧、跖趾、手指、肘部等处出现痛风石，痛风石经皮肤溃破可形成瘘管，并可破坏关节结构及其软组织、纤维组织，骨质增生致关节畸形。痛风性肾病及肾结石，早期可出现蛋白尿和显微镜下血尿，后呈持续性蛋白尿、夜尿增多和尿比重偏低等。

痛风性关节炎临床表现似痹非痹，病因病机似风非风。其关节局部症状仅是病之标，而嘌呤代谢紊乱导致高尿酸血症，才是其基本病理。高尿酸血症乃浊毒蕴结，尿酸浊毒之邪非受自外而生于内，为三焦升清降浊功能失司所致。痛风患者多发于中老年形体丰腴之人，其脏气渐衰，若嗜食膏粱厚味，久之加速脏腑功能失调，尤以损害三焦升清降浊功能最为突出。脾失健运，升清降浊无权；肾乏气化，分清泌浊失司，于是水谷不归正化，浊毒内生，滞留血中，随血行散布，发生一系列病变。治疗高尿酸血症和痛风，必须抓住气化升清降浊功能失调之本，详辨关节及肾脏局部病变之标，审度标本轻重缓急，而分证论治。

（一）辨证要点

急性发作期，以湿热浊毒所致的关节红肿热痛为主；慢性间歇期，以浊毒痰瘀变生痛风石等为主；再进而形成浊毒瘀血阻于肾络，变生结石引起石淋、血淋、蛋白尿等表现。

（二）证治方药

1. 湿热浊毒（急性发作期）

【临床表现】血清尿酸增高，关节红、肿、热、痛突然午夜发作，疼痛剧烈难忍，反复发生，活动受限。以踇趾及第 1 跖趾关节多见，其次为其他跖趾关节及踝、膝、指、腕、肘等关节。心烦口渴引饮，小便短少色黄。舌红苔黄腻，脉滑数。

【病因病机】浊毒蕴结化为火热，血热湿热俱甚，络脉痹阻，气血运行不通，致成关节红肿热痛。

【治法】清热解毒，化瘀凉血，泄浊利湿，通络止痛。

【方剂】宣痹汤（《温病条辨》）加减。

药物：土茯苓 30 ~ 45 克，车前草 15 克，萆薢 15 ~ 30 克，防己 10 ~ 15 克，忍冬藤 15 ~ 30 克，赤小豆 15 克，地龙 10 克，川牛膝 15 克，薏苡仁 15 ~ 30 克。内服药同时，还可服完药后将其渣外敷患处。

方义：土茯苓、车前草、萆薢降泄浊毒，通利关节，有增加尿酸排泄的作用。防己宣痹止痛，利湿消肿。薏苡仁、赤小豆利湿清热，忍冬藤、地龙清热通络，川牛膝活血通络。

加减：关节红肿热痛，心烦口渴者，加虎杖、知母、石膏、黄柏清热，舌红绛加生地、水牛角、丹皮、赤芍凉血，

【变通法】血热甚者痛甚可用清营汤（《温病条辨》）合紫雪丹（《太平惠民和剂局方》），清营凉血。

2. 浊毒痰瘀（慢性间歇期）

【临床表现】血清尿酸增高，可呈慢性痛风性关节炎，耳廓、前臂伸侧、跖趾、手指、肘部等处出现痛风石，日久甚而出现关节僵硬畸形。体型肥胖，痰多脘痞胸闷。舌苔白厚腻，脉滑。

【病因病机】湿热蕴结，浊毒久恋，痰瘀互阻，变生痛风石，闭阻络脉则发作关节疼痛。

【治法】除湿清热，化浊祛痰，活血通络。

【方剂】上中下痛风汤（《丹溪心法》）合三妙丸（《医学正传》）加减。

药物：土茯苓 30 ~ 45 克，车前草 15 克，萆薢 15 ~ 30 克，防已 15 ~ 30 克，当归 10 ~ 15 克，红花 10 克，桃仁 10 克，陈皮 10 克，青皮 6 ~ 10 克，陈胆星 10 克，苍术 10 克，黄柏 10 克，川牛膝 15 克，僵蚕 10 克。内服药同时，还可服完药后将其渣外敷患处。

方义：土茯苓、车前草、萆薢、防已利水湿泄浊毒，加速尿酸排泄；川牛膝、当归、红花、桃仁化瘀通络。苍术、黄柏除湿清热，陈胆星、僵蚕化痰散结，青皮、陈皮理气，尚可促使尿液碱化。

加减：关节热痛，加龙胆草、金银花、连翘清热解毒；气虚神疲乏力者，加黄芪、白术益气健脾；浊痰甚者，关节漫肿，结节质软加地龙、白芥子化痰通络；血瘀甚者，疼痛剧烈难忍，反复发生，活动受限，加赤芍、丹皮、丹参、土鳖虫，活血化瘀通络。关节僵硬畸形，结节质硬者，加山甲、蜂房逐瘀搜络。

【变通法】可用身痛逐瘀汤（《医林改错》）加减，化瘀活血除痹。

3. 浊毒瘀血阻肾（慢性尿酸性肾病）

【临床表现】出现高尿酸血症，可伴多项肾功能指标异常。或有泌尿道结石，结石成分为尿酸成分。胸腹痞闷，纳呆呕恶，头重昏蒙，面色萎黄或黧黑，口唇爪甲紫暗，皮下有瘀斑，尿多，大便秘结。舌质紫暗或有瘀点，舌苔白腻，脉弦细涩。

【病因病机】湿热蕴结，浊毒久恋，瘀血阻于肾络，变生结石引起石淋、血淋，清浊不分，精微物质外泄而有蛋白尿。

【治法】清热化湿，泄浊祛瘀。

【方剂】四妙汤（经验方）加减。

药物：土茯苓 30 ~ 45 克，萆薢 30 克，车前草 30 克，苍术 15 克，黄柏 12 克，牛膝 12 克，薏苡仁 30 克，木瓜 20 克，五加皮 15 克，土鳖虫 6 克，延胡索 9 克，丹参 15 克。

方义：土茯苓、车前草、萆薢利水湿、泄浊毒，加速尿酸排泄。苍术、黄柏、薏苡仁

除湿清热，牛膝、木瓜、五加皮通络除痹，土鳖虫、延胡索、丹参活血化瘀。

加减：肾虚腰痛、乏力者，加杜仲、川续断、桑寄生补肾。血虚明显者选加当归、川芎、鸡血藤养血，气虚明显者加黄芪、党参、白术、茯苓益气。大便秘结选加大黄、枳实、厚朴通便泄浊。阳气虚衰者选加附子、桂枝、细辛温阳，瘀血甚者选加桃仁、红花、当归化瘀。肾功能不全者，选用蒲公英、鱼腥草解毒泄浊。

【变通法】有泌尿道结石，结石成分为尿酸成分，小便淋痛者，可用三金汤（经验方）加减，药用金钱草、内金、海金沙、石韦、郁金、滑石、土茯苓、萆薢、车前草、牛膝、虎杖等通淋排石。

（三）医家经验

王琦治疗痛风经验

（1）病因病机：王琦认为，痛风病机为患者自身存在体质偏颇，湿、热、痰、瘀交阻，经脉不通，而非风寒湿邪外袭机体，这与现在许多医家的观点不同。王琦指出无论痰湿体质、湿热体质或血瘀体质等体质的痛风患者，发病之初或因湿阻，或因热结，或因血瘀，然日久湿与热结，热与血结，循环往复，必成湿热痰瘀结聚之势，阻碍气血运行，浊毒留聚筋骨关节，而有红肿热痛，伸屈不利的表现。

（2）调体贯穿始终：王琦治病遵循辨体—辨病—辨证三辨合参的原则，认为治病当先治本，根据体质具有可调性，通过使用药物、精神调摄等方法可以调整体质偏颇，改善体质状态，增强机体正气和抗御外邪的能力。故针对每一个痛风患者，必先辨其体质，根据患者各自的体质特点加减用药。痛风分为发作期和缓解期。在发作期，用药针对疾病本身，以清热利湿、活血化瘀泄浊药物为主，同时予以调体方剂；在缓解期，则以调理偏颇体质为主，改善体质状态，增强机体御邪能力。

（3）调体方药：针对不同体质的痛风患者，遣方用药也不尽相同。对于痰湿体质者，予以经验方益气健运汤治疗，组成为山楂、荷叶、海藻、昆布、蒲黄、黄芪，健脾益气、化痰消脂，除湿化浊；湿热体质者治疗当清热泻火，分消湿浊，常用薏苡仁、白茅根、赤小豆、茵陈；血瘀者多以活血化瘀通络，用桃仁、生地黄、赤芍、红花、当归等。其余几种体质发作痛风少见，气虚者以黄芪、白术、党参益气健脾；阴虚者应加熟地黄、山茱萸、麦冬、玉竹、百合滋阴清热；阳虚者应加附子、肉桂、干姜温补元阳；气郁者应加柴胡、香附、陈皮、枳壳、川芎，以疏肝行气；特禀质应予乌梅、防风、蝉蜕等抗过敏。

（4）主方主药：一病必有主方，一方必有主药。在临床上常以主病主方治疗疾病，用四妙勇安汤加减治疗痛风性关节炎。方中重用金银花为君，清热解毒。玄参凉血解毒，泻火滋阴。当归养血活血散瘀，甘草清解百毒、缓急止痛。四药合用活血散瘀止痛，清热解毒。根据病情对主方进行加减，如威灵仙、土茯苓、薏苡仁、忍冬藤、萆薢、金樱子等。

（5）防胜于治：痛风易复发，坚持以调理自身体质偏颇为治则。在未病阶段和无症状高尿酸血症期，进行体质类型辨识，针对好发体质人群，及时进行干预，消除痛风发生的内在病理基础，有效预防该病的发生。对于已病防变和愈后复发，应在治疗过程中关注体

质因素对疾病的影响，将调理自身体质偏颇的理念贯穿始终，因人制宜。（环球中医药，2011，4：14）

（四）易简效验方

1. 玉山痛风饮 玉米须30克，山慈菇20克，羌活、独活、当归、川芎、苍术、黄柏、牛膝、青皮、陈皮各10克，茵陈、汉防己、虎杖、猪苓、茯苓各15克。水煎服，日1剂，至疼痛热肿消失后停用。缓解期用土茯苓、金钱草各30克，茵陈15克，猪苓10克。日1剂，水煎服。治痛风性关节炎。（曾伟刚经验方）

2. 加味化浊行血汤 荷叶、焦山楂各15克，酒大黄、陈皮各9克，水蛭6克，虎杖18克，决明子、路路通、何首乌各30克，赤芍、萆薢、白术、泽泻各12克，日1剂，水煎服。治无症状高尿酸血症。（王新陆经验方）

（五）预防护理

合理膳食而限制高嘌呤类食物，不可食用动物内脏、鱼、花生、豆类、菠菜、芹菜、花菜等和厚味膏腴食物，选用低嘌呤、低脂肪类食物为主，以免导致痛风性关节炎的反复发作。适当控制（尤其是肥胖者）的进食量，忌饮刺激性饮料（如酒类、咖啡），注意食物的酸碱度，多饮水，以减少尿酸性肾病的发生。

（六）评述

1. 中医治疗 本症急性发作期以热化者居多，见其关节红肿热痛；寒化者较少，关节虽红肿痛，但不热，得热反而痛减。热化者以清热化瘀泄浊为主，加忍冬藤、赤小豆、黄柏、虎杖、白花蛇舌草、生地、水牛角；寒化者以祛寒化瘀泄浊为主，加桂枝、细辛、制川乌。慢性间歇期有痛风性关节炎、痛风结石等，或仅表现为高尿酸血症，以理气活血、泄浊化瘀、清热利湿祛痰为主，如陈皮、车前草、制南星、白芥子、僵蚕、桃仁、红花等。经过长时间治疗，血尿酸可得到明显下降，甚而降至正常。

2. 本症主药 土茯苓、萆薢为本症主药，用量要大。土茯苓甘淡性平，主入脾胃二经，可助升清降浊；萆薢苦甘性平，主入肾和膀胱，能分清泌浊。两药皆有解毒、除湿、利关节之功用，古人常用治梅毒、淋浊、脚气、疔疮痈肿、瘰疬、筋骨挛痛诸疾。而痛风因浊毒瘀滞为患，用之一以降泄浊毒，一以通利关节，不但可降低血尿酸水平，又可解除骨节肿痛，可谓的对之药品。因其主要是由于高尿酸引起，故可重用车前草、泽泻、玉米须、防己、猪苓、茯苓、滑石、金钱草、茵陈蒿等化湿利水，以促进尿酸的排泄。

九、白细胞减少症

白细胞减少症指外周血液中白细胞计数持续 $<4.0\times10^9/L$。成人中性粒细胞绝对值 $<2\times10^9/L$，则称为中性粒细胞减少症，若 $<0.5\times10^9/L$，则称为粒细胞缺乏症。

各种感染、多种药物、化学物质中毒、放射线损伤、造血系统疾患和累及骨髓的恶性疾病、脾肿大、先天遗传疾病等，均可引起本症。本症临床表现缺乏特异性，常表现为乏力、头晕、倦怠，易发生感染而有发热等症状。属中医学“虚劳”范畴。多因素体亏虚，禀赋不足，或外感病邪，或由药物所伤，气血不足，阴阳失调所致，病及心、肝、脾、肾四脏，而以脾肾为主。以补虚扶正为治疗大法，重在益气补血、调补脾肾。

（一）辨证要点

在临床上大多属于虚证，以脾虚或肾虚为主要证型。脾虚不足以生化气血，为气血两亏、心脾两虚，可见周身乏力，头晕目眩，心悸气短等。肾不藏精，精不生血，则见神疲乏力、腰膝酸软等，又分脾肾阳虚和肝肾阴虚两证。

（二）证治方药

1. 气血两亏

【临床表现】白细胞计数在$3.0\times10^9/L\sim4.0\times10^9/L$之间。周身乏力，头晕目眩，心悸气短，失眠多梦，食欲不振。舌苔薄，舌质淡，脉细弱。

【病因病机】先天不足，禀赋亏虚，或伤于药物、放疗，或因于外感病邪，伤及气血，脾虚不足以生化气血，化源亏乏，而无以荣养全身。

【治法】益气养血。

【方剂】圣愈汤（《兰室秘藏》）加减。

药物：炙黄芪15～30克，党参10～15克，当归15克，熟地10～15克，川芎6～10克，白芍10克，阿胶10克（烊冲），陈皮5～10克，丹参15克，虎杖15～30克，鸡血藤15～30克。

方义：黄芪、党参益气健脾以生血，熟地、当归、白芍、川芎和血养血以扶正，阿胶养血润燥，陈皮理气和胃。丹参、鸡血藤、虎杖为经验用药，有提升白细胞计数的作用。

加减：食欲不振、腹胀脘痞者加砂仁、木香、谷芽、麦芽，理气和胃。泄泻便溏者去熟地、当归、白芍、阿胶等滋补呆滞之品，加用山药、白扁豆、茯苓、白术以健脾益气。阳虚肢冷者，加肉桂、炮姜温阳扶正。若白细胞计数始终在$2.0\times10^9/L$左右，加用鹿茸粉0.3～0.6克，吞服，每日2次，连服1个月，以温补肾阳而充髓生血。

【变通法】若病人反复发热，而又无外感之证，倦怠多汗，为气虚发热者，可用补中益气汤或升阳益胃汤（《脾胃论》）加减，补中益气为治。上方亦可用归脾汤（《济生方》）加鸡血藤、补骨脂等，益气养血，健脾补心；或用人参养荣汤（《太平惠民和剂局方》）、八珍汤（《正体类要》）加减，益气养血。

2. 气阴两虚

【临床表现】白细胞计数减少至$3.0\times10^9/L$以下，全身乏力加重，低热、五心烦热，失眠盗汗，咽干痛。舌红苔薄或无苔，脉细数。

【病因病机】正气不足，气虚不足以抗邪；阴血亏耗，阴虚耗损而内热。

【治法】益气养阴，滋阴清热。

【方剂】生脉散（《内外伤辨惑论》）、增液汤（《温病条辨》）、二至丸（《证治准绳》）合方加减。

药物：黄芪30克，党参15～30克，女贞子10克，墨旱莲10克，生地、熟地各15～

30克，麦冬10~15克，玄参15克，丹皮10克，当归10克，虎杖30克，鸡血藤30克，地骨皮10克，五味子10克。

方义：黄芪、党参益气生血，女贞子、墨旱莲、熟地、当归补血和肝，生地、麦冬、玄参滋阴清热，地骨皮、丹皮凉血滋阴，五味子敛阴止汗，虎杖、鸡血藤升高白细胞。

加减：如有发热、咽痛、咳嗽、恶寒，加金银花、连翘、板蓝根疏风清热解毒。若见高热烦渴者，加生石膏、知母清解阳明。

【变通法】若乏力肢软，神疲纳呆，恶风低热，食欲不振，自汗，脉虚缓者，用补中益气汤合生脉散（均《脾胃论》方）以健脾益气，升阳补阴。

3. 脾肾阳虚

【临床表现】白细胞计数在$2.0\times10^9/L\sim3.0\times10^9/L$，甚至低于$2.0\times10^9/L$，且伴红细胞、血小板减少，呈贫血状态。全身乏力，面色㿠白，精神萎靡，畏寒肢冷，少气懒言，头晕目眩，腰膝酸痛，阳痿滑精或闭经、经少，大便溏薄或腹胀纳呆。舌淡胖，有齿痕，脉沉细而迟。

【病因病机】先天不足，肾阳亏乏；后天失调，脾阳不振。脾不主肌肉四肢而少气乏力；肾不主藏精，精不生血而血少等。

【治法】健脾温肾，补阳壮火。

【方剂】右归丸（《景岳全书》）合保元汤（《博爱心鉴》）加减。

药物：生黄芪30克，党参15~30克，白术10~15克，炙甘草10克，肉桂3~6克，淡附子6~10克（先煎），鹿角胶10克（烊冲），山茱萸10~15克，熟地15克，山药15克，当归10~15克，杜仲10~15克，补骨脂15克，鸡血藤30克。

方义：黄芪、党参、白术、山药、甘草益气健脾，附子、肉桂温阳生火，鹿角胶、当归补骨充髓以养血，熟地、山茱萸、杜仲、补骨脂滋补温润以调阴阳，鸡血藤有升高白细胞作用。

加减：如阳虚甚者加巴戟天、仙茅、淫羊藿、菟丝子补肾阳，如血虚甚者加阿胶、制首乌、枸杞子、白芍、黄精养阴血。便溏、腹胀去熟地、当归、山萸肉，加木香、砂仁、白扁豆、薏苡仁理气健脾。

【变通法】若兼见瘀血，面色晦暗，肌肉骨骼疼痛，肢体麻木，肌肤甲错，胁下痞块，舌暗紫斑，脉细涩，用益气补肾活血法，用圣愈汤（《兰室秘藏》）、二仙汤（经验方）加减，药用黄芪、党参、熟地、当归、赤芍、川芎、红花、丹参、益母草、鸡血藤、补骨脂、仙茅、淫羊藿、菟丝子等。

4. 肝肾阴虚

【临床表现】白细胞计数在$3.0\times10^9/L\sim4.0\times10^9/L$。五心烦热，神疲乏力，头晕目眩，潮热盗汗，心悸失眠，口干咽燥，尿短便干，腰膝酸软，男子遗精，妇女月经不调。舌红无苔，脉细数。

【病因病机】肝血不足，肾阴亏虚，阴血不足则虚热内生，精气亏乏则血少乏力。

【治法】滋阴补肾，养血和肝。

【方剂】大补阴丸（《丹溪心法》）合龟鹿二仙膏（《医便》）加减。

药物：党参15克，枸杞子15克，生地、熟地各10～15克，龟甲15～30克，鹿角胶10克（烊冲），知母10克，黄柏10克，白芍10～15克，当归10～15克，丹皮10克，补骨脂10～15克，鸡血藤15～30克，牛膝15克。

方义：生地、知母、黄柏、丹皮滋阴清热，龟甲、熟地补肾滋阴，鹿角胶通督温阳以阴中求阳，枸杞子、白芍、当归、熟地和血养肝，补骨脂、鸡血藤有升白细胞作用，牛膝补肝肾而引火归原。

加减：阴虚内热甚者，去鹿角胶，加鳖甲、山萸肉、地骨皮滋肾降火。纳呆食少加砂仁、蔻仁、陈皮、谷芽、麦芽增食和胃，以免诸药呆滞。

【变通法】可用左归饮（《景岳全书》）合一贯煎（《柳州医话》）加减，其补益作用加强，而降火作用不足。

（三）医家经验

1. 梁冰治疗经验　凡因感染发热服解热镇痛药而致粒细胞缺乏者，起病多急骤，证候凶险。病人常有恶寒高热，咽喉肿痛，头痛，周身酸痛，小便黄赤，大便干燥，身有散在皮下出血点或舌出血泡，舌质红、黄腻苔，脉洪数或滑数。检查：白细胞计数 $<2.0\times10^9/L$，中性粒细胞绝对值 $<0.5\times10^9/L$，如不及时治疗，有败血症之危险。此证多为外感温热毒邪，气阴两伤。治以清热解毒，滋阴凉血，方以犀角地黄汤合玉女煎加减。

白细胞减少症（白细胞计数 $<4.0\times10^9/L$），病人表现倦怠乏力，心悸气短，食欲不振，失眠健忘，头晕眼花，大便溏薄，小便清长，舌质淡、苔薄白，脉滑细或细缓无力，证属心脾两虚、气血不足。治以补益心脾，益气养血，方用归脾汤加减：太子参12克，杭白芍10克，全当归10克，远志10克，龙眼肉12克，鸡血藤10克，补骨脂12克，炒白术10克，茯苓12克。病人表现畏寒肢冷，面色苍白，腰膝酸懒，夜尿增多，大便溏薄或不成形，口淡无味，舌质淡白、苔少或苔白滑，脉沉细无力，证属脾肾阳虚。治以温补脾肾，药用太子参12克，生黄芪24克，补骨脂12克，淫羊藿12克，当归10克，鸡血藤10克，肉桂6克，淡附片10克。补骨脂、淫羊藿、肉桂对阳虚型白细胞减少症有明显治疗效果，且作用时间持久。病人表现出五心烦热，虚烦不眠，心悸盗汗，头晕目眩，日晡潮热，口臭咽干，小便黄赤，大便干燥，乏力腰酸，舌尖红、少苔，脉弦细数，证属肝肾阴虚。治以滋阴补肾，益气养血。方选大补阴丸合龟鹿二仙胶加味：川黄柏6克，知母10克，生地24克，龟甲24克，青龙齿24克，杭白芍10克，鸡血藤12克，全当归10克，太子参10克。并可口服刺五加片剂。

鸡血藤、当归在各证型中均可选用，有较好的升白细胞效果。女性患者白细胞减少伴有腰膝酸懒，倦怠无力，食欲不振，腹胀便稀，白带过多，舌质淡、苔薄白，脉滑细者，可用完带汤加减：陈皮10克，山药12克，当归10克，荆芥穗10克，柴胡12克，炒白术10克，党参10克，车前子24克（布包），补骨脂12克，白果10克，肉桂6克。该方既可改善症状，又可使白细胞升高，临床应用屡见效验。（中医杂志，1986，9：651－657）

2. 周霭祥治疗经验 对益气养阴和滋补肝肾治疗无效者，常改用活血化瘀法。近代研究证明，活血化瘀药物有免疫抑制作用，并能改善微循环。药物如当归、熟地、赤芍、川芎、丹参、鸡血藤、桃仁、红花、虎杖、抽葫芦、黄芪、党参。以上诸药，黄芪、党参、丹参、鸡血藤、石韦、甘草，每剂常用20~30克；甘草有时用至30~100克，但须注意服药后如有浮肿、血压升高等副作用，要及时停药。以上各证型除汤药外，常合用紫河车。如条件允许可用人参粉、鹿茸粉吞服。据文献介绍，丹参、鸡血藤、虎杖、补骨脂、石韦、红枣、抽葫芦、紫河车等，有助于提升白细胞计数，常在辨证论治的汤药中选加这些药物。对容易感冒的患者，常加用黄芪、防风、白术、板蓝根、贯仲等。（中医杂志，1986，9：651-657）

3. 金铃治疗经验 白细胞减少症在肿瘤放疗化疗时极易发生。放射治疗引起者多表现为面色苍白、疲乏无力、气短懒言、食欲不振、腹胀、浮肿等损伤脾胃运化功能的症状，治疗则以益气健脾为主。方用补中益气汤、四君子汤为主化裁。由于放疗易产生毒热之邪，治疗中必然耗伤人体正气，损阴灼津，患者多出现口干舌燥、肌肤干枯，甚者可出现颧红舌赤、五心烦热、盗汗等。这些症状的出现与放射治疗的部位有关。放射的部位越靠近头颈部，症状越明显，部位越靠躯体的下部，症状就轻微。治疗则以养阴清热、生津润燥、滋补肝肾等法为主。药用西洋参、沙参、麦冬、生地、天花粉、知母、女贞子、山萸肉、墨旱莲等。

用抗肿瘤化学药物所引起的白细胞减少症，因药物种类、使用方法的不同，白细胞减少出现的早晚及严重程度也各异。一般说来，盐酸氮芥、环磷酰胺、噻替派等药物，常在用药后很快引起白细胞的减少；在用药过程中，剂量越大，使用几种药物的时间越集中，越容易引起白细胞的迅速减少。若在用化疗药物的同时，配合中药辨证施治，则可明显降低白细胞减少症的发生率。化疗引起的白细胞减少症，症状多为体倦乏力、气短自汗、食欲不振等脾气虚的症状。治疗则以益气健脾为主要治法，药用人参、党参、黄芪、白术、茯苓等。由于气虚而阴血生化无源，则常伴血虚，症见头晕目眩、面色苍白、心慌、唇白、舌淡等，则以益气养血法治之，药物加用熟地、当归、阿胶、何首乌等。由于气虚血行不畅而致血瘀者，症见肌肤甲错、身有瘀斑、痛有定处、舌质紫暗时，则应治以益气活血，加用丹参、三七、当归、三棱、莪术、鸡血藤等。（中医杂志，1986，9：651-657）

（四）易简效验方

1. 僵蒲散：生白僵蚕60克，生蒲黄30克，红参30克，补骨脂30克，生甘草20克。将生白僵蚕浸入冷水中，用毛刷刷去其表面的白石灰，再用清水冲洗干净，晾干。再与其余的五味药物共碾成粉末，过筛制成散剂，装瓶备用。1~3岁每次服1~2克，3~6岁每次服3~4克，6~9岁每次服4~5克。饭后温开水送服。大都在服用10~20天后，白细胞、粒细胞均有不同程度升高。

2. 升白丸：补骨脂30克，淫羊藿15克，紫河车15克，女贞子60克，山萸肉15克，黄芪30克，大枣30克，当归15克，丹参15克，鸡血藤60克，三七粉9克，虎杖30克，制成丸剂，每丸含生药1.85克。每次服5丸，每日3次。

3. 升白宁：赤小豆、黑豆、白扁豆、淫羊藿、补骨脂、苦参、丹参、柴胡，浓缩煎剂，或制成冲剂。20天为1疗程。功能养血活血，健脾补肾，清热化湿。主治白细胞减少症。

4. 升白散

（1）鸡血藤3000克，炒白术1500克，女贞子1500克，补骨脂1500克，灵芝600克，苎麻根800克。研成细末，加适量白糖、淀粉制成颗粒散剂，分装成每包30克。

（2）鸡血藤1500克，白术750克，女贞子750克，黄芪750克，补骨脂750克，灵芝300克，苎麻根350克，没药300克，虎杖1000克，紫丹参1000克，五灵脂500克。制作方法同（1）。

先服（1）方4周，如白细胞回升不明显者，改用（2）方。白细胞总数恢复正常后再服药2周，均每日2次，每次1包，用开水冲服。停药2周后观察效果。总疗程为2～3个月。

5. 益气活血升白方：黄芪1400克，太子参1200克，当归1200克，泽泻700克，研末；丹参2000克，鸡血藤2000克，石韦1200克，陈皮800克，水煎去渣煎成膏。然后将药粉与煎膏混合，制成蜜丸，每丸重10克。早晚各服1丸。功能益气养血活血，主治放射性白细胞减少。

6. 升白三部曲：第1步，石韦20～30克，党参、黄芪各15～30克。第2步，效差则上方加淫羊藿9克，巴戟天15克。第3步，效差则第2方加冬虫夏草3克，研粉吞服或另煎顿服。(胡建华经验方)

（五）预防护理

在服用有可能引起白细胞减少的药物和接受放射线治疗时，要定期检查血常规，发现白细胞有下降趋势应立即减量或停用。已明确病因时，应迅速去除病因。

（六）评述

1. 明确病因　白细胞减少症是常见的造血系统疾病，病因复杂，但不外内伤和外邪两途。外邪包括病毒、细菌、药物、毒物、放射线等；内伤则取决于禀赋体质的强弱及情志因素。外邪内伤常可相互影响。已明确病因时，应迅速去除病因，不去除病因而单纯辨证施治往往事倍功半，甚至无效或病情反复。若已明确病因而又不能迅速去除病因时，如病毒持续或反复感染，或用化疗药物，则应兼顾去除病因，如减少化疗药物等，并用中医扶正祛邪法治之。病因不明的白细胞减少症，以益气养阴和滋补肝肾治疗无效者，可用活血化瘀法治疗。瘀血既是病理产物又是致病因素，这一病机在白细胞减少症中占重要地位，因此必须作详细的望、触诊，包括舌质和舌下络脉、甲床的颜色、血运及肝、脾、淋巴结的触诊等。

2. 益气补血、调补阴阳　白细胞减少症属虚劳范畴，故宜益气补血、调补阴阳，重在补益脾肾。据临床实践及药理研究，刺五加、虎杖、玄参、紫河车、灵脾、甘草、人参、党参、黄芪、灵芝、阿胶、石韦、鸡血藤、女贞子、山萸肉、补骨脂、肉桂等有提升白细胞计数的作用。在临床上可据证选用，如阳虚用淫羊藿、补骨脂、肉桂，血虚用阿胶、女贞子、鸡血藤，阴虚用玄参、阿胶，气虚用人参、黄芪、甘草、五加皮等。若诸方无效，可用活血化瘀法，以补中寓攻为佳，如丹参、鸡血藤养血活血，五灵脂、炮甲片消瘀散结，且有升提白细胞作用。

十、红细胞增多症

红细胞增多症是指单位容积血液中红细胞数量及血红蛋白量高于参考值高限。多次检查成年男性红细胞计数 $>6.0\times10^{12}/L$，血红蛋白 $>170g/L$，成年女性红细胞 $>5.5\times10^{12}/L$，血红蛋白 $>160g/L$ 即认为增多。临床可分为原发性和继发性两类。原发性者称为真性红细胞增多症。继发性者可由各种原因引起。以下主要介绍真性红细胞增多症的临床表现和中医诊治。

本症因有各种出血症状，属中医学“血证”范畴。因肝脾肿大，而可参“胁下痞块”论治。由外感毒邪或情志内伤，内外合邪而病在于肝。肝藏血，主气之宣散疏泄。肝气郁结，血行不畅，血运迟缓而络脉瘀阻，致生诸血证表现及肝脾肿大。又气有余便是火，火热灼伤血络，血溢脉外，引起各种出血。其面部呈多血质外貌，皮肤黏膜暗红、青紫、瘀斑，又说明本症以瘀、热为主要证候。在临床上，可据证予以清热泻火，凉血化瘀，解毒化瘀。

（一）辨证要点

本症以瘀、热为主要证候。面色青紫，唇舌暗紫，头痛固定，胁下痞块为瘀血。烦躁易怒，目赤、齿衄、鼻衄、便血、尿血则为火热之象。

（二）证治方药

1. 肝火瘀热

【临床表现】面色青紫，目赤唇暗，头痛经久，痛处固定，形体壮实，两胁胀痛可有胁下痞块，烦躁易怒，可伴见齿衄、鼻衄、便血、尿血。舌暗红紫有瘀点（斑），脉弦数。

【病因病机】肝藏血而主气之疏泄。气血不和，气逆血溢而出血；气滞血瘀而头痛、胁下痞块；血热瘀滞而面色青紫、目赤唇红等。

【治法】清热泻肝，凉血化瘀。

【方剂】龙胆泻肝汤（《医宗金鉴》）合当归龙荟丸（《黄帝素问宣明论方》）加减。

药物：龙胆草 10 克，青黛 3 克（分冲），山栀 10 克，连翘 10～15 克，菊花 10 克，川芎 10 克，丹皮 10 克，生地 10～15 克，赤芍 10～15 克，制大黄 10 克，柴胡 6～10 克，黄连 6 克，黄芩 10～15 克。

方义：龙胆草、山栀、连翘清肝泻火，黄连、黄芩清热泻心，大黄通腑泄热、凉血化瘀，生地、丹皮、赤芍凉血止血，连翘、菊花、川芎清肝祛风而止痛，柴胡引经入肝。

加减：肝脾肿大、唇暗舌紫，瘀甚者加桃仁、红花、三棱、莪术化瘀消癥。五心烦热加玄参、麦冬，合上方之生地，即用增液汤（《温病条辨》）养阴清热。出血严重者，去川芎、菊花，加藕节、白茅根、紫草、仙鹤草凉血止血，咯血喘促加蒲黄、白及、三七。热甚烦渴加金银花、紫花地丁、草河车、知母、石膏，清热解毒除烦。若大便干结，可暂用生大黄代制大黄，以大便变稀以通腑泄热即可，不可过伤正气。若纳呆乏力，腹胀脘痞，脾胃不和者，去丹皮、生地、赤芍、菊花以免损伤中气，加薏苡仁、蔻仁、木香、党参、白术，健脾和胃、理气化湿。

【变通法】若面色紫红，口唇紫暗，心烦身热，出血严重，甚致脑血栓形成，舌红绛脉数，属营血热毒甚者，当用清营汤（《温病条辨》）加减，清营凉血解毒，药用水牛角、生地、紫草、连翘、丹皮、赤芍、丹参、麦冬、竹叶等，惊厥抽搐加羚羊角粉、钩藤以息风平肝。

2. 气滞血瘀

【临床表现】面色暗红，口唇紫暗，四肢浅表静脉青紫显露，局部疼痛，肌肤甲错，肝脾肿大，胸胁胀痛、刺痛，痛有定处，头痛如掣，烦躁失眠，或呕恶呃逆，或纳呆食少，腹胀便干。舌暗紫红有瘀点（斑），脉弦或涩。

【病因病机】气血不调，血行不畅，久而络脉痹阻，瘀血留滞，致生肝脾肿块之癥积，以及肢体、面部特有之青紫斑块。

【治法】活血化瘀，消癥通络。

【方剂】血府逐瘀汤（《医林改错》）合三棱丸（《景岳全书》）加减。

药物：三棱 10 克，莪术 10 克，桃仁 10 克，红花 10 克，青皮 6 克，麦芽 10 ~ 15 克，当归 10 克，赤芍 15 克，川芎 10 克，生地 15 克，枳壳 6 克，柴胡 6 克，鸡内金 10 克，柴胡 6 克。

方义：三棱、莪术化瘀消癥，青皮、枳壳行气止痛，鸡内金、麦芽导滞消积，柴胡疏肝解郁引诸药入肝。桃仁、红花、当归、川芎、生地、赤芍活血化瘀，为桃红四物汤（《医宗金鉴》）。

加减：头痛甚者加菊花、地龙、钩藤，息风通络止痛；肝脾肿大加鳖甲、土鳖虫、大黄，消癥化瘀。若血栓性脉管炎或静脉炎严重，加乳香、没药、丹参、牛膝、玄参、当归、金银花，即用活络效灵丹（《医学衷中参西录》）合四妙勇安汤（《验方新编》）加减。

【变通法】若气虚血瘀，脑络闭阻，肢体瘫痪，用补阳还五汤（《医林改错》）益气活瘀。

（三）预防护理

定时对患者进行血象检测随访，注意病情变化，以防备心脑血管系统并发症。

（四）评述

1. 西医病因 本症以红细胞、白细胞、血小板增多，骨髓造血功能亢进为临床特征。表现为多血质外貌及特殊的皮肤黏膜青紫色瘀斑，故从瘀、热治疗，而重于清肝泻火、凉血化瘀。真性红细胞增多症，发病缓慢，病程迁延，随病情进展可出现牙龈出血、鼻衄，皮肤红中带青紫色或青紫斑以及瘀点、瘀斑等，可伴肝脾肿大，眼结膜充血，眼底视网膜静脉扩张，可出现动脉硬化、高血压、血栓闭塞性脉管炎、静脉血栓、心脏肥大，甚而导致脑血栓形成等。继发性红细胞增多症，可由各种原因引起，如先天性心肺疾病，严重支气管哮喘，慢性肺气肿和后天性心脏病、心功能不全，以及长期居住高原者。以机体血氧不足从而刺激骨髓造血功能旺盛为原因。此外，还有因脱水、使用肾上腺素等引起的相对性红细胞增多症，以及新生儿红细胞增多症等。

2. 从肝论治血液病 “肝主疏泄”说明肝有疏通气机、畅达气血运行的作用。如肝阳亢、肝气盛，则疏泄太过，升发有余；肝阳虚、肝气弱，则疏泄不及，升发不足，直接影响到气机的升降和气血的运行。肝藏血，血液质量也受到肝主疏泄作用的调控。如肝阳、肝气或肝火、肝热亢盛，疏泄太过，升发过盛、藏血有余，则红细胞、白细胞、血小板增多；肝阳虚、肝气弱，疏泄不及，升发不足、藏血不足，则红细胞、白细胞、血小板减少。两者均为肝藏血功能紊乱，实为肝主疏泄失调所致。其急性期常夹外邪，如急性白细胞减少常兼热毒、急性血小板减少常兼营分邪热等，其外邪为标，肝的疏泄失调为本，急则先治其标，标证缓解即当从本论治。其慢性期也可从肝论治。大约言之，凡镇肝、平肝、柔肝、敛肝、清肝、凉肝、泄肝、止血之方药，都有不同程度的抑制肝之疏泄功能的作用；而温肝、补肝、养肝、滋肝、疏肝、活血之方药，都有不同程度的促进肝之疏泄功能的作用。郭子光根据此理，治疗血小板或白细胞异常等疾病，疗效满意。录此以助临床思路之开拓。

第二节　常见综合征的中医治疗

综合征是以一组症状同时出现为表现特征，代表了一些相关联的器官病变或功能紊乱的病理变化，常出现于几种疾病，或由于几种不同原因的疾病所引起，又称为症候群。因其在诊断上主要依据临床症状，在治疗上中医药有一定疗效，从另一方面体现了中医证治的适用性。故于此仅举一些中医治疗有效、并有一定代表性的综合征，以示其例。

一、干燥综合征

干燥综合征以干燥性角膜炎、口干燥症和伴发结缔组织病变为临床特征。主要表现为皮肤、眼、口腔干燥和关节炎等，还可出现全身症状，如乏力、低热等。中医学称为“燥毒症”（傅宗翰，1983），亦有称之为“燥痹”。本病是一种以外分泌腺（泪腺、唾液腺等）病变为主的全身性慢性炎症性自身免疫病。患者体质多属阴虚质，禀赋偏于阴虚内热。而燥毒症的产生，多因毒邪侵袭渐积所致，或为外来温热毒邪，或为金石药毒所伤。根据临床表现，其病在五脏气血津液亏损，邪毒内蕴而络脉痹阻。在临床上，可分为以下几个证型予以治疗。

（一）辨证要点

实证：目赤唇焦干渴，皮肤干燥，关节酸痛，舌红绛，为燥热毒蕴；面色晦暗，手足肢端青紫，舌暗红等，为瘀血阻络。虚证：形体干瘦，五心烦热，视物模糊，皮肤瘙痒，声音嘶哑，舌红无苔，为阴虚津伤；病程较长，则在阴虚基础上，兼有神疲乏力，少气懒言等气虚表现，为气阴虚亏。

（二）证治方药

1. 阴虚津伤

【临床表现】口咽干燥，渴不欲饮或饮不解渴，面色泛泛浮红，少汗或掌心微汗。五心烦热，失眠头晕，口腔溃破，眼干少泪，目涩，结膜充血，视物模糊，皮肤瘙痒，声音嘶哑，形体干瘦，或干咳少痰。舌红苔中剥或无苔，或舌嫩红苔少如镜，脉细数。

【病因病机】燥毒久蕴渐侵，五脏阴津亏损，无以荣养肌肤和口、目、咽诸窍，致成皮肤、黏膜、口、眼干燥诸症。

【治法】养阴生津，清热润燥。

【方剂】沙参麦冬汤（《温病条辨》）合增液汤（《温病条辨》）、清燥救肺汤（《医门法律》）加减。

药物：生地10～15克，麦冬10～15克，玄参15克，北沙参15克，玉竹15克，石斛10～15克，生石膏15～30克（先煎），知母10～15克，冬桑叶10～15克，胡麻仁10克（打碎），阿胶10克（烊冲）。

方义：生地、麦冬、玄参养阴增液清热，沙参、玉竹、石斛润燥生津止渴，石膏、知母清热除烦，桑叶清燥疏风，胡麻仁、阿胶养血润燥。

加减：目涩干燥加决明子、枸杞子、菊花、青葙子明目润燥，口舌溃疡加柿饼霜、黄连、金莲花清热润燥，关节肿痛加秦艽、鸡血藤、首乌藤养血通络祛风。

【变通法】声音嘶哑，干咳无痰，口干咽燥，肺阴不足者，用百合固金汤（《医方集解》引赵蕺庵方）加减，药用百合、麦冬、生地、熟地、玄参、贝母、桔梗、甘草、白芍、当归、炙紫菀、五味子等，养肺补阴、润燥清热。若目干涩无泪、视物模糊，肝阴血不足为主者，可用杞菊地黄汤（《医宗金鉴》）、石斛夜光丸（《原机启微》）加减，药用枸杞子、菊花、石斛、决明子、山药、五味子、羚羊角、生地、熟地、天冬、麦冬、山萸肉等，补益肝肾，养阴明目。若口腔干燥，时而溃破，纳呆食少，属胃阴不足者，用益胃汤（《温病条辨》）加减，养胃生津，药如沙参、麦冬、玉竹、白扁豆、石斛、天花粉、砂仁、芦根等。

2. 气阴虚亏

【临床表现】病程较长，神疲乏力，少气懒言，口干咽燥少津，目干涩无泪，纳少腹胀，五心烦热，形体消瘦，齿干欠润，皮肤干燥，关节酸痛，阴部干涩。舌嫩红边有齿痕，苔少或无苔，脉虚细而数。

【病因病机】病久正气不足，脾气失健，脾阴亏乏，津液无生化之源。气不足则乏力、少气、神疲，阴虚亏则有烦热、口干、咽燥、目涩等气阴两虚之证。

【治法】益气养阴，健脾润燥。

【方剂】七味白术散（《小儿药证直诀》）合生脉散（《内外伤辨惑论》）加减。

药物：白术10克，党参10~15克，茯苓10~15克，木香3克，葛根6克，藿香6克，山药15~30克，麦冬10克，五味子10克。

方义：党参、白术、茯苓、山药益气健脾，木香、藿香泄浊醒脾，党参、麦冬、五味子益气养阴生津，葛根升发清阳之气而助津液敷布。

加减：如见大便溏薄加白扁豆、薏苡仁健脾渗湿，若神疲乏力甚者加黄芪、黄精益气，如口咽干燥甚、津液亏乏者，用西洋参代党参，加沙参、玉竹、石斛养阴生津。

【变通法】若口干咽燥，渴不欲饮，饮后脘痞，食后腹胀，神疲乏力，气短少言，面浮肢肿，气虚下陷者用补中益气汤（《脾胃论》）合生脉散（《内外伤辨惑论》）。

3. 燥热毒蕴

【临床表现】目赤似鸠，口干咽燥喜饮，唇焦干渴，皮肤干燥，关节肌肉酸痛，毛发干枯稀少易落，或兼发热。舌红绛，脉细数。

【病因病机】燥自内生，毒热久蕴，而内入营血，上逆口、舌、咽诸窍，旁及关节、肌肤外体，毛发不荣，津亏液枯，血虚瘀热。

【治法】清营凉血解毒。

【方剂】犀角散（《备急千金要方》）加减。

药物：水牛角15~30克（先煎），生地15~30克，升麻3~6克，黄连10克，赤芍15克，牡丹皮10~15克，紫草10克，玄参15~30克，黑豆30克，丹参10~15克。

方义：水牛角清营解毒，生地、玄参、赤芍、牡丹皮凉血清热，紫草、丹参凉血化瘀解毒，升麻托毒清热，黄连清热解毒，黑豆解毒泄浊。

加减：可加贯众、山慈菇、绿豆衣、土茯苓、甘草等解毒泄浊之品。

【变通法】用清营汤（《温病条辨》）亦可。

4. 瘀血阻络

【临床表现】口干咽燥，但欲漱水不欲咽，面色晦暗黧黑，肌肤甲错，身无膏泽，头晕目眩，目干涩，胁痛或胁下痞块，手足肢端暗红青紫，淋巴结肿大，关节肌肉疼痛。舌暗红，脉细涩。

【病因病机】津血亏耗，无以荣泽，血行不畅，瘀血闭阻。

【治法】化瘀通络。

【方剂】桃红饮（《类证治裁》）合消瘰丸（《医学心悟》）加减。

药物：桃仁10克，红花10克，川芎10克，当归10克，秦艽10克，玄参15克，浙贝10克，夏枯草15克，山慈菇10克，连翘15克，丹皮10克，赤芍10克。

方义：桃红、红花、川芎、当归、牡丹皮、赤芍活血化瘀、凉血清热，山慈菇、夏枯草、玄参、浙贝、连翘解毒散结。

加减：关节疼痛者加土茯苓、金刚刺、鹿衔草、虎杖蠲痹通络。肌肤甲错加大黄䗪虫丸（《金匮要略》），胁下痞块加大黄、土鳖虫、牡蛎、鳖甲散瘀化症，手足青紫加细辛、木通、桂枝，即合当归四逆汤（《伤寒论》）温通祛瘀。低热者加银柴胡、白薇、青蒿退清虚热。

【变通法】可用身痛逐瘀汤（《医林改错》）加减。

（三）医家经验

路志正治疗燥痹经验　燥痹系燥邪（外燥、内燥）损伤气血津液而使阴津耗损，气血亏虚，血行失畅，瘀血痹阻、痰凝聚结，脉络不通所致的机体多系统、多脏器损害之病症。其临床表现大多与阴津亏乏有关，如口、舌、鼻干燥，肌肤干涩，烦渴欲饮，肌肉关节伸屈不利，潮热盗汗，失眠多梦，舌红少苔，脉细数等。燥邪致病还可涉及五脏，及其互为表里的六腑、九窍等。故临证时对于干燥综合征、类风湿关节炎、某些传染病中后期、贫血、冠心病、回归热型结节性非化脓性脂膜炎、结节性红斑、皮脂腺囊肿等出现燥热伤津证候，均可参照本病进行辨证论治。

（1）燥伤肺阴：干咳短气，痰少而稠，或咳痰带血或反复咳鲜红色血，或声音逐渐嘶哑，或午后潮热颧红，手足心热，夜寐盗汗；或咳浊唾黏稠涎沫。伴胸胁闷痛，日渐消瘦，神疲，鼻干少涕或鼻衄，皮毛干枯，或局灶性肌肤麻木不仁。舌红少津、苔少或光剥，脉细数。久病耗损，肺失濡养，布津失常，宣降失职，燥伤肺伤所致。治以生津润燥，清宣肺气。方用百合固金汤加减：生地 12 克，熟地 12 克，麦冬 9 克，贝母 9 克，百合 12 克，当归 9 克，芍药 9 克，生甘草 3 克，玄参 12 克，桔梗 9 克，十大功劳叶 15 克，忍冬藤 20 克。

（2）燥伤心阴：心悸怔忡，烦躁不宁，惊惕不安，寐少梦多；胸闷或有刺痛或钝痛，或有烧灼样疼痛，痛引肩背及上臂内侧，时发时止；口舌干燥，手足心热，盗汗。舌红少津或有瘀斑，苔少或光剥，脉细数、细涩或结代。劳伤太过，暗耗心阴；五志化火，消灼心阴；阴伤化燥，过耗心阴；或肝肾阴虚，累及心阴，致心阴虚血行不利，痹阻不通。治以养心润燥，通脉安神。方用天王补心丹。药用：人参 6 克，玄参 10 克，丹参 15 克，茯苓 15 克，五味子 3 克，远志 9 克，桔梗 9 克，当归 10 克，天冬、麦冬各 10 克，柏子仁、酸枣仁各 10 克，生地 12 克。酌加桃仁、地龙、瓜蒌、降香等。

（3）燥伤脾阴：饥而不欲食，食入不化，胃中嘈杂不适，胃脘隐痛；或干呕呃逆，或大便干结；或口干咽燥，心烦意乱；或消瘦或肌肉萎缩，四肢活动无力，甚则行走困难或瘫痪。舌质红少津，或舌有裂纹，苔薄黄或无苔，脉细数。思虑过度，劳倦内伤；或温热病恢复期，耗伤脾之阴血津液所致。治以滋养脾阴，生津润燥。方用增液汤加减，药用：玄参 15 克，麦冬 15 克，生地 12 克，山药 30 克，知母 10 克，石斛 10 克，白扁豆 15 克，太子参 15 克，莲子 10 克。

（4）燥伤肝阴：眩晕头痛，面部烘热，目干昏视，口燥咽干，唇赤颧红；筋惕肉瞤，或肢端阵发性青紫，或骨关节疼痛活动受限，爪甲失荣，胁痛隐隐，烦躁易怒；五心烦热，潮热盗汗，失眠多梦虚怯；女子月经量少，或闭经，或淋漓不尽。舌质红、少苔或无苔，脉弦细数；或由情志过激化火，灼伤肝阴或久病暗耗，肾阴亏虚，水不涵木，阴虚化燥，肝阴劫夺。治以养肝润燥，柔筋通经。方用补肝散加减：山茱萸15克，当归10克，五味子3克，山药15克，黄芪15克，川芎9克，木瓜10克，熟地12克，白芍10克，鳖甲15克，丹参12克。

（5）燥伤肾阴：五心烦热，潮热盗汗，头晕目眩，口干咽燥，失眠多梦，腰膝酸软，男子遗精、早泄，女子经少、闭经或崩漏，便秘尿赤，形体消瘦；或有肉陷骨凸，关节病变或面色黧黑干枯；舌红少津少苔或光剥，脉细数或弦细数；或由肾阴不足，水亏于下，相火妄动，精不生髓，骨骼失充。治以滋阴润燥，填精补肾。方用大补阴丸加减：黄柏6克，知母10克，熟地12克，龟甲15克，山药15克，山茱萸10克，枸杞10克，生牡蛎15克。

（6）燥瘀搏结：口燥咽干，皮肤皴揭或肌肤甲错，肢体斑疹紫黑或有结节性红斑；身热夜甚，神志如狂，或清或乱，或少腹坚满，按之疼痛，或大便色黑；或胸闷刺痛，痛连后背；舌质紫暗或紫绛或有瘀斑、苔少，脉细涩或结代。燥邪深入营血，灼津耗液，阴血浓稠，黏滞成瘀，瘀血阻络，血脉运行不利所致。治以养阴润燥，软坚化痰散结。药用玄参12克，生地12克，知母10克，贝母10克，夏枯草12克，山慈菇10克，露蜂房15克，丹参12克，生牡蛎15克，加用鳖甲煎丸。（中医杂志，1999，1：14－15）

（四）外治法

唇干、鼻干、阴门干燥：生肌玉红膏、蛋黄油、胡桃仁油，选其中一种外涂，日2次。

口舌糜烂，女阴溃疡：锡类散、珠黄散、绿袍散，漱净或洗净后，选其中一方外掺，日2次。

（五）预防护理

因其发病与遗传因素和病毒感染有关。预防主要从加强优生优育，加强锻炼，提高自身免疫，防止病毒感染等方面加强。及时处理口眼干燥，防止发生严重并发症，以提高生活质量。在日常生活中，要少食牛肉、羊肉、桂圆、荔枝、芋头、海鲜等中医属发物之品，注意观察记录发热、口眼干燥的程度及有无关节的疼痛等症状变化情况，可予外敷芙黄膏之类，特别注意观察并及时处理患者合并上呼吸道感染的情况，体温升高者嘱其注意休息，科学补充水分、体温在38℃以上时，可遵医嘱给予清热解毒类制剂，可用薄荷水于大椎刮痧等。夏季可食西瓜、冬瓜汤，尿酸不高者可饮绿豆汤。医护在与患者的接触中要以和蔼的态度进行心理疏导、解释、安慰、鼓励，做好心理护理。

（六）评述

1. 本病又称燥毒症和燥痹 初则犯及皮、肉、脉、筋、骨，久则传于心、脾、肝、肾。病久燥毒入于内深，故常兼见五体、五脏、五窍之症，宜据五脏分治而选药用方。毒寓于燥，毒随燥入，燥由毒生，变由毒起。故解毒清燥之药不可少，如扁鹊三豆饮、三紫汤等，可酌选应用白扁豆、绿豆、黑豆、紫草、紫竹根、蚤休、土茯苓、贯仲、升麻等。

又本病常入血分，故轻则养血润燥、化瘀凉血，前者如生地、熟地、当归、阿胶、丹参、胡麻仁，后者如丹参、赤芍、丹皮、紫草、连翘。至于营血热毒则用清营汤、犀角地黄汤、千金犀角散直入营血，而使热毒清透为宜。如关节痛、手足紫，又不可仅以痹治，当用于滋柔药队中加利气活血通络之品。又如络脉痹阻，用土鳖虫、水蛭、地龙、茺蔚子，搜络化瘀。增液生津当按五脏分治，增液汤、生脉散、六味地黄丸、沙参麦冬汤、百合固金汤等为选择之列。至如口唇溃疡，用青黛、柿霜、人中黄、挂金灯、金莲花，阴门干涩用紫石英、枸杞子、桑椹，目干涩痛以菊花、制首乌、沙苑子、谷精草、决明子、青葙子，淋巴结肿大用消瘰丸、瓜蒌、海蛤壳、僵蚕，均可适当选用。七味白术散、补中益气汤，补中有升，是补气健脾方药中可提升清阳者，升麻、柴胡、荷叶、葛根当少用、轻用。清燥救肺汤为治气分中燥热之剂，如选用需配合增液养阴或凉血散瘀药物，以入阴分营血为宜。

2. 本病的西医认识　本病发病以女性居多，多发生于中年女性。可累及全身各系统，除眼、口部症状外，可有全身脏器损害的表现。以泪腺萎缩、泪液减少引起干燥性角膜结膜炎为特征性表现，发生率高达90%以上。表现为眼部干燥感，也可以是眼部异物感、灼热感及易疲劳感，反复发生目赤、眼痒、眼痛、视力模糊及泪液减少。黏膜病变，以唾液腺萎缩引起干燥性口腔炎症为主要表现，如唾液分泌减少，自觉口干渴，味觉异常，咀嚼困难。鼻、咽、气管、支气管、胃等的黏膜分泌腺受累相继出现干燥症状，甚至累及汗腺和阴道导致分泌物减少而感干燥。关节症状，60%以上患者有关节炎症及疼痛，约半数合并类风湿关节炎，少部分类风湿关节炎患者可合并本病。皮肤症状中，约半数患者出现皮肤干燥，少部分患者皮肤表面附有鳞屑，有的以全身性瘙痒及苔藓样变为表现，少部分患者可出现皮肤红斑。部分患者可出现雷诺氏现象。

二、库欣综合征

库欣综合征即肾上腺皮质功能亢进症，由肾上腺皮质腺瘤、肾上腺皮质增生等因素引起皮质醇分泌增多，或长期使用皮质激素引起医源性皮质醇增多等。临床表现为向心性肥胖，患者常呈满月脸，皮肤红润细腻，躯干肥胖，胸腹、臀部有大量脂肪堆积，而四肢相对瘦小。肌肉无力，大腿内侧、下腹、臀部有紫红色皮纹。大剂量地塞米松抑制试验是目前用于确定过量促肾上腺皮质激素来源的主要方法。本病多见于20~40岁的女性。可伴高血压、左心室肥大、红细胞增多、性欲减退等征象。西医以对症治疗及病因治疗为主，肾上腺皮质增生或腺瘤需手术切除。中医药治疗，本病可分为痰湿气郁、阴虚火旺、脾肾阳虚三证分别治疗。

（一）辨证要点

痰湿气郁者，以肥胖、身重肢倦、情绪抑郁，嗜睡为主。阴虚火旺者，以精神亢奋、血压增高，眩晕头痛、心烦易怒等为主。脾肾阳虚者，以形寒肢冷、腰膝冷痛，男子阳痿，妇女闭经为主。

（二）证治方药

1. 痰湿气郁

【临床表现】向心性肥胖，腹、臀部肥厚，头晕目眩，身重肢倦，情绪抑郁，胸闷叹息，神疲嗜睡，痰多，纳呆腹胀，性欲减退，男子阳痿，妇女月经不调或闭经。舌苔白厚腻，脉沉弦或弦滑。

【病因病机】肝气郁滞不畅，故情绪抑郁，胸闷叹息；痰湿内生蕴阻，故身重肢倦，肥胖眩晕等。

【治法】燥湿化痰，理气解郁。

【方剂】苍莎导痰汤（《叶天士女科》）合四逆散（《伤寒论》）加减。

药物：苍术、白术各10克，香附10克，青皮、陈皮各6克，制胆南星10克，茯苓15克，枳实6克，半夏10克，泽泻15克，柴胡10克，白芍10克，泽泻15克。

方义：苍术、白术燥湿健脾，半夏、陈皮、胆南星化痰和胃，青皮、香附、柴胡、枳实理气解郁，泽泻、茯苓利湿泄浊。

加减：腹胀加厚朴、砂仁、蔻仁除满理气，瘀血加益母草、泽兰、茜草化瘀，肥胖甚加猪苓、车前子利水，气虚加黄芪、党参益气健脾。

【变通法】可用越鞠丸（《丹溪心法》）合胃苓汤（《丹溪心法》）加减，药如苍术、厚朴、陈皮、茯苓、神曲、川芎、山栀、泽泻、猪苓、白术、香附等，除湿利水作用尤佳。

2. 阴虚火旺

【临床表现】向心性肥胖，精神亢奋，血压增高，面赤，眩晕头痛，耳鸣，胁痛，五心烦热，心烦易怒，口干咽干，腰膝酸软。舌红少苔，脉弦细数。

【病因病机】肝肾阴虚，水不涵木，阴不潜阳，肝阳上亢，虚火上炎。

【治法】滋阴降火，补肾清肝。

【方剂】杞菊地黄汤（《医级》）合滋阴降火汤（《杂病源流犀烛》）加减。

药物：枸杞子10克，菊花10克，生地15克，泽泻15克，知母10克，黄柏6克，丹皮6~10克，白芍10~15克，当归10~15克，茯苓15克。

方义：知母、黄柏、丹皮、菊花泻火清肝，枸杞子、生地滋补肝肾，当归、白芍和血养肝，茯苓、泽泻利水泄浊。

加减：肝火旺，口干心烦，胁痛者，加龙胆草、山栀、黄芩清肝泻火。头痛眩晕，血压增高，肝阳上亢者，加龟甲、石决明、天麻、磁石平肝潜阳。

【变通法】可用滋水清肝饮（《医宗已任编》）合大补阴丸（《丹溪心法》）加减，有滋肾、养肝、解郁、泻火作用。滋阴清肝饮即逍遥散、六味地黄丸合方，大补阴丸用知母、黄柏、生地、龟甲等。

3. 脾肾阳虚

【临床表现】向心性肥胖，形寒肢冷，神疲乏力，腰膝冷痛，纳呆便溏，男子阳痿，妇女闭经。脉沉细，舌淡胖。

【病因病机】脾阳失于健运，水湿脂浊内停；肾阳不能温煦，阳气无以卫外。

【治法】温补脾肾，助阳生火。

【方剂】右归丸（《景岳全书》）合保元汤（《博爱心鉴》）加减。

药物：鹿角片10克（先煎），熟地10克，山萸肉10克，山药15克，巴戟天10克，杜仲15克，淡附子6~10克（先煎），肉桂6克（后下），党参10克，白术10克，生黄芪15克。

方义：熟地、山萸肉、山药补肾，黄芪、党参、白术益气健脾，附子、肉桂助阳生火，巴戟天、杜仲温肾补阳。

加减：性功能减退者，加菟丝子、淫羊藿、枸杞子、仙茅，温肾助阳。

【变通法】可用金匮肾气丸（《金匮要略》）合理中汤（《伤寒论》）加减，温补脾肾。

（三）医家经验

1. 王渭川治疗库欣综合征经验

（1）脾肾阳虚：治以温肾运脾，固督安脑，佐以化瘀。用固督安脑化瘀汤，选用附子、肉苁蓉、杜仲、黄芪、党参、菟丝子、桑寄生、鸡血藤、苍术、葛根、山楂、五灵脂、补骨脂、蜈蚣、乌梢蛇、土鳖虫、蒲黄等。男子可加韭菜子、淫羊藿、黄狗鞭，妇女可加益母草、茜草根。药后头痛不减，加麝香；颈椎运转不灵活，加自然铜。

（2）阴虚阳亢：治以柔肝滋肾，安脑潜阳，佐以化瘀。用滋水清肝饮为主加减，选用生地、女贞子、墨旱莲、枸杞子、生鳖甲、水牛角等。胸胁痛加柴胡、玄参，潮热加地骨皮、知母，失眠加钩藤、刺蒺藜、夜交藤，镇痉用琥珀粉。妇女月经量少，加当归、泽兰、赤芍、益母草，其他加减同上。

（3）气虚痰湿：治以益气化痰，固肾活络化瘀，用补中益气汤为主，加用麝香、半夏、葶苈子、川贝固督化痰，其余兼症加减同脾肾阳虚、肝肾阴虚。（《王渭川临床经验选》）

2. 薛芳治疗库欣综合征经验　本综合征表现当属里实热证，如向心性进行性肥胖、面部红润多脂、肌肤紧张绷急、显著饥饿感、食欲亢进，或头痛头晕，心烦易怒，嗜睡多眠，血压增高，以及小腹、臀部、大腿内侧索状紫红斑等。实则泻之，主张用大承气汤加味治疗。方药为大黄、芒硝（冲）、厚朴、枳实各6克，生首乌、龙胆草、黄精各15克，每剂水煎2次，滤取药汁300~400毫升，分3次空腹服用。每周服药5剂，停服2天，连用8周后，休息2~4周为1疗程。（中医杂志，1981，9：664-665）。

（四）易简效验方

1. 生地、熟地、北沙参各20克，枸杞子、山茱萸各12克，泽泻、茯苓、杜仲、牛膝各15克，山药25克，丹皮、麦冬、知母、黄柏各10克，每日1剂，水煎服。盗汗眠差加生龙骨、牡蛎各30克，五味子9克。适于肝肾阴虚者。

2. 党参、刺五加、淫羊藿、猪苓、茯苓各30克，白术、当归、熟地、山药、山茱萸、枸杞子、熟附子、泽泻各10克，菟丝子、黄柏各12克，肉桂4克，每日1剂，水煎服。

适于脾肾阳虚者。

（五）预防护理

合理应用肾上腺皮质激素，及时治疗肾上腺皮质肿瘤等原发病，预防本病发生。

（六）评述

中医药治疗着重于肝、肾两脏，实证为肝气郁结、瘀热闭阻、肝火上炎、痰浊内停；虚证由肝肾阴虚、阴虚火旺或脾肾阳虚、命门火衰引起。在疏肝、健脾、补肾的基础上，要根据临床表现，酌情应用化痰、理气、化瘀、泻火、散寒、利水之品。

三、艾迪生病

艾迪生病又称慢性肾上腺皮质功能减退症，因双侧肾上腺皮质萎缩、结核、肿瘤破坏等因素，皮质醇、醛固酮等分泌不足所引起。色素沉着，散见于全身皮肤及黏膜，尤其在面部等暴露部位和肘、膝、掌纹、乳晕、会阴处尤显。虚弱疲乏，精神萎靡，倦怠无力，体重下降，厌食、呕恶、便秘。男子阳痿、女子月经不调、闭经，性功能减退。且常伴低血糖、体位性低血压等。

全身皮肤色素沉着，身面黧黑，中医谓之“黑疸”。《金匮要略·黄疸病脉证并治》：“黑疸，目青面黑，心中如蒜啖状，大便正黑，皮肤爪之不仁。”认为是由酒疸久而转变来，或“为女劳得之”。严用和《济生方》：“肾虚则生寒，寒则腰背彻痛，不能俯仰，足胫酸弱，多恶风寒，手足厥冷，呼吸少气，骨节烦疼，脐腹结痛，面色黧黑，两耳虚鸣，肌骨干枯，小便频数，诊之脉浮虚而数者，是肾虚之候也。”说明了黑疸的主要临床表现和病机。

从中医角度，艾迪生病可分为肾阳虚和肾阴虚两类，并兼及肝、脾、心。治以补肾为主，或以温阳，或用滋阴，并适当佐以健脾、益心、养肝之品，时而亦可加活血化瘀药。

（一）辨证要点

肾阳虚者见形寒肢冷，四肢无力，夜尿频多，小便清长，大便溏薄，舌淡脉沉迟等。肾阴虚者见腰膝酸软，面部烘热，手足心热，烦躁失眠，舌剥脉细数等。

（二）证治方药

1. 肾阳虚

【临床表现】面部色黑，及于手掌、乳头、肘膝等处，形寒肢冷，腰酸痛，四肢无力，耳鸣，夜尿频多，小便清长，大便溏薄，男子阳痿、滑精，妇女月经不调、闭经。舌淡苔白滑，脉沉迟虚细，尺部无力。

【病因病机】久病劳损，肾气不足，精血无源，命门火衰，不得温煦血脉，而生黑疸。

【治法】温肾壮阳，补火生土。

【方剂】右归丸（《景岳全书》）加减。

药物：鹿角片10克（先煎），鹿角胶10～15克（烊冲），淡附子6克（先煎），肉桂3～6克（后下），巴戟天10～15克，淫羊藿10～15克，杜仲15克，熟地15克，山萸肉

10克，山药15克，菟丝子10克，枸杞子10克。

方义：鹿角片通督补肾，鹿角胶填养精血，附子、肉桂助命门之火，巴戟天、淫羊藿、杜仲温肾壮阳，熟地、山萸肉、山药滋养肾气，菟丝子、枸杞子补肾益精。

加减：大便溏薄者加白术、补骨脂健脾补肾，神疲乏力、精神萎靡者加黄芪、党参益气，性功能减退者加金樱子、覆盆子、锁阳等壮阳固精。下肢浮肿者加泽泻、茯苓、猪苓、白术、桂枝等利水消肿，即合五苓散（《伤寒论》）用。

【变通法】若兼神疲乏力，夜尿频多，大便溏薄，食纳不振，下肢浮肿，脾阳不振者，四神丸（《内科摘要》）合附子理中汤（《阎氏小儿方论》）。亦可用参苓白术散（《太平惠民和剂局方》）合四神丸，并酌选上述温润补肾药物。

2. 肾阴虚

【临床表现】面部色黑，及于手掌、乳头、肘膝等处，腰膝酸软，面部烘热，手足心热，烦躁失眠，心悸怔忡，口干咽燥，眩晕耳鸣，下肢无力，男子遗精早泄，妇女月经不调、闭经。舌苔剥，脉虚细小数，或有弦象。

【病因病机】久病劳损，肾气不足，精血亏损，不得上荣于面、行于全身，造成黑疸。

【治法】滋肾益气，填精养血。

【方剂】左归丸（《景岳全书》）合河车丸（《医学心悟》）加减。

药物：紫河车粉6克（另吞），党参15克，茯神30克，远志6～10克，鹿角胶10克（烊冲），鹿角片10克（先煎），熟地30克，当归15克，杜仲15克，山茱萸15克，菟丝子10克，枸杞子10克，白芍15克，龟甲15克（先煎），阿胶10克（烊冲），五味子10克，麦冬15克。

方义：紫河车、鹿角胶大补精血，鹿角片通督补肾，阿胶、当归、白芍养肝血，熟地、山茱萸滋肾养阴，菟丝子、枸杞子益精补肾，党参、茯神、远志、五味子、麦冬补气养心。

加减：五心烦热加地骨皮、白薇退虚热，血虚肢麻加鸡血藤、丹参养血通络，性功能减退加金樱子、益智仁，心悸怔忡加酸枣仁、柏子仁、龙眼肉养心，腰膝酸软加杜仲、续断、狗脊补肾强腰，眩晕目糊加菊花、蒺藜、珍珠母等明目定眩。

【变通法】如心肾两亏者合柏子养心丸（《体仁汇编》），药如柏子仁、枸杞子、麦冬、当归、石菖蒲、茯神、熟地、玄参等，滋肾养心安神。如气血不足者合十全大补汤（《太平惠民和剂局方》），药用党参、白术、茯苓、甘草、黄芪、肉桂、当归、白芍、川芎、熟地，益气养血。如气滞血瘀，面身黑色，肌肤甲错，毛发不荣，舌紫暗，可用大黄䗪虫丸《金匮要略》）或膈下逐瘀汤（《医林改错》）参合，活血化瘀。亦可适当选药加入补肾方药之中，如土鳖虫、五灵脂、生蒲黄、丹参、红花、益母草、泽兰等。

（三）医案

1. 面黑目黄，脉数而微，足寒至膝，皮肤爪甲不仁。其病深入少阴，而其邪则仍自酒湿及女劳得之也。宜肾气丸。

诒按：此证载在《金匮》，近于《爱庐医案》中见一方甚佳。此病兼有瘀血，不但湿也。肾气丸能否见效，尚未可定。(《柳选静香楼医案·黄疸》)

2. 疸证多种，黑者属肾，肾气过损者，曰女劳黑疸。今肌肤舌质尽黑，手指映日俱暗，强壮之年肾阳早已不举，体虽丰腴，腰软不耐久坐，脉弱神疲，纳减足冷，显属肾脏伤残太甚，尚谓北路风霜所致乎？昔有人患此遍处医治，皆曰风毒。后遇顾西畴道破证名，宗湿热流入肾经主治，试以此证较之，证虽同而虚实又异矣。现届深冬，姑先治本，需春暖阳和，再商他法。血余四两　猪油一斤，熬至发枯，取油盛储。一切食物中可以用油者俱用之。煎方：制附子七分，炒枸杞一钱五分，炒黄柏一钱，菟丝子一钱五分，茯苓三钱，茵陈一钱五分，杜仲三钱，熟地六钱。

再诊：前方已服二十余剂，肌肤之黑半化，其势渐转阴黄，形神大振，胃纳加餐，且可耐劳理事矣。春令虽交，和暖未回，再拟补养脾肾，耐性摄养为属。人参一钱，沙苑三钱，山药三钱，杜仲三钱，熟地一两，茯苓三钱，白术一钱五分，茵陈一钱五分，枸杞子一钱五分，续断三钱，菟丝子二钱，泽泻一钱五分。此方中亦当再添温润之药。

三诊：肤色花斑，证转阴黄，较之黑疸浅一层矣。培植脾肾之药已进四十余剂，形神色脉俱属平善。节令将交惊蛰，春暖之气已和，治当开泄腠理，以涤肤斑。《内经》必先岁气，无伐天和。《易》曰：待时而动，何不利之有？拟宗仲圣茵陈四逆法加减，三剂即停，接服丸药可耳，黑色褪尽之时，当在夏初。制附子五分，白术一钱五分，赤小豆三钱，麻黄五分，炒黄柏一钱，茵陈一钱五分，连皮苓五钱。

诒按：此证即非冬时，亦当先以温煦脾肾为主，务使身中阳和之气渐渐煦动，然后投以此剂方能奏效。接服丸方未见，拟八味丸去萸桂加术柏。病症颇奥，治法亦奇。(《柳选爱庐医案·黄疸》)

(四) 医家经验

陈道隆治疗经验

(1) 肾阳虚：用淡附片、肉桂心、鹿茸、鹿角片、巴戟天、锁阳、淫羊藿、菟丝子、金樱子、覆盆子、胡芦巴、炒川断、炒杜仲、补骨脂、沙菀子、淡苁蓉、党参、炙黄芪、白茯苓、熟地、山茱萸、枸杞子。

(2) 肾阳虚挟脾阳虚：用潞党参、炒白术、白茯苓、炙甘草、炒扁豆、怀山药、煨木香、炙黄芪、制半夏、陈皮、红枣、干姜、淫羊藿、煨肉豆蔻、煨益智仁、肉桂、淡吴茱萸、炒杜仲、狗脊、炒续断、淡附片、锁阳、巴戟天、菟丝子。

(3) 肾阳虚挟肝阳偏胜：用石决明（先煎）、牡蛎（先煎）、龟甲（先煎）、麦冬、生地、沙菀子、茯神、杭甘菊、枸杞子、杭白芍、女贞子、制首乌、白薇、怀山药、浮小麦、阿胶、当归、川芎、制香附、桂心（研末饭后吞服）、桑寄生、炒杜仲、狗脊、炒续断、菟丝子、淡肉苁蓉。

(4) 肾阳虚挟心营不足：用人参、濂珠粉（分吞）、珍珠母（先煎）、灵磁石、龙齿、麦冬、五味子、炒酸枣仁、远志、茯神、紫丹参、柏子仁、生地、玄参心、血琥珀、黄连、嫩桂枝、杭白芍、炙甘草、当归、川贝母、制首乌、炒续断、炒杜仲、桑寄生、煨益智仁、肉苁蓉、菟丝子、沙苑子、桂圆、红枣、朱灯心草。(《内科临证录》)

（五）预防护理

及时治疗肾结核、附睾结核等。对长期应用糖皮质激素治疗者，应尽量避免对下丘脑－垂体－肾上腺轴的抑制。

（六）评述

艾迪生病又称慢性肾上腺皮质功能减退症，属中医学“黑疸”范畴，主要是元气损伤，肾中精血两亏，肾阴及阳，命门火衰所致。当治以补肾为主，或以温阳，或用滋阴。总之本病须用七分阳药，三分阴药。阳药如附片、肉桂、肉苁蓉、巴戟天、锁阳、覆盆子、益智仁、胡芦巴、补骨脂、杜仲、菟丝子、狗脊、鹿茸、鹿角片等。阴药如生地、熟地、白芍、牡蛎、龟甲、麦冬、五味子、山药等。并适当佐以健脾、益心、养肝之品，时而亦可加活血化瘀药。

四、代谢综合征

代谢综合征是指人体的蛋白质、脂肪、碳水化合物等物质发生代谢紊乱的病理状态，是一组复杂的代谢紊乱症候群，是导致糖尿病心脑血管疾病的危险因素。其具有以下特点：①多种代谢紊乱集于一身，包括肥胖、高血糖、高血压、血脂异常、高血黏、高尿酸、高脂肪肝发生率和高胰岛素血症，这些代谢紊乱是心、脑血管病变以及糖尿病的病理基础。可见糖尿病不是一个孤立的病，而是代谢综合征的组成部分之一。②有共同的病理基础，多认为它们的共同原因就是肥胖尤其是中心性肥胖所造成的胰岛素抵抗和高胰岛素血症。③可造成多种疾病增加，如高血压、冠心病、脑卒中、甚至某些癌症，包括与性激素有关的乳腺癌、子宫内膜癌、前列腺癌，以及消化系统的胰腺癌、肝胆癌、结肠癌等。④有共同的预防及治疗措施，防治好其中的一种代谢紊乱，也就有利于其他代谢紊乱的防治。

中医认为，代谢综合征以痰浊、瘀血、燥热等病理实邪为因，而涉及心、肝、脾、肾各脏，其中痰浊脾虚为其根本。基本病机可概括为饮食不节，运动过少引起脾失健运，气机不畅，津液化痰，痰性黏滞，阻络成瘀；气郁化火，而有内热，久伤肝、肾；痰、瘀、热互结，而致变症百出等。

（一）辨证要点

形体肥胖，体重超常，以中心性肥胖为主者，为痰浊内盛。胸闷憋气，时作心痛，痛处固定，常并发动脉硬化、冠心病等，为瘀血痹阻。头晕目眩，颜面潮红，烘热汗出，常见于高血压，为阴虚阳亢。糖尿病中早期，烦渴多饮，口舌干燥，小便频数为阴虚燥热；如肾阴亏虚则见形体消瘦，腰膝酸软，舌干红等虚热之象。

（二）证治方药

1. 痰浊内盛

【临床表现】形体肥胖丰满，体重超常，腹部尤甚，肢体困重，疲乏嗜睡，脘痞腹胀，头晕呕恶，胸闷痰多。舌质淡胖，舌苔白腻、水滑，脉滑。

【病因病机】先天禀赋不足而痰浊内盛，后天嗜食肥甘油腻，痰湿蕴结脾胃，脂浊停滞，气机不利，致成肥胖。相当于中心性肥胖。

【治法】燥湿化痰，理气泄浊。

【方剂】苍附导痰汤（《叶天士女科》）加减。

药物：苍术、白术各15克，香附10克，橘红6～10克，法半夏10～15克，茯苓30克，泽泻15克，制胆南星10克，枳实10克，桑白皮15克，薏苡仁30克。

方义：苍术、白术、陈皮、半夏、茯苓燥湿化痰，香附、枳实理气解郁，胆南星导痰泄浊，桑白皮、薏苡仁、泽泻利湿消肿。

加减：口甜者，加佩兰、泽兰，化湿醒脾。食积不化，多食、食后脘腹胀满，胸闷痰多，舌苔厚腻、脉滑者，加用白金丸、焦槟榔、焦山楂、炒莱菔子，消食化痰。肢体困重、下肢肿，小便不利者，加冬瓜皮、大腹皮利水消肿。消谷善饥，大便干结，腹胀满者，加厚朴、枳实、大黄除满通下。血脂高者加夏枯草、僵蚕、海藻、牡蛎等消脂软坚。兼有血瘀者，可加用葛根、丹参、泽兰，活血化瘀。

【变通法】可用二陈汤（《太平惠民和剂局方》）、平胃散（《太平惠民和剂局方》）、五苓散（《伤寒论》）加减，药用半夏、茯苓、陈皮、苍术、厚朴、泽泻、猪苓、白术、桂枝等，燥湿化痰、利水泄浊。过食肥甘醇酒，以致脾胃湿热，舌红苔黄腻，脉滑数者，可用茵陈蒿汤（《伤寒论》）、平胃散（《太平惠民和剂局方》）、四妙丸（《成方便读》）、三黄丸（《太平惠民和剂局方》）合方加减，药用茵陈、栀子、熟大黄、黄柏、黄连、陈皮、厚朴、苍术、白术、薏苡仁、茯苓、泽泻等，清热化湿，行气调中。

2. 痰火内盛

【临床表现】形体肥胖，头重胀痛，头晕目眩或昏蒙，胸闷泛恶多痰，纳差腹胀，心烦易怒，失眠多梦，或嗜睡鼾眠，口苦或黏腻，小便黄，大便秘结。或检查有高脂血症。舌胖，苔厚腻、水滑、上罩黄色，脉弦滑数。

【病因病机】嗜食肥甘，或禀赋痰湿较重，痰湿、肝火蕴结，久而不去，上扰清空。本证可兼杂在其他主要证候中，出现于高血压、高脂血症各期。

【治法】清热化痰。

【方剂】清气化痰丸（录自《医方考》）合黄连温胆汤（《六因条辨》）加减。

药物：全瓜蒌15～30克（打碎），黄连6～10克，黄芩10～15克，石菖蒲10克，竹茹10克，胆南星10克，法半夏10～15克，化橘红10克，茯苓15克，桃仁、杏仁各10克，枳实6～10克，桑白皮25克，薏苡仁30克。

方义：瓜蒌化痰清热，合枳实宽胸理气。黄连、黄芩清热，桃仁、杏仁润肠，石菖蒲、胆南星、半夏化痰浊，竹茹、陈皮和胃降逆。有改善脂代谢作用的有黄连、大黄、黄芪、地黄、人参、薏苡仁、葛根等。

加减：兼气郁、胸胁苦满、善太息、嗳气者，可加用紫苏、枳壳、石菖蒲、郁金。如胸闷心痛加薤白宣痹通阳，即合瓜蒌薤白半夏汤（《金匮要略》）用，如夹血瘀舌暗紫者，加丹参、葛根、红花、当归、川芎活血化瘀。头重如蒙加苍术、荷叶，口中腻黏加藿香、佩兰，芳化泄浊。兼有高脂血症者，加山楂、僵蚕、泽泻、槐花，凉血化痰、祛浊降脂。兼肝阳上亢，血压过高时，可加牛膝、钩藤、天麻、石决明用以平肝。若大便秘结可加生大黄、玄明粉，通便泻火以降压。

【变通法】大便秘结、痰火上扰，热象重时，可暂用当归龙荟丸（《黄帝素问宣明论方》）清热泻肝、通便降逆，药用黄连、黄芩、大黄、山栀、龙胆草、当归、芦荟等。若头晕沉重、目眩耳鸣，肢体困重，或如坐舟车、天旋地转，呕恶清涎，苔白腻，脉沉滑，可用半夏白术天麻汤（《医学心悟》），涤痰化湿、平肝定眩，方即二陈汤加白术、天麻，可加入泽泻、胆南星。如胃热炽盛，血糖高，多食易饥，形体消瘦，溲数尿甜，舌红苔黄干燥等，用玉女煎（《景岳全书》）合增液汤（《温病条辨》）加减，清胃润燥，养阴保津。

3. 瘀血痹阻

【临床表现】胸闷憋气，时作心痛，痛处固定，甚而引及肩臂、背部，口唇紫暗，面部瘀斑，健忘。舌质暗紫或有瘀斑，舌下脉络青紫迂曲。舌暗体胖或有紫斑，脉涩、滑均可出现。已经出现高脂血症、动脉硬化、冠心病等。

【病因病机】痰浊久聚血脉，气血运行不畅，瘀阻心脉，胸阳不宣。常兼有各种虚证和痰湿、痰火、湿热、郁热等实证。

【治法】活血化瘀，佐以化痰泄浊。

【方剂】冠心 2 号方（经验方）合丹参饮（《医宗金鉴》）加减。

药物：丹参 15 ~ 30 克，红花 10 克，川芎 10 克，赤芍 10 ~ 15 克，降香 6 克，砂仁 3 克（后下打），檀香 3 ~ 6 克，姜黄 10 克，郁金 10 克。

方义：丹参、红花、川芎、赤芍活血化瘀通心脉，降香、砂仁、檀香理气降逆助血运。姜黄、郁金疏肝理气有泄浊降脂作用。

加减：心痛甚加三七、五灵脂、生蒲黄化瘀定痛，甚而加水蛭、土鳖虫、僵蚕等虫类搜络之品。如兼有气阴两虚者，加太子参、沙参、玄参、黄芪、生地等，益气养阴。兼有痰火者，可加瓜蒌、黄连、黄芩、半夏、桑白皮等清热化痰。

【变通法】可用血府逐瘀汤（《医林改错》）合活络效灵丹（《医学衷中参西录》）加减。

4. 阴虚阳亢

【临床表现】头晕目眩，头重欲仆，头目胀痛，颜面潮红，烘热汗出，性急易怒，咽干，五心烦热，失眠多梦。舌红，脉弦细。收缩压与舒张压均持续升高，遇郁怒、劳累加重。

【病因病机】肝肾阴虚，不能制阳，肝阳上亢。常见于以高血压为突出表现者。可为中风、冠心病等合并症发作之前期阶段。

【治法】滋阴补肾，平肝潜阳。

方剂：天麻钩藤饮（《杂病证治新义》）、杞菊地黄汤（《医级》）加减。

处方：天麻12克，钩藤15～25克（后下），石决明30克（先煎），枸杞子15克，菊花12克，生地25克，玄参25克，山药15克，白芍25克，牛膝15克，车前子15克（包煎），决明子15克。

方义：生地、玄参、山药、枸杞子滋补肝肾，天麻、钩藤、菊花、石决明平肝潜阳。车前子、决明子通利二便，而有降压作用。牛膝引气下行，白芍和肝。

加减：若见头晕目眩、肢体麻木者，加鸡血藤、木瓜、豨莶草通络。阳亢盛者加磁石、珍珠母重镇潜阳，火热盛者加黄芩、黄连、夏枯草清热泻肝，肾虚腰膝酸软者加桑寄生、杜仲、续断，除补肾且有降压作用。下肢浮肿，小便不利者，加车前草、益母草利水消肿。若兼见瘀血，加赤芍、丹参、益母草、茺蔚子活血。阴津亏损，口干烘热汗出，便秘者，用大剂生地、麦冬、玄参，养阴生津。

【变通法】若既有肝肾阴虚，又有肝阳上亢表现时，当根据标本虚实之主次轻重不同，斟酌选方用药。肝肾阴虚为主，一般症情尚稳定，可以杞菊地黄汤（《医级》）为主。肝阳上亢为主，多见头目肢体及全身症状，常有中风等合并症之先兆，当用天麻钩藤饮（《杂病证治新义》）、镇肝熄风汤（《医学衷中参西录》）为主。亦可两者交替应用，以缓图治之，标本兼顾。

5. 阴虚燥热

【临床表现】高血糖，烦渴多饮，口舌干燥，小便频数量多，或体重减轻，或大便干结。舌边赤红，苔薄黄，脉洪数或弦滑。

【病因病机】肺燥津伤，阴津耗损，燥热在上，肺失治节，水不化气，直趋于下，尿频量多。可见于糖尿病早期。

【治法】滋阴清热，润燥生津。

【方剂】消渴方（《丹溪心法》）合二冬汤（《医学心悟》）加减。

药物：生地30克，麦冬15克，沙参15克，天冬15克，知母15克，天花粉30克，人参9克，黄芩9克，黄连3克，甘草3克。

方义：生地、麦冬、天冬、沙参滋阴生津，润肺止渴；知母、天花粉清热生津，黄连、黄芩清上焦燥热，人参益气生津，甘草调中。

加减：如见纳呆腹胀加砂仁、枳实、木香理气，兼见血瘀加葛根、丹参、红花活血。精神紧张，情志不舒，加柴胡、白芍疏肝；烦渴甚者，加乌梅、石膏清热生津；大便干结者，加全瓜蒌、玄参润肠通便。

【变通法】若烦渴较甚，渴喜冷饮，疲乏消瘦，舌苔黄燥少津，脉洪大者，为肺胃燥热，津液耗伤。可用大剂白虎加人参汤（《金匮要略》）加减，清肺胃之热，益气生津止渴，药用生石膏、知母、甘草、人参、麦冬、五味子、山药（用山药代粳米）等。

6. 肾阴亏虚

【临床表现】高血糖、尿糖，口渴多饮，小便频数量多、混浊如脂膏，口干舌燥多饮，形体消瘦，腰膝酸软。舌干质红，脉沉细数。

【病因病机】肾阴不足，阴虚津燥而口渴多饮；肾气失约，水津直下故小便频数量多，精微随尿而出为尿糖。

【治法】滋肾养阴。

【方剂】六味地黄汤（《小儿药证直诀》）加减。

药物：生地、熟地各15～30克，山茱萸15克，山药15克，茯苓10克，泽泻10克，丹皮10克，麦冬15克，五味子10克。

方义：生地、熟地、山茱萸、山药滋阴补肾、固摄精微，麦冬、五味子养阴生津，茯苓、泽泻利湿泄热，丹皮清泻相火。

加减：兼见瘀热者加丹参、丹皮、赤芍、葛根活血凉血，兼见气虚者加黄芪、人参益气。若阴损及阳，腰膝酸冷、男子阳痿、女子性淡漠者，可加淫羊藿、枸杞子、菟丝子补肾助阳。

【变通法】肾阴不足、气不摄精而无虚火之象，且症见尿频量多、混浊如脂膏为主者，可用左归饮（《景岳全书》）滋补肾阴。阴虚火旺者用知柏地黄丸（《医宗金鉴》）加黄连、黄芩滋阴降火。

（三）医家经验

仝小林对代谢综合征证治经验　代谢综合征整个过程可用“郁、热、虚、损”四个阶段概括，其从未病到已病，从潜证到显证，因郁而热，热耗而虚，由虚及损。可按阶段论治而分为早、中、后三期。早期即郁、热阶段，以食郁为核心，在饮食过量，脾胃不能正常运化的基础上产生气滞、血瘀、痰阻、水湿、内热等郁证表现。治法以开郁清热，基本方选六郁汤，热证肝胃郁热者选大柴胡汤，瘀热互结者选加味三黄汤。中期多虚实相兼，既有脏腑气血功能不足的本虚，又有痰、浊、瘀互结的标实，治以标本兼顾，气阴两虚者选参芪地黄汤，肝肾不足者选杞菊地黄汤，阴阳两虚者选地黄饮子，脾肾阳虚者选四君子汤合金匮肾气丸。后期诸虚渐重，脉损络瘀益显，补虚的基础上必须强调活血化瘀通络，方选抵当丸等。治疗重点应在郁、热阶段。其中肝胃郁热、热瘀互结、脾虚痰湿为其早中期的三个主要证型。郁、热、瘀三者可以并存，也可单独出现。阴虚燥热是代谢综合征中糖尿病的重要病机。代谢综合征中饮食、情志所致脾郁、肝郁为其根本，郁久化热，可表现为胃热、肠热、肝热、心火等。

（1）肝胃郁热证：以肝胃郁热为主者，常见形体壮实、面色隐红、口干、口渴、口苦、口臭、多饮、多食、急躁易怒、两胁胀满、小便黄赤、大便干结，舌质红、苔黄，脉弦实有力。热证又可细分为肝胆之热、肺肾之热、胃肠之热。肝胆热盛则见口苦、急躁易怒、两胁胀满、脉弦实；肺肾热盛则见口干口渴、小便黄赤；胃肠热盛则见口臭、多饮、多食、大便干结。上述各种热证均由郁证（气、血、痰、湿、食）而来。治法：开郁清热，以大柴胡汤（柴胡、半夏、大黄、枳实、黄芩、芍药）为基础加减，诸药同用，共奏辛开苦降、调畅气机、清热泄火之功。临床应用时针对气郁、痰郁、火郁、湿郁、食郁之轻重偏颇，以及所涉及脏腑的不同而加减用药。气郁又可分肝郁、脾郁，分别以疏肝理气、健脾和中为法；痰郁者，根据具体病症分别消痰、化痰、燥痰等法；火郁则应分辨肝胆、胃、肠、肺、肾之火而分别治之；湿郁者分别用淡渗利湿、芳香化湿、苦温燥湿等法；食郁者首先应节制饮食，并予以消食导滞。

（2）瘀热互结证：此证食、气、痰、湿等郁证并不明显，而热象较重，出现了比较明显的全身瘀血证的表现，如舌质暗淡，有瘀斑瘀点，舌底脉络瘀滞，脉细涩结代等。脉络血行不畅即为瘀，气机郁滞、痰湿阻络、水湿内停、热盛伤阴等均可导致血瘀证，所以代谢综合征患者，尤其是病程较长者更为多见。治法：用清热活血，以加味三黄汤（生大黄、黄芩、黄连、水蛭、地龙、赤芍）为基础加减。黄芩、黄连、大黄分别清肝、胃、肠之热，水蛭、地龙活血化瘀通络，赤芍凉血活血，大黄活血解毒、推陈出新。若郁、热、瘀都明显，可将大柴胡汤与加味三黄汤合方应用。

（3）脾虚痰湿证：此证患者饮食量并不很大，面虚浮，皮肤细白，肌肤较松弛，形体胖而不强壮，可以没有明显不适感，也可能出现口淡无味、食后腹胀、易疲劳、头部昏沉欠清爽等症，舌质一般较淡、苔白腻，脉滑。脾虚可以源自素体，也可能因过食、酗酒、肝郁而来。脾虚则运化无力，水谷不能运化为精微以养全身，反而成为湿浊停滞于体内。故脾虚痰湿者多见面虚浮，头昏沉不清，口淡无味等症。治法：用健脾利湿，以六君子汤（党参、茯苓、炒白术、陈皮、清半夏、炙甘草）加减治疗。若脾虚胃滞，饮食不化，引起胃气上逆，腹胀、恶心、呃逆、呕吐者，加木香、砂仁；若脾虚湿盛，颜面虚浮，下肢微肿者，加重茯苓用量，并加泽泻利水；头部昏沉不清可加川牛膝引湿浊下行。（中医杂志，2002，9：708～709；中日友好医院学报，2002，5：347－349）

（四）预防护理

要改变不良的饮食和生活习惯，预防中心性肥胖。如有发生必须积极改善，同时配合饮食节制及体育锻炼。及时发现各种相关的疾病和实验室检查指标的异常，早期合理治疗，有关内容见本章相关的部分。

（五）评述

根据目前研究，代谢综合征的病理因素有痰浊、瘀血、燥热等，涉及脏腑有肝、脾、肾，而痰浊脾虚为其根本。治疗方法有化痰、益气、活血、滋阴、清热等。相比西医治疗而言，中医的优势有：①中医药可以与行为干预（饮食与运动）相结合，患者更易于接受；②代谢综合征需要长期干预，西药常有副反应，如二甲双胍易导致腹泻，而中药从整体调节，患者一般无明显不适；③西药价格昂贵，患者依从性较差，中药制剂相对价廉；④对于有症状的患者，中医药辨证施治，效果明显。中心性肥胖是所有代谢综合征患者的共性。可从中心性肥胖这一症状特点入手，兼顾其他表现，从整体上考虑其发病机制。

五、不安腿综合征

不安腿综合征，表现为下肢（膝踝之间）深部组织酸胀、麻木、痒、痛、重、紧，且有灼热感，或虫爬感，或有莫可名状的不适感。一般两侧对称发作，亦有一侧较重者。主要发生在夜间休息时，以临睡前出现为多，可影响睡眠，亦有白天休息时出现。发作时迫使患者起身按摩腿部，叩打局部或起床徘徊，可使症状暂时减轻或缓解，但随后又重复出现。

根据临床表现，当属于湿痹、血痹范畴。脾主四肢肌肉，肝主筋脉荣养。脾气不运，肝血虚亏，肌肉、筋脉失养而小腿酸胀重痛，两足灼热。又有伤于湿者，下先受之。湿邪入侵，久踞而气血痹阻，亦罹是症。其足腿灼热者，每由阴虚火旺，或湿郁化火而生。故法当从脾气、肝血为治本之旨，而又据兼症以除湿、泻火、通络、舒筋。

（一）辨证要点

湿郁经脉者，伴见小便短，胸脘痞闷，口腻口淡，舌苔腻等。脾气不足者，伴见食后饱胀，神疲乏力，气短懒言，舌淡脉虚等。肝血虚亏者，伴见面色不华，爪甲口唇不荣，毛发皮肤干燥不泽等。

（二）证治方药

1. 湿郁经脉

【临床表现】下肢不适，酸胀痒麻沉重，足内灼热。小便短，胸脘痞闷，口腻、口淡或口渴不欲饮。舌苔薄腻，脉濡或缓，或数。

【病因病机】湿邪久踞，久而化为郁热，注于下肢，经脉痹阻不通。

【治法】淡渗利湿，宣痹通络。

【方剂】薏苡竹叶散（《温病条辨》）合二妙丸（《丹溪心法》）加减。

药物：薏苡仁 30 克，滑石 15 克，竹叶 10～15 克，茯苓 15 克，白蔻仁 3～5 克（打碎），木通 10 克，牛膝 15 克，苍术 10～12 克，黄柏 3～5 克。

方义：用薏苡仁、滑石、茯苓、竹叶、木通淡渗利湿，苍术、黄柏、牛膝通络除湿，白蔻仁、薏苡仁宣化湿邪，醒脾除湿。

加减：下肢灼热甚加知母、忍冬藤清热宣痹，酸胀筋挛加芍药、木瓜、甘草舒筋缓急，麻木沉重加木防已利湿，胸脘痞闷加枳壳、杏仁宽胸理气，症情较重者加秦艽、桑枝、钩藤、伸筋草宣痹通络。

【变通法】亦可用宣痹汤或加减木防己汤（均为《温病条辨》方）。

2. 脾气不足

【临床表现】下肢不适，酸胀麻痛沉重，足内灼热。小便清长，食欲不振，食后饱胀，神疲乏力，气短懒言，自汗。舌质淡，脉虚细、濡缓。

【病因病机】脾气不足，中气下陷，清阳不升，阴火下注。

【治法】补中益气，升阳泄阴。

【方剂】补中益气汤（《脾胃论》）合生脉散（《内外伤辨惑论》）。

药物：生黄芪 15～30 克，党参 10～15 克，白术 10 克，陈皮 5～10 克，当归 10 克，麦冬 10 克，五味子 3～5 克，黄柏 3 克，升麻 3 克，柴胡 5 克，甘草 5 克。

方义：黄芪、党参益气升阳，陈皮、白术和胃健脾，升麻、柴胡佐使黄芪、党参以升清阳，麦冬、五味子养心阴，黄柏泻相火（阴火）。

加减：灼热甚者加知母、生地养阴泄热，酸胀筋挛加芍药、木瓜舒筋缓急，食后饱胀加苍术、厚朴燥湿除满，下肢麻痛加羌活、防风祛风通络。

【变通法】亦可用清燥汤（《脾胃论》）加减，补中益气，清热利湿，药用生黄芪、党参、苍术、白术、陈皮、生地、当归、麦冬、五味子、黄柏、黄连、泽泻、猪苓、茯苓、升麻、柴胡、甘草等，适于脾气不足，中气下陷，清阳不升，湿热下注者。

3. 肝血虚亏

【临床表现】下肢不适，酸胀麻木，小腿挛急，足内灼热。面色不华，妇女月经量少，爪甲、口唇、面色不荣，毛发、皮肤干燥不泽，头晕目眩，手足无力。脉虚弦或细数，舌质淡红。

【病因病机】肝血虚亏，血不养筋，筋脉失养故小腿挛急，血虚不荣故肌肤毛发干燥等。

【治法】养血柔肝，舒筋通络。

【方剂】补肝汤（《医宗金鉴》）加减。

药物：生地、熟地各10克，当归10～12克，白芍15～30克，川芎3～5克，酸枣仁10～15克，木瓜10～15克，麦冬10克，甘草5～10克。

方义：用四物汤养血和血，酸枣仁安神补血，芍药、木瓜、甘草舒筋通络，麦冬补阴安神。

加减：睡眠不安加夜交藤、五味子安眠；头晕目眩，毛发、爪甲不荣，加何首乌、墨旱莲、女贞子养血；下肢不适感甚者，加怀牛膝、鸡血藤、伸筋草宣痹通络。

【变通法】若见腰酸、颧红、盗汗、耳鸣，有肝肾阴亏症状者，用杞菊地黄汤（《医级》）加减，补益肝肾。

4. 瘀热深伏

【临床表现】两足灼热渐及膝部，热自肌骨而出，昼轻夜重。烦热口苦，大便干结，小便短黄。舌红苔黄，边尖起刺，脉数有力。

【病因病机】素体阳盛，血热入络，阻滞不通，郁而足热缠绵。

【治法】凉血清热化瘀。

【方剂】桃红四物汤（《医宗金鉴》）合犀角地黄汤（《备急千金要方》）加减。

药物：桃仁10克，红花10克，赤芍10～15克，生地15～30克，当归10克，丹皮10克，紫草10克，牛膝15克，黄柏3～5克。

方义：方用生地、丹皮、赤芍、紫草凉血清热，桃仁、红花、牛膝、当归活血化瘀，黄柏清热。

加减：烦热甚者加白薇、秦艽、黄芩、山栀清热。

【变通法】可用解毒凉血汤（《医林改错》）加减。

（三）易简效验方

1. 桂枝新加汤　桂枝 15～30 克，白芍 15～30 克，黄芪 20～30 克，当归 15 克，川芎 15 克，大枣 5 枚，延胡索 15～20 克，甘草 6 克。水煎服，每日 1 剂。阳气不足桂枝用量大于白芍，阴血不足白芍用量大于桂枝。适于气血不调者。

2. 加减三仁汤　杏仁、白蔻仁、竹叶、厚朴、通草、木瓜、秦艽各 10 克，滑石、牛膝各 15 克，薏苡仁、桑白皮、忍冬藤 30 克。水煎服，每日 1 剂。适于湿热内阻者。

（四）预防护理

避免受寒，注意药物反应，及时治疗原发病如糖尿病、肝病等。

（五）评述

本征检查包括神经系统检查，以及肌电图、腓肠肌活检等，但结果均无异常。多见于缺铁性贫血、糖尿病、慢性肝病、尿毒症、维生素缺乏、胃部手术后，以及某些药物（如异丙嗪、苯海拉明等）反应，亦有长期受寒所致，原因尚未明确。

本征以气血不和，肌肉、筋脉失养，血脉痹阻为证治着眼点，而治从湿郁、脾虚、肝弱为主。在临床上尚需辨虚、实两证。脾气不足、肝血亏虚以虚证为主，当以补益；湿郁经脉、瘀热深伏以实证为主，则宜除湿宣通、凉血清热。实际上，虚实往往互兼，即虚中有实，实中有虚。中气不足兼有湿郁、热蕴者，当加三妙丸除湿，加知母、黄柏以清热；肝血虚亏久而可致血络不通，故又须加鸡血藤、首乌藤、牛膝、伸筋草等通络舒筋之品。而湿郁经脉，病本在脾，如见脾气不健、胃气不和者，则可酌加二陈汤、平胃散、四君子汤等方，选加数味出入之。又有慢性肝病见本征，则宜茵陈四苓汤、丹栀逍遥散或一贯煎法，辨证选方出入。

六、乳溢－闭经综合征

乳溢－闭经综合征，是指非妊娠期及哺乳期妇女见乳房分泌乳汁，并伴有闭经，或妇女停止哺乳 1 年后仍长期持续溢乳的一组症状。本征应与妊娠期乳汁自出（乳泣）相鉴别。在临床上，本征常伴有闭经或月经延迟、经量少、经期延长，溢乳、不孕，性功能减退等表现。西医学称为高泌乳素血症，是血清泌乳素水平增高的下丘脑垂体疾患，多发生于女性。

中医典籍无此记述，主要在“乳汁自溢”“闭经”中有类似记述。《萧山竹林寺妇科秘方考》论闭经，以“乳众血枯”名之，治以十全大补汤。《济阴纲目》乳病门述：“有未产前乳汁自出者，谓之乳泣，生子都不育。”虽未及本症，但对此症治疗殊有启迪。

乳房为阳明所过，乳头为厥阴所属。情志不遂，肝失疏泄，或郁怒伤肝，或肾阴不足，肝木失于涵养，肝火上炎，气血上逆，致溢乳、闭经。月经、乳汁是属冲脉所司。冲脉丽于阳明，气血生化于脾胃。薛立斋说：“夫乳汁乃气血所化，在上为乳，在下为经。”（《校注妇人良方》）若气血不足，脾统失权，血脉无以下注而成闭经，血热上溢于乳房而成溢乳。故本征以肝、脾两经病为主，而又兼及肾水。

（一）辨证要点

本症责在肝、脾、肾三脏功能失调。临床需据发病诱因与乳房软硬程度进行辨论。若见情绪变化，乳房胀痛而有肝郁化火症状者，宜从肝治；若有多次流产，乳房柔软而有气血不足症状者，宜从脾治；若有不孕、不育、性功能减退，兼见肾虚症状者，宜从肾治。

（二）证治方药

1. 肝郁化火

【临床表现】闭经，溢乳色白，量或多或少，乳房胀痛或乳头痒痛。精神抑郁，心烦易怒，胸胁胀闷，口苦咽干，小便黄。舌红苔薄白或黄，脉弦数。

【病因病机】肝气郁结，久而化火，逆于上为溢乳，结于下为闭经。

【治法】疏肝清热，解郁调经。

【方剂】丹栀逍遥散（《内科摘要》）加减。

药物：丹皮9克，炒山栀9克，柴胡10克，当归10~15克，白芍15~20克，生地10~15克，茯苓10~20克，生甘草5~10克，麦芽30克。

方义：柴胡疏肝理气，当归、白芍和血调肝，生地、丹皮、山栀凉血清热，生麦芽回乳，茯苓、甘草和中健脾。

加减：闭经加泽兰叶、丹参、卷柏、牛膝通经活血，溢乳甚者重用生麦芽用量至60克以回乳，胸胁胀痛、口苦咽干加黄芩、龙胆草清肝泻火。

【变通法】如无肝火表现者，去丹皮、山栀，用逍遥散（《太平惠民和剂局方》）合四物汤（《太平惠民和剂局方》），加生麦芽、香附、川芎、泽兰叶疏肝解郁调经。

2. 肾虚肝旺

【临床表现】经闭不行或月经稀少，色暗红，溢乳量少质稠，需挤之可出，流产后数年不孕。头晕耳鸣，腰膝酸软，心烦，失眠，口舌干燥。舌红少苔，脉细数。

【病因病机】肾水不足，水不涵木，阴虚血不下注而成闭经，火旺上逆于乳而成溢乳。

【治法】滋肾养阴，兼泻肝火。

【方剂】大补阴丸（《丹溪心法》）加四物汤（《太平惠民和剂局方》）加减。

药物：生地、熟地各10~12克，炙龟甲12~15克（先煎），知母10克，黄柏6~10克，当归12克，赤芍、白芍各12克，生麦芽30克。

方义：地黄、龟甲滋肾，知母、黄柏泻火，当归、白芍和血，麦芽回乳。

加减：闭经加泽兰叶、丹参、牛膝通经活血，溢乳甚者重用生麦芽至60克以回乳，肾虚明显者加菟丝子、枸杞子、女贞子补肾益气，心烦失眠加酸枣仁、五味子养心安神。

【变通法】亦可用知柏地黄汤（《医宗金鉴》）加减。

3. 气血两虚

【临床表现】多见于引产或流产后，经闭不行，乳汁自溢，质清稀，乳房柔软。伴头晕目眩，神疲乏力，面色无华，心悸怔忡，食纳不佳。舌质淡，舌苔薄，脉虚缓或细弱。

【病因病机】脾胃虚弱，气血无生化之源，下不能荣养冲任而闭经，上不能固摄乳汁而溢乳。

【治法】补益气血，调经摄乳。

【方剂】归脾汤（《济生方》）加减。

药物：生黄芪15～20克，党参12～15克，炒白术10克，龙眼肉10克，茯苓15克，酸枣仁10克，陈皮5～10克，木香3～5克，当归10～15克，白芍15～20克，熟地10克，生麦芽30克，炙甘草10克。

方义：黄芪益气固摄，健脾升阳；党参、白术、茯苓、甘草补气，地黄、当归、白芍养血；陈皮、木香和胃理气，麦芽回乳，龙眼肉、酸枣仁养心血，安心神。

加减：闭经加益母草、鸡血藤调经，溢乳加重生麦芽用量至60克以回乳，心悸怔忡加丹参、川芎、五味子养心。

【变通法】亦可用八珍汤（《六科准绳》）或人参养营汤（《太平惠民和剂局方》）。

（三）医家经验

1. 朱南孙经验　经、乳调节与冲任至关。冲脉为病，逆气里急。溢乳是“气逆”，里急则经闭。故情志抑郁，肝气郁结，或过食辛辣，胃热壅滞，皆可使冲脉气机失调而成里急，冲气无由下达，故上逆为乳，下为闭经。又，劳倦过度，气血损伤，房事不节，肝肾不足。气血统摄失司，不能与心相交，心阳之气不能下降，阴血不能按时而下（经闭），血不归正而上溢（乳汁），是成本病。

若肝肾亏损、肝气上逆者，宜疏肝养血顺经，方以四物汤合逍遥散加减，药用当归、生地、丹参、赤芍、川芎、柴胡、郁金、香附、蒲公英、全瓜蒌、枳壳、牛膝、王不留行子。脾肾不足、气血两虚者，治宜健脾益肾、调补气血，方以圣愈汤合右归丸，药用党参、黄芪、赤白芍、枸杞子、巴戟天、鹿角片、当归、熟地、山药、鸡血藤、川芎、肉桂。若肾虚血枯，心肝火旺，治宜清热养阴，疏肝理气调经，方用四物汤、增液汤合逍遥散加减，药用当归、生地、赤芍、钩藤、肉苁蓉、玄参、柏子仁、泽兰、牛膝、川芎、麦冬、黄芩，服逍遥丸。（《朱南孙妇科临床秘验》）

2. 郭芸等治疗高泌乳素血症　高泌乳素血症属本虚标实之证，肝郁始终贯穿了整个病程。故在治疗上抓住肝郁病机，结合辨证论治进行治疗。肝郁脾肾两虚、痰湿蕴结者，用逍遥散合苍附导痰汤加减；肝郁肾虚、痰瘀胶结者，用四逆散合甘麦大枣汤加减；肝郁心肾不交、痰湿蕴结者，用甘麦大枣汤合越鞠丸加减；肝郁肺热、湿热蕴结者，用丹栀逍遥散合泻白散加减。（中医杂志，2003，6：420－421）

（四）易简效验方

1. 生麦芽60克，每日1剂，水煎服，日2次。

2. 丹皮9克，炒山栀12克，柴胡6克，当归12克，青皮6克，生地18克，黄精12克，淫羊藿12克，补骨脂12克。每日1剂，水煎服。

3. 新加抑乳散：沙参、熟地、山药、炒丹皮、川楝子各10克，白芍12克，炒麦芽30克，麦冬、山茱萸各6克，怀牛膝9克，甘草5克。用于阴虚肝旺者。

（五）预防护理

在治疗时要先去除病因，如由甲减引起者，要用甲状腺素替代疗法等。持之以恒，尽早治疗，即使愈后，亦应调补善后及精神调养。

（六）评述

1. 以肾虚肝旺为主 本病系下丘脑垂体疾患，中药治疗对因垂体腺瘤引起本病者疗效不理想，对流产或产后所致者一般疗效较佳。除女性之外，男性亦可出现高泌乳素血症，见有阳痿、不射精、少精不育、性欲减退，乳房发育、溢乳，常于肾虚肝旺着手治疗亦效。本症为闭经之重症。若检查有子宫萎缩者尚需排除垂体肿瘤。如能中西医并治，可减轻西药副反应，尽快改善症状，从而提高疗效。

2. 中药治疗 肾虚精亏，肝失疏泄，气血不和，瘀血内阻，是本症的主要病因。在临床上，可用补肾益精、行气活血、化瘀通经的中药予以治疗。能降低血清泌乳素水平，解除对性腺轴的抑制，提高血中性激素含量，从而改善性功能。如用柴胡、当归、白芍、牡丹皮、山栀、青皮、茯苓、麦芽等组成中药制剂，清肝解郁，连续服用 3 个月，如此可使肝气调畅，气血调和，使生殖内分泌功能得到良性调节，有较好疗效。方中重用麦芽，有类多巴胺作用，可抑制泌乳素分泌。白芍、甘草配合，亦可明显降低泌乳素，使血清泌乳素水平正常化。

七、多囊卵巢综合征

多囊卵巢综合征是一种多病因、临床表现多态性的内分泌综合征。以月经稀发或闭经、不孕、多毛、肥胖、双侧卵巢呈多囊性持续增大，以及雄激素过多、持续无排卵为临床特征。其内分泌特征主要是高雄激素血症、高胰岛素血症以及代谢综合征等。病因迄今不明，因此尚无根治的方法。从青春期开始发病，20～30 岁为发展高峰。中医典籍无此病记述。属中医的“闭经”“不孕”范畴，病因有先天禀赋不足和后天调养失宜（如情志失调、饮食不节、疾病、药物等)，病位主要在肾。病性正虚邪实，正虚多为肾虚，邪实多是痰瘀内阻等。

（一）辨证要点

肾虚则腰膝酸软，小腹或有冷感，子宫偏小，月经迟至，后期量少渐至停闭。痰湿则带下量多，形体肥胖而多毛。血瘀则小腹胀满拒按，或胸胁满痛，乳房胀痛，舌体暗红等。

（二）证治方药

1. 肾虚痰湿

【临床表现】月经后期，量少甚或闭经，婚久不孕，或带下量多或带下甚少，形体肥胖多毛，腰膝酸软，小腹或有冷感，子宫偏小，或胸闷烦躁，口腻多痰。舌质淡暗，舌苔白腻，脉象细滑。

【病机病机】肾虚精血亏少，痰湿壅盛而冲任不通。

【治法】补肾化痰，活血调经。

【方剂】补肾化痰汤（《中医临床妇科学》）

当归10克，赤芍、白芍各10～15克，山药10～15克，山茱萸10～15克，熟地黄10～15克，牡丹皮10克，茯苓10～15克，川续断10～15克，菟丝子10～15克，郁金10克，贝母10克，陈皮10克，制苍术10克。

方义：山药、山茱萸、熟地黄、川续断、菟丝子补肾，当归、赤白芍养血和血，贝母、陈皮、苍术、茯苓健脾化痰，郁金理气，赤芍、丹皮活血凉血。

加减：若胸闷泛恶，口腻痰多，加入制半夏、制胆南星、炒枳壳化痰湿。如兼便秘者，可加服防风通圣丸或枳实导滞丸消导。若月经来潮量甚少者，加入泽兰叶、丹参、川牛膝活血调经。若子宫发育不良，可加入紫河车、肉苁蓉、茺蔚子等，养血活血。若浮肿纳差，大便溏泄者，加白术、砂仁、炮姜温中健脾。

【变通法】可用六味地黄丸（《小儿药证直诀》）合二陈汤（《太平惠民和剂局方》）加减。

2. 肾阳虚亏

【临床表现】月经初潮迟至、后期、量少，色淡质稀，渐至停闭，偶有崩漏不止，或经期延长。形体瘦弱，面色无华，头晕耳鸣，腰膝疲软，乏力怕冷，大便溏薄，带下量少，阴中干涩，婚后日久不孕，舌质淡、苔薄白，脉沉细。

【病机病机】肾阳虚亏，精血亏少，痰湿壅盛而冲任不通。

【治法】补肾壮阳调经。

【方剂】右归丸（《景岳全书》）加减）

药物：肉桂、附子、山药、枸杞子、熟地黄、杜仲、山茱萸、鹿角胶、菟丝子、当归。

方义：肉桂、附子温阳散寒，山药、熟地黄、山茱萸、枸杞子补肾养阴，杜仲、鹿角胶、菟丝子补肾温阳，熟地、当归养血。

加减：若患者阴精不足，肾阴阳两虚，恐其辛热伤阴，去肉桂、附子，加阿胶。兼有痰湿阻滞脉络，月经不行者，加半夏、陈皮、贝母、香附化痰。兼血瘀而月经不行者，加桃仁、丹参、卷柏活血调经。

【变通法】可用金匮肾气丸（《金匮要略》）加减。

3. 痰湿阻滞

【临床表现】月经后期、量少甚或闭经，带下量多，婚久不孕；形体丰满肥胖，多毛，头晕胸闷，喉间多痰，四肢倦怠，疲乏无力，大便溏薄。舌体胖大，色淡，苔厚腻，脉沉滑。

【病因病机】痰湿不化，久而形成脂膜，阻滞冲任，致胞脉气机不畅。

【治法】化痰除湿，通络调经。

方剂：苍附导痰丸（《万氏妇人科》）加减。

药物：苍术10克，香附10克，胆南星10克，枳壳10克，法半夏10克，陈皮10克，茯苓15克，甘草10克，生姜3片。

半夏、胆南星、陈皮化痰；苍术、茯苓利水燥湿；香附、枳壳理气行滞；炙甘草、生姜健脾和胃；全方有化痰除湿，理气通络，健脾通经之功。

加减：如顽痰闭塞，月经不行加浙贝母、海藻、石菖蒲，软坚散结化痰。痰湿已化，血滞不行，加川芎、当归、白僵蚕活血通络。脾虚痰湿不化者，加白术、党参、陈皮健脾化痰。胸膈满闷者，加广郁金、瓜蒌皮宽胸散结。

【变通法】可用温胆汤（《千金方》）合平胃散（《太平惠民和剂局方》）加减。

4. 气滞血瘀

【临床表现】月经后期量少，经行有块，甚则经闭不孕。精神抑郁，心烦易怒，小腹胀满拒按，或胸胁满痛，乳房胀痛，舌体暗红有瘀点、瘀斑，脉沉弦涩。

【病因病机】肝气郁结日久，血脉瘀阻，冲任不通，月经不调。

【治法】行气活血，祛瘀通经。

【方剂】膈下逐瘀汤（《医林改错》）

药物：五灵脂、当归、川芎、桃仁、牡丹皮、赤芍、乌药、延胡索、甘草、香附、红花、枳壳。

方义：当归、川芎、赤芍养血活血；桃仁、红花、延胡索、五灵脂、牡丹皮活血逐瘀；香附、乌药、枳壳疏通经脉气机；甘草调和诸药。

加减：经血不行可选加牛膝、卷柏、泽兰、大黄等行血通经之品；若血瘀，小腹凉，四末不温，加肉桂、巴戟天、淫羊藿。

若血瘀结成癥瘕上方加入三棱、莪术通络化痰瘀；口腻痰多，形体肥胖明显者，加入炙桂枝、茯苓、制半夏、陈皮以健脾通络；腰酸腿软，皮肤粗糙，伴有痤疮者，加入夏枯草、肉苁蓉温清并用。

【变通法】可用导痰汤（《妇人大全良方》）合桃红四物汤（《医宗金鉴》）加减，活血化痰。

（三）医家经验

1. 姚石安经验　肾阴虚亏，痰瘀交阻者，药用生地黄、熟地黄各20克，怀牛膝30克，炒白芍、炙甘草、熟大黄、卷柏、炒知柏各10克，三棱、莪术、皂角刺各15克，紫草30克。脾肾阳虚，痰瘀交阻者，选用鹿角片、鸡内金、香附各10克，苍术、白术、土鳖虫各12克，三棱、莪术、刘寄奴各15克，生黄芪、熟附子、肉桂各6克。上述两方均为每月服25剂，连服2个月为1疗程，并注意测量基础体温以观察排卵功能是否恢复。

2. 薛钜夫用逍遥阳和汤　本病病机属痰郁交结、冲任失调。症见月经错后、量少，形体肥胖，日常伴有焦虑症状，如经常无故地烦恼、易怒，猜疑、担心、害怕，委屈想哭，入睡慢、容易醒，胸胁或乳房胀痛等。以逍遥散与阳和汤合方。逍遥散可以解肝气之郁，宣脾气之困，从而通达冲任带脉之气，帮助调理月经恢复正常。而身体发胖多为脾气壅滞、水湿不运所致，故用阳和汤温阳化痰，畅达三焦经络。用药如：熟地30克，柴胡、当归、白芍、炒白术、薄荷、鹿角霜、肉苁蓉、佛手各10克，茯苓15克，炙甘草6克，麻黄、白芥子、肉桂、炮姜、陈皮各5克。一般服本方治疗后，情绪会明显改善，食量减少，体重逐渐下降，月经也会逐渐规律。(《国医薛钜夫》)

(四) 易简效验方

1. 肾阳亏虚，痰瘀内阻　月经后期，量少，色淡，质稀，渐至闭经，阴道分泌物量少，乏力，畏寒；形体消瘦或肥胖，头晕耳鸣，腰膝酸软，腹胀，便溏，不孕；舌淡，苔薄白，脉沉细。治宜温补肾阳，化痰活血。用1号方：淫羊藿、熟地、山药15克，仙茅、巴戟天、补骨脂、鹿角胶、皂角刺、石菖蒲、制南星、桃仁、红花各10克。每天服1剂，连服20天，或配合中药人工周期法。月经后，开始服1号方4~6剂；排卵前服1号方去仙茅、巴戟天、补骨脂、鹿角胶、山药、制南星，加续断、香附、桂枝、当归、丹参、茺蔚子、鸡血藤，4剂。排卵后服1号方去仙茅、补骨脂、鹿角胶、制南星，加续断、龟甲、制首乌、阿胶、当归，6~9剂。经前期服用活血调经汤（柴胡、香附、当归、熟地、丹参、泽兰、赤芍、川芎、茺蔚子各10克）。

2. 肾阴亏虚，痰瘀内阻　月经后期，量少，色淡质稀，渐至闭经，阴道分泌物量少，精神抑郁或烦躁易怒，形体消瘦或肥胖，头晕耳鸣，胸胁胀痛，小腹胀满，腰膝酸软，舌质紫暗或有瘀点，脉沉细。治宜滋补肾阴，活血化痰。用2号方：丹参30克，黄精、女贞子、白芍、枸杞子各15克，淫羊藿、制首乌、龟甲、当归、石菖蒲、桃仁、红花各10克。每天服1剂，服20天，或配合中药人工周期法。月经后，即服2号方4~6剂；排卵前服2号方去黄精、女贞子、制首乌、龟甲、白芍，加香附、薏苡仁、泽兰、鸡血藤、茺蔚子，4剂。排卵后服2号方去当归、桃仁、红花，6~9剂。经前期改服活血调经汤。

3. 冲任葛根汤　葛根30~90克，菟丝子、生麦芽各30克，麻黄、桂枝、芍药、熟地、当归、补骨脂、牛膝各10克，姜5片，枣5枚，水煎服。治多囊卵巢综合征见多毛、汗少、体胖、畏寒之闭经。(王树琪经验方)

(五) 预防护理

患者需要调整生活方式。通过运动可使身体脂肪减少，有助于恢复排卵。生活起居要有规律，早睡早起，保持心情舒畅，摒弃忧郁焦虑，劳逸适度，防止过劳。对于高雄激素血症患者，注意避免食用能提升雄激素的制剂或食品。对于高胰岛素血症患者，更应合理膳食，控制血糖。脂代谢异常者，也应积极注意调摄饮食。

(六) 评述

1. 分青春期和育龄期论治　青春期重在调经，以调畅月经为先，恢复周期为根本，按照月经病的辨证要点，抓住月经的期、量、色、质和全身症状加以辨证，区分虚实。闭经者，虚则补而通之，实则泄而通之；月经频发来潮或淋漓不尽者，肾虚者补肾固摄冲任，瘀热者清化而固冲，痰湿者又须涤痰化浊。对于育龄期患者，生育是重要的环节，调经意在种子，肾主生殖，不孕多责之于肾，故临证多从肾辨治。但多囊卵巢综合征还与肝郁、脾虚、痰湿、气滞血瘀等因素有关，应综合考虑。本病常有多种兼夹证，病情复杂且容易反复，药物治疗一般需要坚持3~6个月经周期。

2. 补肾调理冲任 肾主藏精，主生殖。肾精充足，天癸至，冲任通盛，血溢胞宫而月经正常，可受孕。若先天禀赋不足，或幼时体弱多病导致肾精亏虚，天癸不至，冲任不调，故见月经稀发或闭经、不孕、多毛等。因此，临床必须补肾而调理冲任。补肾阳药用淫羊藿、仙茅、巴戟天、菟丝子、补骨脂、鹿角胶等，补肾阴药用女贞子、枸杞子、墨旱莲、黄精、制首乌、龟甲等。现代研究表明，补肾、调理冲任的药物能改善下丘脑－垂体－卵巢轴功能，提高卵泡刺激素水平、降低促黄体生成素水平，协调两者的比例而促使排卵。

3. 化痰活血通络 情志失调、饮食不节、疾病、药物等均可损伤肝脾，肝伤则气滞而血瘀，脾伤则失运而痰生。痰瘀内阻，壅塞胞宫，经络受阻，冲任不调，故见月经稀发或闭经、不孕、肥胖等。治以化痰活血。化痰药选皂角刺、石菖蒲、山慈菇等，活血药选桃仁、红花、当归、川芎等。现代研究表明，本征的典型病理变化为双侧卵巢增大，卵巢表面凹凸不平，包膜增厚，呈灰白色，包膜下有许多小囊泡。因此，治疗当注重化痰活血。

4. 人工月经周期和补肾活血 有学者主张，补肾与活血化瘀（肥胖者还配合化痰）同用，是治疗多囊卵巢综合征的有效疗法。可根据患者的临床证候，可分为肾阳亏虚、痰瘀内阻型和肾阴不足、痰瘀内阻型。并按人工月经周期分别选用不同方药（见以上易简效验方）。在用药过程中必须注意，卵泡发育良好者在月经周期中以血瘀为主要病机，而卵泡发育不良型应以肾虚为主要病机，进行相关方药调配。

八、围绝经期综合征

围绝经期综合征又称绝经前后诸证、经断前后诸证。绝经的年龄因人而异，一般在45～55岁。《素问·上古天真论》云："女子七七任脉虚，太冲脉衰少，天癸竭，地道不通，故形坏而无子也。"提示女性绝经是任冲二脉虚衰所致的正常生理现象。在绝经前后，由于天癸将竭，月经紊乱，冲任失调，可造成阴阳不能平衡，从而导致一系列症状，如烘热（潮热）、汗出、头晕、耳鸣、烦躁、焦虑、心悸、失眠、腰酸、骨痛、浮肿、便溏、情志失常等。西医学认为，这是卵巢功能减退引起下丘脑－垂体－性腺轴平衡发生变化，内分泌功能失调，自主神经系统功能紊乱而产生的一系列症候群。

肾藏精，为水火之脏，藏肾阴而寓肾阳。绝经前后，肾气不充，阴阳失衡，精血虚衰。肾阴虚亏，心火偏旺，肝阳上亢；肾阳不足，脾气匮乏，肝血失养。从而造成本征的一系列临床表现。治疗着重补肾而调冲任，兼及心、肝、肾三脏。

（一）辨证要点

以肾虚为本。烘热汗出，心情烦躁，手足心热为阴虚火旺；见头晕头痛，目眩耳鸣为阴虚阳亢；兼见情志抑郁，心烦易怒，胁腹胀痛则为肝郁肾虚。如见倦怠懒言，失眠健忘，纳差腹胀等为心脾两虚。神疲倦怠，形寒肢冷，面浮肢肿等，为脾肾阳虚。上身热、下身冷，或乍寒乍热，面部潮红，肢末不温，寒热错杂等，则为阴阳两虚。

（二）证治方药

1. 阴虚火旺

【临床表现】头、颈、胸、背阵阵汗出，甚而汗流满面，身体烘热，可持续数秒甚至数分钟。头晕目眩，耳鸣，心悸，烦躁，手足心热，失眠，腰酸膝软，口干舌燥。舌质红，边尖起红刺，脉细数。

【病因病机】肾阴不足，心火偏旺，心肾不交，水火不济。

【治法】滋肾清心，交通心肾。

【方剂】黄连阿胶鸡子黄汤（《伤寒论》）加减。

药物：黄连3~5克，黄芩6~10克，白芍10~12克，阿胶10克（另烊冲），鸡子黄1枚（冲），生地15~20克，玄参15~20克，麦冬10~15克。

方义：黄连、黄芩清热泻火，生地、玄参、麦冬养阴清热，白芍、阿胶、鸡子黄滋养阴血，合而为交通心肾水火之剂。

加减：汗多气短者加党参、五味子，即合生脉散（《内外伤辨惑论》）益气养阴，敛汗生津；腰酸、眩晕、耳鸣，肾虚甚者，加熟地、山萸肉、丹皮、磁石补肾，或加入女贞子、墨旱莲、沙苑子养血；心悸、烦躁、手足心热者，加山栀、丹皮，去心肝之火；脾胃不和者，去阿胶、鸡子黄，加砂仁、木香理气和胃；心悸失眠者加酸枣仁、五味子、肉桂养心。

【变通法】芩连四物汤（《医宗金鉴》）加减。如肾阴虚、相火旺为主者，用知柏地黄汤（《医宗金鉴》）。

2. 阴虚阳亢

【临床表现】头晕头痛，目眩耳鸣，心烦易怒，失眠多梦，面部烘热汗出，口干苦，腰酸乏力，肢体麻木，性欲亢奋。月经先期量多，经期延长。舌质红，脉弦细而数。

【病因病机】肝藏血，肾藏精，精血同源。若肾阴不足，水不涵木，血不养肝，肝阳偏亢而上逆，致生本证。

【治法】滋肾阴，平肝阳。

【方剂】镇肝熄风汤（《医学衷中参西录》）加减。

药物：生龟甲15~30克（先煎），石决明15克（先煎），生龙骨15克（先煎），生牡蛎15克（先煎），玄参10~15克，天冬10克，生地10~15克，白芍10克，川楝子5克，青蒿10克，麦芽10克

方义：原方有代赭石、牛膝，去之易石决明。龟甲、石决明、龙骨牡蛎滋阴平肝，镇逆息风；玄参、天冬、生地、白芍养阴血而清热；川楝子、麦芽疏肝气而解郁。原方有茵陈，改为青蒿，对烘热汗出有清虚热之功。

加减：头晕头痛、目眩耳鸣甚者，加枸杞子、菊花、桑叶、蒺藜育阴息风；性欲亢奋者，加知母、黄柏泻相火；月经先期量多者，加丹皮、地骨皮清热凉血；月经量少、闭经者，加当归、丹参活血。

【变通法】若见手足颤抖、抽痛、麻木者，可用三甲复脉汤（《温病条辨》）加减。

3. 心脾两虚

【临床表现】精神抑郁，倦怠乏力，善叹息，胸闷短气，沉默懒言，或焦虑烦躁，多疑多思，悲伤欲哭，心悸失眠，多梦健忘，纳差腹胀，或有便溏，或有便干。舌淡红，苔薄白，脉虚弱，沉细。

【病因病机】心主神明，脾主运化。血不养心，则心神不安；脾失运化，气血无源。

【治法】健脾益气，养心生血，安神定志。

【方剂】甘麦大枣汤（《金匮要略》）合归脾汤（《济生方》）加减。

药物：炙甘草10克，淮小麦30克，大枣10枚，酸枣仁10克，龙眼肉10克，党参10克，茯神15～30克，白芍10～15克，炙远志5克，木香3克，炒白术10克。

方义：黄芪、当归嫌其温，故去之。用甘草、党参、茯神、白术健脾益气，白芍、酸枣仁、龙眼肉、大枣养心生血，茯神、远志安神，小麦益心气、缓肝急，木香理气佐诸补药而致呆腻。

加减：胸闷善叹息者，去木香，加香附、郁金理气解郁。气血不足者加黄芪、当归益气生血。口苦、小便黄者，加百合、生地养心阴、清心火。

【变通法】养心汤（《古今医鉴》）加减。若偏心阴虚，心火旺者，可用天王补心丹（《摄生秘剖》）。

4. 肝郁肾虚

【临床表现】头晕目眩，耳鸣，情志抑郁，心烦易怒，口苦咽干，烘热汗出，肢体麻木，乳、胁、少腹胀痛，月经后期、量少而色红，甚而闭经，经来后诸症改善。舌质红，少苔，脉弦细。

【病因病机】肾阴虚亏，水不涵木，肝失疏泄，血不养肝。

【治法】滋肾阴，解肝郁。

【方剂】六味地黄丸（《小儿药证直诀》）合逍遥散（《太平惠民和剂局方》）。

药物：柴胡10克，白芍10克，当归10克，茯苓15克，泽泻10克，生地10～15克，山茱萸10克，山药10克，丹皮5～10克。

方义：柴胡疏肝气，当归、白芍养肝血，生地、山茱萸补肾养肝，山药、茯苓健脾，泽泻利湿，丹皮清热凉血。

加减：乳房、两胁、少腹胀痛者，加川楝子、延胡索、香附、合欢皮理气；烘热汗出甚者，加地骨皮、白薇清虚热。

【变通法】滋水清肝饮（《医学已任编》）即为本方。若以眩晕耳鸣为主者，可用杞菊地黄汤（《医级》）加减。若以肝郁化火症状为主者，胸胁、乳房、少腹胀痛，心烦口苦，情志抑郁，心情烦躁，先用丹栀逍遥散（《女科摘要》）。

5. 脾肾阳虚

【临床表现】神疲倦怠，形寒肢冷，面浮肢肿，或夜尿增多，或小便失禁，或带下量多、质稀如水，食少纳呆，腰腹冷痛，大便溏薄或五更泄泻，性欲减退。脉沉细，舌质淡胖，苔白润。

【病因病机】肾阳不足，火不生土，脾肾阳虚。

【治法】温补脾肾，调补冲任。

【方剂】附子理中汤（《太平惠民和剂局方》）合二仙汤（经验方）。

药物：淡附子3～5克，肉桂3克，党参10～12克，白术10～12克，干姜3克，炙甘草5克，巴戟天10克，仙茅10克，淫羊藿10克。

方义：附子理中汤温补脾阳，散寒健脾。二仙汤调和冲任，原方有知母、黄柏、当归，有违症情，故去之；用巴戟天、仙茅、淫羊藿，有温肾壮阳之功。

加减：小便失禁或夜尿增多者，加桑螵蛸、金樱子、益智仁收摄；大便溏薄加白扁豆、车前子、山药健脾；五更泄泻，加补骨脂、煨肉豆蔻、五味子、吴茱萸温补脾肾；食少纳呆，加木香、砂仁、陈皮理气和胃；带下量多者，加芡实、扁豆、山药、黄柏、苍术健脾止带；面浮肢肿者，加桂枝、泽泻、茯苓利水消肿。

【变通法】肾阳不足者用右归丸（《景岳全书》）加减。若以脾气虚弱为主者，可用香砂六君子汤（《时方歌括》）加减。

6. 阴阳两虚

【临床表现】烘热汗出，或上身热、下身冷，或乍冷汗乍烘热，面部潮红，肢末不温，腰背冷痛，心胸烦热，性欲减退，毛发脱落，头晕耳鸣。脉沉细而两尺部俱弱，舌质淡红。

【病因病机】肾精虚损，肾气匮乏，阴阳失调，冲任不足。

【治法】补肾阴，温肾阳，调冲任。

【方剂】二仙汤（经验方）加减。

药物：仙茅10克，淫羊藿10克，巴戟天10克，当归10克，知母10克，黄柏5～10克。

方义：仙茅、淫羊藿、巴戟天温补肾阳，知母、黄柏清热泻火，当归养血和血。合而为调冲任之药。若嫌补肾阴之药不足时，可加生地、山萸肉各10克。

加减：阳虚甚者，知母、黄柏用量减至3克，加鹿角霜、菟丝子、锁阳温阳；阴虚甚者，知母、黄柏加量至12克，并加生地、百合、白芍养阴。汗出恶风或畏寒者，加桂枝、白芍、生姜、红枣，以调和营卫；气短者加党参、麦冬、五味子补气；心胸烦热加炒山栀、黄连清热。

【变通法】左归丸、右归丸（《景岳全书》）交替用。

（三）医家经验

1. 唐吉父经验　本病治法须顾及脏腑阴阳协调，药须柔润，不宜刚燥。方用二仙汤和谐阴阳，合甘麦大枣汤缓急润燥，以之为主方加减应用。若见乍寒乍热、烘热汗出为主症者，主方合小柴胡汤加减。若肝郁化火，心肝之阴内伤，阴不敛阳者，可用主方合百合地黄汤及逍遥散出入。若惊惕肉瞤或冲气上逆者，主方合柴胡加龙骨牡蛎汤和营卫，调阴阳，

镇逆敛汗。若心悸怔忡，心烦失眠为主者，主方合酸枣仁汤加减，心肝同治。(《名医特色经验精华》)

2. 王大增经验 本病虽有肾阴亏虚，但心肝火旺作为继发病机可上升为主要病机，决定了烘热、汗出、烦躁易怒等症状的轻重。心肝火旺，用清心平肝汤，药用黄连、麦冬、白芍、丹参、炒酸枣仁各9克，龙骨15克，淮小麦30克；肾虚肝旺，用滋肾平肝汤，药用生地、白芍各15克，枸杞、菊花、玄参、知母、黄柏各9克。(《妇科名医证治精华》)

(四) 易简效验方

1. 清眩平肝汤：方用当归、桑叶、菊花、黄芩、女贞子、墨旱莲、红花、牛膝各10克，白芍、生地各12克，川芎5克。滋肾养肝，清热平肝，活血调经。适于围绝经期综合征、经前期综合征，见头痛、头晕、烦躁、胸闷、面红、潮热，血压升高，脉弦大有力者。(刘奉五经验方)

2. 二齿安神汤：紫贝齿、龙齿、丹参各15克，灵磁石30克，半夏6克，九节菖蒲2.4克，朱砂1.2克，琥珀1.2~1.5克，(冲入)。适于围绝经期综合征、经前期综合征。镇惊安神，涤痰开窍。(裘笑梅经验方)

3. 益肾菟地汤：菟丝子、生地、熟地、淫羊藿各12克，炒白芍10克，炒黄柏、知母、巴戟天、丹参各12克。主治围绝经期综合征。日1剂，水煎服，分2次温服。如肝肾阴虚偏于肝旺阳亢者，去淫羊藿、巴戟天，加女贞子、枸杞子、菊花各12克，墨旱莲、钩藤（后下）各15克，生牡蛎、紫草各30克。如脾肾阳虚、气不行水者，去知母、黄柏，加黄芪20克，党参15克，白术、茯苓、泽泻各12克，肉桂6克。如心阳偏盛，心阴日耗，心肾失于交泰，精神失常，悲伤欲哭不能自主者，去淫羊藿、巴戟天，加炙甘草、大枣各10克，淮小麦30克，熟酸枣仁、麦冬各12克，龙齿15克，石菖蒲6克，紫草30克。(姚寓晨经验方)

(五) 预防护理

应注意运用以情胜情、疏通开导等心理疗法，使患者和家属都了解围绝经期是一个正常生理过程，消除思想顾虑，树立治病信心，保持情绪稳定。同时要适当增加营养，注意劳逸结合，参加体育活动，使机体阴阳失调的状态迅速得到纠正。

(六) 评述

1. 治疗立法的原则 绝经前后，肾气匮乏，天癸虚亏，冲任失调，阴阳不调，出现月经紊乱，烘热汗出，情绪不稳定，记忆力减退等一系列症状，且常伴有高血压、神经症、肌肉关节病、肥胖、心脑血管病变和骨质疏松症等。现代临床证实，本症以肾阴虚为核心病机，临床上以肝肾阴虚、心肝火旺、阴虚阳亢为多见。同时，肾阴虚又常与肾阳虚同时并存，故见烘热汗出、畏寒肢冷等阴阳不调的症状。因此从脏腑病机角度出发，以补肾固本、协调阴阳为主，兼顾心、肝、肾三脏的功能关系，是中医药和针灸治疗本病的立法原则。二仙汤为20世纪60年代相关学者创制的专方，药用淫羊藿、仙茅、巴戟天、当归补肾养血，知母、黄柏清热泄火，合而为调理冲任、协调阴阳之方。乃针对本病患者阴虚阳虚并存，且易寒易热的体质变化趋势而立法处方。

2. 标实表现　对本病具有火、痰、瘀之标实表现，近年来也日益重视。如兼火者用黄连、黄芩、山栀、麦冬，兼瘀者用丹参、生地、当归、丹皮，兼痰者加用温胆汤等，对疗效提高有一定帮助。在治疗本症的过程中，应注意药物性味与症状变化的动态平衡关系。用药不宜过于辛温香燥、甘厚滋腻及苦寒直折，药量不宜过大。即使有火、痰、瘀、风诸标实证，亦只能暂时应用治标实的方药，中病即止，不可过剂。对左归丸、右归丸等纯热纯补之剂，一般不太主张应用，因其易阻遏气机条达，有时反而会贻误症情改善。

九、注意缺陷与多动障碍

注意缺陷与多动障碍又称多动症，系指发生于儿童时期，与同龄儿童相比，以明显注意力集中困难、动作过多、学习困难、冲动行为而智力正常（或基本正常）的一组综合征。现代医家认为本病的发病原因主要是先天不足和后天失养。所谓“先天不足”，系指妊娠期、围产期各种疾病影响了胎儿正常发育。至于产伤和婴儿期的高热、上呼吸道感染等疾病，以及外伤、饮食不节，社会与心理方面的不良因素等，均属于“后天失养”范畴。根据小儿稚阴稚阳的生理特征，和“脾常不足、肝常有余、心火常炎”的病理倾向，在先后天因素的基础上逐渐形成阴阳偏盛偏衰，导致脏腑功能失常，从而出现心神不宁、肝魂不安、脾意不周、肾志不坚的病理变化。故在临床上本症责在心、肝、脾、肾四脏功能失调，以肝肾阴虚、心脾两虚之虚证为主，间有痰火扰心、心火偏旺之实证，或虚实互兼者。

（一）辨证要点

1. 辨阴阳　阴静不足，见注意力不集中，自我控制差，情绪不稳，神思涣散；阳亢兴奋，动作过多，冲动任性，急躁易怒。

2. 辨脏腑　在心者，注意力不集中，情绪不稳，多梦急躁。在肝者，易冲动，好动难静，易怒难以自控。在脾者，兴趣多变，记忆力差。在肾者，神志不安，学习成绩低下，记忆力差，遗尿腰酸。

（二）证治方药

1. 肝肾阴虚

【临床表现】多动多语，烦躁易怒，冲动任性，难以自抑，神思涣散，注意力不集中。指甲毛发不荣，口干咽燥，睡眠不宁，盗汗，五心烦热。舌红少苔或无苔，脉细数或弦细而数。

【病因病机】肾阴不足，水不涵木，肝阳上亢，魂失所藏，神志不宁。

【治法】滋肾阴，潜肝阳，宁神益智。

【方剂】六味地黄汤（《小儿药证直诀》）合孔圣枕中丹（《备急千金要方》）。

药物：熟地 10 克，山茱萸 10 克，山药 10～15 克，丹皮 3～5 克，茯苓 10～15 克，白芍 10～15 克，龙齿 15 克，石菖蒲 10 克，炙远志 5～10 克。

方义：熟地、山茱萸、山药补肾，牡丹皮、白芍泻肝，龙齿、茯苓、石菖蒲、远志镇惊安神、潜阳宁心。

加减：睡眠不宁加酸枣仁、知母安神；盗汗加黄连、黄柏、当归、黄芪益气养血，清热泻火，即合当归六黄汤（《兰室秘藏》）；多动甚者，加龟甲、牡蛎、鳖甲育阴潜阳，即合三甲复脉汤（《温病条辨》）法；五心烦热，加知母、黄柏清热泻火；小便黄、口臭、口疮，熟地改为生地，加竹叶、木通利水清心，即合导赤散（《小儿药证直诀》）。

【变通法】若以先天不足、肾虚为甚者，可用左归饮（《景岳全书》）加减补肾，合孔圣枕中丹。

2. 心脾两虚

【临床表现】神思焕散，注意力不能集中，或集中时间短暂，语言多而少激昂，活动多而杂乱无目的；记忆力差，睡眠不宁，语言迟钝，神疲乏力，形体消瘦或虚胖，面色无华或萎黄，自汗，纳少。舌质嫩或淡红，苔少或薄白，脉虚细或细弱。

【病因病机】脾气不足，心血虚亏，神志不宁。

【治法】健脾益气，养心和血，宁神益智。

【方剂】归脾汤（《济生方》）合甘麦大枣汤（《金匮要略》）。

药物：黄芪10克，党参10克，白术10克，茯苓10～15克，当归10克，酸枣仁10～15克，炙远志5～10克，淮小麦20～30克，炙甘草10克，大枣5～10枚，木香3克。

方义：黄芪、党参、白术、茯苓健脾益气，当归、酸枣仁、远志、大枣养血安神，小麦、甘草、大枣健脾、养心、缓肝。

加减：注意力不集中合孔圣枕中丹（《备急千金要方》）去龟甲，即加石菖蒲、龙齿；动作过多加芍药，即合芍药甘草汤（《伤寒论》）；健忘严重，加柏子仁、益智仁、五味子；自汗甚淮小麦改为浮小麦，加牡蛎止汗。

【变通法】若以心神涣散为主者，可用养心汤（《证治准绳》）合安神定志丸（《医学心悟》）养心安神。

3. 痰火扰心

【临床表现】神思涣散，注意力不能集中，多动而难以制约，多语而不分场合，心烦易怒，冲动任性；胸脘痞闷，纳呆，口苦，口臭，口疮，小便黄，大便干。舌红苔黄腻，脉滑数。

【病因病机】胎热过重，或恣食肥甘，湿热内蕴，化为痰火，上扰心神。

【治法】清热化痰，安神宁心。

【方剂】黄连温胆汤（《六因条辨》）合栀子豉汤（《伤寒论》）。

药物：黄连3～5克，法半夏10克，陈皮5～10克，竹茹10～15克，枳实3～5克，炒山栀5～10克，豆豉5～10克，茯苓10～15克，生甘草5～10克。

方义：半夏、陈皮、竹茹、枳实、茯苓、甘草和胃化痰，黄连、山栀、豆豉清热除烦。

加减：心烦易怒，冲动任性，心肝火旺甚者，加龙胆草、制大黄、生地黄、车前子清心泻肝，即合龙胆泻肝汤（《兰室秘藏》）；口臭、口苦、口疮，小便黄者则合导赤散（《小儿药证直诀》）利水清心泻火，大便干结者则合大黄黄连泻心汤（《金匮要略》）通腑清热。

【变通法】若见胎热较重，以心烦口苦、五心烦热为主者，可暂用黄连解毒汤（《外台秘要》）合导赤散。如犯及神明，心失守舍，动作不能自律，可用《医学心悟》生铁落饮，药用生铁落、石菖蒲、胆南星、半夏、茯苓、天麻、麦冬、陈皮、川贝、丹参等，镇惊息风化痰。

（三）医家经验

刘传珍等经验　以平衡阴阳为要旨，从治肝着手，滋补肾阴以滋水涵木，亦即治肝。同时配合清泻心火、补益心脾之品。选用桂枝加龙骨牡蛎汤为主方，以桂枝汤调和阴阳，龙骨、牡蛎平肝潜阳。加钩藤、全蝎镇惊息风，生地、竹叶、木通清心泻火；又合甘麦大枣汤养心安神、甘缓和中，是培土之不足、制木之有余者。（中医杂志，1999，7：427）

（四）易简效验方

1. 煅龙骨、煅牡蛎、珍珠母、白芍、红枣各30克，钩藤、黄芪、浮小麦、夜交藤各15克，当归、黄柏各9克，五味子、甘草各6克，每日1剂，水煎服。

2. 龙胆草10克，茯苓30克，远志10克，珍珠母30克，神曲10克，甘草10克，共研细末，水泛为丸，每次10~15克，日2次，2个月为1疗程。

3. 黑豆、酸枣仁、茯苓、海带、金针菜、胡萝卜，加工为散剂。4~6岁每次10克，日2次；7~12岁15~20克，日2次。3个月为1疗程。

4. 鹿角粉6克，熟地20克，砂仁4.5克，生龙骨30克，炙龟甲15克，石菖蒲、枸杞子各9克，炙远志3克，丹参15克，益智仁6克，每日1剂，水煎，分2次餐后服。连用2个月。

（五）预防护理

要重视患儿的心理教育及行为治疗，减少患儿、家长的精神负担，教育周围人对病儿不应歧视、责骂、惩罚，以免伤害其自尊心，造成精神损伤，影响主动治疗。对患儿要进行个别教育，指出其缺点，稍有进步应予鼓励，提高患儿对学习的自信心，增强克服缺点的决心。训练注意力集中，避开环境中的无关刺激。

（六）评述

1. 平衡阴阳　本病以患儿注意力不集中，活动过多和情绪不稳定，冲动任性等临床表现为特征。治疗重点在平衡阴阳，调和心、脾、肝、肾功能为主。鉴于小儿稚阴稚阳、脏腑娇嫩、形气未充等生理特点，用药要避免辛热、苦寒、重镇及剧毒药物，以免克伐正气、损伤脏腑功能。主张在汤剂有效的情况下，用量加倍研末，装入胶囊口服，一则可坚持长期服用以缓解，一则可避免汤药过用而影响食欲。要求以30天为1疗程（内服药）。在治疗过程中，一般服药后1~3周方起效，但一经起效就很少复发。经观察，中药有较稳定的提高记忆力、稳定情绪和注意力的效果，且较相类西药副作用小。

2. 缓调补虚 针对本病以虚证为主的特点，主张缓调补虚，其中用六味地黄汤补肾，归脾汤益气养血安神，孔圣枕中丹宁神益智，甘麦大枣汤缓肝和中，当为常法。桂枝加龙骨牡蛎汤对虚、惊、烦、动之症有较好疗效，重点仍在心、肝、脾脏等功能的调整，合于小儿“心火常炎，脾常不足，肝常有余”的病理变化规律。

十、抽动－秽语综合征

抽动－秽语综合征是表现为多发性肌肉不自主抽动，并伴有多种发声抽动或猥亵言语的一类症状。发病一般以 2～15 岁的儿童为多，呈慢性病程。目前西医归属于锥体外系疾患，认为是纹体状多巴胺能系统过度活动所致。

本征主要表现为多发、快速、短暂、重复、不自主的头面部及肢体或躯干部肌肉抽动，如眨眼、蹙眉、摇头、耸肩、歪嘴、蹬足、拍掌、手足抽动。由于喉部肌肉抽动，可发出奇异之声，或有喉中痰鸣声。抽动一天可发作多次，每天或间歇发作，病程超过 1 年。抽动可受意志控制而短时间发作，在应激下加剧，睡眠时消失。诸症此起彼伏，时轻时重。

根据小儿“脾常不足，肝常有余，心火常炎”的病程倾向，结合本症以短暂性多组肌肉抽动为表现的的临床特点，中医证候分析应责之于风痰上扰、肝亢风动，治疗以平肝息风、豁痰通络为主要原则。间亦有以阴血虚亏、水不涵木为病机者，则当治以育阴养血、息风潜阳。

（一）辨证要点

1. 辨虚实 起病急，病程短，肌肉抽动强劲有力，频发者为实；起病缓，病程长，肌肉抽动无力，时发时止为虚。

2. 辨脏腑 抽动有力，伴烦躁易怒，五心烦热为肝风内动。抽动无力，伴精神倦怠，大便溏薄等为脾虚肝旺。见形体消瘦，两颧潮红，舌光剥为阴虚内动。

（二）证治方药

1. 风痰上扰

【临床表现】头、面、躯干不同部位肌肉抽动，口出奇异之声，喉中痰鸣，肢体震颤，行步不稳，心烦急躁，睡眠不安。舌红，苔白腻或黄腻，脉滑或滑数。

【病因病机】风痰上扰清窍，流窜经络。

【治法】化痰息风，豁痰通络开窍。

【方剂】涤痰汤（《济生方》）加减。

药物：法半夏 5～10 克，陈皮 5～10 克，茯苓 10～15 克，胆南星 5～10 克，竹茹 5～10 克，郁金 5～10 克，石菖蒲 5～10 克，枳壳 3～5 克，僵蚕 5 克，全蝎 5 克。

方义：法半夏、陈皮、茯苓和胃化痰，竹茹、胆南星清热化痰，石菖蒲、郁金开窍化痰，枳壳理气，僵蚕、全蝎镇惊息风。

加减：心烦易怒加黄连清心火，睡眠不安加琥珀末冲服安虚神，肢体震颤、行步不稳加白芍、钩藤息肝风。

【变通法】若患儿体实强壮，易惊多怒，面赤烦躁，不能安卧，口出秽语，大便干结，脉弦数者，可用礞石滚痰丸（《丹溪心法附余》录王隐君方）合泻青丸（《小儿药证直诀》）加减，药用大黄、黄芩、山栀、当归、羌活、防风、礞石、钩藤、白芍、僵蚕、全蝎等，泻肝豁痰。

2. 肝风内动

【临床表现】头面躯干不同部位抽动，摇头耸肩，蹬足甩手，挤眉弄眼，喉中吭吭出声，睡眠不安，烦躁易怒，五心烦热。舌质红，脉弦或弦数。

【病因病机】肝风内动，上扰清窍，气血上逆。

【治法】平肝息风，潜阳镇逆。

【方剂】镇肝熄风汤（《医学衷中参西录》）加减。

药物：代赭石 10～15 克，生龙骨 15～20 克，生牡蛎 15～20 克，生龟甲 15～20 克，玄参 10～15 克，白芍 10～20 克，天冬 10～15 克，川楝子 5～10 克，钩藤 10～15 克，甘草 5～10 克。

方义：代赭石、龙骨、牡蛎重镇潜阳，龟甲、白芍柔肝息风，玄参、天冬滋水涵木，川楝子理气疏肝，钩藤息风定痉，白芍、甘草缓急止痉。

加减：睡眠不安者加酸枣仁、五味子养心安神，烦躁易怒者加龙胆草清肝泻火，五心烦热者加生地、黄连、黄芩养阴清热，喉中吭吭声加僵蚕、全蝎息风定痉。

【变通法】若见形体消瘦，精神憔悴，两颧潮红，舌光剥无苔，脉细无力，属阴虚内动、肝肾不足者，可用三甲复脉汤或大定风珠（《温病条辨》），育阴养血、息风潜阳。

3. 脾虚肝旺

【临床表现】头面躯干不同部位肌肉抽动，但抽动无力，时发时止，时轻时重，口唇蠕动，挺胸鼓腹，噘嘴，喉中声音低弱。伴精神倦怠，面色苍白或萎黄，食欲不振，大便溏，睡时露睛。舌质淡红，脉虚细。

【病因病机】脾虚不运而生痰，肝木偏亢而动风。

【治法】扶土抑木，缓肝理脾。

【方剂】六君子汤（《医学正传》）加味。

药物：法半夏 5～10 克，陈皮 5～10 克，党参 10 克，白术 10～15 克，茯苓 10～20 克，甘草 3～5 克，白芍 15～30 克，僵蚕 3～5 克，全蝎 3～5 克。

方义：用半夏、陈皮和胃化痰，党参、白术、茯苓、甘草健脾益气，白芍、甘草抑肝缓急，僵蚕、全蝎镇惊息风。

加减：肌肉抽动甚时加钩藤、木瓜、伸筋草舒筋缓急。

【变通法】若气虚痰盛，可用十味温胆汤（经验方）加减，益气化痰，药用半夏、陈皮、党参、五味子、竹茹、枳实、石菖蒲、酸枣仁、茯苓、甘草等。

（三）医家经验

刘弼臣经验

（1）肝亢风动：多由五志化火或六淫引发，以致风阳暴张，木失条达，郁结不疏，化火生风，风盛则动，表现为摇头、耸肩、挤眉、眨眼、噘嘴、喊叫、踢腿等频繁有力，伴有烦躁易怒，胁下胀满，面红目赤，大便秘结，小便短赤，舌质红，苔黄，脉实有力。治疗当清泻肝火，息风化痰。方药可选用泻青丸加减，药如龙胆草、山栀、制大黄、防风、羌活、当归、川芎、钩藤、菊花、白芍、全蝎、蜈蚣。如咽喉不利者，则佐以清热利咽之品，冀其肝风一平，则诸症自可减轻。

（2）痰火扰神：小儿过食肥甘厚味，湿热痰浊内生，痰热郁久，痰火扰动，扰动心神，故起病急骤，表现为头面、躯干、四肢不同部位的肌肉抽动，甚或骂人，喉中痰鸣，烦躁口渴，睡眠不安，舌红，苔黄或腻，脉弦滑数。治疗当清热涤痰，宁心安神。方药可选用礞石滚痰丸加减，药如青礞石、黄芩、制大黄、沉香末、石菖蒲、郁金、陈皮、半夏、钩藤、天竺黄、全蝎、竹沥水。痰火一清，则神自安宁，而抽动、秽语自平。

（3）脾虚肝亢：素体脾虚或久病体弱，导致脾虚肝亢，出现肌肉抽动无力，时发时止，时轻时重，精神倦怠，面色萎黄，食欲不振，睡时露睛，神疲性急，喉中时有吭吭声，声低力弱，大便溏薄，舌质淡，苔薄白，脉细弱无力。治疗当扶土抑木，缓肝理脾。方药选用钩藤异功散加减，药如太子参、茯苓、白术、白芍、炙甘草、钩藤、陈皮、半夏、焦三仙、鸡内金、谷芽、全蝎、生姜、大枣。以期脾胃渐强，肝风自已。

（4）阴虚风动：抽动日久，或热病伤阴，阴血内耗，水不涵木，阴虚风动，证见形体憔悴，精神疲惫，五心烦热，挤眉弄眼，耸肩，肢体震颤，时有喉中吭吭声，大便秘结，舌质红、少苔，脉细数。治疗当滋水涵木，育阴潜阳，方药选用三甲复脉汤加减，药如制鳖甲、龟甲、生牡蛎、白芍、炙甘草、茯神、钩藤、全蝎、阿胶、鸡子黄，冀其育阴潜阳以平风动。

又，认为本病主要由风痰鼓动所致，风痰上犯清窍则挤眉弄眼，上袭鼻窍则鼻翼耸动，上壅咽喉则怪声连连，骂声不断，流窜经络则肢体抽动。故其病本源在肝，而发于肺，主张从肺论治。用清宣肺窍、息风化痰，方用：辛夷、苍耳子、玄参、板蓝根、木瓜、钩藤各10克，山豆根、半夏5克，伸筋草15克，白芍30克，全蝎3条。心烦易怒加黄连、山栀，自言自语加石菖蒲、郁金，面白神疲加四君子汤，睡眠欠佳加琥珀末3克冲服。

（四）易简效验方

炒僵蚕6克，蝉蜕6克，姜黄6克，制白附子3克，全蝎3克，生白芍12克，穿山甲9克，莲子心3克，生大黄3克，甘草6克。以上为5～7岁小儿用量，临证可随年龄、视病情增减。水煎服，每日1剂，早、晚饭后1小时服。升清降浊，化痰息风。方由升降散、牵正散、芍药甘草汤组成。脾虚肝亢去大黄、莲子心，加炒白术、半夏、天麻；痰火内扰加黄连、山栀、胆南星；肝郁化火，加龙胆草、钩藤、代赭石；水不涵木，加生地、生龙牡、龟甲。有眼部症状加谷精草，鼻部症状加辛夷，口唇症状加厚朴花，喉发怪声加紫苏、厚朴、半夏，秽语加石菖蒲、珍珠粉、人工牛黄。心肝火旺、痰火壅盛，目上下胞色青，全身症状较重，加羚羊角，配服安宫牛黄丸。（郑启仲经验方）

（五）预防护理

重视儿童心理状态，培养良好生活习惯。关怀和爱护患儿，饮食清淡，注意休息，不看紧张刺激的影视节目，不宜长时间看电视、玩游戏机等。

（六）评述

抽动-秽语综合征的病因有内外之区别，其病机有虚实之不同，病理表现亦颇为复杂，实证多与风、痰、气、火密切相关，虚证又兼有阴、血之变。实证又须辨是肝亢风动，还是痰火扰神；虚证又须辨是脾虚肝亢，还是阴虚风动。根据小儿“脾常不足、肝常有余”的病理特点，结合本病以肝脾不调为主的临床表现，用健脾化痰、平肝息风的方药，酌选清热、化痰、息风、定痉的药物，经长期治疗，能缓解症状。

附：无症状疾病的中医治疗

对无症状疾病的辨证论治，是20世纪80年代开始尝试的一种新的辨证论治形式。它是以西医理论和实验室检查的阳性结果为依据，而以无明显自觉症状和直观他觉的证候（如隐性糖尿病、隐匿型肾炎、乙型肝炎阳性带毒者等）的患者为主要治疗对象，去探索治疗这类疾病的理法方药和证治经验。在临床上可将其称为“无症状疾病”。无症状疾病又可称为“隐症”，是指中医传统四诊难以发现的疾病和证候。隐症可包括疾病的隐匿阶段、休止期，以及机体内部虽有致病因子存在，但尚未发病等情况。后者可称为“亚健康状态”。除部分处于亚健康状态的患者外，不少隐症应该有西医学检查的阳性结果为客观依据。其西医学检查手段内容可包括：眼底检查异常，纤维胃镜检查异常，血生化检查（血脂、血糖代谢、血液流变学、血小板功能、血管内皮功能）异常，心电图检查异常，尿液检查异常，X线、CT、MRI检查异常等。通过隐症与外候相结合进行辨证，较之传统的四诊辨证，更能反映疾病的客观和本质，就中医整体观念而言，隐症与外候的结合，可促使中医整体辨证更为完善。

中医所指的“上工治未病，中工治已病”（《难经·七十七难》）中的“未病”实际上应包括那些尚未明显地表现出临床症状而体内已发生病理变化的疾病。因此隐症可以是疾病发展过程中，在显症之前的一个重要阶段；隐症表示机体内部致病因子的存在，并由此引起的病理改变亦相应存在。同时，隐症必须以中医病因、病机对西医学检测手段进行理论认识，从而形成规范的、指导临床的辨证内容。如乙肝病毒携带者的“湿热毒邪”和“正气虚弱”，高脂血症的“湿浊内阻，痰瘀互结”等等。引进隐症的概念，可使中医的四诊得到延伸，使中医诊断学进入微观的水平。对隐症患者“有症可辨”，可深化中医的辨证论治水平。

对无症状疾病，可根据以下思路进行方药施治。

（一）参照病程情况

当疾病无明显症状、处于缓解期时，参照在此之前有症可辨时的病机，选择用药。如急性尿路感染缓解后，小便仍有少量白细胞、红细胞时，辨证参照急性期下焦湿热的病机，可用蒲公英、紫花地丁、土茯苓、白花蛇舌草、金银花、连翘等清热解毒药以利湿。如在慢性尿路感染后期常有肾虚的特点，即使无明显症状，也可补肾为主并佐以清利，药用生地、山药、山茱萸、茯苓、泽泻、金银花、连翘、泽兰、牛膝、杜仲、白花蛇舌草等。又如慢性肾炎急性发作控制之后，患者的浮肿、高血压、血尿得到缓解，尿液仍有少量蛋白、管型、红细胞时，多为气阴不足、余邪未尽，可以益气滋肾为主，加清热利湿、疏风解表，用黄芪、党参、熟地、山茱萸、山药、茯苓、白花蛇舌草、金银花、连翘、蒲公英、鱼腥草、防风、荆芥、赤小豆、冬瓜皮等。

（二）参照实验室检查

自觉症状少或不明显时，不少为健康“带菌者”或疾病的隐匿阶段，可参照实验室检查，用针对性强的方药治疗。如有些患者总胆红素轻度升高，乙肝肝炎表面抗原（HBsAg）等乙肝病毒标志物阳性。结合中药药理研究表明，贯众、黄柏、大黄等有 HBsAg 体外抑制作用，丹参、赤芍、桃仁等可抗肝纤维化。故对此可选柴胡、黄芩、黄柏、贯众、茵陈、猪苓、小蓟、郁金、丹参、赤芍、制大黄等药投之。如见隐性黄疸时，则应属“湿热”为病，宜以清热利湿法，可用茵陈五苓散加减，并加用柴胡、贯仲、白花蛇舌草、淫羊藿、桂枝、重楼、连翘、金银花、板蓝根等，以清热解毒为主，并配用扶正托毒药物。又如无症状性谷丙转氨酶（ALT）持续增高者，病程长、年老者可用柴胡、丹参、赤芍、丹皮、垂盆草、延胡索、败酱草，活血清热为主；病程短、年青者可用柴胡、五味子、白花蛇舌草、半枝莲、金银花、板蓝根、垂盆草等，以清热解毒为主。又如隐匿性肾脏疾病，无显著症状时，可参照尿常规用药。若小便检查以白细胞为主，常用金银花、连翘、牛膝、蒲公英、黄柏等以清利为主。若尿检以红细胞为主，以金银花、丹皮、知母、半边莲、半枝莲、生地、甘草、三七粉、白茅根清热凉血，佐以六味地黄丸、二至丸等平补肝肾。若尿检以管型为主，除清利外，重补肾健脾、固摄止遗，佐以活血化瘀，方以金锁固精丸加牛膝、黄芪、益智仁、泽兰、丹参、紫苏、蝉蜕等。

（三）参照体质学说

若无症可辨，在平补平泻基础上参照患者的体质用药。高血脂者多痰湿、瘀血体质，又兼脾肾不足，可用山楂、莱菔子、麦芽、神曲、半夏、茯苓、陈皮、首乌、泽泻、白术、丹参、三七等，化痰消积，活血补肾等。原发性高血压无症状者，多为阴虚阳亢体质，可用石决明、牡蛎、牛膝、白芍、夏枯草、菊花、天麻、墨旱莲、女贞子、制首乌等，平肝阳，养肝阴。胖人多痰多气虚，瘦人多阴虚多火旺。气虚之体多见身体偏胖、舌胖大、舌质偏淡、形寒肢冷等，常加仙茅、淫羊藿、益智仁、菟丝子；阴虚之体多见身体偏瘦、舌瘦小、舌质偏红、口干欲饮等，常加女贞子、墨旱莲、枸杞子、山药、何首乌等。小儿隐匿性疾病，要注意患儿体质多脾肾不足、心肝有余的基础，常治以补脾肾或抑肝清心等。

（四）参照中西医病理病机理论

如隐匿性冠心病无显著症状时，多为冠状动脉硬化，造成不同程度的心肌缺血，见于老年人时，可用三七、党参、丹参等益气活血；见于中青年时，则用降香、檀香、枳实、丹参、红花、川芎理气活血。慢性肾病以虚证居多，虚在五脏，重在脾肾。当以补肾健脾为主，平素可服六味地黄丸或杞菊地黄丸、玉屏风散，或早服补中益气丸，晚服六味地黄丸。肾病多病程长，病情复杂，阴阳气血俱虚，久病多虚而导致瘀血产生。参照其久病多瘀、久病入络的病理特点，当常予以血府逐瘀汤合六味地黄丸加减，活血化瘀、补肾通络。在肝硬化代偿期治疗中，经辨证施治后部分患者症状消失，胃口增加，体力增强，但肝脾依然肿大，某些肝功能指标异常，属无证可辨状态。此时的肝脏血液循环障碍，常与中医的肝血不足有内在联系。结合中西医病理病机理论，采用养血补肝、活血软坚法，用当归、白芍、莪术、丹参、赤芍、川芎、炙鳖甲、炙龟甲等药，常有疗效。

（五）参照影像学诊断

无症状胆囊结石属无“证”可辨，按中医胆腑以通为顺的理论，以疏肝利胆法为主，佐以通里攻下。药用柴胡、制半夏、黄芩、郁金、木香、枳壳、茵陈、金钱草、玄明粉（6～9克，冲入）等，每周服药5～6天，3个月为1个疗程，间歇半月后再继续服用。B型超声波检查发现无症状脂肪肝不属少见，好发于中年白领阶层，此为肝内脂肪积聚，系脾失健运所致。根据肝宜疏泄的特点，可用柴胡、郁金、枳壳、丹参、党参、炒白术、茯苓、决明子、泽泻、姜黄、山楂、荷叶等，护肝调脂。慢性肾病，如肾小球纤维化萎缩时，选用一些活血化瘀之品如三七、蒲黄、三棱、莪术等；如B超提示肾脏萎缩可用大黄䗪虫丸以活血化瘀、软坚散结；如肾积水者可加冬瓜仁、赤小豆、茯苓皮、车前子、泽泻、黄芪、党参、山药、白术等健脾利水消肿药，在平补平泻基础上常参照肾脏疾病诊治来选择用药，将宏观辨证和微观辨证结合起来。

后记

症状和体征是判断疾病、进行辨证的主要依据。在疾病发展过程中，各个具有内在联系的一组症状和体征，可称为证候，反映了病理过程和机体状态，其临床意义较症状为深刻。一般而言，每一个典型证候都由主症和兼症，再加上相应的脉象和舌象组成。可以如是说，辨证论治是围绕主症和兼症内在联系与变化动态进行的临床思辨过程和实践活动，包括了取证、求证和验证三方面。取证即是对临床征象的全面诊察，求证即是依据这些临床征象辨证求因，验证即是选方用药治疗，并以其证是否改善作为辨证正确和治疗效验的唯一标准。如果完整的证，是包括病症、病因、病位、病势、病体等在内的，对疾病过程某一阶段的机体状态的中医诊断。那么，辨证论治就是证、治、效一体相关的个体化、动态的临床医疗干预过程。而不论哪一方面都离不开症状和体征的表现。因此可以说，正确认识和改变症状和体征是中医临床实践的主要目标之一。

本书以310个临床常见症状和体征为纲目，系统介绍其辨证要点（包括部分症状鉴别）、证治方药、医案、医家经验、易简效验方、外治法、预防护理等内容。在每一症状（或体征）正文开头，概述其术语源流、病因病机、基本证型和主要治法等。在文末评述中，常用中西医结合的思想方法，介绍症状和体征所出现的西医病种及其意义。有的还详述其治疗方法、方药要旨等内容。在总论中着重对现代临床辨证过程，如中医辨证和西医辨病、微观辨证和无症状疾病的辨证，以及灵活进行辨证治疗（因人、因证、因病、因时论治），中医方药治疗的调适特色等内容，加以深入阐述。本书作为中医治疗学专著，广集博采，内容丰富，中西合参，古今汇通。详述临床证治常规，突出说明方药变化应用实际情况，反映现代中医药治疗发展水平。

本书是全科中医临床重要参考书。在症状和体征的章节安排上，除有男、妇、儿科单列外，其他各科均不单列，而是按照分部和分症相结合的原则来编排。如寒热和汗、神志按照症状来分，头面颈项、腰背四肢等则按照症状分部来编排。如此便于归类和检索。有的症状和体征以现代通用术语为目，如高热、低热、昏迷、晕厥、痴呆、抑郁、眼球震颤、眼球突出、腮腺肿大等。有的两个名称并列，如臁疮（下肢慢性皮肤溃疡）、胁下痞块（肝脾肿大）、腹中包块（积聚）、颈部瘿肿（甲状腺肿大）、斑（紫癜）等。又，一些外科病症如黄褐斑、瘰疬、痈疽等，还有奔豚、癫痫等仍以其原病名入目，总以具体情况决定。

证治方药是每一个症状条目必备的专项，全面系统介绍该证的临床表现、病因病机、治法、方剂（含药物、方义、加减）和变通法。所谓变通法，或是证有标本变化而用方随之变化，或是证有主次兼变而用方随之变化，或是证有轻重而用方随之变化，或是两方可以互通应用等。如丹栀逍遥散和龙胆泻肝汤用于肝郁化火，是证有轻重而用方之变。肝郁肾虚用滋水清肝饮滋肾阴、解肝郁，如肝肾阴虚为主可用杞菊地黄汤，若以肝郁化火症状为主先用丹栀逍遥散，是证有主次兼变而用方随之变化。又如痰湿壅阻之喘，当用三子养亲汤合二陈汤祛痰化湿、降逆平喘；若兼见脾虚证，而又有痰湿壅阻者，则用六君子汤健脾和胃，合平胃散燥湿化痰，是证有标本变化而用方随之变化。冷哮用射干麻黄汤，也可用小青龙汤。哮喘渐平后，可用苏子降气汤，并继用六君子汤加肉桂、五味子、苏子等健脾化痰调理，是病症先后治法之变。类此方药变化均有详细介绍。

现代医家临床经验在本书各章的155个症状条目中予以介绍。广集博采，百花齐放，共220家312则。或以传统方药治法应用而有独特经验者，如程门雪治哮、喘，董建华治温病高热，蒲辅周治痢疾，张菊人治眩晕，刘渡舟治肝硬化腹水，印会河治肺痿等。或以中医药治疗而有现代创新者，如哈荔田治子痫，祝谌予治消渴，陈道隆治疗艾迪生病，魏品康用下痰法治疗胃癌等。在收集各家经验时，常重视临床中医变法，如王少华以求汗于血法治无汗，胡国俊治哮喘夏季发作经验等。在中西医结合方面，如傅宗翰治低热，结合其原发病因如心肌炎、风湿热、结核和各种慢性炎症用方选药；梁剑波结合大发作、小发作、局限性发作等类型治癫痫；赵树仪治闭经，又分下丘脑、垂体、卵巢、子宫性闭经。易简效验方是本书又一特色项目，其中如恽铁樵治四肢抽搐之安脑丸，印会河治肝性腹胀的化瘀通气汤，刘奉五治闭经的瓜石汤，陆南山治视静脉周围炎的减味阿胶汤，耿鉴庭治急性会厌炎的丹栀射郁汤，史载祥治难治性心绞痛的升解通瘀汤等，均为近现代名家效验方。

在临床上，运用西医辨病与中医辨证相结合论治，微观辨证的应用和传统辨证（又称宏观辨证）结合，是中西医结合的重要表现形式。以检测指标变化为主症的疾病，如心律失常、高血压、蛋白尿、白细胞减少、高脂血症、高血糖、乙肝病毒携带、乳糜尿、高尿酸血症等，用中医药治疗有效。再者，西医综合征又称为症候群，在诊断上主要依据临床症状，在治疗上用中医药也有一定疗效。本书的十八章，将对干燥综合征、库欣综合征、艾迪生病、代谢综合征、不安腿综合征、乳溢－闭经综合征、多囊卵巢综合征、围绝经期综合征、注意缺陷与多动障碍、抽动－秽语综合征等临床中医药治疗内容予以介绍。

本书第一、二版，已分别于2005、2011年由人民卫生出版社出版。这次由中国医药科技出版社出版增订版，应该是第三版。作为《寿而康医学丛书》之一，因丛书包括《中国针灸技术方法》在内，故去除了本书原来的针灸、推拿治疗内容。又对第十七章之小儿病症，作了较大的调整删节，去除了麻疹、水痘、丹痧、白喉等病。特别要强调的是，本书的增订版在一些病症中增加了医案一项，精选了以《古今医案按》《柳选四家医案》等书为主的医案166例，以为古今合参之需。

中国中医科学院资深研究员、中医基础理论研究所原所长、中医理论家孟庆云教授为本书撰文《论辨证论治》以代序，并附言鼓励，特此深表感谢。孟教授于1965年毕业于哈尔滨医科大学，自 1970 年起就长期从事中医基础理论研究及教学工作，医文俱佳，学问渊博，思想深邃。天赐良缘，我和孟老师自 1978 年起，相识、相知、相邻，同学、同事、同好、同道，至今已都是老者。他长我七岁，可谓亦师亦友。每有新书出版，均以书相送，以文会友，真是君子之交淡如水。信手写来，不禁感慨系之。

陆寿康于上海 2022 年 12 月